CAMBRIDGE LIBRARY COLLECTION

Books of enduring scholarly value

Classics

From the Renaissance to the nineteenth century, Latin and Greek were compulsory subjects in almost all European universities, and most early modern scholars published their research and conducted international correspondence in Latin. Latin had continued in use in Western Europe long after the fall of the Roman empire as the lingua franca of the educated classes and of law, diplomacy, religion and university teaching. The flight of Greek scholars to the West after the fall of Constantinople in 1453 gave impetus to the study of ancient Greek literature and the Greek New Testament. Eventually, just as nineteenth-century reforms of university curricula were beginning to erode this ascendancy, developments in textual criticism and linguistic analysis, and new ways of studying ancient societies, especially archaeology, led to renewed enthusiasm for the Classics. This collection offers works of criticism, interpretation and synthesis by the outstanding scholars of the nineteenth century.

Claudii Galeni Opera Omnia

Galen (Claudius Galenus, 129–c. 199 CE) is the most famous physician of the Greco-Roman world whose writings have survived. A Greek from a wealthy family, raised and educated in the Greek city of Pergamon, he acquired his medical education by travelling widely in the Roman world, visiting the famous medical centres and studying with leading doctors. His career took him to Rome, where he was appointed by the emperor Marcus Aurelius as his personal physician; he also served succeeding emperors in this role. A huge corpus of writings on medicine which bear Galen's name has survived. The task of editing and publishing such a corpus, and of identifying the authentic Galenic texts within it, is a hugely challenging one, and the 22-volume edition reissued here, edited by Karl Gottlob Kühn (1754–1840) and published in Leipzig between 1821 and 1833, has never yet been equalled.

Cambridge University Press has long been a pioneer in the reissuing of out-of-print titles from its own backlist, producing digital reprints of books that are still sought after by scholars and students but could not be reprinted economically using traditional technology. The Cambridge Library Collection extends this activity to a wider range of books which are still of importance to researchers and professionals, either for the source material they contain, or as landmarks in the history of their academic discipline.

Drawing from the world-renowned collections in the Cambridge University Library, and guided by the advice of experts in each subject area, Cambridge University Press is using state-of-the-art scanning machines in its own Printing House to capture the content of each book selected for inclusion. The files are processed to give a consistently clear, crisp image, and the books finished to the high quality standard for which the Press is recognised around the world. The latest print-on-demand technology ensures that the books will remain available indefinitely, and that orders for single or multiple copies can quickly be supplied.

The Cambridge Library Collection will bring back to life books of enduring scholarly value (including out-of-copyright works originally issued by other publishers) across a wide range of disciplines in the humanities and social sciences and in science and technology.

Claudii Galeni
Opera Omnia

VOLUME 6

EDITED BY KARL GOTTLOB KÜHN

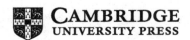

CAMBRIDGE UNIVERSITY PRESS

Cambridge, New York, Melbourne, Madrid, Cape Town,
Singapore, São Paolo, Delhi, Tokyo, Mexico City

Published in the United States of America by Cambridge University Press, New York

www.cambridge.org
Information on this title: www.cambridge.org/9781108028325

This edition first published 1821-3
This digitally printed version 2011

ISBN 978-1-108-02832-5 Paperback

MEDICORVM GRAECORVM

OPERA

QVAE EXSTANT.

EDITIONEM CVRAVIT

D. CAROLVS GOTTLOB KÜHN

PROFESSOR PHYSIOLOGIAE ET PATHOLOGIAE IN
LITERARVM VNIVERSITATE LIPSIENSI PVBLICVS
ORDINARIVS ETC.

VOLVMEN VI.

CONTINENS

CLAVDII GALENI T. VI.

LIPSIAE

PROSTAT IN OFFICINA LIBRARIA CAR. CNOBLOCHII

1823.

ΚΛΑΥΔΙΟΥ ΓΑΛΗΝΟΥ

ΑΠΑΝΤΑ.

CLAVDII GALENI

OPERA OMNIA.

EDITIONEM CVRAVIT

D. CAROLVS GOTTLOB KÜHN

PROFESSOR PHYSIOLOGIAE ET PATHOLOGIAE IN
LITERARVM VNIVERSITATE LIPSIENSI PVBLICVS
ORDINARIVS ETC.

TOMVS VI.

LIPSIAE

PROSTAT IN OFFICINA LIBRARIA CAR. CNOBLOCHII

1823.

CONTENTA TOMI VI.

ΓΑΛΗΝΟΤ ΤΓΙΕΙΝΩΝ ΛΟΓΟΣ Α.

Ed. Chart. to. VI. [p. 40.]   Ed. Baf. to. IV. (p. 220.)

Κεφ. α'. Τῆς περὶ τὸ σῶμα τἀνθρώπου τέχνης μιᾶς
οὔσης, ὡς ἐν ἑτέρῳ δέδεικται γράμματι, δύο ἐστόν τά
πρῶτά τε καὶ μέγιστα μόρια· καλεῖται δὲ τὸ μὲν ἕτερον
αὐτῶν ὑγιεινὸν, τὸ δὲ ἕτερον θεραπευτικὸν, ἔμπαλιν
ἔχοντα πρὸς ἄλληλα ταῖς ἐνεργείαις, εἴ γε τῷ μὲν φυλάξαι,
τῷ δὲ ἀλλοιῶσαι πρόκειται τὴν περὶ τὸ σῶμα κατάστασιν.
ἐπεὶ δὲ καὶ ἀξιώματι καὶ χρόνῳ πρότερόν ἐστιν ὑγεία νόσου,
χρὴ δήπου καὶ ἡμᾶς, ὅπως ἄν τις ταύτην φυλάξειεν, ἐπι-
σκέψαι πρότερον, ἐφεξῆς δὲ καὶ ὡς ἄν τις ἄριστα τὰς

GALENI DE SANITATE TVENDA
LIBER PRIMVS.

Cap. I. Quum una fit ars, quae circa corpus ho-
minis occupatur, ut in alio libro demonftratum eft,
ejus primae ac maximae partes funt duae; quarum
altera fanitatis confervatrix, altera curatrix appellatur;
quae contraria inter fe habent officia; fiquidem illi tueri,
huic immutare ftatum corporis eft propofitum. Quum
vero et dignitate et tempore fanitas morbum praecedat,
utique et nos, quemadmodum haec fervanda fit, confi-
derare prius oportet, deinde vero, quo pacto commo-

νόσους ἐξιῷτο. κοινὴ δ᾽ ἀμφοτέροις ὁδὸς τῆς εὑρέσεως, εἰ
γνοίημεν, ὁποία τίς ἐστι διάθεσις τοῦ σώματος, ἣν ὑγείαν
ὀνομάζομεν· οὐ γάρ τοι οὔτε φυλάττειν αὐτὴν παροῦσαν,
οὔτ᾽ ἀνακτᾶσθαι διαφθειρομένην οἷοίτ᾽ ἂν εἴημεν ἀγνοοῦν-
τες τὸ παράπαν, ἥτις ποτ᾽ ἐστί. γέγραπται δὲ ἡμῖν ἑτέ-
ρωθι καὶ περὶ τοῦδε, καὶ δέδεικται τῶν μὲν ὁμοιομερῶν
ὀνομαζομένων ἡ ὑγεία, θερμοῦ καὶ ψυχροῦ, καὶ ὑγροῦ καὶ
ξηροῦ, συμμετρία τις ὑπάρχουσα, τῶν δ᾽ ὀργανικῶν ἐκ τῆς
τῶν ὁμοιομερῶν συνθέσεώς τε καὶ ποσότητος καὶ πηλικό-
τητος καὶ διαπλάσεως ἀποτελουμένη. ὥστε καὶ ὅστις ἂν
ἱκανὸς ᾖ φυλάττειν ταῦτα, φύλαξ οὗτος ἀγαθὸς ὑγιείας
ἔσται. [41] φυλάξει δὲ πρότερον ἐξευρὼν ἅπαντας τοὺς
τρόπους, καθ᾽ οὓς διαφθείρεται. ὥσπερ γάρ, εἰ καὶ παντά-
πασιν ἀπαθὲς ἦν ἡμῶν τὸ σῶμα, τῆς προηγουμένης αὐτοῦ
τέχνης οὐκ ἂν ἐδεήθημεν, οὕτω νῦν, ἐπειδὴ πάσχει πολυειδ-
δῶς, ἀναγκαῖον ἔσται προστήσασθαί τινα τέχνην, τὴν
ἀπάσας αὐτοῦ τὰς βλάβας γινώσκουσάν τε καὶ φυλάττεσθαι
δυναμένην.

diffime morbos quis abigat. Utriusque autem invenien-
dae communis via eft, fi cognoverimus, qualis fit is cor-
poris affectus, quem fanitatem appellamus; quandoquidem
nec praefentem fervare, neo labefactatam reftituere pof-
fint, qui, quaenam ea fit, penitus ignorant. Scripfimus
de hoc alibi oftendimusque, fimiliarium, quas vocant,
partium fanitatem, calidi, frigidi, humidi et ficci, com-
moderationem quandam effe, organicarum vero ex fimi-
liarium ipfarum compofitione, et numero, et magnitudine,
et conformatione conftare. Quare, quisquis haec commode
tueri poffit, is optimus fanitatis cuftos fuerit. Tuebitur
autem, fi modos omnes, quibus vitiantur, compertos
prius habuerit. Sicuti enim, fi impatibile nobis corpus
effet, nullam defideraret artem, quae ejus tutelae prae-
effet, ita nunc, quum diverfis multisque affectibus expo-
fitum fit, certam fibi depofcit artem, quae et omnes ejus
laefiones perfpicere, et ipfum ab iis tueri poffit.

Κεφ. β'. Εἰσὶ δὲ βλάβαι τε καὶ διαφθοραὶ τοῦ σώ-
ματος ἡμῶν διτταὶ κατὰ γένος· αἱ μὲν γὰρ αὐτῶν ἀναγ-
καῖαί τ' εἰσὶ καὶ σύμφυτοι, τὴν οἷον ῥίζαν ἔχουσαι τὰς ἀρ-
χὰς τῆς γενέσεως· ἔνιαι δὲ οὐκ ἀναγκαῖαι μὲν οὐδὲ ἐξ
ἡμῶν αὐτῶν ὁρμώμεναι, διαφθείρουσαι δ' οὐδὲν ἧττον ἐκεί-
νων τὸ σῶμα. διαιρήσομεν ἤδη χωρὶς ἑκατέρας. αἷμα καὶ
σπέρμα τῆς γενέσεως ἡμῶν εἰσιν ἀρχαί, τὸ μὲν αἷμα οἷον
ὕλη τις εὔρυθμός τε καὶ εὐπειθὴς εἰς ἅπαν τῷ δημιουργῷ,
τὸ σπέρμα δὲ τὸν τοῦ δημιουργοῦ λόγον ἔχει. κέκραται δὲ
ἑκάτερον μὲν ἐκ τῶν αὐτῶν στοιχείων κατὰ γένος, ὑγροῦ
καὶ ξηροῦ, καὶ θερμοῦ καὶ ψυχροῦ, ἢ, εἴπερ ἐθέλει τις οὐκ
ἀπὸ τῶν ποιοτήτων, ἀλλὰ κατὰ τὰς οὐσίας ὀνομάζειν αὐτά,
γῆς καὶ ὕδατος, ἀέρος τε καὶ πυρός· οὕτως γὰρ ἡμῖν ἐν
τῷ περὶ τῶν καθ' Ἱπποκράτη στοιχείων ἀποδέδεικται· δια-
φέρουσι δὲ τῷ ποσῷ τῆς μίξεως. τῷ μὲν γὰρ σπέρματι
πλέον ἐνυπάρχει πυρώδους τε καὶ ἀερώδους οὐσίας, τῷ δὲ
αἵματι γεώδους τε καὶ ὑδατώδους. ἐπικρατεῖ μὴν ἔτι κἂν

Cap. II. Sane, quae corpus noftrum laedunt cor-
rumpuntque, ea funt genere duplicia; alia quidem ne-
ceſſaria et nobis congenita, quaeque ex ipfis generationis
principiis veluti radice oriuntur; quaedam vero non ne-
ceſſaria quidem et quae a nobis non procedunt, nec
tamen minus quam illa corpus noftrum corrumpunt.
Utraque iam feorfum diftinguemus. Sanguis et femen
generationis noftrae principia funt: fanguis quidem ceu
materies quaedam apta concinnaque, et opifici ad quid-
vis fequax; femen vero opificis rationem obtinens.
Mixtum eft horum utrumque eifdem genere elementis
humido et ficco, frigido et calido, aut, fi quis velit,
ab eſſentia fumptis nominibus, non a qualitate, nomi-
naſſe, terra et aqua, aëre et igne. Sic enim demonftra-
tum nobis eft in eo libro, quem de elementis ex Hip-
pocratis fententia fcripfimus. Diffident autem ratione
mixtionis. Siquidem in femine plus eft igneae fubftan-
tiae atque aëreae, in fanguinè aqueae terreaeque,

4　　　　ΓΑΛΗΝΟΥ ΥΓΙΕΙΝΩΝ

Ed. Chart. VI. [41.]　　　　　　　　Ed. Baf. IV. (220. 221.)

τούτῳ τὸ μὲν θερμὸν τοῦ ψυχροῦ, τὸ δὲ ὑγρὸν τοῦ ξηροῦ,
καὶ διὰ τὴν ἐπικράτειαν ταύτην οὐ ξηρὸν, ὥσπερ ὀστοῦν
καὶ ὄνυξ καὶ θρὶξ, ἀλλ᾽ ὑγρὸν εἶναι λέγεται. τὸ δὲ σπέρμα
ξηρότερον μέν ἐστιν ἢ κατὰ τὸ αἷμα, ῥυτὸν μὴν ἔτι καὶ
ὑγρὸν ὑπάρχει καὶ αὐτό. καὶ οὕτως ἑκατέρωθεν ἡμῖν ἡ
ἀρχὴ τῆς γενέσεως ἐξ ὑγρᾶς οὐσίας ἐστὶν, ἣν οὐχ ὑγρὰν
δήπου φυλάττεσθαι προσῆκε, μέλλουσάν γε νεῦρα καὶ φλέ-
βας καὶ ἀρτηρίας τε καὶ ὀστᾶ καὶ χόνδρους καὶ ὑμένας
καὶ ὅσα τἆλλα τοιαῦτα γενήσεσθαι. συγκαταβεβλῆσθαι τοί-
νυν ἀναγκαῖόν ἐστιν εὐθὺς ἀπὸ τῆς πρώτης γενέσεως ἰσχυ-
ρότερον ἐν τῇ κράσει τὸ ξηραντικὸν στοιχεῖον. ἔστι δὲ τὸ
τοιοῦτον τῇ φύσει μάλιστα μὲν τὸ πῦρ, ἤδη δὲ καὶ ἡ γῆ·
ξηρὸν γάρ τι χρῆμα καὶ ἥδε. ἀλλὰ τῆς μὲν γῆς οὐχ οἷόν
τε ἦν μίγνυσθαι πλέον, ὡς ὑγρῶν εἶναι δεομένων τῶν ἀρ-
χῶν· τοῦ πυρὸς δ᾽ οὔτε κωλύει (221) πλέον μιχθῆναι καὶ
κέκραται τοσούτῳ πλέον ἐν ἀμφοῖν, ὡς μήτε φρύγειν ἤδη
καὶ καίειν αὐτάρκως τε ξηραίνειν. καὶ γὰρ αὖ καὶ τὴν

quamquam praepollet iu hoc quoque et calidum frigido
et humidum ficco, et ob eam exuperantiam non ficcus,
ficut offa, unguis pilusve, fed humidus effe dicitur. At
femen fanguine ficcius quidem eft, caeterum ipfum quo-
que humidum fluxileque eft. Atque ita nobis utrinque
ex humida fubftantia principium generationis eft, hanc
tamen humidam fervari conveniens non erat, fi modo
ex ea nervi, arteriae, venae, offa, cartilagines, mem-
branulae et alia id genus fieri deberent. Affundi equi-
dem ftatim ab initio generationis validius in tempera-
mento oportuit elementum id, quod ficcandi vim haberet.
Eft vero id natura quidem maxime ignis, fed tamen et
terra; eft enim ea quoque res ficca. Verum hujus plus
immifceri poffibile non erat, quum ipfa principia effe
debeant humidiora. Ignis certe quo minus plus fit ad-
mixtum, nec obftat quicquam, et fane illius admixtum
eft tanto plane plus in utroque principio, quantum nec
iam torveat uratve, et tamen abunde ficcet; nam etiam

πρὸς τὰς κινήσεις ἑτοιμότητα τοσοῦτον ὑπάρχον τὸ θερ-
μὸν ἱκανὸν ἦν παρασχεῖν. ὑπὸ τούτου δὴ τὰ μὲν πρῶτα
συνίσταταί τε καὶ βραχεῖάν τινα πῆξιν λαμβάνει τὸ κύημα·
μετὰ δὲ ταῦτα ἐπὶ μᾶλλον ἤδη ξηραινόμενον οἷον ὑπογρα-
φάς τινας ἴσχει καὶ τύπους ἀμυδροὺς ἑκάστου τῶν μορίων·
εἶτ᾽ ἐπὶ πλέον ξηρανθὲν οὐχ ὑπογραφὰς μόνον οὐδ᾽ ἀμυ-
δροὺς τοὺς τύπους, ἀλλ᾽ ἀκριβὲς ἑκάστου τὸ εἶδος ἴσχει.
καὶ δὴ καὶ ἀποκυηθὲν ἀεὶ καὶ μᾶλλον ἑαυτοῦ γίνεται ξη-
ρότερόν τε καὶ ῥωμαλεώτερον, ἄχρι περ ἂν εἰς ἀκμὴν ἀφί-
κηται. τηνικαῦτα δὲ τά τε τῆς αὐξήσεως ἵσταται, μηκέτι
ἐπιδιδόντων τῶν ὀστῶν διὰ σκληρότητα, καὶ τῶν ἀγγείων
δὲ ἕκαστον εἰς εὖρος διαφυσᾶται, καὶ σύμπανθ᾽ οὕτως τὰ
μόρια κρατύνεταί· τε καὶ εἰς τὴν ἀκροτάτην αὐτῶν ἰσχὺν
ἀφικνεῖται. [42] τὸ δὲ ἀπὸ τοῦδε περαιτέρω τοῦ προσή-
κοντος ἤδη ξηροτέρων ἁπάντων τῶν ὀργάνων γιγνομένων αἵ
τε ἐνέργειαι χεῖρον ἐπιτελοῦνται καὶ ἀσαρκότερόν τε καὶ
ἰσχνότερον ἑαυτοῦ γίνεται τὸ ζῶον. ἐπὶ πλέον δὲ ἀναξηραι-
νόμενον οὐκ ἀσαρκότερόν γε μόνον, ἀλλὰ καὶ ῥυσσὸν ἀπο-

tantus calor adhibitus facilitatem praeſtare ad motiones ſat
erat. Ab hoc igitur primum cogitur, paulumque concre
ſcit, quod in utero conceptum eſt; mox ſiccius redditum
veluti lineamenta quaedam et rudimenta cujusque partis
obtinet. Ulterius vero etiam ſiccefcens non lineamenta
rudimentave modo, ſed etiam exactam uniufcujusque
ſpeciem oſtendit. Iam vero in lucem editum tum ſic-
cius, tum valentius ſe ipſo ſemper efficitur, donec ad
ſlorem pervenerit aetatis. Tum vero et incrementum
omne ſiſtitur, oſſibus nimirum ipſis per ſiccitatem non
ultra ſequacibus, et vas unumquodque in latum extendi-
tur, cunctae deniqne partes non ſolum robuſtae, ſed
etiam vires ſuas ſummas obtinent. In eo vero, quod ſe-
quitur, tempore, omnibus iam inſtrumentis plus juſto
ſiccefcentibus, non ſolum cujusque functio minus probe
perficitur, ſed etiam animal ipſum macilentius graciliuſ-
que, quam ante, redditur. Ergo plus ſatis ſiccatum non
macilentius modo, verum etiam rugoſum efficitur. Artus

τελεῖται, καὶ τὸ κῶλον ἀκρατὲς καὶ σφαλερὸν ἐν ταῖς κι-
νήσεσι. καὶ καλεῖται μὲν ἡ τοιαύτη διάθεσις γῆρας, ἀνά-
λογον δ᾽ ἐστὶ τῇ τῶν φυτῶν αὐάνσει. καὶ γὰρ αὖ κἀκεί-
νη γῆράς ἐστι φυτοῦ, δι᾽ ὑπερβάλλουσαν ξηρότητα γινο-
μένη. μία μὲν οὖν ἥδε σύμφυτος ἀνάγκη φθορᾶς ἅπαντι
τῷ γεννητῷ σώματι, δευτέρα δὲ τοῖς ζώοις μάλιστα ὑπάρ-
χουσα, τῆς ὅλης αὐτῶν οὐσίας ἡ ῥύσις, ἐκ τῆς ἐμφύτου
θερμότητος ἀποτελουμένη. ταύτας μὲν οὖν τὰς βλάβας οὐ-
δενὶ γεννητῷ σώματι φυγεῖν ἐγχωρεῖ, τὰς δ᾽ ἄλλας βλάβας,
ὅσαι ταύταις ἕπονται, δυνατὸν φυλάξασθαι προμηθούμενον.
ἡ γένεσις δὲ κἀκείνων ἐκ τοῦ τὰς ἀναγκαίας βλάβας ἐπα-
νορθοῦσθαι πειρᾶσθαι. ῥεούσης γοῦν τῆς οὐσίας συστά-
σεως ἐπὶ πάντων τῶν ζώων, εἰ μή τις ἑτέρας ὁμοίας ἀντεισά-
γει τῷ ἀπορρέοντι, διαφορηθήσεταί τε καὶ σκεδασθήσεται
σύμπαν οὕτως τὸ σῶμα. καὶ διὰ τοῦτο οἶμαι τὴν φύσιν
οὐ μόνον τοῖς ζώοις, ἀλλὰ καὶ φυτοῖς εὐθὺς ἐξ ἀρχῆς συμ-
φύτους δοῦναι δυνάμεις ἐφιεμένας τῶν ἀεὶ ἐλλειπόντων.

quoque ipfi invalidi atque ad motus fuos inftabiles funt.
Atque talis quidem affectus fenium appellatur, ei, quae
in ftirpibus arefactio dicitur, proportione refpondens: eft
enim et illa ftirpis fenium, ficcitatis exceffu proveniens.
Una igitur haec eft omni genito corpori corruptelae in-
teritusque connata neceffitas. Altera eft, quae etiam in
animalibus praecipue cernitur, totius fubftantiae fluor,
quem infitus calor excitat. Has itaque jacturas nullum,
quod genitum fit, corpus effugere poteft; reliquas vero,
quae has fequuntur, providentia confilioque certe poteft.
Porro his quoque non aliunde origo eft, quam ex ipfis
jam dictis neceffariis jacturis corrigendis atque farcien-
dis. Nam qnum tota moles animalium in perpetuo
fluore fit, ni fimilis altera fubftantia pro ea, quae de-
fluxit, reftituta fit, diffolvetur certe atque diffipabitur
univerfum corpus. Quo factum arbitror, ut natura non
animalibus modo, verum etiam ftirpibus infitas quafdam
facultates ejus quod deeft femper appetentes ab initio

οὔτε γὰρ ἐσθίειν οὔτε πίνειν οὔτε ἀναπνεῖν διδασκόμεθα
πρός τινος, ἀλλ' ἐξ ἀρχῆς ἔχομεν ἁπάντων τούτων ἐν ἡμῖν
αὐτοῖς τὰς δυνάμεις, ἄνευ διδαχῆς ἐπιτελούσας ἅπαντα.
διὰ μὲν οὖν τῆς ἐδωδῆς ἀναπληροῦμεν, ὅσον ἂν ἀποῤῥυῇ τῆς
ξηροτέρας οὐσίας, διὰ δὲ τοῦ πόματος τῆς ὑγροτέρας ἀν-
τεισάγομεν, εἰς τὴν ἀρχαίαν ἐπανάγοντες ἄμφω συμμετρίαν.
οὕτω δὲ καὶ τῆς ἀερώδους τε καὶ πυρώδους οὐσίας τὴν
συμμετρίαν ἀναπνοαῖς τε καὶ σφυγμοῖς διασώζομεν. ἀπο-
δέδεικται δὲ καὶ περὶ τούτων ἁπάντων ἰδίᾳ καθ' ἕκαστον
ἐν ἑτέροις γράμμασι, καὶ προσήκειν ἡγοῦμαι τῷ λόγῳ τῷ
νῦν, ὅσα δέδεικται δι' ἐκείνων ὑποθέσεις ποιησαμένους πρὸς
τὴν ὑγιεινὴν πραγματείαν οὕτως ἔχεσθαι τῶν ἑξῆς.

Κεφ. γ'. Ἐπειδὴ γὰρ ἀποῤῥεῖ μὲν ἁπάντων τῶν ζώων
ὁσημέραι πολὺ μέρος τῆς οὐσίας διὰ τὴν ἔμφυτον θερμό-
τητα, δεόμεθα δὲ ὑπὲρ τοῦ τὴν συμμετρίαν αὐτῆς διαφυ-
λάττεσθαι σιτίων τε καὶ πομάτων, ἀναπνοῆς τε καὶ σφυ-
γμῶν, ἐξ ἀνάγκης ἀκολουθήσει τοῖσδε περιττωμάτων γένεσις.
εἰ μὲν γάρ, οἷόν περ ἦν τὸ κενωθὲν, ἕτερον ἀκριβῶς τοιοῦτον

ſtatim dederit. Non enim veſci, bibere, aut reſpirare
a quoquam uſquam diſcimus, ſed ſtatim a principio fa-
cultates in nobis habemus, quae haec omnia citra docen-
tem perficiant. Cibo igitur, quicquid ſiccioris ſubſtantiae
effluxit, reſtituimus, potu, quicquid humidioris, atque ad
priſtinam ita commoderationem ambo reducimus. Ita
vero et aëreae igneaeque ſubſtantiae modum reſpiratione
et pulſu tuemur. De quibus omnibus etiam ſigillatim
dictum a nobis in aliis voluminibus eſt, nec a praeſenti
diſputatione alienum cenſemus, ut, quae ibidem monſtrata
ſunt, ad ſanitatis tuendae artem hypotheſeos loco poſitis,
ſic quae deinceps ſunt aggrediamur.

Cap. III. Quum enim quotidie propter inſitum ipſis
calorem cunctis animalibus multa ſubſtantiae portio de-
fluat, indigeamus autem ad hujus commoderationem con-
ſervandam cibo, potu, reſpiratione et pulſu, neceſſe eſt
ex iis ſequi excrementorum proventum. Nam ſi, quale
erat ipſum, quod effluxit, tale prorſus adjungere ei per

εἴχομεν αὐτῷ προσφῦσαι δι' ὅλου, κάλλιστον ἂν ἦν τοῦτο
καὶ ὑγιεινότατον. ἐπεὶ δὲ τὸ μὲν ἀπορρέον ἑκάστου τῶν
μορίων τοιοῦτον τὴν φύσιν ἐστὶν, οἷόν περ αὐτὸ τὸ μό-
ριον, οὐδὲν δὲ τῶν ἐσθιομένων ἢ πινομένων ἀκριβῶς ἐστι
τοιοῦτον, ἀναγκαῖον ἐγένετο τῇ φύσει προμεταβάλλειν τε
καὶ πέττειν αὐτὰ, καὶ ὡς ἕνι μάλιστα προπαρασκευάζειν
ὅμοια τῷ θρεψομένῳ σώματι. κἂν τούτῳ τὸ μὴ κατεργα-
σθὲν ἀκριβῶς μηδ' ἐξομοιωθὲν οὔτε προσφύεται τῷ σώ-
ματι, καὶ ὡς περιττὸν ἀλᾶται κατὰ τὰς ἔνδον εὐρυχωρίας,
ὅθεν περ αὐτῷ καὶ τοὔνομα πρὸς τῶν ἔμπροσθεν ὀρθῶς
ἐτέθη περίττωμα. ἐπειδὴ οὖν τὸ μὲν ἐσθίειν καὶ πίνειν
ἀναγκαῖα τοῖς ζώοις ὑπάρχει, ἀκολουθεῖ δὲ τούτοις ἡ τῶν
περιττωμάτων γένεσις, ὄργανά τε πρὸς τὴν ἀπόκρισιν αὐτῶν
ἡ φύσις παρεσκεύασεν, καὶ [43] δυνάμεις αὐτοῖς ἐνέθηκε,
δι' ὧν κινούμενα τὰ μὲν ἕλκει, τὰ δὲ ἐκπαραπέμπει, τὰ
δὲ ἐκκρίνει τὰ περιττώματα. καὶ χρὴ δήπου καὶ ταῦτα
μήτ' ἐμφράττεσθαι κατά τι, μήτε ἀρρωστεῖν κατὰ τὰς ἐνερ-
γείας, ὑπὲρ τοῦ καθαρὸν ἀεὶ καὶ ἀπέριττον φυλάττεσθαι

totum liceret, optimum id faluberrimumque plane effet.
Verum quum id, quod a fingulis partibus defluit, tale
natura eft, qualis eft pars ipfa, nihil autem eorum, quae
eduntur bibunturve, ejusmodi prorfus eft, neceffarium
naturae fuit prius ea mutare et concoquere, et quam
fieri maxime potuit efficere fimilia corpori nutriendo.
In quo opere fi quid nec confectum, nec prorfus affimi-
latum eft, id corpori non adnafcitur, et per ipfius laxiora
intus fpatia tanquam fupervacaneum errat; unde nomen
quoque recte a majoribus ipfi excrementum eft inditum.
Quum igitur edere bibereque neceffaria animantibus
fint, haec autem fubfequatur excrementorum generatio,
natura non folum ipfis excernendis inftrumenta inftituit,
verum etiam inftrumentis ipfis facultates inferuit, quibus
incitata quaedam ad fe trahunt excrementa, quaedam aliis
tranfmittunt, quaedam expellunt. Atque haec neque ali-
quatenus obftrui, neque ad functiones imbecilla effe
oportet, quo corpus femper mundum atque excrementis

ΛΟΓΟΣ Α.

Ed. Chart. VI. [43.]   Ed. Baf. IV. (221.)

9

τὸ σῶμα. καί σοι δύο μὲν ἤδη σκοποὺς τούσδε κατὰ δίαι-
ταν ὑγιεινὴν ὁ λόγος ὑφηγήσατο· τὸν μὲν ἕτερον ἀναπλή-
ρωσιν τῶν κενουμένων, τὸν δ᾽ ἕτερον ἀπόκρισιν τῶν πε-
ριττωμάτων. ὁ γὰρ δὴ τρίτος ὁ περὶ τοῦ μὴ ταχύγηρον
γίνεσθαι τὸ ζῶον ἐξ ἀνάγκης ἕπεται τοῖς εἰρημένοις. εἰ
γὰρ μηδὲν ἁμαρτάνοιτο μήτε ἐν τῷ τὸ κενούμενον ἀνα-
πληροῦσθαι μήτε ἐν τῷ τὰ περιττώματα μὴ μένειν ἔνδον,
ὑγιαίνοι τ᾽ ἂν ἐν τῷδε τὸ ζῶον ἀκμάζοι τε μέχρι παμ-
πόλλου. περὶ μὲν δὴ τοῦδε καὶ αὖθις εἰρήσεται, τοῦ λό-
γου προϊόντος.

Κεφ. δ΄. Τὸ δ᾽ ὑπόλοιπον ὧν ἐξ ἀρχῆς διελέσθαι
προὐθέμεθα προσκαταθῶμεν, ὑπὲρ τοῦ διωρίσθαι σαφῶς
ἤδη τοὺς ὑγιεινοὺς σκοποὺς, ὁποῖοί τέ εἰσι καὶ ὁπόσοι.
ἔφαμεν γὰρ, ὡς, εἰ μὲν ἀπαθὲς ἦν ἡμῶν τὸ σῶμα, καθάπερ
ἀδάμας ἤ τι τοιοῦτον, οὐδεμιᾶς ἂν ἐδεήθη τέχνης ἐπιστα-
τούσης αὐτῷ· ἐπεὶ δὲ διττὰς ἔχει τῆς φθορᾶς αἰτίας, τὰς
μὲν ἔνδοθέν τε καὶ ἐξ αὐτοῦ, τὰς δὲ ἐκ τῶν ἔξωθεν προς-
πιπτόντων, ἀναγκαῖον αὐτὸ δεῖσθαι προνοίας οὐ μικρᾶς.

vacuum fervetur. Atque tibi geminum jam fcopum
falubris victus fermo *nofter* expofuit; alterum vacuatorum
repletionem, alterum excrementorum excretionem. Ter-
tius namque, qui huc fpeetat, ne animal praepropere fe-
nefcat, duos iam dictos neceffario comitatur. Si enim
in neutro fit erratum, nec in eo, quod exhauftum eft,
replendo, nec in excrementis immorandis, et fanitate in-
terim animal fruetur, et vigoris tenorem quam longiffime
fervabit. Verum de hoc poftea procedente fermone
dicetur.

Cap. IV. Nunc quod reliquum eft eorum, quae ab
initio differere propofuimus, adjiciam, quo fanitatis tuen-
dae fcopos, quot qualesque fint, clarius diftinguam.
Diximus enim, fi corpus noftrum impatibile effet, ficut
adamas, aut quid ejusmodi, minime artem requirere,
quae ei tuendo praefideret; fed quoniam duplices corru-
ptionis caufas, alteras internas et a fe, alteras extrinfecus
incidentes, habet, neceffe eft curam providentiamque non

10 ΓΑΛΗΝΟΤ ΤΓΙΕΙΝΩΝ

Ed. Chart. VI. [45.] Ed. Baf. IV. (221.)

ἐξ ἑαυτοῦ μὲν οὖν ἐδείχθη κατὰ διττὸν τὸν πρῶτον τρόπον
διαφθειρόμενον, ἢ διὰ γήρως ἐπὶ θάνατον προϊὸν, ἢ διὰ
τοῦ ῥεῖν ἀεὶ τὴν οὐσίαν αὐτοῦ, καθ᾽ ἕτερον δὲ, τὸν ἑπό-
μενον οἷς ἐσθίει τε καὶ πίνει, τῶν ἐκ τῆς τῶν περιττωμά-
των γενέσεως. ἐξ αὐτοῦ μὲν οὖν ὧδέ πως φθείρεται· τῶν
δὲ ἔξωθεν αὐτῷ προσπιπτόντων ἕν μὲν ἀχώριστόν τέ ἐστι
καὶ διαπαντὸς ὑπάρχον αὐτῷ, καὶ ὡς ἄν εἴποι τις σύμφυ-
τον, ὁ περιέχων ἀὴρ, τὰ δ᾽ οὐτ᾽ ἀναγκαῖα, καὶ κατὰ χρό-
νους τινὰς ἀτάκτως ὁμιλοῦντα· ὁ μὲν περιέχων ἀὴρ ἢ τῷ
θερμαίνειν ἀμέτρως, ἢ τῷ ψύχειν, ἢ τῷ ξηραίνειν, ἢ τῷ
ὑγραίνειν βλάπτων, τὰ δὲ τῷ θλᾶν, ἢ διασπᾶν, ἢ τι-
τρώσκειν, ἢ ἔξαρθρόν τι ποιεῖν. ἔστι μὲν οὖν τις ἐνταῦθα
λογικὴ ζήτησις εἰς ἑκάτερον ἐπιχειρεῖσθαι δυναμένη, τινῶν
μὲν τῆς περὶ τὸ σῶμα τέχνης ἁπάντων τὴν φυλακὴν εἶναι
λεγόντων, τινῶν δὲ τῶν θερμαινοντων τε καὶ ψυγόντων,
ὑγραινόντων καὶ ξηραινόντων μόνον εἰ γάρ τι θλῶν, ἢ
τιτρῶσκον, ἢ τι τοιοῦθ᾽ ἕτερον ἐργαζόμενον ἐξίστησι τοῦ

parvam defiderare. Et ex fe quidem duplici primo modo
confumi corpus indicavimus; uno, quod vel aetatis curfu,
vel affiduo fubftantiae fluore ad interitum tendat; altero,
qui utique efum potionemque confequitur, ipfo excre-
mentorum proventu. Atque ex fe quidem ita corrumpi-
tur: eorum vero, quae extrinfecus incidunt, unum certe
eft, quod feparari ab eo non poteft, quodque illi perpe-
tuo, et (ut ita dicam) veluti connatum adhaeret, aër
ipfe ambiens. Alia nec neceffario, et incertis temporibus
nobis accedunt. Ille nempe qui circumfunditur aër nos
taedit, vel quod calidos immodice, vel quod frigidos,
vel quod ficcos, vel humidos efficiat, haec, quod contun-
dant, quod divellant, quod vulnerent, vel quod articu-
lum aliquem loco moveant. Oritur hoc loco logica
quaedam difputatio, quae in utramque partem rationes
habet, aliis horum omnium curam ad eam quae corpus
tuetur artem pertinere affirmantibus, aliis eorum tantum,
quae calefaciant, refrigerent, humectent, aut ficcent: non
enim, fi quid contufione, vulnere, aut fimili quopiam

κατὰ φύσιν ἡμᾶς, οὐδεμιᾶς εἶναι τέχνης οὔτε γινώσκειν
οὔτε φυλάττειν τὰ τοιαῦτα. ἐμοὶ δὲ περὶ μὲν τοιούτων
προβλημάτων οὐ πρόκειται νῦν διαιρεῖν· ὅπερ δ᾽ ὁμολογού-
μενόν ἐστι παρ᾽ ἀμφοῖν ἐξ ἑτοίμου λαβὼν ἐπὶ τὸ προκεί-
μενον ἐπάνειμι. τὸ μὲν γὰρ ἅπαντα τοῖς ἀνθρώποις γι-
νώσκεσθαι τὰ τῷ τιτρώσκειν, ἢ θλᾶν, ἤ τι τοιοῦτον
ἕτερον ἐργάζεσθαι βλάπτοντά τε καὶ διαφθείροντα τὴν
ὑγείαν, οὐχ ἅπασι δὲ, ὅσα τῷ θερμαίνειν, ἢ ψύχειν, ἢ ξη-
ραίνειν, ἢ ὑγραίνειν, ὡμολόγηται παρ᾽ ἀμφοῖν. οὐκοῦν
οὐδ᾽ ἡμεῖς αὐτοῖς παρὰ μέλος τι πράττειν δόξομεν, εἰ τὰ
γινωσκόμενα ἅπασιν ὑπερβάντες ἐπὶ τὰ μὴ γινωσκόμενα
τὸν λόγον ἄγοιμεν. οὐ γάρ μοι πρόκειται τό γε (222) νῦν
εἶναι σοφιστικὰ ζητήματα διελθεῖν, ἀλλ᾽, ὡς ἄν τις ἥκιστα
νοσήσειεν, ὑφηγεῖσθαι. πάλιν οὖν ἐπὶ τὴν οἰκείαν ἀρχὴν
ἐπαναγάγωμεν τὸν λόγον, ἀναμνήσαντες ἀκριβέστερον ἔτι
τῶν ὑποθέσεων αὐτῶν. [44] τό τε γὰρ εἶναι τὴν ὑγείαν
οὐχ ἁπλῶς εὐκρασίαν ἢ συμμετρίαν τῶν στοιχείων, ἐξ ὧν

affectu a naturali habitu fit emotum, id aut nolle, aut
declinaſſe, ullius eſſe artis munus. Ego vero de proble-
matis id genus agendum mihi non ftatui, fed, quod utra-
que pars ultro concedit, eo accepto, ad propofitum re-
vertar. Illud ergo confeffum utrique arbitror, quae vul-
nere, vel contufione, vel fimili aliqua ratione laedunt
aut corrumpunt fanitatem, omnibus hominibus eſſe nota;
quae calefaciendo, vel refrigerando, vel humectando, vel
ficcando, non omnibus. Ergo ne nos quidem quicquam
ab officio alienum feciſſe videbimur, fi, quae omnibus nota
funt, praetermiſſis, ad ea, quae parum nota funt, oratio-
nem convertamus: non enim mihi propofitum eft hoc
faltem opere fophifticos cavillos diluere, fed potius, quo
pacto quis in morbum non incidat, docere. Rurfus
igitur ad proprium initium fermonem revocemus, ac di-
ligentius adhuc, quae pro hypothefi funt habenda, com-
memoremus. Primum ergo, quod a nobis alibi demon-
ftratum eft, fit ad praefentia hypothefis, fanitatem non eſſc

ἐγενόμεθα, καθάπερ οἱ πρὸ ἡμῶν ὀλίγου δεῖν ἅπαντες
ἐνόμιζον, ἀλλὰ μόνην τὴν τῶν ὁμοιομερῶν σωμάτων, ἀπο-
δεδειγμένον ἡμῖν ἐν ἑτέροις, ὑπόθεσις ἔστω πρὸς τὰ πα-
ρόντα· τό τε τῶν ὀργανικῶν σωμάτων τὴν ὑγίειαν ἐν δια-
πλάσει καὶ ἀριθμῷ καὶ πηλικότητι καὶ συνθέσει τῶν
ὁμοιομερῶν συνίστασθαι, καὶ τοῦθ' ὡσαύτως ὑποκείσθω
προδεδειγμένον ἑτέρωθι. καὶ μὴν καὶ ὅτι ταῖς κατὰ φύσιν
ἐνεργείαις ἡ ὑγιεινὴ κατασκευὴ κρίνεται, καὶ ὅτι τῆς ὑγιείας
ἡ μὲν ἀρίστη τίς ἐστι, καὶ ὡς ἂν οὕτως τις εἴποι τελεία
τε καὶ ἄκρα, ἡ δ' οἷον ἐλλιπής τε καὶ οὐκ ἀκριβὴς οὐδὲ
τελεία, ἥνπερ δὴ καὶ πλάτος ἔχειν πάμπολύ φαμεν, ὑπο-
κείσθω καὶ ταῦθ' ἡμῖν ἐν τῷδε, δι' ἑτέρων τε ἤδη προα-
ποδεδειγμένα καὶ νῦν οὐχ ἥκιστα δειχθησόμενα. μάλιστα
δ' ἀνεγνωκέναι βούλομαι τὸν ὁμιλήσοντα τοῖσδε τοῖς γράμ-
μασι τὸ βιβλίον, ἐν ᾧ σκέπτομαι, τίνος ἐστὶ τέχνης μέρος
τὸ ὑγιεινὸν, (ἐπιγράφεται δὲ Θρασύβουλος,) ἔτι δὲ καὶ τὸ

absolute elementorum, ex quibus conftamus, probam tem-
periem aut commoderationem, quemadmodum omnibus
fere, qui ante nos fcripferunt, vifum eft, fed eam dun-
taxat, quae fimilarium eft partium. Secundo loco illud
quoque, quod alibi non minus demonftravimus, praefump-
tum pro hypothefi efto, nempe inftrumentalium fanitatem
in conformatione, numero, magnitudine ac compofitione
fimilarium confiftere. Tertio functionibus fecundam na-
turam obeundis fanitatis habitum difcerni; poftremo
fanitatem quandam optimam effe, et (ut fic dicam) con-
fummatam atque fummam, quandam ceu deficientem ab
hac, nec plane abfolutam perfectamve, atque hanc etiam
latitudinem habere non parvam; haec quoque pro hypo-
thefi hoc loco fint, quae alibi nobis certiffimis rationi-
bus iam firmata, nunc quoque nihilo fecius funt demonf-
ftranda. Maxime vero velim, qui his ftudere voluerit,
eum librum legat, in quo illud inveftigamus, cujus artis
pars fit ea, quae fanitatis tuendae curam profitetur; is
liber infcriptus Thrafybulus eft; praeterea eum, quem de

περὶ τῆς ἀρίστης κατασκευῆς τοῦ σώματος ἡμῶν, ἔτι δὲ τὸ
περὶ τῆς εὐεξίας. ἔστιν ἄμφω μικρὰ βιβλίδια, ἃ εἰ προα-
ναγνούς τις ἐπὶ τόνδε τὸν λόγον ἀφίκοιτο, ῥᾶστα ἂν ἀκο-
λουθήσειε τοῖς νῦν λεγομένοις. ὅτι δὲ καὶ τὸ περὶ τῶν
καθ᾽ Ἱπποκράτη στοιχείων ἀναγκαῖόν ἐστιν εἰς τὰ παρόντα,
πρότερον εἴρηται· καὶ γὰρ δὴ καὶ ἕπεται ἐκείνῳ τὸ περὶ
τῆς ἀρίστης κατασκευῆς καὶ τὸ περὶ τῆς εὐεξίας.

Κεφ. έ. Ἐπὶ τούτοις ὑποκειμένοις ἐνθένδε ποθὲν
ἀρκτέον ἂν εἴη τῆς ὑγιεινῆς πραγματείας. ἐπειδὴ συμμετρία
τίς ἐστιν ἡ ὑγεία, συμμετρία δὲ πᾶσα κατὰ διττὸν τρόπον
ἀποτελεῖταί τε καὶ λέγεται, ποτὲ μὲν εἰς ἄκρον ἥκουσα
καὶ ὄντως οὖσα συμμετρία, ποτὲ δὲ ἀπολειπομένη βραχύ
τι τῆς ἀκριβείας, εἴη ἂν καὶ ὑγιεινὴ συμμετρία διττή τις·
ἡ μὲν γὰρ ἀκριβής τε καὶ ἀρίστη καὶ τελεία καὶ ἄκρα,
ἡ δὲ ἀπολειπομένη μὲν ταύτης, οὐ μὴν ἤδη γε τοσούτῳ,
ὡς λυπεῖσθαι τὸ ζῶον. ἔτι δὲ κἀνταῦθα λογική τις μᾶλλον

optimo corporis noftri ftatu fcripfimus; item quem de
bono corporis habitu. Sunt hi breves ambo libelli; quos
li perlegerit, qui ad haec accedet, facillime confequetur,
quae mox dicentur. Dictum jam antea nobis eft, etiam
eum librum, qui de elementis fecundum Hippocratem
fcriptus eft, neceffarium ad praefentem difputationem effe,
quod opus fequuntur tum id, quod de optima corpo-
ris conftitutione, tum id, quod de bono habitu con-
fcripfimus.

Cap. V. Ab his hypothefibus, veluti fundamentis
operis jactis, hinc alicunde fanitatis tuendae tractatio in-
cipienda erit. Quum fanitas commoderatio quaedam fit,
commoderatio vero omnis duplici ratione non folum
perficiatur, fed etiam dicatur, alias quae ad fummum
pervenit, et vere prorfusque commoderatio eft, alias quae
ab hujus abfolutione perfectioneque paulum deficit: uti-
que et fanitatis commoderatio duplex quaedam fuerit; haec
quidem exacta, optima, abfoluta et fumma, illa paulo
ab hac deficiens, non tamen eatenus, ut animali fit
gravis. Exiftit et hoc loco logica potius quam ex ufu

ἢ κατὰ τὴν χρείαν τῆς τέχνης ζήτησις, οὐ συγχωρούν-
των ἐνίων, ἕτερον ἑτέρου μᾶλλον ὑγιαίνειν, οὐδ᾽ εἶναι πλά-
τος ἱκανὸν ἐν τῇ διαθέσει τοῦ σώματος, ἣν ὑγίειαν ὀνομά-
ζομεν, ἀλλ᾽ ἕν τι καὶ ἀπηκριβωμένον οὖσαν αὐτὴν ἄτμη-
τον εἰς τὸ μᾶλλόν τε καὶ ἧττον ὑπάρχειν. ἐμοὶ δὲ ὥσπερ
τὸ λευκὸν σωμα τὸ μὲν ἧττον λευκὸν εἶναι φαίνεται, τὸ
δὲ μᾶλλον, οὕτως καὶ τὸ ὑγιαῖνον ἧττόν τε καὶ μᾶλλον
εἶναι δοκεῖ τοιοῦτον. διττὴ δὲ ἀπόδειξις τοῦ λόγου· μία
μὲν ἐκ τῆς κατὰ τὰς ἡλικίας μεταπτώσεως· ἀφ᾽ οὗ γὰρ
ἀπεκυήθη τὸ ζῶον, ἀεὶ μεταβάλλειν ἀναγκαῖον αὐτοῦ
κρᾶσιν, ὡς ἔμπροσθεν ἐδείκνυμεν· ὥστ᾽, εἴπερ ἐν μὲν τῷ
ποιῷ τῆς κράσεως ἡ ὑγεία, τὸ ποιὸν δ᾽ οὐ μένει ταὐτό,
οὐδὲ τὴν ὑγίειαν ἐγχωρεῖ τὴν αὐτὴν φυλάττεσθαι· δευτέρα
δ᾽ ἀπόδειξις ἐκ τῆς κατὰ τὰς ἐνεργείας διαφορᾶς. οὔτε
γὰρ τοῖς ὀφθαλμοῖς ὡσαύτως ἅπαντες οἱ ὑγιαίνοντες ὁρῶ-
σιν, ἀλλ᾽ οἱ μὲν μᾶλλον, οἱ δ᾽ ἧττον, οὔτε τοῖς ὠσὶν
ὁμοίως ἀκούουσιν, ἀλλὰ κἀνταῦθα πάμπολυ τὸ μᾶλλόν

artis dubitatio quaedam, negantibus quibuſdam, alium
alio magis eſſe ſanum, aut eſſe ejus affectus corporis,
quam ſanitatem dicimus, notabilem ullam latitudinem,
ſed unicam eſſe eam affirmantibus, et quae ad unguem
ſit exacta, nec majoris minorisque ratione dividua. Mihi
vero ſicuti album corpus aliud magis, aliud minus album
cernitur, ita et quod ſanum dicimus, magis minusque
tale eſſe videtur. Cujus rei duplex demonſtratio eſt;
una, quae ex mutatione accipitur, quae per aetatum vices
cernitur; poſtea namque, quam editum animal in lucem
eſt, perpetuo mutari ejus temperamentum (ut ante pro-
poſuimus) eſt neceſſe. Quare, ſi in temperamenti quali-
tate ſanitas conſtituitur, qualitas autem ipſa non perma-
net eadem, nec ipſam ſanitatem eandem ſervari eſt poſ-
ſibile. Altera non minus evidens demonſtratio ab ipſa
ſumitur actionis differentia. Siquidem nec qui ſani ſunt
omnes oculis aeque cernunt, ſed alii perſpicacius, alii ob-
tuſius; nec auribus pari modo audiunt, imo hic quoque

τε καὶ ἦττον· [45] οὐ μὴν οὐδὲ τοῖς σκέλεσιν ὡσαύτως θέουσιν,
οὐδὲ ἀντιλαμβάνονται ταῖς χερσὶν, οὐδὲ τοῖς ἄλλοις ἅπασιν
ὀργάνοις ὡσαύτως ἐνεργοῦσιν, ἀλλ' ὁ μέν τις βέλτιον, ὁ
δὲ χεῖρον. εἴπερ οὖν αἱ διαφοραὶ τῶν ἐνεργειῶν ταῖς τῶν
κράσεων διαφοραῖς ἀκολουθοῦσιν, ἀνάγκη τοσαύτας εἶναι
τὰς τῶν κράσεων διαφορὰς, ὅσαι πέρ εἰσι καὶ αἱ τῶν ἐνερ-
γειῶν. εἰ δὲ μὴ κράσεων ἐθέλει τις λέγειν, ἀλλὰ κατα-
σκευῶν, ἵν' ἐπὶ πάσαις ταῖς αἱρέσεσιν ὁ λόγος ἐκτείνοιτο,
συμπεραίνοιτ' ἂν ὡσαύτως. συμμετρία γὰρ δή τις ἡ ὑγίεια
κατὰ πάσας ἐστὶ τὰς αἱρέσεις, ἀλλὰ καθ' ἡμᾶς μὲν ὑγροῦ
καὶ ξηροῦ, καὶ θερμοῦ καὶ ψυχροῦ, κατ' ἄλλους δὲ ὄγκων
καὶ πόρων, κατ' ἄλλους δὲ ἀτόμων, ἢ ἀνάρμων, ἢ ἀμε-
ρῶν, ἢ ὁμοιομερῶν, ἢ ὅτου δὴ τῶν πρώτων στοιχείων,
ἀλλὰ κατὰ πάντας γε διὰ τὴν συμμετρίαν αὐτῶν ἐνεργοῦ-
μεν τοῖς μορίοις. εἴπερ οὖν διαφόρως ἐνεργοῦμεν, διάφορός
ἐστι καὶ ἡ καθ' ἕκαστον συμμετρία τῶν στοιχείων, ὅπερ ἦν
ἡ ὑγίεια. καὶ μὴν καὶ χωρὶς τοῦ στοιχείου μνημονεύειν

magna eſt in exceſſu defectuque diverſitas. Sed nec pe-
dibus ſimiliter currunt, nec manibus apprehendunt, nec
reliquorum denique inſtrumentorum munia ſimiliter
obeunt, ſed hic melius, ille deterius. Si itaque actionum
diverſitas temperamenti modo reſpondet, cogit plane ratio,
ut totidem ſint temperamentorum diverſitates, quot ſunt
functionum differentiae. Quod ſi quis conſtitutionum
potius quam temperamentorum dicendum putat, quo
utique in omnem ſectam ratio quadret, ita nimirum col-
ligat licet. Sanitas omni ſectae commoderatio quaedam
eſt nobis, humidi, ſicci, calidi et frigidi; aliis corpuſ-
culorum et meatuum; aliis inſectilium, vel incompactilium,
vel minimorum, ſimilariumve, vel denique primorum ele-
mentorum cujuscunque. Sed ſecundum cujusque ſectae opi-
nionem pro ipſorum commoderatione partibus operantur.
Si itaque varia eduntur opera, utique varia eſt et elemento-
rum in ſingulis commoderatio, quam eſſe ſanitatem ſupra
propoſuimus. Quin et citra omnem elementi mentionem hoc

ᾧδ' ἂν ὁ λόγος ἐρωτηθείη. εἴπερ ταῖς κατασκευαῖς τῶν
μορίων ἀκολουθοῦσιν αἱ ἐνέργειαι, ὅσαιπερ ἂν ὦσιν ἐν ταῖς
ἐνεργείαις αἱ διαφοραὶ, τοσαῦται καὶ αἱ κατασκευαὶ ἔσον-
ται· ἀλλὰ μὴν ἀκολουθοῦσιν ταῖς κατασκευαῖς αἱ ἐνέργειαι·
ἀναγκαῖον ἄρα τοσαύτας εἶναι τῶν κατασκευῶν διαφοράς,
ὅσαιπερ καὶ αἱ τῶν ἐνεργειῶν. εἰσὶ δὲ τῶν ἐνεργειῶν πάμ-
πολλαί τινες· ἄρα καὶ τῶν κατασκευῶν εἰσιν. εἴπερ οὖν ἐν
ἅπασι τοῖς ὑγιαίνουσιν αἱ κατασκευαὶ τῶν μορίων ὑπάρ-
χουσι σύμμετροι, διάφοροι δέ εἰσιν αἱ κατασκευαὶ, διότι
αἱ ἐνέργειαι διάφοροι, πάμπολλαί τινες συμμετρίαι τῶν
κατασκευῶν ἔσονται, ὥστε καὶ ὑγίειαι πάμπολλαι. καὶ μὴν
εἰ διαφέρουσιν ἀλλήλων αἱ κατὰ μέρος ὑγίειαι, ἤτοι κατὰ
τὸ κοινὸν ἁπάσαις εἶδος, ἀφ' οὗπερ ὑγίειαι λέγονται, διοί-
σουσιν, ἢ κατὰ τὸ μᾶλλόν τε καὶ ἧττον ἀλλήλων διαφέ-
ρουσιν· ἀλλὰ μὴν οὐ κατὰ τὸ κοινὸν εἶδος· ἀδιάφοροι γάρ
εἰσιν αἱ ὑγίειαι· κατὰ τὸ μᾶλλον ἄρα καὶ ἧττον ἀλλήλων
διαφέρουσιν. ὥσπερ γὰρ ἡ ἐν τῇ χιόνι λευκότης τῆς ἐν

pacto fermo quaefitus eft. Si membrorum conftitutioni
functiones fuae refpondent, quotquot harum varietates
dabuntur, totidem nimirum et conftitutiones erunt; atqui
refpondent conftitutionibus opera; erunt ergo necessario
tot conftitutionum difcrimina, quot funt funciionum diffe-
rentiae. Sunt vero hae numerofae; quare erunt et con-
ftitutiones aeque multae. Si ergo omnium, qui fani funt,
membrorum conftitutio in commoderatione confiftit, con-
ftitutiones autem ipfae variae funt, quandoquidem functio-
res funt variae; utique multae variaeque ipfarum con-
ftitutionum commoderationes erunt; quare etiam fanitates
multae variaeque. Atqui fi inter fe differunt particulares
fanitates, vel fecundum communem in omnibus formam
different, a qua fane fanitates dicuntur. vel fecundum
magis et minus inter fe differunt; at non fecundum
communem formam, indifferentes enim funt ipfae fanita-
tes; fecundum ergo magis et minus inter fe differunt.
Sicuti enim nivis candor ab eo, qui in lacte vifitur,

ΛΟΓΟΣ Α. 17

Ed. Chart. VI. [45.]   Ed. Baf. IV. (222.)

τῷ γάλακτι λευκότητος, ᾗ μὲν λευκόν ἐστιν, οὐ διαφέρει,
τῷ μᾶλλον δὲ καὶ ἧττον διαφέρει, κατὰ τὸν αὐτὸν τρόπον
ἢ ἐν τῷ Ἀχιλλεῖ, φέρε εἰπεῖν, ὑγίεια τῆς ἐν τῷ Θερσίτῃ
ὑγιείας, καθ᾽ ὅσον μὲν ὑγίεια, ταὐτό ἐστιν, ἑτέρῳ δέ τινι
διαφέρει· καὶ τοῦτο τὸ ἕτερον οὐδὲν ἄλλο ἐστὶν ἢ τό
μᾶλλόν τε καὶ ἧττον. οὔτε γὰρ, ὡς οὐ διαφερόντως ἐνερ-
γοῦμεν ἅπαντες, ἔνεστιν εἰπεῖν, οὔθ᾽, ὡς δι᾽ ἄλλό τι τὴν
ἀνισότητα ταύτην ἔχομεν, ἢ διά τὴν κατασκευήν, ἐφ᾽ ἧς ἐνερ-
γοῦμεν. Εἴ τις δὲ φήσει, μόνους μὲν τοὺς ἅπασι τοῖς μορίοις
ἄκρως ἐνεργοῦντας ὑγιαίνειν, ἡμᾶς δὲ τοὺς ἄλλους, ὅσοι
χεῖρον ἐκείνων ἔχομεν, οὐχ ὑγιαίνειν, ἴστω συμπάσης οὗτος
τῆς ὑγιεινῆς πραγματείας ἀνατρέπων τὴν ὑπόθεσιν. εἰ γὰρ
δὴ τὸ φυλάττειν ἣν παρελάβομεν ὑγίειαν ὁ σκοπός αὐτῆς
ἐστιν, οὐδεὶς δὲ ἡμῶν ὑγιαίνει, πρόδηλον ὡς ἐπ᾽ οὐδενὸς
ἐνεργοῦσαν ἕξομεν, ἣν νῦν συστῆσαι βουλόμεθα τέχνην ὑγιει-
νήν· οὐκοῦν οὐδὲ ζητητέον αὐτὴν, ἀλλὰ σιωπητέον καὶ

quatenus candor eſt, non diſſidet, ſed majoris minorisque
ratione diſſidet, ita et Achillis v. g. ſanitas ab ea,
quae in Therſite eſt, non differt; quatenus enim ſanitas,
eadem eſt; at altero quopiam ab ea differt, id vero al-
terum aliud plane nihil eſt, quam majoris minorisque
ratio. Neque enim eſt, quod quiſquam dicat, non edi ab
omnibus hominibus varias actiones, neque aliunde diſſi-
militudinem hanc naſci, quam ex ipſa conſtitutione,
unde actio proficiſcitur. Quod ſi quis eos duntaxat
ſanos eſſe contendat, quorum ſingula membra functiones
ſuas obeunt abſolutiſſime, nos vero caeteros, qui minus
probe ſumus affecti, non eſſe ſanos, ſciat is, ſe univer-
ſae tractationis, quae de ſanitate tuenda inſtituitur, fun-
damentum ſubvertere. Si enim huic propoſitum eſt ſer-
vare tuerique eam quam ab initio accepit ſanitatem,
nemo autem noſtrum ſanus eſt, luce clarius fit, inutilem
irritamque fore, quam nunc de ſanitate tuenda artem iu-
ſtituimus. Itaque nec quaerenda nobis talis ulla eſt, ſed
plane ſilentio praetereunda, ſermoque jamjam finiendus.

παυστέον ἤδη τὸν λόγον. ἁπάσας οὖν ἐκκόπτει τὰς τοιαύτας
ἀπορίας ἡ τῆς ἀληθείας γνῶσις· οὐ γὰρ ἡ τελεία μόνον
ἥ τίς ἐστιν ἄτμητος ὑγίεια λέγεταί τε καί ἐστιν, ἀλλὰ καὶ ἡ
τῆσδε μὲν ἀποδέουσα, μηδέπω δὲ τῆς χρείας ἐκπεπτωκυῖα.
χρήζομεν γὰρ ἅπαντες ἄνθρωποι τῆς ὑγιείας εἴς τε τὰς κατὰ
τὸν βίον ἐνεργείας, ἃς ἐμποδίζουσί τε ἢ διακόπτουσι καὶ
καταπαύουσιν αἱ νόσοι, καὶ προσέτι τῆς ἀνοχλησίας ἕνεκεν·
ὀχλούμεθα γὰρ ἐν ταῖς ὀδύναις οὐ σμικρά. τὴν δὲ τοιαύτην
κατάστασιν, [46] ἐν ᾗ μήτε ὀδυνώμεθα, μήτε ἐν ταῖς
κατὰ τὸν βίον ἐνεργείαις ἐμποδιζόμεθα, καλοῦμεν ὑγίειαν,
ἣν εἴ τις ἑτέρῳ προσαγορεύειν ὀνόματι βούλεται, πλέον
οὐδὲν ἐκ τούτων σχήσει, καθάπερ οὐδ' οἱ τὴν ἀειπάθειαν
εἰσάγοντες. εἰ μὲν γὰρ διὰ τοῦτ' εἰσῆγον αὐτὴν, ὅτι πᾶν
σῶμα γεννητὸν, ὥσπερ τὰς τῆς γενέσεως αἰτίας, οὕτω καὶ
τὰς (223) τῆς φθορᾶς ἔχει συμφύτους ἐξ ἀρχῆς, ὡς ἡμεῖς
ἔμπροσθεν ἐπεδείξαμεν, ἐπηνοῦμεν ἂν αὐτοὺς, ὡς ἀληθῆ
τε ἅμα καὶ παλαιὰ πρεσβεύοντας δόγματα. ἐπειδὴ δὲ
ὁμοειδῆ τὴν τῶν ὑγιαινόντων σωμάτων κατάστασιν εἶναι

Omnes ergo ejusmodi difficultates fubmovet ipfius veri-
tatis cognitio; non enim abfoluta ipfa tantum eft, quae
indivifibilis fimul eft et dicitur fanitas, verum etiam,
quae ab hac deficit, modo tamen ufibus noftris adhuc
non fit inepta. Quippe fanitate omnes indigemus tum ad
vitae functiones, quas plane morbi impediunt aut inter-
rumpunt atque auferunt, tum vero ut moleftia careamus.
Vexamur enim in doloribus non leviter; eam vero cor-
poris conftitutionem, in qua nec doloribus cruciamur,
nec in vitae actionibus impedimur, fanitatem appellamus:
quam fi quis alio nomine appellare malit, nihilo plus
ex ea re confequetur, ficut nec qui perpetuam paffionem
invehunt. Quippe fi hanc propterea inveherent, quod
omne genitum corpus, ficuti generationis, fic etiam inter-
itus caufas ab initio fecum natas habet, ficuti a nobis
ante demonftratum eft, utique laudati a nobis eſſent,
tanquam et vera fimul et antiqua dogmata profeffi:
nunc quum juxta fanorum aegrotantiumque corporum

ΛΟΓΟΣ Α.   19

Ed. Chart. VI. [46.]   Ed. Baf. IV. (225.)

βούλονται ταῖς τῶν νοσούντων, οὐκέτ᾽ ἐπαινοῦμεν, οὐδὲ
ἀποδεχόμεθα τὸ δόγμα· βέλτιον γὰρ ἦν μακρῷ, πλάτος
ὑποθέσθαι συνέχον τὴν ὑγίειαν, ἥπερ ἅπαντας ἡμᾶς ὑπ᾽
ἀπαύστων νοσημάτων συνέχεσθαι. καὶ γὰρ τὰ σπέρματα
πασῶν τῶν νόσων ἐνυπάρχειν ἡμῖν φασιν. ἀλλά τοι συγχω-
ροῦσί γε καὶ αὐτοί, διὰ τὴν σμικρότητα τὴν αἴσθησιν
ἡμῶν ἐκφεύγειν αὐτά. ἔστω τοίνυν, εἰ βούλονται, ὀδυνηρά
τις ἐν ἡμῖν διάθεσις, ἀλλ᾽ οὕτω σμικρὰ καὶ ἀναίσθητος,
ὡς μὴ λυπεῖν τοὺς ἔχοντας. ἔστωσαν, εἰ βούλονται, καὶ
πυρετοὶ, ἀλλ᾽ οὕτω σμικροὶ, ὡς μήτ᾽ αἴσθησιν ἡμῖν ἀπ᾽
αὐτῶν γίνεσθαι μηδεμίαν, ἐξεῖναί τε καὶ πολιτεύεσθαι, καὶ
λούεσθαι, καὶ πίνειν ἐσθίειν τε καὶ τἄλλα πράττειν, ὧν
δεόμεθα. τὸ γὰρ τῆς χρείας ἀπαρεμπόδιστον ὁρίζει μᾶλ-
λον τὴν ὑγίειαν. οὐδὲ γὰρ ἡ τῶν ἐνεργειῶν ἀσθένεια νόσου
γνώρισμά ἐστιν, ἁπλῶς οὕτως εἰποῦσιν, ἀλλ᾽ ἡ παρὰ τὴν
ἑκάστου φύσιν. ὡς ἅπαντές γε κακῶς ὁρῶμεν, εἰ τοῖς ἀε-
τοῖς τε καὶ Λυγκεῖ παραβαλλοίμεθα, καὶ ἀκούομεν οὐκ ὀρ-

conſtitutiones eaſdem eſſe ſpecie decernunt, nec auctores
laudo nec placitum probo, quum longe melius exiſtimem
ſatis amplam latitudinem ſanitati tribuere, quam nos
omnes homines perpetuo urgentibus morbis premi. Qui
etſi eſſe in nobis omnium morborum ſemina dicant,
tamen fatentur ipſi, ea tam eſſe parva, ut ſenſum noſtrum
omnino effugiant. Eſto igitur, ſi velint, doloris quiſpiam
in nobis affectus, verum tam exiguus inſenſibiliſque, ut
minime officiat ei, quem corripuit hominem. Sunto, ſi
libet, et febres, ſed adeo leves, ut neque ſenſum ſui
ullum afferant, liceatque per eas et negotiis publicis
privatiſque perfungi, et balneo uti, eſſeque et bibere,
ac reliqua, quae opus ſunt, peragere. Quippe facultas ad
neceſſarios uſus minime impedita ſanitatem potius deter-
minat. Non enim functionum imbecillitas morbi ſtatim
nota eſt, abſolute ita loquenti, niſi adjectum ſit, quae
praeter naturam cujusque ſit. Siquidem omnes, arbitror,
et cernimus male, ſi cum aquilis et lynce comparemur,

θῶς, εἰ Μελάμποδι, καὶ δὴ καὶ τοῖς ποσὶν ἀῤῥωστοῦμεν,
εἴ τις ἡμᾶς Ἰφίκλῳ παραβάλλοι, καὶ ταῖς χερσὶν, εἰ Μίλωνι,
καὶ καθ᾽ ἕκαστον δὲ μόριον ἐγγὺς ἂν ἥκειν νομισθείημεν
πηρώσεως, εἰ τοῖς πρωτεύουσι κατὰ τοῦτο παραβαλλοί-
μεθα. τίς γ᾽ οὖν ἡμῶν φαύλως ἔχειν οἴεται τὸν ὀφθαλμὸν,
εἰ μὴ βλέπει τοὺς ἀπὸ δυοῖν σταδίων μύρμηκας; ἢ τίς τῶν
ὤτων, εἰ μὴ κατακούει τῶν ἀφ᾽ ἑξήκοντα σταδίων; ἀλλ᾽ εἰ
ταῦτα τὰ γράμματα, τὰ κατὰ τουτὶ τὸ βιβλίον ἐγγεγραμμένα,
μὴ βλέποι τις ὀρθῶς, οὕτως ἂν ἤδη μέμψαιτο τὰς ὄψεις·
οὐ μὴν οὐδ᾽ εἰ ταῦτα, τέσσαρας πήχεις ἀποστήσας, μὴ
βλέποι, δικαίως ἂν μέμφοιτο, πλὴν εἰ τῶν οὕτως ὀξυω-
πεστάτων εἴη τὴν φύσιν, ὡς καὶ ταῦτα βλέπειν. οὕτως
γὰρ, οἶμαι, καὶ μέμψεται, καὶ φήσει δικαίως, ὅπερ ἅπαν-
τες ἄνθρωποι λέγουσιν, ὡς τόδε τι κατὰ τὸν ἔμπροσθεν
χρόνον ἐνεργῶν εἶτα νῦν οὐκ ἐνεργεῖ. τὸν μὲν γὰρ τοιοῦ-
τον ἐν νόσῳ τινὶ φήσομεν ὑπάρχειν, εἴπερ μηδὲ διὰ γῆρας
τοῦτο πάσχει· καίτοι καὶ τοῦτο νόσον εἶναι λέγουσιν ἔνιοι.
τοὺς δ᾽ ἄλλους ἅπαντας, οἷς φύσει μήτ᾽ ὀξὺ βλέπειν ἢ

et confufe oblaefeque audimus, fi cum Melampode, et pe-
dibus parum valemus, fi cum Iphiclo, et manibus, fi
cum Milone conferamur. Quovis denique membro prope
mutili videamur, fi cum iis, qui hoc ipfo maxime valent,
comparemur. Quis igitur noftrum fe non probe oculo-
tum exiftimet, fi formicas duum ftadiorum intervallo non
cernat? Aut quis auritum fe parum recte putet, fi, quod
fexaginta ftadiis abeft, non exaudiat? At fi quis literas
hac pagella defcriptas recte non cernat, is jam oculos
merito accufet; non tamen, fi quatuor has ipfas cubitis
diffitas non videat, nifi forte ea prius oculorum acie
fuit, qua vel has cerneret. Sic enim, arbitror, accufet,
dicatque merito, quod omnibus hominibus dici affolet,
nempe hoc prius feciffe, nunc idem facere non poffe:
hunc enim morbo aliquo teneri dicemus, fiquidem fene-
ctutis vitio imbecillitas ea non incidit, quamvis funt, qui
fenectutem quoque ipfam morbum effe velint. Caeteros,
quibus natura non dedit, ut acute videant aut audiant,

ΛΟΓΟΣ Λ.

Ed. Chart. VI. [46. 47.]   Ed. Baf. IV. (בבל)

31

ἀκούειν ὑπάρχει, μήτε θέειν ὠκέως, ἤ τι τοιοῦτον ἕτερον
ἐνεργεῖν ἰσχυρῶς, οὔτε νοσεῖν, οὔθ᾽ ὅλως παρὰ φύσιν ἔχειν
ὑποληψόμεθα. πᾶσαι μὲν γὰρ αἱ νόσοι παρὰ φύσιν, οὐκ
ἔχουσι δ᾽ οἱ τοιοῦτοι παρὰ φύσιν, ὥσπερ οὐδ᾽ οἱ γέροντες.
οὔκουν ἁπλῶς γε τῶν ἐνεργειῶν εὐρωστίᾳ τε καὶ ἀρρωστίᾳ
κριτέον ἐστὶ τοὺς ὑγιαίνοντάς τε καὶ νοσοῦντας, ἀλλὰ τὸ
κατὰ φύσιν μὲν τοῖς ὑγιαίνουσι, τὸ παρὰ φύσιν δὲ τοῖς
νοσοῦσι προσθετέον, ὡς εἶναι τὴν μὲν ὑγίειαν διάθεσιν
κατὰ φύσιν ποιητικὴν ἐνεργείας, τὴν δὲ νόσον διάθεσιν
παρὰ φύσιν ἐνεργείας βλαπτικήν. οὔτε γὰρ, εἰ κατὰ φύσιν
ἡ διάθεσις, ἤδη καὶ ὑγίεια· διάθεσις γάρ τίς ἐστι κατὰ
φύσιν ἤ τε τῶν Αἰγυπτίων μελανότης, ἤ τε τῶν Κελτῶν λευ-
κότης, ἤ τε τῶν Σκυθῶν πυῤῥότης· ἀλλ᾽ οὐδὲν τῶν τοι-
ούτων ὑγίεια, διότι μηδ᾽ ἐν χρώμασιν ὅλως ἡ ὑγίεια·
[47] οὔτ᾽ εἰ παρὰ φύσιν, ἤδη καὶ νόσος· ὡς εἴη γ᾽ ἂν
οὕτω καὶ νόσος ἤ τ᾽ ἐξ ἡλίου μελανότης, ἤ τ᾽ ἐκ μακρᾶς
σκιατροφίας λευκότης. ἀλλὰ προσθεῖναι χρὴ τῇ μὲν τῆς

aut celeriter currant, aut alia id genus valide ftrenneque
obeant, neque morbo teneri, neque in totum praeter
naturam fe habere cenfebimus. Omnis fiquidem morbus
praeter naturam eft, hi fe praeter naturam plane non
habent, ficuti nec fenes. Non igitur abfolute fanos
aegrosque functionum firmitate infirmitateque judicau-
dum, fed fanis verba illa, fecundum naturam, aegris
illa, praeter naturam, adjici oportebit: ut fit nimirum
fanitas affectus fecundum naturam actionem perficiens,
contra morbus affectio praeter naturam actionem lae-
dens. Neque enim, fi affectus fecundum naturam fe ha-
beat, continuo etiam fanitas exiftit. Eft enim affectus
fecundum naturam tum Aegyptiorum nigritia, tum Celta-
rum candor, tum Scytharum rufus color, quorum tamen
nullum eft fanitas, quum ea omnino in colore non con-
fiftat. Neque, fi praeter naturam fe habeat, protinus mor-
bus eft; quando ita vel ex fole nigritia, vel diutina
umbratili confuetudine contractus candor morbus fit.

ὑγείας ἐννοίᾳ τὸ λόγον αἰτίας ἔχειν αὐτὴν πρὸς τὴν
ἐνέργειαν, τῇ δὲ τῆς νόσου τὸ καὶ ταύτην τὴν ἐνέργειαν
βλάπτειν. ἀλλὰ περὶ μὲν τούτων ἐν ἑτέροις εἴρηται διὰ
πλειόνων. εἰς δὲ τὰ παρόντα τοσοῦτον ἀποχρήσει μόνον
ἐξ αὐτῶν εἰλῆφθαι, τὸ πλάτος ἱκανὸν εἶναι τῆς ὑγείας, καὶ
μὴ πᾶσιν ἡμῖν ὑπάρχειν ἴσον ἀκριβῶς. εἰ δέ τῳ δοκεῖ
βίαιον εἶναι καὶ τὴν μὴ παντάπασιν ἀπηκριβωμένην εὐκρα-
σίαν ὅμως ἔτι καὶ αὐτὴν ὀνομάζεσθαι, οὗτος ἀναμνησθήτω
τῶν κατὰ τὸν βίον ἁπάντων ὀνομάτων. εὔκρατον οὖν τι
καὶ πόμα φαμὲν εἶναι, καὶ βαλανεῖον, οὐ μόνον ὅτι τὸ
μὲν ἄλλῳ, τὸ δὲ ἄλλῳ τοιοῦτόν ἐστιν, ἀλλὰ καὶ ὅτι πρὸς
τὸν αὐτὸν ἄνθρωπον ἐν πλάτει τοιοῦτον ὑπάρχει. ἀπο-
στραφέντος οὖν τοῦ πίνοντος, ἐμβαλὼν εἰς τὸ ποτήριον
ἢ θερμὸν ἢ ψυχρὸν βραχὺ λάθοις ἂν εὔκρατον ποιήσας.
καίτοι γ', εἴπερ ἦν οὕτως ἀπηκριβωμένον τὸ εὔκρατον, ὡς ἓν
εἶναι καὶ ἄτμητον, οὐκ ἂν ἐπιβαλόντος θερμὸν ἢ ψυχρὸν
ἔτι εὔκρατον ἐφαίνετο. κατὰ δὲ τὸν αὐτὸν τρόπον, οὐδ'

Sed adjeciſſe oportet ſanitatis notioni, quod cauſae ra-
tionem ad opus edendum obtineat, morbi vero notioni,
quod actionem laedat. Verum de his alibi dictum a
nobis locupletius eſt. Ad praeſentem diſputationem illud
ſolum ſumpſiſſe ſufficiat, permagnam ſanitatis latitudinem
eſſe, nec eam omnibus nobis aequaliter prorſus ineſſe.
Quod ſi cui violentum appareat pro ae temperiei nomine
cenſeri, quod medio ad unguem temperamento non ſit,
is, quaeſo, reliquorum in vita nominum uſum ad me-
moriam revocet, ubi et potum, et balneum probe tem-
peratum dicimus, non ſolum quum alterum huic, alte-
rum illi tale eſt, ſed etiam quum ad eundem hominem
in latitudine tale eſt. Nam ſi, averſo paululum, qui bi-
berit, injecerit quis in calicem calidae frigidaeve exi-
guum, nullam mediocris temperamenti mutationem de-
prehendet. Atqui ſi, quod temperatum eſt, ita exigis ad
unguem, ut omnino indiviſibile ſit, haudquaquam in-
jecto vel calidae vel gelidae minimo temperatum ad-
huc eſſe videbitur. Ad eundem modum neque ſi quis

εἰ βραχύ τις εἰς τὴν εὔκρατον κολυμβήθραν ἐμβάλοι ψυ-
χρὸν, διαφθερεῖ παραχρῆμα τὴν εὐκρασίαν αὐτῆς. οὕτω δὲ
τὸ περιέχον εὔκρατον εἶναί φαμεν, εἰ καὶ βραχείας ἐφ' ἑκά-
τερα τροπὰς λαμβάνει. καὶ τί θαυμαστὸν, εἰ τὴν εὐκρα-
σίαν εἰς ἱκανὸν ἐκτείνουσι πλάτος ἅπαντες, ὅπου γε καὶ ἐν
αὐταῖς ταῖς λύραις εὐαρμοστίαν τὴν μὲν ἀκριβεστάτην δήπου
μίαν καὶ ἄτμητον ὑπάρχειν εἰκὸς, ἡ μέντοι γ' εἰς χρείαν
ἰοῦσα πλάτος ἔχει; πολλάκις γ' οὖν ἡρμόσθαι δοκοῦσαν
ἄριστα λύραν ἕτερος μουσικὸς ἀκριβέστερον ἐφηρμόσατο.
πανταχοῦ γὰρ ἡ αἴσθησις ἡμῖν ἐστι κριτήριον ὡς πρὸς τὰς
ἐν τῷ βίῳ χρείας. ὥστε καὶ τὴν εὐκρασίαν καὶ τὴν
δυσκρασίαν αἰσθήσει κρινοῦμεν. ὡσαύτως δὲ καὶ τὴν τῆς
ἐνεργείας βλάβην ἑκάστου τῶν βεβλαμμένων παρὰ τὸ κατὰ
φύσιν, ὅταν εἰς αἰσθητὸν ἥκῃ μέγεθος, ἤδη νόσον ἡμῖν
εἶναι νομιστέον, οὐδὲν ὡς πρὸς τὰ παρόντα διαφέροντος
οὐδ' ἐνταῦθα, πότερον αὐτὰς τὰς βεβλαμμένας ἐνεργείας
τὸ νόσημα εἶναι λέγει τις, ἢ τὰς διαθέσεις, ὑφ' ὧν

in natationem temperatam frigidae pufillum injecerit,
probam ejus temperiem protinus corruperit. Quin amb-
ieutem quoque nos aërem temperatum dicimus, et amfi
in alterutram partem paululum fit propenfus. Deinde
quid miri, fi probam temperiem in fatis amplam latitu-
dinem extendunt univerfi, quando et in lyris confonan-
tiam ipfam, quae fumma exactiſſimaque fit, unicam
atque indivifibilem effe probabile fit, quae in ufus ho-
minum veniat, certe latitudinem habeat? Saepe namque,
quam percommode temperaffe videaris lyram, alter fuper-
veniens muficus exactius temperavit. Siquidem nobis
ad omnia vitae munera fenfus ubíque judex eft; quare
ipfo etiam probam temperiem et intemperiem judicabi-
mus. Pari modo actionis laefionem cujusque praeter na-
turam fuam male habentis membri non ante morbum
decernemus, quam ad fenfibilem magnitudinem perveue-
vit. Nec quicquam ut ad rem propofitam ne hic quidem
referet, ipfamne laefam actionem, an affectum, cujus

βλάπτονται, ὥσπερ οὐδ᾽ εἰ διαθέσεις τις ἢ κατασκευὰς
ὀνομάζειν ἐθέλει. διῄρηται γὰρ ἡμῖν ἑτέρωθι καὶ περὶ
τῶνδε, καὶ δέδεικται κατὰ τὰς διαθέσεις τε καὶ κατασκευὰς
τοῦ σώματος ἥ θ᾽ ὑγεία καὶ νόσος, οὐ κατὰ τὰς ενεργείας
τε καὶ τὰς βλάβας αὐτῶν συνιστάμεναι. ἀλλὰ πρός γε τὸ
φυλάττειν ὑγείαν ἢ ἰᾶσθαι τὰς νόσους οὐδὲν ἐκ τῆς τού-
των ἀκριβείας ὀνινάμεθα. μόνον γὰρ ἀρκεῖ διαγινώσκειν,
ὡς ἡ μὲν κατασκευὴ τοῦ σώματος, αἰτίας ἔχουσα λόγον
ὡς πρὸς τὴν ἐνέργειαν, ὁ σκοπὸς τῆς ὑγιεινῆς τε καὶ θε-
ραπευτικῆς τέχνης ἐστί· ταύτην γὰρ ἡμῖν φυλάττειν μὲν
ὑπάρχουσαν πρόκειται, δημιουργεῖν δὲ ἀπολλυμένην· αἱ δὲ
ἐνέργειαι κατ᾽ ἀνάγκην ἕπονται, ταῖς μὲν χρησταῖς κατα-
σκευαῖς ἄμεμπτοι, ταῖς δ᾽ οὐ τοιαύταις μοχθηραί. ὥστ᾽,
ἐπειδήπερ ὃ φυλάττομεν καὶ δημιουργοῦμεν αὐτοὶ, διάθεσίς
τίς ἐστι καὶ κατασκευὴ τοῦ σώματος, ἕπεται δ᾽ ἐξ ἀνάγκης
αὐτῇ ἡ τῶν ἐνεργειῶν τελειότης, οὐδὲν ἔτι χρή πρὸς τὰ
παρόντα, πότερον ἐν τῷ τῶν ἐνεργειῶν ἢ τῷ τῶν

vitio laeditur, morbum dixeris, ficuti nec, five affectu»,
five conftitutiones appellaffe malit. Dictum a nobis alibi
et de his eft, et fimul evidentibus rationibus confirma-
tum, tum morbum, tum fanitatem in corporis affectu
conftitutioneque confiftere, minime in actione actionisve
laefione. Caeterum ex horum morofa propenfione dif-
cuffioneque parum vel ad valetudinem tuendam, vel ad
morbum fummovendum juvamur, quum illud modo no-
viffe fatis fit, corporis conftitutionem, quae caufae ra-
tionem refpectu actionis obtinet, utriusque faculta-
tis fcopum effe, et ejus, quae fanitatem tuendam, et
ejus, quae morbum profligandum profitetur, quippe quum
hanc et praefentem fervare, et amiffam reftituere pro-
pofitum nobis fit; actiones vero conftitutionem corporis
neceffario fequuntur, eam, quae proba eft, inculpatae
probaeque, quae contra eft, culpabiles ac vitiofae.
Quare, quoniam id, quod ope noftra fervatur reftituitur-
que, affectus quidam corporis conftitutioque eft, eam
vero ex neceffitate functionum fequitur integritas, ad
praefentem certe difputationem parum attinet, functio-

ΛΟΓΟΣ Α. 25

Ed. Chart. VI. [47. 48.]   Ed. Baf. IV. (223, 224.)

κατασκευῶν γένει θετέα ἐστὶν ὑγίειάν τε καὶ νόσον, ἐπι-
σκοπεῖσθαι. λαβόντες δ᾽ ἐξ ὑποθέσεως, [48] δέον εἶναι
φυλάττειν τῆς κατὰ φύσιν τοῦ σώματος ἡμῶν κατασκευῆς
ἐκεῖνα, δι᾽ ὧν ἐνεργοῦμεν, ἀναμνήσαντές τε πάλιν, ὡς ἡ
τῶν ὁμοιομερῶν εὐκρασία τε καὶ τῶν ὀργανικῶν διάπλασις
καὶ θέσις ἀριθμός τε καὶ πηλικότης τὰ τῶν ἐνεργειῶν
ἐστιν αἴτια, καὶ ὡς ἐν πλάτει ταῦτα πάντα ἐστὶ, καὶ ὡς καθ᾽
ἕκαστον ἄνθρωπον ἴδια, τῶν ἐφεξῆς ἐχώμεθα. μεγάλην δ᾽
εἰς αὐτὰ χρείαν ἡ γνῶσις τοῦ πλάτους αὐτῶν παρέχεται.
τῆς γὰρ εὐκρασίας διττῆς οὔσης, τῆς μὲν ὡς πρὸς ἐπί-
νοιαν μᾶλ(224)λον ἢ μόνιμον ὕπαρξιν, ὡς γ᾽ ἐν ζώου σώ-
ματι, τῆς δὲ ὑπαρχούσης τε καὶ φαινομένης ἐν ἅπασιν τοῖς
ὑγιαίνουσιν, αὐτὴν πάλιν ἡμᾶς χρὴ τέμνειν τὴν φαινομένην·
εὑρεθήσεται γὰρ οὐ μικρὰ τῶν ἐν αὐτῇ διαφορά. μάθοις
δ᾽ ἄν, ὡς ἔστιν ἀληθὲς τὸ λεγόμενον, ἐκ τῶν ἡλικιῶν μά-
λιστα. τῆς γὰρ τῶν μειρακίων ἡλικίας ἀρίστης οὔσης ὡς
πρὸς τὰς καθ᾽ ὁρμὴν ἐνεργείας, ἡ τῶν βρεφῶν δι᾽ ὑγρότητα

numne an conftitutionum in genere morbus fanitasque
collocanda fit, inquiras; id potius attinet, ut illud pro
hypothefi fumentes, quod in naturali corporis noftri con-
ftitutione illa fervanda maxime funt, quorum beneficio
functiones obeamus, ac illud memoria repetentes, quod
fimilarium quidem partium proba temperies, inftrumen-
talium pofitus, numerus et magnitudo functionum funt
caufae, propterea quod haec omnia in latitudine qua-
dam fpectantur, etiam in fingulis hominibus feorfum,
quae reliqua funt, perfequamur. Ad quae fane non
parvam commoditatem affert latitudo horum perfpecta.
Nam quum proba temperies duplex omnino fit, altera,
quae in animantium faltem corpore cogitatione potius
ufurpetur, quam folide fubfiftat, altera, quae in fanis
omnibus fubfiftit atque apparet, hanc rurfus confpicuam
a nobis dividi par eft, quippe in qua non parva diver-
fitas invenietur. Id quam fit verum, vel ex ipfis aeta-
tibus maxime deprehendas. Quum enim ad omnem vo-
luntate fufceptam actionem adolefcentium aetas fit aptif-

Ed. Chart. VI. [48.]   Ed. Baf. IV. (224.)
χείρων ἐστὶν, ἡ δὲ τῶν γερόντων διὰ ξηρότητά τε καὶ
ψύξιν. ἐν μέντοι ταῖς ἄλλαις ἐνεργείαις ταῖς φυσικαῖς ὀνο-
μαζομέναις, οἷον αὐξήσεσί τε καὶ πέψεσι, καὶ ἀναδόσεσι καὶ
θρέψεσι, τὰ βρέφη τῶν κατὰ τὰς ἄλλας ἡλικίας ἁπάσας
ἀμείνω. ἀλλ᾽ ὅμως οὐδὲν κωλύονται πάντες οἱ κατὰ πάσας
τὰς ἡλικίας ὑγιαίνειν. ὡς οὖν ἐπὶ τῶν ἡλικιῶν ἔχει, κατὰ
τὸν αὐτὸν τρόπον εὑρήσεις καὶ ἐπὶ τῶν φύσεων αὐτῶν
ἀμήχανον οὖσαν τὴν διαφορὰν ἐν ταῖς κράσεσιν· ὥστε, εἰ
οὕτως ἔτυχε, δυοῖν παίδοιν τὴν αὐτὴν ἡλικίαν ἀγόντων,
τὸν μὲν ὑγρότερον εἶναι θατέρου πολλῷ, τὸν δὲ ξηρότερον,
ὡσαύτως δὲ τὸν μὲν θερμότερον, τὸν δὲ ψυχρότερον. ἐν
ὅσοις δὴ τοῖς σώμασιν ὑπάρχει τὸ πολλῷ τοῦ προσήκοντος
ἤτοι θερμοτέροις, ἢ ψυχροτέροις, ἢ ὑγροτέροις, ἢ ξηροτέροις
εἶναι, ἐν τούτοις οὐκ ἔστιν ἄμεμπτος ἡ κρᾶσις· ἐν ὅσοις
δὲ ὑπάρχει τις διαφορὰ τοῦ κάλλιστα κεκραμένου, οὐ μὴν
αἰσθητὴ διὰ σμικρότητα, τοῦθ᾽ ὡς πρὸς τὴν χρείαν ἐν
ἴσῃ χώρᾳ τιθέμεθα τοῖς ἀρίστοις· ὥστ᾽ εἶναι τῆς κατὰ
πλάτος ὑγείας τὴν μὲν εὔκρατόν τε καὶ ἄμεμπτον ὡς πρὸς

fima, infantium propter humiditatem, fenum propter fic-
citatem deterior. In aliis tamen functio-
nibus, quas naturales appellamus, veluti accretione, con-
coctione, diftributione et nutritione, infantes plane cae-
teris aetatibus longe praeftant. Neque tamen eo fecius
omnibus per omnes aetates licet effe fanis. Ergo quem-
admodum in aetatibus fe habet, ita etiam in naturis
immenfum effe temperamentorum difcrimen invenies,
ut duorum e. g. fimilis aetatis puerorum hunc altero
longe humidiorem, illum ficciorem, pari modo hunc cali-
diorem, illum frigidiorem. Quibufcunque igitur corpori-
bus multo fupra juftum calidis, frigidis, humidis, aut
ficcis effe contingit, iis plane optima temperies non eft.
In quibus autem ab eo, quod abfolutiffime temperatum
eft, diverfitas quaedam intelligitur, minor tamen, quam
quae fenfu difcerni poffit, haec certe, quoad ad ufum
pertinet, pro abfolutiffimis accipimus; ita ut fanitatis,
quam in latitudine contemplamur, haec quidem medii fit

ΛΟΓΟΣ Λ.　27

Ed. Chart. VI. [48.]　　　　　　　　Ed. Baf. IV. (224.)

αἴσθησιν, τὴν δ᾽ οἷον δύσκρατόν τε καὶ μεμπτήν. ἐναρ-
γέστατα δὲ τοῦ λεγομένου γνωρίσματα παρέχοσιν αἱ κατ᾽
ἰσχνότητα καὶ πολυσαρκίαν διαφοραὶ τῶν σωμάτων· ἀναγ-
καῖον γάρ που τὰς ἐναντίας ἕξεις ἐναντίαις ἕπεσθαι κρά-
σεσιν· ὥσπερ οὖν οὐκ ἐπαινοῦμεν οὔτε τὸ ἄγαν ἰσχνὸν,
οὔτε τὸ πάνυ παχὺ σῶμα, κατὰ τὸν αὐτὸν τρόπον οὔτε
τὰς κράσεις αὐτῶν ἐπαινέσομεν, εἰ καὶ ὅτι μάλιστα βλέπο-
μεν ἀμφοτέρους ὑγιαίνοντας. αἱ δ᾽ ἐν τῷ μέσῳ τούτων
ἕξεις τῶν εὐσάρκων ὀνομαζομένων, ὥσπερ αὗται σύμμετροί
τε καὶ ἄμεμπτοι τὴν ἰδέαν εἰσὶ, ἕπονται συμμέτροις τε καὶ
ἀμέμπτοις κράσεσι. τὰς τοίνυν τοιαύτας φύσεις ὡς μὲν
πρὸς τὴν ἀκριβεστάτην ἀλήθειαν οὐδ᾽ αὐτὰς εὐκράτους ἄν
τις εἴποι, κατά γε τὴν ἁπλῆν καὶ τελείαν εὐκρασίαν, ὡς
μέντοι πρὸς τὴν αἴσθησίν τε καὶ πρὸς τὴν χρείαν ἀμέμ-
πτους τε καὶ ἀρίστους χρὴ τίθεσθαι. τεκμήριον δὲ ἐναρ-
γέστατον, ὅτι μηδ᾽ αὐτὰ τὴν ἀκριβεστάτην ἔχουσιν εὐκρα-

temperamenti, nec ulli vitio obnoxia, quod faltem fenfu
percipiatur, haec ceu intemperata vitioque expofita.
Hujus fententiae evidentiſſima praebent indicia corpo-
rum fecundum gracilitatem et corpulentiam differentiae:
quippe quorum contrarias habitudines ex contrariis tem-
peramentis ortas eſſe neceſſe elt. Sicuti igitur nec ni-
mium gracile corpus probamus, nec quod valde eſt obe-
fum, ita nec temperamenta eorum plane laudabimus,
tametfi utrumque quam maxime fanum eſſe confpicimus.
Sed quae in medio horum habitudines funt, eorum qui
bene habiti nominantur, ficuti ipfae debitam partium
commoderationem fpeciemque inculpatam habent, ita
fequuntur mediocria et nulli vitio obnoxia tempera-
menta. Tales ergo corporum habitus, fi veritatem ipfam
ad unguem exigas, abfoluta faltem exactaque temperie
ne ipfos quidem temperatos dixeris, verum, quod fenfu
judicetur, atque ad ufum fit fatis, non inculpabiles
folum, fed etiam optimos cenfueris. Sane judicium evi-
dentiſſimum elt, ne ipfos quidem exactiſſimum tempera-

78 ΓΑΛΗΝΟΥ ΥΓΙΕΙΝΩΝ

Ed. Chart. VI. [48. 49.] Ed. Baf. IV. (224.)

σίαν, ἐκ τοῦ μηδέποτε μένειν αὐτὰς ὡσαύτως ἐχούσας, ἀλλὰ
πρῶτον μὲν δέχεσθαι τὴν καθ᾽ ἡλικίαν μεταβολὴν, οὐδέποτε
ἐν ταὐτῷ μενούσης οὐδεμιᾶς ἡλικίας, ἀλλ᾽ ἀεὶ πρὸς τὸ ξηρό-
τερον ἰούσης, δευτέραν δὲ τὴν καθ᾽ ὕπνον τε καὶ ἐγρήγορ-
σιν, ἡσυχίαν τε καὶ κίνησιν, αὐτῶν τε τῶν κινήσεων τὰς
διαφορὰς, ἔτι τε πρὸς ταύταις τὴν τοῦ πεινᾶν, ἢ διψῆν,
ἢ ἐσθίειν, ἢ πίνειν, ἢ ἐμπεπλῆσθαι σιτίων, ἢ πόματος
προσδεῖσθαι· καὶ πρὸς τούτοις ἔτι καὶ λουτρά, καὶ θυμοὶ,
καὶ φροντίδες, καὶ λῦπαι, καὶ πάνθ᾽ ὅσα τοιαῦτα [49] μο-
νονουχὶ καθ᾽ ἑκάστην ῥοπὴν ὑπαλλάττοντα τὴν κρᾶσιν.
οὔκουν χρὴ ζητεῖν ἐν τοσαύτῃ μεταβολῇ τὴν ἀκριβῶς ἀρί-
στην κρᾶσιν. εἰ γὰρ καὶ συνέπεσέ ποτε καθ᾽ ἥντιναοῦν
ἀρίστην φύσιν, ἀλλ᾽ οὐκ ἔμεινέ γε οὐδ᾽ ἀκαρῆ. ὥστε γ᾽
ἐμοὶ καὶ θαυμάζειν ἐπέρχεται τὴν δόξαν τῶν ἀνδρῶν, ὅσοι
τὴν ὑγίειάν τε καὶ εὐκρασίαν ἁπλατῆ τε καὶ μίαν εἶναι νο-
μίζουσιν, εἰ δέ τι παρὰ ταύτην ἐστὶν, οὐδ᾽ ὑγείαν εἶναί
φασιν, τήν τε ἀειπάθειαν ἐσφέροντες οὐκ αἰσθάνονται

mentum confecutos, ex eo, quod nunquam eodem ſtatu
permaneant, ſed primum aetatum ipſarum mutationem
recipiant, nulla harum eundem perpetuo tenorem ſer-
vante, ſed ſemper ad ſiccius tendente; deinde eam,
quae ſomni ac vigiliarum, quietis et motus, tum motus
ipſius differentiarum, ad haec bibendi, ſitiendi, edendi,
eſuriendi, ciborum potusque copiae aut inopiae; prae-
terea balnei, iracundiae, curarum, moleſtiarum, omnium-
que talium occaſione provenit, quae tantum non omni
momento temperamentum immutant. Non igitur in tanta
mutatione quaerere optimum undecumque temperamen-
tum oportet; quippe quod, ſi cui unquam optima natura
praedito contigit, certe ne momento quidem duravit.
Adeo mihi ſane admirari ſubit eorum opinionem, qui
ſanitatem probamque temperiem citra omnem latitudinem
unicamque eſſe, et ſi quid ab hac paulo diſceſſit, utique
ſanitatem non eſſe contendunt. Qua nimirum ſententia
perpetuam paſſionem obiter imprudentes invehunt, dif-

περὶ πράγματος ἢ μηδέποτε γεγονότος ἐν ζώον σώματι ποι-
ούμενοι τὸν λόγον, ἢ μηδ᾽ ἐλάχιστον ὑπομένοντος, εἰ καί
ποτε γένοιτο.

Κεφ. ς΄. Τούτοις μὲν οὖν, ἣν ὀνειρώττουσιν ὑγίειαν,
ἀπολείπωμεν φυλάττειν, ἡμεῖς δ᾽ ἐπὶ τὰς φαινομένας ἀφι-
κώμεθα, καὶ διττὴν αὐτῶν θέμενοι τὴν οὐσίαν, ἣν δὴ νῦν
πέπαυμαι λέγων, ἴδιον ἑκατέρας σκοπὸν ἀποδῶμεν, ἐπὶ
μὲν τῆς ἀμέμπτου τὴν ἀκριβῆ φυλακὴν ὡς πρὸς αἴσθη-
σιν, ἐπὶ δὲ τῆς μεμπτῆς τὴν οὐκ ἀκριβῆ. πειρᾶσθαι γὰρ
χρὴ τὰς ὑγιεινὰς δυσκρασίας ἐπανορθοῦσθαι, τὰς μὲν ξη-
ροτέρας τοῦ δέοντος φύσεις ὑγροτέρας ἐργαζομένους, ὅσαι
δὲ ὑγρότεραι, ξηραίνοντας, οὕτω δὲ καὶ τῶν μὲν θερμοτέ-
ρων καθαιροῦντας τὴν ὑπερβολήν, τῶν δὲ ψυχροτέρων
καὶ τούτων κολάζοντας τὴν ἀμετρίαν. ὁποίοις δ᾽ ἄν τις
ὑγιεινοῖς διαιτήμασιν ἐργάζοιτο ταῦτα, προϊὼν ὁ λόγος
δείξει. πρότερον γάρ με χρὴ διελθεῖν, ὅπως ἄν τις τῆς
ἀρίστης φύσεως διαφυλάττοι τὴν ὑγίειαν, ἔτι δὲ τούτου

putantque de re aut nunquam plane vifa in animalis
corpore, aut, fi quando vifa eft, ne minimum quidem
tempus durante.

Cap. VI. His ergo, quam fomniant fanitatem, ipfis
fervandam linquimus; nos interim ad eas, quae in aperto
funt, revertimur. Quarum quum duplicem ftatuamus
effentiam, de qua modo verba fecimus, fuum utrique
fcopum reddamus; nempe ei, quam inculpatam diximus,
exactam abfolutamque plane, quod utique fenfu adverti
poffit, cuftodiam, alteri, de qua conquerare, non exa-
ctam. Quippe intemperies, quae intra fanitatis funt ter-
minos, corrigere oportebit ita, ut, quae jufto ficciores
naturae funt, humidiores reddas, quae humidiores funt,
ficciores; pari modo, quae frigidiores funt, ut harum
exceffum emendes, quae calidiores, earum exuperantiam
ad moderatius revoces. Haec qua falubris victus ratione
fiant, procedente fermone docebimus. Prius enim tra-
dendum arbitror, quemadmodum optimae naturae confer-

πρότερον, ἥτις ποτέ ἐστιν ἡ ἀρίστη κατασκευὴ τοῦ σώμα-
τος, ἀναμνήσωμεν. ἔστι δὲ δήπου κατὰ μὲν τὴν οὐσίαν
αὐτὴν τοῦ πράγματος ἐξηγουμένοις ἡ εὐκρατοτάτη τε ἅμα
καὶ τὴν διάπλασιν τῶν μορίων ἀκριβῶς ἁρμόττουσαν ταῖς
ἐνεργείαις αὐτῶν ἔχουσα, καὶ πρὸς τούτοις ἔτι τὸν ἀριθμὸν
ἅπαντα, καὶ τὰ μεγέθη, καὶ τὴν πρὸς ἄλληλα σύνταξιν
ἁπάντων αὐτῶν χρηστὴν ταῖς ἐνεργείαις παρεχομένη. κατὰ
δὲ τὰ γνωρίσματα τὸ ἀκριβῶς εὔσαρκον σῶμα τοιοῦτόν
ἐστιν, ὃ μέσον ἔφην ὑπάρχειν ἰσχνοῦ τε καὶ πολυσάρκου·
πολύσαρκον ἢ παχὺ λέγειν οὐ διοίσει. οὕτω δὲ καὶ τῶν
ἄλλων ὑπερβολῶν ἀκριβῶς μέσον ἐστὶ τὸ τοιοῦτον, ὥστε
μήτε λάσιον αὐτὸ δύνασθαι εἰπεῖν τινα, μήτε ψιλὸν τριχῶν,
ἀλλὰ μήτε μαλακὸν, μήτε σκληρὸν, ἢ λευκὸν, ἢ μέλανα,
ἢ εὐρύφλεβον, ἢ ἄφλεβον, ἢ θυμικὸν, ἢ ἄθυμον, ἢ ὑπνῶ-
δες, ἢ ἀγρυπνητικὸν, ἢ ἀμβλὺ τὴν διάνοιαν, ἢ πανοῦρ-
γον, ἢ ἀφροδισιαστικὸν, ἢ τοὐναντίον. εἰ δὲ πᾶσιν ἢ τοῖς
μέρεσιν ἀκριβῶς μέσον τῶν ὑπερβολῶν ἁπασῶν, ἔστι μὲν

vanda fit fanitas.   Ante id vero, quaenam fit optima
corporis conftitutio, exponemus. Eft igitur ea fecundum
fubftantiam ipfam rei enarrantibus, et quae optimo tem-
peramento fit, et quae conformationem partium egregie
ad functiones comparatam habeat; ad haec, quae omnem
tum numerum, tum magnitudinem, tum omnium earum
inter fe contextum a dactiones idoneum exhibeat. Si vero
indicia notasque refpicias, cujus corpus carnis exquifi-
tam mediocritatem praefert, tale eft, quod inter gracile
et corpulentum effe docuimus. Nec refert, fi pro cor-
pulento craffum dixeris. Idem reliquorum quoque excef-
fuum in medio plane eft fitum ita, ut nec hirfutum id
dixeris, nec glabrum; fed nec molle, nec durum; nec
nigrum, nec candidum; adde etiam, nec venis amplis,
nec obfcuris; nec iracundum, nec ignavum; nec fomno-
lentum, nec pervigilem; nec hebetem, nec calidum;
nec in venerem pronum, nec a venere alienum. Quod
fi omnibus quoque corporis partibus plane medium omnis

ΛΟΓΟΣ Λ. 31

Ed. Chart. VI. [49. 50.]   Ed. Baf. IV. (224.)

δήπου τὸ κάλλιστον ὀφθῆναι τὸ τοιοῦτον, ὡς ἂν σύμμε-
τρον ὑπάρχον, εἰς ἅπαντάς τε τοὺς πόνους ἐπιτήδειον. ἕξει
δὲ καὶ τὰ ἄλλα πάντα γνωρίσματα τῆς καθ᾽ ἕκαστον μό-
ριον εὐκρασίας, ἅπερ ἐν τῷ δευτέρῳ περὶ κράσεων εἴρηται
γράμματι. πολλὰ γὰρ τῶν σωμάτων εὔκρατα μὲν, εἰ τύχοι,
ταῖς κεφαλαῖς ἐστι, δύσκρατα δὲ θώραξι, ἢ τοῖς κατὰ γα-
στρός τε καὶ τὰ γεννητικὰ μόρια. τινῶν δὲ ἐν τοῖς κώλοις
ἐστὶν ἡ δυσκρασία, καὶ πολλοῖς καθ᾽ ἕν τι τῶν σπλάγχνων,
ή τι μόριον ἕτερον ἕν, ἢ πλείω, καθάπερ οὖν καὶ περί
τινα πλείω τῶν σπλάγχνων ἐνίοις ἐστὶν ἡ δυσκρασία.
[50] πολλοῖς δὲ ἐφώρασα καὶ κατά τι τῶν ὀργανικῶν μο-
ρίων δύο κράσεις ὑπαρχούσας, ὥστε, εἰ τύχοι, τὸ μὲν ἄλλο
κύτος τῆς γαστρὸς ἅπαν ἑτέρας εἶναι κράσεως, ἤτοι χρη-
στῆς ἢ μοχθηρᾶς, ἑτέρας δὲ μόνον αὐτῆς τὸ στόμα. περὶ
μὲν δὴ τούτων ἐν ταῖς μοχθηραῖς τῶν σωμάτων κατασκευαῖς
εἰρήσεται.

Κεφ. ζ´. Περὶ δὲ τῆς ἀρίστης ἤδη λέγωμεν, ἧς ἕκα-
στον μόριον ἄμεμπτον ἔχει τὴν σύμπασαν οὐσίαν. ὁ δὴ

excessus teneat, pulcherrimum id visu nimirum fuerit,
utpote commoderatum. Erit non minus ad labores omnes
plane idoneum, nec reliquis boni temperamenti cujus-
que membri notis, quas in secundo de temperamentis
retulimus, destitutum. Nam multos videas, verbi gratia,
quibus caput temperatum commode sit, thorax venterve
et genitales partes sunt intemperatae. Quorundam vero
in artubus intemperies est. Non desunt et quorum unum
aliquod viscerum, aut alia quaepiam particula una, aut
plures, praeterea vero plura aliqua viscera sint intem-
perata. Ego vero in unica instrumentalium partium duo
temperamenta, idque in non paucis notavi, ita ut v. g.
reliqua omnis ventriculi cavitas uno temperamento com-
modo incommodove esset, alio ipsum duntaxat ventriculi
os. Caeterum de his, ubi de vitiosis corporum constitu-
tionibus disceptabimus, agetur.

Cap. VII. De optima vero, cujus singulae partes
universam substantiam inculpatam habent, nunc dicetur.

τοιοῦτος ἄνϑρωπος, ὑπὸ τὴν ὑγιεινὴν ἀγόμενος τέχνην,
εὐτυχὴς μὲν ἄν εἴη τις, εἰ μετὰ τὴν πρώτην ἀποκύησιν ἐπι-
στατοῖτο πρὸς αὐτῆς· οὕτω γὰρ ἄν τι καὶ εἰς τὴν ψυχικὴν
ὀνίναιτο, τῆς χρηστῆς διαίτης ἤϑη χρηστὰ παρασκευαζού-
σης· οὐ μὴν ἀλλὰ καὶ εἰ κατά τινα τῶν ἑξῆς ἡλικιῶν εἰς
χρείαν τῆς τέχνης ἀφίκοιτο, καὶ οὕτως ὀνήσεται τὰ μέγιστα.
εἰρήσεται δὲ πρῶτον μὲν, ὡς ἄν τις ἐξ ἀρχῆς παραλαβὼν
ἄνϑρωπον τοιοῦτον ὑγιαίνοντα διὰ παντὸς ἀποδείξειε τοῦ
βίου, πλὴν εἰ μή τι τῶν ἔξωϑεν αὐτῷ συμπίπτοι βίαιον,
οὐδὲν γὰρ τοῦτό γε πρὸς τὸν τῆς ὑγιεινῆς τέχνης ἐπιστή-
μονα· δεύτερον δὲ, ὅπως ἄν τις, εἰ καὶ μὴ νεογενὲς εἴη
τὸ παιδίον, ἀλλ᾽ ἤδη παιδεύεσϑαι δυνάμενον, ἐπιστατή-
σειεν αὐτοῦ· καὶ οὕτως (225) καϑ᾽ ἑκάστην τῶν ἄλλων
ἡλικιῶν. τὸ τοίνυν νεογενὲς παιδίον, τοῦτο δὴ τὸ ἄμεμ-
πτον ἁπάσῃ τῇ παρασκευῇ, πρῶτον μὲν σπαργανούσϑω,
συμμέτροις ἁλσὶν περιπαττόμενον, ὅπως αὐτοῦ πυκνό-
τερον καὶ στερρότερον εἴη τὸ δέρμα τῶν ἔνδον μορίων.

Hujns ergo ſortis homo, quum arti ſanitatis tuendae
traditur educandus, fortunatus utique ſit, ſi ſtatim editus
in lucem ei committatur. Ita namque ad animi quoque
affectus nonnihil lucri faciet, ipſa nimirum recta victus
ratione mores quoque probos reddente. Caeterum ſi
qua etiam ſequentium aetatum ejus ſe moderationi ſum-
mittat, ſic quoque commoda ſentiet non mediocria. Sane
primum dicetur, quemadmodum, ſi hujuſcemodi hominem
ab initio ſuſceperis, eundem per omnem vitae curſum
ſanum cuſtodias, modo ne quid violentum extrinſecus illi
incidat, id quod utique ad ſanitatis tuendae artificem
nihil attinet; ſecundo, quemadmodum, ſi non recens
natum puellum acceperis, ſed qui jam praeceptoribus
dari ſit habilis, ejus quoque curam agas; poſtremo,
quemadmodum reliquarum aetatum cujuslibet. Ergo
recens is natus infantulus, cujus corporis conſtitutio
omni noxa vacat, primum quidem faſciis deligetur, ſed
corpori prius toti ſale modice inſperſo, quo cutis ejus
denſior ſolidiorque iis, quae intus ſunt, partibus reddatur.

ΛΟΓΟΣ Α. 33

Ed. Chart. VI. [50]   Ed. Baf. IV. (225.)

ἐν γὰρ τῷ κυΐσκεσθαι πάνθ᾽ ὁμοίως ἦν μαλακά, μήτε ψαύσαν-
τος αὐτοῦ τινος ἔξωθεν σκληροτέρου σώματος, μήτ᾽ ἀέρος ψυ-
χροῦ προσπεσόντος, ὑφ᾽ ὧν συναγόμενόν τε καὶ πιλούμενον γέ-
νοιτ᾽ ἄν αὐτοῦ τε καὶ τῶν ἄλλων μορίων σκληρότερόν τε καὶ πυ-
κνότερον. ἐπειδὰν δ᾽ ἀποκυηθῇ, ἐξ ἀνάγκης ὁμιλεῖν μέλλει καὶ
κρύει καὶ θάλπει καὶ πολλοῖς σκληροτέροις ἑαυτοῦ σώμασι.
προσήκει διὰ ταῦτα τὸ σύμφυτον αὐτῷ σκέπασμα παρασκευα-
σθῆναί πως ὑφ᾽ ἡμῶν ἄριστον εἰς δυσπάθειαν. ἱκανὴ δὲ ἡ
διὰ μόνων τῶν ἁλῶν παρασκευὴ τοῖς γε κατὰ φύσιν ἔχουσι
βρέφεσι. ὅσα γὰρ ἤτοι μυρίνης φύλλων ξηρῶν περιπαττο-
μένων, ἤ τινος ἑτέρου τοιούτου δεῖται, μοχθηρῶς δή που
διάκειται. πρόκειται δ᾽ ἡμῖν τό γε νῦν εἶναι περὶ τῶν
ἄριστα κατεσκευασμένων τὸν λόγον ποιεῖσθαι. ταῦτ᾽ οὖν,
ὡς εἴρηται, σπαργανωθέντα γάλακτί τε χρήσθω τροφῇ, καὶ
λουτροῖς ὑδάτων χρηστῶν, ὑγρᾶς γὰρ χρήζει τῆς συμπάσης
διαίτης, ἅτε καὶ τὴν κρᾶσιν ὑγροτέραν ἔχοντα τῶν ἐν ταῖς
ἄλλαις ἡλικίαις. ἔοικε δὲ τοῦτο πρῶτον εὐθὺς ἥκειν σκέμμα

In utero enim aeque cum reliquis mollis erat, quum
nec durius ullum externum corpus inibi contigerit,
nec aër illi ufquam frigidus inciderit, quorum commercio
contracta denfataque, et quam ipfamet prius, et quam
reliqua membra, denfior duriorque fieret. At quoniam
iam editus infans in frigore, calore, atque inter cor-
pora multo fe duriora verfetur, necefle eft, ob haec ipfa
nimirum naturale ejus tegmen praeparari quodammodo
a nobis, reddique ad dyfpathiam quam aptiffimum par
eft. Ita vero, qui fecundum naturam fe habent infantes,
vel folo fale praeparati munitique abunde fuerint, quando,
qui ficcorum myrti foliorum, aut aliorum id genus in-
fperfione egent, ii plane male funt affecti. Nobis vero
ad praefens de iis, qui optima funt conflitutione, dif-
ferere propofitum eft. Ergo hi fafciis (ut dictum eft)
involuti lacte pro alimento utantur, et balneis falubrium
aquarum. Univerfam namque victus rationem humidam
fibi adhiberi poftulant, ut qui caeteris aetatibus tempera-
mento fint humidiore. Atque ex iis, quae ad fanorum

34 ΓΑΛΗΝΟΥ ΥΓΙΕΙΝΩΝ

Ed. Chart. VI. [5α. 51.]   Ed. Baf. IV. (22S.)

τῶν ἀναγκαίων εἰς δίαιταν ὑγιεινήν. εἰσὶ γὰρ οἳ νομίζου-
σιν, ἀεὶ δεῖσθαι ξηραίνεσθαι τὰς ὑγροτέρας φύσεις, ὥσπερ
γε καὶ θερμαίνεσθαι μὲν τὰς ψυχροτέρας, ὑγραίνεσθαι δὲ
τὰς ξηροτέρας, ψύχεσθαι δὲ τὰς θερμοτέρας· ὑπὸ γὰρ
τῶν ὁμοίων ἑκάστην τῶν ἀμετριῶν αὐξάνεσθαι, κολάζεσθαι
δὲ καὶ καθαιρεῖσθαι πρὸς τῶν ἐναντίων, ἑνὶ δὲ λόγῳ τὰ
ἐναντία τῶν ἐναντίων ὑπάρχειν ἰάματα. ἐχρῆν δὲ αὐτοὺς
μὴ τοῦτο μόνον Ἱπποκράτους ἀνεγνωκέναι τε καὶ μνημο-
νεύειν, ὡς τὰ ἐναντία τῶν ἐναντίων ἐστὶν ἰάματα, ἀλλὰ
κᾀκεῖνα, δι' ὧν φησιν· αἱ ὑγραὶ πᾶσαι δίαιται τοῖς πυ-
ρετταίνουσι ξυμφέρουσι, [51] μάλιστα δὲ παιδίοισι, καὶ
τοῖσιν οὕτως εἰθισμένοισι διαιτᾶσθαι. φαίνεται γὰρ ἐν-
ταῦθα παράλληλα θεὶς ἐφεξῆς τρία, νόσημά τε καὶ ἡλι-
κίαν καὶ ἔθος. ἀπὸ μὲν οὖν τοῦ νοσήματος ἔνδειξιν λαμ-
βάνει τῶν ἐναντίων, ἀπὸ δὲ τῆς ἡλικίας τε καὶ τοῦ ἔθους
τῶν ὁμοίων. τῷ μὲν γὰρ πυρετῷ (νόσημα δέ ἐστι τοῦτο
θερμὸν καὶ αὐχμῶδες) αἱ ὑγραὶ δίαιται χρησταί· τοῖς δὲ
παιδίοις (οὐ γὰρ νόσημα τούτοις γε, ἀλλὰ κατὰ φύσιν ἢ

victus rationem funt neceffaria, primum hoc fe ad dif-
quifitionem ftatim offert. Nam funt, qui humidiores
naturas ficcandas femper putent; ficuti e diverfo, quae
frigidiores funt, calefieri debere; humectari, quae ficcio-
res; refrigerari, quae calidiores. Quippe fimilibus quem-
libet exceffum augefccre, contrariis remitti ac minui,
unoque verbo, contraria contrariorum effe remedia.
Oportuit vero non id modo Hippocratis legiffe eos me-
miniffeque, *quod contraria fint contrariorum remedia,*
fed et illa quoque, in quibus ait, *humidam omnem victus
rationem febricitantibus effe utilem, praecipue vero
puellis, et iis, qui tali refici victu funt affueti.* Videtur
enim in his tria deinceps pari inter fe jure pofuiffe,
morbum, aetatem, confuetudinem. Atque a morbo
quidem contrarii adhibendi indicationem accipit; ab
aetate et confuetudine fimilium. Febri namque, ceu
morbo calido et ficco, humida conveniunt. Puellis, nt
quibus ea aotas non morbus, fed fecundum naturam fit,

ἡλικίαν) τὸ ὁμοιότατον ὠφελιμώτατον· οὕτω δὲ καὶ τοῖς
ἔθεσιν, ὡς ἂν καὶ αὐτοῖς ἐπικτήτους τινὰς ἐν τοῖς σώμασι
φύσεις ἐργαζομένοις, ἡ τῶν ἐναντίων προσφορὰ βλαβερω-
τάτη. καὶ δεόντως τοῖς μὲν κατὰ φύσιν ἔχουσι σώμασι
φυλάττεσθαι χρὴ τὴν οἰκείαν ἕξιν, τοῖς δὲ νοσοῦσιν ἀλ-
λοιοῦσθαί τε καὶ πρὸς τοὐναντίον ἐπάγεσθαι. φυλάττεται
μὲν οὖν ἕκαστον ὑπὸ τῶν ὁμοίων, ἀλλοιοῦται δὲ ὑπὸ τῶν
ἐναντίων. οὔκουν ξηραίνειν χρὴ τοὺς παῖδας, ὅτι μὴ παρὰ
φύσιν αὐτοῖς ἡ ὑγρότης, ὥσπερ ἐν βράγχοις τε καὶ κορύζαις
καὶ κατάῤῥοις, ἀλλ᾽ ἐν τοῖς φύσει διαιτᾷν, ὑγραίνοντά τε
λουτροῖς ποτίμων ὑδάτων, (ὅσα γὰρ ἐμφαίνει τινὰ φαρμα-
κώδη ποιότητα, ξηραίνει πάντα, καθάπερ τὰ θειώδη, καὶ
ἀσφαλτώδη, καὶ στυπτηριώδη,) καὶ τροφὴν καὶ ποτὰ παρέ-
χοντα ὅτι μάλιστα κράσεως ὑγροτάτης. οὕτω καὶ ἡ φύσις
αὐτὴ προὐνοήσατο τῶν παίδων, τροφὴν ὑγρὰν αὐτοῖς παρα-
σκευάσασα τὸ γάλα τῆς μητρός. ἄριστον μὲν οὖν ἴσως καὶ

id maxime eſt utile, quod plane eſt ſimillimum. Pari
modo conſuetudini, utpote quae adſcititiam acquiſititiam-
que naturam in corporibus gignit, contraria dediſſe in
primis eſt noxium. Atque haec merito, quae enim cor-
pora ſecundum naturam ſe habent, iis ſervari cuſtodiri-
que ſuum habitum decet; quae morbo aliquo premuntur,
iis contra alterari et ad contrarium habitum trahi ex-
pedit. Ac ſervatur quidem ſimilibus unumquodque, al-
teratur contrariis. Haudquaquam itaque ſiccandi pueri
ſunt, ſi modo in his nulla praeter naturam humiditas
ſubeſt, qualis in raucedine, gravedine catarrhoque con-
ſpicitur; ſed pro naturae ratione alendi, ac dulcium
aquarum balneis humectandi; (quae enim medicam fa-
cultatem aliquam prae ſe ferunt, omnes plane ſiccant,
veluti quae ſulphuris aliquid, bituminis aluminisve re-
praeſentant;) tum cibo eo potioneque nutriendi, qui
humidae quam maxime naturae ſint. Ad hunc modum
et natura ipſa pueris conſuluit, et lac matris in humen-
tis alimenti uſum praeparavit. Atque optimum quidem

τοῖς ἄλλοις ἅπασι βρέφεσι τὸ τῆς μητρός ἐστι γάλα, πλὴν
εἰ μὴ τύχῃ νενοσηκός, οὐχ ἥκιστα δὲ καὶ τῷ τῆς ἀρίστης
κράσεως, ὑπὲρ οὗ νῦν ὁ λόγος ἐστί. εἰκὸς γάρ που τῆς
τούτου μητρὸς ἄμεμπτον εἶναι τό τε σύμπαν σῶμα καὶ
τὸ γάλα. ἐξ αἵματος μὲν οὖν ἔτι κυουμένοις ἡμῖν ἡ τροφή·
ἐξ αἵματος δὲ καὶ ἡ τοῦ γάλακτος γένεσις, ὀλιγίστην μετα-
βολὴν ἐν μαστοῖς προσλαβόντος. ὥσθ᾽ ὅσα παιδία τῷ τῆς
μητρὸς γάλακτι τρέφεται, συνηθεστάτῃ τε ἅμα καὶ οἰκειο-
τάτῃ χρῆται τροφῇ. φαίνεται δὲ οὐ μόνον παρασκευάσασα
τὴν τοιαύτην τροφὴν ἡ φύσις τοῖς βρέφεσιν, ἀλλὰ καὶ δυ-
νάμεις αὐτοῖς εὐθὺς ἐξ ἀρχῆς συμφύτους παρασχοῦσα
ἕνεκα τῆς χρήσεως αὐτοῦ. καὶ γὰρ καὶ γεννηθεῖσι εἴ τις
ἐνθείη παραχρῆμα τῷ στόματι τὴν θηλὴν τοῦ μαστοῦ,
βδάλλει τε τὸ γάλα καὶ καταπίνει προθυμότατα· καὶ ἢν
ἀνιώμενά τε καὶ κλαυθμυριζόμενα τύχῃ, τῆς λύπης αὐτοῖς
οὐκ ἐλάχιστον ἴαμα ὁ τιτθὸς τῆς τρεφούσης ἐστὶν ἐντιθέ-
μενος τῷ στόματι. τρία γὰρ οὖν ἤδη ταῦτα ταῖς τροφοῖς
ἐξεύρηται τῶν παιδίων τῆς λύπης ἰάματα τῇ πείρᾳ δι-

eſt etiam reliquis fortaſſe omnibus infantibus ipſum lac
matris, modo nullo morbo ſit corruptum; maxime vero
ei, qui optimo eſt temperamento, de quo nunc ſermo
inſtituitur, quippe cujus maternum non corpus modo
totum, ſed etiam lac a vitio eſſe alienum non ſit ab-
ſimile. Ac ſanguine quidem, dum adhuc in utero geſta-
mur, ali nos conſtat; ex ſanguine vero lac gignitur, exi-
guam in mamillis mutationem adepto. Quare, qui matris
lacte pueri aluntur, ii jam non ſolum conſueto, verum
etiam maxime proprio utuntur alimento. Videtur autem
non modo nutrimentum id natura infantibus praeparaſſe,
verum etiam facultates quaſdam naturales, quibus eo
utantur, ab initio protinus contuliſſe, quando, ſi modo
natis papillam ſtatim in os inferas, et ſugunt lac ipſum,
et deglutiunt promptiſſime. Quin, ſicubi forte offendun-
tur plorantve, non minimum iis doloris lenimen eſt nu-
tricis papilla ori indita; quippe tria haec doloris infan-
tium remedia nutricibus ipſo uſu edoctis inventa vide-

ΛΟΓΟΣ Λ. 37

Ed. Chart. VI [51. 52.]   Ed. Baf. IV. (225.)

δαχθείσαις, ἕν μὲν τὸ νῦν δὴ λεγόμενον, ἕτερα δὲ δύο,
κίνησίς τε μετρία καὶ φωνῆς ἐμμέλειά τις, οἷς χρώμεναι
διαπαντὸς οὐ καταπραΰνουσι μόνον, ἀλλὰ καὶ εἰς ὕπνον
αὐτὰ ἀπάγουσι, δηλούσης αὖ κἂν τῷδε τῆς φύσεως, ὅτι
πρὸς μουσικὴν καὶ γυμναστικὴν οἰκείως διάκεινται. καὶ
ὅς τις οὖν ἱκανός ἐστι καλῶς χρῆσθαι ταῖς τέχναις ταύταις,
οὗτος καὶ σῶμα καὶ ψυχὴν παιδεύσει κάλλιστα.

Κεφ. η΄. Ταῖς γοῦν τροφοῖς αἱ τῶν παιδίων κινήσεις
ἔν τε λίκνοις καὶ σκίμποσι καὶ ταῖς σφῶν αὐτῶν ἀγκά-
λαις [52] ἐξεύρηνται. καὶ πως τοῦθ᾽ ἕτερον ἡμῖν σκέμμα
πρὸς ὑγιείας τήρησιν ἀναγκαιότατον, Ἀσκληπιάδου μὲν ἄν-
τικρυς κἂκ τοῦ φανερωτάτου κατεγνωκότος γυμνασίων,
Ἐρασιστράτου δὲ ἀτολμότερον μὲν ἀποφηναμένου, τὴν δ᾽
αὐτὴν Ἀσκληπιάδῃ γνώμην ἐνδεικνυμένου, τῶν δ᾽ ἄλλων
σχεδὸν ἁπάντων ἰατρῶν ἐπαινούντων οὐ πρὸς εὐεξίαν μό-
νον, ἀλλὰ καὶ πρὸς ὑγίειαν αὐτά. τριττὰ δ᾽ ἐστὶ γένη τά
γε πρῶτα τῶν γυμνασίων, ὅσαι περ καὶ αἱ τῶν κινήσεων
διαφοραί· ἢ γὰρ ἐξ ἑαυτῶν, ἢ ὑφ᾽ ἑτέρων, ἢ διὰ

mus; unum, quod modo retulimus, et altera duo, motum
mediocrem et vocis modulationem; quibus perpetuo
ufae non folum mitigant, fed etiam fomnum conciliant,
vel hoc ipfo teftificante natura, ad muficam eos et
exercitia fuopte ingenio effe propenfos. Adeo, quifquis
his artibus probe uti fciet, is nimirum et corpus et
animum optime inftituet.

Cap. VIII. Nutricibus igitur triplex puellis excogi-
tata motio eft, in cunis, in lectulis pendentibus, in
fuis ipfarum ulnis; ubi iam hoc aliud quoque nobis aefti-
mandum oritur ad fanitatis tutelam vel in primis ne-
ceffarium, quum Afclepiades plane aperteque exercita-
tiones damnet, Erafiftratus verecundius timidiusque de-
cernat, caeterum idem cum Afclepiade fentiat, reliqui
fere medici non folum ad bonam corporis habitudinem,
fed etiam ad fanitatem eas praedicent. Porro exercita-
tionum tria faltem prima notantur genera, utique quot
motionum differentiae; quippe aut a nobis ipfis move-

φαρμάκων κινούμεθα. τὸ μὲν δὴ τρίτον εἶδος τῆς κινή-
σεως οὐδαμῶς ὑγιαίνουσι πρέπον· ἡ δ᾽ ὑφ᾽ ἑτέρου κίνησις
ἐν τῷ πλεῖν, καὶ ἱππεύειν, καὶ ὀχεῖσθαι, καὶ, ὡς ἀρτίως
λέλεκται, διά τε λίκνων καὶ σκιμπόδων καὶ ἀγκαλῶν γί-
νεται. τοῖς μὲν οὖν νεογενέσι παιδίοις οὔπω δεῖ κινήσεως
τηλικαύτης, ἡλίκη διά τε τῶν ὀχημάτων καὶ τῶν πλοίων
καὶ τοῖς ἱππαζομένοις γίνεται· τοῖς δ᾽ ἤδη τὸ τρίτον
ἢ τὸ τέταρτον ἔτος ἀπὸ τῆς πρώτης γενέσεως ἄγουσιν
ἐγχωρεῖ καὶ δι᾽ ὀχημάτων καὶ πλοίων κινεῖσθαι τὸ
μέτρια· ἑπταετῇ δὲ γινόμενα τὰ παιδία καὶ τῶν
ἰσχυροτέρων ἀνέχεται κινήσεων, ὥστε καὶ ἱππεύειν ἐθί-
ζεσθαι. δι᾽ ἑαυτῶν δὲ κινεῖσθαι τὰ παιδία τηνικαῦτα
δύναται πρῶτον, ὅταν ἕρπειν ἀπάρξηται, καὶ μᾶλλον, ἐπει-
δὰν βαδίζειν· μὴ βιάζεσθαι δὲ αὐτὰ πρὸ τοῦ δέοντος,
ὅπως μὴ διαστραφείη τὰ κῶλα. δηλοῖ δὲ κἂν τῷδε τῆς
ἡλικίας, εἰς ὅσον ἡ φύσις ἡμῶν ᾠκείωται γυμνασίοις. οἱ
γὰρ ἄν, οὐδ᾽ εἰ κατακλείσαις παιδία, οἷός τε εἴης κωλύειν
διαθέειν τε καὶ σκιρτᾷν ὡσαύτως γε τοῖς πώλοις τε καὶ

mur, aut ab aliis, aut medicamento. Horum tamen
tertia fpecies ad fanos nequaquam pertinet. Sed qui ab
altero praeftatur motus, navigando, equitando, vehen-
do, atque, ut paulo ante dictum eft, in cunis, lectulis
ulnisque obitur. Recens tamen nati puelli tam valentem
motum, quam qui ex vehiculis, navigiis equisve praefta-
tur, adhuc non defiderant. At qui iam tertium aut
quartum annum a natali agunt, his vehiculo navigioque
modice agitari licet. Septennes vero etiam valentiores
motus tolerant, ita ut equitare iam affuefcant. Per fe
vero moveri tum primum pueris licet, quum iam repere
coeperunt, magisque etiam, quum ambulare. Immature
vero cogendi non funt, ne eorum artus diftorqueantur
Sane vel hac aetate facile declaratur, quanta fit naturae
noftrae cum exercitiis focietas, quum pueros, nec fi con-
cluferis loco aliquo, prohibeas, quo minus difcurrant
ac pullorum vitulorumque ritu lafciviant. Quippe fua

τοῖς μόσχοις. ἱκανὴ γὰρ ἡ φύσις ἐν ἅπασι τοῖς ζώοις
ὁρμὰς οἰκείας ἐνθεῖναι πρὸς ὑγίειάν τε καὶ σωτηρίαν.
ἀλλ᾽ οἱ περὶ τὸν Ἀσκληπιάδην οὐδὲν τούτων ἐννοήσαντες ἐπὶ
πολλῆς σχολῆς σοφίσματα πλέκουσιν, ἐπιδεικνύναι πειρώ-
μενοι τὰ γυμνάσια μηδὲν εἰς ὑγίειαν συντελοῦντα. πρὸς
ἐκείνους μὲν δὴ καὶ αὖθις εἰρήσεται τὰ εἰκότα, ὡς τῆς
ἀδολεσχίας ἐπὶ τέλους εἰρησομένης· πρόκειται γάρ μοι νῦν
οὐ σοφιστῶν ἀδολε(226)σχίας ἐλέγχειν, ἀλλ᾽ αὐτὸ τὸ χρήσι-
μον εἰς ὑγίειαν ἐκδιδάσκειν. ἐπὶ δὲ τοὺς παῖδας ἐπάνειμι
τοὺς ἄριστα κατεσκευασμένους τὰ σώματα. τούτους δὲ εἰκὸς
εἶναί που καὶ τὸ τῆς ψυχῆς ἦθος ἀμέμπτους· ὡς, ὅσοι γε θυ-
μικώτεροι τοῦ δέοντός εἰσιν, ἢ ἀθυμότεροι, ἢ εὐαισθητότεροι,
ἢ ἀναισθητότεροί τινες, ἢ λιχνότεροι τοῦ προσήκοντος, ἀνάγκη
τούτους οὐκ ὀρθῶς κεκρᾶσθαι τοῖς μέρεσιν ἐκείνοις τοῦ σώ-
ματος, οἷς ἐνεργοῦμεν ἕκαστα τῶν εἰρημένων. γέγραπται
δὲ ὑπὲρ αὐτῶν ἐπὶ πλέον ἐν τοῖς περὶ τῶν Ἱπποκράτους καὶ
Πλάτωνος δογμάτων ὑπομνήμασιν. ἀλλ᾽ ὅ γε νῦν ἡμῖν
προκείμενος ἐν τῷ λόγῳ παῖς ἄριστός ἐστι τὰ πάντα.

cuique animanti natura fatis ad propriae convenientesquo
excitandas appetitiones, quibus fanitatem falutemque
tueatur. Verum Afclepiades nihil horum cogitans per
magnum otium captiunculas texit, quibus docere conetur,
nihil ad bonam valetudinem exercitia conferre. Verum
huic poftea, quod par eft, refpondebitur, ceu garrulitate
ad finem potiffimum taxanda. Eft enim nobis hoc loco
propofitum non fophiftarum nugas refellere, fed, quod
ad fanitatem tuendam conducat, praecipere. Itaque ad
infantes redeo, qui optimo corporis habitu funt. Porro
his animi quoque mores citra vitium effe par eft. Qui
enim jufto funt ad iram procliviores, aut animo plane
demiffo, aut fenfiles magis, aut infenfiles, aut praeter
modum gulofi, hos parum idoneo temperamento effe iis
partibus, quibus praedictorum fingula obimus, neceffe eft.
Proditum vero de his fufius eft in iis libris, quos de
Hippocratis Platonisque placitis fcripfimus. Verum qui
nunc in noftra difputatione propofitus infans eft. und

4o ΓΑΛΗΝΟΤ ΤΓΙΕΙΝΩΝ

Ed. Chart. VI. [52. 53.] Ed. Baf. IV. (226.)

τούτου τοίνυν ἐπανορθοῦσθαι μὲν οὐδὲν χρὴ τῶν ἠθῶν
τῆς ψυχῆς, φυλάττειν δ', ὅπως μὴ διαφθαρῇ. φυλάττεται
δὲ ἅπαν ὑπὸ τῶν αὐτῶν κατὰ γένος, ὑφ' ὧν περ καὶ δια-
φθείρεται. διαφθείρεται δὲ τὸ τῆς ψυχῆς ἦθος ὑπὸ
μοχθηρῶν ἐθισμῶν ἐν ἐδέσμασί τε καὶ πόμασι, καὶ γυμνα-
σίοις, καὶ θεάμασι, καὶ ἀκούσμασι, καὶ τῇ συμπάσῃ μου-
σικῇ. τούτων τοίνυν ἁπάντων ἔμπειρον εἶναι χρὴ τὸν τὴν
ὑγιεινὴν μετιόντα, καὶ μὴ νομίζειν, ὡς φιλοσόφῳ μόνῳ
προσήκει πλάττειν ἦθος ψυχῆς· ἐκείνῳ μὲν γὰρ δι᾽ ἕτε-
ρόν τι μεῖζον τὴν αὐτῆς τῆς ψυχῆς ὑγίειαν, ἰατρῷ δὲ
ὑπὲρ τοῦ μὴ ῥᾳδίως εἰς νόσους ὑποφέρεσθαι τὸ σῶμα. καὶ
γὰρ θυμὸς καὶ κλαυθμὸς, καὶ ὀργὴ, καὶ λύπη, καὶ πλεῖον
τοῦ δέοντος φροντὶς, ἀγρυπνία τε πολλὴ ἐπ᾽ αὐτοῖς γινομένη
πυρετοὺς ἀνάπτουσι, καὶ νοσημάτων μεγάλων ἀρχαὶ καθί-
στανται, [53] ὥσπερ καὶ τοὐναντίον ἀργία διανοίας, καὶ
ἄνοια, καὶ ψυχὴ παντάπασι ῥᾴθυμος ἀχροίας τε καὶ ἀτρο-
φίας ἐργάζεται πολλὰς ἀῤῥωστίᾳ τῆς ἐμφύτου θερμότητος.
χρὴ μὲν γὰρ φυλάττειν παντὸς μᾶλλον ἐν ὅροις ὑγιεινοῖς

cumque abfolutus eſt. Hujus ergo ſicut nullum ex animi
moribus corrigere, ſic eoſdem ſervare, ne quo vitientur,
oportet. Servantur vero omnes iiſdem plane genere, quibus
corrumpuntur. Corrumpuntur autem animi mores prava
conſuetudine cujusque horum, cibi, potus, exercitationis,
videndi, audiendi, totius denique muſices. Itaque peri-
tum horum omnium eſſe eum medicum oportet, qui ſa-
nitatis tuendae curam ſuſcipiet, nec ea opinione eſſe,
quaſi ad ſolum ſpectet philoſophum animi mores effin-
gere. Quippe huic ob aliud omnino majus id muneris
tribuitur, nempe animi ſanitatem; medico vero, ne cor-
pus facilius in morbos incidat, quando iracundia, fletus,
ira, triſtitia, cura immodica, et multae ſuper his vigiliae
febres accendunt, ac graviſſimis morbis initia praebent;
veluti e diverſo cogitationis mentisque ſegnitia ac ani-
mus omnino deſes decoloratos ac ſaepe ex nutriendi
defectu graciles ob naturalis caloris imbecillitatem red-
dunt. Hunc enim calorem praeter caetera inter ſanitatis

ΛΟΓΟΣ Λ. 41

Ed. Chart. VI. [53.]   Ed. Baf. IV. (226.)

τὴν σύμφυτον ἡμῖν θερμότητα. φυλάττεται δὲ ὑπὸ τῶν
συμμέτρων γυμνασίων, οὐ κατὰ τὸ σῶμα μόνον, ἀλλὰ κατὰ
τὴν ψυχὴν γιγνομένων. αἱ δ᾽ ἄμετροι κινήσεις ἐν διαλο-
γισμοῖς τε καὶ ἐπιθυμίαις καὶ θυμοῖς, αἱ μὲν ὑπερβάλ-
λουσαι χολωδέστερον ἀποφαίνουσι τὸ ζῶον, αἱ δ᾽ ἐλλεί-
πουσαι φλεγματικώτερον καὶ ψυχρότερον. καὶ δὴ καὶ ταῖς
μὲν προτέραις ἕξεσιν οἵ τε πυρετοὶ καὶ ὅσα θερμότερα
παθήματα, ταῖς δ᾽ ἑτέραις ἐμφράξεις καθ᾽ ἧπάρ τε καὶ
σπλάγχνα, ἐπιληψίαι τε καὶ ἀποπληξίαι, καὶ συνελόντι
φάναι, τὰ καταῤῥοϊκά τε καὶ ῥευματικὰ νοσήματα συμ-
πίπτει πάντα. καὶ οὐκ ὀλίγους δ᾽ ἡμεῖς ἀνθρώπους νο-
σοῦντας ὅσα ἔτη διὰ τὸ τῆς ψυχῆς ἦθος ὑγιεινοὺς ἀπε-
δείξαμεν, ἐπανορθωσάμενοι τὴν ἀμετρίαν τῶν κινήσεων.
οὐ σμικρὸς δὲ τοῦ λόγου μάρτυς καὶ ὁ πάτριος θεὸς ἡμῶν
Ἀσκληπιὸς, οὐκ ὀλίγας ᾠδάς τε γράφεσθαι καὶ μίμους γε-
λοίων καὶ μέλη τινὰ ποιεῖν ἐπιτάξας, οἷς αἱ τοῦ θυμοειδοῦς
κινήσεις σφοδρότεραι γινόμεναι θερμοτέραν τοῦ δέοντος
ἀπειργάζοντο τὴν κρᾶσιν τοῦ σώματος, ἑτέροις δέ τισιν,

fines fervare oportet; fervatur autem modicis tum corpo-
ris tum animi exercitiis. Qui namque motus modum
non fervant, five ii a concupifcibili, five a rationali,
five ab irafcibili animi parte cientur, fi modum nimium
excefferunt, biliofum animans reddunt; fi intra modum
nimium fubfiftunt, pituitofum frigidumque efficiunt.
Quin etiam priorem habitudinem febres, et qui calidiores
affectus funt, pofteriorem jecinoris et vifcerum obftru-
ctiones, comitiales morbi, apoplexiae, in fumma deftilla-
tionum fluxionumque morbi plerumque excipiunt. Et
nos ob animi mores aegros quotannis non paucos perfa-
navimus, folis animi motibus ad debitum modum revo-
catis. Eft vero non fpernendus hujus fententiae teftis
ipfum patrium nobis numen Aefculapius, qui multas
fcribi cantilenas mimosque ridicularum rerum fieri et
melodias quafdam inftituit iis, quibus vehementiores
irafcibilis partis motus corporis temperamentum jufto
calidius efficerent. Aliis quibufdam, neque iis paucis,

42   *ΓΑΛΗΝΟΥ ΥΓΙΕΙΝΩΝ*

Ed. Chart. VI. [53.]   Ed. Baf. IV. (226.)

οὐκ ὀλίγοις οὐδὲ τούτοις, κυνηγετεῖν, καὶ ἱππάζεσθαι, καὶ
ὁπλομαχεῖν. εὐθὺς δὲ τούτοις διωρίσατο τό τε τῶν κινή-
σεων εἶδος, οἷς τοῦτο προσέταξε, καὶ τὸ τῆς ὁπλίσεως,
οἷς δι' ὅπλων ἐκέλευσε τὰ γυμνάσια ποιεῖσθαι. οὐ γὰρ μό-
νον ἐπεγείρειν αὐτὸ τὸ θυμοειδὲς ἐβουλήθη, ἀῤῥωστότερον
ὑπάρχον, ἀλλὰ καὶ μέτρον ὡρίσατο τῇ τῶν γυμνασίων ἰδέᾳ.
οὐ γὰρ ὡσαύτως θήγεται τὸ θυμοειδὲς εἰς ἀγρίους σῦς, ἢ
ἄρκτους, ἢ ταύρους, ἤ τι τῶν οὕτως ἀλκίμων θηρίων, ἢ
ἐπὶ λαγωοὺς, ἢ δορκάδας, ἤ τι τῶν οὕτως δειλῶν, οὐδ'
ὡσαύτως ἐπί τε τῆς κούφης ὁπλίσεως καὶ τῆς βαρείας,
ὥσπερ οὐδὲ ἐν τῷ θέειν ὠκέως, ἢ μετρίως κινεῖσθαι, καὶ
μετὰ τοῦ φιλονεικεῖν ἑτέροις, ἢ καθ' ἑαυτόν. οὕτως καὶ
τὸ μὲν κεκραγότων τῶν ἐγκελευομένων τε καὶ παροξυνόντων
ἐπὶ τοὺς πόνους ἢ σιωπώντων οὐκ ὀλίγον διαφέρει. ἀλλὰ
περὶ μὲν τούτων ἐν τοῖς ἔπειτα λόγοις ἐπὶ πλέον εἰρήσεται.
τὰ δὲ σμικρὰ παιδία, τὰ τὴν ἀρίστην ἔχοντα κρᾶσιν, (ὑπὲρ
τούτων γὰρ ὁ λόγος ἦν,) οὐκ ὀλίγης ἐπιμελείας δεῖται πρὸς
τὸ μηδεμίαν ἐν αὐτοῖς τῆς ψυχῆς ἄμετρον γίνεσθαι κίνησιν·

venari, equitare atque armatos exercitari juſſit, iiſdem-
que ſtatim tum motuum ipſorum ſpeciem, utique quibus
motus injunxit, tum armorum, quibus armatis exerceri
praecepit, definivit. Non enim, quo pacto excitetur eri-
gaturque iraſcibilis pars, quum imbecilla ſit, praecipere
ſat habuit, niſi etiam menſuram ejus ab exercitationum
idea definiret. Non enim pari modo excitatur ea pars
animi adverſus apros, urſos, tauros et alias ejuſmodi
feras immanes, ac adverſus leporem, capram et id genus
fugaces ac timidas; nec ſimiliter, quum in levi arma-
tura et gravi exercemur; nec pariter, quum citato curſu
dimovemur, et quum mediocri motu agimur; nec ubi
cum aliis contendimus, et ubi ſoli agimus. Jam clamore,
an tacitus ad labores adhorteris irritesque, non parum
ſane intereſt. Verum de his latius dicetur in ſequenti-
bus. Sed infantes, qui optimum ſortiti ſunt temperamen-
tum, (de his enim ſermo erat,) non levi cura egent, ne
quos animi motus immodicos incurrant. Quippe loquelae

ἅτε γὰρ οὐδέπω λόγῳ χρώμενα, τῷ κλαίειν τε καὶ κε-
κραγέναι, καὶ θυμοῦσθαι, καὶ κινεῖν ἀτάκτως ἑαυτὰ δια-
σημαίνει τὴν ἀνίαν. ἡμᾶς οὖν χρὴ στοχαζομένους, ὅτου δεῖ-
ται, παρέχειν ἑκάστοτε τοῦτο, πρὶν αὐξηθῆναι αὐτῶν τὴν
λύπην, εἰς σφοδροτέραν τε καὶ ἄτακτον κίνησιν ὅλην ἐμβα-
λεῖν τὴν ψυχὴν ἅμα τῷ σώματι· ἤτοι γὰρ ἐξ ἑαυτῶν
ὀδαξούμενα, ἢ πρός τινος ἔξωθεν ἀνιώμενα, ἢ ἀποπατεῖν
ἢ οὐρεῖν, ἢ ἐσθίειν ἢ πίνειν ἐθέλοντα κλαίει τε καὶ κι-
νεῖται πλημμελῶς, ὥσπερ σφαδάζοντα. γένοιτο δ᾽ ἄν ποτε
καὶ θάλπους ἐπιθυμεῖν αὐτὰ κρύει ταλαιπωρούμενα, καὶ
ἀναψύξεώς τινος ὑπὸ θάλπους ἀμέτρου διοχλούμενα, καί
ποτε μὴ φέροντα τὸ πλῆθος τῶν ἐπιβεβλημένων ἱματίων·
ἀνιᾷ γὰρ δὴ καὶ τοῦτο πολλὰ οὐ σμικρά, καὶ μάλιστα
κατὰ τὰς ἐπιστροφὰς ὅλου τοῦ σώματος, ἢ τὰς τῶν κώλων
κινήσεις. ἀλλὰ καὶ αὐτὸ τὸ ἡσυχάζειν ἐπὶ πλέον οὐ σμι-
κρῶς λυπηρόν· οὐδενὸς γὰρ ἀμετρίᾳ χαίρει ζῶον οὐδὲν,
ἀλλ᾽ ἀεὶ τοῦ συμμέτρου χρῄζει. σύμμετρον δὲ οὐχ ἓν ἅπασιν,

adhuc expertes ploratu, clamore, iracundia et inordi-
nato fui motu dolorem indicant. Noflrum igitur officium
fit, conjectantes quid defiderent, affidue id fuppeditare
prius, quam auctus dolor in nimium atque inordina-
tum motum una cum corpore etiam animum ipfum
univerfum conjiciat; fiquidem dentientes, aut ab
externo quopiam offenfi, aut alvum exonerare, aut
meiere, aut effe bibereve cupientes perinde ac difcru-
ciati plorant atque vehementer moventur. Fieri etiam
poteft, ut frigore offenfi teporem defiderent, ficuti contra
aeftu immodico afflicti refrigerationem. Eft quando mul-
titudinem inftratarum veftium non tolerant. Quippe
multos offendit id quoque non minimum, maxime vero
quum aut totum corpus vertere, aut etiam artus movere
cupiunt. Quin etiam ipfa quies, fi fit diuturnior, non
parum molefta effe folet, quando nullum animans immo-
dico ullo delectatur, fed femper medium modum expetit.
Porro medius ipfe modus non unus omnibus eft, fed

ἀλλ᾽ ἐν τῷ πρός τι πᾶσα συμμετρία. [54] διὸ χρὴ τὸν
ἐπιμελούμενον ἀνατροφῆς παιδίων, στοχαστικὸν ἀκριβῶς
ὑπάρχοντα τοῦ συμμέτρου τε καὶ οἰκείου, παρέχειν ἑκάστο-
τε τοῦτο, πρὶν αὐξηθεῖσαν αὐτῷ τὴν λύπην εἰς ἀμετρίαν
κινήσεως ἐμβαλεῖν τό τε σῶμα καὶ τὴν ψυχήν· εἰ δ᾽ ἄρα ποτὲ
καὶ λάθοι τὸ λυποῦν αὐξηθέν, ἐπανορθοῦσθαι πειρᾶσθαι
τὴν λύπην αὐτῷ τε τῷ παρέχειν αὐτίκα τὸ ἐπιθυμηθὲν,
ἢ ἐκκόπτειν τὸ ἀνιῶν, ἔτι τε τῇ κινήσει τῇ διὰ τῶν ἀγκα-
λῶν καὶ τοῖς μέλεσι τῆς φωνῆς, οἷς εἰώθασιν αἱ σοφώτεραι
τῶν τροφῶν χρῆσθαι. ἔγωγ᾽ οὖν ποτε, δι᾽ ὅλης ἡμέρας
παιδίου κλαίοντός τε καὶ θυμουμένου, καὶ σφοδρῶς καὶ
ἀτάκτως ἑαυτὸ μεταβάλλοντος, ἐξεῦρον τὸ λυποῦν, ἀπορου-
μένης τῆς τροφοῦ· ὡς γὰρ οὔτε πρὸς τὸν τιτθὸν ἐντεθει-
μένον, οὔτε προϊσχομένης αὐτὸ τῆς τρεφούσης, εἰ ἀποπα-
τεῖν ἢ οὐρεῖν ἐθέλοι, καθίστατο, παρηγορεῖτο δ᾽ οὐδὲν,
οὐδ᾽ ὁπόταν ἐν ταῖς ἀγκάλαις ἐνθεμένη κατακλίνειν ἐπι-
χειρήσειεν, ἐθεασάμην δὲ τὴν στρωμνὴν αὐτοῦ καὶ τὰ

omnis mediocritas ex eorum femper eft numero, quae
in collatione ad aliud fpectantur. Quocirca, qui curam
infantis educandi fufcipiet, huuc plane, ut acrem medio-
critatis convenientisque conjectoreiu elfe, ita haec fem-
per praebere oportet prius, quam ex defiderio cujufvis
auctus dolor fimul cum corpore animum quoque iu
motus immodicos conjiciat. Quod fi quando, quod infeftat,
imprudentibus infcientibusque nobis auctum elfe conti-
gerit, corrigere moleftiam tentabimus illico, vel oblato,
quod expedit, vel fublato, quod offendit, etiam motu per
ulnas nutricis adhibito, ac vocis modulamine, quibus
uti prudentiores nutricum confueverunt. Ego namque,
puello quodam totum diem non raro plorante, ac immo-
dice fe inordinateque jactante, nutrice ipfa omnis con-
filii inope, deprehendi quod offendit; quippe ut neque
papilla in os immiffa, neque a nutrice prolatus, fi forte
mejere aut alvum exonerare vellet, lenitus eft, fed neo
quum ab ulnarum agitatu reclinari coepiffet, adverti
autem tum lectum, tum involucra, tum veftes ipfas fur-

περιβλήματά τε καὶ ἀμφιέσματα ῥυπαρώτερα, καὶ αὐτὸ τὸ
παιδίον ἤδη ῥυπῶν τε καὶ ἄλουτον, ἐκέλευσα λοῦσαί τε
καὶ ἀποῤῥύψαι, καὶ τὴν στρωμνὴν ὑπαλλάξαι, καὶ πᾶσαν
τὴν ἐσθῆτα καθαρωτέραν ἐργάσασθαι· καὶ τούτων γινομέ-
νων, αὐτίκα μὲν ἐπαύσατο τῶν ἀμέτρων κινήσεων, αὐτίκα
δὲ καθύπνωσεν ἥδιστόν τε καὶ μακρότατον ὕπνον. εἰς δὲ
τὸ καλῶς ἐστοχάσθαι πάντων τῶν ἀνιώντων τὸ παιδίον οὐκ
ἀγχινοίας μόνον, ἀλλὰ καὶ τῆς περὶ τὸ τρεφόμενον αὐτὸ
συνεχῶς ἐμπειρίας ἐστὶ χρεία.

Κεφ. θ΄. Ταῦτ᾽ οὖν ἅπαντα περὶ τὸ παιδίον εἰς τρί-
τον ἔτος ἀπὸ τῆς πρώτης γενέσεως ἀξιῶ πραγματεύεσθαι,
καὶ πρὸ τούτων ἔτι τῆς τρεφούσης αὐτὸ οὐ σμικρὰν ποιεῖ-
σθαι πρόνοιαν, ἐδεσμάτων τε πέρι καὶ πομάτων, ὕπνων
τε καὶ ἀφροδισίων, καὶ γυμνασίων, ὡς ἄριστον εἴη τὴν
κρᾶσιν τὸ γάλα. γένοιτο δ᾽ ἂν τοιοῦτον, εἰ τὸ αἷμα χρηστό-
τατον εἴη. ἔστι δὲ χρηστότατον τὸ μήτε πικρόχολον, μήτε
μελαγχολικὸν, μήτε φλεγματῶδες, μήτ᾽ ὀῤῥώδει τινὶ μηδ᾽
ὑδατώδει συμμιγὲς ὑγρότητι. γεννᾶται δὲ τοιοῦτον ἐπί τε

didiores, praeterea puellam ipfam immundam atque il-
lotum: lavare detergereque juſſi, tum lectulum mutare,
ac veſtem omnem terſam mundamque praebere. Quibus
peractis, protinus ab immodico agitatu conquievit, illico-
que dormivit non ſuaviſſimum modo, verum etiam longiſ-
ſimum ſomnum. Ut vero recte coujicias, quae puello
officiant, non modo ſolertia eſt opus, ſed etiam aſſidua
de ipſo, qui nutritur, experientia.

Cap. IX. Haec igitur omnia usque in tertium a
natali annum circa puellum peragenda cenſeo, in pri-
misque de nutrice ipſa non minimam habendam eſſe
curam, quid edat, quid bibat, quo pacto in ſomno, ve-
nere, exercitatione ſe habeat; ut videlicet lac ejus egregie
ſit temperatum, quale certe erit, ſi ſanguis ejus quam
optimus ſit. Porro is talis eſt, qui nec flava abundat bile,
nec atra, nec pituitoſus eſt, nec feroſus, nec aquoſo li-
quore permixtus. Naſcitur antem ejusmodi ſanguis ab

τοῖς συμμέτροις γυμνασίοις καὶ τροφαῖς εὐχύμοις ἅμα καὶ
κατὰ (227) καιρὸν τὸν προσήκοντα καὶ κατὰ μέτρα τὰ
δέοντα λαμβανομέναις, ὥσπερ οὖν καὶ ἐν πόμασίν ἐστιν
εὐκαίροις τε καὶ μετρίοις· ὑπὲρ ὧν ἁπάντων ἐν τοῖς ἔπειτα
λόγοις ἀκριβῶς διορισθήσεται. ἀφροδισίων τε παντάπασιν
ἀπέχεσθαι κελεύω τὰς θηλαζούσας παιδία γυναῖκας. αἵ τε
γὰρ ἐπιμήνιοι καθάρσεις ἐρεθίζονται μιγνυμέναις ἀνδράσι,
καὶ οὐκ εὐῶδες ἔτι μένει τὸ γάλα. καί τινες αὐτῶν ἐν γα-
στρὶ λαμβάνουσιν, οὗ βλαβερώτερον οὐδὲν ἂν εἴη παιδίῳ
γάλακτι τρεφομένῳ. δαπανᾶται γὰρ ἐν τῷδε τὸ χρηστότα-
τον τοῦ αἵματος εἰς τὸ κυούμενον. ἅτε γὰρ ἀρχὴν ζωῆς ἐν
ἑαυτῷ ἰδίαν περιέχον, ὑπὸ ταύτης τε διοικεῖται καὶ διὰ
παντὸς ἐπισπᾶται τὴν οἰκείαν τροφήν, ὡσανεὶ ἐνεῤῥιζωμένον
τε τῇ μήτρᾳ καὶ ἀχώριστον ὑπάρχον ἀεὶ, νύκτωρ τε ἅμα
καὶ μεθ' ἡμέραν. ἔλαττόν τε εἰκότως ἐν τῷδε καὶ φαυλό-
τερον ἀποτελεῖται τὸ τῆς κυούσης αἷμα, καὶ διὰ τοῦτο καὶ
τὸ γάλα μοχθηρότερόν τε καὶ ὀλίγον ἐν τοῖς τιτθοῖς ἀθροί-
ζεται. ὥστε ἔγωγε συμβουλεύσαιμι ἂν, εἰ κυήσειεν ἡ

exercitatione moderata, et cibis tum boni fucci, tum jufto
tempore modoque affumptis, praeterea potione tempeftiva
modiceque fumpta. De quibus omnibus in iis, quae poft
dicentur, diligenter agetur. A venere omnino abftinere
jubeo omnes mulieres, quae pueros lactant. Nam et
menfes viri confuetudine provocantur, et lac odoris gra-
tiam in deterius mutat. Quin etiam aliquae in utero con-
cipiunt, quo nocentius puello adhuc lactenti nihil eft.
Interim enim, quidquid fanguinis eft optimum, in foetum
abfumitur; quippe is, quum proprium in fe vitae princi-
pium contineat, et hujus moderamine agitur, et affidue
conveniens fibi alimentum trahit, utero ipfi veluti radici
adhaerens, nec ufquam ab eo nocte dieve difcedens. In-
terim vero non minor modo, verum etiam deterior ratio-
nabiliter redditur ipfius gravidae fanguis. Quo fit, ut lac
ipfum tum pejus, tum vero exiguum in mammillis col-
ligatur. Quare fi, quae infantem lactat, uterum gerit,

θηλάζουσα τὸ παιδίον, ἑτέραν ἐξευρίσκειν τροφὸν, ἐπισκε-
πτομένους τε καὶ δοκιμάζοντας αὐτῆς ἀκριβῶς τὸ γάλα
γεύσει, καὶ ὄψει, καὶ ὀσφρήσει. καὶ γὰρ γευομένοις καὶ
ἐσμωμένοις ἡδύ, λευκόν τε καὶ ὁμαλὸν καὶ μέσως ἔχον
ὑγρότητός τε καὶ πάχους ὀφθήσεται τὸ ἄριστον γάλα· τὸ
δὲ μοχθηρὸν ἤτοι παχὺ, καὶ τυρωδέστατον, ἢ ὑγρὸν, καὶ
ὀῤῥῶδες, καὶ πελιδνὸν, καὶ ἀνώμαλον ἐν συστάσει καὶ
χροιᾷ, [55] καὶ γευομένοις πικρότατον, καὶ ἅλμης ἤ τινος
ἑτέρας ἀλλοκότου ποιότητος ἔμφασιν ἕξει· τὸ δὲ τοιοῦτον
οὐδὲ πρὸς τὴν ὀσμὴν ἡδύ. ταῦτα μὲν ἔστω σοι γνωρίσμα-
τα μοχθηροῦ τε καὶ χρηστοῦ γάλακτος, οἷς τεκμαιρόμενος,
ὅταν ἤτοι κύησις, ἢ καὶ νόσημά τί ἐστι περὶ τὴν μητέρα
γενόμενον, ἐφ' ἑτέραν τροφὸν ἰέναι, τὴν κρίσιν τε καὶ τὴν
αἵρεσιν ποιεῖσθαι.

Κεφ. ί. Τρέφειν σε τὸ παιδίον γάλακτι μόνῳ· ἐπει-
δὰν δὲ φύσῃ τοὺς ἔμπροσθεν ὀδόντας, ἐθίζειν ἤδη πως
αὐτὸ καὶ τῆς παχυτέρας ἀνέχεσθαι τροφῆς, ὥσπερ οὖν καὶ

ego magnopere fuaferim aliam inveniendam nutricem.
Cujus etiam lac guftu, odoratu, vifu confiderandum ex-
plorandumque diligenter fit; fiquidem, quod optimum eft,
id guftanti olfacientique plane fuave, intuenti candidum,
aequabile ac liquidi craffique medium apparebit. Quod
vitiofum eft, e diverfo aut craffum et cafeofum, aut
liquidum et ferofum ac lividum, tum confiftentia ipfa
coloreque inaequabile videbitur. Idem guftantibus ama-
rorem, aut falfedinem, aut qualitatem quampiam extra-
neam exhibebit: tale vero nec olfacienti fuave erit.
Atque lactis probi malive haec funto indicia, quae con-
jectans, quum mater aut jam concepit, aut morbo ali-
quo eft affecta, ad aliamque nutricem tranfire eft ne-
ceffarium, lactis judicium atque electionem facere quis
poffet.

Cap. X. Tum vero puellum, quoad primores den-
tes emiferit, folo lacte alendum, ac tum evm folidiori
quodammodo jam cibo affuefacere conveniet, quod etiam

τοῦτο αὐτὸ τῇ πείρα διδαχθεῖσαι ποιοῦσιν αἱ γυναῖκες·
ἄρτου μέντοι πρῶτον, ἐφεξῆς δ᾽ ὀσπρίων τε καὶ κρεῶν,
ὅσα τ᾽ ἄλλα τοιαῦτα, προμασώμεναι καὶ ἐντιθεῖσαι τοῖς στό-
μασι τῶν παιδίων. ἀνατρίβειν δὲ χρὴ τὸ σῶμα τῶν βρε-
φῶν ἐλαίῳ γλυκεῖ, καθάπερ τοῦτο ποιοῦσαι ἐπιτηδείως αἱ
πλεῖσται τῶν τροφῶν εὐθὺς ῥυθμίζουσί τε καὶ διαπλάτ-
τουσι τὰ μόρια. ἀλλ᾽ ἐπί γε τοῦ νῦν κατὰ τὸν λόγον ὑπο-
κειμένου παιδίου, τὴν κατασκευὴν τοῦ σώματος ἀμέμπτως
ἔχοντος, οὐδὲν χρὴ περιεργάζεσθαι τὴν τροφὸν εἴς γε τὴν
τῶν μελῶν εὐρυθμίαν, ἀλλ᾽ ἀνατρίβειν τε τὰ μέτρια, καὶ
λούειν ὁσημέραι, καθόσον οἷόν τε, μὴ περιεχομένου γά-
λακτος ἀπέπτου κατὰ τὴν γαστέρα· κίνδυνος γὰρ ἀνα-
ληφθῆναι τοῦτο, πρὶν πεφθῆναι καλῶς, εἰς ὅλον τὸ σῶμα
τοῦ παιδίου. πολὺ δὲ δὴ μᾶλλον, εἰ καὶ τὴν γαστέρα τις
αὐτὴν ἀνατρίβοι γάλακτος μεστὴν, ἐμπλήσει τε τὸ σῶμα
τροφῆς ἀπέπτου, πληρώσει τε τὴν κεφαλήν. διὸ χρὴ πολ-
λὴν πρόνοιαν πεποιῆσθαι τοῦ μὴ λαμβάνειν τὴν τροφὴν
τὸ παιδίον μήτε πρὸ λουτρῶν μήτε πρὸ ἀνατρίψεων.

experientia plane doctae mulieres faciunt; primum panem,
mox legumina, ac carnem, et fimilia, omnia prius com-
manfa puellorum ofculis immittentes. Corpus autem in-
fantium confricare oportet oleo dulci, ficuti id ipfum
recte peragunt nutrices pleraeque ftatim ipfas corporis
partes modulantes atque fingentes. Verum in eo, quem
propofuimus, puero, qui corporis ftatu eft optimo, quod
ad membrorum concinnitatem faltem attinet, nihil eft,
quod curiofa nutrix fit, fed tantum fricet quotidie me-
diocriter ac lavet, idque, quam fieri maxime poteft,
lacte in ventriculo minime adhuc haerente crudo, quippe
quod periculum eft, ne prius, quam probe fit conco-
ctum, in totum corpus infantis diftribuatur. Multo vero
maxime, fi quis ventriculum ipfum adhuc lactis plenum
infricet, tum corpus crudo alimento implebit, tum caput
onerabit. Quo magis profpiciendum in primis eft, ne
quid nutrimenti neque ante balneum neque ante frictio-

γίγνοιτο δ' ἂν τοῦτο, παραφυλαττούσης τῆς τροφοῦ τὸν ἐπὶ
τοῖς μακροτέροις ὕπνοις καιρόν. ἐν τούτῳ γὰρ μάλιστα τὴν
κοιλίαν ἤτοι παντάπασιν κενὴν ἢ πεπεμμένην ἤδη τὴν
τροφὴν περιέχουσαν εὑρεῖν ἔστιν. εἰ δ', ὥσπερ νῦν, ποιοῦσι,
βλάπτουσιν ἔνιαι μὲν τῶν τροφῶν, ἕνα τινὰ χρόνον ἀφο-
ρίσασαι τῆς ἡμέρας, ἔνιαι δ', ὅταν σχολάσωσι, τὸ τηνικαῦτα
προνοούμεναι· διότι πολλάκις καὶ ἀναγκαῖόν ἐστι βλάπτεσθαι
τὰ παιδία ἤπερ ὠφελεῖσθαι. ὁ γὰρ ὑφ' ἡμῶν ἀφοριζόμενος
καιρὸς ἄλλοτε εἰς ἄλλον ἐμπίπτει χρόνον ἤτοι τῆς ἡμέρας,
ἢ τῆς νυκτός. ἐπὶ μέντοι τῶν μειζόνων παιδίων, ὅσα καὶ
πληγαῖς, καὶ ἀπειλαῖς, ἐπιπλήξεσί τε καὶ νουθετήσεσι πεί-
θεται, καιρὸς ἂν εἴη διττὸς εἰς ἀνάτριψίν τε καὶ λουτρόν·
ὁ μὲν πρότερός τε καὶ ἄριστος, ἐπειδὰν ἐξαναστάντα τῶν
ἑωθινῶν ὕπνων, εἶτα παίξαντα, τροφὴν αἰτῇ. τότε γὰρ
ἐπιτίθεσθαι μάλιστα τούτοις χρὴ, τὸ μὲν σῶμα πρὸς
ὑγίειάν τε ἅμα καὶ εὐεξίαν ἀσκοῦντα, τὴν δὲ ψυχὴν εἰς εὐ-
πείθειάν τε καὶ σωφροσύνην, οὐκ ἄλλως παρέξειν αὐτοῖς τὴν

nem puerulo praebeatur. Id fiet, fi ad haec admini-
ftranda nutrix poft longiffimum fomnum diligenter tempus
obfervet. Id enim maxime temporis eft, in quo vel
inanem plane ventriculum invenias, vel certe concoctum
jam alimentum in fe continentem. Quae autem, ut ho-
die fit, faciunt, fane laedunt, aliae unum et certum
diei tempus praefcribentes, aliae, quum ipfae a negotiis
vacent, tum demum curantes. Quo fit, ut faepius laedi,
quam juvari puellos neceffe fit; quippe quod a nobis
praefcriptum tempus eft, alias in aliud diei noctifve
tempus incidit. Majorum tamen puerorum, qui videlicet
plagis, minis, objurgationi, monitis parere norunt, iis
duplex et fricandi et lavandi temporis occafio eft;
prior ac commodiffima, quum a matutino fomno furre-
xerint, deinde luferint, ac jam cibum petunt; tum enim
maxime vocandi ad haec funt, ac corpus quidem ad fa-
nitatem pariter et bonam habitudinem, animus ad ob-
fequium et temperantiam exercendus, interminandum-

5o ΓΑΛΗΝΟΤ ΤΓΙΕΙΝΩΝ

Ed. Chart. VI. [55. 56.]　　　　　　Ed. Baf. IV. (227.)

τροφὴν φάσκοντά σε, εἰ μὴ προθύμως ἐπακούσαιεν, εἰς ὅσον
ἂν ἐθέλωμεν ἡμεῖς, ἀνατρίψει τε καὶ λουτροῖς. οὗτος μὲν
οὖν ἄριστος καιρός. εἰ δέ τις ἀσχολία τὸν τρέφοντα τὸ
παιδίον ὑπάγει, μέτριον ἄρτου δόντα, παίζειν ἐπιτρέπειν,
εἰς ὅσον ἂν βούληται, κᾄπειτ᾽ αὖθις αἰτῆσαν αὐτὸ τηνι-
καῦτα τρίβειν τε καὶ λούειν. οὐ μὴν πίνειν γε ἐπιτρεπτέον
ποτὲ αὐτοὺς πρὸ τῶν λουτρῶν ἐπὶ τοῖς σιτίοις· ἀθρω-
τέρα γὰρ ἂν οὕτως ἡ ἀνάδοσις εἰς τὸ σῶμα τῶν ἐν τῇ
γαστρὶ περιεχομένων γίγνοιτο. [56] χρὴ δὲ ἐπὶ τῶν ἀμέμ-
πτως ὑγιαινόντων σωμάτων φυλάττεσθαι τοῦτο. μεμπτέαι
γὰρ αἱ τοιαῦται διαθέσεις τε καὶ κατασκευαὶ τῶν σωμάτων
εἰσὶν, ἐφ᾽ ὧν ἄμεινόν ἐστι πρὸ τῶν λουτρῶν διδόναι σι-
τία. καὶ διορισθήσεται περὶ αὐτῶν ἐν τοῖς ἔπειτα λόγοις·
ἀλλὰ νῦν γε τῆς ὑποθέσεως μνημονευτέον ἐστὶν, ὡς τὸν
ἄριστα σώματος ἔχοντα παῖδα διαιτῶμεν, ὅπως ἡμῖν φυ-
λάττοιτο τοιοῦτος· ἐφ᾽ οὗ βέλτιόν ἐστιν ἡγεῖσθαι τὰ λου-
τρὰ τῶν σιτίων. εἰ δ᾽ ἐν τοιούτῳ χωρίῳ τρέφοιτο ὁ παῖς,
ἐν ᾧ βαλανεῖον οὐκ ἔνεστιν, (ἴσως μὲν οὖν οὐδ᾽ ὁμιλήσουσι

que non aliter nos cibum ipſis praebituros, niſi, quan-
tum ipſi velimus, frictioni balneoque ſe permiſerint.
Atque optimum quidem tempus hoc fuerit. Quod ſi qua
occupatione, qui puellum alit, avocetur, modico pane
exhibito, ludere permittat, quantum velit; dein quum
rurſus cibum petierit, tum fricet lavetque. Minime
tamen bibere ei permittendum poſt cibum eſt, quem
balneum excipit; quando ita praecipitatior eorum, quae
ventriculus continet, diſtributio in corpus fiet. Id vero
in corporibus prorſus ſanis cavere oportet. Quippe qui-
bus utilius ſit ante balneum cibum dediſſe, horum plane
vitioſi tum affectus ſunt, tum corporum ſtatus. De his
vero in ſequentibus dicemus; nunc praeſtat illius hypo-
theſeos recordari: nempe ut puellum, cui optime affe-
ctum corpus ſit, ſic educemus, ut talis perpetuo ſervetur;
huic expedit, ut cibus balneum ſequatur. Quod ſi, quo
loco puellus alitur, balnei copia non ſit, (fortaſſe vero
nec iſta unquam legent, qui ibi habitant,) in concha

ΛΟΓΟΣ Α. 51

τοῖσδε τοῖς γράμμασιν οἱ τοιοίδε,) λούουσι μὲν ἐν σκάφαις
αἱ τροφοὶ κἀνταῦθα τοὺς παῖδας, ἕως ἂν εἰς τὸ δεύτερον,
ἢ καὶ εἰς τὸ τρίτον ἔτος ἀπὸ γενετῆς ἵκωνται· μείζονας δὲ
γενομένους, εἰ καὶ μὴ καθ᾽ ἑκάστην ἡμέραν, ἀλλὰ καὶ διὰ
τριῶν γέ που καὶ τεττάρων ἀλείφουσί τε καὶ ἀνατρίβουσιν·
εἰ δὲ μὴ κωλύει τὰ τῆς ὥρας, αἱ λίμναι τε καὶ οἱ ποταμοὶ
λουτρὰ αὐτοῖς εἰσιν, οἷόν περ ἡμῖν τὸ βαλανεῖον. παρὰ
τοῖς Γερμανοῖς οὐ καλῶς τρέφεται παιδία. ἀλλ᾽ ἡμεῖς νῦν
γε οὔτε Γερμανοῖς οὔτε ἄλλοις τισὶν ἀγρίοις ἢ βαρβάροις
ἀνθρώποις ταῦτα γράφομεν, οὐ μᾶλλον ἢ ἄρκτοις, ἢ κά-
προις, ἢ λέουσι, ἢ τισι τῶν ἄλλων θηρίων, ἀλλ᾽ Ἕλλησι,
καὶ ὅσοι τῷ γένει μὲν ἔφυσαν βάρβαροι, ζηλοῦσι δὲ τὰ τῶν
Ἑλλήνων ἐπιτηδεύματα. τίς γὰρ ἂν ἡμῶν ὑπομείνειε τῶν
παρ᾽ ἡμῖν ἀνθρώπων εὐθὺς ἅμα τῷ γεγεννῆσθαι ἔτι θερ-
μὸν τὸ βρέφος ἐπὶ τὰ τῶν ποταμῶν φέρειν ῥεύματα, κἀν-
ταῦθα, καθάπερ φασὶ τοὺς Γερμανοὺς, ἅμα πειρᾶν αὐτοῦ
τῆς φύσεως, ἅμα τε καὶ κρατύνειν τὰ σώματα, βάπτον-
τας εἰς τὸ ψυχρὸν ὕδωρ, ὥσπερ τὸν διάπυρον σίδηρον;
ὅτι μὲν γὰρ, ἐὰν ὑπομείνῃ τε καὶ μὴ βλαβῇ, καὶ τὴν

pueros lavant, donec alterum jam tertiumve aetatis an-
num attigerint. Qui vero hos annos excefferint, eos, fi
non quotidie, at certe tertio quoque die quartove ungunt
atque infricant. Quod fi anni tempus non prohibeat,
ftagna amnefque his lavacra funt, veluti nobis balneum.
Apud Germanos enim plane ne probe quidem nutriuntur
infantes. Verum nos neque Germanis, neque aliis agre-
ftibus aut barbaris hominibus haec prodimus, non magis
equidem quam urfis, apris, leonibus, aut aliis id genus
feris, fed Graecis, et iis, qui, tametfi genere funt barbari,
Graecorum tamen aemulantur ftudia. Nam quis, quaefo,
eorum hominum, qui apud nos degunt, tulerit modo
editum infantulum, etiam ab utero calentem, ad flumen
deferre, ibique, ficuti Germanos aiunt, ceu candens fit
ferrum, in frigidum humorem mergendo, fimul de na-
turae vigore periculum facere, fimul corpus ipfum robo-
rare? Quippe, fi citra noxam id fuftinuerit, et quod

52   ΓΑΛΗΝΟΥ ΥΓΙΕΙΝΩΝ

Ed. Chart. VI. [56.]   Ed. Baſ. IV. (227. 228.)

ἐκ τῆς οἰκείας φύσεως ἐπεδείξατο ῥώμην, καὶ τὴν ἐκ τῆς
πρὸς τὸ ψυχρὸν ὁμιλίας ἐπεκτήσατο, πρόδηλον παντί· ὅτι
δ᾽, εἰ νικηθείη πρὸς τῆς ἔξωθεν ψύξεως ἡ ἔμφυτος αὐτοῦ
θερμότης, ἀναγκαῖον αὐτίκα τεθνάναι, καὶ τοῦτ᾽ οὐδεὶς
ἀγνοεῖ. τίς οὖν ἂν ἕλοιτο νοῦν ἔχων καὶ μὴ παντάπασιν
ἄγριος ὢν καὶ Σκύθης εἰς τὴν τοιαύτην πεῖραν ἀγαγεῖν
αὐτοῦ τὸ παιδίον, ἐν ᾗ θάνατός ἐστιν ἡ ἀποτυχία, καὶ
ταῦτα μηδὲν μέγα τι μέλλων ἐκ τῆς πείρας κερδανεῖν;
ὄνῳ μὲν γὰρ ἴσως ἤ τινι τῶν ἀλόγων ζῴων ἀγαθὸν ἂν
εἴη μέγιστον, οὕτω πυκνὸν καὶ σκληρὸν δέρμα ἔχειν, ὡς
ἀλύπως φέρειν τὸ κρύος· ἀνθρώπῳ δὲ, λογικῷ ζῴῳ, τί ἂν
εἴη μέγα τὸ τοιοῦτον; οὐδὲ γὰρ εἰς ὑγίειαν ἁπλῶς (228) οὕ-
τωσὶ λέγων ἄν τις ἐπιτήδειον ὑπάρχειν τὸ πυκνότατον καὶ
σκληρότατον δέρμα δεόντως ἂν εἴποι. διττῆς γὰρ οὔσης
βλάβης τοῖς τῶν ζῴων σώμασιν, ἑτέρας μὲν ἀπὸ τῶν
ἔξωθεν αἰτίων, ἑτέρας δὲ ἀπὸ τῶν ἔνδοθεν, εὐάλωτόν ἐστι
τοῖς μὲν ἔξωθεν ἅπασιν, ὧν μαλακόν ἐστι καὶ ἀραιὸν

propriae naturae robur oſtendit, et novum praeterea
robur ex frigidae commercio comparavit, nulli non
patet. Caeterum, ſi ab externo frigore naturalis calor
ſit victus, quod protinus interire neceſſe ſit, id quoque
neminem latet. Quis igitur mentis compos nec omnino
ferus Scythave proprium pignus in id agere diſcrimen
eligat, in quo errorem mors ſequitur, potiſſimum cum
ex eo periculo non magnum ſit futurum, quod lucrifa-
ciet? Aſino enim fortaſſis, aut id genus experti rationis
animanti utiliſſimum fuerit denſum ita tergus durumque
effici, ut citra dolorem frigus ſuſtineat, homini vero
ratione praedito cuinam, quaeſo, tam magno ſit uſui?
Non enim, ſi quis abſolute citraque exceptionem pronun-
ciet, cutem denſiſſimam duriſſimamque utilem ad ſanita-
tem eſſe, is recte dicat. Quum namque animalis cor-
pori duplex inſtet incommodum, alterum ab externis,
alterum ab internis cauſis: quorum certe rara molliſque
cutis eſt, ii ab extrinſecus imminentibus malis facile

Ed. Chart. VI. [56. 57.]   Ed. Baf. IV. (228.)

τὸ δέρμα, τοῖς δὲ ἔνδοθεν, ἃν πυκνόν τε καὶ σκληρόν.
καὶ διὰ τοῦθ᾽ Ἱπποκράτης περὶ τῶν ἀπὸ τροφῆς ἐν ἡμῖν
ἐπ᾽ ὠφελείᾳ τε καὶ βλάβῃ γινομένων διδάσκων ἐπ᾽ ἄλλοις
πολλοῖς καὶ τοῦτ᾽ ἔγραψεν. ἀραιότης σώματος εἰς διαπνοὴν,
οἷς πλεῖστον ἀφαιρέεται, ὑγιεινότερον, οἷς δ᾽ ἔλασσον, νοσε-
ρώτερον. βέλτιον οὖν ἑκατέρας πεφυλάχθαι τὰς ὑπερβολὰς,
καὶ μήτ᾽ εἰς τοσοῦτον πυκνὸν τὸ δέρμα παρασκευάζειν, ὡς
κωλύειν διαπνεῖσθαι καλῶς, μήθ᾽ οὕτως ἀραιὸν, ὡς ὑπὸ
παντὸς τοῦ αἰτίου τῶν ἔξωθεν αὐτῷ προσπιπτόντων
βλάπτεσθαι ἑτοίμως. τοιοῦτον δὲ καὶ φύσει ἐστὶ τὸ σῶμα
τοῦ νῦν ἡμῖν προκειμένου τῷ λόγῳ παιδίου, μέσον ἁπασῶν
τῶν ὑπερβολῶν. οὕτως οὖν αὐτὸ διαιτητέον, ὡς φυλάττειν
ἀεὶ τῆς κατασκευῆς τὴν ἀρετήν. φυλαχθήσεται δὲ, κατὰ
μὲν τὴν πρώτην ἡλικίαν ἐν γάλακτι τρεφομένῳ, καὶ λου-
τροῖς γλυκέων ὑδάτων θερμῶν λουομένῳ, ὅπως ὅτι μά-
λιστα μέχρι πλείστου μαλακὸν αὐτῷ διαμένον τὸ σῶμα
πολλὴν ἐπίδοσιν εἰς τὴν αὔξησιν ποιῆται. μετὰ δὲ ταῦτα,
καθ᾽ ὃν ἂν ἤδη χρόνον εἰς διδασκάλους δύναιτο φοι[57]τᾷν,

tentantur, quorum denſa ac dura, ab internis. Itaque
etiam Hippocrates, ubi de iis praecipit, quae in nobis ab
alimento ad commodum incommodumve cedunt, poſt alia
multa haec ſcripſit: *Raritas corporis ad tranſpiratum
iis, quibus plurimum aufertur, ſalubrius, quibus minus,
inſalubrius.* Praeſtat ergo utrumque declinaſſe exceſſum,
nec adeo aut denſam reddidiſſe cutem, ut corporis tran-
ſpiratum prohibeat, aut raram, ut facile a qualibet ex-
trinſecus incidente cauſa laedatur. Tale porro naturæ
eſt propoſiti nobis hoc loco puelli corpus, quum ſit me-
dium omnis exceſſus. Eſt ergo id ea ratione alendum,
ut conſtitutionis ſuae integritatem perpetuo ſervet.
Servabit autem, ſi primis quidem annis ſolo lacte nu-
trias, ac balneo dulcis aquae et calentis utare; quo
videlicet corpus ejus molle quam diutiſſime ſervatum
ad plurimum augmenti perveniat. Ab his annis, quum
jam mitti in ludum eſt habilis, non neceſſe erit aſſiduis

οὐκ ἀναγκαῖον ἔτι λουτροῖς χρῆσθαι συνεχέσι, ἀλλ᾽ ἀρκεῖ
διαπαλαίειν μανθάνοντι, σύμμετρά τε πονεῖν ἐνταῦθα πρὸ
τῶν σιτίων, ἀλουτεῖν δὲ ἤδη τὰ πλείω. τὸ δ᾽ ὑπερπονεῖν,
ὥσπερ ἔνιοι τῶν παιδοτριβῶν ἀναγκάζουσι τοὺς παῖδας,
οὐδαμῶς ἀγαθόν, ἀναυξῆ γὰρ ὑπὸ τῆς παρὰ καιρὸν σκλη-
ρότητος ἀποτελεῖται τὰ σώματα, κἂν πλείστην ὁρμὴν ἐκ
φύσεως εἰς τὴν αὔξησιν ἔχῃ.
Κεφ. ια'. Οἴνου δὲ τὸν οὕτω πεφυκότα παῖδα μέ-
χρι πλείστου μηδ᾽ ὅλως γεύειν. ὑγραίνει τε γὰρ ἱκανῶς καὶ
θερμαίνει τὸ σῶμα πινόμενος οἶνος, ἐμπίπλησί τε τὴν κε-
φαλὴν ἀτμῶν ἐν ταῖς ὑγραῖς καὶ θερμαῖς κράσεσι, οἷα πέρ
ἐστι καὶ ἡ τῶν τοιούτων παιδίων. ἀλλ᾽ οὔτε ἐμπίπλασθαι
καλὸν αὐτοῖς τὴν κεφαλὴν, οὔτε ὑγραίνεσθαι καὶ θ ρμαί-
νεσθαι περαιτέρω τοῦ προσήκοντος. εἰς τοσοῦτον γὰρ ἥκου-
σιν ὑγρότητός τε καὶ θερμότητος, ὡς, εἰ καὶ βραχὺ παραυ-
ξήσειέ τις ὁπότερον αὐτῶν, ἐν ἀμετρίᾳ καθίστασθαι. οὐσῶν
δὲ πασῶν τῶν ἀμετριῶν φευκτῶν, ἡ τοιαύτη μάλιστ᾽ ἂν εἴη
φευκτὴ, καθ᾽ ἣν οὐκ εἰς τὸ σῶμα μόνον, ἀλλὰ καὶ εἰς τὴν

praeterea balneis uti, fed interim, dum luctari condifcit,
mediocriter inibi ante cibum exercitari fat erit, ac balneo
plerumque abftinere. Modum vero in labore excedere,
quod nonnulli gymnafiarchae pueros cogunt, prorfus
alienum eft, fiquidem intempeftiva duritie corporis inhi-
betur accretio, etiamfi natura fit ad incrementum quam
maxime comparata. Cap. XI. Sane vinum quam diutiffime, qui ea
natura puer eft, ne guftare quidem fuaferim, quippe
quod hauftum et humectat nimiun, et calefacit corpus,
tum caput halitu replet iis, qui humido calidoque tem-
peramento funt, quale eft ejusmodi puerorum. Atqui
nec repleri his caput eft utile, nec ipfos plus, quam par
eft, humidos calidosque fieri, quoniam eo jam caloris
humorisque pervenerunt, ut, fi paululum utramvis qua-
litatem auxeris, jam modum excefferint. Quum autem
fit omnis excelfus fugiendus, maxime hunc fugere expe-
dit, ex quo non corpori modo, verum etiam animo dam-

ψυχὴν ἢ βλάβη διϊκνεῖται. διόπερ οὐδὲ τοῖς ἤδη τελείοις
ἄνευ τοῦ προσήκοντος μέτρου πινόμενος οἶνος ἀγαθός· εἰς
θυμούς τε γὰρ ἐκκαλεῖται προπετεῖς, καὶ εἰς ὕβριν ἀσελ-
γεῖς, καὶ τὸ λογιζόμενον τῆς ψυχῆς ἀμβλύ τε καὶ τεθο-
λωμένον ἐργάζεται. ἀλλὰ τούτοις μὲν ἑτοίμως εἰς τὴν τῶν
χολωδῶν περιττωμάτων ἐπίκρασίν τε ἅμα καὶ κένωσιν ἐπι-
τήδειος. οὐχ ἥκιστα δὲ καὶ εἰς τὴν ἐν αὐτοῖς τοῖς στερεοῖς
ὀργάνοις τοῦ ζώου γινομένην ξηρότητα διά τε πόνους ὑπερ-
βάλλοντας, ἔστιν ὅτε καὶ διὰ τὴν οἰκείαν τῆς ἡλικίας κρᾶ-
σιν, ἐπιτήδειος οἶνος, ὑγραίνων μὲν καὶ ἀνατρέφων, ὅσ᾽
ἀμέτρως ἐξήρανται, πραΰνων δὲ τὸ δριμὺ τοῦ πικροῦ χυμοῦ
καὶ δι᾽ ἱδρώτων τε καὶ οὔρων ἐκκενῶν. οἱ δὲ παῖδες, ἅτε
μήτε τὸν τοιοῦτον ἀθροίζοντες χυμὸν, οἰκείαν τε παμ-
πόλλην ἔχοντες ὑγρότητι, τῶν μὲν ἐξ οἴνου γενομένων
ἀγαθῶν οὐδενὸς προσδέονται, μόνης δὲ ἀπολαύουσιν αὐ-
τοῦ τῆς βλάβης. οὐκοῦν νοῦν ἔχων οὐδεὶς ἐπιτρέψει
τοιούτῳ χρῆσθαι πόματι τοὺς παῖδας, ὃ πρὸς τῷ μηδὲν
ἀγαθὸν ἐργάζεσθαι βλάβην ἐξαίσιον ἐφεδρεύουσαν ἔχει.

num accedit. Quare neque jam adultis vinum, nifi mo-
dice fumptum, exiftimandum eft utile effe, quod videlicet
ad iram praecipites et ad injuriam incontinentes facit,
et partem animi rationalem hebetem turbidamque reddit.
Caeterum his ipfis ad bilis excrementa vel mitiganda
vel expellenda eft fane non inutile; non minime vero
ad eam ficcitatem, quae in folidis partibus aut ex im-
modicis laboribus aut ex proprio aetatis temperamento
provenit, idoneum eft vinum. Humectat namque ac
nutrit, quicquid immodice ficcatum eft; tum bilis amarae
acrimoniam mitigat ac frangit; praeterea per fudores
urinasque vacuat. Pueri vero, ceu qui talem fuccum
minime colligunt, quique naturalem humiditatem pluri-
mam obtinent, ut commodorum, quae vini potio largitur,
plane non egent, ita incommoda, quae affert, tantum
fentiunt. Nemo itaque rationis compos ea uti potione
pueros finet, quam, praeterquam quod nullum affert
commodum, immenfum etiam fequitur incommodum.

56 *ΓΑΛΗΝΟΥ ΥΓΙΕΙΝΩΝ*

Ed. Chart. VI. [57.]   Ed. Baf. IV. (228.)

οὐ μὴν οὐδὲ ψυχροῦ πόματος εἰς τὸ παντελὲς εἴργειν κε-
λεύω τοὺς τοιούτους παῖδας, ὥσπερ ἔνιοι ποιοῦσιν, ἀλλ'
ἐπί τε σιτίοις τὰ πολλὰ καὶ κατὰ τὰς θερμοτάτας ὥρας,
ὅτε ἥξουσιν αὐτοὶ πρὸς τὸ ψυχρὸν, ἐπιτρέπω χρῆσθαι,
μάλιστα μὲν, εἰ οἷόν τε, πηγαίῳ προσφάτῳ, μηδεμίαν ἐπί-
κτητον ἔχοντι μοχθηρὰν ποιότητα, μὴ παρόντος δὲ τοῦ
τοιούτου, τοῖς ἄλλοις. φυλάττεσθαι δὲ τὰ λιμναῖα, καὶ
θολερὰ, καὶ δυσώδη, καὶ ἁλυκὰ, καὶ ἁπλῶς εἰπεῖν, ὅσα
τινὰ ποιότητα κατὰ τὴν γεῦσιν ἐνδείκνυται· χρὴ γὰρ αὐτοῖς
ἀποιότατον φαίνεσθαι τὸ κάλλιστον ὕδωρ, οὐ πρὸς τὴν
γεῦσιν μόνον, ἀλλὰ καὶ πρὸς τὴν ὀσμήν. εἴη δ' ἂν τὸ
τοιοῦτον ἥδιστόν τε ἅμα πίνοντι καὶ ἀκριβῶς καθαρόν.
εἰ δὲ καὶ ταχέως ἀποχωρεῖ τῶν ὑποχονδρίων, μηδὲν ζητεῖν
ἕτερόν τι βέλτιον, ὡς, ὅσα γε καθαρὰ μέν ἐστι, καὶ λαμ-
πρὰ, καὶ οὐκ ἀηδῆ πινόμενα, παραμένει δὲ ἐπὶ πλέον ἐν
τοῖς ὑποχονδρίοις, ἡμιμόχθηρα νομιστέον. ἀπέχεσθαι δὲ
τούτων κελεύω τῶν πάμπαν ψυχρῶν, οὐ μὴν θερμοῖς γε
χρῆσθαι κωλύω. ἀσφαλέστατον μὲν οὖν κεκρίσθαι τῇ πείρᾳ

A frigidae potione omnino prohibendos hujuſmodi
pueros non cenſeo, quod tamen aliqui faciunt, verum
a cibo plerumque, et per calores, quum ipſis cordi erit,
uti permitto, potiſſimum vero (ſi copia ejus ſit) fon-
tanae recentis, cui nulla qualitas vitioſa aliunde ſit
contracta; ea ſi non eſt, reliquarum. Cavendae vero
ſunt, quae ex ſtagnis hauriuntur, et quae turbidae, et
quae maleolentes, et quae falſae, denique in quibus
qualitas aliqua guſtu deprehenditur, quando, quae optima
eſt, ea penitus non guſtui modo horum, verum etiam
olfactui omnis qualitatis expers videbitur. Eadem quo-
que tum potui jucundiſſima erit, tum plane pura. Quod
ſi praecordia quoque celeriter tranſit, nihil eſt, quod
magis idoneam requiras, quando, ſi qua pura limpida-
que eſt, nec ingrata potui, nihil ſecius tamen circa prae-
cordia haeret, haec ſemivitioſa eſt: atque abſtinendum ab
ea cenſeo utique, quum prorſus eſt frigida; caeterum a
calefacta non deterreo.   Ac tutiſſimum quidem ſit expe-

ΛΟΓΟΣ Λ. 57

Ed. Chart. VI. [57. 58.] Ed. Baf. IV. (228.)

τὸ τοιοῦτον ὕδωρ. [58] εἰ δὲ κἂν γνωρισμάτων τις ἐθέλοι
προγινώσκειν αὐτοῦ τὴν δύναμιν, ὅσων αἱ πηγαὶ πρὸς
ἄρκτον ἐῤῥυήκασιν, ἐκ πετρῶν ἐκθλιβόμεναι, τὸν ἥλιον
ἀπεστραμμένον ἔχουσαι, ἀτέραμνά τε καὶ βραδύπορα τὰ
τοιαῦτα χρὴ νομίζειν ἅπαντα. εὐθὺς δ᾽ αὐτοῖς ὑπάρχει
καὶ τὸ θερμαίνεσθαί τε καὶ ψύχεσθαι βραδέως· ὡς ὅσων
γε πρός τε τὰς ἀνατολὰς ἐῤῥώγασιν αἱ πηγαὶ, καὶ διὰ πό-
ρου τινὸς ἢ γῆς διηθεῖται καθαρᾶς, θερμαίνεταί τε καὶ
ψύχεται τάχιστα, ταῦτα ἐλπίζειν δεῖ εἶναι κάλλιστα πάσαις
ταῖς ἡλικίαις. οὐ γὰρ δὴ, καθάπερ οἴνων τε καὶ σιτίων, καὶ
γυμνασίων, ἐγρηγόρσεώς τε καὶ ὕπνων, καὶ ἀφροδισίων ἄλ-
λως ἄλλον ἀπολαύειν προσήκει κατὰ τὰς διαφερούσας ἡλι-
κίας, οὕτω καὶ ὕδατος, ἀλλ᾽, ὅπερ ἄριστον εἴρηται νῦν,
τούτῳ χρῆσθαι καὶ παῖδα, καὶ νεανίσκον, καὶ πρεσβύτην,
ὥσπερ γε ἀέρα τὸν ἄριστον εἰσπνεῖν ἐν ἅπασιν ὁμοίως
χρηστόν. ἄριστον δὲ ἀέρα λέγω τὸν ἀκριβῶς καθαρόν· εἴη
δ᾽ ἂν ὁ τοιοῦτος ὁ μήτ᾽ ἐκ λιμνῶν, μήτ᾽ ἐξ ἑλῶν ἀναθυ-
μιάσεως ἐπιθολούμενος, μήτ᾽ ἐκ βαράθρου δηλητήριον αὔραν

rientia ipfa de hujufmodi aqua judicium fieri. Quod fi
quis eft, qui ex notis potius facultatem praenoffe malit,
cujus fons e petra fcaturiens contra feptentriones fluit,
folemque averfum habet, hanc aegre concoctam iri, tar-
dique tranfitus effe putandum eft; eadem nimirum cale-
fiet frigefietque tarde. Contra, cujus ad orientem folem
fons erumpit, quaeque per meatum aliquem mundum
aut puram colatur terram, eademque calefit ac refrige-
ratur ociffime, hanc omni aetati utiliffimam effe exifti-
mandum eft. Non enim, ficuti vino, efcis, exercitatione,
vigiliis, fomno ac venere aliis alias uti pro ratione
aetatis expedit, ita de aqua quoque ftatuendum eft, fed,
quam nunc optimam indicavimus, hac uti puero, juveni,
feni conducet. Idem de aëre judicandum, quem opti-
mum in pulmones trahere omnibus juxta falubre eft.
Optimum aërem cenfeo, qui prorfus fit purus. Ejufmodi
vero fuerit, qui nec ftagni nec paludis halitu fit ob-
fcuratus, nec ex profundo fpecu peftilentem fpiraverit

58 ΓΑΛΗΝΟΥ ΥΓΙΕΙΝΩΝ

Ed. Chart. VI. [58.]   Ed. Baf. IV. (228.)

ἀποπνέοντος, ὁποία περί τε Σάρδεις ἐστὶ καὶ Ἱερὰν πό-
λιν, ἑτέρωθί τε πολλαχόθι τῆς γῆς. οὕτως δὲ καὶ ὅστις
ἔκ τινος ὀχετοῦ τῶν καθαιρόντων ἢ μεγάλην τινὰ πόλιν
ἢ πολυάνθρωπον στρατόπεδον ἐπιθολοῦται, μοχθηρὸς ἱκα-
νῶς ἐστι· μοχθηρὸς δὲ καὶ ὃς ἂν ἔκ τινος σηπεδόνος ἢ
ζώων, ἢ λαχάνων, ἢ ὀσπρίων, ἢ κόπρου μιαίνηται· καὶ
μὴν καὶ ὅστις ὁμιχλώδης ἐστὶ διὰ ποταμὸν ἢ λίμνην γει-
τνιῶσαν, οὐκ ἀγαθός, ὥσπερ γε καὶ ὅστις ἂν ἐν κοίλῳ
χωρίῳ πανταχόθεν ὑψηλοῖς ὄρεσι περιεχόμενος μηδεμίαν
πνοὴν δέχηται, πνιγώδης γὰρ ὅδε καὶ σηπεδονώδης ἐστὶν
ἀνάλογον τοῖς ἀποκεκλεισμένοις ἐν οἴκοις τισὶν, ἐν οἷς εὐρὼς
ὑπὸ σηπεδόνος τε καὶ ἀπνοίας ἀθροίζεται. οἱ μὲν δὴ τοι-
οῦτοι ἁπάσαις ταῖς ἡλικίαις λυμαίνονται, ὥσπερ γε καὶ
ὁ καθαρὸς ἀκριβῶς ἁπάσαις ταῖς ἡλικίαις ἀγαθός. ἡ δὲ
κατὰ θερμότητα καὶ ψυχρότητα, καὶ προσέτι ξηρότητα καὶ
ὑγρότητα διαφορὰ τῶν ἀέρων οὐχ ὁμοίως ἔχει πρὸς ἅπαντας,
ἀλλὰ τοῖς μὲν εὐκράτοις σώμασιν ὁ εὔκρατος ἄριστος,
ὅσα δ' ἂν ὑπό τινος ἐξεχούσης ποιότητος δυναστεύηται,

auram, qualis circa Sardes et Hierapolin, alibique ter-
rarum faepenumero vifitur: nec qui ex cloacis, quae
magnam aliquam urbem aut numerofum exercitum pur-
gent, vitium contraxit: nec qui ex animalium, olerum
aut leguminum putredine, aut fimo coinquinatur: nec
qui ob ftagnum vel flumen vicinum nebulofus eft: nec
qui editis undique montibus in cavo loco claufus nullum
recipit perflatum; fuffocans enim putrisque eft, fimilis
ei, qui in domibus quibufdam eft inclufus, in quibus
ob putredinem et perflatus defectum plurimus acervatur
fitus. Hujufcemodi ergo aër omni plane aetati eft noxius,
ficut e diverfo, qui purus omnino eft, nulli non aetati
eft utilis. At vero quae ex calore, frigore, ficcitate,
humiditate diverfitas aëris contingit, non proinde fe ad
omnes homines habet. Sed corporibus, quae optimo tem-
peramento funt, etiam optime temperatus aër eft faluber-
rimus; in quibus vero aliqua exuperans qualitas domi-

ΛΟΓΟΣ Α. 59

Ed. Chart. VI. [58.]   Ed. Baf. IV. (228. 229.)

τούτοις ἄριστος ὁ ἐναντιώτατος τῇ κρατούσῃ, ψυχρὸς μὲν
τῇ θερμῇ, θερμὸς δὲ τῇ ψυχρᾷ, καὶ δὴ καὶ τῇ μὲν ὑγρο-
τέρᾳ ξηρός, τῇ δὲ αὐχμηροτέρᾳ τοῦ προσήκοντος εἰς
τοσοῦτον ὑγρότερος, εἰς ὅσον κἀκείνη τοῦ συμμέτρου ξηρο-
τέρα. ταυτὶ μὲν ἐν τῷδε τῷ λόγῳ γινώσκειν (229) ἱκανά·
ὥσπερ δ' ἄν τις ἐπανορθοίη τὰς ἐκ τῶν μογθηρῶν ὑδάτων
τε καὶ ἀέρων βλάβας, ἐν ἑτέρῳ βιβλίῳ ῥηθήσεται. νυνὶ
γὰρ οἶον σκοπόν τινα καὶ κανόνα τὴν ἀρίστην κατασκευὴν
τοῦ σώματος ἐπὶ τοῖς ἀρίστοις διαιτήμασι διελθεῖν ἔγνωκα·
τὰς δὲ τῶν ἡμαρτημένων κατά τι σωμάτων ἅμα καὶ διαιτη-
μάτων ὑπαλλάξεις ἐν τοῖς μετὰ ταῦτα γράμμασιν ἁπάσας
διαιρήσομεν.

Κεφ. ιβ'. Πάλιν οὖν ὁ λόγος ἐπὶ τὸν ἄριστα κα-
τεσκευασμένον παῖδα ἐπανελθὼν τὴν ἀπὸ τῆς πρώτης
ἑβδομάδος ἡλικίαν αὐτοῦ μέχρι τῆς δευτέρας ἐκδιηγείσθω,
κατά τε τὴν κρᾶσιν ὁποία τίς ἐστι καὶ ὧν τινων χρῄζει
διαιτημάτων. ἡ μὲν δὴ κρᾶσις, ὡς κἂν τοῖς περὶ κρά-
σεων ὑπομνήμασι δέδεικται, θερμὴ μέν ἐστιν ὁμοίως,

natur, iis utiliſſimus aër eſt, qui ei qualitati maxime eſt
adverſus, frigidus calidae, calidus frigidae, humidiori
ſiccus, ſicciori, quam par eſt, tanto humidior, quanto ſic-
citas ipſa modum exceſſit. Atque haec quidem hoc loco
intellexiſſe ſat eſt. Quemadmodum vero noxas, quae ex
vitioſis aëre aquisque proveniunt, corrigas, alio volumine
dicetur. Nunc enim optimum corporis ſtatum ſimul
cum optima victus ratione ceu ſcopum ac regulam
quandam tractare conſtitui. Quae enim vitioſa in aliquo
corpore ſunt, h rum varietates omnes una cum idonea
ipſis victus ratione in ſequentibus libris perſequemur.
   Cap. XII. Quare rurſus ad optimi ſtatus puerum
reverſi, ejus aetatem a primo ſeptenario usque ad ſecun-
dum explicemus, et cujus temperamenti ſit, et quodnam
poſtulet victus genus. Ergo temperamentum ejus, ut in
libris, quos de temperamentis ſcripſimus, evidenter oſten-
dimus, calidum eſt eodem gradu, quo prius, humidum

[59] ὑγρὰ δὲ οὐχ ὁμοίως. ἀεὶ γὰρ ἀπὸ τῆς πρώτης γενέσεως ἅπαν ζῶον ὁσημέραι γίνεται ξηρότερον, οὐ μὴν θερμότερόν γε ἢ ψυχρότερον ὡσαύτως ἐπὶ πάσαις ἡλικίαις. ἀλλ᾽ ὅσα μὲν ἄριστα κατεσκεύασται σώματα, παραπλησία πως ἡ θερμότης ἐπὶ τούτων ἄχρι τῆς ἀκμῆς παραμένει· ὅσα δὲ ὑγρότερα καὶ ψυχρότερα τῶν ἀρίστων ἐστὶν, αὐξάνεται τούτων ἡ θερμότης. ἀλλ᾽ ὅ γε νῦν λόγος οὐχ ὑπὲρ ἐκείνων ἐστίν. ὁ δὲ ἄριστα κατεσκευασμένος ἐκεῖνος ἄχρι τῆς τεσσαρεσκαιδεκαέτιδος ἡλικίας ἐν τῇ προειρημένῃ διαίτῃ φυλαττέσθω᾽, γυμναζόμενός τε μήτε πάνυ πολλὰ μήτε βίαια, μή πως αὐτοῦ τὴν αὔξησιν ἐπίσχωμεν, καὶ λουόμενος ἐν θερμοῖς μᾶλλον ἢ ψυχροῖς λουτροῖς, οὔπω γὰρ οὐδὲ τούτων ἀλύπως ἀνέχεσθαι δυνήσεται. πλαττέσθω δὲ καὶ τὴν ψυχὴν ἐν τῷδε τῆς ἡλικίας καὶ μάλιστα δι᾽ ἐθισμῶν καὶ σεμνῶν μαθημάτων, ὅσα μάλιστα ψυχὴν ἐργάζεσθαι κοσμίαν ἱκανά· πρὸς γὰρ τὰ μέλλοντα κατὰ τὴν ἑξῆς ἡλικίαν αὐτοῦ περὶ τὸ σῶμα πραχθήσεσθαι μέγιστον ἐφόδιόν ἐστιν ἡ εὐκοσμία τε καὶ εὐπείθεια. μετὰ δὲ τὴν

vero non eodem. Quandoquidem omne animans ab ipfo ftatim ortu ficcius in dies efficitur, minime tamen per omnes aetates aut calidius aut frigidius evadit. Sed quorum optime fe habent corpora, iis calor fimilis quodammodo usque ad fummum incrementum manet; quorum vero humida frigidaque fupra optimae conditionis corpus funt, horum calor augetur. Sed non eft nunc de his fermo. Cui vero optime conftitutum corpus obtigit, is ad quartum decimum usque annum jam traditam victus rationem obfervet, non autem immodice aut violenter fe exerceat, ne corporis inhibeat incrementum. Lavetur autem calida potius, quam gelida, ut qui nondum hanc citra noxam poterit fuftinere. Hac aetate animum quoque formet, idque potiffimum probis confuetudinibus et gravibus difciplinis, quae animo modeftiam pariant. Quippe ad ea, quae fequente aetate circa corpus ejus moliri oportebit, maximo compendio fit animi modeftia et ad parendum facilitas. A fecundo vero feptennio

δευτέραν ἑβδομάδα μέχρι τῆς τρίτης εἰ μὲν εἰς τὴν ἄκραν
εὐεξίαν ἄγειν αὐτὸν ἐθέλοις, ἤτοι στρατιώτην τινὰ γενναῖον
ἢ παλαιστικὸν, ἢ ὁπωσοῦν ἰσχυρὸν ἀπεργάσασθαι βουλό-
μενος, ἧττον τῶν τῆς ψυχῆς ἀγαθῶν, ὅσα γε εἰς ἐπιστή-
μην τινὰ καὶ σοφίαν ἄγει, προνοήσῃ. τὰ μὲν γὰρ εἰς
ἦθος ἐν τῷδε μάλιστα τῆς ἡλικίας ἀκριβωθῆναι προσήκει.
εἰ δὲ τὰ μὲν κατὰ τὸ σῶμα μέχρι τοῦ κρατυνθῆναι τὰ
μόρια καὶ περιποιῆσαί τινα ἕξιν ὑγιεινὴν καὶ αὐξῆσαι
προαιροῖο, τὸ δὲ λογικὸν τῆς ψυχῆς τοῦ μειρακίου κοσμῆ-
σαι σπουδάζοις, οὐ τῆς αὐτῆς ἐπ᾽ ἀμφοῖν διαίτης δεήσῃ.
καίτοι καὶ τρίτον ἂν καὶ τέταρτον εἶδος βίου εὑρεθείη ποτὲ,
τῶν μὲν ἐπί τινα βάναυσον ἀφιγμένων τέχνην, καὶ ταύτην
ἤτοι γυμνάζουσαν, ἢ ἀγύμναστον φυλάττουσαν τὸ σῶμα,
τῶν δὲ ἐπὶ γεωργίας, ἢ ἐμπορίας, ἤ τι τοιοῦτον ἕτερον.
ὥστε καὶ χαλεπὸν εἶναι δοκεῖ ἀριθμῷ τινι περιλαβεῖν πά-
ϭας τῶν βίων τὰς ἰδέας. τῆς μὲν γὰρ ὑγιεινῆς τέχνης ἐπάγ-
γελμά ἐστιν ἅπασιν ἀνθρώποις ὑποθήκας διδόναι πρὸς

usque ad expletum tertium, ſi quidem ad robuſtiſſimum
corporis habitum provehere hominem cupis, aut militem
eum ſtrenuum, aut luctatorem, aut alias viribus inſignem
deſtinans, utique de iis animi dotibus, quae ad ſcientiam
ſapientiamque pertinent, minus laborabis. Quae enim
ad mores ſpectant, hac maxime aetate perfici abſolvique
convenit. Sin corporis membra roborare hactenus cupis,
dum ſanum quendam habitum et incrementum iis compa-
res, animi vero rationalem partem adoleſcentis ornare
cupis, non eſt utrobique eadem victus ratio ex uſu.
Quanquam etiam tertiam quartamque vitae formulam licet
invenire, aliis ſordidarum cuilibet artium deditis, idque
vel ei, quae corpus exerceat, vel alienum ab exercitio id
teneat, aliis ad agriculturam, vel mercaturam, vel tale
quippiam ſe conferentibus; quae genera tot numero ſunt,
ut difficile certe videatur omnes vitae ſpecies certo nu-
mero complecti. Ac ars quidem, quae ſanitatem tuen-
dam profitetur, omnibus profecto hominibus ſanitatis

ὑγίειαν, ἤτοι καθ᾽ ἕκαστον ἰδίας, ἢ κοινῇ σύμπασιν ἁρμοτ-
τούσας, ἢ τὰς μέν τινας ἰδίας αὐτῶν, τὰς δὲ κοινάς.
οὐ μὴν ἐγχωρεῖ περὶ πάντων ἅμα διελθεῖν, ἀλλὰ πρῶτον
μὲν, ὡς ἄν τις ἐπὶ μήκιστον ἐκτείνων τὴν ζωὴν ὑγιαίνῃ
τὰ πάντα· χρὴ δ᾽, οἶμαι, τὸν τοιοῦτον βίον ἁπάσης
ἀναγκαίας πράξεως ἀποκεχωρηκέναι, μόνῳ σχολάζοντα τῷ
σώματι· δεύτερον δὲ μεθ᾽ ὑποθέσεως ἢ τέχνης, ἢ πράξεως,
ἢ ἐπιτηδεύματος, ἢ ὑπηρεσίας τινός, ἤτοι πολιτικῆς, ἢ
ἰδιωτικῆς, ἢ ὅλως ἀναγκαίας ἀσχολίας. οὐ δὴ γὰρ ἄλλως ἂν
εἴη σαφὴς ὁ λόγος, οὔτ᾽ εὐμνημόνευτος, οὔτε μεθόδῳ πε-
ραινόμενος ἡμῖν γίνοιτο χωρὶς τῆς εἰρημένης ἄρτι τάξεως.
ἐπὶ δὲ τὴν πρώτην ἀνέλθωμεν ὑπόθεσιν, ἐπιδείξωμέν τε,
ὅπως ἄν τις ἀρίστης τυχὼν κατασκευῆς σώματος, ἀποχωρή-
σας ἁπάντων τῶν κατὰ τὸν βίον εἰς τὸ κοινὸν συντελούν-
των, ἑαυτῷ μόνῳ ζήσειε, μήτε νοσήσας μηδέποτε, καθό-
σον οἷόν τε, μήτε ἀποθανὼν ἔμπροσθεν τοῦ μηκίστου χρό-

tuendae documenta pollicetur, aut fingulorum propria,
aut omnium communia, aut haec quidem propria, illa
vero communia. Veruntamen fieri nequit, ut de omni-
bus fimul differatur, fed primo loco, quemadmodum quis,
ad longiffimum prolata vita, etiam bona valetudine per-
petuo utatur. (Sane hanc vitam ab omni ex neceffario
negotio liberam effe oportet, ac foli corpori vacare.)
Secundo loco, ut de iis, quae cum arte aliqua, aut
opere, aut vitae inflituto, aut minifterio privato publi-
cove, in fumma, quae cum premente aliquo negotio
conjunctae funt. Sic utique fieri poteft, ut de omnibus
differatur. Neque enim aliter aut dilucidus, aut memo-
ratu facilis, aut certa methodo traditus fermo nofter vi-
deatur, nifi hunc ordinem fequatur. Sed ad id, quod
primo loco propofitum eft, revertendum, docendumque,
quemadmodum, qui optimum corporis habitum eft nactus,
ab omnibus, quae ad publicum in vita fpectant, fecedens,
ac fibi foli vivens, nec morbo uno, quoad fieri poteft, un-
quam tentetur, nec ante longiffimum vitae tempus morte oc-

ΛΟΓΟΣ Δ. 63

Ed. Chart. VI. [59. 60.]   Ed. Baf. IV. (229.)

νου τῆς ζωῆς. ἄφθαρτον μὲν γὰρ ποιῆσαι τὸ γεννητὸν
οὐχ οἶόν τε, κἂν ὅτι μάλιστα τῶν καθ᾿ ἡμᾶς νῦν τις ἀνὴρ
φιλόσοφος ἐπειρᾶτο δεικνύναι τοῦτο διὰ τοῦ θαυμασίου
τούτου συγγράμματος, ἐν ᾧ διδάσκει τὴν ὁδὸν τῆς ἀθα-
νασίας. ἐπὶ πλεῖστον δὲ χρόνον προσήκει ἐγχωρεῖν ποιῆσαι
τὸ σῶμα, καὶ μάλιστα τοῦ κάλλιστα πεφυκότος. [60] ἔνια
γὰρ οὕτως εὐθὺς ἐξ ἀρχῆς κατεσκεύασται κακῶς, ὡς μηδ᾿
εἰς ἑξηκοστὸν ἔτος ἀφικέσθαι δύνασθαι, κἂν αὐτὸν αὐτοῖς
ἐπιστήσῃς τὸν Ἀσκληπιόν. ἀλλ᾿ οὐ νῦν περὶ ἐκείνων ὁ
λόγος. ἐπὶ δὲ τὸν κατεσκευασμένον ἄριστα πάλιν ἐπανελ-
θόντες ἀναμνήσωμεν ὧν ἐν ἀρχαῖς ἀπεδείξαμεν, ὡς ἐσθίειν
μὲν καὶ πίνειν ἀναγκαῖον ἡμῖν, ἐπειδὴ διαπαντὸς ἀποῤῥεῖ
τι τοῦ σώματος ἡμῶν, ἐπεὶ δὲ ἐσθίομέν τε καὶ πίνομεν,
ἀναγκαῖον αὖθίς ἐστιν τῆς τῶν περιττωμάτων προνοεῖσθαι
κενώσεως. ἐπεὶ δὲ τούτων ἐστὶν εἴδη πολλά, τὰ μὲν τῆς
ἐν τῇ γαστρὶ πεπτομένης τροφῆς, τὰ δὲ τῆς ἐν ἥπατι καὶ
ἀρτηρίαις καὶ φλεψὶ, τὰ δὲ τῆς καθ᾿ ἕκαστον μόριόν ἐστι

cupetur. Immortale namque fieri, quod genitum eft,
plane non poteft, tametfi noftri temporis philofophus
quidam in egregio fcilicet opere illo, in quo immorta-
litatis vitam docet, id oftendere fit aggreffus. Ut vero
corpus in plurimum perduret tempus, id vero fieri poffe
profecto convenit, praefertim ejus, qui optima fit natura.
Sunt enim qui ab ipfo ortu adeo improfpero corporis
fint ftatu, ut, ne fi Aefculapium quidem ipfum iis prae-
feceris, vel fexagefimum annum videant. Sed non eft
nunc de his locus.   Quare ad illum hominem potius,
qui optimo eft habitu, reverfi repetamus ea, quae inter
initia demonftravimus, nempe quod comeffe bibereque
nobis neceffe eft, propterea quod e corpore noftro ali-
quid femper defluit; quum vero edendum nobis biben-
dumque fit, neceffe rurfus eft excrementorum excernen-
dorum curam rationemque haberi.   Horum vero quum
variae fint fpecies, aliae eorum, quae in ventriculo per-
ficiuntur, aliae eorum, quae in jecinore, arteriis et
venis, aliae ejus quod per fingula membra diftribuitur

περιττώματα, χρὴ δήπου καὶ τὴν κένωσιν αὐτῶν ἰδίαν
εἶναι καθ᾽ ἕκαστον, ὥσπερ γε καὶ ἡ φύσις αὐτὴ φαίνε-
ται τοῦτ᾽ ἐξ ἀρχῆς ἐργασαμένη. παρεσκεύασε γὰρ τοῖς ζῴοις
ὄργανα πολλὰ, τὰ μὲν ἐκκαθαίροντά τε καὶ διακρίνοντα
ταυτὶ τὰ περιττώματα, τὰ δὲ παράγοντα, τὰ δὲ ἀθροί-
ζοντα, τὰ δὲ ἐκκρίνοντα. καὶ λέλεκται μὲν ὑπὲρ ἁπάντων
ἐπὶ πλέον ἔν τε τοῖς τῶν φυσικῶν δυνάμεων ὑπομνήμασι
κἂν τοῖς περὶ χρείας μορίων· ἐν δὲ τῷ παρόντι ἔσται καὶ
ταῦθ᾽ ἡμῖν ὑπόθεσις τῶν λόγων. τὸ μὲν γὰρ πρῶτον πε-
ρίττωμα διακρίνεταί τε καὶ προπέμπεται κατὰ βραχὺ διὰ
πάντων τῶν ἐντέρων ἄχρι τῆς κατὰ τὸ καλούμενον ἀπευ-
θυσμένον ἀξιολόγου κοιλότητος, ἧς κατὰ τὸ πέρας ἐπί-
κεινται μύες, εἴργοντές τε καὶ κατέχοντες ἔνδον αὐτὸ, καὶ
κωλύοντες ἀκαίρως ἐκρεῖν· ἐπειδὰν δ᾽ ἱκανῶς ἀθροισθὲν
ἀνιαρὸν ᾖ τῷ ζῴῳ, τηνικαῦτα παρίασιν ἔξω φέρεσθαι, συν-
τελούντων πρὸς τὸ τάχος τῆς ἀφόδου τῶν κατ᾽ ἐπιγάστριον
μυῶν ἅμα τῷ διαφράγματι. τὸ δ᾽ ἐν ἥπατι περίττωμα, τὸ

alimenti, fane cujusque fuam effe vacuationem oportet,
ficuti id ipfum ab initio inftituiffe natura videtur, quae
inftrumenta animalibus contulit, alia, quae excrementa
ipfa expurgent ac feparent, alia, quae deducant, alia,
quae in unum colligant, alia, quae excernant, de quibus
omnibus tractatum nobis fufius eft in iis commentariis,
quos de naturalibus facultatibus, et quos de partium ani-
malis ufu infcripfimus. Nunc hypothefeos loco haec
praefumenda funt ad ea, quae paramus. Primum nam-
que excrementum et a fincero feparatur, et paulatim im-
pellitur per omnia inteftina usque ad fatis capax fpatium,
quod in eo inteftino vifitur, quod rectum appellant; ad
cujus exitum mufculi quidam funt inferti, qui ipfum
coërceant, intusque detineant, ac intempeftive effluere
vetent. Quum vero abunde congeftum jam grave animali
fuerit, tum foras agi finunt, ad celeritatem emiffionis
etiam abdominis mufculis una cum diaphragmate adju-
vantibus. Iecinoris excrementorum aliud eft, quale quod

μὲν οἷόν περ τὸ καλούμενον ἄνθος ἐν τοῖς οἴνοις ἐστὶ,
τὸ δ' οἷόν περ ἡ τρύξ. ἕλκεται δὲ τὸ μὲν ἕτερον ὑπὸ τῆς
ὑποκειμένης τῷ σπλάγχνῳ κύστεως, τὸ δ' ἕτερον ὑπὸ τοῦ
σπληνός· ἀθροισθέντα δὲ ἐν τούτοις ἐκκρίνεται, τὸ μὲν
εἰς τὴν ἀρχὴν τῶν λεπτῶν ἐντέρων, τὸ δ' εἰς αὐτὴν τὴν
γαστέρα, καὶ ἀπὸ τούτων ἤδη διὰ πάντων τῶν ἐντέρων
ἅμα τῷ ξηροτέρῳ περιττώματι τῆς τροφῆς διεξέρχεται. τὸ
δὲ ἐν φλεψὶ καὶ ἀρτηρίαις περίττωμα τοιοῦτόν ἐστιν, οἷον
ὀῤῥὸς ἐν τῷ πηγνυμένῳ γάλακτι. καθήραντες δὲ καὶ τοῦτο
οἱ νεφροὶ τῇ κύστει παραπέμπουσιν· ἡ δ' ἀθροίζει τρό-
πον ὁμοιότατον τῷ πρόσθεν εἰρημένῳ περὶ τοῦ ξηροῦ πε-
ριττώματος· ἐπίκειται γάρ τις καὶ τῇδε κατὰ τὸν ἔκρουν
ἐπικάρσιος μῦς, κλείων οὕτως ἀκριβῶς τὸ στόμιον, ὡς μη-
δὲν ἔξω παραῤῥεῖν. ἐπειδὰν δὴ καὶ τοῦθ' ἱκανῶς ἤδη γινό-
μενον ἀνιᾷ τὸ ζῶον, ἀφίσταται μὲν ὁ μῦς τῆς φρουρᾶς,
ἀνιείς τε καὶ χαλῶν ἑαυτὸν, ἐκκρίνει δὲ τὸ περιττὸν ἅπαν ἡ
κύστις, ἐπιβοηθούντων αὖ καὶ τῇδε πρὸς τὸ τάχος τῆς τῶν
ξηρῶν περιττωμάτων ἐξόδου μυῶν τῶν κατὰ τὸ ἐπιγάστριον.

florem in vino appellant, aliud, quale quod faex dicitur.
Attrahitur alterum a veficula, quae jecinori fubjicitur,
alterum a liene. In his collecta excernuntur, alterum
in priorem tenuis inteftini partem, alterum in ventricu-
lum: ab hisque jam per omnia inteftina, uuaque cum
ficciori alimenti excremento permeant. Quod autem in
venis et arteriis excrementum acervatur, ejusmodi plane
eft, quale in lacte concreto ferum. Hoc renes a fanguine
fecernentes ad veficam tranfmittunt. Ea porro id col-
ligit, fervatque ad eundem ferme modum, quem de ficco
excremento fupra retulimus. Quippe adnafcitur hic quo-
que ad exitum ipfum mufculus quidam tranfverfus, qui
ofculum veficae ita ad unguem comprimit, ut inde nihil
effluat. Poftquam vero hujus quoque collecta jam copia
animal urget, illico fe remittens laxansque ftatione cedit.
Vefica vero omne excrementum excernit, rurfus hic quo-
que, ut ad celeritatem exitus ficcorum excrementorum,
auxiliantibus mufculis iis, qui in abdomine funt fiti.

τὸ δ᾽ ὑπόλοιπον γένος τῶν περιττωμάτων γίνεται μὲν ἐν
ἑκάστῳ μορίῳ τοῦ τρέφοντος αὐτὰ χυμοῦ, τὸ μὲν οἶον
ἡμίπεπτόν τι λείψανον, ἀδυνατῆσαν ἐξομοιωθῆναι τῷ τρε-
φομένῳ, τὸ δ᾽, ὅπερ ἦν ἔμπροσθεν ἀναδόσεως ὄχημα, πλη-
ρῶσαν τὴν χρείαν, ὑγρὸν καὶ λεπτὸν ὄν, οἷόν περ τὸ
(230) προειρημένον ὀρρῶδες, ἐκ τῶν ἀγγείων εἰς τὴν κύστιν
περιρρεῖ. τούτῳ τῷ περιττώματι πόρος μὲν οὐδείς ἐστιν
ἀποτεταγμένος ὑπὸ τῆς φύσεως, ἐκκρίνεται δὲ διά τε τῶν
μαλακῶν σωμάτων φερόμενον, εἰκόντων αὐτοῦ τῇ ῥύμῃ,
[61] καὶ μάλισθ᾽ ὅταν ὑπὸ πνεύματος ἀθροωτέρου ὁρμήσαν-
τος ὠθῆται, καὶ μέντοι καὶ διὰ τῶν σμικρῶν ἁπάντων
πόρων, ὧν ἐστι πλῆρες ὅλον τε τὸ σῶμα καὶ σύμπαν τὸ
δέρμα. λέλεκται δ᾽ ὑπὲρ τῆς γενέσεως αὐτῶν ἐν τοῖς περὶ
κράσεων. τὸ μὲν δὴ λεπτότατον περίττωμα ῥᾳδίως ἐκκρί-
νεται, πρός τε τῆς ἐμφύτου θερμότητος εἰς ἰδέαν ἀτμοῦ
λυόμενον, ὑπό τε βιαίας κινήσεως ἀθρόως ἐκρηγνύμενον.
ὀνομάζεται δὲ τὸ μὲν οὕτως ἐκκριθὲν ἱδρώς· τὸ δὲ ἕτερον,

Reliquum excrementorum genus in lingulis animalis na-
fcitur partibus ex ipfo unde aluntur fucco: aliud quidem
ceu femicoctae quaepiam reliquiae, quae affimilari nu-
triendae parti nequierunt: aliud, quod prius tranfmittendi
alimenti fuit vehiculum, nunc functum officio, humidum
tenueque fupereft: quale nimirum ferofum illud jam
dictum, quod ex vafis in veficam defluit. Huic excre-
mento nullus certus a natura praefcriptus meatus eft:
expellitur tamen partim actum per ipfa molliora corpora,
quae fluentis ejus violentiae cedunt, potiffimum quum
a fpiritu majore impetu irruente impellitur, partim
etiam per exiguos omnes corporeae molis meatus, quo-
rum non modo reliquum corpus univerfum, fed etiam
tota cutis plena eft. Dictum autem nobis de generatione
horum eft in libris, quos de temperamentis edidimus. Ergo
tenuiffimum hujus generis excrementum facile fane ejici-
tur, partim in fpeciem halitus ab infito calore folutum,
partim violento motu confertim erumpens. Appellant
vero, quod ita excernitur, fudorem. Alterum vero,

οὐδὲν ἔχον ὄνομα, ὅτι οὐδὲ γινώσκεται τοῖς πολλοῖς, ἅτε
τὴν ὄψιν ἐκφεῦγον ὑπὸ λεπτότητος, ἄδηλος αἰσθήσει δια-
πνοὴ κέκληται πρὸς αὐτῶν τῶν φωρασάντων αὐτὸ τῷ λο-
γισμῷ. κατὰ τήνδε τὴν ἄδηλον αἰσθήσει διαπνοὴν ἐκκρίνε-
ταί τι καὶ τοῦ παχυτέρου περιττώματος. ἰσχυροτέρας δὲ δεῖ
τῷδε καὶ τῆς ἀγούσης θερμότητος, καὶ τῆς ὠθούσης ῥύμης,
ἢ κίνδυνος αὐτῷ στῆναι κατά γε τὸ δέρμα, πρὶν ἐξαφικέ-
σθαι πρὸς τὸ πέρας. ἐκ τούτου τοῦ περιττώματος ἥ τε
τῶν τριχῶν ἐδείκνυτο γένεσις, οὐχ ἥκιστα δὲ καὶ ὁ περὶ τοῖς
δέρμασιν ἀθροιζόμενος ἅπασι ῥύπος. εἴρηταί μοι σχεδὸν τὰ
ἀναγκαῖα ἅπαντα τοῦ λόγου κεφάλαια τῆς τῶν περιττωμά-
των γενέσεώς τε ἅμα καὶ κενώσεως, ἀποδεδειγμένα μὲν ἐν
ἑτέραις πραγματείαις, ὧν ὀλίγον ἔμπροσθεν ἐμνημόνευσα,
μελλήσοντα δ᾽ ὑπόθεσις ἀναγκαία γενήσεσθαι τοῖς νῦν ἐνε-
στηκόσι λόγοις. ἐπειδὴ γὰρ ἐκκενοῦσθαι χρὴ ταῦτα, μοχθη-
ρὰ ταῖς ποιότησιν ὑπάρχοντα, κἂν Ἀσκληπιάδης μὴ βούλη-
ται, χρὴ πρῶτον μὲν ἐπίστασθαι τὰς αἰτίας αὐτῶν τῆς ἐπι-
σχέσεως, ἐφεξῆς δὲ πειρᾶσθαι μήτε περιπίπτειν αὐταῖς, εἰ

cui nullum nomen est, quod videlicet nec vulgo est co-
gnitum, ut quod conspectum prae tenuitate effugiat, qui
id ratione contemplati sunt, iis perspiratio sensum latens
vocatur. In hac insensibili perspiratione etiam crassioris
excrementi nonnihil excernitur. Huic autem et vehe-
mentiore deducente calore, et impetu impellente majore
opus est, quum alioqui periculum sit, ne ante itineris
finem consistat, saltem ad cutim. Ab hoc excremento
tum pilis originem esse ostensum nobis est, tum vero
iis, quae circa omnium cutim semper acervantur, sordi-
bus. Ac dicta ferme nobis universa sunt tum generatio-
nis, tum etiam expulsionis excrementorum necessaria
capita; quae in aliis nostris operibus, quorum proxime
meminerimus, fuere demonstrata, hypotheses opportunae
sunt iis, quae nunc molimur. Nam quoniam excerni
haec oportet, utpote quae vitiosa qualitate sint, tametsi
Asclepiades reclamet, convenit (arbitror) primum novisse,
quibus maxime causis morentur, dein rationem inire, qua

δὲ καὶ περιπέσοιμέν ποτε, διὰ ταχέων ἐπανορθοῦσθαι τὸ
σφάλμα πειρᾶσθαι. τὸ μὲν δὴ μὴ περιπίπτειν ἐκ τοῦ γι-
νώσκειν, πότερον αὐτάρκως ἀποκρίνεται, ἢ μὴ, περιγίνεται·
τὸ δ᾽ ἐπανορθοῦσθαι μεθόδου τινὸς ἑτέρας προσδεῖται.
Κεφ. ιγ΄. Λεγέσθω δὴ πρῶτον μὲν, ὑφ᾽ ὧν ἴσχεται
τῶν εἰρημένων ἐκκρίσεων ἑκάστη· δεύτερον δὲ, ὅπως ἄν τις
ἐπεσχημένην αὐτὴν προτρέψαι. ἡ μὲν δὴ τῶν περὶ τὴν
γαστέρα περιττωμάτων ἐπίσχεσις ἤτοι διὰ τὰ λαμβανόμενα
σιτία τε καὶ ποτὰ γίγνοιτ᾽ ἄν, ἢ διὰ τὴν γαστέρα μετὰ
τῶν ἐντέρων· διὰ μὲν τὰ σιτία καὶ ποτὰ, παρά τε τὴν
ποιότητα καὶ ποσότητα τῶν ληφθέντων, ἔτι τε πρὸς τούτοις
τάξιν τε καὶ τὸν τρόπον τῆς χρήσεως· παρὰ μὲν τὴν ποιό-
τητα, στρυφνῶν, ἢ αὐστηρῶν, ἢ ξηρῶν ταῖς συστάσεσιν
ὑπαρχόντων· παρὰ δὲ τὴν ποσότητα, τοῦ προσήκοντος πλειό-
νων ἢ ἐλαττόνων· παρὰ δὲ τὴν τάξιν, εἰ τὰ μὲν ξηρὰ καὶ στύ-
φοντα πρότερον, τὰ δὲ ὑγρὰ καὶ λιπαρὰ καὶ γλυκέα δεύτερα
προσενέγκαιτο· παρὰ δὲ τὸν τρόπον τῆς χρήσεως, εἰ, δέον δὶς

nec in ipſas incidatur, ac, ſi quando inciditur, quampri-
mum error corrigatur. Atque ne incidatur quidem, hinc
licet aſſequamur utique, ſi, excreta abunde ſint, necne,
compertum habuerimus; ut vero erratum jam corrigatur,
alia quadam methodo eſt opus. Cap. XIII. Dicamus itaque primum, a quibus maxi-
me remorentur dictorum excrementorum ſingula; mox,
quo pacto, quod retentum eſt, extrudatur. Ergo iis quae
in ventriculo continentur excrementis mora contingit,
aut ipſius cibi potusque vitio, aut ipſius ventriculi una
cum inteſtinis. Et cibi quidem potusque vitio, aut pro-
pter qualitatem eorum, aut quantitatem, ad haec ordinem
utendique modum. Et propter qualitatem quidem, ſi
acerba, auſtera, aut ſiccae naturae fuerint. Propter quan-
titatem, ſi juſto plura aut pauciora ſunt aſſumpta. Or-
dinis errore, ſi, quae ſicca adſtringentiave ſunt, primo,
quae humida, pinguia et dulcia, ſecundo loco ſunt
ſumpta. Modi uſus ratione, ſi, quum bis fuit edendum,

σιτεῖσθαι, πᾶσαν εἰς ἅπαξ προσενέγκαιτο τὴν τροφήν. ἡ δὲ
περὶ τὴν γαστέρα τε καὶ τὰ ἔντερα τῆς ἐπισχέσεως τῶν πε-
ριττωμάτων αἰτία διά τε τὴν φύσιν αὐτῶν καὶ διὰ τὴν ἐπί-
κτητον γίνεται διάθεσιν. αἱ μὲν δὴ περὶ τὴν φύσιν αὐτῶν
αἰτίαι μοχθηρῶν εἰσι τοῦ σώματος κατασκευῶν, ὡς ἐν τῷ
περὶ ἐκείνων εἰρήσεται λόγῳ· περὶ δὲ τῶν ἐπικτήτων ἐν
τῷδε ῥητέον. ὀκτὼ διαφοραὶ τῶν τῆς γαστρὸς προσφάτων
εἰσὶ διαθέσεων, ἅπασαι δυσκρασίαι κατὰ γένος ὑπάρχουσαι,
τέσσαρες μὲν ἁπλαῖ, θερμότης, ψυχρότης, ξηρότης καὶ
ὑγρότης, [62] τέσσαρες δὲ ἄλλαι σύνθετοι, θερμότης τε
ἅμα καὶ ξηρότης, καὶ θερμότης ἅμα ὑγρότητι, καὶ ψυχρό-
της ἅμα καὶ ξηρότης, καὶ ψυχρότης ἅμα ὑγρότητι. χρὴ δὲ
εἰς τοσοῦτον ἥκειν μεγέθους ἑκάστην τῶν δυσκρασιῶν, ὡς
ἀσθενῆ φανερῶς ἐργάσασθαι τὴν προωστικὴν δύναμιν, ἤτοι
τῆς γαστρὸς μόνης, ἢ τῶν λεπτῶν ἐντέρων, ἢ τῶν παχέων,
ἢ καὶ συμπάντων ἅμα τῶν εἰρημένων, ἤ τινων ἐν αὐτοῖς.
συνίστανται δ᾿ αἱ τοιαῦται δυσκρασίαι ποτὲ μὲν ἀπὸ
τῶν εἴσω τοῦ σώματος λαμβανομένων, ἔστι δ᾿ ὅτε καὶ
ἀπὸ τῶν ἔξωθεν προσπιπτόντων· ἀπὸ μὲν τῶν εἴσω τοῦ

totum femel fumpferit alimentum. Quae vero ventriculi
inteftinorumve vitium fequitur excrementi mora, vel ob
naturalem eorum affectum accidit, vel certe acquifititium.
Ac quae quidem naturae eorum vitio caufae proveniunt,
ex pravis corporis habitibus funt, ficuti, ubi de his agemus,
dicetur. De acquifititiis hoc loco agemus. Laedentium
ventris affectuum octo funt differentiae, fingulae ipfo
genere intemperies; et quatuor quidem fimplices, calor,
frigiditas, ficcitas, humiditas; quatuor compofitae, calor
una cum ficcitate, idem cum humiditate, frigus adjun-
ctum ficcitati, idem cum humiditate. Sane eo creviffe
magnitudinis harum quamlibet oportet, ut jam imbecillam
reddiderit expultricem vim, aut ventriculi tantum, aut
gracilium inteftinorum, aut crafforum, aut etiam om-
nium fimul, aut ex his quorundam. Creantur porro ejus-
modi intemperies modo ab iis, quae intro in corpus
fumuntur, modo ab iis, quae foris incidunt. Et ab iis,

σώματος, ὁπόταν ἐν ταῖς τροφαῖς ἢ τοῖς πόμασι φαρμακω-
δεστέρα τις ἢ δύναμις, ἢ θερμαινόντων, ἢ ψυχόντων, ἢ
ξηραινόντων, ἢ ὑγραινόντων, ἢ θερμαινόντων τε ἅμα καὶ
ξηραινόντων, ἢ καὶ κατ᾽ ἄλλην τινὰ συζυγίαν ἐνεργούντων·
ἀπὸ δὲ τῶν ἔξωθεν προσπιπτόντων, ἤτοι τοῦ περιέχοντος
ἡμᾶς ἀέρος ἀμέτρως θερμαίνοντος, ἢ ψύχοντος, ἢ ξηραίνοντος,
ἢ ὑγραίνοντος, ἢ κατὰ συζυγίαν τινὰ τούτων ἐνεργοῦντος, ἢ
ἀπό τινος ὕδατος, ἐν ᾧ τις ἔτυχε λουσάμενος, ἢ ἀλείμματός
τινος, ἢ ἁπλῶς ὅτου δή τινος ἑτέρου προσπεσόντος ἔξωθεν
τῇ γαστρὶ, θερμαίνειν, ἢ ψύχειν, ἢ ξηραίνειν, ἢ ὑγραίνειν
ἀμέτρως δυναμένου. διὰ ταύτας μὲν δὴ τὰς αἰτίας ἐπέχε-
ται γαστήρ. τὸ δὲ πικρόχολον περίττωμα διά τε τὴν ἀρ-
ρωστίαν τῆς ἑλκούσης ἢ ἐκκρινούσης αὐτὸ δυνάμεως, καὶ
διὰ στενοχωρίαν τῶν παραγόντων τε καὶ ἐκκρινόντων ὀργά-
νων. ἀλλ᾽ ἡ μὲν ἀρρωστία τῆς τε κύστεως ὅλης τῆς ἐπὶ τῷ
ἥπατι, καὶ τῶν ἀπ᾽ αὐτῆς εἰς τὸ σπλάγχνον ἀγόντων στο-
μάτων, καὶ τῶν εἰς τὸ ἔντερον ἐξερευγομένων πόρων ἐπὶ

quae in corpus fumuntur, quum in cibo vel potu vis
quaepiam medicinalis eft immixta ex earum genere, quae
vel calefaciunt, vel refrigerant, vel ficcant, vel hume-
ctant, vel una calefaciunt et ficcant, aliave quapiam
connexione harum qualitatum afficiunt. Ab iis, quae
foris incidunt, vel ambientis nos aëris vitio (quum is
immodice calefacit, aut refrigerat, aut ficcat, aut hume-
ctat, aut conjugatione quavis harum qualitatum afficit),
vel aquae, qua laverimus, vel unctionis, qua uncti
fimus, vel denique alterius cujusquam, quod, quum foris
ventriculo adhaeferit, aut calefaciendi immodice hunc,
aut refrigerandi, aut ficcandi, aut humectandi facultatem
habuit. His igitur de caufis fupprimitur excrementum
ventris. At flavae bilis excrementum moratur aut pro-
pter attrahentis expellentifve facultatis infirmitatem, aut
propter vaforum, quibus deducitur atque excernitur,
anguftiam. Porro infirmitas tum veficulae totius, quae
jecinori fubjicitur, tum eorum meatuum, qui ab ea in
jecur fubeunt, tum eorum, quibus in inteftinum bilis evo-

ΛΟΓΟΣ Λ. 71

Ed. Chart. VI. [62.]   Ed. Baf. IV. (250.)

προσφάτῳ δυσκρασίᾳ γίγνοιτ᾽ ἂν, ἐφ᾽ ἧσπερ καὶ ἡ προσω-
στικὴ δύναμις ἐλέγετο βλάπτεσθαι τῶν ἐντέρων τε καὶ τῆς
γαστρός· ἡ δὲ στενοχωρία ἢ διὰ φλεγμονήν, ἢ σκίῤῥον,
ἢ ἔμφραξιν, ἢ τὴν ἐκ τῶν περιεχόντων αὐτὰ θλίψιν, ἢ μύ-
σιν τῶν στομάτων. αὐταὶ δ᾽ αἱ θλίψεις ἐκ τῶν περιεχόν-
των ἢ διὰ πλῆθος ἄμετρον τῶν ἐν αὐτοῖς περιεχομένων,
ἢ διὰ φλεγμονήν, ἢ σκίῤῥον, ὥσπερ γε καὶ ἡ μύσις διά τι
τούτων ἢ ξηρότητα. τῆς ξηρότητος δ᾽ αὐτῆς αἰτίαι τά
τε στύφοντα σφοδρῶς ἐστι καὶ τὰ θερμαίνοντα μετὰ τοῦ
ξηραίνειν. τὰ μὲν γὰρ ἐκθλίβοντά τε τὴν ὑγρότητα καὶ
αὐτὰ τὰ κεχηνότα συνάγοντά τε καὶ σφίγγοντα καὶ πι-
λοῦντα, τὰ δὲ διαφοροῦντα τὰς ὑγρότητας τὴν ξηρότητα
ἐργάζεται. φλεγμονὴ γὰρ καὶ σκίῤῥος ἤδη γε νοσήματα
φανερῶς ἐστιν· ὥστ᾽ ἐκπέπτωκεν τῆς ὑγιεινῆς πραγματείας,
ἄλλως τε καὶ περὶ αὐτῶν εὐκαιρότερον εἰρήσεται. κατὰ δὲ
τὸν αὐτὸν τρόπον οὐδὲ τὸ μελαγχολικὸν ἐκκαθαρθήσεταί
ποτε περίττωμα. τοῦ μὲν σπληνὸς ἀνάλογον ἔχοντος τῇ χο-

mitur, ex laedenti intemperie provenire poteft, tali
utique, quali inteftinorum ventrisque expultricem facul-
tatem laedi diximus. Anguftia vero valorum aut phleg-
mones vitio fit, aut propter fcirrhos, aut obftructionem,
aut circumjacentium partium compreffionem, aut ofculo-
rum conniventiam. Jam ipfa a proximis partibus com-
preffio aut propter immodicam copiam eorum, quae in
fe continent, aut propter phlegmonen, aut fcirrhum
accidit, aeque ac ofculorum conniventia aut propter
horum quippiam, aut etiam ficcitatem. Porro ficcitatem
accidere faciunt, et quae valenter aftringunt, et quae
pariter calefaciunt et ficcant. Illa namque humorem
exprimendo, et quae patebant, contrahendo conftringen-
doque ac denfando, haec eliciendo per halitum humo-
rem ficcitatem inducunt. Phlegmone namque et fcirrhus,
quoniam morbi plane funt, ad praefentem difputationem
non pertinent, et alioqui de ipfis commodius agetur in
fequentibus. Pari ratione atrae bilis excrementum ali-
quando fupprimetur, fi lien eo fe modo habeat, quo

ληδόχῳ κύστει, τῆς δ᾽ εἰς αὐτὸν τεταμένης φλεβὸς ἀπὸ
πυλῶν τοῦ ἥπατος τοῖς ἕλκουσιν ἀγγείοις τὸ χολῶδες πε-
ρίττωμα, τῆς δ᾽ ἐκ τοῦ σπληνὸς εἰς τὴν γαστέρα φερομένης
φλεβὸς τῷ τὴν χολὴν ἐξερευγομένῳ πόρῳ. τὸ δὲ καθ᾽
ἕκαστον τῶν τρεφομένων τοῦ ζώου μορίων περίττωμα διά
τε πλῆθος καὶ πάχος αὐτοῦ, καὶ προσέτι καὶ γλισχρότητα,
ἢ δι᾽ ἀῤῥωστίαν τῆς λυούσης αὐτὸ θερμότητος, καὶ διὰ στε-
νοχωρίαν τῆς διεξόδου κωλυθήσεται. πλῆθος μὲν δὴ, καὶ
πάχος, καὶ γλισχρότης ἤτοι γ᾽ ἐκ τῆς τῶν πομάτων τε καὶ
ἐδεσμάτων γίνεται φύσεως, ἢ ἐκ προσφάτου τινὸς ἀῤῥωστίας
τῆς ἀλλοιωτικῆς ἐν τῷ τρεφομένῳ δυνάμεως· ἡ δ᾽ ἀσθένεια
τῆς οὐ λυούσης αὐτὸ θερμότητος ἀγυμνασίας ἔκγονος ὑπάρχει·
καὶ ἡ στενοχωρία δὲ τῆς διεξόδου διὰ σκίῤῥον, [63] καὶ
φλεγμονήν, ἔμφραξίν τε καὶ θλίψιν, καὶ μύσιν γίνεται·
τούτων δὲ ἑκάστου τὴν γένεσιν ὀλίγῳ πρόσθεν εἰρήκαμεν.
ἔνια μέντοι μόρια πρὸς τοῖς ἀδήλοις τούτοις πόροις ἑτέ-
(231)ρους τινὰς ἔχει σαφεῖς καὶ αἰσθητούς, ὥσπερ ἐγκέ-

bilis veſica, vena vero, quae ad illum a porta jecinoris
pertinet, eodem modo, quo vaſcula illa, quae bilioſum
excrementum attrahunt, quae vero ex liene in ventricu-
lum fertur, eodem modo, quo meatus ille, qui bilem
egerit. At excrementum, quod per ſingulas animalis,
quae nutriuntur, partes congeritur, et copia ſua, et craſ-
ſitudine, et praeterea lentore retardatur, ad haec ob
imbecillitatem caloris, qui id incidat ſolvatque, praeterea
tranſitus anguſtiam. Ac copia quidem, craſſitudo et lentor
vel ex cibi potionisque natura provenit, vel laedente
quapiam alteratricis facultatis in ea parte, quae nutritur,
infirmitate. Imbecillitas vero caloris, qui non id excre-
mentum reſolvat ac tenuet, ab exercitationis defectu pro-
venit. Anguſtia tranſitus aut ob ſcirrhum, aut phlegmo-
nen, aut obſtruſionem, aut compreſſionem alicujus, aut
conniventiam evenit. Quorum cujusque originis rationem
paulo ante retulimus Sunt tamen partes, quae praeter
latentes hos meatus alios quoſdam apertos et conſpicuos

φαλός τε καὶ ὀφθαλμός. καὶ τοῦτο γίνεται πρὸς τῆς φύ-
σεως ἢ διὰ τὸ κύριον τοῦ μέρους, ἢ διὰ τὴν ἀκρίβειαν
τῆς ἐνεργείας. ἢ διὰ πυκνότητα τῶν περιεχόντων σωμάτων.
ὁ μὲν γὰρ ἐγκέφαλος οἶκός τίς ἐστιν τῆς λογικῆς ψυχῆς,
καὶ στεγανῷ περιλαμβανόμενος ὀστῷ διὰ μεγίστων τε καὶ
πλείστων ὀχετῶν ἐκκαθαίρεται, πρῶτον μὲν τῶν κατὰ τὰς
ῥῖνάς τε καὶ τὴν ὑπερῴαν, δεύτερον δὲ τῶν καθ᾽ ἑκά-
τερον οὖς, καὶ τρίτον τῶν κατὰ τὰς τοῦ κρανίου ῥαφάς·
οὐκ ἀπεικὸς δὲ καὶ εἰς τοὺς ὀφθαλμούς τι συῤῥεῖν ἐξ αὐ-
τοῦ. ὁ δὲ ὀφθαλμὸς οὐχ ὡς κύριος ἔτι οὗτός γε, ἀλλ᾽ ὡς
ἀκριβῶς καθαρὸς εἶναι δεόμενος εἰς τὴν τῆς ἐνεργείας ἀκρί-
βειαν, αἰσθητοῖς τε ἐκκενοῦται πόροις ἅπαν ὅσον ἐν αὐτῷ
περίττωμα γεννᾶται, κατά τε τὴν ῥῖνα καὶ κατὰ τὰ βλέφαρα.
Κεφ. ιδ΄. Τὰ μὲν οὖν τῶν περιττωμάτων αἴτιά τε
καὶ ὄργανα λέλεκται. ὅπως δ᾽ ἄν τις ταῦτα κατεσχημένα
κενώσαι, ἐφεξῆς λεκτέον, ἀρξαμένους αὖθις ἀπὸ τῶν κατὰ
τὴν γαστέρα. κοινὸν μὲν οὖν ἐπὶ πάντων παράγγελμα, τὴν

obtinent, ficuti cerebrum et oculus. Id autem inftitutum
a natura eft aut propter praeftantiam partis, aut pro-
pter actionem exquifitius obeundam, aut propter continen-
tium corporum denfitatem. Eft namque cerebrum ratio-
nalis animae ceu domicilium; quod cum offe folido un-
dique fit feptum, plurimis maximisque canalibus expur-
gatur, primum per nares et palatum, fecundo per
utramque aurem, tertio per calvae futuras. Nec abfimile
eft etiam aliquid ab eo confluere ad oculos. Oculus vero
ipfe non tanquam primatum aliquem inter partes obti-
nens, fed velut qui purus effe omnino poftulet, quo vi-
delicet probe munus fuum obeat, per evidentes meatus
ejicit, quicquid in eo excrementi gignitur, nempe per
nares palpebrasque.

Cap. XIV. Ergo excrementorum tum caufas, tum
inftrumenta jam diximus. Quae quemadmodum quis re-
tenta vacuet, deinceps docendum, initio rurfus a ventre
fumpto. Ergo illud commune omnium excrementorum

74 ΓΑΛΗΝΟΥ ΥΓΙΕΙΝΩΝ

Ed. Chart. VI. [63.]   Ed. Baf. IV. (251.)

ἐναντίαν αἰτίαν τῇ τὴν βλάβην ἐργασαμένῃ προσάγειν· ἴδιον
δὲ καθ᾽ ἑκάστην, εἰ μὲν ὀλιγώτερα καὶ ξηρότερα προσαράμενος
ἐπισχεθῇ τὴν γαστέρα, πλείω τε ἅμα προσφέρειν καὶ ὑγρό-
τερα, εἰ δὲ ξηρότερα, πλείω μὲν μὴ προσφέρειν, ὑγρότερα
δὲ, εἰ δ᾽ αὐστηρὰ καὶ στρυφνά, γλυκέσι τε καὶ λιπαροῖς εὐ-
ωχεῖν, εἰ δὲ τῇ τάξει πλημμελῶς, εἰς τὸ δέον ἐπανάγειν,
εἰ δὲ ἅπαξ ἀντὶ τοῦ δὶς, οὐ μόνον δὶς, ἀλλὰ καὶ πολλάκις
προσφέρειν. κατὰ δὲ τὸν αὐτὸν τρόπον τὰς προσφάτους
δυσκρασίας ἐξιᾶσθαι τοῖς ἐναντίοις, ὑγραίνοντα μὲν, εἰ
ξηρανθείη, θερμαίνοντα δὲ, εἰ ψυχθείη, κἀπὶ τῶν ἄλλων
ποιοτήτων ἀναλόγως. αἱ δ᾽ ὗλαι τούτων ἐν ταῖς περὶ τῶν
φαρμάκων ἡμῖν γεγραμμέναις πραγματείαις εἴρηνται. ἐπισχε-
θείσης δὲ τῆς ξανθῆς χολῆς, ἐπὶ μὲν ἐμφράξει τῇ λεπτυ-
νούσῃ διαίτῃ χρηστέον· εἴρηται δ᾽ ἡ ὗλη τῆς τοιαύτης διαί-
της ἑτέρωθι δι᾽ ἑνὸς γράμματος· ἐπὶ δὲ θλίψεσι, ταῖς
μὲν διὰ τὴν τῶν ὁμιλούντων τοῖς χολοδόχοις πόροις σωμά-
των ἄμετρον πλήρωσιν, εἰ μὲν διὰ πάχος χυμῶν, τῇ

documentum fit, ut retentionis caufae contrariam caufam
femper admoveas: fpeciale vero per fingulas hoc, fi
comeftorum paucitate et ficcitate reftricta alvus fit, ut
tum plura, tum humidiora exhibeas, fi ficcitate, plura
quidem non offeras, fed humidiora, fi aufteritate et
acerbitate, dulcibus et pinguibus cibes; quod fi in or-
dine fumptorum erratum fit, ut eum errorem corrigas;
fi, quum bis edendum erat, femel comedit, ut non
bis modo, fed etiam faepius pafcas. Eodem plane modo
et recens contractas intemperies contrariis remediis far-
cias: nempe, quod ficcatum eft, humectans, quod refri-
geratum eft, calefaciens, ac reliquos affectus fimili ratione
corrigens. Quibus vero haec fiant, in iis, quae de me-
dicamentis fcripfimus, proditae materiae funt. At flava
bile retenta, fiquidem obftructionis culpa id accidat, eo
qui extenuet victu utendum eft; cujus materia fingulari
volumine a nobis eft tradita. Sin ex compreffu id eve-
niat corporum, quae et ejus bilis meatibus vicina funt,
et immodice funt referta: fiquidem ex craffitudine fucci

λεπτυνούση διαίτη χρηστέον, εἰ δὲ διὰ πλῆθος, τῇ κενώσει·
εἰ δὲ διὰ φλεγμονὴν ἢ σκίῤῥον, ἐκπέπτωκεν ἤδη τὰ τοιαῦτα
τῆς ὑγιεινῆς πραγματείας· εἰ δὲ διὰ δυσκρασίαν ὑπόγυιον,
ἀντεισάγοντα τὴν ἡττημένην ποιότητα. κατὰ δὲ τὸν αὐτὸν
τρόπον ἰᾶσθαι χρὴ τὴν μύσιν τῶν στομίων, ἐπὶ μὲν τοῖς
αὐστηροῖς γινομένην, τὰ λιπαρὰ καὶ γλυκέα κελεύοντα λαμ-
βάνειν, ἐπὶ δὲ τοῖς θερμαίνουσι καὶ ξηραίνουσιν, ὅσα ψύχει
καὶ ὑγραίνει. λεχθήσεται δ᾽ ἡ τῶν τοιούτων ὕλη ἐν τοῖς
ἑξῆς ὑπομνήμασιν. ὁ αὐτὸς δὲ τρόπος ἐστὶ τῆς καθάρσεως
ἐπισχεθέντι τῷ τρίτῳ γένει τῶν περιττωμάτων, ὃ καθ᾽ ἕκα-
στον τοῦ ζώου μόριον ἔφαμεν συνίστασθαι. εἰ μὲν γὰρ μύ-
σει ἔτι τὰ στόματα τῶν πόρων, ἐπανορθοῦσθαι χρὴ διὰ
τῶν ἐναντίων τοῖς βλάψασι, τὰς μὲν ἐπὶ τοῖς ψύχουσιν αἰ-
τίοις στεγνώσεις ἐκθερμαίνοντα, καθάπερ ὅσαι πυκνωθέντων
ἡμῶν ὑπὸ κρύους γίνεται, τὰς [64] δὲ ἐπὶ θερμότητι καὶ
ξηρότητι ἐμψύχοντά τε καὶ ἀνυγραίνοντα, καθάπερ ὅσαι δι᾽

id incidit, extenuante victu eſt utendum: ſin ex multitu-
dine, praeſidiis, quae vacuent. Quod ſi ob phlegmonen
ſcirrhumve id contigit, jam res ſanitatis tuendae profeſ-
ſionem exceſſit. Sin propter recens contractam intempe-
riem, quaecunque victa qualitas eſt, hanc reſtituere ten-
tandum. Ad eandem formulam conniventiam oſculorum
aperire conveniet, ſi ab auſteris facta eſt, pinguibus et
dulcibus aſſumi juſſis, ſin iis, quae calefaciunt et ſic-
cant, ſucceſſit, adhibitis, quae refrigerent et humectent.
Dicetur et talium materia in ſequentibus libris. Idem
expurgandi modus etiam tertio excrementorum genere
retento, et quod per ſingulas animalis partes colligi di-
ximus, conveniat. Nam ſi contracta ſint et tanquam
conniveant meatuum ora, per adverſa iis, quae ſic affe-
cerunt, ſuccurrendum eſt: nempe quae ex frigidis cauſis
ortae coarctationes conſtipationesque carneae molis ſunt,
veluti quae ex ambientis frigore corporibus noſtris inci-
derunt, eas calefaciendo; rurſus eas, quae calori ſicci-
tatique ſupervenerunt, veluti quae fervoribus ſolis eve-

ἐκκαύσεις· οὕτω δὲ καὶ ὅσαι διὰ τῶν στυφόντων προσέ-
πεσον, ὥσπερ ὅσα τῶν ὑδάτων ἐστὶ στυπτηριώδη, λιπαραῖς
τε καὶ μαλακαῖς τρίψεσιν ἅμα τοῖς τῶν γλυκέων ὑδάτων
λουτροῖς. εἰ δὲ ἐμφραχθεῖεν οἱ πόροι διὰ πάχος, ἢ πλῆθος,
ἢ γλισχρότητα περιττωμάτων, ἡ λεπτύνουσα δίαιτα τούτοις
ἁρμόσει, καὶ ὅσα τέμνει καὶ θερμαίνει φάρμακα, τὰ μὲν
εἴσω τοῦ σώματος λαμβανόμενα, τὰ δὲ ἔξωθεν ἐπιτιθέμενα,
καὶ πρὸ τούτων ἁπάντων γυμνάσια. καὶ γὰρ καὶ ταῦτα λύειν
τε δύναται τὰ περιττώματα καὶ διὰ τῶν πόρων ἐκκενοῦν,
καὶ τοσούτῳ πλεονεκτεῖ τῶν λεπτυνόντων ἐδεσμάτων τε καὶ
φαρμάκων, ὅσῳ βέλτιόν ἐστι μηδὲν βλαπτόμενον εἰς τὴν τῶν
σωμάτων ἕξιν ἐκκενοῦσθαι τὰ περιττὰ τοῦ σώματος τοῦ
σὺν τῷ τάς τε σάρκας συντήκεσθαι καὶ ἰσχνοῦσθαι τὰ στε-
ρεά. αὗται μὲν γὰρ αἱ βλάβαι τοῖς θερμοῖς τε καὶ λεπτύ-
νουσιν ἐφεδρεύουσι φαρμάκοις· ἐπὶ δὲ τοῖς γυμνασίοις οὐ
μόνον οὐδὲν τοιοῦτον, ἀλλὰ καὶ ῥώμη τοῖς ὀργάνοις ἐγγίνε-
ται, τῆς θερμότητος ἀναζωπυρουμένης αὐτοῖς, κἀκ τῆς πρὸς
ἄλληλα τῶν σωμάτων παρατρίψεως σκληρότητός τέ τινος

nerunt, refrigerando et humectando; pari modo et
quae aftringentium vitio provenere, cujus generis funt
aluminofae aquae, has pingui ac molli frictione una
cum dulcis aquae balneo reparando. Quod fi vel craf-
fitudinie, vel abundantiae, vel lentoris excrementorum
vitio obftructi meatus funt, attenuans victus ratio his
apta erit; praeterea medicamenta, quae calefaciunt ac
diffecant, quaedam intro affuumpta, quaedam foris admota;
anteque haec omnia exercitatio.   Nam ea quoque tum
folvere excrementa poteß, tum per fudoris meatus eji-
cere, tantoque tam cibis, quam medicamentis tenuanti-
bus praeftat, quanto fatius eft nullo corporis noftri habitu
et incommodo exigi, quae redundant, quam pariter et
carne liquanda, et folidis extenuandis.   Haec namque
incommoda calidis attenuantibusque medicamentis fucce-
dunt; exercitationibus vero adeo nihil tale fuccedit, ut
etiam firmitas quaedam membris accedat, quum et natu-
ralis ipfe calor accenditur, et ex partium inter fe attritu

καὶ δυσπαθείας ἐγγιγνομένης. ὡς δ᾽ ἄν τις ἐν καιρῷ γυμνά-
ζοιτο, καὶ μέτρῳ τῷ προσήκοντι χρῷτο καὶ τάξει καὶ ποιό-
τητι τῶν κατὰ μέρος ἐνεργειῶν τῇ δεούσῃ, νυνὶ μὲν οὐ πρό-
κειται λέγειν, ὥσπερ οὐδὲ περὶ τροφῆς καὶ καιροῦ καὶ
μέτρου καὶ ταξεως καὶ ποιότητος, οὐδὲ περὶ τῶν λεπτυνόν-
των ἐδεσμάτων καὶ πομάτων, οὐδὲ περὶ τῶν ἀλλοιούντων
κατὰ ποιότητα φαρμάκων· οὐδενὸς γὰρ αὐτῶν οὐδέπω τὴν
κατὰ μέρος εἴπομεν χρῆσιν, ἀλλ᾽ ἠρκέσθημεν ἐπὶ κεφαλαίων
μόνον διελθεῖν· ἐν δὲ τοῖς ἑξῆς ὑπομνήμασιν ὑπὲρ ἁπάν-
των ἐπὶ πλέον εἰρήσεται.
Κεφ. ιε'. Νυνὶ μὲν γὰρ εἰς σύνοψιν ἀγαγεῖν ἠβουλή-
θην ἅπασαν τὴν πραγματείαν, ὡς μηδεμίαν ὕλην λαθεῖν,
ἧς ἔμπειρον εἶναι χρὴ τὸν ὑγιεινόν. οὐδὲν γὰρ χεῖρον ὑγιει-
νὸν ὀνομάσαι· τὸν ἐπιστήμονα καὶ ὑγιεινῆς ἁπάσης τέχνης,
ὥσπερ τὸν μόνης τῆς περὶ τὰ γυμνάσια γυμνασιήν· ἀτὰρ
οὖν καὶ ὠνόμασεν Ἐρασίστρατος οὕτως αὐτόν. ἐν δὲ τοῖς
ἑξῆς ὑπομνήμασιν ἑκάστης τῶν εἰρημένων ὑλῶν ἐπισκεψό-

durities quaedam et firmitas comparatur. Quemadmodum
vero fe aliquis debito tempore menfuraque exercitet, ao
fingularum actionum ordine decenti qualitateque utatur,
nunc equidem exequi non ftatui; ficut nec de alimenti
ipfius tempore, modo, ordine, qualitate; fed nec de at-
tenuantibus cibis ac potibus, nec de iis medicamentis,
quae qualitate immutant; nullius enim horum hactenus
particularem ufum diximus, contenti fummatim et per
capita tantum attigiffe.   Verum in fequentibus libris de
omnibus fufius agetur.   Cap. XV. Nunc enim in compendium redigere
totum opus placuit, quatenus nulla materia lateret, cujus
effe peritum deceat, qui omnem fanitatis tuendae artem
profitetur; neque enim refert, fi diaeteticum voces eum,
qui fervandae fanitatis artem tenet, quemadmodum neque,
fi gymnaften, qui tantum, quae ad exercitationes perti-
nent, callet; quin Erafiftratus quoque ita eum appella-
vit. In fequentibus vero voluminibus dictarum jam ma-
teriarum cujusque tum tempus, quo exhibebitur, tum

μεθα τόν τε καιρὸν καὶ τὴν ποιότητα καὶ τὴν ποσότητα
καὶ τὸν τρόπον τῆς χρήσεως, ὡς μηκέθ᾽ ὕλην μόνον, ἀλλ᾽
ὑγιεινὸν αἴτιον γίνεσθαι. ἐν τρισὶ γὰρ τούτοις γένεσι πρώ-
τοις ἐστὶν ἡ ὑγιεινὴ πραγματεία, καθάπερ καὶ ἡ θεραπευ-
τικὴ, σώμασί τε καὶ αἰτίοις καὶ σημείοις· σώμασι μὲν
αὐτοῖς τοῖς ὑγιαίνουσι, ἃ χρὴ φυλάττεσθαι τοιαῦτα, σημείοις
δὲ τοῖς συμβεβηκόσιν αὐτοῖς, ἐξ ὧν διαγινώσκεται, αἰτίοις
δὲ, ὑφ᾽ ὧν ἡ φυλακὴ τῆς ὑγιείας γίγνεται. τέτταρας δὲ τῆς
τούτων ὕλης τὰς διαφορὰς οἱ δοκιμώτατοι τῶν νεωτέρων
ἰατρῶν ἔθεντο, προσφερόμενα, ποιούμενα, κενούμενα, καὶ
ἔξωθεν προσπίπτοντα· προσφερόμενα μὲν ἐδέσματά τε καὶ
πόματα, καὶ εἴδη τινὰ τῶν φαρμάκων, ἔσω τοῦ σώματος
λαμβανόμενα, καὶ τὸν εἰσπνεόμενον ἀέρα, ποιούμενα δὲ
τρίψεις τε καὶ περιπάτους καὶ ὀχήσεις καὶ ἱππασίαν καὶ
κίνησιν σύμπασαν. εἰ δ᾽ οὐ πᾶσα κίνησίς ἐστι γυμνάσιον,
ἀλλ᾽ ἡ σφοδροτέρα μόνον, προσκείσθω ᾧδε τῇ κινήσει τὸ
γυμνάσιον, ὡς εἶναι τὰ ποιούμενα κινήσεις τε καὶ
γυμνάσια. [65] συγκαταριθμοῦνται δὲ τῷ γένει τῶν αἰτίων

qualitatem, tum quantitatem, tum ufus rationem trade-
mus, ita ut non jam materia tantum fit, fed fanitatis
confervaudae caufa. Etenim in tribus hifce primis gene-
ribus confiftit fanitatis tuendae ftudium aeque ac me-
dendi methodus, nempe corporibus, caufis, fignis: cor-
poribus quidem iis, quae et fana jam funt, et eo ftatu
fervari debent, fignis vero, quae ipfis accidunt, ex
quibus corpora ipfa dignofcuntur, caufis autem, ex qui-
bus cuftodia fanitatis perficitur. Harum materiam qua-
tuor generibus juniorum medicorum probatiffimi funt
complexi, affumendis, educendis, faciendis, extrinfecus
incidentibus. Et affumendorum quidem nomine cibus,
potus, et fi quid medicamentorum intro fumitur, etiam
aër attractus intelligitur; faciendorum vero frictio,
ambulatio, vectio, equitatio, denique omnis motus. Quod
fi non quivis motus exercitatio eft, fed folum qui va-
lentior eft, adjiciatur motui exercitatio, ut fint facienda
tum motus, tum exercitatio. Referuntur ad hoc caufae

τῶνδε καὶ ἐγρηγόρσεις καὶ ὕπνοι καὶ ἀφροδίσια. τὰ δὲ ἔξω-
θεν προσπίπτοντα, πρῶτος μὲν ὁ περιέχων ἀὴρ, ἔπειθ᾽ ὅσα
λουομένοις ἢ ἀλειφομένοις προσπίπτει τῷ δέρματι, καὶ εἰ
δή τι φάρμακόν ἐστιν, οὐκ ἐκβαῖνον ὅρους ὑγιεινοῦ, ὥσπερ
ἅλες, ἢ μύρτα, ἢ νίτρον, ἢ ἀφρόνιτρον, ἤ τι τῶν αὐτοφυῶν
ὑδάτων θερμῶν. ἡ δὲ τῶν κενουμένων ὕλη προείρηται μὲν
ὀλίγον ἔμπροσθεν· εἰ δ᾽ ὀρθῶς ἀντιδιήρηται τοῖς προειρη-
μένοις τρισὶ γένεσι τῶν αἰτίων, οὐ ῥᾴδιον ἀποφήνασθαι.
τάχα γὰρ ἦν βέλτιον ὑπὸ μὲν τῶν προσφερομένων καὶ
ποιουμένων καὶ προσπιπτόντων ἔξωθεν ἀλλοιοῦσθαί τε καὶ
μετακοσμεῖσθαι φάναι τὰ κατὰ τὸ σῶμα, τὴν μεταβολὴν
δὲ αὐτῶν γίνεσθαι κατά τε τὸ ποιὸν καὶ κατὰ τὸ ποσόν,
καὶ κατὰ μὲν τὸ ποιὸν ἐν τῷ θερμαίνεσθαι (232) καὶ ψύ-
χεσθαι καὶ ξηραίνεσθαι καὶ ὑγραίνεσθαι, κατὰ δὲ τὸ ποσὸν
ἐν τῷ τρέφεσθαι καὶ κενοῦσθαι, καὶ αὐτήν γε τὴν κένωσιν
εἶναι διττήν, ἑτέραν μὲν τῶν περιττωμάτων, ὑπὲρ ὧν ὀλί-
γον ἔμπροσθεν ἐλέγομεν, ἑτέραν δὲ αὐτῆς τῆς οἰκείας οὐ-
σίας ἡμῶν φύσεως ἀπορρεούσης, ἥτις ἀντίκειται τῇ θρέψει.
ἐπισημήνασθαι δὲ κἀνταῦθα χρὴ τὴν ὁμωνυμίαν, ἣν Ἱππο-

genus fomnus, vigilia et venus. Ex foris incidentibus
primus eft ambiens nos aër, deinde quaecunque in lavan-
tium ungentiumve cutem incidunt, etiam fi quod medi-
camentum fanitatis tuendae fines non excedit, veluti fal,
myrta, nitrum, aphronitrum, et aquarum aliquae fponte
natarum et calentium. Educendorum vero materia
praedicta paulo fupra eft. An vero recte tribus praedi-
ctis caufarum generibus fimul divifa fit, non facile dixe-
rim, quum melius fortaffe fit affumendis, faciendis et
foris incidentibus alterari immutarique corpus dicere,
mutationem vero aut in qualitate fieri, aut quantitate:
in qualitate, dum aut incalefcit, aut refrigeratur, aut
ficcefcit, aut humectum redditur; in quantitate, dum
alitur, aut inanitur. Jam vacuationem ipfam duplicem
quoque effe, alteram excrementorum, de quibus paulo
ante diximus, alteram naturalis fubftantiae noftrae affidue
defluentis, quae nutritioni ex adverfo opponitur. Notaffe
hoc loco operae pretium fuerit homonymiam, quam Hip-

80 ΓΑΛΗΝΟΥ ΥΓΙΕΙΝΩΝ ΛΟΓΟΣ Δ.

Ed. Chart. VI. [65.]　　　　　Ed. Baf. IV. (232.)

κράτης ἐν τῷ περὶ τροφῆς συγγράμματι διείλετο, φάμενος ὧδε·
τροφὴ δὲ καὶ τρέφον, τροφὴ δὲ καὶ τὸ οἷον, τροφὴ καὶ τὸ μέλ-
λον. τῇ μὲν γὰρ κατὰ τὸ πρῶτον σημαινόμενον τροφῇ τε καὶ
πέψει τὴν ἀπόῤῥοὴν τῆς οὐσίας ἀντιδιαιρεῖσθαι χρὴ, τῇ δὲ
κατὰ τὸ δεύτερον αἱμοῤῥαγίαν τε καὶ ἁπλῶς εἰπεῖν αἵματος
ἅπασαν κένωσιν, τῇ δὲ κατὰ τὸ τρίτον ἔμετόν τε καὶ λειεντε-
ρίαν. ἀλλὰ περὶ μὲν τῶν τοιούτων διαιρέσεων, ὅπως ἄν τις
ἐθέλῃ, τιθέσθω. τῶν δ᾽ ὑλῶν ἁπασῶν τῶν ὑγιεινῶν ἐπίστα-
σθαι ἀναγκαῖον τὰς δυνάμεις τὸν τὴν ὑγιεινὴν τέχνην με-
τιόντα· καὶ γὰρ ἡ ἐπιδέξιος αὐτῶν χρῆσις ἐντεῦθεν ὥρμηται.
γίνεται δ᾽ ἡ ἐπιδέξιος αὐτῶν χρῆσις, ἐὰν τόν τε καιρὸν ἑκά-
στου καὶ τὸ μέτρον εὕρωμεν. ὥστε ἐπὶ ταύτην χρὴ προϊέναι
μᾶλλον, οὐ τὰς μοχθηρὰς αἱρέσεις ἐξελέγχειν. ἀλλὰ καὶ ἐπειδὴ
μέγεθος ἱκανὸν ὁ πρῶτος ἤδη μοι λόγος ἔχει, τοῦτον μὲν
ἐνταῦθα καταπαύσω, τὰ δ᾽ ὑπόλοιπα τῆς πραγματείας ἐν
τοῖς ἑξῆς διηγήσομαι.

pocrates in opufculo de alimento diftinxit his verbis:
*Alimentum aliud eft, quod nutrit; aliud, quod quafi eft
nutriens; aliud, quod nutriturum eft.* Quippe ei, quod
prima fignificatione alimentum five nutritio eft, fubftan-
tiae ipfius fluorem recte opponas; ei vero, quod in fe-
cunda fignificatione accipitur, tum haemorrhagiam, tum
uno verbo omnem fanguinis vacuationem; ei vero, quod
tertio fignificato dicitur, vomitum et lienteriam. Verum
de talibus divifionibus ftatuere pro arbitrio cuivis liceat.
Quisquis autem propofitam artem rite adminiftraturus eft,
hunc omnis materiae, quae ad falubrem victus rationem
pertinet, vires habere compertas eft neceffe, quando hinc
demum dexter ejus oritur ufus. Contingit autem dexter
ejus ufus, ubi opportunum cujusque tempus ac modum
quis invenerit. Quare ad hunc potius cenfeo properan-
dum, quam pravis opinionibus refellendis immorandum.
Sed, quoniam fatis verborum primum hoc volumen con-
tinet, claudetur hoc loco. Quod reliquum operis eft, in
caeteris exequemur.

ΓΑΛΗΝΟΥ ΥΓΙΕΙΝΩΝ ΛΟΓΟΣ Β.

Ed. Chart. VI. [66.]   **Ed. Baf. IV. (232.)**

Κεφ. α΄. Τὰ μὲν δὴ κεφάλαια καὶ τοὺς σκοποὺς
τῆς ὑγιεινῆς τέχνης ὁ πρόσθεν λόγος εἴρηκεν· τὰ δὲ κατὰ
μέρος ἅπαντα πειρᾶσθαι χρὴ διελθεῖν, ἀρξαμένους αὖθις
ἀπ᾽ ἐκείνων, εἰς ἅπερ ἐτελεύτησε τὸ πρῶτον γράμμα. ὑπο-
κείσθω δή τις ἡμῶν τῷ λόγῳ παῖς ὑγιεινότατος φύσει, τῆς
τρίτης ἑβδομάδος ἐτῶν ἀρχόμενος, ἐφ᾽ οὗ πλάττειν τε καὶ
κοσμεῖν τὸ σῶμα προκείσθω καθ᾽ ὅσον οἷόν τε κάλλιστα.
καὶ πρῶτον τοῦτ᾽ αὐτὸ διοριστέον, τί ποτε βούλεται τῷ
λόγῳ τὸ κάλλιστα προσκείμενον. βούλεται δὲ τόδε. ὥσπερ

GALENI DE SANITATE TVENDA
LIBER SECVNDVS.

Cap. I. Summas equidem fcoposque artis hygiei-
nes prior liber edocuit: nunc fingula membratim diftin-
guere tentandum, initio rurfus ab iis fumpto, in quibus
proximus liber eft finitus. Proponatur itaque nobis in
hoc libro faluberrimae naturae puer, qui jam tertium
aetatis fuae feptennium ingreditur; cujus corpus effingere
componereque, quoad fieri poteft, quam optime propo-
fitum fit. Ac primum hoc ipfum definiendum, quid fibi
velit, quod adjecimus, optime. Vult autem nimirum illud.

αὐτῶν τῶν σωμάτων ἐδείχϑη παμπόλλη τις οὖσα διαφορά,
κατὰ τὸν αὐτὸν τρόπον καὶ τῶν βίων, οὓς βιοῦμεν, εἴδη
πάμπολλά ἐστιν. οὐκ οὖν ἐγχωρεῖ τὴν ἀρίστην τοῦ σώματος ἐπι-
μέλειαν ἐν ἅπαντι τῷ προχειρισϑέντι βίῳ συστήσασϑαι, ἀλλά
τὴν μὲν ἑκάστῳ βελτίστην οἷόν τε, τὴν δ' ἁπλῶς ἀρίστην
οὐκ ἐγχωρεῖ κατὰ πάντας τοὺς βίους ποιήσασϑαι. πολλοῖς
γὰρ τῶν ἀνθρώπων μετὰ περιστάσεως πραγμάτων ὁ βίος
ἐστί. καὶ βλάπτεσϑαι μὲν ἀναγκαῖόν ἐστιν αὐτοῖς ἐξ ὧν
πράττουσιν, ἀποστῆναι δ' ἀδύνατον. ἔνιοι μὲν γὰρ ὑπὸ
πτωχείας εἰς τοὺς τοιούτους ἐμπίπτουσι βίους, ἔνιοι δ' ὑπὸ
δουλείας, ἤτοι πατρόϑεν εἰς αὐτοὺς καϑηκούσης, ἢ αἰχμα-
λώτοις ληφϑεῖσιν, ἢ ἁρπαχϑεῖσιν, ἅσπερ καὶ μόνας δου-
λείας ὀνομάζουσιν οἱ πολλοὶ τῶν ἀνθρώπων. [67] ἐμοὶ δὲ
δοκοῦσι καὶ ὅσοι διὰ φιλοτιμίαν ἢ δι' ἐπιθυμίαν ἥντι-
ναοῦν εἵλοντο βίον ἐν περιστάσεσι πραγμάτων, ὡς ὀλί-
γιστα δύνασθαι σχολάζειν τῇ τοῦ σώματος ἐπιμελείᾳ, καὶ
οὗτοι δουλεύειν ἑκόντες οὐκ ἀγαθαῖς δεσποίναις. ὥστε
τούτοις μὲν οὐκ ἐγχωρεῖ γράψαι τὴν ἁπλῶς ἀρίστην ἐπιμέ-

Quemadmodum corporum ipforum numerofa fane diverfi-
tas tradita eft, ita vitae rationum, quibus vivimus, fpe-
cies funt diverfae. Ergo fieri nequit, ut in qualibet pro-
pofita vita optimam corporis noftri curam adminiftres,
fed quae cuique optima fit, hanc utique licet. Quae ab-
foluto fermone optima fit, in omni exequi vita non
eft; nam maxima hominum pars implicitam negotiis vitam
agit, quos etiam laedi ab iis, quae tractant, eft neceffe;
nec tamen mutare conditionem licet. Alii enim per ino-
piam in ejufmodi vitae fortem incidunt; alii fervitute,
quam aut a parentibus haereditariam acceperunt, aut
alias per vim aliquam capti raptive; quas etiam folas
fervitutes vulgus exiftimat. Mihi vero, et qui ambitionis
aut cujufvis cupiditatis gratia negotiis impeditam vitam
delegerunt, quo minus corpori curando vacare queant,
ii quoque fervire ultro dominis et quidem peffimis vi-
dentur. Quare his optimam prorfus corporis curam

ΛΟΓΟΣ Β. 83

Ed. Chart. VI. [67.]   Ed. Baf. IV. (232.)

λειαν τοῦ σώματος· ὅστις δὲ ἀκριβῶς ἐλεύθερος ὑπάρχει
καὶ τύχῃ καὶ προαιρέσει, δυνατὸν ὑποθέσθαι τῷδε, ὡς
ἂν ὑγιαίνοι μάλιστα, καὶ ἥκιστα νοσήσειε, καὶ γηράσειεν
ἄριστα· καὶ μέν γε καὶ ἡ ὑγιεινὴ μέθοδος, καθάπερ
οὖν καὶ ἄλλη πᾶσα μέθοδος, ἀρχὴν διδασκαλίας τοιαύ-
την ἐπιζητεῖ. τὸ γὰρ ἁπλοῦν καὶ ἄμεμπτον ἐν ἑκάστῳ
γένει, καθάπερ τις κανὼν, ἁπάντων ἐθέλει προτετάχθαι
τῶν οὐχ ἁπλῶν οὐδ᾽ ἀμέμπτων. ἁπλοῦν δὲ καὶ ἄμεμπτον
ἐν μὲν τοῖς σώμασι τὸ κατεσκευασμένον ἄριστά ἐστιν, ἐν
δὲ τοῖς βίοις τὸ ἀκριβῶς ἐλεύθερον. ταῦτ᾽ οὖν ἄμφω
πρῶτα συζευγνύσθω κατὰ τόνδε τὸν λόγον· εἶθ᾽ ἑξῆς
ἑκάστῃ κατασκευῇ σώματος μοχθηρᾷ βίος ἐλεύθερος μι-
γνύσθω· κἄπειθ᾽ ἑξῆς ἀρίστη κατασκευὴ σώματος ἕκαστος
τῶν ἐν δουλείᾳ τινὶ βίων· ἐπὶ δὲ τοῖσδε τὰς μογθηρὰς
τῶν σωμάτων κατασκευὰς ἐπαλλάξωμεν τοῖς μοχθηροῖς βίοις,
εἰ μέλλει τέλειος ἡμῖν ὁ λόγος ἔσεσθαι.

    Κεφ. β'. *Τίνα ποτ᾽ οὖν ἀρχὴν τίθεσθαι προσήκει*

fcripfiſſe ſupervacuum ſit. Verum, ſi quis plane tum
caſu, tum conſilio ſit liber, huic praecepiſſe fas eſt,
quemadmodum et ſanitate plurimum fruatur, et morbis
minime tentetur, et commodiſſime citraque moleſtiam
ſeneſcat. Quin etiam ſanitatis tuendae methodus, ſicut
alia plane quaelibet methodus, ejuſmodi docendi initium
poſtulat. Siquidem, quod ſimplex inculpatumque eſt in
omni genere, id caeteris omnibus, quae nec ſimplicia
ſunt, nec culpa vacant, ceu regula quaedam, praeponi
poſtulat. Sane ſimplex inculpatumque in corporibus qui-
dem eſt, quod optime conſtitutum eſt; in vitae generibus,
quod omnino liberum eſt. Primum igitur hoc libro duo
haec conjuncta tractemus; deinde cuique vitioſo corporis
ſtatui vita libera ſit adjuncta; mox optimae corporis
conſtitutioni ſingulae ſervilis vitae ſpecies copulentur;
poſtremo vitioſos corporum habitus cum pravi vivendi
generibus conjungemus, ſi plenus nobis abſolutusque
ſermo futurus eſt.

    Cap. II. Quodnam igitur propoſitae artis initium

τῆς ὑγιεινῆς πραγματείας τῷ κάλλιστά τε κατεσκευασμένῳ
τὸ σῶμα καὶ τρίτης ἑβδομάδος ἐτῶν ἀρχομένῳ, καὶ μόνῃ
σχολάζοντι τῇ τοῦ σώματος ἐπιμελείᾳ, τὰ δ᾽ ἄλλα πάντα
πάρεργα τεθειμένῳ; ἐμοὶ μὲν δοκεῖ τὴν ὑφ᾽ Ἱπποκράτους
εἰρημένην ἔν τε τοῖς ἀφορισμοῖς, ἔνθα γράφει· πόνοι σι-
τίων ἡγείσθωσαν, ἔν τε τῷ ἐπιδημιῶν ἕκτῳ κατὰ τήνδε
τὴν ῥῆσιν· πόνοι, σιτία, ποτὰ, ὕπνοι, ἀφροδίσια, πάντα
μέτρια. καὶ γὰρ καὶ τὸ ποσὸν ἀφώρισεν ἅπασι, προσθεὶς
τὸ κατὰ τὸ τέλος τῆς ῥήσεως ὄνομα, τὸ μέτρια, καὶ τὸν
καιρὸν ἐδίδαξε τῇ τάξει τοῦ λόγου. εἰς γὰρ τὴν τῆς
ὑγιείας φυλακὴν ἄρχειν μὲν χρὴ τοὺς πόνους, ἕπεσθαι
δὲ σιτία καὶ ποτὰ, εἶθ᾽ ἑξῆς ὕπνους, εἶτα ἀφροδίσια τοῖς
γε μέλλουσιν ἀφροδισίοις χρῆσθαι. τὰ μὲν γὰρ ἄλλα πάντα
κοινὰ πάσης ἡλικίας ἐστὶ, τὰ δ᾽ ἀφροδίσια μόνης τῆς τῶν
ἀκμαζόντων, ἡνίκα περ αὐτῶν ἡ χρεία, ὡς ταῖς γε πρόσθεν
τε καὶ ὄπισθεν ἡλικίαις ἢ οὐδ᾽ ὅλως σπερμαίνειν, ἢ οὐ
γόνιμον σπερμαίνειν. ἢ μοχθηρὸν γόνιμον ὑπάρχειν. ἀλλά

ceperimus ad ejus tutelam corporis, quod et optimae
fit notae, et tertium aetatis feptennium jam ingreſſum,
et caeteris pofthabitis omnibus uni corporis curae
vacet? Mihi fane videtur id, quod ab Hippocrate tradi-
tum eft tum in Aphorifmis, quum ait: *Labores cibos
praecedant;* tum in popularium morborum fexto volu-
mine, ubi ita ad verbum praecipit: *Labores, cibi, potus,
fomni, venus, omnia mediocria.* Nam et modum ipfum
fingulorum definivit addito fub finem dictionis nomine
mediocria; et tempus docuit ipfo fermonis ordine. Quippe
ad fanitatis tutelam a laboribus eft aufpicandum, quos
excipere debent cibi, potus, deinde fomni, mox venus,
in iis videlicet, quibus venere eft utendum. Nam reli-
qua certe omnia cujusque aetatis funt communia, venus
aetate tantum florentium eft, utique quo tempore etiam
ejus ufus eft; quae enim hanc vel praecedunt aetates,
vel fequuntur, aut plane femen non effundunt, aut certe
infoecundum, aut male foecundum effundunt. Verum

γὰρ ὁ μὲν περὶ ἀφροδισίων λόγος εἰς τὴν οἰκείαν ἀναβε-
βλήσθω τάξιν. ἀπὸ δὲ τῶν πόνων ἀρκτέον, αὐτὸ τοῦτο
πρῶτον ἐν αὐτοῖς διελομένους, εἴτε ταὐτόν ἐστι πόνος τε
καὶ κίνησις καὶ γυμνάσιον, εἴτε πόνος μὲν καὶ κίνη-
σις ταὐτὸν, ἕτερον δέ τι τὸ γυμνάσιον, εἴτε κίνησις μὲν
ἕτερον, οὐδὲν δ᾽ ὁ πόνος τοῦ γυμνασίου διαφέρει. ἐμοὶ
μὲν δὴ δοκεῖ μὴ πᾶσα κίνησις εἶναι γυμνάσιον, ἀλλ᾽ ἡ
σφοδροτέρα μόνη. ἐπεὶ δ᾽ τῷ πρός τι τὸ σφοδρὸν, εἴη ἂν
ἡ αὐτὴ κίνησις ἑτέρῳ μὲν γυμνάσιον, ἑτέρῳ δ᾽ οὐ γυμνά-
σιον. ὅρος δὲ τῆς σφοδρότητος ἡ τῆς ἀναπνοῆς ἀλλοίωσις·
ὡς, ὅσαι γε κινήσεις οὐκ ἀλλοιοῦσι τὴν ἀναπνοὴν, οὔπω
ταύτας ὀνομάζουσι γυμνάσια· εἰ δ᾽ ἤτοι μεῖζον, ἢ ἔλατ-
τον, ἢ πυκνότερον ἀναγκασθείη τις ἀναπνεῖν ἐπὶ κινήσει
τινὶ, γυμνάσιον ἡ τηλικαύτη κίνησις ἐκείνῳ γενήσεται.
[68] τοῦτο μὲν δὴ κοινὸν γυμνάσιον ὀνομάζεται, ἰδίᾳ δὲ,
ἀφ᾽ οὗπερ καὶ τὰ γυμνάσια προσαγορεύουσιν ἅπαντες, ἔν
τινι κοινῷ τῆς πόλεως οἰκοδομησάμενοι χωρίῳ, εἰς ὅπερ
καὶ ἀλειψόμενοί τε καὶ διατριψόμενοι, καὶ διαπαλαίσοντες,

difceptatio de venere in fuum locum differatur. A labo-
ribus vero ordiendum, illo ante omnia difcuſſo, an idem
ſint labor, motus et exercitatio; an labor et motus
idem, aliud vero ab his exercitatio; an motus res di-
verſa, labor et exercitatio neutiquam differant. Ac mihi
quidem non quivis motus exercitatio videtur, ſeð tan-
tum, ſi quis vehementior eſt. Quoniam autem eorum,
quae ad aliquid dicuntur, eſt quod vehementius dicitur,
fieri poteſt, ut idem motus alteri ſit exercitatio, alteri
non ſit. Terminus igitur vehementiae eſto anhelitus al-
teratio; quando, in quibus motibus nulla ſit anhelitus
mutatio, hos nondum exercitationes vocamus. Quod ſi
quis majus minuſve, celerius aut crebrius jam ex motu
aliquo refpirare cogitur, huic certe tantus motus exerci-
tatio fuerit. Ea igitur communiter exercitatio vocatur.
Proprie vero a loco denominatur, quem gymnaſium om-
nes appellant. Is locus eſt in publica aliqua urbis re-
gione extructus, quo ungendi, fricandi, luctaturi, diſcum

ἢ δισκεύσοντες, ἤ τι τοιοῦτον ἄλλο πράξοντες, ἥκουσιν. ἡ
δὲ τοῦ πόνου προσηγορία ταυτόν μοι δοκεῖ σημαίνειν θα-
τέρῳ τῷ ὑπὸ τοῦ γυμνασίου ὀνόματος εἰρημένῳ δηλοῦσθαι
τῷ κοινῷ. καὶ γὰρ οἱ σκάπτοντες, καὶ οἱ θερίζοντες, καὶ
ἱππαζόμενοι πονοῦσί τε καὶ γυμνάζονται κατὰ τὸ κοινὸν
τοῦ γυμνασίου σημαι(233)νόμενον. ἐμοὶ μὲν οὕτω διῃρήσθω
περὶ τῶν ὀνομάτων, καὶ κατὰ ταῦτα τὰ σημαινόμενα πᾶς
ὁ ἐφεξῆς λόγος ἀκουέσθω. εἰ δέ τις ἑτέρως βούλοιτο χρῆ-
σθαι, συγχωρῶ. οὐδὲ γὰρ ὑπὲρ ὀνομάτων ὀρθότητος ἥκω
σκεψόμενος, ἀλλ' ὡς ἄν τις ὑγιαίνοι μάλιστα· καὶ πρὸς
τοῦτ' αὐτὸ χρήσιμον ὑπάρχον μοι περί τε τῶν γυμνασίων
καὶ πόνων καὶ ξυλλήβδην εἰπεῖν ἁπάσης κινήσεως διελέ-
σθαι, τὰ σημαινόμενα τῶν ὀνομάτων ἠναγκάσθην ἀφορίσα-
σθαι. αἱ μὲν δὴ τοῦ γυμνασίου χρεῖαι καὶ διὰ τοῦ πρώ-
του μὲν εἴρηνται λόγου, βέλτιον δ' ἂν εἴη καὶ νῦν ἐπα-
νελθεῖν αὐτὰς διὰ βραχέων, ἐπειδὴ σκοπός τε ἅμα καὶ
κριτήριον αὗται τυγχάνουσιν οὖσαι πάντων τῶν κατὰ μέρος

jacturi, aut tale quippiam facturi confluunt. Laboris
appellatio idem mihi fignificare videtur cum
priore fignificatione nominis exercitationis, nempe
communi illo, quod praediximus; quippe quum et
qui fodiunt, et qui metunt, et qui equitant, non labo-
rent modo, fed etiam exercitentur, communi faltem
exercitationis appellatione. Et de nominibus qui-
dem ita nobis determinatum fit, atque ad haec figni-
ficata omnis mihi deinceps fermo inaudiatur. Nec
tamen, fi quis eft, qui aliter uti velit, prohibeo; quando
non huc de recto nominum ufu difputaturus acceffi, fed
quemadmodum fanitas cuftodiri maxime poffit. Ad id
vero, quum percommodum erat de exercitatione, labore,
omni denique motu diftinguere, nominum fignificatus de-
finire fum coactus. Atque exercitationis commoda etfi
in priore volumine tradita funt, non inutile tamen fit
hic quoque paucis ea denuo repetere, quandoquidem non
folum fcopus, fed etiam veluti judices funt omnium,

ἐν τῇ περὶ τὰ γυμνάσια τέχνῃ πραττομένων. ἦσαν δὲ, ὡς
οἶμαι, διτταὶ κατὰ γένος, αἱ μέν τινες εἰς τὴν τῶν πε-
ριττωμάτων κένωσιν, αἱ δὲ εἰς αὐτὴν τῶν στερεῶν σωμάτων
τὴν εὐεξίαν διαφέρουσαι. ἐπειδὴ γάρ ἐστι κίνησις σφοδρὰ
τὸ γυμνάσιον, ἀνάγκη τρία μόνον ταῦτα γενέσθαι πρὸς αὐ-
τὴν κατὰ τὸ γυμναζόμενον σῶμα, τήν τε σκληρότητα τῶν
ὀργάνων ἀλλήλοις παρατριβομένων, τήν τε τῆς ἐμφύτου
θερμότητος αὔξησιν, τήν τε τοῦ πνεύματος κίνησιν βιαιο-
τέραν, ἕπεσθαι δὲ τούτοις ἄλλα σύμπαντα κατὰ μέρος
ἀγαθὰ τοῖς σώμασιν ἐκ γυμνασίων γινόμενα, διὰ μὲν τὴν
σκληρότητα τῶν ὀργάνων τήν τε δυσπάθειαν αὐτῶν καὶ
πρὸς ἐνεργείας εὐτονίαν, διὰ δὲ τὴν θερμότητα τήν τε
τῶν ἀναδιδομένων ὁλκὴν ἰσχυράν, καὶ τὴν ἀλλοίωσιν ἑτοι-
μοτέραν, καὶ τὴν θρέψιν βελτίονα, καὶ χύσιν ἁπάντων τῶν
σωμάτων, ἐφ᾽ ᾗ χύσει τὰ μὲν στερεὰ μαλάττεσθαι, τὰ δὲ
ὑγρὰ λεπτύνεσθαι, τοὺς πόρους δ᾽ εὐρεῖς γίνεσθαι συμβαί-
νει, διὰ δὲ τὴν τοῦ πνεύματος ἰσχυρὰν κίνησιν ἐκκαθαί-
ρεσθαι τοὺς πόρους ἀναγκαῖόν ἐστι, καὶ κενοῦσθαι τὰ πε-

quae figillatim in exercitationis arte geruntur. Fuere
autem (arbitror) genere duplicia, haec quidem ad ex-
crementorum vacuationem, illa vero ad bonam folidarum
partium habitudinem efficacia. Nam quoniam vehemen-
tior motus exercitatio eft, necelfe quidem eft, tria haec
ab ea perfici in corpore, quod exercetur, membrorum
duritiem ex mutuo ipforum attritu, genuini caloris in-
crementum, et fpiritus citatiorem motum; fequi vero
haec reliqua omnia privatim commoda, quae corpus
exercitiis accepta refert; utique ex membrorum duritie,
tum ut minus ex labore afficiantur, tum ad actiones
robur; ex calore, tum deducendorum in corpus validam
attractionem, tum immutationem magis expeditam, tum
nutritionum feliciorem et fingulorum corporum perfufio-
nem, cujus perfufionis beneficio et folida mollefcere,
et humida tenuari, et exiguos corporeae molis meatus
laxiores fieri accidit. At fpiritus valentiore impetu et
purgari hos omnes meatus necelfe eft, et excrementa ex-

ριττώματα. ἀλλ' εἴπερ ταῦτα ποιεῖ τὸ γυμνάσιον, οὐ χα-
λεπὸν ἔτι τὸν καιρὸν τῆς χρήσεως ἐξευρεῖν. διότι μὲν γὰρ
ἀναδόσεσι συνεργεῖ, οὐ χρὴ πλῆθος ὠμῶν καὶ ἀπέπτων
οὔτε σιτίων οὔτε χυμῶν ἢ κατὰ τὴν κοιλίαν ἢ ἐν τοῖς
ἀγγείοις περιέχεσθαι· κίνδυνος γὰρ αὐτοῖς ἑλχθῆναι πρὸς
ἅπαντα τοῦ ζώου τὰ μόρια, πρὶν χρηστοῖς γενέσθαι πε-
φθεῖσι σχολῇ ᾗ. διότι δὲ ἐκκαθαίρει τοὺς πόρους, καὶ κενοῖ
τὰ περιττώματα, κάλλιον αὐτὸ πρὸ τῶν σιτίων ἀναλαμ-
βάνεσθαι. τὰ μὲν γὰρ μὴ καθαρὰ τῶν σωμάτων, ὁκόσον
ἂν θρέψῃς, μᾶλλον βλάψεις. ὥστε ἐκ τῶν εἰρημένων εὔ-
δηλον, ὡς οὗτος ἄριστός ἐστι γυμνασίων καιρός, ἡνίκα ἡ
μὲν χθιζινὴ τροφὴ τελέως ᾗ κατειργασμένη τε καὶ πεπεμ-
μένη τὰς δύο πέψεις, τήν τε ἐν τῇ γαστρὶ καὶ τὴν ἐν
τοῖς ἀγγείοις, ἑτέρας δ' ἐφεδρεύῃ τροφῆς καιρός. εἰ δ'
ἢ τὸ πρόσθεν ἢ ὄπισθεν γυμνάζοις, ἢ χυμῶν ἀπέπτων
ἐμπλήσεις τὸ ζῶον, ᾗ τὴν ὠχρὰν χολὴν ἐπιτρέψεις γεν-
νᾶσθαι πλείονα· γνωρίσματα δὲ τοῦ τοιούτου καιροῦ

pelli. Atqui fi exercitatio haec praeftat, haud difficile
fane fit tempus ufus ipfius ftatuiffe. Nam quoniam di-
tributionem in corpus adjuvat, non debet, quum admi-
niftratur, crudi incoctique cibi aut fucci multitudo vel
in ventriculo vel in vafis contineri, unde periculum fit,
ne prius, quam per maturam concoctionem utilis fit, in
omnes animalis partes rapiatur. Quoniam vero et exi-
guos meatus expurgat, et excrementa expellit, utilius eft
ante cibos eam adhiberi; fiquidem, *quae impura corpora*
funt, atque ab excrementis parum purgata, haec, quo
magis nutries, eo magis laedes. Ex his itaque patere
arbitror, tum effe ad exercitationem commodiffimum
tempus, quum hefternus cibus duplici concoctione jam
prorfus fit confectus, et ea, quae in ventriculo, et ea,
quae in vafis fanguinis agitur, ac jam denuo cibandi
tempus inftet. Quod fi aut prius aut poiterius exercita-
tione utaris, aut crudis humoribus hominem impleveris,
aut pallidae bilis proventum auxeris. Sane hujufce tem-

τῶν οὔρων ἡ χροιά. [69] τὸ μὲν οὖν ὑδατῶδες ἄπεπτον
ἔτι σημαίνει τὸν ἐκ τῆς γαστρὸς ἀναδιδόμενον χυμὸν ἐν τοῖς
ἀγγείοις περιέχεσθαι· τὸ δὲ πυῤῥὸν καὶ χολῶδες, ἐκ πολ-
λοῦ κατειργύσθαι· τὸ δὲ μετρίως ὠχρὸν ἄρτι τῆς δευτέρας
πέψεως γενομένης ἐστὶ σημεῖον. ὅταν γὰρ μηδέπω χρώζηται
τῇ χολῇ τὸ οὖρον, ὑδατῶδές τε καὶ λευκὸν φαίνεται· ὅταν
δὲ πλέον ἀναδέξηται τοῦ προσήκοντος, πυῤῥόν. ἐπειδὰν
γὰρ συμμέτρως ἢ πυῤῥὸν, ἢ μετρίως ὠχρὸν, τηνικαῦτα
ἄγειν ἐπὶ τὰ γυμνάσια, προαποθέμενον ὅσον ἂν ἐν τῇ κύ-
στει καὶ τοῖς ἐντέροις τοῖς κάτω περιεχόμενον ἢ περίτ-
τωμα· κίνδυνος γὰρ κἂκ τῶν τοιούτων εἰς τὴν ἕξιν τοῦ
σώματος ἐνεχθῆναί τι τῇ ῥύμῃ τῆς ἐν τοῖς γυμνασίοις θερ-
μότητος ἀναρπασθέν. εἰ μὲν οὖν εὐθέως ἀποδυσάμενός τις
ἐπὶ τὰς ἰσχυροτέρας ἔρχοιτο κινήσεις, πρὶν μαλάξαι σύμπαν
τὸ σῶμα, καὶ λεπτῦναι τὰ περιττώματα, καὶ τοὺς πόρους
εἰρῦναι, κίνδυνος μὲν καὶ ῥῆξαί τι καὶ σπάσαι τῶν στε-
ρεῶν σωμάτων, κίνδυνος δὲ καὶ τὰ περιττώματα τῇ τοῦ

poris nota color eft urinae. Quae enim aquofa, crudum
adhuc in venis effe indicat fuccum, qui a ventriculo dis-
tribuitur; quae vero rufa bilofaque eft, jamdudum con-
coctum effe hujufmodi fuccum; quae modice pallet, per-
actae modo fecundae concoctionis eft fignum. Quum
namque bili infecta urina nondum eft, et aquofa et alba
apparet; quum vero plus jufto ejus bilis acceperit, rufa
cernitur. Ergo, quum mediocriter eft rufa, mediocriter-
ve pallens, tum exercitatio adeunda, fed expulfis prius
excrementis, quae in vefica vel inferiorIbus inteftinis
continentur. Verendum enim, ne quid ex his in habitum
corporis rapiatur, correptum videlicet caloris vi, qui
per exercitationem accenditur. Ergo fi quis pofita jam
vefte protinus ad valentiores motus accedat prius, quam
totum corpus molliatur, et excrementa extenuentur, et
exigui carnis meatus laxentur timor eft folidarum par-
tium quampiam ruptum aut convulfum iri. Timendum
praeterea eft, ne excrementa fpiritus impetu impulfa prae-

90　　ΓΑΛΗΝΟΥ ΥΓΙΕΙΝΩΝ

Ed. Chart. VI. [69.]　　　　　　　　Ed. Baf. IV. (233.)

πνεύματος ῥύμη κινήσαντος τοὺς πόρους ἐμφράξαι. εἰ δὲ
κατὰ μικρὸν προθερμήνας προμαλάξεις μὲν τὰ στερεὰ,
προλεπτύνεις δὲ τὰ ὑγρὰ, καὶ τοὺς πόρους εὐρύνεις, κίνδυ-
νος οὐδεὶς οὔτε τοῦ ῥῆξαί τι μόριον οὔτε τοῦ τοὺς πό-
ρους ἐμφράξαι ἂν καταλάβοι τὸν γυμναζόμενον. ὅπως οὖν
ταῦτα γένοιτο, χρὴ προθερμῆναί τε μετρίως ἀνατρίψαντα τῷ
σινδόνι τὸ σύμπαν σῶμα, κἄπειτα δι᾽ ἐλαίου τρίβειν. οὐ
γὰρ δὴ εὐθέως τὸ χρῆσθαι τῷ λίπει συμβουλεύω, πρὶν
θερμανθῆναί τε τὸ δέρμα, καὶ τοὺς πόρους εὐρυνθῆναι,
καὶ συλλήβδην εἰπεῖν εὐτρεπισθῆναι τὸ σῶμα πρὸς τὸ κα-
ταδέξασθαι τὸ ἔλαιον. ἱκαναὶ δ᾽ εἰς τοῦτο παντάπασιν
ὀλίγαι περιαγωγαὶ τῶν χειρῶν ἄλυποί τε καὶ μετρίως ταχεῖαι,
σκοπὸν ἔχουσαι θερμῆναι τὸ σῶμα χωρὶς τοῦ θλῖψαι·
καὶ γὰρ καὶ φανεῖταί σοι, τούτων γιγνομένων, ἔρευθος
εὐανθὲς ἐπιτρέχον ἅπαντι τῷ δέρματι. τοτ᾽ οὖν ἤδη τὸ
λίπος ἐπάγειν αὐτῷ, καὶ τρίβειν γυμναῖς ταῖς χερσὶ συμμέ-
τρως ἐχούσαις σκληρότητός τε καὶ μαλακότητος, ὅπως μήτε
συνάγηται καὶ σφίγγηται τὸ σῶμα, μήτε ἐκλύηται καὶ

dictos meatus obturent. Sin autem fenfim prius calefa-
ciendo et folidas partes praemollieris, et humores tenua-
veris, et exiguos meatus laxaveris, nullum periculum
nec rumpendi alicujus nec obftruendi ei, qui exercetur,
impendebit. Ut ergo haec fiant, oportet linteolo totum
corpus mediocriter fricando prius calefacere, mox oleo
fricare. Neque enim protinus accedendum ad pingue
cenfeo, ante videlicet quam cutis incaluerit, et meatus
laxentur, et, ut femel dicam, quam praeparatum aptum-
que corpus fit ad oleum capiendum. Ei rei fatis omnino
funt pauci manuum circumactus, qui nullo compreffu
fint graves, et modice celeres, huc demum veluti ad
metam directi, ut corpus citra compreffum calefaciant.
Siquidem peractis his cernere licebit floridum ruborem
per totam diffundi cutem. Tum igitur pingue inducen-
dum, et nudis manibus, quae medium inter molle du-
rumque modum fervent, infricandum, quatenus neque
coactum et conftrictum corpus fit, neque ultra, quam par

χαλᾶται περαιτέρω τοῦ δέοντος, ἀλλ᾽ ἐν τῇ φύσει φυλάτ-
τηται. τρίβειν δὲ κατὰ μὲν τὰς πρώτας ἐπιβολὰς ἀτρέμα,
τοὐντεῦθεν δ᾽ ἤδη κατὰ βραχὺ παραύξαντα, καὶ μέχρι γε
τοσούτου τὴν τρῖψιν ἐπὶ τὸ ῥωμαλεώτερον ἄγειν, ὡς θλί-
βεσθαι μὲν ἤδη σαφῶς τὴν σάρκα, μὴ θλᾶσθαι δέ· μὴ
πολλῷ δὲ χρόνῳ τὴν οὕτως ἰσχυρὰν τρῖψιν ἐπάγειν, ἀλλ᾽
ἅπαξ ἢ δὶς ἐφ᾽ ἑκάστου μέρους. οὐ γὰρ, ὥστε σκληρῦναι
τὸ σῶμα τοῦ παιδὸς, οὕτω τρίβομεν, ὃν ἤδη τοῖς πόνοις
προσάγομεν, ἀλλ᾽ ὑπὲρ τοῦ προτρέψαι τε εἰς τὰς ἐνεργείας,
καὶ συστρέψαι τὸν τόνον, καὶ τὴν ἐκ μαλακῆς τρίψεως
ἀραιότητα σφίγξαι. σύμμετρον γὰρ αὐτοῦ τὸ σῶμα φυλάτ-
τεσθαι χρὴ, καὶ οὐδαμῶς οὔτε σκληρὸν οὔτε ξηρὸν ἀπο-
τελεῖσθαι, μή πως ἐπίσχωμέν τι τῆς κατὰ φύσιν αὐξήσεως.
τοῦ δὲ χρόνου προϊόντος, ὅταν ἤδη μειράκιον ἡμῖν γίγνη-
ται, τότε καὶ τῇ σκληροτέρᾳ τρίψει χρησόμεθα, καὶ ταῖς
μετὰ τὰ γυμνάσια ψυχρολουσίαις. ἀλλὰ περὶ μὲν τούτων
αὖθις εἰρήσεται.

eſt, laxum reſolutumque fiat, ſed legitimae naturae mo-
dum ſervet. Infricandum vero primo contrectatu blan-
dius, inde ſenſim paulo ſortius, eatenus aucta ſemper ad
valentius frictione, quoad jam carnem manifeſte pre-
mat, citra tamen laeſionem; haudquaquam tamen tam
valida frictione diu utendum, ſed ſemel aut bis in qua-
que parte; neque enim fricatur hujus pueri corpus, ut
induretur, quum id jam ad exercitationem producimus,
ſed potius tum promptitudo ad actiones excitetur,
tum robur colligatur, ao raritas laxitasque, quae mollem
frictionem conſecuta eſt, conſtringatur ac cogatur. Quippe
medio temperamento ſervari hujus pueri corpus oportet,
nec uſquam durum molleve effici, necubi naturale ejus
incrementum inhibeatur. At procedente tempore, quando
jam nobis fit adoleſcens, tum vero duriore frictione ute-
mur, praeterea ab exercitatione frigida lavatione. Ve-
rum de his poſtea dicetur.

Κεφ. γ΄. [70] Ἐν τῇ δὲ παρασκευαζούσῃ πρὸς τὰ
γυμνάσια τρίψει, σκοπὸν ἐχούσῃ μαλάξαι τὰ σώματα, τὴν
μέσην σκληρᾶς καὶ μαλακῆς ἐπικρατεῖν χρὴ ποιότητα, καὶ
κατ᾽ ἐκείνην τυποῦσθαι τὸ σύμπαν. πολυειδεῖς δὲ ταῖς
ἐπιβολαῖς τε καὶ περιαγωγαῖς τῶν χειρῶν αἱ ἀνατρίψεις γι-
γνέσθωσαν, οὐκ ἄνωθεν κάτω μόνον ἢ κάτωθεν ἄνω φε-
ρομένων αὐτῶν, ἀλλὰ καὶ πλαγίων, καὶ λοξῶν, ἐγκαρσίων
τε καὶ σιμῶν. καλῶ δὲ ἐγκάρσιον μὲν τὸ ἐναντίον τῷ εὐ-
θεῖ, σιμὸν δὲ τὸ βραχὺ τούτου παρεγκλῖνον ἐφ᾽ ἑκάτερα,
καθάπερ γε καὶ τὸ τῆς εὐθύτητος ἑκατέρωσε πρὸς ὀλίγον
ἐκτρεπόμενον ὀνομάζω πλάγιον· ὅσον δ᾽ ἀκριβῶς μέσον
ἐστὶν εὐθείας τε καὶ ἐγκαρσίας φορᾶς, λοξὸν τοῦτο προσα-
γορεύω. καὶ μὲν δὴ καὶ τρίψιν τε καὶ ἀνάτριψιν οὐ διοί-
σει λέγειν, εἰδότας ὅτι τὸ τῆς ἀνατρίψεως ὄνομα συνηθέ-
στερον τοῖς παλαιοῖς ἐστι, τὸ δὲ τῆς τρίψεως τοῖς νέοις.
πολυειδεῖς δὲ κελεύω γίνεσθαι τὰς ἐπιβολὰς τε καὶ περια-
γωγὰς τῶν χειρῶν ἕνεκα τοῦ συμπάσας ὡς οἷόν τε τῶν

Cap. III.   In praeparatoria vero ante exercitationes
frictione, quae huc fpectat, ut corpus molliat, mollis
duraeque mediam qualitatem dominari oportet, ac pro
ejusdem qualitatis ratione, quicquid reliquum eft, exigi.
Variae autem quam maxime ex manuum injectu circum-
actuque frictiones effe debebunt; nec fuperne modo de-
orfum, aut inferne furfum adhibitae, fed etiam tum in
fubrectum, tum in obliquum, tum in tranfverfum, tum
in fubtranfverfum.   Voco tranfverfum, quod recto eft
contrarium; fubtranfverfum vero, quod paululum in
utramque partem declinat; rurfus fubrectum, quod a
recto paululum utroque verfus recedit; obliquum, quod
recti tranfverfique plane eft medium.   Quin etiam frictio-
nem aut perfrictionem dicere nihil refert, fi fciverimus,
perfrictionis nomen veteribus, frictionis recentioribus
ufitatum effe.   Varium autem fieri manuum tum inje-
ctum, tum circumactum velim, quo videlicet univerfae,

μυῶν τὰς ἶνας ἐκ παντὸς μέρους ἀνατρίβεσθαι. τὸ γὰρ
οἴεσθαι, τὴν μὲν ἐγκάρσιον ἀνάτριψιν, ἣν δὴ καὶ στρογγύ-
λην ὀνομάζουσιν ἔνιοι, σκληρύνειν καὶ πυκνοῦν καὶ σφίγγειν
καὶ συνδεῖν τὰ σώματα, τὴν δὲ εὐθεῖαν (234) ἀραιοῦν τε
καὶ χαλᾶν καὶ μαλάττειν καὶ λύειν, ἐκ τῆς αὐτῆς ἐστιν
ἀγνοίας, ἐξ ἧσπερ καὶ τὰ ἄλλα, ἃ περὶ τῆς τρίψεως εἴρηται
τοῖς πλείστοις τῶν γυμναστῶν. πλεῖον γὰρ οὐδὲν οὐδεὶς ἔχει
περὶ δυνάμεων τρίψεως εἰπεῖν ὧν Ἱπποκράτης ἔγραψεν ἐν
τῷ κατ᾽ ἰητρεῖον, ὑπὸ μὲν τῆς σκληρᾶς δεῖσθαι τὸ σῶμα
λέγων, ὑπὸ δὲ τῆς μαλακῆς λύεσθαι, καὶ ὑπὸ μὲν τῆς
πολλῆς ἰσχναίνεσθαι, σαρκοῦσθαι δὲ ὑπὸ τῆς μετρίας.
ἔχει δὲ ἡ ῥῆσις ὧδε. ἀνάτριψις δύναται λῦσαι, δῆσαι,
σαρκῶσαι, μινυθῆσαι· ἡ σκληρὰ δῆσαι, ἡ μαλακὴ λῦ-
σαι, ἡ πολλὴ μινυθῆσαι, ἡ μετρίη σαρκῶσαι. τέτταρες
γὰρ αὗται διαφοραὶ κατὰ γένος ἐπὶ τέσσαρσι δυνάμεσί τε
καὶ χρείαις ἁπασῶν τρίψεών εἰσιν. εἰ δὲ καὶ τὰς μέσας αὐ-
τῶν προσλογιζοίμεθα συνεμφαινομένας ταῖς εἰρημέναις, ἐξ αἷ

quoad fieri poteft, mufculorum fibrae omni ex parte fri-
centur. Siquidem ejus fententiae effe, quaſi tranfverfa
frictio (quam etiam rotundam aliqui vocant) duret, den-
fet, contrahat et conftringat, recta contra rarefaciat,
laxet, molliat et refolvat corpora, ejufdem plane infci-
tiae efl, cujus caetera, quae plerisque gymnaftarum de
frictione traduntur. Nam, qui plus de frictionum virtute
afferat, quam quae Hippocrates in libro de officina me-
dici prodidit, nemo plane eft. Ait enim, dura frictione
conftringi corpus, molli folvi, multa extenuari, medio-
cri craffefcere. Habent vero fe ejus verba ad hunc mo-
dum: *Frictio vim habet folvendi, aftringendi, carnem
augendi, minuendi: nempe dura aftringendi; mollis
folvendi; multa minuendi; mediocris carnem augendi.*
Quatuor enim hae genere differentiae in quadruplici
omnis frictionis tum facultate tum ufu funt. Quod fi
medias quoque harum, quae una cum his intelligendas
fe exhibent, annumeres, fex in univerfum differentiae

ἅπασαι διαφοραὶ γενήσονται. πόθεν οὖν ἐπῆλθε τοῖς πλεί-
στοις τῶν νεωτέρων γυμναστῶν οὕτω πολλὰς διαφορὰς
γράψαι τρίψεων, ὡς μηδὲ ἀριθμῆσαι ῥᾳδίως αὐτὰς δύνα-
σθαι; πόθεν ἄλλοθεν, ἢ ὅτι λογικῆς θεωρίας παντάπα-
σιν ἀγύμναστοι ὄντες οὐ συνεῖδον ἅμα ταῖς οἰκείαις τῆς
τρίψεως διαφοραῖς ἐνίοτε μὲν καὶ τῶν ἔξωθέν τινος μνη-
μονεύοντες, ἐνίοτε δὲ καὶ τὰς ἀπεργαζομένας ἑκάστην τρίψιν
αἰτίας ἀναγράφοντες, ἔστιν ὅτε δὲ καὶ πρὸς ἀλλήλας ἐπι-
πλέκοντες αὐτάς τε τὰς γνησίας διαφορὰς καὶ ὅσας οὐκ
ὀρθῶς αὐταῖς προσέθεσαν. ὅταν μὲν [71] γὰρ λέγωσι, τὰς
τρίψεις ἀλλήλων διαφέρειν τῷ τὰς μὲν ἐν ὑπαιθρίῳ γί-
γνεσθαι, τὰς δὲ ἐν καταστέγῳ, τὰς δὲ ἐν ὑποσυμμιγεῖ σκιᾷ,
καὶ τὰς μὲν ἐν ἀνεμώδει χωρίῳ, τὰς δὲ ἐν γαληνῷ, καὶ τὰς
μὲν ἐν θερμῷ, τὰς δὲ ἐν ψυχρῷ, τὰς μὲν ἐν ἡλίῳ, τὰς
δὲ ἐν βαλανείῳ, τὰς δὲ πρὸ βαλανείου, τὰς δὲ ἐν παλαί-
στρᾳ, καὶ τοιοῦτόν τινα ποιοῦντες κατάλογον, οὐκ οἰκείας
διαφορὰς τρίψεων λέγουσιν, ἀλλ᾽ ὧν οὐκ ἄνευ τινὸς ὁ τρι-
βόμενός ἐστιν. ἀνάγκη γὰρ πάντως αὐτὸν ἔν τινι χωρίῳ

exiftent. Undenam igitur plurimis neotericorum gymna-
ftarum fuccurrit tam numerofas frictionum differentias
prodere, quas vel numero comprehendere facile non eft?
Non aliunde certe, quam quod logicae coutemplationis
plane expertes cum propriis frictionum differentiis ex-
terna alienaque imprudentes nonnunquam confundunt,
interim etiam, quod caufas frictiones fingulas efficientes
adjiciunt, interim tum legitimas ipfas inter fefe frictio-
num differentias connectunt, tum vero cum his etiam,
quas ipfi perperam excogitarunt. Quum enim dicant, fri-
ctiones inter fe diftare, quod aliae fub dio fiant, aliae
fub tecto, aliae in admixta umbra, rurfus aliae in per-
flato loco, aliae in tranquillo, item aliae in calido, aliae
in frigido, aliae in fole, aliae in balneo, aliae ante
balneum, aliae in palaeftra, talemque catalogum faciant,
fane non proprias frictionum differentias afferunt, fed
eas, fine quarum aliqua, qui fricatur, effe non poteft,
inculcant; quippe quem necefle omnino eft in aliquo ter-

τῶν κατὰ τὴν οἰκουμένην ὑπάρχειν, καὶ πρός γε τῷ χωρίῳ
χειμῶνος, ἢ θέρους, ἢ κατά τινα τῶν ἄλλων ὡρῶν. ἐπει-
δὰν δὲ τὰς μὲν τῷ μετὰ πλείονος ἐλαίου, τὰς δὲ τῷ
μετὰ ἐλάττονος, ἢ παντάπασιν ἐλαίου χωρὶς, ἤτοι διὰ τῶν
χειρῶν μόνον, ἢ μετὰ κόνεως, ἢ διὰ σινδόνων, καὶ τούτων
ἤτοι σκληρῶν ἢ μαλακῶν γίγνεσθαι διαφέρειν ἀλλήλων λέ-
γωσι τὰς τρίψεις, αἰτίων καταρίθμησιν ποιοῦνται τῶν ἤτοι
σκληρὰν ἢ μαλακὴν ἀπεργαζομένων τὴν τρίψιν. ἐξ οὗ γέ-
νους τῶν αἰτίων ἐστὶ καὶ τὸ τὰς χεῖρας τῶν τριβόντων
ἤτοι σκληρὰς ἢ μαλακάς εἶναι, καὶ ἤτοι πιέζειν σφοδρῶς,
ἢ πράως ἐφάπτεσθαι. τὸ δὲ τρίτον εἶδός ἐστι τῶν πολ-
λὰς τῆς τρίψεως οἰομένων εἶναι διαφορὰς ἐκ τοῦ κατὰ συ-
ζυγίας τινὰς ἐπιπλέκειν ἀλλήλοις ἅπαντα τὰ νῦν εἰρημένα.
ὅσοι μὲν οὖν αὐτῶν ἢ τὰς ἔξω περιστάσεις τῶν πραγμά-
των, ἢ τὰς αἰτίας τῶν οἰκείων διαφορῶν ἀλλήλαις ἐπιπλέ-
κουσιν, εὐφωρατότεροι γίνονται μὴ γινώσκοντες ὀρθῶς·
ὅσοι δὲ κατὰ τὰς οἰκείας διαφορὰς ποιοῦνται τὰς σιζυγίας,
ἧττον οὗτοι γνωρίζονται σφαλλόμενοι. εἰσὶ δὲ καὶ οἵ σο-

rarum loco effe, praeterque locum vel aeftate, vel hye-
me, vel aliquo alio anni tempore. Qnum vero ita dif-
fidere dicant inter fe frictiones, quod aliae cum copiofo
oleo, aliae exiguo fiant, aut prorfus fine oleo, idque vel
manibus tantum, vel etiam cum pulvere, vel per lin-
teum, atque hoc vel afperum, vel lene, caufarum plane,
quibus frictio dura mollifve efficitur, enumerationem
faciunt. Ex quo nimirum caufarum eft genere, et quod
ipfae fricantium manus durae aut molles fint, item va-
lide premant, blandeve fint admotae. Tertia fpecies,
quam afferunt ii, qui multas frictionum differentias au-
tumant, inde nafcitur, quod omnia jam dicta inter fe
per conjugationes quafdam copulent. Qui itaque ex his
aut externas rerum circumftantias, aut verarum differen-
tiarum caufas inter fe copulant, facile deprehenduntur
parum recte fentire. Qui vero ex propriis differentiis
conjugationes nectunt, horum non adeo facile deprehen-
ditur error: imo nonnulli fapientiae quoque laudem re-

φίας δόξαν ἀπηνέγκαντο, καὶ δοκοῦσι πλέον εὑρηκέναι τῶν
ὑφ᾽ Ἱπποκράτους εἰρημένων. ὥσπερ οὖν καὶ Θέων ὁ γυμνα
στής ἐστιν, ὅστις ἔδοξε βέλτιον Ἱπποκράτους ἐγνωκέναι περὶ
τρίψεως. ἀφορισαμένου γὰρ ἐκείνου κατὰ τὴν προγεγραμμέ
νην ῥῆσιν, ἐν μὲν τῇ κατὰ ποιότητα διαφορᾷ τήν τε μα
λακὴν καὶ σκληρὰν, ἐν δὲ τῇ κατὰ ποσότητα τήν τε πολ
λὴν καὶ τὴν μετρίαν, ὁ Θέων οὐκ ἀξιοῖ μνημονεύειν οὔτε
ποιότητος οὔτε ποσότητος ἰδίᾳ, γράφων ἐν ἄλλοις τέ τισι
καὶ τῷ τρίτῳ τῶν γυμναστικῶν ᾧδε. ἀρέσκει περὶ τρίψεως
παραγγέλλοντας, δεῖν ἀεὶ συναρμόττειν ταῖς ποιότησι τὰς
ποσότητας. καθ᾽ ἑαυτὰς μὲν γὰρ ἀτελεῖς εἶναι πρὸς τὴν
ἐν τοῖς ἔργοις κατόρθωσιν. τὴν γοῦν μαλακὴν τρίψιν
παρὰ τὴν ποσότητα τριῶν ἀποτελεσμάτων ποιητικὴν γίγνε
σθαι· τὴν μὲν γὰρ ὀλίγην ἀνιέναι ποσῶς τὴν σάρκα καὶ
εὐαφῆ ποιεῖν, τὴν δὲ πολλὴν διαφορεῖν καὶ τήκειν, τὴν
δ᾽ αὐτάρκη σαρκοῦν τὸ σῶμα πλαδαρᾷ καὶ κεχυμένῃ
σαρκί. ὁμοίως δὲ καὶ τὴν σκληρὰν τρίψιν παρὰ τὴν
ποσότητα καὶ ἴσον ἀριθμὸν ἀποτελεσμάτων ποιεῖν· πολλὴν

tulerunt, et videntur plura inveniſſe, quam quae ab
Hippocrate dicta ſunt: quorum eſt Theon gymnaſtes, qui
rectius, quam Hippocrates, ſenſiſſe de frictione eſt viſus.
Nam quum is in modo comprehenſis verbis in ea differentia, quae ex qualitate ſpectatur, mollem et duram,
in ea vero, quae ex quantitate, multam et mediocrem
collocet, Theon qualitatis quantitatiſve minime faciendam mentionem ſeorſum cenſet, ſcribens cum alibi, tum
vero in tertio Gymnaſticorum hunc in modum: *De
frictione praecipientes, placet quantitates ſemper cum
qualitatibus coaptandas eſſe; per ſe namque imperfectiores ſunt, quam ut aliquis ſucceſſus ex ipſis proveniat.
Quippe mollis frictio pro quantitatis modo triplex opus
efficit. Pauca enim leviter carnem remittit, ac facile
contrectabilem reddit; multa diſſolvit et liquat; mediocris laxa et fluida carne implet. Simili modo dura
pro quantitatis ratione totidem numero effectus reddit.*

γὰρ προσαχθεῖσαν σφίγγειν τὰ σώματα καὶ συνδεῖν, καὶ
φλεγμονῇ τι παραπλήσιον ἀπεργάζεσθαι, τὴν δὲ αὐτάρκη
σαρκοῦν μεμειωμένῃ καὶ εὐπεριγράπτῳ σαρκὶ, τὴν μέντοι
γε ὀλίγην ἐρερευθῇ πρὸς ὀλίγον χρόνον τὴν ἐπιφάνειαν
ποιεῖν. οὐκ ἀξιοῖ δὲ περὶ τῆς σκληρᾶς τρίψεως ἰδίᾳ καθ᾽
ἑαυτὴν οὐδὲν παραγγέλλειν τὸν γυμναστὴν, ἀλλὰ συναρμό-
ζειν αὐτῇ τὸ ποσὸν, εἴπερ τι μέλλοι τότε κατόρθωμα πλέον
ἐν τοῖς ἔργοις τῆς τέχνης ἔσεσθαι. κατὰ δὲ τὸν αὐτὸν τρό-
πον οὐδὲ περὶ τῆς μαλακῆς ἰδίᾳ καθ᾽ ἑαυτὴν οὐδὲν ἡγεῖται
νῦν ὑποτίθεσθαι· μὴ γὰρ δύνασθαί ποτε γενέσθαι μαλα-
κὴν τρίψιν αὐτὴν καθ᾽ ἑαυτὴν μόνην ἄνευ τοῦ πολλὴν, ἢ
ὀλίγην, ἢ σύμμετρον ὑπάρχειν. εἶθ᾽ ἑξῆς διηγεῖται κατὰ
συζυγίαν, ὅσα περὶ τοῖς σώμασιν ἡμῶν ἐργάζεσθαι πεφύ-
κασιν· τὴν μὲν ὀλίγην τε ἅμα καὶ μαλακὴν ἀνιέναι ποσῶς
τὴν σάρκα καὶ εὐαφῆ ποιεῖν, ἀποφαινόμενος οὐδὲν ἢ τὸ
λῦσαι πρὸς Ἱπποκράτους εἰρημένον, [72] ἑτέροις ὀνόμασιν
ἑρμηνεύων· τὸ γὰρ ἀνιέναι τὴν σάρκα καὶ εὐαφῆ ποιεῖν
τί ἄλλο ἢ λύειν ἐστὶ τὰ συνδεδεμένα καὶ συνημμένα;

*Multa namque adhibita contrahit conſtringitque corpora,
et phlegmonae perſimile quippiam relinquit; mediocris
implet imminuta et evidenter circumſcripta expreſſaque
carne; exigua vero in ſumma cute ruborem ad tempus
excitat.* Non cenſet autem de dura per ſe et ſeorſum
quicquam gymnaſtae praecipiendum, ſed ei quantitatem
adjungi debere, ſi quis paulo commodior ex artis opere
ſucceſſus ſit futurus. Pari modo nec de molli per ſe et
ſeorſum quicquam nunc tradendum exiſtimat; neque
enim adhiberi uſquam poſſe mollem frictionem tantum,
et quae nec multa, nec exigua, nec mediocris ſit. De-
inde memorat, quaecunque per conjugationem in corpo-
ribus noſtris naturaliter efficiuntur, utique paucam cum
molli carnem remittere leviter et tactu mollem reddere
pronuncians. Ubi aliud plane nihil, quam quod Hippo-
crates verbo ſolvere ſignificavit, aliis verbis interpreta-
tur. Quippe laxare carnem et mollem tactu reddere
quid aliud eſt, quam ſolvere, quae colligata et coacta

Ed. Chart. VI. [72.]   Ed. Bas. IV. (234.)

προσέθηκε δὲ τῷ λόγῳ τὸ ποσῶς, οὐ τὸ γένος τῆς ἐνερ-
γείας ὑπαλλάττων, ἀλλὰ τὸ ποσὸν ἐν αὐτῷ διορίζων. μα-
λάττει γὰρ ἐπ᾽ ὀλίγον ἡ τοιαύτη τρίψις, ὡς, εἴ γ᾽ ἐπὶ πλεῖον
γένοιτο, μαλάξει μὲν ἔτι καὶ νῦν, ἀλλὰ μειζόνως, ἢ πρό-
σθεν. ὅτι τοίνυν οὐ μεγάλως, οὐδ᾽ ἱκανῶς, ἀλλὰ καὶ βρα-
χέως ἡ ὀλίγη καὶ μαλακὴ τρίψις ἀνίησί τε καὶ μαλάττει
τὰ σώματα, διὰ τῆς τοῦ ποσῶς προσθήκης ἐδήλωσεν·
οὐδέπω κατά γε τοῦτο τῶν ὑφ᾽ Ἱπποκράτους εἰρημένων δι-
δάσκων περιττότερον, ὥσπερ οὐδ᾽ ἐν τῷ φάναι, τὴν αὐ-
τάρκη καὶ μαλακὴν σαρκοῦν τὸ σῶμα πλαδαρᾷ καὶ κεχυ-
μένη σαρκί. διότι μὲν γὰρ αὐτάρκης, σαρκώσει, διότι δὲ
μαλακή, λύσει, τοῦτ᾽ ἔστι μαλάξει, ὅπερ ἴσον ἐστὶ τῷ
πλαδαρὰν καὶ κεχυμένην ἐργάσασθαι τὴν σάρκα. ἐχρῆν δ᾽
αὐτόν, ὥσπερ ὑπὲρ τούτων εἶπεν ὀρθῶς, οὕτως καὶ ὁπότε
περὶ τῆς πολλῆς τε ἅμα καὶ μαλακῆς διαλέγεται, μὴ τοῦτο
μόνον εἰπεῖν, ὅτι διαφορεῖν καὶ τήκειν πέφυκεν, ἀλλὰ καὶ
ὁποίαν τινὰ τὴν ὑπόλοιπον ἐργάζεται σάρκα. οὐ γὰρ δὴ

fuere? Adjecit vero fermoni leviter five quodammodo,
non genus actionis immutans, fed quantitatem ejus de-
finiens. Mollit enim exigue, quum adhibetur, ejusmodi
frictio; quandoquidem, fi amplius fit adhibita, mollit
quidem et tunc, caeterum largius quam antea. Quod
ergo nec magnopere, nec mediocriter, fed exigue remit-
tit mollitque corpora pauca ac mollis frictio, per ver-
bum illud, leviter, quod adjecit, declarat; ne hic qui-
dem per hoc faltem iis, quae Hippocrates praecipit, quic-
quam tradens amplius; aeque nec, quum mediocrem et
mollem addere corpori inquit laxam et fluidam carnem.
Nam quoniam mediocris, idcirco carnem augebit; quo
niam mollis, folvet, hoc eft, molliet. Id quod tantun-
dem eft, ao laxam et fluidam carnem efficere. Erat
autem hujus officium, ficuti de his recte praecipit, et fic,
cum de multa fimul et molli difputat, non id modo
dicere, quod halitu digerere ao liquare poteft, fed qua-
lem etiam carnem relinquat apponere. Non enim ritu

Ed. Chart. VI. [72.]   Ed. Baf. IV. (234. 235.)

πᾶσαν τὴν οὐσίαν διαφορεῖ καὶ τήκει, καθάπερ τὸ πῦρ,
ἀλλά τι καὶ καταλείπει πάντως. τοῦτο οὖν τὸ καταλειπό-
μενον ὁποῖόν τι τὴν ἰδέαν ἐστὶν, ἐχρῆν, οἶμαι, προσκεῖ-
σθαι τῷ λόγῳ, καὶ μὴ μόνον τὸ τῆς πολλῆς τρίψεως ἴδιον
ἔργον εἰπόντα τὸ τῆς μαλακῆς παραλιπεῖν. ὅτι μὲν ἡ
πολλὴ διαφορεῖ, καὶ πρὸς Ἱπποκράτους εἴρηται πρόσθεν·
ἀλλ' οὐχ ἁπλῶς ὑπὲρ τῆς πολλῆς ἐνεστήσατο τὸν λόγον ὁ
Θέων, ἀλλὰ κατὰ συζυγίαν ἠξίωσε διδάσκειν, ἀπὸ τῆς
πρώτης μὲν ἀρξάμενος τῆς τε ὀλίγης τε ἅμα καὶ μαλακῆς,
ἐπὶ δευτέραν δὲ μεταβὰς τὴν μαλακήν τε ἅμα καὶ πολλήν,
εἶθ' ἑξῆς τρίτης μνημονεύσας τῆς μαλακῆς τε ἅμα καὶ
συμμέτρου. ὥσπερ οὖν ἐπί τε τῆς πρώτης καὶ τρίτης συ-
ζυγίας οὐκ ἐσιώπησε τὸ τῆς ποιότητος ἔργον, οὕτως ἐχρῆν
αὐτὸν οὐδὲ ἐπὶ τῆς δευτέρας παραλιπεῖν, ἀλλὰ κἀνταῦθα
φάναι, τὴν πολλήν τε ἅμα καὶ μαλακὴν τρίψιν διαφορεῖν
τε ἅμα καὶ μαλακὴν ἀπεργάζεσθαι τὴν σάρκα· πλὴν εἰ τὸ
τήκειν ἀντὶ (235) τοῦ μαλάττειν χρὴ δέξασθαι, καὶ οὕτως
ἀληθὲς μένει τὸ εἰρημένον. οὐχ ὅπως δὲ διαβάλλει τὴν

ignis univerfam fubftantiam exhaurit liquatque, fed ali-
quid omnino relinquit. Id igitur, quod relictum eft, qua-
lenam demum fpecie fit, adjicere (arbitror) fermoni
oportuit, neque tantum multae frictionis proprio effectu
pofito mollis opus omittere. Quod igitur multa diffolvat,
etiam ab Hippocrate prius dictum eft. Verum non abfo-
lute de multa Theon fermonem inftituit, fed per conju-
gationem docendum effe cenfuit, utique a prima aufpica-
tus, nempe pauca et molli; poft fecundam aggreffus,
mollem et multam; inde tertiam memorans, mollem fci-
licet et mediocrem. Sicuti igitur in prima conjugatione
et tertia proprium qualitatis effectum non diffimulavit,
ita nec in fecunda fuppreffiffe eum decuit; quin hic quo-
que docuiffet multam fimul et mollem frictionem non
modo diffolvere, fed etiam mollem carnem reddere; nifi
forte id, quod liquare dixit, pro mollire audiendum eft.
Atque ita quidem verum fit, quod dicit. Caeterum fic

100 ΓΑΛΗΝΟΥ ΥΓΙΕΙΝΩΝ

Ἱπποκράτους διδασκαλίαν, ἀλλὰ καὶ παντὸς μᾶλλον ὁμολο-
γεῖ αὐτήν· εἴπερ γὰρ ἡ μαλακὴ τρίψις ἀεὶ μὲν ἁπαλὸν
ἐργάζεται τὸ σῶμα, κἂν ὀλίγη, κἂν πολλὴ, κἂν σύμμετρος
ὑπάρχῃ, προσέρχεται δ᾽ αὐτῇ οὐδέν τι παρὰ τῆς ποσότητος
ἕτερον, ἀχώριστον ἔσται τῆς μαλακῆς τρίψεως τὸ μαλάττειν,
ὥσπερ, οἶμαι, καὶ τῆς σκληρᾶς τὸ σκληρύνειν, ἢ συνά-
γειν, ἢ σφίγγειν, ἢ δεῖν, ἢ πυκνοῦν, ἢ δυσαφῆ τὴν σάρ-
κα ποιεῖν, ἢ ὡς ἄν τις ἑτέρως ἑρμηνεύειν ἐθέλοι ταὐτὸν
πρᾶγμα. πρῶτον μὲν γὰρ καὶ κύριον ὄνομα τῆς οὕτως
διατιθεμένης σαρκός ἐστι τὸ σκληρὸν, ὥσπερ καὶ τῆς ἐναν-
τίας αὐτῇ τὸ μαλακόν. οὐ μὴν ἀλλὰ καὶ τῶν ἄλλων ἕκα-
στον, ὡς εἶπον, ἐγχωρεῖ λέγειν. καὶ διὰ τίνα μὲν τὴν αἰ-
τίαν οὕτω πολλοῖς ὀνόμασιν οἷόν τε χρῆσθαι καθ᾽ ἑνὸς
πράγματος, ὀλίγον ὕστερον εἰρήσεται· νῦν δὲ, ὡμολόγηται
γὰρ τοῦτο, τὴν μὲν αἰτίαν αὐτοῦ λέγειν ἔν γε τῷ παρόντι
παραλίπωμεν. ὅτι δ᾽ ἐξ ἀνάγκης ἕπεται τῇ μαλακῇ τρίψει
τὸ μαλακὰ ποιεῖν τὰ σώματα, πρόδηλον ἐκ τῶν εἰρημέ-
νων· εἰ γὰρ μὴ πολλὴν, μήτ᾽ ὀλίγην, μήτε σύμμετρον

non modo Hippocratis doctrinam non accufat, fed multo
maxime confirmat; etenim, fi mollis frictio femper molle
tenerumque corpus reddit, five ea exigua, five multa,
five mediocris fit, tum illi ex quantitate nihil accedit
diverfum, infeparabilis plane a molli frictione erit mol-
liendi facultas, ficuti a dura certe vis durandi, cogendi,
conftringendi, ligandi, denfandi, aut tactu duram carnem
reddendi, aut quomodocunque aliter eandem rem inter-
pretari malis. Quippe primum et proprium nomen ita
affectae carnis eft durities, ut ejus, quae diverfe afficitur,
mollities: quamquam etiam reliquorum, quae dixi, no-
minum quolibet uti licet. Et quam ob caufam tam variis
nominibus unam interpretari rem liceat, paulo poft dice-
mus. Nunc quoniam controverfa res non eft, caufam
ejus ad praefens faltem differamus. Quod autem mollem
frictionem neceffario confequitur, ut corpora molliat, id
plane clarum ex jam dictis eft. Nam fi neo qui multa

ΛΟΓΟΣ Β. 101

Ed. Chart. VI. [72. 75]　　　　　Ed. Baf. IV. (255.)
τὴν τοιαύτην τρίψιν παραλαβὼν σκληρὸν ἐργάσασθαί ποτε
δυνήσῃ τὸ σῶμα, δῆλον ὡς ἀχώριστον αὐτῆς ἐστι τὸ μαλάτ-
τειν, ὥσπερ γε καὶ τῆς σκληρᾶς τὸ συνδεῖν τε καὶ σκληρύνειν.
καὶ γὰρ καὶ ταύτην [73] ἄν τ᾽ ὀλίγην, ἄν τε πολλήν, ἄν τε
σύμμετρον παραλάβῃς, οὐδέποτε μαλάξεις τὸ σῶμα κατ᾽
οὐδεμίαν ποσότητα, διὰ παντὸς δὲ σκληρὸν ἀπεργάσῃ μᾶλ-
λον, ἢ ἧττον, ἐπὶ πλέον τρίβων μᾶλλον, ἐπ᾽ ἔλαττον δὲ
ἧττον· εἰ δὲ καὶ παντελῶς ὀλίγας τὰς σκληρὰς ἐπιβολὰς
ποιησάμενος ἀρκεσθείης, ἀνάλογον τῇ τούτων βραχύτητι
καὶ σκληρότης ἀπαντήσεται, καθάπερ καὶ ὁ πυρὶ πλησιά-
ζων ἀεὶ μὲν θερμαίνεται, κἂν ἐπὶ πολὺν χρόνον αὐτῷ
τύχῃ πλησιάζων, κἂν ἐπ᾽ ὀλίγον, ἀλλὰ μᾶλλον μὲν τοῦθ᾽
ὁ πολυχρονίως ὁμιλῶν, ἧττον δὲ ὁ μέχρι βραχέος, ἐπ᾽
ἐλάχιστον δὲ ὁ ψαύσας μόνον. οὕτω κἂν ταῖς τρίψε-
σιν ὁμοιοῦται διαπαντὸς τὸ σῶμα, πρὸς μὲν τῆς μα-
λακῆς μαλαττόμενον, ὑπὸ δὲ τῆς σκληρᾶς σκληρυνόμε-
νον, οὐ μὴν ἴσῳ γε τῷ μέτρῳ διαπαντός, ἀλλ᾽ ὑπὸ μὲν
τῆς πλείονος μᾶλλον, ὑπὸ δὲ τῆς ἐλάττονος ἧττον, ὥσπερ
γε καὶ ὑπὸ μὲν τῆς πλείστης μάλιστα, ὑπὸ δὲ τῆς ἐλα-

ea, nec qui pauca, nec qui mediocri ufus fuerit, durum
unquam corpus reddiderit, perfpicuum eft molliendi vim
nufquam ab ea fejungi, ficuti nec dura colligandi et
durandi; quippe quum hanc quoque five paucam, five
multam, five mediocrem adhibeas, nunquam quantitatis
ullius ratione corpus mollias, fed femper duritiei plus
minufve adjicias, fcilicet uberius perfricans plus, parcius
vero minus. Quod fi paucis omnino durisque manuum
injectionibus contentus fueris, durities quoque proportione
refpondebit. Sicuti enim, qui igni fe admovit, femper
calefit, five exiguo tempore id faciat, five diu, fed magis,
qui diutius verfatur, minus, qui brevi fpatio, minime
vero, qui tantum acceffit; ita frictione quoque corpus
femper pro ratione afficitur, a molli emollitum, a dura
duratum, non tamen pari femper menfura, fed a pluf-
cula magis, a parciore minus, a plurima maxime, a mi-

102   *ΓΑΛΗΝΟΥ ΥΓΙΕΙΝΩΝ*

Ed. Chart. VI. [73.]   Ed. Baf. IV. (235.)

χίστης ἥκιστα. τοίνυν ὁ Θέων, ὁπότε περὶ τῆς μαλακῆς τε
καὶ πολλῆς τρίψεως διαλεγόμενος διαφορεῖν καὶ τήκειν εἶ-
πεν αὐτὴν, εἰ μὲν τὸ κενοῦν διὰ τοῦ τήκειν δηλοῖ, πλέον
οὐδὲν σημαίνει τοῦ διαφορεῖν· ὥστε δὶς μὲν ἂν εἴη ταὐτὸν
εἰρηκὼς, παραλελοιπὼς δὲ προσθήκην ἀναγκαίαν τῆς γινο-
μένης περὶ τὸ σῶμα διαθέσεως ἐκ τῆς μαλακῆς τρίψεως·
εἰ δὲ τὸ μαλάττειν, ἢ λύειν, ἢ χαλᾶν, ἢ ὅπως ἂν ἑτέρως
ὀνομάζειν ἐθέλῃ, παραλείψεται μὲν οὕτως οὐδὲν αὐτῷ, τὰ
δ᾽ Ἱπποκράτους λέγων φωραθήσεται διὰ μοχθηροτέρου
τρόπου διδασκαλίας. ὅτι μὲν ὁ τοιοῦτος τρόπος τῆς δι-
δασκαλίας μοχθηρότερός ἐστιν ἧς Ἱπποκράτης ἔγραψεν, ὀλί-
γον ὕστερον ἐπιδείξομεν· ὅτι δὲ, εἴπερ τὸ τήκειν ἀντὶ τοῦ
μαλάττειν εἴρηκεν, οὐδὲν τῶν Ἱπποκράτους λέγει περιττό-
τερον, ἄντικρυς δῆλον. εἰπόντος γὰρ ἐκ εἴνου, τὴν μὲν μα-
λακὴν λύειν, τὴν δὲ πολλὴν ἰσχναίνειν, εὔδηλον ἂν εἴη
παντί γε τῷ νοῦν ἔχοντι συλλογίσασθαι, την ἐκ τῆς μαλα-
κῆς τε ἅμα καὶ πολλῆς σύνθετον ἰσχναίνειν τε ἅμα καὶ

nima minime. Theon ergo, quum de molli fimul et
copiofa frictione difputans diffolvere liquareque eam
dixit, fi quidem per liquare verbum inanire intelligit,
aliud plane nihil fignificaverit, quam diffolvere; quare
bis idem dixerit, praetermiferit autem, quod neceffario
fuerat addendum, nempe eum affectum, qui ex molli
frictione in corpore relinquitur; fin mollire, folvere,
remittere, aut aliud quippiam ejufmodi dicere velit, fic
fane reliquerit quidem nihil, caeterum, quum ea, quae
Hippocratis funt, dicit, ob minus idoneam docendi ratio-
nem in furto deprehendetur. Quod itaque ejufmodi do-
cendi modus deterior fit eo, quo ufus Hippocrates eft,
paulo poft oftendam. Quod vero, fi liquare pro eo, quod
eft mollire, accipit, nihil iis, quae Hippocrates praedixit,
amplius prodidit, plane manifeftum eft. Nam, quum ille
dicat, mollem folvere, multam extenuare, quis non facile
colligat, qui praefertim mentis fit compos, eam, quae ex
molli multaque pariter compofita fit, extenuare fimul ac

μαλάττειν. ἀλλ᾽ οὐχ ὁ Θέων ἔοικεν οὕτω γινώσκειν, ἀλλ᾽
ὅπερ ἐν τῷ πρώτῳ τῶν γυμναστικῶν ἰσχναίνειν εἶπε δι᾽
ἑνὸς ῥήματος, τοῦτ᾽ ἐν τῷ τρίτῳ διὰ δυοῖν, τοῦ τε δια-
φορεῖν καὶ τήκειν. ἔχει γὰρ οὖν δὴ καὶ ἡ ἐν τῷ πρώτῳ
ῥῆσις ὧδε. ἐκ δὲ τῶν ἐναντίων τὴν μαλακὴν τρίψιν, πολ-
λὴν μὲν γενομένην, ἰσχναίνειν τὰ σώματα, αὐτάρκη δὲ, σαρ-
κοῦν τρυφερᾷ καὶ κεχυμένῃ σαρκί. φανερῶς γὰρ ἐνταῦθα
τὴν μαλακήν τε ἅμα καὶ πολλὴν τρίψιν ἰσχναίνειν ἔφησε
τὰ σώματα. ὅτι δ᾽ ἀναγκαῖον ἦν οὐ μόνον τὸ τῆς πολλῆς
ἴδιον, ἀλλὰ καὶ τὸ τῆς μαλακῆς εἰπεῖν, καὶ αὐτὸς ὁ Θέων
ἐνεδείξατο διὰ τῆς ἑξῆς ῥήσεως, ἐν ᾗ περὶ τῆς σκληρᾶς
τρίψεως διδάσκων τὴν πολλὴν σφίγγειν τὰ σώματα καὶ
συνδεῖν καὶ φλεγμονῇ τι παραπλήσιον ἐργάζεσθαί φησιν.
ὃ γὰρ εἶχε συμμέτρως ὑπάρχουσα τῇ ποσότητι, τοῦτο πλεο-
νασθεῖσα μᾶλλον ἐπεκτήσατο. πάντες οὖν ὁμολογοῦσι, τὴν
σύμμετρον σκληρὰν σαρκοῦν τὸ σῶμα σκληρᾷ σαρκὶ, κα-
θάπερ γε καὶ τὴν σύμμετρον μαλακὴν σαρκοῦν μὲν καὶ
αὐτὴν, ἀλλὰ μαλακῇ τῇ σαρκί. κινδυνεύει δὲ ὁ Θέων, ἡνίκα

mollire? Verum non videtur ita fenfiſſe Theon, fed quod
in primo Gymnaſticorum unico verbo extenuare dixit, id
in tertio duobus extulit, nempe diſſolvere ac liquare.
Habent vero ſe ejus verba in primo ad hunc modum:
*Contrariarum vero mollem quidem, ſi multa fit, exte-
nuare corpora; ſin mediocris, carne implere utique de-
licata et fluida.* Aperte enim hoc loco mollem ſimul et
multam frictionem extenuare corpora confirmat. Quod
autem neceſſe fuerat non ſolum multae frictionis pro-
prium effectum, ſed etiam mollis tradere, ipſe quoque
Theon per ea, quae ſubjecit, oſtendit, in quibus, quum
de dura praecipit, conſtringere multam coarctareque et
phlegmonae ſimile quippiam parere ait. Quippe quod
moderata quantitate adhibita poſſedit, id copioſius adau-
cta magis obtinuit. Omnes ergo duram mediocriter ad-
hibitam dura carne implere fatentur ita, ut e diverſo
mollem mediocriter adhibitam ipſam quoque carne im-
plere, fed ea molli. Accidit vero Theoni, quum de

ὑπὲρ τῆς μαλακῆς τε ἅμα καὶ πολλῆς τρίψεως ὁ λόγος ἦν
αὐτῷ, μηδὲν τῆς μαλακῆς ἔργον εἰρηκέναι, ὁπότε δὲ περὶ
τῆς σκληρᾶς τε ἅμα καὶ πολλῆς, μηδὲν τῆς πολλῆς. εἰ γὰρ
τὸ τήκειν ταὐτὸν τῷ κενοῦν καὶ διαφορεῖν ὑπολάβοιμεν,
ὑπὲρ μὲν τῆς πολλῆς ἔσται τι λεγόμενον αὐτῷ, περὶ δὲ
τῆς μαλακῆς οὐδὲν, ὥσπερ γε κἂν τῷ περὶ τῆς σκληρᾶς τε
καὶ πολλῆς ὑπὲρ μὲν τῆς σκληρᾶς εἴρηται τὸ σφίγγειν
καὶ δεῖν καὶ φλεγμονῇ τι παραπλήσιον ἀπεργάζεσθαι,
[74] περὶ δὲ τοῦ πλήθους οὐδέν· καίτοι δίκαιον ἦν τι καὶ
περὶ τῆς ποσότητος εἰπεῖν. ἀπεφήνατο γοῦν, ὡς, εἰ σύμμε-
τρος εἴη τῇ ποσότητι, παχύνει. τί ποτ᾽ οὖν ἡ πολλὴ ποιή-
σει μετὰ τὴν σύμμετρον ὑπάρχουσα; πάντως γὰρ ἤτοι φυ-
λάξει τὸ ταύτης ἔργον, ἢ ἀλλοιώσει. ἀλλ᾽ εἰ μὲν φυλάξει,
τὸ πλῆθος μετὰ τῆς συμμετρίας τῶν τρίψεων οὐδὲν ἐρ-
γάσεται περιττότερον· εἰ δέ τι δράσει πλέον, ἤτοι κα-
θαιρήσει τῆς σαρκώσεως, ἢ προσθήσει. καθαιροῦσα μὲν οὖν
λεπτυνεῖ, προστιθεῖσα δὲ σαρκώσει. ἀλλὰ μὴν οὐ σαρκοῖ·
λεπτύνειν γοῦν ἀναγκαῖον αὐτήν. οὐ μὴν εἶπέ γε ὁ Θέων

molli fimul et multa frictione fermonem faceret, nullum
mollis effectum prodidiffe; rurfus, quum de dura fimul
et multa, nullum multae expofuiffe. Nam fi liquare pro
eodem, quod eft inanire et digerere, acceperimus, de
multa quidem aliquid dixerit, de molli plane nihil;
quemadmodum etiam in eo, quod de dura multaque fcri-
bit, duram quidem conftringere, ligare et phlegmonae
aliquid perfimile facere affirmat, de plenitudine vero nihil
protulit; tametfi par fuerat de quantitate quoque aliquid
dicere; nam illud confeffus eft, fi mediocris quantitas fit
adhibita, cam incraffare. Qnid igitur efficiet multa, fi
fupra mediocrem fit adhibita? prorfus enim aut illius ef-
fectum tuebitur, aut alterabit. Sed fiquidem fervabit,
certe multa frictio fupra mediocritatem adhibita nihil
plus adjiciet; fin plus aliquid efficiet, aut minuet car-
nem, aut adjiciet. Verum, fi minuet, extenuabit; fi adji-
ciet, carne implebit. Atqui non adjicit carnem; extenuet
ergo necceffe eft. Verum Theon de hac differentia nihil

ΛΟΓΟΣ Β. 105

Ed. Chart. VI. [74.]   Ed. Baf. IV. (235.)

οὐδὲν ὑπὲρ τῆς κατὰ τοῦτο διαφορᾶς, ἀλλ᾽ ὅλως ἐσιώπησε, μήτ᾽ εἰ λεπτύνει, μήτ᾽ εἰ παχύνει, μήτ᾽ εἰ φυλάττει τὴν ἐκ τῆς συμμέτρου τρίψεως σάρκωσιν ἢ σκληρὰ πλεονασθεῖσα, μηδὲν ὅλως ἀποφηνάμενος, ἀλλὰ μόνον ὅτι σφίγγει καὶ συνδεῖ παραπλησίως φλεγμονῇ. ἐχρῆν δ᾽ οὐ ταῦτα μόνον εἰπεῖν, ἀλλ᾽ ὅτι καὶ λεπτύνει.

Κεφ. δ'. *Φαίνεται τοίνυν ὁ Θέων ἢ μὴ δυνηθεὶς* συνιέναι τῆς Ἱπποκράτους ἐν τοῖσδε τέχνης, ἢ μὴ βουληθεὶς ἐπαινεῖν τὸν ἄνδρα, διὰ βραχείας οὕτω ῥήσεως ἁπάσας τε τὰς διαφορὰς τῶν τρίψεων εἰπόντα καὶ πρὸς ταῖς διαφοραῖς ἑκάστης αὐτῶν ἐνέργειάν τε καὶ δύναμιν. ὡς μὲν γὰρ ἄν τις οἰηθείη κατὰ τὴν πρόχειρον οὑτωσὶ φαντασίαν, ὑπὲρ τεττάρων εἴρηκε μόνων· ἔχει δὲ οὐχ οὕτω τἀληθές, ἀλλ᾽ ἑτέρας ἐνεδείξατο δύο ταῖς εἰρημέναις ἐξ ἀνάγκης συνεπινοουμένας, ἐν μὲν τῇ κατὰ ποιότητα διαφορᾷ τὴν μέσην τῆς σκληρᾶς τε καὶ μαλακῆς, ἥπερ δὴ καὶ σύμμετρός ἐστιν, ἐν δὲ τῇ κατὰ ποσότητα τὴν ὀλίγην· ἀναγκαῖον γὰρ τὴν ὀλίγην ἐναντίαν εἶναί τινα τῇ πολλῇ. τὸ δὲ

meminit, fed omnino fubticuit, minime plane definiens, extenuetne dura copiofe adhibita, an carnem augeat, an fervet eundem, quem ex mediocri accepit, carnis modum, fed tantum, quod conftringit coarctatque et phlegmonae fimile quid facit, confirmans. Conveniebat autem non hoc modo dicere, fed etiam quod emaciat.

Cap. IV. Apparet ergo, Theonem aut Hippocratis artem hoc loco non intellexiffe, aut hominem laudare noluiffe, qui tam brevi fermone omnes non folum differentias frictionum dixerit, fed etiam uniufcujusque opus et facultates. Quod etenim fi quis prompta ita imaginatione arbitretur, quatuor eum duntaxat meminiffe. Verum non ita fe res habet; imo alias duas neceffario in iis, quas dixit, fubauditas infinuavit; in qualitatis differentia durae mollisque mediam, quae nimirum mediocris eft, in ea vero, quae a quantitate accipitur, paucam; quando paucam aliquam neceffe eft multae effe contrariam. Porro antiquae

τῆς παλαιᾶς ἑρμηνείας εἶδος οὕτως ἐστὶ βραχυλόγον, ὡς
πολλὰ πολλάκις ὑπερβαίνειν δοκεῖν τῇ λέξει τῶν ἐξ ἀνάγ-
κης ἑπομένων τοῖς λεγομένοις. καὶ διὰ τοῦτ᾽, οἶμαι, γρά-
φομεν αὐτῶν ὑπομνήματα, ποδηγοῦντα τοὺς δι᾽ ἀγυμνασίαν
ἀδυνάτους ἕπεσθαι τάχει λέξεως παλαιᾶς, καθάπερ κἂν
τῷδε τῷ λόγῳ ποιοῦμεν. εἰ γὰρ ᾗ μὲν σκληρὰ δύναται·
δεῖν, ἡ δὲ μαλακὴ λύειν, ὅσα μὲν ἐκλύεται πέρα τοῦ με-
τρίου σώματα, σκληρῶς ἀνατριπτέον, ὅσα δ᾽ ἔσφιγκται,
μαλακῶς. εἰ δέ τι συμμέτρως ἔχει, τοῦτ᾽ εὔδηλον (236) ὡς
οὔτε μαλακῶς, οὔτε σκληρῶς, ἀλλ᾽ ὅσον οἷόν τε μάλιστα
τὰς ὑπερβολὰς ἑκατέρας φυλαττόμενον. ὁ δὲ θαυμάσιος
Θέων εὐθὺς τὸ πρῶτον ἔσφαλται, μήτε τὴν δύναμιν εἰπών
ποτε τῆς συμμέτρου κατὰ ποιότητα τρίψεως, μήτε χρείαν,
ἀλλ᾽ ἀεὶ παρερχόμενος αὐτήν, ὥσπερ οὐκ οὖσαν. περὶ μὲν
δὴ τοῦδε καὶ μικρὸν ὕστερον ἐροῦμεν. ὥσπερ δ᾽ ἐν ταῖς
κατὰ ποιότητα διαφοραῖς οὐ σκληρὰ καὶ μαλακὴ μόνον
ἐστὶν, ἀλλὰ καὶ σύμμετρος, οὕτω κἂν ταῖς κατὰ τὸ
ποσὸν οὐ πολλὴ καὶ ὀλίγη μόνον, ἀλλὰ καὶ μετρία.

interpretationis formula ita eſt brevis, ut non pauca faepe
ipſa ſaltem dictione praeterire videatur, quae tamen ne-
ceſſario dicta ipſa ſequuntur. Quamobrem (arbitror)
earum enarrationes ſcribimus, quae veluti praeeant iis,
qui parum exercitati antiquae dictionis celeritatem aſſequi
non valent, veluti in hoc ipſo loco facimus. Si namque
dura ligandi, mollis ſolvendi vim habet, quae ſupra mo-
dum ſoluta corpora ſunt, ea duriter plane fricanda ſunt;
contra, quae conſtricta ſunt, molliter; quae modice ſe
habent, nec molliter, nec duriter, ſed, quatenus fieri
poteſt, utroque declinato extremo. Egregius vero videli-
cet Theon primum in eo fallitur, quod neque mediocris
qualitate frictionis vires tradidit, neque uſum, ſed ſem-
per ita praeteriit, tanquam nulla ſit. Verum de hoc paulo
poſt agemus. Sicuti vero in iis differentiis, quae in qua-
litate ſpectantur, non ſolum dura mollisque conſiſtunt,
ſed etiam media, ita et in iis, quae ex quantitate dicun-
tur, non ſolum multa et pauca, ſed etiam media noſcitur.

τί ποτ᾽ οὖν ἐν μὲν ταῖς κατὰ ποιότητα τὴν μέσην παρέ-
λιπεν ὁ Ἱπποκράτης, ἐν δὲ ταῖς κατὰ ποσότητα τὴν ὀλί-
γην; ἴσως ἄν τινι δόξειεν ἀλόγως τοῦτο πρᾶξαι· χρῆναι
γὰρ ἐν ταῖς βραχυλόγοις διδασκαλίαις ἀφορίζεσθαι μὲν ταῖς
ἄκραις ἐναντιότησι τὰ πράγματα παραλείπεσθαι δὲ τὸ μέ-
σον τε καὶ σύμμετρον ἐν αὐταῖς, ὡς ἐξ ἀνάγκης τοῖς ἄκροις
συνεπινοούμενον. ἐγὼ τοίνυν καὶ τοῦτο πειράσομαι διελ-
θεῖν, καὶ σαφηνίσαι τὴν τοῦ παλαιοῦ γνώμην· [75] οὐκ
ἀναγκαῖον μὲν ἐνταῦθα, τὰ γὰρ τοιαῦτα ζητήματα διὰ
τῶν ἐξηγητικῶν ὑπομνηματων εἰθίσμεθα λύειν, ἀλλ᾽ ἐπεὶ
ἅπαξ ἐν τῷδε τῷ λόγῳ κατέστην, ὡς ἀπολογεῖσθαι τοῖς
ἀγυμνάστοις ὑπὲρ Ἱπποκράτους, ἐν οἷς αὐτοὶ σφαλλόμενοι
κατηγοροῦσι τοῦ κατορθοῦντος, οὐκ ὀκνήσω προσθεῖναι καὶ
τοῦτο. δυοῖν οὖν ὄντων πραγμάτων ὅλῳ τῷ γένει κεχωρι-
σμένων, εἴ γε δὴ τὸ ποιοῦν τοῦ ποιουμένου τῷ γένει διε-
νήνοχεν, αἱ μὲν τρίψεις ἐκ τῶν ποιούντων εἰσὶν, αἱ δ᾽ ὑπ᾽
αὐτῶν ἀποτελούμεναι κατὰ τὰ σώμαθ᾽ ἡμῶν διαθέσεις ἐκ
τῶν ποιουμένων. ὥστε καὶ τὰς ἐναντιότητας ἀναγκαῖον

Cur igitur in iis, quae ex qualitate trahuntur, mediam
omifit Hippocrates, in iis, quae ex quantitate, exiguam?
Temere id fecifle videri fortalfe cuipiam poteft; oportere
enim in iis, quae compendio traduntur, fummis inter fe
contrariis res definire, quod horum medium fit atque
mediocre, tranfire, utpote quod ex fummis ipfis ultro fit
nofcendum. Ipfe igitur tum hoc docere, tum fenis fen-
tentiam clariorem reddere conabor, rem plane hoc loco
non necef1ariam, quum quaeftiones id genus in enarrato-
riis libris folvere foleam; fed quoniam femel huc de-
fcendi, ut pro Hippocrate imperitis iftis refpondeam, in
quibus ipfi falfi recte praecipientem calumniantur, non
pigebit hoc quoque adjecifle. Quum igitur duo fint toto
genere inter fe diverfa atque difiuncta, fi modo id quod
facit ab eo quod fit genere differt, frictiones quidem
ex eorum numero funt, quae faciunt, qui vero ab his in
corpore relinquuntur affectus, ex iis, quae fiunt. Quare
contrarietates quoque alias in frictionum genere, alias

ἑτέρας μὲν ἐν τῷ τῶν τρίψεων, ἑτέρας δ᾽ ἐν τῷ τῶν διαθέ-
σεων γένει ὑπάρχειν· ἐν μὲν τῷ τῶν τρίψεων τήν τε μαλακὴν
καὶ τὴν σκληράν, καὶ τὴν πολλὴν καὶ τὴν ὀλίγην, ἐν δὲ
τῷ τῶν διαθέσεων τήν θ᾽ οἷον δέσιν τε καὶ λύσιν τῶν σω-
μάτων, καὶ τὴν ἰσχνότητα καὶ σάρκωσιν. ἡ μὲν οὖν προ-
τέρα τῶν διαθέσεων ἐναντίωσις ὑπὸ τῆς προτέρας κατὰ
τὰς τρίψεις ἐναντιώσεως γίγνεται, ἡ δὲ δευτέρα οὐκέτι.
συμβαίνει γὰρ ἐπ᾽ αὐτῆς τὴν μὲν ἰσχνότητα πρὸς τῆς
πολλῆς γίγνεσθαι τρίψεως, τὴν δ᾽ ἀνάθρεψιν ὑπὸ τῆς με-
τρίας. ἡ γὰρ ὀλίγη σαρκοῦν οὐδέπω δυνατή, διότι δεῖται
μὲν τὸ σαρκωθησόμενον αἵματος παραθέσεως συμμέτρου
καὶ δυνάμεως εὐρώστου. καὶ ταῦτα ἄμφω καλῶς αὐτῷ πρὸς
τῆς συμμέτρου γίνεται τρίψεως, οὐδέτερον δὲ ἱκανῶς οὐδ᾽
αὔταρκες ἐπὶ τῆς ὀλίγης. ἐπεὶ τοίνυν οὐ συνέβαινον ἐς
ταὐτὸν αἱ τῶν τρίψεων ἐναντιώσεις ταῖς τῶν διαθέσεων,
ἠνάγκαζε δ᾽ αὐτὸν ἡ τῆς βραχυλόγου διδασκαλίας ἰδέα δι᾽
ἐναντιώσεων ἀφορίσασθαι τὸν λόγον, ἐπὶ τὴν χρησιμωτέραν
ἐναντίωσιν ἀφικόμενος ὑπερεῖδε τῆς ἀχρηστοτέρας. χρησιμω-

in affectuum, qui ab his proveniunt, necelle elt statui:
in frictionum genere tum duram et mollem, tum mul-
tam et paucam; in affectibus vero et eam, quae veluti
colligatio et folutio corporum elt, et gracilitatem ac
craffitudinem. Ac prior quidem affectuum contrarietas ex
priore frictionum contrarietate nafcitur, fecunda non
item. Evenit enim in hac, ut gracilitas proveniat ex
multa, carnis incrementum ex mediocri; quippe pauca
augendae carni nondum fufficit, quod videlicet id, quod
carnis incrementum accipiet, et fanguinis moderato ac-
ceffu, et valida virtute eget, quorum utrumque mediocris
frictio commode praeftat; pauca neutrum, nec abunde,
nec fatis. Quoniam igitur non in idem coibant frictio-
num affectionumque contrarietates, coëgit vero eum
compendiaria docendi ratio per contrarietates politas fer-
monem abfolvere, utiliore contrarietate accepta minus
utilem confulto omifit. Porro utilior ea eft, quae in af-

τέρα δέ ἐστιν ἡ κατὰ τὰς διαθέσεις τῆς κατὰ τὰς τρίψεις
ἑνὶ μὲν καὶ πρώτῳ λόγῳ τῷ κατὰ τὸ τέλος τῆς τέχνης·
ἐστοχασμέναι γάρ εἰσιν αἱ τρίψεις τῆς τοῦ σώματος διαθέ-
σεως ὡς τέλους· ἀεὶ γὰρ τὸ τέλος τοῦ πρὸ αὐτοῦ κυριώ-
τερον, ὅσῳ γε τοῦ διὰ τὶ γιγνομένου τὸ δι' ὃ γίγνεται·
δευτέρῳ δὲ λόγῳ ἕνεκεν τῆς σαφηνείας. ἐκ μὲν γὰρ τοῦ
μαθεῖν ἡμᾶς τὰ τῆς πολλῆς καὶ τὰ τῆς μετρίας ἀνατρίψεως
ἔργα ῥᾷστόν ἐστιν ἐπινοῆσαι τὰ τῆς ὀλίγης· οὐ μένθ'
ὁμοίως εὐσύνοπτος ἡ τῆς συμμέτρου τρίψεως δύναμις. οὐ
μὴν ἀλλὰ καὶ τρίτον τῷδε τῷ λόγῳ κάλλιστα ἂν Ἱπποκράτης
εὑρίσκοιτο διδάσκων περὶ τρίψεως. ἡγεῖσθαι μὲν γὰρ χρὴ
τὴν τῶν ἐναργῶς ἀποτελουμένων διδασκαλίαν, ἕπεσθαι δὲ τὴν
τῶν ἀμυδρῶς, εἴτε γράφοι τις περὶ αὐτῶν ῥητῶς, εἴτε τοῖς
ἀναγνωσκουσιν ἀπολείποι. ἔστι δ' ἐναργὲς μὲν τὸ τῆς με-
τρίας τρίψεως ἔργον, ἡ σάρκωσις τοῦ σώματος, οὐκ ἐναργὲς
δὲ τὸ τῆς ὀλίγης· οὔτε γὰρ σαρκοῦν, οὔτ' ἰσχναίνειν, οὐθ'
ὅλως οὐδὲν ἐναργὲς φαίνεται ποιεῖν, ὅτι μὴ θερμαίνειν μόνον

fectibus, quam quae in frictionibus fpectatur. Idque
duplici ratione afferitur: una quidem et prima, quae ab
artis fine fumitur quippe frictiones ad corporis affectum
ceu finem diriguntur; finis enim iis, quae prae fe, fem-
per eft praeftantior, quanto nimirum id, cujus gratia, iis,
quae ipfius gratia fiunt; altera, quae a claritatis ratione
accipitur; intellectis namque multae et mediocris effecti-
bus, facillimum eft paucae opus contueri; non perinde
tamen mediocris frictionis perfpicua vis eft. Quin etiam
tertium hoc ipfo de frictionibus fermone belliffime do-
cuiffe Hippocratem invenias. Praecedere namque eorum
doctrinam oportet, quae liquido peragi cernuntur, fequi
vero eorum, quae minus liquido et obfcure, idque five
de his expreffis verbis fcripferis five lecturis ea intelli-
genda relinquas. Eft vero evidens atque in aperto me-
diocris frictionis opus, ipfum fcilicet carnis iucrementum,
obfcurum vero paucae, quippe quae nec augere nec mi-
nuere carnem, nec omnino evidens aliquid videtur effi-

ἐπὶ βραχύ. κοινὸν δ᾽ ἦν ἁπάσης τρίψεως τὸ θερμαίνειν. ὥστ᾽,
ἐπεὶ μήτ᾽ ἐναργὲς ἀποτελεῖ μηδὲν, καὶ ὅ τι φαίνεται ποιεῖν,
οὐδὲ τόδε ἴδιον αὐτῆς ἐστιν, ἀλλὰ τὸ κοινὸν ἁπάσης τρίψεως,
εὐλόγως παρελείφθη. τὸ μὲν οὖν, ὅτι κοινὸν ἁπάσης τρίψεως
ἔργον ἐστὶ τὸ θερμαίνειν, οὐκ ἄξιον Ἱπποκράτους συγγράμ-
ματος· ὁποῖον δέ τι πέφυκεν ἑκάστη τρῖψις ἴδιον ἀποτελεῖν,
Ἱπποκράτει τὸ διδάσκειν ἀναγκαῖον ἦν, ἡμῖν τε μανθάνειν
χρηστόν. ἀναγαγὼν γὰρ, ὥσπερ εἰς στοιχεῖά τινα, τὰς ἁπλᾶς
διαφορὰς, ἅπαντα τὸν περὶ τῆς τρίψεως λόγον ἐδίδαξεν,
ὅπως ἀναθρέψεις, ἢ καθαιρήσεις, ἢ μαλάξεις, ἢ σφίγξεις τὸ
σῶμα. τούτοις δ᾽ εὐθέως συνεμφαίνεται τά τε μέσα τῶν
ἔργων καὶ τὰ κατὰ συζυγίαν ἀποτελούμενα· [76] μέσα μὲν,
ὅταν μήτε δῆσαι τὸ σῶμα, μήτε λῦσαι, μήτε σαρκῶσαι,
μήτε μινυθῆσαι προελώμεθα, κατὰ συζυγίαν δὲ, ὅταν, εἰ
οὕτως ἔτυχε, ἅμα δῆσαι καὶ σαρκῶσαι. τίς γὰρ οὐκ ἂν
ἐπινοήσειεν, ὡς, ἐπειδὰν σκληρᾷ σαρκὶ σαρκῶσαι σῶμα

cere, niſi parum calefacere; at id omnis frictionis com-
mune opus eſt. Quare, quum neque evidens aliquid
efficit, et, quod facere videtur, proprium ejus non eſt,
ſed omnis frictionis commune, non ſine cauſa eſt (ut
arbitror) omiſſa. Quod igitur omnis frictionis calorem
accendere commune opus ſit, non ſatis, quod ab Hippo-
crate prodatur, dignum praeceptum eſt. Quid vero quae-
que frictio proprium efficiat, id ut Hippocrati neceſſe tra-
dere, ita nobis certe utile erat diſcere. Reductis enim
veluti in elementa ſimplicibus differentiis, univerſam
frictionum rationem abſolvit, quemadmodum carnem ad-
jicias, quemadmodum detrahas, quemadmodum corpus
mollias, quemadmodum conſtringas. Cum his una proti-
nus ſe promunt tum media earum opera, tum ea, quae
per conjugationem faciunt: media quidem, quum nec
ligare corpus, nec ſolvere, nec carnem augere, nec mi-
nuere ſtudemus; quae vero per conjugationem, quum,
verbi gratia, pariter colligare et carnem addere. Quis
enim non videat, quum duram carnem adjicere corpori

προαιρώμεθα, τὴν σκληρὰν ἡμῖν τρῖψιν ἅμα ποσότητι
συμμέτρῳ παραληπτέον ἐστὶν, ὥσπερ κἀπειδὰν μαλακῇ, τὴν
μαλακήν τε ἅμα καὶ σύμμετρον ἐν τῷ ποσῷ, καὶ κατὰ
τὰς ἄλλας συζυγίας ἀνάλογον; ἃς ἔνιοι τῶν γυμναστῶν
ὡς ἴδια γράφοντες εὑρήματα μετὰ τοῦ προσεγκαλεῖν Ἱπ-
ποκράτει μεγάλως πλημμελοῦσιν, ὅτι τε τὸν πρῶτον ὑπὲρ
αὐτῶν διδάξαντα δικαίων ἐπαίνων ἀποστεροῦσι καὶ, τὸ
τούτου χεῖρον, ὅτι τὴν ἐκείνου γνώμην ἐς αὐτοὺς κατα-
φέροντες ἔτι καὶ διαβάλλειν αὐτὸν ἐπιχειροῦσιν, οὐδ᾽
οὖν οὐδὲ καλῶς ἐπαλλάττοντες ἀλλήλαις τὰς ἁπλᾶς δια-
φοράς. ἐχρῆν γὰρ, οἶμαι, τόν γε κατὰ τρόπον ἐπὶ τὰς
ἐν μέρεσι συζυγίας ἔρχεσθαι βουλόμενον οὔτε τὰς συμ-
πάσας ἓξ ποιεῖν, ὥσπερ ὁ Θέων, οὔτε καταλιπεῖν τι
κατὰ ταύτας ἔργον ἢ ποιότητος ἢ ποσότητος ἴδιον,
ὥσπερ ἐπὶ μὲν τῆς μαλακῆς τε ἅμα καὶ πολλῆς τὸ
τῆς μαλακῆς, ἐπὶ δὲ τῆς σκληρᾶς τε ἅμα καὶ πολ-
λῆς τὸ τῆς πολλῆς ἴδιον ἐδείκνυτο παραλελοιπώς,

volumus, frictionem duram una cum mediocri modo
effe petendam, veluti, quum mollem addere ftudemus,
frictionem mollem et quantitate mediocrem adhibendam,
et per alias conjugationes ad proportionem? quas non-
nulli gymnaftarum tanquam fua ipforum inventa tra-
dentes, dum Hippocratem accufant, ipfi vehementer de-
linquunt, et quod eum, qui de his primum praecepit,
merita laude fraudant, et quod, quum ejus inventa fibi
tribuant, etiam (quod atrocius multo eft) calumniari homi-
nem non dubitant. Accedit, quod nec fimplices differen-
tias apte inter fe alternant; decuerat enim (arbitror) eum,
qui recte ad particulares conjugationes defcendere voluit,
nec univerfas fenario numero comprehendere, veluti
Theon facit, nec aliquod earum proprium vel quantita-
tis vel qualitatis opus omittere, quemadmodum in
mollis fimul et multae opus mollis, in durao fimul et
multae effectum multae praetermififfe eum offendimus,

ἀλλὰ καὶ ταῦτα προστιθέναι, καὶ τὰς κατὰ μέρος συ-
ζυγίας ἐννέα ποιεῖν. αἱ γὰρ τρεῖς διαφοραὶ τῶν κατὰ
τὴν ποιότητα τρίψεων ἐπιπλεκόμεναι ταῖς τρισὶ διαφο-
ραῖς τῶν κατὰ ποσότητα τρίψεων συζυγίας ἀποτελοῦσιν
ἐννέα· ἓξ μὲν τὰς ὑπὸ Θέωνος εἰρημένας ἐν ᾗ παρε-
θέμην ὀλίγον ἔμπροσθεν ῥήσει, τρεῖς δ᾽ ἄλλας, ἃς
ἐκεῖνος παρέλιπε, τὴν μέσην σκληρᾶς τε καὶ μαλακῆς ὑπερ-
βάς· καίτοι οὐδ᾽ ἐπινοῆσαι δυνατόν ἐστιν οὔτε σκληρὰν
οὔτε μαλακὴν τρίψιν ἄνευ τοῦ προσεπινοῆσαι τὴν σύμμε-
τρον· ἢ τὰς τρεῖς διαφορὰς τῆς ποσότητος εἴπερ ἔζευξεν,
ἐννέα τὰς πάσας ἂν οὕτως ἀπειργάσατο συζυγίας τρίψεων.
οὐχ ἕξ. ἐκθήσομαι δὲ αὐτὰς ἐπὶ διαγράμματος, ἐν ᾧ τὸν
μὲν πρότερον στοῖχον ἄνωθεν κάτω ποιοτήτων χρὴ νοεῖν,
τὸν δὲ δεύτερον ποσοτήτων.

fed has quoque adjeciffe, et particulares conjugationes
novem feciffe. Quippe tres quae a qualitate frictionum
fumentur differentiae, fi eas tribus, quae a quantitate du-
cuntur, junxeris, novem conjugationes effeceris: fex, quae
a Theone funt pofitae in iis quae paulo fupra memoravi
verbis, et tres, quae ab eo funt pratermiffae, dum me-
diam mollis duraeque omifit; quanquam ne intelligere
quidem neque mollem frictionem neque duram fas eft
ut non fimul intelligatur mediocris. Cui fi tres quan-
titatis differentias junxiffet, novem ita univerfas frictio-
num differentias effeciffet, non fex. Eas ipfe nunc in
defcriptione exponam, in qua duorum verfuum, qui fu-
perne deorfum pinguntur, priorem qualitatum intelligi
volo, fecundum quantitatum.

$$\Delta\iota\acute{a}\gamma\rho\alpha\mu\mu\alpha \begin{cases} \pi o\iota\acute{o}\tau\eta\tau\varepsilon\varsigma \\ \sigma\varkappa\lambda\eta\rho\grave{\alpha} \\ \mu\alpha\lambda\alpha\varkappa\grave{\eta} \\ \sigma\acute{v}\mu\mu\varepsilon\tau\rho\varsigma \end{cases}$$

ποσότητες
ὀλίγη
πολλή
σύμμετρος
ὀλίγη
πολλή
σύμμετρος
ὀλίγη
πολλή
σύμμετρος.

τῶν ἐν τούτῳ τῷ διαγράμματι γεγραμμένων ἐννέα συζυγιῶν ἓξ τὰς πρώτας εἰπὼν ὁ Θέων, οὐκέτ᾽ ἐμνημόνευσεν τῶν ὑπολοίπων τριῶν, αὐτὸς ἑαυτῷ περιφανῶς (237) μαχόμενος. εἴπερ γάρ ἐστι τῆς ὀλίγης καὶ πολλῆς μέση τρίψις, ἣν μετρίαν τε καὶ σύμμετρον ὀνομάζομεν, εἴη ἂν δηλονότι καὶ σκληρᾶς καὶ μαλακῆς ἑτέρα τις μέση, σύμμετρός τε καὶ μετρία προσαγορευομένη. μεμνῆσθαι δὲ ἡμᾶς χρὴ παρὰ πάντα τὸν λόγον, ὡς πάντα ταῦτα κατὰ τὸ πρός τι λέγεται. καὶ

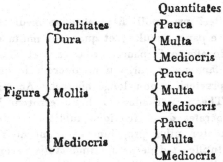

Novem harum, quas defcriptio complectitur, conjugationum quum Theon fex primas tradidiffet, reliquarum trium certe non meminit, ipfe fecum manifeftiffime pugnans. Si enim paucae ac multae media quaedam eft, quam mediocrem vocamus, etiam mollis duraeque altera certe media erit, quam mediocrem moderatamque appelles. Sane meminiffe per omnem fermonem convenit, haec omnia in refpectu collationeque dici; quando, quae

γὰρ ἡ σκληρὰ τῷδέ τινι μαλακὴ γένοιτ᾽ ἂν ἑτέρῳ τινὶ,
καὶ ἡ σύμμετρος ἀσύμμετρος, ἤ τ᾽ ὀλίγη πολλὴ, καὶ
ἡ πολλὴ τῷδέ τινι, τοῖς ἄλλως πως διακειμένοις ὀλίγη.
τοῦτο μὲν δὴ καὶ ὁ Θέων βούλεται, καὶ οὐκ ἔστιν ὅστις
ὑπερβὰς τὴν σύμμετρον ἐν ποιότητι τρίψιν οὐ μακρῶς ἁμαρ-
τάνει. καί μοι δοκεῖ περιπεσεῖν ὁ Θέων αὐτῷ, διότι παρα-
λέλειπται κατὰ τὴν Ἱπποκράτους ῥῆσιν. [77] ὥστε κἀκ
τούτου κατάφωρον γίγνεσθαι τὸν ἄνδρα, μηδὲν μὲν ἴδιον
ὑπὲρ τρίψεως ἐξευρηκότα, τὰ δ᾽ Ἱπποκράτους οὐκ ὀρθῶς
μεταχειριζόμενον. οὐ γὰρ ἀνέγνω τὰ συγγράμματα τοῦ πα-
λαιοῦ παρὰ διδασκάλοις εὐθὺς ἐκ παίδων ὁρμώμενος.
ὁμολογεῖ γοῦν αὐτὸς ἀθλητὴς γενέσθαι τὰ πρῶτα, καταλύ-
σας δὲ τὴν ἄσκησιν ἐπὶ τὴν γυμναστικὴν ἀφίκετο τέχνην.
καὶ ταῦτα, μὰ τοὺς θεοὺς, οὐχ ὑπὲρ τοῦ ψέξαι τὸν ἄνδρα
προεθέμην εἰπεῖν· ἀποδέχομαι γὰρ αὐτὸν οὐδενὸς ἧττον τῶν
ἀρίστων γυμναστῶν· ἀλλ᾽ ὑπὲρ τοῦ τοῖς ἀναγνωσομένοις
τήνδε τὴν πραγματείαν ἐνδείξασθαι τὸ μὴ ῥᾴδιον εἶναι
παρακολουθεῖν βιβλίοις παλαιοῖς ἄνευ τῶν ἐπιμελῶς ἐξη-
γουμένων αὐτά. διότι μὲν γὰρ ἔπρεπε βραχυλογίᾳ παλαιᾷ

huic dura eft, alteri pro molli fit; et quae mediocris,
immodica; et quae pauca, multa; et quae alii multa eft,
aliter quodammodo affecto fit pauca. Hoc vero et Theon
fatetur; nec fieri fane poteft, ut, qui mediocrem in qua-
litate frictionem praeterit, non longe aberret. Ac mihi
quidem videtur Theon inde adeo in hunc errorem la-
pfus, quod Hippocrates de ea frictione fublicuit; adeo,
ut hinc deprehendatur nihil proprium et fuum de fri-
ctione Theon protulisse, fed perperam Hippocratis inventa
tractasse. Non enim a pueris ftatim orfus et fub prae-
ceptore fenis fcripta perlegit, quum fateatur ipfe, pri-
mum athletam fe fuisse, deinde, hoc exercitio depofito, ad
gymnafticen fe contulisse. Atque haec medius fidius,
non quo hominem vituperem, appofui, quem alioqui inter
primos gymnaftas cenfeo, fed quo ifta lecturos doceam,
haud facile effe veterum libros intelligentia confequi, fi
defint, qui ea curiofe enarrent. Nam quod ex prifcae

ΛΟΓΟΣ Β. 115

τὴν μέσην σκληρᾶς τε καὶ μαλακῆς ὑπερβῆναι τρίψιν ἔν γε
τῇ τῆς λέξεως ἑρμηνείᾳ, ἔμπροσθεν εἴρηταί μοι· διότι δ᾽
ἡμᾶς οὐ χρὴ παρορᾷν τά γε τοιαῦτα, καὶ πρόσθεν μὲν ἐπέ-
δειξα, καὶ νῦν οὐδὲν ἧττον ἐπιδείξω. εἴπερ γὰρ ἡ μαλακὴ
καὶ ἡ σκληρὰ τρίψις ἐν τῷ πρός τι τήν θ᾽ ὕπαρξιν ἔχουσι
καὶ τὴν νόησιν, ἀνάγκη καὶ τὴν σύμμετρον ἐν τῷ πρός τι
συνίστασθαι. τίθεσο δή μοι σῶμα τοιοῦτον, οἷον καὶ τὸ
τοῦ παιδὸς ὑπεθέμεθα τοῦ προκειμένου κατὰ τόνδε τὸν
λόγον, ἀκριβῶς ὑγιαῖνόν τε καὶ σύμμετρον πάντη, ὡς μήτε
μαλακώτερον ἐθέλειν ἡμᾶς αὐτὸ, μήτε σκληρότερον ἐργάσα-
σθαι, μήτε προσθεῖναί τι τῇ σαρκώσει, μήτ᾽ ἀφελεῖν. ἆρ᾽
οὖν ἐπὶ τοῦ τοιούτου σώματος ἢ τὴν σκληρὰν τρίψιν, ἢ
τὴν μαλακὴν προσάξομεν, ἢ τὴν πολλὴν, ἢ τὴν μετρίαν;
ἐγὼ μὲν οὐδαμῶς ἡγοῦμαι συμφέρειν. ὑπὸ μὲν γὰρ τῆς
σκληρᾶς σκληρότερον, ὑπὸ δὲ τῆς μαλακῆς μαλακώτερον,
ὥσπερ γε καὶ ὑπὸ μὲν τῆς πολλῆς ἰσχνότερον, ὑπὸ δὲ τῆς
μετρίας παχύτερον ἀπεργασθήσεται ὁ τοιοῦτον σῶμα. χρὴ

brevitatis dignitate fuerit durae mollisque frictionis me-
diam filentio praeterire in ipfa enarrationis ferie, id ante
a nobis jam dictum eft. Quod autem talia a nobis prae-
teriri non debeant, id quoque et oftenfum prius eft, et
nunc nihilo fecius oftendetur. Si enim tam mollis fri-
ctio, quam dura, in refpectu collationeque non folum
fubfiftentiam, fed etiam intelligentiam fui habet, etiam
mediocrem in fimili refpectu collationeque conftitui ne-
ceffe eft. Finge ergo, tale effe corpus, quale propofiti
nobis in hoc libro pueri effe praefumpfimus, fanum pror-
fus et omnis exceffus medium, ita, ut neque molliorem
hunc effectum velimus, neque duriorem, fed nec carnis
ejus modo adjectum quicquam detractumve: num igitur
ita fe habenti corpori aut duram, aut mollem frictio-
nem admovebimus, aut etiam multam, aut mediocrem?
Ego plane quamlibet harum inutilem cenfeo, quippe quum
a dura durius, a molli mollius, a multa gracilius, a me-
diocri craffius reddetur; quorum nullo ei eft opus, imo

116 *ΓΑΛΗΝΟΥ ΥΓΙΕΙΝΩΝ*

Ed. Chart. VI. [77.]   Ed. Baf. IV. (237.)

δ' οὐδὲν τούτων, ἀλλὰ τὴν ἀρχαίαν ἀκριβῶς αὐτῷ φυλάτ-
τεσθαι συμμετρίαν. ὥστε οὔτε σκληρῶς, οὔτε μαλακῶς αὐτὸ
τρίψομεν, οὔτε πολλαῖς, οὔτε ὀλίγαις, ἀλλὰ μετρίαις ἀνα-
τρίψεσιν αὐτὸ τρίψομεν, οὐδὲν πλέον ἐργαζόμενοι τοῦ πα-
ρασκευάζειν τε πρὸς τὰ γυμνάσια, καὶ αὖθις ἀποθεραπεύειν,
ἐπειδὰν ἱκανῶς γυμνάσηται. καλείσθω γὰρ οὖν δὴ καὶ ἡμῖν,
ὥσπερ καὶ τοῖς νεωτέροις γυμνασταῖς, ἀποθεραπεία τὸ
μετὰ τὰ γυμνάσια μέρος τῆς τρίψεως. ὁ δέ γε Θέων οὐδε-
μίαν ὧν εἶπε κατὰ τὰς τρίψεις συζυγιῶν ἐφαρμόσαι δύ-
ναται τῇ τοιαύτῃ φύσει τοῦ σώματος, ἓξ εἰπὼν τὰς πάσας,
τρεῖς μὲν τὰς πρώτας τῆς μαλακῆς, ἑτέρας δὲ τρεῖς τῆς
σκληρᾶς. οὔτε δὲ τῶν μαλακῶν οὐδὲ μιᾶς τὸ τοιοῦτον σῶμα
φαίνεται δεόμενον, οὔτε τῶν σκληρῶν, ἀλλὰ τῆς τούτων
ἀμφοτέρων μέσης, ἣν σύμμετρον ὀνομάζειν χρὴ κατὰ ποιό-
τητα. καὶ δῆλον ἤδη γέγονεν, ἡλίκον ὁ Θέων ἔσφαλται τὴν
μέσην σκληροτέρας καὶ μαλακῆς ὑπερβὰς τρίψιν. ἐπὶ γοῦν
τῆς ἀρίστης κατασκευῆς τοῦ σώματος οὐδεμίαν ὧν εἶπε
συζυγιῶν ἐφαρμόσαι δυνατὸν, οὔθ' ὑγιαίνοντος ἀκριβῶς,

priſtinam potius mediocritatem ad unguem ſervari. Quare
neque duriter id, neque molliter, neque multis frictioni
bus, neque quantitate mediocribus, ſed paucis et quali-
tate mediocribus infricabimus, nihil ultra moliti, quam
ut ad exercitandum praeparemus, ac rurſus, quam jam
ſatis exercitatum ſit, apotherapia curemus. Vocetur
autem nobis, ſicuti recentibus gymnaſtarum, apotherapia
ea frictionum pars, quae poſt exercitationem adhibetur.
Sane Theon nullam ex iis quas protulit conjugaticnibus
ejuſmodi corporis naturae accommodare poteſt, quum ſex
in univerſum nominavit, priores tres mollis, reliquas
vero tres durae, et neque mollium cujusquam ejusmodi
corpus egeat, neque durarum, ſed ejus, quae harum
media ſit, quam ſcilicet mediocrem in qualitate dixiſſe
par eſt. Liquidoque patere jam arbitror, quantopere la-
pſus Theon ſit mediam durae mollisque praeteriens. Si-
quidem ad optimum ſtatum corporis nullam harum, quas
protulit, conjugationum accommodare fas eſt, nec quum

οὔτ᾽ ἐπανορθώσεως δεομένου τοῦ τοιούτου σώματος. εἰ μὲν
γὰρ ἀκριβῶς ὑγιαίνει, μόνης τῆς παρασκευαστικῆς δεῖται
τρίψεως, ἣν ὀλίγην τε ἅμα καὶ μέσην σκληρᾶς καὶ μαλακῆς
ἐδείξαμεν ὑπάρχειν· εἰ δ᾽ ἤτοι τοῦ δέοντος ἰσχνότερον ἢ
παχύτερον γίγνοιτό ποτε, μὴ μέντοι κατὰ ποιότητα τῆς
σαρκὸς ὑπαλλαγείη μηδὲν, εἰς τὸ μέσον δ᾽ ἀκριβῶς φυλάτ-
τοιτο μαλακοῦ τε καὶ σκληροῦ, τηνικαῦτα τὴν πολλὴν μὲν
ἅμα καὶ σύμμετρον ἐν ποιότητι προσάξομεν ἰσχναίνειν
βουλόμενοι, σαρκοῦν δὲ τὴν ὀλίγην τε ἅμα καὶ σύμμετρον
κατὰ ποιότητα. ταύτας τὰς τρεῖς συζυγίας ὑστάτας ἐπὶ
ταῖς ἓξ ὀλίγον ἔμπροσθεν ἐξεθέμην ἐν τῷ διαγράμματι, δει-
κνὺς ὡς ἁπάσας αὐτὰς ὁ Θέων παρέλιπεν. [78] ἐπειδὴ τοί-
νυν οὐ μόνον ὅτι παρέλιπεν, ἀλλὰ καὶ ὅτι χρησιμωτάτας
ὑπαρχούσας, ὁ λόγος ἀπέδειξεν, ἑξῆς ἂν εἴη καιρὸς ἐπὶ τὰ
ὀλίγον ἔμπροσθεν ἀναβληθέντα ἰέναι· καὶ πρῶτόν γε, ὡς ἡ
κατὰ τὰ στοιχεῖα τῶν πραγμάτων διδασκαλία χρησιμωτέρα
τῶν ἄλλων ἐστίν· εὐσύνοπτόν τε γὰρ ἐργάζεται τὸ πᾶν
πρᾶγμα, καὶ τῇ μνήμῃ παρατιθέμενον, εἰς ἀνάμνησίν τε

integra plane valetudine corpus fruitur, nec etiam, ficubi
corrigi poftulat. Quippe ubi plane valet, fola praeparato-
ria frictione eget, quam exiguam ac mollis duraeque
mediam effe oftendimus. Ubi jufto gracilius craffiusve ef-
fectum eft, non tamen in qualitate alterata caro quic-
quam eft, fed plane mollis, ac durae medium modum
fervat, fi quidem emaciare ftudemus, et multam, et qua-
litate mediocrem adhibemus, fi carnem augere, paucam
fimul et mediocrem in qualitate. Has tres conjugationes
ultimo loco poft fex in defcriptione expofui hoc confi-
lio, ut omnes eas a Theone praetermiffas indicarem.
Quoniam igitur non folum praetermiffas ab eo, fed etiam
utiliffimas eafdem praetermiffas difputatio noftra docuit,
deinceps tempeftivum arbitror ad ea, quae paulo ante
diftulimus, reverti; ac primum illud, quod doctrina ea,
quae per rerum elementa traditur, caeteris fit utilior;
quippe quae et fub compendium rem omnem cogit, et
memoriae affigit, et reminifcentiae facile fuggerit, ac

ῥᾳδίως ἐρχόμενον, ἁπάντων τε τῶν κατὰ μέρος ἐπιδέξιον
χρῆσιν ἑτοίμως δεικνύμενον, ὡς ἂν εἰς ὀλίγα καὶ ὡρισμένα
στοιχεῖα τῆς ἀναφορᾶς γιγνομένης αὐτῶν. τίς γὰρ οὐκ ἂν
ἐξεύροι ῥᾳδίως πάσας τὰς κατὰ μέρος ἐν ταῖς τρίψεσι διαφορὰς
τε καὶ χρείας καὶ δυνάμεις, εἰ μόνον ἅπαξ ἐκμαθὼν
τὴν γνώμην τοῦ παλαιοῦ μετὰ ταῦτα πρόχειρον ἔχει τῇ
μνήμῃ τὴν ῥῆσιν αὐτοῦ, δι᾽ ἧς ἡμᾶς ἐδίδαξεν, ὡς δῆσαι
μὲν ἡ σκληρὰ, λῦσαι δὲ ἡ μαλακὴ, μινυθῆσαι δὲ ἡ πολλὴ,
σαρκῶσαι δ᾽ ἡ μετρία δύναται τρίψις; ἐκ γὰρ τοῦ ταῦτα
νοῆσαί τε καὶ μνημονεῦσαι πρώτας μὲν τὰς ἐν τῇ ῥήσει
παραλειφθείσας διαφορὰς εὑρήσομεν, εἶθ᾽ ἑξῆς ἐπιπλέκοντες
ἀλλήλαις ἁπάσας ἐννέα συζυγίας ἀπεργασόμεθα, τὰς
ὀλίγον ἔμπροσθεν ἐπὶ τοῦ διαγράμματος ἐγκειμένας, ἃς οὔθ᾽
εὑρεῖν οὔτε μνημονεῦσαι δυνατὸν ἄνευ τοῦ προηγήσασθαι
τὴν στοιχειώδη διδασκαλίαν, ἣν Ἱπποκράτης ἐποιήσατο,
συμπαντα τὸν περὶ τῆς τρίψεως λόγον εἰς τὰς πρώτας ἀρχὰς
ἀναγαγὼν, ἐξ ὧν ἀκριβῶς εὑρημένων οὐ μόνον τὰ νῦν
εἰρημένα περιγίγνοιντο ἂν ἡμῖν, ἀλλὰ καὶ τὸ κρίνειν ἁπάσας

omnium, quae figillatim agentur, rectum ufum prompte
fuppeditat, ceu ad pauca et certa elementa referens.
Quis enim non facile membratim frictionum differentias,
ufum ac vires inveniat, fi, femel intellecta fenis fententia,
poftea dictionem ejus memoriter teneat? qua videlicet
docet, conftringere quidem frictionem duram, folvere
mollem, corpus adimere multam, augere mediocrem poffe.
Ex horum namque notitia ac memoria primum fane,
quae omiffae in verborum contextu funt, differentias
invenies; mox, omnibus inter fe complicatis, novem conjugationes
efficies, quas paulo fupra defcriptione fumus
complexi; quas neque inveniffe, neque memoria tenuiffe
promptum fit, nifi, quam Hippocrates tradidit, elementaris
doctrina praecefferit, omnium frictionum ratione in
prima principia reducta. Ex quibus prorfus inventis non
ea modo, quae nunc funt inventa, nobis fuppeterent,
fed etiam omnem corruptam doctrinam judicandi facultas

τὰς μοχθηρὰς διδασκαλίας. ἴδιον γὰρ μάλιστα μεθόδου
τοῦτο, τὸ διὰ βραχείας ἀρχῆς στοιχειώδους ἐπὶ τὰ πάντα
δύνασθαι τὰ κατὰ μέρος ἰέναι, καὶ κρίνειν ἅπαντα τὰ μο-
χθηρῶς εἰρημένα, καθάπερ κανόνι τινὶ τοῖς ἐπιστημονικοῖς
θεωρήμασι τὰς οὐκ ὀρθὰς δόξας δοκιμάζοντα. περὶ μὲν δή
τοῦ μήτ᾽ ἄλλον τινὰ περὶ τρίψεως ὀρθῶς ἐγνωκέναι, μήτε
τὸν γυμναστὴν Θέωνα, καίτοι τῶν ἄλλων κάλλιον ὑπὲρ αὐ-
τῆς ἀποφηνάμενον, ἀλλ᾽ Ἱπποκράτην τε καὶ ὅσοι τούτῳ
παρηκολούθησαν, ἱκανὰ καὶ ταῦτα.

Κεφ. ε'. Λείποιτο δ᾽ ἂν ἔτι τῶν ἀναβληθέντων,
ὑπὲρ τῶν ὀνομάτων εἰπεῖν, ἵνα μή τις ὑπὸ τοῦ πλήθους
αὐτῶν ἐξαπατώμενος ἰσαρίθμους οἰηθῇ τὰς διαθέσεις ὑπάρ-
χειν ταῖς προσηγορίαις. τὸ μὲν γὰρ σκληρὸν ὄνομα κυρίως
ἐπιφέρεται κατά τινος μιᾶς τοῦ σώματος διαθέσεως, ἣν
οὐδ᾽ ἐξηγεῖσθαι διὰ πολλῶν ὁποία τίς ἐστι δεόμεθα, πάν-
των ἀνθρώπων ὑπὸ τῆς φωνῆς ποδηγουμένων ἐπὶ τὸ πρᾶγμα.
κατὰ δὲ τὸν αὐτὸν τρόπον καὶ τὸ μαλακόν. τὸ δ᾽ ἀραιὸν
καὶ τὸ πυκνὸν οὐκέθ᾽ ὁμοίως ἐναργῶς σημαίνει τὰς δια-

fupereffet. Quippe id methodi proprium maxime eſt, ut
ex parvo elementari principio ad ſingula membratim per-
venire poſſit, tum, quicquid perperam eſt dictum, ſcien-
tificis id theorematis, veluti regula quapiam, poſſis judi-
care, perverſas opiniones examinans. Quod igitur neque
alius quiſpiam recte de frictione ſenſit, neque Theon
ipſe gymnaſtes (tametſi eruditius caeteris de ea locutus),
ſed Hippocrates, et qui eum ſunt ſecuti, ſatis haec ſunt.

Cap. V. Supereſt ex iis, quae ad hunc locum diſtu-
limus, ut de nominibus ipſis diſſeramus, ne quis eorum
numero deceptus pares numero affectus cum ipſis appel-
lationibus exiſtimet. Duri enim vocabulum de quadam
corporis affectione proprie dicitur, quam nec interpretari
quidem, qualis ſit, pluribus eſt opus, nemine vel ex
voce ipſa non ad rei notitiam perducto. Ad eundem mo-
dum et mollis vocabulum. At rari et denſi vocabula
non perinde evidenter ipſos corporis affectus ſignificant,

Θέσεις τοῦ (238) σώματος, ὅτι διττή τις ἡ τῶν ὀνομάτων
χρῆσις ἐγένετο, κυρίως μὲν ὀνομαζόντων ἑτέρα, καταχρωμέ-
νων δ᾽ ἑτέρα. τὸ μὲν οὖν κυρίως ἀραιόν ἐστι τὸ μεγά-
λοις διαλαμβανόμενον πόροις, ὥσπερ γε καὶ πυκνὸν τὸ
μικροῖς· τὸ δ᾽ ἐκ μεταφορᾶς, ἢ καταχρήσεως, ἢ ὅπως ἂν
ἐθέλῃς ὀνομάζειν, καὶ κατὰ τοῦ κεχυμένου τε καὶ πεπιλη-
μένου λέγεται. κατὰ τοῦτο γοῦν ἔστιν ὅτε τὸν μὲν ἀέρα
καὶ τὸ πῦρ ἀραιά, τὸ δ᾽ ὕδωρ καὶ τὴν γῆν [79] πυκνὰ
λέγομεν, ἐπ᾽ αὐτὰ τὰ στοιχεῖα τὰς εἰρημένας προσηγορίας
ἐπιφέροντες, ἡνωμένα τε καὶ ὁμοιομερῆ τὴν φύσιν ὑπάρ-
χοντα, καὶ μηδενὶ διαλαμβανόμενα πόρῳ. πολὺ δὲ δὴ τού-
των ἔτι μᾶλλον ἀποκεχώρηκε τοῦ κυρίως ὀνομάζεσθαι τό τε
ἐσφιγμένον καὶ τὸ δεδεμένον, ἐκ μεταφορᾶς ἄμφω λεγόμενα,
τὸ μὲν ἐσφιγμένον ἐπί τε τοῦ πυκνοῦ καὶ τοῦ σκληροῦ,
ποτὲ μὲν ἑκατέρου καταμόνας ὑπάρχοντος, ἔστιν ὅτε δ᾽ εἰς
ταὐτὸν ἀφιγμένου, τὸ δ᾽ αὖ δεδεμένον ἐπὶ τῶν αὐτῶν
μὲν, ἀλλ᾽ οὐκ ἐκ τῆς αὐτῆς μεταφορᾶς. ἐπειδὴ γὰρ ἅπαντα
τὰ δεδεμένα δυσκίνητά εἰσιν, οὕτως ὀνομάζουσι καὶ τὰ διὰ

propterea quod duplex eorum nominum ufus obfervatur,
alter eorum, qui proprie loquuntur, alter abutentium. Ac
proprie quidem rarum accipimus, quod meatus magnos
per totum obtinet, ficuti e diverfo denfum, quod eofdem
parvos; at per metaphoram, five abufum, five quocun-
que alio genere appellaffe libet, de laxo coactoque haec
ipfa vocabula dici audias; hac enim ratione et aërem
et ignem aliquando raros dicimus, aquam et terram
denfas, ad elementa ficilicet ipfa translatis appellationibus,
quae tamen et unita funt, et ex fimilaribus natura par-
tibus conftant, nec ullos ejusmodi meatus obtinent. Multo
his longius a proprietate recefferunt illa, quae per me-
taphoram ambo funt dicta, nempe conftrictum et colli-
gatum. Illud de denfo et duro, modo quidem utroque
feorfum exiftente, modo in idem conveniente; hoc rurfus
de iifdem dicimus, non tamen eadem metaphora. Nam
quoniam omnia, quae colligata funt, eadem ad motum
impedita funt, ita nimirum nominarunt et quae ob fio-

ΛΟΓΟΣ Β. 121

Ed. Chart. VI. [79.]   Ed. Baf. IV. (238.)

ξηρότητά τινα, ἢ ψύξιν, ἢ φλεγμονὴν, ἢ σκίῤῥον, ἢ τά-
σιν, ἢ πλήρωσιν, ἢ βάρος ἐν δυσκινησίᾳ καθεστῶτα. διὰ
δὲ τὴν αὐτὴν αἰτίαν καὶ τοῖς ἐναντίοις χρῶνται τῶν ὀνο-
μάτων ἐπὶ τῶν ἐναντίων διαθέσεων, ἀνεῖσθαι λέγοντες, ἢ
ἐκλελῦσθαι, ἢ κεχαλάσθαι. χρὴ δὲ μὴ τῷ πλήθει τῶν
ὀνομάτων προσέχειν, ἀλλ᾽ ἡγεῖσθαι, διττὰ γένη διαθέσεων
ὑπάρχειν τὰ πάντα, τὸ μὲν ἐν αὐτοῖς τοῖς ὁμοιομερέσι σώ-
μασιν, ὅπερ ἤτοι σκληρὸν, ἢ μαλακόν ἐστι, τὸ δ᾽ ἐν ταῖς
τῶν ὀργάνων ποροποιΐαις συνιστάμενον, ὅπερ ἤτοι πυκνὸν,
ἢ ἀραιόν. αὗται γὰρ ἴδιαι τῶν σωμάτων αὐτῶν εἰσιν αἱ
διαθέσεις, ἐπίκτητοι δὲ καὶ ὡς ἂν εἴποι τις πρόσκαιροι,
ποτὲ μὲν ἐμπεπλησμένων τῶν πόρων ὑγρότητος περιττῆς,
ἔστιν ὅτε δὲ καὶ καθαρῶν ὑπαρχόντων, καὶ ποτὲ μὲν ἀνα-
πεπταμένων, ἔστιν ὅτε δὲ μεμυκότων.

Κεφ. ς´. Ἀλλὰ περὶ τῶν διαθέσεων τούτων ἐν τοῖς
ἑξῆς ὑπομνήμασιν ὁ λόγος ἔσται· νυνὶ δὲ ἐπὶ τὸ προκεί-
μενον ἐπανιέναι χρὴ, καὶ πρότερον διορίσασθαι σαφέστερον
ἔτι περὶ τρίψεως. ὡς ἐνίοτε μὲν αὐτὴ καθ᾽ ἑαυτὴν ἐργά-

citatem aliquam, frigus, phlegmonen, fcirrhum, tenfio-
nem, repletionem, aut pondus aegre moventur. Ean-
dem ob caufam et contrariis nominibus in contrariis
affectibus utuntur, remitti, aut refolvi, aut laxari dicen-
tes. Oportet autem non nominum infpicere numerum,
fed affectuum genera duplicia in totum effe exiftimare,
alterum, quod in fimilaribus ipfis obfervatur, de quo
molle durumve dicitur, alterum, quod in inftrumentali-
bus meatuum ratione confiftit, quod denfum effe vel
rarum dicitur. Hi namque corporum ipforum proprii
affectus funt; afcititii vero et (ut ita dicam) temporarii,
quod alias meatus ipfi fupervacuo humore impleantur,
alias fint mundi, et modo patentes, modo conniventes.

Cap. VI. Verum de his affectibus in fequentibus
libris agemus. Nunc ad propofitum redeundum, ac pri-
mum clarius adhuc de frictione ipfa differendum; nempe
quod haec ipfa interdum per fe corporibus noftris com-

122　　　ΓΑΛΗΝΟΥ ΥΓΙΕΙΝΩΝ

Ed. Chart. VI. [79.]　　　　　　　　Ed. Baf. IV. (238.)

ζεταί τι περὶ τοῖς σώμασιν ἡμῶν χρηστόν, ἐνίοτε δὲ τοῖς
ἐργαζομένοις ὑπηρετεῖ, καθάπερ Ἱπποκράτης ἔλεγε περὶ
ἐπιδέσεως, ὡς ἐπίδεσις τὸ μὲν αὐτὴ ἰῆται, τὸ δὲ τοῖς
ἰωμένοις ὑπηρετεῖ. αὐτὴ μὲν οὖν ἡ τρίψις ἐργάζεται τά τ᾽
ἀραιὰ πυκνὰ ποιοῦσα, καὶ τὰ μαλακὰ πυκνοῦσα· σκληρὰ δ᾽
ἂν εἴη πάντως ἡ τοιάδε τρίψις· καὶ μὲν δὴ καὶ τὰ σκληρὰ
μαλάττουσα, καὶ τὰ πυκνὰ διευρύνουσα· μαλακὴ δέ ἐστιν
ἡ τοιαύτη τρίψις. οὕτω δὲ καὶ ἡ τοῦ σαρκῶσαι χάριν ἢ
τοῦ λεπτῦναι παραλαμβανομένη καθ᾽ ἑαυτὰς ἐργάζονταί τι
χρηστὸν ἐν τοῖς σώμασιν. ἡ μέντοι παρασκευάζουσα πρὸς
τὰ γυμνάσια καὶ ἡ μετὰ ταῦτα παραλαμβανομένη τοῖς
γυμνασίοις ὑπηρετοῦσιν, ἡ μὲν ἐκ τοῦ θερμῆναι μετρίως
τοὺς πόρους ἀναστομοῦσα, καὶ τὰ ::ατὰ τὴν σάρκα περιτ-
τώματα χέουσα, καὶ τὰ στερεὰ μαλάττουσα. καλεῖται δὲ
παρασκευαστικὴ τρίψις ἡ τοιαύτη. ἡ δὲ ἑτέρα προσαγο-
ρεύεται μὲν ἀποθεραπευτική· γινομένη δὲ μετὰ ἐλαίου
πλέονος ἐπιτέγγει τε ἅμα τῷ λίπει, καὶ μαλάττει τὰ στε-
ρεά, καὶ διαφορεῖ τὰ ἐν τοῖς πόροις περιεχόμενα. ἀλλὰ περὶ

modum afferat, interdum iis, quae commodum afferunt,
ad eum fane modum fubminiftret, quem Hippocrates de
deligatione tradidit his verbis: *Deligatio partim ipfa
fanat, partim fanantibus fubfervit.* Ipfius igitur frictio-
nis effectus funt, et quod rara denfat, et mollia durat;
dura vero haec effe omnino poftulat; praeterea quod dura
mollit, et denfa laxat; haec contra mollis fit oportet.
Pari modo et quae carnis augendae minuendaeve caufa
fufcepta eft, utraque per fe utile aliquid corpori confert.
Quae tamen ad exercitationes corpora praeparat, item
quae poft exercitationem adhibetur, hae exercitationibus
fubferviunt. Illa modice calefaciendo tenues meatus re-
cludit, fimul excrementa, quae caro continet, fluxilia
reddens, et folida emolliens; appellant autem hujuf-
modi frictionem praeparatoriam; altera recuratoria ap-
pellatur; haec cum plufculo oleo adminiftrata fimul pin-
guedine humectat, et folida emollit, et quae meatibus
continentur, in halitus digerit. Verum de hac poft dice-

μὲν τῆσδε καὶ αὖθις εἴπωμεν ἐφεξῆς τοῖς γυμνασίοις.
ἡ μέντοι παρασκευαστικὴ τρίψις ἐπὶ τῆς ἀρίστης φύσεως
ἕνεκα τοῦ διαθερμῆναι τὰ σώματα παραλαμβανομένη καθ᾽
ὃν εἴρηται τρόπον ὀλίγον ἔμπροσθεν γιγνέσθω, μαλακὴ μὲν
τὰ πρῶτα, προσαγόντων δὲ ἤδη τοῖς πόνοις σκληρά.
οὕτω γὰρ ἂν μάλιστα τό τε μαλάττειν ἔχοι καὶ τὸ πρὸς
τὰς ἐνεργείας ἐπεγείρειν, καὶ τὸ διαφυλάττειν ὁποίαν παρέ-
λαβε τὴν φύσιν τοῦ σώματος. εἰ μέντοι διαμαρτάνοιτο
κατά τι, πρὸς τὸ σκληρὸν ἐκτρεπέσθω μᾶλλον. αἱ γὰρ ἐπ᾽
ὀλίγον ὑπερβολαὶ τῆς συμμετρίας ἐν τῷ δέρματι κατα-
παύονται, τῶν ἐντὸς οὐδὲν ἀλλοιοῦσαι, [80] βλάπτοιεν δ᾽
ἂν ἧττον τὸ δέρμα πρὸς τὸ σκληρόν τε καὶ πυκνὸν ἐκ-
τρεπόμεναι· οὕτως γὰρ ἂν εἴη δυσπαθέστερον. ὡς, εἴ γε
καὶ διαπνεῖσθαι τὸ τοιοῦτον καλῶς ἠδύνατο, σκληρότατον ἂν
αὐτὸ καὶ πυκνότατον ἀπειργαζόμεθα. νυνὶ δὲ, ἐπειδὴ πρὸς
ἄμφω χρὴ παρασκευασθῆναι καλῶς αὐτὸ, καὶ πρὸς τὴν τῶν
ἔνδοθεν περιττωμάτων διαπνοὴν, καὶ τὴν τῶν ἔξωθεν ὁμι-
λούντων βίαν, ἄριστον ἂν εἴη τὸ μέσον ἑκατέρων τῶν ὑπερ-

mus, quum de exercitatione egerimus. Sed praeparatoria
frictio in optima ſtatus natura calefaciendi corporis cauſa
ſuſcepta, prout ſupra traditum eſt, fiat mollis primo, mox
vero exercitationem aggreſſuro dura; ita namque maxi-
me et mollire poterit, et ad exercitationes excitare, et
corporis naturam, qualem ab initio accepit, ſervare
Quod ſi quid aberratum ſit, ad durum id potius ſpectet.
Nam qui breves a medio receſſus ſunt, ii cute tenus
finiuntur, nullo interiorum alterato. Minus vero laedetur
ipſa cutis, ſi ad durum ſimul et denſum receſſus a
medio ſint, quippe ita injuriae minus opportuna ſiet.
Adeo, ſi tranſpiratio per hujuſmodi cutim facilis eſſet, du-
riſſimam eam atque denſiſſimam efficeremus; nunc, quo-
niam ad utrumque munus probe eſſe comparatam opor-
tet, et excrementa, quae intus conduntur, per halitum
emittenda, et eorum, quae foris accedunt, vim tolerandam,
utiliſſimus ſane fuerit medius inter utrumque exceſſum

βολῶν. εἰ δ᾽ ἄρα ποτὲ μὴ φυλάττοιτο τοῦτο, βέλτιον τὸ
σκληρότερόν τε καὶ πυκνότερον τοῦ μαλακωτέρου καὶ
ἀραιοτέρου. τὸ μὲν γὰρ τῆς διαπνοῆς ἐλλιπὲς ἐπανορ-
θώσασθαι γυμνασίαις οἷόν τε· τὸ δὲ τῆς ἑτέρας διαθέ-
σεως εὐεπηρέαστον ὑπὸ τῶν ἔξωθεν αἰτίων οὔτ᾽ ἐπα-
νόρθωσίν τινα ἑτέραν ἑτοίμην ἔχει, καὶ πρόσεστιν αὐτῷ
βλάβη οὐ σμικρὰ, διαφερομένων πολλάκις οὐ τῶν πε-
ριττωμάτων μόνον, ἀλλὰ καὶ αὐτῆς τῆς τροφῆς. ἐν μὲν
δὴ ταῖς κατὰ ποιότητα διαφοραῖς ἐπὶ τὸ σκληρότερον
ἁμαρτάνειν χρὴ μᾶλλον, ἤπερ ἐπὶ τὸ μαλακώτερον· ἐν
μέντοι ταῖς κατὰ ποσότητα πρὸς τὸ ἔλαττον, ἐπὶ τῆς
προκειμένης δηλονότι φύσεώς τε καὶ ἡλικίας. ἀεὶ γὰρ χρὴ
τούτου μεμνῆσθαι κατὰ τὸν ἐνεστῶτα λόγον. αὐξάνεσθαί
τε γὰρ ἔτι βουλόμεθα τὸ τοιοῦτον σῶμα, καὶ ἥκιστα ξη-
ραίνεσθαι. τίνας μέντοι χρὴ φύσεις σωμάτων κατὰ δια-
θέσεις ἐπὶ πλέον τρίβειν, αὖθις εἰρήσεται.

Κεφ. ζ'. Νυνὶ δὲ ἐπὶ τὴν ἐνεστῶσαν ὑπόθεσιν ἐπα-

modus, qui fi quando fortaffe non fervabitur, melior
utique fuerit, qui ad durius denfiusque pertinebit, quam
qui ad mollius laxiusque. Nam tranfpirandi defectum
exercitio farcire licebit; alterius vero affectus vitium,
quod eft ad externorum injuriam opportunitas, neque
alias corrigi facile poteft, affertque praeterea conjunctum
incommodum non parvum, digefto fubinde non excre-
mento modo, verum etiam ipfius corporis nutrimento.
Ergo in iis differentiis, quae a qualitate fumuntur, aber-
rare fatius eft verfus eam, quae durior eft, quam eam,
quae mollior. In iis tamen, quae a quantitate ducuntur,
in propofita faltem natura et aetate fi quid delinquitur,
verfus id, quod minus eft, id efto. Semper enim ejus
in praefenti difputatione meminiffe oportet, augendi ejuf-
modi corpus, haud quaquam ficcandi ftudium effe pro-
pofitum. Quas vero corporum naturas affectas amplius
fricandum fit, poftea dicemus.

Cap. VII. Nunc ad propofitam materiam reverfi

ΛΟΓΟΣ Β. 125

Ed. Chart. VI. [80.]   Ed. Baf. IV. (258.)

νελθόντες ὑπὲρ τοῦ μέτρου τῆς τρίψεως ἐπισκεψώμεθα τὸν
αὐτὸν τρόπον, ὅνπερ ἀρτίως ἐπεσκεψάμεθα περὶ τῆς ποιό-
τητος. ἔοικε δὲ κἀνταῦθα, πρὶν ὁρίζειν τὸ μέτρον, ἑτέρου
τινὸς ἐπιμνησθήσεσθαι σκέμματος, οὗ χωρὶς οὐδὲ τὸ μέτρον
ὀρθῶς οὔτε ὁρισθῆναι δυνατὸν οὔτε γνωρισθῆναι. τὸ δὲ
δὴ σκέμμα τοῦ περιέχοντος ἀέρος τὸν τριψόμενον ἡ κρᾶ-
σίς ἐστιν, ἣν δεῖξαι μὲν ἐπὶ ἔργου ἐγχωρεῖ, διελθεῖν δὲ τῷ
λόγῳ σαφῶς οὕτως, ὡς μηδὲν ἀπολείπεσθαι τὴν ἑρμηνείαν
ἐναργοῦς ἐνδείξεως, ἀμήχανόν ἐστι καὶ ἀδύνατον παντάπα-
σιν. ἀλλ᾽ εἰ μὴ πολὺ λείποιτο δείξεως ἐναργοῦς ὁ λόγος,
ἱκανὸν καὶ τοῦτο. προηγεῖται δὴ καὶ τῶνδε πάλιν ἑτέρα τις
ὑπόθεσις, ἐν τίνι μὲν ὥρᾳ τοῦ ἔτους, ἐν τίνι δὲ χώρᾳ τῆς
οἰκουμένης ὁ γυμνασόμενος ἔσται· μόνα γὰρ ἐπ᾽ αὐτῷ
διώρισται τό τε τῆς κατασκευῆς τοῦ σώματος καὶ τὸ τῆς
ἡλικίας. οὔτε δὲ ἐν ᾧτινι τέθραπται μέρει τῆς γῆς, οὔτε
ἐν ᾧ μέλλει γυμνάζεσθαι νῦν, οὔτε καθ᾽ ἥντινα τοῦ ἔτους
τὴν ὥραν, ἢ καὶ τῆς ἡμέρας, προσδιώρισται, καίτοι παρά

---

do menfura ipfa frictionum agamus ad eundem modum,
quo paulo ante de qualitate egimus. Convenit autem hoc
loco, ut, priufquam menfuram definiam, alterius cujuf-
dam quaeſtionis mentionem faciam, fine cujus notitia
menfuram ipfam nec definiviſſe recte licet, nec no-
viſſe. Eſt vero, quod aeſtimandum cenfeo, aëris, qui fri-
candum corpus continebit, temperies; quam utique in re
ipfa monſtrare licet, explicare oratione aperte, ita ut
interpretationis evidentiae nihil defit, plane non licet,
fed eſt prorfus inexplicabilis. Verum, fi non adeo mul-
tum orationi de rei evidentia defit, abunde fuerit. Prae-
cedit vero hanc et alia quaedam confideratio, nempe
quo anni tempore, et in quonam orbis loco exercitan-
dum ſtatuamus. Duo enim hactenus de eo tantum defi-
nita funt, corporis ſtatus et aetas. In qua vero terrae
parte aut educatus hactenus fuerit, aut exercitandus tunc
fit, aut quo anni dieive tempore, nihil fane conſtitutum
eſt; quanquam pro harum certe cujufque ratione medio-

Ed. Chart. VI. [80. 81.]　　　　Ed. Baf. IV. (238. 239.)

ταῦτα τὸ μέτρον τῆς τρίψεως ὑπαλλάττεται. προσδιοριστέον
οὖν αὐτὰ πάλιν, εἰρημένα μὲν ἤδη δυνάμει κατὰ τὴν ἀρχὴν
τοῦδε τοῦ γράμματος, οὐ μὴν τῇ γε ἑρμηνείᾳ σαφῶς δεδη-
λωμένα. λέγοντες γὰρ οἷον κανόνα τινὰ πρῶτον ἐκτίθεσθαι
πάντων τῶν ἐφεξῆς εἰρησομένων τὸν ἄμεμπτον τῇ κατα-
σκευῇ τοῦ σώματος ἄνθρωπον, εὐθέως ἐν τούτῳ καὶ τὴν
χώραν αὐτοῦ διορισόμεθα δυνάμει. οὔτε γὰρ εὐκρατότατον,
οὔτε ἀμεμπτότατον τῇ κατασκευῇ γίνεσθαι σῶμα δυνατὸν ἐν
τοῖς ἀμέτρως κεκραμένοις χωρίοις, ὡς ὅ τε λόγος ὑπαγο-
ρεύει καὶ ἡ πεῖρα δείκνυσι. ξηροὶ μὲν γὰρ καὶ ἰσχνοὶ καὶ
οἷον ἐσκελετευμένοι γίνονται κατὰ τὰς θερμὰς χώρας οἱ ἄν-
θρωποι, ἀνώ[81]μαλοι δὲ ταῖς κράσεσιν, ὡς τὰ μὲν ἔξω
ψυχρά, τὰ δὲ ἔνδον τε καὶ κατὰ τὰ σπλάγχνα θερμὰ
(239) περαιτέρω τοῦ προσήκοντος ἔχειν, οἱ τῶν ψυχρῶν
χωρίων οἰκήτορες. τὸ δ᾽ ἄριστον σῶμα, περὶ οὗ νῦν
ὁ λόγος, ὥσπερ ὁ Πολυκλήτου κανών ἐστιν· ᾧ κατὰ
μὲν τὴν ἡμετέραν χώραν, ὡς ἂν εὔκρατον ὑπάρχουσαν,
ὧπται πολλὰ παραπλήσια σώματα, παρὰ δὲ Κελτοῖς,

critas frictionis eſt varianda. Ergo ad ea, quae hactenus
ſtatuta ſunt, haec quoque definienda ſunt, utique poteſtate
inter initia operis jam tradita, non tamen interpretatio-
nis luce clare explicata. Dicens enim veluti regulam
quandam omnium, quae poſt dicenda erant, poſiturum
me hominem eo corporis ſtatu, de quo queri non poſſit,
obiter nimirum etiam regionem hominis poteſtate defi-
nivi, quum nec optimo temperamento, nec inculpabili
conſtitutione ullum in iis regionibus, quae a tempera-
menti modo receſſerunt, gigni poſſit, ſicuti tum ratio
docet, tum experientia commonſtrat. Quippe ſicci, gra-
ciles et veluti torrefacti in aeſtuoſis tractibus homines
fiunt. Rurſus frigidioris plagae incolae inaequali tem-
peramento viſuntur, ut quibus exteriora frigeant, inte-
riora atque in his viſcera immodice caleant. Sane op-
timum corpus, de quo nunc ſermo proponitur, veluti
Polycleti regula eſt; cui in noſtra regione, utpote probe
temperata, non pauca ſimilia videas, apud Celtas vero,

ΛΟΓΟΣ Β. 127

Ed. Chart. VI. [81.]　　　　　　　　Ed. Baf. IV. (239.)

ἢ *Σκύθαις*, ἢ *Αἰγυπτίοις*, ἢ *Ἄραψιν* οὐδ᾽ ὄναρ ἰδεῖν
ἔστι τοιοῦτον σῶμα. καὶ αὐτῆς δὲ τῆς ἡμετέρας χώρας ἱκα-
νὸν ἐχούσης πλάτος, εὐκρατότατόν ἐστι τὸ μεσαίτατον, οἷόν
περ ὑπάρχει τὸ κατὰ τὴν Ἱπποκράτους πατρίδα· καὶ γὰρ
χειμῶνος αὕτη καὶ θέρους ἐστὶν εὔκρατος, ἔτι δὲ δὴ
μᾶλλον ἦρός τε καὶ φθινοπώρου. τοιαύτην οὖν τινα χώραν
ὑποθέμενοι τῷ προκειμένῳ σώματι, τὴν μὲν ὥραν τοῦ ἔτους
αὐτῷ προσυποθώμεθα τὸ μεσαίτατον τοῦ ἦρος· ἔστω δὲ
τῆς ἡμέρας ἐκείνης, ἐν ᾗ μέλλει πρὸς ἡμῶν γυμνάζεσθαί τὸ
πρῶτον, ὡς οἷόν τε τὸ μεσαίτατον· ἵνα κατὰ μηδένα τρό-
πον ὑπὸ τοῦ περιέχοντος ἐξαλλαχθῇ πως ἡ φυσικὴ δύναμις
τῆς κράσεως αὐτοῦ. διὰ δὲ τὸν αὐτὸν λογισμὸν οὐδὲ τὸν
οἶκον, ἐν ᾧ γυμνάζεσθαι μέλλει, θερμότερον ἢ ψυχρό-
τερον εἶναι προσήκει κατά γε τὴν ἡμέραν ἐκείνην τοῦ
κοινοῦ τῆς πόλεως ὅλης ἀέρος. ἐν μέντοι χειμῶνι καὶ
θέρει τοιοῦτον αὐτῷ παρασκευαστέον· ἐν μὲν χειμῶνι θερμό-
τητα, ἐν δὲ τῷ θέρει ψυχρότητα, ὡς εὔκρατον ἀκριβῶς
ἀποτελεσθῆναι τὸ σῶμα κατὰ τὸν τῆς τρίψεως καιρόν.

Scythas, Aegyptios, Arabas ne per fomnium quidem tale
unquam eſt vidiſſe Noſtrae autem regionis, quae in la-
titudinem non parvam extenditur, id, quod in medio
habetur, optime ſane temperatum eſt, cujuſmodi patria
Hippocratis eſt; etenim ea tum hyeme, tum aeſtate me-
diocrem temperiem exhibet, vere autem et autumno
multo magis. Ejuſmodi igitur locum quum corpori pro-
poſito dederis, anni quoque tempus veris medium ipſi
dabis. Eſto vero et diei, in qua exercitandus a nobis
primum eſt, maxime, quoad fieri poteſt, ipſe meridies;
quo videlicet naturalis temperamenti ejus vis ab amb-
iente nullo pacto mutetur. Eadem exigit ratio, ut ne
domus quidem, in qua exercitandus eſt, ipſo praeſertim
die calidior frigidiorve fit, quam publicus totius urbis
aër. At hyeme atque aeſtate talis vel arte praeparan-
dus eſt, nempe hyeme calidior, aeſtate frigidior; quo
videlicet exacta temperie corpus frictionis tempore frua .

128   ΓΑΛΗΝΟΥ ΥΓΙΕΙΝΩΝ

Ed. Chart. VI. [81.]   Ed. Baf. IV. (259.)

εἰ γὰρ ἤτοι θερμότερος ἢ ψυχρότερος εἴη περαιτέρω τοῦ
προσήκοντος, ἐν μὲν τῷ θερμοτέρῳ φθάσειεν ἂν ἰδρῶσαι,
πρὶν αὐτάρκως μαλαχθῆναι· κατὰ δὲ τὸν ψυχρότερον οὐδ᾽
ἂν ἐκθερμανθείη τὴν ἀρχήν, οὐδὲ μαλαχθείη ποτὲ καλῶς,
οὐδ᾽ ἐπανθήσειεν ἔρευθος εὐανθές, οὐδ᾽ εἰς ὄγκον ἀρθείη
τὸ σῶμα. ταῦτα γὰρ δὴ τὰ γνωρίσματα συμμέτρου τρίψεώς
ἐστιν ἐν ἀέρι συμμέτρῳ περὶ τὴν εὔκρατον ἕξιν τοῦ σώμα-
τος, ἔρευθός τε καὶ ὄγκος. ὥσπερ γὰρ ἐν τῷ καταχεῖν
ὕδωρ θερμὸν εἰς ὄγκον μὲν τὸ πρῶτον ἐξαίρεται τὰ σώ-
ματα, πλεοναζόντων δὲ καθίσταται, καὶ διὰ τοῦθ᾽ Ἱππο-
κράτης ἐπ᾽ αὐτῶν εἶπε· τὸ μὲν γὰρ πρῶτον ἀείρεται, ἔπει-
τα δ᾽ ἰσχναίνεται· οὕτως καὶ ἡ τρίψις ἐξαίρει μὲν πρῶτον,
αὖθις δὲ συστέλλει τε καὶ καθαίρει τὸ σῶμα. τοὺς μὲν δὴ
σαρκώσεως ἕνεκα τριβομένους τηνικαῦτα παύεσθαι προσήκει,
ὅταν τὸ σῶμα πλησίον ἥκῃ τοῦ καθίστασθαι· τοὺς δ᾽ εἰς
τὰ γυμνάσια παρασκευαζομένους οὐχὶ τοῦτον ἀναμένειν
τὸν καιρόν, ἀλλὰ πολὺ πρόσθεν παύεσθαι, καὶ μάλισθ᾽
ὅταν ἄριστοι τὴν κρᾶσιν ὦσι, καὶ παῖδες ἔτι τὴν ἡλικίαν.

tur; quando, fi jufto calidior frigidiorve domus fuerit,
in calidiore quidem fudabit prius, quam abunde mollia-
tur, in frigidiore neque calefiet prorfus, nec mollietur
unquam, nec floridum ruborem oftendet, nec in tumorem
attolletur. Sunt namque duo haec, rubor et tumor in
aëris temperie et corporis ftatu temperato mediocris
frictionis notae. Veluti enim, fi calidam aquam affun-
das, primum quidem corpus intumefcit, fi largius affun-
das, confiftit, ideoque et Hippocrates de his aiebat:
Primum quidem attollitur, deinde fit gracile: ita frictio
quoque attollit quidem primum, poftea contrahit ac pur-
gat corpus. Iis ergo, qui carnis augendae caufa fricantur,
tunc plane finienda frictio eft, quum corpus et intumuit,
et prope eft ut contrahatur. Qui autem ad exercitandum
jam praeparantur, iis minime id tempus expectandum,
fed longe prius defiftendum a frictione eft, potiffimum
quum optimi temperamenti funt, et aetate adhuc pueri;

Ed. Chart. VI. [81.]   Ed. Baf. IV. (259.)

ὑγρὰ γὰρ δὴ τούτων τὰ σώματα, καὶ μαλακὰ, καὶ βρα-
χείαις τρίψεσι μαλαττόμενα, σκοπὸς δέ ἐστι καὶ τέλος τῆς
παρασκευαστικῆς τρίψεως τὸ μαλαχθῆναι μὲν τὰ στερεὰ,
λυθῆναι δὲ τὰ ὑγρὰ, τοὺς πόρους δ᾽ εὐρυνθῆναι. ὁπόσον
δέ τι τὸ πλῆθος ἔσται τῶν ἀνατρίψεων, οὐχ οἷόν τε λόγῳ
δηλῶσαι, ἀλλὰ χρὴ τὸν ἐπιστατοῦντα, τρίβωνα τῶν τοιού-
των ὑπάρχοντα, κατὰ μὲν τὴν πρώτην ἡμέραν οὐκ ἀκρι-
βεῖ στοχασμῷ χρήσασθαι, κατὰ δὲ τὴν ἑξῆς, ἐμπειρίαν ἤδη
τινὰ τῆς τοῦ σώματος ἐκείνου φύσεως ἔχοντα, τὸν στο-
χασμὸν ἀεὶ καὶ μᾶλλον ἐξακριβοῦν. καὶ μὲν δὴ καὶ κατὰ
τὰ γυμνάσια τῇ μὲν πρώτῃ τῶν ἡμερῶν οὐ δυνατὸν ἀκρι-
βῶσαι τὸ μέτρον, ἐν δὲ ταῖς μετὰ τήνδε καὶ πάνυ δυνα-
τόν. ἔστω δὴ κἀνταῦθα γνωρίσματα, κατὰ μὲν τὴν πρώ-
την ἡμέραν, ὅταν ἐγκελευομένῳ καὶ παρορμῶντι γυμνάσα-
σθαι μηκέθ᾽ ὁμοίως ὑπακούῃ, ἀλλὰ βραδυτέρας τε καὶ
ἀραιοτέρας, καὶ ἀσθενεστέρας, καί, τὸ σύμπαν εἰπεῖν, ἀτο-
νωτέρας ποιῆται τάς τε λαβὰς τῶν προσπαλαιόντων καὶ
τὰς κινήσεις. εἶναι δὲ δηλονότι χρὴ τὸν γυμναζόμενον οὕτε

horum namque tum humidum corpus eſt, tum tenerum,
ac paucis frictionibus mollefcens. Praeparatoriae vero
frictionis meta finisquo eſt, ut folidae partes molliantur,
humidae folvantur, et corporis exigui meatus laxentur.
Quis vero frictionum eſſe debeat numerus, definire fane
oratione non eſt: caeterum, qui his praeficitur harum
rerum peritus, hic primo quidem die minus exacta exqui-
fitaque conjectura utetur, fequenti vero die, ubi jam
experientiam aliquam naturae illius corporis eſt adeptus,
magis exactam certamque habebit. Quin etiam de exerci-
tatione ipfa primo certe die menfuram ad unguem de-
finire non poteſt, fequentibus deinceps omnino poteſt.
Sunto igitur hic quoque notae, primo quidem die, quum
adhortanti incitantique ad exercitandum non perinde
obfequitur, fed feguiores et minus tum frequentes, tum
decentes, ac (ut femel dicam) minus valentes tum col-
luctatoris fui apprehenfus, tum motus obit. Porro ex-
pedit neque paulo animofiorem eſſe, qui exercitatur, ut

θυμικὸν, ὡς ἔτι προθυμεῖσθαι γυμνάζεσθαι, καμνούσης ἤδη
τῆς δυνάμεως, [82] οὔτ᾽ ἄθυμον, ὡς ἀπαγορεύειν ἔτι
πονεῖν δυνάμενον. ἔστι δὲ δή που τοιοῦτος οὗ τὸ σῶμα
μόνον, ἀλλὰ καὶ τὴν ψυχήν, ὁ νῦν ἡμῖν ὑποκείμενος ἄν-
θρωπος· ὡς, ὅσοι γε ψυχροὺς ἔχουσι χυμοὺς ἐν τῇ γαστρὶ
περιεχομένους, ἢ κατὰ τὴν ὅλην ἕξιν ἠθροισμένους, ἀργό-
τεροι πρὸς τὰς κινήσεις εἰσίν. ὡσαύτως δὲ καὶ οἱ πληθω-
ρικῶς διακείμενοι καὶ οἱ προσφάτῳ κρύει καταπονηθέντες
ἄθυμοί τέ εἰσι καὶ ὀκνηροὶ κινεῖσθαι, καὶ τούτων ἔτι
μᾶλλον, ὅσοι φύσει ψυχρότεροι, καὶ πολὺ δὲ δὴ μᾶλλον,
εἰ τῇ ψυχρότητι καὶ ὑγρότης προσείη. οὗτοι μὲν γὰρ νο-
θεύουσι τὰ τοῦ μέτρου τῶν γυμνασίων γνωρίσματα, καθά-
περ γε καὶ οἱ θερμότεροι τὴν κρᾶσιν, ἢ διὰ τὴν οἰκείαν
φύσιν, ἢ δι᾽ ἐπίκτητόν τινα διάθεσιν, εὔθυμοί τέ εἰσι καὶ
φιλόνεικοι, καὶ πρὸς τὰς ἐνεργείας ἕτοιμοι περαιτέρω τοῦ
δέοντος. ὅσοι δὲ μήτε τὸ σῶμα θερμότερον ἢ ψυχρότερον
ἔχουσι, μήτ᾽ ἄθυμοι τὴν ψυχὴν εἰσι τὸ πάμπαν, ἢ φιλόνει-
κοί τε καὶ φιλότιμοι καὶ θυμικοὶ. τούτοις ἀκριβῆ διαφυ-

laffis jam viribus etiam exercitari aveat, neque ignavum,
qui integris adhuc viribus laborem tamen detrectet. Eſt
vero profecto talis non corpore modo, fed etiam animo,
quem nunc educandum fuſcepimus: quandoquidem, quibus
frigidus fuccus in ventre continetur, aut in toto corporis
habitu collectus eſt, ii fegniores ad motionem funt. Pari
modo et qui plethorici funt, et quos recens frigus af-
flixit, ii et ignavi funt, et ad movendum pigri. Jam
his etiam magis ita funt affecti, quicunque natura frigi-
diores funt; ficuti etiam his ipfis longe magis, quorum
frigiditati etiam humor eſt adjunctus; hi namque menſu-
rae exercitationum notas corrumpunt, ficuti e diverſo,
qui calidiori temperamento funt, five id propria naturae
fponte eveniat, five ab afcititio quopiam affectu, hi et
animofi funt, et certaminis avidi, et ad actionem plus,
quam expedit, prompti. At quibus nec corpus calidius
frigidiusve eſt, nec animus omnino demiſſus, aut con-
tentionis gloriaeve praecupidus, et ad actionem praeceps,

λάττεται τοῦ μέτρου τῶν γυμνασίων τὰ γνωρίσματα, καὶ
κατὰ τὴν πρώτην μὲν ἡμέραν εὐθὺς, ἀτὰρ οὖν ἔτι δὴ καὶ
μᾶλλον ἐπὶ προήκοντι τῷ χρόνῳ. εἰ γάρ τι καὶ παρέλαθεν
κατὰ τὴν ἀρχὴν, ἀκριβωθήσεται τοῦτο τῇ πείρᾳ διδαχθέν.
αὕτως οὖν εἰς ἀκριβῆ στοχασμὸν ἔρχεται καὶ τὸ τῶν σιτίων
μέτρον, οὐδενὶ τρόπῳ κατ᾽ ἀρχὰς γνωρισθῆναι δυνάμενον·
ἀλλ᾽ ἡ καθ᾽ ἑκάστην ἡμέραν πεῖρα καὶ μνήμη τοῦ ποσοῦ
τῶν σιτίων τε καὶ γυμνασίων, οὐδὲ ἀργῶς ὁρῶντος τοῦ προε-
στῶτος, ἀλλ᾽ ἀεὶ μεμνημένου, ὅπως ἔπεψεν ἐπὶ τοσοῖσδε
γυμνασίοις τὰ τοσάδε σιτία, πλησίον ἀκριβοῦς ἐπιστήμης
ἄγει τὴν διάγνωσιν ἐν τῷ χρόνῳ. ταυτὶ μὲν οὖν ἤδη πρὸς
ἅπαντα κοινὰ καὶ ταῖς μοχθηροτέραις ὑπάρχει κατασκευαῖς
τοῦ σώματος, ὑπὲρ ὧν οὐδέπω πρόκειται λέγειν. ἡ δ᾽
ἀρίστη φύσις, ἡ νῦν ἡμῖν προκειμένη, τὰ μέτρα πάντων
εὔδηλα κέκτηται, μήτε τοῖς τῆς ψυχῆς ἤθεσι μήτε ταῖς
τοῦ σώματος δυσκρασίαις ἐπιθολοῦσά τε καὶ νοθεύουσα
τῶν εἰρημένων μηδὲν, ἀλλὰ καὶ τρίψεων, καὶ γυμνασίων,
καὶ σιτίων, καὶ ὕπνων ἐναργῶς ἐνδεικνυμένη τὰ μέτρα,

lis modi exercitationum indicia integra manent, illaefa-
que fervantur, et primo ftatim die, et multo magis pro-
cedente tempore. Si enim quid inter initia nos fugit, id
experientia ipfa perceptum ad exactam notitiam perve-
niet. Non aliter et cibi modus ad certam conjecturam
perducitur, qui tamen ab initio definiri nullo pacto po-
teft, verum quotidiana experientia, cum recordatione
quantitatis tum cibi, tum exercitationum, eo etiam, qui
huic praeficitur, nihil non follicite obfervante, fed fem-
per, ut tantum ciborum poft tantam exercitationem con-
coxit, recordante, propemodum ad exactam fcientiam
intellectum tempore perducit. Haec igitur omnia etiam
deficientibus ab optima conftitutionibus communia funt,
de quibus agere nondum ftatuimus. Caeterum optima
natura, quae hic nobis eft propofita, menfuras omnium
manifeftas obtinet, ut quae nec animi moribus, nec cor-
poris intemperie dictorum quicquam obturbet immutetve,
fed frictionis exercitationis, ciborum ac fomni menfu

132 ΓΑΛΗΝΟΥ ΥΓΕΙΝΩΝ

Ed. Chart. VI. [82.] Ed. Baf. IV. (239.)

καὶ τηνικαῦτα πρῶτον ἀπαγορεύουσα πρὸς ἕκαστον, ὅταν
μηκέτι δέηται, ὥστε εἶναι καὶ τοῦτο τῷ προεστῶτι τοιού-
του σώματος οὐ μικρὸν γνώρισμα μέτρου. λέγω δὲ τὴν
περὶ ἕκαστον ὧν ἂν πράττῃ προθυμίαν, αὐτῆς τῆς φύσεως
ἑαυτῇ τὸ μέτρον εὑρισκούσης ἐν ταῖς ἀρίσταις κατασκευαῖς.
καὶ γὰρ ἀνατριβόμενοι τηνικαῦτα πρῶτον ἐξίασιν ἐπὶ τὸ
γυμνάσιον οἱ ἄριστα πεφυκότες, ὅταν ἱκανῶς ἔχωσι μαλα-
κότητός τε ἅμα καὶ θερμότητος ἅπαντι τῷ σώματι· καὶ
γυμναζόμενοι τότε πρῶτον ὀκνήσουσιν, ὅταν αὐτάρκως γυμνα-
σθῶσιν· καὶ δὴ καὶ σιτίων καὶ πομάτων ἀποστήσονται τό-
τε πρῶτον, ὅταν ἱκανῶς ἐμπλησθῶσιν· ὡς οὐδεὶς φόβος,
οὔτε ὑπερπονῆσαι τὸν τοιοῦτον ἄνθρωπον, οὔθ᾽ ὑπερεμπλη-
σθῆναι, ταῖς ὁρμαῖς τῆς φύσεως οἰακιζόμενον. οὔκουν οὐδὲ
τοῦ προεστῶτος εἰς ἄκρον ἥκοντος ἐπιστήμης ὁ τοιοῦτος
ἄνθρωπος δεῖται, καθάπερ οἱ μετὰ ταῦτα λεχθησόμενοι
πάντες, οἱ μοχθηρῶς κατεσκευασμένοι. αὐτὸ γὰρ ἑαυτῷ
πάντ᾽ ἐξευρίσκει τὸ ὑγιεινὸν σῶμα, ταῖς τῆς φύσεως ὁρμαῖς

ras aperto indicet, ac tum primum quodlibet horum re-
fpuat, quum ejus ultra non egeat. Quare fuerit hoc
quoque ei, qui tali corpori praeficitur, non minimus
modi index; dico autem ipfam ad fingula, quae agi de-
bent, alacritatem, ipfa nimirum natura in optimo cor-
poris flatu modum fibimet praefcribente. Etenim qui
optima natura funt, et jam ad exercitationem frictione
praeparantur, tum demum ad exercitandum prodibunt,
quum toto jam corpore abunde emolliti excalfactique
funt. Exercitati quoque tum primum feguius movebun-
tur, quum fatis exercitati jam fuerint. Jam a cibo et
potu primum abfiftent, quum fatis fe impleverint. Quare
nullus in hoc homine metus eft, ne quando aut jufto
plus laboret, aut jufto plus cibis fe ingurgitet, fi naturae
fuae impetus fequatur; quo fit, ut neque prorfus peri-
tiffimum fibi praefici is poftulet, ficuti omnes, de quibus
poftea fermo erit, deterioris notae homines: quippe fa-
nam corpus ipfum fibi ipfi omnia invenit proprio naturae
uae ductum impetu, maxime fi in iis, quae ad ani-

ἐπιτροπευόμενον, καὶ μάλιστα εἰ καλῶς εἴη τὰ τῆς ψυχῆς
αὐτῷ πεπαιδευμένα. πυλλοὶ γὰρ ἔθεσι μοχθηροῖς ἐντρα-
φέντες, ἀκολαστότερον ἢ ἀργότερον διαιτώμενοι, διαφθεί-
ρουσι φύσεις χρηστὰς, ὥσπερ αὖ πάλιν ἔνιοι, μοχθηρῶς
φύντες τὸ σῶμα, βίῳ σώφρονι καὶ γυμνασίοις εὐκαί-
ροις ἐπανωρθώσαντο τὰ πολλὰ τῶν ἐ(240)λαττωμάτων.
[83] ἀλλὰ τούτων μὲν γυμνασίων τε καὶ ἔργων ὁ μετὰ ταῦτα
λόγος ἅπας σύγκειται· περὶ δὲ τῶν ἄριστα κατεσκευασμέ-
νων τὸ σῶμα καὶ τὸν νοῦν προσεχόντων ἐπιστάταις ὑγιει-
νοῖς ἐν τῷδε τῷ γράμματι πρόκειται διελθεῖν. ὁ μὲν οὖν
ἔμπροσθεν λόγος ὑπὲρ αὐτῶν εἰς τὸ μέτρον ἐτελεύτα τῶν γυμνα-
σίων· ἐφεξῆς δ᾽ ἂν εἴη καιρὸς ὑπὲρ τῶν εἰδῶν διελθεῖν.

    Κεφ. η´. Εἴδη δὲ γυμνασίων ὀνομάζω πάλην, παγ-
κράτιον, καὶ πυγμὴν, καὶ δρόμον, ὅσα τ᾽ ἄλλα τοιαῦτα,
τινὰ μὲν αὐτῶν τούτων γυμνάσια μόνον ὑπάρχοντα, τινὰ
δὲ οὐ γυμνάσια μόνον, ἀλλὰ καὶ ἔργα· γυμνάσια μὲν
αὐτά γε δὴ ταῦτα τὰ εἰρημένα, καὶ προσέτι τὸ πι-
τυλίζειν, τὸ ἐκπλεθρίζειν, τὸ σκιομαχεῖν, τὸ ἀκροχει-

inum pertinent, recte fit inftitutum. Nam multi in malis
moribus a pueris educati, in delidia et intemperantia
viventes, bonitatem naturae corrumpunt, ficuti contra
nonnulli vitiofam corporis naturam fortiti temperantia
vitae et appofitis exercitiis naturae vitia mutarunt in
melius.   Sed de horum quidem *tum exercitationibus,*
tum operibus fequens liber totus componitur. De iis au-
tem, qui optimo corporis ftatu funt, et qui fanitatis recto-
ribus mentem adhibent, in hoc libro agere ftatuimus.
Ac praecedens quidem de his fermo ad exercitationum
menfuram usque eft progreffus; fupereft ergo, ut de
fpeciebus ejus differamus.

    Cap. VIII. Species exercitationum voco luctam,
pancratium, pugilatum, curfum et quaecunque caetera
funt ejusmodi, quorum alia tantum exercitationes funt,
alia non exercitationes folum, fed etiam opera. Exerci-
fationes funt tum haec ipfa, quae dicta modo funt, tum
praeter haec pitylisma, ecplethrifma, fciomachia, acro-

134 ΕΛΛΗΝΟΣ ΥΓΙΕΙΝΩΝ

Εd. Chart. VI. [83.]   Εd. Baf. IV. (240.)

ρίζεσθαι, τὸ ἄλλεσθαι, τὸ δισκοβολεῖν, καὶ διὰ κωρύκου,
καὶ διὰ σφαίρας, ἢ μικρᾶς, ἢ μεγάλης, καὶ δι' ἀλτήρων
ἐκπονῆσαι τὸ σῶμα, γυμνάσια δ᾽ ἅμα καὶ ἔργα σκάπτειν,
ἐρέττειν, ἀροῦν, κλᾶν ἀμπέλους, ἀχθοφορεῖν, ἀμᾶν, ἱπ-
πεύειν, ὁπλομαχεῖν, ὁδοιπορεῖν, κυνηγετεῖν, ἁλιεύειν, ὅσα
τ᾽ ἄλλα κατὰ μέρος πράττουσιν ἄνθρωποι τεχνῖται καὶ ἄτεχνοι
τῶν κατὰ τὸν βίον ἕνεκα χρειῶν, ἢ οἰκοδομοῦντες, ἢ χαλ-
κεύοντες, ἢ ναυπηγοῦντες, ἢ ἀροτρεύοντες, ἤ τι τοιοῦτον
ἕτερον πολέμιον ἢ εἰρηνικὸν ἐργαζόμενοι. τοῖς πλείστοις
δὲ τῶν τοιούτων ἔνεστί ποτε καὶ ὡς γυμνασίοις μόνον χρή-
σασθαι. τριττὴ γάρ τις αὐτῶν ἡ σύμπασα χρεία· ποτὲ
μὲν γὰρ ὡς ἔργον μόνον αὐτὸ δὴ τοῦτο παραλαμβανόμε-
νον, ἐνίοτε δὲ ὡς ἀσκημάτων ἕνεκα τῆς τῶν μελλόντων
ἔργων χρείας, ἔστιν ὅτε δὲ καὶ ὡς γυμνασίων. κατ᾽ ἀγρὸν
γοῦν ποθ᾽ ἡμεῖς ληφθέντες ἐν χειμῶνι ξύλα τε σχίζειν
ἠναγκάσθημεν ἕνεκα τοῦ γυμνάζεσθαι, καὶ κριθὰς ἐμβάλ-
λοντες ὅλμῳ κόπτειν τε καὶ ἐκλεπίζειν, ὕπερ ἑκάστης ἡμέ-
ρας οἱ κατ᾽ ἀγρὸν ἔπραττον ὡς ἔργα περὶ μὲν δὴ τῆς ὡς

cheirismus, faltare, difcum jacere, tum coryco, tum
pila, vel parva, vel magna, et per halteres corpus fati-
gare. Exercitia fimul et opera funt fodere, remigare,
arare, vites amputare, onus geftare, metere, equitare,
armatum pugnare, iter facere, venari, pifcari et facere
alia, quaecunque homines, vel opifices, vel non opifices,
in vita ufus caufa exercent, feu domos aedificent, feu
naves, feu ferrariam aerariamve factitent, feu aratra
pangant, feu tale aliquod pacis bellive inftrumentum fa-
bricent. Horum autem plerisque licet quandoque veluti
exercitiis tantum uti. Quippe triplex in univerfum ipfo-
rum ufus eft, quum interdum operis tantum caufa ufur-
pentur, interdum meditationis, fed quae ad ufum futuri
fit operis, interdum pro exercitatione tantum. Quippe
ipfe aliquando hyeme deprehenfus in agro, tum ligna
findere, tum hordeum in pila contundere ac deglubere
exercendi corporis caufa fum coactus, quae nimirum

ἔργων αὐτῶν χρήσεως ἐν τῷ μετὰ ταῦτα λόγῳ διαιρήσο-
μαι· ἐν δὲ τῷ παρόντι περὶ τῆς ὡς γυμνασίων ἐροῦμεν.
ἅπαντα γὰρ τὰ τοιαῦτα γυμνάσια γίγνονται μήτε δι
ὕλης ἡμέρας αὐτὰ πραττόντων, μήτ' ἐν ἄλλῳ καιρῷ τοῦ
πρὸ τῶν σιτίων. φυλάττεσθαι δὲ δήπου προσήκει καὶ τὸ
μέτρον ἐπ' αὐτοῖς τῶν γυμνασίων, καὶ τὴν καλουμένην ἀπο-
θεραπείαν. εἰ δὲ καὶ προανατριψάμενός τις αὐτάρκως ἐπ'
αὐτὰ παραγίγνοιτο, νῦν μὲν ἂν ἀκριβῶς ἅπαντας ἔχοι τοὺς
ἀριθμοὺς τῶν γυμνασίων. ὑπέρ τε οὖν τούτων ἁπάντων,
ἃ δὴ καὶ γυμνασίων εἴδη καλοῦμεν, ἐπίστασθαι χρὴ τὸν
τὴν ὑγιεινὴν μετιόντα, καλεῖν δ' ἔξεστιν αὐτὸν, ὡς ἔμπρο-
σθεν εἶπον, ἢ ὑγιεινὸν, ἢ γυμναστὴν, ἢ ἰατρόν, κυριω-
τάτης μὲν ἐσομένης τῆς πρώτης προσηγορίας, ἐκ καταχρή-
σεως δὲ τῶν ἄλλων. εἴπερ γὰρ ἅπαντες οἱ τεχνῖται πα-
ρωνύμως ὀνομάζονται τῶν τεχνῶν, ἃς μεταχειρίζονται, πρό-
δηλον, ὡς ὁ τὴν ὑγιεινὴν τέχνην μετερχόμενος ὑγιεινὸς ἂν
εὐλόγως προσαγορεύοιτο, καθάπερ καὶ ὁ περὶ τὰ γυμνάσια
μόνον γυμναστὴς, καὶ ὁ περὶ τὰς ἰάσεις ἰατρός. εἰ δέ

agreftes quotidie pro opere faciebant. De horum igitur
ceu operum ufu in fequentibus, ceu exercitationum
nunc tractabimus. Nullum namque id genus exercitium
aut perpetuum diem obitur, aut alio tempore, quam ante
cibum. Servari vero tum modum exercitationum in his
oportet, tum vocatam apotherapiam. Quod fi etiam ido-
nea frictione ufus ad ea quis accedet, jam omnes exer-
citationum numeros impleverit. De his igitur omnibus,
quas exercitiorum fpecies vocamus, fcientem effe oportet
eum, qui hygieinen exercet; licet enim eum (ut ante
dictum eft) aut hygieinum, aut gymnaften, aut medi-
cum vocare: prima tamen appellatio maxime propria eft,
reliquae per abufum. Nam fi artifex quisque ab arte,
quam tractat, deductum fortiatur nomen, patet, eum, qui
hygieinen artem profitetur, merito hygieinum appellari;
ita nimirum, ut, qui gymnafiis tantum praeeft, gymna-
ften, et qui morbis medetur, medicum. Quod fi quis

τις ἢ γυμναστὴν, ἢ ἰατρὸν ὀνομάζει τὸν ὑγιεινὸν τοῦτον,
ἀπὸ μέρους τε προσαγορεύει τὸ σύμπαν καὶ οὐ κυρίως, ἀλλ'
ἐκ καταχρήσεως, ἢ ἐπιδιστάσεως, ἢ ὅπως ἄν τις ἐθέλῃ
καλεῖν, οὕτω ποιήσεται τὴν προσηγορίαν. αἴτιον δὲ τούτου
τὸ, μιᾶς οὔσης τῆς περὶ τὸ σῶμα τέχνης, ἐφ' ὅλης αὐτῆς
ὄνομα μηδὲν τετάχθαι κύριον, ὑπὲρ ὧν ἐπὶ πλεῖον ἐν ἑνὶ
βιβλίῳ τὸν λόγον ἐποιησάμην, ὃ Θρασύβουλος ἐπιγράφεται.
εἴδη μὲν γυμνασίων τὰ εἰρημένα. [84] ποιότης δὲ ἢ δια-
φορὰ (καὶ γὰρ οὖν καὶ ταῦτ' ἔξεστιν ἑκατέρως ὀνομάζειν)
ὀξύτης τε κινήσεώς ἐστι καὶ βραδύτης, εὐτονία τε καὶ, ὡς
ἄν εἴποι τις, ἀτονία, καὶ πρὸς τούτοις ἔτι σφοδρότης
ἔσται καὶ ἀμυδρότης. τρόποι δὲ τῆς χρήσεως ἁπάντων τῶν
εἰρημένων εἰδῶν ἅμα ταῖς οἰκείαις διαφοραῖς οἱ τοιοίδε
εἰσίν. ἤτοι συνεχὴς ἡ κίνησίς ἐστιν, ἢ διαλείπουσα καὶ
εἰ μὲν συνεχὴς, ἤτοι ὁμαλὴ, ἢ ἀνώμαλος, εἰ δὲ διαλεί-
πουσα, ἢ τεταγμένη, ἢ ἄτακτος. οὗτοι μὲν οὖν οἱ κατ'
αὐτὸ τὸ πρᾶγμα τρόποι τῆς χρήσεως· οἱ δ' ἀπὸ τῶν ἔξω-
θεν αὐτῷ προσιόντες τοιοίδε. ἢ ἐν ὑπαίθρῳ χωρίῳ γίγνεται

hunc ipfum vel gymnaften, vel medicum hygieinum ap-
pellet, et a parte totum, et non proprie nominat, fed
abufive, vel ambigue, vel quomodocunque aliter quis
vocare velit, appellationem faciet. Hujus rei caufa eft,
quod, cum una fit ars, quae circa corpus verfetur, uni-
cum ei toti proprium nomen inditum non eft. De qui-
bus omnibus uberius fingulari libro egimus, qui Thrafy-
bulus infcribitur. Ac genera quidem exercitationum funt
ea, quae diximus: qualitas vero feu differentia (nam et
hanc quoque utroque modo appellare licet) velocitas tar-
ditasque motus funt, et robur, et, ut aliquis dixerit,
imbecillitas, ad haec vehementia et levitas. Utendi vero
modi omnium praedictorum generum una cum differentiis
propriis hujusmodi funt. Nam aut continuus motus eft,
aut intermittens; et fi continuus, aut aequalis, aut inae-
qualis; fin intermittens, aut ordinatus, aut inordinatus:
Hi igitur utendi modi ab ipfa re fumuntur. Qui vero
ab externis rebus ducuntur, ejusmodi funt, quod aut fub

τὸ γυμνάσιον, ἢ ἐν καταστέγῳ, ἢ ἐν ὑποσυμμιγεῖ σκιᾷ.
κατὰ δὲ τὸν αὐτὸν τρόπον ἢ θερμόν ἐστι τὸ χωρίον, ἢ
ψυχρόν, ἢ εὔκρατον, καὶ ἤτοι ξηρὸν ἀκριβῶς, ἢ ὑγρὸν,
ἢ μέτριον. οὕτω δὲ καὶ τὸ μετὰ κόνεως, ἤτοι πλέονος, ἢ
ἐλάττονος, ἐλαίου τε, καὶ κατὰ τὸν αὐτὸν λόγον ἢ πλέο-
νος, ἢ ἐλάττονος, ἢ καὶ χωρὶς ἑκατέρου, τρόπος ἐστὶ χρή-
σεως γυμνασίου.

Κεφ. θ'. Ἐπεὶ τοίνυν ἤδη διώρισται πάνθ' ἡμῖν, ὧν
ἔμπειρον εἶναί χρὴ τὸν ὑγιεινὸν, ἐπὶ τὰ τῶν γυμνασίων εἴδη
καιρὸς ἰέναι, καὶ πρῶτον μὲν διελέσθαι, τί τὸ κοινὸν ἅπα-
σιν ὑπάρχει, καὶ τί καθ' ἕκαστον ἴδιον, ἐφεξῆς δὲ τοὺς
καιροὺς τῆς τρίψεως ἀφορίσασθαι. τὸ μὲν δὴ κοινὸν ἁπάν-
των γυμνασίων ἐστὶ θερμότητος αὔξησιν ἐξ αὐτῶν τοῖς
ζώοις ἐργάζεσθαι. θερμαίνεται γὰρ ἡμῶν τὰ σώματα κατά
τε τὰ βαλανεῖα, καὶ κατὰ θερμῶν ὑδάτων λουτρά, καὶ τὰς
θερμὰς ὥρας τοῦ ἔτους, ἡλιοθερούντων τε καὶ παρὰ πυρὶ
θαλπομένων, καὶ θερμοῖς φαρμάκοις ἀνατριβομένων. ἀλλ'

dio exercitatio fit, aut fub tecto, aut in mixta umbra.
At ipfo modo aut calens locus eft, aut frigidus, aut
temperatus, praeterea aut plane ficcus, aut humidus,
aut medio modo temperatus. Sic vero et quae exerci-
tatio cum pulvere exiguo multove, item quae cum oleo
exiguo multove, aut etiam fine utroque, modus eft ufus
exercitationis.

Cap. IX. Quoniam ergo enumerata a nobis uni
verfa funt, quorum peritum effe oportet, qui fanitatem
tuendam profitetur, ad ipfa nunc exercitationum genera
redire tempeftivum eft, ac primum diluere, tum quid
omnibus fit commune, tum quid fingulis proprium, hinc
frictionis ipfius tempora definire. Ergo omnis exercitatio-
nis commune illud eft, quod animali ipfi ex ipfa caloris
incrementum excitatur. Quippe calefiunt corpora noftra
et balneis, et calidarum aquarum lavacris, et calidis anni
tempeftatibus, quum infolamur, et quum igni fovemur, et
quum calidis medicamentis perfricamur. Caeterum ab

ἔξωθεν αἱ τοιαῦται πᾶσαι θερμότητος, οὐκ ἔνδοθεν, οὐδ᾽
ἐκ τῆς οἰκείας ἀρχῆς ἀνάπτονται καὶ αὐξάνονται. κατὰ δὲ
τὰ γυμνάσια τῆς ἐμφύτου θερμότητος τοῖς ζώοις αὔξησίς
ἐστιν, ἐξ αὐτῶν τῶν ἰδίων σωμάτων γιγνομένη. καὶ τοῦτο
κοινὸν μὲν ἁπάντων τῶν γυμνασίων, οὐ μὴν ἴδιόν γέ ἐστιν,
εἴ γε δὴ καὶ τοῖς θυμωθεῖσι, καὶ τοῖς ἀγωνιῶσι, καὶ τοῖς
αἰδεσθεῖσιν αὔξησις τῆς ἐμφύτου γίγνεται θερμότητος. ὁ
μέν γε θυμὸς οὐδ᾽ ἁπλῶς αὔξησις, ἀλλ᾽ οἷον ζέσις κατὰ
τὴν καρδίαν θερμοῦ· διὸ καὶ τὴν οὐσίαν αὐτοῦ τῶν φιλο-
σόφων οἱ δοκιμώτατοι τοιαύτην εἶναί φασι. συμβεβηκὸς
γάρ τι καὶ οὐκ οὐσία τοῦ θυμοῦ ἐστιν ἡ τῆς ἀντιτιμωρή-
σεως ὄρεξις. αὐξάνεται δὲ καὶ τοῖς αἰδεσθεῖσιν ἡ ἔμφυτος
θερμότης, εἴσω μὲν τὰ πρῶτα δραμόντος ἅπαντος τοῦ
θερμοῦ, μετὰ ταῦτα δὲ ἀθροισθέντος ἐν τῷ βάθει,
κᾄπειτα αὐξηθέντος, καὶ δι᾽ ἄθροισιν μὲν τὴν ἐνταῦθα,
καὶ διὰ τὴν κίνησιν δὲ τὴν συνεχῆ. οὐ γὰρ ἡσυχάζει
τὸ πνεῦμα τῶν αἰδουμένων, ἀλλ᾽ ἔνδοθέν τε καὶ περὶ
αὐτὸ μετὰ τοῦ σύμπαντος αἵματος κυκᾶται πολυειδῶς,

externo eſt omnis ejusmodi calor, non ab interno, neo a
proprio principio, ſed aliunde accenſus auctuſque, pcr
exercitationes vero inſiti caloris augmentum animalibus
ex ipſorum corporibus excitatur. Atque is omnium exer-
citationum communis effectus eſt; proprius tamen earum
effectus non eſt, ſi modo et iratis, et perturbatis, et
pudore affectis naturalis etiam calor augetur: quanquam
ira non ſimpliciter augmentum, ſed veluti ſervor eſt ca-
loris in corde. Itaque etiam eſſentiam ejus vel proba-
tiſſimi philoſophorum talem eſſe affirmant: quippe acci-
dens quoddam irae eſt, non ejus ſubſtantia, ultionis ap-
petentia. Verecuudis autem augetur inſitus calor, dum
primum intro ſe recipit univerſus: deinde poſtquam in
alto corporis eſt collectus, et ex ipſo inibi congeſtu, et
ex aſſiduo motu incrementum capit. Non enim quieſcit
pudore affectorum ſpiritus, ſed tum ab interno, tum cir-
ca ſe una cum toto ſanguine varie circumagitur, ita

ΛΟΓΟΣ Β. 139

Ed. Chart. VI. [84. 85.]   Ed. Baf. IV. (240.)

ὥσπερ καὶ τὸ τῶν ἀγωνιώντων. εἰρήσεται δ᾽ ἐπὶ πλέον
ὑπὲρ τῶν τοιούτων ἁπάντων παθῶν τῆς ψυχῆς ἐπὶ προήκοντι
τῷ λόγῳ. νυνὶ μὲν γὰρ διὰ τὸ κοινὸν ἕπεσθαι
σύμπτωμα τούτοις τε τοῖς πάθεσι καὶ τοῖς γυμνασίοις
ἠναγκάσθην αὐτῶν μνημονεῦσαι, δεικνὺς, ὡς ἁπάντων κοινὸν
γυμνασίων ἐστὶν ἡ τῆς ἐμφύτου θερμότητος αὔξησις
ἔνδοθέν τε καὶ ἐξ αὐτῆς, οὐ μὴν ὅτι γε μόνοις ὑπάρχει
τοῦτο γυμνασίοις, [85] ἀλλὰ καὶ τοῖς εἰρημένοις ἄρτι πάθεσιν.
ἤδη δ᾽ ἐπὶ τὰ καθ᾽ ἕκαστα τῶν γυμνασίων ἴδια
τὸν λόγον ἄγειν καιρός, ἐπισημηνάμενόν γε πρότερον, ὡς
καὶ κατὰ ταῦτα πλείους εἰσὶν αἱ διαφοραί. τὰ μὲν γὰρ
ἄλλοτε ἄλλο τι μέρος, ἕτερον ἑτέρου μᾶλλον γυμνάζει, καὶ
τὰ μὲν ἐλιννυόντων γίγνεται, τὰ δὲ ὀξύτατα κινουμένων,
καὶ τὰ μὲν εὐτόνως, τὰ δὲ ἀτόνως, καὶ πρὸς τούτοις ἢ
ἔτι τὰ μὲν σφοδρῶς, τὰ δὲ ἀμυδρῶς. εὔτονον μὲν γυμνάσιον
ὀνομάζω τὸ βιαίως ἄνευ τάχους διαπονοῦν, σφοδρὸν
δὲ τὸ βιαίως τε καὶ σὺν τάχει· βιαίως δὲ ἢ ῥωμαλέως

plane, ut fpiritus eorum, qui perturbantur. Dicetur autem
in progreſſu latius de omnibus ejusmodi animi affectibus.
Nunc enim propterea, quod commune ſymptoma
tum hos ipſos affectus, tum exercitationes excipit, dum
omnis exercitii commune eſſe nativi caloris incrementum
oſtenderem, idque de interno et a ſe, non tamen ſolis
excrcitationibus ineſſe, ſed pariter dictis modo affectibus,
coactus ſum obiter et de his meminiſſe. Jam ſingulas
exercitationum proprietates ſeorſum perſequi tempeſtivum
videtur, illo praeſertim prius ſignificato, quod in his
quoque complures differentiae inveniantur. Quippe interim
aliam partem aliud alio magis exercitium fatigat.
Et quaedam lente motis fiunt, quaedam ociſſime agitatis;
et quaedam robuſte adhibitis, quaedam infirme; ad haec
quaedam vehementer, quaedam languide. Ac quod violenter
quidem fine velocitate exercetur, valens exercitium
voco; quod violenter et cum celeritate conficietur, vehemens;
violenter autem robuſteve dicere nihil referat.

Ed. Chart. VI. [85.]   Ed. Baf. IV. (240. 241)

λέγειν οὐ διοίσει. τὸ μὲν οὖν σκάπτειν εὔτονόν τε καὶ
ῥωμαλέον ἐστὶν, οὕτω δὲ καὶ τὸ τέτταρας ἵππους ἅμα κα-
τέχειν ἡνίαις εὔτονον μὲν ἱκα(241)νῶς γυμνάσιον, οὐ μὴν
ὠκύ γε. κατὰ δὲ τὸν αὐτὸν τρόπον, εἴ τις ἀράμενος ὁτιοῦν
μέγιστον φορτίον ἢ μένοι κατὰ χώραν, ἢ προβαίνοι σμι-
κρὰ, καὶ οἱ ἀνάντεις περίπατοι, τούτου τοῦ γένους εἰσίν.
ἀναφέρεται γοῦν καὶ ἀναβαστάζεται κατ' αὐτοὺς ὑπὸ τῶν
πρώτων κινουμένων ὀργάνων ἅπαντα τὰ λοιπὰ μόρια τοῦ
σώματος, ὥσπερ τι φορτίον. οὕτω δὲ καὶ ὅς τις ἀναρρι-
χᾶται διὰ σχοινίου, καθάπερ ἐν παλαίστρᾳ γυμνάζουσι τοὺς
παῖδας, εἰς εὐτονίαν παρασκευάζοντες. ὡσαύτως δὲ καὶ ὅς
τις ἢ σχοινίου λαβόμενος ἢ τινος ὑψηλοῦ ξύλου μέχρι
πλείστου κατέχει κρεμάμενος ἐξ αὐτοῦ, ῥωμαλέον μέν τι
καὶ ἰσχυρὸν γυμνάζεται γυμνάσιον, οὐ μὴν ὠκύ γε, καὶ ὅς
τις προτείνας ἢ ἀνατείνας τὼ χεῖρε πὺξ ἔχων ἀτρεμίζει
μέχρι πλείστου. εἰ δὲ καὶ παραστήσας τινὰ κελεύει καθέλ-
κειν κάτω τὼ χεῖρε, μὴ ἐνδιδοὺς αὐτός, ἔτι δὴ μᾶλλον οὗτος
εἰς εὐρωστίαν παρασκευάζει τούς τε μῦς καὶ τὰ νεῦρα·

Eodem ergo modo fodere valens robuftaque exercitatio
eft. Sic et fiquis quatuor fimul equos habenis coërceat,
impenfo robufta exercitatio eft, non tamen celeris; fimili
modo, fiquis, maximo onere fublato, aut eodem loco ma-
neat, aut paululum procedat. Jam ardua obambulatio hu-
jus quoque generis eft. Attolluntur enim per fe et veluti
onus fuftinentur a primis quae moventur inftrumentis
reliqua corporis membra univerfa. Praeterea fiquis per
funem manibus apprehenfum fcandat, ficuti in palaeftra
pueros exercent, qui eos ad robur praeparant. Quin
etiam fi quis, fune arrepto, aut etiam pertica, fublimis
ex ea pendeat, ac diu teneat, robuftum is validumque
laborem exercet, citra tamen celeritatem. Ita vero et fi
quis manibus in pugnum reductis, iisdem prolatis, vel in
altum fublatis, diutiffime eodem habitu confiftat: Quod
fi adhibitum quempiam deducere fibi manus jubeat, nec
tamen ipfe remittat, adhuc fane impenfius hic tum mu-
fculos omnes, tum nervos ad robur comparat, ut quo-

τούτων γὰρ ἴδια τα τοιαῦτα μάλιστα ἅπαντα γυμνάσια3
πολὺ δὲ δὴ μᾶλλον, εἴ τι βάρος ταῖς χερσὶν ἄκραις περι-
λαβὼν ἑκατέραις καταμόνας, οἷοί περ οἱ κατὰ παλαίστραν
εἰσὶν ἁλτῆρες, ἀτρέμας ἔχει προτείνας ἢ ἀνατείνας ωντάς.
εἰ δὲ δὴ καὶ κελεύσειάς τινι καθέλκειν τε καὶ κάμπτειν
βιαίως, αὐτὸν ἀκίνητόν τε καὶ ἄκαμπτον; οὐ ταῖς χερσὶ
μόνον, ἀλλὰ καὶ τοῖς σκέλεσι καὶ τῇ ῥάχει διαφυλάττων,
οὐ σμικρὸν γυμνάσεται γυμνάσιον εἰς εὐτονίαν ὀργάνων.
οὕτω τοι λόγος ἔχει κἀκεῖνον τὸν Μίλωνα γυμνάζειν ἑαυτόν,
ἐνίοτε μὲν ἀποσαλεῦσαί τε καὶ μετακινῆσαι τῆς ἕδρας ἐπι-
τρέποντα τῷ βουλομένῳ, (ἀλλὰ τοῦτο μὲν σκελῶν ἂν εἴη
μάλιστα γυμνάσιον,) ἐνίοτε δὲ, εἰ τὰς χεῖρας γυμνάζειν βού-
λοιτο, τὴν πυγμὴν διαλύειν κελεύοντα· αὖθις δ' ἂν, ὡς
φασιν, ἐν ταῖς χερσὶν ἔχων ἢ ῥοιὰν, ἤ τι τοιοῦτον
ἕτερον, ἀφαιρεῖσθαι τῷ βουλομένῳ παρεῖχε. ταυτὶ μὲν
οὖν τὰ γυμνάσια μεγίστης ἰσχύος ἐπίδειξίν τε ἅμα καὶ
ἄσκησιν ἔχει. τόνον δὲ μορίων γυμνάζει τε καὶ ῥώννυσι
κἀπειδὰν; ἤτοι διαλαβὼν ἕτερόν τινα μέσον, ἢ δια-

rum maxime propria ſunt omnia id genus exercitia. Id-
que multo certe magis fiet, fi quis ſummis manibus, utra-
que ſeorſum, apprehenſo pondere (cujusmodi ſunt, qui
in palaeſtra halteres dicuntur), porrectis his, aut in ſubli-
me erectis, eodem habitu perſiſtat. Jam ſi etiam cuipiam
juſſeris, ut te violenter detrahat inflectatque, dum ipſe
non manibus modo, verum etiam cruribus ſpinaque con-
ſtans inflexusque reſiſtas, non levem ad membrorum ro-
bur exercitationem obieris. Sane hoc genere Milonem
ipſum exercitaſſe ſe ferunt, dum alias convellere ſe mo-
vereque de loco volenti permitteret; verum haec crurum
maxime exercitatio fuerit; alias utique, ſi manus exerci-
tandas curabat, pugnum aperire juberet. Idem (ut ajunt)
malum punicum aut tale quippiam manibus complexus
auferendum cuivis praebebat. Haec igitur exercitia maxi-
mi roboris tum oſtentationem, tum exercitationem conti-
nent. Robur autem partium tum exercet, tum vero fir-
mat, et ſi quis alterum complexus medium, aut etiam

ληφθεὶς αὐτὸς, ἐπηλλαγμένων πρὸς ἀλλήλας τῶν χειρῶν
τε καὶ τῶν δακτύλων, ἤτοι τῷ κρατουμένῳ προστάξεις δια-
λύειν, ἢ αὐτὸς λύοι τοῦ κρατοῦντος· οὕτω δὲ κᾀπειδὰν,
ἑτέρου προσνεύσαντος, ἐκ πλαγίων αὐτῷ προσελθὼν, ἐν
κύκλῳ τοῖς λαγόσι περιβαλὼν τὰς χεῖρας, ὥσπερ τι φορτίον
ἀράμενος ἀναφέροι τε ἅμα καὶ προφέροι τὸν ἀρθέντα, καὶ
μᾶλλον εἰ ἐπινεύοι τε καὶ ἀνανεύοι βαστάζων· ᾧδε γὰρ ἂν
ἀκριβῶς τις ἅπασαν τὴν ῥάχιν εἰς ῥώμην παρασκευάσειεν.
οὕτω δὲ καὶ ὅσοι τὰ στέρνα πρὸς ἀλλήλοις ἀπερεισάμενοι
βιαίως ὠθοῦσιν εἰς τοὐπίσω, καὶ ὅσοι τῶν αὐχένων ἐκ-
κρεμάμενοι κατασπῶσιν, εἰς εὐτονίαν παρασκευάζουσιν.
[86] ἀλλὰ τὰ μὲν τοιαῦτα καὶ χωρὶς παλαίστρας ἢ βα-
θείας κόνεως δύναται γίγνεσθαι καθ᾽ ὁτιοῦν χωρίον ἐπί-
κροτον, ὀρθῶν καὶ ἑστώτων· ὅσα δὲ παλαίοντες εἰς ἀλλή-
λους δρῶσιν ἀσκοῦντες τὸν τόνον, ἤτοι κόνεως βαθείας,
ἢ παλαίστρας δεῖται. ἔστι δὲ τὰ τοιαῦτα τοιάδε· περι-
πλέξαντες τοῖς ἑαυτῶν δυοῖν σκέλεσι τὸ ἕτερον σκέλος τοῦ
προσπαλαίοντος, ἔπειθ᾽ ἅψαντες πρὸς ἀλλήλας τὼ χεῖρε,

ipfe medio comprehenfus, manibus digitisque pectinatim
junctis, aut quem complectitur abfolvere fe jubeat, aut
ipfe fe a complectente folvat. Ita etiam et quis alterum,
qui verfus ipfum fe inclinet, a latere aggreffus, ilia ma-
nibus complexus, ceu onus atiquod fublatum invicem pro-
tendat reducatque; ac magis, fi, dum geftat, ipfe nutu
renutuque corporis utatur; fic namque fpinam univerfam
ad robur comparaverit.   Aeque vero, qui pectoribus ex
adverfo innixi magno fe conatu invicem retrudunt. Etiam
qui a cervicibus pendentes deorfum trahunt, ad robur
praeparant.   Caeterum talia omnia exerceri citra palae-
ftram aut copiofum pulverem queunt, quocunque con-
culcato loco, erectis ao ftantibus.   Quae vero luctantes
inter fe moliuntur, quum robori augendo ftudent, haec
aut pulverem altum, aut palaeftram defiderant.   Ea funt
ejusmodi.   Quum uterque luctantium ambobus cruri-
bus alterum alterius crus complectitur, deinde ma-

τὴν μὲν ἐπὶ τὸν αὐχένα βιαίως ἐρείδειν, ἤ τις ἂν ᾖ κατ'
εὐθὺ τοῦ κατειλημμένου σκέλους, τὴν δ' ἑτέραν ἐπὶ τὸν
βραχίονα. δύναιτο δ' ἂν καὶ περὶ τὴν κεφαλὴν ἄκραν τὸ
ἄμμα περιθεὶς ἀνακλᾶν εἰς τοὐπίσω βιαζόμενος. τὰ τοι-
αῦτα γὰρ παλαίσματα πρὸς εὐτονίαν ἑκάτερον τῶν πα-
λαιόντων ἀσκεῖ, καθάπερ γε καὶ ὅσα ζώσαντος τοῖς σκέ-
λεσι θατέρου τὸ ἕτερον ἢ κατ' ἀμφοῖν ὕμφω καθέντος γί-
νεται, καὶ γὰρ καὶ ταῦτ' ἀμφότερα εἰς ῥώμην παρασκευά-
ζει. μυρία δὲ τοιαῦτα ἕτερα κατὰ παλαίστραν ἐστὶν εὔ-
τονα γυμνάσια, περὶ ὧν ἁπάντων τὴν ἐμπειρίαν τε ἅμα
καὶ τριβὴν ὁ παιδοτρίβης ἔχει, ἕτερος δέ τις ἂν ὅδε τοῦ
γυμναστοῦ, καθάπερ ὁ μάγειρος τοῦ ἰατροῦ· καί πως
ἔοικεν αὖ καὶ τοῦθ' ἡμῖν ἥκειν εἰς σκέμμα· περὶ οὗ λέ-
λεκται μὲν ἤδη καὶ κατ' ἐκεῖνο τὸ βιβλίον, ὃ Θρασύ-
βουλον ἐπιγράφομεν, εἰρήσεται δὲ καὶ νῦν ὅσον αὔταρ-
κες εἰς τὸν παρόντα, πρότερόν γε διελθόντων ἡμῶν τὰς
διαφορὰς τῶν γυμνασίων. ὅσα μὲν οὖν εὔτονα, καὶ δὴ
λέλεκται.

nibus inter fe collatis, altera cervici violenter incumbat,
utique quae e regione impediti cruris eſt, altera brachio.
Licebit et circa fummum caput manu altera tanquam fu-
niculo injecta violenter retrorfum reclinare ac revel-
lere. Ejusmodi lucta utriusque luctatoris robur exercet;
quemadmodum et ea, quae altero alterum cruribus cin-
gente vel ambo per ambo mittente fiunt; nam haec quo-
que utrumque ad robur praeparant. Infinitae aliae ejus-
modi robuſtae exercitationes in palaeſtra funt. Quarum
nimirum omnium peritiam ufumque paedotriba callet,
ipfe fane fic a gymnaſta diverfus, ut a medico coquus;
quod ipfum quoque venit confiderandum. At dictum qui-
dem jam de hoc eſt in eo libro, qui Thrafybulus infcri-
bitur: caeterum dicemus et nunc quod fatis ad praefen-
tem fit difputationem, verum fi prius exercitationum
varietates abfolvero; quarum quae robuſtae, jam dictae
funt.

144   ΓΑΛΗΝΟΥ ΥΓΙΕΙΝΩΝ

Ed. Chart. VI. [86]   Ed. Baſ. IV. (241.)

Κεφ. ί. Μεταβαίνειν δὲ καιρὸς ἐπὶ τὰ ταχέα χωρὶς
εὐτονίας καὶ βίας, δρόμοι δ᾽ εἰσὶ ταῦτα, καὶ σκιομαχίαι,
καὶ ἀκροχειρισμοὶ, καὶ τὸ διὰ τοῦ κωρύκου τε καὶ τῆς σμι-
κρᾶς σφαίρας γυμνάσιον, ὅταν ἐκ διεστώτων τε καὶ δια-
θεόντων γίγνηται, τοιοῦτον δέ τι καὶ τὸ ἐκπλεθρίζειν, καὶ
τὸ πιτυλίζειν. τὸ δὲ ἐκπλεθρίζειν ἐστὶν, ἐπειδάν τις ἐν
πλέθρῳ πρόσω τε ἅμα καὶ ὀπίσω διαθέων ἐν μέρει πολλά-
κις ἐφ᾽ ἑκάτερα χωρὶς καμπῆς ἀφαιρῇ τοῦ μήκους ἑκάστοτε
βραχὺ, καὶ τελευτῶν εἰς ἓν καταστῇ βῆμα· τὸ δὲ πιτυ-
λίζειν, ἐπειδὰν ἐπ᾽ ἄκρων τῶν ποδῶν βεβηκὼς, ἀνατείνας
τὼ χεῖρε, κινῇ τάχιστα, τὴν μὲν ὀπίσω φέρων, τὴν δὲ
πρόσω. μάλιστα δὲ τοίχῳ προσιστάμενοι γυμνάζονται τοῦτο
τὸ γυμνάσιον, ἵν᾽, εἰ καί ποτε σφάλλοιντο, προσαψάμενοι
τοῦ τοίχου ῥᾳδίως ὀρθῶνται· καὶ οὕτω δὲ γυμναζομένων
λανθάνει τε τὰ σφάλματα καὶ ἀσθενέστερον γίνεται τὸ
γυμνάσιον. ὠκεῖαι δὲ κινήσεις εἰσὶν, οὐ μὴν βίαιοί γε, καὶ
ὅσαι κατὰ παλαίστραν ἐπιτελοῦνται κυλινδουμένων ὀξέως

Cap. X. Supereſt, ut de iis dicamus; quae celeri-
tate peraguntur, citraque robur et violentiam. Id genus
ſunt curſus, et umbratilis armorum meditatio, et quum
duo ſummis manibus concertant, tum quae per corycum
et parvam pilam exercitatio fit, utique quum a diſtanti-
bus et currentibus adminiſtratur. Ejus generis eſt et
ἐκπλεθρίζειν, et πιτυλίζειν. Eſt autem ἐκπλεθρίζειν, quum
in plethro, id eſt, in ſexta parte ſtadii, quis prorſum re-
trorſumque viciſſim, idque ſaepe, in utramque partem
ſine flexu curſitans, unoquoque curſu breve quiddam de
ſpatio demit, quoad in unico greſſu conſtiterit; πιτυλί-
ζειν vero, ſiquis ſummis pedibus ingrediens, tenſas in
ſublime manus, hanc antrorſum, illam retrorſum, celer-
rime moveat. Hoc vero exercitamento maxime ante pa-
rietem ſtantes uti ſolent, quo, ſi quando aberrent, facile
pariete apprehenſo erigantur. Sed ſic exercitatorum, ut
error magis latet, ita exercitium ipſum ſit imbecillius.
Celeres vero motus ſunt, citra tamen violentiam, et qui
in palaeſtra eduntur, circumvolutis celeriter humi nobis,

καθ᾽ ἕτερον τε καὶ καταμόνας. ἐγχωρεῖ δὲ καὶ ὀρθοὺς ἐνει-
λουμένους τε ἅμα καὶ μεταβάλλοντας ἐν τάχει τὸν πέλας
ὀξὺ γυμνάσασθαι γυμνάσιον. ἐγχωρεῖ δὲ καὶ διὰ τῶν σκε-
λῶν μόνων ὀρθὸν ἐφ᾽ ἑνὸς χωρίου γυμνάσασθαι γυμνάσιον
ὀξὺ, πολλάκις μὲν εἰς τοὐπίσω μόνον ἀφαλλόμενον, ἔστιν
ὅτε δὲ καὶ εἰς τοὔμπροσθεν ἀναφέροντα τῶν σκελῶν ἑκάτε-
ρον ἐν μέρει. καὶ μὲν δὴ καὶ διὰ τῶν χειρῶν ἔνεστιν ὀξὺ
γυμνάσιον ὁμοιόῤῥοπον γυμνάσασθαι χωρὶς τοῦ κατέχειν
ἁλτῆρας, ἐπισπεύδοντα τὰς κινήσεις αὐτῶν εἰς πυκνότητά
τε ἅμα καὶ τάχος, εἴτε πὺξ ἐθέλοι τις, εἴτε χωρὶς πυγμῆς
ἀναχθήσειεν ἁπλῶς. τοιοῦτον μὲν δὴ καὶ τὸ ταχὺ γυμνά-
σιόν ἐστιν, ἐν οἷς εἴπομεν εἴδεσιν ἀφωρισμένον. ἐπὶ δὲ τὸ
σφοδρὸν ἰέναι καιρός. [87] ἔστι δ᾽, ὡς εἴρηται, τοῦτο σύν-
θετον ἐξ εὐτόνου τε καὶ ταχέος. ὅσα γὰρ εὔτονα τῶ·
γυμνασίων εὕρηται, τούτοις ἅπασιν ὡς σφοδροῖς ἄν τις
χρῷτο, κινήσεις ταχείας προστιθείς. οὐχ ἥκιστα δὲ καὶ τὰ
τοιαῦτα γυμνάσια σφοδρὰ, σκάψαι, καὶ δισκεῦσαι, καὶ κι-
νῆσαι, καὶ ᾠδῆσαι συνεχῶς, ἄνευ τοῦ διακπαύσασθαι.

vel folis, vel cum aliis. Licet autem et erectis, tum
circumactis, ac velociter prope adſtantem mutantibus,
celerem exercitationem peragere. Poteſt et folis cruribus,
erectus, ac uno loco conſiſtens, celeriter exerceri, ſubin-
de quidem retro tantum reſiliens, interim vero in ante-
riora referens crurum utrumque viciſſim. Quin et per
manus exercitatione celeri tantumdem valente uti datur,
idque citra ullos halteres utique, ſi frequentiae celeritati-
que motus earum impenſe incumbas, ſive has in pugnum
ductas, ſive explicatas mavis. Ac ejusmodi quidem ce-
leris exercitatio eſt, in quibus dixi ſpeciebus comprehen-
ſa. Reliquum eſt, ut ad vehementem veniamus. Ea vero
ſicuti praedictum jam eſt, ex robuſta celerique compoſita
eſt, quando, quas robuſtas diximus, iis omnibus ut vehe-
mentibus uti licet, motus modo celeritatem adjicias
Non in poſtremis vero vehementes hae ſunt, fodere, dis-
cum mittere, moveri, ſaltare, idque continuato ſine in-

Ed. Chart. VL [87.]   Ed. Baf. IV. (Αr. 242,)

οὕτω δὲ καὶ τὸ ἀκοντίζειν ὁτιοῦν τῶν βαρέων βελῶν συνεί-
ροντα τὴν ἐνέργειαν, ἢ βαρέσιν ὅπλοις ἐσκεπασμένον ἐνερ-
γεῖν ὀξέως. ἀμέλει καὶ οἱ γυμναζόμενοι διά τινος τῶν
τοιούτων ἀναπαύονται κατὰ βραχύ. καί σοι ἡ κατὰ τὸ
συνεχές τε καὶ διαλεῖπον γυμνάσιον ἤδη πως γινωσκέσθω
διαφορά. τὰ γὰρ εἰρημένα νῦν δὴ πάντα διαλείποντες μᾶλ-
λον εἰς χρείαν ἄγουσι, καὶ μάλισθ᾽ ὅσα πόνοι τινές εἰσι καὶ
ἔργα, μὴ μόνον γυμνάσια, καθάπερ τὸ ἐρέσσειν τε καὶ
σκάπτειν. ὅσα δ᾽ ἀσθενέστερα τῶν γυμνασίων ἐστίν, ἄνευ
τοῦ διαναπαύεσθαι γίνεται μᾶλλον, ὥσπερ δολιχός τε καὶ
αἱ ὁδοιπορίαι.

Κεφ. ια΄. Ταῦτ᾽ οὖν ἅπαντα γυμνασίων ἐστὶν εἴδη,
τάς τε νῦν εἰρημένας ἔχοντα διαφοράς, καὶ πρὸς τού(242)τοις
ἔτι τὸ τὰ μὲν ὀσφῦν μᾶλλον, ἢ χεῖρας, ἢ σκέλη διαπο-
νεῖν, τὰ δὲ τὴν ῥάχιν ὅλην, ἢ τὸν θώρακα μόνον, ἢ τὸν
πνεύμονα μόνον. βάδισις μέν γε καὶ δρόμος ἴδια σκελῶν
γυμνάσια, ἀκροχειρισμοὶ δὲ καὶ σκιομαχία ἴδια χειρῶν,
ὀσφύος δὲ τὸ ἐπικύπτειν τε καὶ ἀνακύπτειν συνεχῶς,

termiffione opere; fimiliter grave quodvis telum jaculari,
continuatis fibi quam maxime jactibus, aut gravi arma-
tura tectum celeriter agitari.   Et qui aliquo quidem ta-
lium exercentur, intermittere paululum folent.   Atque
hoc loco inter affiduam interpolatamque exercitationem
differentiam nofcas licet.   Quas enim modo retulimus,
univerfae parva mora interpofita magis ufurpari folent,
ac potiffimum, quae labores operaque funt, nedum exer-
citia, ut foffio et remigatio.   Quae vero remiffiores exer-
citationes funt, eae fine interpofita quiete magis fiunt,
veluti diu currere et jter facere.

Cap. XI.   Haec igitur omnia exercitationum genera
funt, quae et modo dictas differentias habent, et fupra
has, quod alia lumbos magis, quam brachia crurave, exer-
cent, alia fpinam totam, aut pulmonem tantum, aut
thoracem tantum.   Quippe ambulatio curfufque crurum
exercitationes funt, acrochirifmi et fciamachiae brachi-
orum ac manuum propria, lumborum autem affidue fe

ἢ αἴροντά τι βάρος ἀπὸ τῆς γῆς, ἢ ἐν ταῖν χειροῖν βαστά-
ζοντά τι διαπαντός. ἔνιοι μὲν καταθέντες ἁλτῆρας ἐν τῷ
πρόσθεν διεστῶτας ἀλλήλων ὀργυιάν, εἶτ᾽ ἐν μέσῳ στάντες
αὐτῶν, ἀναιροῦνται προκύπτοντες, τῇ μὲν δεξιᾷ χειρὶ τὸν
ἐν τοῖς ἀριστεροῖς, τῇ δὲ ἀριστερᾷ τὸν ἐν τοῖς δεξιοῖς,
καὶ αὖθις ἑκάτερον εἰς τὴν οἰκείαν κατατίθενται χώραν,
καὶ τοῦτο δρῶσιν ἐφεξῆς πολλάκις ἀτρεμίζοντες τῇ βάσει.
τὰ δὲ πλάγια μέρη τῆς ῥάχεως ἡ κίνησις ἥδε διαπονεῖ
μᾶλλον, ὥσπερ ἡ προειρημένη τὰ κατ᾽ εὐθύ. θώρακος δὲ
καὶ πνεύμονος αἱ μέγισται τῶν ἀναπνοῶν οἰκεῖα γυμνάσια,
καθάπερ καὶ αἱ μέγισται φωναί, πρὸς τοῖς εἰρημένοις ἁπάν-
των τῶν φωνητικῶν ὀργάνων. εἴρηται δ᾽ ὁ κατάλογος αὐ-
τῶν ἐν τοῖς περὶ φωνῆς ὑπομνήμασι. ἐπεὶ δ᾽ ἐνταῦθα τοῦ
λόγου γεγόναμεν, οὐ χεῖρον ὑπὲρ ἁπάντων διελθεῖν τοῦ
ζῴου τῶν μορίων, ὅσα τε κινήσεις τινὰς ἐνεργεῖς ἔχει καὶ
ὅσα βραχείας τε καὶ ἀμαυράς, καὶ τίνα μὲν ἐξ ἑαυτῶν κι-
νεῖται, τίνα δὲ ὑφ᾽ ἑτέρων· ἡ γὰρ τοιαύτη διαίρεσις οὐ
σμικρὰν εὐπορίαν παρέξει τῷ γυμναστῇ πρὸς τὸ κινεῖν

inclinare, ac rurſus revocare, idque aut pondus aliquod
a terra tollentem, aut aſſidue manibus ſuſtinentem. Sunt
et qui, depoſitis ante ſe halteribus, ulnae intervallo di-
ſtantibus, poſtea medii ipſi ſtantes inclinant ſe atque at-
tollunt, dextra quidem eum, qui ad ſiniſtram jacet, ſini-
ſtrâ, qui ad dextram, tum rurſum utrumque in ſuum lo-
cum referunt; atque hoc identidem deinceps faciunt iis-
dem veſtigiis inſiſtentes. Hic vero motus transverſas ſpi-
nae partes magis exercet, ſicuti prior ille rectas. Thora-
cis vero et pulmonis maximae reſpirationes propriae
exercitationes ſunt. Maxime vero vox praeter jam dicta
vocis quoque inſtrumenta omnia permovet; quorum enu-
meratio in iis, quae de voce edidimus, habetur. Quo-
niam autem huc provecti ſumus, non alienum ſit de om-
nibus animalis partibus tradere, et quae motus evidentes,
et quae exiguos et obſcuros obtineant; quae rurſus a ſe
moveantur, quaeque ab aliis. Quippe ejusmodi diſcretio
non parvam commoditatem gymnaſtae aſſeret ad omnia

148 ΓΑΛΗΝΟΥ ΥΓΙΕΙΝΩΝ

Ed. Chart. VI. [87. 88.]   Ed. Baf. IV. (242.)

ἅπαντα τοῦ ζώου τὰ μόρια, ποτὲ μὲν ἐξ ἑαυτῶν τε καὶ
κατὰ τὰς οἰκείας δυνάμεις, ἔστιν ὅτε δ' ὑφ' ἑτέρων τε καὶ
δι' ἑτέρων. αἱ γὰρ κατὰ προαίρεσιν ἐνέργειαι πᾶσαι μυῶν
τε καὶ νεύρων καὶ τενόντων ἴδιαι κινήσεις εἰσίν· εἰ δὲ
καὶ σφοδρότεραι γίγνοιντο, τὰ μὲν εἰρημένα μόρια πρῶτά τε
καὶ μάλιστα γυμνάζουσι, κατὰ δὲ τὸ συμβεβηκὸς καὶ τὰς
ἀρτηρίας. ὀστᾶ δὲ καὶ φλέβες καὶ σάρκες καὶ σύνδεσμοι
καὶ τὰ ἄλλα σύμπαντα τοῦ ζώου μόρια συγκινοῦνται τοῖς
προειρημένοις. αἱ δ' ἄλλαι κινήσεις ἐν τοῖς τῶν ζώων σώ-
μασιν, ὅσαι μὴ κατὰ κοινὴν προαίρεσιν, ἀλλ' ἤτοι φυσικαί
τινες, ἢ κατὰ τὰ τῆς ψυχῆς γίγνονται πάθη, διτταὶ μέν εἰσι
κατὰ γένος· αἱ μὲν ἕτεραι κωδίας καὶ ἀρτηριῶν, αἱ δὲ
ἕτεραι φλεβῶν τε καὶ ἥπατος ἐνέργειαι, [88] πρῶτον μὲν
τούτων καὶ μάλιστα, δεύτερον δὲ τῶν ἄλλων ἁπάντων μο-
ρίων, ἐπειδὴ πάντα τέτταρσι φυσικαῖς διοικεῖται δυνάμεσιν·
ἡ μὲν δὴ τῶν ἀρτηριῶν τε καὶ τῆς καρδίας κίνησις οὐκ
ἔστιν ὅτ' ἐκλείπει τὸ πάμπαν, ἐπιτείνεται μέντοι καὶ ἀνίε-
ται κατὰ μέγεθός καὶ σμικρότητα καὶ τάχος καὶ βραδυτῆτα

animalis membra movenda, alias a fo et propria vir-
tute, alias ab alio et per alienam.   Quaecunque enim
voluntate fuscipiuntur actiones, eae musculorum nervo-
rumque et tendonum propriae funt.   Eaedem tamen, fi
majore vi et celeritate fiant, primum quidem et maxime
dictas jam partes, ex accidenti vero etiam arterias exer-
cent; cum praedictis vero offa, venae, carnes, ligamen-
ta et caeterae omnes animalis partes una moventur.
Reliquorum vero motuum, qui in animalium corporibus
nafcuntur, quicunque non communi voluntate fuscipiun-
tur, fed vel naturales funt, vel pro animi affectibus
eduntur, duplices hi genere funt; alii enim cordis et ar-
teriarum, alii venarum et jecinoris affectiones funt, at-
que horum quidem primum et maxime, fecundo loco
reliquarum omnium partium; quandoquidem quatuor na-
turalibus facultatibus omnes gubernantur.   Ac arteriarum
quidem cordisque motus nunquam fane omnino intermitti-
tur, caeterum magnitudine, parvitate, velocitate, tardi-

ΛΟΓΟΣ B. 149

Ed. Chart. VI. [88.]   Ed. Baf. IV. (242.)

καὶ σφοδρότητα καὶ ἀμυδρότητα παρὰ πολλὰς αἰτίας, ἃς
συμπάσας μὲν ἐν τῇ περὶ τῶν ἐν τοῖς σφυγμοῖς αἰτιῶν
πραγματείᾳ διῆλθον, ἀρκεῖ δ᾽ ἐν τῷ παρόντι τὰ κεφά-
λαια μόνον αὐτῶν εἰπεῖν τὰ πρῶτα. μία μὲν οὖν αἰτία
τῆς μεταβολῆς τῶν σφυγμῶν ἐστιν αὔξησίς τε καὶ μείωσις
τῆς ἐμφύτου θερμότητος, ἑτέρα δὲ ἡ κατὰ τὴν ποσότητα
τοῦ ψυχικοῦ πνεύματος ἀλλοίωσις, τρίτη δὲ ἡ κατὰ τὴν
τῆς δυνάμεως εὐρωστίαν τε καὶ ἀῤῥωστίαν, τετάρτη δὲ ἡ
κατὰ τὰ τῶν ὀργάνων πάθη. ἀλλὰ περὶ μὲν ταύτης οὐ
νῦν διδάσκειν καιρός· ἤδη γὰρ νοσεῖν ἀνάγκη τὸ ζῷον ἐν
τοῖς τοιούτοις πάθεσιν· αἱ δὲ ἄλλαι πᾶσαι τῶν σφυγμῶν
ἀλλοιώσεις καὶ ἐν τοῖς ὑγιαίνουσι γίγνονται. παρὰ μὲν τὴν
αὔξησίν τε καὶ μείωσιν τῆς ἐμφύτου θερμότητος ἥ τε παρὰ
τὰς ὥρας καὶ τροφὰς καὶ πόματα καὶ λουτρὰ καὶ τρίψεις
καὶ ὕπνους καὶ ἐγρηγόρσεις, ἔτι τε τὰ ψυχικὰ πάθη καὶ
τὰς κατὰ προαίρεσιν ἐνεργείας· ἡ δὲ παρὰ τὴν τοῦ ψυχι-
κοῦ πνεύματος ἀλλοίωσιν ἐν ταῖς τῶν καθ᾽ ὁρμὴν κινήσεων
διαφοραῖς· ἡ δὲ παρὰ τὴν τῆς δυνάμεως εὐρωστίαν τε καὶ

tate, et vehementia et imbecillitate varie intenditur at-
que remittitur, idque multis ex caufis, quas omnes in
opere, quod De pulfuum caufis confcripfimus, percenfui;
nunc fumma tantum capita delibaſſe fat erit. Una igitur
mutandi pulfus caufa eft naturalis caloris auctio dimi-
nutioque.   Altera caufa eft, quae ex animalis fpiritus
mutata quantitate fpectatur. Tertia, quae ex firmitate
Infirmitateque virtutis accipitur. Quarta, quae ex inftru-
menti ipfius malo affectu aeftimatur. Verum de hac dis
ferere non eft hujus loci. Jam enim aegrotet animal ne-
ceſſe eft in ejusmodi affectibus; quum reliquae omnes
pulfus mutationes etiam in fanis fpectentur.   Quae igitur
ex aucto diminutoque naturali calore mutatio oritur, ea
pro anni tempore, nutrimento, potu, balneo, frictione,
fomno et vigilia, itemque animi affectibus et actionibus
voluntate fufceptis incidit.   Quae vero ex animalis fpi-
ritus alteratione nafcitur, ea pro motus voluntarii diſſe-
rentiis variatur.   Quae ex virium firmitate infirmitateque

150 ΓΑΛΗΝΟΥ ΥΓΙΕΙΝΩΝ

Ed. Chart. VI. [88.]   Ed. Baf. IV. (242.)

ἀῤῥωστίαν ἐν ταῖς εὐκρασίαις τε καὶ δυσκρασίαις αὐτοῦ τοῦ
σώματος τῆς τε καρδίας καὶ τῶν ἀρτηριῶν. αἱ δὲ τῶν
φλεβῶν ἐνέργειαι σὺν καὶ τοῖς ἄλλοις ἅπασιν ὀργάνοις,
ὅσα περὶ τὴν τῆς τροφῆς οἰκονομίαν ὑπὸ τῆς φύσεως ἐγέ-
νετο, κατὰ τὰς ἐδωδάς τε καὶ πόσεις, ἀναδόσεις τε καὶ
πέψεις καὶ θρέψεις ἀλλοιοῦνται· μέρος δέ τι ταύταις ἐστὶν
κἂν ταῖς ἀρτηρίαις. ὅσαι δὲ τῶν κινήσεων οὐκ εἰσὶν ἐνέρ-
γειαι, τριττὴ τούτων ἡ διαφορά· τινὲς μὲν γὰρ ἐξ ἑαυτῶν
τοῖς ζώοις ἐγγίνονται, τινὲς δὲ ἔξωθεν προσέρχονται, τινὲς
δὲ ὑπὸ φαρμάκων καταναγκάζονται. ἐξ ἑαυτῶν μὲν, ἃς ἔμ-
προσθεν εἶπον· ἔξωθεν δὲ κατὰ τοὺς πλοῦς, καὶ τὰς
ἱππασίας, καὶ τὰς αἰωρήσεις, ὅσαι τ᾽ ἐκ τῶν ὀχημάτων
γίγνονται, καὶ ὅσαι διὰ σκιμπύδων ἐκκρεμαμένων, ἢ
λίκνων σειομένων, ἢ ἐν ταῖς τροφῶν ἀγκάλαις τοῖς βρέ-
φεσιν. ἐκ δὲ τῶν ἔξωθεν κινήσεων εἴη ἂν καὶ ἡ ἀνά-
τριψις, εἴθ᾽ οὕτως τις αὐτὴν ὀνομάζειν ὁμοίως τοῖς πα-
λαιοῖς, εἴτε καὶ χωρὶς τῆς ἀνά προθέσεως ὡσαύτως τοῖς
νεωτέροις βούλοιτο· διαφέρει γὰρ οὐδὲν εἰς τὰ παρόντα

oritur, pro fubflantiae ipfius cordis et arteriarum bono
contrariove temperamento contingit. Porro venarum opus
una cum aliis inflrumentis univerfis, quaecunque natura
ad alimenti difpenfationem excogitavit, pro cibo potuque,
tum vero pro diflributionis in corpus et concoctionis et
nutricationis ratione variatur.   Hujus vero mutationis
arteriae quoque participes funt.   Qui vero motus actio-
nes non funt, horum triplex diverfitas intelligitur.   Alii
namque animantibus ex fe ipfis infunt; alii extrinfecus
adveniunt; alios medicamenta proritant.   Et ex fe quidem
animalibus infunt ii, quos ante memoravi.   Extrinfecus
vero accedunt, qui navigando, equitando, aut geflando,
five vehiculo, five lectulo pendente, five cunis agitatis
praeflantur, five per nutricum ulnas, ut infantibus: ex-
trinfecus praeterea advenientium et frictio fit, five quis
eam ita velit appellare, quemadmodum et antiqui, five
proferat fine additione particulae ἀνά, quemadmodum et
rectutiores; nihil enim refert ad praefens inflitutum.

ΛΟΓΟΣ Β. 151

Ed. Chart. VI [88] Ed. Baf. IV. (242.)

ἔνιαι μέντοι κινήσεις εἰσὶ μικταὶ, καθάπερ καὶ αἱ ἱππασίαι.
οὐ γὰρ, ὥσπερ ἐν τοῖς ὀχήμασι, καὶ μάλιστα ἐν οἷς κατακλί-
ναντες ἀτρεμίζομεν, οὕτω κἀν τοῖς τῶν ἵππων ὀχήμασι συμ-
πίπτει σείεσθαι μόνον ὑπὸ τοῦ φέροντος, ἐνεργοῦντα μη-
δὲν, ἀλλὰ τὴν ῥάχιν ὄρθιον ἀπευθύνειν χρὴ, καὶ τοῖς
μηροῖς ἀμφοτέροις ἀκριβῶς ἔχεσθαι τῶν πλευρῶν τοῦ ἵππου,
καὶ τετάσθαι τὰ σκέλη, καὶ προορᾶσθαι τὰ πρόσθεν· ἐν
τούτῳ γὰρ καὶ ἡ ὄψις γυμνάζεται, καὶ ὁ τράχηλος πονεῖ.
μάλιστα δ' ἐν τῷ τοιούτῳ γυμνασίῳ σείεται τὰ σπλάγχνα·
σείεται μὴν οὐδὲν ἧττον τὰ σπλάγχνα καὶ τοῖς ἀλλο-
μένοις, ἐν μέντοι ταῖς ἐπὶ τῶν ὀχημάτων αἰωρήσεσιν ἧτ-
τον. ὥστε, εἴ τις ἐθέλοι τὰ κάτω φρενῶν σπλάγχνα κι-
νῆσαι βιαιότερον, ἐπί τε τοὺς εἰρημένους ἡκέτω πό-
νους καὶ πρὸς τούτοις ὅσα διὰ τῆς τῶν ἀμμάτων
περιθέσεως τρίβουσι. χρὴ δ' ὄπισθεν εἶναι τὸν τρίβοντα,
περιφέροντα τὼ χεῖρε ποτὲ μὲν ἐπ' ἀριστερὰ, ποτὲ
δ' ἐπὶ δεξιὰ, συνεπικλινόμενα πρὸς ταῦτα καὶ τριβό-
μενα· συγκινοῦσι μέν πως τὰ κάτω τῶν φρενῶν σπλάγχνα

Nonnulli tamen motus mixti plane funt, veluti equitatio.
Non enim, ut in vehiculis, praefertim in quibus ftratus
quiefcas, ita etiam cum equo infideas, accidit, ut a ge-
ftante tantum agiteris, ipfe nihil agas; quin fpinam ere-
ctam fuftinere, tum utrisque femoribus equi coftis firmi-
ter haerere, et crura extendere oportet, etiam ante pro-
fpicere. In quo non modo vifus exercetur, fed etiam
collum laborat, praecipue tamen vifcera hoc genere agi-
tantur. Porro ea falientibus quoque aeque dimoventur,
verum iis, qui vehiculo geftantur, non aeque. Quare fi
quis vifcera, quae fub fepto funt, movere violentius ve-
lit, et praedictos labores adeat, et praeterea ad frietio-
nem, quae per circumjectam fafciam adminiftratur, acce-
dat. Statuatur autem oportet is, qui fricat, a tergo; qui
modo in dextram, modo in finiftram manus injiciat, fi-
mul inclinante in has ipfas partes ipfo, qui fricatur. Sa-
ne concutiunt nonnihil ea quae fub fepto vifcera funt

[89] καὶ αἱ μέγισται τῶν ἀναπνοῶν τε καὶ φωνῶν, ὥσπερ
γε καὶ αἱ ἐκφυσήσεις αἵ τε καταμόνας γιγνόμεναι καὶ αἱ
μετὰ κατακλήψεως ἐν αὐλήσεσί τε καὶ φωναῖς, καὶ αὐτὴ δ'
ἡ κατάληψις τοῦ πνεύματος γυμνάσιόν ἐστιν οὐχ ἧττον
τῶν κατ' ἐπιγάστριον ἢ τῶν κατὰ θώρακα μυῶν. ἀλλὰ
περὶ μὲν ταύτης αὖθις εἰρήσεται· πρὸς γὰρ ταῖς εἰρημέ-
ναις ἄρτι καὶ ἄλλην οὐ σμικρὰν χρείαν ἔχει, ἧς ἕνεκεν ἐπὶ
τελευτῇ τῶν γυμνασίων αὐτὴν παραλαμβάνομεν. ἐπὶ δὲ τὸ
προκείμενον ἐπανιτέον, ὡς πολλαὶ τῶν ἐγγινομένων κινή-
σεων τοῖς τοῦ ζῴου μορίοις οὔτ' ἐνέργειαι τῶν μορίων αὐ-
τῶν εἰσιν, οὔτ' ἐνεργείαις ἀκολουθοῦσιν, ἀλλ' ὑφ' ἑτέρων
τε καὶ δι' ἑτέρων ἀποτελοῦνται, ὡς ἐπὶ τῶν ὀχουμένων
γίγνονται, καὶ πλεόντων, καὶ τριβομένων, καὶ καθαιρομένων
ὑπὸ φαρμάκων ἐμετηρίων τε καὶ ὑπηλάτων. ἀλλ' ἡ τοι-
αύτη κίνησις οὐκ ἔστι τῆς ὑγιεινῆς πραγματείας, αἱ δ'
ἄλλαι πᾶσαι, καὶ μάλιστα ἡ διὰ τρίψεως ἀναγκαιοτάτη
γινώσκεσθαι τοῖς ὑγιεινοῖς. τῆς γὰρ τούτων τέχνης ἐστὶν

et maximae tum refpirationes, tum voces; pari modo ex-
fufflationes, et quae per fe fiunt, et quae cum cohibito
compreffoque fpiritu tum in tibiarum fono, tum voce
adhibentur. Jam ipfa fpiritus cohibitio exercitatio quae-
dam mufculorum eft, non minus certe eorum, qui in ab-
domine, quam qui in thorace funt. Verum de hac poft
agetur, utpote quae fupra alia, quae modo retulimus,
commoda etiam alium ufum non levem praeftat, cujus
nimirum caufa ad finem exercitationem eam adhibemus.
Verum ad propofitum redeundum, nempe quod non pauci
ex iis motibus, qui partibus animalium accedunt, nec
partium ipfarum actiones funt, nec earum actiones fe-
quuntur, fed ab aliis et per alia perficiuntur: veluti in
his, qui vehuntur, navigant, fricantur, et purgantur per
medicamenta, tum vomitoria, tum alvum ducentia, fit. Ve-
rum ejusmodi motus hujus de tuenda fanitate artis non
eft. Reliqui omnes, et potiffimum ii, qui ex frictione
fiunt, imprimis neceffarii cognitu hujus artis praefidi

ΛΟΓΟΣ B. 153

Ed. Chart. VI. [89.]   Ed. Baf. IV. (242. 243.)

ἁπασῶν τῶν κινήσεων ἐπίστασθαι τὰς δυνάμεις, ὥσπερ, οἶ-
μαι, τῶν τεχνικῶν αὐτῶν ἁπάσας τὰς κατὰ μέρος· ἐκεῖνοι
μὲν γὰρ τῆς κατὰ τὴν ὕλην ποικιλίας, ὁ γυμναστὴς δὲ τῆς
δυνάμεως αὐτῶν ἔχει τὴν γνῶσιν. εἰ γοῦν τίς με κελεύ-
σειεν ὁπλομαχικὰς κινήσεις ἢ ἕτερον διδάσκειν, ἢ αὐτὸν
εὐρύθμως κινεῖσθαι, οὐκ ἂν δυναίμην καλῶς ἐνεργῆσαι
μίαν (243) ἐξ αὐτῶν τὴν ἐπιτυχοῦσαν· εἰ μέντοι παρείην
τινὶ τῶν ὁπλομαχικῶν ἐνεργοῦντι, καὶ τίνα δύναμιν ἑκάστη
τῶν ἐνεργειῶν ἔχει, καὶ τί μάλιστα μόριον ἐκπονεῖ, πάντων
ἂν ἐκείνων ἀκριβέστερον εἰδείην. μᾶλλον δ᾽, εἰ χρὴ τἀληθὲς
εἰπεῖν, ὁ μὲν ὁπλομαχικὸς οὐδὲν ἂν εἴποι τῆς δυνάμεως
αὐτῶν, ὁ δὲ τὴν περὶ τὰ γυμνάσια τέχνην ἐπιστάμενος
ἀκριβῶς ἁπάσας διαγνώσεται, πρὸς ὡρισμένους σκοποὺς
ἀναφέρων. ἢ γὰρ βίαιοί τινές εἰσι, καὶ βαρεῖαι, καὶ εὔτο-
νοι, ἢ κοῦφαι, καὶ ταχεῖαι, καὶ σύντονοι, ἢ βίαιοί τε
ἅμα καὶ ὀξεῖαι. ταῦτα οὖν γνωρίσεις ῥᾳδίως ἐν αὐτῷ
τῷ θεάσασθαι γινόμενα, καὶ πρὸς τούτοις ἔτι, τίνες
μὲν ἐνέργειαι σκέλη μᾶλλον, ᾗ χεῖρας, ἢ θώρακα,

funt; quippe ad quem fpectat omnium motuum vires no-
viffe, ficuti, reor, ad opifices ipfos fpectat fingulos par-
ticulares motus noffe. Hi namque varietatem, quae in
materie eft, norunt, gymnaftes virtutis fingulorum fcien-
tiam habet. Etenim, fi quis me jubeat, armorum medi-
tationis motus vel alium doceam, vel ipfe concinne per-
agam, fane unumquemlibet eorum obire commode ne-
queam. At fi cui me hoplomachicorum, quum agit, ad-
hibeas, non modo quam vim obtineat actionum quaelibet,
fed etiam quam maxime partem exercitet, omnibus illis
certius norim. Imo vero (fi verum ingenue fateri opor-
tet) hoplomachicus nullus earum vim reddat. Qui exer-
citationum artem probe callet, is omnes noverit, fingulas
ad certos referens fines. Namque aut violentae quaedam
funt gravefque ac robuftae, aut leves; celeres et con-
citatae, aut pariter violentae et celeres. Has igitur obi-
ter dum agi confpicit, ftatim vifas facile dignofcit, atque
hoc amplius, quaenam crura, brachia, vel thoracem

τίνες δ᾿ ὀσφῦν, ἢ κεφαλὴν, ἢ ῥάχιν, ἢ γαστέρα, τίνες
δ᾿ ὁτιοῦν ἄλλο μέρος ὑπὲρ τἆλλα διαπονοῦσιν. ὁ μὲν
γὰρ ὁπλομαχικὸς εὐρύθμως μὲν ἐνεργήσει κινήσεις τα-
χείας, εἰ οὕτως ἔτυχεν, εὐτόνους τε ἅμα καὶ βαρείας,
οὐ μὴν ὅτι γε πυκνοῦσιν καὶ ἰσχναίνουσιν αἱ τοιαῦται κι-
νήσεις οἶδεν, ὥσπερ οὐδ᾿ ὅτι σαρκοῦσί τε καὶ ἀραιοῦσιν
αἱ βραδύτεραι. κατὰ δὲ τὸν αὐτὸν τρόπον ἐνεργήσει μέν
ποτε κινήσεις εὐτόνους τε ἅμα καὶ βραδείας καὶ βαρείας,
οὐ μὴν ὅτι γε ῥώμην αὗται καὶ βάρος σώματος κατα-
σκευάζουσιν οἶδεν. οὕτω δὲ καὶ ὁ ἡνίοχος ἐνεργήσει μὲν
ἁπάσας τὰς κατὰ μέρος ἐνεργείας εὐρυθμότατά τε ἅμα
καὶ τῇ χρείᾳ συμφορώτατα, ποῖαι δ᾿ αὐτῶν ἤτοι λεπτύ-
νουσιν, ἢ σαρκοῦσιν, ἢ ῥώμην ἢ συντονίαν ἀποτελοῦσιν,
ἢ μαλακὸν, ἢ σκληρὸν, ἢ πυκνὸν, ἢ ἀραιὸν ἐργάζονται
τὸ σῶμα, παντάπασιν ἀγνοεῖ. κατὰ δὲ τὸν αὐτὸν τρόπον
ὁ σφαιριστικὸς ἁπάσας μὲν ἐπίσταται τὰς τῆς σφαίρας βο-
λάς τε καὶ λήψεις, οὐ μὴν ἥντινά γε διάθεσιν ἑκάστη
τῷ σώματι περιποιεῖ. οὕτω καὶ ὁ παιδοτρίβης ἁπασῶν
μὲν τῶν κατὰ παλαίστραν ἐνεργειῶν ἐπιστήμων ἐστὶν, ὅ τι

actio exerceat, quae lumbos, caput, fpinam, vel ven-
trem, quae demum aliam quamvis partem egregie praeter
caetera fatiget. Hoplomachicus enim apte numerofeque
motus peraget celeres fortaffe, robuftos ac graves; cae-
terum quod denfent aut emacient ejusmodi motus, pa-
rum noverit; pari modo nec quod [carnem augent et
rarefaciunt motus tardi. Jam idem robufte fimul et tar-
de et graviter movebitur; nec tamen, quod ifliusmodi
motibus corpori robur et gravitatem acquirit, intelligit.
Aurigandi quoque peritus omnes motus particulares nu-
merofe apteque et ad ufum commodiffime efficiet; fed
qui horum corpus emacient, aut carne impleant, robu-
fium, vegetum, molle, durum, denfum rarumve effi-
ciant, omnino ignorat. Ita et peritus pila ludendi om-
nem pilae jactum exceptumque callet; minime tamen,
quem corpori affectum hi procreent, novit. Paedotriba
quoque, quicquid in palaeftra motuum geritur, pernevit;

ΛΟΓΟΣ Β. 155

Ed. Chart. VE [89. 90]   Ed. Baf. IV. (245.)

δὲ ἑκάστη πέφυκε δρᾷν, ἀγνοεῖ. καὶ συλλήβδην εἰπεῖν
ἅπαντες ἄνθρωποι τεχνῖταί τε καὶ ἄτεχνοι, διὰ τῶν σωμά-
των ἐνεργοῦντες, ἀγνοοῦσι τῶν ἐνεργειῶν τὰς δυνάμεις, ὀρ-
χησταὶ, ναυτίλοι, τέκτονες, ἁλιεῖς, γεωργοὶ, χαλκεῖς, οἰκο-
δόμοι, σκυτοτόμοι, πάντες ἁπλῶς οἳ τι πράττοντες. [90] ἀλλ'
ὁ γυμναστικὸς, ἀφ' ὧν εἶπον ὀλίγον ἔμπροσθεν ὁρμώμενος,
εἰ καὶ νῦν πρῶτον εἴη θεώμενος ἡντιναοῦν ἐνέργειαν, οὐκ
ἀγνοήσει τὴν δύναμιν αὐτῆς. οἶον αὐτίκα τῶν ὀρχηστῶν αἱ
σύντονοι κινήσεις, ἐν αἷς ἄλλονται μέγιστα, καὶ περιδι-
νοῦνται στρεφόμενοι τάχιστα, καὶ ὀκλάσαντες ἐξανίστανται,
καὶ προσσύρουσι, καὶ διασχίζουσιν ἐπὶ πλεῖστον τὰ σκέλη,
καὶ ἁπλῶς εἰπεῖν ἐν αἷς ὀξύτατα κινοῦνται, λεπτὸν καὶ
μυῶδες καὶ σκληρὸν καὶ πυκνὸν ἔτι τε σύντονον ἀποτε-
λοῦσι τὸ σῶμα. κατὰ δὲ τὰς ἐκλύτους τε καὶ βραδείας
καὶ μαλακὰς κινήσεις οὐ μόνον οὐκ ἂν γένοιτο τὸ σῶμα
τοιοῦτον, οἶον εἴρηται νῦν, ἀλλ' εἰ καὶ φύσει μυῶδές
τε καὶ σύντονον ὑπάρχει, τὴν ἐναντίαν· ἀμείψει διάθεσιν.
ὅπερ οὖν ὀλίγον ἔμπροσθεν ἔλεγον, ὡς ὁ παιδοτρίβης

quid quisque motus efficere queat, ignorat. Et (ut femel
dicam) omnes homines artifices juxta inertesque, quos
corpore motus exercent, eorum ignorant vires, faltatores,
nautae, fabri, piscatores, agricolae, fabri ferrarii, aedifica-
tores, futores, omnes denique, qui quidvis moliuntur. Af
gymnaftes ex iis, quae ante retuli, principiis cujusvis
actionis, etiam ejus, quam nunc primum nec ante con-
fpexit, vim tenebit. Veluti ftatim faltantium vegeti mo-
tus, in quibus nimirum quam maxime faliunt, ac celer-
rime circumacti vertuntur, et genu prius pofito mox
emicant, et crura tum attrahunt, tum maxime divari-
cant, et fummatim, in quibus ociffime moventur, gra-
cile, mufculofum, durum, compactum, praeterea vegetum
corpus reddunt: at remiffi, tardi et languidi motus non
folum non ejusmodi corpus, quale nunc diximus, faciunt,
fed contra, fi natura mufculofum et vegetum fit, diver-
fam omnino affectionem inducunt. Quod igitur paulo

ὑπηρέτης ἐστὶ τοῦ γυμναστοῦ τοιοῦτος, οἷός περ ὁ μάγει-
ρος ἰατροῦ, τοῦτο καὶ νῦν ἐπιδέδεικται. σκευάζει γὰρ ὁ
μάγειρος ἢ τεῦτλον ἢ φακῆν ἢ πτισάνην ἄλλοτε ἀλ-
λοίως, οὔτε τὸ σκευαζόμενον ὁποῖόν τι τὴν δύναμιν ἐστιν
ἐπιστάμενος, οὔθ᾽ ἥτις τῶν σκευασιῶν βελτίστη· ὁ δ᾽
ἰατρὸς οὐδὲν μὲν τούτων ὁμοίως τῷ μαγείρῳ παρασκευάσαι,
δυνατός ἐστιν, παντὸς δὲ τοῦ παρασκευασθέντος ἐπίσταται
τὴν δύναμιν.

Κεφ. ιβ΄. Ὁ τοίνυν γυμναστὴς τοῦ προκειμένου ἐν τῷ
λόγῳ μειρακίου, τοῦ τὴν ἀρίστην ἔχοντος κατασκευήν, ἐπί-
σταται μὲν ἁπάντων γυμνασίων τὰς δυνάμεις, ἐκλέγεται δὲ
καθ᾽ ἕκαστον εἶδος τὰ σύμμετρά τε καὶ μέσα τῶν ἀμετρίων
ἑκατέρων. οὔτε γὰρ ὀξέος οὔτε βραδέος ἡ ἀρίστη κατα-
σκευὴ τοῦ σώματος, ἀλλὰ τοῦ μέσου τε καὶ συμμέτρου δεῖ-
ται γυμνασίου· κατὰ δὲ τὸν αὐτὸν λόγον οὔτε βιαίου καὶ
σφοδροῦ, οὔτ᾽ ἐκλύτου καὶ ἀμυδροῦ, ἀλλὰ κἀντεῦθεν τὸ
σύμμετρον ἄριστον. οὐ γὰρ ὑπαλλάττειν προσήκει τὴν ἀρί-
στην κατασκευὴν τοῦ σώματος, ἀλλὰ φυλάττειν. εἴτ᾽ οὖν ἐν

ante diximus, paedotribam ita effe gymnaftae miuiftrum,
ut medici coquum, id nunc quoque oftenfum eft. Quip-
pe coquus betam, lentem, aut ptifanam alias alia ratio-
ne praeparat; neo tamen, quod praeparavit, quam vim
obtineat, intelligit, aut quaenam praeparandi ratio cenfen-
da fit optima. At medicus nihil horum ita, ut coquus,
parare eft potis; verum quicquid praeparatum fit, ejus
vires probe callet.

Cap. XII. Ergo gymnaftes propofiti nobis adolefcen-
tis, utique qui optimum corporis ftatum eft fortitus, om-
nium quidem exercitationum vires pernovit; deligit vero
ex omni genere, quod moderatum mediumque inter
utrumque excellum eft. Nam neque celeris tardaeve
exercitationis optimus ftatus eget, fed plane mediocris
ac mediae; nec rurfus violentae et vehementis, nec re-
miffae et languidae, imo in his quoque mediocre opti-
mum eft; quando non alterare, fed plane fervare opti-
mum corporis ftatum convenit. Sive igitur armis ejus-

ΛΟΓΟΣ Β. 157

Ed. Chart. VI. [90.]   Ed. Baf. IV. (243.)

ὅπλοις ἐθέλοι γυμνάζεσθαι τὸ τοιοῦτον μειράκιον, ὁ γυ-
μναστὴς αὐτοῦ τὸν ἐμπειρότατον τῆς ὕλης τῶν ὁπλομαχικῶν
ἐνεργειῶν παραλαβών, ἁπάσας, αὐτῷ δειχθῆναι κελεύσει,
κἄπειτ᾽ αὐτὸς ἐκλέξεται, καὶ διακρινεῖ, καὶ προστάξει,
κατὰ ποίας μὲν αὐτῶν ἐπὶ πλέον χρὴ γυμνάζεσθαι, κατὰ
ποίας δ᾽ ὀλιγάκις, ἢ συμμέτρως, ἢ οὐδ᾽ ὅλως, ἢ διαπαν-
τός. οὐ γὰρ δύναται λαθεῖν αὐτὸν, οὔθ᾽ ὅ τι μόριον
ἑκάστη διαπονεῖ μᾶλλον, οὔθ᾽ ἥτις αὐτῆς ἐστιν ἡ ποιότης
τε καὶ ἡ δύναμις· εἴτε διὰ σφαίρας ἐπιθυμήσεις γυμνάζε-
σθαι, κἀνταῦθα πάλιν ἐξευρήσει τό τε εἶδος τῶν ἐνεργειῶν
καὶ τὴν ποιότητα καὶ τὸ μέτρον, ὑπηρέτην λαβὼν τὸν
σφαιριστικὸν ὑπὲρ τοῦ τὴν ὕλην ἅπασαν θεάσασθαι τῶν
ἐνεργειῶν. αὐτῆς μὲν γὰρ τῆς κατὰ μέρος ὕλης ἑκάστης τῶν
τεχνῶν ἄπειρός ἐστιν ὁ γυμναστής· ἢ γυμναστής ἐστιν
εἰ δὲ ἅπαξ αὐτὴν θεάσαιτο, τήν τε ποιότητα καὶ τὴν
δύναμιν αὐτίκα γνωρίζει. μικρίους γοῦν ἡμεῖς ἀσθενέ-
στερά τινα μέρη τοῦ σώματος ἔχοντας ὡς συνεχέστατα τοῖς

modi adolefcens velit exerceri, ejus gymnaftes peritiſſi-
mum materiae hoplomachicarum actionum aſſumens, eum
omnes fibi promere actiones iubebit; mox ipfe eliget ac
difcernet, imperabitque, quibus earum faepe, quibus raro,
quibus mediocriter. quibus aut nunquam, aut femper
exercitari eum velit: quippe quem latere non poteſt, quae
quodque membrum exercitatio magis agitet, quaeve cujus
que exercitationis qualitas facultasve fit. Si vero pila
exerceri defideret, hic quoque rurfus tum fpeciem, tum
qualitatem, tum modum actionis inveniet, eum pilae
peritum miniſtrum accipiens, a quo ille omnem ejus ge-
neris actionum materiam poſſit videre. Nam ipfius pro-
priae cujusque artis materiae gymnaftes, qua gymnaftes,
omnino eſt ignarus: verum, ubi femel infpexit, non fo-
lum qualitatem, fed etiam vim ejus protinus intelligit.
Quamplurimos enim ipfi ex iis, quibus imbecilliores quae-
dam corporis partes erant, unde crebris in his urgeban-

158　　　ΓΑΛΗΝΟΥ ΥΓΙΕΙΝΩΝ

Ed. Chart. VI. [90. 91.]　　　　　Ed. Baf. IV. (245.)

κατὰ ταῦτα νοσήμασιν ἀλίσκεσθαι, διὰ μόνης γυμναστι-
κῆς ἀνεῤῥώσαμεν, οὐκ ἀπαγαγόντες ἀπὸ τῶν οἰκείων γυμνα-
σίων, ἀλλ᾿ εἴτ᾿ ὀρχηστικὸς ἦν ὁ ἄνθρωπος, εἴθ᾿ ὁπλο-
μαχικὸς, εἴτε παγκρατιαστικὸς, εἴτε παλαιστρικὸς, εἴθ᾿
ὁτιοῦν ἄλλο, τὰς ἐν ἐκείνῃ τῇ τέχνῃ κινήσεις ἁπάσας αὐ-
τὸν ἐπιτάξαντες ἡμῶν παρόντων κινηθῆναι; κᾀξ αὐτῶν
ἐκλεξάμενοι τὰς ἐπιτηδειοτάτας ἅμα καιρῷ τε καὶ μέτρῳ
[91] περὶ μὲν δὴ τῶν τοιούτων ἐπανορθώσεων ἐπὶ προήκοντι
τῷ λόγῳ διαλέξομαι κατ᾿ ἐκεῖνο τὸ μέρος τῆς πραγματείας,
ἐν ᾧ περὶ τῶν μοχθηρῶν κατασκευῶν τοῦ σώματος διέξειμι.
συνὶ δὲ τὸ μὲν ἄριστον σῶμα πρόκειται φυλάττειν ἄριστον,
ἐξ ἁπάντων δ᾿ ἐκλεκτέον αὐτῷ τὸ σύμμετρον, ἐκ τρίψεων,
ἐκ γυμνασίων, ἐκ λουτρῶν, ἐκ τροφῶν, ἐξ ὕπνων, μήτε
μαλακωτέραν αὐτοῦ τὴν ἕξιν τοῦ σώματος ἐργαζομένους,
μήτε σκληροτέραν, (ἡ μὲν γὰρ εὐκίνητος ὑπὸ τῶν ἔξωθεν
αἰτίων, ἡ δὲ τὴν αὔξησιν κωλύει,) μήτε πυκνοτέραν, ὡς
ἴσχεσθαί τι τῶν κατὰ σάρκα περιττωμάτων, μήτε ἀραιοτέ-
ραν, ὡς ἀποῤῥεῖν τι καὶ τοῦ χρηστοῦ. κατὰ δὲ τὸν αὐτὸν

tur morbis; unius gymnaſticae ope reſtituimus, non ab-
ducentes a propriis exercitationibus, ſed ſive quis ſalta-
tor erat, ſive hoplomachicus, ſive pancratiaſtes, ſive lu-
ctator, ſive alio quovis genere exercitatus, juſſo eo nobis
praeſentibus artis ſuae omnes motus promere, mox ap-
poſitiſſimis una cum tempore et menſura delectis. Ve-
rum de correctione id genus procedente tractatu agemus;
ea ſcilicet operis parte, in qua de vitioſis corporum con-
ſtitutionibus diſceptabitur. Nunc optimo comparato cor-
pori ſuum ſtatum tueri propoſuimus. Porro huic ex
omni genere mediocritas adhibenda eſt, ex frictione, exer-
citatione, balneo, cibo, ſomno, ita ut nec durior illi;
nec mollior habitus corporis reddatur; quippe hic ab ex-
trinſecus imminentibus facile offenditur, ille corporis in-
hibet auctum; praeterea nec denſior, ne videlicet in
carne excrementorum aliquid haereat, nec rarior, ne;
quod eſt ſalubre, effluat. Simili modo, ſi quidem optimo

ΛΟΓΟΣ Β. 159

Ed. Chart. VI. [9¹]   Ed. Bas. IV. (217.)

τρόπον οὐδ᾽ ἰσχνότερον ἑαυτοῦ ποιητέον οὐδὲ παχύτερον,
εἴπερ ἄριστα διέκειτο, γινώσκοντας, ὡς τὸ μὲν ἰσχνότερον
εὐεπηρέαστον ὑπὸ τῶν ἔξωθεν αἰτίων, τὸ δὲ παχύτερον
ὑπὸ τῶν ἔνδοθεν ἐξ αὐτοῦ τοῦ σώματος ὁρμωμένων. ἢ τί
δεῖ λέγειν; ὡς οὐδὲ θερμότερον αὐτό, ἢ ψυχρότερον, ἢ ξη-
ρότερον; ἢ ὑγρότερον ἀποφαντέον, εἴπερ ἀμέμπτως ἐκέ-
κρατο; εἰς οὖν ἐπὶ τοῦ τοιούτου σώματος ὁ σκοπός ἐν
ἁπάσαις ταῖς ὑγιειναῖς ὕλαις τὸ σύμμετρόν τε καὶ μέτριον,
ὅπερ ἀκριβῶς ἐστι μέσον ἑκατέρων τῶν ἀμετριῶν. ὡς δ᾽
ἄν τις μάλιστα τοῦ σκοποῦ τυγχάνοι, λέλεκται μὲν ἤδη καὶ
πρόσθεν, ἀλλ᾽ οὐδὲν χεῖρον ὑπὲρ τῶν ἀναγκαιοτάτων ἀνα-
μιμνήσκειν πολλάκις. ἡ μὲν γὰρ πρώτη τῶν ἡμερῶν πλα-
τὺν ἔχει τὸν στοχασμὸν, ἡ δὲ δευτέρα, καὶ ἡ τρίτη, καὶ
ἡ τετάρτη, καὶ τῶν λοιπῶν ἑκάστη κατὰ τὸ ἑξῆς ἀκρι-
βέστερον. ἐν γὰρ τῇ πρώτῃ διὰ τῶν εἰρημένων σκο-
πῶν ἅπαντά σοι πραττέσθω. ἀποδυέσθω μὲν ἐπὶ πε-
πεμμένοις ἀκριβῶς τοῖς οὔροις, ὡς ὁ Αἰγίμιος ἐκέλευσεν,

habitu erat, nec solito gracilior, nec crassior, quum con-
stet, gracilitatem externis injuriis, crassitudinem iis, quae
interne ab ipso corpore proveniunt, esse obnoxiam. Pa-
ri modo neque calidius, frigidius, siccius, vel humidius
efficere ejusmodi corpus expedit, siquidem inculpato tem-
peramento erat. Unum igitur est, quod in ita se habente
corpore est spectandum, nempe in omni tuendae sanitatis
materia quod conveniens mediocreque est. Porro id est
inter utrumque excessum plane medium. Quemadmo-
dum autem hujus maxime sis compos, supra jam dictum
est. Caeterum de iis, quae maxime necessaria sunt, vel
saepius meminisse non sit profecto inutile. Prima ergo
dies crassiorem conjecturam praebebit, secunda vero, ter-
tia, quarta et reliquarum quaelibet pro ratione magis
exactam. Quippe in prima die omnia tibi pro dictis
jam scopis sunt peragenda. Exuat se, sicut Aegimius
praecepit, ubi in lotio jam perfecta concoctio cernitur.

ἐφεξῆς δὲ τῆς μὲν ἀνατρίψεως ὁ σκοπὸς, ὡς μαλαχθῆναι
τὰ μόρια· δηλώσει δὲ τό τε ἐπιτρέχον ἄνθος αὐτοῖς, καὶ
τὸ ῥᾳδίως ἐπαλλάττειν τὰ κῶλα, καὶ τὸ πρὸς τὰς κινήσεις
ἁπάσας ἑτοίμως ἔχειν. μετὰ ταῦτα δὲ ἤδη γυμναζέσθω,
(244) μέχρις ἂν εἰς ὄγκον αἴρηται τὸ σῶμα, καὶ εὐανθὲς
ὑπάρχῃ, καὶ αἱ κινήσεις ἕτοιμοί τε καὶ ὁμαλαὶ καὶ εὔ-
ρυθμοι γίγνωνται. ἐν τούτῳ δὲ καὶ ἱδρῶτα θεάσῃ θερμῷ
ἀτμῷ συμμιγῆ. παύσασθαι δὲ τηνικαῦτα πρῶτον, ἐπειδὰν
ἔν τι τῶν εἰρημένων ἀλλοιωθῇ. καὶ γὰρ εἰ φανείη σοι
συστελλόμενος ὁ τοῦ σώματος ὄγκος, αὐτίκα παύειν τὸ μει-
ράκιον· εἰ γὰρ ἐπὶ πλέον γυμνάζοις, ἐκκενώσεις τι καὶ τῶν
χρηστῶν, ὥστ' ἰσχνότερον ἀποδείξεις τὸ σῶμα, καὶ ξηρό-
τερον, καὶ ἀναυξέστερον. ὡσαύτως δὲ καὶ εἰ τὸ τῆς χρόας
εὐανθὲς μαραίνοιτο, παύεσθαι· καὶ γὰρ καταψύξεις τὸ
σῶμα καὶ διαφορήσεις ἐπὶ πλέον, εἰ γυμνάζοις ἔτι. καὶ μὲν
δὴ καὶ τὸ κινήσεων ἕτοιμον ἢ εὔρυθμον ἢ ὁμαλὲς ἐπει-
δὰν ἐνδιδόναι προφαίνηται, καὶ ὀκλάζειν κατά τι, παύειν

Mox frictionis ratio huc fpectet, ut membra molliantur;
Docebit id tum floridus color, qui in fumma cute refide-
bit, tum artuum flexibilitas habilitasque ad omnem mo-
tum. Poft haec exercitetur, donec et corpus intumefcat,
et color illi floridus appareat, et motus prompte, aequa-
liter et concinne edat. Inter haec vero fudorem cum
calido vapore miftum cernes. Inhibenda vero exercita-
tio tum primum eft, quum aliquod horum fuerit muta-
tum. Quippe fi contractior paulo corporis moles videbi-
tur, illico quiefcere debet adolefcens; fi enim amplius fe
exerceat, etiam boni fucci nonnihil educetur, atque ita
tum gracilius corpus fiet, tum aridius atque ad incre-
mentum minus habile. Non minus profecto et fi coloris
gratia maroefcat, ceffandum eft, quando, fi ulterius exer-
ceas, frigidum corpus efficies et nimium exhauries.
Jam motuum alacritas, aequalitas, vel concinnitas fi re-
mitti quippiam collabique cernitur, utique ftatim defi-

αὐτίκα, καὶ εἰ περὶ τὸν ἱδρῶτα γίγνοιτό τις ἢ κατὰ τὸ
πλῆθος ἢ κατὰ τὴν ποιότητα μεταβολή. πλέονα γὰρ ἀεὶ
καὶ μᾶλλον αὐτὸν γίγνεσθαι χρὴ καὶ θερμότερον, εἰς ὅσον
ἂν αἱ κινήσεις ἀνάγωνται πρὸς τὸ σφοδρότερον. ὅταν οὖν
ἢ ἐλάττων ἢ ψυχρότερος γίγνηται, διαφορεῖται ἤδη τὸ
σῶμα καὶ ψύχεται καὶ ξηραίνεται περαιτέρω τοῦ προσή-
κοντος. ἀκριβῶς οὖν προσέχειν τὸν νοῦν τῷ γυμναζομένῳ
σώματι, καὶ διάπαυειν εὐθέως, ἐπειδὰν προφαίνηταί τι
τῶν εἰρημένων σημείων, οὐ μὴν αὐτίκα γε ἀπολύειν λουσό-
μενον, ἀλλὰ τῆς μὲν ἀκμῆς τῶν γυμνασίων ἐπισχεῖν, καὶ
στῆναι κελεῦσαι, καὶ εἰ βουληθείης κατοχῇ πνεύματος πλη-
ρῶσαι τὸν λαγόνα, περιχέοντα τοὔλαιον ἀποθεραπεύειν τοὐν-
τεῦθεν. οἷον δέ τι πρᾶγμά ἐστιν ἡ ἀποθεραπεία, καὶ τί-
νες ἐν αὐτῇ σκοποί, καὶ τί τὸ μέτρον, ἐξ ὧν τε συμπλη-
ροῦνται κινήσεών τε καὶ τρίψεων, ἐν τῷ μετὰ ταῦτα λόγῳ
δηλωθήσεται. νυνὶ μὲν γάρ μοι δοκῶ καταπαύειν ἤδη τὸν
ἐνεστῶτα, [92] αὔταρκες ἔχοντα μέτρον, ἐκεῖνο μόνον ἔτι
προσθείς, ὡς καὶ τὸ λουτρὸν, τὸ ἀκριβῶς εὔκρατον, ἐπὶ

nere conveniet; itidem fi in fudore accidat ulla qualita-
tis ejus quantitatisve mutatio, quippe quem et copio-
fum magis, et magis calidum edi par eft, prout motibus
vehementiae plus accefferit. Quum igitur is aut
minor intelligitur, aut frigidior, tum fcias digeri ex-
hauririque corpus, praeterea refrigerari ac ficcari plus
jufto. Quo magis follicite attendendum exercitando cor-
pori eft, ut, quum dictarum jam notarum quaelibet
apparet, protinus ceffet. Nec tamen protinus lava-
tum ablegandum eft, fed fummam exercitationis in-
tenfionem remittere fiftereque jubebitur. Quod fi ilia
cohibendo anhelitu implere velis, perfundi oleo, atque
apotherapia uti deinceps debebit. Porro ea cujusmodi
res fit, fimul qui fint in ea fcopi, et quae menfura, prae-
terea quibus abfolvatur tum motibus, tum frictionibus,
fequenti libro monftrabitur; praefentem enim, utpote fatis
verborum habentem, jam commode videor finire, fi modo
illud unum adjecero, lavacrum, quod omnino medio

162　　　　*ΓΑΛΗΝΟΥ ΥΓΙΕΙΝΩΝ*

Ed. Chart. VI. [92.]　　　　　　　　Ed. Baf. IV. (282.)

τῆς προκειμένης ἡλικίας τε καὶ φύσεως ἐκλέγεσθαι προσήκει.
πρόκειται δ᾽, εἴ τι μεμνήμεθα, τρίτη τις ἑβδομὰς ἐτῶν ἀπὸ
τῆς γενετῆς, τουτέστιν ἡ μετὰ τὸ τεσσαρεσκαιδέκατον ἔτος
ἡλικία μέχρι τοῦ πρώτου καὶ εἰκοστοῦ, καθ᾽ ἣν οὐδέπω
κελεύω ψυχρολουτεῖν τὸ μειράκιον, ἵν᾽ ἐπὶ πλεῖστον αὔξοιτο.
τελειωθέντος δὲ κατὰ μέγεθος, ἐπισκεψόμεθά τι καὶ περὶ τῆς
ψυχρολουσίας. ὡσαύτως δὲ καὶ περὶ τῶν ἐν κόνει γυμνα-
σίων ἀκριβέστερον ἐπισκεψόμεθα κατὰ τὸν ἑξῆς λόγον. ἐν
δέ γε τῷ παρόντι τοῦτο εἰπεῖν ἀρκέσει, τὸ μηδὲ κόνεως
χρῄζειν τὸ μειράκιον, εἰ τὸν οἶκον, ἐν ᾧ γυμνάζεται, καθ᾽
ὃν ἐν ἀρχῇ τρόπον ἐκέλευσα παρεσκευασμένον ἔχοι. εἰ δέ
γε θερμότερος εἴη, καὶ κόνει χρηστέον. εἰ μὲν δὴ κονίσε-
ται, πάντως λουστέον· εἰ δὲ μὴ κονίσαιτο, δυνατὸν καὶ
μὴ λούσασθαι, καὶ μάλιστα χειμῶνος. ἐφεξῆς δὲ καὶ ὅσα
περὶ τροφὴν, ἢ ποτὸν, ἢ ὕπνον, ἢ περίπατον ἐστοχάσθαι
χρὴ τὸν ἐπιστάτην τοῦ μειρακίου, καὶ λεχθήσεται μὲν ἐν
τοῖς ἑξῆς· ἀδύνατον δ᾽ ἀκριβῶς ἐπιτυχεῖν αὐτῶν ἐν τῇ

temperamento fit, ad propofitam aetatem naturamque effe
eligendum. Propofitum namque eft, fi recte meminimus,
tertium a nativitate feptennium, id eft quod inter quar-
tumdecimum ac unum et vigefimum annum intervenit;
quo útique frigida lavari adolefcentem adhuc nolim, ne
incremento ejus (cui plurimum eft confulendum) fit in
mora. Ubi vero juftam magnitudinem impleverit, etiam
de frigida lavatione aliquid difpiciemus. Simili ratione
et de exercitationibus, quae in pulvere obeuntur, exqui-
fitius in fequenti fermone agemus. In praefenti illud
noviffe fatis erit, ne pulvere quidem huic adolefcenti
opus effe, modo illi, in qua exercitabitur, domus ad
eum modum, quem inter initia praecepimus, praeparata
fit. Verum fi calidior fit, tum pulvere utendum. At eo
fi utetur, omnino erit lavandum. Si non utetur, liceat
et illotum dimittere, praefertim hyeme. Poft haec vero
et quae ad cibum, potum, fomnum ambulationemque
pertinent, conjectanda huic funt, qui adolefcenti praefici-
tur, et in fequentibus a nobis dicentur. Verum fieri non

Ed. Chart. VI [9 .]　　　　　　　Ed Baf. IV (244.)

πρώτῃ τῶν ἡμερῶν, ἀλλὰ κατὰ τὴν δευτέραν, ἐπὶ πόσοις
γυμνασίοις ὅπως διῃτήθη γινώσκων, εἰ μὲν ἀκριβῶς φαί-
ροιτο διαφυλάττων τὴν ἑαυτοῦ φύσιν, ἐν τοῖς αὐτοῖς μέ-
τροις διαιτήσει τε καὶ διαγυμνάσει, μὴ φυλάττοντα δὲ,
καθότι ἂν ἐξίστηται τῶν ἀρχαίων, ἐπανάγειν πειράσεται με-
ταβάλλων τὰ μέτρα. καὶ τοῦτο οὐ παύσεται ποιῶν, ἄχρι
περ ἂν ἐφ᾽ ἑκάστῳ τῶν πραττομένων ἀκριβὲς ὁρίσῃ τὸ μέ-
τρον. ὁπόσαι δ᾽ εἰσὶ καὶ τίνες αἱ εἰς τὸ παρὰ φύσιν ἐκ-
τροπαὶ, καὶ πῶς ἑκάστην χρὴ διαγινώσκειν τε καὶ θερα-
πεύειν, ὁ ἐφεξῆς λόγος ἐξηγήσεται.

poteſt, ut modi horum primo ſaltem die ratio illi exacta
conſtet: ſecundo, ubi exploratum habuerit, quomodo poſt
quot exercitationes nutritus adoleſcens ſit, ſi proprium
naturae habitum prorſus ſervare viderit, eodem ſervato
modo tum nutriet adoleſcentem, tum exercitabit. Sin
autem non ſervaverit, quacunque ratione a priſtino ha-
bitu eſt lapſus, reducere eum mutata menſura tentabit;
atque hoc facere non deſiſtet, quoad in ſingulis peragendis
exactum modum definierit. Quot vero et qui ſint prae
ter naturam lapſus, ac quemadmodum quemlibet tum
agnoſcere, tum reparare conveniat, in ſequenti opere
docebitur.

ΓΑΛΗΝΟΥ ΥΓΙΕΙΝΩΝ ΛΟΓΟΣ Γ.

Ed. Chart. VI. [93.]   **Ed. Baf. IV. (244.)**

Κεφ. α΄. Τῶν γραψάντων ὑγιεινὰς πραγματείας ἰα-
τρῶν τε καὶ γυμναστῶν ἔνιοι μὲν ἅπασιν ἀνθρώποις κοινάς
τινας ὑποθήκας ἐποιήσαντο, μηδὲν νοήσαντες ὅλως ὑπὲρ
τῆς κατ᾽ εἶδος ἐν τοῖς σώμασιν ἡμῶν διαφορᾶς· ἔνιοι δ᾽,
ὅτι μὲν οὐ μικρῷ τινι διαφέρομεν ἀλλήλων, ἐδήλωσαν,
ἃς δ᾽ ἀδύνατον ἁπάσας ἐπελθεῖν τὰς διαφορὰς ἑκόντες
παρέλιπον· ὀλίγοι δέ τινες εἴδεσί τε καὶ γένεσιν ἐπιχει-
ρήσαντες ἀφορίσασθαι, πλέονα διήμαρτον ὧν κατώρθω-
σαν. ἡμεῖς δὲ κατὰ τὸ πρῶτον εὐθέως βιβλίον ἐδηλώ-

GALENI DE SANITATE TVENDA
LIBER TERTIVS.

Cap. I. Medicorum gymnaſtarumque qui de ſani-
tate tuenda ſcripſerunt, alii omnium hominum communia
praecepta tradiderunt, nihil usquam cogitantes de corpo-
rum noſtrorum per ſpecies differentia. Aliis diſſidere in-
ter ſe corpora noſtra non parvo diſcrimine placuit, eo-
rum tamen doctrinas, ceu comprehendi plane univerſae
nequeant, conſulto omiſerunt. Pauci omnino, qui per
ſpecies et genera discernere ſunt aggreſſi, plura perperam
quam recte ſcripſerunt. Nos primo ſtatim volumine,

σαμεν, ὁπόσα τὰ πάντα ἐστὶν εἴδη τῶν ἀνθρωπίνων
σωμάτων, ἐπηγγειλάμεθά τε καθ᾽ ἕκαστον ἰδίᾳ γράφειν
ὑποθήκας ὑγιεινάς. ἠρξάμεθα δ᾽ ἀπὸ τοῦ τὴν κατα-
σκευὴν ἄμεμπτον ἔχοντος. ἐπεὶ δὲ καὶ ὁ τοιοῦτος ἄν-
θρωπος ἐν περιστάσεσι πραγμάτων ἐνίοτε γινόμενος ἢ
ἑκὼν ἢ ἄκων ἐμποδίζεται κατὰ τὰ προστάγματα τῆς ὑγιει-
νῆς τέχνης διαιτᾶσθαι, κάλλιον ἔδοξεν ὑποθέσθαι πρῶτον
αὐτὸν ἐλεύθερον ἀκριβῶς, αὐτῇ μόνον τῇ τοῦ σώματος ὑγείᾳ
σχολάζοντα. ὅπως μὲν οὖν ἀνατρέφεσθαι χρὴ τὸν τοιοῦτον
ἄνθρωπον, ὁ πρῶτος λόγος ἔδειξε, μέχρι τῆς τεσσαρεσκαι-
δεκαέτιδος ἡλικίας ἐκτείνας αὐτοῦ τὴν ἐπιμέλειαν· ὅπως δ᾽
ἀνδροῦσθαι, διὰ τοῦ δευτέρου γράμματος ἐδηλώσαμεν, ἐμη-
κύνθη δ᾽ ὁ λόγος εἰς κοινὰ κεφάλαια τῆς ὑγιεινῆς πραγμα-
τείας ἀφικόμενος, ὧν χωρὶς οὐχ οἷόν τ᾽ ἦν οὐδὲ περὶ τῆς
ὑποκειμένης ἡλικίας τε καὶ φύσεως ἀκριβῶς διελθεῖν. ἁπά-
σας γὰρ [94] ἐξηριθμησάμεθα τάς τε τῶν τρίψεων καὶ
τῶν γυμνασίων διαφοράς, οὐ μὰ Δία τὰς κατὰ μέρος, ὅτι
μὴ πάρεργον ἕνεκα παραδείγματος εἰς χρείαν ἐλθούσας, ἀλλὰ

quot numero fpecies humanorum corporum fint, indicavi-
mus, promifimusque fingulis propria tuendae fanitatis
praecepta feorfum tradituros. Exorfi autem fumus ab eo,
qui inculpatum corporis habitum haberet. Quoniam au-
tem is homo negotiorum interdum occafione vel fponte
vel invitus pro fecundae valetudinis praeceptis vivere
prohibetur, fatius vifum eft primum eum liberum fuae-
que plane fpontis ac uni corporis valetudini vacantem
proponere. Ac quemadmodum quidem educari ejusmodi
hominem conveniat, primo libro docuimus, ad quartum-
decimum usque annum curam ejus perfecuti; fecundo,
qua ratione ad virilem aetatem duci debeat, indicavimus;
ubi longior fermo incidit, poftquam in communia falubris
artis capita devenit, fine quibus ne de propofita quidem
aetate naturaque exacte differere licebat. Omnes enim
tum frictionis tum exercitationis differentias enumeravi-
mus, non mehercle particulares, (nifi ficubi has obiter
exempli caufa, non neceffitatis, referre ex ufu fuit,) fed

Ed. Chart. VI. [94.]   Ed. Baf. IV. (244.)

τὰς ἐν εἴδεσί τε καὶ γένεσιν ἀφωρισμένας· ἐν μὲν ταῖς
τρίψεσι τὴν σκληρὰν, καὶ τὴν μαλακὴν, καὶ πρὸ τούτων γε
τὴν σύμμετρον, ἥν τινα δύναμιν ἔχουσιν, ἐξηγησάμενοι,
προσθέντες δ᾽ αὐταῖς τὰς κατὰ τὸ ποσὸν διαφορὰς, τρεῖς
οὔσας καὶ αὐτὰς, εἶτα κατὰ συζυγίαν ἐννέα τὰς πάσας ἐπι-
δείξαντες, ἑκάστης τε τὴν δύναμιν εἰπόντες· ἐν δὲ τοῖς γυμνα-
σίοις, τίνα μὲν ὀξέα τε καὶ ταχέα προσαγορεύομεν, τίνα δ᾽
ἀμβλέα τε καὶ βραδέα, καὶ τίνα τούτων μέσα τε καὶ πρῶτα
κατά γε τὴν φύσιν ὑπάρχοντα, καὶ περὶ τῶν εὐτόνων, καὶ
μαλακῶν, καὶ βαρέων δὲ καὶ κούφων ὁμοίως, ὅσα τε τού-
των ἐστὶ τὰ μέσα διελθόντες ἐδείξαμεν, ὡς χρὴ τὴν ἀρίστην
κατασκευὴν ἐν ἅπασι τοῖς μετρίοις τε καὶ συμμέτροις, ἃ δὴ
καὶ μέσα τῶν ἀμέτρων ἐστὶ, διαιτᾶσθαι κατά τε τρίψεις,
καὶ γυμνάσια, καὶ λουτρὰ, καὶ τροφὰς, ὅσα τ᾽ ἄλλα συμ-
πληροῖ τὴν ὑγιεινὴν δίαιταν. ὑπεσχόμεθά τε, καθάπερ ἐπὶ
τρίψεών τε καὶ γυμνασίων ἐποιήσαμεν, εἰς εἴδη τινὰ κοινὰ
τὴν θεωρίαν ἀναγαγόντες, ὥστε εὐμνημόνευτόν τε ἅμα καὶ

quae genere ac fpecie funt diftinctae.   Ergo in frictioni-
bus quidem quam mollis duraque et ante has mediocris
facultatem obtineant, interpretati fumus.   Adjecimus et
differentias, quae a quantitate fumuntur, quae et ipfae
tres funt numero; mox quae ex conjugatione harum ori-
untur, omnes in totum numero novem, etiam poteftate
fingularum expofita.   In exercitationibus vero enarratis
quaenam acuta veloxque vocetur, quaenam hebes tarda-
que, ac quae harum mediae primaeque natura faltem fint,
itemque quae valens ac mollis, praeterea gravis levisque,
quaeque harum fint mediae, fimili modo tractatis, docui-
mus, optimum corporis ftatum per omnia, quae mediocria
convenientiaque funt, quae eadem media plane exceffuum
funt, agi debere, idque tum in frictione, tum exercita-
tione, tum balneo, tum alimento, omnibus denique, quae
falubrem victus rationem complent, pollicitique fumus,
ficuti de frictione exercitationeque fecimus, ubi in gene-
ra quaedam communia fpeculationem revocavimus, quo
fimul recordatu facilis ac certa ratione viaque tradita

ΛΟΓΟΣ Γ. 167

Ed. Chart. VL [94] Bd Bas IV. (244. 245.)
μεθοδικὴν εἶναι τὴν διδασκαλίαν, οὕτω κἀπὶ τῶν ἄλλων
ἁπάντων ποιῆσαι· καὶ πρῶτόν γε περὶ τῆς καλουμένης
ἀποθεραπείας, ἐπειδὴ ἔμπροσθεν ἐφεξῆς ἐτέτακτο, δηλώ-
(245)σαντες γὰρ, εἰς ὅσον ἐπιτείνειν τε καὶ παραύξειν χρὴ
τὰ γυμνάσια πρὸς τὸ τέλος, ὡς ἐν ὑγιείας λόγῳ, ἀκολου-
θεῖν ἔφαμεν αὐτοῖς τὴν καλουμένην ἀποθεραπείαν, ὑπὲρ ἧς
ἤδη λέγωμεν.

Κεφ. β΄. Ἕν μὲν καὶ πρῶτον, ὡς διττὴ κατὰ γένος
ἐστὶ· ἡ μέν τις ὡς μέρος, ἡ δ᾽ ὡς εἶδος γυμνασίου.
περὶ δὴ τῆς ὡς εἶδος ἑξῆς ἐροῦμεν, περὶ δὲ τῆς ὡς μέ-
ρος ἤδη λέγωμεν. ἅπαντος γυμνασίου καλῶς ἐπιτελουμέ-
νου τὸ τελευταῖον μέρος ἀποθεραπεία καλεῖται· δύο δ᾽
αὐτῆς οἱ σκοποί, κενῶσαί τε τὰ περιττώματα καὶ ἄκοπον
φυλάξαι τὸ σῶμα. κοινὸς μὲν οὖν ὁ πρότερος σκοπὸς ὅλῳ
τῷ γυμνασίῳ τῶν ἀθλητῶν τε καὶ τῶν ὁτιοῦν ἔργον ἀναγ-
καῖον ἐν τῷ βίῳ διαπραττομένων, οἷον ἤτοι σκαπτόντων.
καὶ γὰρ κἀκείνου δύο τοὺς πάντας ἐλέγομεν εἶναι σκοπούς·

doctrina esset, ita et in reliquis omnibus sacturos; ac
primum quidem de ea, quam apotherapiam vocant, actu-
ros, quandoquidem ea proximo loco tractanda in superi-
oribus est proposita. Quippe ubi, quousque intendere au-
gereque exercitationem oporteat, quod ad sanitatis ratio-
nem pertinet, praecepimus, finem quoque sequi debere
diximus apotherapiam, de qua nunc agemus.

Cap. II. Est igitur unum quidem primum, quod ea
genere duplex est; altera quidem exercitationis ceu pars,
altera ejus ceu species. Ac de ea quidem, quae ceu spe-
cies censetur, postea dicemus; de ea vero, quae ut pars
habetur, nunc agendum. Omnis exercitationis probe
peractae postrema pars apotherapia dicitur. Et duplici
scopo suscipitur, et ut excrementa expurget, et ut cor-
pus a lassitudine tutum reddat. Communis igitur prior
scopus est omni exercitationi cum athletarum, tum eorum,
qui opus aliquod vitae necessarium exercent, ut fodien-
tium, quandoquidem eius quoque duplex omnino scopus

ἐπιῤῥῶσαί τε τὰ στερεὰ μόρια τοῦ ζώου καὶ κενῶσαι τὰ
περιττώματα. ὁ δ᾽ ἴδιος τῆς ἀποθεραπείας σκοπὸς ἐνστῆ-
ναί τε καὶ διακωλῦσαι τοὺς εἰωθότας ἐπιγίγνεσθαι τοῖς
ἀμετροτέροις γυμνασίοις κόπους. ἐπὶ μὲν οὖν τῶν ἀθλη-
τῶν, οἷον ἤτοι σκαπτόντων, ἢ ὁδοιπορούντων, ἢ ἐρεσσόν-
των, ἤ τι τοιοῦτον διαπραττομένων ὁτιοῦν ἔργον ἀναγκαῖον
ἐν τῷ βίῳ, ἑτοιμότερον οἱ κόποι συνίστανται, πλὴν εἴτις
ἀποθεραπείᾳ χρῷτο· κατὰ δὲ τὸ προκείμενον ἐν τῷ νῦν λόγῳ
σῶμα, τὸ κάλλιστα κατεσκευασμένον ἀπηλλαγμένον τε δου-
λείας ἁπάσης, ὡς μόνῃ σχολάζειν ὑγείᾳ, σπάνιος ἡ τοῦ κό-
που γένεσις. ὥσπερ γὰρ οὐδ᾽ οἱ πλεῖστα πονοῦντες ἀθληταὶ
κατ᾽ ἄλλο τι γυμνάσιον ἐφεδρεύοντα κόπον ἔχουσι, πλὴν τὸ
καλούμενον ὑπ᾽ αὐτῶν τέλειον, οὕτως οὐδ᾽ οἱ βίον ἐλευθέ-
ριον ζῶντες ὑγείας μόνης ἕνεκα γυμναζόμενοι κοπιαθήσονταί
ποτε διὰ τὸ μηδ᾽ εἰς ἀνάγκην ἀφικνεῖσθαι τοῦ τοιούτου
γυμνασίου. τοῖς μὲν γὰρ ἀθληταῖς ἀναγκαῖόν ἐστιν, [95] ὡς
ἂν παρασκευάζωσι τὰ σώματα πρὸς τοὺς ἐν τοῖς ἄθλοις
πόνους, ἀμέτρους ἔσθ᾽ ὅτε καὶ δι᾽ ὅλης ἡμέρας γιγνομένους,

eſt, et ut ſolidas animalis partes firmet, et excrementa
expurget. Proprius tamen apotherapiae ſcopus eſt, ut
laſſitudinem, quae ſuccedere immodico exercitio ſolet,
ſummoveat atque prohibeat. Ac athletis quidem, ſicut et
iis, qui vel ſodiunt, vel iter agunt, vel remigant, vel
tale quippiam opus vitae neceſſarium obeunt, praeſto laſ-
ſitudines adſunt, niſi apotherapia devitentur. Verum de
quo hoc loco agimus, optime comparatum corpus, quod
ab omni ſervitute eſt liberum, et uni ſanitati vacat, ra-
ro laſſitudine tentatur. Sicuti enim athletae, quos labor
maximus exercet, nullo alio exercitandi genere obnoxii
laſſitudini ſunt, praeterquam eo, quod ab ipſis abſolu-
tum dicitur, ita nec qui vitam degunt liberam, et qui
tantum valetudinis tuendae gratia exercitantur, usquam
laſſabuntur, propterea quod hujusmodi exercitium adire
nulla neceſſitate coguntur. Athletis enim neceſſe eſt (quo
videlicet ad immodicos in certaminibus labores, etiam
totum diem aliquando continuatos, praeparato jam cor-

ΛΟΓΟΣ Γ. 169

Ed. Chart. VI. [95.]   Ed. Baf. IV. (245.)

γυμνάζεσθαί ποτε τὸ τελεώτατον ἐκεῖνο γυμνάσιον, ὃ δὴ
καὶ κατασκευὴν ὀνομάζουσι. τοῖς δ᾽ ὑγιείας μόνης ἕνεκα
γυμναζομένοις οὔτ᾽ ἀναγκαῖον οὔτε χρήσιμον ὅλως ἐστὶν
εἰς ὑπερβάλλοντας ἄγεσθαι πόνους, ὥστ᾽ οὐδεὶς φόβος ἁλῶ-
ναι κόποις. ἀλλ᾽ ὅμως ἀποθεραπεύειν αὐτῶν χρὴ τὰ σώ-
ματα, κἂν εἰ μὴ διὰ κόπου προσδοκίαν, ἀλλά τοι τοῦ κε-
νῶσαι ἕνεκα τὰ περιττώματα. προσγίνεται δ᾽ ἐξ ἐπιμέτρου
τῷδε καὶ ἡ πρὸς τὸν κόπον ἀσφάλεια. εἰ γὰρ καὶ ὅτι
μάλιστα τὸ μέτρον αὐτοῖς τῶν γυμνασίων ἄκοπόν ἐστιν, καὶ
ὁ τῆς ἐνεργείας τρόπος ἀβίαστος. ἐνδέχεταί ποτε λαθεῖν τὸν
γυμναστὴν ἐν ἑκατέρῳ τι σμικρὸν, ὃ παροφθὲν ἐργάζεταί
τινα, καὶ εἰ μὴ μέγαν, ἀλλὰ βραχύν γε τῷ γυμναζομένῳ τὸν
κόπον. οὐ μὴν προσήκει τὸν ἑαυτῷ ζῶντα καὶ μόνῃ σχο-
λάζοντα τῇ τοῦ σώματος ὑγείᾳ βλάπτεσθαί ποτε οὐδὲ τὸ
σμικρότατον. ἀσφαλέστατον οὖν ἀποθεραπείᾳ χρῆσθαι δια-
παντός. ὁποίαν δέ τινα ποιητέον αὐτὴν, ἡ τῶν σκοπῶν
φύσις ἐνδείξεται. ἐπειδὴ γὰρ πρόκειται τῶν ἐν τοῖς στερεοῖς

pore fint) abfolutiſſimum illud exercitium (ipſi κατασκευὴν
vocant) aliquando obeant. Verum qui tantum tuendae
bonae valetudinis cauſa exercitantur, iis nec neceſſum,
nec utile plane eſt immodicos labores adire; itaque his
nullus inſtat laſſitudinis metus. Nihilo ſecius tamen iidem
apotherapia utuntur, etſi nullo laſſitudinis timore, at
certe excrementorum purgandi cauſa: cui inſuper etiam
laſſitudinis ſecuritas accedit. Nam et ipſe exercitationis
modus his eſt a laſſitudine quam maxime alienus, actio-
nisque omnis ratio plane citra violentiam; fieri tamen
aliquando poteſt, ut gymnaſten in utroquo paulum quid
ſubterfugiat, quod neglectum, ſi non magnam, certe le-
vem exercitato laſſitudinem concitet. Caeterum non con-
venit, qui ſibi vivat, et uni corporis ſanitati vacet, ut
vel minimum laedatur usquam. Tutiſſimum itaque fit
apotherapia ſemper uti. Quae qualis adhibenda fit, ipſa
finium, ad quos tendimus, demonſtrabit natura. Nam
quoniam id petimus, ut ſolidarum animalis partium ex-

170 ΓΑΛΗΝΟΥ ΥΓΙΕΙΝΩΝ

Ed. Chart. VI. [95.]   Ed. Baf. IV. (245.)

τοῦ ζώου μέρεσι περιττωμάτων, ὅσα θερμανθέντα καὶ
λεπτυνθέντα·πρὸς τῶν γυμνασίων ἔτι μένει κατὰ τὸ σῶμα,
κένωσιν ἀκριβῆ ποιήσασθαι, χρὴ δήπου τάς τε δι᾽ ἑτέρων
ἀνατρίψεις παραλαμβάνεσθαι μετὰ τοῦ συντείνειν τὰ τρι-
βόμενα μόρια, καὶ πρὸς τούτοις ἔτι τὴν καλουμένην τοῦ
πνεύματος κατάληψιν. ἐπεὶ δ᾽ οὔτε τῶν τρίψεων ἓν ἁπασῶν
ἐστιν εἶδος, οὔτε τῆς τοῦ πνεύματος καταλήψεως, ἄμεινον
ἐκλέξασθαι τὸ χρησιμώτατον ἐξ ἑκατέρου. τῶν μὲν δὴ τρί-
ψεων αἱ σκληραὶ συνδεῖν ἐδείκνυντο, τουτέστι πυκνότερόν
τε ἅμα καὶ σκληρότερον ἀποφαίνειν τὸ σῶμα· ὥστ᾽ οὐκ ἂν
ἁρμόττοιεν αἱ τοιαῦται τοῖς παροῦσιν, εἴ γε δὴ τὸ μὲν πυ-
κνούμενον ἐντὸς ἑαυτοῦ στέγει, τὸ δ᾽ ἀραιούμενον ἐπιτρέπει
διαῤῥεῖν τοῖς περιττοῖς. οὕτω δὲ καὶ τὸ μὲν σκληρύνεσθαι
τοῖς συντεταμένοις ἐναντιώτατον, (αὐξάνει γὰρ αὐτῶν τὴν
διάθεσιν,) τὸ δὲ μαλάττεσθαι χρησιμώτατον. εἴπερ οὖν
ἅμα τε διαφορεῖν χρὴ τὰ περιττώματα καὶ μαλάττειν τὰ
συντεταμένα, τὰς σκληρὰς τῶν τρίψεων φευκτέον. οὐδὲν δ᾽
ἧττον, οἶμαι, φυλακτέον ἐστὶ καὶ τὰς βραδείας, ἐπειδὴ

crementa, quaecunque excalfacta extenuataque per exer-
citationem in corpore adhuc manent, prorfus ejiciantur,
et frictiones, quae per alios adminiftrentur, adhiberi
oportebit, et cum his una tum ipfarum, quae fricantur,
partium tenfionem, tum etiam fpiritus cohibitionem. At
quoniam nec frictionum unica ratio eft, nec fpiritus co-
hibendi, deligendum ex utroque genere eft, quod utiliffi-
mum eft. Atque ex frictionibus quidem quae dura eft,
cogere corpora, hoc eft denfiora fimul durioraque red-
dere traditum jam eft. Itaque haec ad res propofitas
parum eft accommoda; fiquidem, quod denfatur, intra fe
claudit, quod laxum fit, liberum excrementis exitum
praebet. Ad eundem modum, quod durat, iis, quae tenfa
funt, maxime eft adverfum, ut quod eorum affectum ma-
gis adauget; contra quod mollit, id eft utiliffimum. Si
igitur femel et excrementa digeri, et quae tenfa funt
molliri convenit, durae certe frictiones omnino funt fu-
giendae; nec his minus a lentis cavendum arbitror. Nam

ΛΟΓΟΣ Η.   171

Ed. Chart. VI. [96.]   Ed. Baf. IV. (245.)

γὰρ οὐκέτ᾽ ἐξ αὑτοῦ κινεῖται τὸ σῶμα, κίνδυνος αὐτῷ ψυ-
χθῆναί τε καὶ πυκνωθῆναι, μηδὲν ἐπικούρημα θερμαῖνον
ἔξωθεν προσλαβόντι. διὰ τοῦτ᾽ οὖν οὐ μόνον εἰς τάχος χρὴ
τρίβειν, ἀλλὰ καὶ πολλαῖς χερσὶν, ὡς οἷόν τ᾽ ἐστὶ μάλιστα,
ὡς μηδὲν εἶναι μέρος τοῦ τριβομένου γυμνόν. ἀλλ᾽ εἴπερ
μήτε βραδεῖαν εἶναι προσήκει τὴν τρίψιν, μήτε σκληρὰν,
ἔλαιον δαψιλὲς χρὴ περικεχύσθαι τῷ τριβομένῳ σώματι·
καὶ γὰρ εἰς τάχος τοῦτο καὶ εἰς μαλακότητα τῇ τρίψει
συντελεῖ, καὶ πρόσεστι αὐτῷ τι καὶ ἄλλο μέγιστον ἀγαθόν·
ἐκλύει γὰρ τὰς τάσεις, καὶ μαλάττει τὰ πεπονηκότα κατὰ
τὰς σφοδροτέρας ἐνεργείας. διὰ ταῦτα μὲν δὴ φευκτέον ἐστὶ
τὴν σκληρὰν τρίψιν, δι᾽ ἕτερα δὲ τὴν μαλακήν· οὔτε γὰρ
ἐξικνεῖται πρὸς βάθος ἡ τοιαύτη τρίψις, ἀλλ᾽ αὐτόθι που
κατὰ τὸ δέρμα καὶ τὰς πλησίον αὐτοῦ σάρκας ἐκλύεται,
οὔτ᾽ ἐκθλίβει τὰ περιεχόμενα κατὰ τοὺς στενοὺς τῶν πόρων
περιττώματα. δι᾽ ὃ δὴ τήν τε σύντασιν τῶν τριβομένων
παραλαμβάνομεν, καὶ τὴν τοῦ πνεύματος κατάληψιν. ἡ μέση
τοίνυν μαλακῆς καὶ σκληρᾶς, ἥπερ δὴ καὶ σύμμετρός ἐστιν,

poſtquam a ſe corpus non amplius movetur, periculum
eſt, ne frigeſcat ac denſius fiat, dum nulla ope externa
caleſit. Hac igitur de cauſa non ſolum cum celeritate eſt
fricandum, ſed etiam, quoad fieri poteſt, multis manibus,
quo nulla corporis pars nuda maneat. At ſi nec tardam
eſſe frictionem oportet nec duram, oleum nimirum fri-
cando corpori largiter circumfundi debebit; id enim ad
velocitatem ſimul et mollitiem frictionis multum condu-
cit, et alioqui aliud non ſecundum mediocre commodum
affert, quando et quae tenſa ſunt remittit, et quae inter
vehementius laborandum fatigata ſunt emollit. Atque his
quidem de cauſis dura vitanda eſt frictio, ob alias vero
mollis; quippe ea nec alte demittitur, ſed circa cutem
ipſam et ei vicinas carnes diſſolvit, nec ea quae in an-
guſtis meatibus contenta excrementa ſunt extundit. Cujus
profecto cauſa tum ipſarum fricandarum partium tenſio-
nem, tum ſpiritus cohibitionem injungimus. Media igitur
mollis duraeque, quae eadem et mediocris eſt, ab utriuſ-

ἐκπεφευγέναι φαίνεται τό τε τῆς μαλακῆς ἄπρακτον καὶ τὸ
τῆς σκληρᾶς βίαιον καὶ βλαβερόν. ἐνεργηθήσεται δὲ, τῶν
μὲν τοῦ τρίβοντος χειρῶν ἐῤῥωμένως ἐπιβαλλομένων, [96] ὡς
ἐγγύς πη τὴν ἀπ᾽ αὐτῶν θλίψιν εἶναι τῇ σκληρᾷ τρίψει,
διὰ δὲ τὸ πλῆθος τοῦ λίπους καὶ τὸ τάχος τῆς φορᾶς
ἐκλυομένων τοσοῦτον, ὡς ἀκριβῶς γίνεσθαι σύμμετρον. τό
τε γὰρ λίπος οὐ σμικρὸν ἀλεξητήριόν ἐστι βιαίας ἐπιβολῆς,
τό τε βραχυχρόνιον τῆς ὁμιλίας τοσοῦτον ἀφαιρεῖ τῆς βι-
αίας, ὅσον καὶ τοῦ χρόνου. τείνειν δ᾽ ἀξιοῦμεν ἐν τούτῳ
τὰ τριβόμενα μόρια χάριν τοῦ πᾶν ὅσον ἐστὶ μεταξὺ τοῦ
δέρματος καὶ τῆς ὑποκειμένης σαρκὸς περίττωμα διὰ τοῦ
δέρματος ἐκκενοῦσθαι. χαλαρῶν γὰρ ἀμφοτέρων ὑπαρχόν-
των, οὐδὲν μᾶλλον ἔξω φέρεσθαι τοῖς περιττώμασιν ἢ εἴσω
συμβήσεται· ταθέντων δὲ τῶν ὑποκειμένων τῷ δέρματι,
πάντ᾽ ἐκτὸς ἐκκρίνεται, καθάπερ ὑπὸ δυοῖν πιεζόμενα χε-
ροῖν, μιᾶς μὲν αὐτῶν τῆς ἔξωθεν ἐπιβεβλημένης τοῦ τρί-
βοντος, ἑτέρας δὲ τῶν τεταμένων ἔνδον μερῶν. δι᾽ αὐτὰ δὲ
ταῦτα καὶ ἡ τοῦ πνεύματος κατοχὴ καὶ κατάληψις οὐ

que incommodo abeffe videtur, et mollis inefficacia, et
durae violentia noxaque.   Ea vero perficietur, fricantis
quidem manibus valenter injectis, ita ut earum impreffio
ad duram frictionem proxime accedat, caeterum pingue-
dinis copia et velocitate movendi eatenus remiffis, ut
plane evadat mediocris.   Nam et pinguedo ipfa valen-
tioris manuum injectionis non leve praefidium eft, et
brevitas ipfa contactus tantum demit de violentia, quan-
tum etiam de tempore. Porro tendendas obiter, dum fri-
cantur, partes cenfemus, quo, quicquid inter cutem et
fubjectam carnem excrementorum refidet, per cutem ex-
pellatur.   Quippe ambabus iis laxis non magis foras
quam intro ferri excrementa continget, diftentis vero
iis, quae fub cute funt, omnia foras extunduntur ceu ge-
mina manu expreffa, una foris ejus utique, qui fricat,
altera intus, ipfis fcilicet, quae tenduntur, partibus ma-
nus vicem fupplentibus.   Ac propter haec quidem non
exigua portio apotherapiae eft fpiritus detentio et cohi-

σμικρὸν μέρος ἀποθεραπείας ἐστίν· ὀνομάζεται δὲ οὕτως, ἐπειδὴ ἅπαντας ἐντείναντές τε καὶ προστείλαντες τοὺς μῦς τοῦ θώρακος, οἳ κατὰ τὰς πλευράς εἰσιν, ἐπέχομεν τὴν ἐκπνοήν. συμβαίνει γὰρ τηνικαῦτα τὸ θλιβόμενον ὑπὸ τῶν πλευρῶν πνεῦμα κεκωλυμένον ἐκπνεῖσθαι, διὰ τὸ κεκλεῖσθαι τὸν λάρυγγα, πᾶν ὠθεῖσθαι κάτω πρὸς τὸ διάφραγμα· τούτῳ δὲ ὑποκειμένων ἥπατός τε καὶ σπληνὸς, καὶ γαστρὸς, καί τινων ἑτέρων, συνεξαίρεσθαι ταῦτα σύμπαντα τῷ διαφράγματι. χρὴ δ᾽ ἐν τούτῳ συντείνειν ἀτρέμα τοὺς κατ᾽ ἐπιγάστριον μῦς, ἵν᾽ ὑπὸ τούτων τε ἅμα καὶ τοῦ διαφράγματος, ὥσπερ ὑπὸ δυοῖν θλιβόμενα χεροῖν, ὅσα μεταξὺ κεῖται μόρια, τὸ περιεχόμενον ἐν αὐτοῖς περίττωμα πρὸς τοὐκτὸς ὠθῇ. τὰ μὲν οὖν μεταξὺ κείμενα τό τε ἧπάρ ἐστι, καὶ ὁ σπλὴν, καὶ ἡ γαστὴρ, καὶ κώλου τε καὶ λεπτῶν ἐντέρων προὔχοντα· χῶραι δ᾽ εἰς ὑποδοχὴν ἕτοιμοι τοῖς ἐκθλιβομένοις περιττώμασιν ἥ τε τῆς γαστρὸς εὐρυχωρία πᾶσα, καὶ τῶν ἐνταῦθα κειμένων (246) ἐντέρων αἱ κοιλότητες. εἰ δ᾽ ἀργοὺς ἀκριβῶς ἐάσαις τοὺς κατ᾽ ἐπιγάστριον μῦς, οὐδενὸς μὲν τῶν εἰρημένων ἐκκενώσεις τὰ

bitio; appellant vero ita, ubi omnibus thoracis mufculis, qui circa coftas habentur, intentis coactisque expirationem continemus. Accidit namque obiter, ut fpiritus, qui a coftis premitur, dum efflari, quod claufus fit larynx, prohibetur, univerfus peſſum ad transverfum feptum detur, atque ut cum hoc, quae ipfi fubfunt, omnia fimul attollantur, jecur, lien, ventriculus et quaedam alia. Oportebit autem interim mufculos quoque, qui in abdomine funt, leviter intendi, ut ab his una cum fepto ceu gemina manu preſſis quae interfunt partibus excrementum, fi quod intra fe habent, foras impellant. Porro mediae inter haec partes continentur jecur, lien, ventriculus et craſſi ac tenuis inteftini partes quae prominent. Loca vero ad excipienda quae expelluntur excrementa patent tum ventris tota capacitas, tum ifthic confiftentium inteftinorum cavitas. Si vero feriari plane abdominis mufculos paſſus fueris, nullius praedictorum excre-

174 ΓΑΛΗΝΟΥ ΥΓΙΒΙΝΩΝ

Ed. Chart. VI. [96.]   Ed. Baf. IV. (246.)

περιττώματα, τὰ δ' ἐν θώρακί τε καὶ πνεύμονι μεταστήσεις
κάτω. προσήκει δ' ἐνταῦθα μεθίστασθαι μᾶλλον αὐτοῖς
τοῦ μένειν ἐν ἐκείνοις, ὅσῳ καὶ ἡ κένωσις ἑτοιμοτέρα τῶν
ἐν τῇ κοιλίᾳ περιεχομένων, ἤπερ τῶν ἐν πνεύμονί τε καὶ
θώρακι. τὰ μὲν γὰρ ἐμεῖταί τε καὶ ἀποπατεῖται ῥᾳδίως,
τὰ δὲ μετὰ συντονίας τε καὶ βίας ὑπὸ βηχὸς ἐκβάλλεται.
εἰ μέντοι τις ὁμοίως ταῖς φρεσὶν ἐντείνει τοὺς κατ' ἐπιγά-
στριον μῦς ἐν ταῖς τοῦ πνεύματος καταλήψεσιν, ἀκριβέστε-
ρον μὲν ἐκκαθαρθήσεται τὰ κάτω τῶν φρενῶν σπλάγχνα,
μεταστήσεται δὲ οὐδὲν ἐκ τῶν τοῦ πνεύματος ὀργάνων εἰς
τὰ τῆς τροφῆς, ἀλλ' ἅπαν ἐν θώρακί τε καὶ πνεύμονι μένει
τὸ περίττωμα. διὸ δὴ τὴν τοιαύτην κατάληψιν τοῦ πνεύ-
ματος οὐκ ἐπαινῶ νῦν, ἔτι δὲ μᾶλλον, ὅταν ἤδη μηδ'
ὅλως τις ἐντείνας τὰς φρένας ἰσχυρῶς καὶ βιαίως προστείλῃ
τοὺς κατ' ἐπιγάστριον μῦς. ἀνάγκη γὰρ ἐν τῷδε ἐμπίπλα-
σθαι μὲν αἵματός τε καὶ πνεύματος ἅπαντα τὰ κατὰ τὸν
τράχηλον ἀγγεῖα καὶ μόρια, φέρεσθαι δ' ἄνω τε καὶ πρὸς
τὴν κεφαλήν, οὐκ ἐπὶ τὴν γαστέρα καὶ κάτω τὰ περιττώ-

menta vacuabis, quae vero in thorace ac pulmonibus ha-
bentur, ea deorſum transferes. Expedit vero huc potius
transferantur, quam in illis maneant; tanto profecto ma-
gis, quanto etiam eorum, quae in ventre, quam quae in
pulmonibus et pectore continentur, promptior exitus pa-
tet. Haec enim vel evomuntur facile, vel excernuntur;
illa cum conatu et vi per tuſſes ejiciuntur. Verum ſiquis,
perinde ut ſeptum, ita abdominis quoque muſculos anhe-
litus cohibitione intendat, exquiſitius plane expurgabit ea
quae ſub ſepto ſunt viſcera; non transferetur tamen
quicquam a ſpiritus inſtrumentis ad ea, quae nutrimento
ſunt delegata, ſed totum in ipſo thorace et pulmonibus
excrementum manebit. Quare cohibitionem anhelitus id
genus nunc non probo, multoque minus, ſi quis omnino
non diſtento ſepto valide ac vehementer contrahat mu-
ſculos abdominis; quando ita neceſſe eſt venas omnes
partesque, quae circa collum ſunt, ſpiritu ac ſanguine ím-
pleri, excrementa vero ſurſum atque ad caput, non de-

ΛΟΓΟΣ Γ. 175

Ed. Chart. VI. [96. 97.]   Ed. Baſ. IV. (246.)

ματα. θεάσασθαι γὰρ ἔστι τὸ αὐτὰ κἀπὶ τῶν αὐλούντων,
ἢ μέγιστον ἢ ὀξύτατα φωνούντων· εὐρύνεται γὰρ αὐτῶν
ἅπας ὁ τράχηλος, οἰδίσκεται δὲ τὸ πρόσωπον, ἥ τε κεφαλὴ
πληροῦται σφοδρῶς, ὅτι καὶ κατὰ τοῦτο τὸ ἔργον οἱ κατ'
ἐπιγάστριον ἐκτείνονται μύες, εἴκοντος αὐτοῖς τοῦ διαφράγμα-
τος. ἔστι γὰρ δὴ τὸ τοιοῦτον ἔργον ἅπαν, ὡς ἐν τοῖς περὶ
φωνῆς ἀποδέδεικται, μικτὸν καὶ σύνθετον ἔκ τε μεγίστης
ἐκπνοῆς καὶ πνεύματος καταλήψεως, [97] ἐν μὲν ταῖς
ἀθρόαις ἐκφυσήσεσι μεγίστης ἐκπνοῆς γινομένης ἐπὶ σφο-
δροτάταις ἐντάσεσι τῶν κατὰ τὰς πλευρὰς μυῶν ἅμα τοῖς
κατ' ἐπιγάστριον, ἐν δὲ ταῖς τοῦ πνεύματος καταλήψεσι
τῆς μὲν αὐτῆς ἐντάσεως γιγνομένης ἑκατέρων τῶν μυῶν, ἐκ-
πνεομένου δ' οὐδενός, ἐπὶ δὲ τῶν αὐλούντων τε καὶ φω-
νούντων ὀξὺ τῶν μὲν μυῶν ὡσαύτως τεινομένων, οὔτε δ'
ἐπεχομένης ἀκριβῶς τῆς ἐκπνοῆς, οὔτε ἀθρόως ἐπιτελουμένης,
ἀλλὰ μέσην ἐχούσης κατάστασιν. ὥστε ταῖς τρισὶν ἐνεργείαις
κοινὴν μὲν εἶναι τὴν τάσιν τῶν μυῶν, ἰδίαν δὲ κατὰ μὲν

orſum et ad ventrem ferri. Intueri enim id tum in iis,
qui tibia canunt, licet, tum in iis, qui maximam acutis-
ſimamque vocem edunt. Siquidem his collum omne di-
latari, faciem vero intumeſcere, et caput validiſſime im-
pleri videas, propterea quod in hoc opere, qui in abdo-
mine muſculi ſunt, tenduntur, diaphragmate his cedente.
Eſt enim, quicquid ejusmodi operis eſt, veluti in iis de-
monſtratum eſt, quae de voce edidimus, mixtum ac com-
poſitum ex maxima expiratione et ſpiritus cohibitione,
utique quum ſimul omnis ſpiritus efflatur, maximo nimi-
rum facto expiratu, idque cum validiſſima muſculorum,
tum qui coſtis inſident, tum qui in abdomine ſunt, tenſio-
ne, in ſpiritus autem cohibitione eadem utrorumque
muſculorum facta tenſione, nullo tamen ſpiritu elabi per-
miſſo; in iis, qui tibia ſonant aut acutam vocem edunt,
muſculis pari modo tenſis, expiratione tamen nec penitus
cohibita, nec tota ſimul emiſſa, ſed mediam rationem
ſervante. Ita nimirum fit, ut trium operum communis ſit
muſculorum tenſio, propria vero per confertim factas ex-

τὰς ἀθρόας ἐκφυσήσεις, τὴν ταχεῖαν ἔξω φορὰν τοῦ πνεύ-
ματος, κατὰ δὲ τὰς καταλήψεις τὴν ἐπίσχεσιν, ἐν δὲ ταῖς
αὐλήσεσί τε καὶ φωναῖς σύμμετρον κένωσιν. αἰτία δὲ τῶν
τριῶν ἐνεργειῶν ἡ φάρυγξ, ἀνοιγομένη μὲν ἐπὶ πλεῖστον ἐν
ταῖς ἀθρόαις ἐκφυσήσεσιν, ἀκριβῶς δὲ κλειομένη κατα-
λαμβανόντων τὸ πνεῦμα, μέσην δ᾽ ἔχουσα κατάστασιν αὐ-
λούντων τε καὶ φωνούντων ὀξύ τε ἅμα καὶ μέγα. περὶ μὲν
δὴ τούτων ἀνάγκη ποτὲ καὶ αὖθις εἰπεῖν ἐν τοῖς περὶ ἀνα-
φωνήσεως λόγοις. ἡ δ᾽ εἰς τὴν ἀποθεραπείαν ἐπιτήδειος
ἐξαίρει τὴν γαστέρα, τεινομένων μὲν ἁπάντων τῶν τοῦ
θώρακος μυῶν, ἀνιεμένων δὲ τῶν κατ᾽ ἐπιγάστριόν τε καὶ
τὰς φρένας· οὕτω γὰρ ἐνεχθήσεται κάτω τὰ περιττώματα.
δευτέραν δὲ ἔχει τάξιν ἡ μετρίως ἐντείνουσα τοὺς κατ᾽ ἐπι-
γάστριον μῦς ὑπὲρ τοῦ τὰ κάτω τῶν φρενῶν ἀποθεραπεῦ-
σαι σπλάγχνα. τῶν δ᾽ αὐτῶν τούτων ἕνεκα καὶ αἱ τῶν
ἁμμάτων περιφοραὶ γιγνέσθωσαν, ἃς ἐξόπισθεν τῶν τριβο-
μένων οἱ τρίβοντες ἱστάμενοι ποιοῦνται περὶ τὴν γαστέρα

fafflationes velox ejus foras expulfio; in anhelitu cohi-
bendo ipfa ejus retentio; in tibiarum opere et voce me-
diocris emiffio.   Caufa vero triplicis hujufce operis pha-
rynx eft; quippe qui in confertim factis exfufflationibus
latiffime fe pandit; in fpiritus cohibitione prorfus claudi-
tur; in iis, qui tibia fonant aut qui voce acuta fimul et
magna utuntur, medium quendam habitum fervat. Ac de
his quidem poft hoc aliquando agere neceffe erit in iis,
quibus de vociferatione agemus.   Caeterum fpiritus cohi-
bitio, quae ad apotherapiam eft idonea, ventriculum attol-
lit, tenfis, qui in thorace funt, mufculis univerfis, remiffis,
qui funt in fepto et abdomine, ita namque deorfum fe-
rentur excrementa.   Secundo autem loco habenda eft,
quae mediocriter eos, qui in abdomine funt, mufculos ten-
dit, quo videlicet ea, quae fub fepto funt, vifcera apo-
therapiae fructum fentiant.   His ipfis de caufis etiam fa-
fciarum circumactus fieri conveniet; quos fricantes ipfi,
quum a tergo fricandorum conftiterint, circa totum ven-

σύμπασαν· ἄλλας δ᾽ ἐκ τῶν πρόσθεν ἱστάμενοι τῶν μετα-
φρένων περιβολὰς ἀμμάτων ποιοῦνται, τὼ χεῖρε περιάγοντες·
ἄλλας δὲ ταῖς πλευραῖς, καὶ τῇ ῥάχει, καὶ τῷ στέρνῳ, συνεπι-
στρεφομένου πως αὐτοῖς τοῦ τριβομένου. κατὰ τῆς ὀσφύος δὲ
γιγνέσθωσαν ἀμμάτων ὅμοιαι περιβολαί τε καὶ περιφοραὶ, συν-
εντεινομένου μὲν ἁπάσαις αὐταῖς τοῦ τριβομένου, συνεπιστρε-
φομένου καὶ οὐχ ἁπάσαις· οὐδὲ γὰρ συνεχεῖς ἔτι αὐτὸν ἀπὸ
τῆς ἀποθεραπείας χρὴ ποιεῖσθαι τὰς κινήσεις, ὥσπερ οὐδὲ
σφοδράς, ἀλλὰ ποιεῖσθαι μέν τινας, ἐκ διαλειμμάτων δ᾽
ἐχόντων τρίψεις· αἱ μὲν γὰρ συνεχεῖς τε καὶ σφοδραὶ τρί-
ψεις ἴδιαι τῶν κατασκευαστικῶν γυμνασίων εἰσὶν, αἱ δὲ
μήτε συνεχεῖς μήτε σφοδραὶ τῆς ἀποθεραπείας οἰκεῖαι.
ὥστε πολλάκις μὲν ἐνανειλείσθω, πολλάκις δὲ καὶ ἀπωθεί-
σθω, πολλάκις δὲ καὶ μεταβαλλέτω τὸν προσγυμναζόμενον
ἐν τούτῳ τῷ καιρῷ. πολλάκις δὲ καὶ κατὰ νῶτον γιγνόμε-
νος αὐτὸς, ἑκάτερον ἐν μέρει τῶν σκελῶν περιπλέκων τῷ
γυμναστῇ μετ᾽ ἐντάσεώς τινος οὐκ ἠπειγμένης, ὑφ᾽ ἑτέρων
εὐκαίρως ἐπαφωμένων τριβέσθω· οὕτω γὰρ ἂν καὶ μάλιστα

trem adhibent: alios vero, quum a fronte confiſtentes
faſciarum circa dorſum circumjectionibus utuntur, duabus
manibus circumagentes: alios autem coſtis, et ſpinae, et
pectori, idque converſo pariter cum his quodammodo eo,
qui fricatur. Circa lumbos vero ſimilis faſciarum circum-
jectio circumactioque fiet, tendente ſe ad ſingulas eo, qui
fricatur, non tamen cum omnibus pariter ſe vertente,
quum neque continuos motus, nec vehementes contingere
ei ex apotherapia conveniat, ſed certe aliquos et quibus
ex intervallo frictiones ſint interpoſitae. Quae namque et
continuae et vehementes frictiones ſunt, hae exercitatio-
nis, quam praeparatoriam vocant, ſunt propriae; quae
vero non continuae, nec vehementes, apotherapiae. Ita-
que ſaepe quidem revolvatur, ſubinde vero etiam repel-
lat; ſaepe etiam hoc ipſo tempore progymnaſten mutet;
ſaepe ipſe a tergo gymnaſtae incumbens, ac crurum
utrumque per vices ipſi circumplectens, idque cum ten-
ſione aliqua haudquaquam urgente. ab aliis, qui commode

Ed. Chart. VI. [97. 98.]　　　　　　Ed. Baf. IV. (246.)

διαφυλάττοι τε τὴν ἐν τοῖς γυμνασίοις ηὐξημένην θερμό-
τητα, καὶ συνεκκρίνοι ταῖς ἰδίαις ἐντάσεσί τε καὶ κινήσεσι
τὰ περιττώματα· πρὸς ὃ καὶ ἡ τοῦ πνεύματος κατά-
ληψις οὐκ ὀλίγον μοι ἔοικεν ἐπιβοηθεῖν; ἐνωθούμενον
γὰρ τοῦτο πανταχόθεν εἰς τοὺς λεπτοὺς πόρους ἀναγκά-
ζεται καταδύεσθαι, καὶ ἢν ἐπὶ πλέον θλίβηταί τε καὶ
προωθῆται, πάντας αὐτοὺς διεξέρχεται, συναποφέρον αὐτῷ
τι καὶ τῶν λελεπτυσμένων περιττωμάτων. οὕτω γέ τοι καὶ
τρήματα πολλάκις ὀργάνων λεπτὰ τοὺς δημιουργοὺς ἔστιν
ἰδεῖν ἐκκαθαίροντας ἐμφυσήσει σφοδροτέρου πνεύματος.
εἰς ὅσον γὰρ τοῦτο φέρεται πρόσω βιαίως ἐπαναγκαζόμενον,
εἰς τοσοῦτον τὰ μὲν ὠθεῖται παρ' αὐτοῦ, τὰ δὲ παρασύρε-
ται διεξελθεῖν ἐφιέμενα τὴν ὁδὸν ἅπασαν· [98] ὠθεῖται
μὲν τὰ πρόσω, παρασύρεται δὲ τὰ πλάγια, τῇ ῥύμῃ τῆς
φορᾶς ἄμφω βιαζόμενα. καὶ τοίνυν καὶ τῶν γυμνασίων
αὐτῶν μεταξὺ παραλαμβάνουσιν οἱ ἄριστοι γυμνασταὶ κατά-
ληψιν πνεύματος, ὥσπερ γε καὶ τὴν προειρημένην ἀποθε-

contrectent, fricetur; hac enim vel maxime ratione et
calorem, qui exercitando eſt adauctus, ſervaverit, et fi-
mul excrementa propriis ipſius tum tenſionibus tum mo-
tibus ejecerit.　　Ad quod ſane opus ſpiritus quoque cohi-
bitio non parum mihi conducere videtur, quippe qui
undique compulſus in anguſtos ſe recipere meatus cogi-
tur, eosque, ſi amplius truſus propulſusque fuerit, etiam
penitus tranſire atque extenuati jam excrementi ſecum
nonnihil arripere.　　Ad hunc ſane modum exilia inſtru-
mentorum foramina vehementiore ſpiritus inſlatu ex-
purgantes opifices videas.　　Nam quantum is ulterius per
vim coactus impellitur, tantum ab ipſo quaedam impel-
luntur, quaedam trahuntur, totamque viam peregiſſe pro-
perant.　　Et truduntur quidem, quae ante occurrunt, at-
trahuntur, quae ad latus ſunt poſita, impetu ipſo motus
utraque coacta.　　Quin etiam inter ipſam exercitationem
ſpiritus cohibitionem interponunt optimi gymnaſtae, at-
que etiam quam ſupra comprehendimus ipſam, quae apo-

ραπευτικὴν τρίψιν, ἅμα μὲν ἀναπαυόντες, ὅταν ἄρχωνται
κάμνειν, ἅμα δὲ διακαθαίροντες κατὰ βραχὺ τοὺς πόρους;
ἵν᾽ εὔπνουν τὲ ἅμα καὶ καθαρὸν ᾖ τὸ σῶμα πρὸς τοὺς
ἑξῆς πόνους, ὡς κίνδυνός γε, μηδενὸς τοιούτου προνοηθέν-
τος, τὸν γυμναστὴν ἐμφράξαι μᾶλλον ἢ καθᾶραι τοὺς πό-
ρους. αἱ γάρ τοι σφοδρόταται φοραὶ τῶν ὑλῶν τὰ ἐναντία
πεφύκασιν ἐργάζεσθαι, κατὰ διαφέροντας καιροὺς καὶ τρό-
πους ἐνεργούμεναι· ἐμφράξεις μὲν, ὅταν ἀθρόον τε ἅμα
καὶ παχὺ καὶ πολὺ τὸ φερόμενον ᾖ, καθάρσεις δὲ, ἐπειδὰν
ὀλίγον τὲ καὶ λεπτομερὲς ὑπάρχον μὴ πάνυ κατεπείγηταί
τε καὶ καταναγκάζηται πᾶν ἀθρόως ἐκκενοῦσθαι. φαίνεται
γὰρ οὕτω ταῦτα γινόμενα κατά τε τῶν ἐκτὸς ἁπάντων ὀρ-
γάνων τε καὶ πλοκάμων. ἀποπλύνεται γάρ τοι καὶ ἀποῤ-
ῥύπτεται τὸ περιττὸν ἅπαν ἐξ αὐτῶν, οὐχ ὅταν; ὑπεξιόντων
ἔτι τῶν προτέρων, ἕτερα βιαίως ἐπιφέρηται, (κίνδυνος γὰρ
ἐν τῷδε, σφηνωθέντα καὶ διαιρεθέντα πρὸς ἄλληλα τὰ
διερχόμενα φράξαι τὴν ὁδὸν,) ἀλλ᾽ ὅταν, τῶν προτέρων
ἤδη κεκενωμένων, αὖθις ἕτερα κενωθῇ. καὶ τίς δὲ περὶ

therapiae debetur, frictionem, fimul hominem, quum laffi-
tudo incipit, recreantes, fimul cutis meatus paulatim ex-
purgautes, quo videlicet perfpirabile fimul purumque cor-
pus ad fubfequentes labores fit, quum alioqui verendum
fit, ne, fi nihil tale gymnafta providerit, obftruat potius
praedictos meatus, quam expurget, proptefea quod vehe-
mentiffimi materiae impetus diverfis temporibus ac ratio-
nibus contrarios edefe effectus poffunt; obftruere quidem,
quum craffum fimul ac multum fuerit, quod confertim ae
praeceps agitur; purgare, quum exiguum tenueque eft,
nec praepropefe nec violenter cogitur fimul omne ex-
pelli. Apparet enim, ita accidere in omnibus tum exter-
nis inftrumentis, tum vero calathorum plexibus. Quippe
eluitur extergeturque ex his omne fupervacuum, non
quum, egredientibus adhuc paulatim prioribus, alia vio-
lenter a tergo irruunt, (verendum enim interim eft, ne,
quae in tranfitu funt impacta innixaque, invicem viam
obftruant,) fed quum, prioribus plane vacuatis, alia poft-

τῶν μικροτέρων πόρων θαυμάσειεν, ὅπου γε καὶ τῶν
θεάτρων ἀθρόως ἐξιόντες πολλοὶ κατὰ τὰς διεξόδους ἴσχον-
ται; διὰ ταῦτα μὲν δὴ καὶ τοὺς ἐν μέσοις τοῖς πόνοις
ἀποθεραπείᾳ χρωμένους ἐπαινῶ, καὶ μάλιστα ἐπὶ τῶν τοὺς
βαρεῖς καλουμένους ἄθλους ἀσκούντων. ἀλλὰ περὶ μὲν τού-
των αὖθις. ὁ δὲ νῦν ἡμῖν ὑποκείμενος ἄνθρωπος οὐκ ἀθλη-
τικὴν εὐεξίαν, ἀλλ᾽ ἁπλῶς ὑγίειαν ἔχει τὸν σκοπόν. οὔτ᾽
οὖν πολλῶν αὐτῷ χρεία γυμνασίων ἐστὶν, οὔτε πρὸς ἀνάγκην
ἐδωδῆς, ἀλλ᾽ οὐδὲ πλήθους κρεῶν χοιρείων, οὐδ᾽ ἄρτων
τοιούτων, οἵους ἐσθίουσιν αἱ βαρεῖς ἀθληταί. (247) διὰ
ταῦτ᾽ οὖν ἅπαντα τῷ μὲν οὐδεὶς κίνδυνος ἐμφραχθῆναι τοὺς
πόρους, εἰ καλῶς προκατεσκευάσαντο, τουτέστι ἐπιτηδείῳ τε
τρίψει καὶ πόνοις ἐξ ὀλίγου τε καὶ κατὰ βραχὺ προϊοῦσι·
ἀθλητῇ δὲ βαρεῖ κίνδυνός ἐστι διά τε τὴν ποιότητα καὶ
τὸ πλῆθος τῶν ἐδεσμάτων, εἰ μὴ πάντα γίγνοιτο καλῶς,
ἐμφραχθῆναι μᾶλλον ἐν τοῖς γυμνασίοις ἢ καθαρθῆναι
τοὺς πόρους.

modum vacuantur. Et quid de exiguis meatibus miremur,
quum etiam e theatris multitudo, quae confertim egre-
di conatur, in exitu haeret? Ob haec itaque, qui etiam
in mediis laboribus apotherapia utuntur, gymnaſtas lau-
do, potiſſimumque in iis, quos gravia (quae vocant) cer-
tamina exereent. Verum de his poſtea. Qui autem nunc
nobis propoſitus homo eſt, non athleticum habitum, ſed
ſimpliciter ſanitatem ſcopum habet, quo minus aut mul-
tis exercitationibus, aut coacta comeſtione eſt opus, aut
etiam ſuillae carnis copia, aut pane id genus, quo gra-
ves athletae utuntur. Atque his omnibus de cauſis ti-
mendum huic non eſt, ne exiles ejus meatus obſtruantur,
ſi modo probe eſt praeparatus, ſcilicet idonea frictione
ac laboribus, qui ex parvis paulatim creſcant. Gravi
vero athletae, niſi omnia probe adminiſtrentur, ob ci-
borum tum qualitatem tum quantitatem verendum in ex-
ercitationibus eſt, ne obſtruantur potius quam expurgen-
tur meatus.

Ed. Chart. VI. [98. 99.]   Ed. Baf. IV. (247.)

Κεφ. γ΄. Ἅλις μὲν ἤδη μοι τῶν περὶ τῆς ἀποθερα-
πείας λόγων. ἴωμεν δ᾽ ἑξῆς ἐπὶ τὰ λουτρὰ, τοσοῦτο γοῦν
μόνον εἰπόντες ὑπὲρ τῶν προκειμένων, ὡς, ὅς τις ἂν ἐλάτ-
τοσιν ἔπεσιν ἑρμηνεύσῃ ταῦτα, μακρολογίαν ἡμῖν ἐγκαλείτω.
εἰ δὲ τῶν ἀναγκαίων τι θεωρημάτων ἢ τῶν ταῦτα πιστου-
μένων ἀποδείξεων ὑπερβάς τινας βραχὺν ἡγοῖτο πεποιηκέναι
τὸν λόγον, οὐκ ἀγάλλεσθαι προσῆκεν, ἀλλ᾽ αἰσχύνεσθαι
μᾶλλον αὐτῷ ταῖς τοιαύταις βραχυλογίαις. ἐγὼ δὲ, καίτοι
βιβλίον ὅλον ὑπὲρ τῆς καλουμένης ἀποθεραπείας γράψαι
δυνάμενος, οὐκ ἐδικαίωσα ποιεῖν οὕτως, συντέμνειν ὅτι μά-
λιστα τὸ μῆκος τῆσδε τῆς πραγματείας προῃρημένος. εἰ γὰρ
ἐπὶ τὸ διελέγχειν ὅσα κακῶς εἴρηται τοῖς πλείστοις ἐτραπό-
μην, οὐ μικρὰν, οὐδὲ φαύλην ὕλην εἰς μῆκος λόγου ἔσχον
ἂν· [99] ἀλλ᾽ ἐξ ὧν ἀπέδειξα, νομίζω τοῖς ἔχουσι νοῦν
ἁπάσας τῆς ἀντιλογίας τὰς ἀφορμὰς παρασχέσθαι. λέγοντος
γοῦν Ἀσκληπιάδου, τὴν κατάληψιν τοῦ πνεύματος ἐμπιπλά-
ναι τὴν κεφαλήν, ἐξ ὧν ἐγὼ διωρισάμην ὀλίγον ἔμπροσθεν,

Cap. III. Ac de apotherapia quidem abunde mihi
dictum jam eft. Deinceps ad balnea veniamus, illud
modo de propofitis praefati, quod, fi quis haec paucioribus
interpretabitur, is merito prolixitatem fermonis noftri ac-
cufet; verum fi quis aut neceffarium aliquod theorema,
aut, quae id confirment, evidentes demonftrationes prae-
teriens brevitate fe ufum putat, hunc non tam de tali
brevitate fibi placere, quam certe pudore affici par eft·
Ego vero, etfi iftud volumen fcribere de ea quae vocatur
apotherapia potuiffem, tamen id faciendum non cenfui,
ut qui longitudinem hujus operis contrahere maxime
ftudui. Si enim ad ea refellenda, quae perperam a ple-
risque funt fcripta, me convertere voluiffem, nec par-
vam, nec certe levem materiam longioris fermonis habu-
iffem. Verum arbitror ex iis, quae demonftravi, fatis me
feminum dediffe iis, qui faltem non plane hebetes funt,
ejusmodi omnia refellendi. Quum enim dicat Afclepia-
des, fpiritus cohibitionem caput opplere, ex iis, quae ipfe

ἐπιδεικνὺς αὐτῆς τὰς διαφορὰς, ἔνεστι τῷ βουλομένῳ τὴν
πρὸς αὐτὸν ἀντιλογίαν ποιεῖσθαι. οὕτω δὲ καὶ κατὰ τὸ
δεύτερον βιβλίον ἐξῆν δή που κἀμοὶ τὰ κατὰ μέρος
ἅπαντα γυμνάσια διηγουμένῳ μηκῦναι τὸν λόγον, ὥσπερ
ἄλλοι τέ τινες ἐποίησαν ὅ τε κάλλιστα μεταχειρισάμενος ὅλην
τὴν πραγματείαν Θέων ὁ Ἀλεξανδρεύς· τέτταρα γὰρ οὗτος
ἔγραψε βιβλία περὶ τῶν κατὰ μέρος γυμνασίων. ἅπαντα
κἀμοὶ λέγειν ἐξῆν, ἄμεινόν γε ἑρμηνεύειν ἐκείνου δυνα-
μένῳ. καὶ προσέτι καὶ ἄλλων πολλῶν μνημονεύειν γυμνα-
σίων ἔργοις κοινῶν. ἐκεῖνος μὲν γὰρ, ὡς ἂν ἀθλητὰς μά-
λιστα γυμνάζειν ἔργον πεποιημένος, ἐν τοῖς ἐπ᾽ ἐκείνων
ἐπλεόνασε γυμνασίοις· ἔξεστι δὲ τῷ βουλομένῳ περὶ πάν-
των τῶν κατὰ πάσας τὰς τέχνας διεξέρχεσθαι. ταῦτα μὲν
οὖν μοι λελέχθω πρὸς τοὺς ἀγανακτήσοντας τῷ μήκει τῆς
πραγματείας.

Κεφ. δ'. Καιρὸς δ᾽ ἤδη περὶ λουτρῶν διέρχεσθαι,
πρῶτον μὲν, ὁπόσα γλυκέων ὑδάτων ἐστὶ θερμαινόμενα,

paulo ante definivi, quum differentias ejus traderem, po-
teſt, qui volet, hominis fententiam refellere. Similiter
in fecundo quoque volumine licuit etiam mihi omnibus
exercitationibus figillatim commemoratis librum produ-
cere, ficuti quum alii nonnulli fecerunt, tum, qui bellis-
fime totam materiam eſt exequutus, Theon Alexandrinus.
Is enim quatuor libros non alia de re quam de particu-
laribus exercitiis fcripfit. Quae et mihi dixiſſe licuit, ut
qui tum melius, quam ille, interpretari potuerim, tum
vero aliarum meminiſſe non paucarum exercitationum,
quae funt operibus communia. Is enim quum illud fibi
propofuiſſet, ut, quemadmodum athletae maxime exerci-
tarentur, doceret, in his multum verborum abfumpfit.
Poteſt autem, qui volet, et de iis quas fingulae artes prae-
ſtant exercitationibus differere. Atque haec quidem iis,
qui longitudinem operis parum aequo animo ferunt, di-
cta fint.

Cap. IV. Nunc de halneis agere tempeſtivum vide-
tur. Ac primum quidem de aquis dulcibus calfactis, ut

ἐπειδὴ τούτων ἡ χρεία πλείων, ἑξῆς δὲ τῶν ψυχρῶν, εἶθ᾽
οὕτως τῶν αὐτοφυῶν ὀνομαζομένων, καὶ αὐτῶν δή που τά
μὲν εὔκρατα, τὰ δὲ ζέοντα, τὰ δὲ χλιαρά, τά δὲ ψυχρά
παντάπασιν ὑπάρχει. ἔστι δὴ τῶν γλυκέων ὑδάτων τῶν
θερμῶν ἡ δύναμις, εὐκράτων μὲν ὄντων, ὑγρὰ καὶ θερμὴ,
χλιαρωτέρων δὲ γενομένων, ὑγρὰ καὶ ψυχρά, θερμοτέρων δὲ
τοῦ δέοντος ἀποτελεσθέντων, θερμὰ μὲν, οὐκέτι δ᾽ ὁμοίως
ὑγρά. φρίττειν γὰρ ἀναγκάζει τὰ σώματα, καὶ πυκνοῦσθαι
τοὺς πόρους αὐτῶν, ὡς μήτ᾽ ἀπολαύειν ἔτι τῆς ἔξωθεν
ὑγρότητος, μήτ᾽ ἐκκενοῦσθαί τι τῶν ἔνδον περιττωμάτων.
ἀλλ᾽ ἀπὸ τῶν εὐκράτων ἀρκτέον, ἃ διὰ παντὸς ὑγραίνει,
καὶ θερμαίνει διὰ παντὸς καθ᾽ ἑαυτά. συμβαίνει δ᾽ αὐτοῖς
ἐνίοτε κατὰ τὸ συμβεβηκὸς ἤτοι διαφορεῖν τὰς ὑγρότητας,
ἢ πληροῦν ῥεύματος περιττοῦ τὰ μόρια τοῦ σώματος, ἢ
μαλάττειν, ἢ πέττειν, ἢ ῥωννύναι τὴν δύναμιν, ἢ κατα-
λύειν. εἰς ταῦτα μέν γε καὶ ἡ ποσότης αὐτῶν οὐκ ὀλίγα
συντελεῖ. πολλὰ δὲ καὶ ἄλλα τῶν τοῖς εἰρημένοις ἑπομέ-
νων ἔνεστι καταλέγειν ἔργα τῶν εὐκράτων ποτίμων λουτρῶν,

quarum crebrior fit ufus; mox de frigidis; poftremo de
iis, quas fponte natas appellant, quarum aliae media tem-
perie, aliae ferventes, aliae tepidae, aliae omnino frigi-
dae funt. Dulcium calfactarum aquarum, fi media tem-
perie fint, vis calida et humida eft; fin tepidiores fint,
humida et frigida; quod fi jufto calidiores fiant, calida
quidem, fed non perinde humida. Quippe horrere cor-
pora contrahique exiles earum meatus fubigunt, ita ut
nec madefcere ab extrinfecus accedente humore poffint,
nec excrementi, quod intus latet, quicquam emittere.
Caeterum ab iis incipiendum, quae medium temperamen-
tum obtinent, quae per fe femper calefaciunt et hume-
ctant; evenit tamen ex accidente, ut aut per halitum
digerant humores, aut fupervacua fluxione corporis par-
tes impleant, aut molliant, aut concoquant, aut vires
firment vel infirment; fiquidem ad haec quantitas quo-
que earum non minimum confert. Quin alios quoque
multos lavationis aquae temperatae et potabilis effectus,

184   ΓΑΛΗΝΟΥ ΥΓΙΕΙΝΩΝ

Ed. Chart. VI. [99. 100.]   Ed. Baf. IV. (247.)

ὧν τὰ πρέποντα τῇ νῦν ἡμῖν ἐνεστώσῃ πραγματείᾳ λεχθή-
σεται καθ᾽ ὅσον ἐγχωρεῖ διὰ βραχέων, ἀναβεβλημένης ἐν τῷ
παρόντι τῆς εἰς τὰ νοσήματα χρείας αὐτῶν. εἰς δὲ τὴν
ὑγιεινὴν χρῆσιν ὁ προκείμενος ἐν τῷ λόγῳ νεανίσκος ἡκέτω
γεγυμνασμένος, ὡς εἴρηται πρόσθεν. ἐπὶ τούτου τοίνυν
ὀλίγη μὲν ἡ ἐξ αὐτοῦ ὠφέλεια· πάντα γὰρ φθάνει ἔχων
ἐκεῖνος ἔκ τε τῶν συμμέτρων γυμνασίων καὶ τῆς εἰρημένης
ἀποθεραπείας. ὅμως δ᾽ οὖν, εἰ καλῶς παραλαμβάνοιτο τὰ
λουτρά, μέρος ἄν τι γένοιτο καὶ αὐτὰ τῆς ἀποθεραπείας,
εἴ γε δὴ μαλάττει μὲν τὰ σκληρὰ καὶ τεταμένα μόρια, δια-
φορεῖ δ᾽, εἴ τι περίττωμα καὶ σύντηγμα πρὸς τοῦ δέρματος
ἐντὸς ἴσχοιτο. ἀλλὰ τούτων γε οὐδετέρων χρῄζειν ἔοικεν ὁ
ὑποκείμενος ἄνθρωπος ἐν τῷ λόγῳ, οὔτε σύντηγμα σαρκὸς
ἁπαλῆς ἢ πιμελῆς εἰκὸς αὐτῷ γεγονέναι τι κατὰ τὰ
γυμνάσια. ταῖς γὰρ ἀμέτροις τε [100] καὶ σφοδραῖς κινή-
σεσιν εἴπετο τὰ τοιαῦτα, κεκένωται δὲ πάντ᾽ αὐτῷ τὰ πε-
ριττώματα καὶ μεμάλακται τὰ στερεὰ μόρια κατὰ τὸν τῆς

qui jam comprehenſis ſuperveniant, enumerare licet; quo-
rum qui propoſito nunc operi ſunt accommodi, dicentur
quam fieri poteſt paucifſimis, dilato videlicet in aliud
tempus eo quem in morbis praeſtant uſu.   Sed quod ad
ſanitatis tuendae ſpectat uſum, juvenis in ſermone pro-
poſitus jam exercitatus redeat, ut prius eſt comprehenſum.
Huic igitur praedicti balnei perexiguus eſt uſus, ut qui
omnia jam ex mediocri exercitatione et jam dicta apo-
therapia eſt conſecutus.   Nihilo ſecius tamen, ſi probe
balneum adhibeas, ipſum quoque apotherapiae pars ali-
qua ſit; ſiquidem duras tenſaſque partes emollit, excre-
mentum et liquamentum, ſi quod intus ad cutim haeret,
evocat. Verum neutrius horum egere videtur propoſitus
juvenis, nec ullum aut mollioris carnis aut adipis li-
quamentum credibile eſt illi inter exercitandum evenire,
quum et immodicos et vehementes motus talia ſequantur,
huic vero non ſolum expulſa omnia excrementa, ſed
etiam emollitae ſolidae partes ſunt obiter, dum apothe-

Ed. Chart. VI. [100.] Ed. Baf. IV. (247.)

ἀποθεραπείας καιρὸν, ὥστ᾽ ἀποπλύτασθαι τὸν ἱδρῶτα καὶ
τὴν κόνιν, εἰ καὶ ταύτῃ ποτὲ χρήσαιτο, δεῖται μᾶλλον ἢ
θερμανθῆναι κατὰ τὸ βαλανεῖον. διαβαδίσαι τοιγαροῦν
χρῄζει μόνον ἄχρι τῆς δεξαμενῆς, οὐκ ἐνδιατρῖψαι τῷ βα-
λανείῳ, καθάπερ οἱ χωρὶς τοῦ γυμνάσασθαι καθέψοντες
ἑαυτούς. οὐ μὴν οὐδ᾽ ἐγχρονίζειν ἐν τῇ κολυμβήθρᾳ δεῖται,
περιπλυνάμενος δ᾽, ὡς εἴρηται, πρὸς τὸ ψυχρὸν ὕδωρ ἐπει-
γέσθω. σύμμετρον δ᾽ ἔστω καὶ τοῦτο τῇ συμμέτρῳ φύσει
τοῦ σώματος. ἐφ᾽ ὧν γὰρ ἤτοι σφόδρα ψυχροῦ χρεία τοῦ
ὕδατος, ἢ μαλακοῦ τε καὶ οἷον εἰληθεροῦς, αὖθις εἰρήσεται.
τὸ δ᾽ ἄριστα πεφυκὸς σῶμα, μέχρι μὲν αὐξάνεται, λέλεκταί
που καὶ πρόσθεν, ὡς οὐ χρὴ ψυχρῷ λούειν, ἵνα μή τι τῆς
αὐξήσεως αὐτοῦ κωλύσωμεν· ηὐξημένου δ᾽ ἱκανῶς, ἐθίζειν
ἤδη καὶ τῷδε· κρατύνει τε γὰρ ἅπαν σῶμα, καὶ τὸ δέρμα
πυκνὸν καὶ σκληρὸν ἀποτελεῖ· κράτιστον δὲ τοῦτο πρὸς
τὴν ἀπὸ τῶν ἔξωθεν βλάβην. ὡς δ᾽ ἄν τις ὑπάρξαιτο
λούεσθαι ψυχρῷ, μηδενὸς ἀπὸ τῆς ἐξαιφνιδίας μεταβολῆς
ἀπολαύσας βλαβεροῦ, παντὸς μᾶλλον ἐπίστασθαι χρή. πολλοὶ

rapia eft ufus. Quare elui fibi in balneo fudorem et
pulverem, fi quando hoc utitur, magis poftulat quam
calefieri. Ergo tranfire tantum ad folium ufque, non in
laconico immorari is debebit, ficuti qui citra exercita-
tionem fe ipfos elixant. Sed nec morari in pifcina huic
eft opus; imo lotus, ut comprehenfum eft, ad frigidam
feftinet; atque ipfa quoque mediocris efto, utpote ad
medii temperamenti corpus. Quibus enim aut vehemen-
ter frigida opus fit, aut molli et veluti infolata, poft
dicemus. Caeterum optimum corpus, quoad augefcit, di-
ctum eft non effe frigida lavandum, ne ejus incremen-
tum moretur. Ubi vero abunde eft auctus, jam frigidae
quoque affuefaciendus; ut quae tum corpus univerfum
roboret, tum cutem denfam duramque efficiat; quod fane
tutiffimum eft adverfus noxas, quae extrinfecus imminent.
Quemadmodum vero quifpiam frigida lavari primum in-
cipiet, fic ut nullam ex fubita mutatione noxam fentiat,
id utique ante omnia fcire convenit. Multi enim, quum

186 ΓΑΛΗΝΟΥ ΥΓΙΕΙΝΩΝ

Ed. Chart. VI. [100.] Ed. Baf. IV. (247.)

γὰρ κακῶς ἀρξάμενοι διεβλήθησαν οὕτω πρὸς ὅλον τὸ ἐπι-
τήδευμα τῆς ψυχρολουσίας, ὥστε μηδὲ τοῖς ἀσφαλῶς αὐτὸ
μεταχειριζομένοις ὑπομένειν ἑαυτούς ποτε παρασχεῖν. ἔστω
τοιγαροῦν ὁ μὲν τοῦ ἔτους καιρὸς ἀρχομένου θέρους, ἵνα
πρὸ τοῦ χειμῶνος ἐν ἅπαντι τῷ μεταξὺ χρόνῳ γένηταί τις
ἐθισμὸς ἀξιόλογος. ἔστω δὲ δή που καὶ ἡ ἡμέρα, καθ᾽ ἣν
ἀρχόμεθα, νήνεμος ὡς ἔνι μάλιστα, καὶ εἰς ὅσον οἷόν τε
κατ᾽ ἐκεῖνον τὸν καιρὸν θερμοτάτη. δῆλον δ᾽, ὡς καὶ τῆς
ἡμέρας αὐτῆς ἐκλέγεσθαι χρὴ τὸ θερμότατον, ὥσπερ γε
καὶ τὸ γυμναστήριον εὐκρατότατον. ἡ μὲν ἔξωθεν αὕτη
παρασκευή. σῶμα δ᾽ αὐτὸ τὸ μέλλον χρῆσθαι τῷ ψυχρῷ
παρεσκευάσθω κατὰ τάδε. τῇ μὲν ἡλικίᾳ ἔστω κατὰ τε-
τάρτην ἑβδομάδα μεσοῦσαν μάλιστα, μηδὲν ὑπὸ μηδενὸς
ἠλλοιωμένος αἰτίου προσφάτου κατ᾽ ἐκείνην τὴν ἡμέραν ἢ
τὴν πρὸ αὐτῆς νύκτα, τὴν δ᾽ ὑγιεινὴν κατάστασιν, ἣν εἶ-
χεν ἔμπροσθεν, ἀκριβῶς διαφυλάττων. ἔστω δὲ καὶ τὴν ψυ-
χὴν εὔθυμός τε καὶ φαιδρὸς ὁ μέλλων χρήσασθαι τῷ ψυχρῷ
νεανίσκος, εἴπερ ποτὲ ἄλλοτε, καὶ τότε μάλιστα. πρῶτον μὲν

parum recte incepiſſent, adeo in frigidam lavationem
male fuere affecti, ut nec iis, qui tutiſſime eam admini-
ſtrare potuiſſent, ſe permitterent. Eſto igitur anni tem-
pus aeſtatis initium; quo videlicet ante hyemem in toto
interpoſito tempore non ſpernenda conſuetudo pariatur.
Eſto praeterea dies, quo auſpicabimur, quammaxime tran-
quillus et, quod id tempus feret, calidiſſimus; cujus etiam
calidiſſimam deligendam eſſe partem nemo dubitat, ſicuti
etiam gymnaſterium, quod mediocri maxime ſit tempe-
ramento. Et externa quidem praeparatio talis eſt. Cor-
pus ipſum, quod uti frigida debebit, ad hunc modum
praeparabitur. Eſto illi aetas quartí maxime ſeptennii
medium, nulla nec ipſo die neo quae eam praeceſſit
nocte nova re alterato, ſed priſtinam ſalubritatem ad
unguem ſervanti. Eſto vero, qui frigida utetur, juvenis
et animo tum praeſente, tum plane hilari, ſi quando
alias, etiam tunc praecipue Ac primum quidem fricetur

ΛΟΓΟΣ Γ. 187

Ed. Chart. VI. [100.]   Ed. Baf. IV. (247. 248.)

οὖν ἀνατριβέσθω σινδόσιν ἐπιπλέον· ἔστωσαν δὲ καὶ σφο-
δρότεραι νῦν μᾶλλον, ἢ πρόσθεν, τρίψεις, καὶ διὰ σκληρο-
τέρων ὀθονίων· εἰ δὲ καὶ χειρῖδας ῥαπτὰς περιθέμενοι ταῖς
χερσὶν οἱ προγυμνασταὶ τρίβοιεν, ὡς ὁμαλωτέραν γενέ-
σθαι τὴν ἐνέργειαν, οὐδὲν ἂν εἴη χεῖρον. ἐφεξῆς δὲ δὴ
(248) ἐλαίου τριβέσθω, καθότι σύνηθες ἦν αὐτῷ· κἄπειτα
γυμναζέσθω τῷ πλήθει μὲν ἴσα γυμνάσια, θάττονα δε
νῦν, ἢ πρόσθεν· ἔπειθ᾽ οὕτως εἰς τὸ ψυχρὸν ὕδωρ κατα-
βαινέτω μὴ βλακεύων, ἀλλ᾽ ἐπωκύνων τὴν ἐνέργειαν, ἢ
ἀθρόως ἐναλλέσθω, σκοπὸν ἐν ἀμφοῖν ἔχων, ὡς μάλιστα
καθ᾽ ἕνα χρόνον ἅπασι τοῖς τοῦ σώματος μέλεσι περιχυθῆ-
ναι τὸ ὕδωρ· τὸ γὰρ κατὰ βραχὺ πλησιάζειν αὐτῷ φρίκης
ἐστὶ ποιητικόν. ἔστω δὲ μήτε χλιαρὸν τὸ ὕδωρ, μήτε ἀτέ-
ραμνόν τε καὶ παγετῶδες· τὸ μὲν γὰρ οὐ ποιεῖται θερμα-
σίας ἐπανάκλησιν, τὸ δὲ πλήττει καὶ καταψύχει τοὺς
ἀήθεις. ὡς ἔν γε τῷ χρόνῳ προϊόντι καὶ τοιούτῳ ποτὲ
χρήσαιτ᾽ ἂν ἡμῶν ὁ νεανίσκος, ἀνάγκης καταλαβούσης·
ἀλλὰ κατά γε τὴν πρώτην ἡμέραν ἀκριβῶς χρὴ φυλάττεσθαι

linteis uberius. Sunto autem frictiones magis nunc quam
ante vehementes, atque etiam linteis durioribus admini-
ſtratae; ſi vero et manicas conſutas manibus progymnaſta
circumdaret, atque ita fricaret, quo fieret opus aequabi-
lius, non minime ad rem pertineret. Dehinc oleo, pro-
ut aſſuevit, fricetur; inde exercitetur exercitationibus
multitudine quidem paribus, ſed citatioribus, quam ante.
Ab his in frigidam deſcendat, non tamen cunctanter, ſed
celeriter, vel etiam ſemel totus inſiliat, huc utrobique
ſpectans, ut uno maxime tempore omnibus corporis parti-
bus humor circumfundatur, quippe quum ſenſim his ac
cedere horrorem concitet. Eſto vero et aqua ipſa nec
tepida, nec plane cruda et glacialis; altera namque re-
percuſſum caloris non efficit, altera ſerit inſuetos ao re-
frigerat. Siquidem procedente tempore tali quoque aqua
utatur juvenis noſter, ſi neceſſitas exigat; verum pri-
mo ſaltem die omnino cavenda eſt admodum frigida.

τὸ λίαν ψυχρόν. ἐξελθόντι δὲ τοῦ ὕδατος ὑπὸ πλειόνων
ἀνατρίβεσθαι προσήκει δι᾽ ἐλαίου, μέχρις ἂν ἐκθερμανθῇ
τὸ δέρμα· καὶ μετὰ ταῦτα σιτία μὲν πλείω τῶν εἰωθότων,
ἔλαττον δὲ προσφερέσθω τὸ πόμα. [101] ταῦτα δ᾽, εἰ καὶ
σὺ μὴ κελεύσειας, αὐτὸς ἂν οὕτω ποιήσειεν, ὀρθῶς ἁπάντων
γενομένων. καὶ γὰρ ὀρέγονται πλεόνων ἐπὶ τῇ ψυχρολου-
σίᾳ, καὶ πέπτουσιν ἄμεινον, καὶ διψῶσιν ἧττον· ἀφικνοῦν-
ταί τε κατὰ τὴν ὑστεραίαν ἐπὶ τὰ γυμνάσια σαφῶς εὐεκτι-
κώτεροι, τὸν μὲν τοῦ σώματος ὄγκον ἴσον ἔχοντες τῷ πρό-
σθεν, ἐσφιγμένον δὲ καὶ μυωδέστερον καὶ συντονώτερον,
καὶ τὸ δέρμα σκληρότερόν τε καὶ πυκνότερον. ὁμοίως οὖν
ἐπ᾽ αὐτοῦ κατὰ τὴν δευτέραν ἡμέραν πρακτέον ἅπαντα, καὶ
κατὰ τὴν τρίτην τε καὶ τετάρτην. εἶθ᾽ οὕτως ἐπὶ προήκοντι
τῷ χρόνῳ κελεύσομεν αὐτὸν ἐμβαίνειν τὸ δεύτερον τῷ ψυ-
χρῷ μετὰ τὴν ἐπὶ τῷ προτέρῳ τρίψιν, ὡς εἴρηται πρό-
σθεν. τὸ δὲ καὶ τρίτον ἔτι τοῦτο ποιεῖν, ὡς ἔνιοί τινες
ἐκέλευσαν, οὐκ ἐπαινῶ· καὶ γὰρ τὸ δεύτερον αὔταρκες εἶναί
μοι δοκεῖ, δυναμένων γε ἡμῶν, εἰς ὅσον ἂν ἐθέλωμεν, ἐν

Exeunti vero ab aqua fricari oleo idque a pluribus expe-
dit, quoad cutis ipfa incaleat. Poft haec cibos folitis plures,
potum infra confuetudinem capiat, quae ipfemet vel in-
juffus faciet, rite modo omnia fint peracta. Nam a fri-
gida lavatione et plus appetunt, et melius concoquunt,
ac minus fitiunt; veniuntque ad exercitationes poftridie
plane meliore habitu corporis, mole quidem pari ei, quae
ante, caeterum compacta et mufculofiore ac vegetiore,
cute vero duriore ac denfiore. In hoc ergo fecundo
praeterea die fimiliter omnia funt peragenda, etiam ter-
tio et quarto. Poftea vero procedente tempore ad eun-
dem modum frigidam iterum ingredi jubebimus, videli-
cet poft eam, quae priori ingreffui fucceffit, frictionem,
ut prius eft comprehenfum. Verum tertio eam ingredi,
quod nonnullis placuit, non laudo. Nam et iterum id
feciffe abunde fatis mihi effe videtur, praefertim quum
pro arbitrio noftro immorari hominem jubere liceat.

ΛΟΓΟΣ Γ.   189

Ed. Chart. VI. [101.]   Ed. Baf. IV. (248.)

αὐτῷ κελεῦσαι διατρίβειν. ὁ δὲ σκοπὸς κἀνταῦθα τοῦ χρό-
νου τῆς διατριβῆς ἐκ τῆς καθ᾽ ἑκάστην ἡμέραν λαμβα-
νέσθω πείρας. εἰ μὲν γὰρ ἀνελθὼν ἐκ τοῦ ὕδατος ἐπὶ ταῖς
ἀνατρίψεσιν εὔχρους ἐν τάχει γίγνοιτο, μετρίως ἐν αὐτῷ δια-
τρίψας· εἰ δὲ δυσεκθέρμαντός τε καὶ ἄχρους διαμείνῃ μέχρι
πλείονος, ἀμετρότερον ἐχρήσατο τῷ ψυχρῷ. τοῦ χρωτὸς
τοίνυν προσέχων τοῖς γνωρίσμασιν ἐξευρήσεις ῥᾳδίως, εἴτε
τὸν ἴσον χρόνον αὖθις ἐν τῷ ψυχρῷ διατρίβειν προσήκει,
εἴτε καὶ μετακινῆσαί τι πρὸς τὸ ἔλαττον ἢ πλέον. καὶ
περὶ μὲν ψυχρολουσίας ὡς πρὸς τὴν ἀρίστην φύσιν ἱκανὰ
καὶ ταῦτα.

Κεφ. ε΄. Τὰς δὲ τῶν παρεμπιπτόντων ἁμαρτημάτων
ἐπανορθώσεις ὅπως ἄν τις κάλλιστα ποιοῖτο, διελθεῖν ἤδη
καιρός· εἰ γὰρ ὅτι μάλιστα τὴν κατασκευὴν τοῦ σώματος
ἄμεμπτον ἔχοι τις, ἀπηλλαγμένος τε εἴη τῶν κατὰ τὸν βίον
ἁπάντων πραγμάτων, καὶ ἑαυτῷ μόνῳ ζῶν, ἀλλὰ τό γε μη-
δέποτ᾽ ἁμαρτάνειν μηδὲν ἢ αὐτὸν ἢ τὸν ἐπιστάτην αὐτοῦ
παντάπασιν ἀδύνατον. εἰκὸς τοίνυν ἐστὶ πρῶτόν τε καὶ μά-

Ipfum vero immorandi tempus hîc quoque a quotidiana
ipfius experientia eſt conjectandum.   Nam ſi egreſſus fri-
gidam coloratior ex frictione cito redditur, mediocriter
moratum indicat; ſin et tardius ei calor redeat, et de-
color diutius maneat, plus aequo moratum docet.   Si er-
go cutis notis intentus ſis, facile intelliges, an par tem-
pus poſtea in frigida morari conveniat, an potius ad ma-
jus minusve aliquid ſit mutandum.   Et de frigida lava-
tione, quod ad optimam naturam ſpectet, abunde dictum
arbitror.

Cap. V.   Errata autem, ſi quae contigerint, quomodo
quis emendet, jam dicere tempeſtivum eſt.   Ut enim
quam maxime ſtatum corporis illaeſum tum ſortitus quis-
piam ſit, ac ab omnibus, quae in vita contingunt, ne-
gotiis liber ſit, et ſibi uni vivens, fieri tamen nequit, ut
non aliquando vel ipſe, vel is, qui ei praeficitur, aberret.
Primum igitur non abſimile eſt in id maxime et frequen-

λιστα καὶ συνεχέστατα περιπίπτειν ἁμαρτήμασι νεανίσκον
γυμναστικόν, οἷον ὁ κόπος ἐστίν· ὑπὲρ οὗ πολλάκις μὲν
ἤδη πολλοῖς, οὐκ ἰατροῖς μόνον ἢ γυμνασταῖς, ἀλλὰ καὶ
φιλοσόφοις εἴρηται, ὥσπερ καὶ Θεοφράστῳ βιβλίον ὅλον
ὑπὲρ αὐτοῦ γράψαντι. ἐγὼ δὲ κἀνταῦθα μήκους φειδόμε-
νος, ἃ μὲν εἴρηται κακῶς ὑπὲρ αὐτοῦ τισιν; ὑπερβῆναι διέ-
γνωκα, τὰ δ᾽ ἀναγκαιότατα τοῖς ὑγιεινοῖς ἅμα ταῖς οἰ-
κείαις ἀποδείξεσι διελθεῖν. καὶ πρῶτόν γε περὶ τῆς ἐννοίας
αὐτοῦ· δίκαιον γὰρ ἀπὸ ταύτης ἀρξαμένους οὕτως ἐπὶ τὴν
οὐσίαν μεταβῆναι. ἔννοιαν δ᾽ ἔχουσι κόπου τινὲς μὲν ἐν τῷ
πεπρῆσθαί τε καὶ τετάσθαι δοκεῖν ἤτοι πάντα τὰ μέλη τοῦ
σώματος, ἢ τὰ πονήσαντα μόνον· τινὲς δ᾽ ἐν τῷ δυσχερῆ
τινα καὶ ἀνιαρὰν αἴσθησιν ἑαυτῶν κατὰ τὰς κινήσεις λαμ-
βάνειν, ἥν τινες μὲν ἄῤῥητον ἔφασαν, ἔνιοι δὲ ἑλκώδη
προσηγόρευσαν· ἄλλοι δέ τινες, ὅταν ὡς τεθλασμένων τε
καὶ φλεγμαινομένων αἰσθανώμεθα τῶν μελῶν. εἰσὶν μὲν οἳ
καὶ μιγνύουσιν ἀλλήλαις τὰς ἁπλᾶς ταύτας διαθέσεις, τήν

tiſſime peccatum incidere juvenem exercitationibus dedi-
tum, quae laſſitudo appellatur; de qua a multis jam non
ſolum medicis aut gymnaſtis, ſed etiam philbſophis eſt
dictum, veluti Theophraſto, qui integrum de ea volumen
ſcripſit. Ego vero hîc quoque prolixitati parcens, quae
nonnullis parum recte de ea ſunt tradita, ea tranſirè
ſtatui; quae vero maxime ſunt neceſſaria iis, qui ſanitatem
tuendam profitentur, haec una cum accommodatis demon-
ſtrationibus explicare; ac primum de notione ejus agere,
quippe recte ſe habet, ab hac quum exorſi fuerimus, ad
eſſentiam ejus explicandam accedere. Ergo laſſitudinis
notionem intelligentiamque ſunt qui accipiant, dum in-
cenſi diſtentique ſibi eſſe videntur, idque aut omnibus
corporis partibus, aut iis tantum, quibus laborarint; qui-
dam, dum triſti moleſtoque ſenſu inter movendum affici-
untur; hunc alii indicibilem dixere, alii ulceroſum ap-
pellavere; nonnulli, quum membra ceu contuſa et phleg-
mone obſeſſa ſentiunt. Non deſunt et qui ſimplices hos
affectus inter ſe miſcent, et qui tenſionis eſt, et qui ul-

τε τῆς τάσεως καὶ τὴν ἑλκώδη καὶ τὴν φλεγμονώδη·
τινὲς δὲ δύο μιγνύουσιν ἐξ αὐτῶν, ἤτοι τὴν ἑλκώδη τῇ
μετὰ τάσεως, ἢ τὴν φλεγμονώδη μεθ᾽ ἑκατέρας αὐτῶν ἀνὰ
μέρος. ὥσθ᾽ ἑπτὰ τὰς πάσας γίγνεσθαι δόξας περὶ τῆς
κατὰ τὸν κόπον ἐννοίας, ἐκ μέρους μέν τινος ἁπάσας ἀλη-
θεῖς, τὸ σύμπαν δὲ οὐχ ἁπλῶς. [102] ἐάν τε γὰρ ἑλκώδης
αἴσθησις γίγνηται κινουμένοις, ἐάν τε φλεγμονώδης, ἐάν τ᾽
ἐμπίπρασθαι καὶ τείνεσθαι δοκῶσιν, ἐάν τε κατὰ συζυγίαν
τινὰ τούτων, ἄν θ᾽ ὁμοῦ συνέλθῃ τὰ πάντα, κόπος ὀνο-
μάζεται τῶν εἰρημένων διαθέσεων ἑκάστη. ὥστ᾽ εἶναι δια-
φορὰς ἑπτὰ τὰς συμπάσας τῶν κόπων· ἁπλᾶς μὲν τρεῖς,
συνθέτους δὲ τέτταρας. ἐπανορθώσεις δὲ τῶν οὕτως ἐχόν-
των σωμάτων, αἱ μέν τινες ἴδιαι καθ᾽ ἑκάστην εἰσὶ διάθε-
σιν, αἱ δέ τινες ἁπασῶν κοιναί. λεχθήσεται δ᾽ ἑξῆς ὑπὲρ
αὐτῶν, ἐὰν πρότερον ὑπὲρ τῆς παρακειμένης τοῖς κόποις
διαθέσεως εἴπωμεν, ἣν ἐξαπατώμενοί τινες ὀνομάζουσι κό-
πον. ὁποία δ᾽ ἐστὶν αὕτη, καὶ τίνα κέκτηται γνωρίσματα,
δηλωθήσεται σαφέστερον, ἂν τὴν οὐσίαν ἑκάστης τῶν κο-

cerofus, et qui phlegmones fpeciem praefert. Alii duos
ex his mifcent, aut eum, qui ulceris fpeciem exhibet, ei,
qui tenfioni affimilatur, aut eum, qui phlegmones fenfum
affert, feorfum cum utroque; ita ut fint in univerfum
fententiae de Laffitudinis notione feptem. Quae fane om-
nes ut verae ex parte funt, ita in totum fimplici abfo-
lutoque fermone non funt. Nam five ulceris fenfus, quum
moventur, fe exhibet, five phlegmones, five incendi ten-
dique videntur, five duo quilibet horum, five etiam om-
nes coëunt, laffitudo dicitur eorum affectuum unufquifque.
Quo fit, ut feptem ejus in univerfum differentiae fint,
fimplices tres, compofitae quatuor. Corporis vero, quod
his fit affectum, remedia quaedam propria cujufque laffi-
tudinis funt, quaedam omnibus communia. De his mox
dicetur, fi prius de affectu quodam, qui laffitudini pro-
ximus eft, dixero, quem decepti nonnulli prave laffitudi-
nem nominant. Is qualis fit, et quas notas habeat, illu-
ftrius apparebit, fi cujufque laffitudinis effentiam prius

πωδῶν διαθέσεων εὕρωμεν. ἄχρι μὲν γὰρ τοῦδε τὰ συμπτώ-
ματα μόνον εἴρηται, καὶ γὰρ τὸ πεπρῆσθαί τε καὶ τείνεσθαι
δοκεῖν τὰ μόρια, καὶ τῷ κινουμένῳ ἤτοι φλεγμονώδη τινὰ
ἢ ἑλκώδη γίγνεσθαι τὴν αἴσθησιν, οὐδὲ διαθέσεις εἰσὶν, ἀλλὰ
συμπτώματα. διαθέσεις δέ γε τῶν σωμάτων αὐτῶν, ἐφ' οἷς
εἴωθε τὰ τοιαῦτα συμπίπτειν, ἁπλαῖ μὲν τρεῖς, σύνθετοι
δὲ τέσσαρες. ἡ μὲν οὖν ἑλκώδης διάθεσις ἐπὶ πλήθει γί-
νεται περιττωμάτων λεπτῶν τε ἅμα καὶ δριμέων, ἅπερ ἐν
τῷ γυμνάζεσθαι γεννᾶται κατὰ διττὴν αἰτίαν, ἤτοι τῶν πα-
χυτέρων περιττωμάτων χυθέντων τε καὶ λεπτυνθέντων, οὐχ
ἁπάντων δὲ ἐκκριθέντων, ἢ τακείσης τινὸς ἤτοι πιμελῆς,
ἢ σαρκὸς ἁπαλῆς. ἀνάγκη γὰρ ὑπὸ τῶν τοιούτων ὑγρῶν,
λεπτῶν καὶ δριμέων ὑπαρχόντων, κεντεῖσθαί τε καὶ οἷον τι-
τρώσκεσθαι τό τε δέρμα καὶ τὰς σάρκας, ὥστε καὶ φρίκην
ἐνίοτε γίνεσθαι, καί τι καὶ ῥίγους, ὅταν ἰσχυρῶς ᾖ δριμέα
τε ἅμα καὶ πολλά. τοιοῦτος μὲν δή τις ὁ οἷον ἑλκώδης
κόπος. ἐν ᾧ δὲ τείνεσθαι δοκεῖ τὰ μόρια μόνον, ἑλκώ-
δης δ' οὐκ ἔστιν αἴσθησις, ἐν τῷδε τῷ κόπῳ περίττωμα

disquisiverimus. Hactenus enim ipsa symptomata dicta
sunt. Illa enim, quod incendi tendique corpus videatur,
et quod moventi se vel ulceris vel phlegmones sensus
oboriatur, affectus non sunt, sed symptomata. Affectus
vero corporum, quibus haec supervenire solent, tres sim-
plices sunt, quatuor compositi. Et ulcerosus quidem af-
fectus oritur ab excrementorum copia tenuium simul et
acrium, quae nimirum inter exercitandum proveniunt
duplici ex causa, aut eo excremento, quod crassius erat,
fuso et attenuato, non tamen toto expulso, aut adipe
mollive carne liquata. Necesse enim est abs tali humore
ceu tenui atque acri pungi et quasi vulnerari tum cutem,
tum ipsam carnem, sic ut etiam horror interim oboriatur,
imo etiam quadantenus rigor, si modo admodum tum co-
piosus humor, tum acer sit. Ac talis quidem est ulcerosa
lassitudo. Ubi autem tendi solum membra videntur, ul-
ceris vero sensus non est, in hac certe lassitudine nullum

μὲν οὐδὲν, ὅ τι καὶ ἄξιον λόγου, περιέχεται τοῖς σώμασι, κατὰ
δὲ τοὺς μῦς καὶ τὰ νεῦρα διάθεσίς τις ἐπὶ ταῖς σφοδρο-
τέραις ἐντάσεσιν, ἃς ἐποιήσαντο κατὰ τὰ γυμνάσια, συνί-
σταται τοῦ ποιήσαντος αἰτίου τὴν δύναμιν ἐνδεικνυμένη.
συμβαίνει γὰρ ταῖς σφοδροτέραις ἐντάσεσιν, ἁπάσας μὲν τῶν
μυῶν τείνεσθαι τὰς ἴνας, οὐχ ὁμοίως δὲ ἁπάσας κάμνειν,
ἀλλ᾿ ὅσαι μάλιστα κατὰ τὴν εὐθύτητα τῆς τάσεώς εἰσιν·
ὡς ὅσαι γε λοξότεραί πως ὑπάρχουσιν, ἧττον εὐθύνονται
τεινόμεναι. ὥστε ταύταις μὲν οὐδεὶς ἐφεδρεύει κίνδυνος,
ἐν δὲ ταῖς ἐπὶ πλέον ἐκτεινομέναις, ὡς ἐγγὺς ἥκειν τοῦ δια-
σπασθῆναι, καταλείπεταί τις διάθεσις, ὁμοία τῇ κατὰ τὰς
ἐνεργείας ἐγγινομένη· τείνεσθαι γὰρ ἔτι δοκοῦσι, κἂν μηκέτι
τείνωνται. ἡ δὲ δὴ τρίτη τοῦ κόπου διαφορά, καθ᾿ ἣν
ὥσπερ τεθλασμένων ἢ φλεγμαινόντων αἰσθανόμεθα τῶν
μορίων, τηνικαῦτα μάλιστα συμπίπτειν εἴωθεν, ὅταν ἐκθερ-
μανθέντες ἱκανῶς οἱ μύες ἐπισπάσων(249)ταί τι τῶν περι-
κεχυμένων ἑαυτοῖς περιττωμάτων. εἰ δὲ καὶ περὶ τοὺς τένον-
τάς τε καὶ νεῦρα τὴν αὐτὴν γενέσθαι διάθεσιν συμβαίνει,

excrementum, de quo ratio ulla fit habenda, in corpore
continetur, fed refidet in mufculis et nervis ex nimia
tenfione, quam exercitando admiferunt, affectus quidam
effectricis caufae poteftatem indicans. Accidit namque in
vehementi tenfione omnes mufculorum fibras tendi, non
tamen fimiliter omnes laffari, fed eas maxime, quae per
longitudinem tenfionis porriguntur. Quippe quae obli-
quiores quodammodo jacent, minus in directum aguntur;
quare his nullum inftat periculum. In iis vero, quae
immoderatius funt extentae, ita ut parum a difruptione
abfint, relinquitur affectio quaedam fimilis ei, quae inter
agendum fiebat; quippe tendi adhuc videntur, quum ta-
men nulla jam tenfione urgeantur. Tertia vero laffitudi-
num differentia, qua nimirum ceu contufas aut phleg-
mone obfeffas partes fentimus, tum maxime folet inci-
dere, quum mufculi nimium excalefacti attraxere quip-
piam ex circumfufis fibi excrementis. Quod fi etiam tum
tendonibus, tum nervis idem affectus incidit, offium do-

Ed. Chart. VI. [102. 103.]   Ed. Baf. IV. (249.)

ὀστοκόπον ὀνομάζουσι τὸ πάθημα, τῷ βυθίῳ τῆς αἰσθή-
σεως ἐπὶ τὰ διὰ βάθους κείμενα μόρια τοὔνομα φέροντες.
ἐπιπολῆς μὲν γὰρ τὸ δέρμα, δευτέραν δὲ ἔχουσι θέσεως
τάξιν οἱ μύες, ἐν κύκλῳ τοῖς ὀστοῖς περικείμενοι, συμφυεῖς
δὲ οἱ τένοντες ὑπάρχουσι τοῖς ὀστοῖς, ὥστ᾽ εὐλόγως, ὅταν
οὗτοί τι τῶν εἰρημένων πάσχωσιν, ἐν τῷ βάθει τε καὶ περὶ
τοῖς ὀστοῖς αὐτοῖς ἡ διάθεσις εἶναι δοκεῖ. αὗται μὲν αἱ
μόναι τρεῖς ἁπλαῖ τῶν κόπων εἰσὶ διαφοραί· σύνθετοι δ᾽
ἐξ αὐτῶν, ὡς ἔμπροσθεν εἴρηται, τέτταρες, ὑπὲρ ὧν ἑξῆς
ἐροῦμεν, ἐὰν πρότερον τὸν περὶ τῶν ἁπλῶν διέλθωμεν λό-
γον. ἔστι γὰρ δή τις καὶ ἄλλη διάθεσις ἐξαπατῶσά τινας,
ὡς κόπος. [103] ἡ μὲν γένεσις ἐν τῷ ξηρανθῆναι τοὺς μῦς
περαιτέρω τοῦ προσήκοντος, ὥστε ἅπαν αὐχμηρὸν καὶ προσε-
σταλμένον φαίνεσθαι τὸ σῶμα, καὶ πρὸς τὰς κινήσεις ὀκνεῖν
ἀτρέμα. ἀλλ᾽ οὐδὲν ὑπάρχει αὐτῷ τῶν ἔμπροσθεν εἰρημέ-
νων, οὔτε τὴν οἷον ἕλκους αἴσθησιν, ἢ τάσεως, οὔτε πολὺ
μᾶλλον τὴν οἷον φλεγμονῆς. ἐναντιωτάτη γὰρ ἡ ὄψις
τοῦ τε τοιούτου καὶ τῆς νῦν λεγομένης διαθέσεάς ἐστιν.

lorem eum affectum nominant, ob penitiorem scilicet
senfum partibus, quae in alto maxime corpore funt pofi-
tae, nomen tribuentes; quippe fummum locum cutis oc-
cupat, fecundum ab ea fitus ordinem mufculi habent, uti-
que circum offa pofiti, at tendones ipfis offibus adhaerent.
Quo magis rationabile eft, quum hi quicquam praedicto-
rum patiuntur, videri in imo ac circa ipfa offa affectio-
nem haerere. Atque hae quidem folae tres fimplices
laffitudinum differentiae funt; compofitae vero ex his, ut
jam dictum eft, quatuor funt, de quibus mox agendum,
fi tamen prius fimplices univerfas abfolvero. Eft namque
affectio alia quoque, quae, ceu laffitudo fit, nonnullis im-
ponit: haec incidit, quum fupra modum mufculi ficcantur
adeo, ut fquallens contractumque corpus appareat, atque
ad motus quodammodo pigrum; non tamen ei quicquam
eorum, quae modo diximus, ineft; neque is, qui veluti
ulceris aut tenfionis eft, multoque minus, qui veluti phleg-
mones eft fenfus. Quippe diverfiffimus afpectus ejufmo-
di affectus eft, et ejus, quem ultimo loco retulimus.

ΛΟΓΟΣ Γ. 195

Ed. Chart. VI. [103.]   Ed. Baf. IV. (249.)

αὕτη μὲν γὰρ αὐχμῶδες καὶ προσεσταλμένον ἀπεργάζεται
τὸ σῶμα, ὁ δὲ φλεγμονώδης κόπος ἐν ὄγκῳ μείζονι καὶ
αὐτοῦ τοῦ κατὰ φύσιν. ὥστ᾽ εἶναι τὰς πάσας τέτταρας
ἁπλᾶς διαθέσεις, ἰδίας ἑκάστην ἐπανορθώσεως δεομένην.

Κεφ. ς΄. Ἀρκτέον δ᾽ ἀπὸ τοῦ τὴν ἑλκώδη φέροντος
αἴσθησιν, ὃν καὶ διὰ δριμύτητα περιττωμάτων ἐλέγομεν
ἀνίστασθαι. οὗτος ὁ κόπος συμπίπτει μάλιστα τοῖς κακο-
χύμοις τε καὶ περιττωματικοῖς σώμασιν. ἐπιγίγνεται δὲ καὶ
ταῖς ὑπογυίοις ἀπεψίαις, ὅταν ἤτοι γυμνάσωνται προπετέ-
στερον, ἢ ἐν ἡλίῳ διατρίψωσιν. οὐ μὴν ἀδύνατόν γε αὐτὸν
συστῆναί ποτε χωρὶς ἀπεψίας ἐν εὐχύμῳ σώματι δι᾽ ὑπερ-
βολὴν ἄμετρον γυμνασίων. εἰώθασι δ᾽ αὐτὸν ὀξεῖαι καὶ
πολλαὶ φέρειν κινήσεις. πυκνὸν δὲ καὶ φρικῶδες φαίνεται
τῶν ἐν τούτῳ τῷ κόπῳ τὸ δέρμα, καὶ ὁμολογοῦσιν ἐν τῷ κι-
νεῖσθαι καθάπερ ἕλκος ἀλγεῖν, οἱ μὲν τὸ δέρμα μόνον,
οἱ δὲ καὶ τὰς ὑπ᾽ αὐτῷ σάρκας. ἡ δ᾽ ἴασις ἐξ ὑπεναντίου
τῇ διαθέσει· διαφορῆσαι γὰρ χρὴ τὰ περιττώματα, καὶ

Hic namque fquallens et contractius corpus efficit; at qui
phlegmones fenfum prae fe fert, in mole etiam ea, quae
naturalis eft, ampliore confiftit. Quare quatuor in uni-
verfum fimplices affectus funt; quorum fingulis fua funt
remedia.

Cap. VI. Ordiendum vero ab ea, quae ulceris fen-
fum invehit; quam etiam ab excrementorum acrimonia
ortam diximus: haec autem laffitudo maxime in ea inci-
dit corpora, quae et mali fucci funt, et excrementis abun-
dant. Succedit vero recentibus cruditatibus, quum aut
exercitantur immoderatius, aut in fole funt morati. Cae-
terum nihil obftat, quin in corpore boni fucci citra cru-
ditatem proveniant, utique ob exercitationis nimium ex-
ceffum. Sane excitare eam folent celeres ac multi mo-
tus. In hac vero laffitudine etiam denfa effe horrere-
que cutis videtur. Fatenturque, qui ea funt affecti, in-
ter movendum dolere fibi ulceris ritu alii cutim tantum,
alii fubjectam etiam carnem. Remedium hujus ex iis,
quae affectui funt contraria, comparatur, quippe fi quae

Ed. Chart. VI. [103.]   Ed. Baf. IV. (249.)

πέπανται τὸ πάθημα. διαφορηθήσεται δὲ τρίψει πολλῇ
καὶ μαλακῇ σὺν ἐλαίῳ μηδεμίαν ἔχοντι στύψιν, ὁποῖον μά-
λιστ᾽ ἐστὶ τὸ Σαβῖνον. ἐναντιώτατον δὲ τῇ διαθέσει τό
τ᾽ ἐκ τῆς Ἱσπανίας, καὶ τὸ ἐκ τῆς Ἰβηρίας, ὅπερ Ἱσπανὸν
ὀνομάζουσι, τό τε καλούμενον ὀμφάκινον ἢ ὠμοτριβὲς,
ἑνὶ δὲ λόγῳ τὸ αὐστηρὸν ἅπαν οὐκ ἐπιτήδειον, ὡς ἔνεστί
σοι γευομένῳ διαγινώσκειν τὴν δύναμιν αὐτῶν, κἂν μὴ
πρότερον ᾖς πεπειραμένος. οὕτω γοῦν καὶ ἡμεῖς ἐν Μακε-
δονίᾳ ποτὲ γευσάμενοι τοῦ κατὰ τὸν Αὐλῶνα τὸν περὶ τῷ
Στρυμόνι γινομένου ἐλαίου τῆς αὐτῆς εἶναι δυνάμεως ἐγνω-
ρίκαμεν αὐτὸ τῷ καλουμένῳ Ἱσπανῷ. καὶ μὲν δὴ καὶ τῶν
ἄλλων ἐλαίων ἁπάντων οὕτω γνωρίσεις τὴν δύναμιν, ὅσα
τε καταχρηστικῶς ὀνομάζεται, καὶ ὅσα σκευάζεται δι᾽ ἁλῶν,
ἢ ῥιζῶν, ἢ βοτανῶν, ἢ βλαστῶν, ἢ φύλλων, ἢ καρπῶν
εἴρηται δ᾽ αὐτάρκως μὲν ὑπὲρ ἁπάντων αὐτῶν ἐν ταῖς περὶ
φαρμάκων πραγματείαις· λεχθήσεται δὲ καὶ κατὰ τὸν ἐνε-
στῶτα λόγον ἐν οἰκείῳ καιρῷ. νῦν δὲ τοῦτ᾽ ἀρκεῖ μόνον

redundant difcutias, maium ceffabit. Sane difcutientur
frictione multa mollique cum oleo, a quo omnis adftrin-
gendi vis abeft: quod genus maxime Sabinum eft. Ad-
verfiffimum vero huic affectioni eft, quod ex Hifpania
affertur et ex Iberia, vocant. autem Hifpanum, tum quod
omphacinum vocant vel crudum; et ut femel dicam,
quod aufterum eft, omne id alienum eft. Adeo guftu
ipfo vim eorum difcernere licet, etiamfi de ipfis ante
periculum non feceris. Sic namque et nos quondam in
Macedonia deguftato oleo, quod fit circa Aulonem, qui
eft fuper Strymonem, deprehendimus eandem cum Hifpa-
no vim habere. Quin et reliquorum omnium olei gene-
rum ita deprehendas vires, etiam quaecunque per abufio-
nem nominant, et quae ex fale, ex radicibus, ex herbis,
ex germinibus, ex foliis vel fructibus praeparantur.
Dietum vero abunde de his omnibus eft in operibus iis,
quae de medicamentis infcripfimus; nihilo tamen minus
etiam in propofito opere dicetur fuo loco. Illud tantum

ΛΟΓΟΣ Γ. 197

Ed. Chart. VI. [103. 104.]　　　　　　Ed. Baf. IV. (249.)

εἰπεῖν, ὡς, ὅπερ ἂν ᾖ γλυκύτατον ἔλαιον, ἐπιτηδειότατόν
ἐστιν εἰς τὰ παρόντα. τούτῳ τοίνυν χρῆσθαι διαψιλεῖ
μετὰ τρίψεως πολλῆς· ἐν μὲν τῇ πρώτῃ τῶν ἡμερῶν ὑπὲρ
τοῦ μηδ᾽ ὅλως γενέσθαι τὸν ὑποπτευόμενον ἔσεσθαι κόπον,
ἐν τῇ δευτέρᾳ δὲ χάριν τοῦ λῦσαι τὸν ἤδη γεγονότα. λύει
δ᾽ αὐτὸν τὸ καλούμενον ἀποθεραπευτικὸν γυμνάσιον, ἐν
ᾧ καὶ κινήσεις ἔνεστι ποιεῖσθαι, συμμέτρους μὲν τῇ ποσό-
τητι, βραδυτέρας δὲ τῇ ποιότητι, μετὰ πολλῶν τῶν μεταξὺ
διαναπαύσεων, ἐν αἷς χρὴ τρίβειν τὸν ἄνθρωπον, ἐφαπτο-
μένων ὁμοῦ πλειόνων, ὅπως μήτε καταψύχοιτό τι μέρος
αὐτοῦ, καὶ τάχιστα διαφοροῖτο τὰ περιττώματα. πλεονάζειν
[104] δὲ χρὴ ταῖς μὲν τρίψεσι κατὰ τὸν ἐν τῷ δέρματί τε
καὶ ὑπὸ τῷ δέρματι τὸ πλῆθος τῶν περιττωμάτων ἔχοντα,
ταῖς δ᾽ ἐξ αὐτοῦ κινήσεσι κατὰ τὸν ἕτερον κόπον, ᾧ τὸ
πλέον ἐν τοῖς μυσὶν ἤθροισται. τὰ γὰρ ἐν τούτοις περιτ-
τώματα τρίψις μόνη διαφορεῖν οὐχ ἱκανή. δεῖται γὰρ
οὐκ ἔξωθεν μόνον ἕλκεσθαι πρός τινος, ἀλλὰ καὶ συνε-
πωθεῖσθαι πρὸς ἑτέρου τινὸς ἔσωθεν. ἐπωθεῖ δ᾽ αὐτά

in praefentia dixiſſe fatis ſit, quod plane dulciſſimum
oleum eſt, id eſſe ad propoſitum affectum maxime accom-·
modatum.　Hoc igitur copioſo cum multa frictione uten-
dum;　primo quidem die,　quo ſuſpectam forte laſſitudi-
nem omnino declines, ſecundo vero, ut, ſi qua incidit,
difcutiatur.　Difcutit porro eam exercitatio, quae apo-
therapia dicitur,　in qua ſcilicet motus adhibeas quanti-
tate mediocrqs, qualitate tardiores, idque cum frequenti
interpoſita his quiete; qua utique fricare hominem opor-
tet,　pluribus ſimul contrectantibus, quo neo refrigeſcat
pars ulla, et ociſſime excrementa difcutiantur.　Porro
frictionum plus adhibebitur in iis, qui in cute et ſub
cute excrementorum collectam vim habent, motuum vero,
quos ipſemet edat, in altera laſſitudine; ſcilicet in qua
plus eſt in ipſis muſculis congeſtum.　Quae enim in his
coacta excrementa ſunt, ſola frictio educere non poteſt;
his enim opus eſt non ſolum ab aliquo foris attrahi, ve-
rum etiam ab altero quopiam intrinſecus impelli.　Impellit

198 ΓΑΛΗΝΟΥ ΥΓΙΕΙΝΩΝ

Ed. Chart. VI. [104.]   Ed. Baſ. IV. (249.)
τό τ᾽ ἀναπτόμενον θερμὸν ἐν ταῖς κινήσεσι, καὶ τὸ συνεκ-
κρινόμενον πνεῦμα, καὶ ἡ αὐτῶν τῶν μυῶν ἔντασις, ἐξ ἐπι-
μέτρου δὲ·καὶ ἡ καθ᾽ ἕκαστον μόριον ἀποκριτικὴ τῶν ἀλλο-
τρίων δύναμις. ὁ δὲ ἕτερος κόπος, ἐφ᾽ οὗ συντάσεως αἰσθά-
νονται, τὸν σκοπὸν τῆς ἰάσεως ἔχει τὴν πρὸς Ἱπποκράτους
ὀνομαζομένην χάλασιν, ἐναντίον γὰρ τοῦτο τῇ συντάσει, κα-
θάπερ τῇ σκληρότητι ἡ μάλαξις. ἔλεγε γοῦν ὧδε· δέρματος
σκληροῦ μάλαξις, συντεταμένου χάλασις· ὡς ἐναντίον ὑπάρ-
χον, τῷ μὲν σκληρῷ τὸ μαλακὸν, τῷ δὲ συντεταμένῳ τὸ
χαλαρόν. χαλᾶται δὲ τὸ συντεταμένον, ἐν μὲν ταῖς ἄλλαις
διαθέσεσιν, ἃς ἐν τῷ πέμπτῳ περὶ τῆς τῶν ἁπλῶν φαρμά-
κων δυνάμεως εἴπομεν, ἑτέρως, ἐπὶ δὲ τῇ διὰ τὰ γυμνάσια
τρίψει μὲν ὀλίγῃ τε ἅμα καὶ μαλακῇ δι᾽ ἐλαίου γλυκέος
εἰληθεροῦς, ἀναπαύσει δὲ ὅλως, ἢ καὶ ἡσυχίᾳ, καὶ λου-
τροῖς εὐκράτοις, καὶ διατριβῇ πλέονι κατὰ τὸ θερμὸν ὕδωρ,
ὥστε καὶ εἰ δὶς αὐτὸν ἢ τρὶς λούσαις, ὀνήσεις μειζόνως.
οὗτοι δὲ καὶ μετὰ τὰ βαλανεῖα ἀλείφεσθαι δέονται, πρὶν
ἀμφιέννυσθαι· καὶ εἰ δι᾽ ἱδρῶτά τινα τύχοιεν ἀπομάξασθαι

ea partim calor ipſe, qui per motum accenditur, par-
tim ſpiritus, qui una emittitur, partim ipſa muſculorum
tenſio; ſuper haec vero ipſa ſingularum partium ex-
cretrix alieni facultas. Altera vero laſſitudo, in qua tenſio
ſentitur, illud pro remedio poſtulat, quod Hippocrati
laxatio dicitur. Ea namque tenſioni contraria eſt ad
eum modum, quo duritiei mollities. Ait enim ita: *Cutis
durae mollitio, diſtentae laxatio, ceu duro molle, diſtento
luxum contrarium ſit.* Sane relaxatur, quod diſtentum eſt,
in aliis quidem affectibus, quos in quinto de ſimplicium
medicamentorum facultatibus diximus, alia ratione. Quod
vero per exercitationem incidit, tum pauca mollique
frictione, eaque ex oleo dulci atque inſolato, tum inter-
miſſione omnino aut etiam quiete, praeterea lavatione
medii temperamenti, atque in calida pluſcula mora; adeo,
ſi bis terve lavabis, plus proderis. Hi vero et poſt bal-
neum ungi deſiderant prius, quam veſtiantur. Quod ſi
propter ſudorem forte aliquem pingue deterſerint, rurſus

τὸ λίπος, αὖϑις ἀλείφεσϑαι χρῄζουσι. καὶ μέντοι καὶ
κατὰ τὴν ἑξῆς ἡμέραν ἀναστάντες ἐκ τῆς κοίτης ἀλειφϑῆ-
ναι δέονται, μηδέποτ᾽ ἄκρως ψυχρῷ τῷ ἐλαίῳ μηδὲ σκλη-
ρῶς ἀνατριβόμενοι. γίνεται δ᾽ ὁ τοιοῦτος κόπος εὐχύμοις
ἀνδράσι πονήσασιν εὔτονα μᾶλλον ἢ ὀξέα γυμνάσια, καὶ
δεινῶς ὀκνηρούς τε καὶ δυσκαμπεῖς ἐργάζεται τοὺς κοπωϑέν-
τας, οὐ μὴν πυκνοί γε καὶ φρικώδεις οἱ τοιοῦτοι φαίνον-
ται, καϑάπερ οἱ μικρῷ πρόσϑεν εἰρημένοι. προσεσταλμένοι
δ᾽ οὐδὲν ἧττον ἐκείνων οὗτοι καὶ αὐχμώδεις ὁρῶνται, καὶ
ϑερμότεροι τοῖς ἁπτομένοις εἶναι δοκοῦσιν οὐ μόνον τῶν
τὴν ἑλκώδη διάϑεσιν ἐχόντων, ἀλλὰ καὶ σφῶν αὐτῶν, ὅϑ᾽
ὑγίαινον.

Κεφ. ζ΄. Ὁ δὲ δὴ τρίτος τῶν κόπων ἐπὶ σφοδροτά-
ταις γίνεται κινήσεσι, καὶ μόνος ἐξαίρει τοὺς μῦς ὑπὲρ τὸ
κατὰ φύσιν, ὡς ἐοικέναι φλεγμονῇ τὴν διάϑεσιν αὐτῶν.
ταῦτά τοι καὶ ψαυόντων ὀδυνῶνται, καὶ ϑερμότεροι φαί-
νονται· ὀδυνῶνται δὲ καὶ ἢν αὐτοὶ καϑ᾽ ἑαυτοὺς ἐπιχειρή-
σωσι κινεῖσϑαι. ἤϑεσι δὲ γυμνασίων ἀνϑρώποις ὁ τοιοῦτος

ungi deſiderant. Quin etiam poſtero die, quum e cubili
ſurgunt, ungi his expedit, nunquam tamen oleo ſumme
frigido, nec dura frictione. Incidit certe hujuſmodi Iaſſi-
tudo iis, quibus ſalubris ſuccus eſt, poſt robuſtas potius
quam celeres exercitationes, redditque laſſatos ipſos pigros
admodum aegreque flexibiles. Non tamen hi denſi hor-
rentesque apparent, quemadmodum quos paulo ante com-
prehendimus, caeterum contracti aridique non minus ip-
ſis apparent; tangentibus vero calidiores videntur non
ſolum iis, quos ulceroſa laſſitudo urget, ſed etiam quam
ipſimet, quum ſani eſſent.

Cap. VII. Tertia laſſitudo ex vehementiſſimis naſci-
tur motibus ſolaque ſupra naturalem habitum muſculos
attollit ſic, ut phlegmonae perſimilis affectus ſit. Itaque
et levi tactu offenduntur, et calidiores apparent. Dolent
vero etiam, ſi ipſi per ſe moveri conentur. Incidit haec
laſſitudo iis plurimum, qui aſſueti exercitationibus non

Ed. Chart. VI. [104. 105.]   Ed. Baf. IV. (249. 250.)

κόπος ὡς τὰ πολλὰ συμπίπτει, γυμνάζεσθαι δ᾽ εἰθισμέ-
νοις ὀλιγάκις ἐγένετο κατὰ τὰς σφοδροτάτας τε ἅμα καὶ
παμπόλλας κινήσεις. ἡ δὲ ἴασις αὐτοῦ τρεῖς ἔχει τοὺς σκο-
ποὺς, οὕσπερ σχεδόν τι καὶ τὰ φλεγμαίνοντα σύμπαντα, κέ-
νωσιν τοῦ περιττοῦ, καὶ ἀνάπαυσιν τοῦ συντεταμένου, καὶ
ἀνάψυξιν τοῦ φλογώδους. ἔλαιόν τε οὖν πολὺ χλιαρὸν, αἵ
τε τρίψεις μαλακώταται, καὶ ἡ ἐν τοῖς εὐκράτοις ὕδασι δια-
τριβὴ πολυχρονιωτάτη τοὺς τοιούτους ἰᾶται κόπους. εἰ δὲ
καὶ βραχύ τι χλιαρώτερον εἴη τὸ ὕδωρ, ὀνήσει μᾶλλον.
οὕτω δὲ καὶ ἡσυχία πολλὴ, καὶ ἀλείμματα συνεχῆ, καὶ
πάνθ᾽ (250) ὅσα τὸ μὲν κεκμηκὸς ἀναπαύει τε ἅμα καὶ
παρηγορεῖ, τὸ δὲ περιττὸν διαφορεῖ. [105] τάχα δ᾽ ἄν τις
οἰηθείη, τὸν τοιοῦτον κόπον οὐχ ἁπλοῦν, οὐδὲ τρίτον ἐπὶ
τοῖς ἔμπροσθεν εἰρημένοις δύο, σύνθετον δ᾽ ὑπάρχειν ἐξ
αὐτῶν, οὐδὲν ἔχοντα πλέον τῆς τάσεως τῶν νευρωδῶν σω-
μάτων καὶ τῆς ἑλκώδους αἰσθήσεως· τὴν γὰρ θερμότητα
τοῖς τοιούτοις κόποις ἄλλως μὲν ὑπάρχειν φύσει, καθάπερ
καὶ τῶν προειρημένων ἑκατέρῳ, οὐ μὴν συμπληρωτικήν γε

funt, nam exercitari affuetis raro incidit utique ex vehe-
mentiffimis plurimifque motibus.   Sanationis vero ejus
tres funt fcopi, quemadmodum fere et omnium phlegmone
obfefforum, nempe fupervacanei vacuatio, extenti re-
quies, et inflammationis refrigeratio.   Ergo et oleum
copiofum ac tepidum cum frictione molliffima et longiffi-
ma in medii temperamenti aquis mora hujufmodi laffi-
tudines emendat.   Quod fi paulo tepidior aqua fit, plus
proderit.   Ad eundem modum multa quies, et unctio
affidua, denique omnia, quae id, quod laffatum eft, quiete
lenimentoque recreent, ac quod fupervacuum eft, per
halitum digerant.   Sed putet fortaffe quifpiam, laffitudi-
nem hanc nec fimplicem effe, nec a duabus jam traditis
tertiam, fed ex hris compofitam, nec aliunde conftantem,
quam ex nervofarum partium tenfione et ulceris fenfu;
calorem namque in hujufmodi laffitudine alioqui qui-
dem naturaliter ineffe, veluti in memoratarum utraque,

τῆς ἐννοίας ἢ τῆς οὐσίας εἶναι. ἀλλά τοι τό γε τοῦ παρὰ
φύσιν ὄγκου τούτῳ τῷ κόπῳ μόνῳ παρὰ τοὺς ἄλλους ἐξαί-
ρετον ὑπάρχει, καὶ τὸ τῆς ἀλγεινῆς αἰσθήσεως οὐχ ὅμοιον
ἔν τε τῷ τονώδει κόπῳ καὶ τῷδε. τείνεσθαι μὲν γὰρ ἐν
ἐκείνῳ τεθλάσθαί τε τὰ νεῦρα σύμπαντα μέχρι καὶ τῶν
ὀστῶν οἱ τούτῳ τῷ κόπῳ κατεχόμενοι νομίζουσι. ὥστε
κατά γε ταῦτα διαφοράν τινα ἐξαίρετον ἔχει παρὰ τοὺς ἄλ-
λους δύο κόπους, οὐχὶ σύνθετος μόνον ἐστί. αὗται μὲν δὴ
τρεῖς, εἴτε καταστάσεις σώματος, εἴτε διαθέσεις, εἴθ'
ὅ τι βούλεταί τις ὀνομάζειν. ἄλλη δ' ἐπ' αὐταῖς τετάρτη,
παραπλησία μὲν ὑπάρχουσα κόπῳ, κόπος δ' οὐκ οὖσα, τῷ
μήτε τὴν ἑλκώδη, μήτε τὴν τονώδη, μήτε τὴν φλεγμονώδη
διάθεσιν ἔχειν, ἀλλὰ μηδὲ φρίκην τινὰ, μηδ' ἄλγημα, μηδὲ
τὸν πρὸς τὰς κινήσεις ὄκνον ὅμοιον τοῖς κόποις ἐπιφέρειν,
ἰσχνότητα δὲ μόνην ἅμα καὶ ξηρότητα. γίνεται μὲν οὖν ἐν
εὐχύμοις τε ἅμα καὶ γυμναστικοῖς σώμασιν, ὅταν ἄμετρον
γυμνασθέντα μὴ καλῶς ἀποθεραπευθῇ. διαφορεῖται γὰρ
οὕτω τὰ περιττώματα, καὶ χαλᾶται τὰ τεταμένα, καὶ οὐδὲν

nec tamen complendae notionis fubftantiaeve partem effe
ullam. Verum illud huic uni egregie prae caeteris ineft,
nempe major quam pro naturali habitu tumor, tum quod
nec doloris fenfus fimilis in hac et tenfionis laffitudine
habetur; quippe in illa tendi, in hac contufos effe ufque
ad offa nervos univerfos putant, qui ipfa laborant. Qua-
re in his faltem proprium a reliquis duabus difcrimen
habet, nec eft compofita tantum. Tres igitur five cor-
poris ftatus, five affectus, five quid aliud dixiffe velis,
hi funt. Eft alia quaedam fuper has quarta, fimilis qui-
dem laffitudini, non tamen laffitudo, quod neque ulceris,
neque tenfionis, neque phlegmones affectum prae fe ferat:
fed nec horrorem ullum doloremve, nec pigritiam ad
motus, quemadmodum laffitudines, infert, fed gracilitatem
tantum ariditatemque facit. Incidit quidem haec in cor-
poribus boni fucci et exercitationi affuetis, ubi immo-
dice exercitata parum rite apotherapia funt ufa. Quippe
ita et digeruntur excrementa, et quae tenfa fuerant,

ἄλλο ὑπολείπεται κατὰ τὸ σῶμα πλὴν ξηρότητος, ἢν ἐκ
τῆς ἀμετροτέρας κινήσεως ἔσχον. δεῖται δὲ κατὰ μὲν τὴν
πρώτην ἡμέραν οὐδενὸς ἐξηλλαγμένου παρὰ τὰ πρόσθεν,
ὅτι μὴ θερμοτέρου τοῦ ὕδατος, ὡς συναγαγεῖν ἀτρέμα καὶ
θερμᾶναι καὶ τονῶσαι τὸ δέρμα, κατὰ δὲ τὴν δευτέραν
ἀποθεραπευτικοῦ γυμνασίου βραχέος τε ἅμα καὶ μαλακοῦ
καὶ βραδέος ἔν τε κινήσεσι καὶ τρίψεσι, καὶ τῆς δεξα-
μενῆς ὁμοίως θερμῆς. ἐκπηδάτωσαν δ᾽ εὐθέως εἰς τὴν ψυ-
χρὰν ὑπὲρ τοῦ μένειν αὐτοῖς τὸν ἐν τῷ δέρματι τόνον
ἅμα θερμότητι. καὶ γὰρ ἧττον ἐν τῷ μετὰ ταῦτα χρόνῳ
διαφοροῦνται, καὶ ῥᾳδίως εἴς τε τὰς σάρκας καὶ τὸ δέρμα
τὴν τροφὴν ἀναλαμβάνουσιν, οὗ μεῖζον ἀγαθὸν οὐδὲν ἐξεύροις
ἂν αὐτοῖς, οὐδεμίαν διάθεσιν ἐξαίρετον ἔχουσι παρὰ τὴν
τῆς σαρκὸς ἰσχνότητα καὶ ξηρότητα. δεῖται γὰρ, οἶμαι, τό
γε τοιοῦτον ἀνατραφῆναί τε ἅμα καὶ ὑγρανθῆναι, καὶ
ταῦτ᾽ ἄμφω κάλλιστ᾽ αὐτῷ γίνεσθαι πέφυκεν ἐκ τῆς ὑγιαι-
νούσης τροφῆς.

Κεφ. η΄. Ἐπειδὴ δὲ ἅπαξ ἐμνημόνευσα τῆς ἐπὶ τοῖς

laxantur, nec aliud in corpore relinquitur praeter ficci-
tatem, quam ex immodico motu contraxerunt. Poftulat
autem primo die nihil fane diverfum ab iis, quae prius
dicta funt, praeter calidiorem aquam, quae fenfim contrahat,
et calfaciat, et roboret cutem: fecundo apotherapiae exer-
citationem, quae tum in motu tum frictione et pauca
et mollis et tarda fit: praeterea folium fimiliter calidum.
Verum protinus in frigidam exiliant, quo videlicet ipfis
robur in cute una cum calore conftet. Nam et minus in
fequenti tempore diffolvuntur, et facile in carnem cutem-
que nutrimentum refumunt, quo majus his commodum
nullum profecto invenias, ut qui nullum notabilem affe-
ctum praeter carnis gracilitatem ariditatemque habeant.
Quippe poftulat (arbitror) tale faltem corpus nutriri fimul
ac madefieri; quorum utrumque ex humido nutrimento
optime affequetur.

Cap. VIII. Quoniam vero facta femel mentio de

λουτροῖς διαίτης, οὐ χεῖρον ἂν εἴη καὶ τὰ περὶ τῶν κοπω-
δῶν διαθέσεων ἐπεξελθεῖν. ὁ μὲν οὖν ἑλκώδης κόπος, εἰ
μὲν ἱκανῶς ἀποθεραπευθείη, τῆς συνήθους δεῖται τροφῆς,
ἤ τι βραχὺ μείονος, ἔτι δ᾽ ὑγροτέρας τε ἅμα καὶ ἐλάτ-
τονος· εἰ δὲ κατὰ τὴν ἀποθεραπείαν εἰς τὴν τετάρτην μετα-
ταπέσοι διάθεσιν, (εἴωθε γὰρ οὕτω γίγνεσθαι τὰ πολλὰ,)
κατ᾽ ἐκείνην καὶ λουέσθω καὶ τρεφέσθω. ὁ δὲ τονώ-
δης ἔτι δὴ καὶ μᾶλλον ὀλιγωτέρας δεῖται τῆς τροφῆς·
ὁ δὲ φλεγμονώδης ὑπὲρ ἅπαντας ὑγροτάτης τε καὶ βρα-
χυτάτης, καί τι καὶ ψῦχον ἐχούσης. εὐχύμου δ᾽ ὁμοίως
ἅπαντες οἱ κεκοπωμένοι δέονται τροφῆς, ὁποίᾳ δη-
λονότι καὶ ὑγιαίνων ὁ ὑποκείμενος ἐν τῷ λόγῳ νεανίσκος
ἐχρῆτο. φυλάττεσθαι [106] δὲ προσήκει τὸ γλίσχρον ἐν
αὐτῷ κατά τε τὸν φλεγμονώδη καὶ τὸν ἑλκώδη κόπον,
ὡς ἂν κωλῦον διαφορεῖσθαι τὰ περιττώματα. κατὰ μέντοι
τὸν τονώδη καὶ τὰ τοιαῦτα σιτία δοτέον, ἀφαιροῦντα τοῦ
πλήθους αὐτῶν. οὐδὲν οὖν θαυμαστὸν ἐναντιολογίαν εἶναι

victu poſt balneum eſt, non alienum fuerit et de eo,
quod ad laſſitudines pertinet, praecipere. Ulceroſa igitur
laſſitudo poſt legitimam apotherapiam conſuetum nutri-
mentum deſiderat, aut etiam parcius, praeterea humidius.
Quod ſi in ipſa apotherapia in quartum migraverit affe-
ctum, (ſolet enim ita plerumque fieri,) pro ipſius ratione
tum lavetur, tum nutriatur. At quae tenſionem laſſitudo
praefert, ea etiam magis, quam ulceroſa, parce nutriri
poſtulat. Quae vero phlegmones ſenſum affert, ea ſupra
reliquas omnes tum humidiſſimum, tum minimum, tum
vero quod refrigerans quippiam habeat, requirit. Boni
ſucci tamen nutrimentum omnes, qui laſſitudine gravan-
tur, juxta poſtulant, quali nimirum propoſitus nobis ju-
venis adhuc integer utebatur. Cavendus tamen in ul-
ceroſa et ea, quae phlegmones ſenſum exhibet, glutinoſus
cibus eſt, ceu qui excrementorum digeſtionem moretur.
At in tenſionis laſſitudine etiam exhibendum ejuſmodi
nutrimentum eſt, auferentibus aliquid de ejus copia. Quo
minus mirum eſt, ſi multiplex pugna non plebeiis modo

204 ΓΑΛΗΝΟΥ ΥΓΙΕΙΝΩΝ

Ed. Chart. VI. [106.]   Ed. Baf. IV. (250.)

παμπόλλην οὐκ ἰδιώταις μόνον ἐν ἀλλήλοις, ἀλλὰ καὶ
τεχνίταις πρὸς ἑαυτούς τε καὶ τοὺς ἰδιώτας, οὔτε περὶ
γυμνασίων, οὔτε περὶ τρίψεων, οὔτε περὶ λουτρῶν, οὔτε
περὶ διαιτημάτων ὁμολογοῦσιν ὑπὲρ τῶν κοπωθέντων.
ἀκοῦσαι γοῦν ἔστι τῶν μὲν φασκόντων, ὡς κόπῳ χρὴ λύειν
τὸν κόπον, ἑτέρων δὲ, ὡς ἀνάπαυσις ἰᾶται τὸν κάματον,
καὶ τῶν μὲν, ὡς ἐνδεῶς χρὴ διαιτᾶσθαι τοὺς κοπωθέντας,
ἄλλων δὲ, ὡς αὖ μόνον ἀφαιρεῖν προσήκει τῶν εἰθισμένων,
ἀλλὰ καὶ τοσούτῳ πλείω προσφέρειν, ὅσῳ περ ἔτυχον πλείω
γυμνασάμενοι, ἀνάλογον γὰρ χρῆναι τοῖς πόνοις προσαίρε-
σθαι τὰς τροφάς, ἄλλων δέ τινων, ὡς οὔτε προστιθέναι
χρὴ ταῖς τροφαῖς, οὔτ' ἀφαιρεῖν. οὕτω δὲ καὶ λούουσιν, οἱ
μὲν εὐκράτοις ὕδασιν, οἱ δὲ θερμοτέραις, οἱ δὲ χλιαρω-
τέροις. ἤ τε γὰρ ἐμπειρία πρὸς ἐκεῖνο μόνον ἕκαστον ἀπά-
γει, πρὸς ὅπερ ἔτυχε θεασάμενος πολλάκις, ὅ τε λόγος,
ὡς ἂν μὴ τέλειος ὑπάρχων ἑκάστῳ, καθάπερ ἐδείκνυτο
πρόσθεν, ἀλλὰ μίαν τινὰ διάθεσιν ἐκδιδάσκων κοπώδη,
τὰς δ' ἄλλας ὥσπερ οὐκ οὔσας ὑπερβαίνων, ἐκείνης μόνης

inter fe, fed etiam artificibus et inter fe et cum plebeiis
oritur, dum neque de exercitationibus, neque frictioni-
bus, neque balneis, neque victu laffatorum confentiunt.
Quippe alios affirmare audias, laffitudinem laffitudine effe
abolendam; alios, laborem quiete fanari; alios, parcius
nutriendos, qui laffitudine premuntur; alios contra, non
modo de confueto nutrimento non demendum quicquam,
fed etiam tanto plus adjiciendum, quanto plus fe fati-
gaverint, ad portionem enim laborum nutrimentum ex-
hibendum; alios rurfus, nec adjiciendum quicquam nutri-
menti, nec etiam demendum. Ad eundem modum balneo
quoque utuntur, alii ex aquis medii temperamenti, alii
calidioribus, alii tepidioribus. Nam et experientia ad id
tantum probandum, quod ufu faepe ufurpavit, quemlibet
impellit, et praeterea ratio, utpote quam quifque abfolu-
tam non habet, ut fupra dictum eft. Verum, quum unum
tantum laffitudinis fenfum traderet, reliquis, ceu non fint,

ΛΟΓΟΣ Γ. 205

Ed. Chart. VI. [106.]   Ed. Baf. IV. (250)

ἐκδιδάσκει τὴν ἐπανόρθωσιν, ἧς ἔγνω μόνης. ἀληθὲς γοῦν
ἐστι καὶ τὸ κόπῳ λύεσθαι τὸν κόπον, ὅταν γε δὴ φαίνη-
ταί ποτε δέον εἶναι τοῖς ἐν τῇ προτεραίᾳ γυμνασίοις ἴσοι
κατὰ τὴν ὑστεραίαν γυμνάζεσθαι, καὶ τὸ τὴν ἴασιν κόπων
ἡσυχίαν ὑπάρχειν. τούτων γὰρ τὸ μὲν ἐν τοῖς περιττωματι-
κοῖς κόποις, καὶ μάλισθ᾽ ὅσοι κατὰ τοὺς μῦς ἔχουσι τὰ
περιττώματα, τὸ δ᾽ ἐν τοῖς τονώδεσί τε καὶ φλεγμονώδεσι
φαίνεται συμφέρον. ἀληθὲς δὲ καὶ τὸ χρῆναι τοὺς κοπω-
θέντας ἐνδεῶς διαιτᾶσθαι· τοῦτο γὰρ ὁρᾶται τοὺς φλεγμο-
νώδεις ὠφελοῦν. ἀληθὲς δὲ καὶ τὸ τὰ συνήθη διδόναι·
τοῦτο γὰρ ἐπὶ τῶν ἑλκωδῶν, ὅταν ἀποθεραπευθῶσιν, ὀρθῶς
τετήρηται γιγνόμενον, ὥσπερ γε καὶ τὸ πλείω λαμβάνειν
ἐπὶ τῆς ὁμοιουμένης τοῖς κόποις διαθέσεως, εἰς ἣν κἀκ
τῆς ἑλκώδους ἔνιοι μεταπίπτουσιν. οὕτω δὲ καὶ τὸ λούειν
εὐκράτοις ὕδασιν ἀληθὲς ἐπὶ τοῖς περιττωματικοῖς κόποις.
ἀληθὲς δὲ καὶ τὸ μὴ λούειν τοιούτοις ἐπί τε φλεγμονωδῶν,

praeteritis, ejus tantummodo, quam novit, remedium do-
cuit. Ergo verum eſt et quod laſſitudine laſſitudo ſolvi-
tur, quum videlicet heſternis exercitationibus pares poſtri-
die adhibendas videtur expediens, et laſſitudinis mede-
lam eſſe quietem. Horum enim duorum primum quidem
in iis quae ex congeſtis excrementis laſſitudines conſiſtunt,
ac praecipue ubi in muſculis excrementa haeſerunt, ſe-
cundum vero in iis, quae tenſionis et phlegmones ſen-
ſum praebent, utile videtur. Jam illud quoque verum
eſt, qui laſſitudine gravantur, eos parcius eſſe nutriendos,
id enim conducere videtur ei, qui phlegmones ſenſum
praeſert. Verum praeterea eſt et ex conſuetudine eſſe
nutriendum; id namque in ulceroſa laſſitudine, ubi recte
apotherapia ſunt uſi, ſieri obſervatum eſt, ſicuti etiam
uberius cibandum in eo affectu, quem ſimilem laſſitudini-
bus diximus; in quem ex ulceroſa quoque nonnulli trans-
eunt. Simili ratione et medii temperamenti aquis eſſe
lavandum in iis, quae ex redundantia ſupervacuorum
natae ſunt, verum fateor; ſed nec illud verum negem,
ejuſmodi aquis non eſſe utendum nec in ea, quae phleg-

206 ΓΑΛΗΝΟΥ ΥΓΙΕΙΝΩΝ

Ed. Chart. VI. [106.]　　　　　　　　Ed. Baf. IV. (250.)

χλιαρωτέρων γὰρ οὗτοι δέονται, κἀπὶ τῆς ὁμοίας κόπῳ δια-
θέσεως, οὗτοι γὰρ οὐ χρῄζουσι θερμοτέρων. οἴονται δ᾽
ἔνιοι καὶ τὴν τοιαύτην διάθεσιν εἶναι κόπον. ἕτεροι δέ τι-
νες, ὁποία μέν τίς ἐστιν ἡ διάθεσις, οὐκ εἶπον, ἐφ᾽ ὧν δ᾽
ἂν ὑποψία τις ᾖ γενησομένου κόπου, συμβουλεύουσι θερ-
μοτέρῳ χρῆσθαι τῷ κατὰ τὸ λουτρὸν ὕδατι, καὶ προστιθέασι
δὲ τὴν αἰτίαν, ὡς ἡμεῖς ἔμπροσθεν ἔφαμεν, οἱ μὲν ἀναδό-
σει φάσκοντες, οἱ δὲ θρέψει συντελεῖν τὸ τοιοῦτον λου-
τρὸν, οὐ μὴν καθ᾽ ὅν γέ τινα λόγον οἷαί τε κωλύειν εἰσὶ
κόπον ἀναδόσεις καὶ θρέψεις ἐκδιδάσκουσιν, ἀλλ᾽ οὐδὲ
τὴν ἀρχὴν ὁποία τίς ἐστιν ἡ τοῦ κόπου διάθεσις, οὐδὲ
τοῦτο γράφουσιν. οἱ γοῦν πλείους αὐτῶν οὐδὲν εἶπον,
ἔνιοι δὲ τολμήσαντες εἰπεῖν ἀπεφήναντο ξηρότητα. τὸ μὲν
οὖν ὑπὸ τροφῆς θεραπεύεσθαι ξηρότητα, καὶ μάλιστα τῆς
ὑγραινούσης, ὅπερ οὐδ᾽ αὐτὸ προστιθέασιν οἱ πλείους αὐ-
τῶν, ἀληθέστατον, οὐ μὴν οὔτ᾽ ἴαμα κόπων ἐστὶν οὔτε
προφυλακὴ τὸ τοιοῦτον. ἀλλ᾽ ὅταν, ὡς εἴρηται, ξηρότερα
μὲν ἀπεργασθῇ τὰ μόρια, μήτε δὲ τάσις ᾖ κατ᾽ αὐτὰ

mones fenfum praefert, quum tepidiores haec defideret,
nec iis, qui fimilem laffitudini affectum fentiunt, hi nam-
que calidiores volunt. Sunt et qui eum affectum laffi-
tudinem effe putent. Alii, quinam affectus fit, non dixe-
runt. In quibufcunque vero fufpicio futurae laffitudinis
fubeft, fuadent calidiore aqua in balneo uti, caufamque
affignant, ficuti ipfi fupra retulimus, alii diftributioni in
corpus, alii nutritioni id genus balnei conducere dicen-
tes, non tamen rationem ullam afferunt, cujus gratia
ejufmodi diftributione et nutrimento prohiberi laffitudo
poffit. Sed nec omnino, qualis fit ipfe laffitudinis affectus,
fcribunt. Nam major eorum pars nihil dixit, qui vero
dicere aufi funt, ficcitatem effe definiverunt. Ac quod
nutrimentum ficcitati medetur, praefertimque humectans,
(quam tamen conditionem major eorum pars non adjecit,)
eft fane veriffimum: caeterum nec remedium id nec
cautio laffitudinum. Sed quum, uti dictum eft, membra
ficciora funt facta, nulla tamen nec tenfio fubeft, nec

ΛΟΓΟΣ Γ. 207

Ed. Chart. VI. [106. 107.]　　　　　Ed. Baf. IV. (250. 251.),

μηδεμία, μήτε περιττώματα λεπτὰ καὶ δριμέα, μήτε φλεγ-
[107] μονώδης διάθεσις, ἀνατρέφειν δήπου προσήκει τὰ
διὰ τὴν κένωσιν ἐξηραμμένα τροφαῖς ὑγραινούσαις, ὡς, εἰ
γε μὴ ἀναθρέψειας αὐτάρκως, ἰσχρότερον καὶ ξηρότερον ἴωει
κατὰ τὴν ἑξῆς ἡμέραν ἑαυτοῦ τὸ σῶμα. καὶ ταύτην τὴν
διάθεσιν ἔνιοι κόπον ὑπο(251)λαβόντες ὑπάρχειν οἴον τωι
θερμοτέρῳ λουτρῷ καὶ τροφῇ δαψιλεῖ κεκωλυκέναι τὴν γέ-
νεσιν αὐτῆς· ἀλλ᾽ ἐκεῖνο θαυμάζειν ἐνίων ἄξιον, ὥσπερ ૬ καὶ
Θέωνος, εἰ τὸν ἤδη γεγενημένον κόπον οὐκ ἀξιοῦσιν ὁμοίως
ἰᾶσθαι. εἴτε γὰρ ἦν νῦν εἴρηκα διάθεσιν ὑπολαμβάνει τις
εἶναι κόπον, ἀναθρέψει χρὴ λύειν αὐτὸν καὶ κωλύειν γε-
νέσθαι, εἴτε τῶν ἄλλων τινὰ τῶν ὄντως κόπων, |ἐνδεέστε-
ρον ἐπὶ πάντων χρὴ τρέφεσθαι τὸν ἄνθρωπον, ἔτι τε προς-
δοκωμένων καὶ ἤδη γεγονότων. οὐδὲ γὰρ τοῦτ᾽ ἔστιν εἰ-
πεῖν, ὡς ἥ γε τοιαύτη διάθεσις ἡ παρακειμένη τοῖς κόποις,
εἰ μὴ κατὰ τὴν πρώτην ἡμέραν ἐπανορθωθείη δι᾽ εὐτροφίας,
εἴς τινα τῶν τριῶν μεταπίπτειν εἴωθεν. εἰ μὲν γὰρ αὐτὸ
τοῦτο μόνον εἴη κατ᾽ αὐτὴν ἡ ξηρότης, ἰσχνότητος οὐδὲν

tenue acreque excrementum; nec phlegmonae fimilis affe
ctus, reficere nutrimento humectante expedit, quae ex-
haufto humore funt ficcata, quando, nifi abunde nutrias,
et gracilius et aridius, quam fuerat, poftero die corpus
cernes.　　Atque hunc affectum nonnulli laffitudinem rati,
eum exiftimant calidiore balneo et pleniore cibo, ne in-
cidat, prohiberi.　　Illud tamen quorundam, ficuti etiam
Theonis, demiror, fi jam factam laffitudinem fimiliter
fanari non putant.　　Nam five quem modo memoravimus
affectum velit quis effe laffitudinem, nutrimento illum et
folvere debet, et ne fiat prohibere, five reliquorum quem-
vis eorum, qui verae laffitudines funt, utique parcius in
omnibus hominem nutrire, et quum adhuc inftant, et
quum jam occuparunt.　　Illud enim dici non poteft, ta-
lem faltem affectum, qui laffitudini fimilis eft, nifi primo
die per nutrimentum plenius corrigatur, in trium ali-
quam migrare folere.　　Nam fi ipfa folum ficcitas in
eo vifitur, praeter gracilitatem nihil fequetur amplius;

ἀκολουθήσει πλέον· εἰ δὲ καὶ θερμότητός τι ξυνείη, πυ-
ρέξαι κίνδυνος. οὐ μὴν ταὐτόν γ᾽ ἐστὶ κόπος καὶ πυρετός,
εἰ καὶ ὅτι μάλιστα τῶν κοπωθέντων ἐπύρεξαν ἔνιοι. θαυ-
μάζειν γοῦν ἐπέρχεταί μοι Θέωνος ἐν τῷ τετάρτῳ τῶν κατὰ
μέρος γυμνασίων, ἐν οἷς περὶ τοῦ τελείου γυμνασίου διεξέρ-
χεται, τάδε γράφοντος. καὶ κόπου τινὸς τοῖς οὕτω γυμνα-
σθεῖσιν ὡς τὸ πολὺ τῇ ἑξῆς ἡμέρᾳ παρακολουθοῦντος,
ἡ ξεστολουσία παραιτεῖται τὴν πρὸς τὸν κόπον ἐπιτηδειότητα,
πυροῦσα τὴν ἐπιφάνειαν, ἵνα αὕτη σικύας τρόπον τὴν
λαμβανομένην τροφὴν ἐπισπωμένη᾽ τοῖς κεκμηκόσι ἀντιδιέ-
ληται νεύροις. οὗτος μὲν γὰρ πρὸς τοῖς ἄλλοις ὥσπερ
αἴνιγμά τι τὸ ἀντιδιέληται ῥῆμα παρέλαβεν ἐν τῷ λόγῳ.
δύναται μὲν γάρ τις ἀκούειν, ἵνα ἡ ἐπιφάνεια σικύας τρό-
πον ἐπισπωμένη τὴν τροφὴν μέρος ἐξ αὐτῆς τι καὶ τοῖς
νεύροις παρέχῃ· δύναται δὲ καὶ τοὐναντίον, ἵνα ἡ ἐπι-
φάνεια σικύας τρόπον ἐφ᾽ ἑαυτὴν ἀντισπῶσα τὴν ἐπὶ
τὰ νεῦρα φερομένην τροφὴν μερίζηται. ὥστε κατὰ μὲν
τὸν πρότερον λόγον εἰς εὐτροφίαν τοῖς νεύροις ἐπιτη-

fi vero caloris quoque quippiam fimul adfit, jam febricitaro
metus eft.   Verum non idem funt laffitudo et febris, tamet-
fi maxime eorum, qui laffitudinem fenferunt, nonnullos
febris male habuit.   Sane Theonem mirari fubit haec
in quarto de particularibus exercitiis, ubi de abfoluto
exercitio agit, fcribentem: *Quum laffitudo aliqua eos, qui
ita exercitati funt, poftero deinceps die fere fequatur,
ferventis aquae lavatio minus laffitudini obnoxios red-
dit, fumma corporis accendens.* Deinde ita fubjicit: Ἵνα
αὕτη σικύας τρόπον τὴν λαμβανομένην τροφὴν ἐπισπωμένη
τοῖς κεκμηκόσιν ἀντιδιέληται νεύροις.   Is enim praeter alia
veluti aenigma quoddam verbum ἀντιδιέληται in contextu
appofuit: poffis enim ita intelligere, quafi fumma corporis
cucurbitae more nutrimentum trahentia partem aliquam
ejus nervis quoque difpenfent: poffis et contra, quafi
fumma corporis cucurbitae modo id, quod ad nervos fere-
batur, alimentum ad fe trahentia participent; ita nimi-
rum, ut priori fenfu ad nutritionem uberiorem refectio-

δεύεσθαι θερμανθὲν τὸ δέρμα, (τοῦτο γὰρ ἡγοῦμαι λέ-
γειν αὐτὸν ἐπιφάνειαν,) κατὰ δὲ τὸν δεύτερον εἰς ὀλιγο-
τροφίαν. ὅσον μὲν οὖν ἐπ᾽ αὐτῇ τῇ 'ήσει, τὴν γνώμην τοῦ
Θέωνος οὐκ ὄν τις ἐξεύροι· ἐξ ὧν δ᾽ ἐν ἄλλοις τε λέγει
κἀν τῷ ις' τῶν Γυμναστικῶν, ἐλάττονα τροφὴν βούλεται
δίδοσθαι μετὰ τὸ τέλειον γυμνάσιον. καίτοι γ᾽ οὐδ᾽ αὐτὸ
τοῦτο διεσάφησε, τίνι ποτὲ λογισμῷ συμβουλεύει. δίδοται
γὰρ ἐλάττων τροφὴ τῆς συνήθους ἢ τῷ μὴ δεῖσθαι τῆς
ἴσης, ἢ τῷ μὴ δύνασθαι πέψαι. τὸ μὲν οὖν πρότερον
οὐκ ἀληθὲς ἐπὶ τῶν πολλὰ γυμνασαμένων, τὸ δὲ δεύτερον
ἔστιν ὅτε μὲν ἀληθὲς, ἔστιν ὅτε δὲ ψευδές. εἰ μὲν γὰρ
ἀῤῥωστοτέραν ἔχει τὴν πεπτικὴν δύναμιν, ἀληθὲς, εἰ δὲ μὴ
ταύτην, ἀλλ᾽ ἑτέραν τινὰ, ψευδές. ἀκούειν δὲ χρὴ πεπτι-
κὴν δύναμιν οὐ τὴν ἐν γαστρὶ μόνον, ἢ φλεψὶν, ἢ καθ᾽ ἧπαρ,
ἀλλὰ καὶ τὴν καθ᾽ ἕκαστον μόριον, ὥσπερ ἐν τοῖς παροῦσι τὴν
ἐν τοῖς μυσίν· ἐν οἷς δὴ καὶ μάλιστά ἐστιν ἡ διάθεσις, ὑπὲρ ἧς
διαλέγομαι. διαφορηθέντες γὰρ ἐπὶ πλέον ἐν τοῖς γυμνασίοις

nemque nervorum conducat excalfacta cutis, quippe hanc
arbitror eum per ἐπιφάνειαν, id eſt. ſumma corporis, ſigni-
ficare, poſteriore vero ad ὀλιγοτροφίαν, id eſt, parciorem
nutritionem.　　Quantum itaque ex ipſis verbis licet acci-
pere, mentem Theonis non comperias. Ex iis vero, quae
tum alibi, tum in ſextodecimo Gymnaſticꞷn ſcribit, minus
nutrimenti poſt abſolutum illud exercitium dari cenſet,
quanquam ne id quidem qua ratione inductus ſuadeat,
uſquam docuit. Datur enim minus quam ex conſuetudine
nutrimentum aut propterea, quod pari opus non eſt, aut
quod concoqui id non poſſit.　　Ac prius quidem in iis,
qui plurimum ſe exercitarunt, verum non eſt;| poſterius
aliubi verum, aliubi certe falſum. Si cui enim imbecil-
lior concoquendi vis eſt, verum, ſin ſecus, falſum. In-
audienda vero concoquendi facultas eſt non ea modo,
quae in ventriculo, aut venis, aut jecinore exiſtit, ſed
etiam quae in ſingulis partibus, veluti in iis, de quibus ſer-
mo habetur, muſculis; in quibus utique vel maxime affectus
is, de quo diſputo, continetur; quippe largius inter exer-

210 ΓΑΛΗΝΟΥ ΥΓΙΕΙΝΩΝ

Ed. Chart. VI. [107. 108.] Ed. Baf. IV. (261.)

ἰσχνότεροί τε καὶ ξηρότεραι γίνονται. εἰ μὲν οὖν ἐπ᾽ ὀλίγον
αὐτοῖς ταῦτα συμβαίνει, κατεργάζεσθαι δύνανται τροφήν,
ἧσπερ δέονται· εἰ δέ τι πολὺ τοῦ κατὰ φύσιν ἀποχωρήσει-
αν, ἀδυνατοῦσιν. ὧν οὐδὲν ὁ Θέων ὅλως οὔτ᾽ ἐνενόησεν,
οὔτε διωρίσατο.· τὴν ἀρχὴν γὰρ οὐδ᾽ ἐκ λόγου τινός, ἀλλ᾽
ἐξ ἐμπειρίας, ὡς καὶ αὐτὸς ὁμολογεῖ, τὸ θερμότερον ὕδωρ
ἐπὶ τῷ τελείῳ γυμνασίῳ χρήσιμον ὑπάρχον ἐτήρησεν. [108]
οὕτως οὖν ἐφεξῆς γράφει· τοῦτο δὲ, εἰ μὲν καὶ τὸν λόγον
ἔχει παρακείμενον, εὐτυχήματος ἔργον, εἰ δὲ μή γε, τὸ
πρὸς τῶν ἀποτελεσμάτων ἐπιμαρτυρούμενον οὐ παραδεκτέον,
εἰ μὴ καὶ τὸν λόγον ἐξ ἄκρου ἔχει συμπροσπίπτοντα. εἰ
μὲν οὖν ἀκριβῶς ἐξευρὼν τὴν διάθεσιν, ἐφ᾽ ἧς τὸ θερμὸν
ὕδωρ ἐπαινεῖ, τὴν αἰτίαν ἀγνοεῖν ὁμολογεῖ, συγγνωστὸς ἂν
ἦν εἰκότως· ἐπεὶ δ᾽ ἁπλῶς εἶπεν, ἐπὶ τῶν τελείων γυμνα-
σίων ἁρμόττειν τὰς ζεστολουσίας, (οὕτω γὰρ αὐτὴν καὶ ὀνο-
μάζει,) δύνανται δὲ πολλαὶ διαθέσεις ἀκολουθῆσαι τῷ τοι-
ούτῳ γυμνασίῳ, μέμψαιτ᾽ ἄν τις αὐτῷ μὴ διορισαμένῳ περὶ

citandum exhaufti aridiores et graciliores redduntur.
Ergo fi haec leviter his contingant, utique conficere, cu-
jus indigent, nutrimentum poterunt; fin multum a na-
tura receverint, non poterunt. Quorum Theon nullum
omnino neque intellexit, neque diftinxit. Omnino enim
non ratione aliqua, fed experientia (ficut ipfe fatetur)
poft abfolutum illud exercitium calidiorem aquam utilem
effe obfervavit. Sic enim deinceps fcribit: *Illud vero,
fiquidem rationem habet in promptu, fortunae beneficio
ferendum acceptum eft: fin minus, quod effecta teftan-
tur, id non admittendum, nifi quis certam exactamque
rationem fimul fe fubjicientem habeat.* Ergo fi plane ex-
plorato affectu, in quo calidam laudat, caufam fateretur
ignorare, merito dignus venia effet; verum quum citra
exceptionem utilem effe abfoluto exercitio in calida la-
vationem pronunciat, (ita enim hanc appellat,) poffunt
autem alii quoque complures affectus id genus exercita-
tionis fequi: accufandus merite eft, quod deinceps fingu-

πασῶν ἐφεξῆς. αὐτὸς γὰρ οἶδε καὶ τὸν φλεγμονώδη κόπον
ἀκολουθοῦντα τῷ τοιούτῳ γυμνασίῳ, καθ᾽ ὃν εἰς ὄγκον
μείζονα τοῦ κατὰ φύσιν ἐξαίρεται τὰ πεπονηκότα, καὶ τὸν
ἕτερον, ὃν ἕνα γράφει, τῷ κοινῷ συμπτώματι προσέχων τὸν
νοῦν, ὅπερ ἀντίκειται τῷ παρὰ φύσιν ὄγκῳ. λεπτότεροι μὲν
γὰρ ἐν τοῖς ἄλλοις δύο κόποις ἀποτελοῦνται, καὶ προσέτι
γε τῇδε τῇ διαθέσει, περὶ ἧς ὁ λόγος συνέστηκεν. ἀλλ᾽ οὐχ,
ὥσπερ ἓν κοινὸν σύμπτωμα τῶν τριῶν διαθέσεών ἐστιν, οὕτω
καὶ ἡ διάθεσις μία. κατὰ μὲν οὖν τὴν ἐπὶ τῇ τάσει τῶν
νευρωδῶν σωμάτων οὐ χρὴ λούειν θερμοτέρῳ τοῦ συνήθους·
οὕτω δὲ οὐδὲ κατὰ τὴν ἐπὶ τοῖς περιττώμασι· κατὰ δὲ τὴν
ἄνευ τούτων ἰσχνότητα συμφέρει λούειν θερμοτέρῳ τοῦ
συμμέτρου· γίνεται γὰρ ἡ διάθεσις αὕτη, διαφορηθέντων ἐπὶ
πλέον ἐν τοῖς γυμνασίοις τῶν σωμάτων, οὕτως ὡς ἐν ταῖς
μακροτέραις ἀσιτίαις εἴωθε συμβαίνειν. ὥστε καὶ ἡ ἐπα-
νόρθωσις αὐτῶν προσθέσει τε καὶ ἀναπληρώσει τοῦ κενω-
θέντος ἐστίν. οὐ δύναται δ᾽ αὕτη γενέσθαι, τοῦ δέρματος

los non difcreverit. Ipfe namque novit, etiam laſſitudi-
nem, quae phlegmones fpeciem exhibet, huic exercitationi
fupervenire, fub qua nimirum in majorem quam ſpro
natura molem attolluntur fatigatae partes; etiam alte-
ram, quam unam fcribit utique generali fymptomati at-
tentus, quae moli, quae eft pr.eter naturam, contraria
exiftit; quippe graciliores in reliquis duabus laſſitudini-
bus redduntur, atque etiam in eo affectu, de quo agitur.
Caeterum non quemadmodum trium affectuum unum fym-
ptoma commune eft, ita et affectus unus eft. Ac in eo
quidem, qui ex nervofarum partium tenfione confiftit, ca-
lidiore quam ex confuetudine lavari non oportet. Simili
ratione nec in iis, quos excrementa excitarunt. In gra-
cilitate vero, quae fine his confiftit, expedit calidiore
aqua, quam quae mediocriter fe habeat, lavari. Contrahi-
tur namque hic affectus, exhaufto vehementius inter exer-
citandum corpore, eo modo quo in diutina fame accidere
folet. Itaque etiam fic affectorum refectio in appofitio-
ne, et quod detractum eft, repofitione confiftit· id quod

ἀραιοῦ μένοντος. συναγαγεῖν οὖν αὐτὸ χρὴ, καὶ πυκνῶσαι,
καὶ σφίγξαι πρότερον, εἰ μέλλοι τι τῆς δαψιλοῦς τροφῆς
ὄφελος ἔσεσθαι. συνάγει δὲ καὶ στέγει τό τε ψυχρὸν ὕδωρ
καὶ τὸ ζέον. ἀλλ᾿ ὑπὸ μὲν τοῦ ψυχροῦ κίνδυνος βλαβῆναι
τὸν ἄνθρωπον, ἀραιότερόν τε ἅμα καὶ κενὸν ἐπὶ τῷ πλήθει
τῶν γυμνασίων γεγενημένον· ὑπὸ δὲ τοῦ ζέοντος βλάβη
μὲν οὐδεμία, πυκνότης δ᾿ ἀσφαλὴς ἐγγίνεται τῷ δέρματι,
συνεπιλαμβανούσης τι καὶ τῆς ἐγκαταλειπομένης αὐτῷ θερ-
μότητος. ὅθεν οὐδὲ χρονίζειν ἐπὶ πλέον ἐν τῷ ψυχρῷ προσ-
ήκει τὸν οὕτως λουσάμενον, ἀλλ᾿, ὥσπερ αὐτὸς ὁ Θέων
τοῦτό γε παρετήρησεν ὀρθῶς, φυλακτέον ἐστὶ τὴν ἐν τῷ
ψυχρῷ διατριβήν, ὡς τὴν ἐκ τῆς ζεστολουσίας ἀναλύουσαν
ὠφέλειαν. ἡ δὲ αἰτία τοῦ σφαλῆναι τὸν Θέωνα, τὸ μιᾷ
διαθέσει συμφέρον ὡς πάσαις ἁρμόττον γράφοντα, τῶν
γυμναζομένων ὑπ᾿ αὐτοῦ σωμάτων ἡ ἕξις ἐστίν· ἀθλητὰς
γὰρ ἐγύμναζε τοὺς μετὰ τὸ τέλειον γυμνάσιον, εἰς μὲν τὴν
τετάρτην διάθεσιν ἑτοίμως ἐμπίπτοντας, εἰς δὲ τὴν τρίτην
σπανιάκις. ὅπερ οὖν ἐθεάσατο πολλάκις, ὡς διηνεκὲς

certe accidere cute adhuc rara nequit. Cogere ergo hanc
denfareque ac adſtringere prius oportebit, ſi qua plenio-
ris nutrimenti expectanda eſt utilitas.   Sane cogit clau-
ditque tum frigida, tum fervens aqua.   Verum a frigida
laedi hominem metus eſt, utpote qui jam ex multa exer-
citatione et rarior eſt redditus, et vacuus.   Ex ferventi
ut noxa certe nulla, ita fecura in cute denſitas paritur,
ipſo, qui in ea derelinquitur, calore nonnihil etiam con-
ferente.   Unde nec immorari in frigida nimium debet,
qui ita eſt lavatus, ſed, veluti id ſaltem recte a Theone
obſervatum eſt, cavere in frigida moram, ut quae fer-
ventis lavationis commoda fruſtretur.   Sane ita errare
Theonem, ut, quod uni affectui conveniebat, omnibus
quadrare praeciperet, in cauſa erat corporum, quae exer-
citabat, habitus.   Siquidem athletas exercuit, qui ex ab-
ſoluto illo exercitio in quartum erant affectum proclives,
in tertium raro incidebant   Itaque, quod ſaepe obſerva-

ΛΟΓΟΣ Γ. 213

Ed. Chart. VI. [106. 109.]   Ed. Baf. IV. (261.)

ἔγραψεν. εὖ δὲ καὶ κακοχύμους, ἢ καχέκτους, ἢ ἀήθεις
γυμνασίων, ἢ ἀσθενεῖς, ἤ μὴ νεανίσκους ἐγύμναζε, σπανιά-
κις μὲν εἰς τὴν τοιαύτην διάθεσιν ἐμπίπτοντας ἐθεάσατο,
μυριάκις δ᾽ εἰς τὰς ἄλλας. ἢ τοῦτο μὲν καὶ λέγειν ἴσως
περιττόν, αὐτὸς γὰρ ὁμολογεῖ μετὰ τὰ κατασκευαστικὰ γυ-
μνάσια χρῆσθαι τῇ ζεστολουσίᾳ· τὰ δὲ τοιαῦτα γυμνάσια
μόνοις ἀθληταῖς ἐπιτηδεύεται. καίτοι φησί τις, ὡς ἐκείνοις
μὲν ἑκοῦσι, καὶ κατὰ περίοδον, ἄλλοις δὲ πολλοῖς ἢ δι᾽
ἀνάγκην, ἢ φιλονεικίαν, ἤ τι τοιοῦτον ἕτερον. ἀλλ᾽ ἐπί γε
τῶν τοιούτων ἐπὶ τοῖς ἀμέτροις γυμνασίοις ἀνάγκη πρότε-
ρον ἢ καὶ μίαν, ἢ καὶ πλείους συστῆναι κόπων διαθέσεις.
ὥστε μόνοις τοῖς εὐεκτικοῖς σώμασιν ἡ τετάρτη γίγνεται
διάθεσις· [109] οἷά πέρ ἐστι τά τε τῶν καλῶς ἀγομένων
ἀθλητῶν, καὶ τοῦ νῦν ἡμῖν ἐν τῷ λόγῳ προκειμένου νεανί-
σκου. καὶ εἴ τις ἁπλῶς ἀποφαίνοιτο, μετὰ σφοδρότατα γυ-
μνάσια τὴν τοῦ θερμοτέρου λουτροῦ χρῆσιν ἐπιτήδειον
ὑπάρχειν, ἐπὶ μιᾶς μὲν ἀληθεύσει καταστάσεως, ἐπὶ τριῶν

verat, ceu perpetuum prodidit. Quod ſi aut vitioſi ſucci
homines, aut mali habitus, aut exercitiorum inexpertes,
aut imbecillos, aut minime juvenes exercuiſſet, in ejus-
modi quidem raro, in reliquos vero aſſectus ſaepiſſime
incidere vidiſſet. An et hoc quoque dicere fortaſſe eſt
ſupervacuum, cum ipſe quoque ſateatur, poſt praeparato-
rium exercitium ferventi eſſe balneo utendum? Id vero
exercitationis genus ſolis athletis in uſu eſt. Atqui dicat
aliquis, illos ſponte et quodam circuitu, alios vero mul-
tos vel neceſſitate, vel vincendi ſtudio, vel propter alia
id genus ejuſmodi exercitationem ſuſcipere. Verum hi
ſaltem poſt immodicos labores neceſſe eſt vel unum, vel
plures laſſitudinum affectus prius contrahant. Itaque iis
duntaxat corporibus, quae bona habitudine ſunt, quartus
affectus incidit: cujuſmodi ſunt tum athletarum, qui bene
ſunt nutriti, tum propoſiti nunc in diſputatione juvenis.
Et quiſquis abſolute pronunciabit, poſt vehementiſſimas
exercitationes calidioris ſolii uſum eſſe idoneum, is ut in
uno certe ſtatu verum aſſirmabit, ita in tribus plane fal-

δὲ / ψεύσεται. πολλὰ δὲ καὶ ἄλλα τοιαυτα (252) καθ᾽
ὅλην τὴν ὑγιεινὴν πραγματείαν ἰατροῖς τε καὶ γυμνασταῖς
γέγραπται ψευδῆ. κεφάλαιον δ᾽ αὐτῶν ἐστι ·τὸ τῆς τηρή-
σεως ἀδιόριστον, ὅταν, ὅπερ ἐπὶ μιᾶς ἕκαστος ἐθεάσατο
διαθέσεως, ἐπὶ πολλῶν ἀναγράφῃ.

Κεφ. θ΄. Καὶ μὲν δὴ καὶ ἔτι τίς ἐστι διάθεσις ἐγγύς
τε ταῖς προειρημέναις, ἣν ὀνομάζω στέγνωσιν, ὑπὲρ ἧς, ἐπει-
δὰν συμπεραίνωμεν τὸν ἐπὶ τοῖς κόποις λόγον, ἐφεξῆς ἐρῶ.
αἱ μὲν γὰρ ἁπλαῖ διαφοραὶ τρεῖς αὐτῶν εἰσιν, ὑπὲρ ὧν ἤδη
μοι λέλεκται· κᾆτα σύνδυο λαμβανομένων ἄλλαι γίνονται
τρεῖς. ἑβδόμη δ᾽ ἐπὶ πάσαις ἐστιν ἡ τῶν τριῶν ἅμα συν-
ερχομένων. ἡ μὲν διάγνωσις αὐτῶν ἐστιν ἀπὸ τοῦ συνδυά-
ζεσθαι τὰ γνωρίσματα, σκοπὸς δὲ τῆς ἐπανορθώσεως, ὁ
μὲν κοινὸς ἁπασῶν, ἀποβλέποντα πρὸς τὸ ἐπικρατοῦν μηδὲ
τοῦ λοιποῦ παντάπασιν ἀμελεῖν, ὁ δ᾽ ἴδιος ἐπὶ τῷ κοινῷ
κατὰ τὰς ἐν μέρει διαθέσεις λαμβάνεται. πάσας μὲν οὖν
ἐπέρχεσθαι τὰς συζυγίας μακρὸν, ἕνεκα δὲ σαφηνείας ἐπὶ

letur. Sunt vero per univerſam tuendae valetudinis ar-
tem et alia non pauca, quae tum medici, tum gymna-
ſtae falſo prodiderunt: quorum unum omnium caput eſt
confuſa indiſcretaque obſervatio, dum, quod in unico
quiſque notavit affectu, id multis tribuit.

Cap. IX. Quin etiam affectio quaedam eſt prae-
dictis proxima, quam ipſe adſtrictionem appello, de qua,
quum de laſſitudinibus diſputationem abſolvero, mox di-
cam. Simplices enim earum differentiae tres ſunt, de
quibus jam egimus; poſt has ex binis copulatis aliae
fiunt tres. Ab iis vero ſeptima eſt, ubi tres ſimul in
unum coëunt. Cognitio autem ipſarum ab indiciorum
conjunctione pendet. Remedii vero commune in omni-
bus conſilium eſt, ut ei, quod ſuperat, lis intentus, nec
tamen, quod reliquum eſt, plane contemnas. Proprium
vero cum eo, quod commune eſt, ab ipſis membratim
affectibus accipiendum eſt. Ac univerſas quidem conju-
gationes percurrere longum ſit, ſed quod ad claritatem

ΛΟΓΟΣ Γ. 215

Ed. Chart. VI. [109.] Ed. Baf. IV. (252.)

μιᾶς·ὡς παραδείγματος ὁ λόγος περανθήσεται. ἐὰν τοίνυν
ὄγκος τε ἅμα περὶ τοὺς μῦς ὑπάρχη, καὶ τεθλάσθαι δοκῶ-
σιν αὐτοὶ, καὶ ἡ ἑλκώδης αἴσθησις, ἢ φλεγμονώδης κόπος
ἅμα τῷ περιττωματικῷ κατειλήφη τὸν ἄνθρωπον, ἡ ἀποθε-
ραπεία γενήσεται στοχαζομένη μὲν ἀμφοῖν, ἀλλὰ μᾶλλον τοῦ
μείζονος. οὐχ ἁπλῆ δ᾽ ἐν ἅπασι τοῖς οὖσιν ἡ τοῦ μείζονος
φύσις, ἀλλ᾽ ἡ μὲν κατὰ δύναμίν τε καὶ τὸ οἷον ἀξίωμα
τοῦ πράγματος, ἡ δὲ κατὰ τὴν οἰκείαν οὐσίαν. ἀξιώματι
μὲν οὖν καὶ δυνάμει μείζων ἐστὶν ὁ φλεγμονώδης κόπος
τοῦ περιττωματικοῦ· κατὰ δὲ τὴν οἰκείαν οὐσίαν ἑκάτερος
αὐτᾶν οὕτω δύναται γενέσθαι μέγας τε καὶ μικρός, ὡς εἰ
καὶ κατὰ μόνας ἑκάτερος ἦν. εἰ μὲν οὖν ἴσον ἐξέστηκε τοῦ
κατὰ φύσιν ἑκάτερος, ὁ φλεγμονώδης ἐφ᾽ ἑαυτὸν ἐπισπάσε-
ται τὸ κῦρος τῆς θεραπείας, ἐπικρατῶν γε κατὰ δύναμιν
ἂν δ᾽ ὀλίγον μὲν ὁ φλεγμονώδης, πλεῖστον δ᾽ ἃ ἑλκώδης
ἀποκεχωρήκη τῶν κατὰ φύσιν, ἐπισκεπτέον, εἴτε τοσοῦτον
ὑπερέχει κατὰ τὸ μέγεθος ὁ ἑλκώδης, ὅσον ὁ φλεγμονώδης

fit fatis, in una tanquam exemplo res peragetur. Si
igitur et intumuiffe mufculi cernuntur, et contufi putan-
tur, praeterea vel ulceris fenfus, vel phlegmonofa las-
fitudo una cum excrementofa hominem male habet, apo-
therapia utendum, quae utrumque refpiciat, magis tamen
id, quod oft majus. Non eft autem in omnibus rebus
unius rationis ipfius majoris natura, fed alibi pro viribus
et quafi dignitate rei, alibi pro ipfius propria effentia
fpectanda. Ac dignitate quidem et viribus major laffitudo
eft, quae phlegmones fpeciem refert, quam excrementofa;
utraque tamen ipfarum fic propriae ratione effentiae
magna parvaque effe poteft, ut fi utraque fola feorfum
confifteret. Si igitur utraque pari intervallo a naturali
habitu receffit, quae phlegmones fimilis eft, praecipuam
curationis folicitudinem ad fe convertet, utpote dignitate
pollens. Sin exiguo, quae phlegmonen, plurimum, quae
ulceris fenfum repraefentat, a naturali habitu receffit,
aeftimandum, num tantum fuperet magnitudine ulcerofa,
quantum quae phlegmonae fimilis eft, viribus, an minus,

216 ΓΑΛΗΝΟΥ ΥΓΙΒΙΝΩΝ

Ed. Chart. VI. [109. 110.] Ed. Baf. IV. (252.)

κατὰ δύναμιν, εἴτ᾽ ἔλαττον, εἴτε μεῖζον, καὶ οὕτως ἐξευρί-
σκειν τὸν ἐπικρατοῦντα· κἂν ἰσοσθενεῖς δέ ποτε φαίνωνται,
πρὸς ἀμφοτέρους ὁμοίως ἀποβλεπτέον. αὕτη μὲν οὖν ἡ
μέθοδος ἔστω σοι κοινὴ πασῶν τῶν ἐπιπεπλεγμένων διαθέ-
σεων. ὥσπερ δ᾽ οἱ κόποι τρεῖς ὄντες, εἶτ᾽ ἀλλήλοις ἐπι-
πλεκόμενοι, τέτταρας ποιοῦσι τὰς συζυγίας, οὕτως, εἰ καὶ
τὴν τετάρτην αὐτοῖς ἐπιπλέξειέ τις διάθεσιν, αἱ συζυγίαι
πολλῷ πλείους γενήσονται. μάθοις δ᾽ ἂν ἐναργῶς, ὃ λέ-
γομεν, ἐπὶ διαγράμματος. ἔστω δ᾽ ἐν αὐτῷ πρώτη μὲν διά-
θεσις ἡ ἑλκώδης· δευτέρα δὲ ἡ τονώδης· τρίτη ἡ φλε-
γμονώδης· τετάρτη ἡ τῆς ἰσχνότητος. ἢ τοίνυν ἡ πρώτη
μετὰ τῆς δευτέρας συστήσεται διαθέσεως, ἢ μετὰ τῆς τρί-
της, ἢ μετα τῆς τετάρτης ἢ πάλιν ἡ δευτέρα μετὰ τῆς
τρίτης, ἢ τῆς τετάρτης· ἢ πάλιν ἡ τρίτη μετὰ τῆς τετάρ-
της. ὥστ᾽ εἶναι τὰς πάσας ἓξ συζυγίας, ἅμα σύνδυο λαμ-
βανομένων τῶν διαθέσεων, [110] ἄλλας δ᾽ αὖ τέτταρας,
ὅταν ἅμα τρεῖς ἐπιπλέκωνται διαθέσεις ἀλλήλαις. ἤτοι γὰρ
ἡ πρώτη μετὰ τῆς δευτέρας καὶ τρίτης, ἢ μετὰ τῆς δευτέ-
ρας καὶ τετάρτης, ἢ μετὰ τῆς τρίτης τε καὶ τετάρτης

au magis, atque ita quod pollet explorare. Quod fi ae-
qualiter pollentes videris, pari ſtudio eſt utrique con-
ſulendam. Atque haec methodus communis tibi fit om-
nium conjugatorum affectuum. Sicuti vero laſſitudines
ipſae numero tres, fi invicem conjungas, quatuor conju-
gationes efficiunt, ita ſane, fi quartum his affectum adjun-
gas, multo plures exiſtent. Quod dicimus, ex deſcriptione
licet clarius intelligas. In ea primum locum ulceroſus
habeat; ſecundum, in quo tenſio eſt moleſta; tertium,
qui phlegmonae fimilis eſt; quartum gracilitatis. Ex
his igitur aut primus cum ſecundo conjungetur, aut cum
tertio, aut cum quarto; aut rurſus ſecundus cum tertio
vel quarto; aut denique tertius cum quarto; ita nimi-
rum, ut ex binis conjunctis affectibus ſex in univer-
ſum complexiones oriantur. Rurſus, quum tres una mi-
ſcueris, quatuor aliae fiunt. Nam aut primum junxeris
cum ſecundo et tertio, aut cum ſecundo et quarto, aut
cum tertio et quarto, aut rurſus ſecundum cum tertio et

πάλιν. ὑστάτη δὲ πασῶν ἐπιπεπλεγμένη διάθεσις ἔσται,
τῶν τεττάρων ἅμα διαθέσεων ἀλλήλαις μιγνυμένων. ὥστ'
εἶναι τὰς πάσας ἕνδεκα τὸν ἀριθμόν. ἦσαν δέ γε καὶ αἱ
τῶν ἁπλῶν τέτταρες. γενήσονται τοίνυν αἱ σύμπασαι πεν-
τεκαίδεκα· πρώτη ἑλκώδης, δευτέρα τονώδης, τρίτη φλε-
γμονώδης, τετάρτη ἰσχνότης, αβ, αγ, αδ, βγ, βδ, γδ,
αβγ, αβδ, αγδ, βγδ, αβγδ. εἰ δὲ καὶ τὰς τῆς στεγνώσεως
διαφορὰς ἐπιπλέκοις ἀλλήλαις τε καὶ ταῖς πεντεκαίδεκα,
παμπληθεῖς ἑτέρας ἐργάσῃ συζυγίας. εἰ δὲ καὶ τὰς τῆς
ἀπεψίας αὐταῖς, ἢ τὰς ἐπὶ τοῖς ἀφροδισίοις, ἢ ταῖς ἐγκαύσε-
σιν, ἢ ταῖς ἀγρυπνίαις, ἢ ταῖς λύπαις ἐπιπλέξειας καταστάσεις
τοῦ σώματος, οὐδ' ἀριθμηθῆναι ῥᾳδίως ἅπασαι δυνήσονται.
καὶ οὔπω λέγω τὰς τῆς πληθώρας, ἢ κακοχυμίας, ἢ ἐπισχέσεως
γαστρὸς, ἢ διαῤῥοίας, ἢ ἐμέτων, ἢ βάρους κεφαλῆς, ἤ τινος
ἄλλου μέρους, ἢ ὅλως ὅσαι κατά τι σύμπτωμα συνίστανται·
λεχθήσεται γὰρ αὖθις ὑπὲρ τῶν τοιούτων ἁπάντων. ἀλλὰ
νῦν γε τούτου χάριν ἐπεμνήσθην αὐτῶν, ὑπὲρ τοῦ δεῖξαι

quarto.   Poftrema omnium complexionum erit, ubi qua-
tuor fimul coierint, ita ut undecim numero in totum fi-
ant.   Erant vero et fimplices quatuor.   Efficiuntur itaque
in univerfum quindecim.   Simplices affectus: ulcerofus
primus, tenfionis fecundus, in quo phlegmones fenfus
eft, tertius, gracilitatis, quartus; *compofiti: AB, AC,
AD, BC, BD, CD, ABC, ABD, ACD, BCD, ABCD.*
Quod fi praeterea adftrictionis differentias tum invicem,
tum vero cum his quindecim complicueris, alias rurfus
complexiones effeceris plurimas.   Si vero eos quoque
corporis ftatus, qui aut cruditate, aut venere, aut deufti-
one folis, aut vigilia, aut triftitia incidunt, adjunxeris,
ne numero quidem univerfas facile complectare.   Prae-
tereo nunc corporis conftitutiones illas, quae funt vel a
plethora, vel a cacochymia, vel ab alvi fuppreffione aut
fluxu, vel a vomitu, vel a capitis gravitate, vel a par-
tis cujufpiam alterius affectu, vel in fumma quaecunque
in fymptomate aliquo confiftunt; dicetur enim poft de
ejufmodi omnibus.   Nunc vero idcirco eorum maxime

τὸ πλῆθος τῶν ἐπιπλοκῶν ὁπόσον ἐστί. θαυμάσαι γὰρ οἷόν τ᾽ ἐστί τινα τοὺς ἐπὶ τοῖς ἀθροίσμασιν αὐτῶν, ἃ ὀνομάζουσι συνδρομὴν, ἤτοι θεραπείαν, ἢ πρόγνωσιν τῶν ἀποβησομένων ἐπαγγελλομένους τετηρηκέναι. καθ᾽ ἕνα γὰρ τρόπον οἷόν τ᾽ ἐστὶ καὶ προγνῶναι, καὶ θεραπεῦσαι δεόντως, ὡς Ἱπποκράτης ἐδίδαξεν, ἑκάστου τῶν ἁπλῶν πραγμάτων ἀξιῶν ἐπίστασθαι τὴν δύναμιν, ὡς ἐγὼ νῦν ἐπέδειξα περὶ τεττάρων διαθέσεων. εἰ μὲν γὰρ ἑκάστη καθ᾽ ἑαυτὴν συσταίη, τὴν ἐπανόρθωσιν ἁπλῆν ἐνδείξεται; μιχθεῖσα δ᾽ ἑτέρῳ, κατὰ τὴν ὀλίγον ἔμπροσθεν εἰρημένην μέθοδον, ὑπὲρ ἁπασῶν τῶν ἐπιπεπλεγμένων διαθέσεων.

Κεφ. ι. Ὁπότ᾽ οὖν οὕτω φαίνεται ταῦτ᾽ ἔχειν, ἰτέον ἐπὶ τὰς ἁπλᾶς διαθέσεις, ὧν ἐφεξῆς ταῖς εἰρημέναις ἦσαν αἱ κατὰ στέγνωσιν· οὕτω δ᾽ ὀνομάζω τὴν βλάβην τῶν πόρων, ἐφ᾽ ᾗ κωλύεται διαγορεῖσθαι τὰ περιττώματα. γίνεται δ᾽ αὕτη δι᾽ ἔμφραξιν, ἢ πύκνωσιν, ἣν δὴ καὶ μύσιν ὀνομάζουσι τῶν πόρων. ἔμφραξις μὲν οὖν ὑπὸ γλίσχρων καὶ

memini, ut complexionum multitudinem, quanta effet, indicarem Mirari enim licet eos, qui de concurfu horum, quem fyndromen vocant, vel curationem, vel eventorum praedictionem obfervaffe fe praedicant. Unica namque ratione et praefagire et commode mederi fas eft: utique, ficut Hippocrates docent, ubi fimplicis cujufque negotii fciendam vim effe cenfebat, veluti ipfe nunc in quatuor affectibus praemonftravi. Unufquifque enim, fi per fe confiftat, fimplex remedium exiget; fin alteri fit conjunctus, pro ea methodo, quam paulo fupra de omnibus conjunctis affectibus praefcripfimus, emendabitur.

Cap. X. Ergo, quum haec ita fe habeant, redeundum rurfus ad fimplices affectus eft: quorum jam dictos proxime fequuntur ii, qui funt ab aftrictione (voco ita meatuum cutis vitium, quo transmitti fupervacua prohibentur). Incidit hic affectus, aut obftructis meatibus, aut denfatis. Sane denfationem ejufmodi conniventiam appellant. Ac obftructio quidem ex lentis craffifque excre-

ΛΟΓΟΣ Γ. 219

Ed. Chart. VI. [110. 111.]' Ed. Baf. IV. (252.)

παχέων γίνεται περιττωμάτων, ἀθροώτερον ὁρμησάντων ἐπὶ
τὸ δέρμα, πύκνωσις δὲ ὑπό τε τῶν στυφόντων καὶ ψυχόν-
των. ἀλλ᾽ ἐμφράξει μὲν ἁλῶναι τὸ προκείμενον ἐν τῷ λόγῳ
σῶμα, κατὰ τὴν εἰρημένην ἐπιμέλειαν ἀγόμενον, οὐκ ἐγχωρεῖ,
πυκνωθῆναι δὲ δύναταί ποτε διά τε κρύος καρτερὸν καὶ λου-
τρὸν στυπτηριῶδες. ἐγχωρεῖ δέ ποτε καὶ μετὰ βαλανεῖον,
ἢ ἱδρῶτα, καὶ ἄλλως ἀραιοῦ τοῦ δέρματος ἐκ τινος ἑτέρας
αἰτίας γενομένου, καταπνεύσασαν αὔραν ἐμφραξίν τέ τινα
καὶ πύκνωσιν ἀποτελέσαι. διαγινώσκεται μὲν οὖν ἡ εἰρημένη
διάθεσις, εὐθὺς μὲν ἀποδυνόντων ἀχροίᾳ τε λευκῇ καὶ
σκληρότητι καὶ πυκνώσει τοῦ δέρματος, κατὰ δὲ τὸ γυ-
μνάζεσθαι τῷ δυσεκθερμάντῳ. οὔτε γὰρ ἱδροῦσιν ὁμοίως
ἃς πρόσθεν, οὔτ᾽ εὐχροοῦσιν, ἀλλ᾽ εἰ καί τις βιάσαιτο τῇ
εὐτονίᾳ τῶν γυμνασίων ἱδρῶτός τι προκαλέσασθαι, καὶ
μείων οὗτος γίνεται τοῦ συνήθους, καὶ ψυχρότερος, καὶ
ἧττον ἀτμώδης. ἡ δ᾽ ἴασις τῆς τοιαύτης διαθέσεως θέρ-
μανσίς ἐστιν· ἐναντίον γὰρ [111] τοῦτο τῇ ψύξει. συντονω-

mentis oritur, dum confertim ad cutim ruunt; denfitas
tum ab iis, quae adftringunt, tum quae refrigerant. Ve-
rum obftrui propofiti nobis corporis cutis, fi ad prae-
fcriptam rationem rite agatur, non poteft; denfari certe
aliquando poteft tum ex valido frigore, tum aluminofo
balneo. Fieri autem poteft, ut et poft balneum fudoremve
atque aliam alioqui ob caufam laxatae prius cuti aurae
flatus incidens obftructionem quampiam denfationemque
efficiat. Ac deprehenditur quidem jam dictus affectus
protinus, ubi fe exuerint, ex colore albo et cutis tum
duritie tum denfitate, in ipfa vero exercitatione ex
eo, quod aegre incalefcant: neque enim, ut prius, aeque
fudant, nec bonum colorem in fumma cute oftendunt;
imo, fi quis eos valentiore exercitatione fudoris quippiam
emittere cogat, et minor hic, quam ex confuetudine, et
frigidior exit minufque halitui fimilis. Remedium hujus
affectus calefactio eft; quippe ea frigiditati contraria eft.

Ed. Chart. VI. [111.]　　　　　Ed. Baf. IV, (252. 253.)

τέροις τε γυμνασίοις χρηστέον ἐστὶ καὶ βαλανείοις θερμοτέ-
ροις. ἄμεινον δὲ καὶ καλινδεῖσθαι κατὰ τὸν πρῶτον οἶκον
ἐπὶ ἐλαίου λιπαρῶς. ἔστω δὲ καὶ τὸ ἔλαιον τῶν γαλαστι-
κῶν, οἷόν πέρ ἐστιν ἐν Ἰταλίᾳ τὸ Σαβῖνον· ἄμεινον δ᾽
ἐπὶ τῶν τοιούτων διαθέσεων ἐτῶν εἶναι δύο ἢ τριῶν αὐτό,
καὶ γὰρ λεπτομερέστερον τοῦτο καὶ θερμότερον. ἡ δὲ ἐν
τῇ ψυχρᾷ κολυμβήθρᾳ διατριβὴ μὴ πολυχρόνιος γενέσθω,
μηδ᾽ αὐτὸ τὸ ὕδωρ ἄγαν ἔστω ψυχρόν. ἐνδύεσθαι δὲ μέλ-
λοντες ἀλειφέσθωσάν τινι τῶν μετρίως θαλπόντων, ἐλαίων·
μὲν, ὅσα γε κατ᾽ Αἴγυπτόν εἰσι, κικίνῳ τε καὶ ῥαφανίνῳ,
κατὰ δὲ τὴν ἄλλην οἰκουμένην τῷ γλυκεῖ καὶ λεπτομερεῖ
καὶ μετρίως παλαιῷ, μύροις δὲ Σουσίνῳ τε καὶ γλευκίνῳ
καὶ ἰρίνῳ καὶ ἀμαρα(253)κίνῳ καὶ Κεμμαγηνῷ. τὸ μὲν δὴ
γλεύκινον ἀκριβῶς ἐστιν ἄκοπον καὶ γαλαστικὸν, ὥστε καὶ
τοῖς ἰσχυρῶς κοπωθεῖσιν ἐπιτήδειον ὑπάρχει· βραχὺ δὲ αὐ-
τοῦ τὸ Σούσινον θερμότερον καὶ γαλαστικώτερον· ἴρινον
δὲ καὶ ἀμαράκινον καὶ Κομμαγηνὸν ἱκανώτερον τούτου
θερμῆναι, ὥστε καὶ ταῖς καλουμέναις ἰδίως ψύξεσι χρήσιμα

Valentiore ergo exercitatione ac balneo calidiore utcn-
dum.　　Magis quoque ad rem pertinebit, fi in prima do-
mo pinguiter in oleo volutetur.　　Efto vero oleum ex eo
genere, quod relaxet, cujufmodi eft in Italia Sabinum;
quod utique ad ejufmodi affectus etiam eft utilius, fi bi-
mum trimumve fit.　　Id namque tum tenuius, tum calidius
fuerit.　　Mora vero in frigido folio diuturna ne fit; fed
neo aqua ipfa admodum frigida.　　Induendi vero ungantur
aliquo, quod mediocriter calfaciat; oleis quidem, ex iis
quae in Aegypto habentur, cicino et raphanino, in re-
liquo vero orbe dulci, tenui ac modice antiquo, un-
guentis vero, Sufino, gleucino, irino, amaracino et Com-
mageno.　　Atque ex his gleucinum quidem prorfus aco-
pum eft ac relaxans: itaque etiam iis, quos vehemens
laffitudo infeftat, eft utile; paulo hoc calidius magifque
relaxans Sufinum eft.　　Irinum vero et amaracinum et
Commagenum, etiam Sufino calefacere potentiora, iis af-
fectibus, qui proprie frigiditates dicuntur, funt idonea.

ΛΟΓΟΣ Σ. 221

Ed. Chart. VI. [211.]   Ed. Baf. IV. (253.)

τετύγηκεν ὄντα. τὰς μέντοι πικνώσεις τοῦ δέρματος αὐ-
τάρκως ἰᾶται καὶ τὸ ἀνήθινον ἔλαιον, καὶ μάλιστ᾽ εἰ χλω-
ρὸν εἴη τὸ ἄνηθον ἁρμόττει δὲ ταῖς τοιαύταις διαθέσεσιν,
ὥσπερ οὖν καὶ τοῖς ἰσχυροῖς κόποις, τὸ διὰ τοῦ σπέρματος
τῆς ἐλάτης ἄκοπον· εἰρήσεται δὲ ἐν τοῖς ἑξῆς, ὅπως χρὴ
σκευάζειν αὐτό. νυνὶ μὲν γάρ μοι δοκῶ καὶ ταῦτα περαι-
τέρω τῆς ὑποθέσεως εἰρηκέναι. τῷ γὰρ ἄριστα κατεσκευα-
σμένῳ τὸ σῶμα, καὶ βίον ἐλεύθερον ἐπανῃρημένῳ, καὶ μη-
δὲν ἐν αὐτῷ πλημμελοῦντι, καὶ τὸν ἐπιστατοῦντα τῆς ὑγείας
ἄριστον ἔχοντι, εἰς τὰς νοσωδεστέρας διαθέσεις οὐ πάνυ τι
συμπίπτειν εἰκός.

Κεφ. ιά. Ἐπανέλθωμεν οὖν αὖθις ἐπὶ τὴν ἐξ ἀρχῆς
ὑπόθεσιν, καὶ παραλείποντες ἐκκαύσεις, καὶ ψύξεις, καὶ
ἀπεψίας, καὶ διαῤῥοίας, ὅσα τ᾽ ἄλλα τοιαῦτα, (βέλτιον γὰρ
εἰς ἕνα λόγον ἀναβάλλεσθαι σύμπαντα ταῦτα, τὸ περὶ τῶν
νοσωδῶν συμπτωμάτων ἐπιγραφησόμενον,) ἐν τῷ παρόντι
περὶ τῶν ἐπ᾽ ἀφροδισίοις γυμνασίων ἐπισκεψώμεθα. καὶ
γὰρ διαπεφώνηταί πως ὑπὲρ αὐτῶν, ἐνίων μὲν οἰομένων,
οὕτω χρῆναι γυμνάζειν ἐπ᾽ αὐτοῖς, ὡς κατὰ τὸ καλούμενον

Cutis tamen denſitati ſanandae etiam anethinum oleum
eſt ſatis, maxime ſi ex viridi anetho ſiat. Facit autem
et ad tales affectus, ſicuti etiam ad vehementes laſſitudi-
nes, et accopum, quod ex abietis ſemine componitur. Id
quemadmodum praeparandum ſit, poſt dicetur. Nunc
enim vel haec mihi ſupra juſtum appoſuiſſe videor, ſi-
quidem, qui optimo eſt corporis ſtatu, et liberam delegit
vitam, nec in ea quicquam delinquit, et cui peritiſſimus
tuendae ſanitatis artifex praeficitur, hunc veriſimile eſt
in morboſos affectus non admodum incidere.

Cap. XI. Redeamus igitur rurſus ad primam hy-
potheſin, relictisque uſtione, refrigeratione, cruditate,
ventris proſluvio ac reliquis id genus, (ſatius enim eſt
in unum ea volumen conjicere, quod de morboſis ſymp-
tomatis inſcribemus,) in praeſenti de iis quae poſt vene-
rem adhibentur exercitiis diſſeramus, quippe quum de
his parum conveniat, aliis ita exercitandum ab hac pu-

ἀποθεραπευτικόν, ἐνίων δὲ, ὡς κατὰ τὸ παρασκευαστικόν.
ἔστι δὲ δήπου τὸ παρασκευαστικὸν γυμνάσιον οὐδὲ τῇ
ποσότητι τῶν κινήσεων ἔλαττον τοῦ συμμέτρου, κατὰ δὲ τὴν
ποιότητα συντονώτερόν τε καὶ ὀξύτερον. οἱ μὲν οὖν ἀπο-
θεραπεύειν ἀξιοῦντες, ὥσπερ τοὺς ἀπὸ καμάτου, τήν τε
κατάλυσιν τῆς δυνάμεως ὑφορῶνται καὶ τὴν ξηρότητα τοῦ
σώματος· ἄμφω γὰρ ταῦτα πάσχομεν ἐπ᾽ ἀφροδισίοις τε καὶ
πλήθει τῶν γυμνασίων· οἱ δὲ τῷ παρασκευαστικῷ χρῆσθαι
γυμνασίῳ τὴν ἀραιότητα, καὶ τὸ εὐίδρωτον, ὅπερ ἐπιτεί-
νεσθαι μὲν ὑπὸ τῶν ἀποθεραπευτικῶν, ἐπανορθοῦσθαι δ᾽
ὑπὸ τῶν παρασκευαστικῶν. ἐγὼ δ᾽ ἑκατέρους ἐπαινέσας, ὡς
ἑωρακότας ἐκ μέρους τὸ ἀληθὲς, ἐς ταὐτὸν συνθήσω τὰς δόξας
αὐτῶν. ὅτι μὲν γὰρ ἀναῤῥῶσαί τε χρὴ τὴν δύναμιν, καὶ
σφίγξαι τὴν ἀραιότητα, καὶ μὴ παραυξῆσαι νὴν ξηρότητα,
συγχωροῦσιν ἑκάτεροι. λείπει δ᾽ αὖ εἷς διορισμὸς ἀμφοτέ-
ροις, ὥσπερ ἐν ταῖς ἐπιπεπλεγμέναις ἁπάσαις διαθέσεσιν
ὑφ᾽ ἡμῶν ἔμπροσθεν εἴρηται, ῥηθήσεται δὲ καὶ νῦν οὐδὲν
ἧττον. ἐπειδάν γε ἐς ταὐτὸν συναχθῶσι πλείους διαθέσεις

tantibus, ut in exercitatione, quae apotherapia dicitur;
aliis, ut in praeparatoria.   Eſt vero praeparatoria exer-
citatio in quantitate laborum intra modum, et in quali-
tate ipſa incitatior ac celerior.   Ac qui apotherapeutica
quidem utendum cenſent, ſicuti in ſatigatis, ii tum vires
diminutas tum corporis ſiccitatem ſuſpectas habent; quo-
rum utrumque et a concubitu, et ab immodica exerci-
tatione pati conſuevimus.   Qui vero praeparatoriam ad-
hibendam volunt, ii raritatem atque ad ſudores prompti-
tudinem praecavent; quae apotherapeutica intendi, e di-
verſo praeparatoria emendari putant.   Ipſe, laudatis utriſ-
que,   propterea quod veritatem ex parte viderunt, ſen-
tentias eorum in idem conferam.   Nam et inſtaurandas
vires eſſe, et laxitatem cogendam, nec ſiccitatem adau-
gendam fatentur utrique.   Una diſtinctio deſideratur in
utriſque, veluti et in compoſitis omnibus affectibus ſupra
a nobis eſt dictum, et nunc nihilominus dicetur.   Quum
enim in idem varii affectus coierunt, hi ſi unam meden-

ΛΟΓΟΣ Γ. 223

Ed. Chart. VI. [111, 112.]　　　　Ed. Baf. IV. (263.)

εἰ μὲν ἕνα τρόπον ἐνδεικνύμεναι θεραπείας, ἐπιτείνεσθαι
χρὴ τὸν τρόπον μᾶλλον, ἤπερ εἰ κατὰ μόνας ἑκάστη τῶν
διαθέσεων ἦν· εἰ δ᾽ ἐναντιούμεναι, τὰ κατὰ τὴν ἐπικρα-
τοῦσαν διάθεσιν ἐπανορθωτέον ἐστὶ πρότερον, [112] οὐδὲ
τῶν ἄλλων ἀμελοῦντας τὸ πάμπαν. ὅσοι μὲν οὖν ἤτοι δι᾽
ἡλικίαν ἢ καὶ ἄλλως ἀσθενεῖς ὑπάρχοντες ἀφροδισίοις ἐχρή-
σαντο, τούτοις μὲν ἀναγκαῖόν ἐστιν ἐπικρατεῖν τὴν ἀρρω-
στίαν τῆς δυνάμεως· ὅσοι δ᾽ ἰσχυρότεροί τε καὶ νέοι, κα-
θάπερ ὃ νῦν ἡμῖν ὑποκείμενος ἐν τῷ λόγῳ νεανίσκος, ἐν
τούτοις ἡ τοῦ σώματος ἕξις εἰς ἀραιότητα πλίον, ἤπερ ἡ
δύναμις εἰς ἀρρωστίαν ἀλλοιοῦται. καὶ τοίνυν ἡ ἐπανόρ-
θωσις οὐ διὰ τῶν ἀραιούντων, οἷόν πέρ ἐστι καὶ τὸ ἀπο-
θεραπευτικὸν γυμνάσιον, ἀλλὰ διὰ τῶν συναγόντων τε καὶ
σφιγγόντων, ὁποῖόν ἐστι καὶ τὸ παρασκευαστικόν. εἰ δὲ δὴ
καὶ ψύξις τις ἐπὶ τοῖς ἀφροδισίοις ἐγγίνεται τοῖς σώμασι,
καὶ κατὰ τοῦτ᾽ ἂν εἴη τῷ παρασκευαστικῷ γυμνασίῳ χρη-
στέον· ἐπεγείρει γὰρ ἐκεῖνο τὴν θερμότητα τῷ τε τῶν κι-
νήσεων ὀξεῖ καὶ τῷ τόνῳ, καὶ τῷ συνάγειν καὶ σφίγγειν
τὴν ἕξιν. ὅτι δὲ καὶ τὴν ἀραιότητα μόνον τοῦτο τῶν γυμνα-

di rationem indicent, utique intendi magis rationem eam
conveniet, quam ſi ſinguli ſeorſum conſiſterent. Sin con-
trarii ſint, is qui vincit affectus prius eſt corrigendus,
ita tamen, ne reliquum omnino negligas. Ac qui vel
propter aetatem vel etiam alia ratione imbecilles con-
cubuere, in iis virium infirmitas neceſſe eſt ſuperet.
Qui vero firmiores et juvenes, veluti qui nunc eſt pro-
poſitus, horum habitus corporis in raritatem magis quam
vires in imbecillitatem mutatur. Itaque etiam corrigun-
tur hi non per ea, quae corpus relaxant, qualis eſt exer-
citatio, quae apotherapia dicitur, ſed per ea, quae cogunt
ac contrahunt, qualis eſt praeparatoria. Si vero aliqua
etiam refrigeratio poſt venerem corporibus advenit, et
propter hoc quoque praeparatoria exercitatione utendum
erit, quandoquidem ea non ſolum motus tum celeritate
tum robore calorem excitat, ſed etiam habitum cogens
ac conſtringens. Illud quoque fatentur gymnaſtae omnes.

σίων ἰᾶται, πρὸς ἁπάντων ὁμολογεῖται τῶν γυμναστῶν, ὑπὸ
τῆς πείρας δεδιδαγμένων. ὥστ᾽ οὐδὲν ἂν εἴη βέλτιον εἰς
τὰ παρόντα τοῦ τοιούτου γυμνασίου. τῆς δὲ ὥρας τοῦ
ἔτους ἐπιτρεπούσης, οὐδὲ τῆς ψυχρολουσίας ἀφεκτέον ἐστίν.
ἐδέσματα δ᾽ ἔστω πλῆθος μὲν ἐλάττω, τῇ ποιότητι δὲ
ὑγρότερα δοτέον, ἵνα καὶ πέψῃ καλῶς αὐτά, καὶ τὴν ἐκ
τῶν ἀφροδισίων ἐπανορθώσηται ξηρότητα. χρὴ δ᾽ οὐδὲ ψυ-
χρότερα τὴν κρᾶσιν, ἀλλ᾽ ἤτοι τῆς μέσης ἰδέας, ἢ τῶν θερ-
μοτέρων ὑπάρχειν αὐτά. διότι γὰρ ἐξ ἀφροδισίων ἀραιότε-
ρόν τε καὶ ψυχρότερον ἅμα καὶ ἀσθενέστερον καὶ ξηρό-
τερον ἀποτελεῖται τὸ σῶμα, χρὴ δήπου τὰ πυκνοῦντα καὶ
θερμαίνοντα καὶ τὴν δύναμιν ἀναρρωννύντα προσφέρεσθαι,
καὶ τούτους εἶναι τοὺς σκοποὺς ἐπ᾽ αὐτοῖς. ὅτι δὲ αὕτη
δύναμίς ἐστιν ἀφροδισίων, οὐ τοῦ νῦν ἐνεστῶτος λόγου·
προὔκειτο γὰρ ἐν αὐτῷ διελθεῖν, ὅπως ἂν κάλλιστα τὸ
προκείμενον σῶμα γυμνάζοιτο μετὰ τὴν τῶν ἀφροδισίων
χρῆσιν, ὅπερ οὐκ ἠδύνατο περανθῆναι καλῶς ἄνευ τοῦ
προλαβεῖν ἐξ ὑποθέσεως, ὁποία τίς ἐστιν ἡ ἐν τῷ σώματι

ipfa profecto experientia edocti, hanc unam exercitatio-
nem mederi raritati poffe. Itaque nulla plane ad propo-
fitum affectum utilior eft. Si vero anni tempus non
diffuadeat, nec a frigido balneo abftinendum effe cenfeo.
Cibus copia quidem dabitur minor, in qualitate vero
humidior, ut tum probe concoquatur, tum ficcitas, quae
ex venere contracta eft, corrigatur. Debet vero nec fri-
gido temperamento effe, fed vel medio, vel calidiore.
Nam qnoniam corpus a venere et laxius, et frigidius, et
imbecillius, et ficcius eft effectum, debent plane, quae
denfent, et calfaciant, et vires reparent, adhiberi, atque
ad haec ftudium omne impendi. Caeterum quod effi-
cere haec venus poffit, id docere ad praefentem difputa-
tionem non pertinet, in qua propofitum eft, quemadmo-
dum optimum corpus quam commodiffime poft veneris
ufum exercitetur, oftendere. Quod fane commode fieri
non potuit, nifi prius pro hypothefi fumpto, cujufmodi

ΛΟΓΟΣ Γ. 225

Ed. Chart. VI. [112.]   Ed. Baf. IV. (253.)

γινομένη διάθεσις ἐπὶ τοῖς ἀφροδισίοις. ἀλλὰ νῦν μὲν ἐξ
ὑποθέσεως, αὖθις δὲ μετὰ ἀποδείξεως εἰρήσεται, τίς τε ἡ
δύναμις αὐτῶν ἐστι, καὶ εἰ χρηστέον ὅλως, ἢ μή, καὶ τί-
νες αὐτῶν ὠφέλειαι καὶ βλάβαι κατά τε τὰς τοῦ σώματος
διαθέσεις εἰσὶ, καὶ τὰς ὥρας τοῦ ἔτους, καὶ τὰς χώρας,
ὅσα τ᾿ ἄλλα τοιαῦτα χρὴ προσδιορίζεσθαι.

Κεφ. ιβ᾿. Μετὰ μὲν δὴ τὴν τῶν ἀφροδισίων χρῆσιν
εἶδος ἔστω γυμνασίου τὸ παρασκευαστικὸν ὀνομαζόμενον·
ἀγρυπνίας δὲ προσγενομένης, ἢ λύπης, ἢ ἀμφοτέρων, τὶ
ἀποθεραπευτικὸν, ὅταν τε χωρὶς ἀπεψίας γεννηθῶσιν, ἐπὶ
γὰρ ταῖς ἀπεψίαις οὐδ᾿ ὅλως γυμναστέον. ὅτι δὲ τὸ ἀποθε-
ραπευτικὸν γυμνάσιον ἐπὶ λύπαις τε καὶ ἀγρυπνίαις ἁρ-
μόττει, δηλοῖ μὲν καὶ ἡ πεῖρα· φαίνονται γὰρ ὑπὸ τῶν
ἄλλων γυμνασίων βλαπτόμενοι, πρὸς τῷ μηδ᾿ ἀνέχεσθαι
τῶν ἐπιταττόντων, εἰ τύχοιεν ἔτι λυπούμενοι· δηλοῖ δ᾿ οὐχ
ἧττον τῆς πείρας καὶ ὁ λόγος. ἐπειδὴ γὰρ ἐπ᾿ ἀγρυπνίαις
τε καὶ λύπαις ὁρῶνται λεπτότεροί τε καὶ αὐχμηρότεροι καὶ

affectus fit, qui fuccedero in corpore a venere folet.
Verum nunc id concedi nobis poftulamus, in fequentibus
cum evidenti demonftratione dicetur, tum quae veneris
facultas fit, tum prorfus utenda fit necne, tum quaenam
ex ea commoda incommodaque pro corporum ftatu, et
temporis anni ratione, et loco, et aliis id genus, quae
utique determinare praeterea oportebit, eveniant.

Cap. XII. Poft venerem ergo fpecies exercitationis
ea efto, quam praeparatoriam vocant. Poft vigilias au-
tem vel triftitiam, vel ambas, quae apotherapia dicitur,
exercitatio idonea eft, fi tamen cruditas abfit: nam fi
qua cruditas fubeft, omnino exercitandum non eft. Quod
autem poft triftitiam et vigilias jam dicta exercitatio ad
rem pertineat, etiam experientia ipfa oftendit, quum ab
alia qualibet non folum laedi cernantur, fed etiam im-
perantes, fi forte dolor adhuc angit, parum aequo animo
ferre. Idem ratio ipfa confirmat non minus, quam ex-
perientia. Nam quoniam a vigiliis et triftitia magis gra-
ciles aridiorefque ae minus dicto audientes plane cer-

Ed. Chart. VI. [112. 113.]   Ed. Baf. IV. (253.)

δυσήκοοι γινόμενοι, ξηρότερον ἡγητέον αὐτοῖς εἶναι τὸ
σῶμα. τὰς δὲ τοιαύτας διαθέσεις αἵ τε μαλακώτεραι
τρίψεις ἐξιῶνται, σὺν ἐλαίῳ πλείονι γιγνόμεναι καὶ λου-
τροῖς εὐκράτοις, αἵ τε κινήσεις αἱ βραδύτεραί τε καὶ χωρὶς
ἰσχυροτέρας τάσεως, ἀναπαύσεσι πλείοσι διειλημμέναι. τρό-
πος δ᾽ οὗτος ἦν ἀποθεραπευτικοῦ γυμνασίου. [113] κατὰ
δὲ τὸν αὐτὸν τρόπον καὶ τὰς ἐπὶ θυμοῖς ἢ δι᾽ ἔνδειαν
ποτοῦ ξηρότητας ἐπανορθωτέον ἐστίν. ἐναντίως δὲ τοῖς εἰ-
ρημένοις ἐπανορθοῦσθαι χρὴ τὰς κατὰ τὴν ἕξιν ὑγρότητας,
εἴτε διὰ πόμα πλέον, εἴτε δι᾽ ἄλλην τινὰ πρόφασιν ἐγέ-
νοντο. σκοπὸς γοῦν δὴ καὶ τῶν τοιούτων διαθέσεων ἡ
ξήρανσις. ἀλλὰ τοῦτο μὲν ἁπασῶν κοινὸν, ἴδιον δ᾽ ἑκά-
στης ἐν ταῖς κατὰ μέρος διαφοραῖς. εἰ μὲν οὖν ἐπ᾽ ἀργίᾳ
πλείονι καὶ ταῖς τῶν ὑγραινόντων ἐδεσμάτων ἀμέτροις τε
καὶ ἀκαίροις χρήσεσιν ὑγρότης ἐγένετο, μακροτέρας δεῖται
τῆς ἐπανορθώσεως· εἰ δ᾽ ἐπὶ ποτῷ πλείονι, κατὰ τὴν
προτεραίαν ἡμέραν γεγονότι, χωρὶς τοῦ πεπονθέναι τὴν κε-
φαλὴν ἢ τὸ στόμα τῆς κοιλίας, ἐν μιᾷ δυνατὸν ἡμέρᾳ

nuntur, ficcius exiſtimandum eſt his redditum eſſe corpus.
Ejuſmodi vero affectus partim molli frictione cum multo
oleo, partim temperato balneo fanantur, partim motu,
fed qui et tardus fit, et citra valentiorem nixum, ac
qui fubinde quietem interponat. Is vero apotherapeutici
exercitii modus erat. Ad eundem modum eae, quae ab
ira vel potus penuria ficcitates fiunt, corrigendae funt.
Contraria prorfus a jam dictis ratione, quae funt in habi-
tu corporis humiditates, emendare convenit, five hae ni-
miae potionis, five alia quavis occaſione inciderint, quip-
pe fcopus in his ad ficcationem dirigitur. Verum ea
communis omnium ratio eſt, membratim enim unicuique
differentiae fua eſt. Igitur fi ex longiore defidia et hu-
mectantis alimenti immodico intempeſtivoque ufu contra-
cta humiditas eſt, longiore correctione eſt opus: fin ex
liberaliore potu, qui pridie fit hauſtus, citra ullum capitis
aut oris ventris affectum conſtiterit, eam vel unico die

τελέως ἐξιάσασθαι, πλεονάσαντας μὲν ἐν ταῖς ξηραῖς τρί-
ψεσι, γυμνάσαντας δ᾽ ὀξύτερον, ἐλάττονι δὲ ποτῷ χρησα-
μένους ἐδέσμασί τε ξηραντικωτέροις. οἷς ὅσαι γε μετὰ τοῦ
τὴν κεφαλὴν ἢ τὸν στόμαχον ἀπολαῦσαί τι τῆς (254) ἐξ
οἴνου βλάβης ὑγρότητές εἰσι περιτταὶ, τοῦ νῦν ἐνεστῶτος
οὐ δέονται λόγου· ῥηθήσεται γὰρ ὑπὲρ αὐτῶν ἐν τοῖς τῶν
νοσωδῶν συμπτωμάτων. αἱ δ᾽ ἐπ᾽ ἀργίᾳ πάνυ μακροτέρᾳ
τὴν ἀρχὴν οὐδ᾽ ἂν γένοιντό ποτε κατὰ τὴν προκειμένην
διάθεσιν, ὥσπερ οὐδ᾽ αἱ διὰ πλῆθος ἐδεσμάτων ὑγρῶν τῇ
φύσει, οἷαί περ αἱ πλεῖσται τῶν ὀπωρῶν εἰσι καὶ τῶν λα-
χάνων ὅσα μὴ δριμέα. γενομένας δ᾽ αὐτὰς ἀθρόως μὲν
οὐχ οἷόν τε θεραπεύειν· εἰ γὰρ εἰς τοσοῦτον πονήσειεν ὁ
ἄνθρωπος, ὡς αὐτάρκως ξηρᾶναι τὴν ἕξιν, ἁλώσεται κόπῳ
καὶ πυρέξει πυρετὸν μὲν ἐφήμερον πάντως, ἂν δὲ καὶ
μοχθηραὶ τύχωσιν ὑγρότητες ὑπάρχουσαι, πλειόνων ἡμερῶν·
ἐν χρόνῳ δ᾽ ἂν ἐπανορθωθεῖεν, ὡς ὕστερον εἰρήσεται κατ᾽
ἐκεῖνον τὸν λόγον, ἐν ᾧ τὰς μοχθηρὰς κράσεις ἐπὶ τὸ βέλ-
τιον ἀλλοιοῦμεν. ὁμοία γὰρ ἡ πρόνοια τῶν ἐπικτήτων δια-

perfanes licet, fi ficca frictione largius, et exercitatione
veloci, et parciori potu, et ficciore cibo utare. Quippe
quae immodicae ex vini potione humiditates confiftunt,
fi ex ea re noxa capiti aut ori ventris communicata eft,
de his agi hoc loco opus non eft; dicetur enim de ipfis,
quum de morbofis fymptomatis tractabitur. Quae vero
humiditas ex diutina admodum defidia nafcitur, haec in
propofitum corporis ftatum. omnino non cadat aeque, ut
nec ea, quae ex humectantis natura cibi copia gignitur,
quales fructuum plurimi funt, itemque olerum quae uti-
que acria non funt; fi quando tamen acciderint, femel et
confertim corrigi non poffunt. Nam fi eatenus fe fati-
gaverit homo, donec habitum abunde ficcaverit, in laffi-
tudinem incidet, ac febricitabit omnino diaria febri;
quod fi vitiofae praeterea humiditates fuerint, etiam fe-
bri, quae in plures extendatur dies. Tempore vero fa-
nari poffunt, ut poft dicemus, ubi vitiofas intemperies
vertere in melius docebimus; quippe fimilis providentia

Θέσεών ἐστι καὶ τῶν φυσικῶν δυσκρασιῶν, ὥστ᾽ οὐδὲν χρὴ
τὸ νῦν εἶναι περὶ αὐτῶν διεξέρχεσθαι.

Κεφ. ιγ΄. Λείπεται οὖν ἔτι περὶ τῶν ἑωθινῶν τε καὶ
κατὰ τὴν ἑσπέραν τρίψεων διελθεῖν, οὐ μὰ Δί᾽ οὕτως, ὡς
φασὶν ἀποκρίνασθαι Κόϊντον ἐρομένῳ τινὶ γυμναστῇ, τίνα
δύναμιν ἔχει τὸ ὑποσυγχρίεσθαι, φάμενον ἀφανίζειν τὰ ἱμά-
τια. τούτοις γὰρ τοῖς ὀνόμασιν, οἷς ἐγὼ νῦν ἐχρησάμην,
ἐρέσθαι τε λέγουσι τὸν γυμναστήν, ἀποκρίνασθαί τε τὸν
Κόϊντον. ὅμοιόν τι τοῦ Κοΐντου περιφέρεται ἀπόφθεγμα,
τό τε περὶ τῶν οὔρων, ὡς γραφέως ἐστὶ καταμανθάνειν
αὐτά, καὶ τὸ περὶ τοῦ θερμοῦ καὶ ψυχροῦ καὶ ξηροῦ καὶ
ὑγροῦ, ὅτι βαλανείων ἐστὶ τὰ τοιαῦτα τῶν ὀνομάτων. ἃ
ἐγὼ μὲν ἂν δοίην, μὴ ὅτι Κόϊντον, ἀλλ᾽ οὐδὲ τῶν ἀπὸ
Θεσσαλοῦ τινα φθέγξασθαι· βωμολοχικὰ γὰρ ἅπαντ᾽ ἐστὶ
τὰ τοιαῦτα κομψεύματα καὶ οὐδαμῶς ἀνδρὶ προσήκοντα
σεμνῆς οὕτω τέχνης ἐπιστήμονι. βέλτιον οὖν ὑπὲρ μὲν τῆς
ἑωθινῆς ἀνατρίψεως φδ᾽ ἐπισκοπεῖσθαι κατά γε τὸ προ-
κείμενον ἐν τῷ νῦν ἐνεστῶτι λόγῳ σῶμα. τουτὶ γὰρ ἤτοι

acquifititii affectus eft et naturalis intemperiei, quare
nunc de ipfis differere non oportet.

Cap. XIII. Reliquum igitur eft, ut de matutina ve-
fpertinaque frictione agamus, non ad eum tamen modum,
quo Quintum refpondiffe dicunt, quum percunctanti gym-
naftae, quam unctio vim haberet, refpondit, Veftis fub-
movendae: iifdem enim quibus nunc ufus fum verbis
tum gymnaften rogaffe, tum Quintum refpondiffe ferunt.
Simile Quinti apophthegma eft et quod de urinis circum-
fertur, nempe eas noffe ad pictorem pertinere: etiam
illud, quod de calido, frigido, humido et ficco ajunt,
utique balnearum ea effe nomina. Quae ipfe fane nemi-
ni vel Theffali affectatorum impune dicere, nedum
Quinto permiferim; quippe fcurrarum ejufmodi facetiae
funt, haudquaquam hominis tam gravem artem profitentis.
Satius igitur fit in propofito corpore ad hunc modum de
matutina frictione differere Is namque aut ex fomno

παντάπασιν ἄμεμπτόν ἐστι μετά τοὺς ὕπνους, ἤ τινι τῶν
κοπωδῶν ἐνέχεται διαθέσεων, ἢ καὶ τῶν ἄλλων τινὲ, περὶ
ὧν ἐφεξῆς ἐν ταῖς κοπώδεσιν ὀλίγον ἔμπροσθεν ἄχρι του
δεῦρο διῆλθον. εἰ μὲν οὖν ἄμεμπτον ὑπάρχει, περίεργόν
ἐστιν ἀνατρίβειν ἢ ἀλείφειν αὐτό, πλὴν εἰ ποτ' ἀναγκαῖον
εἴη συνενεχθῆναι κρύει κρατερῷ· τηνικαῦτα γὰρ, ὡς τοὺς
μέλλοντας ψυχρολουτρεῖν, οὕτω καὶ τούτους τῇ τρίψει πα-
ρασκευάσομεν. εἰ δέ τις αἴσθησις εἴη κόπου, λέλεκται
[114] καὶ πρόσθεν, ὡς ἀλείφειν τε χρὴ τηνικαῦτα κα
ἀνατρίβειν μαλακῶς. οὕτω δὲ καὶ εἰ ξηρότερόν γ' εἴη
πλείω τοῦ δέοντος, ἀλειπτέον μὲν ἐλαίῳ γλυκεῖ, τέγγει γὰρ
τοῦτο τὸν ξηρὸν χρῶτα, τριπτέον δ' ἐλάχιστα μὲν, ἀλλὰ
μήτε σκληρῶ τρίψει, μήτε μαλακῇ. προτρέψαι γὰρ μόνον
δεόμεθα τὴν ἀνάδοσιν, οὔτε δ' ἀλλοιῶσαι τοῦ δέρματος
ἢ τῆς σαρκὸς τὴν ἕξιν, οὔτε διαφορῆσαί τι τῶν περιεχο-
μένων ἐν αὐτοῖς. ἐργάζεται δὲ ἄμφω μὲν ἡ μαλακὴ, θά-
τερον δὲ ἡ σκληρὰ τρίψις, εἴ γε δὴ πυκνοὶ μὲν αὕτη
καὶ σκληρύνει τὸ δέρμα, διαφορεῖ δ' ἡ μαλακὴ καὶ ἀραιὸν

aliquid, de quo queri poffit, non fentit, aut laffitudinis
affectu premitur aliquo, aut alio quopiam eorum, de qui-
bus paulo ante ftatim poft laffitudinis affectus hactenus
differui. Ac fi de nulla quidem re conqueritur, fuper-
vacuum eft eum fricare aut ungere, nifi fi quando ingenti
frigori occurrendum videtur. Tum namque, veluti qui
frigida funt ufuri, fic eos quoque frictione praeparabimus.
Si vero laffitudinis fenfus ullus appareat, jam dictum eft,
hominem tum et ungendum effe, et molliter fricandum.
Simili ratione, fi ficcior jufto fit, ungendus dulci oleo eft,
nam id ficca corpora humectat, fricandufque ut omnino
parciffime, ita nec duriter nec molliter eft. Quippe
fuccurrere digeftioni in corpus oportet, non cutis carnis-
ve habitum mutare, neque etiam eorum, quae in his
continentur, quicquam educere; quorum mollis utrumque,
dura alterum facit, fiquidem haec cutem denfat duratque,
mollis per halitum evocat, ac corpus laxum molleque

καὶ μαλακὸν ὑπεργάζεται τὸ σῶμα. πύκνωσιν μέντοι τοῦ
δέρματος ἐπανορθώσασθαι βουλόμενοι, τὴν μὲν ἐπὶ ταῖς
σκληραῖς ἀνατρίψεσι, καὶ λαβαῖς, καὶ σφοδρῷ γυμνασίῳ,
καὶ κόνει πολλῇ γεγενημένην, ἐλαίῳ δαψιλεῖ καὶ γλυκεῖ
χρώμενοι, μαλακῶς ἀνατρίψομεν, τὴν δ' ἐπὶ τῇ ψύξει,
πρώτως μὲν ταῖς ξηραῖς τε ἅμα καὶ ταχείαις ἀνατρίψεσι,
δευτέρως δὲ ταῖς δι' ἐλαίου θερμαίνοντες, εἰς τὸ κατὰ
φύσιν ἐπανάξομεν. ἀραιότητα δὲ τὴν ἐπί τε λουτροῖς
πλείοσι καὶ τρίψεσι μαλακαῖς, ἀφροδισίων τε χρήσεσι
γεγενημένην, ὀλίγαις μὲν ταῖς ξηραῖς ἀνατρίψεσιν, ὀλί-
γαις δ' ἐφεξῆς αὐτῶν ταῖς σὺν ἐλαίῳ τινὶ τῶν στυ-
φόντων ἰασόμεθα. τὰς δ' ἐπὶ πλέοσι ποτοῖς ὑγρότη-
τας αἱ ξηραὶ μόναι θεραπεύουσι, διά τε σινδόνων
ἢ χειρίδων ἐπιτελούμεναι, καὶ αὐτῶν μόνων ἐνίοτε τῶν
χειρῶν, ἢ χωρὶς λίπους παντός, ἢ σὺν ἐλαχίστῳ τινί.
ἔστω δὲ τὸ ἔλαιον τοῦτο γλυκύ, ἵν' ᾖ διαφορητικὸν,
ἁπάσης ἀπηλλαγμένον στυφούσης ποιότητος. ὧδε μὲν
ἔχει περὶ τῆς ἑωθινῆς ἀνατρίψεως. ἡ δ' εἰς ἑσπέραν

efficit. Verum cutis denfitatem corrigere fi ſtudes, utique
ei, quae ex duris tum frictione, tum pertractione, prae-
terea vehementi exercitatione et multo pulvere orta eſt,
mollis frictio cum copiofo et dulci oleo medetur. Quae
vero contracta ex frigore eſt, eam primum frictione ſicca
ac celeri, deinde cum oleo adhibito calfacientes, naturae
ſuae reſtituemus. Laxitatem vero, quae et frequens bal-
neum, et mollem frictionem, et veneris uſum conſequuta
eſt, paucula frictione, primum quidem ſicca, deinde cum
oleo quopiam eorum, quae adſtringant, ſanaveris. Humi-
ditatem vero, quae nimiae potioni ſucceſſit, ſicca frictio
et cum linteo adminiſtrata, vel cum manica, interdum
etiam ſolis manibus, idque vel citra omne pingue, vel
cum eo plane exiguo, corrigit. Sit autem, quo per hali-
tum evocet, oleum ipſum dulce, omniſque adſtringentis
facultatis expers. Atque ita quidem ſe habet matutina
frictio. Veſpertina vero iis utilis eſt, quos vel laſſitudo

ΛΟΓΟΣ Γ.   231.

Ed. Chart. VI. [114.]   Ed. Baf. IV. (254.)
ἤτοι κοπώδεσιν ἱκανῶς ὑπάρχουσιν, ἢ κατεξηρασμένοις, ἢ
ἀτροφοῦσιν ἐπιτήδειος. ἀλλὰ τὸ μὲν τῆς ἀτροφίας σύμ-
πτωμα τό γε νῦν ἐξαιρείσθω τοῦ λόγου, μετὰ τῶν ἄλλων
ἁπάντων νοσωδῶν συμπτωμάτων ἑξῆς προχειρισθησόμενον.
ἐπὶ δὲ τῆς ὑποκειμένης φύσεως, ὅταν ἤτοι κόπος ἰσχυρὸς,
ἢ ξηρότης τις ἄμετρος ὑπάρχῃ κατὰ τὸ σῶμα, τὸ μὲν
ἄριστον ἔλαττον γιγνέσθω, πλείων δ᾽ ὁ μεταξὺ χρόνος
ἄχρι τοῦ δείπνου, τὰ πολλὰ δ᾽ ἐφ᾽ ἡσυχίας· ὀλίγον δέ τι
καὶ περιπατείτωσαν, ὡς ὑποκατυβῆναι τὰ σιτία ταῖς ὀρ-
θίαις κινήσεσι κατασεισθέντα· βέλτιον δὲ καὶ εἰ ἀποπα-
τῆσαι δυνηθεῖεν. τούτων γὰρ ἁπάντων καλῶς γενομένων
ἀκίνδυνον ἀνατρίβειν ἐλαίῳ γλυκεῖ, μὴ πάντῃ τῆς γαστρὸς
ἐφαπτόμενον· εἰ δὲ μὴ, κίνδυνος αὐτά τε τὰ σιτία πεφθῆ-
ναι χεῖρον, ἀναδοθῆναί τέ τινα χυμὸν ἐξ αὐτῶν ἡμίπεπτον,
ἐπιθολωθῆναί τε τὰς κεφαλὰς, ἀνατραπῆναί τε τὸν στόμα-
χον. ἄριστον μὲν οὖν ἐστι τὸ μηδ᾽ ὅλως ἅπτεσθαι τῆς
γαστρός· ἢν δέ ποτε τῶν ἀμφ᾽ αὐτὴν μυῶν ἤτοι κοπώδης
τις αἴσθησις, ἢ πλείων φαίνοιτο ξηρότης, ἀλείψειν τὰ μέτρια

valida premit, vel ficcitas male habet, vel atrophia ma-
cerat. Verum atrophiae fymptoma nunc praefertim fe-
ponatur una cum reliquis morbofis fymptomatis, quae poft
tractabuntur. In propofita vero natura, quum vel valida
laffitudo, vel immodica ficcitas corpus afficit, prandium
minus efto; tum ab eo ad coenam longius interponatur
tempus; plurimum quiefcat; exiguum tamen quippiam in-
ambulet, quo cibus per erectam agitationem concuffus
fubfidat; utilius etiam fit, fi et alvum exonerare poffit.
His etenim probe peractis, fecurus oleo dulci frices,
ventrem tamen omnino non continges, qnum alioqui
periculum fit, ne et cibum deterius concoquat, et fuccus
quifpiam ex eo femicrudus in corpus digeratur, et caput
turbetur, et ftomachus fubvertatur. Optimum igitur fu-
erit omnino ventrem non attingere. Quod fi in mufculis
ei vicinis vel laffitudinis fenfus aliquis, vel ficcitas ap-
pareat major, ungi debebunt mediocriter et blande:

πρᾴως ἐφαπτυμένην. εἰ δὲ καὶ τὰς αἰτίας τις ἀκοῦσαι πο-
θεῖ τῶι εἰρημένων, τὸν ἑξῆς ἀναμένοι λόγον, ἐν ᾧ περὶ
τῶν νοσωδῶι συμπτωμάτων διερχόμεθα· νυνὶ μὲν γὰρ ἤδη
μοι δοκῶ μέγεθος αὔταρκες ἔχειν τὸν ἐνεστῶτα.

Ac fi caufas quifpiam eorum, quae diximus, reddi fibi
cupit, proximum librum legat, in quo de morbofis
fymptomatis agemus; nam hunc mihi videor fatis hacte-
uus extendiffe.

ΓΑΛΗΝΟΥ ΥΓΙΕΙΝΩΝ ΛΟΓΟΣ Δ.

Ed. Chart. VI. [115.]   Ed. Baf. IV. (255.)

Κεφ. α΄. Οὐχ ὡς οἱ πλεῖστοι τῶν νεωτέρων ἰατρῶν,
ἐν τοῖς σοφιστικοῖς ζητήμασι κατατρίψαντες τὸν χρόνον,
ἤτοι διὰ βραχέων ἐπιτρέχουσι τὸν περὶ τῶν ἀναγκαιοτάτων
λόγον, ἢ καὶ παντάπασι παραλείπουσιν, οὕτω καὶ ἡμεῖς
ποιήσομεν, ἀλλ᾽, ὅπερ ἀπ᾽ ἀρχῆς ἐνεστησάμεθα, τὸ χρήσι-
μον αὐτὸ διερχόμενοι, τὰ λογικώτεραν ἔχοντα τὴν ἐπίσκεψιν
εἰς ἕτερον ἀναβαλούμεθα καιρόν. αὐτίκα γέ τοι περὶ τῶν
νοσωδῶν συμπτωμάτων, ὑπὲρ ὧν ἐν τῷδε τῷ λόγῳ πρόκει-
ται διελθεῖν, οὐ μικρὰ ζήτησίς ἐστι, πότερον ἐκ τῆς ὑγιεινῆς

GALENI DE SANITATE TVENDA
LIBER QVARTVS.

Cap. I. Quod plerique recentiorum medicorum
faciunt, qui, dum tempus fophiftarum cavillationibus te-
runt, quod maxime neceffarium eft, aut leviter tantum
attingunt, aut prorfus omittunt, id ipfe non faciam, fed
(quod ab initio iuftitui) ei, quod neceffarium duxi, infi-
ftens, quae logicam magis fpeculationem habent, in aliud
tempus differam. Statim enim de morbofis fymptomatis,
de quibus hoc libro differere ftatui, non levis quaeftio
oritur, eane ad valetudinis tuendae artem fpectent,

ὑπάρχει πραγματείας· ἢ ἐκ τῆς θεραπευτικῆς, ἢ τούτων
μὲν οὐδετέρας, ἄλλης δά τινος ἀμφοῖν τρίτης, ἣν οὖν καὶ
μέσην ὑγείας τε καὶ νόσου τίθενταί τινες οὐδετέραν ὀνομά-
ζοντες. ἐγὼ δ᾽ ἐπιστάμενος μὲν, ὡς, εἴτ᾽ ἐν τοῖς ὑγιεινοῖς
τις, εἴτ᾽ ἐν τοῖς θεραπευτικοῖς αὐτῶν μνημονεύσειεν, ὁμοίως
ὑπὸ τῶν σοφιστῶν ἐπηρεασθήσεται, γινώσκων δ᾽ οὐδὲν
ἧττον, ὡς, εἰ καὶ τρίτης τις αὐτοῖς ἀναθείη γενέσθαι
πραγματείας, ὑπὲρ τῶν οὐδετέρων διαθέσεων ἐπιγράψας,
ἔτι καὶ μᾶλλον ἐπιγελάσονται, καὶ τωθάσουσι, καὶ ἐρή-
σονται, περὶ τῶν ἀρρενικῶν καὶ θηλυκῶν ἐν ποίᾳ πραγ-
ματείᾳ διδάσκομεν, εἱλόμην ἐν τῷ νῦν ἐνεστῶτι λόγῳ διελ-
θεῖν ὑπὲρ αὐτῶν. εἰ γὰρ ἀδύνατον μέν ἐστιν ἐκφυγεῖν τῶν
σοφιστῶν τὴν γλωσσαλγίαν, ἔλαττον δ᾽ ἐπηρεάσουσιν οὕτω
πραξάντων, ἄμεινον ἴσως ἐστὶν οὕτω ποιεῖν. ἔτι δὲ μᾶλλον
ἄν τις ἐξ αὐτῆς τῆς θεωρίας ἐπιγνοίη τὴν κοινωνίαν τῆς
διδασκαλίας, εἰ προσέχοι τὸν νοῦν ἀκριβῶς τοῖς λεχθησο-
μένοις, ὧν ἀρκτέον ἐνθένδε. τῆς ὑγιεινῆς ἐπιστήμης οὐ
σαυλότατόν ἐστι μόριον ἡ περὶ τὰ γυμνάσια τέχνη·

an ad eam, quae medendi rationem praeſcribit, an harum
neutram, ſed tertiam quandam, quam nonnulli mediam
ſanitatis et morbi ſtatuunt, neutramque appellant. Ego
haud ignarus, ſive quis in ſanitatis tuendae, ſive etiam
in medendi arte eorum meminerit, fore, ut aeque a ca-
villatoribus ſugilletur, illud quoque intelligens, etiam-
ſi quis tertiam tractationem his addiderit, de neutris
eam affectionibus inſcribens, vel magis irriſuros contu-
melioſoſque futuros, praeterea quaeſituros, de morbis aut
ſymptomatis ad mares aut foeminas pertinentibus in
quonam opere praecipiam, in hoc volumine de his agere
potiſſimum elegi. Si enim fieri nequit, ut ſophiſtarum
nugas devitem, atque hac ratione minus erunt importuni,
utique ſic faciens melius conſuluiſſe videbor. Huc acce-
dit, quod ex ſpeculatione ipſa magis intelligetur ipſa do-
ctrinae communio, ſi quis illa, quae dicentur, attentius
legat. Ea hinc aggrediar. Artis, quae valetudinem tue-
tur, non levis portio eſt ea, quae de exercitatione prae-

ταύτης δ᾽ αὐτῆς οὐ σμικρὰ μοῖρα τὸ φυλάξασθαι κόπους. ἐδείχθη δ᾽ ἐν τοῖς ἔμπροσθεν, ὡς ὁμοία [116] τίς ἐστιν ἥ τε προφυλακὴ τῶν ἐσομένων κόπων καὶ ἡ ἐπανόρθωσις τῶν ἤδη γεγονότων. οὔκουν ἑτέρωθι μὲν ἐχρῆν ἐκδιδάσκειν, ὅπως χρὴ φυλάττεσθαι κόπους, ἑτέρωθι δ᾽, ὅπως εἰς τὸ κατὰ φύσιν ἐπανάγειν προσήκει τοὺς ἤδη γεγονότας. διὰ ταῦτα μὲν οὖν ἐν τῷ πρὸ τούτου γράμματι, τρίτῳ τῆς ὅλης πραγματείας ὄντι, περὶ τῶν ἐπὶ γυμνασίων κόπων ὁ λόγος ἡμῖν ἐγένετο μετὰ καὶ τοῦ τῶν ὁμοίων αὐτοῖς ἐπιμνησθῆναι διαθέσεων, ὧν ἔνιαί τινες ἐπὶ γυμνασίοις ἐγίγνοντο μάλιστα. νυνὶ δὲ πρῶτον μὲν ὑπὲρ αὐτῶν ἐροῦμεν, ἐπειδὰν ἄνευ γυμνασίων γίγνωνται· δεύτερον δὲ καὶ περὶ τῶν ὁμοειδῶν αὐτοῖς.

Κεφ. β'. Ὁ μὲν οὖν ἐπὶ γυμνασίοις ἀμέτροις γιγνόμενος κόπος ὑγιεινόν τι σύμπτωμά ἐστιν, ὁ δὲ τούτων χωρὶς νοσῶδες. ὥστε καὶ Ἱπποκράτει δοκεῖν κάλλιστα εἰρῆσθαι· κόποι αὐτόματοι φράζουσι νόσους. ἡ μὲν οὖν ἑλκώδης αἴσθησις

cipit; hujus rurſus non exigua pars eſt, quae laſſitudines praecavet. Porro monſtratum in ſuperioribus eſt, ſimilem rationem eſſe inſtantis laſſitudinis cavendae, et ejus, quae jam occupavit, ſummovendae. Ergo non alibi, quemadmodum hanc futuram vites, alibi, quemadmodum jam factam emendes, traetandum eſt. Atque hac quidem de cauſa in proximo libro, qui totius operis tertius eſt, de laſſitudine, quae exercitationi ſupervenit, diſputatum erat, ſimul habita mentione de ſimilibus affectibus, quorum aliqui exercitationes maxime ſequebantur. Nunc primum quidem de his, prout citra exercitationem incidunt, agemus; ſecundo loco de illis, quae ſimilitudinem quandam cum his habent.

Cap. II. Ac quae immodicas quidem exercitationes laſſitudo excipit, ſanorum ſymptoma eſt, quae vero ſine his conſiſtit, morboſum. Itaque et ab Hippocrate dictum rectiſſime videtur: *Laſſitudines ſponte natae morbos nunciant.* Atque ulceroſus quidem ſenſus ſymptoma las-

σύμπτωμά ἐστι κοπῶδες. ἡ δ᾽ αἰτία, δι᾽ ἣν αὕτη γίγνεται,
διάθεσίς ἐστι κοπώδης. ἡ δὲ καὶ ταύτης αὐτῆς αἰτία διτ-
τὴν ἔχει τὴν διαφοράν· ἤτοι κατ᾽ αὐτὸ τοῦ ζώου τὸ σῶμα
περιεχομένη, καὶ ὀνομάζεται τηνικαῦτα προηγούμενον αἴ-
τιον, ἢ μηδ᾽ ὅλως ἐνυπάρχουσα, καὶ καλεῖται προκαταρκτι-
κὸν αἴτιον. ὡς εἶναι μὲν τρία τὰ σύμπαντα γένη, περὶ ὧν
ἡμῖν ἐνέστηκε λόγος, τό τε σύμπτωμα τὸ κοπῶδες, καὶ τὴν
διάθεσιν τὴν κοπώδη, καὶ τὴν αἰτίαν αὐτῆς, ἑκάστου δ᾽
αὐτῶν εἰδικάς τινας ὑπάρχειν διαφοράς· ἐν μὲν ταῖς αἰτίαις,
ὡς εἴρηται νῦν δὴ, τὴν προηγουμένην καὶ τὴν προκατάρ-
χουσαν, ἐν δὲ ταῖς διαθέσεσιν, ὡς ἐν τῷ πρὸ τούτου λόγῳ
δέδεικται, τὴν ἑλκώδη, καὶ τὴν τονώδη, καὶ τὴν φλεγμο-
νώδη, καὶ μέντοι κἂν τοῖς συμπτώμασι τρεῖς τὰς αὐτάς.
ὀνομάζειν οὖν ἔξεστιν, εἰ βούλοιτό τις, ἑτέρως· οὔτε δὲ
πλείω τῶν εἰρημένων λέγειν τε καὶ ποιεῖν ἔξεστιν, ἀληθεύειν
γε βουλομένοις, οὔτε πλείους διαφορὰς τῶν λελεγμένων.
ὁ μὲν οὖν ἑλκώδης κόπος (ἀρκτέον γὰρ ἀπὸ τοῦδε) κινου-
μένοις αἴσθησιν ἀνιαρὰν ὡς ἑλκουμένου φέρει τοῦ σώματος,

fitudinis eſt, cauſa vero, unde ea naſcitur, affectus las-
ſitudinis eſt.   Porro hujus rurſum ipſius cauſa bifariam
ſcinditur: aut enim intra ipſum animalis continetur cor-
pus, vocantque antecedentem, aut omnino non ineſt, vo-
cantque evidentem. Itaque tria in univerſum genera ſunt,
de quibus habendus ſermo eſt, ipſius laſſitudinis ſympto-
tna, affectus, unde hoc oritur, et affectus ipſius cauſa.
Cujuſque vero horum ſpecies quaedam differentes ſunt.
Cauſarum (ut modo diximus) externa et antecedens.
Affectus (ut in praecedente libro docuimus) is, qui ulceris,
et qui tenſionis, et qui phlegmones ſenſum invehit.
Symptomatis vero hae ipſae ſcilicet tres differentiae; ali-
ter tamen, ſi cui placuerit, nominare licet; non licet
autem, ſi vera ſaltem dicere velit, jam dictis plura tum
aſtruere, tum facere, neque etiam plures, quam dictae
ſunt, differentias.   Quae igitur ulceris ſenſum facit las-
ſitudo, (incipiendum enim ab hac eſt,) motis quidem gra-
vem excitat ſenſum, ceu corpus ulceretur, idque vel

ἤτοι κατὰ τὸ δέρμα μόνον, ὅταν ᾖ μετριώτερον, ἢ κατὰ
τὰς ὑποκειμένας αὐτῷ σάρκας, ὅταν γένηται σφοδρότερον,
ἢ κατὰ τὸ συναμφότερον, ἐπειδὰν ἰσχυρότερον ᾖ. καὶ τοῦτο
μέν ἐστι τὸ κοπῶδες σύμπτωμα. διάθεσις δὲ κοπώδης, ἐφ᾽
ᾗ γίνεται τὸ σύμπτωμα, δριμύτης ὑγρῶν ἐστι λεπτῶν καὶ
θερμῶν, ὡς διαβιβρώσκειν τε καὶ κεντᾷν καὶ νύττειν τὰ
σώματα. γίνεται δὲ αὕτη ποτὲ μὲν ἐπὶ ταῖς ἀμέτροις κι-
νήσεσιν, ὡς ἐν τῷ πρὸ τούτου δέδεικται λόγῳ, ποτὲ δ᾽ ἐπὶ
κακοχυμίᾳ τινὶ λεληθότως ὑποτραφείσῃ, καὶ τοὺς τοιούτους
κόπους αὐτομάτους Ἱπποκράτης ὀνομάζει. τὸ δ᾽ ἕτερον
γένος τοῦ κόπου τὸ τονῶδες, ὅταν αὐτόματον συνιστῆται,
ταῖς καλουμέναις πληθώραις ἕπεται. διατείνεται γὰρ ἐν
ταύταις τὰ στερεὰ τοῦ ζώου μόρια, καὶ μάλιστα ἐν οἷς οἱ
χυμοὶ περιέχονται. τὸ δὲ τρίτον τοῦ κόπου γένος τὸ
φλεγμονῶδες ἐπὶ πληθώρᾳ τε ἅμα καὶ τῇ προειρημένῃ γί-
νεται κακοχυμίᾳ. οὐ γὰρ δὴ πᾶν εἶδος κακοχυμίας, ἀλλ᾽
ἐκεῖνο μόνον, ἐν ᾧ δριμύτης ἐστὶ δακνώδης, ἐργάζεται τὸν
ἑλκώδη κόπον· οὐδ᾽ οὖν οὐδ᾽ αὐτό, κατὰ τὰς φλέβας

circa cutim tantum, utique quum eſt moderatior, vel
circa ſubjectam illi carnem, quum eſt valentior, vel
circa utramque, quum adhuc eſt atrocior. Atque hoc
quidem eſt laſſitudinis ſymptoma; aſſectio vero, ex qua id
naſcitur, acrimonia eſt tenuis et calidi humoris, qui cor-
pus erodit, ſtimulat ac pungit. Oritur haec aliquando
ex immodico motu, ut in proximo libro oſtendimus,
aliquando ex vitioſo ſucco, qui imprudentibus nobis in
corpore ſuccrevit. Tales vero laſſitudines ſpontaneas
Hippocrates appellat. Alterum vero laſſitudinis genus
(nempe in quo tenſio ſentitur), quoties ſua ſponte incidit,
plethoris ſupervenit, quippe tenduntur in his ſolidae
animalis partes, praecipue in quibus ſucci continentur.
Tertium laſſitudinis genus, quod phlegmones ſenſum aſſert,
ex ambobus oritur, tum nimia boni ſucci abundantia,
tum praedicto vitioſo ſucco. Non enim quaevis mali
ſucci ſpecies, ſed tantum in qua rodens acrimonia conti-
netur, ulceroſam laſſitudinem creat; ſed nec ejuſmodi

238 ΓΑΛΗΝΟΥ ΥΓΙΕΙΝΩΝ

Ed. Chart. VI. [116. 117.]   Ed. Baf. IV. (255.)

ἀναμεμιγμένον τῷ αἵματι, λανθάνει γὰρ αὐτῆς ἡ δύναμις
τηνικαῦτα, διαῤῥεούσης τε ἅμα καὶ νικωμένης ὑπὸ τῆς τοῦ
αἵματος χρηστότητος, ἀλλ᾽ ὅταν εἴς τε τὰς σάρκας καὶ τὸ
δέρμα με[117]ταληφθεῖσα μόνη στηριχθῇ, τὴν ἑλκώδη
διάθεσίν τε καὶ αἴσθησιν ἐπιφέρει. ὅσοι δὲ πλήθους ἔκ-
γονον ὑπάρχειν οἴονται τὸν κόπον τοῦτον, σφάλλονται, οὔτε
γὰρ τοῦ τοιούτου πλήθους, ὃ δὴ καὶ πληθώραν ὀνομά-
ζουσι, (τὸν τονώδη γὰρ κόπον ἐκεῖνο ἐργάζεται,) οὔτε τοῦ
τὴν δύναμιν βαρύνοντος, οὐ γὰρ δῆξις οὐδὲ ἕλκωσις, ἀλλ᾽
ἤτοι βάρος τε καὶ δυσκινησία τοῦ τοιούτου πλήθους ἐστὶ
συμπτώματα, τὴν ψυχικὴν βαρύνοντος δύναμιν, ὅταν ὡς
πρὸς ταύτην ὑπάρχῃ πλέον, ἢ κακοσφυξίαι τινὲς, ὅταν
πρὸς τὴν ζωτικήν. εἴρηται δ᾽ ὑπὲρ αὐτῶν αὐτάρκως ἐν τῷ
περὶ σφυγμῶν, ὥσπερ γε κἂν τῷ περὶ πλήθους βιβλίῳ
τὰ γνωρίσματα τῆς φυσικῆς δυνάμεως εἴρηται βαρυνομένης
ἅμα τοῖς τῶν ἄλλων ἀμφοτέρων. οὔκουν τὸ πλῆθος αἴτιόν
ἐστι τοῦ τὴν ἑλκώδη φέροντος αἴσθησιν κόπου, ἀλλ᾽ ἡ τῶν
ἐν τῷ δέρματι καὶ τῇ σαρκὶ περιεχομένων ὑγρῶν δριμύτης.

quidem fuccus, dum in venis cum fanguine mifcetur, la-
tet enim tum ejus vis, utpote tranffluentis et a fangui-
nis bonitate fuperati, verum quum ab his translatus in
carnibus et ad cutem folus haeret, ulcerofum affectum
et fenfum tunc infert. Qui vero plenitudinis fobolem
hanc laffitudinem effe putant, falluntur; nam neque ejus
copiae, quam plethoram dicimus, (haec enim tenfivam
laffitudinem gignit,) neque ejus, quae vires gravat; non
enim erofio, aut ulceris fenfus, fed vel gravitas et ad
motus fegnities talis funt plenitudinis fymptomata, uti-
que dum ad animales collata vires eas fuperans premit,
vel pulfus quaedam vitia, fi quando vitalem urget: de
quibus dictum abunde eft in iis, quae de pulfu fcripfi-
mus, aeque ut in libro, quem de plenitudine infcripfimus,
etiam notas naturalium facultatum, quum premuntur, et
reliquarum ambarum tradidimus. Non eft igitur plenitudo
ejus laffitudinis, quae ulceris fenfum prae fe fert, caufa,
imo humorum, qui in cute et carne continentur, acrimonia.

αὕτη γὰρ, ἐπειδὰν μὲν ἡσυχάζουσα περικέηται, διαλανθάνει
τὴν αἴσθησιν, εἰς κίνησιν δ᾽ ἀφικομένη παραχρῆμα γνω-
ρίζεται. κίνησις δ᾽ αὐτῇ πρώτη μὲν καὶ μάλιστ᾽ ἐγγίνε-
ται κατά τινας οἰκείους λόγους, οὓς ἑξῆς ἐροῦμεν, ἑτέρα
δὲ κατὰ συμβεβηκός, ἐπειδὰν ἡμεῖς αὐτοὶ προελόμενοι
κινῆσαί τι μέρος ἢ καὶ σύμπαν τὸ σῶμα σὺν ἐκείνῳ καὶ
τὰς περιεχομένας ἐν αὐτῷ κινήσωμεν ὑγρότητας. ἀλλ᾽ ἡ
μὲν τοιαύτη κίνησις ἐλαχίστη ἐστί, καὶ τὴν κοπώδη μόνην
αἴσθησιν ἐπιφέρει, ἡ δὲ σφοδροτέρα ῥίγους ἐστὶν αἰτία,
ἡ μέση δ᾽ ἀμφοῖν φρίκης· ὅτι δ᾽ οὐδὲν κωλύει, κἂν θερ-
μὸν ὑπάρχῃ τὸ αἴτιον, ῥῖγός τε καὶ φρίκην αὐτὸ ποιεῖν,
ἐν (256) ταῖς τῶν συμπτωμάτων αἰτίαις ἀποδέδεικται. νῦν
δ᾽ ἀρκεῖ μόνον αὐτὰ τὰ κεφάλαια τῶν ἐν ἐκείνῳ τῷ λόγῳ
δεδειγμένων ὑπόθεσιν ποιήσασθαι τοῖς παροῦσιν. ὅταν
ἐν τοῖς αἰσθητικοῖς σώμασιν ὑποτραφῇ περιττώματα δά-
κνοντα, κατὰ διττὸν τρόπον εἰς κίνησιν ἀφικνεῖται· καθ᾽
ἕνα μὲν ὑπ᾽ αὐτῶν τῶν αἰσθητικῶν σωμάτων ὠθούμενα,
δύναμιν ἐχόντων ἀποκριτικὴν τῶν ἀλλοτρίων, καθ᾽ ἕτερον

Haec enim, ut quieta fenfum latet, fic agitata proti-
nus fentitur.   Motus huic acrimoniae primus ac ma-
xime propriis quibufdam rationibus accedit, quas mox
dicemus.   Alter ex accidenti, fcilicet quum, nobis partem
aliquam aut etiam totum corpus movere volentibus,
cum hoc humores, qui in ipfo continentur, fimul move-
mus.   Verum hic minimus eft, et laffitudinis duntaxat
fenfum infert, vehementior rigorem excitat, medius in-
ter utrumque horrorem.   Quod autem nihil obftet, etiam-
fi calida caufa fit, quominus rigorem horroremque ex-
citet, in iis, quae de fymptomatum caufis fcripfimus,
oftenfum eft.   Nunc fatis fuerit fummas tantum eorum,
quae illic prodidimus, ad praefentem difputationem qua-
fi hypothefim fubjicere.   Quum in fenfibili corpore fuc-
crevit excrementum mordax, duplici id ratione ad mo-
tum incitatur: una, quum a fenfibili ipfo corpore im-
pellitur, utpote quod repellendi alieni vim obtinet, altere,

δὲ ὑπὸ κινήσεως σφοδροτέρας, ἣν ἔκ τε τῶν γυμνασίων
ἐπικτᾶται, καὶ θυμοῦ, ἢ καὶ τῆς ἐκ τοῦ περιέχοντος
θερμασίας. τὰ μὲν οὖν ὑπόθερμά τε καὶ σηπεδονώδη
περιττώματα, κινηθέντα σφοδρότερον, οὐ φρίκην μόνον
ἢ ῥῖγος ἐπιφέρει, ἀλλὰ καὶ πυρετὸν ἐξάπτει· τὰ δὲ
ψυχρά τε ἅμα καὶ λεπτομερῆ φρίκην μὲν καὶ ῥῖγος ἐπι-
φέρει, πυρετὸν δὲ οὐκ ἐξάπτει. προσεῖναι δέ τι καὶ
πλῆθος ἀξιόλογον ἑκατέροις ἀναγκαῖον, εἰ μέλλοι ταῦτα
ποιῆσαι. ὅσα δ᾽ ἤτοι παντάπασιν ὀλίγα περιττώματα
δάκνοντα τοῖς αἰσθητικοῖς ἐγγίνεται σώμασιν, ἢ πλείω
μέν ἐστιν, οὔπω δ᾽ ἀκριβῶς δακνώδη, τὸν ἑλκώδη κό-
πον ἐργάζεται. καὶ δὴ καὶ λεκτέον ἡμῖν ὑπὲρ τούτων
ἐστὶν ἐν τῷ παρόντι λόγῳ, τὰ γὰρ τοὺς πυρετοὺς ἐπι-
φέροντα τῆς θεραπευτικῆς ἐστι πραγματείας· οὐ μὴν
ἀλλὰ καὶ ὅσα φρίκην μὲν ἐργάζεται, πυρετοὺς δ᾽
οὐκ ἐξάπτει, καὶ ταῦτα τῆς ἐνεστώσης ἐστὶ πραγμα-
τείας.

quum vehementiore motu agitur, id quod et ab exer-
citatione conquirit, et ab ira, et ab ambientis caliditate.
Ergo quae fubcalida et putrida excrementa funt, ubi ve-
hementius moventur, non horrorem modo rigoremve,
qualem diximus, afferunt, fed etiam febrem accendunt.
At quae frigida funt, et partibus tenuibus conftant, ea
horrorem quidem rigoremque creant, non tamen febrem
excitant. Porro effatu dignam aliquam copiam utrifque
accedere oportet, fi haec efficere debent. Quae vero aut
plane exigua in fenfibilibus corporibus excrementa mor-
dacia, aut multa illa quidem, fed tamen non plane ad-
huc mordacia fubhaeferunt, haec ulcerofam laffitudinem
faciunt, de quibus utique hoc libro nobis eft agendum,
quando, quae febrem accendunt, ea ad medendi artem
fpectant; verumtamen et quaecunque horrorem quidem
faciunt, febrem vero non accendunt, et haec praefentis
funt tractationis.

ΛΟΓΟΣ Δ. 241

Ed. Chart. VI. [117. 118.]   Ed. Baf. IV. (266.)

Κεφ. γ'. Ἡ ἴασις δὲ, ἡ μέν τις εἰς κοινοὺς ἀμφοτέ-
ροις ἀνάγεται σκοποὺς, ἡ δέ ἔστιν ἑκατέρων ἴδιος· εἰρή-
σεται δὲ πρότερον ἡ κοινή. χρὴ τοίνυν, εἴτε θερμὸν, εἴτε
ψυχρὸν εἴη τὸ περίττωμα, κενοῦν, ἢ ἀλλοιοῦν αὐτό. δέχε-
ται δ᾽ οὐ πᾶν περίττωμα τὴν ἐκ τῆς φύσεως ἀλλοίωσιν,
ὥσπερ οὐδὲ πᾶν ἔδεσμα πᾶσι τοῖς ζώοις τὴν ἐν τῇ γαστρὶ
πέψιν, ἀλλ᾽ εἶναι χρή τινα συγγένειαν τῷ πεττομένῳ πρὸς
τὸ πέττον. ὅταν οὖν ἀλλότριον ᾖ παντάπασιν, οὐδεμία
μηχανὴ τοῦτο τὸν ἐκ τῆς [118] φύσεως ἐπιδέξασθαι κόσμον,
ἀλλὰ χρὴ κενοῦν αὐτὸ πειρᾶσθαι διὰ ταχέων, ὥσπερ γε
καὶ τὰ κατὰ τὴν γαστέρα διαφθαρέντα τελέως ἢ ἐμέτοις,
ἢ διαχωρήσεσιν ἐκκενοῦσθαι κράτιστον. οὐ μὴν ἐνδέχεται
τὴν ἐν τῇ σαρκὶ καὶ τοῖς ἄλλοις σώμασιν ἀναπεπομένην
κακοχυμίαν ἑτοίμως οὕτως ἐκκενοῦν, ὡς τὴν ἐν ταῖς αἰσθη-
ταῖς εὐρυχωρίαις περιεχομένην. ἐνίοτε δὲ καὶ ἡ φύσις αὐτή
τοῦ κάμνοντος οὐ προσίεται βοήθημα ταχέως ἐκκενῶσαι
δυνάμενον. οὕτω δὲ καὶ ἄλλη τις ἔστιν ὅτε διάθεσις

Cap. III. At fanatio quaedam in communes cura-
tionis amborum fcopos fertur, quaedam utriufque pro-
pria eft. Dicetur vero prius quae communis fanatio eft.
Oportet igitur excrementum, five calidum id fit, five
frigidum, ipfum aut expellas, aut certe alteres. Recipit
vero non omne excrementum alterationem a natura. Si-
quidem nec omnis cibus in cujufvis animantis ventriculo
concoquitur, fed cognatio quaedam ei, quod concoquit,
cum eo, quod concoquitur, effe debet. Quod igitur om-
nino alienum eft, nulla fieri ratione poteft, ut id a natura
gratiam recipiat, fed educere id quamprimum eft tentan-
dum, aeque certe ut, quae in ventre corrupta prorfus
funt, ea vel vomitione, vel dejectione expelli profecto
eft optimum. Non tamen perinde promptum eft in car-
ne atquo aliis corporibus imbibitum vitiofum fuccum
educere, ut qui in iis, quorum fenfibilis capacitas eft,
continetur. Interdum nec ipfa laborantis natura medi-
camentum, quod malum fuccum mature vacuet, admittit,
ficuti interdum et alius quifpiam affectus obftat, qui ta-

ἀνθίσταται καὶ ἀπαγορεύει τὸν τοιουτον τρόπον τῆς κενώ-
σεως, ὑπὲρ ὧν ἐφεξῆς εἰρήσεται, πρότερόν γε τὸ λεῖπον ἐν
τῇ πρώτῃ διαιρέσει προσθέντων ἡμῶν. οἱ μὲν γὰρ κοι-
νοὶ σκοποὶ τῆς τῶν περιττωμάτων ἰάσεως εἴρηνται, κένω-
σίς τε καὶ ἀλλοίωσις. ἰδίους δ᾽ ἑκατέρων προσθετέον ἡμῖν·
οὐ γὰρ ἑνὶ τρόπῳ κενωτέον, οὐδὲ ἀλλοιωτέον, ἀλλὰ τὸν οἰ-
κεῖον ἀεὶ τῷ λυποῦντι ζητητέον. οἰκεῖος δέ, συλλήβδην εἰ-
πεῖν, ὁ διὰ τῶν ἐναντίων ἐστίν, ἐν μέρει δὲ καθ᾽ ἕκαστον
ἐναντίων. τὰ μὲν κεφάλαια τοῦ λόγου ταῦτα· χρὴ δ᾽ ἐξηγή-
σασθαι πλατύτερον αὐτά, καὶ τὴν οἰκείαν ἀπόδειξιν ἑκάστῳ
προσθεῖναι, τὴν ἀρχὴν ἀπὸ τῆς ἑλκώδους διαθέσεως ποιη-
σαμένους.

Κεφ. δ᾽. Ἐπεὶ τοίνυν ἐπὶ κακοχυμίᾳ δριμέων περιττω-
μάτων ὁ τοιουτος ἐγίγνετο κόπος, ἐπισκεπτέον πρότερον,
εἴτ᾽ ἐν τοῖς στερεοῖς μόνοις σώμασιν, εἴτε κἂν ταῖς κοιλίαις
τῶν φλεβῶν ἡ κακοχυμία περιέχεται. γνώρισμα δ᾽ οὐδὲν
ἔχομεν ἐναργὲς οὐδὲ σαφὲς ὑπὲρ τῶν ἐν ταῖς φλεψὶ περιτ-

lem educendi rationem refpuat; de quibus mox dicam,
fi prius, quod reliquum erat in fuperius pofita divifione,
adjecero. Quippe communes fcopos qui excrementorum
vitiis medentur, jam diximus vacuationem alterationem-
que effe. Proprios vero utriufque generis nunc adjicia-
mus. Neque enim una tantum ratione educendum alte-
randumve eft, fed explorata, quae ei, quod affligit, maxi-
me fit accommodata, ei eft infiftendum. Ea vero, ut in
fumma complectar, ratio eft, quae ex contrario opem mo-
litur; privatim vero, quae ex cujufque contrario. Et
fummae quidem totius rei hae funt, quae latius tamen
nobis nunc explicandae funt una cum fua cujufque evi-
denti demonftratione, idque ab ulcerofo affectu initium
facientibus.

Cap. IV. Quoniam igitur ejufmodi laffitudo vitio
acrium excrementorum oritur, ante omnia confiderandum
eft, in folidifne tantum corporibus, an intra venarum fi-
nus malus fuccus contineatur. De iis vero quae intra
venas funt excrementis nullum plane nec manifeftum

τωμάτων, ὅτι μὴ κατὰ τὰ οὖρα μόνον, ἀλλὰ στοχάζεσθαι
χρὴ διὰ τῶνδε. πρῶτον μὲν ἐπισκέπτωμεν, ᾗ τινι κέχρηται
διαίτῃ τὸ κάμνον σῶμα· δεύτερον δ᾽, εἰ καὶ φύσει κακοχυ-
μίαν ἣν ἔθος ἀθροίζειν αὐτῷ· καὶ πρὸς τούτοις, εἴ τινες
συνήθεις ἐκκρίσεις ἐπέχονται καὶ φυσικαί· τέταρτον ἐπὶ τού-
τοις, εἰ γυμνασίοις, ἢ καθάρσεσιν, ἢ ἐμέτοις, ἢ αἰωρήσε-
σιν, ἢ χρήσεσιν αὐτοφυῶν ὑδάτων εἰθισμένος ἐκκενοῦν τὰ
περιττὰ ὠλιγώρησεν. ἐν μὲν οὖν τῇ διαίτῃ σκεπτέον, εἰ
ἀπεψίαι προήγηνται πολὺ πλείους τε καὶ μείζους τῶν συνή-
θων, ἢ καὶ κακοχύμων ἐδεσμάτων ἐνεφορήσατο πλῆθος,
ἢ οἶνον ἀντὶ μὲν παλαιοῦ γλεύκινον, ἀντὶ δὲ λεπτοῦ πα-
χὺν ἢ τεθολωμένον ἔπιεν, ἢ καὶ παντάπασιν εἰς ὕδατος
πόσιν ἐξ οἴνου μετῆλθεν, οὐχ ἅπαξ ἢ δὶς ἐφ᾽ ἑκάστῳ
τῶν εἰρημένων πλημμελήσας, ἀλλὰ συνεχῶς τε ἅμα καὶ χρόνῳ
πολλῷ. δεύτερον ἐπισκεπτέον, ὡς εἴρηται, μή τις τῶν φύσει
κακοχυμίαν ἑτοίμως ἀθροιζόντων ἐστὶν ὁ κάμνων ἄνθρωπος.
ἐξευρήσεις δὲ τοῦτο πυθόμενος, εἰ ψωρώδης διάθεσίς ποτε,
ἢ λεπρώδης, ἢ ἀλφώδης, ἢ κνησμώδης ἐπὶ πλέον αὐτῷ

nec evidens fignum habemus praeter folam urinam; con-
jicere tamen ex his licet. Primum aeftimabimus, quonam
laborans corpus ufum fit victu. Secundo, folitumne fit
malum fuccum naturae fponte congerere. Ad haec, an
naturalis aliqua et confueta excretio jam defiérit. Quar-
to, an exercitatione, purgatione per vomitum alvumve,
geftationibus, aut ufu aquarum fponte nafcentium foli-
tum fupervacua expellere, id intermiferit. Atque in vi-
ctu quidem videndum, an cruditas et crebrior et major,
quam ex confuetudine, praecefferit; an mali fucci cibis
copiofe fe impleverit; an vinum pro antiquo muftum,
pro tenui craffum aut turbidum biberit; an etiam pror-
fus a vino fe ad aquae potionem tranftulerit, nec femel
bisve in quolibet horum peccaverit, fed affidue multo-
que tempore. Secundo (ficuti diximus) aeftimandum,
num homo is, qui male habet, ex eorum numero fit,
qui facile malum fuccum congerunt. Deprehendes id
percontatus, an fcabie, aut lepra, aut vitiligine, aut pru-

244 ΓΑΛΗΝΟΥ ΥΓΙΕΙΝΩΝ

Ed. Chart. VI. [118. 119.]   Ed. Baf. IV. (256.)

συνέπεσεν, ἢ ἐρυσίπελας, ἢ ἕρπης; ἢ ἐλέφας, ἢ ὀφίασις,
ἢ ἀλωπεκίασις, ἢ φλύκταιναι πλείους, ἢ ἑλκώδης ἐξάνθη-
σις, ἢ ἐπινυκτίδες, ἢ ὅλως ὁτιοῦν τῶν ἐπὶ κακοχυμίᾳ γεν-
νωμένων τε καὶ αὐξανομένων συμπτωμάτων. ἐπὶ δὲ τού-
τοις ἐλέγομεν χρῆναι σκοπεῖσθαι, μὴ συνήθης τις ἔκκρισις
ἐπέσχηται δι' ἐμέτων, ἢ δι' αἱμοῤῥοΐδος, ἢ σύριγγός τινος,
ἢ δυσεντερίας, ἢ γυναικείων καταμηνίων· εἶθ' ἑξῆς, εἰ
αὐτὸς ἐπιτηδεύων ἐκκαθαίρειν ἑαυτὸν ἀεὶ πέπαυται νῦν.
ἔνιοι μὲν [119] γὰρ ὑπηλάτοις φαρμάκοις, ἔνιοι δὲ ἐμετη-
ρίοις, ἢ οὐρητικοῖς, ἢ ἱδρωτικοῖς, ἢ χρήσεσιν ὑδάτων αὐ-
τοφυῶν, ἤτοι θειωδῶν, ἢ ἀσφαλτωδῶν, ἢ νιτρωδῶν ἐκκε-
νοῦντες ἑαυτῶν τὰ περιττώματα καθ' ἕκαστον ἔαρ ἢ
φθινόπωρον, ὀλιγωροῦσιν ἐνίοτε, πολλοὶ δὲ, ὡς εἴρηται,
καὶ γυμνασίων ἔθους ἀπέστησαν, ἔνιοι δὲ καὶ τρίψεως
ἁπάσης, ἢ λουτρῶν, ἢ τῶν μετὰ τὸ βαλανεῖον ἐμέτων ἐπ'
οἴνῳ γλυκεῖ. πρόδηλον δέ ἐστιν, ὡς ὁ λόγος οὐ μόνον
τῶν τὴν ἀρίστην ἐχόντων κατασκευὴν ἐμνημόνευσεν, ἀλλ'

ritu crebro fit affectus; item an eryfipelas, aut herpes,
aut elephantiafis, aut ophiafis, aut alopeciafis, aut puftu-
lae crebrae, aut ulcerofa efflorefcentia, aut epinyctides,
aut denique ullum fymptoma, quod ex vitiofo fucco et
natum, et auctum eft, illum male habuerit. Ab his con-
fiderandum diximus, confuetane ulla excretio retenta fit
per vomitum, vel haemorrhoidas, vel fiftulam aliquam,
vel dyfenteriam, vel per muliebria menftrua; deinde
num ipfe medicamento fe purgare femper folitus id in-
termiferit. Nonnulli enim funt, qui dejectoriis medica-
mentis, alii vomitoriis aut urinam fudoremve cientibus,
aut ufu fponto nafcentium aquarum, utique quibus aut
fulphuris, aut bituminis, aut nitri vis ineft, vere vel
autumno quotannis foliti excrementa vacuare, aliquando
id negligunt. Multi (ut dictum eft) exercitationum con-
fuetudinem dimiferunt. Alii rurfus omnis frictionis, aut
balnei, aut a vino dulci poft balneum vomitionis mo-
rem praetermiferunt. Sane conftat, non illorum modo
nos, qui optimo funt corporis temperamento, feciffe

ὑπὲρ τοῦ μηδὲν λείπειν τῷ καταλόγῳ τῶν τῆς κακοχυμίας
αἰτιῶν ἐφήψατο καὶ τῶν ἀθροιζόντων φύσει κακοχυμίαν
σωμάτων, ὑπὲρ ὧν ἐν ταῖς μοχθηραῖς κατάσκευαῖς τοῦ
σώματος ἐν τοῖς ἑξῆς ὑπομνήμασιν ἐπὶ πλέον ἐροῦμεν. ἐκ
τούτων μὲν οὖν στοχάζεσθαι χρὴ τοῦ ποσοῦ τῆς κακοχυ-
μίας, ἴασιν δὲ τῷ μέτρῳ τῆς ποσότητος ἐξευρίσκειν ἀνά-
λογον· εἰ μὲν ὀλίγη παντάπασιν ὑπάρχει, καὶ κατ᾽ αὐτὸ
μόνον ἠθροισμένη τὸ δέρμα, μετριωτέραν, εἰ δὲ μείζων,
καὶ διὰ βάθους, ἰσχυροτέραν. εἰρήσεται δὲ προτέρα μὲν
ἡ τῆς ἐπιεικοῦς τε καὶ παρὰ τῷ δέρματι μόνον, ἑξῆς δὲ
καὶ ἡ τῶν σαρκῶν ἐμπεπλησμένων, καὶ τρίτη πρὸς αὐταῖς,
ὅταν ὅλον ἀκάθαρτόν τε καὶ περιττωματικὸν ὑπάρχῃ τὸ
αἷμα. δοίη ἴδη μοι, πρῶτον μὲν ἐπὶ τὴν ἐξ ἀρχῆς ὑπόθεσιν
ἀνελθὼν, εὔχυμόν τινα φύσει νεανίσκον, ἔμπροσθεν μὲν
ὑγιεινῶς διαιτώμενον κατὰ πάντα, νῦν δὲ διά τινα χρείαν
ἀναγκαίαν ἐν ὁδοιπορίᾳ πλέονι χρόνῳ διατετριφότα, μήτε
γυμνάσασθαι τὰ συνήθη, μήτε λούσασθαι, κεχρῆσθαι δὲ
ἐδέσμασι καὶ πόμασι μοχθηροῖς, καὶ μετὰ τὸ ἄριστον, ἢ

mentionem, fed, quo nihil in mali fucci caufarum catalo-
go fit praetermiſſum, etiam eos, qui vitiofum fuccum na-
tura prompte congerunt, fermone comprehendiſſe; de
quibus fufius inter vitiofos corporum ſtatus proximis vo-
luminibus agemus.   Atque ex his quidem de mali fucci
quantitate conjecturam facere oportebit, ac remedium ad
menfurae ejus quantitatem proportione invenire, medio-
crius, fi omnino fit exiguus et ad cutem tantum colle-
ctus, valentius, fi multus et in profundo.   Prius vero
ejus, qui exiguus et juxta cutem eſt, curatio dicetur; dein-
de ejus, qui in carne refidet; tertio ab his loco ejus,
cui totus fanguis impurus excrementofufque eſt.   Sed
fi quis jam inſtitutam mihi ab initio repetens honi fucci
juvenem dederit, qui prius falubri omnino victus ratione
fit ufus, nunc neceſſitate quapiam urgente longi temporis
iter confecerit, in quo nec exercitatus, nec lavatus pro
confuetudine fuerit, cibis potuque mali fucci ufus fit,

τὸ δεῖπνον, ἢ καὶ δι' ὅλης τῆς ἡμέρας ἐπ' ὀχήματος ἐνη-
νέχθαι, μηδ' ὕπνου τὰ πολλὰ καλῶς ἀπολαύσαντα· προσ-
κείσθω δὲ μηδὲν αὐτῷ πεπλημμελῆσθαι περὶ τὴν ποσότητα
τῶν προσενηνεγμένων, καὶ διὰ τοῦτο μηδ' ἀπεψίᾳ τινι
περιπεπτωκέναι τονδί. τὸν γὰρ τοιοῦτον ἄνθρωπον οὐκ
ἐνδέχεται κακοχυμίαν ἠθροικέναι πολλήν. οὔκουν οὐδὲ τῆς
ἐπανορθώσεως δεῖται μακρᾶς, ἀλλὰ χρὴ γυμνάσιον ἀποθε-
ραπευτικὸν, οἷον ἐν τῷ πρὸ τούτου γράμματι διήλθομεν.
εἴρηται δὲ καὶ περὶ τῆς ἀκολούθου διαίτης ἐν αὐτῷ. καὶ
νῦν οὐδὲν ἔτι χρὴ μηκύνειν, ἀλλ' ἀνα(257)μνῆσαι μόνον, ὡς
ὁ σκοπὸς τῶν οὕτω διακειμένων σωμάτων κένωσίς ἐστι τῶν
κατὰ τὸ δέρμα περιττωμάτων, ὡς ἂν καὶ τῆς διαθέσεως ἐν
τούτῳ μόνῳ γεγενημένης. ὑποκείσθω δὴ πάλιν ὁ αὐτὸς ἄν-
θρωπος ἐπὶ τοῖς ἄλλοις τοῖς αὐτοῖς ἀπεψίαις πλείοσι περι-
πεπτωκώς· ὑποκείσθω δὲ καὶ ἡ ἑλκώδης αἴσθησις αὐτῷ μὴ
κατὰ τὸ δέρμα μόνον, ἀλλὰ καὶ διὰ βάθους, ὡς ὑπονοεῖν,
ὅλον ἐμπεπλῆσθαι τὸ σῶμα τῆς κακοχυμίας. οὐκέτι τὸν
τοιοῦτον οὔτ' ἐπὶ γυμνάσιον ἄξομεν, οὔτ' ἐπὶ κίνησιν ὅλως

tum a prandio, vel coena, vel etiam toto die vehiculo
fit vectus, nec bene plerumque dormierit; illud tamen
addatur, nihil huic in modo affumptorum erratum effe,
proindeque nec in cruditatem ullam incidiffe: talis mul-
tum mali fucci congeffiffe profecto nequiverit; itaque
etiam nec curationem prolixam requirit, imo exercitatio-
nem tantum, quae apotherapia dicitur; quam in proxi-
mo ante hunc libro docuimus, ubi pariter de accommo-
data ei rei victus ratione praecepimus; quo minus eft
hic multis morandum. Tantum ejus meminiffe conveniet,
huc omne confilium dirigere, qui corpora fic affecta cu-
rat, ut excrementa, quae circa cutem funt, educat, pro-
pterea quod affectus in hac una confiftit. Itaque rurfus
detur, eundem juvenem praeter alia, quae eadem fint,
etiam in cruditates faepe incidiffe; detur et ulceris fen-
fum habere non cute tenus modo, verum etiam altius
in corpore, fic ut totum id malis fuccis refertum fufpi-
cari liceat: huic nec exercitationem, nec ullum omnino

ΛΟΓΟΣ Δ. 247

Ed. Chart. VI. [119. 120.}　　　　　　　Ed. Baf. IV. (257.)

οὐδεμίαν, ἡσυχάσαι δὲ καὶ ὑπνῶσαι κελεύσαντες, ἐν ἀσιτίᾳ
φυλάξομεν ὅλην τὴν ἡμέραν· εἶτ᾽ εἰς ἑσπέραν ἀλείψαντές τε
λιπαρῶς καὶ λούσαντες εὐκράτῳ θερμῷ, τροφὴν εὔχυμον
καὶ ῥοφηματώδη δώσομεν ὀλιγίστην· οὐκ ἀφέξομεν δ᾽ αὐτὸν
οὐδ᾽ οἴνου, συμπέττει γὰρ καὶ τοὺς ἡμιπέπτους χυμοὺς ὁ
οἶνος, εἴπερ τι καὶ ἄλλο, καὶ ἱδρῶτας καὶ οὖρα προτρέπει,
καὶ ὕπνῳ συντελεῖ. δεόμεθα δ᾽ ἐπὶ τῶν οὕτως ἐχόντων,
ὅσον μὲν ἤδη ἀκριβῶς μοχθηρόν ἐστι τῆς κακοχυμίας πε-
φθῆναι μηκέτι δυναμένης, ἱδρῶσί τε καὶ οὔροις ἐκκενῶσαι,
τὸ δ᾽ οἷον ἡμίπεπτον ἔτι συμπέψαι τε καὶ χρηστὸν ἀπεργά-
σασθαι. τοῦτο δὲ κάλλιστα δι᾽ ἡσυχίας καὶ ὕπνου ἀποτε-
λεῖται. εἰ μὲν οὖν ἐπὶ τοῖς εἰρημένοις κατα[120]σταίη τὸ
σύμπτωμα, πρὸς τὰ συνήθη κατ᾽ ὀλίγον ἐπαναγαγεῖν χρὴ
τὸν ἄνθρωπον. εἰ δὲ καὶ κατὰ τὴν ἑξῆς ἡμέραν ἔτι παρα-
μένοι, σκεπτέον ἤδη περὶ βοηθήματος ἰσχυροτέρου, καὶ
μάλιστα εἰ διὰ τῆς νυκτὸς ἤτοι κοπώδης ἐπὶ μᾶλλον, ἢ
ἀσώδης, ἢ ἄγρυπνος, ἢ ἐν ὕπνοις καὶ φαντασιώδεσι καὶ

motum injungemus, fed quiefcere ac dormire eum quum
jufferimus, in abftinentia totum diem exigere cogemus;
dein vefperi pinguiter eum quum unxerimus et tempe-
rato balneo mediocriter laverimus, pro cibo dabimus
forbitionem aliquam boni fucci, fed plane quam mini-
mam; nec tamen vino eum abftinere jubebimus; conco-
quit enim id femicrudos humores, quantum aliud quidvis,
tum fudorem urinamque promovet, ac fomnum conciliat.
In iis autem, qui ita fe habent, id agendum nobis eft,
ut, quod mali fucci jam plane corruptum eft, nec conco-
qui etiam poteft, id fudore urinaque expellatur, quod
femicoctum adhuc eft, concoquatur atque utile reddatur.
Id autem optime quiete fomnoque perficitur. Si ergo
his peractis malum conftiterit, ad confuetudinem rurfus
paulatim reducendus homo eft. Sin in pofterum etiam
diem duret, de valentiore jam remedio eft cogitandum,
maxime fi per noctem vel laffitudo magis, quam ante,
vel faftidium infeftet, vel pervigilet, vel fomnos turbatos

248 ΓΑΛΗΝΟΥ ΥΓΙΕΙΝΩΝ

Ed. Chart. VI. [120.] Ed. Baf. IV. (257.)

ταραχώδεσι γένοιτο. τοὺς γὰρ τοιούτους, σὺν μὲν ἰσχυρᾷ
τῇ δυνάμει, δυοῖν θάτερον, ἢ φλεβοτομεῖν, ἢ καθαίρειν
προσήκει, διορισαμένους, ὁποτέρου δεῖ μᾶλλον, ὡς ἐφεξῆς
ἐρῶ· σὺν ἀσθενεῖ δὲ, φλεβοτομεῖν μὲν οὐδαμῶς, ὑποκα-
θαίρειν δὲ μετρίως. ὁποῖαι δ᾽ εἰσὶν αἱ μέτριαι καθάρσεις,
ἐν τοῖς ἑξῆς εἰρήσεται, πρότερόν γε διορισαμένων ἡμῶν τὰ
πρότερον. τῆς γὰρ δυνάμεως ἰσχυρᾶς οὔσης, καὶ τοῦ κόπου
πυραμένοντος, ἐπισκεπτέον, εἴτε μετὰ πλήθους αἵματος,
ἢ ὠμῶν καὶ ἀπέπτων χυμῶν, εἴτε αὐτὴ καθ᾽ ἑαυτὴν μόνη
γέγονεν ἡ τὸν κόπον ἐργαζομένη κακοχυμία. εἰ μὲν γὰρ
μετὰ πλήθους αἵματος, ἤτοι φλεβοτομητέον, ἤ τι τῶν ἀνα-
λόγων τῷδε πρακτέον. ἀνάλογα δέ ἐστι τάδε· τοῖς μὲν
αἱμοῤῥοΐδας ἐπεσχημένοις ἐκείνας ἀναστομῶσαι, ταῖς δὲ γυ-
ναιξὶ τὴν διὰ μήτρας ἔκκρισιν κινῆσαι, ὥσπερ γε καὶ οἷς
τούτων οὐδέν ἐστιν, ἀποσχάσαι τὰ σφυρά, κἄπειθ᾽ οὕτως
ὑποκαθαίρειν φαρμάκῳ, ὃ μάλιστα οἰκεῖον τῇ κακοχυμίᾳ.
μόνης δὲ συστάσης τῆς κακοχυμίας ἄνευ πλήθους αἵματος,

et imaginationibus inquietos habeat; his enim, fi vires
non diffuadent, duorum alterum, aut fanguis mittendus
eft, aut purgatio exhibenda, fed difcernentibus nobis,
utrum magis expediat, ut mox dicetur. Sin vires im-
becilliores dehortentur, fanguis mittendus haudquaquam
eft, fed dejectio mediocris adhibenda. Cujufmodi autem
dejectio mediocris fit, in fequentibus docebimus, fi prius,
quae priora funt, definiverimus. Nam virium robore
conftante, fi laffitudo adhuc infeftat, aeftimandum eft, cum
fanguinisne copia, an cum crudis ac minime concoctis
humoribus, an per fe folus confiftat vitiofus humor, qui
laffitudinem creat. Nam fi cum fanguinis copia, aut ve-
na incidenda, aut aliquid, quod tantumdem valet, agen-
dum. Sane tantumdem poffunt haec: quibus haemor-
rhoides funt retentae, fi has aperueris; fi mulieri men-
ftrua confuetudo ceffavit, hanc fi provoces; fi quibus ho-
rum nihil eft, fi malleolos fcalpello incidas. Poft haec
alvus eo medicamento dejicienda eft, quod maxime ac-
commodatum malo fucco fit. Quod fi vitiofi tantum fucci,

ΛΟΓΟΣ Δ. 249

Ed. Chart. VI. [120.]   Ed. Baf. IV. (257.)

ἐπὶ τὴν οἰκείαν τῷ λυποῦντι περιττώματι κάθαρσιν ἔρχεσθαι
χρή. λυπεῖ δὲ ποτὲ μὲν ἤτοι πικρόχολον, ἢ μελαγχολικόν,
ἔστι δ᾽ ὅτε φλεγματῶδες, ἢ ἁλυκόν, ἢ ὀξὺ, καὶ τούτων
ἕκαστον ἢ ὀῤῥωδέστερον, ἢ παχύτερον, ἢ μέσον πως κατὰ
τὴν σύστασιν· ὑπὲρ ὧν τῆς διαγνώσεως ἤδη λέγωμεν. εἰ
μὲν ἅμα τισὶν ἐξανθήμασιν ἢ κοπώδης γένηται διάθεσις,
ἐξ ἐκείνων ἕτοιμον εὑρίσκειν, ὁποῖόν τι τὸ εἶδός ἐστι τοῦ
περιττώματος· εἰ δὲ τούτων χωρὶς, ἐπὶ μὲν εὐχύμου φύσεως
ἔκ τε τῶν προηγησαμένων ἐδεσμάτων, καὶ τῶν ἄλλων ἁπάν-
των, ὁπόσα συνέπεσεν αὐτῷ, κακοχύμου δ᾽ ὄντος φύσει,
κἀντεῦθέν τι ληπτέον. εἰρήσεται δ᾽ ἐπὶ πλέον αὖθις ὑπὲρ
τῶν τοιούτων κράσεων· νυνὶ δὲ περὶ τῶν ἄλλων λεκτέον, ἐξ
ὧν καὶ αὐτῶν ἔνεστι τεκμήρασθαι τὸ τῆς κακοχυμίας εἶ-
δος. ἀργότερον μὲν γὰρ διῃτημένοις φλεγματωδέστερος
ἀθροίζεται χυμός· ἐν πόνοις δὲ πλείοσιν ἤτοι πικρόχολος,
ἢ μελαγχολικὸς, ἐν θέρει μὲν πικρόχολος, ἐν φθινοπώρῳ
δὲ μελαγχολικός. ἀλλὰ καὶ τῶν πόνων τὸ μῆκος ἐπισκεπτέον·

hique citra fauguiuis copiam fubfint, purgatio petenda
eft, quae infeftanti excremento fit accommoda. Infeftat
vero alias biliofum, alias melancholicr.m, alias pituito-
fum, fed quod vel falfum vel acidum fit, atque horum
quodlibet aut fero propius, aut craffius, aut media qua-
piam confiftentia; de quorum difcernendorum notis
nunc agamus. Si cum puftulis quibufdam laffitudinis af-
fectus confiftat, ex his facilis inventu erit excrementi
fpecies; fin abfque his, in boni quidem fucci corporibus
tum ex iis qui praecefferunt cibis, tum reliquis, quae
ipfis inciderunt. In iis vero, qui malos fuccos natura
colligunt, hinc quoque nonnihil capiendum. Sed de
ejufmodi temperamentis uberius poft agetur; nunc de
reliquis agamus, ex quibus licet de mali fucci fpecie con-
jecturam accipere. Hoc vero eft mali fucci argumentum.
Qui enim in otio degunt, ii pituitofum acervare fuccum
folent. Quos multus labor exercet, ii biliofum vel me-
lancholicum, illum aeftate, hunc autumno gignunt. Quin
etiam, an diuturni labores fuerint, infpiciendum eft;

ὅσῳ γὰρ ἂν ἆσι πολυχρονιώτεροι, τοσούτῳ μᾶλλον ἐπὶ τὸ
μελαγχολικὸν ἐκτρέπονται. καὶ τοίνυν, ὅσοι μὲν ἅμα πολλοῖς
ἱδρῶσιν ἐγένοντο, παχύτερον ἐργάζονται τὸ περίττωμα,
λεπτότερον δὲ οἱ χωρὶς ἱδρῶτος, ὥσπερ οἱ ἐν χειμῶνι καὶ
ὅλως ταῖς ψυχραῖς καταστάσεσι. συνεπισκεπτέον δ᾽ ἐν τῷδε
καὶ περὶ τῶν οὔρων τοῦ πλήθους, ὥσπερ γε καὶ περὶ
τῆς τῶν ἱδρώτων ποιότητος· οἱ μὲν γὰρ ὀξώδεις, οἱ δὲ
ἁλμυροί, οἱ δὲ οἷον βορβόρου τινὸς ἢ βρόμου σαφῶς ὄζου-
σιν. ἔνεστι δὲ τοῦτο καὶ διὰ τῆς στλεγγίδος, ὁπότε λούονται,
σκοπεῖσθαι. πολλάκις γοῦν ἐφάνη πικρόχολος ἀκριβῶς,
οἷος ἐπὶ τῶν ἰκτεριώντων ἀποκρίνεται. διάγνωσις δ᾽ αὐτῆς
ῥᾳδία καὶ πρὸ τῆς γεύσεώς ἐστιν ἐκ μόνης τῆς χροιᾶς·
ὠχρὰ γὰρ ὁμοίως τῇ τοιαύτῃ χολῇ, φαίνεται. πολλάκις γε
μὴν ἐπὶ πόνοις ἰσχυροτάτοις καὶ καύμασι σφοδροτάτοις
ἀκριβῶς ξανθὴ ὤφθη. καὶ μὲν δὴ καὶ μέσος ποτὲ καὶ
μικτὸς ἐξ ἀμφοῖν, οἷον ὠχρόξανθός τις, ὥσπερ καὶ ὁ τῆς
χολῆς χυμός. ἔστι γὰρ καὶ τοῦτον ἰδεῖν ἐν ἐμέτοις τε καὶ

quanto enim fuerint longiores, tanto funt ad melancho-
liam generandam magis proclives.   Praeterea, qui cum
multo fudore fiunt, ii craffius excrementum faciunt;
qui fine fudore peraguntur, magis tenue, veluti qui
hyeme et frigido aëris ftatu fufcipiuntur.   Confiderandum
ad haec eft aliquid non folum de urinae multitudine,
fed etiam de fudoris qualitate; hic namque partim aci-
dus, partim falfus eft, partim veluti lutum aut virus
plane olet; licet autem hoc ex ftrigili deprehendere,
quum lavantur.   Saepe namque amarus plane apparuit,
qualis utique morbo regio laborantibus emittitur.   Ejus
vero dignotio etiam citra guftum facilis eft ex folo colore.
Quippe pallidus pro ejufmodi bilis ratione apparet.   Sae-
pe tamen poft validiffimos labores et vehementiffimum
aeftum plane flavus confpectus eft.   Aliquando medius
atque ex ambobus mixtus cernitur, veluti quodammodo
ex pallido flavus, quemadmodum et humor ipfe biliofus;
hunc enim in vomitu dejectioneque aut pallidum, aut

διαχωρήμασιν ἤτοι γ᾽ ὠχρόν, ἢ ξανθόν, ἢ ἐξ ἀμφοῖν σύν-
θετον. [121] ὁποῖος δ᾽ ἂν οὗτος ἐν τῷ σώματι περιέχηται,
τοιοῦτον ἀναγκαῖον αὐτοῦ φαίνεσθαι καὶ τὸν ὀῤῥόν. ὁ μὲν
οὖν ἱδρὼς τῶν καθ᾽ ὅλον τὸ σῶμα πλεοναζόντων χυμῶν
ἐστι γνώρισμα, τὸ δ᾽ οὖρον ἐκείνων μόνον, ὅσοι περ ἂν
ἐν τοῖς ἀγγείοις περιέχωνται. μηδὲν οὖν·παραλιπεῖν ὅλως,
ἀλλὰ καὶ τοὺς ἱδρῶτας ἐπισκεπτέον, ὡς εἴρηται. νῦν δὲ καὶ
ποτ᾽ αὐτὸν τὸν κάμνοντα κελεύειν αὐτοῦ ἀπογεύεσθαι πρὸς
ἀκριβεστέραν διάγνωσιν· ὅπερ εἴωθεν ἔστιν ὅτε καὶ αὐτό-
ματον γενέσθαι, παραῤῥυέντος εἰς τὸ στόμα τοῦ καταφερο-
μένου πολλάκις ἔκ τε τοῦ μετώπου καὶ τῶν τούτου μορίων.
ἐπισκεπτέον δὲ καὶ τῶν οὔρων τήν σε σύστασιν ἅμα καὶ
τὴν χρόαν. οὐ παραλειπτέον δὲ οὐδὲ τὰ ἐναιωρούμενα,
οὐδὲ τὰ ὑφιστάμενα ἀνεπίσκεπτα. τὰ τοιαῦτα σύμπαντα
γὰρ δηλοῖ ἀκριβῶς, ὁποῖόν τι ἐν ἀγγείοις ἐστὶν αἷμα. χολώ-
δους μὲν οὖν ὄντος, ἀναγκαῖόν ἐστι καὶ τὸν ὀῤῥὸν αὐτοῦ
χολώδη φαίνεσθαι καθ᾽ ἑκατέραν τῆς χολῆς ἰδέαν, ὁμοίως
δ᾽ ἔτι καὶ φλεγματώδους ὑπάρχοντος. ὅταν μὲν οὖν ἀκριβῶς

flavum, aut ex utroque compofitum licet intueri. Qualis-
cunque vero is in corpore habetur, tale neceffe eft ejus
appareat ferum. Ac fudor quidem fuccorum, qui in uni-
verfo corpore abundant, nota eft; urina eorum tantum,
qui vafis continentur. Omnino ergo nihil omittendum,
fed fudor quoque ipfe, ut modo diximus, infpiciendus.
Aliquando vero ipfum, qui afficitur, guftare fudorem fuum,
quo certius internofcatur, jubemus; id quod aliquando
fua fponte accidere folet, dum ex fronte et ejus partibus
in os faepe delabitur. Aeftimare praeterea urinae tum
confiftentiam, tum colorem oportebit. Sed nec quae in
ea pendent aut fubfidunt praetermittere conveniet, fed
omnia perpendere. Cujufmodi enim fanguis fit, qui vafis
continetur, ea plane oftendunt; quando, fi is biliofus fit,
ferum quoque ejus biliofum effe neceffe eft, idque pro
utriusvis bilis ratione; fimili modo pituitofum, fi is
fit pituitofus. Ergo, ubi crudus plane is eft, utique

252 ΓΑΛΗΝΟΥ ΥΓΙΕΙΝΩΝ

Ed. Chart. VI. [121.] Ed. Baf. IV. (257.)

ἄπεπτον ὑπάρχῃ, λεπτόν καὶ ὑδατῶδές ἐστι τὸ οὖρον, οὔθ᾽
ὑπόστασιν ἴσχον, οὔτε ἐναιώρημά τι· πεττομένου δὲ ταῦτα
φαίνεται, καί τινες ἄνωθεν ἐφίστανται νεφέλαι λεπταί, κα-
θάπερ καὶ ἡ καλουμένη γραῦς καὶ ἐπίπαγος ἐπὶ τῶν ἀπο-
ψυχομένων ζωμῶν. εἰ δὲ θολερὸν, οἷον καὶ τὸ τῶν ὑποζυ-
γίων, φαίνοιτο, δηλώσει ἐμπεπλῆσθαι μὲν τῶν καλουμένων
ὠμῶν χυμῶν τὰς φλέβας, οὐ μὴν ἡσυχάζειν γε περὶ αὐτοὺς
τὴν φύσιν, ἀλλὰ πέττειν ἐρρωμένως. εἰ δὲ καὶ διακρίνοιτο
ταχέως τὸ ὑφιστάμενον, λευκόν τε εἴη καὶ λεῖον καὶ ὁμα-
λὲς, ὅσον οὔπω φήσει κρατήσειν ἁπάντων αὐτῶν τὴν φύσιν.
εἰ δ᾽ οὐρησάντων μὲν εἴη καθαρὸν, ἀναθολωθείη δ᾽ εὐ-
θέως, ἐπιχειρεῖν τῇ πέψει τῶν ὠμῶν χυμῶν ἐνδείκνυται τὴν
φύσιν, εἰ δὲ μετὰ πλείονα χρόνον, οὐκ εὐθὺς, ἀλλ᾽ ὕστε-
ρον ἐπιχειρῆσαι. κοινὸν δ᾽ ἐπὶ πάντων οὖρων θολερῶν
ἔστω σοι γνώρισμα ἡ διάκρισις, ἤτοι ταχέως, ἢ βραδέως,
ἢ μηδ᾽ ὅλως γιγνομένη. εἰ μὲν οὖν ταχέως γίγνοιτο, καὶ τὸ
ὑφιστάμενον εἴη λευκὸν καὶ λεῖον καὶ ὁμαλὲς, ἰσχυροτέραν

tenuis aquofaque urina cernitur, nihil nec quod fubſideat,
nec quod pendeat, in ſe habens; at vero concoctus, haec
in urina apparent, atque etiam nubeculae quaedam de-
fuper tenues fuperftant, veluti quae in fummo lacte colli-
gitur, et quae in fummo refrigerati jufculi concrevit.
Quod ſi turbida ſit, qualis veterinorum viſitur, crudis
vocatis humoribus refertas quidem venas indicabit, non
tamen ceſſare naturam, ſed eos valenter concoquere.
Si vero celeris ſeparati craſſi a liquido in ea cernitur,
ſitque, quod fubſidit, album, laeve et aequale, jamjam
fuperaturam eos omnes naturam indicabit. Sin, quum
emingitur, pura ſit, protinus vero turbetur, jam crudi
fucci concoctionem aggredi naturam docet. At ſi inter-
poſito tempore turbetur, non protinus, ſed poſt aggreſſu-
ram inſinuat. Verum omnium quae turbantur urinarum
generalis nota eſto ipſius craſſi a liquidiore feparatio,
aut propere aut tarde facta, aut omnino nulla. Ergo, ſi
protinus fiat, et quod fubſidit ſit album, laeve et ae-

ἐνδείκνυται μακρῷ τὴν φύσιν ὧν πέττει χυμῶν. εἰ δ᾽ ἀγαθὴ
μὲν ἡ ὑπόστασις, ἐν χρόνῳ δὲ γίγνοιτο πλέονι, καὶ τὴν
φύσιν ἐν χρόνῳ πλέονι κρατήσειν τῶν χυμῶν ἐπαγγέλλεται.
εἰ δ᾽ ἤτοι μὴ διακρίνοιτο παντάπασιν, ἢ σὺν μοχθηραῖς
ὑποστάσεσιν, ἀσθενὴς ἡ φύσις ἐστὶ καὶ δεῖται βοηθείας
τινὸς εἰς τὸ πέψαι τοὺς χυμούς. (258) ὥσπερ δὲ τὰ οὖρα
τῶν ἐν τοῖς ἀγγείοις χυμῶν ἐνδείκνυται τὴν διάθεσιν, οὕτως
οἱ ἱδρῶτες, καὶ τὰ ἄλλα τὰ περὶ τὴν σύμπασαν ἕξιν τοῦ
ζώου φαινόμενα τῶν κατ᾽ ἐκείνην ἐστὶ δηλωτικά. θερμο-
τάτη μὲν γὰρ αἴσθησις ἀήθης ἐν αὐτῇ γίνεται, τῶν θερμῶν
ἐπικρατούντων χυμῶν, ψυχροτάτη δὲ, τῶν ψυχρῶν. καὶ λευ-
κότεροι μὲν ἐπὶ ταῖς τοῦ φλέγματος, ὠχρότεροι δὲ ἐπὶ ταῖς
τῆς χολῆς φαίνονται πλεονεξίαις, εἰ δὲ καὶ ἀκρατεστέρα
ποτ᾽ εἴη, ξανθότεροι. τὸ γὰρ χρῶμα τῶν χυμῶν ἐστιν, οὐ
τῶν στερεῶν τοῦ ζώου μορίων, ὅταν γε μὴ ὑποχωρήσωσιν
εἰς βάθος οἱ χυμοί. συμβαίνει δ᾽ αὐτοῖς τοῦτο διὰ κρύος,
ἢ ῥῖγος, ἢ πάθος ψυχικὸν, οἷον φόβον, ἢ λύπην ἰσχυρὰν

quale, fuperiorem longe naturam fuccis, quos concoquit,
oftendit. Sin bonum fit, quod fubfidit, fed quod poft
longius interpofitum tempus colligatur, etiam naturam
temporis fpatio fuperaturam fuccos nunciat. Si vero vel
omnino nulla feparatio, vel id, quod fubfidit, malum
fit, imbecillitas naturae fignificatur, egetque ope aliqua
ad fuccos percoquendos. Sicuti vero urina fuccorum
qui in vafis funt, affectum prodit, ita fudor aliaque
quae per univerfum animalis habitum apparent, eos, qui
illic funt, affectus demonftrant. Calidiffimus namque
fenfus infuetus fit, fuperantibus in eo calidis fuccis, fri-
gidiffimus vero, quum frigidi dominantur. Jam albiores
pituita fuperante, pallidiores bili abundante cernuntur;
quod fi meracior bilis fit, etiam plane flaviores Siqui-
dem color a fuccis provenit, non ex folidis animalis par-
tibus, utique quum fe fucci in altum non receperunt.
Accidit vero id illis propter frigora, rigores, vel animi
affectus, veluti timorem, vel ingentem triftitiam, vel in-

254 ΓΑΛΗΝΟΥ ΥΓΙΕΙΝΩΝ

Ed. Chart. VI. [121. 122.]   Ed. Baf. IV. (258.)

ἢ ἀρχομένην αἰδώ· μηδενὸς δὲ τούτων παρόντος, οὐκ ἄν
ποθ᾽ ὑπονοστήσειαν εἰς τὸ βάθος οἱ χυμοὶ, ὥσπερ οὐδ᾽
ἐπικαύσαιεν ἄν ποτε τὸ δέρμα βιαιότερον ὁρμήσαντες ἐπ᾽
αὐτὸ χωρὶς τοῦ παθεῖν τι τὴν ψυχὴν, ἢ θάλπος ἄμετρον
ἔξωθεν περιστῆναι τὸ ζῶον. ὀργισθέντων οὖν ποτ᾽ ἰσχυρῶς,
ἢ θυμωθέντων, ἢ τὴν ἐκ τῆς αἰδοῦς οἷον ἄμπωτιν τῶν
χυμῶν ἀναφερομένων, μὴ προσέχειν τὸν νοῦν τῇ χρόᾳ.
χωρὶς δὲ τοῦ βιάζεσθαι τὸ περιϊστάμενον ἔξωθεν ἤτοι ψυ-
χρὸν, [122] ἢ θερμὸν, ἤ τι πάθος ὧν ἀρτίως εἴρηται γε-
γενημένον, ἀψευδής ἐστιν ἡ ἐκ τῆς χροιᾶς τοῦ ζώου διά-
γνωσις τῶν χυμῶν. ὡς οὖν τὸ μὲν λευκότερον ἑαυτοῦ γεγο-
νὸς σῶμα τὸν φλεγματικὸν ἐπικρατεῖν ἐνδείκνυται χυμὸν,
τὸ δ᾽ ὠχρότερον ἢ ξανθότερον τὸν χολώδη, κατὰ τὸν αὐ-
τὸν τρόπον καὶ ἡ ἐπὶ τὸ ἐρυθρότερον ἐκτροπὴ τοῦ κατὰ
φύσιν αἷμα πλεονάζειν, ἡ δὲ ἐπὶ τὸ μελάντερον τὴν μέ-
λαιναν χολὴν δηλοῖ. δόξειε δ᾽ ἄν σοί ποτε καὶ οἷον μο-
λίβδου τὴν χρόαν ἔχειν, καὶ αὖθις οἷόν τις μίξις εἶναι
λευκοῦ τε ἅμα καὶ πελιδνοῦ, καί ποτε τὸ πελιδνὸν αὐτὸ

cipientem verecundiam: quorum nullam fi adfit, nun-
quam fe in altum recipient fucci, quemadmodum nec in
cutem violentius irruentes hanc adurent unquam, quin
animus aliquo modo affectus fit, aut aeftu immodico ani-
mal extrinfecus obfideatur.   Ergo vehementer commotis,
aut iratis, aut in pudore veluti reciprocantibus fe humo-
ribus infpicere colorem non oportet. At fi nec ambientis
violentia calidi frigidive, nec ullus animi affectus, cujus-
modi jam dictus eft, fubfit, certiffima fucci animalis co-
gnitio ex colore datur.   Tanquam igitur corpus, ficubi
albius folito eft effectum, pituitofum abundare fuccum
indicat, ficubi pallidius aut flavius, biliofum, ita, ficubi
ad rubicundius, quam pro natura, eft mutatum, fanguinis
abundantiam fubeffe fignificat, ficubi ad nigrius, nigram fu-
pereffe bilem oftendit. Videas praeterea, ceu plumbi colo-
rem aliquando nonnullos habere, rurfus aliquando ceu
mixturam effe albi lividique, aliquando livorem folum fine

ΛΟΓΟΣ Δ. 255

Ed. Chart. VI. [122.]   Ed. Baf. IV. (258.).

μόνον ἐπικρατεῖν ἄνευ τοῦ λευκοῦ· τὰ τοιαῦτα οὖν χρώ-
ματα τὸν ὠμὸν ἐπικρατεῖν ἐνδείκνυται χυμὸν, ἐν εἴδει μὲν
ὑπάρχοντα φλέγματος, ἧττον δ᾽ ὑγρὸν ὄντα τοῦ συνήθους
ὀνομαζομένου φλέγματος. ὡς τὰ πολλὰ δὲ οὐδὲ γλισχρότης
αὐτῷ πρόσεστιν· ὡς, εἴ γε προσήκοι, τὸν τοιοῦτον χυμὸν ὁ
Πραξαγόρας ὑαλώδη καλεῖ, ψυχρὸν μὲν ἱκανῶς ὑπάρχοντα,
παχύτερον δ᾽ ἧττον ὄντα τοῦ κατ᾽ ἐξοχὴν ὠμοῦ προσαγο-
ρευομένου. κοινῇ μὲν γὰρ οἱ τοιοῦτοι χυμοὶ λευκοί τε καὶ
ὠμοὶ πάντες εἰσὶ, προσαγορεύεται δ᾽ αὐτῶν ἄλλος ἄλλῃ
προσηγορίᾳ. καὶ οὐ τοῦ νῦν ἐνεστῶτος καιροῦ διορίσασθαι
πάντας αὐτούς· μόνου γὰρ εἰς τὰ παρόντα τοῦ κοινοῦ πᾶσι
συμβεβηκότος δεόμεθα, τοῦ μηδέπω κατειργάσθαι τελέως
αὐτοὺς ὑπὸ τῆς φύσεως, ἀλλ᾽ ἔθ᾽ ὑπάρχειν ὠμούς. ἐν με-
θορίῳ γάρ ἐστι τὸ αἷμα τῶν τε χολωδῶν χυμῶν καὶ τού-
των, ὧν τὸ γένος ἑνὶ προσρήματι καλεῖν ἔξεστιν ἢ ὠμὸν
χυμὸν, ἢ φλέγμα. ἐκεῖνοι μὲν γὰρ ὑπερκατεργασθέντος
ἀποτελοῦνται τοῦ αἵματος, οὗτοι δ᾽ οὐδέπω γεγονότος. ἔστι
δ᾽ ἑκατέρων ἄπειρος μὲν ἡ κατὰ μέρος διαφορὰ, διώρισται

albo confiſtere. Ergo ejuſmodi colores crudum dominari
ſuccum indicant; qui quum de genere ſit pḷtuitae, minus
tamen humiditatis habet, quam ca quae publice vocatur
pituita; plerumque vero huic nec lentor ineſt. Nam is
ſi adſit, Praxagoras ejuſmodi ſuccum vitreum appellat,
egregie quidem frigidum, craſſum tamen eo, quem cru-
dum per excellentiam vocant, certe minus. Generaliter
igitur ejuſmodi ſucci omnes albi crudique ſunt, nomen-
claturam vero alius aliam ſortitur. Nec attinet ad prae-
ſentem diſputationem eos omnes diſtinguere, quippe ad
quam illud tantum commune omnium accidens pertinet,
quod hi ſucci percocti a natura non ſint, ſed crudi ad-
huc maneant. Siquidem ſanguis in medio eſt bilioſorum
atque horum, quorum utique genus uno vocabulo appella-
re licet vel crudum ſuccum, vel pituitam. Illi namque
ex ſanguine fiunt, ubi ſupra juſtum modum eſt percoctus,
hi vero eo nondum perfecto. Sunt autem utriuſque ge-
neris innumerae particulares differentiae, caeterum quae

256 ΓΑΛΗΝΟΥ ΥΓΙΕΙΝΩΝ

Ed. Chart. VI. [122.]   Ed. Baf. IV. (258.)
δέ πως ἤδη πρὸς τῶν περὶ τὰ τοιαῦτα δεινῶν εἴδεσιν εὐα-
ριθμήτοις· ὧν οὐδ᾿ αὐτῶν ἀναγκαῖόν ἐστιν μεμνῆσθαι νῦν
ἁπασῶν, ἀλλ᾿ ἀρκεῖ μόνον εἰς ἓν ἀγαγεῖν τὸ κεφάλαιον,
ὅπερ οἷον σκοπόν τινα ποιήσασθαι προσῆκον τῶν πρακτέων.
ἐπειδὴ γὰρ οἱ μέν τινές εἰσι, πρὶν ἀκριβῶς αἱματωθῆναι τὴν
τροφήν, οἷον ἡμίπεπτοί τινες, οἱ δ᾿ ἄπεπτοι παντάπασιν,
οἱ δ᾿ ὀλίγον ἀποδέοντες αἵματος ἰδέας, ἕτεροι δ᾿ ἔσχατοι
τῆς αἱματώσεως, ἀμετρίᾳ θερμότητος ἑπόμενοι, καὶ τούτων
αὐτῶν οἱ μὲν ὀλίγον ἀποκεχωρηκότες αἵματος, οἱ δὲ πλέον,
οἱ δὲ πλεῖστον, ἐπὶ μὲν τῶν ὀλίγον ἀπεχόντων ἐφ᾿ ἑκα-
τέρῳ θαῤῥούντως χρῆσθαι φλεβοτομίᾳ, ἐπὶ δὲ τῶν πλέον
εὐλαβέστερον, ἐπὶ δὲ τῶν πλεῖστον οὐδ᾿ ὅλως. συνεπι-
σκοπεῖσθαι δὲ πειρᾶσθαι καὶ τὸ ποσὸν ἐν αὐτοῖς, οἷον,
εἰ οὕτως ἔτυχεν, ἂν μὲν ὀλίγον ὑπάρχῃ τὸ χρηστὸν
αἷμα, πλεῖστος δ᾿ ἄλλος τις χυμός, ἀφίστασθαι τῆς φλε-
βοτομίας· ἂν δ᾿ οὗτος μὲν ὀλίγος ᾖ, δαψιλὲς δ᾿
ὑπάρχῃ τὸ αἷμα, θαῤῥούντως χρῆσθαι ταῖς φλεβοτομίαις.

ab iis, qui in talibus funt periti, in numeratas fpecies
funt jam defcriptae; quarum tamen ipfarum adeo hic
omnium meminiffe neceffe non eft, ut etiam fatis fit eas
ad unum caput redigere, quod tibi veluti fcopum agen-
dorum proponas. Nam quoniam alii prius, quam ad exa-
ctum fanguinem nutrimentum perveniat, veluti femicocti
funt, alii prorfus incocti crudique, alii paulo abfunt a
fanguinis forma, rurfus alii fanguificationis veluti ultima
pars, qui utique exceffu caloris proveniunt, quorum alii
paululum, alii plus, alii plurimum a fanguine receffe-
runt: ubi paululum vel citra fanguinem reftiterunt, vel
ultra procefferunt, audacter mittendus fanguis eft; ubi
plus, confideratius agendum; ubi plurimum, in his nul-
lus omnino mittendus eft. Infpicere vero et quantitatem
convenit, ut verbi gratia, fi bonus fanguis exiguus fit,
reliquus vero fuccus plurimus, utique in his abftinendum
a detractione fanguinis eft; fin is quidem exiguus,
anguis vero copiofus, audacter incidenda vena eft.

εἶθ᾽ οὕτως, ὡς εἴρηται πρόσθεν, ὑπάγειν γαστέρα πρός τε
τὸ πλῆθος ἀφορῶντα καὶ τὴν ἰδέαν τοῦ πλεονάζοντος χυ-
μοῦ. εἰ δέ τις ἤτοι δι᾽ ἡλικίαν ἢ διὰ δειλίαν οὐκ ἐθέλοι
παρέχειν ἑαυτὸν τῷ ἰατρῷ πρὸς οὐδένα τρόπον αἵματος
ἀφαιρέσεως, ἐπὶ κάθαρσιν ἰσχυροτέραν ἄγειν αὐτόν. εἰ δὲ
καὶ ταῦτα ὑποπτεύοι, δι᾽ ἑτέρων ἐκκενοῦν τὸ περιττόν. ἐπὶ
μὲν οὖν τῆς ὑποκειμένης ἐν τῷ λόγῳ φύσεως οὐδὲν χαλε-
πὸν ἐξευρεῖν ἑτέρας κενώσεις· ἐπ᾽ ἄλλων δὲ μετὰ διορισμῶν
ἀκριβεστέρων ἐξευρίσκειν αὐτὰς προσήκει, οὓς αὖθις ἐροῦ-
μεν, ἐπειδὰν πρότερον ὑπὲρ τῆς εὐχύμου φύσεως εἴπωμεν.
ὑποκείσθω γὰρ ὁ τοιοῦτος ἄνθρωπος ἐπὶ μοχθηρᾷ διαίτῃ
κοπώδης γεγενημένος, εἶτ᾽ ἐξ ὧν εἰρήκαμεν σημείων, ἐν
μὲν τῷ φλεβώδει γένει τῶν ἀγγείων παρεμφαινέσθω τι
πλῆθος αὐτῷ χυμῶν ἡμιπέπτων, [123] ἐν δὲ τῷ ὅλῳ σώ-
ματι τούτων δὴ τῶν δακνωδῶν, οἷς ὁ κόπος εἵπετο, συν-
ηυξήσθω δέ πως αὐτῷ καὶ τὸ αἷμα. μάλιστα μὲν οὖν, ὡς
εἴρηται, ἐχρῆν τοῦ αἵματος ἀφελόντα καθῆραι τοὐντεῦθεν

Deinde dejicere (ut dictum eſt) alvum oportet, ratione
habita abundantis ſucci copiae pariter et ſpeciei. Quod
ſi quis propter vel aetatem vel timiditatem permittere
ſe medico ad ſanguinem ullo modo detrahendum nolit,
huic dejicienda largius alvus eſt, aut, ſi id quoque ſu-
ſpectum habet, alia ratione educendum ſupervacuum eſt.
Ac in propoſita nobis hactenus natura alias vacuandi ra-
tiones invenire difficile non eſt; in aliis cum diſcretione
et diligenti examine diſquiri eas conveniet. Eam diſcre-
tionem poſt trademus, ubi de propoſita boni ſucci natura
tractationem abſolverimus. Pone enim talem hominem
ex mala victus ratione laſſitudine affectum, deinde ex
iis quas retulimus notis in venoſo vaſorum genere ap-
parere ſubeſſe illi copiam ſemicrudorum ſuccorum, in
reliquo vero corpore toto multitudinem horum ſane mor-
dacium, quos laſſitudo ſecuta eſt, auctus praeterea illi
quodammodo et ſanguis eſto. Maxime ergo (ut dictum
eſt) detrahere primo de ſanguine oportet, deinde ſuccum

258 ΓΑΛΗΝΟΥ ΥΓΙΕΙΝΩΝ

Ed. Chart. VI. [123.]   Ed. Baf. IV. (268.)

ἐκεῖνον τὸν χυμὸν, ὃς ἂν ἐπικρατεῖν φαίνηται. μὴ προσιεμέ-
νου δὲ τὴν τοῦ αἵματος ἀφαίρεσιν, αὐξῆσαι τὴν κάθαρσιν,
εἰ δὲ μηδέτερον ὑπομένοι, σκοπεῖσθαι τὴν ἑτέραν ὁδόν,
ᾗ μάλιστα ἄν τις, εἰ καὶ μὴ διὰ ταχέων, ἀλλ᾽ ἐν χρόνῳ
γε πλέονι πρὸς τὴν ἀρχαίαν τοῦ σώματος ἕξιν ἐπανάγοι τὸν
ἄνθρωπον. ἐπεὶ οὖν οἱ πρῶτοι δύο σκοποὶ τῆς ἐπανορθώ-
σεως ἐν ἁπάσαις ταῖς τοιαύταις διαθέσεσίν εἰσι, πέψις
μὲν τῶν ἀπέπτων ἢ καὶ ἡμιπέπτων χυμῶν, ὁπόσοι πρὸς
τοῦ αἵματος γεννῶνται, κένωσις δὲ τῶν δριμέων τε καὶ
δακνωδῶν, ὁπόσοι δεύτεροί τ᾽ εἰσὶ καὶ ὕστεροι τοῦ αἵματος,
ἀπέχειν μὲν αὐτοὺς χρὴ κινήσεως ἁπάσης ἰσχυρᾶς, ἀτρέμας
δ᾽ ἀλείφοντας καὶ ἀνατρίβοντας ἐλαίῳ λούειν ὅτι μάλιστα
προσηνεστάτοις λουτροῖς, εἶτ᾽ ἐφ᾽ ἡσυχίας τε καὶ ἀσιτίας
διάγειν, εἰ δ᾽ οἷόν τ᾽ εἴη, καὶ ὕπνου, εὖ εἰδότας, ὡς οὐδὲν
οὕτω πέττει μὲν τὰ πεφθῆναι δυνάμενα, διαφορεῖ δὲ τοὺς
μοχθηροὺς χυμούς, ὡς ὁ ὕπνο ςμετὰ βαλανεῖον. ὅταν οὖν,
ὡς ὀλίγον ἔμπροσθεν εἴρηται, τῇ πρώτῃ τῶν ἡμερῶν
ἀποπειραθέντες, εἰ καθίσταται ὁ κόπος ῥᾳδίως, ὁμοίως

illum educere, qui fuperare videtur. Non fuſtinente au-
tem homine fanguinem fibi detrahi, augere dejectionem;
fi vero neutrum admittat, aliam quampiam rationem
inire, qua maxime, fi non brevi, at longiore tempore
priſtinam corporis habitudinem homo recipiat. Quoniam
ergo duo prima funt, quibus primum intentus fit oportet,
qui ejufmodi affectibus medebitur, crudorum five etiam
femicoctorum, qui ante fanguinis perfectionem fuerunt,
percoctio, et acrium ac mordacium, qui fecundi funt et
fanguine poſteriores, eductio: abſtinere eos convenit ab
omni valido motu; blande vero unctos atque oleo per-
frictos perquam fuavi lavare balneo; inde in otio abs-
tinentiaque habere, atque etiam fomno, fi fieri poteſt,
minime ignorantibus, nihil effe, quod aeque concoquat ea,
quae concoqui poſſunt, et malos fuccos per halitum di-
gerat, ut fomnus a balneo. Quum igitur (ut paulo ante
diximus) primo die experti, an facile finita laſſitudo fit,

Ed. Chart.' VI. [125.]   Ed. Baf. IV. (258.)

ἐνοχλούμενον ὁρῶμεν τὸν ἄνθρωπον, ἐπί τε λουτρὸν ἄγειν
αὐτὸν, καὶ τῇ δευτέρᾳ τῶν ἡμερῶν ἡσυχάζειν τε καὶ ἀσι-
τεῖν ἀναγκάζειν· ὡς εἰ καὶ τὸ δεύτερον ἔτι τε καὶ τρίτον
γνόντες, λοῦσαι νῆστιν, ἡσυχίᾳ τε καὶ ὕπνῳ τὰ μεταξὺ τῶν
βαλανείων διαλαμβάνοντα. συντελεῖ δ᾽ εἰς τὸν ὕπνον οὐχ
ἥκιστα καὶ αὐτὸ τὸ βαλανεῖον αὐτοῖς. ὑπνωδέστεροι μὲν
οἱ λουσάμενοι γίνονται πάντες, εἰ μηδὲν ἄλλο γε καὶ δια-
κωλύσει μεῖζον. ὥστε σοι τὸν ὕπνον αἴτιόν τε καὶ σημεῖον
ἀγαθὸν γίγνεσθαι τῆς ἐλπιζομένης ὠφελείας, ὥσπερ γε
καὶ τὸ μὴ δυνηθῆναι καθεύδειν ἐπὶ τοῖς βαλανείοις οὐκ
ἀγαθὸν αἴτιον ἅμα καὶ σημεῖον. ὡς τὰ πολλὰ μέντοι καὶ τῶν
πλεοναζόντων χυμῶν ἐξ ὕπνου τε καὶ ἀγρυπνίας ἔνεστι λα-
βεῖν διάγνωσιν. ἐπὶ μὲν γὰρ τοῖς ψυχροῖς τά τε κώματα
καὶ οἱ μακρότεροι τῶν ὕπνων, ἐπὶ δὲ τοῖς θερμοῖς καὶ
δακνώδεσιν ἀγρυπνία, καὶ εἰ καθυπνώσειέ γέ ποτε, φαντα-
σιώδεις τε καὶ θορυβώδεις ὕπνοι ὑποπίπτουσιν, ὡς ἐξανί-
στασθαι ταχέως αὐτούς. ὥσπερ δὲ κατὰ τὴν πρώτην ἡμέραν,
οὕτω καὶ κατὰ τὴν δευτέραν ἐλάχιστά τε καὶ ἁπλᾶ ῥοφήματα

---

similiter gravatum hominem cernimus, tum mittendus in
balneum fecundo etiam die eſt, tum in quiete abſtinen-
tiaque habendus; aeque vero et ſi iterum et tertio vide-
ris, jejunum lavabis, quietem ac ſomnum ipſis lavationi-
bus interponens.   Conducit ad ſomnum non in poſtremis
ipſum quoque balneum; ſunt enim, qui eo ſunt uſi, om-
nes magis ad ſomnum propenſi, modo majoris moment
nihil obſtiterit.   Adeo tibi ſomnus et cauſa et ſignum
percommodum ſperatae utilitatis ſit,   velut e diverſo non
poſſe a balneo dormire nec cauſa nec ſignum eſt com-
modum.   Quippe plerumque redundantis ſucci indicia
ex ſomno vigiliisque ceperis: frigidi namque ſucci veter-
num et longiores ſomnos inducunt, calidi et mordaces
vigilias; et ſi quando dormitur, variis imaginibus inquie-
tos et turbatos ſomnos efficiunt ſic, ut ſtatim excitent.
Sicuti autem in primo die, ita etiam in ſecundo ſor-
bitionem et minimam et ſimplicem illis exhibebimus;

260 ΓΑΛΗΝΟΥ ΥΓΙΕΙΝΩΝ

Ed. Chart. VI. [123.]   Ed. Baf. IV. (258. 259.)

προσοίσομεν αὐτοῖς· τὸ μὲν γὰρ πλείω διδόναι τοῖς κενώσεως
δεομένοις ἄντικρυς ἐναντίον, τὸ δ᾽ αὖ μηδ᾽ ὅλως τρέφειν
ἀσῶδές ἐστι, καὶ κακωτικὸν τοῦ στο(259)μάχου, καὶ τῆς δυ-
νάμεως καταβλητικὸν, καὶ τῆς κακοχυμίας αὐξητικόν. ἐλάχι-
στον οὖν αὐτοῖς διδόναι, μάλιστα μὲν, εἰ οἷόν τε, χυλὸν·
πτισάνης ἁπλῶς ἠρτημένον, εἰ δὲ μὴ, ἀλλὰ τοῦ χόνδρου
τὸν αὐτὸν τρόπον ἠρτημένου τῇ πτισάνῃ, ὀλίγον ὄξους
ἔχοντος, καὶ μάλισθ᾽ ὅταν ὠμῶν πλῆθος ὑποπτεύωμεν ἢ
ἐν ταῖς φλειψὶν ἢ καθ᾽ ὅλον ὑπάρχειν τὸν ὄγκον. εἰ γὰρ
μηδὲν ὅλως ὄξους ὁ χόνδρος προσλάβοι, γλισχρότερός ἐστιν,
ἢ πρέπει τοῖς παροῦσιν, ὥστ᾽ ἐμφράξει μᾶλλον, οὐ διαῤ-
ῥύψει τοὺς πόρους, οὗ μάλιστα χρήζουσιν ἐπὶ τοῖς παχέσι
καὶ γλίσχροις χυμοῖς, οἷοί πέρ εἰσι τοὐπίπαν οἱ φλεγματώ-
δεις ἅπαντες. εὔχυμος μὲν οὖν ἐστι, καὶ διὰ τοῦτο κακο-
χυμίας ἐπικεραστικός. ἀλλ᾽ εἰ μὴ κολασθείη τὸ γλίσχρον ἐν
αὐτῷ, προσλαβὼν ὄξους τε καὶ πράσου τὸ μέτριον, ἐμ-
φράξει τε καὶ θρέψει μειζόνως, ἢ συμφέρει τοῖς ἐνεστῶσι.
διὰ τοῦτ᾽ ἄρα καὶ ὁ τῆς πτισάνης χυλὸς ἀμείνων ἐστὶν εἰς

quippe large iis apponere, quibus auferri potius aliquid de-
beat, plane eſt contrarium, ſicut rurſus omnino non nu-
trire et faſtidia ſtomachi creat, et eundem laedit, et
vires labeſactat, et malum ſuccum adauget.   Ergo exi-
gnum his dandum, ac potiſſimum, ſi fieri poteſt, ptiſanae
cremor ſimpliciter conditus, ſin minus, alica eodem,
quo ptiſana, modo praeparata, parum aceti admixtum
habens, praeſertim ſi cruditatis abundantiam vel in
venis, vel in toto corporis habitu ſubeſſe ſuſpicamur.
Quippe ſi nihil prorſus aceti ſit alicae admixtum, gluti-
noſior erit, quam ut propoſitis conducat; itaque obſtruet
magis quam detergebit meatus: quod tamen maxime pe-
titur in craſſis ac glutinoſis ſuccis, cujuſmodi plane om-
nes pituitoſi ſunt.   Ac boni quidem ſucci eſt ac propterea
vitioſos humores contemperans.   Caeterum, niſi lentor
ejus· corrigatur adjectis aceto et porri modico, non ſolum
obſtruet, ſed etiam nutriet plenius, quam propoſitis ſit ex
uſu.   Hac itaque de cauſa ptiſanae cremor in hoc caſu

ΛΟΓΟΣ Δ. 261

Ed. Chart. VI. [123. 124.]　　　Ed. Baf. IV. (259.)

τὰ τοιαῦτα, καὶ συμμέτρως τρέφων, καὶ μηδαμόσε κατὰ τὰς
στενοτέρας ὁδοὺς ἰσχόμενος, ὥσπερ ὁ χόνδρος, ἀλλ' αὐτός
τε διερχόμενος, προσαποῤῥύπτων τε καὶ διαῤῥύπτων τοὺς
πόρους ἅμα τῷ τέμνειν τε [124] καὶ διαλύειν, ὁπόσον ἂν ἐν
τοῖς ἡμιπέπτοις τε καὶ ἀπέπτοις χυμοῖς ὑπάρχῃ παχύ. διὰ
ταῦτα δὲ καὶ τὸ μελίκρατον ἐπιτήδειόν ἐστιν αὐτοῖς, ὀξύ-
μελί τε καὶ ἀπόμελι, καὶ πέπερι, καὶ ζιγγίβερι, καὶ πάνθ'
ὅσα τέμνει τε καὶ διαλύει τὰ παχέα χωρὶς τοῦ κακοχυμίαν
ἐργάζεσθαι. λεχθήσεται δὲ ὑπὲρ τῆς ὕλης αὐτῶν ἐπὶ πλέον
ἐν τοῖς ἑξῆς· εἰς δὲ τὸν ἐνεστῶτα λόγον ὥσπερ τινὰ πα-
ραδείγματα τά τε προειρημένα λελέχθω μοι καὶ τὰ μέλ-
λοντα λεχθήσεσθαι. ὀσπρίων μὲν γὰρ ἐπιτηδειοτάτη ἡ πτι-
σάνη, λαχάνων δ' ἡ θριδακίνη, τῶν δ' ἰχθύων οἱ πε-
τραῖοι, καὶ τῶν ἄρτων οἱ κλιβανῖται καὶ ζυμῖται καὶ
καθαροὶ συμμέτρως, τῶν δ' ὀρνίθων οἱ ὄρειοι, τῶν δὲ
ποτῶν ὀξύμελι, μελίκρατον, οἶνος λεπτὸς καὶ λευκός,
ἁπλῶς δ' εἰπεῖν, ὅσα περ εὔχυμά τ' ἐστὶ καὶ ῥυπτικά,
καὶ μὴ γλίσχρα, μηδὲ παχύχυμα, μηδ' ἱκανῶς πολύτροφα.

tutior eft, ut qui tum modico nutriat, tum nufquam per
anguftos meatus haereat, quemadmodum alica, fed et
permeet ipfe, et meatus per totum detergeat, et quic-
quid in femicoctis crudisve fuccis continetur craffi, id
diffecet ac refolvat. Horum ipforum gratia et mulfa his
idonea eft, et oxymeli, et apomeli, et piper, et zingiber,
poftremo omnia, quae citra vitiofi generationem fucci
humorem craffum diffecant folvuntque; quorum materiam
latius in fequentibus profequemur. Ad inftitutum vero
nunc fermonem exempli loco pofita fint, et quae jam
funt dicta, et quae nunc dicenda. Frugum namque ma-
xime apta eft ptifana, olerum fola lactuca, pifcium, qui
faxatiles dicuntur, panis, qui et in clibano coctus, et
fermentatus, et modice purus eft, aves monticolae, po-
tio oxymeli, mulfa, vinum tenue et album, femelque
quae boni fucci, eademque detergent, nec glutinofa funt,
nec craffum fuccum efficiunt, nec valenter nutriunt.

262 ΓΑΛΗΝΟΥ ΥΓΙΕΙΝΩΝ

Ed. Chart. VI. [124.]   Ed. Baf. IV. (259.)

τὰ δ᾽ οὐρητικὰ προσαγορευόμενα κατὰ τὸν ἐνεστῶτα και-
ρὸν οὐκ ἐπαινῶ, καὶ μάλιστα ὅσα σφοδρότερον ἐκθερμαίνει
τε καὶ κατατήκει τὸ αἷμα· τῷ γὰρ μέλλοντι καλῶς πεφθή-
σεσθαι τοσαύτης ταραχῆς οὐδέπω χρεία. ταῦτά τε οὖν
ἅπαντα πρακτέον οὕτως ἐστὶ κατὰ τὴν δευτέραν ἡμέραν, οὐχ
ἥκιστα δὲ κατὰ τὴν τρίτην τε καὶ τὴν τετάρτην. ἔτι τε
πρὸς τούτοις, εἰ πραΰνοιτο μὲν ἡ κοπώδης διάθεσις, εὔ-
χρουν δὲ γίγνοιτο τὸ σῶμα, καὶ ὕπνοι χρηστοὶ, καὶ οὖρα
πέπονα, τρῖψαι μὲν ἐπὶ πλέον αὐτὸν ἀποτολμήσαντα, γυ-
μνάσαι δ᾽ ὀλίγον. πράξαντος γὰρ οὕτως, εἰ μὲν μηδεμία
κοπώδης αἴσθησις ἐπιγίγνοιτο, πρὸς τὰ συνήθη γυμνάσια
διὰ ταχέων ἐπανάγειν· εἰ δ᾽ ἐπιφανείη τι τῶν ἔμπροσθεν
ἤτοι συμπτωμάτων ἢ σημείων, αὖθις οὖν καὶ σὺ πρὸς
ἐκεῖνο βλέπων ἐξαλλάττειν πειρῶ τὰ κατὰ μέρος. εἰ μὲν
οὖν τῆς κοπώδους αἰσθήσεως ἀνάμνησις γένοιτο μόνης ἐπὶ
τοῖς ἄλλοις ἅπασι σημείοις ἀγαθοῖς διαμένουσιν, ἀποθερα-
πευτικοῖς ἐπανορθοῦμεν τὸν κόπον· εἰ δὲ ταραχθείη μὲν τὰ

Quae vero urinam cient, hoc cafu non probo, maxime
quae praevalentia ex his funt, et fanguinem calfaciunt
ac liquant; quippe, quod concoquendum probe eft, huic
tanta adhuc agitatio non convenit.   Haec itaque omnia
fecundo die facienda ad hunc modum funt, atque etiam
tertio quartoque.   Ad haec praeterea, fi tum laffitudinis
affectus levetur, tum corpus coloratius appareat, tum
fomni quieti, et urinae concoctae fint, fricare quidem
liberalius, excitare vero parce hominem audebis.   His
ita peractis, fi nullus laffitudinis fenfus praeterea fuperfit,
ad confuetas ftatim exercitationes hominem reduces; fin
quicquam appareat priorum aut fymptomatum, aut nota-
rum, rurfus tu quoque in id intentus mutare tentabis ea,
quae particulatim non recte habent.   Si itaque folius
laffitudinis fenfus recordatio fupereft, caeteris notis om-
nibus bene fe habentibus, utique apotherapiae munere
laffitudinem fubmovebis; fin autem turbatae notae funt

ΛΟΓΟΣ Δ.   263

σημεῖα καὶ οἷον χυθείη, μὴ παρείη δ᾽ ὁ κόπος, ἐν ἡσυ-
χίᾳ πλέονι διαφυλάττειν τὸν ἄνθρωπον· εἰ δ᾽ ἄμφω συνέλ-
θοι, διὰ τῆς αὐτῆς ἐπιμελείας ἄγων, ᾗ χρώμενος ἔμπροσθεν
εἰς τοσοῦτον προσήγαγεν ὠφελείας αὐτὸν, ὡς τολμῆσαί τι
καὶ περὶ γυμνασίων. οὕτω μὲν ἐπανορθοῦσθαι προσήκει
τὴν εἰρημένην διάθεσιν.

Κεφ. έ. Εἰ δὲ τἆλλα μὲν ταῦτα εἴη κατὰ τὸν αὐ-
τὸν ἄνθρωπον, ὑπάρχοι δ᾽ αὖ τῷ κοπώδει σώματι τὸ μὲν
αἷμα τὸ χρηστὸν ὀλίγον, οἱ δ᾽ ὠμοὶ χυμοὶ πάμπολλοι, μήτε
φλεβοτομεῖν, μήτε καθαίρειν, μήτε γυμνάζειν, ἀλλὰ μηδὲ
κινεῖν ὅλως, μηδὲ λούειν. αἱ μὲν γὰρ φλεβοτομίαι τὸ μὲν
χρηστὸν ἐκκενοῦσι, τὸ δὲ μοχθηρὸν, ὅπερ ἐν ταῖς πρώταις
μάλιστα φλεψὶ ταῖς καθ᾽ ἧπάρ τε καὶ μεσάραιον ἀθροίζεται,
πρὸς ὅλον ἐπισπῶνται τὸ σῶμα. κάθαρσις δὲ ἐπὶ τῶν τοι-
ούτων στρόφους τε καὶ δήξεις ἐργάζεται καὶ λειποψυχίας
σὺν τῷ μὴ κενοῦν ἀξιολόγως· οἱ γὰρ ὠμοὶ χυμοὶ πάντες
ἀργοὶ καὶ δυσκίνητοι διὰ τὸ πάχος τε καὶ τὴν ψυχρότητα.
προσεμφράττουσιν οὖν ἁπάσας τὰς στενὰς ὁδοὺς, δι᾽ ὧν

et veluti confufae, caeterum laſſitudo abeſt, in quiete
majore fervare hominem oportebit. Si vero ambo coie-
rint, eadem ratione hominis curam ages, qua prius ufus
in eum ſtatum duxiſti, quo etiam exercitationis aliquid
tentare auderes. Atque ita quidem jam comprehenſo af-
fectui medendum cenſeo.

Cap. V. At ſi in eodem homine reliqua eadem
ſint, caeterum in laſſo corpore ſanguis bonus exiguus ſit,
crudi humores plurimi, huic nec ſanguis mittendus, nec
alvi dejectio, aut exercitatio, aut omnino motus, aut
balneum adhibendum; quippe venae ſectio bonam ſangui-
nem emittit, malum, qui in primis maxime venis circa
jecur et meſenterium colligitur, in totum attrahit corpus.
Dejectio vero in talibus tormina et roſiones creat, ani-
mique deliquia, cum eo quod nec notatu quippiam di-
gnum educit, quando crudi omnes ſucci pigri atque ad
motum inepti propter craſſitudinem frigiditatemque ſunt.
Quo fit, ut etiam omnes anguſtas vias obſtruant, per quas

264 ΓΑΛΗΝΟΥ ΣΥΙΒΙΝΩΝ

Ed. Chart. VI. [124. 125.] Ed. Baf. IV. (259.)

χρὴ τὸ κενούμενον ἐν ταῖς καθάρσεσιν ἐπὶ τὴν γαστέρα πα-
ραγίνεσθαι, καὶ διὰ ταύτην τὴν αἰτίαν οὔτ᾽ αὐτοὶ κενοῦν-
ται, καὶ τοὺς ἄλλους ἐμποδίζουσι. τοῦτο μὲν οὖν ὑφ᾽ Ἱπ-
ποκράτους διὰ βραχυτάτου παρῄνηται ῥήματος, εἰπόντος·
πέπονα φαρμακεύειν, μὴ ὠμά. διὰ δὲ τὴν αὐτὴν αἰτίαν
οὐδὲ γυ[125]μνάζειν, οὐδὲ κινεῖν ὅλως, ἀλλ᾽ οὐδὲ λούειν
προσήκει τοὺς ἐν ταῖς πρώταις φλεψὶ τὸ πλῆθος τῶν
ὠμῶν χυμῶν ἔχοντας. ἅπασαι γὰρ αἱ τοιαῦται κινήσεις εἰς
ὅλον τὸ σῶμα ποδηγοῦσι τοὺς χυμούς. φυλακτέον οὖν αὐ-
τοὺς ἐν ἡσυχίᾳ πάσῃ, καὶ δοτέον ἐδέσματά τε καὶ ποτὰ
καὶ φάρμακα λεπτύνοντα, καὶ τέμνοντα, καὶ κατεργαζόμενα
τὸ πάχος τῶν χυμῶν, ἄνευ τοῦ θερμαίνειν ἐπιφανῶς· οἱ
γὰρ θερμανθέντες ἰσχυρότερον χυμοὶ πανταχόσε τοῦ σώ-
ματος ἴασιν. διαιτᾶν οὖν αὐτοὺς ἐπ᾽ ὀξυμέλιτι μάλιστα,
βραχύ τι καὶ πτισάνης ἐνίοτε καὶ μελίκρατον διδόντα.
καὶ γὰρ φέρουσι τὴν λεπτὴν δίαιταν, εἴ πέρ τινες ἄλλοι,
καταχρώμενοι τῷ πλήθει τῶν ὠμῶν χυμῶν εἰς τροφὴν τοῦ
σώματος, ἐν τῷ κατὰ βραχὺ πέττειν αὐτούς. ἐπεὶ δὲ καὶ τὸ

id quod medicamentum dejicit, ferri ad alvum debet;
itaque nec ipfi educuntur, et aliis funt impedimento.
Id quod fane Hippocrates illo oraculo praecavit, quo
breviſſime praecepit: *Concocta medicari oportet, non
cruda.* Eadem de cauſa nec exercitare, nec omnino
movere, ſed nec lavare expedit eos, qui in primis venis
crudorum copiam habent; ſiquidem omnes id genus mo-
tus ſuccos illos iu totum corpus agunt. Servandi igitur
hi funt in omni quiete, dandaque ipſis cibus, potio me-
dicamentaque funt ſingula ejus generis, quae attennent,
diſſecent et concoquant ſuccorum craſſitudinem, idque
citra manifeſtum calorem; nam qui excalfacti vehemen-
tius ſucci funt, ii in onmem corporis partem feruntur.
Ergo nutries hos maxime oxymelite, aliquando etiam
ptiſanae et mulſae exiguo quopiam; ſuſtinent enim hi
victum, ſi modo alii ulli, tenuem, ipſa nimirum crudo-
rum ſuccorum copia, quos paulatim concoquunt, ad cor-
poris alimentum abutentes. Quoniam autem praecordia

ΛΟΓΟΣ Δ. 265

Ed. Chart. VI. [125.]   Ed. Bas. IV. (259.)

ὑποχόνδριον ἅπασι τοῖς τοιούτοις ἐπῆρται καὶ διαπεφύ-
σηται, καὶ ῥᾳδίως, ὅ τι ἂν προσάρωνται, πνευματοῦται, βέλ-
τιον ἂν εἴη διδόναι σὺν τῇ τροφῇ πεπέρεως μακροῦ. καὶ
γὰρ διαλύει τοῦτο παχύτητα φυσώδους πνεύματος, ἀπωθεῖ-
ται δὲ καὶ πρὸς τὴν κάτω γαστέρα τὰ καθ᾽ ὑποχόνδριον
ἀργῶς συνεστῶτα, καὶ τῇ πέψει τῶν ληφθέντων συναίρεται
κατὰ τὸν αὐτὸν κοινὸν λόγον ἁπάντων πεπέρεων. εἰ δὲ μὴ
παρείη τοῦτο, τῷ λευκῷ χρηστέον· ἔστι γὰρ στομάχου τονι-
κώτερον ἀμφοῖν τοῖν ἄλλοιν πεπερέοιν. εἰ δὲ μὴ τοῦτο πα-
ρείη, χρῆσθαι τῷ καλλίστῳ μέλανι· τοῦτο δὲ τὸ βαρύ-
σταθμον. ἄμεινον δὲ καὶ τῷ Διοσπολιτικῷ προσαγορευο-
μένῳ χρῆσθαι φαρμάκῳ. συντίθεται δὲ διττῶς, ἐνίοτε μὲν
ἐξ ἁπάντων ἴσων, κυμίνου τε καὶ πεπέρεως, καὶ πηγάνου,
καὶ νίτρου, καὶ ἔστιν οὕτω μᾶλλον ὑπακτικώτερον γαστρός·
ἐνίοτε τῶν μὲν ἄλλων ἴσον ἑκάστου μίγνυται, τοῦ νίτρου δ᾽
ἥμισυ. κάλλιον δὲ, κύμινον μὲν ἐμβάλλεσθαι τὸ καλούμε-
νον Αἰθιοπικόν, πεπέρεως δὲ ἤτοι τὸ μακρόν, ἢ τὸ λευκόν.
ἐμβρέχεσθαι δὲ τὸ κύμινον ὄξει δριμυτάτῳ· κἄπειτ᾽ εὐθέως

istiusmodi omnibus turgida inflataque sunt, ac facile, quic-
quid assumpserint, in flatum vertitur, satius fuerit longi
piperis aliquid cum cibo dare: quippe quod flatuosi spi-
ritus crassitudinem solvit, et quae in praecordiis pigra
cessant, ad ventrem inferiorem depellit, et concoquendis,.
quae sumpseris, subvenit pro communi piperum ratione.
Quod si hujus copia non est, utique albo ntendum, quippe
quod supra duo reliqua genera ventriculum roborat. Sin
hoc non adest, optimum nigrum petendum est: id vero
fuerit, quod pondere praecellit. Sane utilius sit et Dios-
politico vocato medicamento uti, cujus compositio du-
plex est: alias ex paribus omnibus, cumino, pipere,
ruta, nitro; potestque ita magis ventrem solvere; alias,
quum reliquorum pari ponderi miscetur nitri dimidium.
Praestiterit autem cuminum esse, quod vocant Aethiopi-
cum, piper vero vel longum, vel album. Macerabitur
cuminum in aceto maxime acri: dein continuo id tun-

τριβέσθω, ἢ πρότερον φρυγέσθω μετρίως ἐν ἀγγείῳ κεραμέῳ, τελέως ὠπτημένῳ κατὰ τὴν κάμινον. ὅσα γὰρ ἐνδεῶς ἐξηράνθη, πηλώδη μᾶλλόν ἐστιν, ἢ κεράμεα, καὶ τοῖς φαρμάκοις τι προστρίβεται τῆς ἑαυτῶν ποιότητος. ἔστω δὲ τὰ τοῦ πηγάνου φύλλα προανεξηραμμένα συμμέτρως. εἰ μὲν γὰρ ἐπὶ πλέον ἀναξηρανθείη, δριμέα τε γίνεται καὶ πικρά, καὶ περαίτερον τοῦ προσήκοντος θερμά, μηδ᾽ ὅλως δὲ προξηρανθέντα περιέχει τινὰ περιττωματικὴν ὑγρότητα, μηδέπω κατειργασμένην ἀκριβῶς, δι᾽ ἣν οὐ γίνεται παντάπασιν ἄφυσα. τούτοις τέσσαρσιν ἐνίοτε μὲν ἀναμίγνυται μέλι προαπηφρισμένον, ἐνίοτε δ᾽ οὐδὲν, ἀλλὰ μόνα χωρὶς τοῦ μέλιτος ἀποτίθενται, καὶ πτισάνης ἐμβάλλεται χυλῷ, καὶ ὅτῳ περ ἂν ἄλλῳ τῶν ἐδεσμάτων μάλιστα πρέπειν δοκῇ. λαμβάνεται δὲ καὶ καθ᾽ ἑαυτὸ τὸ φάρμακον τοῦτο πρὸ τροφῆς τε καὶ μετὰ τροφήν. καὶ ἔστι κάλλιστον ἐν τῇ τοιαύτῃ χρήσει τὸ (260) μέλι μεμιγμένον, ἀκριβῶς ἀπηφρισμένον, τοῦτο γὰρ ἀφυσώτατόν ἐστιν. ἔστω δὲ δηλονότι καὶ αὐτὸ τὸ μέλι κάλλιστον, εἴπερ ἀφυσώτατόν τε καὶ τμητικώτατον

ditur, aut etiam prius medice frigitur in vafe fictili, quod coctum in camino quam optime fit: quae enim exacte penitusque cocta non funt, haec lutofa potius quam figulina funt, et qualitatum fuarum nonnihil medicamentis remittunt. Sunfo vero et rutae folia modice ficcata; ut enim, fi plufculum ficcentur, acria amaraque redduntur, et fupra quam par eft calida, fic, fi prorfus non ficces, excrementitium quendam humorem retinent, nondum ex toto concoctum, cujus vitio flatum difcutere minus poffunt. Quatuor his aliquando defpumatum mel additur, aliquando nihil, fed fola fine melle reponuntur, ac ptifanae cremori et aliis, quibus maxime convenire videntur, cibis injiciuntur. Sumitur et per fe medicamentum hoc et ante et poft cibum. Porro ad eum ufum optimum eft, quod mel admixtum habet, quod utique curiofe fit defpumatum: id enim flatum maxime difcutit: fit autem oportet et mel optimum, fi modo, quod flatum difcutiat, quodque maxime diffecet, futurum

ΛΟΓΟΣ Δ. 267

Ed. Chart. VI. [125. 126.]　　　Ed. Baf. IV. (260.)

ἔσεσθαι μέλλοι τὸ φάρμακον. ἐπιτήδειον δὲ τοῖς οὕτω διακειμένοις ἐστὶ καὶ τὸ διὰ τριῶν πεπέρεων, ὅταν μὴ πάνυ φαρμακῶδές τε καὶ ποικίλως σκευασθῇ, καθάπερ οἱ πολλοὶ τῶν ἰατρῶν συντιθέασιν αὐτό, δίκην καρυκείας τινός, ἢ συὸς ἀγρίου, πρὸς δὴ τούτων τῶν θαυμασίων ὀψοποιῶν ἐσκευασμένον. ὥστ᾽ ἔργον οὐ σμικρὸν ὑπάρχειν τοῖς ἰατροῖς, ἢ τοῖς προσαιρομένοις αὐτὸ τὸ ἐπεμβεβλημένον φάρμακον καταπέψαι τὸ ἄμμι, καὶ τὸ σέσελι, καὶ τὸ λιβυστικὸν, ὅσα τ᾽ ἄλλα τοιαῦτα· διαγινώσκεται γοῦν λαμβανόντων ὠμὰ καὶ ἀμετάβλητα μέχρι πλείστου κατὰ τὴν γαστέρα μένοντα. [126] ταῦτά τε οὖν ἀφελεῖν χρὴ τοῦ φαρμάκου, καὶ προσέτι τὸ ἑλένιόν τε καὶ τὸν τῆς νάρδου στάχυν· ὡς δὲ ἔνιοι συντιθέασι, καὶ τὴν κασίαν. ἔχειν δ᾽ ἐσκευασμένον ἕτοιμον διττὸν, ὡς ἡμεῖς εἰώθαμεν· ἁπλοῦν μὲν τὸ ἕτερον, ὅπερ ἐπί τε τῶν ἠπεπτηκότων χρὴ διδόναι, καὶ τὴν πρόσφατον ψύξιν ἐχόντων κατὰ γαστέρα καὶ φλεγματώδη χυμόν· ἕτερον δὲ φαρμακῶδες, ᾧ μάλιστα ἐπὶ τῶν ἀπὸ τῆς κεφαλῆς

medicamentum eſt. Appoſitum ſane remedium ſic affectis eſt et quod ex tribus piperibus conficitur, utique quum non admodum medicamentoſum fuerit, ex variisque confectum, ſicuti a plerisque medicorum componitur, mixturae cujusdam ex variis obſoniorum generibus ritu, aut apri a mirificis iſtis coquis conditi, adeo ut non minimum medicis, aut iis, qui apparant, negotium ſit immixta illi medicamenta concoquere, ammi, feſeli, libyſticum et alia id genus: cruda enim minimeque mutata ab iis, qui ea ſumpſerint, longo tempore durare in ventriculo intelliguntur. Haec igitur ſubtrahenda medicamento ſunt, praeterque haec helenium et nardi ſpica; ceu vero nonnulli componunt, etiam caſia. Expedit autem praeparatum habere ad manum dupliciter, ſicut ipſe ſoleo: alterum ſimplex, quod iis dandum eſt, qui minime concoxerunt, et qui recens frigus in ventriculo habent, et pituitoſum ſuccum; alterum, quod medicamentoſum magis eſt, quo maxime ntimur in iis fluxionibus, quae e capite de-

268 ΓΑΛΗΝΟΥ ΥΓΙΕΙΝΩΝ

Ed. Chart. VI. [126.]   Ed. Baf. IV. (260.)

εἰς τὸν θώρακα ῥευμάτων χρώμεθα. ἀλλὰ τοῦτο μὲν ὅπως
χρὴ σκευάζειν, αὖθις εἰρήσεται. τὸ δ᾽ ἁπλοῦν, ᾧ καὶ πρὸς
τὸ πλῆθος τῶν ὠμῶν τῶν κατὰ τὰς πρώτας φλέβας χρώ-
μεθα, τοιόνδ᾽ ἐστίν. εἰς πεντήκοντα δραχμὰς ἑκάστου τῶν
τριῶν πεπέρεων ἀρκεῖ μιγνύειν ἀνίσου τε καὶ θύμου καὶ
ζιγγιβέρεως ἑκάστου δραχμὰς ὀκτὼ, τὸ μὲν ἁπλούστατον
τοῦτο, καὶ τούτου μᾶλλον ἔτι τὸ χωρὶς ζιγγιβέρεως. ἕτερον
δὲ τὸ διὰ τῶν αὐτῶν συγκείμενον, ἀλλ᾽ εἰς τὰς πεντήκοντα
δραχμὰς ἑκάστου τῶν τριῶν πεπέρεων ἐκκαίδεκα δραχμῶν ἐμ-
βαλλομένων ἑκάστου τριῶν ἀνίσου τε καὶ θύμου καὶ ζιγ-
γιβέρεως, ᾧ καὶ μάλιστα χρώμεθα πρὸς τὰ παρόντα. χρὴ
δ᾽, εἴπερ οἷόν τ᾽ εἴη, τὸ μὲν ἄνισον εἶναι Κρητικὸν, Ἀττικὰ
δὲ τὰ θύμα, ἢ πάντως γε ἐκ χωρίων ὑψηλῶν τε καὶ ξηρῶν.
ἐμβάλλειν δ᾽ αὐτῶν τὴν κόμην ἅμα τοῖς ἄνθεσιν, ἀποκρί-
νοντα τὸ ξυλῶδες. ἔστω δὲ καὶ τὸ πέπερι τὸ μὲν μακρὸν
ἄτρητόν τε καὶ ὑγιὲς, ὥσπερ οὖν καὶ τὸ ζιγγίβερι· τάχιστα
γὰρ ἀμφότερα τιτρᾶται. καὶ πρὸς τῷ μὴ τετρῆσθαι δη-

scendunt ad pectus. Verum hoc quo pacto sit praeparan-
dum, alibi dicetur. Simplex illud, quo ad cruditatis
abundantiam, quae in primis est venis, utimur, hujus-
modi est. Ad cujusque trium piperum 3 quinquaginta
abunde adduntur anisi et thymi et zingiberis, singulo-
rum 3 8; et simplicissimum quidem hoc est. Etiam hoc
ipso magis simplex, a quo detractum zingiber est. Alte-
rum vero est, quod ex iisdem conficitur: verum ad cu-
jusque trium piperum quinquaginta reliquorum cujus-
que sedecim drachmarum injicitur pondus, nempe anisi,
thymi et zingiberis: quo etiam ad proposita utimur
commodissime. Debet autem, si haberi potest, anisum
Cretense esse, thymum aut Atticum, aut plane ex editis
locis et siccis: a quo quicquid lignosum est quum cir-
cumcisum fuerit, coma ipsa una cum floribus injicietur.
Esto vero et piper, quod longum quidem est, integrum
minimeque foratum; aeque vero et zingiber; nam ambo
perforari facile solent. Quin etiam non solum non per-

ΛΟΓΟΣ Δ. 269

Ed. Chart. VI. [126.]　　　　　　　Ed. Baf. IV. (260.)

λονότι τὸ ἀληθινὸν αὐτὸ πέπερι τὸ ἀπὸ τῆς βαρβάρου
κομιζόμενον ἔστω. διττὸν γὰρ ἐνταῦθα πανουργεύεται,
σκευαζόμενον μὲν τὸ ἕτερον ἐπὶ τῆς Ἀλεξανδρείας μάλιστα,
βοτάνης δέ τινος ἐκβλάστημα θάτερον ὑπάρχει. ὡς δ᾽ ἄν
τις μάλιστα γνωρίζοι τὸ πεπανουργημένον, ἐγὼ διηγήσομαι,
τοσοῦτον πρότερον εἰπὼν ὑπὲρ τοῦ μὴ θαυμάζειν τινὰ,
μηδὲ ζητεῖν τὴν αἰτίαν, δι᾽ ἣν ἤτοι συνθέσεις φαρμάκων, ἢ
δοκιμασίας ἐπῆλθέ μοι γράφειν ἐνταῦθα, μὴ πάνυ τι τοῦτο
πράττειν εἰθισμένῳ κατὰ τὴν θεραπευτικὴν πραγματείαν. ἐν
ἐκείνῃ μὲν γὰρ αὐτοῖς μόνοις διαλέγομαι τοῖς ἰατροῖς, ἐν-
ταυθοῖ δὲ καὶ τοῖς ἄλλοις ἅπασιν, οὓς ὀνόματι κοινῷ
προσαγορεύουσιν ἔνιοι φιλιάτρους, ἐν τοῖς πρώτοις δηλονότι
μαθήμασι γεγονότας, ὡς γεγυμνάσθαι τὴν διάνοιαν. οὔκουν
ἀναγκαῖόν ἐστι τοῖς τοιούτοις οὔτ᾽ ἐν τῇ περὶ τῶν ἁπλῶν
φαρμάκων, οὔτ᾽ ἐν τῇ περὶ συνθέσεων αὐτῶν γεγυμνάσθαι
πραγματείᾳ, πολὺ δὲ δὴ μᾶλλον οὐδ᾽ ὡς χρὴ δοκιμάζειν
ἕκαστον ἐπίστασθαι. τούτοις οὖν ἄμεινόν ἐστι γράφεσθαι
τὰ τοιαῦτα πάντ᾽ ἀκριβῶς, ὥσπερ ἀρτίως τὰ περὶ τοῦ

foratum, fed et verum illud, quod ex barbaris afFertur,
piper efto; hîc namque quod adulteratur, duplex efl, al-
terum, quod in Alexandria maxime praeparatur, alterum,
quod herbae cujusdam germen eft. Qua vero maxime
ratione internofci, quod adulterinum eft, poffit, ipfe do-
cebo, tantisper praefatus, ne quis aut miretur, aut caufam
requirat, quamobrem vel probandi medicamenti hîc tra-
dere rationem fubiit, qui in medendi libris non temere
id facere foleam. Siquidem in illis cum medicis ipfis
dumtaxat ago; hîc vero etiam cum aliis univerfis, quos
aliqui communi nomine philiatros vocant, qui fcilicet in
primis difciplinis verfantur, quo intelligentiam fuam exer-
ceant Porro his neceffe non eft nec in libris de fim-
plicibus medicamentis, nec in opere de medicamentorum
compofitione effe exercitatis, multoque minus explorandi
cujusque medicamenti peritiam habere. His itaque per-
fcribi cumulate talia omnia fatius éft, ficut paulo ante

270   ΓΑΛΗΝΟΥ ΥΓΙΕΙΝΩΝ

Ed. Chart. VI. [126. 127.]   Ed. Baf. IV. (260.)

μικροῦ πεπέρεως ἐπεχείρησα διηγεῖσθαι. χρὴ γὰρ ἀπογεύε-
σθαι μὲν αὐτοῦ πρῶτον, ἀκριβῶς ἐπισκοπουμένους, εἰ πε-
πέρεως ἀποσώζει ποιότητα, μετὰ δὲ τοῦτ᾽ ἐμβαλεῖν ὕδατι.
τὸ γὰρ ἐσκευασμένον, εἰ βραχείη δι᾽ ὅλης ἡμέρας, αὐτίκα
διαλύεται τηκόμενον. εἴπερ οὖν ἥ τε ποιότης ἀκριβῶς αὐτῷ
πεπέρεως ὑπάρχῃ, καὶ μὴ διαλύηται βρεχόμενον, ἤ δ᾽, ως
εἴρηται, καὶ ἄτρητον, ἐπιτήδειον εἶναι νόμιζε τὸ τοιοῦτον
μακρὸν πέπερι. τὸ δέ γε μέλαν μήτε μικρὸν ἔστω, μή-
τε ῥυσσὸν, μήτε παχύφλοιον, ἀλλ᾽ ἐκ τοῦ βαρυστάθμου
καλουμένου τὸ μέγιστόν τε καὶ εὐτραφέστατον ἐκλεγέσθω.
καὶ τοῦ λευκοῦ δ᾽ ὁμοίως ἐκλεγέσθω τὸ μέγιστόν τε καὶ
εὐτραφέστατον. εἶτα πάντων ἅμα κοπέντων, καὶ λεπτῷ κο-
σκίνῳ διαττηθέντων, ἀπηφρισμένον ἐπιμελῶς μιγνύσθω μέλι
τὸ κάλλιστον, εὐῶδες δήπου τοῦτο καὶ ξανθὸν ὑπάρχον,
γλυκύτατόν τε ἅμα καὶ δριμύτατον, καὶ τῇ συστάσει μήτε
παχὺ, μήθ᾽ ὑγρὸν, ὡς ἀποσπᾶσθαι αὐτοῦ τὸ συνεχὲς, ἀλλ᾽
ὥστε καταθέντα τὸν δάκτυλον εἰς αὐτό, [127] κἄπειτα
καταστήσαντα μετέωρον, ἀπορρέον ὁρᾷν αὐτοῦ τὸ μέλι μέχρι

de longo pipere tradere occoepi.   Principio enim expe-
riendum guftu eft, diligenterque aeftimandum, an piperis
qualitates fervet, poftea in aquam mittendum; nam quod
factitium eft, fi per diem totum in humore maceretur,
illico liquatur ac folvitur.   Si ergo tum piperis ei qua-
litas plane ineft, nec maceratum refolvitur, eftque (ut
dictum eft) minime foraminibus pertufum, piper id lon-
gum idoneum judicabis.   Nigrum vero nec exile, nec
rugofum, nec craffi corticis efto, fed ex eo, quod ponde-
rofum vocant, id, quod tum maximum, tum pleniffimum
eft.   Itemque de albo fimili modo eligatur, quod maxi-
mum eft atque pleniffimum.   Deinde omnibus fimul tu-
fis, et per tenue cribrum transmiffis, mel optimum curio-
ofe defpumatum admifceatur. Sane id odorum flavumque;
praeterea acerrimum dulciffimumque fuerit, tum confi-
ftentia nec plane craffa, nec liquida, fed quae ita con-
tinuitatem fuam tueatur, ut, fi digitum in id dimiferis,
poft in fublime attollas, quod mellis ab eo defluit, lon-

ΛΟΓΟΣ Δ. 271

Ed. Chart. VI. [127.]　　　　　　　　　Ed. Baf. IV. (260.)

πλείστου συνεχὲς ὂν ἑαυτῷ. ἄμεινον δ᾽ ἐπ᾽ ἀνθράκων ἑψεῖν,
ἢ ξύλων ἀκριβῶς ξηρῶν, ἃ δὴ καὶ καλοῦσιν ἄκαπνα· τοῦτό
τε οὖν διδόναι χρὴ τὸ φάρμακον, οὐχ ἅπαξ μόνον, ἢ καὶ
δὶς, ἀλλὰ καὶ πλεονάκις ἑκάστης ἡμέρας· καὶ γὰρ ἕωθεν, καὶ
πρὸ τροφῆς, καὶ μετὰ τροφὴν, καὶ καθυπνοῦν μελλόντων
ἐπιτήδειον ὑπάρχει· τὸ δὲ πλῆθος ἑκάστης δόσεως ἔστω
κοχλιαρίου μεστοῦ, μικροῦ μὲν ἐπὶ τῶν μικρῶν σωμάτων,
μεγίστου δὲ ἐπὶ τῶν μεγίστων, ἀνάλογον δ᾽ ἐπὶ τῶν με-
ταξύ· καὶ μέντοι καὶ τὸ ζιγγίβερι, τὸ κομιζόμενον ἐκ τῆς
βαρβάρου, διάβροχον ὄξει, συμφέρει λαμβάνειν. ἔστι δὲ
τοῦτο ῥίζα χλωρᾶς τῆς πόας ἐμβαλλομένη τῷ ὄξει μετὰ
τὴν ἀναίρεσιν εὐθέως. κατασβέννυται γὰρ ἡ τῶν τοιούτων
φαρμάκων θερμότης αὐτόθι περὶ τὰς πρώτας φλέβας, οὐκέτ᾽
ἀναφερομένη πρὸς ὅλον τὸ σῶμα, καθάπερ ἑτέρων τινῶν
οἷον καὶ τὸ διὰ τῆς καλαμίνθης, ὑπὲρ οὗ μετ᾽ ὀλίγον ἐπὶ
πλέον εἰρήσεται.

Κεφ. σ´. Ταῦτ᾽ ἄρα καὶ ὀξύμελι χρησιμώτατον αὐτοῖς
ἐστιν, ὡς καὶ πρότερον εἴρηται. σκευάζειν δὲ καὶ τοῦτο

giſſima quaſi lineâ ſibi continuatum videas. Coquitur
hoc recte aut ſuper carbones, aut ligna omnino aridæ,
quae etiam fumum non emittentia vocant. Hoc igitur
medicamentum dare conveniet non ſemel bisve quotidie,
ſed etiam ſaepe, ſiquidem mane, et ante cibum, et poſt,
etiam cubitum euntibus recte datur cochlearii pleni men-
ſura, atque hujus quidem, ut parvis corporibus parvi et
maximis maximi, ita mediis ad proportionem. Praeterea
etiam zingiber, quod ex barbaris affertur, aceto macera-
tum aſſumere confert. Eſt id virentis herbae radix ab
avulſione ſtatim in acetum conjecta. Extinguitur enim
ejusmodi medicamentorum calor circa ipſas primas venas,
nec in totum perfertur corpus, veluti aliorum quorundam,
cujusmodi id medicamentum eſt, quod diacalaminthes vo-
cant, de quo mox uberius agemus.

Cap. VI. Idcirco etiam oxymeli his utiliſſimum eſt,
ut prius diximus Id ita praeparari debebit. Quum mel

272 ΓΑΛΗΝΟΥ ΥΓΙΕΙΝΩΝ

Ed. Chart. VI. [127.]   Ed. Baf. IV. (260.)

προσήκει κατὰ τάδε. μέλι τὸ κάλλιστον ἐπ᾽ ἀνθράκων ἀπα-
φρίσαντες, ἐπεμβάλλειν αὐτῷ τοσοῦτον ὄξους, ὡς γευομένῳ
μήτ᾽ ἄγαν ὀξὺ φαίνεσθαι, μήτε γλυκύ· καὶ τότ᾽ αὖθις ἑψεῖν
ἐπ᾽ ἀνθράκων, ὡς ἑνωθῆναί τε τὰς ποιότητας αὐτῶν ἀκρι-
βῶς, καὶ μὴ φαίνεσθαι γευομένοις ὠμὸν τὸ ὄξος· εἶτ᾽ ἀπο-
θέμενον τούτῳ μιγνύειν ὕδωρ ἐπὶ τῆς χρήσεως, οὕτως κεραν-
νύντας, ὡς οἶνον. εἰ μὲν οὖν ὁ πίνων αὐτὸ μήθ᾽ ὡς ὀξὺ
μήθ᾽ ὡς γλυκὺ μέμφοιτο, χρηστέον ἄχρι παντός· εἰ δὲ μὴ, τότε
τὸ λεῖπον ἐπεμβάλλοντας ἀφεψεῖν αὖθις. οὐ γὰρ ἐπαινῶ τοὺς
κατὰ μίαν τινὰ συμμετρίαν σκευάζοντας αὐτό· παραπλήσια
γάρ μοι δοκοῦσιν οἱ τοιοῦτοι ποιεῖν τοῖς ἀξιοῦσιν ἅπαντας
τοὺς πίνοντας ὡσαύτως κεραννύναι τὸν οἶνον τῷ ὕδατι, μὴ
γινώσκοντες, ὡς ἔνιοι μὲν ὑδαρέστερον εἰθισμένοι πίνειν
εὐθέως πλήττονται τὴν κεφαλήν, εἰ καὶ βραχύ τις αὐτοῖς
ἀκρατέστερον κεράσειεν, ἔνιοι δ᾽ ἀκρατεστέρῳ χαίροντες
ἀνατρέπονται τὸν στόμαχον ὑδαρέστερον πιόντες. ὁπότ᾽ οὖν
ἐπὶ οἴνου ταῦτα συμπίπτει, συνήθους οὕτω ποτοῦ, πολὺ
δήπου μᾶλλον ἐπ᾽ ὀξυμέλιτος, ὅσῳ καὶ ἀηθέστερον οἴνου,

optimum fuper carbones defpumaveris, conjicies in ipfum
aceti tantum, unde guftanti nec acidum nimis, nec dulce
videbitur; ac denuo fuper prunas coques, quoad plane
unitae amborum qualitates fint, nec appareat guftanti
acetum adhuc crudum: huic ab igne remoto ufus tem-
pore aquam admifcebis, ita nimirum temperans, ut vi-
num. Ergo qui bibet, fi nec de acore ejus queritur,
nec dulcedine, affidue eo utatur; fin alterutro offenditur,
adjecto, quod defideratur, rurfus id coques. Neque enim
eos probo, qui fub una quapiam menfura id conficiunt;
qui mihi fimiliter iis affecti videntur, qui bibentes om-
nes fimiliter aquam vino mifcere cenfent, non adverten-
tes, quibusdam utique, qui dilutiori infueverunt, caput fta-
tim, fi vel pufillo meracius hauferint, tentari, quibus-
dam, qui meraciore delectantur, ftomachum, fi dilutius bi-
berint, fubverti. Quum igitur in vino, tam familiari potu,
ifta contingant, multo fane magis in oxymelite, utpote,

καὶ ἰσχυρότερόν ἐστιν, εἰκὸς ἀκολουθήσειν αὐτά. βέλτιον
οὖν ἐστιν ταῖς τῶν λαμβανόντων αἰσθήσεσι κρίνειν τὸ σύμ-
μετρον αὐταῖς, ἢ ἡμετέραις, οἰκειότατον μὲν τῇ φύσει τοῦ
λαμβάνοντος εἶναι νομίζοντας τὸ ΄ ἥδιστον ὀξύμελι, καὶ διὰ
τοῦτο καὶ ὠφέλιμον, ἐναντιώτατον δὲ τὸ ἀηδέστερον.
αὐτὴν δὲ τὴν πρώτην κρᾶσιν αὐτῶν, ὡς ἂν μάλιστα τοῖς
πλείστοις ἁρμόσειε, κατὰ τόδε χρὴ ποιεῖσθαι. ὄξους ἑνὶ μέ-
ρει διπλάσιον μιγνύσθω τοῦ τὸν ἀφρὸν ἀφῃρημένου μέλιτος
εἶθ᾽ οὕτως ἐπὶ μαλακοῦ πυρὸς ἑψείσθω, (261) μέχρις ἂν
ἑνωθῶσι ·αὐτῶν· αἱ ποιότητες· οὕτω γὰρ ἂν οὐδὲ τὸ ὄξος
ὠμὸν ἔτι φαίνοιτο. δι᾽ ὕδατος δ᾽ εὐθέως οὕτω σκευάζειν
ὀξύμελι. τῷ μέλιτι μίγνυσθαι τετραπλάσιον ὕδατος καλ-
λίστου· κἄπειθ᾽ ἑψείσθω μετρίως, μέχρις ἂν ὁ ἀφρὸς ἀφί-
στηται. τὸ μὲν οὖν φαῦλον μέλι πάμπολυν ἐξεργάζεται τὸν
ἀφρὸν, ὥστε καὶ ἡ ἕψησις αὐτοῦ πολυχρονιωτέρα γίνεται·
τὸ δὲ ἄριστον ἐν ἐλαχίστῳ τε χρόνῳ καὶ βραχύτατον ἀφί-
ησιν, ὅθεν οὐδὲ ἴσον αὐτῷ δεῖται τῆς ἑψήσεως. ἡ δ᾽ οὖν
πλείστη τὸ τέταρτον ἀπολείπει [128] μέρος τοῦ κραθέντος

quam vinum, tum minus familiari, tum magis forti,
ipfa fequi par eft. Satius ergo fit ex fumentis guftu,
non noftro, judicium de modo facere, id effe fumentis
naturae convenientiffimum oxymelitis, quod utique eft
jucundiffimum, proindeque etiam utile, contra ad-
verfiffimum effe, quod injucundum. Ipfam tamen pri-
mam ipforum mixtionem, quo plurimis conveniat, ta-
lem effe oportet: uni aceti parti mellis, a quo detracta
fpuma fit, duplum eft mifcendum; deinde ambo in leni
igne coquenda, donec eorum qualitates in unum coierint:
ita enim nec acetum amplius crudum apparebit. Cum
aqua vero ftatim ita facies oxymeli. Melli quadruplum
optimae aquae mifcebis, dein coques modico igni, quoad
fpumare definat. Ac malum quidem mel multam egerit
fpumam, quo etiam diutius coqui debebit. Optimum
vero, ut breviffimo tempore coquitur, ita minimum fpu-
mae evomit, unde nec pari ei coctione eft opus pluri-
mum certe quartam partem ejus, quod ab initio eft in-

274 ΓΑΛΗΝΟΥ ΥΓΙΕΙΝΩΝ

Ed. Chart. VI. [128.] Ed. Baf. IV. (261.)

ἐξ ἀρχῆς. μίξαντας δ᾿ ὄξους ἥμισυ, πάλιν ἑψητέον ἄχρι
τοῦ τὰς ποιότητας αὐτῶν ἀκριβῶς ἑνωθῆναι, καὶ μηκέτ᾿
ὠμὸν φαίνεσθαι τὸ ὄξος. σκευάζονται γὰρ καὶ κατ᾿ ἀρχὴν
εὐθέως τῶν τριῶν μιχθέντων οὕτως. ἔστω δὲ ἓν μὲν ὄξους
μέρος, δύο δὲ μέλιτος, ὕδατος δὲ δ᾿ · καὶ ταῦθ᾿ ἑψείσθω
μέχρι τοῦ τρίτου μέρους ἢ τετάρτου, τὸν ἀφρὸν ἀφαιρούν-
των ἡμῶν. εἰ δὲ ἰσχυρότερον αὐτὸ ποιῆσαι βούλοιο, το-
σοῦτον ἐμβαλεῖς ὄξους, ὅσον καὶ μέλιτος. ἀπόμελι δὲ κάλ-
λιστον ἐν ὕδατι σκευάζεται, καὶ πίνουσιν αὐτὸ δι᾿ ὅλου τοῦ
θέρους, ὡς ἔμψυχον. ἔνεστι δὲ τῷ βουλομένῳ καὶ πρὸς
τὴν ὑποκειμένην ἐν τῷ παρόντι λόγῳ διάθεσιν ὠφελίμως
χρῆσθαι, καὶ μάλισθ᾿, ὅταν ὀξυνθῇ· πάσχει δὲ τοῦτο πλει-
στάκις, τὸ μὲν μᾶλλον, τὸ δὲ ἧττον, ὡς ἂν δι᾿ ὕδατος
σκευαζόμενον, οὐ τοῦ ὀμβρίου, καθάπερ τὸ ὑδρόμελι, ἀλλὰ
τοῦ ἐπιτυχόντος. ἔνεστι δ᾿, εἰ βούλοιτό τις, καὶ δι᾿ ὀμ-
βρίου συντιθέναι. καὶ ἐγώ γ᾿ ἂν τοῦτο ποιεῖν συνεβούλευον,
εἰ ἐπήνουν τὸ ὄμβριον, ἀλλὰ γὰρ οὔτε τοῦτο ἐπαινῶ, καὶ
οὐδὲν χεῖρον ὀξυνόμενον ἀποτελεῖται, καὶ μάλιστα εἰς τὰ

ditum, amittit; poſt vero dimidio aceti adjecto, rurſus
coquendum, doneo qualitatum omnino ſit unitas, nec
acetum crudum etiam appareat. Conficitur ſane oxymeli
etiam tribus ſtatim ab initio mixtis, ad hunc modum:
Aceti uni parti additur mellis duplum et aquae quadru-
plum, atque haec ad tertiam partem coquuntur vel etiam
quartam, ſpuma interim detracta. Quod ſi valentius id
facere ſtudes, tantundem injicies aceti, quantum mellis.
Apomeli vero optimum ex aqua conficitur, bibiturque
tota aeſtate refrigerantis vice. Poteſt vero, cui id libet,
et ad quam propoſuimus affectionem, eo commode uti,
potiſſimum ubi coacuit; id quod ei ſaepe contingit, alias
magis, alias minus, utpote ex aqua confecto, non pluvia,
ſicut mulſa, ſed qualibet; quanquam poteſt, qui volet,
et ex pluvia aqua id conficere, ipſeque, ſi pluviam aquam
probarem, id ſuaderem. Verum nec ipſam probo, et
nihilo eſt deterius, ſi aceſcit, potiſſimum ad ea, quae

παρόντα. καὶ γὰρ οὖν καὶ μετρίως ὀξύνεται τό γε μὴ παν-
τάπασιν ἀμελῶς ἐσκευασμένον. ἡ δ᾽ ἐπιμέλεια τῆς σκευα-
σίας ἐστὶν ἐν τῷ τό κηρίον μὴ εἶναι πάνυ φαῦλον, ἑψεῖ-
σθαί τ᾽ ἐπὶ πλέον ἐν ὕδατι πηγαίῳ, καθαρῷ τε καὶ ἡδεῖ·
χρὴ γὰρ ἐκπιέσαντα τῶν κηρίων τὸ μέλι μέχρι τοσούτου
καθεψεῖν ἐν ὕδατι, μέχρις ἂν μηκέτι μηδεὶς ἀφρὸς ἐπανί-
στηται. τούτῳ τε οὖν χρῆσθαι ποτῷ καὶ τῶν οἴνων τοῖς
ὀξυσμένοις ἀτρέμα, καὶ τῶν ἐδεσμάτων τοῖς λεπτύνουσιν
ἄνευ τοῦ θερμαίνειν, οἷά πέρ ἐστι καὶ ἡ κάππαρις, εἰ δι᾽
ὀξυμέλιτος ἢ δι᾽ ὀξελαίου λαμβάνοιτο. μέχρι δή που δυοῖν
ἢ τριῶν ἡμερῶν, ὡς εἴρηται, διαιτᾷν· εἰ δ᾽ ἐλπίζοις, ἱκανῶς
ἤδη λεπτύνεσθαι τοὺς ὠμοὺς χυμούς, οἶνον προσφέρειν, λε-
πτὸν μὲν τῇ συστάσει, κιῤῥὸν δὲ ἢ λευκὸν τῇ χροιᾷ· ὃ
μὲν γὰρ εἰς εὐχυμίαν τε καὶ πέψιν, ὃ δ᾽ εἰς οὔρησιν ἀγα-
θός. εἰσὶ δ᾽ ἐπὶ μὲν τῆς Ἰταλίας ὅ τε Φαλερῖνός καὶ ὁ
Σουῤῥεντῖνος ἐκ τοῦ προτέρου γένους, ὥσπερ οὖν ἐκ τοῦ
δευτέρου ὁ Σαβῖνός τε καὶ ὁ Ἀλβανὸς καὶ Ἁδριανός, ἐπὶ δὲ
τῆς Ἀσίας ἐκ μὲν τοῦ προτέρου Λέσβιός τε καὶ Ἀριούσιος,

nunc funt propofita. Quin imo mediocriter etiam aci-
dum, quod faltem non omnino ineuriofe eſt confectum.
Sane cura conficiendi in eo eſt, ut nec favus admodum
fit vitiofus, coquaturque bene in fontana aqua, quae et
pura fit et grata. Oportet enim expreſſum a favis mel
eatenus in aqua coquere, quoad nulla inde fpuma exiſtat:
Ergo tum hac utendum potione eſt, tum vero e vinis iis;
quae leviter acefcunt, nutriendum praeterea cibis eſt, qui
citra calorem extenuent, cujusmodi capparis eſt ex oxy-
melite vel aceto et oleo fumpta ad duos vel tres dies,
ut dictum eſt. Quod fi crudos jam fuccos fatis attenua-
tos fperas, vinum dabis, quod et fubſtantia fit tenue, et
colore fulvum albumve: hoc enim et ad fucci bonitatem
et concoctionem facit, illud urinam movet. Sunt vero
in Italia prioris generis Falernum et Surrentinum, po-
fterioris Sabinum et Albanum et Adrianum, in Afia
vero prioris generis Lesbium et Ariuſium, fecundi

ἐκ δὲ τοῦ δευτέρου Τιτακαζηνός τε καὶ Ἀρσυῖνος. οὗτοι
μὲν ὡς παραδείγματα εἴρηνται τῷ λόγῳ. πολλοὶ δὲ καὶ
ἄλλοι κατὰ τὴν Ἰταλίαν εἰσὶ καὶ τὴν Ἀσίαν, οὐχ ἥκιστα
δὲ κἂν τοῖς ἄλλοις ἔθνεσιν, ὅμοιοι τοῖς εἰρημένοις, οὓς
αὐτὸν ἐκλέγεσθαι χρή, πρὸς τοὺς εἰρημένους ἀποβλέποντα
σκοποὺς τήν τε χρόαν καὶ τὴν σύστασιν, ἀποδοκιμάζειν
τε τούς τε παχεῖς καὶ τοὺς μέλανας, ὡς κακοχύμους τε καὶ
βραδυπόρους. εἰ δ᾽ ἐπὶ τοῖσδε βέλτιον ὁ ἄνθρωπος γίγνοι-
το, καὶ λούειν ἤδη προσήκει, καὶ ἀλείφειν, καὶ ἀνατρίβειν
μαλακῶς, κἀπειδὰν πρῶτον ὑπόστασιν ἴσχῃ τὰ οὖρα, τάς
τε τρίψεις αὐξῆσαι καὶ πρὸς τὰ συνήθη γυμνάσια κατ᾽
ὀλίγον ἐπαναγαγεῖν. ἐν τούτῳ δὲ τῷ καιρῷ καὶ τοῖς δια-
φορητικοῖς ἀλείμμασι χρηστέον, ὧν καὶ πρόσθεν μὲν ἐμνη-
μόνευσα, καὶ αὖθις δ᾽ ὑπὲρ αὐτῶν ἐρῶ. οὐ μὴν ἐμέτοις
χρῆσθαι συμβουλεύω κατὰ τὰς τοιαύτας διαθέσεις, ὥσπερ
ἐνίοις ἔδοξεν ἰατροῖς τε καὶ γυμνασταῖς, ἐξαπατηθεῖσιν, ὡς
οἶμαι, πρὸς τῶν ὑπὸ Φιλοτίμου τε καὶ Πραξαγόρου γεγραμ-
μένων ἐπὶ ταῖς τῶν τοιούτων χυμῶν θεραπείαις. οὐ γάρ,

Titacazenum et Arfyinum. Atque haec exempli tantum
gratia protulimus. Sunt autem et alia multa tum in Italia,
tum in Afia et caeteris nationibus, quae his funt fimilia,
ex quibus facere delectum conveniet ad eas, quas dixi-
mus, notas refpicientes, nempe colorem ac fubftantiam,
craffa vero et nigra rejicere, ut quae tum malum fuccum
gignant, tum tarde penetrent. Quod fi his adhibitis me-
lius habere fe fenferit, etiam lavare tum hominem de-
bebis, ungereque ac molliter fricare. Ut vero primum
urinae hypoftafim habuerunt, tum frictiones augere, tum
ad confuetas exercitationes paulatim reducere. Hoc tem-
pore unguentis iis quoque utendum, quae per halitum
evocent, de quibus et ante mentionem feci, et in fe-
quentibus faciam. Haudquaquam tamen in ejusmodi af-
fectibus vomitu utendum fuaferim, ficut nonnullis eft vi-
fum tum medicis, tum gymnaftis, falfis (ut opinor) ex iis,
quae a Philotimo et Praxagora de ejusmodi fuccorum
curatione funt fcripta. Non enim, quum laffitudinum

ΛΟΓΟΣ Δ. 277

Ed. Chart. VI. [128. 129.]　　　　　　Ed. Baf. IV. (261.)

ὅταν κοπώδεις διαϑέσεις πλεονάζωσιν, ἀλλ' ἐπειδὰν μόνοι
λυπῶσιν, ἔμετοι αὐτοὺς ἐκκενοῦσιν· οὐδεὶς γὰρ κίνδυνος ἀν-
τισπασϑῆναι τηνικαῦτα βιαιότερον ἔσω τῶν κατὰ σάρκα
περιττωμάτων, ὥσπερ ὅταν ἄμφω πλεονάζῃ, τὰ μὲν ὠμὰ
κατὰ τὰς πρώτας φλέβας, ἐν δὲ τοῖς στερεοῖς τὰ δακνώδη.
φυλάττεσϑαι γὰρ τῶν τοιούτων· ἄμεινόν ἐστιν [129] ἑκα-
τέρας τὰς ἀντισπάσεις, ἔξω μὲν τὴν τῶν ὠμῶν, ἔσωϑεν δὲ
τὴν τῶν δακνωδῶν. ὥσπερ οὖν ἐφυλαξάμεϑα κατὰ τὸν
ἔμπροσϑεν λόγον ἔξω τοὺς ὠμοὺς ἐπισπᾶσϑαι χυμοὺς, οὕτω
χρὴ φυλάττεσϑαι τοὺς δακνώδεις ἀντισπᾶν ἔσω. κεφάλαια
δὲ τῆς μὲν ἔξω φορᾶς αὐτῶν εἰσι γυμνάσια, καὶ τρίψεις, καὶ
λουτρὰ, καὶ ϑάλπος, ἀλείμματά τε ϑερμαίνοντα, καὶ τῶν
ψυχικῶν παϑῶν ἡ ὀξυϑυμία, καὶ ἁπλῶς εἰπεῖν ἅπανϑ',
ὅσα τοὺς ἐν τῷ βάϑει τοῦ ζώου χυμοὺς εἰς τὴν πανταχό-
ϑεν κίνησιν ἐξορμᾷ, τῆς δ' εἴσω τὰ ἀποτρέποντα τῆς
ἔξωϑεν φορᾶς. ἔστι δὲ δήπου ταῦτα τῶν ὁμιλούντων τῷ
δέρματι τά τε ψυχρὰ καὶ στύφοντα, καὶ ὅσα πρὸς τούτοις
ἐπισπᾶται τοὺς χυμοὺς, ἢ ἄλλως ὁπωσοῦν ἐπεγείρει τὴν ἔσω

affectus abundant, fed quum foli infeftant, vomitus
eos expellunt; quippe quum nullum periculum fit, ne
intro violentius revellatur aliquid eorum excrementorum,
quae in carne conftitere, quemadmodum certe eft, quum
ambo redundant, et in primis venis cruda, et in folidis
mordacia; caveri enim in talibus fatius eft utramque re-
vulfionem et foras crudorum, et intro mordacium. Sic-
uti igitur in fuperioribus cavimus, ne crudi fucci foras
traherentur, ita, ne mordaces revocentur intro, eft utique
cavendum. Praecipuae vero caufae, cur foras deferantur,
hae funt, exercitatio, et frictio, et balneum, et fomenta
calida, et unctio calefaciens, tum ex animi affectibus ira-
cundia, et uno verbo omnia, quae fuccos, qui alte in ani-
mantis corpore funt demerfi, ad motum quoquo verfus
irritant. Cur autem intro ferantur, ea funt, quae utique
prohibent foras ferri; talia funt ex iis, quae cuti vicina
funt, et quae frigida funt, et quae adftringunt, ad haec
quaecunque fuccos *introrfus* attrahunt, aut alias quoquo-

278 ΓΑΛΗΝΟΥ ΥΓΙΕΙΝΩΝ

Ed. Chart. VI. [129.]   Ed. Baf. IV. (261.)

κίνησιν αὐτῶν, ἐξ ὧν ἐστι λύπη, καὶ φρίκη, καθ᾽ ἡντιναο-
οῦν αἰτίαν γιγνομένη· καὶ γὰρ καὶ ψυχρὸν αἴτιον καὶ
θερμὸν ἐδείχθη, φρίκη τε καὶ ῥῖγος γιγνόμενον, καὶ διὰ
τῶν ἐμπληττόντων τε καὶ φοβούντων τὴν ψυχὴν ἤτοι ἀκου-
σμάτων, ἢ θεαμάτων. ἅπαντ᾽ οὖν τὰ τοιαῦτα φυλακτέον
ἐστίν, ἐπειδὰν ἅμα τε κοπώδης ὁ αὐτὸς ἄνθρωπος ᾖ καὶ
τὰς φλέβας ἔχῃ μεστὰς ἀπέπτων χυμῶν. οὔτε γὰρ τοὺς ἔξω
χυμοὺς ἀντισπᾶν ἔσω καλὸν, οὔτε τοὺς ἔνδον ἔξω, ἀλλὰ
τοὺς μὲν ἔξω διαφορεῖν ἀτρέμα, (τὰ γὰρ ἰσχυρότερον τοῦτο
δρῶντα καὶ τῶν ἔνδοθεν ἐπισπᾶταί τι,) τοὺς δ᾽ ἔνδον
λεπτύνειν τε καὶ συμπέπτειν. εἰ δ᾽ ἤτοι δι᾽ ἐμέτων ἢ διὰ
γαστρὸς ὑπαγωγῆς ἐπιχειρήσαις αὐτοὺς ἐκκενῶσαι σφοδρότε-
ρον, ἐπισπάσῃ τινὰς ἐκ τῶν ἔξωθεν ἔσω. τοὺς δὲ περὶ τὸν
Φιλότιμον οὐ χρὴ μέμφεσθαι τῇ τοιαύτῃ κενώσει χρωμέ-
νους, ὅταν ἐν ταῖς πρώταις φλεψὶ πλῆθος ὠμῶν περικέη-
ται χωρὶς ἑτέρας διαθέσεως, ἀλλὰ μᾶλλον ἡμᾶς αὐτοὺς
ἐθιστέον ἀκριβέστερον ἕτεσθαι παλαιοῖς γράμμασιν. εἰς

modo ipforum intro motum excitant, quorum funt triſti-
tia et horror quacunque de caufa ortus; quippe quum
ex calida caula et frigida tum horrorem gigni, tum
etiam rigorem, qualem fupra defcripfimus, eſt oſtenfum;
praeterea quae auditu vifuve animo aut ſtuporem aut
horrorem incutiunt. Haec itaque omnia devitanda tum
funt, quum idem homo pariter et laſſitudinem ſentit, et
venas habet crudis fuccis refertas. Nam neque qui extra
funt recte intro revocantur, neque qui intus funt foras;
imo, qui foris funt, leviter educendi per halitum funt,
fi quidem, quae vehementius id faciunt, etiam eorum,
quae intus funt, aliquid attrahunt. Qui vero intus funt,
ii attenuandi coquendique funt. Quod fi vel vomitu eos,
vel alvi dejectione educere violentius tentes, utique eo-
rum, qui foris funt, aliquid intro rapueris. Neque accu-
fandi funt Philotimi fectatores, fi tali ufi funt expulfione,
ubi citra ullum alium affectum crudorum abundantia in
primis venis conſtitit; quin potius nos ipfos affuefacere
par eſt, ut veterum fcripta diligentius infpiciamus. Ergo,

αὐτὸ μὲν οὖν τὸ μελίκρατον ὕσσωπον ἀφεψοῦντες, οὐκ εὐθέως
μὲν, οὐδ' ἐν τῇ πρώτῃ τῶν ἡμερῶν, ἐν δὲ ταῖς ἐχομέναις
δώσομεν, ἐφ' ὧν ἅμα τε τὸ πλῆθος τῶν ὠμῶν χυμῶν ἔνδον
ᾖ τε κοπώδης αἴσθησις ἔξω. τοὺς δ' ἐμέτους παραιτήσομεν
δεδιότες, ὡς εἴρηται, τῶν ἔξωθέν τι περιττωμάτων εἴσω πα-
λινδρομῆσαι. Πραξαγόρας δὲ καὶ Φιλότιμος εὐλόγως ἔμε-
τον ἐπὶ τοιούτῳ μελικράτῳ παραλαμβάνουσιν, ὠμοὺς χυμοὺς
θεραπεύοντες ἄνευ κοπώδους διαθέσεως.

Κεφ. ζ'. Ἀλλ' ἐπεὶ καὶ περὶ τούτων αὐτάρκως εἴρη-
ται, καιρὸς ἂν εἴη τῆς ὑπολοίπου διαθέσεως ὑπάρξασθαι,
καθ' ἣν ἅμα ῇ ἑλκώδει διαθέσει καὶ τὸ τῶν ὠμῶν πλῆ-
θος εἰς τὴν ἕξιν ἀνελήφθη. γίνεται δὲ ταῦτα κατ' ἐκεί-
νας μάλιστα τὰς περιστάσεις τῶν πραγμάτων, ἐν αἷς ἤτοι
θάλπος ἢ γυμνάσιον ἄμετρον ἐκ τῶν φλεβῶν εἰς τὰς σάρ-
κας ἀναρπάζει τοὺς ὠμοὺς χυμούς, οὐδεμίαν ἐν τῷ παρόντι
πρόσφατον ἀπεψίαν ἠπεπτηκότων, ὡς, εἴ γε καὶ τοῦτο συνέλ-
θοι, σύμπαν οὕτως ἐμπλησθήσεται τῶν ὠμῶν χυμῶν τὸ
σῶμα. καὶ λεχθήσεται μὲν ὀλίγον ὕστερον, ὡς χρὴ καὶ τὴν
τοιαύτην ἐπανορθοῦσθαι διάθεσιν. ἀλλ' ἐπεὶ τὸ σύνθετον

quibus intus crudi fucci copia eft, et foris laffitudinis
fenfus, iis hyffopum in mulfo coquens, non ftatim, nec
primo die, fed fequentibus dabis; vomitu vero abftinebis,
veritus (ut diximus), ne quid excrementi externi intro
rurfum revocetur. Praxagoras vero ac Philotimus ratio-
nabiliter poft ejusmodi mulfum vomitum probant, pro-
pterea quod crudos citra laffitudinem fuccos curant.

Cap. VII. Caeterum quoniam de his abunde dictum
eft, tempus monet reliquum aggrediamur affectum, in quo
cum ulcerofo fenfu etiam crudorum copia in corporis
habitum eft recepta. Accidunt haec in iis maxime ne-
gotiorum circumftantiis, in quibus aut calor, aut immo-
dicus labor crudos fuccos a venis in carnem rapit, idque
iis, qui nullam ad praefens recentem cruditatem contraxe-
runt. Quippe haec fi adfit, univerfum ita corpus crudis
fuccis replebitur. Quemadmodum vero hunc affectum cu-
rare oporteat, etiam poftea dicetur a nobis. Verum quo-

ὕστερόν τό ἐστι καὶ δεύτερον τῶν ἁπλῶν, ἄμεινον ἂν εἴη
περὶ τῆς ὑπολοίπου (262) διαθέσεως ἁπλῆς διελθόντας
ἐπὶ τὰς συνθέτους αὖθις ἰέναι. καίτοι γε οὐδὲ ταύτην
ἀκριβῶς ἁπλῆν χρὴ νομίζειν, ἀλλ᾽ ὡς ἐν αὐτομάτοις κόποις
ἁπλῆν. ὑποκει[130]μένης γὰρ τῆς τὸν κόπον ἐργαζομένης
διαθέσεως, ἐπιμίγνυμεν αὐτῇ τὰς ἄλλας. ἀλλ᾽ ὅτι καὶ κατὰ
τὴν μίξιν ἐνίοτε μὲν ἁπλῆ καὶ μία μίγνυται διάθεσις,
ἐνίοτε δὲ σύνθετος, οὕτως ὠνομάσαμεν ἁπλῆν, ὑπὲρ ἧς ὁ
λόγος ἐνέστηκεν. ἔστω δὲ τὸ πλῆθος τῶν ὠμῶν χυμῶν ἐν
τοῖς στερεοῖς τοῦ ζώου μέρεσιν, οὐκ ἐν ταῖς φλεψὶν, ἅμα
τῷ καὶ τὴν ἑλκώδη τοῦ κόπου διάθεσιν ἐν τοῖς αὐτοῖς
ὑπάρχειν· ἡ γὰρ ἐξ ἀρχῆς ὑπόθεσις τοῦ λόγου τοιαύτη τις
ἦν. ὡς οὖν ἐφ᾽ οἷς κατὰ τὰς φλέβας ἦν, καὶ μάλιστα κατὰ
τὰς πρώτας τῶν ὠμῶν, ἐφυλαττόμεθα τὰ θερμαίνοντα, δε-
διότες εἰς τὴν ἕξιν ἀναληφθῆναι τοὺς τοιούτους χυμούς,
οὕτω νῦν οὐδὲν χρὴ δεδιέναι. δοτέον οὖν αὐτοῖς, ὅσα μέχρι
τοῦ δέρματος ἐκτείει τὴν θερμότητα, καὶ ἀνατριπτέον ἐπὶ

niam compofitum omne pofterius fimplici eft, praeftat
(arbitror) reliquum fimplicem affectum prius expedire,
ac deinde ad compofitos venire, quanquam ne hunc qui-
dem omnino fimplicem oportèt exiftimare, fed ut inter
laffitudines fua fponte ortas fimplicem. Propofito namque
nobis affectu, qui laffitudinem excitat, adjicimus illi reli-
quos: fed quia in mixtione alias fimplex unaque affectio
additur, alias compofita, ita fimplicem appellavimus
hanc, de qua nunc agimus. Efto igitur crudi fucci copia
in folidis animalis partibus, non in venis; cui accedat
ulcerofae laffitudinis in his ipfis affectus; quippe talis
erat ea hypothefis, de qua inter initia fermonis loqui in-
ftitueramus. Sicuti igitur, in quorum venis et praecipue
in primis crudorum copia erat, iis effe a calidis caven-
vendum cenfuimus, veriti, ne ejusmodi fucci in habitum
corporis pertraherentur, ita nunc id timere non oportet.
Ergo danda his funt, quae vel ad cutim usque calorem
fuum transmittunt, fricandumque largiter oleo, quod re-

ΛΟΓΟΣ Δ. 281

Ed. Chart. VI. [130.]　　　　　　　　Ed. Baf. IV. (262.)

πολὺ ἐλαίῳ χαλαστικῷ, καὶ μάλιστα μετὰ τὸν ὕπνον ἕωθεν
ἐξαναστάντας· ἡ γὰρ τοιαύτη τρίψις ἅμα τε πέττει τοὺς ὠμοὺς
χυμοὺς καὶ τρέφει, τὸν ὄγκον τοῦ ζώου. χρὴ δ᾽ ἡσυχάσαι
μετὰ ταῦτ᾽ ἄχρι πλέονος, εἰ μέλλοι καλῶς γενήσεσθαι ταῦτα.
πολὺ δ᾽ ἐνεργέστερον ἂν ἀνύσειεν, οὗ χάριν γίνεται, βραχέα
τε σιτία προσενηνεγμένου κατὰ τὴν προτεραίαν τοῦ ἀνθρώπου,
καὶ μηδὲν ἐπὶ τῷ δείπνῳ πίνειν πλὴν κιῤῥοῦ καὶ λεπτοῦ
οἴνου. μὴ γυμνάζεσθαι δὲ συνεχῶς καὶ σφοδρῶς αὐτίκα,
μή πη λάθωμεν ἀπέπτῳ ἔτι χυμῷ ἀναγκάζοντες τρέφεσθαι
τὸ σῶμα. βέλτιον οὖν ἕωθεν ἐπὶ πλεῖον ἀνατρίψαι τε καὶ
μετὰ ταῦτα ἡσυχάσαι περιπατῆσαί τε τὰ μέτρια, καὶ αὖθις
χρήσασθαι τρίψει πολλῇ, καὶ λουτρῷ συμμέτρῳ θερμῷ, καὶ
τροφαῖς εὐχύμοις τε ἅμα καὶ μὴ γλίσχροις. εἴρηται δ᾽
ἔμπροσθεν αὐτῶν ἡ ὕλη, πτισάνην ἐπαινούντων ἡμῶν εἰς
τὰ τοιαῦτα, καὶ τοὺς πετραίους ἰχθύας, καὶ τῶν ὀρνίθων
τοὺς ὀρείους. ἐπιτήδεια δὲ καὶ τὰ λεπτύνοντα τῶν ἐδεσμά-
των, ὑπὲρ ὧν ἐν ἰδίᾳ γέγραπται βιβλίον. εὐλαβεῖσθαι δὲ
χρὴ μηδὲν, εἰ καὶ θερμαίνοι σφοδρῶς, ἀλλὰ καὶ τὸ διὰ τῆς

laxandi vim habeat, ac potiſſimum mane, quum ſurgunt
a ſomno; nam hujusmodi frictio ſimul concoquit crudum
ſuccum, et corpoream molem animantis nutrit. Quie-
ſcendum vero poſt haec diu eſt, ſiquidem probe ſint cef-
ſura. Sane multo evidentius efficiant, cujus gratia ſiunt,
ſi homo exiguum cibum pridie ſumpſerit, nec aliud a
coena bibat, quam vinum, quod fulvum ſit ac tenue.
Nec vero illico exercitandum aſſidue et vehementer eſt,
necubi imprudentes crudo adhuc ſucco nutriri corpus
cogamus. Utilius itaque fuerit mane largius fricare, et
poſt id diu quieſcere, ac modice inambulare, tum denuo
multa uti frictione, et balneo modice calido, praeterea
alimentis, quae et boni ſint ſucci, et minime glutinoſa.
Eorum materia ſupra jam dicta eſt, ubi ptiſanam ad
talia laudavi, et piſces ſaxatiles, et aves monticolas.
Apti cibi ſunt et qui attenuant, de quibus ſcripſimus
uno libro. Nec eſt quod verearis, ne calorem vehemen-
ter accendas, quin imo medicamen, quod diacalaminthen

καλαμίνθης φάρμακον ἀδεῶς λαμβάνειν. ἔστι δὲ ἡ σύνθε-
σις αὐτοῦ τοιαύτη. καλαμίνθης, καὶ γλήχωνος, καὶ πετρο-
σελίνου, καὶ σεσέλεως ἑκάστου ἀνὰ ὀγ. β΄, σελίνου σπέρμα-
τος, κορύμβων θύμου, ἀνὰ ὀγ. δ΄ ἑκατέρου, καὶ πρὸς
τούτοις ἔτι λιβυστικοῦ μὲν ὀγ. ἑκκαίδεκα, πεπέρεως δὲ
ὀκτὼ καὶ μ΄. πεπέρεως μὲν οὖν ἔστω τὸ βαρύσταθμον ὀνομα-
ζόμενον, σέσελι δὲ τὸ Μασσαλεωτικὸν, πετροσέλινον δὲ
τὸ Μακεδονικὸν, καὶ τούτου μάλιστα τὸ Ἀστρεωτικὸν, ἡ
καλαμίνθη δὲ καὶ ἡ γλήχων μάλιστα μὲν ἐκ Κρήτης, εἰ
δὲ μὴ, ἀλλ᾽ ἐκ χωρίων ὑψηλῶν τε καὶ ξηρῶν, ὡσαύτως δὲ
καὶ τὰ θύμα. τὰ μὲν οὖν ξυλώδη καὶ σκληρὰ τῶν βοτα-
νῶν ἀποῤῥίπτειν, λαμβάνειν δ᾽ εἰς τὸ φάρμακον τὰ φύλλα,
καὶ τούτων μάλιστα τὰ λεπτότατά τε καὶ εὐθαλέστατα καὶ
ἐπ᾽ ἄκραις ταῖς βοτάναις, καὶ πρὸς αὐτοῖς ἄνθη τε καὶ
τὰ σὺν αὐτοῖς λεπτότατα κάρφη. κόπτειν δ᾽ ἅμα σύμπαντα
καὶ διαττᾷν χρὴ διὰ λεπτοῦ κοσκίνου· μάλιστα γὰρ εἰς ὅλην
τὴν ἕξιν τοῦ ζώου τὰ τοιαῦτα φάρμακα ἀναδίδοται, κα-
θάπερ γε τὰ παχύτερα κατὰ τὴν γαστέρα μένει, τοῖς στενοῖς

vocant, audacter dabis. Eſt vero compoſitio ejus hu-
jusmodi. Accipe calaminthes, et pulegii, et petroſe-
lini, et ſeſeleos, cujusque uncias duas, ſeminis apii,
cacuminum thymi, utriusque uncias quatuor, ad haec
libyſtici uncias XVI, piperis vero octo et quadraginta.
Ac piper quidem eſto, quod ponderoſum appellant, ſeſeli
vero Maſſilienſe, petroſelinum Macedonicum, hujusque
praecipue Aſtreoticum, calaminthe et pulegium potiſſi-
mum ex Creta, ſin minus, certe ex regionibus editis et
ſiccis, ſimili ratione et thymum. Atque herbarum qui-
dem quicquid lignoſum durumque eſt, id abjiciendum,
accipienda vero ad medicamenta folia, atque ex his ma-
xime quae ſubtiliſſima virentiſſimaque ſunt atque in
ſummis herbis nata, ad haec flores, et quae cum iis ſunt
una, minutiſſimae tenuiſſimaeque feſtucae. Haec omnia
ſimul tundenda cribrandaque ſunt tenui cribro; quippe
ejusmodi medicamenta in totum corporis habitum maxi-
me diſtribuuntur, veluti e diverſo craſſiora in ventre

ΛΟΓΟΣ Δ. 283

Ed. Chart. VI. [130. 131.] Ed. Baf. IV. (262.)

στόμασι τῶν φλεβῶν ἐναρμοσθῆναι μὴ δυνάμενα. καὶ διὰ
τοῦτο καὶ τὸ Διοσπολιτικὸν ὀνομαζόμενον φάρμακον, οὗ
κατὰ τὸν ἐνεστῶτα λόγον ἔμπροσθεν ἐμνημόνευσα, παχυμε-
ρέστερον εἴωθα σκευάζειν, ἐπειδὰν ὑπαχθῆναι τὴν γαστέρα
δι᾽ αὐτοῦ δεήσῃ. καί τις οὐκ εἰδὼς τοῦτο, λεπτότατόν τε
καὶ γνοωδέστατον ἐργασάμενος αὐτὸ, τὴν μὲν ὑποχώρησιν
οὐδέν τι προὔτρεψεν, οὖρα δ᾽ ἐκίνησεν οὐκ ὀλίγα, καὶ ἡμῖν
ἐκοινοῦτο, θαυμάζων τε ἅμα καὶ ζητῶν τοῦ γεγονότος τὴν
ἀληθινὴν αἰτίαν. αὐτὸς μὲν γὰρ ἔφη νομίζειν ἰδιοσυγκρα-
σίαν τινὰ τοῦ ἀνθρώπου, καὶ γὰρ ἐκάλεσεν οὕτως, αἰτίαν
εἶναι τοῦ συμβεβηκότος. [131] ὡς δὲ ἔμαθεν, ὅτι τὸ τῆς
συνθέσεως εἶδος αἴτιον ἴδιον ὑπῆρχεν, αὖθις ἑτέρως ἐσκεύασε,
τυχὼν τοῦ σκοποῦ. τούτου μὲν οὖν τοῦ παραγγέλματος ἐπὶ
πάσης συνθέσεως φαρμάκου ἄμεινον μεμνῆσθαι. τὸ δὲ
προκείμενον ἐν τῷ παρόντι λόγῳ φάρμακον ἀκριβῶς
ἅπαντα λεπτὰ λαμβανέτω χάριν τοῦ ῥᾳδίως ἀναδίδοσθαί
τε καὶ φέρεσθαι πάντη. μιγνύσθω δὲ τοῖς οὕτω παρε-
σκευασμένοις μέλι τὸ κάλλιστον, ἀκριβῶς ἀπηφρισμένον.

haerent, ut quae angufta venarum ofcula fubire nequeant.
Quamobrem etiam medicamentum, quod Diofpoliticon
vocant, cujus in hoc libro antea mentionem feci, craf-
fum facere foleo, quoties dejicere alvum per id ftudeo.
Quidam vero id non intelligens, quum tenuiffimum mi-
nutiffimumque inftar pollinis feciffet, ut alvo dejiciendae
nihil contulit, fed urinam plane multam movit, mecum
rem communicavit, miratus ac fcifcitans eventus ejus
veram caufam. Ipfe enim arbitrari fe ajebat, hominis
propriam et peculiarem temperiem (nam ita appellabat)
ejus, quod inciderat, caufam effe: ut vero propriam cau-
fam didicit effe compofitionis rationem, poftmodum aliter
compofuit meliore fucceffu. Ac hujus quidem praecepti
in omnium medicamentorum compofitione meminiffe ex-
pedit: propofitum vero in praefenti medicamentum om-
nia prorfus fubtilia poftulat, quo facile in omnem cor-
poris partem digerantur feranturque. Mifcendum vero
his ita praeparatis eft mel optimum curiofe defpumatum.

ἢ δὲ χρῆσις αὐτοῦ γιγνέσθω μετὰ τὴν ἑωθινὴν ἀνάτριψιν,
καὶ πρὸ τῶν γυμνασίων τε καὶ λουτρῶν. ἔξεστι δὲ καὶ χω-
ρὶς τοῦ μίξαι τὸ μέλι ξηρῷ τῷ φαρμάκῳ φυλάξαντα χρῆ-
σθαι παραπλησίως ἁλσὶ τοῖς εἰς ὄψα παρεσκευασμένοις.
ἔξεστι δὲ καὶ εἰς πτισάνην ἐμβαλεῖν οἷον ὄξος ἤ τι τοιοῦ-
τον ἀντὶ πεπέρεως. οὐ μόνον δὲ τὸ ξηρὸν ἁλῶν δίκην ἐστὶ
πολύχρηστον, ἀλλὰ καὶ τὸ σὺν τῷ μέλιτι. καὶ γὰρ καὶ
τοῦτο δυνατὸν ἀναμιγνύντα τοῖς ἐδέσμασιν, ἀπογεῖσθαι
μετά τινος ἐξ αὐτῶν, ὡς ἡδὺ τῷ χρωμένῳ φαίνεσθαι.
μηδὲν μέντοι μετὰ τὴν τροφὴν μηδέποτε λαμβάνειν, μήτε
τοῦτο, μήτ᾽ ἄλλο τι φάρμακον, ἀνάδοσιν ἰσχυροτέραν ἐργα-
ζόμενον. οὐ γὰρ ἀναδίδοσθαι τηνικαῦτα βέλτιον, ἀλλὰ
πέττεσθαι τοῖς ληφθεῖσιν. ἄμεινον οὖν ἐστι τοῖς ἐπικου-
ρίας τινὸς ἔξωθεν εἰς πέψιν δεομένοις ἐν τούτῳ τῷ καιρῷ
δίδοσθαι φάρμακον, οὗ τὴν σύνθεσιν ἔμπροσθεν ἐδήλωσα.
λέγω δὲ τὸ διὰ τριῶν πεπέρεων ἁπλοῦν. καὶ αὐτὸ δὲ τὸ
πέπερι μόνον ἐπιπαττόμενον τῷ ποτῷ χρηστὸν εἰς τὰ πα-
ρόντα, καὶ εἴπερ ἄρα μείζων τις εἴη χρεία, καὶ τὸ διὰ

Porro ufus ejus erit poft matutinam frictionem, et ante
exercitationem et balneum. Licet et fine admixto melle
ficcum medicamentum reponere, eoque falis vice prae-
parati ad obfonia uti. Licet et in ptifanam veluti ace-
tum injicere, vel ejusmodi aliquid pro pipere. Non
modo autem ficcum ipfum medicamentum falis ritu in
vario eft ufu, fed etiam quum melli eft admixtum; fi-
quidem id quoque poteft cum aliquo cibo mixtum
fumi, ita ut jucundum utenti fit. Poft cibum tamen
nunquam nec hoc medicamentum, nec aliud ullum, quod
ad diftributionem vehementiorem faciat, fumendum eft:
non enim diftribui tunc, fed concoqui, quae fumpta funt,
eft utilius. Melius itaque fit iis, qui externo aliquo prae-
fidio ad concoctionem egent, hoc tempore exhiberi me-
dicamentum, cujus compofitionem ante expofui: voco au-
tem ipfum diatrionpepereωn fimplex. Quin etiam ipfum
piper potioni infperfum percommodum eft ad ea, de
quibus agimus; quod fi qua fortaffe major neceffitas inci-

χυλοῦ τῶν κυδωνίων μήλων, οὗ τὴν σύνθεσιν ἅπασαν ἐρῶ
καὶ τὴν δύναμιν ἀκριβῶς ἐξηγησόμενος κατὰ τὸν ἑξῆς λό-
γον. εἰς δὲ τὰ παρακείμενα νῦν ἁπάντων ἄριστον φάρμα-
κον ὧν ἐγὼ γινώσκω τὸ διὰ τῆς καλαμίνθης ἐστί. καὶ
γὰρ λεπτύνει τὰ παχέα καὶ γλίσχρα, καὶ διαφορεῖ, καὶ
οὔρησιν κινεῖ, καὶ καταμήνια γυναιξίν. ἔστι δὲ καὶ ἥδιστον
ἐν τῇ χρήσει, καὶ μάλισθ᾽ ὅταν λάβῃ πλεῖον τοῦ μέλιτος.
ἑψεῖσθαι δ᾽ ἐπὶ πλέον αὐτὸ χρὴ τηνικαῦτα. τοῖς δ᾽ ἀπε-
στραμμένοις τὰ γλυκέα καὶ φεύγουσι τὸ μέλι, καὶ γὰρ
τοιαῦται μέν τινες εὑρίσκονται φύσεις, ὀλίγον ἐν τῇ συν-
θέσει μιγνύσθω τὸ μέλι. βέλτιον δὲ καὶ μᾶλλον ἑψεῖσθαι
τούτοις, καὶ γὰρ ἧττον οὕτως ἐστὶ γλυκύ, καὶ ἧττον ἀνα-
τρέπει τὸν στόμαχον ἐπὶ τῶν ἀπεστραμμένων φύσει τὸ
μέλι. τὰ μὲν δὴ τοιαῦτα πάντα καὶ αὐτός τις ἐπινοείτω
πρὸ τῆς ἡμετέρας συμβουλῆς, ἕνα κοινὸν ἐν ἅπασι διαφυ-
λάττων σκοπὸν, ἥδιστον γενέσθαι τὸ φάρμακον, εἰς ὅσον
ἐγχωρεῖ, φυλαττομένης αὐτοῦ τῆς εἰς τὴν ὠφέλειαν δυνά-
μεως· οὐ γὰρ δὴ ταύτην γ᾽ ἐκλῦσαι κελεύω τῆς ἡδονῆς

derit, etiam quod ex fucco mali cydonii conficitur, cujus
omnem compofitionem viresque diligenter in fequentibus
explicabimus. Verum ad ea, quae nunc agimus, omnium,
quae mihi cognita funt, optimum medicamentum eft dia-
calaminthes: nam et craffa lentaque attenuat, et per
halitum educit, et urinas movet, et mulieribus menfe.
Eft autem ufu quoque jucundiffimum, praefertim quum
liberalius mel accepit: quo tempore coqui largius poftu-
lat. Qui vero averfantur dulcia et mel fugiunt, (nam
ejusmodi quoque naturas invenias,) iis parum in compo-
fitione mifcebis. Sane melius his quoque fuerit, fi lar-
gius coquatur; nam et minus eft eo pacto dulce, et mi-
nus ftomachum eorum, qui a melle naturaliter abhorrent,
fubvertit. Atque omnia quidem hujusmodi vel ante no-
ftram admonitionem fibi ipfi quis excogitabit, unum fcili-
cet ubique deftinans, nempe ut, quoad fieri licet, jucun-
diffimum fiat medicamentum, fed tamen virium ejus uti-
litate fervata: non enim hanc, dum voluptati indulge-

στοχασάμενος. ὅταν οὖν ἐπὶ δύο που τὰς πρώτας ἡμέρας
ἢ τρεῖς οὕτως. ἢ παρεσκευασμένος ὁ ἄνθρωπος, οὐδὲν ἂν εἴη
χεῖρον ἤδη καὶ γυμνάσασθαι διὰ τῶν συνήθων αὐτῷ, ἀπο-
πειρώμενον εὐχροίας τε καὶ τῶν ἄλλων σημείων, ἃ κατὰ
τὸν ἔμπροσθεν εἴρηται λόγον. εἰ μὲν γὰρ ἅπαντά σοι
χρηστὰ φαίνοιτο, τελέως γυμνάζειν αὐτόν· εἰ δὲ μὴ, προκα-
ταπαύειν τε τοῦ συμμέτρου, κἂν τοῖς εἰρημένοις πρὶν διαι-
τήμασί τε καὶ φαρμάκοις φυλάξαντα κατ᾽ ἐκείνην τὴν ἡμέ-
ραν, αὖθις ἐπιχειρεῖν τῷ γυμνασίῳ κατὰ τὴν ὑστεραίαν
ἐπὶ τοῖς αὐτοῖς ᾿ σημείοις τε καὶ σκοποῖς, ἵν᾽, ὅταν ἤδη
πάντα ἄμεμπτα φαίνηται, πρὸς τὴν αὐτὴν δίαιταν ἐπανα-
γάγῃς αὐτόν, ἢ καὶ πρὶν ἁλῶναι τῷ κοπώδει συμπτώματι
συνήθης ἦν.

Κεφ. η΄. [132] Ἐπεὶ δὲ (263) καὶ τῷ τῆς ἐλάτης
ἀκόπῳ φαρμάκῳ χρῆσθαι συμφέρει τοῖς κατὰ τὴν σύρκα
τε καὶ τὸν ὄγκον ἅπαντα τοῦ ζώου χυμοὺς ἠθροικόσιν, ἤτοι
πεφθῆναι δεομένους, ἢ διαφορηθῆναι, οὐδὲν ἂν εἴη χεῖρον
εἰπεῖν τι καὶ περὶ τῆς ἐκείνου συνθέσεως. ἔστι μὲν οὖν

mus, folvi jubeo. Ubi igitur circiter duos vel tres pri-
mos dies ita praeparatus homo eſt, non incommodum
fuerit etiam confuetis eum exercitationibus admovere;
animadverfis prius tum coloris bonitate, tum aliis notis;
quae in praecedentibus funt comprehenfae. Nam fi om-
nia commode fe habere videntur, plene exercendus eſt;
fin minus, etiam ante mediocritatem defiſtet, ac in prius
dictis tum victu, tum medicamentis eo die habendus,
poſtridie rurfus exercitationi dandus, fuper iisdem tum
notis, tum fcopis, ut, quum omnia ex fententia commo-
daque appareant, ad eandem victus rationem revoces, cui
ante infuevit, quam laffitudinis fymptomate urgeretur.

Cap. VIII. Quoniam vero et acopo, quod ex abie-
te fit, uti expedit iis, qui in carne et tota corporis mole
fuccos congefferunt, qui aut concoqui defiderent, aut per
halitum digeri, non abs re fuerit ejus quoque compofi-
tionem apponere. Eſt igitur abietis maturiſſimum femen

ὡραιότατον αὐτῆς τὸ σπέρμα περὶ τὴν ἐπιτολὴν τοῦ ἀρ-
κτούρου, ὅστις καιρὸς ἐν Ῥώμῃ μὲν ὁ καλούμενος μήν ἐστι
Σεπτέμβριος, ἐν Περγάμῳ δὲ παρ᾽ ἡμῖν Ὑπερβερεταῖος,
Ἀθήνῃσι δὲ μυστήρια. ἐλαίῳ δ᾽ ἐμβάλλειν αὐτὸ χρὴ, καθ᾽
ἢν ἂν θέλῃς ὥραν τοῦ ἔτους, οὐδεμία γὰρ ὅσον ἐπὶ τούτῳ
διαφορά. βέλτιον δὲ, εἰ καὶ θλάσας ἐμβάλλοις αὐτό· θᾶτ-
τον γὰρ οὕτω τὸ ἔλαιον ἐμπλήσει τῆς ἰδίας ποιότητός τε καὶ
δυνάμεως. εἴη δ᾽ ἂν ὁ χρόνος οὗτος ἐλάχιστος ἡμερῶν μ´·
πολλάκις δ᾽ ἡμεῖς καὶ τρεῖς καὶ τέτταρας καὶ πολὺ
πλείους μῆνας ἐπετρέψαμεν ἐμβραχῆναι, κἄπειθ᾽ οὕτως
ἀπερρίψαμεν τὸ σπέρμα, τὸ δ᾽ ὑγρὸν ὀθονίῳ διηθήσαμεν.
ἔστω δὲ τὸ μὲν ἔλαιον ἕν τι τῶν χαλαστικῶν, οἷόν περ ἐν
Ἰταλίᾳ τὸ Σαβῖνον, ἐμβαλλέσθω δ᾽ εἰς τὰς εἴκοσι καὶ
πέντε κοτύλας αὐτοῦ μόδιος Ἰταλικὸς τοῦ σπέρματος τῆς
ἐλάτης, οὐσῶν δὲ καὶ τῶν κοτυλῶν Ἰταλικῶν, ἃς δὴ καὶ
λίτρας ὀνομάζουσι. βραχέντος δ᾽ ἐν αὐτῷ τοῦ σπέρματος,
πολλῷ δηλονότι μεῖον γίνεται. σύμμετρον δ᾽ οὖν ἐστι τῷ
καταλειφθέντι, κηροῦ μὲν λίτρας ἐμβαλεῖν τέσσαρας, ῥητίνης

circa Arcturi emerſum, quo tempore Romae September
menſis eſt, apud nos vero Pergami Hyperberetaeus, Athe-
nis Myſteria. Id ſemen conjicere oportet in oleum quo-
libet anni tempore, nullum enim in ea re diſcrimen eſt.
Melius tamen ſuerit, ſi id contundas prius, quam injicias;
ita enim citius oleum ſua qualitate vique inficiet. Et
erit id ſpatium dierum minimum quadraginta. Nos vero
ſaepe et tres, et quatuor, etiam multo plures menſes
macerari permiſimus: ſic deinde ſemen abjecimus, humi-
dum vero linteo percolavimus. Eſto vero ejus generis
oleum, cui relaxandi vis inſit: cujusmodi in Italia Sabi-
num eſt. Conjicies autem in quinque et viginti heminas
ejus ſeminis abietis modium Italicum. Eſto autem et
hemina ipſa Italica, quam utique et libram nominant.
Ubi vero maceratum in eo ſemen fuerit, multo plane
minus redditur. Ei igitur, quod reliquum eſt, idoneus
cerae modus erit, ſi quatuor libras immiſeris, reſinae

δὲ ἐλατίνης τὸ τρίτον τῆς λίτρας μέρος, αἵ πέρ εἰσιν ὁλ
κῆς < β΄ καὶ λ΄. τὸ δ᾽ ἴσον ἐμβαλλέσθω μὲν τῆς στυροβι
λίου ῥητίνης. εἰ δ᾽ αὗται μὴ παρεῖεν, ἀντ᾽ αὐτῶν τῇ τερε
βινθίνῃ χρῆσθαι. ἑψεῖν δ᾽ ἄμεινον ἐπ᾽ ἀγγείου διπλοῦ,
ἢ πάντως γ᾽ ἐπὶ πυρὸς ἀσθενοῦς, οἷόν ἐστι τὸ τῶν ἀν
θράκων· ἔστωσαν δ᾽ οὖν μηδ᾽ οὗτοι πολλοί.   τοῦτο τὸ
φάρμακον ἐπιτηδειότατόν ἐστιν εἰς ἅπαντας κόπους αὐτο
μάτους τε καὶ οὐκ αὐτομάτους. ἀγαθὸν δὲ καὶ τὸ διὰ τῆς
αἰγείρου τῶν ἀνθῶν συντιθέμενον.   ἔστι δὲ καὶ τοῦτο
τοιόνδε.   τῶν ἀνθῶν τῆς αἰγείρου μεμυκότων ἔτι μόδιος
Ἰταλικὸς ἐμβάλλεται λίτραις ἐλαίου Σαβίνου πεντεκαίδεκα
ἢ εἴκοσι.   μὴ παρόντος δὲ τοῦ Σαβίνου, τῶν ὁμοίων τι
παρασκευαστέον ἐλαίων. εἴρηται δ᾽ ἐν τοῖς ἔμπροσθεν, ὡς
ὅμοια πάντ᾽ ἐστὶ τὰ λεπτομερῆ θ᾽ ἅμα καὶ μὴ στύφοντα.
κάλλιον δ᾽, εἰ καὶ μετρίως θλασθὲν ἐμβληθείη τῷ ἐλαίῳ
τὸ ἄνθος. εἰ δὲ καὶ καθ᾽ ἑκάστην διακινοῖτο, καὶ μάλισθ᾽
ὅταν ἥλιος ᾖ θερμὸς, ἐν οἰκήματί τε θερμῷ τὴν ἀπόθε
σιν ἴσχῃ, θᾶττόν τε ἂν οὕτω καὶ μᾶλλον ἢ τῆς αἰγείρου

vero abietinae librae unius partem tertiam: id aequat
drachmas triginta duas: injicies vero et pineae refinae
tantundem.   Quod fi harum copia non fit, earum loco
terebinthina utendum.   Coques vero commodius haec in
vafe duplici, aut certe igni lento, qualis prunarum eft:
quae tamen nec ipfae multae effe debent.   Medicamen
hoc aptiffimum eft ad omnem laffitudiuem, feu fponte
ortam, feu haud fponte contractam.   Utile fane medicamentum eft et quod ex populi floribus fit.   Id tale eft.
Ex floribus populi adhuc conniventibus modius Italicus
in quindecim aut viginti libras Sabini olei immittitur.
Si id praefto non eft, fimile aliquod praeparandum
oleum eft. Dictum vero in praecedentibus eft, fimile effe,
quodcunque tenue eft nec ullam adftringendi vim habet.
Magis vero ad rem pertinebit et fi modice contritum
ipfum florem in oleum conjicias. Quod fi quotidie medicamentum dimovebis, idque potiffimum quum fol fervebit, ac in domo calida repones, celerius ita magisque

ΛΟΓΟΣ Λ. 289

Ed. Chart. VI. [132. 133.]   Ed. Baf. IV. (263.)

ποιότης τε καὶ δύναμις εἰς τοὔλαιον μετέλθοι, ὥστε σε
μετὰ δύο που καὶ τρεῖς μῆνας δύνασθαι ἐκθλίψαντα τὸ
ἄνθος αὐτὸ μὲν ἀποῤῥῖψαι, τὸ δ᾽ ἔλαιον ἔχειν ἀδήκτως δια-
φορητικὸν, οὐδέν τι μεῖον τοῦ ἐλατίνου. καὶ μέντοι καὶ
κηρὸν καὶ ῥητίνην ἔξεστιν ἐμβάλλειν αὐτῷ τοσοῦτον, ὅσον
ἀρτίως ἐν τῇ συνθέσει τοῦ διὰ τῆς ἐλάτης εἴρηται φαρμά-
κου. παχύ τι δ᾽ εἴποτε γένοιτο τὸ ἐκθλιβόμενον ὑγρὸν,
ἱκανὸν οὐ μόνον τὸ τέταρτον μέρος, ἀλλὰ καὶ τὸ πέμπτον
μίγνυσθαι κηροῦ. ἐγὼ δ᾽ οἶδά ποτε καὶ τὸ ἕκτον ἐμβαλὼν,
παχυτέρου τε τοῦ ἐλαίου γινομένου, καὶ τοῦ μέλλοντος αὐτῷ
χρῆσθαι χαίροντος ὑγροτέρῳ φαρμάκῳ. τινὲς δ᾽ οὐκ ἀναμέ-
νοντες ἐν χρόνῳ πλέονι διαβρέχεσθαι τά τε ἄνθη καὶ τὰ
σπέρματα, τοῦτο μὲν ἑψεῖν αὐτὰ δέονται, τοῦτο δ᾽ ὕδωρ
ἐμ[133]βάλλειν, ὅσοι γε προμηθέστεροι, χάριν τοῦ μήτε
φρυχθῆναι τὰ ἐμβληθέντα, μήτε κνισῶδες γενέσθαι τοὔ-
λαιον. ὅσοι δ᾽ ἔτι τούτων ἐπιμελέστεροι, τὴν ἕψησιν ἐν
ἀγγείοις διπλοῖς ποιοῦνται· καλεῖται δ᾽ οὕτως, ἐπειδάν, προϋ-

tum qualitas populi, tum vis in oleum migrabit. Itaque
poſt duos tresve menſes potes, flores quum expreſſeris at-
que ipſos abjeceris, habere oleum, quod ſine ulla mor-
ſione per halitum digerat, idque nihilominus quam abie-
tinum. Quin etiam cerae et reſinae tantundem injicere
licet, quantum paulo ante in id, quod ex abiete confici
diximus. Si quando vero humidum id, quod expreſſum
eſt, craſſius videbitur, ſat fuerit vel quintam partem cerae
adjici, nedum quartam. Ego vero etiam ſextam me ad-
didiſſe ſcio, et oleum craſſum erat effectum, et qui uſu-
rus erat, liquidiore medicamento delectabatur. Nonnulli
diu macerari tum flores, tum ſemina non ferentes, par-
tim ea percoquere in oleo coguntur, partim aquam in-
jicere, utique qui cautiores ſunt, quo videlicet nec tor-
reantur, quae ſunt injecta, nec oleum uſtionem odore re-
ferat. Qui vero his magis ſunt curioſi, in duplicibus ii
vaſis coquunt: hoc fit, quum in lebete, in quo ſit aqua

290 ΓΑΛΗΝΟΥ ΥΓΙΕΙΝΩΝ

Ed. Chart. VI. [133.]　　　　　　　　Ed. Baf. IV. (263.)

ποκειμένου λέβητος ὕδωρ ἔχοντος ζέον, ἔνεστί τέ τι τούτῳ
μικρὸν ἀγγεῖον, εἰς ὃ μέλλει τὸ ἔλαιον ἐγχεῖσθαι. τοῦτο
μέν γε καὶ ἡμεῖς ποιοῦμεν, ἀλλ' οὐκ εἰς τὴν τῶν σπερμά-
των ἢ ἀνθῶν ἕψησιν, οὐδὲν γὰρ ταύτης δεόμεθα πολυχρο-
νίως αὐτὰ ἀποβρέχοντες, ἀλλ' ὁπόταν διατήκειν ἐν τῷ λέ-
βητι· τὰς ῥητίνας καὶ τὸν κηρὸν ἐπιχειρῶμεν ἐν τῇ τοῦ
φαρμάκου σκευασίᾳ. καταναγκαζόμενος δέ τις ἐν τάχει σκευά-
ζειν αὐτά, δεήσεταί τε προαφεψεῖν, ὡς εἴρηται, καὶ ὕδατος
ἐγχεῖν ἢ οἴνου χάριν τοῦ μὴ φρύγεσθαι. τὸ μὲν οὖν ὕδωρ
εἰς τὰ παρόντα χρησιμώτερον, ὁ δ' οἶνος εἴς τε τὰς πο-
δαγρικὰς διαθέσεις καὶ ὅλως ἀρθρίτιδας. ἀρκεῖ δὲ μιγνύ-
ναι τοσοῦτον ὕδατος, ὡς ἑψόντων ἐκδαπανηθῆναι πᾶν. εἴη
δ' ἂν οὕτως ὀλίγον, ὡς τετραπλάσιον ἢ πενταπλάσιον αὐ-
τοῦ τὸ ἔλαιον ὑπάρχειν. ταῦτά τε οὖν τὰ φάρμακα δια-
φορεῖ τοὺς κατὰ τὰς σάρκας τε καὶ τὸ δέρμα μὴ πάνυ πα-
χεῖς μηδὲ γλίσχρους χυμούς, καὶ πρὸς τούτοις ἔτι τὸ ἐκ
τοῦ χαμαιμήλου ἔλαιον, αὐτό τε καθ' ἑαυτὸ μόνον, ἐμβλη-
θέντων τε κηροῦ καὶ ῥητίνης αὐτῷ. ἱκανὸν δὲ κἀνταῦθα

fervens, inferitur exiguum vafculum, in quod oleum de-
bet infundi.　Id quod fane nos facimus, non tamen ad
femina floresve coquendos, (quippe hac coctione minime
egemus, propterea quod ea diu maceramus,) fed tum,
quum in conficiendo medicamento ceram et refinas liqua-
re in lebete paramus.　Qui vero celerius ea praeparare
cogitur, hunc neceffe eft et, ut praedictum eft, praeco-
quere, et, ne torreantur, aquam vinumve injicere. Atque
ad ea quidem, de quibus nunc agitur, utilior aqua eft,
vinum vero ad podagricos affectus et uno verbo arti-
culares.　Porro fufficit tantulum aquae admifceri, quan-
tum coquendo totum vanefcet.　Is modus erit, fi quadru-
plum ejus aut quintuplum oleum fit.　Ergo et haec me-
dicamenta fuccos, quicumque non admodum craffi nec
lenti in carne cuteque refident, diffolvunt, et ad haec,
quod ex chamaemelo fit oleum, tum ipfum folum, tum
vero cera refinaque adjectis.　Quorum modus hic quoque

τοῦ μὲν κηροῦ τὸ τέταρτον μέρος, τῆς δὲ ῥητίνης τὸ ιβ'.
εἰ δὲ μηδενὸς τῶν εἰρημένων ἐλαίων εὐποροίης, ἀνήθινον
ἔλαιον ποιήσασθαί σοι ῥᾷστον. ἔστι δὲ καὶ τοῦτο διαφορη-
τικὸν φάρμακον, εἴτε καταμόνας τις, εἴτε σὺν κηρῷ τε καὶ
ῥητίνῃ χρῷτο. πειρᾶσθαι δ' ἐπ' ἀγγείου διπλοῦ τὸ ἀνήθινον
ἑψεῖν. ἄμεινον δὲ καὶ χλωρὸν εἶναι τὸ ἄνηθον. ὅταν δὲ
τοῦτο, καθ' ὃν χρήσῃ καιρόν, ὡραῖον ὑπαρχέτω. καὶ τὸ
σαμψύχινον δ' ἔλαιον ἐπιτήδειον ἐν ὥρᾳ χειμερινῇ, καὶ χωρίῳ
ψυχρῷ, καὶ καταστάσει παραπλησίᾳ. λαμβανέτω δὲ καὶ τοῦτο
κηροῦ τε καὶ ῥητίνης, εἰ παραμένειν ἔτι πλέον αὐτό γε βού-
λει τοῖς ἀλειφομένοις ὑπ' αὐτοῦ σώμασιν. ὁμοίως δὲ καὶ
τὴν λιβανωτίδα πόαν ἐναφεψεῖν ἐλαίῳ. καὶ εἰ μηδὲ ταύτην
ἔχοις, ῥίζα τεύτλου λευκοῦ, καὶ ἡ τοῦ σικύου ἀγρίου ῥίζα,
καὶ ἡ τῆς ἀλθαίας, ·καὶ ἡ τῆς βρυωνίας ἱκανῶς διαφοροῦ-
σιν ἐναποτιθέμεναι καὶ αὐταὶ τὴν ἑαυτῶν ποιότητά τε καὶ
δύναμιν ἐλαίῳ τινὶ τῶν διαφορητικῶν. ἐς ὅ τι δ' ἂν ἐθέλῃς
ἔλαιον οὕτω παρασκευασθὲν ἐμβαλεῖν, ἤτοι κηρὸν μόνον, ἢ

fatis erit idoneus, fi cerae pars quarta, refinae duodecima
fit immixta. Si cui vero nullius horum, quae memoravi-
mus, oleorum copia fit, huic anethinum praeparaffe eft
facillimum. Poteft vero et id medicamentum per hali-
tum digerere, five folo eo, five cum cera refinaque utare.
Danda vero opera eft, ut in vafe duplici anethinum co-
quatur, utiliusque fuerit, fi anethum viride fit. Quod
utique, fi quo tempore requiris, competet, maturum
id efto. Jam fampfychinum oleum hyeme et regione
frigida ac tempeftate fimili idoneum medicamentum eft.
Habeto vero ceram ac refinam id quoque, fi praefertim
manere id fuper uncto corpore diutius ftudes. Simili
ratione rofmarinum herba oleo incoquenda. Quod fi nec
ea fit ad manum, betae albae radix, et cucumeris agre-
ftis, et althaeae, et vitis albae efficaciter diffolvunt, ubi
fuam ipfae qualitatem viresque in oleo aliquo fimilis fa-
cultatis dimiferunt. Quodcunque vero fic praeparatum
oleum eft, in id fi vel ceram folam, vel cum ea refinam

καὶ ῥητίνην τινὰ σὺν αὐτῷ, καλλίστην τε καὶ παραμόνιμον
ἀλοιφὴν κατασκευάσεις. ἀρκεῖ δὲ τοὐπίπαν ἐμβάλλειν τοῦ
μὲν κηροῦ τὸ· τέταρτον μέρος, τῆς δὲ ῥητίνης τὸ δωδέκατον.
εἰ δὲ καὶ δύο ῥητίνας ἐμβάλοις, ἐλατίνην τε ἅμα καὶ στροβι-
λίνην, ἢ καὶ τρίτην ἐπ᾽ αὐταῖς τὴν τερμινθίνην, ἢ καὶ, μὴ
παρουσῶν τούτων, τὴν ὑγρὰν πιτυΐνην, ἔσται σοι καὶ οὕτω
διαφορητικὸν τὸ φάρμακον. ἀπορῶν δὲ τούτων, ἤτοι τὴν ἐκ
τῶν κεραμείων μιγνύναι πιτυΐνην, ἢ καὶ τὴν φρυκτὴν ὀνο-
μαζομένην. οἶδα μὲν, ὡς ἀποδέουσιν αὗται τῶν προειρημένων,
οὐ μὴν παντάπασίν εἰσιν ἀπόβλητοι.

Κεφ. θ'. Λοιπῆς δ᾽ οὔσης κοπώδους διαθέσεως, ἐν
ᾗ πρὸς τῷ τῆς ἑλκώδους αἰσθήσεως πλῆθος ὠμῶν ἐν ὅλῳ
τῷ σώματι περιέχεται, λεκτέον ἂν εἴη καὶ περὶ τῆσδε. χαλε-
πὸν δ᾽ οὐδὲν ἐξευρεῖν αὐτῆς τὴν ἐπανόρθωσιν, ἀπὸ τῶν
εἰρημένων [134] ὁρμώμενον. εἰ γὰρ καὶ ποτὲ μὲν ἐν ταῖς
πρώταις φλεψὶ τὸ πλῆθός τῶν ὠμῶν ἐστι, τέμνειν αὐτὰ καὶ
πέττειν ἐφαμεν χρῆναι, φυλαττομένους τὴν εἰς τὸν ὄγκον

injicere voles, non folum pulcherrimum, fed etiam
quod diu adhaereat unguentum facies. Abunde autem
omnino erit, fi cerae quartam partem, refinae duodeci-
mam injiceris. Si vero etiam duas refinas injicies, nem-
pe abietinam ac pineam, aut tertiam fuper has terebin-
thinam, aut etiam, hae fi defint, liquidam piceam refi-
nam, fic quoque medicamentum feceris, quod diffolvendi
vim habeat: jam hae fi defint, aut ea quae in fictilibus
habetur picea mifcenda, aut quam frixam dicunt. Nec
ignoro tamen has fupradictis imbecilliores, caeterum non
omnino contemnendas.

Cap. IX. Quum vero reliquus laffitudinis affectus
fit, in quo fupra ulcerofum fenfum copia crudorum in
toto corpore congefta eft, de hoc quoque dicendum eft.
Nec eft inventu difficile, quemadmodum emendetur, fi
quis ea, quae dicta funt, fequatur. Si enim alicubi in pri-
mis venis crudi fucci copia eft, diffecandum nobis eum
effe concoquendumque diximus, caventibus femper, ne in

ΛΟΓΟΣ Δ. 293

Ed. Chart. VI. [134.]   Ed. Baf. IV. (263. 264.)

ἀνάδοσιν· ὁπότ᾽ ἐν ταῖς ἐσχάταις φλεψὶ, καὶ κατὰ τὴν ἕξιν
τοῦ ζώου, πέττειν τε ἅμα καὶ διαφορεῖν. ἄμφω μικτέον
ἐστὶν, ἐφ᾽ ὧν ἄμφω συμβέβηκεν· εἰ μὲν ἰσοσθενῶς ἐνοχλεῖν
σοι δόξειεν, ὁμοτίμως ἀμφοτέρων στοχαζόμενον· εἰ δὲ εἴη
θάτερον ἐπικρατέστερον, ῾εἰς ἐκεῖνο μὲν ἀναφέρων τῆς ὅλης
θεραπείας τὸ κῆδος, ἀμελῶν δὲ μηδὲ θατέρου τοῦ μικροτέ-
ρου. μιχθήσεται μὲν οὖν ἡ πρὸς ἀμφότερα θεραπεία κατὰ
τόνδε τὸν τρόπον· οὐδὲν γὰρ χεῖρον ἐπὶ παραδειγμάτων
ὀλίγον εἰπεῖν τι καὶ περὶ τοῦδε. τῷ διὰ τριῶν πε(264)πέ-
ρεων ἁπλῷ φαρμάκῳ χρῆσθαι συνεβούλευον, ἐφ᾽ ὧν ὠμῶν
χυμῶν πλῆθος ἐν ταῖς φλεψίν ἐστι, καὶ μάλιστα ταῖς πρώ-
ταις. εἰ τοίνυν μὴ μόνον ἐν αὐταῖς, ἀλλ᾽ ἐν πάσαις ταῖς
φλεψὶν εἴη, καὶ ἤδη καὶ κατὰ τὰς σάρκας, ἐν ἀρχῇ μὲν τῆς
ἐπιμελείας τῷ διὰ τριῶν πεπέρεων φαρμάκῳ χρηστέον, ἔχοντι
καὶ πετροσελίνου τοσοῦτον, ὁπόσον ἂν ἔχῃ ἀνίσου τε καὶ
θύμου καὶ ζιγγιβέρεως· μετὰ δὲ τὴν πρώτην ἡμέραν, καὶ
μᾶλλον ἔτι τὴν δευτέραν ἐπιμιγνύναι αὐτᾷ ·τοῦ διὰ τῆς
καλαμίνθης· εἶθ᾽ ἑξῆς ἴσα μικτέον· εἶτ᾽ ἐπὶ προήκοντι

habitum corporis traducatur; ubi vero in extremis venis
et corporis habitu refedit, et concoquendum pariter, et
per habitum refolvendum. Nimirum, quibus ambo inci-
derunt, in iis ambae rationes funt mifcendae; atque id,
fiquidem pari noxa urgere videbuntur, aequali utriusque
refpectu; fin alterum praegravat, utique totius curationis
ftudio in id propenfo, nec tamen altero, quod minus eft,
neglecto. Mifcebis autem utriusque curationem ad hunc
modum; non enim abs re fuerit exemplo aliquid de
hoc egiffe. Suafimus iis, quibus in primis maxime venis
crudi fucci congefta copia eft, fimplici diatrionpepereon
medicamento uti. Ergo, fi non modo in his, fed etiam
in omnibus venis fit, fuperque in ipfa carne, in princi-
pio curationis ipfo diatrionpepereon utendum, fed cui
admixtum petrofelini tantum fit, quantum anifi et thymi
et zingiberis habebat; poft primum vero diem, magisque
etiam poft fecundum mifcendum eidem eft aliquid dia-
calaminthes; mox vero partes aequae mifcendae; proce-

τῷ χρόνῳ πλέον τοῦ διὰ τῆς καλαμίνθης· εἶτ᾽ ἐπὶ τελευτῇ
καὶ μόνον. κατὰ δὲ τὸν αὐτὸν τρόπον ἐπὶ τῆς ἄλλης ἁπά-
σης διαίτης, ὅταν ἰσοκρατεῖς αἱ διαθέσεις ὑπάρχωσι, μιγνύ-
ναι καὶ αὐτῶν τῆς ἐπανορθώσεως τοὺς σκοπούς. ἀλλ᾽ ἐν
ἀρχῇ μὲν ἐπικρατείτω τὰ τῶν ἐν ταῖς πρώταις φλεψὶν ἰά-
ματα· κατὰ δὲ τὴν τελευτὴν τὰ τῶν ἐν σαρκί· μεσοῦντος
δὲ τοῦ χρόνου, μιγνύσθω κατ᾽ ἴσον ἀμφότερον. ταῦτά τε
οὖν εἴρηταί μοι, καὶ ἤδη δῆλον, ὅπως ἐπανορθοῦσθαι χρὴ
τὰ κατὰ τοὺς χυμοὺς ἁμαρτήματα, πρὶν νοσῆσαι τὸν ἄν-
θρωπον. ἐξ ὧν γὰρ ἐπὶ τῆς ἑλκώδους διαθέσεως εἴπομεν,
ὅταν ἐπιμίγνυταί τινι κακοχυμίᾳ, πάρεστι συλλογίζεσθαι καὶ
περὶ τῶν ἄλλων ἑκάστης, ἐπειδὰν μόνη ποτὲ συνίστηται.

Κεφ. ι'. Περὶ μὲν οὖν τοῦ τε πρώτου γένους τῶν
κόπων, ἐφ᾽ ὧν νυγματώδης ἐστὶ κατὰ πάντα τοῦ ζώου αἴ-
σθησις, ὅσαι τ᾽ ἄλλαι μοχθηρῶν χυμῶν ἐν τῷ σώματι γί-
γνονται πλεονεξίαι, καθ᾽ ἑαυτάς τε καὶ σὺν κόποις, σχεδὸν
ἤδη λέλεκται πάντα· περὶ δὲ τοῦ τονώδους ὑφ᾽ ἡμῶν κλη-

dente deinde tempore, ipfius diacalaminthes plus adden-
dum; ad extremum vero etiam folum exhibebitur. Ad
eundem modum et in reliqua omni victus ratione, quo-
ties pares affectus funt, mifcendae eorum medendi ratio-
nes funt, fed ita tamen, ut inter initia potiores medendi
partes iis praeftentur, quae in primis continentur venis,
in fine vero iis, quae in carne; medio inter haec tem-
pore ambae rationes aequabiliter mifcebuntur. Haec igi-
tur dicta a me funt, et patere jam arbitror, qua ratione
corrigere oporteat, quod peccatum in fuccis eft prius,
quam hominem morbus occupet. Ex iis er , quae in
ulcerofo affectu retulimus, quum adjunctus vitiofo fucco
eft, ratiocinari licet et de alio quovis, quum folus con-
ftiterit.

Cap. X. Ac de primo quidem laffitudinum genere,
in quo punctionis quidem fenfus omnes animalis partes
infeftat, ac caeteris vitiofi fucci redundantiis, quae cor-
pori vel folae vel cum laffitudine accedunt, ferme dixi-
mus univerfa; de ea vero laffitudine, quae a nobis ten-

ΛΟΓΟΣ Δ. 295

Ed. Chart. VI. [134. 135.]   Ed. Baf. IV. (264.)

Θένιος κόπου λέγω ἐφεξῆς· ὅτι μὲν οὖν ὁ τοιοῦτος κόπος,
ὅταν ἄνευ γυμνασίων συνίστηται, πλῆθος ἐνδείκνυται δια-
τεῖνον τὰ στερεὰ μόρια τοῦ ζώου, καὶ ἄλλοις μέν τισι τῶν
εὐδοκίμων ἰατρῶν ἔδοξεν, οὐχ ἥκιστα δὲ καὶ τοῖς περὶ τὸν
Ἐρασίστρατον. ὅτι δ', ὅταν αἵματος ᾖ πλῆθος, ἄριστον
ἤτοι φλέβα τέμνειν, ἢ ἀποσχάζειν τὰ σφυρά, λέλεκται μέν
που καὶ πρόσθεν, ἀναληπτέον δ' ἔτι καὶ νῦν τὸν λόγον
Ἐρασιστράτου χάριν, ὃς οὔτ' ἐπ' ἄλλης ὕλως οὐδεμιᾶς, οὐδὲ
ἐπὶ τῆσδε τῆς διαθέσεως ἐχρήσατο φλεβοτομίᾳ. ὅτι μὲν οὖν
ἐπὶ τῆς ὑγιεινοτάτης φύσεως, ὑπὲρ ἧς ὁ λόγος ἐνέστηκεν,
ἐγχωρεῖ καὶ κατ' ἄλλον τρόπον ἐκκενοῦν τὸ τοιοῦτον πλῆθος,
ἔμπροσθεν εἴρηται. κατὰ μὲν γὰρ τὰς μοχθηρὰς, ἐφ' ὧν
τὸ περιττὸν κατὰ τὸν ἐγκέφαλον ἢ τὰ τῆς ἀναπνοῆς ὄργ-
ανα φέρεται, πηλίκον ἐστὶ κακὸν ἑτέρῳ τρόπῳ κενώσεως
χρῆσθαι, παραλείποντας φλεβοτομίαν, εἰρήσεται μέν που καὶ
διὰ τῶν ἑξῆς ὑπομνημάτων, ὅταν ὑπὲρ τῶν μοχθηρῶν κα-
τασκευῶν ὁ [135] λόγος περαίνηται, λέλεκται δ' ἤδη κἂν

fiva eft appellata, deinceps agamus. Atque hanc quidem,
quum citra exercitationem conftiterit, abundantiam in-
dicare aliquam, quae folidas animalis partes diftendat,
tum aliis quibusdam probatis vifum eft medicis, tum non
in poftremis Erafiftrato. Ubi vero fanguinis redundantia
gravat, dictum (puto) fupra eft, optimum effe, vel ve-
nam incidere, vel malleolum fcarificare. Refumendus
vero idem et nunc fermo eft vel Erafiftrati caufa, qui
nec in alio quovis, neque vero in hoc affectu fanguinis
detractione eft ufus. Ac quod in faluberrima quidem
natura, de qua fermo habetur, liceat alia quoque ratione
ejusmodi redundantiam emittere, dictum fupra eft. In
vitiofis namque, in quibus videlicet vel in cerebrum
vel in fpiritus inftrumenta excrementum defertur, quan-
tum difcrimen aditur, fi, fanguinis detractione omiffa,
alia vacuandi ratione utare, dicetur alicubi in fequenti-
bus libris, ubi de vitiofis corporum ftatibus agemus
Sed et dictum jam eft in libro, quem De fanguinis mif-

τῷ περὶ φλεβοτομίας πρὸς Ἐρασίστρατον. ὅθεν οὐδὲ ἔστι
μηκύνειν ἐν τῷδε περὶ αὐτῶν, ἀλλ᾽ ἐπὶ τὸν λοιπὸν καὶ
τρίτον τῶν κόπων, ὅταν αὐτομάτως συνίστηται, τὸν λόγον
ἄγειν, ὃν ἐν τῷ πρόσθεν ἐκαλέσαμεν φλεγμονώδη διά τε
τὸ τῆς ὀδύνης μέγεθος, καὶ ὅτι μετὰ θερμότητος ἐπιφανοῦς
συνίσταται, συνεξαίρων εἰς ὄγκον τοὺς μῦς. οὗτος ὁ κόπος
οὐδ᾽ ὡρῶν ὀλίγων, μή τοί γε δυοῖν ἢ τριῶν ἔχεται ἡμερῶν
ἴσον ὄγκον τῆς Ἐρασιστράτου βραδύτητος, ἀλλ᾽ αὐτίκα
πυρετὸν ἐπιφέρει σφοδρότατον, ἢν μή τις φθάσας ἀποχέῃ τοῦ
αἵματος. καὶ γὰρ οὖν καὶ θερμότατόν ἐστι τὸ τῶν τοιούτων
κόπων αἷμα, καὶ πλείστης αὐτοῦ δέονται τῆς κενώσεως
ἅπαντες σχεδὸν οἱ καταληφθέντες τῷ κόπῳ. καὶ οἱ πολλοὶ
δ᾽ αὐτῶν πυρέττουσι, κἂν ἀποχέῃς τοῦ αἵματος. ὅθεν οὔτε
βλακεύειν, οὔτε ὀλίγον ἀφελεῖν προσήκει, ἀλλὰ διὰ ταχέων
ἐκκενοῦν, καὶ μέχρι λειποθυμίας ἄγειν, εἰ μηδὲν ἕτερον κω-
λύοι. κάλλιον δὲ, εἰ ἐγχωρεῖ, δὶς ἀφελεῖν ἐν ἡμέρᾳ μιᾷ, τὸ
μὲν οὖν πρότερον οὕτω κενοῦντας, ὡς μὴ λειποθυμῆσαι τὸν

fione fcripſimus contra Eraſiſlratum; quo minus hoc loco
longior de his habendus ſermo eſt, ſed ad reliquum et
tertrum laſſitudinis genus, quum ſponte oritur, tranſeun-
dum, quod in ſuperioribus phlegmones ſimilitudinem re-
praeſentare diximus, et propter doloris magnitudinem, et
quod cum evidenti calore etiam muſculos in majorem
molem attollat. Haec laſſitudo ne paucis quidem horis,
nedum duobus tribusve diebus eodem tenore conſiſtit,
prout Eraſiſtrato plaset, ſed ſtatim ſebrem accendit vehe-
mentiſſimam, niſi ſanguinis detractione malo prius ſit oc-
curſum. Quin etiam calidiſſimus eſt in hujusmodi laſſi-
tudine ſanguis, ejusque plurimum detrahi poſtulant, qui ea
premuntur, fere omnes. Non pauci vero eorum febrici-
tant, etiamſi ſanguinem detraxeris. Itaque nec cunctari,
nec parum detrahere convenit, ſed et mature educere,
ac, niſi quid aliud vetat, ad animi defectum usque.
Optimum vero ſuerit bis eodem die, ſi ſieri poteſt, de-
trahere. Ac primum quidem ita mittere expedit, ut in

Ed. Chart. VI. [135.]   Ed. Baf. IV. (264.)

ἄνθρωπον, τὸ δὲ δεύτερον οὐδὲ τὴν λειποψυχίαν φοβεῖσθαι
προσήκει. τῇ μὲν γὰρ προτέρᾳ κενώσει καταλυθεὶς, οὐκ ἂν
ὑπομείναι τὴν δευτέραν· ἐν ταύτῃ δ᾽ εἴτι πάθοι τοιοῦτον,
εὐανακόμιστος γίνεται. μὴ φλεβοτομηθέντες δὲ οἱ οὕτως
διακείμενοι τύχης ἀγαθῆς εἰς τὸ σωθῆναι δέονται, καὶ οὐδὲ
σώζονται, εἰ μὴ καθ᾽ ἕτερόν τινα τρόπον, ἢ αἱμοῤῥαγήσαν-
τες ἐκ ῥινῶν, ἢ λάβρων ἱδρώτων αὐτοῖς ἐκχυθέντων. ἐπισκο-
πεῖσθαι δὲ χρὴ μάλιστα μέλλοντας τέμνειν φλέβα, πότερον
κατὰ θώρακα, καὶ νῶτα, καὶ ὀσφῦν ἐρείδουσιν αἱ τάσεις τε
καὶ αἱ νυγματώδεις ὀδύναι, ἢ κατὰ κεφαλὴν καὶ τράχηλον
μᾶλλον. οὕτως μὲν γὰρ τὴν ὠμιαίαν διαιρήσεις, καὶ μᾶλλον
εἰ πλήρους αἰσθάνοιντο καὶ θερμῆς τῆς κεφαλῆς, ἐκείνοις
δὲ τὴν ἔνδον· εἰ δ᾽ ὅλως ὁμαλῶς ὑπὸ τοῦ κόπου τὸ σῶμα
κατέχοιτο, τὴν μέσην ἀμφοῖν. εἰ μὲν οὖν ἐπὶ τῇ φλεβοτο-
μίᾳ πυρέσσειν ἄρξαιντο, τῆς θεραπευτικῆς ἔργον ἤδη μεθό-
δου προνοήσασθαι τούτων· εἰ δ᾽ ἀπύρετοι διαμένοιεν, ἐν
μὲν τῇ πρώτῃ τῶν ἡμερῶν ἐπὶ τῇ φλεβοτομίᾳ πτισάνης
χυλὸν ἢ ἐκ χόνδρου ῥοφήματα διδόναι μόνον, ἐν δὲ

animi defectum homo non incidat: fecundo vero ne ani-
mi defectus ipfe quidem eft formidandus; quippe qui pri-
ore detractione refolutus eft, fecundam fuftinere haud
poterit, in hac vero fi quid tale homini incidit, facile
revocabitur. Qui vero fic affecti fanguinem non emife-
rint, hi fi evaferint, utique fortunae beneficio id acce-
ptum ferent; fed nec evadent, nifi alia quapiam ratione
leventur, aut fanguinis e naribus profluvio, aut largo
fudore effufo. Porro aeftimare diligenter oportet, qui
fanguinem funt miffuri, in thoracene, dorfo et lumbis
tenfio punctoriusque dolor figatur, an in capite potius et
collo. His enim affectis humeralem venam fecabis, ma-
xime fi repletum caput et calidum fentiunt; illis vero
internam; fi vero omnino aequabiliter laffitudo corpus
occupat, ambarum mediam. Ac fi ab incifa quidem vena
febrire coeperint, curandi jam methodi opus eft his pro-
fpicere; fin autem tum non febricitent, primo die poft
incifam venam aut ptifanae cremorem, aut forbitionem

α98   ΓΑΛΗΝΟΤ ΤΓΙΕΙΝΩΝ

Ed. Chart. VI. [135.]   Ed. Baf. IV. (264.)

τῇ δευτέρᾳ καὶ λούειν ἄτ ἤδη δύναιο σὺν ἐλαίῳ δαψιλεῖ,
διαιτᾶν δὲ, κᾂν λούσῃς, μετριώτατα θριδακίνης, εἰ βούλοιτο,
διδόναι τι, εἴτε κολοκύνθης, εἰ παρείη, καὶ πτισάνης. ἀγα-
θὸς δὲ καὶ ὁ χόνδρος, εἴθ᾽ ὡς πτισάνην τις αὐτὸν ἡδύνας
ὄξει σκευάζοι, εἴτε χωρὶς ὄξους. εἰ δὲ μὴ παρείη κολοκύνθη,
μαλάχη καὶ τεύτλῳ καὶ λαπάθῳ καὶ ἀνδραφάξυΐ χρῆσθαι.
εἰ δὲ σαρκὸς βούλοιτο γεύσασθαι, τὴν τῶν πετραίων ἰχθύων
ἢ ὀνίσκων ἐν λευκῷ ζωμῷ καλῶς ἑψήσαντα διδόναι. προσα-
γορεύω δὲ λευκὸν ζωμὸν, ὅταν ἄνευ γάρου τε καὶ πολὺ δὴ
μᾶλλον τῆς ἄλλης καρυκείας σκευασθῇ, ἀνήθου τε καὶ ἁλῶν
ἐμβληθέντων εἰς ὕδωρ σὺν ἐλαίῳ καὶ πράσῳ βραχεῖ. κάλ-
λιον δὲ, εἰ καὶ τῇ δευτέρᾳ τῶν ἡμερῶν οἴνου φείσαιτο. τῇ
τρίτῃ δὲ, εἰ μὲν εὐπέπτως φέροι τὴν ὑδροποσίαν, εὔργειν οἴ-
νου καὶ τότε· μὴ φέροντος δὲ, μάλιστα μὲν ἀπόμελι διδό-
ναι, καὶ γὰρ ἐμψύχει γέ πως ἠρέμα τοῦτο τὸ ποιὸν, οὗ καὶ
αὐτοῦ χρήζουσιν οἱ φλεγμονώδεις κόποι· μὴ παρόντος δὲ
τούτου, λεπτὸν καὶ λευκὸν οἶνον διδόναι, καὶ τἄλλα κατὰ

ex alica folum dabis, fecundo vero etiam lavare licet
cum copiofo oleo, nutrire vero, tametfi laveris, plane
moderatiffime debebis, lactucae, fi placet, aliquid offe-
rens, vel (fi adfit) cucurbitae et ptifanae.   Eft et alica
non inutilis, five hanc aceto, ut ptifanam, condias, five
etiam fine aceto. Si cucurbitae copia non fit, malva be-
taque et lapatho et atriplice eft utendum.   Quod fi car-
nem quoque guftare velit, faxatiles pifces vel σνίσcos in
albo jure bene elixos dabis.   Voco jus album, quum fine
garo, magisque etiam fine conditura ex variis opfoniorum
generibus praeparatur, anetho faleque cum oleo et porri
exiguo in aquam conjectis.   Vino autem utiliter etiam
ipfo fecundo die parcet: terlio vero, fi quidem aquae
potionem facile toleret, tunc quoque vino abftinebit;
fi non ferat, potiffimum quidem apomeli dabis, quippe
leviter refrigerat ea quoque potio, quo utique indigent,
quae phlegmones fenfum habent laffitudines. Hoc fi non
fit, album et tenue vinum offerea: aliaque pro ratione

ΛΟΓΟΣ Δ. 299

Ed. Chart. VI. [135. 136.]　　　Ed. Baf. IV. (264.)

λόγον ἀνακομίζειν, εὐχύμῳ τε καὶ μηδαμῶς θερμαινούσῃ
διαίτῃ χρώμενον. εὐλαβεῖσθαι δὲ μάλιστα πάντων ἀθρόως
ἀνατρέφειν. ὅσοι γὰρ ἐπὶ τοιαύταις κενώσεσιν εἰς τὴν ἐξ
ἀρχῆς [136] δίαιταν εὐθέως ἐπανῆλθον, ἐμπίπλαται τούτοις
ἡ ἕξις ἀπέπτων χυμῶν, οὓς ἀναρπάζει, πρὶν πεφθῆναι καλῶς
ἔν τε γαστρὶ καὶ κατὰ τὰς φλέβας, ὁ τοῦ σώματος ὄγκος.
αὕτη μὲν ἡ ἀρίστη πρόνοια τοῦ φλεγμονώδους κόπου. διὰ
τί δὲ ἐπαφαιρεῖν τε κελεύομεν αἵματος ἐπ᾽ αὐτῶν καὶ μὴ
πληροῦν ἀθρόως, ἀρκεῖ μὲν δήπου καὶ τὴν ἐμπειρικὴν αἰ-
τίαν εἰπεῖν, ὅτι καὶ μᾶλλον ὀνίνανται κενωθέντες οὕτω, καὶ
ὑγιαίνουσιν εἰς μακρὸν, ὡς εἴρηται, διαγόμενοι· προσθεῖναι
δ᾽ οὐκ ἂν χεῖρον εἴη καὶ τὴν ἀπὸ τῆς φύσεως τῶν πραγμά-
των ἔνδειξιν. ἐπεὶ τοίνυν ἐν τῷ φλεγμονώδει κόπῳ πλῆθος
αἵματος ἠθροισμένον θερμοῦ κατὰ τὸν ὄγκον ἐστὶν, ἡ φλε-
βοτομία δὲ τοὺς ἐν τοῖς ἀγγείοις ἐκκενοῖ χυμοὺς, ἄμεινον
ἐπὶ τῇ προτέρᾳ κενάσει τοσοῦτον χρόνον διαλιπεῖν, ὡς με-

exhibebis, quae ut boni fint fucci, ita minime calfaciant.
Cavendum vero praeter caetera eft, ne confertim et mul-
tum renutrias.　Quippe qui poft hujusmodi exinanitio-
nem ad priftinam diaetam protinus redeunt, iis corporis
habitus crudis fuccis impletur: quos nimirum ante, quam
concocti commode in ventriculo venisque fint, corporis
moles ad fe rapit.　Et haec quidem laffitudo commodiffi-
me ad hunc modum curatur.　Quam autem ob rem in
iis, qui hac premuntur, iterari fanguinis detractionem ju-
beam, nec hos multum ac fimul reficere, fatis profecto
fuerit vel Empiricorum caufam reddere: nempe quod et
magis juvantur, quibus fic eft emiffus, et bona valetudine
diutius fruuntur, qui, ficut comprehenfum eft, funt tractati.
Caeterum et quae ex natura rei ducitur, rationem appo-
fuiffe non fit alienum.　Quoniam igitur in hac, quae
veluti phlegmone fatigat, laffitudine vis calidi fanguinis
congefta in corporis mole eft, venae autem fectio fuccos
e vafis emittit, utile eft poft priorem detractionem tan-
tifper intermittere, dum aliquid eorum qui in corpore

ταληφθῆναί τι καὶ εἰς τὰς φλέβας ἐκ τῶν κατὰ τὸ σῶμα.
τοῦτο δ᾽ οὐκ ἐπιτρεπτέον ἐν αὐταῖς ἀπομένειν, ἡμιμόχθηρον
ὑπάρχον, ἀλλ᾽ ἐκκενωτέον αὐτοῦ τὸ πλεῖστον. ταῦτά τοι καὶ
κατὰ τὴν δευτέραν ἡμέραν ἐπαφαιροῦμεν αἵματος, ἐνίοτε δὲ
καὶ κατὰ τὴν τρίτην, ἐπειδὰν (265) ἀντισπᾶν τε καὶ μετά-
γειν ἐξ ἑτέρων εἰς ἕτερα συμφέρειν δόξῃ. λέγεται δὲ καὶ
περὶ τῶν τοιούτων ἁπάντων διορισμῶν ἀκριβέστερον ἐν τοῖς
περὶ φλεβοτομίας, ὧν οὐκ ἐγχωρεῖ μεμνῆσθαι τανῦν διὰ
τὸ τῆς θεραπευτικῆς πραγματείας ἰδιωτέρους ὑπάρχειν αὐ-
τούς, καὶ μέλλειν που καὶ αὖθις ἴσως ἡμᾶς ἐν τῇδε τῇ
πραγματείᾳ περὶ φλεβοτομίας ἐντελέστερον διέρχεσθαι.

Κεφ. ια᾽. Λοιπὸν οὖν, ὅτι ταχέως οὐ χρὴ πληροῦν
ἐπὶ φλεβοτομίαις, εἰπόντες ἐνταῦθα καταπαύσομεν τὸν λόγον.
ἕξει δὲ καὶ οὗτος εἰς πίστιν ὑπόθεσίν τινα τῶν ἤδη προαπο-
δεδειγμένων ἐν τῇ περὶ τῶν φυσικῶν δυνάμεων πραγματείᾳ.
δέδεικται γὰρ ἐν ἐκείνῳ τῷ λόγῳ πᾶσι τοῖς ὑπὸ φύσεως διοι-
κουμένοις ὑπάρχουσα δύναμις ἔμφυτος ἡ ἑλκτικὴ τῶν ὁμοίων

funt humores remigret ad venas. Quod tamen quoniam
committendum non eft ut in his maneat, utpote ex di-
midio corruptum, fed potius plurimum ejus expellatur,
idcirco detractionem fanguinis etiam fecundo die itera-
mus; aliquando vero et in tertio, ubi videlicet et revel-
lere. et ex aliis in alia transferre vifum eft conducere.
Dictum vero de omnibus ejusmodi diftinctionibus exactius
eft in iis, quae de fanguinis detractione fcripfimus, quae
nunc ideo recenfendi locus non eft, quod et ad medendi
artem magis pertinet, et in hoc ipfo fortaffis opere ple-
nius de fanguinis miffione fumus acturi.

Cap. XI. Reliquum ergo eft, ubi docuerimus, non
effe a fanguinis miffione feftinanter reficiendum, hic li-
brum hunc finiamus. Supponetur autem et ad hujus
fermonis fidem quiddam, quod in opere de naturalibus
facultatibus eft demonftratum. Ibi enim oftendimus, om-
nibus iis, quae propriá naturá reguntur, vim quandam
effe infitam, qua fimiles, quibus alantur, fuccos poffint

ΛΟΓΟΣ Δ. 301

Ed. Chart. VI. [136.]　　　　Ed. Baſ. IV. (265.)

χυμῶν, ὑφ᾽ ὧν τρέφεσθαι μέλλει. δέδεικται δὲ καὶ ὡς, ἐπει-
δὰν ἀπορῇ μὲν οἰκείας τε ἅμα καὶ χρηστῆς τροφῆς, ἐπείγε-
ται καὶ τῶν οὐ χρηστῶν τι συναρπάσαι. τοιοῦτον δ᾽ ἐστί
που τὸ μήπω πεφθὲν ἐν κοιλίᾳ τε καὶ φλεψίν. ἀναγκαῖον
οὖν, ἐπειδὰν πλείω λαμβάνῃ τὰ σιτία κατὰ τὸν καιρὸν τοῦτον
ὁ ἄνθρωπος, ἀναρπάζεσθαι πλεῖστον ὠμὸν χυμὸν εἰς τὸν
ὄγκον τοῦ ζώου διὰ πολλὰς αἰτίας· ὅτι τε φαυλότερον ἐν
τῇ γαστρὶ καὶ ταῖς φλεψὶ πέττεται τὸ πλέον, ὅτι τε πλέον
εἰς τὸν ὄγκον ἀνέρχεται διὰ τὸ πλέον ὑπάρχειν, ὅτι τε
πρωϊαίτερον, ἢ χρὴ, διὰ τὸ συγχωρεῖν μὲν τὴν γαστέρα ταῖς
φλεψὶ, τὰς φλέβας δὲ ἅπασι τοῖς ἄλλοις τοῦ ζώου μορίοις
ἐπισπᾶσθαι τὸ μήπω κατειργασμένον, ὅπερ οὐκ ἂν συνε-
χώρησαν ὁμοίως, εἴπερ ὀλίγον ἦν. ἐπιδέδεικται γὰρ, ὡς
αὐτὰ πρότερον ἀπολαύει τὰ μόρια τῆς οἰκείας τροφῆς, εἴθ᾽
οὕτως ἑτέροις ἐπιπέμπει. τὸ δὲ δὴ τελευταῖον καὶ μέγιστον
αἴτιον τῆς βλάβης τοῖς οὕτω διακειμένοις ἐστὶ τὸ πολλὴν
τὴν ἡμίπεπτον ἐπισπασάμενα τροφὴν τὰ καθ᾽ ὅλον τὸν

attrahere. Demonſtratum praeterea eſt, ubi familiari et
utili nutrimento deſtituuntur, urgeri vel ejus, quod inutile
eſt, aliquid rapere: tale porro eſt, quod nondum in ven-
triculo venisque concoctum eſt. Ergo neceſſum eſt, quum
homo largius ſe cibis per hoc tempus impleverit, eo caſu
crudi ſucci plurimum in corpus animalis rapi, idque
multis de cauſis: et quod deterius in ventre venisque
concoquitur, quod copioſius eſt; et quod multum in cor-
poris molem ideo ſubit, quia multum ſupereſt; et quod
citius etiam, quam par eſt, propterea quod venter venis,
venae reliquis omnibus animalis partibus rapi, quod
nondum confectum eſt, permittunt; quod adeo non fa-
cerent, ſi id exiguum eſſet, quod ipſae haberent: demon-
ſtratum eſt enim, partes ipſas ex alimento primum ſua
portione frui, mox caeteris transmittere. Ergo ultima
praecipuaque noxae cauſa eſt iis, qui ſic ſunt affecti,
quod, quae in corporea animalis mole habentur partes,
ubi multum ſemicoctumque attraxerunt nutrimentum,

ὄγκον τοῦ ζώου μύρια πλῆθος οὐκ ὀλίγον ἐξ αὐτῆς ἀπογεν-
νᾷν περιττωμάτων. οὐδὲ γὰρ πέττειν αὐτὴν ἅπασαν ὁμοίως
τῇ χρηστῇ δύνατὸν αὐτοῖς, οὔτε προσφύειν, οὔθ᾽ ὁμοιοῦν,
ἀλλ᾽ ἀτυχεῖν ἐν ἑκάστῳ τῶν οἰκείων ἔργων ἐπὶ τῇ μοχθηρᾷ
τε ἅμα καὶ πολλῇ τροφῇ. ὅμοιον γάρ τι συμβαίνειν αὐτοῖς
ἀναγκαῖον, οἷόν τι καὶ αὐτῇ τῇ γαστρὶ [137] προσενεγκα-
μένη σιτία πολλὰ κακῶς παρεσκευασμένα. λέγω δὲ παρε-
σκευάσθαι κακῶς, ὅσα δεόμενά τινος ἑψήσεως ἢ ὀπτήσεως
οὐκ ἀπέλαυσε τελέως αὐτῆς. ἄρτον οὖν ἐλλιπῶς ὠπτημένον
ἢ κρέας ἢ ὄσπριον ἀτελῶς ἑψημένον ἀδύνατόν ἐστι πεφθῆ-
ναι χρηστῶς ἐν γαστρί. τὸν αὐτὸν δὲ λόγον ἔχει τὰ κατὰ
τὴν γαστέρα μοχθηρῶς κατεργασθέντα πρὸς τὴν δευτέραν
τὴν ἐν φλεψὶ πέψιν, ὃν τὰ φαῦλα παρασκευασθέντα σιτία
πρὸς τὴν ἐν τῇ γαστρί. καὶ μέντοι τὰ κατὰ τὰς φλέβας
οὐκ ὀρθῶς πεφθέντα τὸν αὐτὸν ἔχει λόγον ὡς πρὸς τὴν
ἐν σαρκὶ πέψιν, ὃν εἶχεν τὰ μὲν σιτία πρὸς τὴν ἐν τῇ γα-
στρὶ, τὰ δ᾽ ἐκ ταύτης ἀναδιδόμενα πρὸς τὴν ἐν ταῖς φλεψίν.

non parvam excrementorum vim ex ea re congerunt,
quum neque perinde, ac fi bonum effet, concoquere id
omne valeant, neque etiam, ut corpori adhaereat et affi-
miletur, efficere; imo parum profpere fingulas functiones
obire poft vitiofum multumque nutrimentum par eft.
Similiter enim his evenire necesse eft, ut ventri, quum
abundantiâ male praeparati cibi eft refertus. - Male prae-
parata voco, quae elixari torrerive quum debeant, juftum
in his finem non funt confequuta. Ergo five panis non
fatis eft coctus, five caro legumenve intra modum eli-
xum, fieri nequit, ut haec venter probe concoquat. Ea-
dem vero ratione fe habent et quae in ventre male funt
confecta ad fecundam concoctionem, quae agitur in venis,
qua male praeparati cibi ad concoctionem, quae eft in
ventre. Quin etiam, quae in venis male funt concocta,
fic fe habent ad concoctionem, quae agitur in carne,
quemadmodum fe habebant cibi ad eam, quae eft in ven-
tre, et quae ex hoc fubeuntia ad eam, quae eft in venis.

οὔτ᾽ οὖν ἡ γαστὴρ ἀκριβῶς πέττει τὰ ἔξωθεν, οὔθ᾽ αἱ φλέ-
βες τὰ ἐκ τῆς γαστρὸς, οὔθ᾽ αἱ σάρκες τὰ ἐκ τῶν φλεβῶν,
ὅταν μὴ καλῶς ᾖ προκατειργασμένα· κἂν τούτῳ πλῆθος
ἀναγκαῖόν ἐστιν ἐν σώματι γεννᾶσθαι περιττωμάτων. ἐμοὶ
μὲν οὖν εἴρηται τὸ σύμπαν, ὡς ἐν βραχυτάτῳ διελθεῖν· εἰ
δέ τις ἑκάστου τῶν εἰρημένων εἰς τὴν ἀπόδειξιν ἐπιστήμην
ἀκριβῆ λαβεῖν βούλεται, τούτῳ τὰ περὶ τῶν φυσικῶν δυνά-
μεων ἀναγνωστέον ἐστὶν, ἐν οἷς ἀποδέδεικται, πρῶτον μὲν,
ὡς ἡ γαστὴρ ἑαυτῆς ἕνεκα λαμβάνει τὴν τροφὴν, ἵνα ἀπο-
λαύσῃ τε καὶ ἀναπληρώσῃ τὸ ἐλλεῖπον ἑαυτῇ, καὶ διὰ τοῦτο
περιπτύσσεται πανταχόθεν αὐτῇ, καὶ κατέχει σύμπασαν, ἄχρι
περ ἂν ἱκανῶς κορεσθῇ· δεύτερον καὶ ὡς, ἐπειδὰν μηκέτι
δέηται τοῦ τρέφεσθαι, τότ᾽ ἀνοίγνυσι μὲν τὸν πυλωρὸν, ἐκ-
θλίβει δὲ καὶ ὠθεῖ κάτω τὰ περιττὰ τῶν σιτίων, οἷον ὄχθος
ἀλλότριον· εἶθ᾽ ὡς ἐν τῇ διὰ τῶν ἐντέρων ὁδῷ, καὶ μά-
λιστα τῶν λεπτῶν, ἀναρπάζουσιν αἱ καθήκουσαι φλέβες τὴν
τροφὴν, ἐκ τῆς πρὸς τὴν κοιλίαν ὁμιλίας ἠλλοιωμένην τε
καὶ ἐπιτηδειοτέραν τῷ ζώῳ γεγενημένην· εἶτα καὶ κατὰ τὰς

Ergo nec venter externa, quae fumpfit, exacte con coquit,
nec venae haec, quae a ventre excipiunt, fed nec carnes,
quae ex venis, ubi probe ante non funt confecta. Atque
interim excrementi copiam in corpore provenire eft ne-
ceffe. Ac rem quidem omnem, ut breviffime licuit, jam
diximus. Quod fi quis dictorum cujusque certam ex de-
monftratione fcientiam cepiffe velit, is librum De natu-
ralibus facultatibus legat, in quo primum illud liquido
demonftratum eft, ventrem fua ipfius caufa nutrimentum
fufcipere, ut eo tum fruatur, tum quod fibi deeft fuppl-
eat, eoque amplecti id undique, ac retinere totum, quo-
ad fe fatiaverit; fecundo illud, eundem, ubi ali praeterea
non defiderat, pylorum recludere, ac quod ci borum fu-
perfuit exprimere, peffumque ceu alienum onus trudere;
deinde, quod in ipfo tranfitu per inteftina ac potiffimum
tenuia venae, quae huc pertinent, alimentum ad fe rapi-
unt, quod ex mora, quam in ventre habuit, et alteratum
et animali magis idoneum eft effectum, mox in ipfis

φλέβας ἐξ ἄλλης εἰς ἄλλην διαδίδοται τὸν ὅμοιον τρόπον,
ὃν ἐκ τῆς γαστρὸς εἰς τὰς φλέβας· ἐντεῦθεν δ᾽ ἤδη κατειρ-
γασμένη τέλεον εἰς ἕκαστον ἕλκεται τῶν τοῦ ζώου μορίων,
ἵνα πέττεται τὴν τρίτην πέψιν ὁμοιοῦταί τε τῷ τρεφομένῳ.
ταῦτ᾽ οὖν ὅστις ἐξ ἐκείνων ἀναλέξεται τῶν γραμμάτων, οὐκέτ᾽
ἀπορήσει τὴν αἰτίαν, δι᾽ ἣν πολλοὶ κενωθέντες τὴν ἕξιν, εἰ
μὴ μετρίως ἀνατρέφοιντο αὖ, πολλὰ περιττώματα καθ᾽ ὅλην
αὐτὴν ἀθροίζουσι, καὶ νοσοῦσιν ἐξ αὐτῶν οὐκ εἰς μακρόν.

venis quoque ab alia in aliam traditur ad eundem modum,
quo ex ventre in venas; hinc vero jam plane confectum
in fingulas pertrahitur animalis partes, ubi tertiam con-
coctionem nactum alendo corpori affimilatur.   Haec fi
quis ex illo libro colligat, nihil eft quod caufam amplius
requirat, cur multi, habitu corporis exinanito, nifi fen-
fim renutriantur, plurimum excrementorum in toto eo
congerant, atque ex his non leviter aegrotent.

ΓΑΛΗΝΟΥ ΥΓΙΕΙΝΩΝ ΛΟΓΟΣ Ε.

Ed. Chart. VI. [158.]   Ed. Baf. IV. (165.)

Κεφ. α΄. Πέμπτον ἐνιστάμενος λόγον ὑπὲρ τῆς ὑγιει-
νῆς πραγματείας, παραμυθήσασθαι βούλομαι πρότερον, εἴ
τινες ἄρα δυσχεραίνουσι τῷ μήκει τῆς διδασκαλίας. οὐ γὰρ
ἡμέτερον ἔγκλημα τοῦτό ἐστιν, ἀλλὰ τῆς φύσεως αὐτοῦ τοῦ
προκειμένου πράγματος ἴδιον. εἰ μὲν γὰρ οἷόν τ᾽ ἐστὶν, μα-
κρὰν θεωρίαν ἐν βραχέσι διελθόντα μηδὲν τῶν χρησίμων
παραλιπεῖν, ἡμεῖς ἁμαρτάνομεν, οὐκ ἀνάγκη μηκύνοντες· εἰ
δ᾽ οὐκ ἐγχωρεῖ σαφέστερόν τε ἅμα καὶ θᾶττον ὑπὲρ τῶν
αὐτῶν εἰπεῖν, οὐχ ἡμῖν μέμφεσθαι προσῆκεν, ἀλλὰ τοῖς

GALENI DE SANITATE TVENDA
LIBER QVINTVS.

Cap. 1. Quintum de fanitate tuenda librum in-
grediens, fi qui forte erunt, qui prolixitate operis noftri
gravabuntur, hos primum folari volo. Non enim noftra
id culpa evenit, fed propofitae rei natura. Si enim fieri
poteft, ut, qui brevibus longam contemplationem abfolvit,
nihil neceffarium omittat, fateor errorem meum, ceu
nulla neceffitate ambages fequutus fim. Sin clarius fi-
mul breviusque differi de iisdem non poteft, nemo nos
merito aeeufet, fed ipfos potius, qui eorum, quae neceffa-

παραλιπούσιν οὐκ ὀλίγα τῶν ἀναγκαίων. ἔστι δ᾿ ἐν τοῖς
ἀναγκαιοτάτοις τε ἅμα καὶ οἷον στοιχεῖον ἁπάσης τῆς
ὑγιεινῆς πραγματείας, ὡς πάμπολλαι φύσεις τῶν ἀνθρώ-
πων εἰσὶν, ὥσπερ ὡμολόγηται μὲν ἅπασιν ἰατροῖς τε καὶ
γυμνασταῖς. οὕτω δὲ γράφουσιν οἱ πλείους αὐτῶν ὑπὲρ τῆς
ὑγιεινῆς ἀγωγῆς, ὡς ὑπὲρ ἑνὸς ἀνθρώπου διαλεγόμενοι, καὶ
ταῦτα μηδὲν ἐπιδειξάμενοι κἂν ἕνα τινὰ πρὸς αὐτῶν ὠφε-
ληθέντα, καίτοι γ᾿ οὐδ᾿ ἕνα δίκαιον ἦν, ἀλλὰ παμπόλ-
λους ἐπιδείξαντας, ἔμπροσθεν μὲν νοσοῦντας συνεχῶς,
ὕστερον δ᾿ ἀνόσους ἔτεσι παμπόλλοις ὑφ᾿ ἑαυτῶν διαφυλα-
χθέντας, οὕτως ἐπιχειρεῖν γράφειν. ἀλλ᾿ ἡμεῖς γε τοῖς ἔργοις
αὐτοῖς ἐπεδείξαμεν τοῦτο, καὶ τοὺς ἔμπροσθεν συνεχῶς νο-
σοῦντας ἀνόσους φυλάξαντες ἐκ τοῦ πεισθῆναι τοῖς ὑγιει-
νοῖς παραγγέλμασιν, οὕτως ἐπεχειρήσαμεν ὑπὲρ αὐτῶν γρά-
φειν. ἐνίους μὲν γὰρ ὅλως ἐκωλύσαμεν γυμνάζεσθαι, ταῦτα
δὴ τὰκ τῶν ἐπιτηδευμάτων γυμνάσια, μόναις ταῖς κατὰ τὸν
βίον ἐνεργείαις ἀρκεῖσθαι βουλεύσαντες· ἐνίους δὲ τοῦ
πλήθους ἀφελεῖν τῶν γυμνασίων ἐκελεύσαμεν, ὡς εἰς ἐλάχι-

ria funt, non pauca praetereunt.   Eſt vero illud ſimul ex
maxime neceſſariis, ſimul veluti elementum totius artis,
quae valetudinem tuetur, quod numeroſae hominum ſunt
naturae, prout in confeſſo eſt omnibus tum medicis, tum
gymnaſtis.   Quorum tamen plurimi ita de valetudine tu-
enda ſcribunt, quaſi de uno homine agant', idque ne uno
quidem oſtenſo, quem prius juverint; quamquam non
unum, ſed multos, quos morbis prius aſſiduis implicatos
ipſi poſtea multis annis in ſanitate ſua opera ſervaſſent,
indicaſſe, ac ſic ad ſcribendum acceſſiſſe par erat.   At
nos ipſis rerum effectis id oſtendimus, et iis, qui prius
aſſiduis premebantur morbis, inde adeo quod ſanitatis
praeceptis paruiſſent, in omni integritate ſervatis, ſic
demum de ipſis ſcribere ſumus aggreſſi.   Quippe alios
exercitari in totum vetuimus, iſtis videlicet exercendi
corporis cauſa ſuſceptis, ac ſolis vitae actionibus con-
tentos eſſe ſuaſimus; aliis de multitudine exercitationum
demere aliquid juſſimus, ut totum ad minimum contrahe-

ΛΟΓΟΣ Ε. 307

Ed. Chart. VI. [158. 159.]   Ed. Baf. IV. (265. 266.)

στον συστεῖλαι τὸ πᾶν· ἐνίους δὲ τὰς ποιότητας ὑπαλλάξαι
μόνας, ἢ [139] τὴν τάξιν, ἢ τὸν καιρόν· ἐνίους δὲ τὴν
σύμπασαν αὐτῶν ἰδέαν μεταβαλεῖν. ὡσαύτως δὲ καὶ περὶ
λουτρῶν ὑποθήκας δόντες, ὡς ἤτοι μὴ λούεσθαι παντάπα-
σιν, ἢ πλείω τῶν ἔμπροσθεν, ἢ ἐλάττω, καὶ πρὸ τροφῆς
μόνον, ἢ καὶ μετὰ τροφὴν, ἢ θερμοτέροις τῶν πρόσθεν,
ἢ χλιαρωτέροις ὕδασιν, ἢ ψυχροτέροις, παντάπασιν ἀνό-
σους ἐφυλάξαμεν ἔτεσι παμπόλλοις. ἀλλ᾽ οὐκ ἂν τούτων
οὐδὲν ἐποιήσαμεν, εἰ μή(266)τε δὴ τὰς φυσικὰς τῶν σω-
μάτων διαφορὰς ἠπιστάμεθα, μήτε τὴν ἑκάστῳ προσήκουσαν
ὑγιεινὴν δίαιταν. ἔνιοι δὲ τῶν ὑγιεινὰ συγγράμματα γρα-
φόντων ἢ καὶ χωρὶς γραμμάτων ὑποθήκας διδόντων οὐδὲ
σφᾶς αὐτοὺς ἀνόσους ἠδυνήθησαν φυλάξαι, κᾄπειθ᾽, ὅταν
ἐπισκώπτωνται πρός τινων, ἄλλα τέ τινα λεγόντων πρὸς
αὐτοὺς, καὶ προσφερομένων ἐκεῖνο τὸ ἔπος,

    Ἄλλων ἰατρὸς αὐτὸς ἕλκεσι βρύων,

οἱ μὲν εἰς ἀσχολίας δή τινας ἀναφέρουσι τὴν αἰτίαν, οἱ δὲ
καὶ δι᾽ ἀκολασίαν ὁμολογοῦσι νοσεῖν. ἀλλὰ τούτοις μὲν η

retur; aliis qualitatem tantum, aut ordinem, aut tempus;
aliis univerfam earum mutare fpeciem injunximus. Ae-
que vero de balneis praecipientes, utique quod aut om-
nino his fuperfedendum effet, aut faepius quam ante
utendum, aut rarius, aut ante cibum tantum, aut etiam
poft cibum, aut calidioribus quam ante, aut magis tepi-
dis, aut frigidioribus, prorfus omnis morbi expertes mul-
tis annis reddidimus. At nihil horum facere licuiffet, fi
neque naturales corporum differentias compertas habuif-
fem, neque debitam cuique falubrem victus rationem.
Nonnulli vero ex iis, qui de fanitate tuenda literis pro-
dunt, aut etiam fine fcriptis de ea praecipiunt, ne fe
ipfos quidem defendere a morbis perpetuo potuerunt.
Itaque quum a cavillantibus tum alia quaedam, tum
vero verfus ille objicitur,

    Aliis medens, at ipfe ulceribus fcatens,

alii id negotiis imputant, alii ob intemperantiam fe ae-
grotare fatentur. Sed horum magis improba, me judice,

ἀπολογία πολὺ χείρων ἐστὶ τῆς κατηγορίας, ἐμοὶ γοῦν κρι-
τῇ. τοῖς δ' εἰς τὰ κατὰ τὸν βίον αὐτοῖς συμπίπτοντα τὴν
αἰτίαν ἀναφέρουσιν, εἰ μὲν ἐφήμερόν τινα πυρετὸν πυρέ-
ξειαν ἐπ' ἐγκαύσει, καὶ ψύξει, καὶ κόπῳ, καί τισιν ἑτέροις
τοιούτοις αἰτίοις, ἀφίστασθαι χρὴ τῶν ἐγκλημάτων, εἰ δέ τινα
τῶν ἄλλων, οὐκ ἀφίστασθαι. οὐδὲ γὰρ ἡμεῖς τὸ πάμπαν ἀπύ-
ρετοι διεμείναμεν, ἀλλὰ διὰ κόπους δή τινας ἐπυρέξαμεν,
ἁπάντων τῶν ἄλλων νοσημάτων ἀπαθεῖς διατελοῦντες ἐτῶν
ἤδη παμπόλλων, καὶ μέντοι καὶ πληγέντες τινὰ μέρη τοῦ
σώματος, ἐφ' οἷς ἕτεροι φλεγμοναῖς τε ἅμα καὶ βουβῶσιν
ἁλόντες ἐπύρεξαν, οὔτε βουβῶνα ἔσχομεν, οὔτε ἐπυρέξαμεν,
οὐκ ἄλλοθέν ποθεν, ἢ ἐκ τῆς ὑγιεινῆς θεωρίας, τῶν τηλι-
κούτων ἐπιτυχόντες, καὶ ταῦτα μήτε κατασκευῆς σώματος
ὑγιεινῆς εὐτυχήσαντες ἐξ ἀρχῆς, μήτε βίον ἀκριβῶς ἐλεύθε-
ρον ἔχοντες, ἀλλὰ καὶ ταῖς τῆς τέχνης ὑπηρεσίαις δουλεύον-
τες, καὶ φίλοις, καὶ συγγενέσι, καὶ πολίταις ὑπουργοῦντες
εἰς πολλά, καὶ τῶν νυκτῶν τὸ πλεῖστον ἀγρυπνοῦντες,
ἐνίοτε μὲν ἀῤῥώστων ἕνεκα, διαπαντὸς δὲ τῶν ἐν παιδείᾳ

defenſio eſt, quam ipſum quod objicitur crimen. Qui
vero iis, quae in vita incidunt, cauſam tribuunt, ſiquidem
diaria febri laborant ex aeſtu, frigoribus, laſſitudine,
aliisque id genus occaſionibus, hos vindicare a culpa de-
cet, ſin alia qualibet, minime. Quippe nec ipſi omnino
ſine febri exegimus, imo ex laſſitudine nonnunquam fe-
bricitavimus, nullum alias morbum multis jam annis
experti. Quin etiam percuſſus certis corporis partibus,
unde alii phlegmonis bubonibusque contractis febricita-
runt, ipſe nunquam phlegmonen bubonemve ſenſi, nec
febri laboravi, non aliunde certe quam ex ſervandae ſa-
nitatis arte tanta commoda conſequutus, quum alioqui
nec ſalubrem corporis ſtatum ab ortu ipſo ſim nactus,
nec vitam plane liberam ſortitus, ſed in qua tum artis
officiis ſervierim, tum amicis, cognatis et civibus in
pluribus inſervierim, tum plurimam noctium partem,
nonnunquam aegrotantium ipſorum cauſa, ſemper autem

ΛΟΓΟΣ Ε. 309

Ed. Chart. VI. [139.]   Ed. Baf. IV. (266.)

καλῶν. ἀλλ' ὅμως οὐκ ἐνοσήσαμεν οὐδὲν νόσημα τῶν ἐκ τοῦ
σώματος ὁρμωμένων ἐτῶν ἤδη παμπόλλων, ὅτι μὴ, καθά-
περ ἔφην, ἐφήμερόν ποτε πυρετὸν ἐν τῷ σπανιωτάτῳ διὰ
κόπον γενόμενον. καίτοι κατά γε τὴν τῶν παίδων ἡλικίαν
καὶ προσέτι τῶν ἐφήβων τε καὶ μειρακίων οὐκ ὀλίγαις οὐδὲ
μικραῖς ἑάλωμεν νόσοις. ἀλλὰ μετά γε τὸ εἰκοστὸν ὄγδοον
ἔτος ἀπὸ γενετῆς, ἐμαυτὸν πείσας, ὡς ἔστι τις ὑγιεινὴ
τέχνη, τοῖς προστάγμασιν αὐτῆς ἠκολούθησα παρ' ὅλον τὸν
ἑξῆς βίον, ὡς μηκέτι νοσῆσαι νόσημα μηδὲν, ὅτι μὴ σπά-
νιόν που πυρετὸν ἐφήμερον. ἔστι δὲ δήπου καὶ τοῦτον
αὐτὸν φυλάξασθαι τελέως, ἐλεύθερον βίον ἑλόμενον, ὡς ἔν
τε τοῖς ἔμπροσθεν ἤδη γέγονε δῆλον, ἔτι τε μᾶλλον ἔσται
σαφὲς ἐν τοῖς ἐφεξῆς εἰρησομένοις, εἰ θέλει τις προσέχειν
τὸν νοῦν. ἐγὼ γάρ φημι, μηδὲ βουβῶνα δύνασθαι γενέσθαι
τοῖς ἀκριβῶς παρεσκευασμένοις εἰς ὑγίειαν, εἴγ' ἀπέριττον
αὐτοῖς ἐστι τὸ σῶμα τοῦ γένους τῶν περιττωμάτων ἑκατέ-
ρου, τοῦ τε κατὰ τὸ ποσὸν καὶ τοῦ κατὰ τὸ ποιόν.

dulcedinis ſtudiorum gratia pervigilaverini; nec tamen
ullo ſenſi me eorum, qui e corpore originem ducunt,
morbo tentatum multis jam annis, excepta (ut dixi) dia-
ria quandoque febri, quae tamen et rariſſime, nec niſi
ex laſſitudine incidit; quamvis in puerili aetate atque
etiam in pubertate, tum adoleſcentia, morbis nec paucis,
neque his levibus premerer. Sed poſt octavum et vige-
ſimum annum, quum perſuaſiſſem mihi, eſſe quandam
tuendae ſanitatis artem, praeceptis ejus per totam dein-
ceps vitam parui ita, ut nec omnino morbo poſt labo-
rarim, niſi forte (quae tamen rarius incidit) diaria febri,
quum alioqui liceat hanc quoque in totum effugere, ſi
quis liberam vitam ſit nactus, veluti in ſuperioribus jam
oſtendi, fietque, ſi quis animum advertat, etiam clarius
in iis, quae mox dicam. Illud enim affirmare auſim, ne
bubone quidem laboraturos eos, qui praeparati ad ſanita-
tem ad unguem ſint, ſi modo eorum corpus ab utroque
excrementorum genere vacet, et eo, quod in quantitete

310   ΓΑΛΗΝΟΥ ΥΓΙΕΙΝΩΝ

Ed. Chart. VI. [159. 140.]   Ed. Baf. IV. (266.)

πρὸς μὲν δὴ τοὺς νῦν ἐπαγγελλομένους ἢ λέγειν ἢ γρά-
φειν ὑγιεινὰ παραγγέλματα καὶ ταῦθ' ἱκανά· πρὸς δὲ
τοὺς ἔμπροσθεν, ὑπὲρ ὧν οὔτε ἐκ τῆς τῶν ἄλλων ἱστορίας
ἠκούσαμεν, ὡς ἤτοι σφᾶς αὐτοὺς ἀνόσους διεφύλαξαν, ἢ
τοὺς πεισθησομένους αὐτοῖς, οὔτ' ἐτόλμησαν ἐν τοῖς
συγγράμμασιν ἀλαζονεύεσθαί τι τοιοῦτον, οὐδ' ἀντιλέγειν
ἀνάγκη, ἀλλὰ θαυμάζειν μόνον, εἴ τινες αὐτῶν ἑνὶ βιβλίῳ
τὴν ὑγιεινὴν ἅπασαν θεωρίαν ἐπηγγείλαντο περιλαβεῖν, οἱ
μὰ Δί' οὕτω γράφοντες ὑπὲρ αὐτῆς, ὡς Ἱπποκράτης,
[140] ἐν τοῖς πρώτοις τε καὶ γενικωτάτοις κεφαλαίοις ἐν-
δεικνύμενος τὴν μέθοδον, ἀλλ' ἐξεργαζόμενοι πᾶν ἀκριβῶς,
ὥσπερ ἡμεῖς. ἡ μὲν δὴ τοῦ μήκους τῶν λόγων αἰτία καὶ
δὴ λέλεκται. χρὴ δ', ὅστις ἐστὶ φιλόκαλός τε ἅμα καὶ
φιλόπονος ἐπὶ τοῖς ἀρίστοις, οὐ πρὸς τὸ μῆκος ἀπαγο-
ρεύειν τῆς ὑγιεινῆς τέχνης, ἀλλὰ τοῦ μεγέθους ἄγασθαι
τῶν ἐπαγγελμάτων αὐτῆς. πῶς γὰρ οὐ μεγάλα καὶ θαυ-
μαστὰ τῆς τέχνης ταῦτ' ἐστιν ἔργα, γηράσαντα μέχρι πλεί-

confiftit, et eo, quod in qualitate. Atque ad eos quidem,
qui nunc fanitatis tuendae praecepta dicto fcriptove pro-
fitentur, vel haec fatis arbitror. Prioribus vero, quos-
que nec fe ipfos extra morbum perpetuo, nec eos, qui
ipfis paruiffent, fervaffe, aut aliorum relatu audivimus,
aut ipfos in fcriptis fuis tale quippiam jactare aufos,
ne contradicendum quidem cenfeo. Mirandum certe po-
tius arbitror, fi qui eorum univerfam fanitatis tuendae
artem uno libro complexi funt, polliciti praefertim, non
(ficut Hippocrates) in primis et fummis capitibus metho-
dum indicantes, fed, ficut ipfi fecimus, omnia cumulate
pertractantes. Ac prolixitatis quidem fermonum noftro-
rum caufa jam dicta eft. Quisquis autem honefti probi-
que ftudiofus eft, ac pro iis quae optima funt deligens,
hunc decet non tam artis hujus longitudine gravari,
quam magnitudinem eorum, quae promittit, fufpicere.
Num qui, quaefo, non magna illa mirandaque artis opera
funt, fi sui non ab ipfo ortu imbecillum corpus fuit,

ΛΟΓΟΣ Ε. 311

Ed. Chart. VI. [140.] .   Ed. Baſ. IV. (266.)

στυν, ταῖς αἰσθήσεσιν ἀπαθῶς ὑγιαίνοντα διὰ πάντων φυ-
λάξαι ἄνοσον, ἀνώδυνον, ὁλόκληρον, εἴ γε μὴ παντά-
πασιν ἐξ ἀρχῆς νοσώδης εἴη τετυχηκὼς, σῶμα; ἀλλ᾽ ἐγὼ
καὶ πάνυ μοι δοκῶ τινας ὑγιεινοὺς φύσει τεθεᾶσθαι παμ-
πόλλαις νόσοις ἁλισκομένους, καὶ τελευτῶντας δὲ καπά γε
τὸ γῆρας ἀνιάτοις περιπεσεῖν πάθεσιν, οὓς ἐνῆν, ὅσον
ἐπὶ τῇ φυσικῇ τοῦ σώματος ἕξει, ταῖς τ᾽ αἰσθήσεσιν ἀπά-
σαις ἀπηράτους διατελέσαι μέχρι γήρως ἐσχάτου καὶ τοῖς
ὄλλοις ἅπασι μορίοις τοῦ σώματος ὑγιαίνοντας. πῶς οὖν
οὐκ αἰσχρόν ἐστιν, ἀρίστης φύσεως τυχόντα βαστάζεσθαι
μὲν ὑπ᾽ ἄλλων διὰ ποδάγραν, κατατήκεσθαι δὲ ταῖς ὀδύ-
ναις λιθιῶντα, καὶ τὸ κῶλον ἀλγοῦντα, καὶ κατὰ κύστιν
ἕλκος ἐκ κακοχυμίας ἔχοντα; πῶς δ᾽ οὐκ αἰσχρόν ἐστι, διὰ
τὴν θαυμαστὴν ἀρθρῖτιν ἀδυνατοῦντα χρῆσθαι ταῖς ἑαυ-
τοῦ χερσὶν, ἑτέρου δεῖσθαι τοῦ προσφέροντος τὴν τροφὴν
τῷ στόματι, καὶ νοῦ τὴν ἕδραν ἀπονίζοντος ἐν τοῖς ἀποπά-
τοις; ἄμεινον γὰρ, ὅστις μὴ παντάπασιν εἴη μαλακὸς, ἑλέ-
σθαι μυριάκις τεθνάναι, πρὶν τοιοῦτον ὑπομεῖναι βίον.

hunc et ad plurimam perduxiſſe ſenectutem, et ſenſibus
illaeſis, ab omni prorſus morbo doloreque alienum atque
integrum perpetuo ſervaſſe? Ego vero etiam nonnullos,
quibus ſalubre admodum firmumque natura corpus erat,
vidiſſe mihi videor permultis morbis afflictos, ac poſtre-
mo immedicabilibus malis in ſenectute ſaltem oppreſſos;
quos tamen fas erat, quod ex naturali habitu fuit, tum
ſenſibus omnibus illaeſos, tum reliquis corporis partibus
ſanos ad ultimam usque duraſſe ſenectutem. Quonam
igitur pacto turpe non ſit, qui optima natura ſit praedi-
tus, hunc ob podagram ab aliis geſtari, aut calculo jam
cruciatum, et colo, et ulcere in veſica ex cibis mali
ſucci contracto, doloribus contabeſcere? Quomodo rurſus
non turpe ſit, propter deteſtandum articularem morbum
ſuis ipſius manibus uti non valentem, alienis egere, quibus
ori cibos admoveat, et eo, qui ſedem abſtergat in de-
jectionibus? Satius enim ſit, ſi cui ullum omnino pectus
eſt, ſexcenties malle mori, quam tali vita vivere. Quod

3ı2   *ΓΑΛΗΝΟΥ ΥΓΙΕΙΝΩΝ*

Ed. Chart. VI. [140.]   Ed. Baf. IV. (266.)

εἰ δὲ δὴ καὶ τοῦ κατ᾽ αὐτὸν αἴσχους τις ὑπερορᾷ δι᾽ ἀναι-
σχυντίαν τε καὶ μαλακίαν, ἀλλὰ τῶν γε πόνων οὐκ ἐχρῆν
ὑπερορᾶν, οὓς νύκτωρ τε καὶ μεθ᾽ ἡμέραν ἔχουσιν, ὥσπερ
ὑπὸ δημίων στρεβλούμενοι τῶν παθῶν. καίτοι τούτων
ἁπάντων ἢ ἀκολασίαν, ἢ ἄγνοιαν, ἢ ἀμφοτέρας ἀναγκαῖον
αἰτιᾶσθαι. ἀλλὰ τὴν μὲν ἀκολασίαν οὐκ ἦν καιρὸς ἐπα-
νορθοῦσθαι· τὴν δ᾽ ἄγνοιαν ὧν χρὴ ποεῖσθαι ἐλπίζω διὰ
τῆσδε τῆς πραγματείας ἰάσασθαι, καθ᾽ ἑκάστην φύσιν σώ-
ματος ἰδίαν ὑγιεινὴν ἀγωγὴν θέμενος.

Κεφ. β. Ἄρξασθαι δέ μοί που δίκαιον ἂν ἦν ἀπὸ
τῆς ἀρίστης, ἧς ὁ σκοπός ἐστιν οὐκ ἐπανόρθωσις, ἀλλὰ φυ-
λακὴ τῶν ὑπαρχόντων, ὅπερ ἡμεῖς ἐποιήσαμεν, εἰπόντες
ὑπὲρ αὐτῆς ἄχρι δεῦρο, καθ᾽ ἑκάστην τῶν ἡλικιῶν, πλὴν
τῆς παρακμαστικῆς καλουμένης, ἧς τὸ τελευταῖον μέρος
ἰδίως ὀνομάζεται γῆρας, ἔχοντός τινα καὶ τούτου τομὴν
ἰδίαν, ὡς ὕστερον εἰρήσεται κατ᾽ ἐκεῖνο τοῦ λόγου τὸ μέ-
ρος, ἔνθα τὸ καλούμενον τῆς τέχνης γηροκομικὸν μέρος εἰς
διδασκαλίαν ἄξομεν. ἀλλὰ νῦν γε τὰ κυριώτατα τῶν εἰρη-

Ĝ quis tam impudens ſimul delicatusque eſt, ut turpitu-
dinem ſuam negligat, at dolores, quos noctes diesque ex
vitiis ſuis ſuſtinet, non aliter quam qui a carnificibus
torquentur, certe contemnendi non ſunt; tametſi certe
haec omnia vel intemperantiae, vel ignorantiae, vel
utrique imputent oportet. Verum intemperantiae corri-
gendae hic locus non eſt. Ignorationi vero eorum, quae
agenda ſunt, hoc opere, ut ſpero, medebimur, ſcilicet
pro quavis corporum natura propria ſanitatis tuendae
ratione appoſita.

Cap. II. Initium vero mihi ab optima natura ju-
ſtum erat, ad cujus curationem omne conſilium dirigitur,
non eo, ut corrigatur, ſed ut in ſtatu ſuo ſervetur. Id
quod ipſi hactenus ſecimus, qui de ea hùcusque per ſin-
gulas aetates praeter inclinantem egimus, cujus extrema
pars ſenium proprie dicitur, ipſum quoque in ſuas partes
diductum, ut poſt dicemus, ubi ea pars artis tradetur,
quae de ſenibus ourandis agit. Verum uune ſaltem prae-

μένων ἀναλαβόντες ἐπὶ τὰς μοχθηρὰς φύσεις τῶν· σωμάτων
μεταβήσομεν, δεικνύντες, ὅπως ἑκάστην αὐτῶν ἐν ὑγείᾳ μά-
λιστα φυλακτέον ἐστίν. τὸ τοίνυν ἄριστον σῶμα σκοποὺς
ἔχει κατὰ μὲν τὰς ποσότητάς τε καὶ ποιότητας καὶ δυνά-
μεις, ἐν μὲν τοῖς γυμνασίοις τὰ μέτριά τε καὶ σύμμετρα
προσαγορευόμενα, μετὰ τοῦ πᾶσιν ὁμοτίμως τοῖς μορίοις
τοῦ σώματος προσάγεσθαι, φυλαττομένων ἡμῶν ἅπασαν
ὑπερβολήν, εἰ δέ ποθ᾽ ἁμαρτηθείη, καθ᾽ ὁτιοῦν τῶν εἰρη-
μένων ἐπανορθούντων τὸ σφάλμα. κατὰ δὲ τὴν τῶν ἐσθιο-
μένων τε καὶ πινομένων φύσιν ἐν ποσότητι καὶ ποιότητι
καὶ δυνάμει σκοπὸς πάλιν ἐστὶ κἀνταῦθα τὸ σύμμετρον,
ὡς μήτε πλείω, [141] μήτ᾽ ἐλάττω λαμβάνειν, ἀλλ᾽ ἢ ὅσα
πεφθέντα, καὶ ἀναδοθέντα, καὶ θρέψαντα τὸ σῶμα καλῶς,
εἰ δέοι καὶ τοῖς ἔτι αὐξομένοις τι προστεθῆναι σύμμετρον,
οὐδὲν ἐάσειν περιττὸν οὐδ᾽ ἐνδεές. οὕτω δὲ καὶ κατὰ
τοὺς ὕπνους τε καὶ τὰς ἐγρηγόρσεις, καὶ τὰ λουτρὰ, καὶ
τὰς τῆς ψυχῆς ἐνεργείας, ὅσα τ᾽ ἄλλα τοιαῦτα, τὴν συμ-
μετρίαν δηλονότι προσήκει φυλάττειν, εἰ δέ ποθ᾽ ἁμάρτοι

cipuis eorum, quae dicta funt, repetitis, ad vitiofas cor-
porum naturas tranfibimus ac, quemadmodum cujusque
earum fervari valetudo poffit, trademus. Ergo optimum
corpus fcopos habet ad fui cuftodiam in qualitate, quan-
titate et facultate, in exercitationibus, quae moderatae
mediocresque funt, quaeque fingulis corporis partibus ae-
quabiliter fint adhibitae, idque omni vitato exceffu, aut,
ficubi in quoquam dictorum fit erratum, errore correcto.
In edendorum vero bibendorumque natura fimiliter in
qualitate, quantitate et facultate hic quoque fcopus
efto ipfa mediocritas, ut nec plura, nec pauciora capiat,
quam quae, ubi concocta diftributaque in corpus fint,
idem bene nutriant, ac fi opus fit crefcentibus adhuc
mediocre quippiam adiicere; nihil relinquant, quod vel
fnpervacuum fit, vel deficiens.   Ad eundem modum in
fomno, vigiliis, balneis, animi actionibus et aliis id
genus medium omnis exceffus fervari debebit; quod fi

3ı4   ΓΑΛΗΝΟΥ ΥΓΙΕΙΝΩΝ

Ed. Chart. VI. [141.]   Ed. Baf. IV. (266. 267.)

τις καθ᾽ ὁτιοῦν τῶν εἰρημένων, ἐπανορθοῦσθαι τὸ σφάλμα.
κοινὸς δ᾽ ἔστω σοι σκοπὸς ἁπάσης ἐπανορθώσεως ἡ τῆς
ἐναντίας ἀμετρίας χρῆσις, εἰ μὲν ἐπὶ πλέον ἐπόνησε τὸ
σῶμα τῇ προτεραίᾳ, καθαιροῦντι τὸ πλῆθος τῶν γυ(267)μνα-
σίων, εἰ δ᾽ ἐνδεέστερον, αὐξάνοντι, οὕτω δὲ εἰ καὶ ὀξυ-
τέραις ἐχρήσατο ταῖς κινήσεσιν, ἀνιέντι μετρίως, εἰ δ᾽ ἐκ-
λελυμέναις, ἐπιτείνοντι. κατὰ δὲ τὸν αὐτὸν τρόπον ἐπὶ
μὲν τοῖς εὐτονωτέροις τὰ μαλακώτερα γυμνάσια παραλαμ-
βάνων, ἐπὶ δὲ τοῖς ἀτονωτέροις ἰσχυρότερα, καὶ τὰ σφο-
δρὰ δὲ τοῖς ἀμυδροῖς ἀντεισάγων, καὶ τοῖς σφοδροῖς τἀναν-
τία, καὶ συλλήβδην εἰπεῖν ἁπάσας ἀμετρίας ἐπανορθούμε-
νος, διὰ τῆς ἐναντίας ἀμετρίας ὑγιαίνοντα διαφυλάξαι τὸν
ἄνθρωπον. εἰς δὲ τὸ μηδὲν ταῖς ἐπανορθώσεσι σφάλλε-
σθαι πρῶτον μὲν χρὴ γινώσκειν ἀκριβῶς τὰς διαθέσεις
τοῦ σώματος, εἶτα μεμνῆσθαι τῶν ἐν τῇ προτεραίᾳ προ-
γεγενημένων ἁπάντων. αἱ μὲν γὰρ διαθέσεις ἐνδείξονται
τὸ πλημμεληθέν, ἡ μνήμη δὲ τῶν προγεγενημένων, εἰς ὅσον
χρὴ μετακινῆσαί τι τῶν συνήθων, ὑπαγορεύσει. κατὰ μὲν δὴ
τὰς διαθέσεις αἱ τοιαίδε εἰσὶν ἀμετρίαι, ὡς ἰσχνότερον,

in aliquo ſit erratum, corrigendus error eſt. Porro om-
nis corrigendi erroris communis eſto ſcopus contrarii
exceſſus uſurpatio, ita ut, ſi pluſculum pridie fatigatum
corpus eſt, demas aliquid exercitationum modo; ſin mi-
nus juſto ſe exercitavit, ut exercitii modum augeas.
Eodem pacto, ſi concitatiore motu eſt uſum, ut hunc mo-
dice remittas; ſin remiſſiore, ut intendas. Simili modo,
ſi robuſtior motus praeceſſit, ut pro hoc mitiorem injun-
gas, pro leviore contra, qui valentior ſit, et pro languido
vehementem, et pro vehementi contrarium, et uno verbo,
ut omnem exceſſum contrario exceſſu corrigens in ſani-
tate hominem cuſtodias.   Ut autem corrigendo non erres,
primum corporis affectus ad unguem ſcire oportet, dein-
de omnium eorum, quae priore die facta videris, memi-
niſſe.   Nam affectus quidem, quod delictum ſit, docebunt,
recordatio eorum, quae pridie ſunt acta, quantum tibi a
conſuetis recedendum ſit, inſinuat.   Atque in affectibus
quidem ejusmodi exceſſus videas, quod aut gracilius, aut

ἢ εὐογκότερον, ἢ σκληρότερον, ἢ μαλακώτερον, ἢ ξηρότε-
ρον, ἢ ὑγρότερον, ἢ ἀραιότερον, ἢ πυκνότερον ἑαυτοῦ φαί-
νεσθαι τὸ σῶμα, πρὸς τῷ μὴ κατὰ φύσιν ἀκριβῶς ἀποσώ-
ζειν εὔχροιαν. ἡ μνήμη δὲ τῶν προγεγονότων αὐτό τε τὸ
ἁμαρτηθὲν ἐνδείξεταί σοι, καὶ διδάξει τὴν ἐπανόρθωσιν ἐκ
τοῦ παραβάλλεσθαι τοῖς ἐνεστῶσιν. εἰ μὲν γὰρ ἰσχνότερον
τὸ σῶμα φαίνοιτο, σκοπεῖσθαι χρὴ καὶ ἀναμιμνήσκεσθαι,
πότερον πλείω τοῦ προσήκοντος ἐπόνησεν, ἢ ὀξυτέραις ἐχρή-
σατο ταῖς κινήσεσιν, ἢ περὶ τὴν τρίψιν ἐπλεόνασεν, ἢ τὰ
λουτρά· καὶ μετὰ ταῦθ᾽ ἑξῆς ἐπισκοπεῖσθαι, πότερον ἐφρόν-
τισεν, ἢ ἠγρύπνησεν, ἢ ἐξέκρινε κατὰ γαστέρα πολὺ πλείω
τοῦ προσήκοντος· ἐπισκοπεῖσθαι δὲ καὶ εἰ ὁ οἶκος θερ-
μότερος, ἐν ᾧ διέτριψεν, ἢ ἔφαγεν ἔλαττον, ἢ ἔπιεν, ἢ
ἀφροδισίοις ἐχρήσατο πλείοσιν. εἰ δ᾽ ἐν ὄγκῳ μείζονι τὸ
σῶμα φαίνοιτο, μὴ τρίψις μαλακὴ, ἢ γυμνάσιον ἔλαττον.
ἢ βραδύτερον, ἢ πλείων ὕπνος, ἢ ἐποχὴ γαστρὸς, ἢ σιτίων
πλῆθος ἀμέμπτως πεφθέντων. εἰ δὲ σκληρότερον ἑαυτοῦ

obeſius, aut durius, aut mollius, aut ſiccius, aut humi-
dius, aut rarius, aut denſius corpus, quam ante apparet,
cum eo etiam, quod nec naturalem coloris gratiam ad
unguem ſervat.   Memoria vero factorum et quod pec-
catum eſt oſtendet, et prout corrigetur ex praeſentium
collatione docebit.   Nam ſi gracilius redditum corpus ſit,
aeſtimare oportebit atque ad memoriam revocare, plusne,
quam par erat, exercitando fatigatus homo ſit, aut con-
citatiore motu uſus, aut fricando lavandove modum
exceſſerit; ab his mox conſiderare, nimiane cogitatione
ſit uſus, aut nimium vigilaverit, aut per alvum longe
plura juſto dejecerit.   Expendi etiam debebit, num do-
mus, in qua verſatus ſit, calidior fuerit, aut parcius com-
ederit vel biberit, aut veneri liberius indulſerit.   Sin
obeſius viſum corpus ſit, num frictio mollior, aut exer-
citium parcius aut tardius, aut ſomnus longior, aut
venter adſtrictus, aut ciborum copia optime concoctorum
praeceſſerit. Si vero durius, quam ante, corpus apparet,

316   ΓΑΛΗΝΟΥ ΥΓΙΕΙΝΩΝ

Ed. Chart. VI. [141. 142.]   Ed. Baf. IV. (267.)

φανείη τὸ σῶμα, τρίψεων ἀναμνησθῆναι χρὴ πρῶτον, εἶτα
γυμνασίων ·εὐτόνων μετ᾽ ἀνταγωνιστοῦ σκληροῦ πιλοῦντος,
καὶ πρὸς τούτοις εἰ ἐν κόνει, καὶ ταύτῃ σκληρᾷ καὶ ψυ-
χρᾷ, καὶ εἰ χωρὶς τῆς καλουμένης ἀποθεραπείας· εἶθ᾽ ἑξῆς
λουτρῶν, εἰ ψυχρὰ παντάπασιν, ἢ λίαν θερμά, καὶ ὁ οἶκος,
ἐν ᾧ διέτριψεν ἐγρηγορὼς τε καὶ κοιμώμενος, ψυχρός· ἔτι
δὲ σιτίων ξηρότητα καὶ πομάτων ἔνδειαν. εἰ δὲ μαλακώτε-
ρος ἑαυτοῦ γένοιτο κατὰ τὴν ὑστεραίαν τὸ σῶμα, πρῶτοι
μὲν ἀναμιμνήσκεσθαι χρὴ τῆς τρίψεως, εἰ μαλακή τε καὶ
σὺν λίπει, καὶ λουτροῖς ἀτρέμα καὶ χλιαροῖς ἐγένετο·
μετὰ δὲ τὴν τούτων ἐπίσκεψιν, εἰ τὰ γυμνάσια βραδέα καὶ
ὀλίγα, καὶ μετὰ τοῦ συμπαλαίοντος ἀμετρώτερον ἁπαλοῦ,
κἄπειτα περὶ πόματος, εἰ πλέον, εἶθ᾽ ἑξῆς ἐδεσμάτων, ἢ
πλειόνων, ἢ ὑγροτέρων τὴν φύσιν, εἶθ᾽ ὕπνων, εἰ πλείους.
ἐγγὺς δὲ τῆς μαλακῆς τοῦ σώματός ἐστι διαθέσεως ἡ ὑγρὰ
καλουμένη, πλὴν ὅσον ἡ μὲν μαλακὴ τῶν σωμάτων αὐ-
τῶν ἐστιν οἰκεία ποιότης, [142] ἡ δ᾽ ὑγρὰ τῶν ἐν αὐτοῖς
ὑγρῶν. διακρίνεται δ᾽ ἁπτομένων, ἡ μὲν γὰρ ὑγρὰ σὺν

primum frictionum meminiſſe oportet, mox exercitatio-
num, an hae robuſtae et cum adverſario duro atque pre-
mente praeierint; ad haec, an in pulvere, eoque duro
ac frigido, et an citra apotherapiam. Dein balnei, an
videlicet hoc plane frigidum fuerit, an nimium calens.
Praeterea domus, in qua dormiens vigilansve verſatus
eſt, num frigida; itemque ciborum ſiccitatis, et potionis
penuriae. Sin mollius, quam prius, poſtridie corpus vi-
deatur, primum quidem frictionum meminiſſe conveniet,
an molles et cum pinguedine, et balneis leniter tepidis
ſint adhibitae.   Ab his revocari ad memoriam debebit,
an exercitationes tardae et exiguae, cum adverſario im-
modice molli praeceſſerint; dein, an potio uberior fuerit;
mox, an cibos plures, aut natura humidiores acceperit;
poſtremo, an multum dormierit. Proximus molli corporis
affectui eſt humidus, hoc differens, quod mollis ipſorum
corporum propria qualitas eſt, humidus, qui in eo con-
tinentur, humorum. Diſcernuntur hi tactu, nam humidus

ἰκμάσιν ἐστὶν, ἡ δὲ μαλακὴ χωρὶς τούτων, ὄντος δὲ δη-
λονότι καὶ τοῦ μαλακοῦ σώματος ὑγροῦ τοῖς οἰκείοις
μορίοις, ἀλλ᾽ ἕνεκα σαφοῦς διδασκαλίας μαλακὸν μὲν τοῦτο
καλείσθω, τὸ δ᾽ ἕτερον ὑγρόν. ἡ μὲν οὖν ἀμέτρως ξηρὰ
διάθεσις εὐθὺς σκληρύνει τὴν ἕξιν, ἰοὐκ ἐξ ἀνάγκης δὲ
μετὰ μαλακότητός ἐστιν ἡ ὑγρά. δύναται μὲν γὰρ ἐσκληρύν-
θαι μὲν ἡ σὰρξ, ἀναφέρεσθαι δ᾽ ἐκ τοῦ σώματος ἰκμὰς
ἢ ἱδρώς. ἐπὶ μὲν οὖν τῶν ὑγροτήτων ἤτοι ἀφρο-
δισίων χρῆσιν ἄκαιρον, ἢ ἀπό τινος ἑτέρας αἰτίας ἀρ-
ῥωστίαν τῆς δυνάμεως ὑποπτευτέον, ἢ ἀραιότητα τοῦ σώ-
ματος ἐπὶ μαλακαῖς ἀμέτρως τρίψεσιν, ἢ λουτροῖς πλέο-
σιν, ἢ ἀέρι τῷ κατὰ τὸν οἶκον, ἐν ᾧ διέτριψε, θερμοτέρῳ
παρὰ τὸ δέον. ἐπισκεπτέον δὲ καὶ περὶ πομάτων, εἰ πλέον,
ἢ ὕπνοι πολλῷ πλείους τῶν κατὰ φύσιν, ἢ εἰ τὸ περιέχον
ἀθρόως μετέβαλεν εἰς ὑγρότητά τε καὶ θερμότητα, καὶ περὶ
τροφῶν δ᾽ ὡσαύτως. ἐπὶ δὲ τῆς ἁπαλότητος ἢ μαλα-
κότητος, (ἑκάτερον γὰρ ὀνομάζειν ἔθος ἐστὶν,) ὅταν ποτὲ
χωρὶς ὑγρότητος ᾖ, πεπέφθαι μὲν τὴν τροφὴν ὀρθῶς, καὶ

affectus cum madore cutis eſt, mollis ſine hoc; quanquam
eſt profecto et molle corpus humidum ſuis ipſius parti-
bus.　Caeterum pro doctrinae claritate hoc molle voce-
tur, alterum humidum.　Ac ſiccus quidem immodice cor-
poris affectus habitum ſtatim durum reddit; non tamen
cum mollitie neceſſario conjunctus eſt humidus affectus,
poteſt namque durata caro eſſe, et tamen mador ſudorve
e corpore emitti.　Atque in humido quidem corporis ha-
bitu, vel ex intempeſtivo veneris uſu, vel alia quapiam
ex cauſa, de virium imbecillitate ſuſpicio eſt, vel cor-
poris raritate ex immodice molli frictione, vel nimio
balnei uſu, vel aëre domus, ubi verſatus eſt, quam par
erat, calidiore.　Habenda praeterea eſt et de potione con-
ſideratio, an ea uberior fuerit, et de aëre ambiente,
num ſe non ſenſim, ſed ſimul totum in humidum cali-
dumque mutaverit, et de cibis pari modo.　In teneritu-
dine vero ſive mollitudine, (utroque enim modo dici
conſuevit,) quum utique ſine humiditate fuerit, concoctum

3ı8 ΓΑΛΗΝΟΤ ΤΓΙΕΙΝΩΝ

Ed. Chart. VI. [142.]   Ed. Baſ. IV. (267.)

τεϑράφϑαι τὸ σῶμα, γεγυμνάσϑαι δὲ ἐνδεέστερον. ἔμπαλιν δὲ
ἐπὶ τῆς σκληρότητος, ἢ τετρίφϑαι σκληρῶς, ἢ γεγυμνάσϑαι
πλείω μετὰ τοῦ σκληροῦ σώματος ἐν κόνει. ξηρότης δὲ τῆς
ἕξεως ἔνδειαν πόματος ἢ τροφῆς, ἢ ἀγρυπνίαν, ἢ μέ-
ριμναν βιωτικὴν, ἢ πολλὴν τρίψιν, ἢ γυμνάσιον ἄμετρον
ἐνδείκνυται. ταῦτά τε οὖν βίον σκεπτόμενος, ἐπανορϑοῦ-
σϑαι ἂν δυνηϑείης καϑ᾽ ἑκάστην ἡμέραν τὸ σφάλμα, πρὶν αὐ-
ξηϑὲν δυσίατον γενέσϑαι. μέμνησο δ᾽ ἀεὶ τοῦ πᾶσαν ἀμε-
τρίαν εἰς ἐπανόρϑωσιν ἄγεσϑαι διὰ τῆς ἐναντίας ἀμετρίας.
ὁ γάρ τοι σκοπὸς οὗτος ἁπάντων ἐστὶ κοινὸς τῶν παρὰ φύ-
σιν. ὥστε χρὴ προσϑέντα σε τῷδε τήν τε τῶν σωμάτων
αὐτῶν διάγνωσιν, ὧν προνοεῖσϑαι μέλλεις, ἑκάστου τε τῶν βοη-
ϑημάτων τὴν δύναμιν, ἁπάσης ἐπιστήμονα τῆς περὶ τὸ
σῶμα τέχνης γενέσϑαι, καϑ᾽ ἣν οὐ μόνον τοὺς ὑγιαίνοντας
ἐν ὑγείᾳ διαφυλάξεις, ἀλλὰ καὶ τοῖς νοσοῦσιν ἀναλήψῃ τὴν
ἀρχαίαν ἕξιν.

probe nutrimentum eſſe et corpus nutritum, ſed exercita-
tum parcius eſſe putandum eſt.   Contra in duritie, aut
duriter perfrictum eſſe, aut nimium exercitatum, idque
cum duro adverſario in pulvere, judicandum.   Siccitas
vero habitus penuriam potionis cibive, aut vigilias, aut
vitae ſollicitudinem, aut multam frictionem, aut exerci-
tationem immodicam indicat.   Haec itaque in vita con-
ſiderans corrigere errorem quotidie poteris, priusquam
inauctus error curatu difficilior evadat.   Semper autem
memineris, exceſſum omnem contrario exceſſu eſſe emen-
dandum; quippe omnium, quae praeter naturam incidunt,
omne huc conſilium curationis dirigitur.   Quare, ſi huic
praecepto etiam corporum, quibus praeficeris, dignoſcen-
dorum peritiam adjeceris, et ſingulorum remediorum fa-
cultates adjunxeris, univerſae jam artis, quae corpori
hominis tuendo dicata eſt, peritus ſueris; cujus ope non
ſanis modo ſuam valetudinem tueberis, ſed etiam iis, qui
aegrotant, priſtinum ſtatum reſtitues.

Κεφ. γ'. Ὁποῖον μὲν οὖν ἐστι τὸ ἄριστον σῶμα,
πρότερον εἴρηται. τὸ δ' ἀπολειπόμενον τοῦδε γινώσκειν μέν
σε χρὴ διὰ τρεῖς αἰτίας ἀπολειπόμενον, ἢ ὅτι κακῶς ἐξ ἀρ-
χῆς κατεσκευάσθη κυούμενον, ἢ ὅτι μετὰ ταῦτα πρός τινος
αἰτίας εἰς τὴν παρὰ φύσιν ἤχθη διάθεσιν, ἢ τῷ τῆς ἡλι-
κίας λόγῳ. πειρᾶσθαι δ' ἐπανορθοῦσθαι πάντα διὰ τῆς
ἀντικειμένης ἀμετρίας· οἷον αὐτίκα περὶ γήρως. τὸ γῆράς
ἐστι μὲν ψυχρὸν καὶ ξηρὸν, ὡς ἐν τοῖς περὶ κράσεων ἐπι-
δέδεικται λόγοις. ἐπανόρθωσις δ' αὐτοῦ διὰ τῶν ὑγραινόν-
των τε καὶ θερμαινόντων γίνεται. τοιαῦτα δ' ἐστὶ θερμὰ
λουτρὰ γλυκέων ὑδάτων, καὶ οἴνου πόσις, ὅσαι τε τῶν τρο-
φῶν ὑγραίνειν τε ἅμα καὶ θερμαίνειν πεφύκασι. περὶ δὲ
γυμνασίων, ἢ τρίψεων, ἁπάσης τε κινήσεως, (ἀπὸ τούτων
γὰρ ἄρξασθαι βέλτιον, ἐπειδὴ καλῶς εἴρηται, τοὺς πόνους
τῶν σιτίων ἡγεῖσθαι,) τάδε χρὴ γινώσκειν, ὡς ἐκ μέρους μέν
τινος ὀρθῶς εἶπεν ὁ ποιητής,

[143] — — ἐπὴν λούσαιτο φάγοι τε,
    Εὐδέμεναι μαλακῶς, ἡ γὰρ δίκη ἐστὶ γερόντων.

Cap. III. Atque optimum quidem corpus cujusmodi
fit, dictum jam eft. Quod autem ab hujus perfectione
defecit, fcire licet, tribus id de caufis defeciffe, aut quod
ftatim in utero vitiofo ftatu fuit, aut quod qualibet de
caufa poftea in affectum praeter naturam incidit, aut
aetatis ratione. Omnia vero corrigenda per contrarium
exceffum funt. Senium enim, ut de hoc primum agam,
frigidum ficcumque eft, veluti in libro de Temperamentis
eft oftenfum. Corrigitur id per ea, quae calfaciunt et
humectant. Talia funt balnea calida aquarum dulcium,
et vini potio, praeterea ex cibis quicunque humectare
et calfacere natura poffunt. De exercitatione vero, fri-
ctione et omni motu, (ab his enim coepiffe eft fatius,
nam recte illud dictum arbitror, *Labor cibum praecedat,*)
haec fcire licet, poëtam ex parte verum dixiffe,

    Ut lavit, fumpfitque cibum, det membra fopori.
    Namque haec jufta feni. — —

320   ΓΑΛΗΝΟΥ ΥΓΙΕΙΝΩΝ

Ed. Chart. VI. [143.]   Ed. Baf. IV. (267.)

οὐ μὴν τό γε σύμπαν ἐν τούτῳ τέτακται. δέονται γὰρ οἱ
γέροντες οὐδὲν ἧττον τῶν νέων εἰς κίνησιν ἄγειν τὸ σῶμα,
κινδυνευούσης αὐτοῖς σβεσθῆναι τῆς ἐμφύτου θερμασίας. ἐπεί
γε τῶν ἀκμαζόντων σωμάτων εὑρίσκονταί τινες φύσεις, ἡσυ-
χίας δεόμεναι, περὶ ὧν εἴρηται καὶ Ἱπποκράτει, γερόν-
των δ᾽ οὐδεὶς χρῄζει παντελοῦς ἡσυχίας, ὥσπερ οὐδὲ γυμνα-
σίου σφοδροῦ· ῥιπίζεσθαι μὲν γὰρ αὐτῶν δεῖται τὸ θερμόν,
ἐξελέγχεται δὲ κατὰ τὰς σφοδροτέρας κινήσεις. αἱ μὲν οὖν
μεγάλαι φλόγες οὐδὲν ἔτι χρῄζουσι τοῦ ῥιπίζοντος, ἀλλ᾽
ἑαυταῖς εἰσιν ἱκαναὶ πρὸς τὸ διασώζεσθαί τε καὶ κρατεῖν
τῆς ὕλης. οὔκουν οὐδ᾽ ἀνατρίβεσθαι ἄμετρα μετὰ τοὺς
ὕπνους ἕωθεν ἅπαντες οἱ ἀκμάζοντες δέονται, καθάπερ οἱ
γέροντες. ὁ γάρ τοι σκοπὸς τῆς τοιαύτης ἀνατρίψεως ἅμα
λίπει γινομένης διττός ἐστιν, ἢ κοπώδη διάθεσιν ἰάσασθαι,
πρὶν αὐξηθεῖσαν ἀνάψαι πυρετόν, ἢ ἀρρωστοῦσαν ἀνάδοσιν
ἐπεγεῖραι. πολλοὺς γὰρ ἀτροφοῦντας ἐκ μακροῦ χρόνου ῥᾳ-
δίως ἐν ὀλίγαις ἡμέραις ἐσαρκώσαμεν, ἐπὶ τὴν τοιαύτην ἀνά-

non tamen in hoc totum effe pofitum.   Poftulat enim
fenum non fecus quam juvenum corpus dimoveri, quum
infitus alioqui calor extingui in his periclitetur.   Nam
corporum, quae in florente aetate funt, non defunt quae
quietem poftulent, de quibus Hippocrates prodidit: *Se-
num vero nemo quietem ex toto poftulat, fed nec exer-
citium vehemens.*   Ceu enim ventilabro quodam excitari
accendique calor eorum defiderat, vehementiore autem
motu disjicitur.   Ac magnae quidem flammae ejus, quod
ita accendat, minime egent, quum fatis ipfae fibi et ad
tutelam fint, et ut materiae dominentur.   Ergo nec a
fomno mane fricari defiderant omnes aetate florentes,
ficuti fenes, quum ejusmodi frictionis, quae cum pingue-
dine adhibetur, duplex fcopus fit, nempe ut vel laffitudi-
nis affectum fanet prius,   quam inaucta febrem accendat,
vel imbecillam diftributionis vim excitet.   Nam multos
longo tempore macie extabefcentes ejusmodi frictione ad-
hibita facile paucis diebus carne implevimus.   Verum

ΛΟΓΟΣ Ε. 321

Ed. Chart. VI. [143.]   Ed. Baf. IV. (267. 268.)

γοντες τρίψιν. ἀλλ᾽ ὅπερ ἄλλοις κατὰ πάθος ἐν χρόνῳ τινὶ
γίνεται, τοῦτ᾽ ἀεὶ τοῖς γέρου(268)σιν ὑπάρχει. καὶ ψυχρὸν
γὰρ ὅλον αὐτῶν ἐστι τὸ σῶμα, καὶ ἀδύνατον ἕλκειν τὴν
τροφὴν ἐφ᾽ ἑαυτὸ, καὶ κατεργάζεσθαι καλῶς, καὶ τρέφεσθαι
πρός αὐτῆς. ἀλλ᾽ ἡ τρίψις ἐπεγείρουσα τὸν ζωτικὸν τόνον
αὐτῶν, καὶ θερμαίνουσα τὰ μέτρια, τήν τ᾽ ἀνάδοσιν εὐπε-
τεστέραν ἐργάζεται, καὶ τὴν θρέψιν ἑτοιμοτέραν. οὕτω τοι
καὶ διαιτώμενοι νέοι τε πολλοὶ τῶν ἀτροφούντων ἐσαρκώ-
θησαν, οἵ τε γέροντες ὠνίναντο πάντες. ἐν μὲν δή σοι
τοῦτο καθάπερ τι γυμνάσιον ἔστω τοῖς γέρουσιν ἕωθεν
γιγνόμενον, ἡ μετ᾽ ἐλαίου τρίψις, ἐφεξῆς δὲ περίπατοί τε
καὶ αἰωρήσεις ἄκοποι, στοχαζομένῳ τῆς τοῦ γέροντος δυνά-
μεως. διόπερ ἡμῖν εἴρηται πρόσθεν περὶ ἐδεσμάτων τε καὶ
πομάτων οὐκ ὀλίγα· παραδείγματος δ᾽ ἕνεκεν καὶ νῦν
εἰρήσεται περὶ τῶν γυμνασίων, ὑπὲρ ὧν ἐμάθομεν ἔμπρο-
σθεν, ὡς τὰ μὲν ὀξέα, (προσαγορεύουσιν δ᾽ οὕτως, ὧν αἱ
κινήσεις ταχεῖαι,) λεπτύνει τὸ σῶμα, τὰ δ᾽ ἐναντία παχύνει,

quod aliis ex affectu certo in tempore incidit, id fenibus
adeft perpetuo, quippe quorum omne corpus frigidum eft,
nec potens alimentum ad fe trahere, atque id probe
conficere, ex eoque nutriri. Sed frictio, quum et vitale
robur excitet, et modice calefaciat, efficit, ut et diftribu-
tio nutrimenti fit facilior, et nutritio promptior. Hac
victus ratione et juvenes non pauci, qui ex eo, quod
alimentum his diftributum in corpus non eft, emaciati
funt, carnis incrementum receperunt, et fenes plane
omnes fructum non parvum fenferunt. Atque haec qui-
dem una fenibus veluti exercitatio fit mane adminiftrata,
nempe fricatio cum oleo; poft hanc inambulatio gefta-
tioque, quae tamen fint intra laffitudinem, habita ratione
virium ipfius fenis; quarum caufa de cibis potioneque
non pauca prius diximus; nunc de exercitationibus quo-
que exempli caufa quaedam ponemus, de quibus haec in
fuperioribus didicimus, quod acuta exercitatio (fic enim
vocant, cujus celeres motus funt) corpus altenuat, con-

322   ΓΑΛΗΝΟΥ ΥΓΙΕΙΝΩΝ

Ed. Chart. VI. [143.]   Ed. Baf. IV. (208.)

καὶ πολλὰ μὲν ξηραίνει, τὰ δὲ μέτρια σαρκοῖ. λέλεκται δὲ
καὶ περὶ τῶν ἄλλων ἐν αὐτοῖς διαφορῶν ἁπασῶν, ὥσπερ γε
καὶ περὶ τῶν τρίψεων. αἱ δὲ τῶν γυμνασίων ἰδέαι τοῖς γέ-
ρουσιν, ὅσαι τ᾽ ὠφέλιμοι καὶ ὅσαι βλαβεραὶ, κριθήσονται
τῇ τε τοῦ σώματος ὅλου διαθέσει καὶ τοῖς ἐνοχλοῦσι πα-
θήμασι. τῇ μὲν ὅλου τοῦ σώματος διαθέσει κατὰ τάδε·
τὸ μὲν γὰρ ἄριστον τῇ κατασκευῇ σῶμα, περὶ οὗ μέχρι
δεῦρο πεποίημαι τὸν λόγον ἐξ ἀρχῆς, ὥσπερ ἐν νεότητι πρὸς
ἅπαντας τοὺς σφοδροτάτους πόνους ἐπιτηδειότατόν ἐστιν,
οὕτως ἐν γήρᾳ πρὸς ἅπαντας τοὺς μετρίους· τὸ δ᾽ ἤτοι
παχυσκελὲς, ἢ εὐρύστερνον, ἢ περαιτέρω τοῦ προσήκοντος
ἰσχνοσκελὲς, ἢ ὅσοις ὁ θώραξ μικρός ἐστιν, ἢ κομιδῇ στε-
νὸς, ἢ τὸ βλαισὸν, ἢ τὸ ῥαιβὸν, ἢ ὁπωσοῦν ἄλλως ἀσύμ-
μετρον, εἰς τὰ πολλὰ τῶν γυμνασίων οὐκ ἐπιτήδειον.
ἐν μὲν γὰρ τοῖς διὰ τῆς φωνῆς γιγνομένοις ὁ κακῶς παρε-
σκευασμένος θώραξ, ἐν δὲ τοῖς διὰ τῶν περιπάτων τὰ
σκέλη βλάπτεται. κατὰ δὲ τὸν αὐτὸν τρόπον ἐπί τε χειρῶν
εἰρῆσθαί μοι νόει, καὶ τραχήλου, καὶ νώτου, καὶ ὀσφύος,

traria craffum reddit, multa corpus ficcat, mediocris obe-
fum praeftat.   Dictum eft et de caeteris omnibus exerci-
tationum atque etiam frictionum differentiis.   Verum
exercitationis formae, quae fenibus utiles aut noxiae fint,
tum ex corporis totius affectu et confuetudine, tum vitiis
ipfis, quae infeftant, intelligentur.   Ex totius corporis af-
fectu ad hunc modum.   Nam optimi ftatus corpus, de
quo hactenus fermonem fecimus, ficut in juventute ad
vehementiffimos quosque labores idoneum maxime eft,
ita in fenecta fe habet ad omnes mediocres.   Quod vero
aut craffis cruribus eft, aut lato pectore, aut cruribus
ultra quam par eft gracilibus, aut quod exiguo eft tho-
race, aut admodum angufto, aut valgum eft varumve,
aut alio quovis pacto a mediocritate recedens, id ad
plerasque exercitationum ineptum eft.   Quippe vitiofae
figurae thorax in iis, quae per vocem adminiftrantur, of-
fenditur, crura vero per inambulationem laeduntur.   Ad
eundem modum de manibus, collo, humero, lumbis,

ἰσχίων τε καὶ τῆς ῥάχεως ὅλης. ὅ τι γὰρ ἂν αὐτῶν ᾖ κακῶς
ἐξ ἀρχῆς κατεσκευασμένον, ἐξελέγχεται μᾶλλον ἢ ῥώννυται
γυμναζόμενον, εἰ μὴ ἄρα τις τὰς συμμέτρους κινήσεις
[144] ὀνομάζειν ἐθέλει γυμνάσια σύμμετρα τοῖς ἀσθενέσι
μορίοις· ἀλλ᾽ οὕτως περὶ ὀνόματος μᾶλλον ἢ πράγματος ἡ
ἀμφισβήτησις ἔσται. τὰ δ᾽ εἰς ὑγείαν διαφέροντα τῷ γέ-
ροντι γυμνάσια διὰ τῶν ἰσχυροτέρων χρὴ ποιεῖσθαι μορίων·
συγκινεῖται γὰρ ἐκείνοις καὶ γυμνάζεται τὰ λοιπά. καὶ μὲν
δὴ καὶ ἔθη μεγίστην ἔχει μοῖραν εἰς αἵρεσιν ἰδέας γυμνα-
σίων. ἄκοποί τε γὰρ αὐτοῖς αἱ εἰθισμέναι γίνονται κινή-
σεις, ἥδονταί τε κατ᾽ αὐτὰς ἐνεργοῦντες, ὥσπερ αὖ πάλιν
ἐν τοῖς ἀήθεσιν ἄχθονταί τε καὶ κοπώδεις γίνονται. τῶν
δὲ τεχνικῶν ἐνεργειῶν οὐδ᾽ ἅψασθαι δυνατόν ἐστι, ἢ αὐ-
λεῖν, ἢ σαλπίζειν, ἢ κιθαρίζειν, ὥσπερ γε τῶν κατὰ πα-
λαίστραν, ὅσοι παλαισμάτων ἀμαθεῖς. ἕκαστον οὖν τῶν γε-
ρόντων ἐν τοῖς συνήθεσι γυμνάζειν, ἀνιέντας αὐτῶν τὴν
σφοδρότητα. τρίτος δὲ σκοπὸς ἰδέας γυμνασίων ἀπὸ τῶν

coxis et tota spina mihi dictum intellige. Quicquid
enim ex his parum rite ab initio conditum eft, id fane
exercitando imbecillum potius quam firmum redditur,
nifi fi cui moderatos motus imbecillis membris modicas
exercitationes nominare placet; verum ita de nomine
magis quam de re lis fuerit. Senibus vero quae praeci-
pua ad fanitatem exercitia funt, haec per valentiores
corporis partes funt obeunda, quippe cum quibus reli-
quae fimul moventur exercenturque. Quin etiam confue-
tudo maximam fibi vendicat partem ad exercitationis
fpeciem deligendam. Nam quae confueta funt, ut mini-
me laffantia quos exercent, etiam delectant, ficuti e di-
verfo, quae infueta funt, tum difplicent, tum vero laffant.
Porro quibus operibus arte opus eft, ea ne attingere
quidem fenes poterunt; non tibia, non tuba fonare, non
cithara; non magis quam quae in palaeftra geruntur, qui
luetae funt ignari. - Senes igitur omnes confuetis labori-
bus funt exercendi, fed tamen vehementia eorum remiffa.
Tertium, quo dirigit, qui exercitationis formam praefcribit,

παθημάτων λαμβάνεται, κοινός μὲν ἁπάσης ἡλικίας ὑπάρ-
χων, οὐ μὴν ἴσην γε τὴν δύναμιν ἐν ἁπάσαις ἔχων, ὅτι
μηδὲ τὴν βλάβην ἴσην ἐργάζεται παροφθείς. ὅσοι μὲν γὰρ
ἑτοίμως ἁλίσκονται σκοτώμασιν, ἢ ἐπιληψίαις, ἢ ὀφθαλ-
μίαις σφοδραῖς, ἢ ὠταλγίαις, οὐ χρὴ τούτους ἐπινεύοντας,
ἢ κατακύπτοντας, ἢ καλινδουμένους χαμαὶ γυμνάζεσθαι,
περιπάτοις δὲ πολλάκις, καὶ δρόμοις μετρίοις, αἰωρήσεσί τε
ἐπὶ τῶν ὀχημάτων ἀκόπως χρῆσθαι. παραπλησίῳ δὲ τρόπῳ
καὶ ὅσοις παρίσθμια ῥᾳδίως, ἢ ἀντιάδες, ἢ συνάγχαι γίνονται,
καὶ ὅσοις γαργαρεὼν ἑτοίμως ῥευματίζεται, καὶ ὅσος οὖλα, καὶ
ὅσοις ὀδόντες, ἢ ὅλως τι τῶν κατὰ τὸν τράχηλόν τε καὶ τὴν
ὅλην κεφαλὴν μορίων. ἡμικρανίᾳ γοῦν ἐνοχλοῦνται πολλοί,
καὶ τένοντας ἄλλοι συνεχῶς ἀλγοῦσιν ἐπὶ μικραῖς προφάσε-
σιν. ὧν οὐδεὶς ἀνέχεται γυμνασίου πληροῦντος κεφαλὴν,
ἀλλ᾽ ἔστιν ἅπασιν αὐτοῖς τὰ διὰ τῶν σκελῶν ὠφέλιμα, κα-
θάπερ γε τοῖς ἀσθενέσι φύσει τὰ σκέλη βελτίω τὰ διὰ
τῶν ἄνω μερῶν γυμνάσια, χειρονομίαι τε καὶ ἀκροχειρισμοὶ,

ab affectione fumitur, omnis quidem aetatis commune,
non tamen parem ubique vim obtinens, quum nec parem
ubique noxam neglectum inferat. Quos enim ex levi
caufa vertigines, comitiales morbi, gravis ophthalmia,
vel aurium dolores male habent, iis inclinato capite dor-
fove, aut humi volutatis exercitari non expedit, imo
tum ambulatione faepe, tum curfu mediocri, tum gefta-
tione in vehiculis, citra fatigationem uti. Simili modo
nec quibus tonfillarum tumores, aut glandularum paulo
fupra laryngem fitarum morbi, aut anginae facile inci-
dunt. Nec quibus prompte in columellam, gingivas,
dentes, denique partem aliquam ex iis, quae circa collum
aut totum caput habentur, fluxiones procumbunt. Quippe
nonnulli hemicrania infeftantur, aliis tendones continuo
ex levi qualibet caufa dolent. Quorum nemo exercita-
tionem fuftinet, quae caput impleat, fed funt his omnibus
quae per crura geruntur utilia, ficut e diverfo, qui na-
tura imbecilli funt cruribus, his fuperioribus partibus
exercitari eft fatius, manuum exercitationibus, acroche-

καὶ δισκοβολίαι, καὶ ἁλτήρωσ χρῆσις, ὅσα τε κατὰ τὴν πα
λαίστραν γυμνάζεται χαμαὶ πάντα. τοῖς γε μὴν τὰ μέσον
μόρια χειρῶν καὶ σκελῶν πάσχουσι ῥᾳδίως ἅπαν μὲν εἶδος
ἐπιτήδειόν ἐστι γυμνασίων, ἐπεὶ τῶν ἄλλων τις ἀπείργει
σκοπῶν· ἤδη δὲ τὰ μὲν κατὰ θώρακα τοῖς κάτω μᾶλλον
χαίρει, τὰ δὲ κατὰ κύστιν ἢ νεφροὺς τοῖς ἄνω, σπλὴν δὲ
καὶ γαστὴρ καὶ ἧπαρ ἔντερά τε καὶ κῶλον, ὥσπερ ἐν τῷ
μέσῳ τῶν κάτω μερῶν ἐστιν, οὕτω καὶ τοῖς γυμνασίοις
ὁμοίως χαίρει. τάς γε μὴν τρίψεις ἐπὶ τῶν ἀσθενῶν μορίων,
ἐν οἷς μὲν χρόνοις νοσοῖ, φυλάττεσθαι προσήκει, ἐν οἷς δὲ
ὑγιαίνει, προσφέρεσθαι μᾶλλον ἢ τοῖς ἄλλοις, καὶ μάλιστα
τὰς ξηρὰς, ἐπὶ πλεῖστον ἀνατρίβοντα διά τε τῶν ὀθονίων καὶ
μόναις ταῖς χερσί. καὶ μὴν δὴ καὶ ὅσαι κατὰ περίοδον ὀδύναι
γίνονται μορίοις τισὶ, οὐ σμικρὰν γίνεται κώλυμα τοῦ γί
νεσθαι τοιαῦθ᾽ ἡ τρίψις ἐν τῷ μεταξὺ χρόνῳ παραλαμβα
νομένη, καὶ μάλιστα πρὸ δυοῖν ἢ τριῶν ὡρῶν τοῦ πα
ροξυσμοῦ· ῥώννυται γὰρ ὑπ᾽ αὐτῆς τὰ μόρια, καὶ ἧττον
δέχεται τὰ συνήθη κατασκήπτοντα ῥεύματα. ταυτὶ μὲν οὖν

rismis, difci jactu, halterum ufu, praeterea his omnibus,
quae in palaeftra humi exercent. At quorum mediae
crurum brachiorumque partes opportunae offenfionibus
funt, iis quodvis exercitationum genus idoneum fuerit,
modo ne reliquarum confiderationum ulla prohibeat.
Jam vero quae circa thoracem partes funt, magis inferiorum exercitatione juvantur; quae circa veficam et renes, fuperiorum; lien, ventriculus, jecur, inteftina et
colon, ficuti in medio fuperiorum inferiorumque funt,
ita fe ad exercitationes habent. Frictiones tamen partibus infirmis, quo tempore laborant, admovere non convenit; ubi fanae funt, convenit vel magis, quam aliis,
et potiffimum ficcas, quas et per linteum, et folis manibus liberaliter adhiberi expedit. Quin etiam qui certa
periodo redeunt quibusdam partibus dolores, hi ne fiant,
non parva ex ejusmodi frictione cautio eft, fi medio
tempore, praecipueque fi duas vel tres horas ante acceffionem adhibita fit; firmantur enim eae partes, et
emergentes confuetas fluxiones minus admittunt. Atque

ἅπαντα κοινὰ γερόντων ἐστὶ καὶ τῶν ἄλλην ἡλικίαν ἐχόν-
των ἡντιναοῦν. τὸ δὲ μὴ γυμνάζεσθαι τοῖς ἀσθενέσι μορίοις
ἐπὶ γέροντος μόνον συμβουλεύω· τῶν δ᾽ ἄλλων ὅσον τις ἂν
ᾖ τοῦ γήρως ἀπωτέρω, τοσούτῳ μᾶλλον αὐτῷ γυμναστέον
ἐστὶ τὸ ἀσθενές, ὅπερ δὴ καὶ διὰ παραδείγματος, ἵνα μᾶλ-
λον ὁ λόγος ᾖ σαφὴς, οὐκ ὀκνήσω διελθεῖν. ὑποκείσθω τι
σῶμα τῶν ἔτ᾽ αὐξανομένων [145] ἰσχνὸν τοῖς σκέλεσι. τούτῳ
συμφέρει πιττοῦσθαί τε τὰ σκέλη καὶ τρίβεσθαι μετρίως,
καὶ δρόμῳ χρῆσθαι μᾶλλον ἢ ἄλλῳ τινὶ γυμνασίῳ. χρὴ δ᾽
ἐπιστατεῖν αὐτῷ τινα, τὸν σύμμετρον ὁρίζοντα τὴν κίνησιν,
ὡς μήτε τοῦ προσήκοντος ἐνδεέστερον γυμνάζοιτο, μήθ᾽
ὑπερβάλλοιτ οσοῦτον, ἃς ἁλῶναι κόπῳ. τοῦτο δὴ, καίτοι
δύσγνωστον εἶναι δοκοῦν, οὐκ ἐν γυμνασίοις μόνον, ἀλλὰ
καὶ τοῖς ἄλλοις ἅπασιν, ἡμεῖς ἐπεδείξαμεν εὔγνωστον ἔν γε
τοῖς κατὰ τὴν ὑγιεινὴν δίαιταν. οὐ γάρ ἐστιν ἐπ᾽ αὐτοῖς
ὀξὺς ὁ καιρὸς, ὡς ἐν ταῖς νόσοις, ἀλλ᾽ ἔξεστιν ἄρξασθαι
μὲν ἀπὸ τῶν ἀσφαλεστάτων ἐν ἑκάστῳ μέτρῳ, ἐπισκοπου-

haec quidem non fenum modo, fed et qui aliam quam-
libet aetatem agunt, omnia funt communia. Non exer-
citari vero imbecillis partibus folis fenibus fuadeo; ex
caeteris, quanto quisque remotior a fenio fuerit, tanto
illi magis exercitanda pars infirma eft, quod utique et,
quo clariora, quae dicimus, fint, exemplo profequi non
gravabor. Finge, corpus aliquod ex iis, quae adhuc au-
gefcunt, gracilibus eſſe cruribus. Huic picari crura con-
ducet, et modice fricari, et. curfu uti potius, quam alia
quavis exercitatione; porro praefici ei quempiam oportet,
qui modum in motu praefcribat, quo neque infra, quam
expedit, exercitetur, neque adeo ultra, nt laſſitudinem
fentiat. Id tametſi non in exercitationibus modo, verum
etiam in aliis omnibus difficile intellectu ſit, nos certe
facile eſſe oftendimus in iis faltem, quae ad falubrem vi-
etus rationem pertinent. Neque enim in his praeceps
occaſio eft, ſicuti in morbis, imo ubi a tutiſſima in ſin-
gulis menſura inceperis, et ſimul, quod ex ea fecutum

ΛΟΓΟΣ Ε. 327

Ed. Chart. VI. [145.]   Ed. Baf. IV. (268. 269.)

μένους δὲ τὸ ἀποβαῖνον ἤτοι γ᾽ ἀφαιρεῖν, ἢ προστιθέναι
τι, καθ᾽ ἑκάστην ἡμέραν ἐπανορθουμένους τὸ παρεθέν. οἷον
εὐθέως ἐπὶ τῶν ἰσχνοσκελῶν, ἐγώ ποτε παιδάριον ἐτῶν τρισ-
καίδεκα παραλαβὼν, εἶτα παντὶ τῷ μετὰ ταῦτα χρόνῳ
τῆς αὐξητικῆς ἡλικίας προνοησάμενος αὐτοῦ κατὰ τοὺς
προγεγραμμένους σκοποὺς, ἀπέφηνα νεανίσκον εὔρυθμόν τε
καὶ σύμμετρον. ἐν μὲν γὰρ τῇ πρώτῃ τῶν ἡμερῶν αὐτὸν
κατέχρισα τῇ πίττῃ δὶς ἐφεξῆς, ὡς εἴωθα, καὶ δραμεῖν
ἐκέλευσα μήτ᾽ ὀξέως μήτε πολύ. κατὰ δὲ τὴν δευτέραν
τρίψει συμμέτρῳ μὲν κατὰ σκληρότητά τε καὶ μαλακότητα,
βραχείᾳ δὲ κατὰ τὸ πλῆθος ἅμα λίπει προμαλάξας, ἐκέλευσα
βραχεῖ πλείω δραμεῖν, οὐ μὴν ὀξύτερά γε τῶν πρόσθεν.
ἐπὶ δὲ τῷ δρόμῳ δηλονότι ταῖς ἀποθεραπευτικαῖς ὀνομα-
ζομέναις ἐχρώμην τρίψεσιν. ἐκέλευον δὲ περιπατεῖν αὐτῷ
καθ᾽ ἑκάστην ἡμέραν ἀπὸ μετρίων ἀρξαμένῳ εἰς πλείω,
κατασκεπτόμενος τά τ᾽ ἄλλα τῶν σκελῶν καὶ μάλιστα τὰς
φλέβας, (269) εἰ μὴ περιττότερον εὐρύνοιτο τῆς τῶν σκε-
λῶν εὐτροφίας. χαλεπὸν γὰρ τοῦτο, καὶ ῥευματικὸν, καὶ

est, aestimaveris, licet vel addas aliquid quotidie vel
detrahas, ac quod omissum est corrigas; veluti statim de
iis, quibus gracilia sunt crura. Ipse namque quum ali-
quando traditum mihi tredecim annorum puerum toto
augmenti tempore ad ea, quae praedixi, praecepta curaf-
sein, reddidi juvenem concinnum legitimique modi.
Nam primo die illitum prius bis deinceps, ut soleo,
pice jussi currere nec celeriter nec multum. Secundo
die, frictione, quae in qualitate quidem esset durae mollis-
que media, in quantitate vero exigua, atque hac cum
pinguedine adhibita praemollitum jussi paulo plus cur-
rere, quam prius, non tamen celerius. Ab ipso vero cur-
su ea, quae apotherapia vocatur, frictione sum usus. Jussi
vero quotidie ambulare, sed inter initia modice, post
vero modum augere. Aestimabam quoque in cruribus
tum alia, tum praecipue venas, num amplius increvis-
sent, quam pro crurum bene alendorum ratione. Quippe
id grave est, et quod tempore tum fluxiones humorum

βλαισώδη τῷ χρόνῳ παρασκευάζον, οὐκ εὔτροφα τὰ κῶλα.
τούτῳ τε οὖν προσέχειν σε χρὴ τῷ γνωρίσματι, καὶ εἰ θερ-
μότερα περαιτέρω τοῦ προσήκοντος γίγνοιτο τὰ σκέλη, καὶ
εἰ κοπώδη τινὰ αἴσθησιν ἔχοντα. μηδενὸς μὲν γὰρ τούτων
τῶν σημείων φανέντος, αὐξάνειν τε χρὴ τὸ πλῆθος τῶν
περιπάτων τε καὶ τῶν δρόμων, καὶ πιττοῦν διὰ τρίτης.
ὀφθέντος δέ τινος αὐτῶν ἀνάῤῥοπά τε σχηματίζειν ἐν τῇ
κοίτῃ τὰ κῶλα, καὶ τοῦ πλήθους ἁπάνιων ὧν διῆλθον
ἀφαιρεῖν, ἐλάττω μὲν περιπατεῖν, ἐλάττω δὲ τρέχειν κελεύον-
τα, καὶ τῇ τρίψει κάτωθεν ἄνω. ὅταν δέ σοι ταῦτα πρά-
ξαντι κατὰ φύσιν ἀκριβῶς ἔχῃ τὰ σκέλη, πάλιν ἐπὶ τὴν ἐξ
ἀρχῆς χρὴ χρῆσιν τῶν βοηθημάτων ἰέναι, βραχυτάταις αὐξή-
σεσι χρώμενον ἢ διὰ παντὸς ἐπὶ τῶν αὐτῶν καταμένοντα.
παρεμβάλλειν δὲ χρὴ καὶ τὰς στρογγύλας καλουμένας τρίψεις
μέσας σκληρότητός τε καὶ μαλακότητος, ἔσθ᾽ ὅτε μὲν ἄνω-
θεν, ἐνίοτε δὲ ἐκ τῶν κάτω μερῶν ἀρχομένους. καί που
κεκονιαμένοις τοῖς σκέλεσι πυραχέοντας ἔλαιον οὕτω τρί-
βειν. ἔστω δὲ κόνις ἡ καλουμένη λιπαρά· προσαγορεύουσι

adfcifcit, tum valgos facit, neque crura bene habita red-
dit. Ergo non huic modo notae te effe attentum con-
venit, fed et illud obfervare, num calidiora jufto reddita
crura fint, num laffitudinis quippiam fentiant. Nam fi
nihil horum apparuerit, augeri tum ambulationis modum,
tum curfus oportebit, atque etiam tertio quoque die pi-
cari. Sin aliquid eorum cernitur, tum et crura furfum
habita in lecto collocare conveniet, et copiam omnium,
quae dixi, minuere, minus inambulare, minus currere
jubere, frictione inferne furfum uti. Haec faciens, ubi
naturalem plane habitum crura receperint, rurfus ad
eum quem coepifti remediorum ufum redibis, aut exiguis
eorum incrementis ufus, aut etiam eundem perpetuo mo-
dum fervans; adhibebis et quas rotundas frictiones vo-
cant (hae mediae funt durarum ac mollium), alias a fu-
perioribus, alias ab inferioribus partibus incipiens. Ali-
quando vero et pulvere prius infperfis cruribus oleum
infundes, mox fricabis. Efto vero pulvis, qui appellatur

ΛΟΓΟΣ Ε. 329

Ed. Chart. VI. [145. 146.]　　　　　Ed. Baf. IV. (269.)

δ᾽ οὕτως, ἐν ᾗ μήτε τραχὺ, μήτε δριμύ. λεπτύνουσι γὰρ
μᾶλλον, ἢ σαρκοῦσιν, ὅσαι τραχύτητος κισσηρώδους, ἢ δρι-
μύτητος νιτρώδους ἢ ἁλμώδους μετέχουσιν. ὅτῳ δὲ πα-
χύτερα μὲν τὰ σκέλη, βραχίονες δὲ καὶ πήχεις ἰσχνοὶ,
τούτῳ τὰ μὲν διὰ χειρῶν γυμνάσια πάντ᾽ ἐπιτηδευτέον
ἐστὶ, φυλακτέον δὲ τὰ διὰ τῶν σκελῶν. αἵ γε μὴν τρίψεις
καὶ πιττώσεις ὁμοίως γενέσθωσαν, ὅσα τ᾽ ἄλλα περὶ τῶν
κατὰ τὰ σκέλη λέλεκται γυμνασίων. οὐ γὰρ μικρά τίς
ἐστιν ἐν αὐτοῖς διαφορὰ, τινῶν μὲν ἐσχάτως ἀρρώστων εἰς
τὰς κινήσεις ὄντων, εἰ καὶ μηδέπω τύχοιεν ἑβδομηκοντοῦ-
ται εἰς τὴν ἡλικίαν ὄντες, ἐνίων δὲ πολὺ ῥωμαλεωτέρων
ἢ κατὰ τούσδε γεγονότων ἔτη πλείω ἢ ὀγδοήκοντα. τοὺς
μὲν ἀσθενεστέρους αἰωρεῖν μᾶλλον ἢ περιπατεῖν κελεύων
κινήσεις τοὺς δ᾽ ἰσχυροτέρους δι᾽ ἀμφότερα γυμνάσαντα,
[146] ἄξαντά τε πρὸς τὴν δευτέραν τρίψιν οὐχ ὁμοίως
ἀμφοτέρους, ἀλλ᾽ ἀεὶ τὸν ἀρρωστότερον θᾶττον. ἔστω γάρ
σοι τοῦτο τῶν κοινοτάτων παραγγελμάτων, ἐπὶ μὲν ἀσθενοῦς

pinguis. Sane ita appellant, in quo nec afperum quippiam
nec acre fubeft; quippe extenuat potius quam carnem
auget, quisquis aut pumicofam afperitatem, aut nitrofam
falfamve acrimoniam in fe habet. Si cui vero craffiora
quidem crura funt, brachia vero cubitique gracilia, huic
omnia quae per manus fiunt exercitia funt petenda, fu-
gienda vero quae cruribus obeuntur; frictiones tamen et
picationes fimili modo fiant, aliaque, quae de exercitiis
crurum jam diximus. Neque enim parva in ipfis diffe-
rentia eft, aliis omnino ad motum invalidis, etiamfi fe-
ptuagefimum aetatis annum nondum attigerint, aliis mul-
to his robuftioribus, qui etiam fupra octogefimum funt
nati. Ergo, qui imbecilliores funt, hos geftatione potius
quam inambulatione dimovebis; validiores utroque genere
exercitabis, agesque ad fecundam frictionem utrosque,
non tamen fimiliter, fed femper imbecilliorem citius.
Nam id quoque ex maxime communibus praeceptis efto,

δυνάμεως ἀνατρέφειν τὸ σῶμα πυκναῖς καὶ βραχείαις τρο-
φαῖς, ἐπὶ δὲ ἰσχυρᾶς ἀραιαῖς καὶ πολλαῖς.

Κεφ. δ΄. Εἰπεῖν μὲν οὖν καὶ ταῦτα καὶ τἄλλα ῥᾷστον,
ἐπιστατῆσαι δὲ γέροντι, διαφυλάττοντα τὴν ὑγείαν αὐτοῦ, τῶν
χαλεπωτάτων, ὥσπερ γε καὶ τῶν ἀνακομιζομένων ἐκ νόσου.
καλεῖται δὲ ὑπὸ τῶν νεωτέρων ἰατρῶν τουτὶ μὲν τὸ μέρος τῆς
τέχνης ἀναληπτικὸν, τὸ δὲ ἐπὶ τῶν γερόντων γηροκομικόν.
καὶ δοκοῦσιν αἱ διαθέσεις ἀμφοῖν οὐ κατὰ τὴν ἀκριβεστά-
την ὑπάρχειν ὑγείαν, ἀλλ᾽ ἤτοι μέσαι τινὲς εἶναι νόσου τε
καὶ ὑγείας, ἢ πάντως γε μὴ τῆς καθ᾽ ἕξιν, ἀλλὰ τῆς κατὰ
σχέσιν ὀνομαζομένης ὑπ᾽ αὐτῶν ὑγείας. εἴτ᾽ οὖν νόσον, εἴτε
νοσώδη διάθεσιν, εἴτε μέσην ὑγείας τε καὶ νόσου διά-
θεσιν, εἴτε κατὰ σχέσιν ὑγείαν ὀνομάζειν χρὴ τὸ γῆρας,
οὐ πάνυ τι τῶν τοιούτων ζητήσεων φροντίζοντας, βωμολό-
χων προσερχομένων, ἐπίστασθαι δὲ χρὴ τὴν κατάστασιν
τοῦ τῶν γερόντων σώματος, ὅτι ἐπὶ μικροῖς αἰτίοις εἰς
νόσον μεθισταμένην ὁμοίως τοῖς ἀναλαμβάνουσιν ἐκ νόσου

ubi imbecillae vires ſunt, crebra exiguaque frictione
utendum, ubi validae, rara multaque.

Cap. IV. Sed haec atque alia ut dixiſſe quidem
eſt facillimum, ita praeeſſe ſenis ſanitati tuendae ſane
eſt difficillimum aeque ut eorum, qui ex morbo convale-
ſcunt. Porro hanc artis partem appellant juniores medi-
ci analepticen, illam, quae ſenum ſanitati proſpicit, ge-
rocomicen. Videnturque hi ambo affectus non eſſe ex-
acta plane ſanitas, ſed vel morbi et ſanitatis affectus qui-
dam medii, vel omnino ejus ſanitatis non eſſe, quae firma
conſtansque ſit, quam ſecundum habitum appellant, ſed
ejus potius, quam iſti ſecundum dispoſitionem nominant.
Ergo ſive morbum, ſive morboſum quendam affectum,
ſive medium quiddam ſanitatis morbique, ſive ſecundum
dispoſitionem ſanitatem ſenium appelles, hujusmodi quae-
ſtionibus, quum his nos leviſſimi homines petunt, pro
nihilo habitis, ſcire licet, ſenilis corporis ſtatum, quoniam
ex levi momento in morbum decidit, ſimili ratione iis,

τὴν ἀρχαίαν ὑγείαν διαιτᾷν χρή. διόπερ εἰπεῖν μὲν ῥάδιον,
ἄμεινον εἶναι χρίεσθαι λίπει μετ᾽ ἀνατρίψεως ἕωθεν τον γέ-
ροντα, προσηκόντως δὲ ἐργάσασθαι τοὖργον ἁπάντων χαλε-
πώτατον. ἤ τε γὰρ σκληροτέρα βραχὺ τρίψις κοπώδης, ἥ τ᾽
ἄγαν μαλακὴ πλέον οὐδὲν ἐργάζεται, καθάπερ οὐδ᾽ ἡ βρα-
χεῖα παντάπασιν, ἡ δέ γε πολλὴ διαφορεῖ μᾶλλον ἢ ἀνα-
τρέφει. καὶ μὴν καὶ τὸ χωρίον, ἐν ᾧ γυμνοῦται τὸ τοῦ γέρον-
τος σῶμα, ψυχρότερον μὲν ὂν οὐ μόνον οὐδὲν ἐργάζεται
χρηστόν, ἀλλὰ καὶ πυκνώσει, καὶ καταψύξει, θερμότερον δ᾽
εἴπερ εἴη τοῦ δέοντος, ἐν μὲν χειμῶνι πλέον, ἢ προσήκει,
τὸ σῶμα τοῦ γέροντος ἀραιότερον ἀποτελέσαν εὔψυκτον ἐρ-
γάσεται, θέρους δὲ διαφορήσει τε καὶ καταλύσει τὴν δύνα-
μιν αὐτοῦ. τοῖς μὲν γὰρ καθ᾽ ἕξιν ὑγιαίνουσιν οὐδὲ τῶν
ἰσχυρῶν αἰτίων οὐδὲν ἀλλοιοῖ τὸ σῶμα, τοῖς γέρουσι δὲ καὶ
τὰ σμικρότατα μεγίστην ἐργάζεται μεταβολήν. οὕτω τοίνυν
ἔχει κἀπὶ τῆς τῶν σιτίων ποσότητός τε καὶ ποιότητος. καὶ
γὰρ κἂν τούτοις ἂν βραχύ τι τοῦ προσήκοντος ὑπερβῶσιν οἱ
γέροντες, οὐ σμικρὰ βλάπτονται, τῶν νεανίσκων ἐπὶ μεγίστοις

qui ex morbo convalefcunt, in victu effe curandum.
Quare dictu quidem facile eft, feni expedire mane oleo
ungi ac fricari; caeterum apte haec opere peregiffe om-
nino difficillimum eft. Nam durior paulo frictio laffitu-
dinem affert, praemollis vero inefficax eft; ficut etiam
quae exigua omnino eft, at multo magis per halitum
difcutit, quam ad nutritionem conducit. Jam locus ipfe,
ubi corpus fenis nudatur, fi frigidior eft, non folum
nihil affert commodi, fed etiam denfat et refrigerat; fin
jufto calidior eft, hyeme quidem, ubi rarius corpus effe-
cit, frigori obnoxium reddit, aeftate vero et per halitum
exhaurit, et vires dejicit. Qui enim fecundum habitum
fani funt, iis ne vehemens quidem caufa corpus alterat;
feni vero vel minima caufa maximae mutationis occafio
eft. Similiter igitur fe habet in cibi tum qualitate, tum
quantitate, quippe in quibus fenes, fi breve quippiam
transgreffi limites fint, non leviter laeduntur, quum
juvenes vel ex maximis erroribus minimum noxae

332 ΓΑΛΗΝΟΥ ΥΓΙΕΙΝΩΝ

Ed. Chart. VI. [146. 147.]   Ed. Baf. IV. (269.)

ἁμαρτήμασι βραχέα βλαπτομένων. ἀσφαλέστερον οὖν ἐστι τοῖς
ἀσθενέσι γέρουσιν ὀλίγα διδόναι τρὶς τῆς ἡμέρας, ὡς Ἀντίοχος
ὁ ἰατρὸς ἑαυτὸν διῄτα, γεγονὼς γὰρ ἐτῶν πλείω τῶν ὀγδοή-
κοντα, προϊὼν δὲ καθ' ἑκάστην ἡμέραν εἰς τὴν ἀγορὰν, ἐπὶ τὸ
χωρίον, ἐν ᾧ τὸ συνέδριον ἦν αὐτὸ τῶν πολιτῶν, ἔστι δ'
ὅτε μακρὰν ὁδὸν ἀπιὼν ἐπισκέψεως ἀῤῥώστων ἕνεκα. ἀλλ'
εἰς μὲν τὴν ἀγορὰν ἀπὸ τῆς οἰκίας ἐβάδιζεν, ὁδὸν ὡς
τριῶν σταδίων· οὕτως δὲ καὶ τοὺς πλησίον ἀῤῥώστους ἑώρα·
ποῤῥώτερον δ' ἄν ποτ' ἀναγκασθῇ πορευθῆναι, τὸ μὲν ἐν
δίφρῳ βασταζόμενος ἐκομίζετο, τὸ δ' ἐπ' ὀχήματι αἰωρού-
μενος. ἦν δ' αὐτῷ κατὰ τὴν οἰκίαν οἴκημα ἐκ καμίνου
θερμαινόμενον ἔν γε τῷ χειμῶνι, θέρους δὲ εὔκρατον
ἔχον ἀέρα καὶ χωρὶς τοῦ πυρός. ἐν τούτῳ πάντως ἀνετρί-
βετο καὶ χειμῶνος καὶ θέρους ἔωθεν, ἀποπατήσας δηλονότι
πρότερον. ἐν δὲ τῷ κατὰ τὴν ἀγορὰν χωρίῳ [147] περὶ
τρίτην ὥραν ἢ τὸ μακρότερον περὶ τετάρτην ἤσθιεν ἄρτον
μετὰ μέλιτος Ἀττικοῦ, πλειστάκις μὲν ἐφθοῦ, σπανιώτερον δ'
ὠμοῦ. καὶ μετὰ ταῦτα τὸ μέν τι συγγιγνόμενος ἑτέροις

fentiant. Ergo tutius eſt imbecillo feni exiguum dare ter
die, ſicut Antiochus medicus ſolitus eſt ſe cibare, jam
quidem annos natus plus quam octoginta, ac quotidie ad
forum progrediens in eum locum, ubi concilium civium
convenerat, interim etiam longa via ad aegros inviſendos
pergens. Caeterum domo in forum quaſi trium ſtadiorum
ſpatium pedibus confecit; quo etiam modo infirmos, ſi
quos prope habebat, inviſit. Longius vero ſi quo erat
eundum, partim geſtatus in ſella, partim vehiculo vehe-
batur. Erat autem ei domi cellula quaedam, quae hyeme
calebat camino, aeſtate citra ignem bene temperatum
aërem habebat. In hac mane omnino fricabatur tam ae-
ſtate quam hyeme, utique dejecta prius alvo. In foro
autem loco aliquo circiter horam diei tertiam vel ad
ſummum quartam ſumpſit panem cum Attico melle ple-
rumque cocto, rarius crudo. Poſtea partim cum aliis
commentans, partim ipſe ſolus aliquid legens, ad ſepti-

ΛΟΓΟΣ Ε. 333

Ed. Chart. VI. [147.]   Ed. Baf. IV. (269.)

διὰ λόγων, τὸ δὲ καθ' ἑαυτὸν ἀναγινώσκων ἑβδόμην ὥραν
παρέτεινεν, μεθ' ἣν ἐτρίβετό τε κατὰ τὸ δημόσιον βαλα-
νεῖον, ἐγυμνάζετό τε τὰ πρέποντα γέροντι γυμνάσια, περὶ
ὧν τῆς ἰδέας ὀλίγον ὕστερον εἰρήσεται. κἄπειτα λουσάμε-
νος ἠρίστα σύμμετρον, πρῶτα μὲν ὅσα λαπάττει τὴν γα-
στέρα προσφερόμενος, ἐφεξῆς δὲ ἰχθύων τὸ πλεῖστον, ὅσοι
πετραῖοί τε καὶ πελάγιοι. κἄπειτ' αὖθις ἐπὶ τοῦ δείπνου
τῆς μὲν τῶν ἰχθύων ἐδωδῆς ἀπείχετο, τῶν δ' εὐχυμοτάτων
καὶ δυσφθάρτων ἐλάμβανεν, ἤτοι χόνδρον μετ' οἰνομέλιτος,
ἢ ὄρνιν ἐξ ἁπλοῦ ζωμοῦ. τούτῳ μὲν οὖν τῷ τρόπῳ γηρα-
κομῶν ἑαυτὸν Ἀντίοχος ἕως ἐσχάτου διετέλεσεν ἀπήρωτος
ταῖς αἰσθήσεσι καὶ τοῖς μέλεσιν ἄρτιος ἅπασι. Τήλεφος δὲ
ὁ γραμματικὸς ἐπὶ πλείονας μὲν ἐξίκετο χρόνους Ἀντιόχου,
σχεδὸν ἑκατὸν ἔτη βιούς, ἐλούετο δὲ τοῦ μηνὸς δὶς μὲν
ἐν τῷ χειμῶνι, τετράκις δὲ ἐν τῷ θέρει, τρὶς δὲ ἐν ταῖς
μεταξὺ τούτων ὥραις. ἐν αἷς δ' ἡμέραις οὐκ ἐλούετο, περὶ
τρίτην ὥραν ἠλείφετο μετὰ βραχείας ἀνατρίψεως. εἶτα χόν-
δρον ἡψημένον ἐν ὕδατι, μέλι μιγνὺς ὠμὸν ὅτι κάλλιστον,

mam usque horam perſeverabat. Ab hac tum in publico
balneo fricabatur, tum vero exercitabatur aptis ſcilicet
ſeni exercitationibus; de quarum forma paulo poſt age-
mus. Mox lotus prandebat mediocriter, primum iis
ſumptis, quae alvum dejiciunt, poſt haec maxime piſcibus,
vel quos ſaxatiles vocant, vel qui in alto mari degunt.
Rurſus in coena piſcium eſu abſtinuit, ſed boni ſucci
aliquid, ac quod non facile putreſceret, ſumpſit, utique
aut alicam cum mulſo, aut avem ex jure ſimplici. Atque
hac quidem victus ratione Antiochus in ſenio uſus ſen-
ſibus illaeſis membrisque omnibus integris ad extremum
duravit. Telephus autem grammaticus provectiore quam
Antiochus aetate fuit, ut qui centum fere annos vixerit.
Is vero hyeme bis menſe lavabatur, aeſtate quater, mediis
harum temporibus ter. Quibus vero diebus non lavaba-
tur, iis circa tertiam horam unctus eſt cum exigua fri-
ctione; mox mel optimum crudum alicae in aqua coctae

ἤσθιε, καὶ τοῦτ᾽ ἤρκει μόνον αὐτῷ τήν γε πρώτην. ἠρίστα
δὲ καὶ οὗτος ἑβδόμης ὥρας, ἢ βραχεῖ τινι θᾶττον, λάχανα
μὲν πρῶτον προσφερόμενος, εἶθ᾽ ἑξῆς ἰχθύων ἢ ὀρνίθων
γευόμενος. ἐς ἑσπέραν δὲ μόνον ἄρτον ἤσθιε, διαβρέχων
ἐν οἴνῳ κεκραμένῳ.

Κεφ. ε΄. Ὥσπερ δὲ τοῖς παισὶν ὁ οἶνος ἐναντιώτατός
ἐστιν, οὕτω τοῖς γέρουσι χρησιμώτατος. ἔστω δὲ τῶν φύσει
θερμοτέρων, ὁποῖοι τῶν Ἑλληνικῶν ὁ Ἀριούσιός ἐστι καὶ ὁ
Λέσβιος, καὶ ὁ καλούμενος Μίσιος, οὐκ ἐκ τῆς περὶ Ἴστρον
Μυσίας, ἀλλ᾽ ἐκ τῆς Ἑλλησποντίας ὀνομαζο(270)μένης,
ἥτις ἐστὶ κατὰ τὴν ἡμετέραν Ἀσίαν, ὁμοροῦσα Περγάμῳ,
τῶν δ᾽ ἐκ τῆς Ἰταλίας ὅ τε Φαλερῖνος καὶ ὁ Σουῤῥεντῖ-
νος. ἐφεξῆς δ᾽ αὐτῶν εἰσι, κατὰ μὲν τὴν Ἰταλίαν ὅ τε
Τιβουρτῖνος καὶ ὁ Σιγνῖνος, ἀμφότεροι παλαιωθέντες, ὡς
νέοι γε ὄντες οὔτ᾽ εἰς ἀνάδοσιν ὁρμῶσιν, οὔτ᾽ οὖρα κινοῦ-
σιν, ἀλλ᾽ ἐπὶ πολὺ κατὰ τὴν γαστέρα μένουσι, κλύδωνας
ἐργαζόμενοι· δεύτεροι δ᾽ ἐπ᾽ αὐτοῖς Ἀδριανός τε καὶ Σα-
βῖνος, καὶ Ἀλβανός, καὶ Γαβιανὸς, καὶ Τριφυλῖνος, ὅσοι

permixtum efitabat, idque ei pro jentaculo fatis fuit.
Prandebat feptima hora, aut paulo citius, primum oleri-
ribus fumptis, deinde pifcibus guftatis, aut avibus; ve-
fpere autem tantum panem ex vino diluto edebat.

Cap. V. Sane vinum ficuti pueris eft maxime ad-
verfarium, ita fenibus eft utilifiimum. Efto autem id ex
iis, quae calidioris naturae funt, qualia funt in Graecia
quidem Ariufium, et Lesbium, et quod Myfium vocant,
non ex ea Myfia, quae ad Iftrum eft, fed ex ea, quae
Hellefpontia dicitur, quae nimirum in noftra eft Afia,
Pergamo vicina; ex Italicis vero Falernum et Surrenti-
num. Proxima his funt in Italia quidem Tiburtinum et
Signinum, ambo vetera, quando novella nec diftributio-
nem alimenti adjuvant, nec urinas promovent, fed diu
in ventre fluctuantia permanent. Secundo ab his loco
funt Adrianum, et Sabinum, et Albanum, et Gabianum,
et Triphylinum; praeterea omnia Aminaea, quae in Italia

ΛΟΓΟΣ Ε. 335

Ed. Chart. VI. [147. 148.]   Ed. Baf. IV. (270.)

τ᾽ Ἀμιναῖοι κατὰ τὴν Ἰταλίαν γεννῶνται, περί τε Νεάπολιν
καὶ κατὰ τὴν Θούσκων γῆν. κατὰ μέν γε τὴν τοῦ Σουρ-
ῥεντίνου δύναμιν ὁ Μύσιός ἐστι, κατὰ δὲ τὴν τοῦ Φα-
λερίνου τῶν Τμωλιτῶν οἱ κάλλιστοι, Σαβίνῳ δὲ καὶ
Ἀδριανῷ Τιτακαζηνός τε καὶ Ἀρσυῖνός ἐοίκασι. τούτων οὖν
μετρίως παλαιωθέντων, πίνειν χρὴ τοὺς πρεσβύτας, ὅσοι μὴ
πάνυ γε κεφαλὴν ἰσχυρὰν ἔχουσιν· οἷς δ᾽ ἰσχυρά, τούτοις
Φαλερῖνός τε καὶ Σουρῥεντῖνος, Ἀριούσιός τε καὶ Λέσβιος
καὶ Μύσιος καὶ Τμωλίτης ἐπιτήδειοι. δῆλον οὖν, ὡς καθ᾽
ἕκαστον ἔθνος ἐκ τῶν εἰρημένων παραδειγμάτων αἱρεῖσθαι
τὸν ἐπιτηδειότατον ἕκαστος δυνήσεται, σκοποὺς ἔχων ἐπὶ
τῇ τῶν γερόντων ἡλικίᾳ ἐν τῇ τῶν οἴνων δοκιμασίᾳ κατὰ
μὲν τὴν σύστασιν ἀεὶ τὸν λεπτότατον αἱρεῖσθαι, κατὰ δὲ
τὴν χρόαν, ὃν ὁ Ἱπποκράτης εἴωθε κιῤῥὸν καλεῖν· δύναιτο
δ᾽ ἂν καὶ ξανθὸν ὀνομάζειν αὐτόν. ἀγαθὸς δὲ καὶ ὁ ὠχρός;
ἐν τῷ μέσῳ καθεστὼς ξανθοῦ τε καὶ λευκοῦ. [148] καὶ γὰρ
εἰ βουληθείης μῖξαι τὸν ξανθὸν οἶνον τῷ λευκῷ, μικτὸν ἐξ
ἀμφοῖν ὠχρὸν ἐργάσῃ, καὶ κραθεὶς μεθ᾽ ὕδατος ξανθὸς

nascuntur, et circa Neapolin, et in Thuscia. Caeterum
Myfium Surrentino fimiles vires habet, Falerno vero,
quod e Tmolitis eft optimum. Sabino et Adriano
Titacazenum et Arfyinum funt fimilia. Ergo de his
modice antiquatis bibendum fenibus eft, utique quibus
valentius caput non eft; quibus autem eft, iis et Faler-
num, et Surrentinum, et Ariufium, et Lesbium, et My-
fium, et Tmolites idonea funt. Ergo in omni regione
ad praedicta exempla deligere fibi quisque idoneum po-
terit, huc videlicet omni confilio vini pro fenibus deli-
gendi directo, ut in fubftantia fit tenuiffimum, colore,
quem Hippocrates fulvum appellare folet; poterat autem
et flavum id appellare. Commodum vero vinum eft et
quod pallidum dicitur, utique quod medio colore eft in-
ter flavum et album. Quippe fi flavum albo mifcere
libeat, quod ex ambobus mixtum eft, pallidum evadet;

τοιοῦτος γίνεται. παρὰ δὲ τὸ πλέον ἢ ἔλαττον ὕδωρ ἐπεμ-
βάλλειν ἐνίοτε μὲν ὠχρὸς, ἐνίοτε δὲ οἷον ὠχρόλευκος ἢ
ὠχρόξανθος φαίνεται. θερμότατος μὲν, ὅσον ἐπὶ τῇ χρόᾳ,
τῶν εἰρημένων οἴνων ὁ ξανθὸς, ἥκιστα δὲ θερμὸς ὁ λευκός:
οἱ δ᾽ ἐν τῷ μεταξὺ, καθ᾽ ὅσον ἂν ἑκατέρῳ πλησιάσωσι,
τῆς ἐκείνου μετέχουσι δυνάμεως. ἓν μὲν οὖν τοῦτο μέγιστον
ἀγαθὸν ἐξ οἴνου τοῖς γέρουσι περιγίνεται, τὸ θερμαίνεσθαι
πάντ᾽ αὐτῶν τὰ μόρια· δεύτερον δὲ, τὸ δι᾽ οὔρων καθαί-
ρεσθαι τὸν ὀῤῥὸν τοῦ αἵματος. διὸ καὶ κάλλιστος ἐπὶ γε-
ρόντων οἶνος, ὃς ἂν ταῦτ᾽ ἐργάζηται μάλιστα. τοιοῦτος δ᾽
ἐστὶν ὁ τῇ συστάσει μὲν λεπτὸς, οὖρα γὰρ οὗτοι κινοῦσι,
τῇ χρόᾳ δὲ ξανθὸς, ἴδιον γὰρ τοῦτο τῶν θερμῶν ἱκανῶς οἴ-
νων τὸ χρῶμα. διὸ κἂν πάνυ λευκοὶ τὸ κατ᾽ ἀρχὰς ὦσι, πα-
λαιούμενοι προσλαμβάνουσι τινὰ ξανθότητα, δι᾽ ἣν ὕπωχροι
μὲν τὸ πρῶτον, ὕστερον δὲ τελέως ὠχροὶ γίνονται, κἂν
ἐπὶ πλεῖστον ἥκωσι χρόνου, τελευτῶντες ὠχρόξανθοι φαίνον-
ται· τελέως γὰρ οὐχ οἷόν τε τοῖς λευκοῖς οἴνοις γενέσθαι

etiam aquae admixtum flavum ejusmodi colorem red-
dit; verum pro majore minoreve aquae modo alias pal-
lidum, alias veluti ex pallido albicans, vel ex pallido
flavum apparet. Calidiſſimum ergo ex jam dictis, ſi co-
lorem ſpectes, flavum eſt; minime vero calidum album;
quae media inter haec ſunt, prout alterutri magis acce-
dunt, ita vim ejus exhibent. Unum igitur illud maxi-
mum ſenibus commodum ex vino accidit, quod omnia
eorum membra calefacit; alterum, quod per urinas ſerum
ſanguinis expurgat. Itaque etiam optimum id ſenibus eſt,
quod haec maxime praeſtat; porro id eſt, quod ſubſtantia
quidem tenue eſt, (quippe urinas movet,) colore autem
flavum; proprius enim is eſt praecalidorum vinorum co-
lor. Itaque etiam quae valde ab initio alba ſunt, ſi in-
veteraverint, flavedinem quandam contrahunt; unde pri-
mum pallidula, mox vero plane pallida fiunt. Quod ſi
longiſſimo tempore ſerventur, ex pallido flaventia cer-
nuntur; nam ut omnino flava fiant, quae alba vina ſunt,

ξανθοῖς. ὅσοι δὲ τῶν ὠχρῶν ἢ ξανθῶν οἴνων παχεῖς εἰσιν,
αἷμά τε γεννῶσιν οὗτοι καὶ τρέφουσι τὸ σῶμα·· διὸ γένοιντ᾽
ἄν ποτε καὶ αὐτοὶ χρήσιμοι τοῖς γέρουσι, καθ᾽ ὃν δηλονότι
χρόνον οὔτ᾽ ὀῤῥῶδες ὑγρὸν ἔχουσιν ἐν ταῖς φλεψὶ, καὶ δέον-
ται θρέψεως περιττοτέρας. ὡς ἐπὶ τὸ πολὺ δὲ τῶν οὐρη-
τικῶν οἴνων χρήζουσιν οἱ τὴν ἡλικίαν ταύτην ἄγοντες, διὰ
τὸ πλεονάζειν καὶ αὐτοῖς ὑδατῶδες περίττωμα. τῶν δ᾽
ἐπὶ πλέον ἐν τῇ γαστρὶ μενόντων οἴνων οὐδέποτ᾽ οὐδεὶς
οἰκεῖος γέροντι. τοιοῦτοι δ᾽ εἰσὶν οἱ ἀπὸ τῆς Βιθυνίας
Ἀμιναῖοι, καὶ τῶν ἀπὸ τῆς Ἰταλίας ὁ Μάρσος, καὶ Σιγνῖ-
νος, καὶ Τιβουρτῖνος, ἔστ᾽ ἂν ὦσι νέοι. ἀλλ᾽ οὗτοι μὲν
πάντες λευκοὶ, μέλανες δὲ ἄλλοι, καὶ παχεῖς, ὅσοι στύφουσιν,
ἐν τῇ γαστρὶ μένουσι χρόνῳ πολλῷ, καὶ κλύδωνας ἐργάζονται
κατ᾽ αὐτὴν, ὥσπερ ὁ ἐν Κιλικίᾳ μὲν Συβάτης, ἐν Ἀσίᾳ· δὲ
Αἰγεάτης τε καὶ Περπερίνιος. ὅσοι δὲ χωρὶς τοῦ στύφειν
μέλανές τε εἰσι καὶ παχεῖς, οἷος καὶ ὁ Σκυβελίτης καὶ ὁ
Θηραῖος, ἧττον μὲν ἐν τῇ γαστρὶ μένουσιν, οὔρησιν δὲ οὐδ᾽
αὐτοὶ κινοῦσιν, ἀλλ᾽ ὑπέρχονται κάτω· διὸ καὶ προπίνου-

fieri certe nequit. Quae vero ex pallidis aut flavis vinis
craſſa ſunt, haec et ſanguinem augent et corpus nutriunt;
quo fit, ut ea utilia ſenibus interdum ſint, utique quo
tempore nec ſeroſam humiditatem in venis habent, et ali
liberalius deſiderant. Plurimum tamen hac aetate iis vi-
nis indigent, quae urinas cient, propterea quod aquoſum
excrementum in ipſis abundat. Quae vero diu in ventre
morantur, eorum ſane nullum aptum ſeni eſt. Ejus ge-
neris ſunt et Aminaeum e Bithynia, et ex Italicis Mar-
ſum, et Signinum, et Tiburtinum, quoad videlicet ſunt
novellạ. Verum haec omnia alba ſunt, nigra vero reli-
qua; quorum craſſa, quae quidem adſtringunt, ea longo
tempore in ventre manent, et fluctuationes in eo exci-
tant, veluti quod in Cilicia naſcitur Sybates, et quod in
Aſia natum Aegeates, et Perperinium. Quae vero circa
adſtrictionem nigra craſſaque ſunt, quod genus ſunt Sci-
bellites, et Theraeum, ea minus in ventre morantur,
urinas tamen nec ipſa movent, ſed deorſum properant

σιν αυτούς εδωδῆς σιτίων. αλλ᾽ οὐδ᾽ οὗτοι χρήσιμοι τοῖς
γέρουσιν, οὔτε προπίνειν, οὔτε πολὺ μᾶλλον ἐν ἑτέρῳ καιρῷ
προσφέρεσθαι, καθότι μηδ᾽ ἄλλο μηδὲν τῷ γέροντι παχύ-
χυμον· ἐμφράττεται γὰρ ἐξ αὐτῶν ἧπάρ τε καὶ σπλὴν
καὶ νεφροί· κἀντεῦθεν οἱ μὲν ὑδεριῶσιν, οἱ δὲ λιθιῶσι
τῶν ἐπὶ πλέον αὐτοῖς χρησαμένων γερόντων. εἴπερ οὖν
ἐθέλοι μετὰ τὸ λουτρὸν οἴνῳ χρήσασθαι γλυκεῖ τῶν πρεσβυ-
τέρων τις, ἐδηδοκότι μὲν ἕωθεν αὐτῷ, καθότι τὸν Ἀντίο-
χον ἔφην πράττειν, ἄριστος ὁ Φαυστιανὸς Φαλερῖνος, ἐκεί-
νου δ᾽ ἀποροῦντι τῶν ὁμοίων τις. ὅμοιοι δ᾽ ἂν εἶεν οἱ γλυ-
κεῖς τε ἅμα καὶ ὠχροὶ κατὰ χρόαν· ἐφεξῆς δὲ τούτοις ὅ
τε Θηρῆνος καὶ ὁ Κυριῆνος. οὐ κωλύω δὲ οὐδὲ τοῖς ἐσκευα-
σμένοις διὰ μέλιτος οἴνοις χρήσασθαι, καὶ μάλισθ᾽ ὅσοις
τῶν γερόντων ὑποψία τίς ἐστιν ἐν νεφροῖς λίθων γενέσεως,
ἢ καὶ ποδάγρα τις, ἢ ἀρθρῖτις ἐνοχλεῖ. τὸν δ᾽ οἶνον
ἐπὶ τῆς τοιαύτης συνθέσεως ἄριστον εἶναι Σαβῖνον ἢ
τινα τῶν ὁμοίων. ἐπεμβάλλεται δὲ αὐτῷ πετροσέλινον, καὶ
μόνον ἀρκεῖ τοῦτο τοῖς ἀρθριτικοῖς. ἐπὶ δὲ τῶν λιθιώντων

Itaque etiam ante cibum illa fumunt. Caeterum ea feni-
bus utilia non funt, nec quum praebibuntur, nec multo
magis alio quovis tempore fumpta, veluti nec aliud quic-
quam, quod craffum efficiat faccum; quippe obftruuntur
his jecur, lien et renes. Unde fit, ut fenum, qui his
liberalius utuntur, alii aqua intercute, alii calculo labo-
rent. Si quis ergo fenum dulci vino uti a balneo velit,
ubi mane comederit, ficuti Antiochum folere diximus,
huic optimum Fauftianum Falernum fuerit, aut, fi ejus
copia non eft, fimile aliquod. Porro fimilia fuerint·
quae dulcia fimul et pallida funt: proxima his funt The-
renum et Cyrienum. Non vetem etiam nec iis vinis,
quae melle condiantur, fenes uti, maxime quibus fufpicio
eft calculi in renibus gignendi, aut podagrae alicujus
articularisve morbi impetus futuri. Porro vinum hujufce-
modi compofitioni aptiffimum fuerit Sabinum aut fimile
aliquod. Conjicitur autem in id petrofelinum, atque id
folum articularibus fatisfaciat: iis vero, qui calculo labo-

ΛΟΓΟΣ Ε. 339

Ed. Chart. VI. [148. 149.]   Ed. Baf. IV. (270.)

καὶ τῆς βετονίκης τι πόας μίγνυται, καὶ κέστρου τοῦ παρὰ
τοῖς Κελτοῖς γεννωμένου· καλοῦσι δὲ τὴν βοτάνην ταύτην
σαξίφραγον. ἔνιοι δὲ περιεργότερον σκευάζοντες τὸ φάρμακον
ἐπεμβάλλουσι καὶ ναρδοστάχυος.· εἰσὶ δὲ καὶ ἄλλα τινὰ
οὔρησιν κινεῖν δυνάμενα. [149] ἀλλὰ τό γ᾽ ἁπλοῦν πόμα
δι᾽ οἴνου καὶ μέλιτος οἱ πολλοὶ συντιθέασι, πηγάνου τε καὶ
πεπέρεως ἔχον ὀλίγον. εἰ δὲ καὶ προεδηδοκὼς εἴη, πρὶν
λούσασθαι, καὶ ἡ γαστὴρ αὐτοῦ μηδεμιᾶς βοηθείας χρήζοι,
τῶν λευκῶν καὶ ὀλιγοφόρων οἴνων πίνειν καὶ μετὰ τὸ λου-
τρόν. ὅσοι δὲ παχεῖς, καὶ γλυκεῖς, καὶ μέλανες, ὡς ἐμ-
φράττοντας τὰ σπλάγχνα τοὺς τοιούτους ἅπαντας φεύγειν
προσήκει.

Κεφ. ς᾽. Ἀλλ᾽ αἱ μὲν ἀπὸ τῶν οἴνων ἐμφράξεις μέ-
τριαι, τὰς δ᾽ ἀπὸ τῶν ἐδεσμάτων, ὅσα γλίσχρον ἢ παχὺν
ἐργάζεται χυμὸν, οὐ ῥᾴδιον ἰᾶσθαι. διόπερ οὐ χρὴ πλεονά-
ζειν τοὺς γέροντας οὔτε χόνδρων, ἢ τυρῶν, ἢ ὠῶν ἑφθῶν,
ἢ κοχλιῶν, ἢ βολβῶν, ἢ φακῆς, ἢ χοιρείων κρεῶν ἐδωδῇ,

rant, etiam aliquid betonicae et ceftri, qui apud Celtas
nafcitur, eft immifcendum; vocant autem herbam eam
faxifragum. Qui vero curiofius id medicamentum com-
ponunt, etiam fpicae nardi aliquid injiciunt. Sunt vero
et alia quaedam, quibus urinas movendi vis ineft. Verum
fimplicem potionem plerique ex vino melleque conficiunt,
adjecto rutae piperisque exiguo. Si vero prius, quam
lotus fit, comedit quidpiam, nec venter ejus ullo auxilio
eget, vinum album et quod parum aquae fuftinet, a bal-
neo bibat. At quae craffa, dulcia et nigra vina funt,
ea omnia propterea, quod obftruunt vifcera, funt fu-
gienda.

Cap. VI. Verum obftructiones, quae ex vino con-
tingunt, mediocres funt; quae vero ex cibis iis nafcuntur,
qui fuccum craffum lentumque creant, his non facile
fuccurritur. Quo magis cavendum fenibus eft a multo
farris, aut cafei, aut ovorum folidorum, aut cochlearum,
aut bulborum, aut lentis, aut fuillae carnis efu, multoque

340 ΓΑΛΗΝΟΤ ΥΓΙΕΙΝΩΝ

Ed. Chart. VI. [149.] Ed. Baf. IV. (270.)

πολὺ δὲ δὴ μᾶλλον ταῖς τῶν ἐγχελύων, ἢ ὀστρέων, ἢ
ὅλως τῶν σκληρὰν καὶ δυσκατέργαστον ἐχόντων τὴν σάρκα.
διὰ τοῦτο οὖν οὐδὲ τῶν ὀστρακοδέρμων οὐδὲν, ἢ σελαχίων,
ἢ θύννων, ἢ ὅλως τῶν κητωδῶν, ἢ τῶν κρεῶν τῶν ἐλαφείων,
ἢ αἰγείων, ἢ βοείων. καὶ ταῦτα μὲν οὐδ᾽ ἄλλῳ τινὶ χρήσιμα·
προβάτεια δὲ νέοις μέν ἐστιν οὐ φαῦλον ἔδεσμα, γέρουσι
δὲ οὐδὲ ταῦτα, καὶ πολὺ δὴ μᾶλλον ἔτι τὰ τῶν ἀρνῶν,
ὑγρὰ γάρ ἐστι καὶ βλεννώδη, καὶ γλίσχρα, καὶ φλεγματώδη·
τά γε μὴν τῶν ἐρίφων οὐκ ἀνεπιτήδεια γέροντι, καὶ τῶν
πτηνῶν, ὅσα μὴ καθ᾽ ἕλη καὶ ποταμοὺς ἢ λίμνας διαιτᾶ-
ται. τὰ δὲ ταριχευθέντα πάντα τῶν προσφάτων ἀμείνω.
χρὴ τοίνυν, ὥσπερ εἴρηται, μάλιστα μὲν ἀπέχεσθαι ἐμφρατ-
τόντων ἐδεσμάτων· εἰ δ᾽ ὑπ᾽ ἀνάγκης ποτὲ χρήσασθαι συμ-
βαίη πλείοσιν αὐτοῖς, αὐτίκα προσφέρεσθαι τὸ διὰ τῆς
καλαμίνθης φάρμακον, ὑπὲρ οὗ τῆς συνθέσεως ἔμπροσθεν
εἴρηκα κατὰ τόδε τὸ τέταρτον γράμμα. μὴ παρόντος· δὲ
αὐτοῦ, τῷ διὰ τῶν τριῶν πεπέρεων. χρηστέον. εἰ δὲ μηδὲ

magis ab anguillarum, aut oftrearum, aut denique eo-
rum, quorum dura caro difficilisque concoctu eft, ufu.
Ob eandem rationem nec eorum, quae tefta integuntur,
aut cartilagineorum, aut thunnorum, aut denique cetacei
generis ullum utile his eft, vel ex carnibus cervina
caprinave aut bubula. An hae potius nec alii ulli funt
utiles? Ovilla vero juvenibus quidem non malus eft ci-
bus, fenibus vero nec ea eft commoda, atque etiam hac
multo minus agnina, quippe quae humida et mucofa
et glutinofa et pituitofa eft. Hoedina vero fane non in-
commoda feni eft; praeterea aves eae, quae extra palu-
des ac flumina ftagnaque degunt. Salita vero omnia
meliora recentibus funt. Ergo, ficuti diximus, ante om-
nia cavendum ab iis qui obftruant cibis eft. Quod fi
res cogat aliquando copiofius his uti, protinus fumendum
medicamentum diacalaminthes eft, cujus compofitionem
fupra in quarto pofui. Ejus fi copia non eft, diatrion-
pepereon petendum. Sin ne id quidem ad manum eft,

τοῦτο παρείη, κόπτοντάς τε καὶ διαττῶντας ἀκριβῶς, ὡς
χνοῶδες γενέσθαι, πέπερι λευκὸν ἅμα τε τοῖς ὄψοις ἐσθίειν,
ἐπιπάττειν τε τῷ ποτῷ. καὶ κρόμμυα δὲ ἐσθίειν τηνικαῦτα
συμφέρει, κἂν εἰ τούτῳ σύνηθες εἴη, καὶ σκόροδον. καὶ
τὴν διὰ τῶν ἐχιδνῶν ἢν καλοῦσι θηριακὴν ἀντίδοτον ἐπὶ
τῶν γερόντων οὐ κακῶς χρῷτο, καὶ μάλισθ᾽ ὅταν ἐν τοῖς
ἐμφράττουσιν ἐδέσμασιν αὖθις τῶν ἐκφραττόντων φθάσῃ
προσενεχθῆναι· καλλίστη γὰρ ἡ ἀπὸ τοῦ θηριακοῦ φαρ-
(271)μάκου βοήθεια τηνικαῦτα γίνεται. καὶ γαστρὸς ἐπὶ
τοῖς τοιούτοις ὑπαχθείσης, χρησιμώτατον ἂν εἴη διδόναι τῇ
ὑστεραίᾳ τὸ διὰ τῶν ἐχιδνῶν. οὐδὲν δὲ ἧττον αὐτοῦ τὴν
ἀμβροσίαν τε καὶ ἀθανασίαν ὀνομαζομένην, ὅσα τ᾽ ἄλλα διὰ
τῶν εἰρημένων ἀρωμάτων σύγκειται φάρμακα. τῷ γε μὴν
ἀκριβῶς ἑαυτῷ προσέχοντι γέροντι φαρμάκου μὲν οὐκ ἄν
ποτε γένοιτο χρεία τοιούτου· δεηθέντι δὲ ἐνίοτε λεπτυνού-
σης διαίτης ἀρκέσει τὰ λελεγμένα δι᾽ ἑτέρου γράμματος
ἰδίᾳ, καθ᾽ ὃ περὶ τῆς λεπτυνούσης διαίτης ὁ λόγος ἡμῖν
ἐγένετο.

piper album tufum cribratumque diligenter ac in polli-
nem redactum et cum cibis effe, et potioni infpergere,
fed et caepas efitare tum expediet; quin etiam allium,
fi huic affueverit. Antidotus quoque ex viperis, quam
theriacen vocant, non incommode fenibus datur, potiffi-
mum ubi poft obftruentes cibos ea, quae obftructiones
liberent, ante hanc exhibueris; tunc enim efficacifimum
ex theriace praefidium expectes. Quod fi ab iftiusmodi
fubducta alvus fit, utiliffime theriacen poftridie dederis.
Aeque vero et quam ambrofiam, et quam athanafiam
vocant, aliaque id genus medicamenta, quaecunque ex
praedictis aromatis funt compofita. Seni tamen, qui ac-
curate fibi profpexerit, nusquam tali medicamento opus
erit, fed fi quando attenuante victus ratione egebit, fatis-
facient, quae alio opere feorfum fcripfimus, in quo de
attenuante victu differuimus.

Κεφ. ζ'. [150] Πρόδηλον δ᾽, ὅτι καὶ τῶν ἄρτων
τοὺς μήτ᾽ ἐνδεῶς ἔχοντας ἁλῶν, ἢ ζύμης, ἢ φυράσεως, ἢ
ὀπτήσεως ἐσθίειν χρὴ, μήτε τὴν ἐπαινουμένην ὑπὸ πάντων
σεμίδαλιν, ἢ τὰ δι᾽ αὐτῆς πέμματα, καὶ γὰρ δύσπεπτα
πάντα, καὶ κακόχυμα, καὶ σπλάγχνων ἐμφρακτικά. καὶ εἴ
γε μὴ τοῖς διὰ βουτύρου καὶ σεμιδάλεως σκευαζομένοις
πλακοῦσιν ἐμίγνυτο μέλιτος δαψιλὲς, οὐδὲν ἂν ἦν ἔδεσμα
πολεμιώτερον ἀνθρώποις πᾶσιν, οὐ μόνοις τοῖς πρεσβύταις.
ἀλλὰ τί δεῖ τοῖς βλαβεροῖς τὸ χρήσιμον μιγνύειν, ἐνὸν αὐτῷ
μόνῳ χρῆσθαι τῷ μέλιτι, τοῦτο μὲν ἀφεψοῦντα, τοῦτο δὲ
σὺν ἄρτῳ λαμβάνοντα, πρὶν ἑψηθῆναι; προνοητέον δὲ τῆς
κατὰ τὸν ἄρτον ἀρετῆς μᾶλλον ἢ τῆς κατὰ τὸ μέλι. βέλ-
τιον μὲν γὰρ ἂν τὸ μέλι τοιοῦτον εἴη τὴν ἰδέαν καὶ τὴν
δύναμιν, οἷον τὸ Ἀττικόν· εἰ δὲ μὴ τοιοῦτον ἔχοιμεν,
ἀλλὰ παντὶ μέλιτι χρηστέον ἐστὶ πλὴν τῶν δυσωδῶν, ἢ
ἐν ὅσοις αἰσθητῶς κηροῦ ποιότης ἐμφαίνεται, καὶ πολὺ δὴ
μᾶλλον, εἴ τινος ἑτέρας ἀλλοκότου. τῶν δ᾽ ἄρτων ὁ μὲν
τοιοῦτος, οἷον ἀρτίως εἶπον, οὐ μόνον οὐδὲν ἀγαθὸν ἐργά-

Cap. VII. Jam illud patere arbitror, panem quoque
his exhibendum, qui nec falem, nec fermentum, nec
fubactionem, nec coctionem defideret, non autem aut
iftam publice laudatam fimilaginem, aut quae ex ea
fiunt bellaria; quippe omnia talia non folum coctu diffi-
cilia, fed etiam mali fucci funt, visceraque obftruunt.
Ac nifi placentis, quae ex butyro et fimilagine fiunt, mel
affatim effet admixtum, nullus cibus omnibus hominibus,
nedum fenibus, magis effet adverfus. Caeterum quid
noxiis falubria mifceas, quum liceat melle per fe uti
partim cocto, partim crudo cum pane? Cura vero ma-
jor habenda eft de panis bonitate quam mellis. Nam
mel profecto melius fuerit, quod fpecie ac viribus Atti-
co fit fimile; quod fi tale non datur, quolibet utare,
modo ne mali odoris fit, neve cerae qualitates aperte
prae fe ferat, neve praefertim qualitatem quempiam ex-
traneam. Adeo vero paucis id genus, quales modo retuli,
utile quicquam fenis corpori non conferunt, ut etiam

Ed. Chart. VI. [15ο.]   Ed. Baf. IV. (271.)

ζεται κατὰ τὸ σῶμα τοῦ γέροντος, ἀλλὰ καὶ βλαβερώτατός
ἐστι, καὶ μάλισθ᾽ ὅταν ᾖ καθαρώτερος. ὁρῶ δὲ τοῖς ἀθλη-
ταῖς αὐτὸν ἐπίτηδες σκευαζόμενον. ἀλλ᾽ ἐκείνοις μὲν εἰς
ὅπερ ἐπιτηδεύουσιν ἁρμόττει, γέροντι δὲ, εἰ μὴ πολὺ μὲν
ἁλῶν ἔχοι, πολὺ δὲ ζύμης, ὠπτημένος δ᾽ ἀκριβῶς εἴη, παχὺν
ἐργάζεται καὶ γλίσχρον χυμὸν, ὃς οὐδ᾽ ἄλλῳ μὲν ἀγαθός ἐστιν,
ἐπὶ πλέον αὐξανόμενος. ἀτὰρ οὖν οὗτος καθ᾽ ἧπάρ τε καὶ
σπλῆνα καὶ νεφροὺς ἐμφράξεις ἐργάζεται, καὶ μάλισθ᾽ ὅτε
φύσει στενότερα τῶν ἐπὶ τούτοις τοῖς σπλάγχνοις ἀγγείων
ἐστὶ τὰ πέρατα. καθάπερ γὰρ ἐπὶ τῶν ἐκτὸς τούτων φλε-
βῶν, ἃς ἐναργῶς ὁρῶμεν, οὐ σμικρὰ διαφορὰ φαίνεται κατὰ
τὸ εὖρος ἄλλου τε πρὸς ἄλλον ἄνθρωπον καὶ καθ᾽ ἕκα-
στον ἐν τοῖς μορίοις, οὕτως εἰκὸς ἔχειν κἀπὶ τῶν ἔνδον.
ἀλλ᾽ οὐχ οἷόν τε γνῶναι τὴν διαφορὰν πρὸ τῆς πείρας·
λέγω δὲ πεῖραν, ἣν ἐφ᾽ ἑκάστῳ τῶν προσφερομένων ἔνεστι
ποιεῖσθαι. γέροντα γοῦν τινα γεωργικὸν ἔγνωμεν, ἔτη πλείω
τῶν ἑκατὸν βιώσαντα κατ᾽ ἀγρὸν, ᾧ τὸ πλεῖον τῆς τροφῆς αἴ-
γειον ἦν γάλα, ποτὲ μὲν αὐτίκα λαμβανόμενον, ἄρτου θρυμ-

fint alieniſſimi, atque hoc amplius, quo ſint puriores.
Video autem, athletis id genus ſtudio praeparari, verum
his ad ea, quae moliuntur, aptum eſt. Seni vero, niſi
multum admixtum ſit ſalis, niſi multum fermenti, niſi
diligentiſſime ſit coctum, craſſum efficit ac glutinoſum
ſuccum, qui nec ulli alii eſt utilis copioſius inauctus.
Ergo et obſtructiones in jecinore, liene et renibus facit,
maxime quibus in his viſceribus vaſorum exitus angu-
ſtiores natura ſunt. Nam ſicut in iis venis, quae palam
oculis objiciuntur, non parva amplitudinis diverſitas cer-
nitur tum alterius hominis ad alterum, tum in unius
cujuslibet partibus, ſic in iis, quae intus latent, ſe habere
putandum; hanc tamen differentiam prius, quam experi-
mento ſit explorata, internoſcere non eſt. Experientiam
intelligo, quam ex eorum, quae ſumuntur, ſingulis fa-
cere licet. Novimus enim ſenem quendam agricolam,
qui amplius quam centum annos ruri vitam egerat: huic
plurimum nutrimenti caprinum lac erat, quod alias cum

344 ΓΑΛΗΝΟΥ ΥΓΙΕΙΝΩΝ

Ed. Chart. VI. [150.]   Ed. Baf. IV. (271.)

μάτων ἐν αὐτῷ διαβρεχομένων, ἔστιν ὅτε δὲ καὶ μέλιτος
ἐμίγνυε, καί ποτε ἥψει, ἐμβάλλων ἀκρέμονας θύμων ἅμα
τοῖς ἄρτοις. ἀλλὰ τοῦτόν γέ τις μιμησάμενος, (ᾤετο γὰρ
αἴτιον αὐτῷ τὸ γάλα τῆς πολυχρονίου ζωῆς γεγονέναι,) διὰ
παντὸς ἐβλάβη καὶ κατὰ πάντα τρόπον προσφορᾶς. ἐβα-
ρύνετο γὰρ αὐτῷ τὸ στόμα τῆς γαστρὸς, καὶ μετὰ ταῦτα
τὸ δεξιὸν ὑποχόνδριον ἐτείνετο. καί τις ἕτερος, ὁμοίως ἐπι-
χειρήσας χρήσασθαι τῷ γάλακτι, τῶν μὲν ἄλλων οὐδὲν
ἐμέμφετο, (καὶ γὰρ ἔπεττε καλῶς αὐτὸ, καὶ οὔτε ὀξυρεγμία
τις, ἢ ἐρυγὴ κνισσώδης, ἢ πνευμάτωσις, ἢ βάρος ἐπεγίνετο
καθ᾽ ὑποχόνδριον,) τῇ δ᾽ ἑβδόμῃ ἡμέρᾳ μετὰ τὴν ἀρχὴν
ἐναργῶς ἔφη τοῦ ἥπατος αἰσθάνεσθαι βαρυνομένου, δοκεῖν
γὰρ ἑαυτῷ κατὰ τὸ δεξιὸν ὑποχόνδριον ἐγκεῖσθαί τι, καθά-
περ λίθον, ὡς κατασπᾶσθαί τε τὰ ἐπικείμενα καὶ μέχρι
κλειδὸς ἀνήκειν τὴν τάσιν. εὔδηλον οὖν, ὅτι τούτῳ μὲν ἐνε-
φράττετο τὸ ἧπαρ, ἐπνευματοῦτο δὲ θατέρῳ. καὶ μὲν δὴ
καὶ ἐπὶ γάλακτος χρήσει πολυχρονίῳ λίθον γεννήσαντα κατὰ
τοὺς νεφροὺς οἶδα, καί τινα ἕτερον ἀπολέσαντα καὶ

mica panis in eo macerata ſtatim ſumebat, alias mel im-
miſcebat, alias coquebat etiam thymi cacumina una cum
pane injiciens. Hunc quidam imitatus, videlicet tam
longae vitae cauſam ratus in lacte ſubeſſe, perpetuo lae-
debatur, quocunque in modo ſumpſiſſet; nam primum illi
gravabatur os ventriculi, mox illi tendebatur dextrum
hypochondrium. Alius quoque ſimili modo quum lacte
uti coepiſſet, de reliquis nihil eſt queſtus, quippe qui et
probe id concoxit, nec acidum aut fumidum ructum ex
eo ſenſit, nec flatum, aut gravitatem in praecordiis; ſe-
ptimo tamen ab eo quo coepit die jecur ſe ſentire ma-
nifeſte gravatum dixit, quippe videri ſibi quiddam in
dextris praecordiis ceu lapidem ſubeſſe, ſic ut et deor-
ſum traherentur, quae ſupra eſſent, et tenſio ad jugulum
usque pertingeret. Conſtat itaque, huic obſtructum jecur
fuiſſe, illi flatu intumuiſſe. Quin etiam novi, cui ex diu-
turno lactis uſu calculus in renibus eſt natus; ſicuti
alium quendam, qui omnes dentes amiſit laeſitque;

βλαβέντα ἅπαντας ὀδόντας. τοῦτο μὲν οὖν καὶ ἄλλοις ἐγέ-
νετο πολλοῖς τῶν ἐπὶ γάλακτι μακρῶς διαιτηθέντων. ἀλύ-
πως δ᾽ ἕτεροι διαπαντὸς ἐχρήσαντο τῷ γάλακτι, καὶ μετ᾽
ὠφελείας μεγίστης, παραπλησίως τῷ κατ᾽ ἀγρὸν βιώ-
σαντι πλείω τῶν ἑκατὸν ἐτῶν, ὡς ἔφην. [151] ὅταν γὰρ
ἥ τε ποιότης αὐτοῦ τῇ τοῦ χρωμένου φύσει μηδὲν ὑπεναν-
τίον ἔχῃ, τῶν τε σπλάγχνων εὐπετεῖς αἱ διέξοδοι διὰ τὴν
τῶν ἀγγείων εὐρύτητα ὦσι, τῶν μὲν ὠφελίμων ἀπολαύουσιν
οὗτοι, μοχθηροῦ δ᾽ οὐδενὸς πειρῶνται. τὰ δ᾽ ἐκ τοῦ γά-
λακτος ἀγαθὰ λέλεκται καὶ τοῖς ἔμπροσθεν ἰατροῖς· ὑπα-
γωγὴ μετρία γαστρός, εὐχυμία τε καὶ θρέψις, οὐ βραχέα
συντελούσης εἰς ταῦτα καὶ τῆς νομῆς τῶν ζῴων, ὧν μέλλεις
χρήσασθαι τῷ γάλακτι. καίτοι γ᾽ ἀμελοῦσιν ἔνιοι παντάπα-
σιν τῆς νομῆς, ὡς ἤτοι μηδὲν, ἢ βραχύτατον εἰς ἀρετὴν
γάλακτος συντελούσης. ἀλλ᾽ ἐναργῶς γε θεώμεθα τὰ νεμη-
θέντα τῶν ζῴων, ὧν μέλλομεν χρήσασθαι τῷ γάλακτι, ἢ
σκαμμωνίαν, ἢ τῶν τιθυμάλλων τινός, καθαρτικὸν ἴσχον-
τα τὸ γάλα. δῆλον οὖν, ὡς καὶ δριμὺ, καὶ ὀξὺ, καὶ

id vero aliis quoque multis contigit ex diutino lactis ufu.
Alii rurfus citra noxam lacte perpetuo funt ufi, imo etiam
cum maximo fructu, veluti agricola, quem fupra centum
annos vixiffe diximus.   Ubi enim non lactis qualitas
utentis naturae quicquam eft adverfa, et vifcerum tranfi-
tus faciles propter venarum amplitudinem funt, qui ita
funt affecti, ii commodis lactis fruuntur, omnis ejus in-
commodi expertes.   Porro commoda lactis jam aliis ante
me medicis dicta funt, nempe ventris moderata dejectio,
fucci bonitas, et nutritio, pafcuis quoque ipfis animalium,
quorum lacte utendum eft, non parum ad haec conferen-
tibus; quanquam funt qui pafcuorum rationem plane pro
nihilo habeant, quafi nihil parumve ad lactis bonitatem
conferant.   Caeterum haud dubie videmus, animalium,
quorum lacte ufuri fumus, fi fcammonia, aut tithymallo
quopiam vefcantur, lacti quoque laxandi vires ineffe.
Ex quo patet, quod ex vitiofo pafcuo acre, acidum et

Ed. Chart. VI. [151.]   Ed. Baf. IV. (271.)

αὐστηρὸν ἐπὶ ταῖς μοχθηραῖς ἔσται νομαῖς, ἐξομοιούμενον
ἀεὶ τῇ φύσει τῆς πόας. καὶ διὰ τοῦτο καὶ ταῖς πρὸ ἡμῶν
ἰατροῖς ἐκ τῆς πείρας διδαχθεῖσιν εἴρηνταί τινες ἀγάλακτοι
νομαὶ, προσαγορεύουσι γὰρ οὕτως αὐτὰς, ὑπὲρ ὧν καὶ ἡμεῖς
ἑτέρωθι διερχόμεθα. νῦν δ᾽ ἀρκεῖ τό γε τοσοῦτον ἐπίστα-
σθαι περὶ αὐτῶν, ὡς οὔτε δριμείας, οὔτ᾽ ὀξείας, οὔτ᾽ αὐ-
στηρὰς πάνυ χρὴ τὰς τροφὰς εἶναι τῶν ζώων, ὧν τῷ γά-
λακτι μέλλομεν ὡς εὐχυμοτάτῳ χρῆσθαι. καὶ μὴν καὶ ὅτι
κατὰ τὴν ἡλικίαν ἀκμάζον εἶναι χρὴ καὶ κατὰ τὴν ἕξιν τοῦ
σώματος ἄμεμπτον τὸ ζῷον, εὔδηλον δήπου, κἂν ἐγὼ μὴ
λέγω, κάλλιόν γε, τὸ μὲν αἶγα, τὸ δ᾽ ὄνον εἶναι, χρῆσθαι
δὲ τῷ γάλακτι παρὰ μέρος ἑκατέρου· λεπτότερον μὲν γάρ
ἐστι καὶ ὀῤῥωδέστερον τὸ τῆς ὄνου, σύμμετρον δὲ τῷ πά-
χει τὸ τῆς αἰγός. ὥστε τοῦτο μὲν ἀνατρέφει μᾶλλον, εἰ
τούτου χρεία, τὸ δ᾽ ὄνειον ἀσφαλέστερον πάντη. καὶ γὰρ
εἰ μόνον ποτὲ λαμβάνοιτο χωρὶς ἄρτου, καὶ ὑπέρχεται θᾶτ-
τον, καὶ ἥκιστά ἐστι φυσῶδες, οὐ τυροῦταί τε κατὰ τὴν
γαστέρα, καὶ μάλισθ᾽ ὅταν ἁλῶν καὶ μέλιτος προσλάβῃ.

auſterum reddetur, naturam videlicet herbarum imitatum.
Itaque etiam qui ante nos medici fuerunt, ipſo rei uſu
docti, quaedam paſcua lacti inepta dixerunt, ita enim
ea nuncupant, de quibus ipſi quoque alibi tractavimus.
Nunc hactenus ſaltem de his intellexiſſe abunde eſt, ani-
malium, quorum veluti optimi ſucci lacte sis uſurus, ne-
que acria, neque acida, neque admodum auſtera debere
eſſe nutrimenta. Illud vero vel me tacente conſtare ar-
bitror, animal ipſum et florente aetate eſſe et corporis
habitu plane inculpato debere. Satinſque fuerit alterum
capram, alterum aſinam eſſe, earumque lacte alternis vi-
cibus uti; quippe aſinae lac tenue ſeorſumque eſt, ca-
prae mediocris ſubſtantiae eſt. Itaque hoc nutriet magis,
ubi videlicet nutritione eſt opus, illud omnino tutius eſt.
Nam et ſi quando ſine pane ſumitur, tum citius ſubduci-
tur, tum minime eſt flatulentum; ſed nec in ventre cogi-
tur, potiſſimum ſi prius ſalis aliquid et mellis immiſeris.

χρὴ δὲ καὶ τούτου καὶ τῆς ἄλλης ἁπάσης ὕλης τῶν βοηθη-
μάτων τὰς δυνάμεις ἰδίᾳ προμεμαθηκέναι τὸν μέλλοντα
χρήσασθαι καλῶς, ἵνα μὴ πολλάκις ἀναγκαζώμεθα περὶ αὐ-
τῶν λέγειν τὰ αὐτά. καὶ νῦν γέ μοι δοκῶ μακρότερον, ἢ
ὡς τοῖς ἐνεστῶσι προσήκει, διεληλυθέναι περί τε γάλακτος
καὶ οἴνων. ἄμεινον γὰρ ἦν εἰπόντα τὴν ἐξ αὐτῶν ὠφέλειαν
τοῖς γέρουσι γινομένην ἐπὶ τὴν τῆς ὕλης ἐκλογὴν ἀπο-
πέμψαι τὸν ἤδη μεμαθηκότα τάς τε κοινὰς δυνάμεις καθ᾽
ἑκάτερον αὐτῶν καὶ τὰς ἐν μέρει διαφοράς, ἐπὶ μὲν τῶν
οἴνων εἰπόντα τὰς διαφορὰς, τοὺς θερμοτέρους τε καὶ οὐρη-
τικωτέρους ἀμείνους εἶναι τοῖς γέρουσι, ἐπὶ δὲ τοῦ γάλακτος,
ὡς οὐδὲ πᾶσι δοτέον, ἀλλὰ μόνοις, ὅσοι γε πέττουσιν αὐτὸ
καλῶς, καὶ συμπτώματος οὐδενὸς αἰσθάνονται κατὰ τὸ
δεξιὸν ὑποχόνδριον. ἐπεὶ δ᾽ ἔστιν ὅτε διὰ τὴν πολλῶν ὀλι-
γωρίαν, οὐχ ὑπομενόντων ἀναγινώσκειν τὰ βιβλία, δι᾽ ὧν
ἐπὶ πλέον ὑπὲρ τῆς τῶν βοηθημάτων ὕλης λέλεκται, μηκύ-
νειν ἀναγκαζόμεθα πολλάκις, εἰκότως τις ἂν ἡμῶν καὶ νῦν
συγγνοίη τῷ τρόπῳ τῆς διδασκαλίας, οὐ κατὰ τὴν ἀκριβῆ

Oportet autem non huius modo, fed etiam reliquae omnis
auxiliorum materiae vires feorfum prius didiciffe eum,
qui ipfis recte fit ufurus, ne faepe nobis de ipfis eadem
repetere fit neceffe. Ac nunc certe mihi videor longius,
quam pro re propofita, de lacte vinoque disputaffe. Siqui-
dem praeftitiffet, commoditate eorum in fenes explicata,
qui iam tum facultates utriusque communes, tum privatas
differentias didiciffet, hunc ad materiae delectum remit-
tere; fuper vini quidem differentiis dicere, quae calidiora,
quaeque plus urinarum movent, ea fenibus magis condu-
cere; de lacte vero, quod non omnibus fit exhibendum,
fed iis folis, qui id probe concoquant nec ullum ex eo
fymptoma in dextra praecordiorum parte fentiant. Sed
quoniam interdum propter multorum ad legendos eos li-
bros, in quibus prolixius de praefidiorum materia differi-
tur, faftidium longiores esse fubinde cogimur, merito,
ut arbitror, nunc quoque condonabitur nobis tractationis

βραχυλογίαν ἐπὶ ταῖς καθόλου μεθόδοις ᾿προερχομένης.
(272) ἰστέον γε μὴν, ὡς ἀδύνατόν ἐστιν ἀμέμπτως χρή-
σασθαι ταῖς γραφομέναις ὕλαις ἐκ μόνων τῶν τοιούτων λό-
γων, οἵους καὶ νῦν εἶπον ὑπὲρ οἴνου τε καὶ γάλακτος.
ἀλλὰ χρὴ τὸν ἄριστα μεταχειριούμενον αὐτὰς ἰδίᾳ πρότερον
ὑπὲρ ἑκάστης μεμαθηκέναι τὸν οἰκεῖον λόγον, ἐν ᾧ τήν τε
κοινὴν τῆς ὕλης δύναμιν ἐπισκεπτόμεθα καὶ τὰς κατὰ
μέρος ἐν αὐτῇ διαφορὰς ἄχρι τῶν ἐσχάτων εἰδῶν. οὐδὲ
περὶ τῶν ἄλλων ἁπάντων, ὅσα χρὴ γινώσκεσθαι τῷ μέλλοντι
προνοήσασθαι γέροντος, ἄμεινον ἐν τῇδε τῇ πραγματείᾳ
διέρχεσθαι μακρῶς, ἀλλ᾽ ἀρκεῖ, περὶ μὲν ἐνίων, ὅσα
μάλιστά ἐστι χρήσιμα τοῖς πρεσβύταις, οὕτως εἰπεῖν,
[152] ὡς νῦν εἴρηται περὶ γάλακτος καὶ οἴνου, περὶ δὲ
ἐνίων ἔτι βραχύτερον ἢ κατὰ ταῦτα διελθεῖν, ὥσπερ γε
καὶ περὶ ἄλλων ὅλως μηδὲν εἰπεῖν· καίτοι τῷ γε μηκύνειν
βουλομένῳ δυνατόν ἐστι ἁπάντων μνημονεῦσαι, ὅσα πλεο-
νάζει τοῖς γέρουσιν, ᾧδέ πως λέγοντι.

modus, fi exacta brevitate in univerfali methodo minime
utimur. Illud tamen non ignorandum, fieri non poffe, ut
tuto quis comprehenfis materiis ex huiufmodi folum do-
ctrina utatur, qualem modo de lacte vinoque tradidimus.
Imo, qui his optime uti volet, didiciffe hunc prius opor-
tet propriam de omni materia tractationem, in qua tum
publicas materiae vires aeftimavimus, tum privatas ejus
differentias usque ad ultimas fpecies. Neque enim de cae-
teris omnibus, quae fcire opus eft ei, qui fenis fanitatem
tutabitur, expedit hoc opere fuse tractare, fed fatis eft de
quibusdam, fcilicet quae fenibus maxime funt neceffaria,
ita determinaffe, quemadmodum paulo ante de lacte vi-
noque egimus, de quibusdam etiam brevins quam de his
verba facere, ficuti rurfus de aliis in totum nihil dixiffe;
quanquam, cui extendere fermonem cordi eft, poteft om-
nium, quae in fenibus abundare folent, meminiffe atque
ad hunc modum dicere.

Κεφ. ή. Κάλλιον δὲ καὶ περὶ τῶν ἄλλων διελθεῖν,
ὅσα τοῖς πλείστοις τῶν γερόντων γίνεται· βράγχοι, καὶ κό-
ρυζαι, καὶ λίθων γενέσεις ἐν νεφροῖς, ἀρθρίτιδές τε καὶ
ποδάγραι, καὶ ἄσθματα, καὶ τἄλλα ὅσα τοιαῦτα. πρὸς μὲν
οὖν τοὺς βράγχους τε καὶ τὰς κορύζας δίαιταν μὲν τήνδε,
φάρμακα δὲ τάδε προσφέρεσθαι χρή· πρὸς δὲ τὰς τῶν λί-
θων γενέσεις ταῦτα. καθ᾽ ἕκαστον τῶν ἄλλων οὕτως ἐπερ-
χόμενος ἐπιμελὴς εἶναί τις δόξει καὶ περιττὸς εἰς ἐπιστή-
μην γηροκομικήν. ἀλλ᾽ ὥσπερ οὐδὲν τούτων χρὴ γράφειν ἐν
συγγράμματι γηροκομικῷ, μεταφέρειν γε δυναμένων αὐτὰ τῶν
γεγυμνασμένων ἐν ταῖς τῶν νοσημάτων θεραπείαις, οὕτως
αὖ πάλιν οὐδ᾽ ἐπὶ μόνοις τοῖς κοινοῖς παύεσθαι, προει-
πόντα δ᾽ αὐτὰ προστιθέναι τινὰ τῶν κατὰ μέρος, ἃ μά-
λιστ᾽ ἐστὶν οἰκεῖα τῷ προκειμένῳ σκέμματι, καθάπερ ἡμεῖς
ἐποιήσαμεν. ἐπειδὴ γὰρ ἐδείχθη τὸ γῆρας ἐν τοῖς περὶ
κράσεων ὑπομνήμασιν ὁμολογουμένως εἶναι ψυχρὸν, οὐχ
ὁμολογουμένως δὲ ξηρὸν, ἐνίων ὑγρὸν αὐτὸ φάντων εἶναι,

Cap. VIII. Caeterum fatius eſt et de reliquis dicere,
quae fenum plerisque contingunt, ut funt raucedines, et
gravedines, et calculus in renibus, et arthritides, et po-
dagrae, et afthmata, aliaque id genus. Atque ad raucedi-
nes quidem et gravedines victus rationem hanc, medi-
camenta vero haec comparare oportet; ad calculum vero
et reliquorum fingula haec. Atque ad eum modum de
reliquis differens, non diligens modo videbitur, fed etiam
in fenum curandorum fcientia doctus. Verum ficuti nec
horum quicquam fcribi in tractatione de fenum curatione
convenit, quum praefertim ex morborum curandorum me-
thodo, quisquis in hac fit exercitatus, ea liceat fumere,
ita rurfus nec quum fola communia dixeris, ibi quiefcere,
fed ipfis propofitis aliqua mox ex particularibus fubji-
cere, quae maxime propofitae difputationi funt accommo-
da, ceu ipfi fecimus. Nam quoniam in iis commentariis,
quos de temperamentis fcripfimus, indicatum eſt, fenium
indubitato frigidum effe, non tamen indubitato ficcum,

350 ΓΑΛΗΝΟΤ ΥΓΙΕΙΝΩΝ

Ed. Chart. VI. [152.]   Ed. Baf. IV. (272.)

προσήκει δήπου λαβόντας ὑπόθεσιν εἰς τὸ γηροκομικὸν
μέρος τῆς τέχνης, ὃ νῦν ἡμῖν πρόκειται, τὰ δειχθέντα περὶ
τῆς κράσεως αὐτοῦ, τὸν μὲν σκοπὸν αὐτῶν τῶν πραγμάτων
ἀπ᾽ ἐκείνης λαβεῖν, ἐπελθεῖν δ᾽ ἔνια τῶν κατὰ μέρος, τὰ
μὲν ἕνεκα τοῦ γυμνάσαι τὸν μαθητὴν, τὰ δ᾽ ὡς παρα-
δείγματα πρὸς τὴν τῶν οὐκ εἰρημένων εὕρεσιν γενησόμενα,
διὰ τὸ μὴ πάντας οὕτως εἶναι συνετοὺς, ὡς ἐκ μόνου τοῦ
καθόλου γνωσθέντος εὑρίσκειν τὰ κατὰ μέρος, ἀλλὰ τοῦ
ποδηγήσοντος ἐπ᾽ αὐτὰ προσδεῖσθαι. γεγυμνασμένος γάρ τις
τὸν λογισμὸν, ἀκούσας τὸ τοῦ γέροντος σῶμα κατὰ μὲν
αὐτὰ τὰ μόρια ψυχρὸν καὶ ξηρὸν, ἐμπίπλασθαι δὲ ῥᾳδίως
ὀῤῥωδῶν τε καὶ φλεγματωδῶν περιττωμάτων δι᾽ ἀῤῥωστίαν
τῆς δυνάμεως, ἐξοχετεύειν μὲν ταῦτα πειράσεται, τὰ στερεὰ
δ᾽ αὐτὰ τοῦ σώματος μόρια θερμαίνειν τε καὶ ὑγραίνειν.
ὅσοι δ᾽ ἐκ τοῦ τῶν περιττωμάτων πλήθους ἀπατηθέντες
ἀδιορίστως ἀπεφήναντο, τὴν τῶν γερόντων κρᾶσιν ὑπάρχειν
ὑγρὰν, οὗτοι περὶ τὸν πρῶτον εὐθέως ἐσφάλησαν σκοπὸν,

utpote nonnullis id humidum effe affirmantibus, convenit
fane, ut, iis, quae de fenum temperamento demonftrata funt,
ad hanc artis partem, quam de ipforum regimine nunc
inftituimus, hypothefeos loco acceptis, ipfarum rerum
fcopum ab illa fumamus, ac nonnulla particularium tra-
ctemus, partim exercendi difcentis caufa, partim ad in-
ventionem eorum, quae confulto omiffa funt, futura veluti
exempla, propterea quod non omnes ita funt folertes, ut
ex folo univerfali percepto ipfi particularia inveniant, fed,
qui ad ea veluti manu ducat, defiderent. Quippe quibus
exercitata ratiocinatio eft, ubi fenis corpus, quantum ad
ipfas partes attinet, frigidum ficcumque effe audierint,
facile autem ferofis et pituitofis excrementis ob virium
infirmitatem impleri, haec quidem conabuntur emittere,
folidas autem ipfas calefacere atque humectare. Verum
qui excrementorum copia decepti indefinite pronuncia-
runt, fenum temperamentum effe humidum, ii protinus in
ipfo primo agendorum confilio falluntur, dum fenum

ΛΟΓΟΣ Ε.　351

Ed. Chart. VI. [152. 153.]　　　　　　Ed. Baf. IV. (272.)

ἡγούμενοι χρῆναι ξηραίνειν τὰ πρεσβυτικὰ σώματα. τῶν τε
οὖν ἐδεσμάτων ὅσα ξηραντικὰ, διδόασι μᾶλλον, οἷον ἐν μὲν
τοῖς λαχάνοις τὴν κράμβην πρὸ τῆς μαλάχης καὶ βλίτου,
καὶ τοῦ λαπάθου, καὶ τῆς ἀτραφάξυος, καὶ τῆς θριδακίνης,
ἐν δὲ τοῖς ὀσπρίοις τὴν φακῆν πρὸ τῆς πτισάνης, καὶ τὸν
κέγχρον πρὸ τοῦ κυάμου, καὶ τὸν ἔλυμον πρὸ τῆς ζειᾶς,
ἐν δὲ τοῖς καρποῖς ἀμύγδαλα καὶ τερμίνθου σπέρμα
μᾶλλον, ἢ κολοκύνθης τε καὶ σικύων πέπονα, καὶ κοκκύ-
μηλα, καὶ μόρα, κρεῶν δὲ τὰ τῶν ἀγρίων ζώων μᾶλλον,
ἢ τὰ τῶν ἡμέρων, καὶ τὰ ταριχηρὰ τῶν προσφάτων, ἐν
ὅλῃ τε τῇ διαίτῃ φεύγουσι μὲν, ὧν ἡ δύναμις ὑγρὰ, προαι-
ροῦνται δὲ διδόναι τὰ ξηραίνοντα. καίτοι γε τοὐναντίον
ἅπαν ἐστὶν ἀληθὲς, ὠφελουμένων ἐναργῶς τῶν γερόντων
ὑπὸ τῶν ὑγραινόντων ἐδεσμάτων. [153] ἐπεὶ δ᾽ ἐξ αὐτῶν
ἔνια ψυχρὰ ταῖς κράσεσίν ἐστιν, καὶ διὰ τοῦτο φλέγμα γεν-
νῶσιν ἐν τῇ γαστρὶ καὶ κατὰ τὰς πρώτας φλέβας, ἐντεῦθεν
οὖν ἔδοξαν εἶναι βλαβερὰ τοῖς μήτε τὴν ὅλην κρᾶσιν ἐπι-
σταμένοις τῶν γερόντων, μήτε τὸ κεφάλαιον τῆς διαίτης

corpora ficcanda putant. Itaque ex cibis eos potius, qui
ficcant, exhibent, veluti ex oleribus brafficam potius, quam
malvam, aut blitum, aut lapathum, aut atriplicem, aut
lactucam, et ex leguminibus prae ptifana lentem, et
prae faba milium, et prae zea panicum, ex fructibus
amygdalas et terebinthi femen potius, quam cucurbitas,
et cucumeres maturos, et pruna, et mora, jam ex car-
nibus eas, quae ferarum funt, potius, quam cicurum, et
falitas potius, quam recentes. In tota denique victus
ratione, quorum vis humida eft, haec fugiunt, quorum
ficca eft, haec amplectuntur; quanquam contra prorfus
res ipfa poftulat, quum profint his manifefte humectantes
cibi. Verum quoniam horum etiam frigidi quidam tem-
peramenti funt, proindeque pituitam' in ventre illico gi-
gnunt ac primis venis, hinc videlicet noxii funt vifi iis,
qui nec univerfum fenum temperamentum noverunt, nec
caput victus eorum ordinandi vident, quippe nec dulcis

ὁρῶσιν. οὔτε γὰρ ἔλαιον αὐτοὺς, οὔτε λουτρὰ θερμὰ ποτί-
μων, οὔτ᾽ οἴνου πόσις ὠφελεῖ, μὴ δεομένους ὑγραίνεσθαι.
καὶ μὴν καὶ τὸ μέτρια κινεῖσθαι καὶ τὸ χρήζειν ὕπνων
ἱκανὰ μαρτύρια τοῦ σκοποῦ τῆς διαίτης. ὥστε καὶ εἴποτε,
φλέγματος γεννηθέντος, ἐξ ἀνάγκης ἑλοίμεθά τι τῶν τεμνόν-
των αὐτὸ, μετιέναι χρὴ ταχέως ἐπὶ τὴν ὑγραίνουσαν δίαιταν.
οὕτως δὲ κἂν δι᾽ ὑποψίαν ἐμφράξεως ἐπί τι τῶν ἐκφραττόν-
των ἐδεσμάτων ἢ φαρμάκων ἀφικώμεθα, οὐδὲ τὰ θρέψοντα
τῶν σιτίων ὑγρᾶς εἶναι κράσεως οὐ χρὴ παντάπασιν οὐδὲ
κατ᾽ ἐκείνην αὐτὴν ἀποστῆναι τὴν ἡμέραν, πολὺ δὲ· δὴ μᾶλ-
λον ἐπὶ τῆς ὑστεραίας ἔχεσθαι προσήκει τοῦ σκοποῦ, τόν
τε χόνδρον ἅμα τῷ μέλιτι διδόντας, ἢ ὄξους τι αὐτῷ μιγνύν-
τας, ὅταν ὡς πτισάνην σκευάζωμεν, δι᾽ οἰνομέλιτος ἢ οἴ-
νου Φαλερίνου προσφέρεσθαι κελεύοντας, ἢ τῷ γάλακτι
χρωμένους, ὡς προεῖπον, ἢ πτισάνην καλῶς ἑφθήν, πεπέ-
ρεως ἀκριβῶς ννοώδους ἐπεμβάλλοντας. οὕτως δὲ καὶ πέ-
πειρα σῦκα πρὸ τῆς ἄλλης ὀπώρας αἱρετέον ἐστὶν, καὶ κατὰ
τὸν χειμῶνα τὰς ἰσχάδας, ἄρτον τε παρεσκευασμένον, ὡς εἶπον,

aquae calens balneum, nec vini potio his profit, fi hume-
ctationis non indigent. Jam quod moderato motu et fom-
no indigeant, fatis magna documenta funt, quo victus
eorum dirigi confilium debeat. Quare, fi quando
propter pituitam genitam cogimur aliquid ex iis, quae
ipfa incidant ac diffecent, petere, revertendum fine
mora ad humectantem victum eft. Pari modo, fi
quando propter obftructionis fufpicionem ad cibos medi-
camentave, quae obftructos meatus liberent, convertimur:
quominus tamen humidi temperamenti cibi fint, nec illo
ipfo die committendum, multoque magis poftero die ei-
dem propofito haerendum, ac alicam cum melle exhiben-
dam, acetique aliquid ei mifcendum, utique quum ptifa-
nae ritu praeparamus, ex mulfo vinove Falerno fumere
jubendum, aut lacte, ut praedixi, utendum, aut ptifana
bene coacta, quae piperis pollinem accepit. Ita vero et
maturi fici prae caeteris fructibus autumnalibus funt eli-
gendi, hyeme vero caricae; panis quoque ita, ut dixi,

ΛΟΓΟΣ Ε. 353

Ed. Chart. VI. [153.]   Ed. Baf. IV. (272.)

ἢ μετὰ μέλιτος, ἢ μετʾ οἰνομέλιτος, ἢ μετά τινος οἴνου τῶν
ἐπιτηδείων. ὡς παραδείγματα γὰρ ἕνεκα σαφηνείας λέγεται
αὐτὰ τάδε πρὸς τὸ καὶ τοὺς ἀναγνόντας αὐτὰ δύνασθαι
κρίνειν τὴν ὕλην ὁμοίως ἀποβλέποντας εἰς τὸν καθόλου
σκοπόν, ὃν ἐν τῷ θερμαίνειν τε καὶ ὑγραίνειν ἔφην κεῖσθαι.

Κεφ. Θʹ. Ὅτι δὲ τά τε φλεγματώδη καὶ ὀῤῥώδη πε-
ριττώματα κατὰ τὸ τῶν πρεσβυτέρων ἀθροίζεται σῶμα,
τήν τε οὔρησιν ἐφʾ ἡμέρᾳ προτρέπειν χρὴ, μὴ διὰ τῶν φαρ-
μακωδῶν, ἀλλὰ σελίνῳ, καὶ μέλιτι, καὶ οἴνοις οὐρητικοῖς,
ὑπάγειν τε τὴν γαστέρα, διʾ ἐλαίου μάλιστα, καταῤῥοφοῦν-
τας αὐτὸ πρὸ τῶν σιτίων. εὔδηλον δὲ, ὅτι καὶ τὰ λαχα-
νώδη πάντα πρὸ τῶν ἄλλων σιτίων ἐσθίειν χρὴ διʾ ἐλαίου
τε καὶ γάρου. τὸ μὲν οὖν ἐφʾ ἡμέρᾳ διά τε τούτων ἱκα-
νῶς ἐνίοις ἡ γαστὴρ λαπάττεται, καὶ σύκων, ὁπότʾ εἴη, καὶ
κοκκυμήλων, ὅσα τʾ ἄλλα κατὰ θέρος καὶ φθινόπωρον ἀκμά-
ζει, χειμῶνος δὲ διά τε τῶν ἰσχάδων καὶ τῶν Δαμασκηνῶν
κοκκυμήλων, ἤτοι γʾ ἑψημένων, ἢ ἁπλῶς διαβεβρεγμένων ἐν
μελικράτῳ, τὸ πλέον ἔχοντι μέλιτος. ἔσται δὲ τοῦτο κάλ-
λιον, ἐὰν Ἀττικὸν ᾖ τὸ μέλι. πολύ γε τῶν Δαμασκηνῶν

praeparatus, aut cum melle, aut cum mulso, aut cum
vino aliquo idoneo. Veluti enim exempla claritatis caufa
haec apponimus, ut, qui perlegerit, ad univerfalem fco-
pum, quo calor humectatioque petuntur, intentus judi-
care de materia fimili modo queat.

Cap. IX. Quoniam autem tum pituitofum, tum fe-
rofum excrementum in fenum corporibus colligitur, et
urinas moveri quotidie convenit, non tamen per phar-
maca, fed apio, et melle, et vinis, quae id praeftare
valeant, et alvum folvere, potiffimum oleo ante cibum
abforpto, fed et oleribus ex oleo garoque ante cibum af-
fumptis. Ac quotidie quidem tum per haec abunde alvus
quibusdam folvitur, tum ex ficis, itique quum hi haben-
tur, et prunis, ac aliis id genus, quae aeftate autumno-
que vigent, hyeme vero et caricis, et prunis Damafcenis,
iisque aut elixis aut in mulfo, cui plufculum infit mellis,
maceratis, eritque id melius, fi mel Atticum fit. Longe

ὑπακτικώτερα τὰ ἀπο τῆς Ἱσπανίας ἐστί. καὶ τῶν ἐλαιῶν δὲ
τῶν ἐκ τῆς ἅλμης ἐγχωρεῖ ποτε προλαμβάνειν. οὐ μὴν ἀλόην
γε συμβουλεύω προσφέρεσθαι, καθάπερ ὁρῶ πολλοὺς τῶν γε-
ρόντων, ὅσοις ἡ γαστὴρ ξηρά. τινὲς μὲν ἀναπλάττοντες εἰς
καταπότια καὶ χυμῷ κράμβης· ἔνιοι δὲ καὶ μόνης αὐτῆς λείας
ἐπιπάττοντες ὑγρῷ τινι, καὶ γὰρ καὶ τοῦτο τισὶ μὲν ὕδωρ ἐστί,
τισὶ δὲ μελίκρατον· ὅσοι δ᾽ ἐξ αὐτῶν πλούσιοι, τὴν μετὰ
τοῦ κινναμώμου σκευαζομένην ἀλόην λαμβάνουσιν. ὀνομά-
ζουσι δὲ τὸ φάρμακον ἔνιοι μὲν ἱερὰν τὴν δι᾽ ἀλόης, ἔνιοι
δὲ πικράν. ἔχουσι δέ τινες ξηρόν, ὡς ἐπιτάττειν τῷ ποτῷ·
τινὲς δὲ μετὰ μέλιτος (273) ἀνέφθου μετρίως ἀνειλημμένου.
[154] ἀλλ᾽ οὐδενὸς τούτων ἐστὶ χρεία τοῖς γέρουσιν, ὅτι μὴ
μεγάλης ἀνάγκης καταλαβούσης. ὑπακουούσης μὲν γὰρ τοῖς
εἰρημένοις τῆς γαστρός, εἰ καὶ μὴ καθ᾽ ἑκάστην ἡμέραν, ἀλλὰ
παρὰ μίαν, οὐδὲν ὅλως χρὴ φαρμακῶδες προσφέρειν· εἰ δὲ
μὴ διὰ τρίτης ὑπέλθοι, δυοῖν ἡμερῶν ἐπισχεθεῖσα, τηνικαῦτα
καὶ λινόζωστις αὐτάρκης ἐστὶ, καὶ ἡ καλουμένη θαλασσοκράμ-
βη, καὶ κνίκος ἐπὶ πτισάνῃ διδόμενος, ὅσα τ᾽ ἄλλα μετρίως
φαρμακώδη, καθάπερ οὖν καὶ ἡ τερμινθίνη ῥητίνη. λαμβά-

autem ad dejiciendam alvum Damafcenis Hifpana prae-
ſtant. Quin olivas ex muria praefumere aliquando licet.
Aloëu vero, quod multos fenum, quibus ficcus venter eſt,
facere video, haudquaquam fumi fuaferim. Hanc alii in
pilulas fingunt cum braſſicae fucco, alii tantum pulverem
ejus alicui iuſpergunt liquori, qui aliis aqua eſt, aliis mul-
fum. Divites eam, quae cum cinnamomo conficitur, ac-
cipiunt; medicamentum id alii hieram dialoës, alii ama-
ram vocant. Habent vero id alii fuccum, quo potioni
infpergant, alii melle modice exceptum non cocto. Ve-
rum nullo horum fenibus eſt opus, nifi major aliqua ne-
ceſſitas urgeat; quippe fi jam comprehenfis alvus folvitur,
etfi non quotidie, faltem alternis diebus, nullum plane
medicamentofum dari debebit. Quod fi biduo adftrictus
venter tertio die non folvitur, fat eo tempore fuerit mer-
curialem herbam, et dictam marinam braſſicam et cnicum
in ptifana, aliaque, quae modice medicamentorum vim
obtinent, dediſſe; fimiliter et terebinthi refinam. Sumi-

νούσι δὲ αὐτῆς ἐνίοτε μὲν καρύου Ποντικοῦ μέγεθος, ἐνίοτε
δὲ καὶ δυοῖν, ἢ τριῶν, οὐ μόνον γὰρ ἀλύπως λαπάττειν
πέφυκεν, ἀλλὰ καὶ τὰ σπλάγχνα πάντα διαῤῥύπτειν, ἧπαρ
καὶ σπλῆνα καὶ νεφροὺς καὶ πνεύμονα. ποικίλως δὲ χρῆ-
σθαι δεῖ τοῖς εἰρημένοις, οὐχ ἓν ἐπιλεξαμένους ἐκεῖνο μόνον
προσφέρεσθαι· συνήθης γὰρ ἐν τῷ χρόνῳ τοῦ λαμβάνοντος
ἡ φύσις αὐτῶν γινομένη καταφρονεῖ τῆς τοῦ φαρμάκου δυ-
νάμεως. ὑπαλλάττειν οὖν χρὴ τοῖς εἰρημένοις, καὶ πρὸς
αὐτοῖς τὸ διὰ τῶν ἰσχάδων σκευαζόμενον· ἔστωσαν δὲ λι-
παραὶ, καὶ ἀφαιρείσθω τὸ περικείμενον αὐταῖς ἔξω δέρμα·
κατὰ τὸν αὐτὸν δὲ τρόπον καὶ τοὺς κνίκους, εἶτ᾽ ἄμφω
μιγνύμενα κοπτέσθω. τῷ σταθμῷ δ᾽ ἔστω παραπλησία τοῦ
κνίκου ἡ ἰσχάς. ἔξεστι δὲ κἀνταῦθα πειρωμένους τοῦ φαρ-
μάκου, ὡς ἔχει πρὸς τὴν τοῦ λαμβάνοντος φύσιν, ἐνίοτε
μὲν ἔλαττον, ἐνίοτε δὲ πλέον μιγνύναι τοῦ κνίκου. λαμβά-
νειν δὲ τὸ μέγεθος ἰσχάδων δυοῖν ἢ τριῶν. ἐξ αὐτῆς δὲ, ὡς
εἶπον, τῆς πείρας ἑαυτῷ τις εὑρήσει τὸ μέτρον ἐπὶ τῶν
τοιούτων ἁπάντων· ἐνίοις μὲν γὰρ μᾶλλον, ἐνίοις δ᾽ ἧττον

tur autem aliquando nucis Ponticae magnitudine, ali-
quando duarum triumve; quippe non modo alvum fol-
vere citra noxam poteſt, ſed etiam viſcera omnia, je-
cur, lienem, renes pulmonemque abſtergere. Porro
iis, quae praediximus, varie uti expediet, neque uno tantum
delecto, id perpetuo exhibere; cui namque aſſuefacta tem-
poris ſpatio ſumentis natura ſuerit, ejus vim contemnet.
Ergo variare vices tum praedictis oportet, tum vero eo
medicamento, quod ex caricis conficitur. Sunto hae pin-
gues, auferaturque ipſis ea quae foris obducitur pellis;
pari modo et cnico; mox ambo ſimul tundantur. Eſto
autem et carica cum cnico pari pondere. Licebit vero
hic quoque medicamentum experiri, ac prout ſe ad ſu-
mentis naturam habet, alias plus, alias minus cnici im-
mittere, ſumere vero duarum triumve caricarum magni-
tudinis modum. Ex ipſa vero (ut dixi) experientia inve-
niet ſibi ipſi quis talium omnium legitimum modum, quum
venter aliis magis, aliis minus medicamentis ſit obe-

ὑπακούσει τοῖς φαρμάκοις ἡ γαστήρ. ἀλλ᾽ ἱκανῶς γε δαψι-
λὲς οὐδέν ποτε χρὴ τῶν εἰρημένων φαρμάκων. ἐν μὲν γὰρ
τῷ παραχρῆμα χαίρουσιν ἔνιοι σφοδρῶς κενωθέντες, ὅσῳ δ᾽
ἂν μᾶλλον κενωθῶσι, τοσούτῳ μᾶλλον αὐτοῖς ἡ γαστὴρ ἴσχε-
ται κατὰ τὰς ἐφεξῆς ἡμέρας. διὰ τοῦτο δ᾽ ἐγὼ καὶ τοὺς
ἐν νόσοις χρονίαις τὴν κοιλίαν ἐπεχομένους, ὁποῖαι μάλιστα
κατὰ χειμῶνα γίνονται πολλοῖς, καὶ μετὰ μακρὰν ἀρρωστίαν
ἐν ταῖς ἀναλήψεσιν ὁμοίως ἐνοχλουμένους οὐ κλύζω δριμέσι
κλύσμασιν, ἀλλ᾽ ἔλαιον ἐνίημι μόνον. ὅπερ οὐδὲν κωλύει καὶ
τοῖς ὑγιαίνουσιν ἐγχεῖν ἐνίοτε, τῆς γαστρὸς ἐπισχεθείσης,
καὶ γὰρ διαβρέχεται τὰ σκληρὰ τῶν περιττωμάτων, καί τις
ὄλισθος ἐν τῇ διόδῳ γίγνεται, καὶ τὸ σῶμα τῶν γερόντων
αὐτὸ μαλάττεται, ταῖς σκληραῖς ὁμοίως διφθέραις ἐσκλη-
ρυμμένον. ἀλλ᾽ οὐδὲ ταῦτα τοῦ γέροντος, ᾗ γέρων ἐστὶν,
ἴδια, καὶ γὰρ καὶ τοῖς ἐκ νοσημάτων μακρῶν ἀνακομιζομέ-
νοις συμφέρει. τί τοίνυν ἴδιόν ἐστι τοῦ γέροντος, ᾗ γέρων
ἐστί; τὸ τῇ κράσει συμφέρον. αὕτη γάρ ἐστι, δι᾽ ἣν καὶ
γηρῶμεν, ἄλλος ἐν ἄλλῳ χρόνῳ, πρωϊαίτερον ἢ ὀψιαίτερον,

diens. Caeterum nullum eorum quae dicta funt medica-
mentorum exhiberi admodum copiofe debebit. Siquidem
nonnulli in praefens gaudent, fi copiofius defederint;
verum quanto magis funt vacuati, tanto his venter fe-
quentibus diebus magis adftringitur. Quo fit, ut ipfe, fi
qui funt, quibus in diuturnis morbis venter fiftitur, (qua-
les potiffimum hyeme contingunt,) quibusque poft longam
infirmitatem in convalefcentia fimilis affectus incidit, iis
alvum ducam non acribus per inferiora infufis, fed
tantum oleo. Quod etiam fanis, ubi venter adftringitur,
fecurus interdum infundas, quippe quo et ficcius excre-
mentum madefcit, et tranfitus efficitur lubricus, et cor-
pus ipfum fenis emollitur, duris alias pellibus fimiliter
rigens. Non tamen funt haec fenis, qua fenex eft, pro-
pria; quippe quum etiam fint iis, qui a longis morbis
convalefcunt, utilia. Quid igitur proprium eft fenis, qua
fenex eft? nempe quod temperamento ejus conducit. Id
enim eft, cujus culpa fenefcimus, alius alio tempore, ci-

ὡς ἂν καὶ τῆς φύσεως ἔχωμεν ἐξ ἀρχῆς, ἢ ἐπιτηδεύματος,
ἢ διαίτης, ἢ νόσου, ἢ φροντίδος, ἤ τι τοιοῦτον ξηρανθέν-
τες ἀμετρότερον τύχωμεν. ἔστι μὲν γὰρ, ὅ γε κυρίως ἅπαν-
τες ἄνθρωποι γῆρας ὀνομάζουσιν, ἡ ξηρὰ καὶ ψυχρὰ κρᾶ-
σις τοῦ σώματος, ἐκ πολυετείας γινομένη. συμβαίνει δέ
ποτε καὶ διὰ πυρετῶδες νόσημα, καὶ καλοῦμεν αὐτὸ ἐκ νό-
σου γῆρας, ὡς ἐν τῷ περὶ μαρασμοῦ λέλεκται γράμματι·
μαρασμὸς γάρ τοι καὶ ἡ τοιαύτη διάθεσίς ἐστιν, οὐκ ἐν
ζώοις μόνον, ἀλλὰ καὶ φυτοῖς γιγνομένη. γέγραπται δὲ
κατὰ τὸ πρῶτον βιβλίον τῆσδε τῆς πραγματείας ἡ ἀναγ-
καία τοῦ γήρως γένεσις. ἔκ τε οὖν ἐκείνων κἀξ ὧν ἐν τοῖς
περὶ κράσεων εἴρηται, καὶ προσέτι τοῦ περὶ μαρασμοῦ γράμ-
ματος εὐπορώτερος δή τις εἰς τὸ γηροκομικὸν μέρος τῆς
τέχνης ἂν γενηθείη.

　　Κεφ. ί. [155] Σύγκειται γὰρ ἅπασα πρόνοια σωμα-
τικῆς διαθέσεως ἔκ τε τοῦ γινώσκειν αὐτῆς τὴν οἰκείαν
οὐσίαν καὶ τῆς τῶν βοηθημάτων ὕλης τὰς δυνάμεις· οἷον

tus feriusve, prout vel natura ab initio fumus comparati,
vel ex vitae exercitio, vel ex victus ratione, vel morbo,
vel follicitudine, vel alio id genus immoderatius ficcati.
Eft enim id, quod omnes homines proprie fenectutem ap-
pellant, non aliud quam ficcum et frigidum corporis tem-
peramentum, annorum multitudinis ratione proveniens.
Accidit autem interdum et ex febrili morbo, atque id
etiam ex morbo fenium appellamus, ficuti in libro de
marafmo diximus, quippe quum ejusmodi affectus ma-
rafmus quidam fit, qui non in animalibus modo, verum
etiam ftirpibus vifitur. Tradita vero jam eft primo hujus
operis volumine provenientis in nobis fenectutis neceffitas.
Ergo tum ex illo, tum ex iis, quae de temperamentis,
atque etiam ex libello, quem de marafino fcripfimus, in-
ftructior quifpiam ad eam artis partem, quae de fenum
ductu agit, reddi poterit.

　　Cap. X. Siquidem omnis affectionis corporeae pro-
videntia in duobus confiftit, nempe propria ejus inter-
nofcenda effentia, et materiae praefidiorum viribus; ut

358 ΓΑΛΗΝΟΥ ΥΓΙΕΙΝΩΝ

Ed. Chart. VI. [155.]　　　　　　　　Ed. Baf. IV. (273.)

εὐθέως ἐπὶ τοῦ προκειμένου νῦν ἡμῖν, τοῦ γήρως, ὁ γνοὺς
τὴν διάθεσιν ἐπιστημονικῶς, ὅτι ξηρότης ἐστὶ μετὰ ψύξεως,
ἐὰν ἐκμάθῃ τὰς ὑγραινούσας ὕλας καὶ θερμασίας τῶν βοη-
θημάτων, ἀγαθὸς ἂν ἰατρὸς εἴη γερόντων. οὐσῶν δὲ τετ-
τάρων ὑλῶν κατὰ γένος, ἃς ὀνομάζουσι, προσφερομένων καὶ
ποιουμένων καὶ κενουμένων καὶ προσπιπτόντων ἔξωθεν,
ἐκλέγεσθαι προσήκει καθ᾽ ἑκάστην αὐτῶν τὰ θερμαίνειν τε
καὶ ὑγραίνειν δυνάμενα. πρὸς δὲ τὴν οἰκείαν ἑκάστου χρῆ-
σιν ἡ ἐπὶ τῶν παραδειγμάτων ἄσκησις ὠφελιμωτάτη. οἶδα
δέ ποτε θώρακα παιδὸς ἀπολειπόμενον οὐκ ὀλίγῳ τῆς
τῶν ἄλλων συμμετρίας μορίων αὐξήσας τὸ μέτρον ἐκ τοιαύ-
της ἰδέας βοηθημάτων. ἐζώννυον μὲν αὐτῷ τὰ κάτω τοῦ
θώρακος ἅπαντα μέχρι τῶν ἰσχίων ζώνῃ συμμέτρως πλα-
τείᾳ, οὕτω παραβάλλων, ὡς ἐρηρεῖσθαι μὲν ἀλύπως, μήτε δὲ
χαλαρὸν ὑπολιπεῖν τι, μήτε πεπιέσθαι, γυμνάσια δὲ τά τε
δι᾽ ὅλων τῶν χειρῶν ἐπιτηδευόμενα καὶ τὰς καλουμένας ὑπὸ
τῶν φωνασκῶν ἀναφωνήσεις παρελάμβανον, ἐφ᾽ ἑκατέροις
δὲ κατάληψιν πνεύματος ἐκέλευον ποιεῖσθαι. γίγνεται δ᾽

ſtatim in prupoſito nunc nobis ſenio, qui ſcienter perno-
vit, affectum eum ſiccitatem quandam cum frigiditate
eſſe, ſi quidem, quae humectent pariter et calefaciant,
praeſidiorum materias norit, is idoneus ſenum medicus
ſuerit. Quadruplex vero materiae genus quum ſit, quae
ſumuntur, quae geruntur, quae educuntur, quae ſoris
admoventur, utique ex ſingulis eligere oportebit, quae
calefacere humectareque poſſint. Sed ad horum cujusque
commodum uſum exercitatio, quae per exempla ſit, ma-
xime eſt utilis. Scio ergo, aliquando me pueri thoracem,
qui a reliquarum partium ſymmetria non parum aberat,
ejusmodi remediorum genere ad juſtam perduxiſſe menſuram.
Cinxi illi lato modice cingulo omnia, quae ſub thorace
ad coxas usque ſunt, ita temperans, ut tum citra offen-
ſionem haereret, tum ne laxum quicquam relinqueret, nec
etiam premeret. Exercitationes vero injunxi, et quae per
tota obeuntur brachia, et eas, quas cantores vociferatio-
nes appellant. In utrisque vero cohiberi anhelitum juſſi.

ΛΟΓΟΣ Ε. 359

Ed. Chart. VI. [155.]　　　　　　　　Ed. Baf. IV. (273.)

αὕτη, σφοδρῶς μὲν θλιβόντων ἡμῶν ἐκ παντὸς μέρους τὸν
θώρακα, τὴν δ' ἐκπνοὴν κατεχόντων, ὡς ἐπέχεσθαι πᾶν ἔν-
δον τὸ πνεῦμα τὸ διὰ τῆς εἰσπνοῆς φθάνον εἱλκύσθαι.
διὸ καὶ πλεῖον εἰςπνευστέον ἐστὶ τῷ μέλλοντι καλῶς τοῦτο
δράσειν· ὅσῳ γὰρ ἂν ᾖ πλείων ὁ θλιβόμενος ἀὴρ, το-
σούτῳ μᾶλλον ὁ θώραξ εὐρύνεται διατεινόμενος. ὅτι δὲ καὶ
τὰς ἀναφωνήσεις ἐν μεγέθει τε καὶ τῇ κατ' ὀξύτητα τάσει
τῆς φωνῆς ποιητέον ἐστὶν ἐπὶ τούτων, οὐκ ἄδηλον, εἴγε
δὴ πρόκειται γυμνάζειν ἰσχυρῶς πάντα τοῦ θώρακος τὰ μό-
ρια. ταῦτα μὲν οὖν ἐπὶ τῶν αὐξανομένων σωμάτων εἰς
συμμετρίαν ἄξει τὰ φύσει κακῶς διαπεπλασμένα· μέτρια δὲ
καὶ τοὺς ἤδη τελείους ὠφελήσει. οὐ μὴν ἐπί γε πρεσβυτῶν
ἐπιχειρήσεις ἔργῳ τοιούτῳ, βέλτιον γὰρ ἐπ' ἐκείνων ἡσυχάζειν
τοῖς ἀσθενέσι μορίοις εἴρηται, βέλτιον δὲ καὶ τὸ διὰ τῶν
ευνήθων ἐπιτηδευμάτων γυμνάζειν, εἰ καὶ βλαβερὰ μετρίως
εἴη. τοῖς γε μὴν νέοις ὑπαλλάττειν πειρᾶσθαι τὰ βλάπτοντα,
κᾂν ἐκ παιδὸς ᾖ συνηθέστατα· δύναται γὰρ ἡ δύναμις αὐτῶν

Id fit, quum thoracem ipfum undique valenter compreffe-
ris, expirationem autem fic cohibueris, ut, quem prius
attraxeris fpiritum, totum intus retineas. Itaque etiam
amplius infpiraverit oportet, qui hoc commode faciet;
quandoquidem, quo plus fit aëris, qui compellitur, eo
magis thorax diftentus dilatabitur. Quod autem ipfae
quoque vociferationes tum magnae faciendae, tum in acu-
men tendendae fint, id minime eft obfcurum, fi modo
univerfas thoracis partes valenter exercitari in animo eft.
Atque haec quidem glifcentium adhuc corporum ea, quae
natura male condita funt, ad juftam convenientiam reftituent.
Eadem modice etiam iis, qui perfectam jam magnitudinem
confequuti funt, proderunt: verum in fene nihil tale molien-
dum, utpote cui feriari infirmas partes utilius effe dixi-
mus, utilius vero his eft et confueto opere exercitari,
etiamfi modice noxium fit. Contra juvenibus ea mutare,
quae nocent, tentandum eft, etiamfi a pueris his maxime
infueverint; poffunt etiam eorum vires moderate factam

ὑπομεῖναι τὴν μεταβολὴν ἐν μέτρῳ γινομένην, ἐλπίς τ᾽ ἐστὶ,
τῷ λοιπῷ χρόνῳ τῆς ζωῆς ὀνήσεσθαί τι πρὸς τῶν ἀμεινόνων
ἐπιτηδευμάτων. ὁ δὲ γέρων, εἰ δυνηθείη χρόνῳ συχνῷ κατὰ
βραχὺ μεταστῆναι τῶν φαύλων ἐθῶν, οὐδ᾽ ἐν ᾧ χρόνῳ χρή-
σεται τοῖς βελτίοσιν ἕξει, συμβήσεται δ᾽ αὐτῷ πονῆσαι μά-
την, ὥσπερ εἰ καὶ τέχνην ἄρχοιτο μανθάνειν ὀγδοηκοντού-
της τις ὤν. ὥσπερ δὲ τῶν γερόντων αὐτῶν οὐ σμικρά τίς
ἐστι διαφορὰ πρὸς ἀλλήλους, εἴτε κατὰ τὴν ἡλικίαν αὐ-
τὴν, εἴτε κατὰ τὴν διάθεσιν τοῦ σώματος, οὕτω καὶ τῶν
φύσει ξηροτέρων τε ἅμα καὶ ψυχροτέρων, ὡς πρὸς τὸν σύμ-
μετρον παραβάλλειν, οὐκ ὀλίγον τοῦν μέσῳ τῆς δυσκρασίας
ἐστὶ πρὸς ἀλλήλους τε καὶ τοὺς γέροντας. ὑγραίνειν μὲν
οὖν αὐτοὺς δηλονότι καὶ θερμαίνειν προσήκει, θαῤῥαλεώ-
τερον δὲ ταῦτα πράττειν, διὰ τὴν ἡλικίαν ἀνεχομένους
ἰσχυρῶν γυμνασίων, ὡς ἂν ἐῤῥωμένης ἔτι τῆς δυνάμεως.
[156] ὁ γάρ τοι πρῶτος σκοπὸς, ἀφ᾽ οὗ τὴν ἔνδειξιν τῶν
ἰαμάτων λαμβάνομεν, ἡ τοιάδε δυσκρασία τοῦ σώματός ἐστιν,
οὐ τὸ γῆρας, ἢ ὅλως ἡλικία τις. ἀλλ᾽ ἐπειδὴ στοχαστικῶς

mutationem fuftinere, fperarique poteft, in reliquo vitae
tempore fructum aliquem eos ex meliore confuetudine
percepturos. At fenex, fi poffet longo tempore fenfim
malam confuetudinem mutare, propterea quod, quo tem-
pore meliore frueretur, habiturus non effet', fruftra labo-
rem infumeret, non aliter quàm fi quis artem difcere
quampiam octogenarius inciperet. Sicuti vero fenum ipfo-
rum inter fe non parva differentia eft, five id ex aetate
fpectes, five corporis affectu, ita et eorum, qui natura fic-
ciore frigidioreque funt, fi ad mediocrem ftatum compa-
res, non parvum intemperiei difcrimen invenies, tum
ipforum inter fe, tum vero ad fenes. Atque humectare
quidem hos profecto calefacereque conveniet, caeterum
audacius haec facere in iis, qui per aetatem majori exer-
citio funt ferundo, ceu quorum validae adhuc vires funt.
Quippe primum, quo omne remediorum confilium dirigitur,
ejusmodi intemperies corporis eft, non fenium aut aetas
aliqua. Verum quoniam affectuum menfuram per con-

ΛΟΓΟΣ Ε. 361

Ed. Chart. VI. [156.]   Ed. Baf. IV. (273. 274.)

ἡμῖν τὸ τῶν διαθέσεων μέτρον λαμβάνεται, διὰ τοῦτο καὶ
τὴν ἡλικίαν ἐπισκοποῦμεν. ἡ δ᾽ αὐτὴ χρεία καὶ τῆς τῶν
ἐθῶν γνώσεώς ἐστι, καὶ τῆς τῶν προκαταρκτικῶν ὀνομαζο-
μένων αἰτίων· εἰς γὰρ τὴν τῆς δια(274)θέσεως ἀκριβεστέραν
γνῶσιν ἐκ τῶν τοιούτων ἁπάντων ὠφελούμεθα, τῶν δ᾽ ἰα-
μάτων ἡ ἔνδειξις οὐκ ἐκ τούτων γίνεται. τῷ γε μὴν ἐμ-
πειρικῷ μέρος τῆς ὅλης συνδρομῆς ἐστι καὶ τὰ τοιαῦτα,
τετηρημένης ἐπ᾽ αὐτῆς τῆς θεραπείας, οὐκ ἐνδεικτικῶς εὑρι-
σκομένης. εἰκότως τοιγαροῦν Ἱπποκράτης τὰ πλεῖστα περὶ
διαγνώσεων καὶ προγνώσεων ἔγραψε, γυμνάζων ἡμᾶς ἐν τοῖς
κατὰ μέρος, οἵ τ᾽ ἄριστοι μετ᾽ αὐτὸν ἰατροὶ ὡσαύτως ἔπρα-
ξαν, εὖ εἰδότες, ὡς τῷ γνόντι τὴν διάθεσιν ἀκριβῶς τοῦ
σώματος, ὃ μεταχειριζόμεθα ὑγιαῖνον ἢ νοσοῦν, οὐ χαλεπῶς
εὑρίσκεται τὰ βοηθήματα. χρὴ γὰρ, ὡς εἴρηται πολλάκις,
ἄρχεσθαι μὲν ἀπὸ θεραπευτικοῦ παραγγέλματος τοῦ, τὰ
ἐναντία τῶν ἐναντίων ἰάματα, τῆς δ᾽ ὕλης τῶν βοηθημά-
των ἐπιστήμονα γενόμενον, ὡς ἐκμάθῃ αὐτῆς τὰς δυνάμεις,
ἀεὶ προσφέρειν ἅπαντι σώματι, τῷ μὲν φαύλως διακειμένῳ

jecturam accipimus, idcirco aetatem quoque confideramus.
Porro idem ufus et confuetudinis nofcendae eft, praeterea
extrinfecus incidentium caufarum, quas procatarcticas vo-
cant; quippe ad certiorem affectuum notitiam talia omnia
nobis conducunt; remediorum tamen indicatio ex his ac-
cipitur. At empiricis talia totius concurfus pars effe cen-
fetur, quae in ipfa curatione obfervata, haudquaquam ex
iis, quae fieri affectus poftulat, inventa. Quo rationabi-
lius Hippocrates de agnofcendo praefagiendoque plurima
fcripfit, utique in particularibus nos exercens; quod etiam
optimi medicorum poft eum fecerunt, non ignari, huic
nullo negotio inventum iri remedia, qui ejus, quod cu-
rat, corporis aegri fanive affectum exacte norit. Siquidem,
ut faepe teftati fumus, incipiendum ab illo medendi prae-
cepto eft, contraria effe contrariorum remedia; ubi vero
remediorum materiam compertam habueris, ac fimul vires
ejus intellexeris, omni male affecto corpori femper con-

362 ΓΑΛΗΝΟΥ ΥΓΙΕΙΝΩΝ

Ed. Chart. VI. [156.]   Ed. Baf. IV. (274.)

τἀναντία, τῷ δ᾽ ἄριστα κατεσκευασμένῳ τὰ παραπλήσια ταῖς
δυνάμεσι. καὶ τοίνυν καὶ τὰς δυσκρασίας αὐτὰς, ὅσαι κατὰ
τὸ τῆς ὑγείας ἔτι πλάτος εἰσὶν, ἐπανορθοῦσθαι μὲν βουλό-
μενος ὑπεναντίως διαιτήσεις· ὅπερ ἐπὶ πολλῆς γίνεται σχο-
λῆς. ἐν ἀσχολίᾳ γὰρ οὖσι διὰ τῶν ὁμοίων ὑπηρετήσεις,
καὶ μάλισθ᾽ ὅταν οὕτως ὦσιν εἰθισμένοι. συμβαίνει δὲ ὡς
τὰ πολλὰ θάτερον τούτων μᾶλλον, ὡς ἂν τῶν φύσεων ἀδι-
δάκτως αἱρουμένων τὰ οἰκεῖα. καὶ μέχρι γε τοσούτων προσφε-
ρόμεθα αὐτὰ, μέχρι περ ἂν εἰς τὴν ἀρχαίαν ἐπανέλθωσι
κατάστασιν.

Κεφ. ιά. Ἡ δέ γ᾽ ἐπανορθουμένη τὴν δυσκρασίαν
δίαιτα περαιτέρω προέρχεται τὰ πολλά. διὸ καὶ τοῖς οἰ-
κείοις νοσήμασιν ἁλισκόμεθα πλείοσι, τοῦ μὲν φύσει θερ-
μοτέρου ῥᾳδίως τὰ θερμὰ νοσήματα νοσοῦντος, τοῦ δὲ
ψυχροτέρου τὰ ψυχρὰ, καὶ τῶν ἄλλων ὡσαύτως. ἐπανέρχε-
ται τοιγαροῦν θᾶττον εἰς τὴν ἰδίαν φύσιν ἕκαστον τῶν
δυσκράτων σωμάτων, ἤπερ ἐπὶ τὴν ἀρίστην κρᾶσιν. ἐν τῷ
μεσαιτάτῳ γὰρ αὕτη πασῶν οὖσα τῶν δυσκρασιῶν, ἐὰν μὲν

traria, optime fe habenti fimilia viribus effe adhibenda.
Quin etiam intemperies ipfas, quaecunque adhuc intra fa-
nitatis fines fubfiftunt, fi corrigere ftudebis, contraria
quodammodo victus ratione curabis; quod tamen per mul-
tum fit otium. Nam fi in negotio fint, fimilibus uteris,
potiffimum quum ita fuerint corpora affueta. Porro acci-
dit alterum horum plerumque magis, ceu naturis ipfis ea,
quae fibi funt accommoda, *fua fponte* citraque doctorem
eligentibus. Atque hactenus male affecto corpori contra-
ria exhibebimus, quoad priftinum ftatum confequutum fit.
Cap. XI. Caeterum ea victus ratio, quae intemperies
corrigit, longius plerumque procedit, propterea quod fi-
milibus majore ex parte morbis tentamur, qui calidiore
natura eft, calidos morbos facile incurrente, qui frigidiore,
frigidos, et reliquis pro ratione. Facilius itaque, quicquid
intemperatum eft, ad propriam naturam redit, quam
ad optimum temperamentum venit; quippe id quum in
medio omnis temperiei fit, quisquis conveniente naturae

ΛΟΓΟΣ Ε. 363

Ed. Chart. VI. [156.]   Ed. Baf. IV. (274.)

οἰκείῳ τις ἁλῷ τῇ φύσει νοσήματι, πλέον ἀφέστηκεν, ἐὰν
δὲ οὐκ οἰκείῳ, βραχύτερον. οὐκοῦν οὐδὲ τὰ ἔθη μεταβλη-
τέον ἐστὶ, κἂν εἴη μοχθηρὰ, δυσαρεστουμένων ἔτι τῶν σω-
μάτων. ἀλλ᾽ ἐν ταῖς ἀκριβεστέραις ὑγείαις οὐκ ἀεὶ τοῦτο
πρακτέον, ἀλλ᾽ ὅταν ἀπὸ τῶν πολιτικῶν πραγμάτων ἄγῃ
σχολὴν ὁ μέλλων μεταχθήσεσθαι. ταῦτ᾽ οὖν ὄντα κοινὰ
παραγγέλματα πασῶν τῶν κράσεων ὑπαλλάττεται κατὰ μέ-
ρος, εἰς ὅσον ἂν ἑκάστη δυσκρασία τῆς ἄκρας εὐκρασίας
ἀπολείπηται, καὶ θαυμαστὸν οὐδέν ἐστι, τὰς δυσκράτους
φύσεις ἐν τῷ μέσῳ καθεστηκυίας ἀκριβοῦς ὑγείας αἰσθη-
τοῦ 'τε νοσήματος ἐπαμφοτερίζειν καὶ τῷ τρόπῳ τῆς διαί-
της. οὐ μὴν οὐδὲ τὸ φαίνεσθαι τοὺς ἀνθρώπους ὑπὸ τῶι
αὐτῶν ὠφελουμένους τε καὶ βλαπτομένους θαυμαστόν. εἰ
μὲν γὰρ ἅπαντες ὁμοίαν ἀλλήλοις εἶχον κατασκευήν, τότ᾽
ἂν ἦν θαυμαστὸν, ὑπὸ τῶν ἐναντίων ἐνίους ὠφελεῖσθαι
βλαπτομένους ὑπὸ τῶν αὐτῶν· ἐπεὶ δ᾽ ἐναντίαι πολλῶν
τῶν ἀνθρώπων εἰσὶ κατασκευαὶ τοῦ σώματος, εὔλογόν ἐστι,
καὶ τὴν ὠφέλειαν αὐτοῖς ὑπὸ τῶν ἐναντίων γίνεσθαι.

fuae morbo laborat, ab eo longius abeſt, qui diſſimili,
minus. Ergo nec aſſuetudines ipſae, tametſi pravae ſunt,
diſplicentibus adhuc ſibi corporibus mutandae ſunt. Quin
nec per ſummam ſanitatem ſemper id tentandum, ſed tum,
quum is, cui mutandae ſunt, a civilibus negotiis maxime
vacat. Haec itaque communia quum ſint omnium tempe-
ramentorum praecepta, particulatim variantur, prout in-
temperies quaevis ab optimo temperamento receſſit. Nec
mirum ſane eſt, ſi intemperatae naturae, quae in medio
exactae ſanitatis et morbi ſenſibilis conſiſtunt, etiam ad
ordinandi victus modum ſint ancipites. Sed nec illud
mirandum, ab iiſdem adjuvari laedique homines videri.
Nam contra, ſi omnes inter ſe ſimilem corporis ſtatum
obtinerent, utique mirandum tum eſſet, aliquos a contra-
riis juvari, alios ab iiſdem laedi; ſed quoniam contrarii
inter ſe multorum hominum corporis ſtatus ſunt, rationi
conſonum eſt, quod ex contrariis etiam utilitatem perci-

[157] διὸ καὶ θαυμάσειεν ἄν τις ἁπάντων τῶν ἰατρῶν, ὅσοι
γράφειν ἐπεχείρησαν ὑγιεινὰ συγγράμματα, μὴ διελομένων
τῷ λόγῳ τὰς φύσεις. ὥσπερ γὰρ ἑνὶ καλοποδίῳ πρὸς ἅπαν-
τας ἀνθρώπους ἀδύνατον χρῆσθαι τοῖς σκυτοτόμοις, οὕτω
τοῖς ἰατροῖς ἰδέᾳ βίου συμφερούσῃ μιᾷ. διὰ τοῦτο οὖν ἐνίοις
μὲν ὑγιεινότατον εἶναί φασι τὸ γυμνάζεσθαι καθ᾽ ἑκάστην
ἡμέραν ἱκανῶς, ἐνίοις δὲ μηδὲν κωλύειν, εἰ καὶ παντάπασί
τις ἐν ἡσυχίᾳ διατρίβοι, καὶ λούεσθαι τοῖς μὲν ὑγιεινότατον
εἶναι δοκεῖ, τοῖς δ᾽ οὔ, καὶ πίνειν ὕδατος καὶ οἴνου, καὶ
περὶ τῶν ἄλλων ὡσαύτως, οὐ μόνον ὑγιεινῶν διαιτημάτων,
ἀλλὰ καὶ τῶν τοῖς νοσοῦσι προσφερομένων ἰαμάτων, ἐναν-
τιώτατα γράφουσιν ἀλλήλοις, ὡς σπάνιον εὑρεῖν ὁμολογού-
μενον ἕν τι πᾶσιν αὐτοῖς. ἥ γε μὴν πεῖρα δείκνυσιν ὑπό
τε τῶν αὐτῶν ἐνίους βλαπτομένους τε καὶ ὠφελουμένους,
ὑπό τε τῶν ἐναντίων ὡσαύτως. οἶδα γ᾽ οὖν τινας, οἳ τρεῖς
ἡμέρας ἀγύμναστοι μείναντες εὐθέως νοσοῦσιν, ἀγυμνάστους
δ᾽ ἑτέρους ἀεὶ διατελοῦντας, ὑγιαίνοντας δὲ, καὶ τούτων

piant. Quo magis de medicis omnibus mirari cuipiam
licet, quicunque, nullo prius naturarum facto difcrimine,
de fanitate tuenda fcribere funt aggreffi. Sicuti enim
fieri non poteft, ut unum calceamentum ad omnes homi-
nes futor accommodet, ita nec medicus unam omnibus
vitae fpeciem, quae conducat. Hac igitur de canfa qui-
dam faluberrimum effe affirmant abunde quotidie exerci-
tari; quidam nihil obftare, quo minus in quiete prorfus
degatur. Et funt, quibus lavari maxime falutare videtur;
aliis minime. Quin etiam de vini èt aquae potione, item-
que de aliis ad eundem modum, non iis modo, quae ad
falubrem victus rationem pertinent, fed etiam morborum
remediis, pugnantiffima inter fe fcribunt adeo, ut vel
unum quippiam, quod omnibus his inter ipfos conveniat,
rarum inventu fit. Caeterum ufus ipfe docet, tum ab iif-
dem ipfis aliquos laedi juvarique, tum a contrariis pari
modo. Equidem quofdam novi, qui, fi triduo fe ab exer-
citatione abftinerent, protinus aegrotarent; alios in per-
petua quiete degentes tamen fecundam valetudinem tueri,

ΛΟΓΟΣ Ε. 365

Ed. Chart. VI. [157.]　　　　　Ed. Baf. IV. (274.)

ἐνίους μὲν ἀλούτους, ἐνίους δὲ, εἰ μὴ λούσαιντο, πυρέττοντας
αὐτίκα, καθάπερ ὁ Μιτυληναῖος Πρημιγένης. ὅτι μὲν οὖν
οὕτως φαίνεται ταῦτα γιγνόμενα, καὶ οἱ τῇ πείρᾳ μόνῃ τὴν
τέχνην ἀθροίζοντες ἴσασιν. οὐ μὴν ἔγραψέ τις αὐτῶν γνω-
ρίσματα, καθάπερ ἐπὶ τῶν νοσημάτων, οἷς προσέχοντες
εὑρήσομεν, ὁποίας ἕκαστος δεῖται διαίτης. ἐπ᾽ ὀλιγίσιων γάρ
ἔστιν εὑρεῖν τὰς καλουμένας ὑπὸ τῶν ἐμπειρικῶν συνδρομὰς
ἠκριβωμένας, ὡς ἐν περιπνευμονίᾳ τε καὶ πλευρίτιδι· τὰ
δὲ πλεῖστα νοσήματα στοχαστικὴν ἔχει διάγνωσιν, ὡς οὐκ
ἐξ ἀθροίσματος ὡρισμένων συμπτωμάτων γινωσκόμενα, ἀλλ᾽
ἀνδρὸς δεόμενα ἀκριβῶς ἐπισταμένου τὴν διάθεσιν τοῦ σώ-
ματος, εὑρίσκειν δ᾽ ἱκανοῦ τὰ κατὰ μέρος ἅπαντα τὰ τῇ
τοιαύτῃ συμφωνοῦντα. τό γ᾽ οὖν προκείμενον αὐτῷ τῷ
λόγῳ ποδηγηθέντες ἡμεῖς εὕρομεν ἔτι νέοι τὴν ἡλικίαν ὄν-
τες. ᾧ καὶ δῆλον, ὡς ἡ μακρὰ πεῖρα χωρὶς λόγου τὰ τοι-
αῦτα εὑρίσκειν ἀδύνατος. ἐπί γ᾽ οὖν τοῦ Πρημιγένους
ἀκούσας, ὅτι πάντως πυρέττοι μὴ λουσάμενος, ἐλογισάμην,

atque horum ipforum alios minime lavare, alios, nifi la-
viffent, illico febricitare, ficut Premigenes Mitylenaeus.
Atque quod haec quidem ita fieri cernantur, etiam ii,
qui fola experientia artem colligunt, novere. Nemo ta-
men eorum ita, ut in morbis, notas prodidit, quibus quis
intentus, quam quisque victus rationem poftulet, invenire
poffet.　Quippe in pauciffimis invenias exacte traditas,
quas empirici fyndromas vocant, quemadmodum in pe-
ripneumonia et pleuritide, fed plerique morborum conje-
cturalem habent dignotionem, ut qui non ex certorum
fymptomatum congeftione nofcantur, fed hominem defi-
derent, qui exquifite corporis affectum calleat, quique
omnia, quae ejusmodi affectui confonent, invenire figilla-
tim queat.　Quippe quod propofitum eft, nos ipfa ratione
ducti adhuc juvenes invenimus. Unde etiam manifeftum
eft, ufum quantumvis longum fine ratione talia invenire
non poffe.　Nam de Premigene quum andirem, nifi la-
varet, omnino febricitare, collegi ratione, eum fumida ex-

366   ΓΑΛΗΝΟΥ ΥΓΙΕΙΝΩΝ

Ed. Chart. VI. [157.]   Ed. Baf. IV. (274.)

αὐτῷ καπνώδη περιττώματα γεννᾶσθαι, διαπνεῖσθαι δεό-
μενα, πυκνοτέρου δὲ τοῦ δέρματος ὄντος, ἢ ὡς ἐπιτρέπειν
αὐτοῖς κενοῦσθαι πᾶσιν ἀθροιζομένοις ὑπὸ τῷ δέρματι,
θερμασίαν γεννᾷν. διὸ καὶ τὰ λουτρὰ χρησιμώτατα ταῖς
τοιαύταις φύσεσιν, οὐ μόνον τῷ κενοῦν τὸ καπνῶδες, ἀλλὰ
καὶ τῷ τέγγειν ὑγρότητι γλυκείᾳ. καταμαθεῖν οὖν ἔδοξέ μοι
πλατεῖαν ἐπιβαλόντι τὴν χεῖρα τῷ θώρακι τοῦ Πρημιγέ-
νους, ὁποία τίς ἐστιν ἡ τῆς θερμασίας ποιότης. ὡς δὲ δρι-
μεῖα καὶ δακνώδης εὑρέθη παραπλησίως τοῖς κρόμμυα
προσενηνεγμένοις δαψιλῆ, πολὺ δὴ μᾶλλον ἔτι τὴν αἰτίαν
τοῦ γινομένου καλῶς εὑρῆσθαί μοι πεισθεὶς, ἐπυθόμην, εἴ
τινες ἱδρῶτες αὐτῷ γίγνοιντο χωρὶς τοῦ λουτροῦ, καὶ φάν-
τος μὴ γίγνεσθαι, βεβαιοτέραν γνῶσιν ἐπείσθην ἔχειν
τῆς διαθέσεως αὐτοῦ. καὶ μὴν δὴ καὶ ἄλλους τινὰς
εἶδον, ὁμοίως μὲν ἐκείνῳ δακνῶδες ἔχοντας τὸ θερμὸν,
οὐ μὴν ἐπ᾽ ἀλουσίᾳ γε μιᾷ πυρέττοντας, ἐπειδὴ δι᾽
ἱδρώτων αὐτοῖς ἐκενοῦτο τὰ περιττώματα. τῷ Πρημιγένει
δὲ πρὸς τῇ φυσικῇ κατασκευῇ καὶ ὁ τρόπος τῆς διαίτης

crementa gignere, quae deberent expirari; caeterum, quum
denſior cutis eſſet, quam ut ea tranſmitti omnia ſineret
collecta ſub cute, calorem excitare; itaque etiam bal-
neum ejusmodi naturis utiliſſimum eſſe non ob id modo,
quod ſumidum evocet, ſed etiam quod humectet, idque
dulci humore. Ergo placuit, explicata quoque manu Pre-
migenis thoraci injecta, cujusmodi eſſet caloris qualitas,
explorare. Ut vero acrem mordacemque comperi, non
diſſimilem calori eorum, qui cepas ampliter comediſſent,
multo adhuc magis eventus cauſam probe conjectaſſe mihi
perſuadens, perconctabar, ecquid ſudoris illi citra balneum
incideret, neganteque id, jam firmiorem habere me affe-
ctus ejus notitiam mihi perſuaſi. Quin etiam alios quos-
dam vidimus, quibus mordax calor erat ſimiliter ut huic,
non tamen hi una balnei intermiſſione febricitabant, pro-
pterea quod per ſudores excrementa his vacuabantur.
Premigeni praeter naturalem habitum victus ratio vel

Ed. Chart. VI. [157. 158.]   Ed. Baf. IV. (274. 275.)

αἴτιος ἦν τοῦ πυρέττειν ἐπ᾽ ἀλουσίᾳ μιᾷ, [158] διατρί-
βοντι τὸ πλεῖστον ἐπὶ τῆς οἰκίας, ἐν ᾗ γράφων ἢ ἀνα-
γινώσκων διετέλει διὰ τὸ προσκεῖσθαι θεωρίᾳ περιπατη-
τικῇ, καθ᾽ ἣν οὐδενὸς ἦν δεύτερος τῶν κατ᾽ αὐτόν. ἴσμεν
δ᾽, ὅτι καὶ τοῖς μὴ κατὰ φύσιν τοιοῦτον γεννῶσι περίττωμα
φιλοπονία καὶ φροντὶς αἰτίαι γίνονται τῆς γενέσεως αὐτοῦ.
διόπερ ἕτερον ἄνθρωπον ὁμοίως ἐκείνῳ τὴν θερμασίαν ἔχοντα
δακνώδη συνέβαινε μὴ πυρέττειν μετὰ μίαν ἡμέραν ἀλου-
σίας, ἐπειδὴ μήτε φροντιστὴς ἦν, αἵ τε πράξεις αὐτῷ κατὰ
τὴν πόλιν ἐγίγνοντο περιπατοῦντι πολλά, καὶ ὠνουμένῳ, καὶ
πιπράσκοντι, καὶ μαχομένῳ πολλάκις, ἐν οἷς ἱδροῦν ἠναγκά-
ζετο. διὰ τοῦτο ἕτερόν τινα τῶν νοσούντων καθ᾽ ἕκαστον
θέρος ὀξὺ καὶ χολῶδες νόσημα παμπόλλων ἐτῶν ἤδη
τελέως ἄνοσον ἐφύλαξα γυμνάζεσθαι κωλύσας. θερμὸς γὰρ
ὢν καὶ ξηρὸς τὴν κρᾶσιν ὁμοίως τῷ Πρημιγένει γυμνα-
σίοις τε συντόνοις (275) ἐχρῆτο καὶ ἡλίῳ καὶ κόνει.
συνέβαινεν οὖν αὐτῷ, τὴν μὲν θερμασίαν ἀμετρότερον αὐ-
ξάνεσθαι, πυκνοῦσθαι δὲ τὸ δέρμα καὶ δυσδιάπνευστον

femel intermiſſo balneo febricitandi occaſio erat; nam
plúrimum domi verſabatur, ibique ſcribens vel legens per-
ſeverabat, propterea quod Peripateticae diſciplinae incum-
bebat, in qua nemini ſuae aetatis erat ſecundus. Scimus
et iis, qui minime natura tale excrementum acervant, in-
ſtantem laborum diligentiam curamque gignendi ejus cauſam
eſſe. Itaque etiam alteri cuidam, cui aeque atque illi mordax
calor erat, tametſi balneum uno die intermitteret, conti-
git non febrire propterea, quod nec ſtudiis deditus erat,
et negotia ſua per urbem inambulans obibat, emens ven-
densque multa, etiam pugnans ſubinde, in quibus ſudare
coactus eſt. Ideoque etiam alterum quendam ex iis, qui
aeſtate quotannis acuto biliosoque morbo laborant, mul-
tos jam annos ſanum prorſus ſervavi, exercitari vetans.
Nam quum calido ſiccoque temperamento eſſet, ſicuti Pre-
migenes, etiam exercitatione utebatur concitata, tum vero
ſole ac pulvere. Contingebat ergo ei et calorem immo-
dice augeri, et cutem denſari, atque ad tranſpirationem

γίνεσθαι· συνελθόντων δὲ εἰς ταὐτὸ ἀμφοτέρων, ἕτοιμον
ἤδη πυρέξαι τῷ ταῦτα πάσχοντι σώματι. ὅπερ οὖν κατὰ
τὴν ἰατρικὴν τέχνην εἴωθα λέγειν ἀεὶ, τοῦτο καὶ νῦν ἐρῶ·
τάχιστα μὲν ὁ λογισμὸς εὑρίσκει τὰ ζητούμενα, βεβαιοῖ δὲ
τὴν πίστιν αὐτῶν ἡ πεῖρα. καίτοι γε θαυμασιώτερον Ἱπ-
ποκράτους εἰρηκότος, ὡς ταῖς θερμαῖς φύσεσιν ἄμεινον ἀρ-
γεῖν ἐστιν, ἢ γυμνάζεσθαι, παμπόλλους τῶν ἰατρῶν ἰδεῖν
ἔστι μηδὲ γινώσκοντας, οἵτινές ποτέ εἰσιν οἱ τοιοῦτοι τῶν
ἀνθρώπων, ἀλλ᾽ ἑξῆς ἅπασι γυμνάσια προστάττοντας, ὥσπερ
αὖ πάλιν ἄλλους οὐκ ὀλίγους ἰατροὺς οὐδὲν ἐκ γυμνασίων
πλέον εἰς ὑγίειαν ἡγουμένους γίνεσθαι, καὶ πρὸς τούτοις
γε τρίτους ἄλλους, τοῖς μὲν εἰθισμένοις γυμνάζεσθαι συγ-
χωροῦντας, εἴργοντας δὲ τοὺς ἀήθεις ἀπὸ τῶν γυμνασίων.
ἅπαντες μὲν οὖν ἁμαρτάνουσιν, ἀλλ᾽ οἱ τρίτοι ῥηθέντες
ἧττον. οἱ πλείους γὰρ τῶν ἐθιζόντων ὁτιοῦν ἔθος οἰκεῖον
αἱροῦνται τῇ φύσει διὰ τὸ βλαπτομένους πολλάκις ὑπὸ τῶν
οὐκ οἰκείων ἀφίστασθαι. τινὲς δ᾽, ἤτοι νικηθέντες ὑφ᾽ ἡδονῆς,

ineptam reddi; quae ambo ubi concurrerunt, nimirum
corpus, cui accefferunt, paratum ad febrem reddunt. Ergo,
quod in medendi arte femper ufurpare foleo, id nunc
dicam. Facillime quidem quod quaeritur ratiocinatio in-
venit, fidem vero ejus experientia comprobat. Quan-
quam illud multo maxime mirandum eft, quum Hippo-
crates moneat, *calidis naturis utilius effe in otio agere,
quam exercitari*, non paucos tamen medicos effe, qui ne
norint quidem, cujusmodi tales homines fint, fed juxta
omnibus exercitationes injungant; e diverfo nonnullos effe,
quibus nihil ad fanitatem conducere exercitationem placeat;
fed et tertium ab his genus effe, qui affuetis exercitari id per-
mittant, non affuetis interdicant; quorum nemo plane non
errat, minus tamen ii, qui tertio loco dicti funt. Quippe
qui cuilibet rei infuefcunt, magna ex parte naturae fuae
convenientem confuetudinem deligunt, propterea quod ab
iis, quae non conveniunt, fubinde laefi ipfa repudient.
Aliqui tamen vel dulcedine victi, vel prae nimia demen-

ἢ δι᾽ ὑπερβάλλουσαν ἄνοιαν οὐκ αἰσθανόμενοι τῆς βλάβης,
ἐμμένουσι τοῖς κακοῖς ἔθεσιν. ἀλλ᾽ οὗτοι μὲν ὀλίγοι, πλείους
δέ εἰσιν οἱ μεθιστάμενοι. διὸ καὶ τοὺς ἰατροὺς ἧττον
ἁμαρτάνειν εἰκός ἐστιν, ὅσοι διαφυλάττειν ἀξιοῦσιν ἅπαν
ἔθος· ὅσοι μέντοι νομίζουσι μηδὲν διαφέρειν εἰς ὑγείαν
ἀγύμναστον προσαίρεσθαι ἢ γυμνασθέντα σιτίον, καὶ ὅσοι
πάντας ἀξιοῦσι γυμνάζεσθαι, πλείω βλάπτουσι τῶν προει-
ρημένων. αὐτῶν δὲ τούτων ἀλλήλοις παραβαλλομένων ἧτ-
τον βλάπτουσιν οἱ πρὸ τῶν σιτίων ἀεὶ γυμνάζεσθαι ἐθέ-
λοντες. οἴονται δ᾽ ἔνιοι καὶ Ἱπποκράτην παραινεῖν, πόνους
γὰρ σιτίων ἡγεῖσθαι κατὰ τοὺς ἀφορισμοὺς, μὴ γινώσκον-
τες, ὡς περὶ τάξεως νῦν ὁ λόγος αὐτῷ ἐστι τῶν γυμνασίων
τε καὶ σιτίων, οὐ τοῦτο λέγοντι, ὡς ἐπὶ πάντων ἀνθρώπων
ἄμφω χρήσιμά ἐστιν, ἀλλ᾽ ὡς, ἐφ᾽ ὧν συμφέρει γυμνάσια,
προηγεῖσθαι χρὴ τῶν σιτίων. ὅτι δ᾽ οὐ πᾶσι συμφέρει,
διά τε τῶν ἐπιδημιῶν ἐδήλωσε σαφῶς, τὰς θερμὰς φύσεις
ἀξιῶν ἐλιννύειν, ἔν τε τοῖς ἀφορισμοῖς δυνάμει, διὰ τοῦ
δηλῶσαι καθόλου, τὰ ἐναντία τῶν ἐναντίων ὑπάρχειν ἰάματα.

tia fe laedi non fentientes, in malis confuetudinibus per-
fiftunt. Verum hi pauci; plures, qui non perfiftant. Quo
magis rationabile eft, minus errare medicos eos, qui om-
nem confuetudinem fervandam cenfent; qui vero nihil ad
fanitatem intereffe putant, exercitatus quis cibum fumat,
an contra, item qui omnes exercitandos putant, hos pejus
confulere, quam qui praedicti funt. Horum vero ipforum,
fi inter fe conferantur, minus nocere, qui ante cibum
perpetuo exercitandum effe putant; quod et Hippocratem
praecipere aliqui funt rati, (labores enim cibos praece-
dere, in Aphorifmis legi,) non videntes, hoc loco de or-
dine eum loquutum exercitationis et cibi nequaquam illud
affirmare, quod omnibus hominibus haec ambo conducant,
imo, quibus exercitari expedit, praecedere exercitium cibos
debere. Quod autem non omnibus profit, et in libro de
vulgaribus morbis aperte teftatus eft, ubi cenfet calidas
naturas in quiete continendas, et in Aphorifmis potentia
fub univerfali praecepto, ubi *contrariorum contraria effe*

[159] δύναται δέ ποτε καὶ διαφωνίας φαντασία γενέσθαι
κατὰ τὰ τοιαῦτα παραγγέλματα, τινῶν μὲν ἄπασαν κίνησιν
σύμμετρον τῷ κινουμένῳ σώματι γυμνάσιον ὀνομαζόντων,
ἐνίων δὲ τὴν σφοδροτέραν μόνην. ὥστε κατὰ μὲν τὸ πρό-
τερον σημαινόμενον ἅπαντας ἀνθρώπους δεῖσθαι γυμνα-
σίων, καὶ τοῦτο εὔδηλον παντί· κατὰ δὲ τὸ δεύτερον οὐκ
ἀληθές. τῶν γὰρ ἐν ταῖς εἱρκταῖς ὑγιαινόντων οὐκ ὀρθῶς
μοι δοκοῦσιν ἔνιοι μεμνῆσθαι· διαφθείρονται γοῦν οὗτοι
πάντως ἐν τῷ χρόνῳ, κωλυόμενοι παντάπασιν ἀλείφεσθαί
τε καὶ λούεσθαι· τὸ δὲ πρὸς ὀλίγας ἡμέρας ἀντέχειν αὐ-
τοὺς τῇ νοσώδει διαίτῃ θαυμαστὸν οὐδέν. εἴπερ οὖν
ἅπασα κίνησις ὑπὸ τὴν τοῦ γυμνασίου προσηγορίαν ἄγοιτο,
καὶ ὁ περιπατήσας, καὶ ὁ τριψάμενος, καὶ ὁ λουσάμενος
γεγυμνάσθαι ἂν λέγοιτο, ἐὰν συμμέτρως κινηθῇ τῇ παρούσῃ
τοῦ σώματος καταστάσει· ἐὰν δὲ καὶ τούτων εἴρξῃς τινὰ,
νοσήσει πάντως. ὁρῶμεν γὰρ νῦν εἰργομένους οὐ μόνον
νοσοῦντας, ἀλλὰ καὶ ἀποθνήσκοντας ἐν ταῖς εἱρκταῖς,
ἐπειδὰν κατακλεισθῶσι πλέονα χρόνον. εἰ δὲ τὰς σφοδρὰς

remedia proponit. Porro poteſt, ut pugnare aliquando
videantur hujuſcemodi praecepta, quum non deſint, qui
omnem motum ipſi moto convenientem exercitationem
nominent, alii tantum eum, qui vehementior ſit; ita ut
priore ſignificatu omnes homines exercitationem deſiderare
neminem lateat, ſecundo vero ſignificatu non ita ſe ha-
bere.   Eorum namque, qui in carcere ſanitatem ſuam
tuentur, parum apte mihi mentionem facere quidam vi-
dentur, quippe qui tempore prorſus pereunt, ſi omnino
tum ungi, tum lavari prohibentur. Quod vero ad pau-
cos dies in ſalubri victus ratione reſiſtant, nihil ſane
miri. Si igitur exercitationis vocabulo omnis motus di-
catur, et qui inambulavit, et qui perfrictus, et qui lotus
eſt, exercitatus dicetur, dummodo conveniente modo prae-
ſenti corporis ſtatui ſit motus. Quod ſi quis etiam ab his
ſit prohibitus, omnino aegrotabit. Qui enim ab his in
carcere prohibentur, eos nunc non modo aegrotare, ſed
etiam mori videmus, ſi diu ſint incluſi. Sin vehemen-

ΛΟΓΟΣ Ε. 371

Ε.d. Chart. VI. [159.] Ed. Baf. IV. (275.)

κινήσεις μόνας ὀνομάζοι τις γυμνάσια, γένοιθ᾽ οὕτως ἂν
ἀληθὲς τὸ μὴ δεῖσθαι πάντας ἀνθρώπους γυμνασίων.
εὐθέως μέν τοι ὁ Πρημιγένης ἐκεῖνος οὐδεμιᾶς ἐδεῖτο
βιαίας κινήσεως, οὐκ ὀλίγου δὲ πρὸ τοῦ λουτροῦ περιπά-
του κατὰ τὰς πρὸ τοῦ βαλανείου στοάς. ἀλλὰ καὶ τρίψα-
σθαι μετ᾽ ἐλαίου καὶ τὸ μετὰ λουτρὸν ἀπομάξασθαι τὸ
ὕδωρ αὐτάρκεις εἰσὶ κινήσεις ἀνδρὶ τοιαύτης κράσεως.
ὁ δὲ καὶ πρὸ τοῦ δείπνου περιεπάτει τε καὶ διελέγετο τοῖς
ἑταίροις, ὥσπερ οὖν καὶ κατὰ τὴν οἰκίαν ἔωθεν. οὔκουν
ἐστί τις ὑπὸ παντελοῦς ἀργίας ὀνινάμενος. ἀλλ᾽ ὅτε ἐλιν-
νύειν ταῖς θερμαῖς φύσεσιν ὁ Ἱπποκράτης συμβουλεύει, τῶν
σφοδρῶν κινήσεων ἀπέχεσθαι κωλύει. κἀγὼ πολλοὺς ὤνησα
ἔτι νοσοῦντας ἐν ἀρχῇ φθινοπώρου διὰ·τὰς ἐπιτηδευομέ-
νας αὐτοῖς ἤδη κινήσεις ἐν ὅλῳ τῷ θέρει· κωλύσας τοῦτο
πράττειν ὑγιαίνοντας ἀπέφηνα· καθάπερ οὖν ἄλλους εἶρξα
τοῦ γυμνάζεσθαι σφοδρῶς, ἑτέρους δ᾽ ἔμπαλιν ἐξ ἀργίας
εἰς γυμνάσια μεταστήσας ἀνόσους διεφύλαξα, νοσοῦντας
ἔμπροσθεν οὐκ ὀλιγάκις. εἰσὶ δ᾽ οὗτοι ψυχρότεροι τῶν

tiores tamen motus exercitationes vocantur, eo pacto ve-
rum fit non egere omnes homines exercitatione. Statim
enim Premigenes ille nullum requirebat violentum motum,
fed nec in porticu, quae eft ante balneum, exiguam ante
balneum inambulationem; imo frictum effe ex oleo et a
balneo deterfiffe fatis magni motus funt talis tempera-
menti homini. Hic vero et ante coenam ambulabat, et cum
amicis difputabet: fimiliter mane quoque domi. Nusquam
igitur ex ipfa in totum defidia adjutus quisquam eft. Sed
quum quietem agere calidis naturis Hippocrates fuadet,
vehementi motione uti vetat. Porro ipfe multos, qui pro-
pter eos motus, quos per totam aeftatem exercebant, in
principio autumni quotannis aegrotabant, ne id facerent,
quum prohibuiffem, fanos reddidi,. quemadmodum rurfus
alios a vehementi exercitatione prohibui, alios a quiete
ad exercitia traducens, quum faepe ante aegrotaffent, in
fanitate fervavi. Porro fi frigidiores funt iis, qui tempe-

372   ΓΑΛΗΝΟΥ ΥΓΙΕΙΝΩΝ

Ed. Chart. VI. [159.]   Ed. Baf. IV. (275.)

εὐκράτων τε καὶ συμμέτρων, ἐναντίως διακείμενοι τοῖς θερ-
μοτέροις τε καὶ ξηροτέροις. εἴρηται δὲ οὐ μόνον ἐν τῇ περὶ
κράσεων πραγματείᾳ τὰ γνωρίσματα τῶν κράσεων, ἀλλὰ
καὶ ἐν τῇ τέχνῃ τῇ ἰατρικῇ· τοῦτο γάρ ἐστι τὸ ἐπίγραμμα
τῶν ἡμετέρων ἑνὶ βιβλίων. θαυμάσαι δ᾽ ἔστι τῶν ἰατρῶν,
ὅσοι μηδὲ τὰ διὰ τῶν αἰσθήσεων ἐναργῶς φαινόμενα γι-
νώσκουσι. τίς γὰρ οὐχ ὁρᾷ τὴν διαφορὰν τῶν ἀνθρώπων
ἐπὶ πλεῖστον ἐκτεταμένην, ὥσθ᾽ ὑπὸ τῶν αὐτῶν ἐπιτηδευ-
μάτων τε καὶ σιτίων. ἐνίους μὲν ὠφελεῖσθαι, βλάπτεσθαι
δ᾽ ἑτέρους, ὥσπερ γε κἂν ταῖς νόσοις; ὥσθ᾽, ὅτι μὲν οὐ
χρήζουσι τῶν αὐτῶν ἅπαντες, ἐναργῶς φαινόμενον ἐχρῆν
αὐτοὺς εἰδέναι, γράφοντας δὲ συγγράμματα διορίσασθαί τε
καὶ διδάξαι, τίνες ὑπὸ τίνων ὠφελοῦνταί τε καὶ βλάπτονται.
τίς οὖν ἡ αἰτία τοῦ παραλείπεσθαι τοὺς διορισμοὺς αὐτοῖς,
καίτοι γ᾽ ὑφ᾽ Ἱπποκράτους εἰρημένους; ἢ ἐπίτριπτος ἐπι-
θυμία τοῦ δόξαν ἔχειν ἐν ἀνθρώποις αἱρεσιάρχας ὀνο-
μασθέντας. διὰ ταῦτα μὲν γὰρ ἐκεῖνοι μὴ ἐπεχείρησαν τοῖς

rati et mediocres funt, et affectu plane contrario iis, qui
calidiores ficcioresque funt.   Diximus autem temperamen-
torum notas non folum in libro de temperamentis, fed
etiam in libro de arte medica; is enim uni ex libris
noftris eft titulus.   Mirandum vero de iis medicis eft, qui
ne ea quidem, quae fenfui evidenter apparent, agnofcunt.
Quis enim latiffimum effe hominum difcrimen nunc non
videt, adeo ut eadem exercitia iidemque cibi alios bene,
alios male habeant, non fecus quam in morbis? Quare
ficuti, quod non omnes eadem requirant, fcire decuerat,
ceu manifefte apparens, ita, quum commentarios fcribe-
rent, determinare ac docere, quae quibus vel conducerent,
vel officerent, par erat.   Quid igitur caufae fuit, cur
ejusmodi determinationes, tametfi ab Hippocrate proditas,
omiferunt? Nempe quid aliud quam perdita ambitio,
dum dogmatum principes nominari, atque inde gloriam
confequi inter homines ftudebant? Cujus caufa illi non
ea quidem, quae manifefte apparent, fed opiniones, quas

ΛΟΓΟΣ Ε. 373

Ed. Chart. VI. [159. 160.]　　　　　Ed. Baf. IV. (275.)

ἐναργῶς φαινομένοις ἀκολουϑεῖν, ἀλλά ταῖς δόξαις αἷς ὑπέ-
ϑεντο. τῶν δὲ εἰς αὐτοὺς ἐμπεσόντων νεωτέρων ἐπείσϑη-
σαν οἱ πλεῖστοι, τῷ μήτ᾽ ἄλλο τι μεμαϑηκέναι βέλτιον,
ἀμαϑεῖς τε εἶναι καὶ ἀγύμναστοι παν[160]τάπασιν ἀποδεί-
ξεως. εἰ γὰρ ἔποιτό τις ἀποδείξει, ῥᾷστα διακρινεῖ τῶν τ᾽
ἀληϑῶν δογμάτων τὰ ψευδῆ, τῶν τε μετὰ διορισμοῦ γε-
γραμμένων τὰ μὴ τοιαῦτα, καταγνώσεταί τε πάντων ἀτε-
χνίας, ὅσοι χωρὶς διορισμοῦ ἔγραψάν τι.

Κεφ. ιβʹ. Πρόσχες οὖν μοι τὸν νοῦν ἄνωϑεν ἐπερ-
χομένῳ διὰ βραχέων, ὁποίους εἶναι χρὴ τοὺς διορισμούς.
ὅσοις μὲν φύσει τὸ ϑερμὸν δακνῶδές ἐστιν, ὡς καπνώδη
γεννᾷν περιττώματα, τούτοις λουτρὰ χρήσιμα, καὶ κινήσεις
βραχεῖαί τε καὶ νωϑραί, πολλαὶ δὲ καὶ ὀξεῖαι βλαβερώ-
τεραι. τούτοις οὖν οὐ μόνον ἅπαξ, ἀλλὰ καὶ δὶς λούεσϑαι
τῆς ἡμέρας συμφέρει, καὶ μάλιστα ϑέρους, ἐσϑίειν τε τρο-
φὰς εὐχύμους, μηδὲν ἐχούσας δριμύ· πολέμιον δ᾽ αὐτῶν
ἐστι τὸ ἡλιοῦσϑαι, καὶ τὸ ϑυμοῦσϑαι, καὶ τὸ φροντίζειν
πολλά. τοὺς δ᾽ ἐναντίας ἢ κατὰ τούσδε φύσεως (εἰσὶ δ᾽

ipfi ultro ponebant, fequi voluerunt. Pofteri vero, qui in
hos inciderunt, perfuafi plerique funt, propterea quod nec
quicquam didiciffent melius et fimul rudes imperitique
demonftrativae fcientiae omnino effent. Qui namque hanc
fequetur, facile tum vera dogmata a falfis difcernet, tum,
quae certis determinationibus fcripta funt, ab iis, quae
non ita. Idem nimirum infcitiam eorum omnium damna-
bit, qui citra determinationem aliquid fcripferunt.

Cap. XII. Quo magis, quaenam effe determinationes
debeant, altius repetentem, fed paucis, diligenter audias.
Quibus mordax calor natura eft adeo, ut fumida gignat
excrementa, iis balneum falubre eft, tum motus, qui et
exiguus et lentus fit, multus autem et celer adverfiffimus
eft. Itaque iftis non femel modo, verum etiam bis die
lavari conducet, potiffimum aeftate; edere quoque boni
fucci nutrimentum, in quo nihil infit acre; in fole autem
verfari et irafci et multum cogitare his inimica funt.
Qui diverfae ab his naturae funt, (hi autem funt, qui

οὗτοι ψυχροὶ καὶ ὑγροὶ τὴν κρᾶσιν) ἰσχυροτέρων τε κινήσεων
χρεία ἔχεσθαι καὶ διαίτης πλέον ἐχούσης τὸ λεπτόν· εἴρηται
δ᾽, ἥτις ἐστὶν ἡ τοιαύτη, δι᾽ ἑνὸς ὑπομνήματος· οὐ μὴν
οὐδ᾽ ἐν ἡλίῳ γυμναζόμενοι βλάπτονται, καθάπερ οὐδ᾽ ἀλου-
τοῦντες. μεγίστη μὲν οὖν διαφορὰ ταῖς εἰρημέναις ἐστὶ φύ-
σεσι πρὸς ἀλλήλας· ἐναντιωτάτη γὰρ ἡ ὑγρὰ καὶ ψυχρὰ
κρᾶσις τῇ θερμῇ καὶ ξηρᾷ· μεγίστη δὲ ἡ ψυχρᾶς τῇ
θερμῇ καὶ ὑγρᾶς πρὸς τὴν ξηράν. ἔστι δὲ ἡ μὲν ψυχρὰ καὶ
ξηρὰ τῇ τῶν γερόντων ὁμοία· διὸ καὶ ταχέως γηρᾷ τὰ
τοιαῦτα σώματα, καὶ λέλεκται περὶ αὐτῆς (276) αὐτάρκως
ἔμπροσθεν. ἡ δ᾽ ὑγρὰ καὶ θερμὴ τοῖς ῥευματικοῖς εὐάλωτος
πάθεσι. τό γε μὴν κοινὸν ἐπὶ πασῶν τῶν δυσκράτων φύ-
σεων ἄμεινόν ἐστι κἀπὶ τῆσδε πράττειν. ἔστι δὲ τοῦτο, κο-
λάζειν μὲν αὐτὰ διὰ τῶν ἐναντίων ἐπὶ πολλῇ σχολῇ, φυ-
λάττειν δὲ διὰ τῶν ὁμοίων, ἐπειδὰν ὑπὸ πλειόνων ἀσχολιῶν
εἴργηταί τις ἑαυτῷ σχολάζειν. περί γε μὴν τῶν ἐν τοῖς τοιούτοις
σώμασιν γυμνασίων ὧδ᾽ ἔχει. πλείω μὲν χρὴ πονεῖν διὰ τὴν

frigido et humido temperamento funt,) valentiores motus
defiderant ac victum, in quo fuperet, quod tenuem fuccum
faciat. Is cujusmodi fit, diximus fingulari libro. Hi vero,
nec fi in fole exercites, laeduntur, nec etiam, fi balneo
abftineant. Ac maxima quidem eft dictarum inter fe na-
turarum differentia; adverfiffimum enim eft humidum et fri-
gidum temperamentum ei, quod calidum eft et ficcum.
Maxima rurfus eft et calidi ad frigidum, et humidi ad fic-
cum. Porro frigidum et ficcum fenum temperamento
quam fimillimum eft; itaque etiam celeriter fenefcunt
ejufmodi corpora; dictumque de hoc emperamento fupra
abunde eft. Humidum vero et calidum fluxionum vitiis
obnoxium eft. Caeterum, quod omnibus intemperatis na-
turis commune praeceptum eft, id expedit in hac quoque
fervari. Eft autem id, ut eas corrigas quidem contrariis,
fed dum plane in otio funt, ferves autem fimilibus, quum
per negotia fibi vacare non poffunt. De exercitationibus
hujusmodi corporum ita ftatuendum eft, plus quidem his
laborandum effe propter corporis humiditatem, concitato

ὑγρότητα τῶν σωμάτων, σύντονα δὲ οὐ χρὴ διὰ τὴν θερ-
μότητα. προσέχειν δ' ἀκριβῶς, ὅταν ἐξ ἀργοτέρας διαίτης
εἰς τὰ γυμνάσια μεταβάλλωσι· παραχρῆμα γὰρ ἁλίσκονται
ῥευματικοῖς νοσήμασιν, εἰ μὴ προκενωθέντες ἅπτονται τῶν
γυμνασίων. ὅσον γὰρ ἂν ἐν τῷ σώματι συνεστὸς ᾖ καὶ
παχὺ κατὰ τοὺς χυμοὺς, ἢ καὶ μετρίως ψυχρὸν, αὐ-
τίκα τοῦτο πνευματοῦταί τε καὶ χεῖται. ταῦτ' ἄρα καὶ
κατὰ τὸ ἔαρ αἱ τοιαῦται φύσεις μάλιστα τοῖς ὑπὸ πλήθους
γιγνομένοις ἁλίσκονται νοσήμασι, συνάγχαις, κυνάγχαις, κα-
τάῤῥοις, αἱμοῤῥοΐσιν, αἱμοῤῥαγίαις, ἀρθρίτισιν, ὀφθαλ-
μίαις, περιπνευμονίαις, πλευρίτισι, τοῖς τ' ἄλλοις ἅπασιν,
ὧν τὸ γένος ἐστὶ φλεγμονή. διὸ καὶ φθάνειν χρὴ κατὰ
τὴν ἀρχὴν τοῦ ἦρος αἵματος ἀφαιρεῖν αὐτῶν, ἢ φλέβα
τέμνοντα, ἢ ἀποσχάζοντα τὰ σφυρά. μὴ βουλομένων δ'
οὕτως κενοῦσθαι, καθαρτέον ἐστὶ φαρμάκῳ ποικίλῳ,
[161] δυναμένῳ καὶ ξανθῆς χολῆς ἕλκειν τι, καὶ φλέγματος,
καὶ τῶν ὀῤῥωδῶν περιττωμάτων. ἃ δ' ἐπὶ τῶν γυμνασίων
εἴρηται, ταῦτα κἀπὶ τῶν βαλανείων εἰρῆσθαι χρὴ δοκεῖν.

motu non utendum propter calorem. Porro attendendum
diligenter eft, quum ex fegniore vitae ratione ad exercita-
tiones fe transferunt; illico enim fluxionum tentantur
morbis, nifi prius fint vacuati, quam exercitationes adeant.
Quicquid enim in corpore concretum et craffum in hu-
moribus fuerit, aut etiam modice frigidum, id ftatim in
fpiritum vertitur ac liquatur. Itaque etiam vere tales
naturae maxime iis morbis patent, qui ex plenitudine
oriuntur: quales funt fynanchae, cynanchae, catharri,
haemorrhoides, fanguinis profluvia, articulares morbi,
ophthalmiae, peripneumoniaê, pleuritides, reliqui denique
omnes, quorum genus eft phlegmone. Quare etiam oc-
currere per veris initium fanguinis detractione oportet,
aut per incifam venam, aut fcarificando malleolos. Quod
fi ita inaniri recufent, purgandi medicamento funt non
fimplicis facultatis, fed quod trahere et flavam bilem, et
pituitam, et ferofa excrementa poffit. Quae vero de
exercitationum ratione diximus, eadem et de balneo

καὶ γὰρ καὶ ταῦτα σφαλερά, πρὶν κενωθῆναι, κενωθέντα δὲ
ὠφελήσει, καὶ μάλισθ᾽ ὅσων λουτρῶν οὐκ ἔστι πότιμον
ὕδωρ, ἀλλ᾽ ἔχει τινὰ διαφορητικὴν δύναμιν. ὅ γὲ μὴν οἴ-
νος ὅτι μὲν ὠφελιμώτατος ταῖς ψυχραῖς καὶ ξηραῖς φύσεσιν,
εἴρηται πρόσθεν. εἰ δέ γε ταῖς θερμαῖς ἁπάσαις οὐκ οἰ-
κεῖος, ἀλλ᾽ ἄμεινον ἐπ᾽ αὐτῶν ἐστιν ὕδωρ ποτὸν, ὡς ἐν ταῖς
ἐπιδημίαις γέγραπται, σκεπτέον ἐφεξῆς. ἴσως γάρ τινι δόξει
παντάπασιν ἄτοπον εἶναι, νεανίσκον, ἢ τὸν στρατιωτικὸν, ἢ
ἀθλητικὸν, ἤ τινα τῶν σκαπτόντων, ἢ θεριζόντων, ἢ ἀροτριών-
των, ἢ ὅλως ὁτιοῦν ἰσχυρὸν ἔργον ἐργαζόμενον, ἐφ᾽ ὕδατος μό-
νου διαιτᾶσθαι, καὶ ταῦτα σφάλλεσθαι τὸν Ἱπποκράτην περὶ
τῶν θερμῶν κράσεων ἁπλῶς ἀποφηνάμενον, ὡς ὑδροποσίας
δεομένων. ἐμοὶ δ᾽ οὐχ ἁπλῶς Ἱπποκράτη, ἀλλὰ περὶ τῆς
ἄκρως θερμῆς φύσεως εἰρῆσθαι δοκεῖ τοῦτο, κατὰ δυσκρα-
σίαν δηλονότι τοιαύτης οὔσης, οὐ τῷ πλεῖστον ἔχειν τὸ
ἔμφυτον θερμὸν, ὅπερ αὐτὸς αὐξάνεσθαί φησιν ἐν τῷ τῶν
ἀθλητῶν ἐπιτηδεύματι. ἀλλ᾽ ὅγε δύσκρατος θερμὸς οὔτ᾽

dicta eſſe putandum; quippe quod ipſum quoque non tu-
tum eſt, niſi prius inanitum corpus ſit. Inanito vero utile
eſt potiſſimum, cujus lavacris aqua potabilis non eſt, ſed
in qua vis aliqua per halitum digerendi ſubeſt. Vinum
autem frigidis ſiccisque naturis utiliſſimum eſſe prius di-
ctum eſt. An vero calidis omnibus idoneum non ſit,
ſed utilior his aquae potio ſit, ſicuti in libro de morbis
vulgaribus legimus, nunc aeſtimandum. Fortaſſis enim
abſurdum omnino cuipiam videbitur, juvenem, qui athle-
ticus vel militaris ſit, aut etiam foſſor meſſorve, aut
arator, vel denique qui robuſtum aliquod opus exercet,
aquae tantum potione uti, atque in hoc ſalli Hippocratem,
quum calida temperamenta aquae potionem poſcere ab-
ſolute pronunciet. Mihi vero Hippocrates non abſolute
id, ſed de naturis ſumme calidis, quae utique propter in-
temperiem tales ſint, dixiſſe videtur, non quod plurimum
habeant naturalis caloris, quem ipſe augeri in athletarum
exercitio confirmat. At qui ex intemperie calidus eſt, is

ἀθλητὴς, οὔτε στρατιώτης, οὔτε τῶν κατὰ γεωργίαν ἢ
πολιτείαν ἔργων ἀγαθὸς ον ποτε γένοιτο ἐργάτης· ἰσχυ-
ρῶν γάρ ἐστιν ἀνδρῶν τὰ τοιαῦτα ἐπιτηδεύματα. τοιοῦτοι
δ᾽ οὐκ ἂν εἶεν ἄνευ τοῦ συμμέτρως κεκρᾶσθαι· συμμέτρως
δ᾽ αὐτῶν κεκραμένων, πλεῖστον ἂν εἴη τὸ ἔμφυτον θερ-
μόν. τῇ μὲν οὖν τοιαύτῃ φύσει σύμμετρον δηλονότι δοτέον
ἐστὶ τὸν οἶνον, ὥσπερ καὶ αὐτὴ σύμμετρός ἐστι, καὶ μέ-
χρι τοσούτου γε σύμμετρον, ἄχρι περ ἂν ᾖ σύμμετρος.
ἀνάγκη γάρ ἐστι καὶ ταύτην οὐκ ἐν τῷ γήρᾳ μόνον, ἀλλὰ
καὶ τῷ τῆς παρακμῆς χρόνῳ, τῆς συμμέτρου γενέσθαι ψυ-
χροτέραν. εἴ τις δ᾽ ἄρα, ὡς ἐν ὑγιεινῇ δυσκρασίᾳ, θερ-
μοτάτη κρᾶσις ᾖ, ταύτῃ συμφέρει μηδ᾽ ὅλως οἶνον διδόναι.
τριῶν δ᾽ οὐσῶν κατὰ γένος διαφορῶν τῆς θερμῆς κράσεως,
μιᾶς μὲν, καθ᾽ ἣν ἡ ἑτέρα τῶν ἀντιθέσεων, ἡ κατὰ τὸ ξη-
ρὸν καὶ ὑγρὸν, εὔκρατός ἐστι, δευτέρας δὲ, ᾖ σύνεστιν
ἀμετροτέρα τοῦ συμμέτρου ξηρότης, καὶ τρίτης, καθ᾽ ἣν
ἅμα τῷ θερμῷ πλεονάζει τὸ ὑγρὸν, ἐν ᾖ μὲν ἡ ἑτέρα τῶν
ἀντιθέσεων εὔκρατός ἐστιν, οὐκ ἂν γένοιτό ποτε ἄκρως

neque athleta, neque miles bonus, fed neque foffor,
meffor aratorve, aut denique ad ruftica urbanave opera
fortis unquam evadet; quippe valentium hominum ea funt
munera. Porro tales nunquam fuerint, nifi mediocri fint
temperie. Atqui fi media temperie fint, utique plurimus
his fuerit naturalis calor. Ac tali quidem naturae me-
diocre profecto dandum eft vinum, ficuti ipfa quoque me-
diocris eft, atque hactenus faltem mediocre, quoad ipfa
mediocris eft temperamenti; quandoquidem hanc quoque
neceffe eft non folum in fenectute, fed etiam remiffionis
tempore media temperie frigidiorem evadere. Si quae
igitur, ut in intemperie, quae intra fanitatem confiftat, ca-
lidiffima temperies eft, huic omnino vinum non dare prod-
eft. Sed quum triplex genere calidi temperamenti diffe-
rentia fit, una, in qua reliqua contrarietas (nempe quae
in humido ficcoque confiftit) mediam temperiem fervat,
altera, in qua ficcitas mediocritatem exuperat, tertia, in
qu una cum calido etiam humidum redundat, utique in
qua altera contrarietas medium temperamentum tenet,

378 ΓΑΛΗΝΟΥ ΥΓΙΕΙΝΩΝ

Ed. Chart. VI. [161. 162.]   Ed. Baf. IV. (276.)

ἄμετρον, ἐπειδὴ τῷ τοιούτῳ ξηρότης ἐπιγίνεται διὰ τα-
χέων, αὕτη δὲ οὐχ ὑπόκειται τῇ ξηρᾷ· ἐν ᾗ δὲ ἐστὶ καὶ
ξηρότης ἅμα τῇ θερμότητι, δυνατὸν ἐν αὐτῇ γενέσθαι ποτὲ
τὴν παρὰ φύσιν θερμότητα πλείστην, ὡς ἐν ὑγιεινῇ δυς-
κρασίᾳ, μέχρι πλείονος χρόνου, πλείστην δὲ ἐν ὀλίγῳ χρό-
νῳ, καὶ τὴν μεθ᾽ ὑγρότητος ἄκρως ἄμετρον θερμασίαν, ὡς
ἐν ὑγιεινῇ δυσκρασίᾳ, δυνατὸν γενέσθαι. τῇ μὲν οὖν πρώ-
τον ῥηθείσῃ τοσοῦτον ἐπιτρέψομεν ὑδατώδους οἴνου προσ-
φέρειν, ὅσον ἀποκεχώρηκε τῆς ἄκρας δυσκρασίας· τῶν δ᾽
ἄλλων οὐδετέρᾳ συγχωρήσομεν, ἄκρᾳ γε οὔσῃ, καθότι δέ-
δεικται. ταῖς γὰρ μὴ τοιαύταις δυσκρασίαις οἶνον δώσο-
μεν ὀλίγον καὶ ὑδ .ιώδη· τοιοῦτος δ᾽ ἐστὶν ὁ λευκὸς μὲν τῇ
χροιᾷ, λεπτὸς δὲ τῇ συστάσει· καθάπερ γε καὶ ταῖς ψυ-
χραῖς δυσκρασίαις τοὺς θερμοτέρους τῶν οἴνων προσοίσομεν.
ὁ μὲν οὖν ἄκρως θερμὸς οἶνος ταῖς ἄκρως ψυχραῖς
δυσκρασίαις σύμφορος, ἐπὶ δὲ τῶν ἄλλων ὁ ἀνάλογος.
[162] οὐ γὰρ μόνον ἁπλῶς χρὴ μεμνῆσθαι τοῦ τἀναντία

nunquam fumme immodica, quandoquidem huic ficcitas
ftatim fupervenit, ifta vero non femper juncta eft cum
ficca. At in qua ficcitas calori eft adjuncta, in hac in-
cidere aliquando plurimus, ut in intemperie, quae cum fani-
tate confiftat, praeter naturam calor poteft, idque longo
tempore. Plurimam vero brevi fpatio etiam, quae cum
humiditate conjuncta eft, immoderatam caliditatem, ut in
fanitatis intemperie, fieri licet. Ac ei quidem, quam
primo loco diximus, differentiae tantum aquofi vini ex-
hiberi finemus, quantum a fumma intemperie ipfa recef-
fit, reliquarum autem neutri, praefertim quum fumma
fit, quemadmodum oftenfum eft. Quae enim tales intem-
peries non funt, iis dandum vinum, fed paucum et
aquofum; tale porro eft, quod colore quidem eft album,
fubftantia tenue; ficut e diverfo frigidae intemperiei cali-
diora vina praebemus. At quod calidiffimum quidem vi-
num eft, id frigidiffimae intemperiei eft utile; reliquis
vero, quod proportione refpondet. Neque enim ejus
tantum meminiffe oportet, quod contraria contrariorum

τῶν ἐναντίων ἰάματα ὑπάρχειν, ἀλλὰ καὶ τοῦ καθ᾽ ἑκάστην
ἐναντίωσιν ποσοῦ. καθάπερ οὖν ἐπὶ τῶν φαρμάκων ἐδείξα-
μεν, ὡς οὐ μόνον χρὴ σκοπεῖν, εἰ θερμὸν ἢ ψυχρόν ἐστιν,
ἀλλὰ καὶ τίνος δι᾽ αὐτῶν τάξεως, οὕτω κἀπὶ τῶν οἴνων ἐστὶ
ποιητέον, οὐ τὸν ὑδατώδη μόνον ἢ τὸν θερμὸν αἱρουμέ-
νους, ἀλλὰ καὶ τὸν τὴν ἀντιλογίαν ἔχοντα τῆς ἑαυτοῦ θερ-
μότητος ἢ ψυχρότητος οἰκείαν ὡς πρὸς τὸ τῆς δυσκρα-
σίας εἶδος. ταῦτα δὲ περὶ τῶν μέσην ἡλικίαν ἐχόντων τοῦ
γήρως εἴρηται, γινωσκόντων ἡμῶν τὸ μὲν πρῶτον αὐτοῦ μέ-
ρος, ὃ τῶν ὠμογερόντων ὀνομάζουσι, δυναμένων ἔτι πράτ-
τειν τὰ πολιτικά, τὸ δὲ δεύτερον, ἐφ᾽ οὗ τὸ σύμφορον
ὄνομα φέρουσιν, αὐτὸ τοῦτο εἶναι, καθ᾽ οὗ λέγουσιν,
    — — ᾿Επὴν λούσαιτο φάγοι τε,
      Εὐδέμεναι μαλακῶς — —
οὐ μὴν ἐπί γε τῆς τρίτης, ἐν ᾗ τὸν γραμματικὸν ἔφην
Τήλεφον ὄντα ἐν τῷ μηνὶ δὶς ἢ τρὶς λούεσθαι· διὰ γὰρ τὴν
ἀῤῥωστίαν τῆς δυνάμεως οὐ φέρουσιν οὗτοι τὰ συνεχῆ λουτρά.
πρόσεστι δ᾽ αὐτοῖς τὸ μηδ᾽ ἀθροίζειν δακνώδη περιττώματα

fint remedia, fed etiam quantitatis rationem in fingulis
contrariis habere. Ergo, ficuti de medicamentis oftendi-
mus, non folum aeftimandum effe, calidumne an frigidum
quicquam fit, fed etiam quoti in his ordinis fit, ita et de
vinis eft agendum, non folum aquofum aut calidum deli-
gentibus nobis, fed quod, ut ad intemperiei fpeciem, ca-
lore frigoreve fuo convenienter occurrit. Haec vero di-
cta mihi de iis funt, qui mediam fenectutis aetatem agunt,
utique nec ignoranti, primam ejus partem effe, quae eo-
rum, qui cruda viridique adhuc fenecta funt, dicitur, pro-
pterea quod adhuc obire civilia negotia poffunt; fecun-
dam autem, cui apte nomen ipfum inditur eo, quod ipfa
fit, de qua dicitur,
    Ut lavit, fumpfitque cibum, det membra fopori.
Quod tamen in tertiam non convenit, in qua Telephum
grammaticum bis terve menfe lavari dixi; propter enim
virium infirmitatem affiduum balnei ufum non fuftinent.
Accedit, quod per habitus frigiditatem mordacia hi excre-

διὰ τὴν ψύξιν τῆς ἕξεως. ὀνομάζουσι δὲ τὸν κατὰ τὴν
ἡλικίαν ταύτην πέμπελον, ὡς οἱ ταῖς ἐτυμολογίαις χαί-
ροντές φασι, παρὰ τὸ ἐκπέμπεσθαι τὴν εἰς ᾅδου δηλονότι
πομπήν.

menta non pariunt. Nominant eum, qui ad hanc partem
pervenit, capularem: fic ajunt, qui vocabulorum etymolo-
giis gaudent, ab eo, quod eft mittere in pompam, quae
ducit ad Manes.

ΓΑΛΗΝΟΥ ΥΓΙΕΙΝΩΝ ΛΟΓΟΣ Ζ.

Ed. Chart. VI. [165.]   Ed. Baf. IV. (277.)

Κεφ. α'. Ἑτέρας ὑποθέσεως ὑγιεινῶν θεωρημάτων
ἀρχὴν ἐν τῷδε ˙ποιούμενον ἀναμνῆσαι δεῖ με τὰ κεφάλαια
τῶν ἔμπροσθεν εἰρημένων, ἀναγκαῖα τοῖς λεχθησομένοις
ὄντα. πρῶτον μὲν οὖν ἐῤῥήθη, τί ποτ᾽ ἐστὶν ὑγίεια˙ δεύ-
τερον δὲ ὑπ᾽ αὐτῇ, καθόλου τίς ὑπογραφή˙ τρίτον δὲ,
πῶς ἂν φυλάττοιτο˙ καὶ πρὸς τούτῳ, ὅτι μεταβάλλει δια-
παντὸς τὰ τῶν ζώων σώματα, καὶ κατὰ τοῦτο ἀναγκαῖον
εἴη καὶ τὴν ὑγίειαν αὐτῶν κινδυνεύουσαν φθαρῆναι τῆς
ἐξ ἡμῶν ἐπικουρίας δεῖσθαι πρὸ τοῦ μεγάλην γενέσθαι

GALENI DE SANITATE TVENDA
LIBER SEXTVS.

Cap. I. Aliud hujus de fanitate tuenda fpeculatio-
nis argumentum hoc libro inchoaturus repetenda cenfeo
eorum, quae hactenus tractata funt, capita; quae utique di-
cendis fint neceffaria. Igitur primum diximus, quid fit fa-
nitas; fecundo loco, quae ejus univerfalis defcriptio; ter-
tio, quemadmodum fervari ea poffit. Ad haec illud ad-
jectum eft, animalium corpora perpetuo mutari, indeque
adeo neceffe effe fanitatem eorum, quae alias corrumpi
periclitetur, noftra indigere providentia, priusquam infi-

382   ΓΑΛΗΝΟΥ ΥΓΙΕΙΝΩΝ

Ed. Chart. VI. [163, 164.]   Ed. Baf. IV. (277.)

μεταβολὴν, ὡς νοσεῖν ἤδη σαφῶς. ἐπικουρία δ᾽ ἐστὶν ἐξ
ἐδεσμάτων τε καὶ πομάτων ἀναπληρούντων ὅσον ἀποῤῥεῖ τῆς
τοῦ σώματος οὐσίας. ἑτέρα δ᾽ ἀβοήθητος ἐδείχθη μετα-
βολὴ, κατὰ τὸν τῶν ἡλικιῶν λόγον γιγνομένη, ξηραινομέ-
νου τοῦ παντὸς ζώου μετὰ τὴν πρώτην γένεσιν ἄχρι τῆς
τελευτῆς ἐν τῷ μεταξὺ χρόνῳ παντί. τοὺς δ᾽ ἀγνοοῦντας
τὴν ὑγιεινὴν δίαιταν εἰκός ἐστι θᾶττον ἢ κατὰ τὸν τῆς
φύσεως λόγον ἀποθνήσκειν. ἐπεὶ δ᾽, ὡς ἔφην, ἀναγκαῖον
μὲν ἐστὶ τρέφεσθαι ζῶον ἅπαν γεννητὸν, ἡ δ᾽ οὐσία τῶν
ἐδεσμάτων οὐκ ἔστιν ἅπασα τρόφιμος, καὶ διὰ τοῦτο τὸ
περιττὸν αὐτῆς ὑπολείπεταί τι μοχθηρὸν, ὃ καλοῦσιν ἰδίως
περίττωμα, παρεσκευάσθη τῇ φύσει μόρια τοῦ σώματος εἰς
τὴν διάκρισίν τε καὶ κένωσιν αὐτοῦ. πολλῆς δὲ οὔσης ἐν
τῇ τῶν σωμάτων φύσει διαφορᾶς, εὔλογόν ἐστι καὶ τὴν ἑκά-
στου πρόνοιαν ὑγιεινὴν ἰδίαν ὑπάρχειν ἑκάστῳ. [164] πρῶ-
τον οὖν ὑποθέμενοι τῷ λόγῳ τὸν ἄριστα κατεσκευασμένον
ἄνθρωπον, ὅπως ἄν τις τοῦτον ὑγιαίνοντα διαφυλάττοι,

gnis adeo fiat mutatio, ut jam manifeſte aegrotent; pro-
videntiam vero non aliunde conſtare, quam ex cibo po-
tuque, quibus, quod de ſubſtantia corporis decidit, reficia-
tur.   Alterea incurabilis demonſtrata eſt mutatio, quae
pro aetatis ratione accedit, propterea quod cujusque ani-
malis corpus a prima generatione ad exitum usque toto
intermedio tempore ſiccefcat.   Caeterum, qui ſalu-
brem vivendi rationem ignorant, aequum eſt hos ci-
tius, quam ratione, interire. Quoniam autem (ut dixi-
mus) neceſſe eſt omne genitum animal nutriri, ſubſtantia
vero ciborum univerſa in nutrimentum non abit, ac pro-
inde vitioſum quiddam ex ſupervacuo ejus relinquitur,
quod proprie excrementum vocant, praeparatae a natura
quaedam corporis partes ſunt, quae id ſecernant atque
emittant. Plurima vero quum ſit in naturis corporum dif-
ferentia, aequum eſt ſuam eſſe cuique ſanitatis tuendae
providentiam. Primum igitur, hominem, qui optimo ſit
ſtatu, pro materia tractationis propoſitum quemadmodum

ΛΟΓΟΣ Ζ. 383

Ed. Chart. VI. [164.] Ed. Baf. IV. (277.)

διελθεῖν προὐθέμεθα. πολλῶν δ᾿ αἰτίων κατὰ πολλοὺς
τρόπους διακοπτόντων τὴν ὑγιεινὴν ἀγωγήν, ὑπεθέμεθα τὸν
ἄριστα κατεσκευασμένον ἑαυτῷ φυλάττειν ἐλεύθερον ὄντα
πολιτικῆς ἀσχολίας ἁπάσης. καὶ τοῦτον ὥσπερ ἄν τις ἀπὸ
πρώτης ἡλικίας ἄχρι γήρως ἐσχάτου διαφυλάξειεν ὑγιαίνοντα,
διελθόντες ἐν τοῖς πρώτοις ὑπομνήμασι πέντε, μεταβησόμεθα
νῦν ἐπί τε τοὺς κατὰ περίστασιν πραγμάτων ἀδυνατοῦντας ἐν
τοῖς προσήκουσι καιροῖς ἐσθίειν τε καὶ πίνειν καὶ γυμνάζε-
σθαι, καὶ τοὺς εὐθὺς ἐξ ἀρχῆς νοσώδη κατασκευὴν σώματος
ἔχοντας. συντομώτερος δὲ τοῦ πρόσθεν ὁ περὶ τούτων ἐστὶ
λόγος, καίτοι γε, ὅσον ἐφ᾿ ἑαυτῷ, μακρότερος ὢν, διὰ τὸ
προειρῆσθαι τῶν πλείστων ὑλῶν τὰς δυνάμεις, αἷς εἰς τὴν
ὑγιεινὴν πρόνοιαν χρώμεθα. διά τε γὰρ τρίψεων, καὶ λουτρῶν,
καὶ γυμνασίων, ἐδεσμάτων τε καὶ ποτῶν, θάλψεών τε καὶ
ψύξεων, ἀφροδισίων τε χρήσεως καὶ ἀποχῆς, εἴ τί τε τοιοῦ-
τόν ἐστιν ἄλλο, τὰς μεταβολὰς τοῦ σώματος ὁρῶμεν γιγνο-
μένας, ὧν, ὡς ἔφην, εἴρηνται πρόσθεν αἱ δυνάμεις.

quiſpiam in ſanitate cuſtodiat, tradere ſtuduimus. Quum
autem variae occaſiones ſint, quae ſalubrem vivendi re-
gulam pluribus modis intercipiant, eum, qui optimo cor-
poris ſit ſtatu, ac ab omni civili negotio liberum, in ſa-
nitate ſervare propoſuimus. Atque hunc quidem, quum
in primis quinque libris, quemadmodum quis a prima
ineunte aetate ad ultimam usque ſenectutem in ſanitate
cuſtodiat, docuerimus, nunc ad eos veniemus, quibus per
negotiorum qualitates edere, bibere atque exercitari de-
bito tempore non licet; praeterea ad eos, qui ſtatim ab
ortu morboſum corporis ſtatum ſunt ſortiti. Sane brevior
erit de his ſermo, quam prior, quamvis ſuapte natura
longior ſit, propterea quod plurimarum materiarum vires,
quibus ad ſecundae valetudinis tutelam utimur, praedi-
ctae jam ſunt. Nam quum frictione, balneo, exercita-
tione, cibo, potione, calefactione et refrigeratione, ve-
neris tum uſu, tum abſtinentia, et ſi quid aliud ejusmodi
eſt, mutationes fieri corporis cernamus, utique horum
omnium vires (ut dixi) prius ſunt proditae.

Κεφ. β'. Αἱ μοχθηραὶ δὲ τῶν σωμάτων κατασκευαὶ
διτταὶ κατὰ γένος εἰσίν· ἔνιαι μὲν γὰρ αὐτῶν ὁμαλῶς, ἔνιαι
δὲ ἀνωμάλως ἔχουσι κεκραμένα τὰ στοιχειώδη τε καὶ πρῶτα
τοῦ σώματος μόρια, καλούμενα δ' ὑπ' Ἀριστοτέλους ὁμοιο-
μερῆ. λέγω δ' ὁμαλῶς μὲν, ὅταν ἐπί τινα δυσκρασίαν ἐκ-
τραπῇ πάντα ὁμοίως τὰ τοῦ σώματος μόρια, ψυχρότερα τοῦ
προσήκοντος ἢ θερμότερα γενόμενα, ἢ ξηρότερα ἢ ὑγρό-
τερα, καὶ κατὰ συζυγίαν τινὰ μὲν ἅμα θερμότερά τε καὶ
ξηρότερα, τινὰ δὲ ὑγρότερα καὶ ψυχρότερα γιγνόμενα, καὶ
τινα μὲν ὑγρότερα καὶ θερμότερα, τινὰ δὲ ψυχρότερα καὶ
ξηρότερα. καὶ μέντοι καὶ κατὰ τὴν τῶν ὀργανικῶν μορίων
σύνθεσιν ἔνια μὲν ὁμαλῶς, ἔνια δὲ ἀνωμάλως σύγκειται.
πρῶτον μὲν οὖν ἐρῶ καὶ νῦν, ὁποῖαι κατασκευαὶ σωμάτων
εἰσὶν αἱ νοσωδέσταται, καθάπερ καὶ πρόσθεν ἐδήλωσα τὴν
ὑγιεινήν. ἀλλ' αὕτη μὲν μία, τὸ γὰρ ἄριστον ἐν παντὶ
γένει πράγματος ἕν ἐστι· τὰ μοχθηρὰ δὲ δηλονότι πάμ-
πολλα. διττὴ δ' αὐτῶν ἐστιν ἡ γενικὴ διαφορά, καθάπερ
ἀρτίως εἶπον, ἐνίων μὲν ἐν ὁμοίᾳ δυσκρασίᾳ ἅπαντα

Cap. II. Vitioſi autem corporum ſtatus genere du-
plices ſunt, quum elementares et primas corporis partes, quas
Ariſtoteles ſimilares vocat, alii aequabiliter, alii inaequabili-
ter temperatas habeant.   Dico autem aequabiliter temperari,
quum ad aliquam intemperiem verſae aequabiliter corporis
partes omnes aut frigidiores juſto, aut calidiores ſunt red-
ditae, aut ſicciores, aut humidiores; aut per conjugatio-
nem quaedam calidiores ſimul et ſicciores, quaedam hu-
midiores pariter et frigidiores, et quaedam humidiores
et calidiores, quaedam ſicciores et frigidiores.   Quin
etiam in inſtrumentalium partium compoſitione quaedam
aequaliter, quaedam inaequaliter ſunt conditae.   Ac pri-
mum quidem dicam hic quoque, qui ſtatus corporum ſint
morboſiſſimi, ſicuti et prius ſalubrem oſtendi.   Verum is
unicus erat; etenim in omnium rerum genere quod opti-
mum eſt, id unum eſt; vitioſa vero plurima ſunt.   Du-
plex tamen eſt eorum ſecundum genus differentia, ceu
paulo ante dixi, aliis ſimili intemperie omnes partes ha-

ΛΟΓΟΣ Ζ. 385

Ed. Chart. VI. [164. 165.]　　　　Ed. Baf. IV. (277.)

ἐχόντων τὰ μόρια, τινῶν δ᾽ ἐν διαφερούσῃ. τῶν μὲν οὖν
ὁμοίαν ἐχόντων δυσκρασίαν εὔδηλον ὡς χείριστά ἐστι τὰ
σφοδρὰς ἔχοντι ταύτας, καὶ μάλιστα τὰς ψυχρὰς ἅμα καὶ
ξηράς· τῶν δ᾽ ἀνωμάλους ἐχόντων κατασκευὰς σωμάτων
οὐδ᾽ ἀριθμῆσαι ῥᾴδιόν ἐστι τὰς ὑπαλλάξεις. ἀλλὰ κἀκεῖνα
δ᾽ ὑπαλλάξειεν ἄν τις διττοῖς εἴδεσιν, ἢ γένεσιν, ἢ ὅπερ
ἄν τις ὀνομάζειν ἐθέλοι. νοσωδέστατα μὲν γὰρ αὐτῶν ἐστιν,
ὅσα ταῖς ἐναντίαις κράσεσι τὰ κυριώτατα τῶν μορίων ἔχει
πλεονεκτούμενα· μετριώτερα δ᾽, ἐν οἷς οὕτω διάκειται τὰ
μὴ κύρια. τεθέαμαι γάρ τινας ἤδη ἔχοντας κοιλίαν μὲν ψυ-
χρὰν, κεφαλὴν δὲ θερμὴν, ὥσπερ ἐνίους ἔμπαλιν ἐπὶ κεφαλῇ
ψυχρᾷ θερμὴν κοιλίαν. [165] ἐθεασάμην δὲ κατὰ συμβεβηκὸς,
οὐ πρώτως, οὐδὲ κατὰ τὸν ἴδιον λόγον τῆς κράσεως ἐκχολου-
μένην γαστέρα συνεχῶς, οὐκ οὖσαν φύσει θερμὴν, ὥσπερ γε
καὶ ψυχομένην ἑτέραν, καίτοι οὐκ οὖσαν φύσει ψυχράν· οὕτως
δὲ καὶ κεφαλὴν, ἧπάρ τε καὶ σπλῆνα, καὶ ἄλλο μόριον ἀπολαῦον
ἐνίοτε τῆς ἑτέρας δυσκρασίας, ἤτοι μηδὲν αὐτὸ φύσει βεβλαμ-

bentibus, aliis diffimili. Atque eorum quidem, qui fimi-
lem intemperiem habent, peſſime ſe habere conſtat eos,
qui has validas habent, ac potiſſimum frigidas fimul et
ficcas. At qui inaequales habent corporis conſtitutiones,
horum numerare quidem varietates facile non eſt, caete-
rum illos quoque duplici genere ſpecieve, five quovis
alio modo nominare velis, varia ſtatueret aliquis. Nam
maxime quidem morboſi ſunt, quorum principes partes
contrariis temperamentis ſunt affectae; minus vero ob-
noxii valetudini ſunt ii, quibus partes non principes ito
ſe habent. Equidem aliquos jam vidi, quibus venter frigi-
dus erat, caput calidum, ficut contra, quibus caput frigi-
dum erat, venter calidus. Vidimus autem et ex acci-
denti, non primum, nec propria temperamenti ratione
aſſidue afflictum bili ventrem, qui alioqui non erat natura
calidus, quemadmodum certe et refrigeratum alterum,
quamvis non eſſet natura frigidus; ad eundem modum et
caput, et jecur, et lienem, atque etiam alias partes
aliarum quandoque intemperie affici, quum aut ipſao

386   ΓΑΛΗΝΟΥ ΥΓΙΕΙΝΩΝ

Ed. Chart. VI. [165.]   Ed. Baf. IV. (277.)

μένον εἰς τὴν προσήκουσαν κρᾶσιν, ἢ διακείμενον ἐναντίως
αὐτῇ. περὶ πρώτων οὖν ὁ λόγος ἔσται μοι τῶν ὁμαλὴν τὴν
δυσκρασίαν ἐχόντων, ἀπὸ τῶν θερμοτέρων ἀρξαμένῳ. λέλεκται
δ᾽ ἐν τοῖς περὶ κράσεων, ἀδύνατον εἶναι διαμένειν ἐπὶ πολὺ
δυσκρασίαν τινὰ μίαν, αὐτὴ γὰρ ἑαυτῇ προσκτᾶταί τινα ἐξ
ἀνάγκης ἑτέραν. διὸ καὶ τοῖς πλείστοις τῶν ἰατρῶν τέττα-
ρες ἔδοξαν εἶναι μόναι δυσκρασίαι σύνθετοι, τὰς δὲ ἁπλᾶς
οὐκ εἶναι· τήν τε γὰρ θερμὴν ἐξικμάζουσαν ἀεὶ τὰς ὑγρό-
τητας ἐπικτᾶσθαι ξηρότητα, τήν τε ψυχρὰν, ἅτε οὐκ ἐκ-
δαπανῶσαν, ὑποτρέφειν ὑγρότητα, κατὰ ταὐτὰ δὲ καὶ τὴν
ξηρὰν ἐν μὲν τῷ χρόνῳ τῶν αὐξητικῶν ἡλικιῶν ἑαυτοῦ θερ-
μότερον ἀποφαίνειν τὸ ζῶον, ἐν δὲ τῷ τῶν παρακμαστικῶν
ἀποψύχειν· ξηραίνειν μὲν τὰ στερεὰ μόρια τοῦ σώματος,
ἀθροίζειν δὲ περιττωμάτων πλῆθος· ὥσπερ γε καὶ τὴν
ὑγρὰν, ἢν ἅμα τῷ θερμοτάτῳ συμμέτρῳ συστῇ, γίνεσθαί
ποτε κατ᾽ ἀμφοτέρας τὰς ἀντιθέσεις εὔκρατον. ἀμφοτέρας
δ᾽ ἀντιθέσεις δηλονότι λέγω τὴν κατὰ τὸ θερμὸν καὶ

haudquaquam laesae in proprio temperamento effent, aut
etiam contrarium plane quam illae affectum haberent.
Primum ergo de iis verba faciam, qui aequali funt in-
temperie, idque ab iis, qui praecalidi funt, aufpicatus.
Sane dictum a nobis in libro de temperamentis eft, fieri
non poffe, ut intemperies quaelibet fola diu duret,
quando ipfa fibi ipfi alteram ex neceffitate adfcifcit. In-
deque factum, ut plerique medicorum quatuor tantum
effe intemperies putarint, easque compofitas, fimplices
vero ne effe quidem. Nam et calidam, dum humiditates
femper confumit, parere ficcitatem, et frigidam, dum
nihil abfumit, fubalere humiditatem. Eodem modo et
ficcam per eas aetates, quibus augefcit animal, calidius
ipfum femper efficere, quibus vero decrefcit, refrigerare
et ficcare quidem folidas corporis partes, congerere vero
abundantiam excrementorum. Simili modo, fi humida
cum modice calida coierit, exiftere aliquando in utraque
oppofitione mediam temperiem. Utramque oppofitionem
intelligo et quae ex calido ac frigido confiftit, et quae

ψυχρὸν καὶ τὴν κατὰ τὸ ξηρὸν καὶ ὑγρόν. ἔσται δ᾽ εὔ-
κρατος ἡ τοιαύτη κατὰ τὸν τῆς ἀκμῆς καιρὸν, οὐχ ἥκιστα
δὲ κἂν τῷ κατὰ τὴν παρακμὴν, ὡς ἐκείνοις πρέπει. τὴν
μὲν γὰρ ἀρίστην κρᾶσιν ἴσχει τὸ σῶμα κατὰ τὴν τῶν μειρα-
κίων ἡλικίαν, αἱ δ᾽ ἄλλαι πᾶσαι χείρους ταύτης εἰσὶν, ὡς
ἐδείχθη. καὶ μέντοι καὶ τοῦτ᾽ ἀναμεμνήσθω, ἕν τι ὂν αὐτὸ
τῶν εἰρημένων. διττῶν γὰρ οὐσῶν ἐνεργειῶν κατὰ τὰ ζῶα,
τὰς μὲν σωματικὰς οἱ παῖδες ἀρίστας ἔχουσι, τὰς δὲ ψυχι-
κὰς ἡ μετὰ τοὺς παῖδας ἡλικία μέχρι τῆς παρακμαστικῆς.
οὐκ ἔστι δὲ καὶ ἐτῶν ἀριθμῷ περιορίσαι ταύτας, καθάπερ
ἔνιοι πεποιήκασι, πλὴν ἢ κατὰ πλάτος. ἡβάσκειν οὖν ἄρχονταί
τινες ἅμα τῷ πληρῶσαι τὸ τεσσαρεσκαιδέκατον ἔτος, ἔνιοι δὲ
μετ᾽ ἐνιαυτὸν, ἢ καὶ πλείονα χρόνον· ἀρχήν τε τῆς παρακμῆς
ἴσχουσιν, ἔνιοι μὲν εὐθέως μετὰ τὸ τριακοστὸν ἔτος, ἔνιοι δὲ
μετὰ τὸ τριακοστὸν πέμπτον. τὴν μὲν οὖν ἰσχὺν ἅπαντες ἄν-
θρωποι καθαιροῦνται μετὰ τὴν ἀκμαστικὴν ἡλικίαν, οὐ μὴν
τήν γε ὑγίειαν ἀπολλύουσιν, ἀλλ᾽ ἧττον μὲν ἐπαινετὴν ἔχου-

ex ficco et humido. Erit autem medii temperamenti
ejusmodi intemperies in ipfo vigoris tempore, maxime
vero in declinatione, prout ipfi convenit. Optimam
namque temperiem in adolefcentia corpus obtinet, reli-
quae omnes aetates deteriores hac funt, ut prius eft
oftenfum. Atque hoc etiam meminiffe conveniat, unum
id quoque ex iis, quae dicta funt. Quum enim duplices
actiones in animalibus fint, certe corporeas pueri prae-
cipuas obtinent; quae animi funt, ea quae a pueris ad
declinationem usque fuccedit aetas. Nec tamen eft has
aetates annorum numero circumfcribere, quemadmodum
nonnulli fecerunt, nifi forte in latitudine quadam. Ergo
pubefcere quidem incipiunt aliqui, ubi quartumdecimum
annum expleverunt, quidam uno poft anno, aut etiam
amplius. Initium praeterea declinationis nonnulli habent
ftatim a trigefimo anno, nonnulli poft quintum et trige-
fimum. Ac robur quidem omnibus minuitur poft ipfam
fummi vigoris aetatem, non tamen hi fanitatem amittunt
tametfi minus hanc quam ante laudabilem habent. Cae-

388   ΓΑΔΗΝΟΤ ΤΓΙΕΙΝΩΝ

Ed. Chart. VI. [165. 166.]   Ed. Baf. IV. (277. 278.)

σιν·ἢ πρόσθεν, ἔχουσι δ᾽ ὅμως οὐ μόνον ἄχρι γήρως ἀρχῆς,
ἀλλὰ καὶ κατ᾽ αὐτὸ τὸ γῆρας ὅλον, ὃ δὴ δοκεῖ τισιν εἶναι
νόσημα φυσικὸν, ὁπόταν μήτ᾽ ὀδυνῶνταί τι, μήτε τινὰ τῶν
ἐνεργειῶν, αἷς εἰς τὰς κατὰ τὸν βίον (278) πράξεις χρώ-
μεθα, τελέως ἀπολέσωσιν, ἢ μὴ παντάπασιν ἄῤῥωστον ἔχω-
σιν, ὑγιαίνουσιν ὑγίειαν οὖσαν οἰκείαν γήρᾳ. μεμνῆσθαι
γὰρ δεῖ που καὶ τῶν περὶ τῆς ὑγιείας ἀποδεδειγμένων, ὡς
πάμπολυ τὸ πλάτος αὐτῆς ἐστιν. εἰ δὲ καὶ τρίτη τίς ἐστι
διάθεσις σώματος, ἣν οἱ περὶ τὸν Ἡρόφιλον οὐδετέραν ὀνο-
μάζουσι, τὴν τοῖς ἐκ πυρετῶν χαλεπῶν διασωθεῖσιν ὑπάρ-
χουσαν κατὰ τὸν τῆς ἀναλήψεως χρόνον, καὶ τῇ τοῦ γήρως
ἡλικίᾳ, τὸ μὲν ἔξω νόσου τοῖς γέρουσιν εἶναι πάντως
ὑπάρξει, τὸ δὲ τὰς ἐνεργείας ἰσχυρὰς ἔχειν ὁμοίως τοῖς
ἀκμάζουσιν οὐχ ὑπάρχει. ἀλλ᾽ ἐὰν, εἰς ὅσον γέροντι χρεία
βλέπειν τε καὶ ἀκούειν καὶ βαδίζειν καὶ τἆλλα πράτ-
τειν δύνασθαι, μηδὲν ἐλλίπη τὸ σῶμα, καὶ τοῦτ᾽ ἄν τις
εἰκότως ὀνομάζοι γέροντος ὑγίειαν, ὅλον τοῦτο λέγων
ὑγίειαν γέροντος, οὐχ ἁπλῶς ὑγίειαν. [166] ἐκείνη μὲν

terum hanc habent non folum usque ad initium fenectu-
tis, verum etiam in ipfa fenectute tota, quae ipfa quo-
que quibusdam naturalis effe morbus videtur. Quum
enim nec dolore anguntur ullo, nec ullam actionum
earum, quibus ad vitae munera utimur, aut penitus ami-
ferunt, aut omnino imbecillam non habent, utique fani
funt fanitate, quae fenectuti fit congrua. Meminiffe enim
profecto oportet eorum, quae de fanitate demonftrata
funt, nempe quod ampla fit ejus latitudo. Jam fi tertia
quoque corporis affectio eft, quam neutram Herophilus
appellat, quae in iis, qui e gravi evaferunt febri, con-
valefcendi tempore cernitur, et fenili aetate, omnino ex-
tra morbum fenes erunt, actiones tamen perinde, ut ii,
qui in flore aetatis funt, firmas valentesque non habe-
bunt. Verum, fi ad videndum, audiendum, ingredien-
dum aliaque facienda, quae feni expediunt, corpus
nullo modo defit, etiam hoc jure fenis fanitatem appelles,
utique totum hoc jungens, fenis fanitatem, non abfolute

ΛΟΓΟΣ Ζ. 389

Ed. Chart. VI. [166.]   Ed. Baf. IV. (278.)

γὰρ ἄμεμπτός ἐστι τὴν διὰ τῶν ἐνεργειῶν ἀρετήν,
μεμπτὴ δ᾿ ἡ τῶν γερόντων· ἔχουσα γὰρ ἁπάσας τὰς ἐνερ-
γείας οὐδεμίαν ἐῤῥωμένην ἔχει. καὶ δὴ καὶ τὸ γηροκομι-
κὸν ὀνομαζόμενον μέρος τῆς ἰατρικῆς σκοπὸν ἔχει τὴν
γεροντικὴν ὑγείαν εἰς ὅσον οἷόν τε διαφυλάττειν. ὅσα δὲ
σώματα νοσώδη κατασκευὴν ἔσχηκεν εὐθὺς ἐν τῇ πρώτῃ
γενέσει, ταῦτα τὴν ἀρχὴν μὲν οὐδ᾿ ἀφικνεῖταί ποτε εἰς
τὸ γῆρας, εἰ δ᾿ ἀφίκοιτο, πάντα ἕν γέ τι νόσημα χρόνιον
ἴσχει. προυθέμεθα δ᾿ ἐν τῷ νῦν λόγῳ περὶ τῶν μοχθη-
ρὰν ἐχόντων κατασκευὴν διελθεῖν, σκοποῦντες, ὅπως ἄν τις
αὐτὰ φυλάττοι κατὰ τὸ πλεῖστον ὑγιαίνοντα.

Κεφ. γ´. Τὴν ἀρχὴν οὖν ἀπὸ τῶν ὁμαλὴν τὴν δυσ-
κρασίαν ἐν ἅπασι τοῖς μέρεσι τοῦ σώματος ἐχόντων ποιησά-
μενοι λέγωμεν ἤδη περὶ τῆς θερμοτέρας κράσεως, οὐ μὴν
ἐν τῇ καθ᾿ ὑγρότητα καὶ ξηρότητα συμμετρίᾳ μεμπτῆς.
εὐθὺς μὲν οὖν ἀπ᾿ ἀρχῆς ἡ τοιαύτη φύσις τοῦ σώματος
ὑγιεινοτέρα φαίνεται τῆς κατ᾿ ἀμφοτέρας τὰς ἀντιθέσεις
δυσκράτου· λέγω δ᾿ ἀμφοτέρας, τῆς τε κατὰ θερμότητα

fanitatem. Haec enim propter ipfam actionum virtutem
integra eft, et de qua queri non poffit; fenum fanitas
querimoniis non vacat; quamvis enim omnes actiones
habet, nullam tamen validam habet. Atque adeo illa
pars artis, quae fenes regit et moderatur, huc tantum
confilia dirigit, ut fanitatem eorum, quatenus fieri licet,
tueatur. Corpora vero, quae a prima ftatim generatione
morbofa funt, ea plane ad fenectutem nunquam perve-
niunt, aut, fi quando pervenerunt, uno faltem diutino
morbo penitus laborant. Propofuimus autem in hoc libro
de iis differere, qui vitiofo corporis funt ftatu, atque,
hos quemadmodum fanos plurimum tueamur, disquirere.
    Cap. III. Ergo initio ab iis fumpto, qui aequalem
in omnibus corporis partibus intemperiem habent, pri-
mum de iis agamus, qui calidius temperamentum fortiti
funt, caeterum in humiditate ac ficcitate modice fe ha-
bent. Ac talis quidem corporis natura ab initio ftatim
magis apparet fana, qnam ea, quae in utraque oppofitione
vitiofa eft; utramque oppofitionem intelligo, et quae ex

390 ΓΑΛΗΝΟΥ ΥΓΙΕΙΝΩΝ

Ed. Chart. VI. [166.]   Ed. Baf. IV. (278.)

καὶ ψυχρότητα, καὶ τῆς καθ᾽ ὑγρότητα καὶ ξηρότητα. καὶ
τούς τε ὀδόντας φύσει θᾶττον, καὶ φθέγξεται διηρθρωμένην
φωνὴν, καὶ βαδιεῖται θᾶττον, αὐξήσεταί τε κατὰ τὴν ἀναλο-
γίαν ἑκάστοτε τῶν ἐτῶν. ἐπειδὰν δὲ τὴν τῶν μειρακίων
ἡλικίαν διεξέλθῃ, τὸ μεταξὺ πᾶν ἄχρι τῆς παρακμῆς σα-
φῶς πλέον ἤδη φανεῖται θερμὸν, ὡς τοῖς ἀπὸ ξανθῆς χολῆς
νοσήμασί τε καὶ συμπτώμασιν εὐάλωτον ὑπάρχειν. ἡ γάρ
τοι πολλὴ θερμότης ἐκδαπανῶσα τὴν ὑγρότητα ξηροτέραν
ἐργάζεται τὴν κρᾶσιν. οὔσης δὲ καὶ τῆς τῶν ἀκμαζόντων
ἡλικίας θερμῆς, ἡ συζυγία τῆς κράσεως αὐτῶν ἔσται θερμή
τε ἅμα καὶ ξηρά· χολὴ δὲ ἐν ταῖς τοιαύταις κράσεσιν ἡ
ὠχρά τε καὶ ξανθὴ καλουμένη πλεονάζει. τοὺς οὖν οὕτως
πεφυκότας ἄχρι μὲν τῆς τῶν μειρακίων ἡλικίας ὁμοίως χρὴ
τοῖς ἄριστα πεφυκόσι διαιτᾶν, ὑπὲρ ὧν εἴρηται κατὰ τὸν
ἔμπροσθεν λόγον· ἐπειδὰν δὲ τέλειον αὐτῶν ᾖ τὸ σῶμα, δια-
σκέψασθαι προσήκει, πότερον ὑπέρχεται τὸ περιττὸν τῆς χο-
λῆς αὐτοῖς ἅμα τοῖς διαχωρήμασιν, ἢ πρὸς τὴν ἄνω κοι-
λίαν ὁρμᾷ. κάτω μὲν ὑπιόντος αὐτοῦ, πρόδηλον, ὡς χρὴ

calido et frigido confiſtit, et quae ex humido et ſicco.
Eadem dentes edet citius, et citius articulatam vocem
proferet, et citius ambulabit, et ſingulis annis ad pro-
portionem increſcet. Poſtea vero, quam adoleſcentiae
annos compleverit, exinde ad declinationem usque mani-
feſto calidior apparebit, ſic ut tum morbis, tum ſympto-
matis, quae a bile oriuntur, facile ſit obnoxia. Multus
namque calor, dum humorem abſumit, ſiccius tempera-
mentum reddit. At quum florens jam aetas item calida
ſit, nimirum compoſita eorum temperies calida ſimul ſic-
caque erit. In talibus autem temperamentis bilis abun-
dare tum pallida tum flava ſolet. Ergo, qui hac natura
ſunt, ad aetatem usque adoleſcentiae ſimiliter educandi
iis ſunt, qui optimae ſunt naturae; de quibus dictum in
praecedentibus eſt. Poſtea vero, quam abſolutum eorum
corpus ſit, conſiderare oportet, utrumne bilis excremen-
tum illis per alvum una cum faecibus expellatur, an ad
ſuperiorem ventrem feratur. Si enim deorſum feratur,

ΛΟΓΟΣ Ζ. 391

Ed. Chart. VI. [166. 167.]   Ed Baf IV. (278.)

οὐδὲν περιεργάζεσθαι, πρὸς δὲ τὴν ἄνω γαστέρα φερομέ-
νου, δι' ἐμέτων ἐκκενοῦν, μακρὰν χαίρειν εἰπόντας ἐκείνοις
τῶν φιλοσόφων, ὅσοι κωλύουσι μετὰ τὰ γυμνάσια πρὸ τῆς
τροφῆς ἀφ' ὕδατος χλιαροῦ ἐμεῖν. οἴνῳ γὰρ οὐδ' ἐγὼ
συμβουλεύω τηνικαῦτα χρῆσθαι, πλὴν εἰ δυσχερῶς ἐμοῖεν
ἀφ' ὕδατος. εἰσὶ γάρ τινες καὶ τοιαῦται φύσεις σωμάτων,
αἷς συγχωρητέον οἴνου γλυκέος προσφέρεσθαι, εἰ προπίον-
ται αὐτοῦ τὸ ὕδωρ. ἔτι δὲ καὶ μᾶλλον, ὅταν ἡ κρᾶσις ἐξ
ἀρχῆς ᾖ θερμοτέρα τε καὶ ξηροτέρα, πρὸς τοὺς ἐμέτους ἔρ-
χεσθαι· καὶ γὰρ καὶ μᾶλλόν εἰσιν οὗτοι χολώδεις ἐπὶ τῆς
ἀκμαστικῆς ἡλικίας. καὶ δὴ καὶ γυμνάζεσθαι βέλτιον αὐ-
τοὺς, οὐκ ὀξὺ καὶ σύντονον γυμνάσιον, ἀλλὰ σχολαιότερόν
τε καὶ μαλακώτερον· εἰσὶ γὰρ δὴ καὶ ἰσχνότεροι πάντες οἱ
τοιοῦτοι. συμπεφώνηται δὲ τοῖς γυμνασταῖς ἅπασι, λεπτύνειν
μὲν τὰ ὀξέα γυμνάσια, σαρκοῦν δὲ τὰ βραδέα. [167] τινὲς
δὲ καὶ τῶν σφόδρα θερμῶν τὴν κρᾶσιν οὐδ' ὅλως χρή-
ζουσι γυμνασίων, ἀλλ' ἀρκεῖ περίπατός τε καὶ λουτρὸν αὐτοῖς,

conflat, non debere effe folicitos. Sin fuperiorem ven-
trem petat, per vomitum eft emittendum, fcilicet longe
valere jurfis philofophis iis, qui vomere ex aqua tepida
poft exercitationes ante cibum vetant. Nam vino nec
ipfe fane tum effe utendum fuaferim, nifi difficulter id
faciant ex aqua. Quippe ejusmodi quaedam corporum
naturae funt, quibus utique vinum dulce, fed ubi aquam
prius biberint, eft concedendum. Praeterea etiam magis,
ubi temperamentum eorum ab initio calidius ficciusque
fuit, vomitio petenda eft, propterea quod magis etiam
hi biliofi funt in vigoris aetate. Quin et exercitari hic
utilius eft, non celeribus exercitationibus et vehementi-
bus, fed potius tardis et mollibus. Sunt enim omnes,
qui hoc ftatu funt, graciliores. Celeres vero exercitatio-
nes confenfu gymnaftarum omnium extenuant, fed lentae
contra corpus implent. Sunt vero et ex iis, qui impenfe
calido temperamento funt, qui exercitari prorfus non de-
fiderant, fed abunde his fatisfaciant inambulatio, bal-

ἀνατριψαμένοις ἐλαίῳ μαλακαῖς τρίψεσι. δριμὺ γὰρ καὶ
θερμὸν καὶ δακνῶδες τὸ διαπνεόμενον ἀπ᾽ αὐτῶν ἐστιν, οὐκ
ἀτμῶδές οὐδ᾽ ἡδὺ καὶ ἄδηκτον. οὗτοι δὲ καὶ τοῖς μετὰ
τροφὴν χαίρουσι λουτροῖς. καί τινες αὐτῶν ἄπιστον ὅπως
ἐπαχύνθησαν ἐπὶ τῇ τοιαύτῃ διαίτῃ. παλαιὸς δὲ οἶνος
ἐναντίος αὐτοῖς ἐστι, οἰκεῖος δὲ ὁ λευκὸς καὶ λεπτός. ἐπι-
βλέπειν δὲ ἐπὶ πάντων τῶν μετὰ τροφὴν λουομένων, μή
πως κατὰ τὸ δεξιὸν ὑποχόνδριον, ἔνθα κεῖται τὸ ἧπαρ,
αἰσθάνονταί τινος ἀλγήματος, ἢ βάρους, ἢ τάσεως. αἱ γὰρ
τοιαῦται κατασκευαὶ τῶν σωμάτων ἡπατικαῖς ἁλίσκονται
νόσοις, ἐὰν ἐδηδοκότες λούωνται. κἂν αἴσθωνται δέ ποτε
τοιούτου τινὸς συμπτώματος, αὐτίκα διδόναι τι τῶν ἐκ-
φραττόντων τὸ ἧπαρ, ἀπέχειν τε καὶ τῶν παχυχύμων ἐδεσμά-
των, καὶ μάλιστα ὅσα γλίσχρα. λέγεται δὲ περὶ αὐτῶν ἐπὶ
πλέον ἐν τοῖς τρισὶν ὑπομνήμασιν, ἃ περὶ τῶν ἐν ταῖς
τροφαῖς δυνάμεων ἔγραψα, καὶ τῷ περὶ τῆς εὐχυμίας τε
καὶ κακοχυμίας, ἔτι τε κἂν τῷ τῆς λεπτυνούσης διαίτης.

neum et mollis ex oleo frictio. Acre namque et mor-
dax calidum id eſt, quod ab his exhalat, non halituo-
ſum, nec ſuave, citraque morſum; hos vero a cibis quo-
que balneum juvat. Quidam vero eorum incredibile eſt,
quam étiam obeſi ſunt redditi ex tali victus ratione.
Antiquum autem vinum inimicum his eſt; album vero ac
tenue idoneum eſt. Aeſtimandum autem in omnibus eſt,
qui a cibo lavantur, num in dextra praecordiorum parte,
ubi ſitum jecur eſt, dolorem aliquem, aut gravitatem, aut
tenſionem ſentiant. Ejusmodi namque corporum ſtatus
jecinoris vitiis tentari ſolet, ſi balneo poſt cibum utan-
tur. Ac ſi quando ejusmodi aliquod vitium ſentiunt,
illico dandum aliquid eſt eorum, quae obſtructum jecur
liberent, abſtinendumque ab iis cibis, qui craſſum effi-
ciunt ſuccum, ac potiſſimum ſi iidem glutinoſi ſint. De
his dictum abunde nobis eſt in tribus libris, quos de
alimentorum facultatibus ſcripſimus; praeterea in eo libro,
quem de cibis boni et mali ſucci edidimus; itemque in

ΛΟΓΟΣ Z. 393

Ed. Chart. VI. [167.]   Ed. Baf. IV. (278.)

καὶ γὰρ οὖν καὶ χρῆσθαι ἐν τοῖς ἀλγήμασι τοῖς καθ᾽ ἧπαρ
ἀναγκαῖόν ἐστι λεπτυνούσῃ διαίτῃ, μέχρι περ ἂν αὐτοῖς
ἀνώδυνόν τε καὶ κοῦφον γένηταί πως τὸ δεξιὸν ὑποχόνδριον.
ἀγαθὸν δὲ καὶ τῆς κόμης τοῦ ἀψινθίου τὸ ὑπόβρεγμα προσ-
φέρεσθαι, καὶ τὸ διὰ ταύτης τε καὶ ἀνίσου καὶ πικρῶν
ἀμυγδάλων συντιθέμενον, ὃ δι᾽ ὀξυμέλιτος ἄμεινον πίνειν
ἐν τῷ μέσῳ χρόνῳ τῆς τε ἐκ τῶν ὕπνων ἀναστάσεως καὶ
τοῦ λουτροῦ. προκατειργασμένων τε γὰρ τῶν ἀναδεδομένων
εἰς ἧπαρ ἐκ τῆς γαστρὸς ἄμεινον προσφέρεσθαι τὰ τοιαῦτα,
τῇ τε ἐξ αὐτῶν ἐνεργείᾳ χρόνον τινὰ δίδοσθαι πρὸ τῆς
τῶν σιτίων προσφορᾶς. ἀγαθὸν δὲ καὶ τὸ διὰ τῆς καλαμίν-
θου φάρμακον, οὗ τὴν σύνθεσιν ἐν τῷ δ᾽ τῶν ὑπομνημά-
των ἔγραψα. ἀλλ᾽ ἐπί γε τῶν χολωδῶν κράσεων φυλάττε-
σθαι προσήκει τὴν συνεχῆ τοῦδε χρῆσιν. καὶ μέντοι καὶ
ὁπότε τις αὐτῶν χρῆται αὐτῷ τῆς καθ᾽ ἧπαρ ἐμφράξεως
ἕνεκεν, ἄμεινον δι᾽ ὀξυμέλιτος πίνεσθαι. τὸ δὲ τῶν τρο-
φῶν εἶδος, εἰ μὲν ὑπαλλάττειν ἐπὶ τὸ βέλτιον ἐθέλεις τὴν
κρᾶσιν τῶν οὕτως ἐχόντων, ἐναντίον ἔστω τῇ δυσκρασίᾳ.

libro de attenuante victus ratione.   Quippe qui dolorem
in jecinore fentiunt, iis tali victus ratione utendum om-
nino eft, quoad fine dolore et gravitate dextrum fit
hypochondrium.   Utile fane fuerit et liquorem, in quo
macerata fit abfinthii coma, offerre; praeterea, quod
tum ex ea, tum ex anifo et amaris amygdalis conficitur;
quod etiam bibere ex oxymelite praeftat in eo tempore,
quod inter furrectionem a lecto et balneum intercedit.
Nam et poftquam confecta funt, quae ex ventre ad jecur
diftribuuntur, talia exhiberi praeftat, et temporis aliquid
eorum operi ante cibum fumendum dari.   Non inutile
eft et medicamentum, quod diacalaminthen vocant, cujus
compofitionem in quarto horum commentariorum fcripfi-
mus.   Verum in biliofis temperamentis cavere oportet
hujus affiduum ufum.   Sed et fi quando horum quifpiam
eo propter jecinoris obftructiones utitur, utilius eft ex
oxymelite id bibat.   Porro alimenti fpecies, fi quis horum
temperamentum vertere in melius ftudet, contraria effe

394   ΓΑΛΗΝΟΥ ΥΓΙΕΙΝΩΝ

Ed. Chart. VI. [167.]   Ed. Baf. IV. (278.)

κατὰ βραχὺ δὲ γίνεται τοῦτο χωρὶς βλάβης, ἐπιστατοῦντος
μὲν ἰατροῦ, σχολὴν δ᾽ ἄγοντος .αὐτῷ τοῦ βοηθουμένου το-
σαύτην, ὡς ἅπαντα ποιεῖν ἐν τῷ προσήκοντι καιρῷ. πράτ-
τοντι δὲ ἀνθρώπῳ τὰ πολιτικὰ καὶ πολλαῖς ἀσχολίαις δου-
λεύοντι κάλλιόν ἐστι μηδ᾽ ἐπιχειρεῖν ὑπαλλάττειν. τὴν κρᾶ-
σιν, ἀλλὰ τὰς οἰκείας τροφὰς αὐτῷ δοτέον. οἰκεῖαι δ᾽ εἰσὶν
αἱ μὲν ὑγραὶ ταῖς ὑγραῖς, αἱ δὲ ξηραὶ ταῖς ξηραῖς.
ἢ γάρ τοι θρέψις ὁμοιουμένου γίνεται τοῦ θρέψοντος ἐδέ-
σματος τῷ τρεφομένῳ σώματι· θᾶττον δὲ ὁμοιοῦται τά,
μὲν ξηρὰ ταῖς ξηραῖς, τὰ δ᾽ ὑγρὰ ταῖς ὑγραῖς. ἐπὶ δὲ τῶν
ὁμαλὴν τὴν κρᾶσιν ἐχόντων, ὅσον περ ἂν ἥδιον ᾖ τὸ βρῶμα,
τοσοῦτον τροφιμώτερον γίγνεται· τῶν δ᾽ ἀνώμαλον ἐχόντων
τὴν κρᾶσιν σωμάτων, ὡς ἄλλην μὲν εἶναι τὴν τοῦ ἥπατος,
ἄλλην δὲ τὴν τῆς γαστρὸς, ἤ τινος τῶν καθ᾽ ἧπαρ, ἕτερον
μέν ἐστι τὸ κατὰ τὴν προσφορὰν ἡδὺ, ἕτερον δὲ τὸ καθ᾽ ἕκαστον
μόριον οἰκεῖον. ἐπεὶ δὲ καὶ τὸ καθ᾽ ἕκαστον μόριον οἰκεῖον
ἐδείχθη διττὸν, ἕτερον μὲν τὸ κατὰ τὰς ἁπλᾶς ποιότητας,

intemperantiae debet.   Senfim vero id fiet citra noxam,
fi et praefit medicus, et qui curatur ita fit a negotiis
liber, ut omnia fuo tempore peragat.   Nam qui in rebus
civilibus verfatur et multis negotiis diftringitur, huic
tutius eft, ut nec tentet temperamentum fuum mutare,
fed familiaria fibi nutrimenta fumat.   Porro apta funt
humidis quidem humida et ficcis ficca.   Nutritio enim
fit, quum is qui nutrit cibus corpori, quod alit, affimila-
tur.   Citius autem affimilantur ficca ficcis et humida
humidis.   Quibus vero aequale temperamentum eft, iis
quanto jucundius fuerit, quod comedunt, tanto utique fit
magis nutriens.   At qui inaequalem temperiem funt
fortiti, ta ut his aliud jecinoris temperamentum fit,
aliud ventris, aut alicujus eorum, quae circa jecur funt,
iis diverfum eft, quod affumptu jucundum eft, ab eo,
quod cuique parti eft idoneum.   Quoniam autem often-
fum eft duplex effe, quod fingulis conveniens eft, aliud,
quod fecundum fimplices qualitates, aliud, quod fecun-

ἕτερον δὲ τὸ κατὰ τὴν ὅλην οὐσίαν, ἡ μὲν οὖν κατὰ τὰς
ἁπλᾶς ποιότητας οἰκειοτάτη ὁποία τίς ἐστιν, ὀλίγῳ πρόσθεν
εἴρηται, μεταβάλλειν τε αὐτὴν βουλομένοις ἐπὶ σχολῆς,
ὑπηρετεῖν τε ἀναγκαζομένοις ἐν ἀσχολίᾳ, [168] ἡ δὲ κατὰ
τὴν ὅλην οὐσίαν τῇ πείρᾳ μόνῃ γινώσκεται. μεγίστην οὖν
δύναμιν εἰς τὴν τῶν ἐσθιομένων τε καὶ πινομένων κατεργα-
σίαν, οὐ κατὰ τὴν γα(279)στέρα μόνον, ἀλλὰ καὶ κατὰ
σύμπαν τὸ σῶμα, ἡ κατὰ τὴν ὅλην οὐσίαν οἰκειότης ἔχει,
δι᾽ ἣν αἱ τροφαὶ τοῖς ζώοις ὑπηλλαγμέναι τε καὶ πολὺ δια-
φέρουσαι ταῖς ἰδέαις εἰσίν, οὐδὲν ὅμοιον ἐχούσης τῆς ἐκ
τῶν ἀχύρων τε καὶ πόας τῇ ἐξ ὀστῶν τε καὶ σαρκῶν, ἢ
τῆς ἐξ ἄρτων τῇ ἐκ κωνίου τε καὶ ἑλλεβόρου· καὶ γὰρ
ταῦτα ζώοις τισίν εἰσι τροφαί. γίνονται δὲ καὶ κατὰ τὴν
ποιότητα οἰκειότητες, εἰ μὲν φυλάττειν ἐθέλοις τὰς κρά-
σεις, ταῖς μὲν ὑγραῖς τῶν ὑγραινόντων ἐδεσμάτων ἁρμοτ-
τόντων, ταῖς δὲ ξηραῖς τῶν ξηραινόντων, εἰ δὲ ὑπαλλάτ-
τειν, τῶν ἐναντίων. ἐπὶ δὲ τῆς κατὰ τὸ θερμὸν καὶ ψυχρὸν

dum totam ſubſtantiam: quod ſimplicibus qualitatibus
maxime aptum eſt, id qualenam ſit, ſuperius paulo eſt
comprehenſum, idque, ſeu mutare intemperiem per otium
velis, ſeu obſequi cogaris propter negotia, quod ex tota
ſubſtantia idoneum maxime eſt, ſola experientia diſcerni-
tur. Ac maximam quidem vim habet ad ea, quae edun-
tur bibunturque, non in ventre modo, ſed etiam toto cor-
pore conficienda totius ſubſtantiae convenientia; cujus
ratione nutrimenta animalibus et varia, et ſpeciebus
multum inter ſe diverſa habentur, quum nulla ſimilitudo
ſit ejus, quod ex palea et herbis accedit, ei, quod ex oſſi-
bus et carnibus, nulla ſocietas ejus, quod ex pane eſt,
cum eo, quod ex cicuta et veratro; nam et haec ani-
mantium quibusdam nutrimenta ſunt. Fiunt autem et
qualitatibus convenientiae, utique ſi ſervare temperamen-
tum ſtudes, humidis naturis humectante cibo maxime
quadrante, ſiccis vero eo, qui ſiccet; ſin alterare placet,
contrariis. In ea autem quae eſt in calido frigidove ad

εἰς δυσκρασίαν ἐκτροπῆς ἡ τῶν ἐναντίων προσφορὰ δια-
παντὸς ἁρμόττει. δραστικώταται γάρ εἰσι καὶ, ὡς ἄν εἴποι
τις, δυναστικώτεραι τῶν καθ᾿ ὑγρότητα καὶ ξηρότητα δυσκρα-
σιῶν αἱ τοιαῦται· ῥᾳδίως γοῦν ὑπὸ τῶν ὁμοίων τροφῶν
εἰς νοσώδη δυσκρασίαν ἀφικνοῦνται. ξηρότερον δ᾿ ἐργασά-
μενος ὁτιοῦν τῶν μορίων οὐδέν τι βλάψεις σαφὲς, ὥσπερ
οὐδ᾿ εἰ φυλάττοις ὑγρότερον. ἐναργέστερον δέ σοι τεκμή-
ριον καὶ αἱ ἡλικίαι γινέσθωσαν, αἱ μὲν ἀπὸ τῆς πρώτης γε-
νέσεως ἄχρι τῶν μειρακίων ὑγροτάτην ἔχουσαι τὴν σάρκα,
ξηρὰν δὲ ἱκανῶς αἱ πρεσβυτικαί. μεμνῆσθαι δ᾿ ἐν τοῖς
τοιούτοις λόγοις χρὴ τῶν εἰρημένων ἐν τοῖς περὶ κράσεων,
ὅπως μή τις ὑπολάβῃ, τοὺς ὑπὸ περιττῶν ὑγρῶν βαρυγομέ-
νους ὑγροὺς γίνεσθαι τὴν κρᾶσιν, ὃ καὶ τοὺς οἰηθέντας,
ὑγρὸν καὶ ψυχρὸν εἶναι τὸ γῆρας, ἐξηπάτησεν. οὐ γὰρ αὐτὰ
τὰ μόρια τοῖς γέρουσιν ὑγρότερα ταῖς κράσεσίν ἐστιν, ἀλλὰ
αἱ μεταξὺ τῶν σωμάτων χῶραι τῆς περιττῆς ὑγρότητος
ἐμπίπλανται γερόντων τε καὶ νοσούντων νόσους ὑγράς.

intemperiem converſione contraria dare ſemper expedit,
quum et efficaciſſimae ejusmodi intemperies ſint, et, ut
ita dicam, magis, quam quae ex ſiccitate et humiditate
conſiſtunt, potentes; quippe quum facile ſimilibus nutri-
mentis in morboſam intemperiem abeant. At ſi ſiccius
qvodvis membrum efficias, nihil manifeſte laedes; pari
modo nec ſi humidiori ſuam humiditatem ſerves. Evi-
denti vero argumento tibi et aetates ſint. Quae enim a
prima generatione ad adoleſcentiam usque carnem habent
humidiſſimam, ſenilis aetas impenſe ſiccam. Meminiſſe
vero in hujusmodi ſermone oportet eorum, quae in
opere de temperamentis ſunt ſcripta, ſcilicet ne quis
exiſtimet, qui ſupervacuis excrementis onerantur, hos
humido temperamento eſſe; quae res eos, qui ſenectutem
frigidam et humidam putarunt, fefellit. Non enim ipſae
partes ſenum humidiore temperamento ſunt, ſed ipſae
capacitates, quae inter corpora patent tum ſenum, tum
eorum; oui humidis morbis laborant, ſupervacua humidi-

ὁποῖον δέ τι τὸ ξηρὸν νόσημά ἐστιν, ἐπιστημονικὴν ἕξει
γνῶσιν τὸ γεγραμμένον μοι περὶ μαρασμοῦ βιβλίον ἐπι-
μελῶς ἀναγνοὺς, οὐχ ἅπαξ ἢ δὶς, οὐδὲ παρατρέχων, ἀλλ᾿
ἐφιστὰς καὶ προσέχων τὸν νοῦν ·ἑκάστῳ τῶν λεγομένων.
προγεγυμνάσθαι δὲ χρὴ τὸν μέλλοντα καλῶς ἀναλέξασθαι
ταῦτα τῷ δευτέρῳ περὶ κράσεων ὑπομνήματι, καθ᾿ ὃ δέ-
δεικται τοῦ γέροντος ἡ κρᾶσις ξηρά. τὸ δὲ προκείμενον ἐν
τῷ νῦν λόγῳ σῶμα θερμότερον τοῦ δέοντος, ἐὰν μὲν ἐν
τῇ πρώτῃ συστάσει μέσον ὑγρότητός τε καὶ ξηρότητος ᾖ,
πάντως τοῦτο κατὰ τὴν ἀκμαστικὴν ἡλικίαν γίνεται ξηρὸν,
ἔτι δὲ μᾶλλόν τε καὶ θᾶττον, εἰ καὶ φύσει ξηρότερον εἴη.
καὶ δὴ καὶ γηράσει τοῦτο θᾶττον, ὅσῳ καὶ θᾶττον εἰς
ἀκμὴν ἀφίκοιτο. πάντων γὰρ, ἐν τῇ παρακμῇ ξηραινομέ-
νων, εὔλογόν ἐστι τὸ φύσει ξηρότερον εἰς τὴν τῆς γερον-
τικῆς ἀμετρίας ξηρότητα ἀφικνεῖσθαι θᾶττον. δέονται τοί-
νυν οὗτοι μάλιστα κατὰ τὴν ἀκμαστικὴν ἡλικίαν ὑγρᾶς
διαίτης, ἧς τὸν τύπον ἄρτι ὑπέγραψα, διά τε τῶν ὑγραι-

tate implentur. Porro cujusmodi ficcus morbus fit, certa
ſcientia cognoſcet, qui librum, quem de maraſmo inſcri-
pſimus, diligenter relegerit, non ſemel aut bis, nec trans-
currens, ſed ſingulis inſiſtens atque intentus. Sane, qui
haec commode leget, hunc exercitari prius convenit in
ſecundo de temperamentis libro, in quo demonſtratum eſt,
ſenis temperamentum ficcum eſſe. Verum, quod in praes-
entia nobis propoſitum eſt, calidius juſto corpus, ſi qui-
dem in prima conſtitutione medium humiditatis ficcitatis-
que habitum habuerit, omnino id in incrementi ſtatu
ficcum efficitur, idque tum magis, tum celerius, fi etiam
natura ficcius erat. Sed et feneſcet idem citius, quanto
utique ad fummum incrementum pervenit citius. Nam
quum omnes in declinatione aetatis ficceſcamus, ratio eſt,
ut, qui natura fit ficcior, in ſenilis intemperiei ficcitatem
citius perveniat. Hi ergo in vigoris aetate potiſſimum
humidam victus rationem poſtulant, cujus formulam pro-
xime deſcripſimus; perficitur enim humectantibus cibis

νόντων ἐδεσμάτων καὶ λουτρῶν, ἀποχῆς τε καὶ γυμνασίων
συντόνων καὶ πολλῶν γινομένης, ὥστε θέρους ὥρᾳ καὶ
θᾶττον λούεσθαι, καὶ μετὰ τροφὴν αὖθις τὸ δεύτερον.
ὀνίνησι τούτους καὶ ἡ τοῦ ψυχροῦ πόσις. ἐναντιώτατα δὲ
ταῖς ξηραῖς κράσεσίν εἰσιν ἀφροδίσια. φείδεσθαι δὲ χρὴ καὶ
μάλιστα αὐτοὺς ἐγκαύσεων, καὶ κόπων, καὶ φροντίδων,
καὶ ἀγρυπνιῶν, καὶ κινήσεων ἁπασῶν ὀξειῶν. καὶ οἱ θυμοὶ
δὲ μάλιστα τὰς χολώδεις φύσεις ἐκπυροῦντες ὀξεῖς γεννῶσι
πυρετούς. [169] ἅπερ οὖν ἐπήνηται διαιτήματα τοῖς θερ-
μοῖς τὴν κρᾶσιν ἐπὶ τῆς ἀκμῆς καὶ σύμμετρον ἐξ ἀρχῆς
ἔχουσιν ὑγρότητα, ταῦτα μᾶλλον ἁρμόττει τοῖς φύσει θερ-
μοῖς καὶ ξηροῖς. εὔδηλον δ', ὅτι τὴν ποσότητα τῆς ὑπερο-
χῆς τοῦ κρατοῦντος στοιχείου σκεπτέον ἐστὶν ἐν τοῖς μά-
λιστα. τοσοῦτον γὰρ ἐπιτείνειν τε καὶ ἐκλύειν ἢ αὐξάνειν
χρὴ τὸ τῆς διαίτης εἶδος, ὅσον ὑπὲρ τὸ κατὰ φύσιν ηὔξη-
ταί τε καὶ μεμείωται τὰ τῆς κράσεως στοιχεῖα. διὸ καὶ τοὺς
ὑγροτέρους τε καὶ τοὺς φύσει θερμοτέρους, εἰ μὲν ὑπαλλάτ-
τειν αὐτῶν ἐθέλοις τὴν κρᾶσιν ἐπὶ τὸ ξηρότερόν τε καὶ

ac balneis, tum exercitationum, et quae concitatae, et
multae funt, abſtinentia. Hi adeo aeſtatis tempore et
citius lavantur, et a cibo iterum; prodeſt his et frigidae
potio. At venus ſiccis temperamentis eſt inimiciſſima.
Vitandae quam maxime his funt exuſtiones, et laſſitudi-
nes, et follicitudines, et vigiliae, et motus omnis celer.
Iracundia vero, quum bilioſas naturas maxime accendat,
acutas febres parit. Quae igitur victus ratio iis laudatur,
qui in conſiſtenti aetate temperie funt calida, humidita-
tem tamen ab ortu mediocrem habebant, haec iis, qui
natura calidi ſunt et ſicci, magis convenit. Nec dubium
eſt, quin modus quoque exceſſus ſuperantis elementi in
primis conſiderandus ſit. Siquidem eatenus intendere,
remittere aut augere victus ſpeciem oportet, quatenus
ſupra naturalem habitum aucta diminutave funt tempe-
ramenti elementa. Quapropter, ſi eorum, qui natura hu-
midiores calidioresque funt, mutare temperamentum ad
frigidiorem ſiccioremque ſpeciem libet, contrariam his

ΛΟΓΟΣ Ζ. 399

Ed. Chart. VI. [169.]   Ed. Baf. IV. (279.)

ψυχρότερον εἶδος, χρὴ διὰ τῆς ἐναντίας διαίτης ἄγειν, εἰ
δὲ φυλάττειν, διὰ τῶν ὁμοίων. αἱ δὲ τοιαῦται φύσεις ἐν
τῇ τῶν παίδων ἡλικίᾳ ῥευματικοῖς τε καὶ πληθωρικοῖς ἁλί-
σκονται νοσήμασι, καὶ πρὸς τούτοις γε σηπεδονώδεσι.
δέονται τοίνυν γυμνασίων πλεόνων, ἀκριβοῦς τε τῆς ἐν τῇ
γαστρὶ πέψεως· ὅσα γὰρ ἐν ταύτῃ διαφθείρεται, νοσημά-
των σηπεδονωδῶν ὑπόθεσις γίνεται παντὶ τῷ σώματι. διὸ
καὶ πρὸ τροφῆς δὶς καὶ τρὶς οὗτοι λουόμενοι, καὶ τοῖς
αὐτοφυέσι θερμοῖς ὕδασιν οὗτοι χρώμενοι, μάλιστα ὠφελοῦν-
ται. σκοπὸς γὰρ ἐπ᾽ αὐτῶν ἐστιν αὐτὰ μὲν τὰ μόρια τοῦ
ζῴου φυλάττειν ὑγρά, κοινὸν ὂν τοῦτο πάσης κράσεως, εἴ
γε καὶ τοὐναντίον αὐτῆς θᾶττον ἐπὶ τὸ γῆρας ἄγει τὰ σώ-
ματα τῶν ζῴων ἁπάντων, αὐτό τε τὸ θνητὸν εἶναι τὸ γεν-
νητὸν σῶμα τὴν αἰτίαν ἔχει· ὡς, εἴγε δυνατὸν ἦν ἀεὶ
διαφυλάττειν ὑγρὰν τὴν κρᾶσιν τοῦ σώματος, ὃ τοῦ σοφι-
στοῦ λόγος, ὃν ἐν ἀρχῇ διῆλθον, ἀθάνατον ἐπαγγελλόμε-
νος ποιήσειν τὸν αὐτῷ πειθόμενον, ἀληθὴς ἦν. ἀλλ᾽ ἐπεὶ
τὴν φυσικὴν ὁδὸν τὴν ἐπὶ τὸ ξηραίνεσθαι τὸ σῶμα φυγεῖν

victus rationem exhibeas, oportet; fin id cuftodire placet,
fimilem. Sane ejusmodi naturae in puerili aetate fluxio-
num et redundantiae morbis maxime tentantur, itemque
putredinis, quo magis et pluribus exercitationibus, et
exacta ventris concoctione indigent.   Quicquid enim in
hoc corrumpitur, id toti corpori morborum putredinis
occafio fit. Itaque et ante cibum bis terque hi fi lavent
ac calidis fponte ortis utantur, maximum inde commo-
dum fentiunt.   Quippe huc dirigitur in his confilium, ut
ipfas animalis partes fervemus humidas.   Quae res omnis
temperamenti communis eft, fi modo contraria ratio om-
nium animantium corpora citius ad fenectutem perducit,
ipfaque eft, cujus culpa omne genitum corpus mortale
fit.   Quippe, fi fieri poffet, ut temperamentum corporis
humidum perpetuo fervaretur, verus fophiftae, cujus
inter initia operis memini, fermo effet, qui fibi aufcul-
tantem promifit immortalem fore.   Sed, quoniam naturae
progreffum, qui eft ad ficcitatem, effugere corpori non

400 ΓΑΛΗΝΟΥ ΥΓΙΕΙΝΩΝ

Ed. Chart. VI. [169.] Ed. Baf. IV. (279.)

οὐκ ἔστιν, ὡς ἐδείχϑη, ᾽διὰ τοῦτο γηρᾶν ἀναγκαῖον ἡμῖν
ἐστι καὶ φϑείρεσϑαι, πολυχρονιώτατος δ᾽ ἂν ὁ ἥκιστα ξη-
ραινόμενος γένοιτο. τῆς δ᾽ ὑγρᾶς διαίτης περιττώματά τε
καὶ πλῆϑος χυμῶν γεννώσης, χαλεπὸν γίνεται κρατῆσαι τῆς
συμμετρίας, ὡς μήτε νόσοις ἁλίσκεσϑαι, μήτε ταχέως γηρᾶν.
ὅσον δ᾽ αὖ ἐπὶ τῇ κράσει, πολυχρονιώτατοι πάντων εἰσὶν οἱ
ὑγρότατοι, καὶ μέντοι καὶ ὑγιαίνουσιν, ἐπειδὰν κρατυνϑῇ
τὸ σῶμα, τῶν ἄλλων μᾶλλον, ὥσπερ καὶ ἰσχυρότεροι μέχρι
γήρως ἐσχάτου τῶν τὴν αὐτὴν ἡλικίαν ἐχόντων εἰσί. καὶ
κατὰ τοῦτο ἐπῄνηται σχεδὸν ὑπὸ πάντων ἰατρῶν τε καὶ
φιλοσόφων, ὅσοι τὰ στοιχεῖα τοῦ σώματος ἀκριβῶς ἔγνωσαν,
ἡ κρᾶσις αὕτη· καὶ μέντοι καὶ διὰ τοῦτο μόνη τισὶν ἔδοξε
κατὰ φύσιν εἶναι. κρείττων γὰρ ἐν τῷ χρόνῳ τῶν ἄλλων
γίγνεται, τό γε κατ᾽ ἀρχὰς οὖσα χείρων. ὥστε καὶ τὸν ἐπι-
στατοῦντα τῷ τοιούτῳ σώματι τῶν ἀπορροιῶν αὐτοῦ πρό-
νοεῖσϑαι χρὴ διά τε γυμνασίων, ὡς ἔφην, καὶ λουτρῶν

licet, ut ante docuimus, idcirco fenefcere nobis corrum-
pique neceffe eft.   Erit tamen id maxime diuturnum,
quicquid minime ficcatum. Verum, quum humida victus
ratio excrementa et fuccorum abundantiam pariat, diffi-
cile eft ita mediocritatem fervaro, ut neque morbi inci-
dant, neque fenectus maturetur.   Quod tamen ad ipfius
temperamenti rationem attinet, qui maxime funt humidi,
ii maxime funt longaevi. Iidem et fanitate, ubi corpus
ad robur pervenit, plus caeteris fruuntur, et caeteris,
qui parem aetatem agunt, valentiores ad extremum us-
que fenium funt.   Ideoque ferme tum medicis omnibus,
tum philofophis, qui corporis elementa diligenter invefti-
garunt, temperamentum id laudatum eft.   Imo etiam
unum id proinde fecundum naturam fe habere quibus-
dam eft vifum.   Nam, quanquam in principio fit dete-
rius, tempore tamen reliquis praeftantius evadit.   Quo
magis, qui tuendae hujus corporis fanitati praeficitur, iis,
quae ab ipfo defluunt, profpicere debebit tum excroita-
tione, ut dixi, tum balneis ante cibum pluribus, tum

ΛΟΓΟΣ Z. 401

Ed. Chart. VI. [169. 170.]   Ed. Baf. IV. (279.)

πρὸ τροφῆς πλεόνων, ἐκκρίσεώς τε τῶν δι' οὔρων καὶ γαστρὸς
γιγνομένων. οὐδὲν δὲ κωλύει καὶ ἀποφλεγματισμοῖς ποτε
χρῆσθαι καὶ καθάρσεσιν, εὐχύμοις τε πρὸ πάντων ἐδέσμα-
σιν, οἴνων τε πόσει τῶν οὔρησιν κινούντων.

Κεφ. δ'. Περὶ μὲν οὖν τῶν θερμῶν κράσεων αὐτάρ-
κως εἴρηται· περὶ δὲ τῶν ψυχρῶν ἐφεξῆς ἂν εἴη λεκτέον.
εἰσὶ δὲ καὶ τούτων αἱ μέγισται διαφοραὶ τρεῖς· ἤτοι γὰρ
εὔκρατοι κατὰ [170] τὴν ἑτέραν ἀντίθεσιν, ὡς μηδὲν μᾶλ-
λον ὑγροὺς ἢ ξηροὺς ὑπάρχειν, ἢ τὸ ὑγρὸν, ἢ τὸ ξηρὸν ἐν
αὐτοῖς ἐπικρατεῖ. χειρίστη δ' εἰκότως ἐστὶν ἡ ξηρὰ κρᾶ-
σις· ὃ γὰρ ἐν τῷ χρόνῳ τοῖς γηρῶσι γίνεται, τοῦτ' εὐθέως
ἐξ ἀρχῆς ὑπάρχει τούτοις. ὑγραίνειν τε οὖν αὐτοὺς χρὴ καὶ
θερμαίνειν. ἔσται δὲ τοῦτο γυμνασίοις συμμέτροις καὶ τρο-
φαῖς ὑγραῖς τε καὶ θερμαῖς, οἴνου τε πόσει τῶν θερμοτέρων,
ὕπνοις τε πλείοσι, προνοουμένων ἡμῶν, ὅπως τὰ καθ' ἑκάστην
ἡμέραν ἐν τῷ σώματι γεννώμενα περιττώματα τῆς τε τρο-
φῆς καὶ τοῦ πόματος ἐκκενῶται πάντα. περὶ δὲ τῶν ἀφρο-

vero iis, quae per ventrem et urinas redduntur, excer-
nendis. Nec prohibet praeterea quicquam, quin et apo-
phlegmatifmis et purgationibus aliquando utatur, anteque
omnia cibis boni fucci ac vini potione, quod urinas
promoveat.

Cap. IV. Et de calidis quidem temperamentis abun-
de dictum eft; de frigidis deinceps agendum. Sunt porro
et horum tres fummae differentiae. Nam aut modice
fe habent in altera difpofitione, ita ut nec humidi fint,
nec ficci, aut humidum, vel ficcum in ipfa dominatur;
peffima tamen merito ficca temperies eft; quippe quod
temporis fpatio fenefcentibus accidit, id his ftatim ab
initio contingit. Ergo iftos humectare calefacereque
oportebit. Id fiet exercitatione modica, et nutrimento
humectante ac calido, praeterea vini calidi potione, et
fomno liberaliore, illud interim providentibus nobis, ut
excrementa omnia, quae vel ex cibis, vel potu prove-
niunt, quotidie expellantur. De veneris ufu dictum fu-

διϊσίων εἴρηται μὲν καὶ πρόσθεν, ὡς ἅπαντας μὲν τοὺς ξη-
ροτέρους τῇ κράσει βλάπτει, νυνὶ δ᾽, ὅτι τούτων αὐτῶν μά-
λιστα τοὺς πρὸς τῇ ξηρότητι καὶ ψυχρούς. ἀβλαβῆ γὰρ
ἀφροδίσια μόνοις τοῖς ὑγροῖς καὶ θερμοῖς ἐστι, καὶ ὅσοι
φύσει πολύσπερμοι, περὶ ὧν ἐν ταῖς ἀνωμάλοις κράσεσιν
αὐτίκα λεχθήσεται. μοχθηραὶ δὲ καὶ αἱ μεθ᾽ ὑγρότητος
ψυχραὶ κράσεις εἰσὶ, καὶ μάλιστα αὗται τοῖς ῥευματικοῖς
ἁλίσκονται νοσήμασιν, ὀνίνησί τ᾽ αὐτὰς ἀλουσία τε καὶ
γυμνάσια, καὶ δίαιται (280) λεπτότεραι, καὶ χρίσματα με-
τρίως θερμαίνοντα, περὶ ὧν τῆς ἰδέας ἔμπροσθεν εἴρηται
κατὰ τὸν περὶ τῶν κόπων λόγον. ὅσοι δὲ ψυχρότεροι μέν
εἰσι φύσει, συμμέτρως δ᾽ ἔχουσι τῆς κατὰ τὸ ξηρόν τε
καὶ ὑγρὸν κράσεως, ἧττον οὗτοι τῶν κατὰ τοῦτο δυσκρά-
των εἰσὶ μοχθηροὶ πρὸς ὑγίειαν τε καὶ ῥώμην σώματος.
ἐπεγείρειν οὖν αὐτῶν χρὴ καὶ ῥωννύναι τὴν θερμασίαν, ἐν
δὲ τῇ καθ᾽ ὑγρότητα καὶ ξηρότητα τῆς ὕλης διαίτης ἰδέᾳ
τὸ μέσον ἐκλέγεσθαι. ταῦτά μοι σύμπαντα περὶ τῶν ὁμα-

pra eſt, eam omnibus, qui ſicco temperamento ſunt, ini-
micam eſſe. Nunc vero etiam ex hoc numero potiſſi-
mum adverſa eſt iis, qui ſupra ſiccitatem frigidi quoque
ſunt. Nam innoxia venus eſt ſolis calidis et humidis,
tum vero iis, qui genitura naturaliter abundant; de qui-
bus inter inaequalia temperamenta mox dicetur. Multa
vero et illa frigida temperamenta ſunt, quae cum hu-
miditate conjunguntur, et ea maxime fluxionum morbis
tentantur. Succurritur his et balnei abſtinentia, et exer-
citio, et tenuiore victu, et unctionibus, quae modice
calefaciant; quarum forma narrata prius eſt, ubi de laſſi-
tudine egimus. At qui frigidi natura ſunt, caeterum in
ſicci humidique temperie modice ſe habent, minus ii
vel ad ſanitatem, vel ad corporis robur ſunt inepti, quam
qui in illis ſunt intemperati: horum igitur excitare fir-
mareque calorem expediet. In humiditatis vero ſiccitatis-
que ſpecie tota victus ratio media eſt exhibenda. Atque
haec mihi omnia de iis dicta ſunt, quos aequalis intem-

Ed. Chart. VI. [170.]   Ed. Baf. IV. (380.)

λὴν τὴν δυσκρασίαν ἐχόντων εἴρηται, τουτέστιν ὁμοίως
ἅπαντα μόρια πρὸς τὸ θερμότερον, ἢ ψυχρότερον, ἢ ὑγρό-
τερον, ἢ ξηρότερον ἐκτεταμένα.

Κεφ. ε΄. Περὶ δὲ τῶν ἀνώμαλον ἐχόντων τὴν κατα-
σκευὴν τοῦ σώματος οὐκ ἐγχωρεῖ διὰ βραχέων εἰπεῖν,
ἐπειδὴ πολλαὶ τῶν τοιούτων ὑπαλλάξεις εἰσὶν, ἄλλων ἄλλο
μόριον ἐχόντων δύσκρατον. ἀλλὰ κἂν δύο δύσκρατα ἔχωσί
τινες, ὑπαλλάξεις καὶ τούτων γίνονται πολλαί. καὶ διὰ
τοῦτο πρότερον εἰπόντες, ὅσα τῷ τε τὴν ἄμεμπτον ἔχοντι
κατασκευὴν, βιοῦντι δὲ βίον δουλικὸν, ἢ περιστατικὸν, ἢ
ὅπως ἄν τις ὀνομάζειν ἐθέλοι, ποιητέον ἐστὶν, καὶ μετὰ
ταῦτα, ὅσα τοῖς ὁμαλὴν τὴν δυσκρασίαν ἐν ὁμοίῳ βίῳ, με-
ταβησόμεν τηνικαῦτα πρὸς τοὺς ἀνώμαλον ἔχοντας ἐν τοῖς
τοῦ σώματος μέρεσι τὴν κατασκευήν. ἄμεμπτον δὲ κατα-
σκευὴν σώματος, ὡς πολλάκις εἴρηται, κατὰ πλάτος νοητέον
ἐστὶν, ὥσπερ καὶ αὐτὴν τὴν ὑγίειαν. οὔτε γὰρ ὑγιαίνειν τις
ἡμῶν ἂν δόξειε τήν γ᾽ ἀκριβῶς ἄμεμπτον ὑγίειαν οὐκ ἔχων,

peries premit, hoc eft, quibus omnes corporis partes ad
calidius vel frigidius, humidius vel ficcius fimiliter funt
inclinatae.

Cap. V. De iis vero, qui inaequalem corporis con-
ftitutionem habent, non poteft paucis differi, propterea
quod numerofae horum varietates funt, quum aliis alia
pars male temperata fit. Sed et fi duas tantum quis in-
temperatas habeat, harum quoque varietates non paucae
funt; proindeque, quum prius docuero, quaenam iis exhi-
benda fint, quibus inculpatus quidem eft corporis ftatus,
vivunt autem vitam fervilem, five negotiofam, five quo-
vis modo aliter appellare placet, ab iis vero, quaenam
iis, qui aequalem intemperiem habent in fimili vivendi
genere, tranfibimus dehinc ad eos, qui inaequalem in
corporis partibus ftatum habent. Ergo falubris et in-
culpatus corporis ftatus in latitudine (ut faepe dictum eft)
intelligi debet, ficuti etiam ipfa fanitas. Nam neque
fanus effe quisquam noftrum videri poteft, ea faltem
quae omnino inoffenfa inculpataque fit, fanitate, neque

404　　　　ΓΑΛΗΝΟΥ ΥΓΙΕΙΝΩΝ

Ed. Chart. VI. [170. 171.]　　　　Ed. Baf. IV. (280.)

οὔτ᾿ ἀμέμπτως κατεσκευάσθαι τὸ σῶμα λέγουσι δ᾿ ὑγιαί-
νοντας μὲν, ὅσοι μήτ᾿ ὀδυνῶνταί τι μέρος σώματος, εἴς τε
τὰς κατὰ τὸν βίον ἐνεργείας ἀπαραπόδιστοι τυγχάνουσιν
ὄντες, οὕτω δὲ κατασκευὴν σώματος ἄμεμπτον ἔχειν, ὅταν
μήθ᾿ ὑπὸ τῶν ἔξωθεν αἰτίων ἑτοίμως εἰς νόσον ἄγηται,
μήθ᾿ ὑπὸ τῶν ἐξ αὐτῶν, διωρισμένου δηλονότι τοῦ νοσεῖν
ἐνίους συνεχῶς, οὐ διὰ τὴν οἰκείαν κατασκευὴν τοῦ σώμα-
τος, ἀλλὰ καὶ διὰ μοχθηρὰν δίαιταν, [171] ἤτοι γ᾿ ἀργὸν
βίον βιοῦντας, ἢ ὑπερπονοῦντας, ἢ περὶ τὰς τῶν σιτίων
ποιότητας ἢ ποσότητας ἢ καιροὺς ἁμαρτάνοντας, ἤ τινα
τῶν ἐπιτηδευμάτων βλαβερῶς ἐπιτηδεύοντας, ἢ περὶ τὴν
τῶν ὕπνων ποσότητα σφαλλομένους, ἢ χρῆσιν ἀφροδισίων
ἄμετρον, ἢ καὶ συντήκοντας ἑαυτοὺς ἐν λύπαις καὶ φρον-
τίσιν οὐκ ἀναγκαίαις. οἶδα γὰρ παμπόλλους διὰ τοιαύτας
αἰτίας νοσοῦντας καθ᾿ ἕκαστον ἐνιαυτόν· ἀλλ᾿ οὐ φήσομεν
αὐτοὺς κακῶς κατεσκευάσθαι τὸ σῶμα, καθάπερ ἐκείνους,
ὅσοι μηδὲν ἁμαρτάνοντες ὧν κατέλεξα συνεχῶς νοσοῦσιν.
ὑποκείσθω τοίνυν ἐν λόγῳ πρῶτος ὁ τὴν κατὰ πλάτος

inculpabili effe corporis flatu. At fanos effe dicunt, qui
nec parte aliqua corporis dolent, et ad vitae munera
haudquaquam funt impediti: pari modo et corporis flatu
illaefo effe, quum nec ab externis caufis facile incidunt,
nec ab internis; illo nimirum pro re certa prius definito,
affidue aegrotare aliquos non ob proprium corporis fla-
tum, fed propter vitiofam victus rationem, dum aut in
defidia vitam agant, aut nimium laborant, aut in cibo-
rum qualitate quantitateve aut tempore peccant, aut
exercitium aliquod noxium exercent, aut in fomni modo,
aut veneris immodico ufu falluntur, aut etiam aegritudine
animi curisque parum neceffariis fe macerant. Quippe
non paucos novimus ejusmodi de caufis quotannis aegro-
tare; quos tamen non dixeris vitiofo corporis effe flatu,
ficut eos, qui, quum in nullo horum, quae recenfui,
deliquerint, tamen perpetuo aegrotant. Ergo primum
propofitus fermoni is efto, qui corporis flatum in latitu-

ἄμεμπτον ἔχων κατασκευὴν σώματος, ἐν βίῳ δουλικῷ, δι'
ὅλης ἡμέρας ὑπηρετῶν, ἤτοι τῶν μεγίστων δυνάμεών τισιν,
ἢ μονάρχῳ, χωριζόμενος δὲ τοῦ δεσπότου περὶ τὰ πέ-
ρατα τῆς ἡμέρας. ὁρίσαι δὲ πάλιν ἐπὶ τούτου χρὴ, τίνα
λέγω πέρατα, παρακοὴν γὰρ ὁ λόγος ἐργάσεται τοῖς ἀναλε-
γομένοις αὐτὸ, εἰ μὴ τύχοι διορισμοῦ προσήκοντος. ἐὰν
γοῦν εἴπω, χωρίζεσθαι τηνικαῦτα πρῶτον εἰς τὴν ἐπιμέλειαν
τοῦ σώματος, ἡνίκα ὁ ἥλιος δύνῃ, μὴ προσθεὶς, ὁποίας
ἡμέρας λέγω, πότερον τῆς περὶ τὰς θερινὰς τροπὰς, ἢ χει-
μερινὰς, ἢ κατά τινα τῶν ἰσημερινῶν, ἢ χρόνον ἑκάτερον
ἐν τῷ μεταξὺ τῶν εἰρημένων καιρῶν, ἀδύνατόν ἐστι συμφε-
ρούσας ὑποθήκας ποιήσασθαι. κατὰ γοῦν τὴν Ῥωμαίων
πόλιν αἱ μέγισται μὲν ἡμέραι καὶ νύκτες βραχὺ μείζους
ὡρῶν ἰσημερινῶν ιε' γίγνονται, καθάπερ γε πάλιν αἱ ἐλά-
χισται μικρὸν ἀποδέουσαι τῶν θ', κατὰ δὲ τὴν μεγάλην
Ἀλεξάνδρειαν ιδ' μὲν ὡρῶν αἱ μέγισται, ι' δὲ αἱ σμικρό-
ταται. ὁ μὲν οὖν ταῖς σμικροτάταις μὲν ἡμέραις, μεγίσταις
δὲ νυξὶν ἀφιστάμενος τῆς ὑπηρεσίας, ἡλίου δυομένου,
καὶ τρίψασθαι κατὰ σχολὴν, καὶ λούσασθαι δύναται,

dine inculpatum habet, quique alteri vivens toto die
miniſtrat, aut maximo magiſtratui, aut monarchae, cae-
terum ad extremum diei liber a domino diſcedit. Quo
loco rurſus definiendum nobis eſt, quem finem diei dici-
mus, quando alias lectori ſermo noſter imponat, niſi
certam determinationem aſſequatur. Si enim dixero, ſe-
cedere tum primum hominem ad corporis ſui curam,
quum ſol occidit, nec adjecero, quo die id velim, cir-
cane ſolſtitium aeſtivum, an brumale, an circa aequino-
ctia, an alio quopiam tempore, quod intercedit inter ea,
quae dicta ſunt, non poſſunt commoda praecepta tradi.
Romae enim maximi dies ac noctes paulo majores
quindecim aequinoctialibus horis ſunt, contra minimi
paulo infra novem. In magna vero Alexandria maximus
dies quatuordecim horarum eſt, minimus decem. Ergo
qui in breviſſimis diebus et longiſſimis noctibus a mini-
ſterio occidente ſole redit, huic fricari per otium et

καὶ κοιμηθῆναι συμμέτρως. οὐδεὶς δ᾿ ἐστὶν ὃς οὐδ᾿ ἐν ταῖς
μεγίσταις, οὐδ᾿ ἐν τούτοις οἷός τ᾿ ἐστί τι πρᾶξαι με-
τρίως· οὐ μὴν οὐδ᾿ ἔγνων τινὰ τοιαύτη δυστυχίᾳ βίου
χρησάμενον. ὁ γοῦν ὧν ἴσμεν αὐτοκρατόρων ἑτοιμότατα
πρὸς τὴν τοῦ σώματος ἐπιμέλειαν ἀφικόμενος Ἀντωνῖνος
ἐν μὲν ταῖς μικραῖς ἡμέραις ἡλίου δύνοντος εἰς τὴν παλαί-
στραν παρεγίγνετο, κατὰ δὲ τὰς μεγίστας ὥρα θ᾿ ἢ τὸ
πλεῖστον ί. ὥστ᾿ ἔξεστι τοῖς παραμένουσιν αὐτῷ κατὰ τὰς
ἡμερησίας πράξεις, ἀπαλλαγεῖσι, προνοήσασθαι τοῦ σώμα-
τος ἐν τῷ λοιπῷ μέρει τῆς ἡμέρας, ὡς ἅμα τῷ δῦναι τὸν
ἥλιον εἰς ὕπνον τρέπεσθαι. τῆς γάρ τοι σμικροτάτης νυκτὸς
ἴσης οὔσης θ᾿ ταῖς ἰσημεριναῖς ὥραις, αὐτάρκης ὁ τοσοῦτος
χρόνος αὐτοῖς ὕπνου τυχεῖν. ἐπισκεπτέον οὖν, εἴτε γυμνά-
ζεσθαι κατὰ τὸν ἔμπροσθεν βίον ὁ τοιοῦτος ὑπηρέτης ἔθος
ἔχει, εἴτ᾿ ἀγύμναστος λούεσθαι. τινὲς γὰρ οὐδὲ ἄχρι τοῦ
τρίψασθαι προνοοῦνται σφῶν αὐτῶν, ἄντικρύς τ᾿ εἰς τὸ βα-
λανεῖον εἰσίασιν παραχεόμενοι τὸ ἔλαιον, ἢ καὶ στλεγγίδα
μόνον λαβόντες, ὡς κατ᾿ αὐτὸ τὸ βαλανεῖον ἀποστλεγγίζεσθαι

lavari et modice dormire licet. Porro nemo eſt, cui
nec in maximis, nec etiam his, non liceat aliquid me-
diocriter agere; nec ipſe profecto quenquam novi tam
infelici vitae forte uſum. Antoninus enim, qui imperato-
rum, quos ipſi vidimus, citiſſime ad curam corporis ve-
nit, breviſſimis diebus ſole occidente in palaeſtram in-
greditur, longiſſimis autem hora nova, aut ad ſummum
decima. Quare licet iis, qui illi in diurnis officiis aſſiſtunt,
ubi diſceſſere, reliquo diei tempore corporis curam agere
ita, ut ſole occidente ad ſomnum ſe convertant. Nam
quum minima nox novem horas aequinoctiales aequet,
abunde his fuerit, ſi id totum tempus in ſomno ſumpſe-
rint. Ergo videndum eſt, aſſuetusne per anteactam vitam
exercitationi talis miniſter fuerit, an citra exercitationem
lavari. Nam ſunt, qui ne eo usque quidem ſui curam ha-
beant, ut frictionem quidem ſibi adhibeant, ſed protinus
perfuſi oleo balneum ingrediantur, aut etiam ſtrigili
tantum xrrepta, quo ſudorem in ipſo balneo abſtergant.

ΛΟΓΟΣ Ε. 407

Ed. Chart. VI. [171. 172.]　　　　　Ed. Baf. IV. (280.)

τὸν ἱδρῶτα. καὶ μέντοι καὶ μετρίως φέρουσι τὸ τοιοῦτον
ἔθος ἔνιοι. ὥστε τινὰς αὐτῶν μηδὲ νοσεῖν ·συνεχῶς, ὅταν
ὦσιν εὐδιάπνευστοι. καὶ καλοῦσί γε αὐτοὺς ἀραιοσυγκρί-
τους ἔνιοι τῶν ἰατρῶν τε καὶ γυμναστῶν. εἴρηται δὲ καὶ
ὑφ᾽ Ἱπποκράτους, ὑγιεινοτέρους μὲν εἶναι τοὺς τοιούτους·
ἀραιότης γὰρ, φησὶ, σώματος ἐς διαπνοὴν οἷς πλείω φέ-
ρεται, ὑγιεινότεροι, ὅσοις δ᾽ ἐλάσσω, νοσερώτεροι. τὴν
μὲν δὴ τοιαύτην φύσιν σώματος οὐ χρὴ μετά ειν ἐφ᾽ ἕτε-
ρον ἔθος, οὐδ᾽ ὅλως οὐδεμίαν, ἀλλ᾽ ὅσαι διὰ τοῦ πολλοῦ
χρόνου νοσοῦσιν.

Κεφ. ς᾽. [172] Εἰ δὲ συνεχῶς τις νοσοίη, σκεπτέον
ἐπ᾽ αὐτοῦ τὴν αἰτίαν. εὑρεθήσεται δὲ, τὴν ἀρχὴν τῆς ζη-
τήσεως ἡμῶν ἀπὸ τοῦ τῶν νόσων εἴδους ποιησαμένων. ὅσα
γὰρ ἐκ τῆς ἐντὸς κακίας νοσεῖ τὸ σῶμα, διττὴν ἔχει τὴν
πρόφασιν, ἤτοι πλῆθος, ἢ κακοχυμίαν. εἰ μὲν δὴ πληθω-
ρικὰς νόσους νοσεῖν φαίνοιτο, σκοπὸς ἔστω καθόλου εἰς
τὴν ὑγιεινὴν δίαιταν αὐτῷ, ὅπως συμμέτρους ἕξει τοὺς

Ac nonnulli quidem hanc confuetudinem modice ferunt
ita, ut aliqui eorum nec affidue aegrotent, utique quibus
libera corporis tranfpiratio eft: eosdem aliqui tum me-
dicorum tum gymnaftarum raro corporis habitu homi-
nes appellant. Quin dictum et ab Hippocrate eft, huic
generi hominum fanitatem magis conftare. Ait enim:
*Raritas corporis ad tranfpirationem, quibus plura per
cutim feruntur, falubrior; quibus pauciora, minus fa-
lubris.* Hanc corporis naturam ad aliam confuetudinem
transferre non oportet, fed nec ullam omnino aliam na-
turam, nifi quae longo jam tempore aegrotat.

Cap. VI. Quod fi quis affidue aegrotet, difquirere
in eo caufam conveniet. Ea invenietur, fi initium inquifi-
tionis ab aegritudinis fpecie ceperimus. Quaecunque enim
ab interno vitio corpus patitur, ea duplicem caufam habent,
aut plethoram videlicet, aut cacochymiam. Ac fi quidem
plethorae morbis teneri videatur, huc univerfa tendet
victus ejus ratio, ut fuccos ad convenientem modum re-

χυμούς· εἰ δὲ διὰ κακοχυμίαν, ὅπως ἀρίστους. ἡ δὲ κατὰ
μέρος πρόνοια τῆς μὲν ἐν ποσότητι συμμετρίας εἰρήσεται
πρότερον, τῆς δ᾽ ἐν ποιότητι δεύτερον. λέγωμεν οὖν ἤδη
περὶ τῆς προτέρας, ἐπ᾽ ἀρχὴν ἀναγαγόντες τὸν λόγον. ὅταν
ἐλάττω τὰ διαπνεόμενα τοῦ σώματος ἢ τῶν λαμβανομένων,
αἱ πληθωρικαὶ νόσοι γίγνονται. φυλακτέον οὖν ἐστι τὴν
συμμετρίαν τῶν ἐσθιομένων τε καὶ πινομένων πρὸς τὰ κε-
νούμενα· σύμμετρα δὲ ἔσται, σκεψαμένων ἡμῶν ἐν ἑκατέ-
ροις τὴν ποσότητα. τοὺς μὲν γὰρ ἄντικρυς εἰς τὸ βαλανεῖον
εἰσιόντας, ἔπειτα τρίψει τε χρῆσθαι, καί τι καὶ βραχὺ
κινεῖσθαι πρότερον, ὅσοι δ᾽ ἔφθανον ταῦτα ποιεῖν, ἐπ᾽
ὀλίγον μὲν αὐξῆσαι καὶ αὐτὰ ταῦτα συμβουλεύσομεν.
ἀφαιρεῖν δὲ χρὴ καὶ τῶν τροφῶν ἤτοι τῆς ποιότητος ἢ
τῆς ποσότητος, ἢ καὶ συναμφοτέρων. τοὺς μὲν γὰρ ταχέως
ἀθροίζοντας ἀξιόλογον πλῆθος ἑκατέρων· ὅσοι δ᾽ οὐ τα-
χέως, ἢ οὐκ ἀξιόλογον, ἀρκέσει θάτερον, ὃ ἂν αὐτὸς ὁ
ἄνθρωπος αἱρῆται. τὸ μὲν οὖν τῆς ποσότητος ἀφελεῖν

vocet; fin cacochymiae morbis, ut probos humores effi-
ciat. Prius autem fpecialiter dicetur, quemadmodum
profpiciendum mediocritati fit, quae in quantitate fpecta-
tur, poftea vero ei, quae in qualitate confiftit. Itaque
jam de priore agamus, ducto tandem ad principium fer-
mone. Ubi, quod ex corpore exhalat, minus eft iis, quae
accedunt, plethorae oriri morbi folent. Ergo profpicien-
dum eft, ut eorum, quae eduntur ac bibuntur, refpe-
ctu eorum, quae expelluntur, conveniens mediocritas
fervetur. Sane is modus fervabitur, fi obfervetur a no-
bis in utrisque quantitas. Qui enim balneum ftatim in-
grediuntur, iis poftea frictione uti, atque etiam prius
paulum dimoveri, qui vero haec prius obierint, paulu-
lum etiam haec ipfa inaugere fuadebimus, detrahere vero
de nutrimenti vel quantitate, vel qualitate, vel etiam
utraque. Qui enim celeriter infignem abundantiam con-
gerunt, iis de utraque, qui non celeriter, aut non infi-
gnem, iis de altera demptum effe fat fuerit, utra videli-
set homo ipfe potius voluerit. Ac quemadmodum de

γνώριμον, τὸ δὲ τῆς ποιότητος ἐν τῇ τῶν ὀλιγοτρόφων
προσφορᾷ ἐδεσμάτων γίγνεται. πολλοὶ γὰρ ἐπὶ χοιρείοις
κρέασι διαιτώμενοι πλῆθος ἀθροίζουσι τάχιστα, δεομένης
τῆς τοιαύτης τροφῆς τρίψεών τε καὶ γυμνασίων ἰσχυρῶν.
ἐπὶ λάχανα τοίνυν αὐτοὺς ἀκτέον ἐστὶ καὶ χέδροπα τὰ μὴ
πολύτροφα, καὶ ἰχθῦς ὁμοίως καὶ ὄρνιθας, ὅσοι μὴ πολύ-
τροφοι. (281) τῶν δὲ κακοχυμίαν ἀθροιζόντων, οὐχ ὡσαύ-
τως τοῖς τὸ πλῆθος ἀθροίζουσιν, οὐχ εἷς ἐστιν ὁ σκοπὸς,
ὅτι μηδὲ τῆς κακοχυμίας ἰδέα μία. τινὲς μὲν γὰρ ψυχροτέ-
ραν τε καὶ φλεγματικωτέραν ἀθροίζουσι κακοχυμίαν, τινὲς
δὲ θερμοτέραν τε καὶ χολωδεστέραν, ἔνιοι δὲ ὑδατωδεστέ-
ραν, ὥσπερ ἄλλοι μελαγχολικωτέραν. ἀφεκτέον οὖν ἐστιν
ἑκάστῳ σιτίων τε καὶ ποτῶν, ὅσα πέφυκε γεννᾷν ἑτοίμως
τὸν ἀθροιζόμενον αὐτῷ χυμόν. εἴρηται δὲ περὶ αὐτῶν ἱκα-
νῶς ἐν τρισὶ μὲν ὑπομνήμασιν, ἃ περὶ τῶν ἐν ταῖς
τροφαῖς δυνάμεων ἐπιγέγραπται, καθ᾽ ἕτερον δὲ, ἐν ᾧ
περὶ εὐχυμίας καὶ κακοχυμίας ἡ διαίρεσις γίγνεται. καὶ
τούτων δ᾽ ἔξωθέν ἐστι τὸ περὶ τῆς λεπτυνούσης διαίτης,

quantitate dematur, notum eft. De qualitate demitur,
quum exigui nutrimenti cibus apponitur. Siquidem non
pauci fuilla nutriti celerrime copiam acervant, quum
alias requirat id nutrimentum tum frictiones, tum exer-
citationes plane vehementes. His igitur olera et legu-
mina, quae non multum corpori adjiciant, praeterea
pifces et aves, quae multum item non nutriant, exhi-
benda funt. Qui vero vitiofos congerunt fuccos, ii non
perinde, ut qni redundantiam congerunt, uni tantum
rei funt intenti, quandoquidem nec unica eft vitiofi fucci
fpecies. Alii enim magis frigidum pituitofumque ejus-
modi fuccum congerunt, alii magis calidum ac biliofum,
nonnulli magis aquofum, alii rurfus magis melancholi-
cum. Horum ergo cuique abftinendum ab iis cibis poti-
busque eft, qui eum quem colligunt fuccum facile
gignant. Porro dictum abunde de his eft in tribus libris,
qui de alimentorum facultatibus funt infcripti; item in
alio, qui de probis pravisque fuccis infcribitur. Eft et
praeter hos alius de attenuante victu, utili profecto

ἥτις ἐπιτήδειος τοῖς τὸν καλούμενον ὠμὸν χυμὸν ἀθροίζουσι
γίγνεται, παχὺν μὲν ὑπάρχοντα πάντως, οὐκ ἀεὶ δὲ καὶ γλί-
σχρον. ἐπὶ πάντων δὲ τούτων κοινὸν βοήθημα γαστρὸς
ὑπαγωγή, καὶ μάλισθ᾽ ὅσοις ἐστὶ φύσει σκληροτέρα, κοινὸν
δὲ καὶ τὸ τῶν ἀφροδισίων σύμμετρον.

Κεφ. ζ'. [173] Ἐπὶ μὲν γὰρ τῶν ἀμέμπτων κατασκευῶν
τοῦ σώματος οὐ χρὴ παντάπασιν ἀφροδισίων ἀπέχεσθαι,
καθάπερ ἐπὶ τῶν ξηρῶν ἔμπροσθεν εἴρηται. σκεπτέον δ᾽
ἐν τοῖς μάλιστα, πότερον ἅπαξ ἢ δὶς ἐσθίειν τοὺς ἐν τῷ
τοιούτῳ βίῳ συμφέρει. τῆς σκέψεως δ᾽ ἔστι κεφάλαιον ἥ τε
τοῦ σώματος αὐτῶν φύσις, ἥ τ᾽ ἐπὶ ταὐτὸν συνήθεια τῆς
διαίτης, καὶ τρίτον ἐπ᾽ αὐτοῖς, ἐάν σοι φανῇ μετακινητέον
εἶναι τὸ ἔθος, ὅπως αὐτοῦ φέρει τὴν ὑπαλλαγὴν ὁ ἄνθρω-
πος. ἀπὸ μὲν οὖν τῆς φύσεως ἢ τοῦ συμφέροντος ἔνδειξις
γίνεται. τῶν μὲν ἐκχολουμένης τῆς γαστρὸς, εἴρηται μὲν ἤδη
καὶ διὰ τοῦ δ᾽ γράμματος, εἰρήσεται δὲ καὶ νῦν· ἔστω μὲν
ἀεὶ τὰ πρῶτα τῶν ἐσθιομένων τε καὶ πινομένων, ὅσα λα-
πάττει τὴν γαστέρα, τῶν μὲν οἴνων οἱ γλυκεῖς καὶ ὑπακτικοὶ,

iis, qui crudum congerunt fuccum, qui craffus quidem
omnino eft, non tamen perpetuo glutinofus. Sane omni-
bus his commune auxilium eft alvi dejectio, potiffimum
vero quibus eft naturaliter adftrictior. Communis porro
eft et veneris commoderatio.

Cap. VII. Quibus enim inculpata corporis conftitu-
tio eft, non debent ii, veluti ficcis fupra praeceptum eft,
a venere omnino abftinere. Illud tamen confiderationem
maxime defiderat, femelne die an bis fit iis, qui ejus-
modi vitam agunt, comediffe ex ufu. Ejus confideratio-
nis caput eft et corporis ipforum natura, et ab hac in
victus ratione confuetudo, et tertio ab his, fi mutare
victus rationem videbitur, quo pacto ejus mutationem
homo ferat. Atque ab ipfa quidem natura ejus, quod
conducet, indicatio datur. Et eorum quidem, quibus
biliofus venter eft, (ficuti dictum nobis in quarto jam eft,
et nunc nihilo minus dicetur,) primi femper ciborum ac
potionum fint, qui alvum dejiciant. Ex vinis quidem

(οὐ γὰρ ἅπαντές εἰσι τοιοῦτοι,) ἐδεσμάτων δὲ τὰ λάχανα δι᾽
ἐλαίου τε καὶ γάρου. φυλακτέον δὲ τῶν οἴνων τοὺς αὐστη-
ροὺς, ὥσπερ γε καὶ τῶν ἐδεσμάτων τὰ στύφοντα, πλὴν εἰ
μετὰ τὴν ἐδωδὴν ἅπασαν ἕνεκα τοῦ τονῶσαι τὸ στόμα τῆς
γαστρὸς ἡ προσφορὰ γίγνοιτο. κριτέον δὲ καὶ τοῦτο τῇ
πείρᾳ· τισὶ γὰρ οὐ μόνον ἄλυπός ἐστιν ἡ τοιαύτη χρῆσις
τῶν στυφόντων, ἀλλὰ καὶ συντελεῖ τι πρὸς ὑπαγωγὴν γαστρὸς
ἐκ τοῦ τονωθῆναι κατὰ τὸ στόμα τὴν κοιλίαν. ἐναργέστα-
τον δὲ ἐπὶ τῶν ἀτονώτερον ἐχόντων αὐτὴν φαίνεται τοῦτο
γιγνόμενον. ὅσοι δὲ τοῖς κατὰ παλαίστραν γυμνασίοις ἐχρῶν-
το πρὸ τοῦ λουτροῦ, πρὶν ἐμπεσεῖν ἀσχόλῳ βίῳ, τούτοις
ἀποστῆναι μὲν αὐτῶν βλαβερώτατον, ὁμοίως δὲ χρῆσθαι
πρὸς τῷ βλαβερῷ καὶ ἀδύνατον. ὅπερ οὖν ἔφην ὀνομάζε-
σθαι γυμνασίων εἶδος ἀποθεραπευτικόν, τούτῳ χρηστέον
αὐτοῖς ἅμα καὶ τοῦ πλήθους τῶν χοιρείων κρεῶν ἀφαιρε-
τέον. ἐπεὶ δὲ, ὡς ἔφην, ἐνίοις ἐσθίειν ἄμεινόν τι πρὸ τοῦ
λουτροῦ, περί τε τῆς ὥρας, ἐν ᾗ τοῦτο πρακτέον αὐτοῖς ἐστι,

dulcia, et quae mollire ventrem poſſunt; non enim om-
nia ejus ſunt generis. Ex cibis olera cum oleo et garo.
Vitanda vero ex vinis ſunt auſtera; ex cibis, qui adſtrin-
gunt, niſi firmandi oris ventris cauſa poſt totam come-
ſtionem exhibeantur. Id autem experientia quoque dis-
cernendum eſt; ſunt enim quibus adſtringentium uſus
non ſolum haud ingratus ſit, ſed etiam ad alvum dejicien-
dam conducat, propterea quod os ventris roborat; quod
evidentiſſime in iis, qui imbecillius id obtinent, cernitur.
Quicunque vero palaeſtrae exercitiis ante balneum ſunt
uſi, priusquam implicatae negotiis vitae ſe addicerent,
iis ut ab ipſis abſtinuiſſe eſt incommodiſſimum, ita, ut
ſimiliter utantur, praeter incommodum etiam fieri omni-
no nequit. Ergo exercitatione, quae apotherapia dicitur
(de qua ſupra egimus), iſtis utendum cenſeo, et ſimul de
ſuillae carnis copia nonnihil demendum. Quoniam vero
(ut ante dixi) ſunt, quibus ante balneum eſitaſſe aliquid
eſt melius, dicendum deinceps eſt tum de hora, qua ſa-

καὶ περὶ τῆς ποιότητός τε καὶ ποσότητος ὧν χρὴ προσφέ-
ρεσθαι λεκτέον ἐφεξῆς. ὅπερ οὖν εἴωθα ποιεῖν αὐτὸς ἐγὼ
καθ᾽ ἣν ἂν ἡμέραν ὀψιαίτερον ἡγῶμαι λούσασθαι δι᾽ ἀρ-
ρώστων ἐπισκέψεις ἤ τινα πολιτικὴν πρᾶξιν, εἰπεῖν οὐκ
ὀκνήσω. ὑποκείσθω μὲν ἡμέρα, καθ᾽ ἣν τοῦτο γίγνεται, ιγ΄
τῶν ἰσημερινῶν ὡρῶν, ἐλπίζεσθαι δὲ περὶ δεκάτην ὥραν ἡ
τοῦ σώματος ἐπιμέλεια γενήσεσθαι. κατὰ ταύτην τὴν ὑπό-
θεσιν ἔδοξέ μοι περὶ τετάρτην ὥραν προσφέρεσθαι τροφὴν
ἁπλουστάτην, ἥτις ἐστὶν ἄρτος μόνος. ἐγὼ μὲν οὕτως αὐ-
τὸς ἔπραξα, τινὲς δὲ οὐχ ὑπομένουσιν ἄρτον ἐσθίειν μόνον,
ὄψων χωρὶς, ἀλλ᾽ ἤτοι μετὰ βαλάνων φοινίκων, ἢ ἐλαιῶν,
ἢ μέλιτος, ἢ ἁλῶν ἐσθίουσιν, εἶτα καὶ πίνουσιν ἔνιοί τι-
νες αὐτῶν, ἐγὼ δὲ οὐκ ἔπιόν ποτε ἐπὶ τοιαύτῃ τροφῇ, καὶ
μόνον ἔφαγον τὸν ἄρτον. ἔστω δ᾽ αὐτῶν πλῆθος ἑκάστου
τοσοῦτον, ὅσον ἄχρι τῆς δεκάτης ὥρας ἐν τῇ γαστρὶ πεφθῆ-
ναι δύναται· καὶ γὰρ, εἰ γυμνάζεσθαι βούλοιντο, μάλιστα
ἂν οὕτως ἀβλαβῶς γυμνάσαιντο. βλάβη γὰρ ἐνίοις οὐ σμι-
κρὰ γίγνεται γυμναζομένοις ἐν τῷ πλήθει σιτίων, ἐνίοις δὲ

cere id debent, tum de quantitate eorum, quae fument,
ac qualitate. Ergo, quod ipfe facere confuevi diebus iis,
quibus propter vel infirmos vifitandos vel civilia negotia
putavi me ferius ad balneum acceffurum, id dicere non
gravabor. Ponatur dies, quo id fit, tredecim horas aequi-
noctiales longus; in decimam vero corporis curandi fpem
effe. Hoc cafu vifum mihi eft circa quartam horam fim-
pliciffimum fumendum effe nutrimentum, qui utique folus
eft panis. Atque ipfe quidem ita feci. Quibusdam vero
pane folo vefci fine obfonio non placet, fed eum cum
palmulis, olivis, melle, aut fale fumunt; funt etiam, qui
poft eum bibunt. Ego vero nec a tali cibo unquam bi-
bo, et folum panem comedo. Sit autem cujusque eorum
copia, quae decima hora concocta effe poffit; quippe, fi
exercitari cupiant, eo maxime pacto citra noxam fe exer-
citent, fiquidem non leve incommodum nonnullis accidit,
quum repleti cibo fe exercitant; nonnullis enim et caput

καὶ ἡ κεφαλὴ πληροῦται, καὶ κατὰ τὸ ἧπαρ αἴσθησις γί-
γνεται τάσεως, ἢ βάρους, ἢ ἀμφοῖν. ὅταν οὖν τι τοιοῦτον
συμβαίνῃ, θεραπευτέον αὐτὸ παραχρῆμα, τὰς μὲν κατὰ τὸ
ἧπαρ ἐμφράξεις διὰ τῶν ἐκφραττόντων, τὰς δὲ τῆς κεφαλῆς
πληρώσεις διὰ περιπάτων, μάλιστα μὲν πρὸ τροφῆς, οὐδὲν
μὴν κωλύει καὶ μετὰ τὴν τροφήν. [174] ἀλλὰ τούτους μὲν
ἐσχάτως βραδεῖς ποιεῖν προσήκει, τοὺς δὲ πρὸ τῆς τροφῆς
συντονωτέρους μὲν τούτων, οὐ μὴν τοιούτους, ὁποίους ἐπει-
γόμενοι πρός τινα πρᾶξιν ἐνεργοῦμεν. ὅσα δ᾽ ἐκφράττει τὸ
ἧπαρ, ἁρμόζει ταῦτα ταῖς βραδυπεψίαις, ἄριστα δ᾽ αὐτῶν
ἐστιν ὀξύμελί τε καὶ τὸ διὰ τριῶν πεπέρεων, ἐν ᾧ μηδὲν
μέμικται τῶν ἀήθων φαρμάκων, καὶ ἡ λεπτύνουσα δίαιτα·
ταῦτα γὰρ βραδυπεψίας ἐπανορθοῦται, καὶ τὰς κατὰ τὸ ἧπαρ
ἐμφράξεις ἰᾶται. διαφθορᾶς δὲ τῶν ἐν τῇ γαστρὶ σιτίων
γιγνομένης, οἷς μὲν ὑπέρχεται τὰ διεφθαρμένα, μέγιστον
ἐφόδιον εἰς ὑγίειαν ἔχουσιν, οἷς δὲ οὐχ ὑπέρχεται, διὰ τῶν
ἀλύπως ὑπαγόντων ἐρεθιστέον. ἔστι δὲ ταῦτα τό τε Διοσ-

impletur vaporibus, et in jecinore aut ponderis fenfus,
aut diftentionis, aut utriusque percipitur. Ergo, quum
tale quippiam contingit, fuccurrendum ei quamprimum
eft: fi jecur obftructum fit, iis, quae in viis ejus haeren-
tia expediant; fi caput repletum eft, ambulationibus, fed
potiffimum ante cibum; nihil tamen vetat, quin et poft
cibum. Caeterum has quammaxime lentas effe expedit;
illas, quae ante cibum funt, his quidem citatiores, non ta-
men quales feftinabundi ufurpamus, opere aliquo urgente.
Quae vero jecinoris meatus obftructos expediunt, eadem
tarditati concoctionis conducunt. Horum optima funt oxy-
mel, et diatrionpepereon, in quo nullum immixtum fit
medicamentum non familiare, ad haec extenuans victus.
Haec enim tarditatem concoctionis corrigunt, et obftruc-
tiones jecinoris liberant. Ubi vero corruptio ciborum
in ventre accidit, quibus id, quod corrumpitur, in alvum
defcendit, iis maximum id compendium ad fanitatem eft;
quibus vero non defcendit, ii provocandi iis funt, quae
leviter dejiciunt; cujusmodi funt Diofpoliticon, utique

414   ΓΑΛΗΝΟΤ ΤΓΙΕΙΝΩΝ

Ed. Chart. VI. [174.]   Ed. Baf. IV. (281.)

πολιτικὸν ὀνομαζόμενον φάρμακον, ὅταν ἴσον τοῖς ἄλλοις
λάβῃ τὸ νίτρον, τό τε διὰ τῶν ἰσχάδων τε καὶ τοῦ κνίκου,
ὅσα τ᾽ ἄλλα διὰ κνίκου ἢ ἐπιθύμου συντίθεται. τοῖς δ᾽
οὕτω διακειμένοις ἀνθρώποις συμφέρουσι καὶ οἱ πρὸ τρο-
φῆς ἔμετοι· ἔμετος δὲ δι᾽ οἴνου πόσεως γλυκέος γινόμενος.
συμβουλεύειν δὲ αὐτοῖς χρὴ μηδὲν κνισσῶδες, ἢ βρομῶδες,
ἢ ὅλως εὔφθαρτον ἔδεσμα προσφέρεσθαι, τὰ καλούμενα δὲ
ὑπὸ τῶν ἰατρῶν εὔχυμα, ταῦτα ἐκλέγεσθαι. γέγραπται δὲ
περὶ αὐτῶν ἑτέρωθι κατὰ τὸ περὶ τῆς εὐχυμίας τε καὶ κα-
κοχυμίας ὑπόμνημα· γέγραπται δὲ, ὡς ἔφην ἤδη, κἂν τοῖς
τρισὶν, ἐν οἷς περὶ τῆς ἐν ταῖς τροφαῖς δυνάμεως ὁ λόγος
ἐστίν. ἐπιτήδειον δὲ τοῖς οὕτως ἔχουσιν ἀνθρώποις ἐκ δια-
λειμμάτων χρόνου συμμέτρου τῆς γαστρὸς ὑπαγωγὴ διὰ τῶν
μετρίως καθαιρόντων, ὁποῖόν ἐστι τὸ δι᾽ ἀλόης πικρὸν, οὕτως
γὰρ αὐτὸ καλοῦσι πολλοὶ τῶν ἰατρῶν, ὥσπερ ἔνιοι πικρὰν
θηλυκῶς. ἐὰν δ᾽ ἐπιτρέψῃς πολλῷ χρόνῳ τὴν κακοχυμίαν
ἀθροίζεσθαι, νόσημά τι χαλεπὸν αὐτοῖς συμβήσεται. καὶ

quum pari cum reliquis pondere nitrum immixtum habet,
et quod ex ficis et cnico componitur, aliaque, quae
ex cnico vel epithymo conficiuntur. Porro iis, qui ita
funt affecti, etiam vomitus ante cibum conducit, vomitus
autem vini dulcis potione provocatus. Confulendum vero
his eft, ne quid fumidum, aut male olens, aut denique
facile corruptibile nutrimentum accipiant, fed quae boni
fucci vocantur a medicis, ea potius eligant. Scriptum
vero de his alibi eft in iis, quae de boni malique fucci
cibis prodidimus; fcriptum vero etiam eft, ut jam dixi,
in illis tribus, quos de alimentorum facultatibus infcripfi-
mus. Percommodum vero iis qui ita fe habent homini-
bus eft, et fi ex conveniente temporis intervallo alvum
fubducant per ea, quae modice purgent, cujusmodi eft dia-
loës amarum; fic enim plerique medicorum vocant, quem-
admodum aliqui in foeminino genere amaram. Si vero
longo tempore vitiofum fuccum augeri finas, gravis quis-
piam morbus ipfis continget. Sane poffunt ejusmodi fibi

ΛΟΓΟΣ Ζ. 4i5

Ed. Chart. VI. [174.]　　　　　Ed. Baf. IV. (281.)

δύνανταί γε τὴν τοιαύτην ἑαυτῶν πρόνοιαν ποιεῖσθαι κατὰ
τὰς ἡμέρας ἐκείνας, ἐν αἷς ἑορτή τίς ἐστι δημοτελής, ἐλευ-
θεροῦσα τῆς δουλικῆς ὑπηρεσίας αὐτούς. ἀλλὰ δι᾽ ἀκρασίαν
οὐ μόνον οὐδὲν ποιοῦσιν εἰς ἐπανόρθωσιν τῶν κατὰ τὸ
σῶμα μοχθηρῶς ἠθροισμένων, ἀλλὰ καὶ προσεπιπληροῦσιν
αὐτὰ κακῶς διαιτώμενοι κατὰ τὰς ἑορτάς. ἁλίσκονται τοι-
γαροῦν νοσήμασιν, ἔνιοι μὲν αὐτῶν οὕτως χρονίοις, ὡς
ἐν ἁπάσῃ τῇ ζωῇ περιμένειν, ὁποῖόν ἐστι κακὸν ἥ τε πο-
δάγρα καὶ ἡ ἀρθρῖτις καὶ ἡ νεφρῖτις, ἔνιοι δὲ ὀξέσι
μὲν, ἀλλ᾽ ἐνοχλοῦσιν αὐτοῖς ἤτοι καθ᾽ ἕκαστον ἔτος, ἢ
πάντως γε διὰ δυοῖν, τινὲς δὲ καὶ δὶς οὕτω νοσοῦσιν καθ᾽
ἓν ἔτος.

Κεφ. η΄. Ἡ δ᾽ ὑγιεινὴ τέχνη τοὺς πειθομένους αὐτῇ
διαφυλάττειν ὑγιαίνοντας ἐπαγγέλλεται, τοῖς δ᾽ ἀπειθοῦσιν
ἐν ἴσῳ καθέστηκεν ὡς εἰ καὶ μηδόλως ἦν. ἀπειθοῦσι δ᾽
ἔνιοι μὲν ὑπὸ τῆς ἐν τῷ παραχρῆμα νικηθέντες ἡδονῆς, οὓς
ἀκρατεῖς τε καὶ ἀκολάστους ὀνομάζομεν, ἔνιοι δὲ ὑπὸ φι-
λοτιμίας, ἣν ὀνομάζουσιν οἱ Ἕλληνες κενοδοξίαν, ὁποῖος ἦν

curam impendere iis diebus, quibus publicum aliquod
feſtum celebratur, quo nimirum liberi a ſervili miniſterio
ſunt. Verum multi per intemperantiam adeo nihil agunt,
quo, quod vitioſum in corpore collectum eſt, corrigant, ut
etiam cumulativa congerant, dum vitioſo cibo in ipſis
feſtis utuntur. Quo fit, ut aliis eorum diutini morbi con-
tingant, a quibus tota vita explicare ſe nequeunt, cujus
generis mala ſunt et podagra, et articularis morbus, et
renum inflammatio; aliis acuti, ſed qui vel ſingulis annis
infeſtent, vel certe alternis omnino; aliqui vero etiam
bis ita uno anno laborant.

Cap. VIII. Ars vero ſanitatis tuendae iis, qui ſibi
paruerint, conſtantem ſanitatem promittit; qui vero pare-
re recuſant, iis perinde eſt, ac ſi omuino non eſſet. Recu-
ſant autem alii ab ipſa in praeſens voluptate victi, quos
incontineutes intemperantesque nominant, alii ambitione,
quam Graeci hodie vanam gloriam vocant; quorum is

καὶ ὁ πάντα μᾶλλον ὑπομείνας παθεῖν, ἢ πιττοῦσθαι συνε-
χῶς ὅλον τὸ σῶμα, συμβουλευόντων αὐτῷ τῶν ἰατρῶν τὸ
βοήθημα τοῦτο διὰ τὴν ἰσχνότητα. γίγνεται δ᾽ αὕτη
τισὶ (282) μὲν ἐπὶ τῇ καθ᾽ ὅλον τὸ σῶμα δυσκρασίᾳ
κατὰ τὴν ἐπὶ τὸ ξηρόν τε καὶ ψυχρὸν ὑπερβολήν, ἐνίοις δὲ
διὰ τὴν ἀναδοτικὴν δύναμιν ἢ θρεπτικὴν ἢ ἀμφοτέρας
ἀῤῥωστοτέρας οὔσας φύσει. [175] πάντας δὲ τοὺς οὕτως
ἔχοντας ὀνίνησιν ὁ καλούμενος ὑπὸ τῶν νῦν Ἑλλήνων
δρῶπαξ· καὶ γὰρ ἀναδόσει συντελεῖ καὶ θρέψει, καὶ πολ-
λούς γε τῶν ἰσχνῶν ἔμπροσθεν ἐστὶν ἰδεῖν παχυνθέντας
ἐπὶ τῷ βοηθήματι, καὶ μάλισθ᾽ ὅσοις ἡ μὲν ἀναδοτικὴ δύ-
ναμις ἄῤῥωστός ἐστιν, ἡ θρεπτικὴ δὲ οὐκ ἄῤῥωστος μὲν,
ἀλλὰ δι᾽ ἀπορίαν ὕλης ἐπιτηδείου τρέφειν αὐτάρκως οὐκ
ἐδύνατο, τούτου συμβαίνοντος αὐτῇ δι᾽ ἔνδειαν τῆς ἀναδι-
δομένης τροφῆς. ἀλλ᾽ ἔνιοι, ὡς ἔφην, ὑπὸ φιλοτιμίας, ἵνα
μὴ δόξωσιν ὁμοίως τοῖς τρυφῶσιν ἢ καλλωπιζομένοις πιτ-
τοῦσθαι, φεύγουσι τὴν ἐξ αὐτοῦ βοήθειαν, ἄλλο τι κελεύον-
τες ἡμᾶς ἐφευρεῖν αὐτοῖς βοήθημα τῆς ἰσχνότητος. ἔστι δὲ

erat, qui quidvis potius fuſtinuiſſet, quam picem ſibi toto
corpore continenter illini, ſuadentibus id medicis pro gra-
cilitatis remedio. Haec enim nonnullis propter totius cor-
poris in ſicci frigidique exceſſu intemperiem oritur, non-
nullis vero propter digerentis in corpus vel nutrientis
vel etiam ambarum facultatum naturalem imbecillitatem.
Porro omnibus, qui ita ſunt affecti, auxiliatur unguenti
genus, quod a Graecis hodie dropax dicitur, utpote quod
et diſtribuendo in corpus alimento et nutritioni condu-
cit. Et ſane multos ex iis, qui prius graciles ſuere, vi-
dere licet hoc remedio obeſos redditos, potiſſimum qui-
bus digerendi facultas infirma erat, nutriendi vero firma,
ſed quae per aptae materiae penuriam affatim nutrire
non potuit, quod ei nimirum ex deducendi in corpus
alimenti defectu incommodum accedit. Verum aliqui
per ambitionem, ut dixi, ne, ſicut delicati, aut qui for-
mae plus ſatis indulgent, pice ungi videantur, refugiunt
ejusmodi auxilium, atque aliud quippiam ſibi a nobis

οὐδὲν μὲν τῷδε δύναμιν ἔχον ἴσην· ὠφελεῖν μέντοι δύναται
καὶ τὰ τοιαῦτα, πρὸ τοῦ λουτροῦ χερσὶ μὴ πάνυ μαλα-
καῖς, ὥσπερ αὖ μηδὲ τραχείαις, ἀνατρίβειν τὸ σῶμα, μέχρι
περ ἂν ἔρευθος σχῇ, κἄπειτα τρίψει σκληρᾷ, μὴ πολλῇ,
πιλοῦντας τὸ δέρμα πυκνὸν καὶ σκληρὸν ἐργάζεσθαι, καὶ
μετὰ ταῦτα γυμνασίοις συμμέτροις χρησάμενον, εἶτα λου-
σάμενον, ἄνευ τοῦ χρονίσαι κατὰ τὸ βαλανεῖον, ἐκμάττε-
σθαι παραπλησίως τῇ προειρημένῃ ξηροτριβίᾳ, καὶ μετὰ
ταῦτα ἐπαλείφεσθαι ἐλαίῳ βραχεῖ, καὶ προσφέρεσθαι τὰ
σιτία. σκοπὸς γὰρ τῶν τοιούτων ἐστὶ, εἰς τὸ σαρκῶδες γέ-
νος ἑλκύσαντας αἷμα χρηστὸν, ἐπιῤῥῶσαι τὴν ἐν αὐτοῖς
θρεπτικὴν δύναμιν, ὅπως μὴ διαφορηθείη τὸ ἐλχθέν. ῥών-
νυται μὲν οὖν ἡ θρεπτικὴ δύναμις ἐκ τοῦ θερμανθῆναι
τὰς σάρκας, οὐ διαφορεῖται δὲ τὸ παραγόμενον εἰς αὐτὰς
αἷμα, χρισαμένων ἐλαίῳ, δύναμιν ἐμπλαστικὴν ἔχοντι φαρ-
μάκῳ. εἰ δὲ τὰ τῆς ἡλικίας ἐπιτρέποι, καὶ ψυχρολουσίαις
ὁ αὐτὸς ἄνθρωπος χρώμενος ἅμα τοῖς εἰρημένοις ὀνήσεται
μεγάλως. ἔμπαλιν δ᾽ ἐπὶ τῶν ἀμέτρως παχυνθέντων ἐκλύειν

excogitari gracilitatis remedium jubent, quum tamen nul-
lum fit, quod huic poffit aequari. Prodeffe tamen poffunt
etiam haec, fi ante balneum manu nec adeo molli, neo
rurfus afpera corpus perfrices, quoad ruborem contrahat,
deinde dura frictione non multa cutem cogens, denfam
eam duramque efficias; ab his fi mediocri exercitatione
ufum ad lotum, citra tamen longam in folio moram, ho-
minem abftergeas ad jam dictae frictionis ficcae formam,
mox ungas oleo exiguo, ac cibum offeras. Quippe ftu-
dium in his eft, ubi bonum fanguinem in corporis molem
attraxeris, ut tum nutricem facultatem firmes, tum, ne,
quod attractum eft, exhalet, profpicias. Ac firmatur qui-
dem nutriendi vis excitato in carnibus calore. Non ex-
halabit autem qui attractus in has fanguis eft, fi oleo
unxeris, utpote quod emplaftici medicamenti vim habet.
Quod fi aetas non reclamet, etiam fi frigida lavatione una
cum praedictis utetur, magno fruetur commodo. Contra
vero in iis, qui immodice funt obefi, minuenda digeftio

μὲν χρὴ τὴν ἀνάδοσιν, αὐξάνειν δὲ χρὴ τὰς ἀποῤῥοίας τοῦ
σώματος. ἡ μὲν οὖν ἀνάδοσις ἐκλύεται συνεχέσιν ὑπαγω-
γαῖς γαστρός, ἐθισάντων ἡμῶν τὰ τῆς τροφῆς ὄργανα
κάτω ταχέως ὠθεῖν, ὅσα περιέχεται κατὰ ταῦτα. τὰς δὲ
ἀποῤῥοίας τοῦ σώματος αὐξήσομεν ὀξέσι γυμνασίοις, ὧν
ἔστι καὶ δρόμος, ἀλείμμασί τε διαφορητικοῖς τρίβοντες ἐπὶ
πλεῖστον. εἶναι δὲ χρὴ τὴν τρίψιν δηλονότι μαλακήν τε καὶ
ἀραιωτικήν. ἐγὼ γοῦν τινα παχὺν ἱκανῶς ὀλίγῳ χρόνῳ συμμέ-
τρως εὔσαρκον εἰργασάμην, ὀξεῖ δρόμῳ χρῆσθαι καταναγκάζων,
εἶτ᾽ ἀπομάττων μὲν τὸν ἱδρῶτα σινδόσιν, ἤτοι λίαν μαλα-
καῖς, ἢ λίαν τραχείαις, ἐφεξῆς δὲ τρίβων ἐπὶ πλεῖστον
ἀλείμμασι διαφορητικοῖς, ἃ καλοῦσιν ἤδη συνήθως οἱ νεώ-
τεροι τῶν ἰατρῶν ἄκοπα, καὶ μετὰ τὴν τοιαύτην τρίψιν
ἐπὶ τὸ λουτρὸν ἄγων, ἐφ᾽ ᾧ λουτρῷ τροφὴν μὲν εὐθέως
οὐ προσέφερον, ἡσυχάζειν δὲ μεταξὺ κελεύων, ἢ καί τι τῶν
συνήθων αὐτῷ πράττειν, αὖθις ἐπὶ τὸ δεύτερον ἦγον λου-
τρὸν, εἶτ᾽ ὄγκους ἐδεσμάτων ὀλιγοτρόφους ἐδίδουν, ὡς ἐμ-

eſt, augenda vero corporis exhalatio. Porro minuetur dige-
ſtio aſſidua ventris dejectione, nempe aſſuefacientibus nobis
nutrimenti inſtrumenta, quaecunque continent, ea ſtatim
peſſum impellere. Corporis autem exhalatio inaugebitur
celeri exercitatione, cujus generis curſus eſt, praeterea
unguentis iis, quae diſcutiendi facultatem habent, fricando
quamplurimum. Sane frictionem mollem eſſe convenit,
ac quae rarum corpus efficiat. Ipſe namque praepinguem
quendam parvo tempore ad mediocritatem carnis reduxi,
celeri primum curſu uti cogens, dein ſudorem linteo vel
molli admodum, vel admodum aſpero detergens; ab his,
unguentis diſcutientibus, quae hodie acopa medici junio-
res vocare ſolent, largiſſime perfricui, ac poſt ejusmodi
frictionem ad balneum perduxi, a quo non protinus ci-
bum dedi, ſed quieſcere interim juſſum, aut etiam con-
ſuetum aliquod munus obire, rurſus ad balneum ſecundo
egi; poſtea ciborum multitudinem, qui parum nutrirent,
appoſui eo conſilio, ut ſaturarent illi quidem, caeterum

ΛΟΓΟΣ Ζ. 419

Ed. Chart. VI. [175. 176.]   Ed. Baf. IV. (282.)

πίπλασϑαι μὲν, ὀλίγον δ᾽ ἐξ αὐτῶν εἰς ὅλον ἀναδίδοσθαι
τὸ σῶμα. καὶ τὰς ἄλλας δὲ δυσκρασίας, ἐν ὅλῳ τῷ σώματι
γιγνομένας, ὁμοίως ἐπανορθοῦσθαι χρή, πρῶτον μὲν ὧν προσή-
κει πράττειν εὑρίσκοντα τὸν σκοπόν, εἶτα τὰς δυναμένας αὐτὰ
δρᾶν ὕλας. διὸ καὶ σύντομος ὁ νῦν λόγος ἅπαξ γίγνεται πρὸς
τοὺς μεμνημένους τῶν τε τρίψεων καὶ τῶν γυμνασίων καὶ τῶν
λουτρῶν τὰς διαγωγάς, ἔτι τε πρὸς τούτοις ἐδεσμάτων τε
καὶ φαρμάκων. περὶ μὲν οὖν τρίψεών τε καὶ γυμνασίων ἐν
τῇδε τῇ πραγματείᾳ πρόσθεν εἴρηται, περὶ δὲ τῶν τροφῶν
ἑτέρωθι, καθάπερ γε καὶ περὶ τῶν φαρμάκων. ἡ γάρ τοι
κατὰ μέθοδον διδασκαλία, τὰ κοινὰ καὶ καθόλου περι-
λαμβάνουσα, εἰς πολλὰ τῶν κατὰ μέρος εὐμνημόνευτός τε
καὶ σύντομος γίγνεται. [176] ἐγὼ δὲ οὐ μόνα τὰ καθόλου
λέγω, ἀλλὰ καὶ τὰ παραδείγματα τῶν κατὰ μέρος αὐτοῖς
προστιθεὶς τελειοτάτην ἡγοῦμαι ποιεῖσθαι τὴν διδασκα-
λίαν.

Κεφ. Θ´. Καιρὸς οὖν ἤδη μεταβαίνειν ἐπὶ τὰς ἀνω-
μάλους κατασκευὰς τῶν σωμάτων, αἳ δὴ καὶ νοσώδεις

exiguum nutrimenti in totum corpus fubmitterent. Sed
et alias quae totum occupant corpus intemperies fimili
ratione corrigere conveniet, primum eorum, quae fieri
oportebit, invento fcopo, mox materiis, quae ea praeftare
queant. Nam tunc compendio fermo omnis femel per-
agatur ad eos, qui tum frictionum, tum exercitationum,
tum balneorum rationes memoria tenent, ac praeterea
ciborum et medicamentorum. Ac de frictionibus exercita-
tionibusque in hoc opere supra eft dictum, de cibis vero
alibi, atque etiam de medicamentis. Quippe doctrina,
quae methodo traditur, quum communia generaliaque
continet, ad multa particularia tum memoratu facilis eft,
tum vero compendiaria efficitur. Ego vero quum non
tantum univerfa ponam, fed etiam particularium exem-
pla his apponam, abfolutiffimam me arbitror tradere
doctrinam.

Cap. IX. Jam ad inaequales corporum conftitutiones
tranfire tempeftivum videtur; hae porro etiam morbofas

πάντως εἰσίν. ἀνώμαλοι δὲ κατασκευαὶ γίγνονται τριττῶς,
διὸ καὶ ἡ τοῦ σώματος ἡμῶν σύνθεσίς ἐστι τριττή· μία
μὲν ἡ ἐκ τῶν πρώτων στοιχείων, ἐξ ὧν γέγονε τὰ καλού-
μενα παρὰ Ἀριστοτέλους ὁμοιομερῆ· δευτέρα δὲ ἡ ἐκ
τούτων αὐτῶν τῶν ὁμοιομερῶν, ἃ δὴ καὶ αὐτὰ στοιχεῖα
πάλιν ἐστὶν αἰσθητὰ τῶν ἀνομοιομερῶν, ὅθεν ἡ τῶν ὀργα-
νικῶν γίγνεται σύνθεσις· ἐπ' αὐτοῖς ἡ τρίτη τοῦ παντὸς
σώματος ἐκ τῶν ὀργανικῶν. εὐκολωτέρα μὲν οὖν ἐστιν ἡ
τρίτη λεγομένη καὶ διαγνωσθῆναι, καὶ προνοίας τυχεῖν,
δυσκολωτέρα δὲ ἡ δευτέρα, χαλεπωτάτη δὲ ἡ πρώτη. βέλ-
τιον οὖν ἀπὸ τῆς τρίτης ἄρξασθαι, ῥᾴονα τήν τε διάγνω-
σιν ἐχούσης καὶ τὴν πρόνοιαν, οἷον εὐθέως ἐπὶ τῆς κεφα-
λῆς, (οὐδὲν γὰρ χεῖρόν ἐντεῦθεν ἄρξασθαι,) δυσκράτου φύσει
γινομένης, ὡς πολλὰ γεννᾶν περιττώματα, ἐξ ὧν αἱ βλάβαι
γίνονται τοῖς ὑποκειμένοις ὀργάνοις, ἐφ' ὅ τι ἂν αὐτῶν τρά-
πηται τὸ περιττόν. ἑτοιμοτάτη μὲν οὖν ἡ εἰς τὸ στόμα καὶ
τὰς ῥῖνας φορά, παραγίνεται δὲ καὶ εἰς ὀφθαλμούς, ἐνίοις
δὲ καὶ εἰς ὦτα. τὴν δὲ εἰς τὸ στόμα φορὰν τῶν περιττω-

omnino funt. Sane inaequales conſtitutiones trifariam
fiunt, prout ·compoſitio corporis noſtri triplex eſt: una
ex primis elementis, ex quibus conſtant ea, quae Ariſtote-
les ſimilares partes nominat; ſecunda ex his ipſis ſimilari-
bus, quae ipſa quoque rurſus ſenſibilia diſſimilarium par-
tium elementa ſunt, ex quibus inſtrumentalium compoſi-
tio conſiſtit; tertia ab his totius corporis compoſitio ex
ipſis inſtrumentalibus eſt. Ac facillima quidem tum ad dis-
cernendum, tum vero ad curandum tertia eſt; difficilior
ſecunda; maxime lubrica prima eſt. Commodius ergo a
tertia incipitur, quae faciliorem ſe et ad cognoſcendum
praebet, et ad cuſtodiam; ut ſtatim in capite, (neque
enim alienum eſt ab eo coepiſſe,) quod intemperatae na-
turae ſit adeo, ut multa excrementa gignat, unde laedi
ſubjecta membra contingat, in quodcunque excrementa
procubuerint. Ac promptiſſime quidem in os et nares
impetum excrementa faciunt; decidunt vero et in ocu-
los; nonnullis etiam in aures. Sed excrementi in os de-

Ed. Chart. VI. [176.]   Ed. Baf. IV. (282.)

μάτων ὑποδέχεται στόμαχός τε καὶ ἡ τραχεῖα ἀρτηρία,
(καλοῦσι δὲ αὐτὴν καὶ βρόγχον,) ἧς τὸ συνάπτον τῷ στόματι
πέρας ὑψηλὸν (ὀνομάζεται δὲ λάρυγξ) ὄργανον φωνῆς ὑπάρ-
χει, ὡς ἐν τῷ περὶ φωνῆς ὑπομνήματι δέδεικται. οὕτως τε
οὖν αὐτὸς ὁ λάρυγξ ὑπὸ τῶν εἰς αὐτὸν ἐκ τῆς κεφαλῆς κα-
ταῤῥεόντων ὑγραινόμενος ἐν ἀρχῇ μὲν βραγχώδη τὴν φω-
νὴν ἐργάζεται, προϊόντος δὲ τοῦ χρόνου μικράν· ἦν δ'
ἐπὶ πλέον ἥκῃ τὸ κακὸν, ἀπόλλυται πᾶσα, συνδιαβρέχεται
γὰρ τῷ λάρυγγι καὶ ἡ ἀρτηρία. δριμέος δὲ τοῦ ῥεύματος
ὄντος, οὐκ εἰς φωνὴν μόνην ἡ βλάβη τοῖς εἰρημένοις μορίοις,
ἀλλὰ καὶ χαλεπωτάτη τις ἀνάβρωσις προσέρχεται, τοιαύτη τὴν
φύσιν, οἵας καὶ κατὰ τὸ δέρμα βλέπομεν βλαπτόμενον γι-
γνομένας πολλάκις ἄνευ τῆς ἔξωθεν αἰτίας. οὕτως δὲ καὶ
πνεύμων αὐτοῖς ἑλκοῦται, καὶ φθόη καλεῖται τὸ πάθος.
ἐὰν δὲ εἰς στόμαχόν τε καὶ γαστέρα τρέπηται τὸ ῥεῦμα,
ψυχρὸν μὲν ὑπάρχον εἰς δυσκρασίαν ψυχρὰν ἄγει τὰ σώ-
ματα, θερμὸν δὲ εἰς θερμήν. ἑλκοῖ δὲ τοιοῦτον τῷ χρό-
νῳ, κατ' ἀρχὰς δὲ τάς τε ὀρέξεις βλάπτει καὶ τὰς πέψεις.

curſum tum gula excipit, tum aſpera arteria, (appellant
hanc et βρόγχον,) cujus ſumma pars, quae ori conjungitur,
(larynx autem dicitur,) inſtrumentum eſt vocis, ut in li-
bro de voce eſt indicatum. Sic ergo is larynx ab iis,
quae decidunt e capite, madefactus, principio quidem
raucam vocem facit, procedente vero tempore parvam;
ſi vero longius etiam procedit malum, totam adimit.
Quippe cum larynge arteria quoque ipſa una humectatur.
Quod ſi acris fluxio ſit, non ſolum ad vocem ineptae
praedictae partes fiunt, ſed etiam graviſſima quaedam
eroſio his accedit, quae talis eſt naturae, qualis ſunt,
quas ſubinde in cute citra externam cauſam laeſa factas
videmus. Sic vero et pulmo his exulceratur, et morbus
tabes dicitur. At ſi in gulam et ventriculum fluxio fera-
tur, quae quidem frigida eſt, in frigidam intemperiem
corpora mutat, quae calida, in calidam. Haec vero etiam
exulcerat ſpatio, inter initia vero appetentiam et conco-

ἐὰν μὲν οὖν ψυχρὸν ᾖ τὸ ῥεῦμα, βραδυπεψίας τε καὶ ἀπέ-
ψίας καὶ ὀξυρεγμίας ἐργάζεται· ἐὰν δὲ καὶ διεφθαρμένον,
εἰς διαφθορὰν ἄγει τὴν τροφὴν, ἤτοι κνισσώδεις, ἢ ὀξώδεις
ἐρυγὰς ἀναπέμπουσαν, ἤ τινος ἑτέρας ἀρρήτου τε καὶ ῥητῆς
ποιότητος. ὑποκαταβαίνουσα δὲ ἡ βλάβη καὶ τὴν νῆστιν
ἀδικεῖ καὶ τὸ κῶλον. ἅπτεται δὲ καὶ τῶν κατὰ τὸ μεσεν-
τέριον ἀγγείων, δι᾽ ὧν εἰς ἧπαρ ἡ ἀνάδοσις γίγνεται· καί
τισι μὲν ἀνορεξίαι παρακολουθοῦσιν, ἐνίοις δὲ ὀρέξεις
παρὰ φύσιν, ἃς ὀνομάζουσι κυνώδεις, ἢ καὶ μοχθηρῶν ἐδε-
σμάτων ἐπιθυμία, καθάπερ ταῖς κιττώσαις. εὔδηλον δὲ,
ὅτι καὶ σταφυλὴ, καὶ παρίσθμια, καὶ παρουλίδες, ἀντιάδες
τε καὶ βρώσεις ὀδόντων, ἑλκώσεις τε καὶ σηπεδόνες ἐν τῷ
στόματι [177] τοῖς ἐκ τῆς κεφαλῆς εἰς αὐτὰ καταρρέουσιν
ἰχῶρσιν ἕπονται. καὶ τό γε πολὺ πλῆθος τῶν ἰατρῶν ἢ
τὸν γαργαρεῶνα τέμνουσιν, ἢ φάρμακα διδόασιν, ὅπως
ἀναπτύηται τὰ διὰ τῆς (283) τραχείας ἀρτηρίας εἰς τὸν
πνεύμονα κατενεχθέντα. τῆς γαστρὸς δὲ ἄλλοι προνοοῦνται,
καθάπερ ἄλλοι τῶν ὀδόντων τε καὶ τοῦ στόματος, ἢ καὶ

ctionem labefactat. At frigida quidem fluxio tarditatem
concoctionis, et cruditatem, et acidos ructus creat; quod
fi etiam corrupta fit, alimentum quoque in corruptelam
vertit, quae vel fumidos, vel acidos, vel alterius cujus-
quam manifeftae aut abditae qualitatis ructus emittat.
Si vero inferius fe noxa recipiat, et jejunum, et colon
affligit. Quin etiam vafa, quae funt in mefenterio, et per
quae fit in jecur cibi diftributio, tangit. Ac nonnullos
quidem abolitio appetitus excipit, alios appetentiae a na-
tura alienae, quas caninas appellant, aut etiam vitiofi
cibi cupiditas, qualis gravidis accidit. Sane non latet,
uvam quoque et parifthmia, et parulides, et antiades', et
dentium erofioues, et ulcera, et putredines in ore fa-
niem hanc, quae a capite in ipfa decidit, confequi. Ac
pleraque medicorum pars aut columellam incidunt, aut
medicamenta, quibus id expuatur, quod in pulmonem per
afperam arteriam defluxit, exhibent. Alii ventri profpi-
ciunt, alii dentibus et ori, aut etiam iis, quae in nari-

ΛΟΓΟΣ Ζ. 423

Ed. Chart. VI. [177.]   Ed. Baf. IV. (283.)

τῶν ἐν τῇ ῥινὶ συνισταμένων· ἵνα τοὺς ὀφθαλμοὺς ἢ τὰ
ὦτα παραλίπω, βλαπτομένων οὐκ ὀλίγων εἰς αὐτά. βέλτιον
δ᾽ ἦν, οἶμαι, τὴν οἷον πηγὴν τῶν κακῶν ἐκκόψαι, ῥώ-
σαντα τὴν κεφαλὴν, ἢ, εἴπερ ἀδύνατον εἴη τοῦτο διὰ τὴν
σφοδρότητα τῆς φυσικῆς δυσκρασίας, προνοεῖσθαι γοῦν αὐ-
τῆς διὰ παντὸς, τὴν ἔνδειξιν τῆς προνοίας ἀπὸ τῆς κατ᾽
αὐτὴν ἰδέας ποιούμενον, οὐχ, ὡς ἔνιοι τῶν ἰατρῶν ἁπάσαις
ἀεὶ ταῖς κεφαλαῖς τὰ διὰ θαψίας καὶ νάπυος προσφέρου-
σιν, οὕτως δὲ καὶ αὐτοὶ πράττοντες· εἰ γὰρ ὑπὸ θερμῆς
δυσκρασίας ἡ κεφαλὴ κακὸν ἴσχει, βλαβερὰ τὰ τοιαῦτα φάρ-
μακα. χρὴ τοίνυν αὐτοὺς λουτροῖς πολλοῖς ποτίμων ὑδάτων
παρηγορεῖν, διαφοροῦντάς τε ἅμα τοὺς ἐν τῇ κεφαλῇ γενο-
μένους ἀτμοὺς θερμοὺς, καὶ τὴν κρᾶσιν ὅλην ἐργαζομένους
βελτίω. βλαβερὰ δὲ τούτοις ἡ τῶν αὐτοφυῶν θερμῶν
ὑδάτων χρῆσις. ὅσα μὲν γὰρ αὐτῶν θειώδη τέ ἐστι καὶ
ἀσφαλτώδη, τῷ θερμαίνειν ἐναντιώτατα ταῖς φύσει θερμαῖς
κεφαλαῖς, ὅσα δὲ στυπτηριώδη, τῷ στεγνοῦν. μόναις δ᾽

bus conftitere, provident ; ut de oculis auribusque taceam,
qui ipfi quoque in non paucis laeduntur; quum fatius
(arbitror) effet ipfum mali ceu fontem tollere caput
ipfum firmando, aut, fi hoc prae magnitudine naturalis in-
temperantiae non liceret, faltem illi profpicere ab ipfa
fcilicet vitii fpecie providentiae indicatione femper ac-
cepta, nec committere, ut, quod nonnulli medicorum fa-
ciunt, qui omni capiti medicamentum, quod ex thapfia et
finapi componitur, applicant, id ipfi quoque faciant,
quandoquidem, fi ex calida intemperie caput male habet,
talia medicamenta noceant. Expedit igitur hos frequenti
balneo potabilis aquae fovere, quo et calidos vapores,
qui in capite funt, evocemus, et totum capitis tempera-
mentum melius reddamus. Calidarum autem, quae fponte
nafcuntur, noxius his ufus eft; fiquidem, quae ex his
fulphurofae bituminofaeve funt, eae propterea, quod cale-
faciunt, inicimiffimae calido naturaliter capiti funt, alumi-
nofae vero, quoniam anguftos habitus meatus claudunt.

Ed. Chart. VI. [177.]   Ed. Baf. IV. (283.)

ᾶν, εἴπερ ἄρα, τοῖς γλυκέσι τῶν αὐτοφυῶν ὑδάτων ἀβλα-
βῶς χρῶντο· τοῦτο γὰρ ἀσφαλὲς εἰπεῖν, ὡς τό γέ τι καὶ
ὠφελεῖσθαι παρ' αὐτῶν οὐχ ὁμοίως ἀσφαλές. οὐ γὰρ ἂν
ἦν ἴσως θερμὰ, μὴ μετέχοντά τινος δυνάμεως φαρμακώδους
θερμῆς. ἄμεινον δὲ τῇ πείρᾳ κρίνειν τὰ τοιαῦτα τῶν ὑδά-
των· καὶ γὰρ καὶ σπανίως εὑρίσκεται, παρ' ἡμῖν ἀπὸ
σταδίων τῆς πόλεως πολὺ πλειόνων ρ', ἐν Προύσῃ δὲ ἐλατ-
τόνων ἢ δέκα. τὸ μὲν οὖν παρ' ἡμῖν ἐν Ἀλλιανοῖς, (οὕτως
γὰρ ὀνομάζεται τὸ χωρίον,) ἑνὸς εἴδους ἐστὶν ὅλον, ἐκ μιᾶς
πηγῆς ἀνίσχον· ἐν δὲ τῷ τῆς Προύσης ἑτέρου καὶ ἄλλη
πηγὴ φαρμακώδους ὕδατος, ὥσπερ παρ' ἡμῖν ἐν Λυκέτοις.
ὅσοι δὲ σφόδρα θερμὴν καὶ διακαῆ ἔχουσι κεφαλὴν, ἄμει-
νον αὐτοῖς ὥρᾳ θέρους ἀλείφεσθαι ῥοδίνῳ, χωρὶς στυμμά-
των ἐκ μόνων ῥόδων γεγονότι· καὶ τούτου γε αὐτοῦ βέλ-
τιόν ἐστι τὸ καλούμενον ὀμφάκινόν τε καὶ ὠμοτριβὲς ἔλαιον,
ἐμβεβλημένων τῶν ῥόδων, καὶ πολύ γε βέλτιον, εἰ καὶ χω-
ρὶς ἁλῶν ἐσκευασμένον εἴη. τινὲς δὲ κεφαλαὶ διὰ τὴν τῶν

Solis autem iis fponte natis citra noxam utuntur, (fi tamen
ipfis utendum,) quae utique dulces funt; fic enim tuto
dixeris, nam quod utile etiam aliquid ex ipfis proveniat,
id vero non perinde tuto dixeris, quandoquidem nec ca-
lidae fortaffe forent, fi omnis calefacientis medicamentofae
virtutis effent expertes. Satius autem fit ejusmodi aquas
experientia difcernere; nam etiam rarae inventu funt,
apud nos ftadiis ab urbe paulo plus centum, in Prufa
minus decem. Ergo quae apud nos eft in Allianis, (ita
enim locum appellant,) unius tota rationis eft atque ex
uno fonte manans; quae vero in Prufa eft, diverfae.
Item diverfus medicamentofae aquae fons, aeque ut apud
nos, in Lycetis. Quibus vero caput vehementer calidum
aeftuansque eft, iis praeftat aeftatis tempore rofaceo per-
ungi, quod ex rofis tantum ac fine frondibus fit confe-
ctum. Atque in hoc ipfo genere illud praeftantius eft,
quod ex omphacino, quod et crudum oleum nominatur,
injectis rofis componitur; quod longe etiam melius eft, fi
falis omnino fit expers. Sunt capita, quae propter arte-

ἀρτηριῶν κρᾶσιν ἐν συμπτώμασι γίγνονται σκοτωματικοῖς τε
καὶ κεφαλαλγικοῖς, ἐφ᾽ ὧν καὶ ταῖς ἀρτηριοτομίαις χρώμεθα,
τῆς ὑγιεινῆς πραγματείας ἐκπεπτωκυίαις.

Κεφ. ί. Τὰς μὲν συνεχῶς ὀδυνωμένας διὰ τὴν τῶν
νεύρων εὐαισθησίαν, ὅσα τῆς·κεφαλῆς ἐκφυόμενα τῷ πλεί-
στῳ μὲν ἑαυτῶν μέρει τὸ τῆς γαστρὸς στόμα διαπλέκει, φέ-
ρεται δέ τις αὐτῶν μοῖρα καὶ πρὸς τὴν λοιπὴν γαστέρα,
τῆς ὑγιεινῆς τέχνης ἔργον ἰάσασθαι, μᾶλλον δ᾽, ὅπως μηδ᾽
ὅλως γίγνηται ταῦτα, παρασκευάζειν, ἀρίστη προφυλακῇ
προνοουμένων ἡμῶν τὸν χολώδη χυμὸν ἤτοι μηδ᾽ ὅλως
συῤῥεῖν εἰς τὴν κοιλίαν, [178] ἢ ὅτι τάχιστα κενοῦσθαι.
τοῦ μὲν οὖν μηδ᾽ ὅλως συῤῥεῖν ἡ πρόνοια γίγνεται διὰ τοῦ
θᾶττον ἐσθίειν. ὅταν μὲν γὰρ ἡ μὲν ὅλου τοῦ σώματος
κρᾶσις ᾖ χολωδεστέρα, τὰ δὲ κατὰ κοιλίαν ἀτονώτερα,
στηρίζεσθαι δεῖται διὰ τροφῆς εὐστομάχου. μὴ γενομένου
δὲ τούτου, καταῤῥέουσιν ἰχῶρες εἰς αὐτὴν, οὓς ἀθροίζει τὸ
σῶμα περιττούς. ἐκ δὲ τῆς τουιων ἀναθυμιάσεως οὐ μόνον
αἱ κεφαλαλγίαι γίνονταί τισιν, ἀλλὰ καὶ τὰ τῶν ὑποχεομένων

riarum temperamentum in vertigines et capitis dolores
incidunt; in quibus etiam arterias incidere folemus. Sed
hoc genus propofitae artis limites egreditur.

Cap. X. Qui tamen ob exquifitiorem nervorum fen-
fum affidue dolent, qui a capite orti plurima fui parte
os ventris texunt, pars etiam ad reliquum ventrem de
fcendit, his fane mederi propofitae jam artis officium
eft; potius tamen confilium eft id agere, quo minus haec
ullo modo contingant, cavendo, ne aut biliofus humor
in ventrem prorfus confluat, aut quam celerrime inde
expellatur. Atque ut ne prorfus quidem confluat, confu-
lueris, fi citius cibum exhibeas. Ubi enim totius corporis
biliofius temperamentum eft, venter autem imbecillus,
utique cibo, qui ventrem roboret, firmari poftulat. Ubi
enim ita profpicitur, defluunt in eum quos corpus fuper-
vacuos congerit ichores. Ex quorum vapore non folum
capitis dolores nonnullis oboriuntur, fed etiam fuffuforum

426   ΓΑΛΗΝΟΥ ΥΓΙΕΙΝΩΝ

Ed. Chart. VI. [178.]   Ed. Baf. IV. (283.)

συμπτώματα, καί τισιν αὐτῶν ἐπιληπτικοὶ σπασμοί. τούτοις
οὖν ἅπασιν ἡ μὲν ὅλη δίαιτα πρὸς τὸ ψυχρότερον μᾶλλον
καὶ ὑγρότερον ὑπαλλαχθήτω, κενούσθω δὲ τὰ συῤῥέοντα
δι᾽ ἐμέτων τε καὶ γαστρὸς ὑπαγωγῆς, ῥωννύσθω δ᾽ ὁ στό-
μαχος ἐδέσμασι μὲν ἑκάστης ἡμέρας, πρὶν ἔκχολωθῆναι,
φαρμάκοις δ᾽ ἐκ διαλειμμάτων μακροτέρων, ἀψινθίου) τε
κόμης, καὶ διὰ τῆς ἀλόης, ἣν καλοῦσι πικράν. ἐκκαθαίρει
γὰρ τοῦτο καὶ τὸ διὰ βάθους χολῶδες ἐν τοῖς χιτῶσι τῆς
γαστρὸς, οὐ πάνυ τι τοῦ ἀψινθίου δυναμένου ποιεῖν τοῦτο·
ῥυπτικαί τε γὰρ αὐτῷ καὶ στυπτικαὶ δυνάμεις εἰσὶ μόναι,
ὥστε τὸ μὲν, ὡς ἂν εἴποι τις, ῥύπον τῶν χιτώνων τῆς γα-
στρὸς ἀποσπᾶν, οὐ μὴν, εἴ τι κατὰ βάθος αὐτοῦ ἐστιν,
ἕλκειν ἔξω τοῦτο καὶ κενοῦν, ὥσπερ ἡ ἀλόη· τὰ δ᾽ ἔξωθεν
τοῦ σώματος χρίσματα τῆς γαστρὸς ἐπὶ ταύτῃ ἔστω με-
τρίως στύφοντα. μήλινον δέ ἐστι, καὶ μαστίχινον, καὶ νάρ-
δινον, καὶ τὰ τοιαῦτα· θέρους μὲν τὸ μήλινον μᾶλλον,
ἐν χειμῶνι· δὲ ἡ νάρδος, ἦρος δὲ τὸ μαστίχινον· ἐν τῷ
μέσῳ γὰρ τοῦτό ἐστι μηλίνου τε καὶ ναρδίνου μύρου,

fymptomata, aliquibus vero et comitialis convulſio. Ho-
rum itaque omnium univerſa victus ratio ad frigidius
potius humidiusque mutanda eſt. Quod autem in ventrem
confluit, id vomitione ac ventris ſolutione expellendum
eſt. Stomachus vero cibis quidem quotidie, priusquam
bilem contrahat, firmandus; purgetur vero medicamentis
ex majore intervallo, abſinthii coma et compoſitione ex
aloë, quam picram vocant; quippe haec, quod altius in
tunicas bilioſi ventris ſe receperit, expurgat, abſinthio
parum id praeſtare valente. Eſt enim abſinthio facultas
tantum detergendi adſtringendique, ac talis, quae (ut ſic
dicam) ſordes tunicarum ventris detergeat, non, ſi quid
altius in eo imbibitum eſt, foras extrahat atque expellat,
ſicut aloë. Quae autem poſt hanc ventri extrinſecus ad-
moventur unctiones, eae modice adſtringentes ſunto, ut
melinum, maſtichinum, et nardinum, et alia id genus.
Ac aeſtate quidem potius melinum; hyeme nardinum;
vere maſtichinum; nam id medium eſt inter melinum et

θερμαίνοντος μὲν τοῦ ναρδίνου, καὶ μάλισθ᾽ ὅταν ἀμώμου
πλέον ἔχῃ, ψύχοντος δὲ τοῦ μηλίνου. ταῖς δὲ πλουσίαις
γυναιξὶν ὑπάρχει νάρδου κρεῖττον χρῖσμα, φουλιάτόν τε καὶ
τὰ καλούμενα σπικάτα, θερμαίνοντα καὶ ῥωννύντα τὴν γα-
στέρα. ἐὰν δὲ μὴ μόνον ἡ κεφαλὴ θερμοὺς ἰχῶρας ἐπιπέμπῃ
τοῖς κατὰ γαστέρα χωρίοις, ἀλλὰ καὶ αὐτὴν τύχῃ θερμὴν
δυσκρασίαν ἔχειν, τοῖς ἐμψύχουσιν ἐδέσμασί τε καὶ πόμα-
σιν ἀεὶ χρῆσθαι προσήκει, τὸ μᾶλλόν τε καὶ ἧττον ἐν αὐ-
τοῖς ὑπαλλάττοντα κατὰ τὰς ὥρας τοῦ ἔτους, οὐ πρὸς
τοὐναντίον ἀφικνουμένους, ὥσπερ ἐπὶ τῶν εὐκράτων ἐργαζό-
μεθα, χειμῶνος μὲν θερμαίνοντες, θέρους δὲ ψύχοντες.
ὡσαύτως δὲ, εἰ καὶ ἀμφότερα τὰ μόρια τὴν ψυχρὰν ἔχει
δυσκρασίαν, ἀεὶ μὲν χρῆσθαι τοῖς θερμοῖς ἐδέσμασί τε καὶ
πόμασι καὶ χρίσμασιν, ὑπαλλάττειν δὲ αὐτὰ κατὰ τὴν
ὥραν, ἐπιτείνοντας καὶ ἀνιέντας· χαλεπὴ δὲ γίνεται μίξις,
ὅταν ἤτοι γε εἰς θερμὴν γαστέρα καταῤῥέωσιν ἐκ τῆς κεφα-
λῆς οἱ ψυχροὶ καὶ φλεγματώδεις ἰχῶρες, εἰς τὴν ψυχρὰν

unguentum nardinum; hoc enim calefacit, potiſſimum
quum amomum liberalius immixtum habet, illud refrigerat.
Eſt autem opulentis mulieribus et quod praeſtantius nar-
dino unguentum ſit, nempe foliatum, praeterea quae ſpi-
cata vocant, quae ventrem et roborare poſſunt, et cale-
facere. Si vero non modo caput calidam ſaniem ventris
partibus transmittit, ſed etiam venter ipſe calidam intem-
periem habet, utique qui frigefaciant, tum cibo tum
potu ſemper uti conveniet, atque eam qualitatem in his
pro temporum anni ratione intendere varie ac remittere,
nusquam tamen ad contrariam pervenire; id quod in iis,
qui medii temperamenti erant, fecimus, hyeme calefa-
cientes, aeſtate refrigerantes. Ad eundem modum, ſi utra-
que pars frigida intemperie ſit affecta, ſemper calefacien-
tibus tum cibis, tum potione, tum unctione utendum eſt;
varie tamen ea pro temporum ratione intendenda remit-
tendaque ſunt. Porro difficilis connexio eſt, quoties vel
in calidum ventrem frigida et pituitoſa ſanies ex capite

428 ΓΑΛΗΝΟΥ ΥΓΙΕΙΝΩΝ

Ed, Chart. VI. [178. 179.] Ed. Baf. IV. (285.)

δὲ οἱ θερμοί· καὶ τούτων γ᾽ ἀμφοτέρων ἐπειράθην ἀεὶ
δυσμεταχειρίστοτέρας οὔσης τῆς ἑτέρας, καθ᾽ ἣν εἰς θερ-
μὴν κοιλίαν οἱ φλεγματώδεις τε καὶ ψυχροὶ καταφέρονται
χυμοί. χειρίστη δὲ, ὅταν οὕτως ἔχῃ κατασκευῆς τε καὶ
φύσεως ὁ ἄνθρωπος, ὡς μήτ᾽ εὔλυτον ἔχειν γαστέρα, μήτ᾽
ἐμεῖν ἑτοίμως. διαφθείρονται γὰρ οἱ φλεγματώδεις χυμοί,
κατὰ τὴν γαστέρα χρονίζοντες, ὡς δάκνειν ταύτην, ἀναπέμ-
πειν τε πρὸς τὴν κεφαλὴν ἀτμοὺς ἔστιν ὅτε μοχθηροὺς. ὡς
ἐάν γε φλεγματώδεις χυμοὶ ἐκ τῆς κεφαλῆς εἰς ψυχρὰν φύσει
γαστέρα καταῤῥέωσι, ῥᾷστα τοῖς τοιούτοις βοήθεια γίγνεται,
λαμβάνουσιν ἕωθεν τοῦ διὰ τριῶν πεπέρεων ἁπλοῦ φαρμάκου.
καὶ πέπερι δὲ μόνον ἀκριβῶς λεῖον ὕδατι μίξαντα πίνειν ἐγχω-
ρεῖ· κάλλιον δ᾽ ἐστὶ καὶ εὐστομαχώτερον εἰς αὐτὰ τὸ λευκόν.
[179] ἀψινθίου δὲ πόσις ἐναντιωτάτη τοῖς οὕτω διακειμένοις·
ἐμπλάττει γὰρ αὐτῶν τῇ γαστρὶ τὸν φλεγματώδη χυμὸν, ὡς
ἂν οὐκ ἔχον ἀξιόλογον ἐν ἑαυτῷ δύναμιν ῥυπτικήν. οὐ μὴν
οὐδ᾽ ἀλόη τούτους ὀνίνησιν, ἑλκτικὴν δύναμιν ἔχουσα χολώ-

defluit, vel in frigidum calida. Atque harum duarum al-
teram femper expertus fum magis ad curandum rebellem,
nempe in qua frigidi pituitofique fucci in calidum deci-
dunt ventrem. Peſſimus vero is ſtatus eſt, quum homo
ca compoſitione naturaque eſt, ut nec ventrem facile fo-
lubilem habeat, nec vomere ex facili poſſit. Corrumpun-
tur enim pituitoſi humores, ſi diu ſint in ventre morati,
adeo ut et ipſum erodant, et ſimul vitioſos interim hali-
tus ad caput ſubmittant. Nam ſi pituitoſus ſuccus a ca-
pite in frigidum natura ventrem decurrat, facile his ſuc-
curritur, ſi mane aliquid ſimplicis medicamenti ſumpſerint,
quod diatrionpepereon dicitur. Sed et piper ſolum ad
exactum contritum laevorem aquae mixtum bibere his li-
cet; ad quem uſum melius ſtomachoque aptius album piper
eſt. Porro ablinthii potio his eſt adverſiſſima, ut quae
pituitoſum ſuccum ipſorum ventri affigat, quum detergendi
vim non habeat, quae adeo ſit aeſtimanda. Sed nec aloe
valde his conducit, quum ei bilioſi trahendi humoris fa-

ΛΟΓΟΣ Ζ. 429

Ed. Chart. VI. [179.]   Ed. Baf. IV. (283. 284.)

δους χυμοῦ. καὶ διὰ τοῦτ᾽ ἐπενοήθη, καλῶς ἡ καλουμένη
πικρὰ, τῇ τῶν μιγνυμένων δριμύτητι καὶ θερμότητι τέ-
μνουσα καὶ ῥύπτουσα τοὺς παχεῖς καὶ γλίσχρους χυμοὺς,
ὁποῖόν ἐστι τὸ κιννάμωμον. ἀλλ᾽ οὐχ οἷόν τε τοιούτῳ φαρ-
μάκῳ χρῆσθαι συνεχῶς, ὥσπερ τῷ διὰ τριῶν πεπέρεων, ἢ
τῷ· διὰ τῆς καλαμίνθης. εἰ γὰρ καὶ καθ᾽ ἑκάστην ἡμέραν
χρῷτο τούτοις ὁ τὴν ψυχρὰν ἔχων γαστέρα, βλάβης οὐδεμιᾶς
πειραθήσεται. τοὐπίπαν μὲν οὖν εἰς ρ᾽ δραχμὰς τῆς ἀλόης
ἓξ ἑκάστου τῶν ἄλλων μίγνυται, ὄντων καὶ αὐτῶν ἕξ. καὶ
αὕτη γ᾽ ἐστὶν, ἣν (284) ἅπαντες ἐν Ῥώμῃ σκευάζουσι πικράν.
ἐγὼ δὲ καὶ δύο ἄλλας συντίθημι, κατὰ μὲν τὴν ἑτέραν
αὐτῶν πλέονα μιγνὺς τὰ θερμαίνοντα, κατὰ δὲ τὴν ἑτέραν
ἐλάττονα. πλέονα μὲν οὖν τἄλλα ἐμβληθήσεται, τῆς ἀλόης
μόνης ἀφελόντων ἡμῶν τοῦ πλήθους, ὡς εἰς π᾽ ἀλόης
δραχμὰς ἐμβάλλεσθαι τῶν ἄλλων ἑκάστου τὰς ἕξ· ἐλάττονα
δὲ, τῆς ἀλόης τὸ πλῆθος αὐξησάντων κ᾽ δραχμαῖς, ὡς
εἰς ρ᾽ καὶ κ᾽ τῆς ἀλόης ἑκάστου τῶν ἄλλων ἐμβάλλειν ἕξ.
εὔδηλον δὲ, ὅτι κινναμώμου τις ἀπορῶν ἐμβάλλει κασίας τῆς

cultas fit; eoque excogitata falubriter eft compofitio, quam
picram vocant, quae acrimonia caloreque eorum, quae in
fe habet, craffos et lentos fuccos incidit ac deterget, cu-
jus generis cinnamomum eft. Verum affidue uti hoc medi-
camento non licet, ficut diatrionpepereon, aut diacala-
minthes; quibus etiam fi quotidie utatur, qui frigidum ha-
bet ventrem, nihil incommodi ex his fentiet. In totum
ergo ad aloes drachmas centum reliquorum cujusque
conjiciuntur drachmae fex, quae ipfa quoque fex funt.
Atque haec eft picra, quam Romae omnes praeparant.
Ego vero etiam alias duas compono, atque in altera
eorum, quae calefaciunt, plus, in altera minus conjicio.
Ac plus quidem reliquorum immifcebimus, fi de aloës
folius pondere detrahemus, fic ut in illius drachmas
octuaginta reliquorum cujusque addamus fex; minus vero,
quum aloës modum augebimus, viginti drachmis adjectis,
fic ut centum viginti ejus drachmis caeterorum cujusque
adjiciamus fex. Minime vero latet et quod in penuria

430　　　*ΓΑΛΗΝΟΤ ΤΓΙΕΙΝΩΝ*

Ed. Chart. VI. [179.]　　　　　　Ed. Baf. IV. (284.)

ἀρίστης τὸ διπλάσιον, ἔνιοι γὰρ εἰς τοσοῦτον ἥκουσι τῆς
κασίας τῆς ἀρετῆς, ὡς μηδὲν ἀποδεῖν ἀτόνου κινναμώμου,
τοῦ γὰρ εὐτόνου καὶ ἡ τοιαύτη κασία πολλῷ λείπεται.
ἀλλ᾽ ὥσπερ, ὅταν ἀπορῶμεν ἄρτου καλοῦ, τὸν φαυλότατον
ἐσθίομεν, οὕτω καὶ κασίας τῇ καλλίστῃ χρησόμεθα κατὰ
τὴν ἀπορίαν τοῦ κινναμώμου. ἐφ᾽ ὧν μὲν οὖν σωμάτων ἡ
γαστήρ ἐστι ψυχρά, ἤτοι γ᾽ εὔκρατος μὲν, ἀλλ᾽ ἐπὶ τὸ
ψυχρότερον ῥέπουσα, ἐπιτήδειόν ἐστι τὸ Διοσπολιτικὸν κα-
λούμενον φάρμακον, ὃ καὶ αὐτὸ διττῶς εἴωθα συντιθέναι,
τοῖς μὲν ἐπεχομένοις τὴν γαστέρα, νίτρου τοῦ Βερενικαρίου
καλουμένου μιγνὺς ἴσον τῷ τε κυμίνῳ καὶ τῷ πηγάνῳ καὶ
τῷ πεπέρει, τοῖς δ᾽ εὔλυτον ἔχουσιν ἥμισυ. συμπεφώνη-
ται γὰρ, ὑπὸ τούτου τοῦ φαρμάκου λεπτύνεσθαι μὲν τὸ
φλέγμα, καὶ φυσώδη πνεύματα ἐκκενοῦσθαι. χαλεπὴ δ᾽
ἐστὶ καὶ δυσμεταχείριστος ἡ ἐπιπλοκὴ τῆς δυσκράτου κατὰ
θερμότητα γαστρὸς τῇ ψυχρᾷ κεφαλῇ. τὸ μὲν γὰρ φλέγμα
τὸ καταῤῥέον εἰς τὴν γαστέρα χρῄζει τοῦ διὰ τῶν τριῶν
πεπέρεών τε καὶ καλαμίνθης, ὥσπερ γε καὶ τοῦ προειρημέ-

cinnamomi ponendum pro eo ſit optimae caſiae du-
plum, quam alias ea eſſe virtute nonnulli putant, ut ni-
hil ab invalido cinnamomo abſit; nam a generoſo etiam
talis caſia longe ſuperatur. Verum ſicuti in boni panis
inopia vel viliſſimo veſcimur, ſic in cinnamomi penu-
ria exquiſitiſſima utemur caſia. Ac in quibus quidem
venter aut frigidus eſt, aut etiam temperatus, caeterum
ad frigus propenſior, iis aptum medicamentum eſt, quod
Dioſpoliticon vocant. Quod ipſum quoque dupliciter com-
ponere conſuevi, iis, qui alvo ſunt adſtricta, nitro, quod
Berenicarium vocant, cum cumino, ruta et pipere pari
pondere admixto, pro iis, qui ſoluta ſunt, dimidio. Con-
venit namque inter omnes, ab hoc medicamento et pitui-
tam extenuari, et ſpiritum flatulentum expelli. Gravis
autem nec facile tractabilis complexio eſt ventris, qui in-
temperanter calidus ſit, cum frigido capite; quae enim
in ventrem defluit pituita, diatrionpepereon ac diacala-
minthes eget, etiam cujus modo mentionem fecimus Dios-

νου Διοσπολιτικοῦ, τὸ δὲ στόμα τῆς γαστρὸς ὑπὸ τῶν ἐκ-
πυρούντων βλάπτεται. τέμνειν οὖν τῶν οὕτω διακειμένων
καὶ ἀποῤῥύπτειν τὸ φλέγμα πειρᾶσθαι χρὴ διὰ τῶν μὴ
θερμαινόντων, ὁποῖόν 'ἐστι καὶ ὀξύμελι. χαλεπὴ δὲ καὶ
δυσδιάθετός ἐστιν ἐπιπλοκὴ καὶ ἡ τῶν τοιούτων κατα-
σκευῶν τοῦ σώματος, ἐν αἷς ἄτονον μέν ἐστι καὶ ναυτιῶδες
τὸ στόμα τῆς κοιλίας, ὃ δὴ καὶ στόμαχον ὀνομάζουσιν,
ἴσχεται δὲ ἡ γαστήρ. ὅσα γὰρ αὐτὴν προτρέπει, πάντα
εὐθέως ἀνατρέπει τὸν στόμαχον, ὡς ἐπιπολάζειν τε αὐτοῦ
τὰ σιτία καὶ ναυτίαν ἐργάζεσθαι πολλάκις· οἷς ἐξ ἀνάγκης
ἕπεται τὸ μὴ πέττεσθαι καλῶς τὴν τροφήν. ἐὰν δὲ πάλιν
εὐστόμαχα διδῷς αὐτοῖς ἐδέσματα, καὶ τρίτης καὶ τετάρτης
ἡμέρας ἡ γαστὴρ ἐπέχεται. τοῖς τοιούτοις οὖν ἓν εἶδος εὗρον
διαίτης ἁρμόττειν, ἐν ἀρχῇ προσφερομένοις λάχανά τε δι᾽
ἐλαίου καὶ γάρου, καὶ τἄλλα, ὅσα μαλάττειν εἴωθε τὴν
γαστέρα, μετὰ δὲ τὴν αὐτάρκη τροφὴν ἐπιλαμβάνουσί τι
τῶν τονούντων τὸν στόμαχον. ἔστι δὲ δὴ μῆλόν τε καὶ

politici, os autem ventris ab iis, quae calorem accen-
dunt, offenditur. Ergo in iis, qui ita funt affecti, id
agendum, ut pituitam incidas detergeasque iis, quae haud-
quaquam calefaciunt, quod genus oxymeli effe novimus.
Jam lubrica atque ad curationem difficilis connexio eft,
ubi tales partium affectus coierint, in quibus os ventris
(quem ftomachum vocant) imbecillum eft ac naufeabun-
dum, venter autem ipfe retinetur. Quippe quae hunc
proritant, ftomachum omnia fubvertunt ita, ut in fum-
mo ejus cibi natent, et naufeam fubinde excitent. His
neceffario contingit, ut cibum parum belle concoquant.
Quod fi contra illis ea, quae ftomachum firmant, exhibue-
ris, etiam in tertium quartumque diem ipfis venter fifti-
tur. Hujuscemodi igitur hominibus unicam victus ratio-
nem convenire animadverti, nempe ut primo loco olera
cum oleo et garo, aliaque, quae ventrem mollire folent,
fumerent, poft juftum autem cibi modum aliquod eorum,
quae ftomachum roborent, acciperent. Ea funt mala coto-

Ed. Chart. VI. [179. 180.]   Ed. Baf. IV. (284.)

ἄπιον καὶ ῥοιά· ἔνια γάρ ἐστι τοιαῦτα γένη, χωρὶς ὀξύ-
τητος στύφοντα. [180] αὐτὸς δὲ ὁ ἄνθρωπος, ἁπάντων
αὐτῷ ἐν μέρει πειραθέντων, ὅπερ ἂν ἀβλαβέστατόν τε καὶ
ἥδιστον εὑρίσκῃ, τούτῳ χρήσθω. μὴ πάνυ δὲ τούτων
ἑκάστου λαμβάνειν, ἀλλ' ὅσον, ὡς ἔφην, ἰάσασθαι τὴν ἀτο-
νίαν τοῦ στομάχου· τῆς γὰρ τοιαύτης αὐτῶν χρήσεως ἐπει-
ράθην, εὐλύτου ἐργαζομένης τὴν κοιλίαν. καὶ μᾶλλόν γε
τοὐπίπαν οἱ οὕτω διακείμενοι διαχωροῦσιν, ἐπιφαγόντες τι
τῶν στυφόντων, ἢ εἰ μηδ' ὅλως ἐχρήσαντο. τονωθὲν γὰρ
αὐτῶν τὸ στόμα τῆς κοιλίας ὠθεῖ κάτω τά τ' ἐπιπολάζοντα
καὶ σὺν αὐτοῖς τὰ καθ' ὅλην τὴν ἄνω γαστέρα, καὶ τήν γε
φορὰν τῶν σιτίων ὑποδεχόμενα τὰ ἔντερα διαφυλάττει,
προωθοῦντα καὶ αὐτὰ τὸ περιγινόμενον ἐκ τῶν ὑπερκειμένων
εἰς αὐτά. φαίνεται γὰρ ἡ προωστική τε καὶ ἀποκριτικὴ
δύναμις, κἂν ἐκ τῶν κατὰ τὴν ἕδραν χωρίων ὁρμήσῃ τι
πρὸς τὴν ἄνω φορὰν, ἄχρι πλείστου διαφυλάττουσα, καί-
τοι παρὰ φύσιν οὔσης ἐν ζώῳ τῆς τοιαύτης ὁδοῦ. ὅτι δὲ

nea et pira et punica. Quippe aliqua funt horum ge-
nerum, quae citra acorem adſtringant. Ipſe autem, qui
affligitur, omnibus feorſum uſu exploratis, quod minime
noxium jucundiſſimumque invenerit, eo utitor. Non mul-
tum autem de horum fingulis eſt fumendum, fed quantum
(ut dixi) imbecillitatem ſtomachi reficiat; nam ejusmodi
horum uſum ventrem folvere experientia comperi. Atque
in totum magis, qui ita funt affecti, dejiciunt, fi quid ad-
ſtringens poſt cibum fumpferint, quam fi eo prorfus ca-
ruerint, propterea quod os ventris jam roboratum et tru-
dit deorſum, quae in fummo natant, et cum his una quae
in toto fuperiore funt ventre; ac ciborum quoque copiam
inteſtina quoque excipientia fervant, ipſa quoque impel-
lentia, quae a fuperioribus acceperunt. Videtur enim
ipſa tum impellendi tum expellendi vis, etiamfi a fede
ipſa aliquid furfum impulerit, ipſum motum longiſſime
tueri, quamvis praeter naturam fit ejusmodi in animalis
corpore tranfitus. Caeterum ita fe habere, quod dico, in-

ΛΟΓΟΣ Z. **433**

Ed. Chart. VI. [180.]   Ed. Baf. IV. (284.)

ἀληθές ἐστιν ὃ λέγω, πάρεστι μαθεῖν ἑκάστῳ, τῶν πολ-
λάκις ἡμῖν συμβαινόντων ἀναμνησθέντι. δακνώδης γ᾽ οὖν
ἐνίοτε χυμός, εἰς τὰ κατὰ τὴν ἕδραν χωρία παραγενόμενος,
ἐρεθίζει μὲν ἡμᾶς ἐπὶ τὴν ἔκκρισιν αὐτοῦ· κατασχεῖν δὲ
αὐτὸν ἀναγκασθέντες, ἐπειδὰν ἐν πολιτικαῖς ὦμεν πράξεσιν,
ἀπαλλαγέντες αὐτῶν, οὐκέτ᾽ ἀποκρίνομεν, αἰσθανόμεθά τε
πολλάκις ἐκ τούτου τῆς κεφαλῆς ὀδυνηρᾶς γινομένης, ἀνα-
τροπῆς γινομένης. εὐλόγως οὖν, εἰ καὶ τοῖς ὑπακτικοῖς σι-
τίοις ἐπιπολευομένου στομάχου, τὰ στύφοντα ληφθέντα,
τόνον ἐποιήσαντο τοῖς ἄνω μέρεσι τῆς γαστρὸς, ἀρχὴν τῆς
κάτω φορᾶς ἐργάζεται τοῖς ἐν αὐτῷ περιεχομένοις, ἣν δια-
δεχόμενα τὰ ἔντερα μέχρι τοῦ κάτω πέρατος εἴωθε φυλάττειν.

Κεφ. ια'. Αὐτάρκως οὖν εἰρημένων τούτων, ὥρα με-
ταβαίνειν ἐπ᾽ ἄλλην κατασκευὴν ἀνώμαλον, οὐδεμιᾶς τῶν
πρόσθεν ἀπολειπομένην τῇ κακίᾳ, καθ᾽ ἣν οἱ μὲν νεφροὶ
λίθους, ἢ πώρους, ἢ ὅπως οὖν ὀνομάζειν ἐθέλεις, γεννῶσιν,
ἡ δὲ τοῦ σώματος ἅπαντος φύσις ἰσχνὴ τετύχηκεν οὖσα.
χρῄζουσι μὲν γὰρ οὗτοι φαρμάκων καὶ διαιτημάτων λεπτυ-

telligere licet unicuique, fi, quod faepe nobis accidit, in
memoriam revocet. Nam mordax interim humor in lo-
cum aliquem fedi vicinum receptus ad expulfionem fui
nos irritat: quem tamen cohibere propter civilia negotia
coacti, nec ab his expediti eum expellimus, et facta
converfione ejus, caput inde dolere faepenumero fenti-
mus. Merito igitur, tametfi lubricantes cibi fluctuent in
ftomacho, auftera fumpta, ubi fuperioribus ventris par-
tibus robur addiderint, principium deorfum ferendi iis,
quae in eo continentur, fuppeditant. Id ferendi princi-
pium inteftina tum excipere, tum ad imum usque exitum
fervare folent.

Cap. XI. Atque quum fatis de his hactenus fit di-
ctum, ad aliam inaequalem conftitutionem tranfire par eft,
quae nulli dictarum in malitia cedit, utique in qua re-
nes calculum gignunt, aut tophos, aut quomodocunque
aliter vocare volueris, totus vero corporis habitus graci-
lis eft. Hi namque medicamenta et victum, quae extenua-

434　　ΓΑΛΗΝΟΥ ΥΓΙΕΙΝΩΝ

Ed. Chart. VI. [180.]　　　　Ed. Baf. IV. (284.)

νόντων, ἐναντιώτατα δ᾽ ἐστὶ ταῦτα τοῖς ἰσχνοῖς σώμασιν.
ὥστε τις τῶν χρωμένων αὐτοῖς διὰ τοὺς νεφροὺς, δυσκινή-
των τε καὶ δυσαισθήτων καὶ ὥσπερ ψοφούντων τι καπνη-
στὸν, ὡς αὐτὸς ὠνόμαζεν, αἰσθανόμενος, τῶν δακτύλων,
ἐκοινώσατο μὲν τὰ πρῶτα τοῖς κατὰ τὴν Καμπανίαν ἰατροῖς,
ἔνθα διέτριβεν, οἱ δὲ, ὡς κατισχομένου αὐτοῦ ἐπὶ διαθέσει
παράλυσιν ἀπειλούσῃ, τοῖς δι᾽ εὐφορβίου καὶ λιμνήσεως,
ἣν ἀδάρκην τε καὶ ἄδαρκον ὀνομάζουσιν, ἐχρῶντο φαρμάκοις.
ὡς δὲ πολὺ χείρων ἡ διάθεσις ἐγένετο, καὶ προανέβαινεν
ἀεὶ τὰ συμπτώματα τοῖς ὑπερκειμένοις μέρεσι μετὰ τοῦ
σφόδρα ὀδυνᾶσθαι, κατά τινα τύχην ἐπιδημήσαντί μοι τὴν
Καμπανίαν δηλώσας ὁ κάμνων τὰ συμβάντα παρεκάλει
βοηθεῖν. ἐγὼ δὲ, ὅτι μὲν ἐκ τῶν φαρμάκων ὧν εἶπεν
ὑποξηρανθεὶς εἰς τοιαύτην ἧκε διάθεσιν, συνῆκα, ζητῶν
δὲ, τίνα ἄν τις αὐτῷ δίαιταν εὕροι, καθ᾽ ἣν ἄνευ τοῦ βλά-
πτεσθαι τοὺς νεφροὺς ἰάσεται τῆς ξηρότητος, πτισάνης τε
χυλὸν ἐπενόησα, καὶ τῶν ἰχθύων τοὺς πετραίους τε καὶ πε-
λαγίους, ὅσοι τ᾽ ἄλλοι μηδὲν ἔχουσι γλίσχρον. οὕτω δὲ

re poſſint, requirunt. At ea gracili corpori ſunt inimi-
ciſſima, adeo ut quidam, qui propter renum vitium uſus
his fuerat, ubi digitos deterius moveri ſentireque perce-
pit, et, ut ipſe loquutus eſt, veluti cavum quiddam ſo-
nantes, communicaverit rem medicis primum in Campa-
nia, ubi ipſe agebat. Hi, tanquam eo affectu laboraret, qui
paralyſin minaretur, medicamentis, quae ex euphorbio et
lymneſi, quam etiam adarcen vel adarcum vocant, uteban-
tur. Ut autem affectus ei in deterius ceſſit, et ſympto-
mata cum vehementi dolore ad ſuperiores partes ſemper
aſcenderunt, mihi, qui id temporis in Campania forte
eram, rem indicavit opemque rogavit. Ego vero eum
ex iis medicamentiu, quae memoravit, ſiccatum in hunc af-
fectum veniſſe intellexi; quaerentique, qua maxime victus
ratione ſiccitati ſuae citra renum noxam mederi quis poſ-
ſet, ptiſanae cremorem excogitavi, et piſces tum ſaxa-
tiles, tum qui in alto mari degunt, aliosque, in quibus
nihil eſſet glutinoſum. Simili modo et ex volatilibus

καὶ τῶν πτηνῶν ζώων ὅσα παραπλήσιον ἔχει τὴν σάρκα.
[181] πολλὰ δέ ἐστι τῶν ὀρείων ὀνομαζομένων ὀρνίθων
τοιαῦτα ταῖς κράσεσιν· ὅσα γὰρ ἐν ταῖς πόλεσι κατακλεί-
σαντες ὑγραῖς καὶ πολλαῖς τροφαῖς πιαίνουσιν οἱ τὰ τοιαῦτα
καπηλεύοντες, ἐναντιώτατα τούτοις ἐστί. ἀρίστη δὲ σὰρξ
εἰς τὰς τοιαύτας διαθέσεις ἐστὶν, ὡς τῶν ὀρνίθων περδί-
κων, ἐπ᾽ αὐτοῖς δὲ τῶν ἀτταγήνων, καὶ ψάρων, καὶ κοτ-
τύφων, καὶ κιχλῶν. ἐὰν δὲ ἀπορῶμεν ὀρείων ὀρνίθων, ἐκ
τῶν ἐν τοῖς ἀγροῖς τρεφομένων καὶ τῶν κατὰ τοὺς πύργους
περιστερῶν νομάδων λαμβάνειν προσήκει, καθάπερ γε
καὶ τῶν ἐν τοῖς πύργοις νεοττευόντων στρουθίων, οὓς ὀνο-
μάζουσι πυργίτας· ἔστωσαν δὲ ἐν ὑψηλοῖς χωρίοις οἱ τοι-
οῦτοι τῶν πύργων· οὕτω γὰρ καὶ ταῖς ἀλεκτορίσι καὶ τοῖς
ἀλεκτρυόσι τοῖς κατὰ τὰς ἐπαύλεις τρεφομένοις ἔνεστι χρῆ-
σθαι. γάλακτος δὲ τοῦ μὲν τῶν ἄλλων ζώων εἴργειν τοὺς
οὕτω διακειμένους, μόνῳ δ᾽ ἐπιτρέπειν χρῆσθαι τῷ τῶν
ὄνων, ἐπειδὴ λεπτομερέστερόν ἐστι τοῦτο τῶν ἄλλων. καὶ
συνελόντι φάναι, μεταξὺ τῆς τε λεπτυνούσης διαίτης καὶ
τῆς παχυνούσης εἶναι χρή· τὴν δὲ τούτοις ἁρμόττουσαν

quaecunque fimilem carnem habent. Porro multae ex
montanis vocatis volucribus tali funt temperamento; quas
namque in urbibus conclufas caupones humido ac copio-
fo nutrimento impinguant, adverfiffimae his funt. Opti-
ma, vero iis, qui ita funt affecti, caro eft, ut ex avibus
perdicum; proxima attagenarum, et fturnorum, merula-
rum et turdorum. Quod fi montanarum avium copia non
eft, de iis, quae in agro victitant, et gregalibus columbis,
qui in turribus nidificant, fumere licebit; itemque paffer-
culos, qui fimiliter in turribus nidificant, quos pyrgitas vo-
cant; funto autem in editis locis ejusmodi turres. Ita nam-
que et gallis, et gallinis, qui in villis aluntur, uti licet.
Lac vero fic affectis reliquorum quidem animalium eft
prohibendum, unum vero afininum concedendum, propter-
ea quod caeteris omnibus eft tenuius. Ac ut uno verbo
dicam, mediam effe convenit inter extenuantem impin-
guantemque victus eorum rationem. Particularem vero

τὴν κατὰ μέρος ὕλην ἐν τοῖς περὶ τῶν τροφῆς δυνάμεων
ὑπομνήμασιν ἔγραψα, καὶ προσέτι ἐν τῷ περὶ τῆς εὐχυμίας
τε καὶ κακοχυμίας. διὸ καὶ μηκύνειν ἐν τῷ παρόντι περιτ-
τὸν, ἀρκεῖ γὰρ τοῦτο μόνον εἰπεῖν, ὡς καὶ τῆς τοῦ ὅλου
σώματος ἀναθρέψεως ἐπὶ τῶν τοιούτων προνοεῖσθαι χρὴ
δι' ἧς ἔμπροσθεν (285) εἶπον ἀγωγῆς, ἡνίκα ἐμνημόνευσα
τοῦ πάντα μᾶλλον ὑπομένοντος παθεῖν, ἢ πιττώσασθαι.
παχέος δὲ ὄντος τοῦ λιθιῶντος ἀνθρώπου, θαῤῥῶν ἂν
προσφέροιτο τῇ λεπτυνούσῃ διαίτῃ. τὰ δ' αὐτὰ νόμιζε καὶ
περὶ τῶν ἀρθριτικῶν προϊέναι. πίνοντες γὰρ κἀκεῖνοι τὰς
ἀρθριτικάς τε καὶ ποδαγρικὰς ἀντιδόσεις, οἳ μὲν εὔσαρκοι
καὶ παχεῖς καὶ πιμελώδεις οὐδὲν βλάπτονται, λεπτοὶ δὲ
ὑπάρχοντες, ὅλον τε τὸ σῶμα ξηραίνοντες, καὶ πόδας αὐτοὺς
ἐνίοτε καὶ τὰς χεῖρας, εἰ πρότερον ἐπεπόνθεισαν, εἰς χαλε-
πωτάτην ἄγουσι διάθεσιν. εἰδέναι μέντοι χρὴ, τὰς ποδαγρι-
κὰς ταύτας ἀντιδότους πολλῷ τῶν νεφριτικῶν διαλλάττειν,
οὐ μόνον τῷ λεπτύνειν τοὺς παχεῖς καὶ γλίσχρους χυμοὺς,

quae his conveniat materiam tum in iis libris fcripfimus,
qui funt de alimentorum facultatibus, tum in eo, in quo
de euchymia et cacochymia praecepimus. Itaque fuper-
vacuum eft hoc loco pluribus morari, quum id tantum
dixiffe fit fatis, de toto horum corpore nutriendo curam
habendam per eam quam fupra comprehendi victus ra-
tionem, ubi de eo fermonem feci, qui quidvis potius fuf-
ferre voluit, quam pice illini. At fi obefus fit, quem cal-
culus infeftat, audacter huic tenuem victum injungito.
Eadem vero exiftima et de iis, qui articulorum vitiis la-
borant. Quippe ipfi quoque, medicamentis arthriticis po-
dagricisque ebibitis, fi carnofi et craffi et pingues funt,
nullum fentiunt incommodum; fin graciles, non modo
totum corpus, fed etiam pedes ipfos, interdum vero et
manus, fi hae quoque prius male habebant, in graviffi-
mum ftatum ficcando perducunt. Scire tamen licet, poda-
gricas has antidotos multum a nephriticis diftare, non in
eo modo, quod craffos glutinofosque fuccos attenuent, ve-

ἀλλὰ καὶ τῷ θερμαίνειν τε καὶ ξηραίνειν· ἐπὶ γάρ τοι τῶν
νεφριτικῶν οὐδὲ τὴν ἀρχὴν ὅσα θερμήνειε σφοδρῶς διδό-
ναι χρή. λέλεκται δὲ τελέως δηλονότι περὶ τῶν τοιούτων
ἁπάντων ἐν τῇ τῆς θεραπευτικῆς μεθόδου πραγματείᾳ, κἀν
ταῖς περὶ τῶν φαρμάκων, διτταῖς οὔσαις καὶ ταύταις, προ-
τέρας μὲν τῇ τάξει τῆς τῶν ἁπλῶν, δευτέρας δὲ τῆς τῶν
συνθέτων, αὐτε μηδ᾽ ὅλως, οὔτ᾽ ἐπὶ πλέον μεμνῆσθαι προσ-
ήκει, διὰ τὸ καὶ τὰ τοιαῦτα σώματα μεταξὺ τῶν τε ἀκρι-
βῶς ὑγιαινόντων καὶ τῶν ἤδη νοσούντων εἶναι· τὸ γάρ τοι
προφυλακτικὸν ὀνομαζόμενον μέρος τῆς ἰατρικῆς τῶν οὕτω
διακειμένων προνοεῖται σωμάτων. οὐδένι γοῦν τῶν ἄμεμ-
πτον ἐχόντων τὴν τοῦ σώματος ἕξιν οὔτ᾽ ἀξιοῦμεν φάρμακα
πίνειν, οὔτε λεπτυνούσῃ διαίτῃ χρῆσθαι· τοὺς δὲ διὰ φυ-
σικὴν ἀσθένειαν ἤτοι τοῦ σώματος ἅπαντος ἢ μορίων
τινῶν ἑτοίμως βλαπτομένους εἰς τὴν προφυλακτικὴν ὀνομα-
ζομένην ἀγωγὴν ἀξιοῦμεν ἕλκεσθαι, τῆς ὑπόπτου διαίτης
ἀφισταμένους, ὑφ᾽ ἧς οὐδὲν ὁρῶμεν βλαπτομένους, ὅσοι

rum etiam quod calefaciant et ficcent; nam calculofis,
quae in principio valde culefaciant, dare nullo modo
convenit. Quoniam vero dictum abunde de talibus omni-
bus eſt in opere de medendi ratione, ac in libris de me-
dicamentis, (qui et ipſi duplices funt; qui priores ordine
funt, de medicamentis fimplicibus: qui poſteriores, de
compoſitis;) profecto nec omnino nihil, nec prolixius me-
miniſſe de his conveniebat, propterea quod ejusmodi
corpora inter ea, quae exactam fanitatem habent et quae
jam aegrotant, medium ſtatum obtinent: fiquidem ea pars
artis, quae prophylactice dicitur, affectis ad hunc modum
corporibus confulit. Nemini ex iis, qui corporis habitum
inculpatum habent, aut medicamenta bibenda, aut atte-
nuante victu, utendum cenſemus. Sed qui pro naturali
imbecillitate aut corporis totius aut partium quarundam
ex levi caufa laeduntur, hos ad dictam prophylactices
partis victum traducendos cenſemus, atque a fufpecto
fubmovendos, quem tamen nemini eſſe noxium videmus

καλῶς κατεσκευασμένοι τὰ σώματά φύσει διαπονεῖν οὐκ
ὀκνοῦσι τὰ μέτρια.

Κεφ. ιβ´. [182] Τοῖς μέντοι ῥᾳδίωςπάσχουσιν, ὥς καὶ
τοῖς μεγάλοις νοσήμασιν ἐμπίπτειν συνεχῶς, οἷον τοῖς ἐπιληπτι-
κοῖς τε καὶ σκοτωματικοῖς καὶ κεφαλαλγικοῖς, ἔτι τε τοῖς
ἄλλοις, ἐφ᾽ ὧν ἡ κεφαλὴ τοῖς ὑποκειμένοις μορίοις αἰτία
γίγνεται τῶν συμπτωμάτων, ἐν οἷς εἰσιν ὀδόντες, οὖλά τε
καὶ κίων, καὶ συλλήβδην εἰπεῖν ἅπαντα τὰ κατὰ τὸ στόμα
καὶ τὰν φάρυγγα μόρια, καὶ πρὸς αὐτοῖς ὦτα, καὶ ὀφθαλ-
μοὶ, καὶ στόμαχος, καὶ κοιλία, καὶ τὰ πνευματικὰ μόρια,
λάρυγξ, καὶ τραχεῖα ἀρτηρία, καὶ πνεύμων, καὶ θώραξ, ὁ
σκοπὸς τῶν διαιτημάτων κοινός, αὐτὴν μὲν καὶ πρώτην
καὶ μάλιστα τὴν κεφαλὴν ἐργάζεσθαι δυσπαθῆ, μετὰ
ταῦτα δὲ καὶ τῶν βλαπτομένων μορίων προνοεῖσθαι, γινώ-
σκοντας, ὡς καὶ τοῦτ᾽ αὐτὸ πάλιν ἑτέρου δεῖται διορισμοῦ,
λέγω δὲ τοῦ μὴ πάντα ῥωννύναι τὰ βλαπτόμενα μόρια.
ἄριστος δὲ διορισμὸς ὁ εἰς τὴν χρείαν αὐτῶν ἀναγόμενος.
ὀφθαλμῶν μὲν γὰρ καὶ ὤτων ἡ χρεία μεγάλη, καὶ διὰ

eorum, qui naturali corporis bono funt habitu, et modice
laborare non gravantur.

Cap. XII.   Verum qui ex levi caufa male afficiuntur,
ut magnis morbis affidue vexentur, veluti comitiali ver-
tigine, capitis doloribus, item aliis, in quibus caput fub-
jectis partibus fymptomatum occafio eft, quarum funt
dentes, gingivae, columella, uno verbo omnes quae in
ore et faucibus funt partes, ad haec aures, et oculi, et
ftomachus, et venter, et fpirandi partes, nempe larynx,
et afpera arteria, et pulmo, et thorax, his victus com-
munis fcopus eft, caput ipfum ante omnia et quam accu-
ratiffime minus opportunum ad vitia reddere, mox etiam
affectis partibus profpicere, modo tamen non ignoretur,
hoc ipfum quoque alia diftinctione egere, utique hac,
non omnes quae laefae funt partes effe roborandas.
Optima vero diftinctio eft, quae ex ufu earum petitur;
quippe oculorum et aurium permagnus eft ufus, ac id-

τοῦτο προσήκει τῶν ἐκ τῆς κεφαλῆς περιττωμάτων εἰς αὐτὰ
φερομένων τὴν ὑφ᾿ Ἱπποκράτους ὀνομαζομένην παροχέτευσιν
ἐργάζεσθαι, μάλιστα μὲν ἐπὶ ῥῖνα περισπῶντα τὸ φερόμε-
νον ἐπ᾿ αὐτὰ ταύτης δ᾿ οὐχ ὑπακουούσης, εἰς τὸ στόμα
διὰ τῶν ἀποφλεγματιζόντων φαρμάκων, ὥσπερ γε καὶ ἐπὶ
τὴν ῥῖνα διὰ τῶν πταρμοὺς κινούντων, ὅσα τε πρὸς τὰς
ἐμφράξεις αὐτῶν ἁρμόττει. ὀφθαλμοὺς δὲ τονώσεις τῷ διὰ
τοῦ Φρυγίου λίθου χρώμενος ξηρῷ κολλυρίῳ, τοῖς βλεφάροις
ἐπάγων τὴν μήλην χωρὶς τοῦ προσάπτεσθαι τοῦ κατὰ τὸν
ὀφθαλμὸν ἔνδον ὑμένος. οὕτως γοῦν πράττουσιν ὁσημέραι
καὶ αἱ στιμμιζόμεναι γυναῖκες. εἰς δὲ τὴν τῶν ὤτων ῥώμην
ἀπόχρη μὲν καὶ τὸ γλαύκιον μόνον, ἀποτριβόμενον ἐπ᾿
ἀκόνης σὺν ὄξει, κᾄπειτα διὰ μήλης ἐκχεόμενον ἀτρέμα
χλιαρὸν, ἢ διὰ τούτου δὴ τοῦ συνήθους ὀργάνου, καλου-
μένου δὲ ὑπὸ πάντων ὠτεγχύτου· κἀπειδὰν ἤδη σοι δοκῇ
τονοῦσθαι καλῶς, ὡς μηδὲν ἐπιῤῥεῖν αὐτοῖς, συνεχῶς ἐν-
στάζειν τι ναρδίνου μύρου τοῦ ἀρίστου, πρότερον μὲν ἐν
Λαοδικείᾳ μόνῃ τῆς Ἀσίας σκευαζομένου καλλίστου, νυνὶ δὲ

circo decumbentibus in has a capite excrementis, quae
ab Hippocrate derivatio dicitur, molienda eſt, ac ad na-
ſum potiſſimum trahenda, quae in has partes feruntur;
ſin ad naſum non ſequuntur, in os ipſum, utique per
ea, quae pituitam eliciunt, ſicuti ad naſum tum per ea,
quae per ſternutamenta movent, tum quae ejus obſtructio-
nes aperiunt. Oculis vero ipſis robur adjicies, ſi ſicco
collyrio, quod ex Phrygio lapide componitur, utare, ac
ſic palpebris ſpecillo inducas, ne oculi membranam intus
contingas: ita namque mulieres quotidie faciunt, quum
ſtibio oculis gratiam conciliant. Ad aurium vero robur
ſufficit vel glaucium ſolum ſuper cote tritum cum aceto,
mox tepidum per ſpecillum blande infuſum, aut etiam
per inſtrumentum illud, quod publice in uſu eſt, et di-
ctos clyſteres auriculares; ubi vero ſatis firmatae ſunt, ita
ut nihil in has confluat, aſſidue inſtillandum optimi nar-
dini unguenti aliquid: id olim duntaxat Laodiceae in Aſia
praeſtantiſſimum fiebat, nunc vero et in aliis fit urbibus.

καὶ κατ᾽ ἄλλας πόλεις. ἔτι δὲ μᾶλλον τὸ διὰ γλαυκίου
καλούμενον κολλύριον ὀνήσει τε καὶ ῥώσει τὰ ὦτα, καὶ τὶ
διὰ ῥόδων, καὶ τὸ κροκῶδες, καὶ τὸ νάρδινον, καὶ τὸ δι᾽
οἴνου, καὶ τῶν μύρων τὰ ἐν Ῥώμῃ σκευαζόμενα ταῖς πλου-
σίαις γυναιξὶν, ἃ φουλίατά τε καὶ σπικάτα προσαγορεύουσιν.
εἰ δὲ πολὺ συνεχῶς ἐπὶ τὰ ὦτα φέροιτο τὸ ἀπὸ τῆς κε-
φαλῆς ῥεῦμα, καὶ πύον καὶ ἕλκωσις ἤδη γεγονυῖα τύχοι,
τὴν μὲν ἕλκωσιν διά τε τοῦ Ἀνδρωνίου φαρμάκου καὶ
τῶν ὁμοίων ἐκθεραπευτέον, ἐν δὲ τῷ ταῦτα πράττειν
ἀντισπαστέον ἐπὶ ῥῖνά τε καὶ στόμα, καὶ μετὰ ταῦτα τοῖς
εἰρημένοις χρηστέον.

Κεφ. ιγ´. Ὥσπερ δὲ ὑπὸ τῶν ἐκ τῆς κεφαλῆς καταρ-
ρεόντων βλάπτεται πολλάκις πολλὰ τῶν ὑποκειμένων, οὕ-
τως καὶ δι᾽ ἧπαρ ἢ νεφροὺς ἢ σπλῆνα νόσοι συμβαίνου-
σιν ἑτέροις [183] μορίοις ἀσθενεστέροις αὐτῶν. ἐδείχθη
γὰρ ἐν τοῖς τῶν φυσικῶν δυνάμεων ὑπομνήμασιν ἕκαστον
μόριον ἑλκτικὴν τῶν οἰκείων αὐτοῦ χυμῶν ἔχον δύναμιν,

Robur autem auribus vel magis afferet iisdemque pro-
ficiet collyrium, quod diaglaucium propterea, quod glau-
cium recipit, vocant; praeterea diarhodon, et crocodes,
et nardinum, et quod ex vino dicitur; praeterea ex un-
guentis ea, quae Romae opulentis mulieribus conficiuntur,
quae foliata et spicata vocant. Quod fi larga fluxio et
fanies affidue in aures a capite feratur, et exulceratio
jam facta fit, fane exulcerationi Andronis medicamento
et fimilibus medeberis. Inter autem id agendum avertere
materiam ad nafum et os debebis, quo facto jam compre-
henfis uteris.

Cap. XIII. Quemadmodum autem ex iis, quae a ca-
pite defluunt, nonnunquam laeduntur aliqua eorum, quae
illi fubjecta funt, fic ex jecinore et renibus vel liene
in alias partes, quae ipfis funt imbecilliores, morbi in-
cidunt. Siquidem demonftratum in iis commentariis eft,
qui funt de naturalibus facultatibus infcripti, fingulas par-
tes trahendi facultatem habere proprii fibi ac convenien-

ΛΟΓΟΣ Z. 441

Ed. Chart. VI. [183.]   Ed. Baf. IV. (285.)

οὕς τ᾽ ἀλλοιοῦσά τε κᾀξομοιοῦσα εἰς τὴν τροφὴν καταχρῆ-
ται, καί τινι πάλιν ἑτέρᾳ δυνάμει τὸ περιττὸν ἀποκρίνειν
ἐφιέμενον εἴς τι τῶν πλησίον. ἂν μὲν οὖν αὐτὸ τὸ πεπον-
θός εὔρωστον ἔχῃ τὴν ἕξιν τοῦ σώματος, οὐ δέχεται τὸ
πεμπόμενον, ὥστ᾽ ἐν τῷ πρώτῳ παθόντι μόνον ἐκείνῳ τῷ
μορίῳ συνεχῶς πάσχοντα τὸν ἄνθρωπον ἀπέδειξεν· ἐὰν
δ᾽ ἀσθενέστερον ᾖ κατά τι τοῦ πέμποντος, ἐδέξατο μὲν,
αὖθις δὲ ὠθεῖ πρός τι καὶ αὐτὸ τῶν ἀσθενεστέρων, κᾀκεῖνο
πάλιν εἰς ἄλλο, μέχρις ἂν εἴς τι τῶν οὐδὲν ἐχόντων ἀσθε-
νέστερον ἑαυτῶν κατασκήψῃ τὸ περιττόν. κατὰ τοῦτον μὲν
οὖν τὸν λόγον ἄλλῳ μέρει συνεχῶς ἐνοχλεῖται τῶν ἀμελῶς
διαιτωμένων· τοῖς δὲ μηδὲν ἀθροίζουσιν περιττὸν ἀβλα-
βὲς ἀεὶ μένει τὸ ἀσθενές. ἀπόδειξις δὲ τούτου σαφεστάτη
τὸ δι᾽ ἐξ μηνῶν ἢ πλεόνων ἐνίους ἐνοχλεῖσθαι τοῖς ἀσθε-
νέσι μορίοις. εἰ γὰρ αὕτη μόνη ἦν ἀσθένεια, τὴν βλάβην
διὰ παντὸς ἂν ἔπασχε τὸ ἄῤῥωστον μόριον, ὡς ἄν γε δια-
παντὸς ἔχον ἐν αὐτῷ ἐνυπάρχουσαν τὴν τοῦ πάσχειν αἰτίαν.

tis fucci, quem alterantes affimilantesque eo utuntur ad
nutrimentum; rurfus aliam facultatem habere, qua, quod
fupervacuum eſt, expellere in vicinum defiderent. Ac fi
quidem ipfa quae affecta pars eſt corporis habitum fir-
mum habeat, quod fibi obtruditur, utique non admittit,
facitque, ut in ipfa folum, quae primum affecta pars eſt,
dolor usque fubfiftat. Sin imbecillior fit, quam illa, unde
excrementum mittitur, admittit illa quidem, caeterum
ipfa quoque ad imbecilliorem quampiam a fe rurfus trans-
mittit, atque haec rurfus ad aliam, donec in eam pro-
cumbat, qua imbecillior nulla fit reliqua. Atque ad hunc
quidem modum, quorum nulla victus fui cura eſt, alius
alia parte affidue vexatur. Qui nihil colligunt fupervac-
cui, iis manent imbecillae partes femper in tuto. Cu-
jus rei evidentiſſimum argumentum eſt, quod aliqui fex
menfibus pluribusve infirmis partibus laborant; fi enim
fola imbecillitas in ipfa id efficeret, perpetuo laboraret
infirma pars, ceu cui aegrotationis caufa nunquam abeſſet.

442 ΓΑΛΗΝΟΥ ΥΓΙΕΙΝΩΝ

Ed. Chart. VI. [183.]　　　　　　　Ed. Baf. IV. (285.)

ἐπεὶ τοίνυν οὐ πάσχει διὰ παντὸς, εὔδηλόν ἐστι, καὶ
ἄλλο τι προσέρχεσθαι τὸ συμπληροῦν τοῦ παθήματος αὐ-
τοῦ τὴν γένεσιν, ὕπερ οὐδὲν ἕτερόν ἐστι τοῦ περιττεύοντος
ἢ κατὰ τὸ πλῆθος, ἢ κατὰ ποιότητα. καὶ τοῦτό γε αὐτὸ
τὸ περιττεῦον ἢ καθ᾽ ὅλον ἀθροίζεται τὸ σῶμα, καὶ κα-
λοῦσι πληθώραν τὴν τοιαύτην διάθεσιν, ἢ ἔν τινι τῶν κυ-
ρίων, μὲν, ἀσθενῶν δὲ φύσει μορίων, ὅπερ ἤτοι γε ἐν
αὐτῷ μένον, ἢ πρός τι τῶν ἀσθενεστέρων φύσει μορίων
ἀποχωροῦν τὴν βλάβην ἐργάζεται. σκεπτέον οὖν ἐστι καὶ
διοριστέον αὐτὸ τοῦτο πρῶτον, εἴτε δι᾽ ἑαυτοῦ συνεχῶς νο-
σεῖ τὸ μόριον, εἴτε δι᾽ ἄλλο τι πρότερον αὐτοῦ πάσχον.
ἐνίοτε μὲν οὖν ἔξωθεν ἡ βλάβη τοῖς ἀσθενέσι γίνεται μο-
ρίοις, ἤτοι ψυχθεῖσιν, ἢ θλασθεῖσιν, ἢ πληγεῖσιν, ἢ κο-
πωθεῖσιν, ὡς τὰ πόλλὰ δὲ ἐπὶ τοῖς διαιτήμασι πλῆθος ἢ
κακοχυμίαν ἀθροίζουσι. προσέχειν οὖν χρὴ τῷ μεγέθει τῆς
φυσικῆς ἀσθενείας τοῦ μορίου, διορισμῷ χρώμενον τοιῷδε.
λεπτότερον χρὴ διαιτῆσαι τὸν ἄνθρωπον, ἢ πρόσθεν, ἅμα
τῷ δηλονότι καὶ τὰ προσήκοντα γυμνάσια γυμνάζεσθαι,

Nunc quoniam perpetuo non laborat, manifeſtum eſt, aliud
quippiam intervenire, quod ejus affectus gignendi ſit occa-
ſio. Quod certe aliud noɪ eſt, quam quod vel quantitate,
vel qualitate redundat. Atque hoc ipſum, quod redundat,
aut per totum colligitur corpus, vocantque ejusmodi
affectum plethoram, aut in parte aliqua principe, ſed
quáe alioqui natura ſit imbecillior. Id vero aut in ipſa
manens, aut ſe in imbecilliorem quampiam natura reci-
piens noxam ingerit. Illud ergo ante omnia conſideran-
dum definiendumque eſt, an a ſe ipſa perpetuo pars la-
boret, an propter aliam, prius ipſa affectam. Atque ex-
trinſecus quidem nonnunquam imbecillae parti noxa in-
cidit ex eo, quod refrigerata, aut contuſa, aut vulnerata,
aut laſſata eſt; plurimum tamen ex victus ratione, quae
redundantiam vitioſumve ſuccum contrahit. Attendere
itaque magnitudini naturalis infirmitatis membri conve-
niet, hac prius diſtinctione uſum; ac tenuiorem quidem
homini victum quam prius exhibere; tum idoneam exer-

φυλάττεσθαι δὲ καὶ τὴν ἀπὸ τῶν ἔξωθεν αἰτίων βλάβην·
εἶτ᾽, ἐὰν μὲν ἐπὶ τούτοις μήτ᾽ ἰσχνὸς γίγνηται, μήτε διο-
χλῆται τὸ ὄῤῥωστον αὐτοῦ (286) μόριον, ἐπιμένειν τοῖς
διαιτήμασιν, ἐὰν δ᾽ ἤτοι λεπτύνηται πᾶσι τοῖς μέρεσιν, ἢ
καί τι πάσχῃ τὸ φαύλως κατεσκευασμένον, ὑπαλλάττειν τὴν
τοιαύτην δίαιταν· ἐὰν μὲν πάσχῃ, δυοῖν θάτερον ἐργαζομέ-
νους, ἢ τὴν δίαιταν ἐπὶ τὸ λεπτότερον ἄγοντας, ἢ κενώσε-
σιν ἀραιαῖς χρωμένους. ἐνίοις μὲν οὖν ἦρος εἰσβάλλοντος
αὐτάρκης κένωσις μία καθ᾽ ἕκαστον ἔτος γιγνομένη, τισὶ δ᾽
ἐπὶ τῇδε καὶ δευτέρας φθινοπωρινῆς γίνεται χρεία. πλῆθος
μὲν οὖν ἀθροίζοντος τοῦ σώματος, αἵματος ἀφαιρέσει κενοῦν,
κακοχυμίαν δὲ διὰ καθαίροντος φαρμάκου τὸν ἐπικρατοῦντα
χυμόν. ἐὰν δὲ ἐπὶ τῇ προσηκούσῃ διαίτῃ μηδὲν πάσχῃ τὸ
μόριον, ἰσχναίνηται δὲ τὸ σῶμα, τῇ πιττώσει χρηστέον, ὡς
ἔμπροσθεν εἴπομεν, εἰς ἀνάθρεψιν ἕξεως λεπτυνούσης.

Κεφ. ιδ΄. [184] Μοχθηροτάτη δὲ σώματός ἐστι καὶ
ἡ τοιάδε. σπέρμα πολὺ καὶ θερμὸν ἔνιοι γεννῶσιν, ἐπεί-

citationem injungere, cavere vero, ne quid ab externis
caufis noxae incidat. Poftea, fi ab his nec ipfe gracilis
fiat, nec imbecilla ejus pars affligatur, infiftendum eidem
victus rationi eft. Sin autem aut omnibus partibus fiat
gracilis, aut aliquo afficiatur, quod conftitutionis fit vi-
tiofae, mutare talem victus rationem debebis, utique, fi
afficiatur, duorum alterum faciens, aut victum hominis in
tenuiorem mutans, aut certo anni tempore purgatione
utens. Ac aliis quidem una quotannis purgatio vere in-
cipiente fatisfacit, aliis altera quoque poft hanc autumno
eft opus. Ac fi fanguinis quidem abundantiam corpus
congeffit, mittendus is eft; fin vitiofum fuccum, vacuan-
dus hic medicamento eft, quod fuperantem humorem pur-
get. Quod fi ex tenui victu pars afflicta levetur, fed
corpus emacietur, picatione utendum, ficut antea eft com-
prehenfum, ad extenuati habitus refectionem.

Cap. XIV. Sane peffimus corporis *ftatus* eft et
ille. Sunt enim qui genitale femen copiofum ca-

444 ΓΑΛΗΝΟΥ ΤΙΤΕΙΝΩΝ

Ed. Chart. VI. [184.] Ed. Baf. IV. (286.)

γει γὰρ αὐτοὺς εἰς ἀπόκρισιν, οὗ μετὰ τὴν ἔκκρισιν ἔκλυτοί
τε γίγνονται τῷ στόματι τῆς κοιλίας, ὃ καὶ αὐτὸ καλεῖται
στόμαχος, οὐ μόνον ὑπὸ τῶν ἰατρῶν, ἀλλὰ καὶ ὑπὸ τῶν
ἄλλων ἀνθρώπων, ὥσπερ ὑπὸ τῶν παλαιῶν ἐκαλεῖτο καρδία,
καὶ τῷ σώματι δὲ παντὶ καταλύονταί τε καὶ ἀσθενεῖς γίγνον-
ται, καὶ ξηροὶ, καὶ λεπτοὶ, καὶ ὠχροὶ, καὶ κοιλοφθαλμιῶν-
τες οἱ οὕτω διακείμενοι. εἰ δὲ ἐκ τοῦ ταῦτα πάσχειν ἐπὶ
ταῖς συνουσίαις ἀπέχοιντο μίξεως ἀφροδισίων, δύσφοροι μὲν
τὴν κεφαλὴν, δύσφοροι δὲ καὶ τῷ στομάχῳ, καὶ ἀσώδεις.
οὐδὲν δὲ μέγα διὰ τῆς ἐγκρατείας ὠφελοῦνται· συμβαίνει
γὰρ αὐτοῖς ἐξονειρώττουσι παραπλησίας γίνεσθαι βλάβας,
ἃς ἔπασχον ἐπὶ ταῖς συνουσίαις. ὡς δέ τις ἐξ αὐτῶν ἔφη
μοι, δακνώδους τε καὶ θερμοῦ πάνυ τοῦ σπέρματος αἰσθά-
νεσθαι κατὰ τὴν ἀπόκρισιν, οὐ μόνον ἑαυτὸν, ἀλλὰ καὶ
τὰς γυναῖκας, αἷς ἂν ὁμιλήσῃ. τούτῳ τοίνυν ἐγὼ συνεβού-
λευσα, βρωμάτων μὲν ἀπέχεσθαι τῶν γεννητικῶν σπέρματος,
προσφέρεσθαι δὲ οὐ βρώματα μόνον, ἀλλὰ καὶ φάρμακα
τὰ τούτου σβεστικά· λέλεκται δὲ αὐτῶν ἡ ὕλη κατὰ τὰ

lidumque gignunt, quod eos ad expulſionem ſui proritat,
poſt quam et ventris os illis reſolvitur, quod et ſtoma-
chus non a medicis modo, ſed etiam aliis hominibus vo-
catur, quemadmodum a veteribus cor dicebatur, et qui ſic
affecti ſunt, ipſi toto corpore non ſolum diſſolvuntur im-
becillique ſiunt, ſed etiam ſicci, graciles, pallidi, cavis-
que oculis cernuntur. Quod ſi propterea, quod ex coitu
ſic vexantur, abſtineant a venereo concubitu, non modo
capitis moleſtiam, ſed etiam ſtomachi offenſionem faſti-
diaque ſentiunt. Sed nec ex continentia magnopere ju-
vantur; accidunt enim ipſis ab inſomniis venereorum non
minora incommoda iis, quae a concubitu ſenſerunt. Ho-
rum quum quidam mordax praecalidumque ſemen inter
emittendum ſentire non ſolum ſe, ſed etiam mulieres, cum
quibus rem haberet, referret, ſuaſi homini, ut abſtineret
a cibis, qui ſemen genitale angerent, ſumeret etiam non
cibos modo, verum etiam medicamenta, quae id extin-
guerent; quorum tradita nobis materia eſt in iis libris,

ΛΟΓΟΣ Ζ. **445**

Ed. Chart. VI. [184.]   Ed. Baf. IV. (286.)

περὶ τροφῶν καὶ τὰ. τῶν ἁπλῶν φαρμάκων ὑπομνήματα·
γυμνάζεσθαι δὲ γυμνάσια τὰ διὰ τῶν ἄνω μορίων μᾶλλον.
ὁποῖόν ἐστι τό τε διὰ τῆς σμικρᾶς σφαίρας, καὶ τὸ διὰ
τῆς μεγάλης, καὶ τὸ διὰ τῶν ἁλτήρων· μετὰ δὲ τὸ λουτρὸν
ὅλην τὴν ὀσφὺν ἀλείφεσθαι τῶν ψυχόντων τινὶ χρισμάτων.
ἔστι δὲ τὰ τοιαῦτα τό τε καλούμενον ὠμοτριβὲς καὶ ὀμφά-
κινον ἔλαιον, ῥόδινόν τε καὶ μήλινον ἐκ τοιούτου γεγονὸς
ἐλαίου. συνέθηκα δ᾽ αὐτὸς ἐνίοις καὶ παχύτερα τῇ συστάσει
χρίσματα πρὸς τὸ μὴ ῥᾳδίως ἀποῤῥεῖν. ἡ δὲ σύνθεσις
αὐτῶν ἐστι διά τε κηροῦ καί τινος ἄλλου τῶν ψυχόντων γι-
γνομένη. τὸ πρῶτον δὲ, τὸ καλούμενον ὑπὸ τῶν ἰατρῶν
κηρέλαιον, ποιήσας, εἶτ᾽ ἐν θυΐᾳ μαλάξας ταῖς χερσὶν ἱκανῶς
ἐπίχει τὸν ψύχοντα χυλὸν ἐπὶ πλεῖστον, ὡς ἑνωθῆναι. τὴν
δ᾽ ὕλην τῶν τοιούτων χυλῶν ἐν τῇ τῶν ἁπλῶν φαρμάκων
πραγματείᾳ γεγραμμένην ἔχετε. προχειρότατοι δὲ αὐτῶν
εἰσι καὶ ῥᾷστοι πυρισθῆναι οἵ τε τῶν ἀειζώων καὶ τοῦ
στρύχνου, κοτυληδόνος τε καὶ ψυλλίου, καὶ πολυγό-
νου, καὶ τριβόλου, καὶ ἀνδράχνης· οὐκ ἀνίησι δὲ αὕτη

quos de alimentis, itemque quos de fimplicibus medica-
mentis confcripfimus; tum vero exercitationibus uteretur,
quae fupernas partes potius exercerent, cujusmodi eft, quae
parva pila, et quae magna pila fit, et quae per halteres,
a balneo vero lumbos totos ungeret unctione quapiam fri-
gida. Talia funt et crudum oleum, et omphacinum, et
rofaceum, et melinum, utique quod ex ejusmodi fit oleo.
Ipfe vero craffioris fubftantiae unctiones nonnullis com-
pono, ne facile a corpore defluant. Eft autem compofitio
earum ex cera et aliquo eorum, quae refrigerent. Pri-
mum autem ubi quod a medicis ceratum dicitur feceris,
dein in mortario manibus affatim fubegeris, infundes re-
frigerantem fuccum, quem etiam quam maxime cum ce-
ra fic permifcebis, ut uniantur. Succorum vero id ge-
nus defcriptam materiam habes in fimplicium medicamen-
torum libris. Quorum obvii maxime facillimeque para-
biles funt et fempervivi, et folani, et umbilici veneris,
et pfyllii, et polygoni, et tribuli, et portulacae; haec

446 ΓΑΛΗΝΟΥ ΥΓΙΕΙΝΩΝ

Ed. Chart. VI. [184.]   Ed. Baf. IV. (286.)

χυλὸν, ἐὰν μὴ κοπτομένης ἐν ὅλμῳ παρεγχέηταί τις ἄλλου
ὑγροῦ, καὶ λεπτοῦ, καὶ ὑδατώδους τῆς συστάσεως, μὴ γλί-
σχρου καὶ παχέος, ὥσπερ ὁ τῆς ὄμφακός τε καὶ τῶν ῥόδων.
ἀλλ᾽ οὗτοι μὲν ἐν τῷ θέρει, τῶν δ᾽ ἄλλων πολλοὶ καὶ
κατὰ τὰς ἄλλας ὥρας εἰσὶν, ὥσπερ ὁ τῆς θριδακίνης, τῶν
ψυχόντων καὶ αὐτὸς ὑπάρχων. ἀλλὰ καὶ τὸ λινόσπερμον
ἑψόμενον ἐν ὕδατι ψύχοντα χυλὸν ἐργάζεται. γυμναστῶν
δέ τινα τῶν ἀθληταῖς ἐπιστατούντων ἐθεασάμην μολυβδί-
νην λεπίδα ταῖς ψόαις ὑποβάλλοντα τοῦ ἀθλητοῦ πρὸς τὸ
μὴ ἐξονειρώττειν αὐτὸν, καί τινι τῶν οὕτω πασχόντων ἰδιω-
τῶν ἐδήλωσα, καὶ χάριν ἔγνω τῇ χρήσει τοῦ δηλωθέντος.
ἕτερος δέ τις, ἀσθενεστέραν ἔχων τὴν φύσιν τῆς σαρκὸς,
οὐκ ἠνέσχετο τῆς τοῦ μολύβδου σκληρότητος, ᾧ συνεβού-
λευσα, τῶν εἰρημένων ἄρτι βοιανῶν ὑποστρώννυσθαί τινας,
ἀναμιγνύναι δὲ αὐταῖς καὶ ἄγνου κλῶνας ἁπαλοὺς καὶ πη-
γάνου, ᾔσθετό τε παραχρῆμα τῆς ἐξ αὐτῶν ὠφελείας, ὡς
χρῆσθαι τοῦ λοιποῦ διαπαντός. ἀλλὰ καὶ συνεχῶς ἐσθίειν
τὸ σπέρμα τοῦ ἄγνου συμβουλεύσαντός μου, καὶ τουτου χά-

vero fuccum non remittit, nifi, dum in mortario tunditur,
affufum fit humoris quippiam, qui tenuis aquofaeque, non
lentae et craffae fubftantiae fit, qualis uvae immaturae
eft et rofarum. Verum hi aeftate, reliquorum non pau-
ci etiam aliis temporibus habentur, veluti lactucae, qui
ipfe quoque ex refrigerantibus eft. Quin etiam fi lini fe-
men in aqua coquas, refrigerantem cremorem efficit.
Porro gymnaftarum quempiam vidimus ex iis, qui athletis
praefuerant, qui athletae cujusdam renibus plumbi lami-
nam fuperpofuit, quo nocturnis veneris imaginibus care-
ret. Idque quum e plebe cuidam, qui fic effet affectus;
indicarem, adjutus gratias egit. Alter vero, cui carnis
natura imbecillior erat, non tulit plumbi duritiem; huic
ergo fuafi earum quas fupra dixi herbarum aliquas fub-
fternere, ac cum ipfis molles amerinae frondes et rutae,
fenfitque illico ex his fructum; itaque ufus deinceps affi-
due eft. Quin, ubi amerinae femine affidue vefci fuafi,

ΛΟΓΟΣ Z. 447

Ed. Chart. VI. [184. 185.]　　　　Ed. Baf. IV. (286.)

ριν ᾔδει ἐμοὶ, καθάπερ καὶ τοῦ πηγάνου. [185] τῶν μὲν
οὖν τοιούτων ἡ ὕλη κατά τε τὰ τῶν ἁπλῶν φαρμάκων
ὑπομνήματα καὶ ἐν τῷ περὶ τῶν τροφῶν δυνάμεως εἴ-
ρηται. νυνὶ δ᾽ ἀναγκαῖον εἶναί μοι δοκεῖ προσθεῖναι τῷ
λόγῳ, φυλάττεσθαι τὰ σφοδρῶς ψύχοντα, καθάπερ ὅσα
διὰ μήκωνός τε καὶ μανδραγόρου γίνεται χρίσματα. μήτε
γὰρ τούτων τι προσφέρειν, μήτε, ὅταν ἀκμάζῃ τὰ φυτὰ, κα-
θάπερ τοῖς προειρημένοις, οὕτω καὶ τούτοις ἔστιν ὑποστρώ-
μασι χρῆσθαι· αἱ γὰρ σφοδραὶ ψύξεις τῶν ἐπιτιθεμένων τοῖς
κατὰ τὴν ὀσφὺν χωρίοις ἀδικοῦσι τοὺς νεφρούς. καὶ ῥόδων
ἠξίωσά τινα πειραθῆναι, καὶ ὠνήσατο δὲ οὗτος ὑποστρων-
νὺς αὐτὰ χωρὶς τοῦ βλαβῆναί τι κατὰ τοὺς νεφρούς. ἐπενόησα
δέ τι καὶ ἄλλο τοῖς οὕτω διακειμένοις χρήσιμον, ὡς ἐκ τῆς
πείρας ἐμαρτυρήθην. ταύτην γὰρ ἀεὶ κριτήριον ἔχειν τῶν
ἐπινοηθέντων, καὶ μηδὲν γράφειν ὡς χρήσιμον, ὅτε τις
αὐτοῦ οὐκ ἐπειράθη, πλὴν εἰ παραγράφοιτο τοῦτο αὐτό,
πεπειρᾶσθαι μηδέπω. τί οὖν ἐστιν, ὃ ἔφην ἐπινοήσαιτύς

etiam ob id gratias egit, ficuti etiam pro ruta. Ac ta-
lium quidem materia tum in opere de fimplicibus me-
dicamentis, tum in libris de alimentorum facultatibus
tradita eſt. Nunc illud viſum eſt fermoni neceſſario ad-
jiciendum, cavendas eſſe unctiones frigidas, quaecunque
ex papavere mandragorave fiunt. Neque enim horum
quippiam admovendum, neque, quum in fummo vigore
confiſtunt herbae, quemadmodum praedictis, ita etiam
iſtis fubſtratis eſt utendum, vehementes enim refrigeratio-
nes, quae fiunt ab iis, quae lumborum regionibus impo-
nuntur, renes ipfos laedunt. Quin rofas experiri cuidam
fuaſi, fenſitque ex his fubſtratis levamen citra ullam re-
num noxam. Sed et aliud excogitavi iis, qui ita funt af-
fecti, non infalubre, veluti ex ipfo ufu comperi. Quippe
experientia normae vice femper habenda eorum eſt, quae
excogitaveris, nec fcribendum pro utili quicquam eſt,
quod non fis expertus, nifi tamen hoc ipfum teſteris non
eſſe tibi adhuc expertum. Quid ergo eſt, quod a me ex-

μου μεγάλης ὠφελείας; φράσω. παραφυλάττειν ἔφην χρῆναι
τοὺς τοιαύτῃ κατασκευῇ σώματος ἐνοχλουμένους, ἡνίκα μά-
λιστα φαίνονται πλῆθος ἠθροικέναι σπέρματος ἀποκρίσεως
δεόμενον, ἐν ἡμέρᾳ τινὶ διαιτηθέντας εὐχύμῳ τε καὶ με-
τρίως, χρῆσθαι μὲν ἐπὶ τῷ δείπνῳ, τρεπομένους εἰς ὕπνον,
τῇ συνουσίᾳ· κατὰ δὲ τὴν ἑξῆς ἡμέραν, ὅταν αὐτάρκως ἔχω-
σιν ὕπνου, διαναστάντας ἀνατρίψασθαι σινδόνι, μέχρις ἂν
ἐρευθός τι σχῇ τὸ δέρμα· κἄπειτά τινι δι' ἐλαίου τρίψει
συμμέτρως χρησαμένους, εἶτα μὴ πολὺ διαλιπόντας, ἄρτον
εὔζυμον, κλιβανίτην, καθαρὸν, ἐξ οἴνου κεκραμένου προσε-
νεγκαμένους, οὕτως ἐπὶ τὰς συνήθεις ἔρχεσθαι πράξεις· ἐν
τῷ μεταξὺ τῆς τε δι' ἐλαίου τρίψεως καὶ τῆς δι' ἄρτου
προσφορᾶς, εἰ χωρίον ἔχει τι πλησίον, ἐμπεριπατῆσαι τούτῳ,
πλὴν εἰ κρύος εἴη χειμέριον, ἄμεινον γὰρ ἔνδον μένειν τηνι-
καῦτα. ταύτην μέντοι τὴν διὰ τῆς ἐδωδῆς ῥῶσιν τοῦ στο-
μάχου καὶ γραμματικῷ τινι συνεχῶς ἁλισκομένῳ σπασμοῖς
ἐπιληπτικοῖς συνεβούλευσα, καὶ μεγάλως ὤνητο. μάλιστα δὲ
αὐτὸν ὠφελῆσαι ἤλπισα, πυθόμενος παρ' αὐτοῦ, τὸ τῶν

cogitatum magnae effe utilitatis fum praefatus? Dicam.
Obfervare dixi oportere eos, qui hoc corporis vitio urgen-
tur, quando maxime genitalis feminis abundantiam, quod
excerni poftulet, collegerint, ac die quopiam, poft-
quam boni fucci cibis in coena fe modice impleverint, ad
fomnum converfos concumbere; poftero die, quum fatis
dormierint ac furrexerint, linteo fricari, quoad rubor per
cutim appareat; mox aliqua ex oleo frictione modice uti;
tum exiguo interpofito tempore panis aliquid bene fer-
mentati et in clibano cocti ac puri ex vino mixto gu-
ftare, atque ita ad opus confuetum redire; medio tamen
tempore frictionis ex oleo et exhibitionis ipfius panis, fi
quis locus in vicino fit, in eo ambulare, excepto fi hy-
bernum frigus fit, tum enim intus manere fatius duco.
Non diffimilem roborandi per cibum ftomachi rationem
et grammatico cuidam, qui epileptica convulfione affidue
corripiebatur, fuafi, ac mirifice contulit. Maxime vero in
fiduciam veni hominis juvandi, ubi ab ipfo didici, tum

ΛΟΓΟΣ Ζ. 449

Ed. Chart. VI. [185.]   Ed. Baſ. IV. (286. 287.)

σπασμῶν σύμπτωμα τότε περιπίπτειν, ὅταν ἐπὶ πλεῖον ἄσι-
τος διαμείῃ, καὶ μᾶλλον ἐπανιέντων μεταξὺ λύπης ἢ
θυμοῦ. καὶ μέντοι καὶ τὴν ἕξιν αὐτοῦ τοῦ σώματος ἰσχνὴν
ἑώρων, ἐρωτώμενός τε συνεχῶς ἐκχολοῦσθαι τὸν στόμαχον
ὡμολόγει. κοινὴν δέ τινα συμβουλὴν ἅπασι τοῖς ταῦτα ἀνα-
γνωσομένοις, ἰδιώταις μὲν τῆς ἰατρικῆς, οὐκ ἀγυμνάστοις δὲ
τὸν λογισμὸν, ὑποτίθεμαι τοιῶσδε· μὴ, καθάπερ οἱ πολλοὶ
τῶν ἀνθρώπων ὡς ἄλογα ζῶα διαιτῶνται, καὶ αὐτοὺς οὕ-
τως ἔχειν, ἀλλὰ καὶ διὰ τῆς πείρας κρίνειν, τίνα μὲν αὐτοὺς
ἐδέσματά τε καὶ πόματα βλάπτει, τίνες δὲ καὶ πόσαι κινήσεις·
ὁμοίως δὲ καὶ περὶ χρήσεως ἀφροδισίων ἐπιτηρεῖν, εἴτε ἀβλαβής
ἐστιν αὐτοῖς, εἴτε βλαβερὰ, καὶ διὰ πόσων ἡμερῶν χρωμένοις
ἀβλαβής τε καὶ βλαβερὰ γίγνεται. καθάπερ γὰρ ἱστόρησα μεγά-
λως βλαπτομένους ἐνίους, οὕτως ἑτέρους ἀβλαβεῖς διαμένοντας
μέχρι γήρως ἐπὶ ταῖς χρήσεσιν (287) αὐτῶν. οὗτοι μὲν οὖν
σπάνιοι καθ' ἑκάτερον τὸ γένος, οἵ τε μεγάλως βλαπτόμενοι
καὶ οἱ μηδὲν ἀδικούμενοι· τὸ δὲ μεταξὺ πᾶν ἐν τῷ μᾶλλόν τε
καὶ ἧττον εἰς τὸ πολὺ τῶν ἀνθρώπων ἐκτέταται πλῆθος. ὧν

convulſiones incidere, quum diutius a cibo abſtinuiſſet,
magisque, ſi dolor interdum irave interveniſſet. Quin
etiam habitum corporis ejus contuebar gracilem; ſciſci-
tantique de hac ipſa re ſtomachum aſſidue bile urgeri
eſt faſſus. Omnibus vero, qui haec legent, communiter
illud ſuaſum velim, praeſertim qui, tametſi medicinae artis
ſunt ignari, cogitationem tamen habent exercitatam, ne,
veluti vulgus, ita ipſi quoque pecorum ritu victus ratione
utantur, quin potius uſu explorent, quinam ipſis cibus po-
tusve ſit noxius, qui praeterea quantique motus. Pari
modo et de venere obſervent, num noxia ſibi innoxiave
ſit; tum ex quanto intervallo utentibus noxia innoxiave
ſit. Nam, ſicut retuli, nonnulli immodice laeduntur; alii
citra noxam uſu ejus ad ſenium usque ſufficiunt. Verum
haec ambo genera rara, nempe eorum, qui magnopere lae-
duntur, et qui nullum ſentiunt incommodum. Totum vero,
quod in medio eſt, id cum majoris minorisque diſcrimine
ad magnum hominum numerum ſe extendit; quorum qui

450 ΓΑΛΗΝΟΥ ΥΓΙΕΙΝΩΝ

Ed. Chart. VI. [185. 186.]   Ed. Baf. IV. (287.)

τοῖς πεπαιδευμένοις (οὐ γὰρ οἱ τυχόντες γε ταῦτα ἀναγνώ-
σονται)συμβουλεύω παραφυλάττειν, ὑπὸ τίνων ὠφελοῦνται καὶ
βλάπτονται· συμβήσεται γὰρ οὕτως αὐτοῖς εἰς ὀλίγα δεῖσθαι
τῶν ἰατρῶν, μέχρις ἂν ὑγιαίνωσιν.

Κεφ. ιε'. [186] Τούτων ἤδη γεγραμμένων, ἀναγνούς
τις τῶν ἑταίρων ὅλον τὸ βιβλίον, ἕν τι τῶν πρόσθεν ἀνα-
λειφθέντων, ὕστερον δὲ ῥηθησομένων παραλελεῖφθαί μοι
τελέως ἔφη, τὸ διὰ χυλοῦ τῶν μήλων φάρμακον, ἐπιτήδειον
εἴς τε τὰς ὀρέξεις τοῖς ἀνορέκτοις καὶ τὰς πέψεις τοῖς μὴ
καλῶς πέττουσι, καὶ συνελόντι φάναι, τὴν γαστέρα ῥωμα-
λεωτέραν ἐργαζόμενον. ἐπαινέσας οὖν αὐτὸν ἀναμνήσαντα,
προσθήσω τῷ λόγῳ τὴν σκευασίαν αὐτοῦ, τοιαύτην οὖσαν.
τῶν κυδωνίων μήλων τὰ μείζω τε καὶ ἡδίω καὶ ἧττον στρυ-
φνὰ, ἃ στρουθία κιλοῦσιν οἱ κατὰ τὴν ἡμετέραν Ἀσίαν
Ἕλληνες, ἐκ τούτων τοῦ χυλοῦ λαβόντας ξέστας Ῥωμαϊκοὺς
δύο, χρὴ μίξαι μέλιτος ὅτι καλλίστου τὸ ἴσον μέτρον, ὄξους
δὲ ξέστην α' καὶ ἡμίσειον. καὶ ταῦτα ἐπ' ἀνθράκων
διακεκαυμένων προεψήσαντα μετρίως, καὶ προαφρίσαντα,

non rudes funt, (non enim quorumlibet eft haec noffe,)
iis fuadeo, obfervent, ex quibus laedi fe juvarive fentiant;
ita enim fiet, ut in pauciffimis medicorum opera indigeant,
quousque in fanitate fuerint.

Cap. XV. His jam fcriptis, amicorum quidam, quum
totum hoc opus relegiffet, unum omnino reftare dicebat,
quod fuperius a me relictum poft erat dicendum, nempe
medicamentum, quod ex malorum cotoneorum fucco con-
ficitur, quod tum ad appetentiam excitandam iis, quibus
ea languet, eft utile, tum ad concoctionem iis, qui parum
feliciter cibos concoquunt, et in fumma ventri robur con-
ciliat. Laudato igitur homine, quod admonuerit, appofui
et compofitionem ipfius, quae ad hunc modum fe habet.
Accipies fucci malorum cotoneorum, quae dulciora majora-
que funt ac minus acerba, quaecunque noftrates in Afia
Graeci ftruthia vocant, fextarios Romanos duos, quibus
mellis optimi tantundem mifcebis, aceti fextarium unum
et femiffem; haec quum fuper prunas modice coxeris et

ΛΟΓΟΣ Z. 451

Ed. Chart. VI. [186.]   Ed. Baf. IV. (287.)

μίξαι ζιγγιβέρεως ὀγ. γ΄, πεπέρεως δὲ τοῦ λευκοῦ δύο, καὶ
οὕτως πάλιν ἐπὶ τῶν ὁμοίως διακεκαυμένων ἀνθράκων ἑψῆ-
σαι μέχρι μελιτώδους συστάσεως, ἐν οἵᾳ καὶ τὰ στομαχικὰ
τῶν φαρμάκων σκευάζεται. τοῦτο τὸ φάρμακον ἐν τοῖς ἄτο-
νον ἔχουσι τὸ ἧπαρ ὠφελιμώτατόν ἐστιν. εὔδηλον δὲ, ὅτι
μάλιστα μὲν αὐτὸ νήστην ὄντα προσφέρεσθαι χρὴ πλῆθος,
ὅσον ἂν ᾖ μύστρου συμμέτρου τῷ μεγέθει. βλάπτει δὲ οὐ-
δὲν, οὐδὲ ἐὰν μετὰ τροφήν τις αὐτὸ λαμβάνῃ. καλῶς δ᾽ ἂν
προσφέροιτο καὶ εἰ προηριστηκώς τις εἴη, εἶτα δειπνεῖν μέλ-
λων προσλάβοι. κάλλιστος δὲ καιρὸς ὁ πρὸ δυοῖν ἢ
τριῶν ὡρῶν τῆς τροφῆς. εἰ δὲ στυπτικώτερον αὐτὸ βούλοιο
ποιῆσαι, καὶ διὰ τοῦ χυλοῦ τῶν κυδωνίων μήλων σκεύαζε.
τοῖς μέντοι δύσκρατον ἔχουσι κατὰ θερμότητα τὴν γαστέρα,
καὶ τοῖς ὁπωσοῦν πληρουμένοις χολῆς, ἀφελὼν τό τε ζιγγί-
βερι καὶ τὸ πέπερι, τὸν χυλὸν τῶν μήλων δίδου, μετ᾽ ὄξους
τε καὶ μέλιτος ἑψήσας μόνον ἐν τῇ προγεγραμμένῃ συμμε-
τρίᾳ. ὅσαι δὲ μέσαι πέρ εἰσι κατὰ τὴν κρᾶσιν γαστέρες,
ὡς μήτε χολῶδες ἀθροίζειν περίττωμα, μήτε φλεγματῶδες,

fpumam detraxeris, immittes zingiberis uncias tres, pipe-
ris albi duas; dein rurſus in ſimili igne recoques, donec
mellis craſſitudo exiſtat, qua utique craſſitudine ſtoma-
chica medicamenta praeparari ſolent. Hoc vero medica-
mentum etiam iis, quibus invalidum jecur eſt, ſalutare in
primis eſt. Illud vero latere non debet, jejunis id maxi-
me dandum eſſe, mediocris myſtri modo; quanquam nec
ſi a cibo ſit ſumptum, quicquam laedit. Commode quo-
que dabitur etiam ſi prius pranſus quiſpiam ante coenam
id ſumpſerit. Maxime tamen tempeſtive id duabus aut
tribus horis ante cibum obtuleris. Quod ſi adſtringere
magis voles, etiam ex cotoneorum ſucco conficias. Cae-
terum ſi cui venter intemperie caloris laborat, aut etiam
bile quovis modo abundat, huic auferri et piper et zin-
giber debebit, ac ſuccus malerum cum aceto et melle
tantum ad praeſcriptam craſſitudinem coctus dari. Qui
vero medio temperamento ventres habent ita, ut nec bi-
lioſum excrementum, nec pituitoſum congerant, iis pipe-

452 ΓΑΛΗΝΟΥ ΥΓΙΕΙΝΩΝ ΛΟΓΟΣ Ζ.

Ed. Chart. VI. [186.]   Ed. Baf. IV. (287.)
ήμισυ τῆς προειρημένης συμμετρίας τοῦ τε ζιγγιβέρεως καὶ
πεπέρεως ἐμβαλεῖν, ὡς εἶναι τοῦ πεπέρεως μὲν ὀγ. α΄, ζιγ-
γιβέρεως δὲ μίαν καὶ ἡμίσειαν. ὅσαι δὲ δυσκρασίαι κατὰ
ψυχρότητα, τέτταρας μὲν τοῦ ζιγγιβέρεως οὐγγίας, τοῦ πε-
πέρεως δὲ τρεῖς, ἢ δύο καὶ ἡμίσειαν. ἔξεστι δέ σοι καὶ
κατὰ τὴν μέσην συμμετρίαν σκευάζοντι προσβάλλειν ἐπὶ
τῆς χρήσεως τοῦ πεπέρεώς τι. οὕτω μὲν οὖν προνοητέον
ἐστὶ τῶν ἐν διαφέρουσι μορίοις τοῦ σώματος ἐναντίας ἐχόν-
των κράσεις. ὅσοι δὲ καθ᾽ ἓν ὁτιοῦν, ἤτοι γε ὁμοιομερὲς,
ἢ ὀργανικὸν, ἀνώμαλον ἔχουσι κρᾶσιν, ἕτερος ἐπ᾽ αὐτοῖς
εἰρήσεται λόγος.

ris et zingiberis dimidium ejus qui praedictus eſt modi
ſat erit, ita nimirum, ut ſit piperis uncia una, et zingi-
beris una et ſemis.   At quibus frigiditas temperiem vitiat,
iis quatuor zingiberis, piperis tres aut duas et ſemis un-
cias injicies.   Licebit autem, quum ad medium modum
praeparaveris, in ipſo uſu piper addere.   Atque ad hunc
modum iis, quibus in diverſis membris pugnantia tempera-
menta ſunt, conſulendum cenſemus.   Quibus vero in una
qualibet ſimilari inſtrumentalive parte imparitas tempera-
menti viſitur, de his alio opere agetur.

ΓΑΛΗΝΟΥ ΠΕΡΙ ΤΡΟΦΩΝ ΔΥΝΑΜΕΩΣ ΒΙΒΛΙΟΝ Α.

Ed. Chart. VI. [300.]   Ed. Baf. IV. (303.)

Κεφ. α'. Περὶ τῶν ἐν ταῖς τροφαῖς δυνάμεων οὐκ ὀλίγοι τῶν ἀρίστων ἰατρῶν ἔγραψαν, ἐν πολλῇ σπουδῇ θέμενοι τὴν θεωρίαν, ἐπειδὴ χρησιμωτάτη σχεδὸν ἁπασῶν τῶν κατὰ τὴν ἰατρικήν ἐστιν. τοῖς μὲν γὰρ ἄλλοις βοηθήμασιν οὐκ ἐν παντὶ καιρῷ χρώμεθα, τροφῆς δὲ χωρὶς οὐχ οἷόν τε ζῆν, οὔθ᾽ ὑγιαίνοντας οὔτε νοσοῦντας. εἰκότως οὖν ἐσπούδασαν οἱ πλεῖστοι τῶν ἀρίστων ἰατρῶν ἀκριβῶς ἐπισκέψασθαι τὰς ἐν αὐτῇ δυνάμεις· οἱ μὲν ἐκ τῆς πείρας

GALENI DE ALIMENTORVM FACVLTA-
TIBVS LIBER PRIMVS.

Cap. I. De iis quae alimentis infunt facultatibus non pauci praeftantiffimorum medicorum fcripferunt, multamque huic fpeculationi operam navarunt, quod omnium, quae funt in medicina, ea propemodum fit utiliffima; nam aliis praefidiis non omni tempore utimur, fine alimento autem ne vivere quidem neque fani neque aegri degentes poffumus. Merito igitur praeftantiffimorum medicorum plurimi facultates, quae ei infunt, accurate obfervare ftuduerunt: alii quidem fola experientia nobis illas innote-

454 ΓΑΛΗΝΟΥ ΠΕΡΙ ΤΡΟΦΩΝ ΔΥΝΑΜ.

Ed. Chart. VI. [300. 301.]   Ed. Baf. IV. (303.)
μόνης ἐγνῶσθαι φάσκοντες αὐτὰς, οἱ δὲ καὶ λογισμοῖς
προσχρῆσθαι βουλόμενοι, τινὲς δὲ καὶ τὸ πλεῖστον αὐτῷ
νέμοντες. εἰ μὲν οὖν, ὥσπερ ἐν γεωμετρίᾳ καὶ ἀριθμητικῇ,
συνεφωνεῖτο παντάπασι τοῖς γράψασι περὶ τροφῆς, οὐδὲν ἂν
ἔδει νῦν ἡμᾶς ἔχειν πρᾶγμα γράφοντας αὖθις ὑπὲρ τῶν
αὐτῶν ἐπὶ τοσούτοις καὶ τοιούτοις ἀνδράσιν. ἐπεὶ-δ᾽ ὑπό-
πτους ἀλλήλους εἰργάσαντο διενεχθέντες, (οὐ γὰρ ἐγχωρεῖ
πάντας ἀληθεύειν,) ἀναγκαῖόν ἐστιν βασανίσαι τὰ πρὸς αὐ-
τῶν γεγραμμένα, δικαστὰς ἀδεκάστους γενομένους ἄδικον
γὰρ ἂν εἴη ἑνὶ πρὸ τῶν ἄλλων πιστεῦσαι χωρὶς ἀποδεί-
ξεως. ἐπεὶ δὲ τῶν ἀποδείξεων ἀρχαὶ διτταὶ κατὰ γένος εἰσὶν,
[301] (ἢ γὰρ ἐξ αἰσθήσεως, ἢ ἐκ νοήσεως ἐναργοῦς ἀπό-
δειξίς τε καὶ πίστις ἄρχεται πᾶσα,) καὶ ἡμᾶς ἀναγκαῖόν
ἐστιν, ἢ θατέρῳ τούτων, ἢ ἀμφοτέροις χρήσασθαι πρὸς
τὴν τοῦ προκειμένου σκέμματος ἄθροισιν. οὐσῶν δὲ τῶν
διὰ τοῦ λόγου κρίσεων οὐχ ἅπασιν ὁμοίως εὐπετῶν, ἐπειδὴ καὶ
συνετὸν εἶναι χρὴ φύσει, καὶ γεγυμνάσθαι κατὰ τὴν παιδι-
κὴν ἡλικίαν τοῖς θήγουσι μαθήμασι τὸν λογισμὸν, ἄμεινον

fcere affirmarunt; alii vero rationibus quoque uti volunt;
alii denique et plurimum ipfi tribuerunt. Quod fi, ut
in geometria et arithmetica, qui de alimentis fcripferunt,
idem omnino confenfiffent, nullam nunc oporteret nos
denuo de iisdem poft tot ac tales viros fcribendi mo-
leftiam fubire. Verum quum mutuis diffenfionibus fufpé-
ctos fefe reddiderint, (fieri enim nequit, ut omnes vera
dicant,) quae ab illis funt tradita, a feveris judicibus exa-
minari neceffe eft; iniquum enim fuerit uni prae aliis
absque demonftratione fidem adhibere. Porro quum de-
monftrationum duo genere fint principia, (aut enim a fen-
fu, aut a notione evidenti demonftratio omnis ac fides
proficifcitur,) nos quoque ad praefentis fpeculationis col-
lectionem neceffe eft aut altero horum, aut utroque uti.
At quum ea quae ratione fiunt judicia non omnibus iti-
dem facilia fint, quum et natura fagacem effe oporteat,
et a puero ingenium iis quae rationem acuunt difciplinis

BIBΛION Λ. 455

Ed. Chart. VI. [301.]   Ed. Baf. IV. (303.)

ἀπὸ τῆς πείρας ἄρξασθαι, καὶ μάλισθ᾽, ὅτι διὰ ταύτης
μόνον εὑρῆσθαι τὰς δυνάμεις τῆς τροφῆς οὐκ ὀλίγοι τῶν
ἰατρῶν ἀπεφήναντο. τῶν μὲν οὖν ἐμπειρικῶν ἴσως ἄν
τις καταφρονήσειεν, ἔργον καὶ σπούδασμα πεποιημένων φι-
λοτίμως ἀντιλέγειν τοῖς εὑρισκομένοις διὰ τοῦ λόγου· Διο-
κλῆς δὲ, καίτοι δογματικὸς ὤν, οὕτως κατὰ λέξιν ἔγραψεν
ἐν τῷ πρώτῳ τῶν πρὸς Πλείσταρχον ὑγιεινῶν. Οἱ μὲν οὖν
ὑπολαμβάνοντες, τὰ τοὺς ὁμοίους ἔχοντα χυλοὺς ἢ ὀσμάς,
ἢ θερμότητας, ἢ ἄλλο τι τῶν τοιούτων, πάντα τὰς αὐτὰς
ἔχειν δυνάμεις, οὐ καλῶς οἴονται· πολλὰ γὰρ ἀπὸ τῶν
τοιούτων ὁμοίων ἀνόμοια δείξειεν ἄν τις γινόμενα. οὐδὲ
δὴ τῶν διαχωρητικῶν, ἢ οὐρητικῶν, ἢ ἄλλην τινὰ δύναμιν
ἐχόντων ὑποληπτέον ἕκαστον εἶναι, διότι θερμὸν, ἢ ψυχρὸν,
ἢ ἁλμυρόν ἐστιν, ἐπείπερ οὐ πάντη τὰ γλυκέα, καὶ δριμέα,
καὶ ἁλμυρὰ, καὶ τὰ λοιπὰ τῶν τοιούτων τὰς αὐτὰς ἔχοντα
δυνάμεις, ἀλλὰ τὴν ὅλην φύσιν αἰτίαν εἶναι νομιστέον,

excoluiſſe, ſatius eſt ab experientia auſpicari, eoque ma-
xime, quod bona pars medicorum hac ſola alimentorum
facultates inventas eſſe pronunciarint. Ac empiricos qui-
dem, qui omnem operam ſtudiumque eo contulerunt, ut,
quae ratione ſunt inventa, ambitioſis contentionibus op-
pugnarent, ſortaſſe quis contempſerit: verum Diocles
(tametſi profeſſione eſt dogmaticus) haec ad Pliſtarchum
in primo de ſanitate tuenda libro ſcripta reliquit. *Qui
ergo omnia ſapore eodem, odore, calore, aut alio id genus
praedita, facultates easdem obtinere exiſtimant, haud re-
cte opinantur, nam multa oſtendere quis poſſit diſſimilia
fieri ab his, etiamſi, quod ad praedicta attinet, inter
ſe conveniant. Neque ſane, ſi quid alvum, aut urinam
movet, aut aliam quamlibet habet facultatem, ideo tale
eſſe quodque eſt putandum, quod vel calidum ſit, vel
frigidum, vel ſalſum; quandoquidem non dulcia omnia,
aut acria, aut ſalſa, aut caetera id genus easdem ha-
bent facultates; ſed totam naturam cauſam eſſe qui pu-*

456 ΓΑΛΗΝΟΥ ΠΕΡΙ ΤΡΟΦΩΝ ΔΥΝΑΜ.

Ed. Chart. VI. [301.]   Ed. Baf. IV. (303.)
τοῦτο δή ποτ᾽ οὖν ἐπ᾽ αὐτῶν ἑκάστῳ συμβαίνειν εἴωθεν.
οὕτω γὰρ ἂν ἥκιστα διαμαρτάνοι τις τὰ τῆς ἀληθείας.
αἰτίαν δὲ οἱ μὲν οἰόμενοι δεῖν ἐφ᾽ ἑκάστῳ λέγειν, δι᾽ ἣν
τρόφιμον, ἢ διαχωρητικὸν, ἢ διουρητικὸν, ἢ ἄλλο τι τῶν
τοιούτων ἕκαστόν ἐστιν, ἀγνοεῖν ἐοίκασιν, πρῶτον μὲν, ὅτι
πρὸς τὰς χρείας οὐ πολλάκις τὸ τοιοῦτον ἀναγκαῖόν ἐστιν,
ἔπειθ᾽ ὅτι πολλὰ τῶν ὄντων τρόπον τινὰ ἀρχαῖς τισιν
ἔοικε κατὰ φύσιν, ὥστε μὴ παραδέχεσθαι τὸν ὑπὲρ αἰτίου
λόγον· πρὸς δὲ τούτοις διαμαρτάνουσιν ἐνίοτε, ὅταν
ἀγνοούμενα καὶ μὴ ὁμολογούμενα καὶ ἀπίθανα λαμβάνον-
τες ἱκανῶς οἴωνται λέγειν τὴν αἰτίαν. τοῖς μὲν οὖν οὕτως
αἰτιολογοῦσιν καὶ τοῖς πάντων οἰομένοις δεῖν λέγειν αἰτίαν
οὐ δεῖ προσέχειν· πιστεύειν δὲ μᾶλλον τοῖς ἐκ τῆς ἐμπει-
ρίας ἐκ πολλοῦ τοῦ χρόνου κατανενοημένοις· αἰτίαν δὲ τῶν
ἐνδεχομένων δεῖ ζητεῖν, ὅταν μέλλῃ περὶ τούτου γνωριμώ-
τερον ἢ πιστότερον γίνεσθαι τὸ λεγόμενον. αὕτη μὲν ἡ
τοῦ Διοκλέους ῥῆσίς ἐστιν, ἐκ πείρας μόνης ἐγνῶσθαι τὰς

*taverit, cur hoc unicuique eorum foleat contingere, a ve-
ritate haudquaquam aberrarit. Qui vero fingulorum cau-
fas, cur videlicet nutriant, aut alvum, aut urinam ci-
eant, vel aliud quidpiam ejusmodi praeftent, reddendas
autumant, ignorare videntur, primum, quod haec inquire-
re haud frequenter ad ufus fit neceffe, deinde, quod
multa fint in rerum natura, quae principiis quibusdam
ex natura fua quodammodo fint fimilia, ut nullam
caufae rationem admittant; ad haec nonnunquam hallu-
cinantur, quum incognita et controverfa neque ad-
modum verifimilia fumendo abunde caufam ipfam
credunt fe affignaffe. Quocirca neque iis, qui caufas
ejusmodi afferunt, neque iis, qui de omnibus caufam pu-
tant effe reddendam, eft attendendum, fed potius iis, quae
diuturna experientia fuerunt explorata, credendum; quo-
rum autem poffumus, caufa eft inquirenda, quando, quod
de ipfis dicimus, fic fperamus fore notum magis ac ma-
gis credibile. Haec funt Dioclis verba, fola experientia*

ἐν ταῖς τροφαῖς δυνάμεις ἡγουμένου, καὶ μήτε ἐκ τῆς κατὰ
κρᾶσιν ἐνδείξεως, μήτε ἐκ τῆς κατὰ χυμούς. οὔσης δὲ καὶ
ἄλλης τῆς κατὰ μόρια τῶν φυτῶν, οὐκ ἐμνημόνευσιν αὐτῆς.
λέγω δὲ κατὰ μόρια φυτῶν ἔνδειξιν, ᾗ πρὸς ταῖς ἄλλαις
ἐχρήσατο Μνησίθεος· ἐν ταύτῃ γοῦν ἑτέρας μὲν δυνάμεις
ἐν ταῖς ῥίζαις εἶναι τῶν φυτῶν ἐπιδεικνὺς, ἑτέρας δὲ ἐν
τοῖς καυλοῖς, ὥσπερ γε κἂν τοῖς φύλλοις, καὶ καρποῖς, καὶ
σπέρμασιν ἄλλας. ὅτι μὲν οὖν ἡ πεῖρα διδάσκαλός ἐστιν,
ὥσπερ ἄλλων πολλῶν, οὕτω καὶ τῶν εὐπέπτων τε καὶ δυσ-
πέπτων σιτίων, εὐστομάχων τε καὶ κακοστομάχων, ὑπακτι-
κῶν τε καὶ λαπακτικῶν καὶ σταλτικῶν γαστρὸς, ἅπαντες
ἴσασι, κἂν βραχύ τι συνέσεως αὐτοῖς μέτεστι· σφάλλονται δὲ
ἐν αὐτοῖς τούτοις οὐκ ὀλίγα, χωρὶς διορισμοῦ ποιούμενοι
τὴν πεῖραν, ὡς κἂν τοῖς περὶ τῶν ἁπλῶν φαρμάκων δυνά-
μεως ἐδείχθη, κἂν τῷ τρίτῳ περὶ κράσεων. καὶ παραπλή-
σιά γε τὰ σφάλματά ἐστιν ἑκατέρωθεν. [3o2] διὸ καὶ
γράφειν ἐνταῦθα τελέως, ὥσπερ ἐν ἐκείνοις, τοὺς διορισμούς,

alimentorum facultates nobis notas eſſe arbitrantis, non
ex indicationibus, qua ecum a temperamento tum a ſapo-
ribus ſumuntur: quum autem, quae eſt in partibus planta-
rum, alia adhuc ineſſet indicatio, ejus non meminit. Dico
autem, partibus plantarum indicationem ineſſe, qua prae-
ter alias Mneſitheus eſt uſus; per hanc enim in plantis
alias quidem radicibus, alias caulibus ſacultates ineſſe
oſtendit, quemadmodum certe et foliis, et fructibus, et
ſeminibus alias. Quod igitur experientia, ut alia plera-
que, ita et cibi qui facile aut ſecus concoquantur, quique
ſtomachum juvent, aut offendant, denique qui alvum du-
cant, laxent, aut ſiſtant, nos doceat, nemo eſt, cui vel
tantillum eſt mentis, qui ignoret: caeterum in his ipſis
non parum falluntur, qui citra diſtinctionem faciunt de
rebus periculum, ut in commentariis de ſimplicium me-
dicamentorum facultate, atque in tertio de temperamen-
tis demonſtravimus; ac ſane, qui utrobique committun-
tur errores, multum inter ſe ſunt ſimiles. Quapropter
hoc quoque loco accurate, ut illic, diſtinctiones ſcribere,

Ed. Chart. VI. [302.]   Ed. Baf. IV. (303.)

οἷς προσέχων τις ἀσφαλῶς εὑρήσει τὰς δυνάμεις, οὐ κατὰ
τὴν ἐμὴν προαίρεσιν, ἅπαξ ὑπὲρ ἑκάστου πράγματος εἰω-
θότος γράφειν, οὐκ ἐν πολλαῖς πραγματείαις διερχομένου
τὰ αὐτὰ περὶ τῶν αὐτῶν. ὅπερ οὖν εἴωθα ποιεῖν, οὐδὲ νῦν
παραλείψω, μόνοις χρησόμενος τοῖς κεφαλαίοις τῶν διο-
ρισμῶν, καθ᾽ ὅ τι ἂν ἐγχωρῇ μάλιστα μιχθῆναι σαφηνείας
συντομίᾳ. ἄρξομαι δὲ ἀφ᾽ οὗ διὰ στόματος ἔχουσιν ἅπαν-
τες, οὐκ ὀρθῶς ὑπὸ Ἐρασιστράτου γεγραμμένου, μήτε τὸ
μελίκρατον ὑπάγειν τὴν γαστέρα πάντων, μήτε τὴν φακῆν
ἐπέχειν, ἀλλ᾽ εἶναί τινας, οἳ πρὸς τῷ μηδέτερον πάσχειν
ἔτι καὶ τοῖς ἐναντίοις περιπίπτουσιν, ὡς ἵστασθαι μὲν ἐπὶ
τῷ μελικράτῳ τὴν γαστέρα, λαπάττεσθαι δὲ ἐπὶ τῇ φακῇ,
καί τινας εὑρίσκεσθαι τὰ βόεια κρέα ῥᾷον πέττοντας, ἢ
τοὺς πετραίους ἰχθύας. ἐγὼ.δ᾽ ἀεὶ τοὺς τοιούτους ἠρόμην,
(ἄρξομαι γὰρ ἀπὸ τῶν ὑστάτων,) ὁποῖόν τι σύμπτωμα γινό-
μενον αὐτοῖς δείκνυται τὴν ἀπεψίαν τῶν πετραίων ἰχθύων,
ἆρά γε βάρος τι κατὰ τὴν κοιλίαν, ὡς δοκεῖν ἐγκεῖσθαι

quibus quis intentus fingulorum facultates citra errorem
poffit deprehendere, haudquaquam mei eft inftituti, qui
femel duntaxat de quaque re fcribere foleam, non eadem
in multis commentariis de iisdem paffim inculcare. Ufi-
tatum igitur mihi morem ne nunc quidem praetermittam,
fummas tantummodo diftinctionum, idque ea brevitate,
quam orationis perfpicuitas patietur, complexurus. In-
cipiam autem ab eo, quod omnibus eft in ore, quodque
Erafiftratus minus recte fcripfit, melicratum videlicet al-
vum non cuivis fubducere, neque lentem cohibere, fed
quosdam effe, qui, praeterquam quod neutrum expe-
riuntur, in contraria etiam incidant, ut fiftatur quidem
eis alvus a melicrato, laxetur autem a lente; praeterea
quosdam inveniri, qui bubulam minori negotio, quam
pifces faxatiles, conficiant. Equidem ab iftis femper fo-
leo fcifcitari, (nam a poftremis exordiar,) quodnam ipfis
fymptoma accidat, quo judicent, fe faxatiles pifces non
coxiffe, utrumne pondus quoddam in ventriculo, ut inftar

μόλυβδον, ἢ λίθον, ἢ πηλὸν, (οὕτως γὰρ ἐξαγγέλλουσιν
ἔνιοι τὴν ἐπὶ ταῖς τοιαύταις ἀπεψίαις αἴσθησιν,) ἢ δῆξίς
τις ἐν αὑτῇ φαίνεται γινομένη ⸱σαφὴς, ἢ πνευμάτωσις, ἢ
μοχθηρᾶς ἐρυγῆς αἴσθησις. εἶθ᾽ οἱ μὲν ἐρυγὴν ιαὑτοῖς
ἔφασαν γίνεσθαι κνισσωδεστέραν, οἱ δὲ δῆξιν, οἱ δ᾽ ἄμφω.
τούτων οὖν ἐπισκεψάμενος ἀκριβῶς τὰ κατὰ τὸ σῶμα, πολ-
λὴν εὗρον ἀθροιζομένην χολὴν ξαν(304)θὴν ἐν τῇ κοιλίᾳ
κατά τινα δυσκρασίαν, ἢ κατασκευῆς ἰδιότητα. λέγω δὲ
κατασκευῆς ἰδιότητα, διότι τῶν ἀνθρώπων ἐνίοις ἐξ ἥπα-
τος εἰς ἔντερα καταρρέουσα χολὴ εἰς τὴν κοιλίαν ἐπινέρ-
χεται, κρᾶσιν δὲ μοχθηρὰν, ὅταν αὐτοῖς ὑπάρχῃ φύσει
τὸ θερμὸν δριμὺ καὶ δακνῶδες καὶ, ὡς ἄν εἴποι τις, πυρε-
τῶδες. εἰκότως οὖν τὰ δύσφθαρτα σιτία τῶν εὐφθάρτων
μᾶλλον οὗτοι πέττουσιν, ἐπειδὴ τὰ μὲν εὔπεπτα ῥᾳδίως
ἀλλοιοῦται μὲν καὶ διαφθείρεται, τὰ δὲ δύσπεπτα δυσαλ-
λοίωτά τέ ἐστιν καὶ δύσφθαρτα. ταῦτα γοῦν, ὅταν ὁμι

plumbi, ant lapidis, aut luti quiddam incumbere ipfis
videatur; hoc nempe modo quidam, quem ex hujusce-
modi cruditatibus fenfum percipiunt, interpretantur; an
mordicationem quandam manifefte in ipfo, an flatum, an
ructum gravem fentiant. Tum alii nidorulentum magis
fibi ructum accidere, alii mordicationem, nonnulli utrum-
que refponderunt. Horum igitur corporis habitum dili-
genter contemplatus deprehendi, bilis flavae copiam in
ventriculo vel ob pravam quampiam temperiem, vel
propter peculiarem conftitutionem effe aeervatam: pe-
culiarem autem dico conftitutionem quoniam hominibus
quibusdam bilis ex jecore in inteftina defluens in ven-
triculum redundat; pravam vero temperiem, quum calor
natura ipfis ineft acris ac mordax et, ut fic dicam, fe-
brilis. Proinde par eft, ut ifti cibaria corruptu difficilia
melius, quam facilia, coquant; quandoquidem, quae ffa-
cile concoquuntur, facile item alterantur ac corrumpun-
tur, contra, quae coneoctu funt diificilia, non facile quo-
que tum alterantur tum corrumpuntur. Haec certe, fi in

Ed. Chart. VI. [302.]   Ed. Baf. IV. (304.)

λήσῃ πολλῇ θερμασίᾳ, πέττεται μᾶλλον, ἢ εἰ σύμμετρον
ἔχουσι πλησιάζοι. κατὰ τοῦτον μὲν οὖν τὸν λόγον ἔνιοι
τὰ βόεια κρέα ῥᾷον πέττουσι τῶν πετραίων ἰχθύων· ἡ φακῆ
δὲ ἐνίοις ἐκταράττει μᾶλλον, ἢ ἐπέχει τὴν γαστέρα. κατὰ
τοιόνδε τινὰ λόγον, ὡς ἐπιδέδεικταί μοι κατὰ τὰ περὶ τῶν
ἁπλῶν φαρμάκων δυνάμεως ὑπομνήματα, καθάπερ ἐν τοῖς
ὑφ᾽ ἡμῶν σκευαζομένοις ἐξ ἐναντίων οὐσιῶν τε καὶ δυνά-
μεων ἔνια συντίθεται, κατὰ τὸν αὐτὸν τρόπον ὑπὸ τῆς
φύσεως οὐκ ὀλίγα τῶν ἁπλῶν εἶναι δοκούντων σύγκειται.
τοιοῦτό τι δὴ καὶ περὶ πολλῶν τῶν τροφῶν ἐστιν. οὐ γὰρ
ἡ φακῆ μόνον, ἀλλὰ καὶ ἡ κράμβη, καὶ τῶν θαλασσίων
σχεδὸν ἁπάντων τὰ ὀστρακόδερμα καλούμενα σύνθετον
ἔχει τὴν φύσιν ἐξ ἐναντίας δυνάμεως. αὐτὸ μὲν γὰρ τὸ
στερεὸν ἑκάστου σῶμα βραδύπορόν τέ ἐστι καὶ σταλτικὸν
τῆς γαστρός, ἡ δὲ ὑγρότης ἐρεθίζει πρὸς ἔκκρισιν. ἀκρι-
βὴς δὲ ἀπόδειξις ἐκ τῆς ἑψήσεως γίνεται, τοῦ μὲν ὕδα-
τος, ἐν ᾧπερ ἂν ἕκαστον τούτων ἑψηθῇ, λαπάττοντος τὴν

multum calorem inciderint, coquuntur magis, quam fi
moderato occurrerint. Atque hac profecto ratione accidit,
ut nonnulli bubulam facilius, quam pifces faxatiles, con-
ficiant; lens autem quibusdam alvum moveat magis, quam
inhibeat, non alia ratione, quam ut in commentariis,
quos de fimplicium medicamentorum facultate confcripfi-
mus, demonftravimus. Quemadmodum enim ex iis, quae
a nobis praeparantur, nonnulla, quae facultatem ac fub-
ftantiam habent contrariam, componuntur, ita et natura
ipfa permulta, quae fenfui fimplici apparent, commifcuit;
quod in plerisque alimentis comperias. Etenim non lens
fola, fed et braffica, atque adeo marina propemodum
omnia, quibus tefta pro cute eft, compofitam ex pugnan-
tibus facultatibus naturam funt fortita: nam folidum cu-
jusque corpus tarde permeat alvumque fiftit, humor vero
ftimulat ad excretionem. Hujus porro rei ex coctione
manifefta fumitur demonftratio, quum aqua, in qua dictorum
quodque fuerit decoctum, alvum fubducat, ipfa vero

BIBΛION Α. 461

Ed. Chart. VI. [302. 303.] Ed. Baf. IV. (304.)

κοιλίαν, αὐτῶν δὲ τῶν σωμάτων ἐπεχόντων. καὶ κατὰ τοῦτο
τινῶν ἀκούσῃ λεγόντων, ἐὰν πρότερον κράμβην φάγῃς τῶν
ἄλλων σιτίων μὴ λίαν ἐφθὴν, καὶ εἴς τι σκεῦος ἔχον ἐλαίου
καὶ γάρου μετακομίσῃς ἀθρόως ἐκ τοῦ λέβητος, ὑπαχθή-
σεται τὴν κοιλίαν, ἄλλων δέ τινων τὴν καλουμένην δύσ-
εφθον κράμβην σκευαζόντων εἰς ἐπίσχεσιν τῆς γαστρός.
[303] ἡ σκευασία δὲ τῆς τοιαύτης κράμβης ἐστὶ τοιάδε.
προεψήσαντες αὐτὴν ὕδατι, τοῦτο μὲν ὅλον ἀκριβῶς ἐξαίρουσι
τοῦ λέβητος, ἕτερον δὲ ἐπεμβάλλουσι καθαρὸν θερμὸν, ἐν
ᾧ πάλιν ἕψουσι τὸ δεύτερον, ἵνα, εἴ τι μετὰ τὴν προτέραν
ἕψησιν ἔτι λείψανον ἔσχε τῆς οἰκείας ὑγρότητος, ὅλον ἐκ-
κριθείη. πᾶσι γὰρ τοῖς ἑψομένοις ἐν ὑγρῷ συμβαίνει μετα-
λαμβάνειν τε ἅμα τῆς ἐκείνου δυνάμεως καὶ μεταδιδόναι
τῆς ἑαυτῶν. καὶ τοῦθ᾽ ὁσημέραι γιγνόμενον ἐπὶ τῶν ἐν
τοῖς ζωμοῖς ἑψομένων ἔνι σοι μαθεῖν, εἴτ᾽ οὖν ὄσπριόν τι
τὸ ἑψόμενον, εἴτε ζώου μόριον, εἴτε λάχανον εἴη. τὸ μὲν
γὰρ ἑψηθὲν ἐνδείκνυται γευομένοις τε καὶ ὀσμωμένοις τὴν
τοῦ ζωμοῦ ποιότητα καὶ δύναμιν, ὁ ζωμὸς δὲ τὴν τοῦ

corpora fiftant. Hinc nonnullos audias, qui dicant, fi
braſſicam leviter coctam et univerſim ac repente ex le-
bete in vas aliquod, in quo fit oleum ac garum, transfu-
fam ante alios cibos fumpferis, alvum fubducet. Alios
autem videas braſſicam, quae bis cocta nuncupatur, ad
ventris cohibitionem hoc modo apparare. Quum ipfam
aquae prius incoxerint, aquam quidem totam ex lebete
effundunt, aliam autem affundunt puram et calidam, in
qua rurfus braſſicam fecundo coquunt, ut, fi quid proprii
fucci poft priorem decoctionem habuit reliquum, in hac
penitus deponat; omnibus enim, quae in humore coquun-
tur, ufu venit, ut quiddam ab ejus facultate in fe deri-
vent, ac de fua viciſſim portionem aliquam ipfi impar-
tiantur. Id quod in iis, quae in jure aliquo elixamus,
five legumen, five animantis pars, five olus id fuerit,
quotidie tibi licet difcere: res namque elixa tam guftu
quam olfactu ipfius juris, ipfum autem jus rei, quae in

462 ΓΑΛΗΝΟΥ ΠΕΡΙ ΤΡΟΦΩΝ ΔΥΝΑΜ.

Ed. Chart. VI. [3o3.]   Ed. Baf. IV. (3o4.)
κατ᾽ αὐτὸν ἑψηθέντος. ἔξεστι δέ σοι παντὸς τοῦδε τοῦ
λόγου τοῦ νῦν ἡμῖν προκειμένου τὴν ἀλήθειαν οὕτω βα-
σανίσαι, καθεψήσαντι ἢ φακῆν, ἢ κράμβην, ἤ τι τῶν θα-
λαττίων· ζώων ὧν εἶπον, εἶτα δ᾽ ἠδύναντι τὸ ἀφέψημα δι᾽
ἐλαίου καὶ γάρου καὶ πεπέρεως, ἔπειτα δόντι πίνειν, ἂν
βούλῃ, καθάπερ γε καὶ δὶς ἑψήσαντι τὴν κράμβην· θεάσῃ
γὰρ ἐπὶ μὲν πόματι διαχωροῦσαν τὴν κοιλίαν, ἐπὶ δὲ τῷ
στερεῷ σώματι στεγνουμένην. οὐδὲν οὖν θαυμαστὸν ἐνίοτε
στρόφους τε γίνεσθαι καὶ ἐμπνευματώσεις ἐπὶ τοῖς τοιού-
τοις· ἐδέσμασιν, ὅταν ἅμα τοῖς ἑαυτῶν χυμοῖς ὅλα τὰ σώ-
ματα ληφθῇ. μάχη γάρ τις γίνεται πρὸς ἄλληλα, τοῦ μὲν
στερεοῦ σώματος ἰσχομένου τε καὶ βραδύνοντος, ἐπειγομέ-
νης δὲ τῆς ὑγρότητος ἐπὶ τὴν ἔκκρισιν. ὡς ἐάν γε τὸ δά-
κνον ἐκκριθῇ, παύεται τὸ σύμπτωμα· μένοντος δὲ αὐτοῦ,
καὶ στροφοῦσθαι καὶ πνευματοῦσθαι τὴν κοιλίαν ἀναγ-
καῖόν ἐστιν. καὶ πέρας γε τούτων ἐστὶν ἡ τῶν στασιαζόν-
των ἔκκρισις. ἐπεὶ τοίνυν ἐνίοις μὲν αἱ γαστέρες ἕτοιμοι
πρὸς ὑποχώρησίν εἰσιν, ἐνίοις δὲ ξηραὶ καὶ δυσέκκριτοι,

fe eſt elixa, qualitatem ac facultatem repraeſentat. Totius
porro, qui nunc nobis eſt propoſitus, ſermonis verita-
tem poteris ſic explorare. Lentem, aut braſſicam, aut
aliquod marinorum memoratorum animalium decoquito,
poſtea decoctum oleo, garo pipereque conditum, cui li-
buerit, propinato: idem facito in braſſica bis cocta: vide-
bis enim, potione quidem alvum dilui, ſolidi autem cor-
poris eſu conſtipari. Quare non eſt, quod miremur, ſi
ab hujuscemodi cibis,. quando cum ipſorum ſucco ſoli-
dum corpus ſumptum fuerit, tormina interdum et infla-
tiones oriantur: pugna enim quaedam inter utrumque fit,
quum ſolidum quidem corpus haereat ſubinde ac tardet,
ſuccus autem ad excretionem properet: quo caſu, ſi,
quod mordicat, excretum fuerit, ceſſat ſymptoma, ſin
moretur, ventrem torminibus ac ſlatibus infeſtari eſt ne-
ceſſe, quibus ſola pugnantium exeretio ſinem imponet.
At quum nonnullis venter ad egerendum *natura* ſit pro-
penſus, aliis autem ſit ſiecus et ad egerendum difficilis,

κατὰ τὴν οἰκείαν ἑκάτεραι φύσιν ἐπὶ τοῖς τοιούτοις ἐδέσμασι
τὰ συμπτώματα ἴσχουσιν, ὡς ἂν ἐνίοτε μὲν τῇ τοῦ χυλοῦ
δυνάμει συνεργούσης τῆς γαστρὸς, ἐνίοτε δὲ τῇ τοῦ στε-
ρεοῦ. δυοῖν γὰρ αἰτίων ἀνθισταμένων, ἑνὶ μὲν τὴν νίκην
ἀναγκαῖόν ἐστιν ἀκολουθῆσαι, τὴν δ᾽ ἧτταν τῷ λοιπῷ.
συμβαίνει δὲ τοῦτο καὶ κατὰ διαθέσεις τινὰς τῆς γαστρὸς,
οὐ φυσικὰς, ἀλλ᾽ ἐν καιρῷ τινι γενομένας. ἔσθ᾽ ὅτε μὲν
γὰρ ἀθροίζεται φλεγματώδης τις ἐν αὐτῇ χυμὸς, ἔσθ᾽ ὅτε
δὲ χολώδης. καὶ τοῦ φλεγματώδους αὐτοῦ τὸ μὲν ὀξὺ,
τὸ δὲ ἁλυκόν ἐστιν, τὸ δὲ γλυκὺ, τὸ δὲ οὐδεμίαν ἔχον
αἰσθητὴν ποιότητα καὶ τὸ μὲν ὑγρὸν, τὸ δὲ παχὺ, καὶ
τὸ μὲν γλίσχρον, τὸ δὲ εὐσκέδαστον. καὶ τῆς χολῆς ἡ μὲν
ξανθή τις, ἡ δὲ ὠχρὰ, τὸ μᾶλλόν τε καὶ ἧττον ἑκατέρα
πάμπολυ κεκτημένη, ἵνα τὰς ἄλλας χολὰς παραλείπωμεν
τὰς τοῖς ἤδη νοσοῦσιν σώμασιν ἐπιφαινομένας. ἕκαστος οὖν
τῶν εἰρημένων χυμῶν ἤτοι πρὸς ἔκκρισιν γαστρὸς, ἢ πρὸς
ἐπίσχεσιν ἑτοίμως διακείμενος, ὅταν ὅλα τὰ σώματα τῶν

utrique pro fua natura fymptomatis, quae ab hujusmodi
cibis fiunt, afficientur, quum venter interdum quidem
fucci, interdum vero folidi corporis facultati opituletur:
duabus namque contrariis caufis fimul oommiffis, unam
fuperare, alteram fuccumbere alteri eft neceffe. Id ipfum
autem propter ventris affectus quosdam accidit, non na-
tivos quidem illos, fed aliquo tempore fubortos. Nunc
enim pituitofum in eo humorem, nunc biliofum acerva-
ri contingit: atque ipfius pituitofi alius quidem eft aci-
dus, alius falfus, alius dulcis, alius denique fenfibilis
qualitatis eft expers; rurfum alius eft liquidus, alius
craffus, alius vifcidus, alius diffipatu facilis. Ad haec
humoris biliofi alius eft flavus, alius pallidus: in quorum
utroque maximum eft pro majoris et minoris ratione dif-
crimen, ut interim alias ejus fpecies praetermittam,
quae in corporibus aegrotantibus apparent. Singuli igitur
memorati humores, quum aut ad alvi excretionem, aut
ejusdem retentionem plurimum habeant momenti, poftea-
quam integra ciborum memoratorum corpora cum fuis

464 ΓΑΛΗΝΟΥ ΠΕΡΙ ΤΡΟΦΩΝ ΔΥΝΑΜ.

Ed. Chart. VI. [3o3. 3o4.] Ed. Baf. IV. (3o4.)

εἰρημένων ἐδεσμάτων ἅμα τοῖς ἰδίοις χυμοῖς εἰς τὴν κοιλίαν
ἀφίκηται, συμμαχεῖ μὲν τοῖς τὴν αὐτὴν δύναμιν ἔχουσιν,
ἀντιπράττει δὲ τοῖς ἐναντίαν. ἔμπροσθεν μὲν οὖν αἰτίαι
διτταὶ κατὰ γένος εἴρηνται τοῦ διαφόρως ἐπὶ τοῖς αὐτοῖς
σιτίοις τὰ κατὰ τὴν γαστέρα φαίνεσθαι διοικούμενα· νυνὶ
δὲ καὶ τρίτη τις εὕρηται πρός τε τῇ φυσικῇ διαθέσει καὶ
τοῖς ὑγροῖς τε καὶ στερεοῖς μέρεσιν τῶν ἐσθιομένων· ἐσθιό-
μενα γὰρ ἢ ἐδεστὰ καλεῖν ἢ τροφὰς οὐ διοίσει. καὶ
γὰρ οὕτως καὶ τούτων οὐδὲν ἧττον ὀνομάζουσιν αὐτὰ, καὶ
σιτία, καὶ βρώματα, καθότι καὶ Ἱπποκράτης ἐν ἐπιδη-
μίαις ἔγραψεν ὧδε· [3o4] τὰ βρώματα καὶ πόματα πείρης
δεῖται, εἰ ἐπὶ τὸ ἴσον μένῃ. καὶ πάλιν ἑτέρωθι· πόνοι,
σιτία, ποτά, ὕπνοι, ἀφροδίσια, πάντα μέτρια. τῶν μὲν
οὖν ὀνομάτων, ὡς ἀεὶ λέγομεν, ἀμελεῖν χρὴ φροντίζοντας,
ὅπως τις ἂν αὐτοῖς χρῆται, συνήθων γε ὄντων ἁπάντων
τοῖς Ἕλλησι, τῆς δὲ τῶν πραγμάτων ἐπιστήμης ἀντιποιεῖ-
σθαι προσήκει. φαίνεται δὲ ταῦτα ταχεῖαν ἢ βραδεῖαν

fuccis in ventrem pervenerint, iis quidem, quae ejusdem
fecum funt facultatis, ferunt fuppetias, adverfantur autem
iis, quae funt contrariae. Supra igitur duas genere cau-
fas recenfuimus, propter quas, iisdem fumptis cibis, di-
verfi in ventre effectus fequerentur. Nunc vero praeter
naturalem conftitutionem et liquidas folidasque ciborum
partes tertia quoque adinventa eft. Nec vero, five edu-
lia, five cibaria, five alimenta voces, quicquam intererit:
fiquidem tum iis nominibus, tum etiam his nihilominus,
cibos et efcam appellant. Cui rei teftis eft Hippocrates
in opere de morbis vulgaribus fcribens ad hunc modum:
Efcas ac potus experiri oportet, an aeque diu morentur.
Ac rurfus alio loco: *Labor, cibus, potus, fomnus, ve-*
nus, omnia mediocria. De nominibus quidem certe (quod
femper praedicamus) non oportet nos effe folicitos, nec,
quo pacto quis ipfis utatur, laborare, quum ea praefertim
omnia Graecis fint ufitata, fed rerum ipfarum fcientiam
confectari. Alimenta ergo cito tardeve tranfire compe-

BIBΛION Λ. 465

Ed. Chart. VI. [5o4.]　　　　　　　　　Ed. Baf. IV. (3o4.)

ἴσχοντα τὴν διέξοδον, ἤτοι διὰ τὴν ἐξ ἀρχῆς ἡμῶν φύσιν,
ἢ διὰ τὴν ἐπίκτητον διάθεσιν τῆς γαστρὸς, ἢ διὰ τὴν οἰ-
κείαν οὐσίαν. λέγω δὲ τῶν ἐσθιομένων καὶ πινομένων,
ἐπειδὴ τινὰ μὲν αὐτῶν εἰσὶν ὑγρὰ, τινὰ δὲ ξηρὰ, καὶ τινὰ
μὲν γλίσχρα, τινὰ δὲ εὔθρυπτά τε καὶ εὐδιαίρετα, καὶ
τινὰ μὲν δριμύτητας ἐν αὐτοῖς ἔχοντα, τινὰ δὲ ὀξύτητας,
ἢ πικρότητας, ἢ γλυκύτητας, ἢ ἁλυκότητας, ἢ αὐστηρότη-
τας, ἢ στρυφνότητας, ἤ τινας ἔξωθεν τούτων φαρμακώδεις
δυνάμεις ὁμογενεῖς ταῖς τῶν καθαιρόντων φαρμάκων. ἀν-
δράφαξυς μὲν γὰρ καὶ βλίτον καὶ μαλάχη καὶ κολόκυνθα
διὰ τὸ γλίσχρα τε εἶναι καὶ δίϋγρα θᾶττον τῶν μὴ τοιού-
των ὑπέρχεται, καὶ μάλιστα τοῖς περιπατοῦσιν ἡσύχως μετὰ
τὴν προσφορὰν αὐτῶν ἐπ᾽ ἐδάφους εἴκοντος μετρίως· ὀλι-
σθαίνει γὰρ ἐν τῷ κατασείεσθαι μᾶλλον, ἢ εἴ τις ἀτρεμήσει
κατακείμενος. ἐν τούτῳ δὲ τῷ γένει καὶ τὰ μόρα καὶ τὰ
γλυκέα κεράσια θείη τις ἂν, ὥσπερ καὶ τῶν οἴνων τοὺς
γλυκεῖς καὶ παχεῖς. οἱ δὲ πέπονές τε καὶ μηλοπέπονες ὀνο-
μαζόμενοι δι᾽ ὑγρότητά τε καὶ γλισχρότητα πρὸς ὑπογώ-

riuntur, alias ob naturalem noſtram ab initio conſtitutio-
nem, alias ob ventris diſpoſitionem acquiſititiam, non-
nunquam ob peculiarem aliquam eſculentorum ac pocu-
lentorum ſubſtantiam; quandoquidem ex iis quaedam hu-
mida, quaedam ſicca *durave* ſunt, ceu alia viſcida, alia
friabilia ac diviſu facilia, nonnulla denique acrimoniam
in ſeſe habent, alia acorem, aut amarorem, aut dulcedi-
nem, aut ſalſuginem, aut auſteritatem, aut acerbitatem,
aut alias extra has facultates medicamentoſas ejusdem
generis cum iis, quae purgantibus medicamentis inſunt.
Siquidem atriplex, blitum, malva, cucurbita, quia ſunt
lenta ac perhumida, aliis, quae talia non ſunt, celerius
ſubſidunt potiſſimum iis, qui ſumptis illis in ſolo leniter
obambulant, modice cedentia; lubricant enim, ſi quis
concutiatur, promptius, quam ſi quietus jaceat. Eodem
in genere ponere quis poſſit mora, dulcia ceraſia, et ex
vinis, quae dulcia ſimul ſunt ac craſſa; pepones quoque,
et quos melopepones vocant, quod humidi ſint ac lenti,

466 ΓΑΛΗΝΟΥ ΠΕΡΙ ΤΡΟΦΩΝ ΔΥΝΑΜ.

Ed. Chart. VI. [3o4.]   Ed. Baf. IV. (3o4. 5o5.)

ρησίν εἰσιν ἐπιτήδειοί τε καὶ δύναμίν γε ἔχουσι μετρίως
ῥυπτικήν· καὶ μᾶλλόν γε αὐτῶν οἱ πέπονες, ἢν ἔνεστί σοι
μαθεῖν ἀνατρίψαντι μόριον ῥυπαρὸν, (3o5) ἀποῤῥύψουσι
γὰρ αὐτοῦ τὸν ῥύπον αὐτίκα. ταῦτα δὴ καὶ τῶν οὔρησιν
κινούντων εἰσίν. ἐκ δὲ τῶν ὑγρῶν καὶ ὑδατωδῶν σωμάτων
ἔστι καὶ τὰ βρεκόκκια καλούμενα καὶ τὰ Περσικά, καὶ
ὅλως ὅσα μηδεμίαν ἰσχυρὰν ἔχειν φαίνεται ποιότητα τοῖς
γευομένοις ἢ ὀσμωμένοις αὐτῶν· ἅπερ, ἂν μὲν ἐπιτηδείως
ἡ γαστὴρ ἔχῃ πρὸς τὴν κάτω διαχώρησιν, ὑπέρχεται ῥᾳδίως,
εἰ δὲ μὴ, μένει καὶ αὐτὰ μετέωρα, μηδὲν εἰς ἔκκρισιν αὐ-
τὴν ὠφελοῦντα. μέση γάρ πως ἡ τοιαύτη τῶν ἐδεσμάτων
ὕλη τῆς τε τῶν ἐπεχόντων τὴν γαστέρα καὶ τῆς τῶν προ-
τρεπόντων οὖσα βραχύ τι ῥέπει πρὸς τὸ ἕτερον, ὅταν γε
μὴ πάνυ τύχῃ νωθρᾶς γαστρὸς εἰς ἀπόκρισιν, ἢ ἰσχυρᾶς
εἰς ἀνάδοσιν, ἐνίοτε γὰρ ἐπέχει γαστέρα καὶ ταῦτα. καὶ τὸ
μελίκρατον, οἷς ἀναδίδοσθαι φθάνει ταχέως, οὐ προτρέπει
τὴν γαστέρα πρὸς ἔκκρισιν, ἀλλὰ καὶ τοῖς μιχθεῖσιν ἑαυτῷ

ventri fubducendo funt idonei facultatemque mediocriter
abftergendi habent, et horum maxime pepones; quam
facile, fi fordidam aliquam partem iis confricueris, per-
ceperis, protinus namque cernes, quicquid in ipfa eft
fordidum, abftergi: ideoque inter ea, quae urinam mo-
vent, connumerantur. Porro inter humida corpora et
aquofa funt quae praecocia vocitant, et Perfica, et om-
nino quaecunque nullam guftantibus ea aut olfacientibus
qualitatem vehemeutem repraefentant; quae, fi quidem
venter ad dejiciendum eft propenfus, non aegre fubfi-
dunt; fin minus, haereut et ipfa fublimia, nihil ad ipfam
excretiouem couferentia. Etenim hujuscemodi ciborum
materia, medium quodaiumodo inter alvum fiftentia et
proritantia locum fortita, exiguum quid in alteram par-
tem affert momenti, fi in ventrem incidat nec ad excer-
nendum valde focordem, nec ad diftributionem alacrem
ac robuftum; interdum enim haec quoque alvum cohibent.
Quin et melicratum, in quibus celeriter diftribuitur, nihil
alvo ad excretionem confert, quin imo cibis fecum com-

BIBΛION Λ. 467

Ed. Chart. VI. [304. 305.]   Ed. Baf. IV. (305.)

σιτίοις εἰς ἀνάδοσιν ὑφηγεῖται. εἰ δὲ μὴ φϑάσειεν ἀναδο-
ϑῆναι ταχέως, ἐρεϑίζει πρὸς ἔκκρισιν, ὥσπερ ἡ ξανϑὴ
χολὴ διὰ τὴν δριμύτητα καὶ τὸ δακνῶδες ἔχειν ἐν ἑαυτῇ·
τὰ μὲν οὖν τοιαῦτα τῶν ἐσϑιομένων τε καὶ πινομένων, δά-
κνοντα μόνον, ἐπὶ τὴν ἔκκρισιν ἐπεγείρει τὰ κατὰ τὴν κοι-
λίαν μόρια. πρόδηλον δὲ, ὅτι καὶ ἡ τῶν ἐντέρων οὐσία
παραλαμβάνεται κατὰ λόγον. οὕτως γέ τοι καὶ τοὺς προ-
γάστορας καὶ μεγαλοκοίλους ὀνομάζουσιν οἱ ἄνϑρωποι. τινὰ
δὲ ὑπάγει τὴν γαστέρα, μεμιγμένας ἐν ἑαυτοῖς ἔχοντα φαρ-
μακώδεις δυνάμεις, ὁμοίας τῇ κατὰ τὴν σκαμμωνίαν τε καὶ
κολοκυνϑίδα, καὶ τὸν ἐλλέβορον, ὅσα τ' ἄλλα τοιαῦτα·
μικτὴ γὰρ τοιούτων ἐστὶν ἡ φύσις ἐξ ἐδέσματός τε καὶ
φαρμάκου, καϑάπερ εἰ καὐτὸς ἐμβάλοις τῷ χυλῷ τῆς πτι-
σάνης ὀλίγον τι τοῦ τῆς σκαμμωνίας ὀποῦ. λανϑάνων γὰρ
οὕτω τὴν αἴσϑησιν οὐ λήσεται κατὰ τὴν ἐνέργειαν, ἀλλ'
ὑπάξει σαφῶς τὴν γαστέρα. καὶ τοῦτ' εἶναι δοκεῖ τισι τὸ
ὑφ' Ἱπποκράτους εἰρημένον· ἐν τρο[305]φῇ φαρμακίη.
τοῖς δ' οὐχ οὕτω μόνον ἔδοξεν ἀκούειν, ἀλλὰ κἀπ' ἐκείνων

mixtis ad diftributionem praeit; quod fi celeriter non
diftribuatur, ad excretionem non fecus, ac flava bilis
fua acrimonia ac mordacitate, irritat. Hoc ergo cibario-
rum atque potionum genus duntaxat mordicatione fua
ventris partes ad expulfionem proritat: perfpicuum autem
eft, quod etiam inteftinorum fubftantiam nomine ventris
complectimur, fic nempe vulgus ventre prominulo et
ventre infignes appellat. Alia autem funt, quae ventrem
fubducunt, quod facultates in fe medicamentofas habeant
commixtas, fimiles ei, quae in fcammonio, colocynthide,
helleboro et id genus aliis confpicitur; horum enim fub-
ftantia ex cibo et medicamento eft commixta, ut fi ipfe
in ptifanae cremorem fucci fcammonii paululum quid
injicias: qui fuccus, etiamfi fenfum quidem fic effugerit,
fua tamen actione minime latebit, fed alvum palam fub-
ducet. Atque hoc effe videtur quibusdam, quod ab Hip-
pocrate dictum eft: *In cibo medicamentum*. Alii vero
non fic modo, fed de illis quoque cibariis intelligi

468 *ΓΑΛΗΝΟΥ ΠΕΡΙ ΤΡΟΦΩΝ ΔΥΝΑΜ.*

Ed. Chart. VI. [305.]   Ed. Baf. IV. (305.)

ὁ λόγος εἰρῆσθαι δύναται τῶν οὔτε θρεπτικήν τινα τοῦ
ζώου δύναμιν ἐχόντων ἐδεσμάτων, οὔτε καθαρτικήν. καὶ
γὰρ καὶ ταῦτά φασιν οὐχ ὡς τροφὰς μόνον ἐνεργεῖν πολλά-
κις, ἀλλὰ καὶ ὡς φάρμακα, θερμαίνοντα, καὶ ὑγραίνοντα,
καὶ ψύχοντα, καὶ ξηραίνοντα σαφῶς ἡμᾶς, ὡς, ὅταν μηδέν
τι τούτων ἐνεργῇ περὶ τὸ σῶμα τοῦ ἀνθρώπου, τρέφῃ δὲ
μόνον αὐτὸ, τηνικαῦτα τὸν τοῦ φαρμάκου λόγον οὐχ ἕξει.
ὀλίγιστα μὲν οὖν ἐδέσματα τοιαῦτά ἐστιν· ἅττα δ᾽ ἂν ᾖ
ταῦτα, μόνον τὸν τῆς τροφῆς ἔχει λόγον ἀκριβῶς χωρὶς
τοῦ μεταβάλλειν τὸ σῶμα τοῦ προσενεγκαμένου κατὰ ποιό-
τητα· τὸ μὲν γὰρ θερμανθὲν, ἢ ψυχθὲν, ἢ ξηρανθὲν, ἢ
ὑγρανθὲν ὑπήλλακται κατὰ ποιότητα, τὸ δ᾽ ἐκ τῶν σι-
τίων εἰς ὄγκον οὐσίας τῆς διαφορηθείσης προσλαβὸν, ὡς
ὑπὸ τροφῶν μόνον αὐτῶν ὠφελεῖται. τὰ τοίνυν μέσα ταῖς
κράσεσιν, οὐδεμίαν ἐπικρατοῦσαν ἔχοντα ποιότητα, τροφαὶ
μόνον εἰσὶν, οὐ φάρμακα, μήθ᾽ ὑπάγοντα γαστέρα, μήτε
ἐπέχοντα, μήτε ῥωννύοντα, μήτ᾽ ἐκλύοντα στόμαχον, ὥσπερ

poffe dictum ejus voluerunt, quae neque alendi, neque
purgandi animalis ullam habent facultatem. Haec enim
dicunt non modo ut alimenta, verum etiam ut medica-
menta faepenumero agere, quum manifefte nos calefa-
ciant, refrigerent, ficcent, aut humectent, veluti, dum
horum nihil in hominis corpore efficiant, fed ipfum tan-
tummodo alant, tum medicamenti rationem haudquaquam
habere. Sunt autem fane paucifiima id genus edulia;
quotquot vero ea fuerint, alimenti duntaxat rationem
plane habent, corpus ejus, qui fumpfit, in qualitate non
immutantia; etenim quod calefactum aut refrigeratum eft,
ficcatum aut humectatum, fecundum qualitatem eft muta-
tum, quod vero ex cibo ad molem diffipatae fubftantiae
farciendam animal fibi affumpfit, ab illo duntaxat, ut
alimento, juvatur. Quamobrem, quae medii funt tempe-
ramenti, nullaque vincente qualitate funt praedita, ea
folum funt alimenta, non etiam medicamenta, ventrem-
que non folvunt nec cohibent, ftomacho nec robur nec

BIBΛION Α.　469

Ed. Chart. VI. [3o5.]　　　　　Ed. Baf. IV. (3o5.)

γε μήθ' ιδρῶτας ἢ ούρα κινοῦντα, ἢ και κωλύοντα, μήτ'
ἄλλην τινὰ διάθεσιν ἐν τῷ σώματι ποιοῦντα κατὰ ψυχρό-
τητα, καὶ θερμότητα, καὶ ξηρότητα, καὶ ὑγρότητα, δια-
φυλάττοντα δὲ πάντη, τὸ τοῦ τρεφομένου ζώου σῶμα τοιοῦ-
τον, ὁποῖον παρέλαβεν. ἀλλὰ κἀνταῦθα διορισμός ἐστί τις
χρησιμώτατος, οὐδ' αὐτὸς ὑπὸ τοῦ Διοκλέους εἰρημένος,
ὥσπερ οὐδὲ διὰ τῶν ἄλλων τινός, ὅσους ἄχρι τοῦδε διῆλ-
θον. εἰ μὲν γὰρ ἀκριβῶς μέσον εἴη τῇ κράσει τὸ σῶμα
τοῦ ἀνθρώπου, φυλάττοιτ' ἂν ὑπὸ τῆς μέσης τῇ κράσει
τροφῆς ἐν τῇ παρούσῃ καταστάσει· εἰ δ' ἤτοι ψυχρότερον,
ἢ θερμότερον, ἢ ξηρότερον, ἢ ὑγρότερον εἴη τοῦτο, τὰ
μέσα τῇ κράσει σιτία τε καὶ ποτὰ ἄν τις κακῶς διδοίη·
μεταβάλλεσθαι γὰρ χρὴ 'τὸ τοιοῦτον σῶμα ἐπὶ τοὐναντίον,
εἰς ὅσον ἀπεχώρησε τῆς ἀκριβῶς μέσης καταστάσεως· ἔσται
δὲ τοῦτο διὰ τῶν ἐναντίων τῇ παρούσῃ δυσκρασίᾳ. τὰ δὲ
ἐναντία τὴν ἴσην ἀφέστηκεν τοῦ μέσου διάστασιν ἐφ' ἑκά-
τερα καθ' ἑκατέραν ἀντίθεσιν. ὥστ', ἐὰν μὲν ἀριθμοῖς,
εἰ τύχοι, τρισὶν ἀπὸ τῆς εὐκράτου μὲν καὶ μέσης καταστά-

imbecillitatem inducunt, ficuti fudores urinamve nec pro-
vocant, nec coërcent, nec aliam quamvis difpofitionem
calidam, frigidam, humidam aut ficcam in animantis
corpore ingenerant, fed, quale animantis, quod nutritur,
corpus affumpferant, tale prorfus confervant. Verum hoc
quoque loco diftinctio quaedam eft utiliffima, quae ne
ipfa quidem a Diocle eft pofita, ut nec ab alio quovis,
quos mihi adhuc perlegere contigit. Si enim hominis
corpus medii plane fit temperamenti, per alimenta medii
temperamenti in eo ftatu fervabitur; verum, fi id frigi-
dius vel calidius, ficcius aut humidius fuerit, medii
temperamenti cibum et potum perperam exhibueris:
quippe hujuscemodi corpus, quatenus ab exacte media
conftitutione receffit, eatenus in diverfum ftatum tradu-
catur eft necefle: fiet autem id per praefentis intemperici
contraria. Contraria autem pari intervallo in utraque
oppofitione a medio in utramque partem fecedunt: ut,
fi corpus tribus verbi gratia numeris a temperata ac

σεως ἀποχωρήσῃ τὸ σῶμα πρὸς τὴν θερμοτέραν, τοσούτοις
χρῆναι καὶ τὸ σιτίον ἀφεστάναι τοῦ μέσου τῇ κράσει πρὸς
τὸ ψυχρότερον, ἐὰν δὲ ἐφ' ὑγρότητα τέτταρσιν ἀριθμοῖς
ἀποστῇ, τοῖς ἴσοις δεῖν εἶναι ξηρότερον τοῦ συμμέτρου.
κατὰ τοῦτό γέ τοι πάλιν εὑρεῖν ἔστι.πολλοὺς τῶν ἀνθρώπων
ἐναντιώτατα. περὶ τῶν αὐτῶν τροφῶν ἀποφαινομένους. ἔναγ-
χος γοῦν ἐφιλονείκουν ἀλλήλοις δύο τινὲς, ὁ μὲν ὑγιεινὸν
ἀποφαινόμενος, ὁ δὲ νοσερὸν εἶναι τὸ μέλι, τεκμαιρόμενος
ἑκάτερος ἐξ ὧν αὐτὸς ὑπ' αὐτοῦ διετίθετο, μηκέτι ἐννοοῦν-
τες, ὡς οὔτε μίαν ἅπαντες ἄνθρωποι τὴν ἐξ ἀρχῆς ἔχουσι
κρᾶσιν, οὔτ', εἰ καὶ μίαν ἔσχον, ἀμετάβλητον αὐτὴν ἐν ταῖς
ἡλικίαις φυλάττουσιν, ὥσπερ οὐδ' ἐν ταῖς κατὰ τὰς ὥρας
τε καὶ χώρας ὑπαλλαγαῖς, ἵνα παραλείπω γε κατὰ τὸ παρὸν,
ὡς καὶ τοῖς ἐπιτηδεύμασιν καὶ ταῖς διαίταις ὑπαλλάττουσιν
τὰς φυσικὰς τῶν σωμάτων διαθέσεις. εὐθὺς γοῦν αὐτῶν
τῶν διαφερομένων ἀλλήλοις περὶ τοῦ μέλιτος ὁ μὲν πρεσ-
βύτης τε κατὰ τὴν ἡλικίαν ἦν καὶ φύσει φλεγματωδέστερος,
ἀργός τε τῷ βίῳ καὶ πρὸς τὰς ἄλλας μὲν ἁπάσας πράξεις,

media conſtitutione ad calidiorem ſeceſſerit, totidem cibum
quoque a medii temperamenti cibo ad frigidiorem ſece-
dere erit neceſſe; ſin vero quatuor numeris ad humidita-
tem diſceſſerit, totidem cibum mediocri ſicciorem eſſe
conveniet. Atque in hoc certe permultos eſt invenire,
qui de iisdem cibis ex diametro pugnantia pronuncient.
Nuper enim duo inter ſe concertabant, quorum alter ſa-
lubre, alter inſalubre mel eſſe affirmabat, uterque ex
illato ſibi a melle affectu conjectans, nondum illud in-
telligentes, quod omnes homines non unum ab initio
habuerunt temperamentum, neque, ſi habuiſſent, immuta-
bile ipſum aetatis curſu, aut in temporum anni ac loco-
rum commutationibus tueri potuiſſent: ut nunc omittam,
quod iidem homines vitae inſtitutis ac victus ratione
nativum corporis habitum immutent. Ne igitur longe
abeam, eorum, qui de melle inter ſe diſceptabant, alter
quidem erat aetate ſenex, et natura pituitoſior, vitaque
otioſa, et cum ad alias omnes actiones, tum autem ad

οὐχ ἥκιστα δὲ καὶ πρὸς τά τοῦ βαλανείου γυμνάσια, καὶ
διὰ τοῦτ᾽ αὐτῷ μέλι χρήσιμον ἦν· ὁ δὲ ἕτερος χολώδης τε
φύσει καὶ τριακονταετὴς κατὰ τὴν ἡλικίαν ἐιύγχανεν ὤν,
ἐπὶ δὲ ταῖς ὁσημέραι πράξεσι πολλὰ ταλαιπωρούμενος·
[3o6] εἰκότως οὖν αὐτῷ τὸ μέλι ἐξεχολοῦτο ταχέως, καὶ
ταύτη βλαβερώτερον ἦν. οἶδα δὲ κἀγώ τινα τὰ κατὰ τό
στόμα τῆς κοιλίας μεμφόμενον, λογισάμενός τε ἐξ ὧν διη-
γεῖτο, φλέγμα κατ᾽ αὐτὴν ἠθροῖσθαι, συμβουλεύσας προσε-
νέγκασθαι μετὰ σινήπιος πράσυ τε καὶ τεῦτλα, τμηθέντος
θ᾽ ὑπ᾽ αὐτῶν τοῦ φλέγματος, ἐκκρίνασάν τε πλείω τὴν γα-
στέρα καὶ τῶν συμπτωμάτων πάντων ἐλευθέραν ἐκτήσατο.
αὖθις οὖν ποτ᾽ ἀπεπτήσας ἐπὶ δριμέσιν ἐδέσμασιν καὶ δα-
κνόμενος τὴν γαστέρα, σίηπι μετὰ τεύτλου προσενεγκάμε-
νος, οὐ μόνον οὐδὲν ὤνατο τὴν δῆξιν, ἀλλὰ καὶ χείρων
ἀπεδείχθη συχνῶς. καὶ δὴ θαυμάζων, ὅπως ἐβλάβη συχνῶς
ὑφ᾽ ὧν ἔμπροσθεν ὠφελεῖτο μέγιστα, πρός με παρεγένετο,
τὴν αἰτίαν πυνθανόμενος. ἰδιώτας μὲν οὖν ἰατρικῆς τέχνης
ἀνθρώπους οὐκ ἀπεικός ἐστι ταῦτα σφάλλεσθαι· τοῖς δὲ

eas exercitationes, quae balneum praecedunt, ignavus;
ob eamque caufam mel ei erat utile; alter vero natura
erat biliofus, et annos natus triginta, in quotidianisque
operibus multum fefe fatigabat; merito igitur in eo mel
celeriter in bilem vertebatur, eaque ratione fibi erat no-
centius. Novi autem et ipfe quendam, qui de ore ven-
triculi querebatur: quod quum ab acervata in eo pituita
provenire ex ipfius fermone conjectaffem, confuluiffem-
que, ut cum finapi betam et porrum fumeret, eorum ope
incifam pituitam largiter per alvum excrevit, omnibusque
fymptomatibus eft liberatus. Idem quum poft efum oibo-
rum acrium non coxiffet, mordicationemque in ventriculo
fentiret, fumpto rurfus cum beta finapi, non modo a
mordicatione non fuit levatus, verum etiam longe dete-
rius habuit: tum protinus admiratus, quid effet, quod ab
iis, quae ante fummopere juviffent, nunc graviter laede-
retur, caufam fcifcitaturus ad me acceffit. Eos porro, qui
rei medicae funt imperiti, in his falli non eft abfurdum:

472 *ΓΑΛΗΝΟΥ ΠΕΡΙ ΤΡΟΦΩΝ ΔΥΝΑΜ.*

Ed. Chart. VI. [3o6.]   Ed. Baf. IV. (3o5.)

ἰατροῖς οὐκ ἄν τις συγγνοίη παραλιποῦσιν ἀδιόριστα πολλὰ
τῶν χρησιμωτάτων θεωρημάτων. οὐ γὰρ ἁπλῶς προσήκει
λέγειν αὐτοὺς, εὐπέπτους μὲν εἶναι τοῖς πλείστοις τοὺς πε-
τραίους ἰχθύας, εὑρίσκεσθαι δέ τινας, οἳ τὰ βόεια κρέα
ῥᾷον πέπτουσιν, ἀλλ᾽ ἑκατέρους διορίσαι, καθάπερ γε καὶ
περὶ μέλιτος οὐχ ἁπλῶς εἰπεῖν, ἀλλὰ μετὰ τοῦ προσθεῖναι,
τίσιν ἡλικίαις τε καὶ φύσεσιν, ὥραις, καὶ χώραις, καὶ βίοις
ὠφέλιμόν ἐστιν, ἢ βλαβερόν· οἷον ὅτι τοῖς μὲν θερμοῖς
καὶ ξηροῖς ἐναντιώτατον, ὠφελιμώτατον δὲ τοῖς ὑγροῖς
τε καὶ ψυχροῖς, εἴτε δι᾽ ἡλικίαν, ἢ διὰ φύσιν, ἢ χώραν,
ἢ ὥραν, ἢ ἐπιτήδευμά τι τοιοῦτοι τὴν κρᾶσιν εἶεν. ὥστ᾽
ἀναγκαιότατον εἶναι ἔοικεν τὴν παροῦσαν θεωρίαν ἐπι-
σκέψασθαι τάς τε τῶν ἀνθρώπων καὶ τῶν ἐδεσμάτων κρά-
σεις, αἱ μὲν οὖν τῶν ἀνθρώπων ὁποῖαί τέ εἰσιν καὶ
ὅπως χρὴ διαγιγνώσκειν αὐτὰς, ἐν τοῖς περὶ κράσεως ὑπο-
μνήμασι λέλεκται, καθάπερ γε καὶ περὶ τῶν φαρμάκων ἐν

verum medicos, qui pleraque et eadem utiliſſima theo-
remata praetereunt indiſtincta, quis ferat? Non enim
ipſos ſimpliciter pronunciare convenit, piſces ſaxatiles per-
multis quidem concoctu eſſe faciles, nonnullos vero re-
periri, qui bubulam facilius conficiant, ſed utrosque
diſtinguere, quemadmodum de melle non ſimpliciter pro-
nunciare, ſed ſimul adjicere, quibusnam aetatibus, natu-
ris, anni temporibus, regionibus ac vitae rationibus utile
ſit aut noxium: v. g. quod calidis et ſiccis ſit adverſiſſi-
mum, frigidis vero ac humidis utiliſſimum, ſive ea tem-
peries eis ſit naturalis, ſive acceſſerit propter aetatem,
ſive propter regionem, aut anni tempus, aut vitae con-
ditionem. Itaque ad praeſentem ſpeculationem ſumme
neceſſarium eſſe videtur hominum pariter ac ciborum
temperamenta conſideraſſe. Porro, qualianam hominum
ſint temperamenta, et qua ratione ea dignoſcere conve-
niat, in commentariis, quos de temperamentis ſcripſimus,
ceu utique et de medicamentorum temperamentis in iis,

BIBΛION A. 473

Ed. Chart. VI. [306.]   Ed. Baf. IV. (305. 506.)

τοῖς περὶ τῶν (306) δυνάμεων αὐτῶν. ἐν δὲ τοῖς νῦν
ἐνεστῶσι καιροῖς ἂν εἴη τὰς τῶν σιτίων εἰπεῖν κράσεις·
ὡς ἐν τῷ διαίτης ἐγράφθη βιβλίῳ, κατὰ τινὰς μὲν Ἱππο-
κράτους ὄντι συγγράμματι, κατὰ τινὰς δὲ Φιλιστίωνος, ἢ
Ἀρίστωνος, ἢ Εὐρυφῶντος, ἢ Φιλήτου, παλαιῶν ἁπάντων
ἀνδρῶν. ἀρχὴ δέ ἐστιν αὐτοῦ κατὰ μὲν ἔνια τῶν ἀντιγρά-
φων ἥδε· Σιτίων τε καὶ πομάτων δύναμιν ἑκάστου, καὶ τὴν
κατὰ φύσιν, καὶ τὴν διὰ τῆς τέχνης, ὧδε χρὴ διαγινώσκειν.
ἐν ἄλλοις δὲ ἥδε· Χωρίων δὲ θέσιν καὶ φύσιν ἑκάστου
ὧδε χρὴ διαγινώσκειν. ὅταν μὲν οὖν αὐτὸ καθ' ἑαυτὸ φέ-
ρηται τὸ βιβλίον τοῦτο, περὶ διαίτης ἐπιγράφεται, μέρος
ὂν δεύτερον εἰς τρία διῃρημένου τοῦ παντός· ὅταν δὲ τὸ
συγκείμενον ἐκ τῶν τριῶν ὅλον ἓν ἀδιαίρετον εὑρεθῇ, περὶ
φύσεως ἀνθρώπου καὶ διαίτης ἐπιγράφεται. τὸ μὲν οὖν
δεύτερον, ἐν ᾧ περὶ τῶν σιτίων διέρχεται, τάχ' ἄν τις εὐ-
λόγως Ἱπποκράτους ἄξιον ἡγήσαιτο· τὸ δὲ πρῶτον ἀφέστη-
κε πάμπολλα τῆς Ἱπποκράτους γνώμης. ἀλλὰ τοῦτο μὲν

quae de illorum facultatibus prodidimus, abunde diximus.
in praefentia vero tempus expofcit, ut alimentorum tem-
peramenta exequamur ea methodo, qua libro de victus
ratione funt fcripta, qui eft, ut nonnullis placet, Hippo-
cratis, ut aliis, Philiftionis, aut Ariftonis, aut Euryphon-
tis, aut Philetae, omnium antiquorum virorum. Initium
autem ipfius in nonnullis quidem exemplaribus eft: *Ci-*
borum omnium ac potuum facultates, tum naturales,
tum arte accitas, fic dignofcere oportet; in aliis autem
hoc: *Locorum autem omnium fitum ac naturam fic*
oportet dignofcere. Quum ergo feorfum libellus hic cir-
cumfertur, de ratione victus infcribitur, eftque fecunda
pars, quum opus totum in partes tres fit divifum: quum
vero totus unicus et non divifus ex tribus conflatus
invenitur, de natura humana et victus ratione infcribi-
tur. Secunda igitur pars, in qua agitur de cibis, non
abs re forte Hippocrate digna putabitur fed prima quam
plurimum ab Hippocratica fententia recedit. Verum id

474 ΓΑΛΗΝΟΥ ΠΕΡΙ ΤΡΟΦΩΝ ΔΥΝΑΜ.

Ed. Chart. VI. [306. 307.] Ed. Baf. IV. (306.)

οἷον ὁδοῦ τι πάρεργον εἰρήσθω. ὅτου δ᾽ ἂν ᾖ τῶν εἰ-
ρημένων ἀνδρῶν, εἴς τινα καθόλου μέθοδον ἀναφέρειν φαί-
νεται τὴν ἐπὶ τοῖς σιτίοις δίαιταν. ὁ γὰρ γνοὺς, ὅτι
κριθὴ φύσει ψυχρά ἐστι καὶ ὑγρὰ ἑψηθεῖσα, ἐπιστάμενος
καὶ τὰς τῶν σωμάτων γνωρίζειν κράσεις, ὅσαι τε φύσει
ὑπάρχουσι, καὶ ὅσαι κατὰ διάθεσιν ἐπίκτητον γίγνονται,
χρήσεται προσηκόντως κριθαῖς εἰς ἐδωδὴν, οὐ μόνον ἐπὶ
τῶν ὑγιαινόντων, ἀλλὰ καὶ τῶν νοσούντων σωμάτων, καὶ
καταπλάσματι δέ τις δι᾽ ἀλεύρου κριθίνου χρήσεται κα-
λῶς ὁ τὴν κρᾶσιν ἐπιστάμενος αὐτῶν. [307] δεῖ δὲ μὴ
μόνον ἐγνῶσθαι τὴν κυριωτάτην τε καὶ πρώτην ἑκάστου σι-
τίου κρᾶσιν. ἀλλ᾽, ὡς ἐν τοῖς περὶ φαρμάκων ἐδείχθη, καὶ
τὰς ἐξ ἐκείνων γιγνομένας· ὧν οὐχ ἥκιστα τυγχάνουσι χρή-
σιμοι οὖσαι πολλαὶ μὲν τῶν κατὰ τοὺς χυμοὺς, εἰ μὴ ἄρα
καὶ πᾶσαι, τινὲς δὲ καὶ τῶν κατὰ τὰς ὀδμάς. ἐκ γὰρ τοῦ
κεκρᾶσθαί πως ἕκαστον ἐκ τοσοῦδε θερμοῦ, καὶ ψυχροῦ,
καὶ ξηροῦ, καὶ ὑγροῦ, καὶ τὸ μὲν αὐτῶν γλυκὺ, τὸ δὲ

quidem praeter inftitutum obiterque fit dictum. Cujuscun-
que autem memoratorum virorum fuerit, omnem in cibis
victus rationem ad univerfalem quandam methodum vide-
tur revocare. Qui enim hordeum natura frigidum et
elixatione humidum effe aidicerit, fciveritque corporum
temperamenta tum naturalia, tum alicujus affectus occa-
fione acquifita, dijudicare, is rite non tantum fanis cor-
poribus, verum etiam aegrotantibus hordeum edendum
exhibebit: praeterea et cataplasmatibus ex hordeacea fa-
rina percommode utetur, qui et corporis et hordei tempe-
ramentum tenuerit. Nec vero fatis fuerit principaliffi-
mam ac primam cujusque cibi temperiem noviffe, fed
(ut in libris de medicamentis monftratum eft) eas quo-
que, quae hanc fequuntur, qualitates callere oportet, ut
quae et ipfae funt utiliffimae, multae quidem, fi non
omnes, in faporibus, quaedam autem etiam in odoribus.
Quod enim unumquodque ex tanto calido, frigido, humi-
do et ficco quodam modo eft temperatum, idcirco hoc

BIBΛION Λ. 475

Ed. Chart. VI. [307.]   Ed. Baf. IV. (306.)
πικρὸν, ἢ ἁλμυρὸν, ἢ στρυφνὸν, ἢ αὐστηρὸν, ἢ δριμὺ
φαίνεται. τὸ δὲ ἁλυκὸν οὐκ ἄλλο τι σημαίνει παρὰ τὸ
ἁλμυρὸν, ἀλλ᾽ ὑπ᾽ ἀμφοῖν ἕν τι δηλοῦται, στρυφνοῦ δὲ καὶ
αὐστηροῦ τὸ κοινὸν γένος ὀνομάζεται στύφον. ἐπὶ πλεῖστον
δὲ περὶ τῶν χυμῶν ἁπάντων ἐν τῷ τετάρτῳ περὶ τῆς τῶν
ἁπλῶν φαρμάκων δυνάμεως εἴρηται· καὶ χρὴ πάντως ἐκεῖνο
γοῦν ἀνεγνωκέναι τὸν μέλλοντα τοῖς νῦν λεγομένοις ἀκο-
λουθήσειν, ὅπως μὴ πάλιν ἀναγκαζώμεθα λέγειν ἐν τοῖσδε
περὶ τῶν αὐτῶν τὰ αὐτά. τῶν γὰρ σιτίων, ὡς ὀλίγον ἔμ-
προσθεν ἔφην, ἔνια μὲν οὐδεμίαν ἐπίσημον ἐμφαίνει ποιό-
τητα κατ᾽ ὀσμὴν ἢ γεῦσιν, ἃ δὴ καὶ ἄποια καὶ ὑδα-
τώδη προσαγορεύουσιν, ἔνια δὲ στύψιν ἔχει σαφεστάτην,
ἢ γλυκύτητα σύμφυτον, ἢ δριμύτητα, καθάπερ γε καὶ ἁλ-
μυρώτερά τέ τινα φαίνεται, καὶ πικρότητος ἔνια. σαφῶς με-
τέχοντα. πρόδηλον οὖν, ὅτι τὰ τοιαῦτα τὴν αὐτὴν ἔχει
δύναμιν ἐκείνοις τῶν φαρμάκων, οἷς ὡμοίωται κατὰ τὸν

dulce, illud amarum, falfum, acerbum, aufterum acreve
apparet. Salfum autem nihil aliud eft, quam falfugino-
fum; nam utraque voce res una declaratur. Item acerbi
et aufteri commune genus eft, quod adftringens appella-
mus. Caeterum in quarto libro de fimplicium medicamen-
torum facultate de omni faporum genere copiofiffime
differuimus: quem certe librum neceffe omnino eft eum
perlegiffe, qui ea, quae in praefentia a nobis dicuntur,
eft affecuturus, ne, quae femel de iis dicta funt, in hifce
libris identidem repetere cogamur. Ergo ciborum non-
nulli quidem (quemadmodum haud ita pridem commemo-
ravimus), fi quis eos guftaverit, aut olfecerit, nullam in-
fignem ac manifeftam qualitatem prae fe ferunt, quos fa-
ne qualitatis expertes et aquofos nominant; alii autem
manifeftiffimam habent adftrictionem, aut congenitam dul-
cedinem, aut acrimoniam; ficut nonnulli quoque falfiores,
aut amaritudinis quidpiam habere perfpicue cernuntur.
Quare perfpicuum eft, cibos ejusmodi eandem cum iis
medicamentis habere facultatem, quibuscum fapore con-

476 ΓΑΛΗΝΟΥ ΠΕΡΙ ΤΡΟΦΩΝ ΔΥΝΑΜ.

Ed. Chart. VI. [307.]   Ed. Baf. IV. (306.)
χυμόν. εἴρηται δὲ ἐν τοῖς περὶ τῶν φαρμάκων ἡ αἰτία, δι'
ἣν ἔνια τῶν στυφόντων οὐ ταὐτὸ τοῖς ἄλλοις στύφουσιν
ἐργάζεται, καθάπερ ἀλόη τε καὶ χαλκὸς κεκαυμένος, καὶ
χάλκανθος, καὶ ἄνθος χαλκοῦ, καὶ λεπὶς, καὶ χαλκῖτις. ἐκ
τοῦ μεμίχθαι γὰρ καθ' ἕκαστον αὐτῶν τῇ στυφούσῃ δυνά-
μει τε καὶ οὐσίᾳ τῶν ἄλλων τινὰ τοῖς κατὰ μέρος ἔργοις
ἐξαλλάττεται ταῦτα, καθάπερ εἰ καὐτὸς ἀναμίξεις κυδωνίῳ
μήλῳ σκαμμωνίαν, ὥσπερ ἀμέλει ποιοῦμεν ἐνίοτε, τοῦ μή-
λου μὲν γλύφοντες τὰ περὶ τὸ σπέρμα, τὸ δὲ κοιλανθὲν
ἀναπληροῦντες τῇ σκαμμωνίᾳ, κἄπειτα περιπλάττοντές τε
καὶ ὀπτῶντες, εἶτα διδόντες φαγεῖν τὸ μῆλον. ἄνευ γὰρ
τοῦ τὸν στόμαχον ἀνατρέπειν ὑπάγει γαστέρα τὸ οὕτως
σκευασθὲν, ἐπικρατούσης ἐν αὐτῷ τῆς καθαρτικῆς δυνάμεως,
ἣν ἐκ τῆς σκαμμωνίας τὸ μῆλον ἐπεκτήσατο, διαμενούσης
δὲ τῆς κατὰ τὸ μῆλον οἰκείας, οὐ γὰρ ἂν ἡδύ τε καὶ στύ-
φον ἐφαίνετο καὶ τῷ στομάχῳ πρόσφορον. οὕτως οὖν ἔνια
τῶν ἐσθιομένων ἔχει τινὰ μεμιγμένην ἐν ἑαυτοῖς δύναμιν,

veniunt. Caeterum in commentariis de medicamentis
caufam explicuimus, quamobrem adftringentia quaedam
non eadem cum aliis adftringentibus in corporibus agant,
ut aloë, aes uftum, atramentum futorium, flos aeris
fquamaque et chalcitis. Etenim, quod in quoque iftorum
adftringenti facultati ac fubftantiae alia quaepiam eft ad-
mixta, evenit, ut opera, quae figillatim edunt, immuten-
tur, perinde ac fi malo cydonio fcammonium intus mi-
fcueris; quod utique interdum facimus, partes mali, quae
circum femen funt, exculpentes, deinde cavitatem fcam-
monio implentes, deinde circumlinentes ac affantes, at-
que ita malum mandendum exhibentes. Quod namque
hunc in modum praeparatum eft, abfque ftomachi fub-
verfione alvum fubducit, facultate nimirum purgatrice,
quam malum ipfum a fcammonio acquifivit, in ipfo vincen-
te, propria autem ipfius mali manente; alioqui nec ju-
cundum, nec adftringens, nec ftomacho esset utile. Ad
eum igitur modum cibaria quaedam facultatem quampiam

BIBΛION A. 477

Ed. Chart. VI. [307. 308.]   Ed. Baf. IV. (306.)

ἤτοι καθαρτικήν, ἤ τι ποιεῖν ἄλλο πεφυκυῖαν. ἐφ᾽ ὧν οὐ
χρὴ ταῖς τῶν χυμῶν δυνάμεσιν ἀπιστεῖν, ὡς κατεργαζομέναις
ἃ φύσιν ἔχουσιν ἐνεργεῖν. ἐν ὅτῳ γὰρ ἂν ᾖ στύφουσα ποιό-
της, ὅσον ἐφ᾽ ἑαυτῇ, συνάγει τε καὶ σφίγγει, καὶ ψύχει τὰ
πλησιάζοντα σώματα. δύναται δὲ ἐνίοτε ταὐτὸ σῶμα τινὰ
μὲν θερμαίνοντα τῶν ἑαυτοῦ μορίων ἔχειν, τινὰ δὲ ψύχοντα,
καθάπερ ἐδείξαμεν ἐν τοῖς περὶ τῶν ἁπλῶν φαρμάκων δυνά-
μεων, τῆς φύσεως οὕτως αὐτὰ μιξάσης, ὡς καὶ τῶν ἰατρῶν
ἔνιοι μιγνύουσιν ἐνίοτε τῶν ψυχόντων τινὶ πύρεθρον ἢ
πέπερι. ταῦτ᾽ οὖν, ὡς ἔφην ἐν τοῖς περὶ φαρμάκων ὑπο-
μνήμασιν, ἐπιπλεῖστον ἐξειργασμένα, χρησιμώτατα τοῖς νῦν
διδασκομένοις ἐστίν. καὶ γὰρ αἱ κατὰ μέρος ἑκάστου τῶν
ἐσθιομένων σκευασίαι τοῖς ταῦτα προεγνωκόσιν εὑρίσκεται.
τευτλο[308]φακῆν οὖν ἡμεῖς τε δίδομεν ἐνίοτε, καὶ πρὸ
ἡμῶν ὁ Ταραντῖνος Ἡρακλείδης ἐδίδου πολλάκις οὐ μό-
νον ὑγιαίνουσιν ἀμέμπτως, ἀλλὰ καὶ πάσχουσί τι. πρῶτον
μὲν οὖν ἐμβάλλομεν αὐτῇ πολλὰ τεῦτλα, δεύτερον δὲ

habent in fe ipfis admixtam, cui aut purgare, aut aliud
quippiam agere fit naturale: in quibus non eft dubitan-
dum, quin faporum facultates id efficiant, quae a natura
habent ut efficiant; in quo enim qualitas ineft adftringens,
ipfa, quantum in fe ipfa eft, vicina corpora cogit, con-
ftringit ac refrigerat. Idem autem corpus nonnunquam alias
fui partes calefacientes, alias refrigerantes habere poteft
(ut in libris de fimplicium medicamentorum facultatibus
demonftravimus), natura fcilicet eas ita permifcente, ut
medici quidam frigido cuipiam pyrethrum aut piper in-
terdum commifceant. Haec certe (uti diximus) in com-
mentariis de medicamentis copiofiffime pertractata his,
quae nunc a me docentur, funt utiliffima: nam qui haec
ante didicerit, modum reperiet, quo cibos omnes figilla-
tim apparare queat. Nam nos quoque ex beta et lente
edulium nonnunquam damus, atque ante nos Heraclides
Tarentinus multis non tantum inculpata valetudine fruen-
tibus, verum etiam malo aliquo affectis faepe exhi-
bebat. Primum ergo betarum copiam, deinde, quum con-

478 ΓΑΛΗΝΟΥ ΠΕΡΙ ΤΡΟΦΩΝ ΔΥΝΑΜ.

Ed. Chart. VI. [308.]   Ed. Baf. IV. (306.)

κατὰ τὴν ἄρτυσιν ἢ ἁλῶν βραχὺ πλειόνων, ἢ γάρου
γλυκέος, ὑπακτικώτερον γὰρ οὕτως. εἰ δὲ μή, πτίσας τὴν
φακῆν, ἑψήσας τε δὶς, ὡς ἀποχεῖν τὸ πρότερον ὕδωρ,
εἶτ᾽ ὀλίγον μὲν ἁλῶν, ἢ γάρου μίξας, ἐπεμβαλεῖς τι βραχὺ
τῶν ἐφεκτικῶν γαστρός, ἤτοι ὄξος, ἄχρι τοῦ μηδὲ λυπῆ-
σαι τὴν γεῦσιν, ἥδιστόν τε καὶ ὠφελιμώτατον ἂν ἐργάσαιο
φάρμακόν τε ἅμα καὶ σιτίον οὐκ ὀλίγοις τῶν διαρῥοίᾳ
χρονίᾳ ἐνοχλουμένων. οὐκ ὀλίγοις δὲ εἶπον, ἅπασι φυ-
λαξάμενος εἰπεῖν, ὅτι κἀνταῦθα διορισμῶν ἐστιν χρεία,
καθ᾽ οὓς αἱ διαθέσεις εὑρεθήσονται τῶν διαῥῥοϊζομένων
χρονίως. ὅλως γὰρ οὐδὲν οἷόν τέ ἐστιν τῇ πείρᾳ βασα-
νίσαι προσηκόντως ἄνευ τοῦ τῷ λόγῳ πρότερον εὑρεῖν
ἀκριβῶς τὴν διάθεσιν, ᾗ προσφέρεται τὸ βασανιζόμενον,
ἤτοι σιτίον, ἢ ποτὸν, ἢ φάρμακον. ὕλη γάρ ἐστι βοη-
θημάτων ἡ τῶν τοιούτων διαθέσεων γνῶσις, οὐκ αὐτῶν
τῶν βοηθημάτων. ἐπεὶ δ᾽ ἀδύνατον ἄνευ τοῦ γιγνώσκειν
ἀκριβῶς τὰς δυνάμεις τῶν ὑλῶν, αἷς χρώμεθα, βοηθειν

dimus, aut falis plufculum, aut dulcem garum ei injici-
mus: fic nempe alvum magis fubducit. Sin minus *vis
fubducere*, lentem excorticatam bis decoquito, aqua vide-
licet priore effufa, dein falis aut gari portiuncula ad-
dita aliquod eorum, quae alvum modice fiftunt, injicito,
puta acetum, ea menfura, ut guftum non offendat: ita
enim jucundiffimum atque utiliffimum effeceris pharmacum
et cibum non paucis eorum, qui diuturna diarrhoea con-
flictantur. Porro dixi, non paucis, non omnes comple-
cti volens: nam hic quoque diftinctionibus opus eft, per
quas eorum, qui diarrhoea jampridem laborant, affectus
invenientur. Omnino enim nullius rei facultates expe-
rientia commode explorabis, nifi prius per rationem ad
unguem compertum habueris affectum, cui applicatur id,
quod exploras, five fit cibus, five potus, five medicamen-
tum: materia enim eft auxiliorum ejusmodi affectuum
cognitio, non ipforum remediorum. At quoniam fieri
non poteft, ut, nifi quis materiarum, quibus utimur, fa-

BIBΛION Λ. 479

Ed. Chart. VI. [308.]   Ed. Baf. IV. (306. 307.)

τοῖς δεομένοις αὐτῶν, ἀναγκαῖόν ἐστιν, ὥσπερ ἑτέρωθι περὶ
τῶν ἐν τοῖς φαρμάκοις δυνάμεων, οὕτως ἐνταῦθα περὶ τῶν
ἐν τῇ τροφῇ διελθεῖν. ἡ γνῶσις δὲ αὐτῶν ἐν χρόνῳ
πολλῷ κατορθοῦται μόγις ἔκ τε τῆς διωρισμένης πείρας
καὶ τῆς τῶν ἀτμῶν τε καὶ χυμῶν φύσεως, οὓς ἔχειν φαί-
νεται τὰ δοκιμαζόμενα, καὶ προσέτι τῆς συστάσεως, ἣν κέ-
κτηται κατά τε γλισχρότητα καὶ χαυνότητα, πίλησίν τε
καὶ κουφότητα καὶ βαρύτητα· ταῦτα γὰρ ἅπαντα συν-
τελεῖ πρὸς τὴν εὕρεσιν αὐτῶν, ὥστε κἂν εἰς ξένην χώραν
ἀφικόμενος ἴδῃς τι τῶν μὴ πρόσθεν ἑωραμένων σοι βρω-
μάτων, ἔχειν ἀφορμὰς οὐκ ὀλίγας εἰς τὴν τῆς δυνάμεως
αὐτῶν γνῶσιν. ἃ δὲ Μνησίθεος ἔγραψε περί τε ῥιζῶν
καὶ καυλῶν, καὶ φύλλων, καὶ καρπῶν, καὶ σπερμάτων, οὐ
πάνυ τι βεβαίαν ἔχει τὴν διάγνωσιν, ἐὰν τῇ διωρισμένῃ
πείρᾳ κρίνῃς αὐτά, καθότι καὶ διὰ τῶν ἐφεξῆς ἔσται
δῆλον· ἔγνωκα γὰρ ὑπὲρ ἑκάστου (307) τῶν ἐδεσμάτων
ἰδίᾳ διελθεῖν. εἰ δὲ μακρότερος ὁ λόγος ἐστὶν ἢ ἔσεσθαι

cultates exacte calleat, illarum ope egentibus fuccurrat,
necelſe eſt, ut alibi de medicamentorum, ita hoc quoque
loco de alimentorum facultatibus differamus. Cognitio
autem horum vix tandem longo tempore recta nobis ac-
cedit, quam confequimur quum ex certa definitaque ex-
perientia, tum ex halituum faporumque natura, quos
habere videntur ea, quae examinantur; ad haec ex con-
ſiſtentia, quam habent fecundum lentorem, aut friabilita-
tem, aut laxitatem et denſitatem, aut levitatem et gra-
vitatem: haec enim omnia ad ipſarum inventionem adeo
conferunt, ut, quum in peregrinam regionem perveneris,
ſi quid efculenti nunquam prius tibi confpecti offenderis,
permultas fis occaſiones atque adjumenta ad eius faculta-
tem pernoſcendam habiturus. Caeterum, quae Mnefitheus
de radicibus, caulibus, foliis, fructibus feminibusque
prodidit, non certam valde habent dignotionem, ſi expe-
rientia definita ipſa exploraris, quod ex iis, quae fequen-
tur, fiet manifeſtum: ſtatui enim de cibis fingulis feorſum
pertractare. Quod fi tractatus ipfe longior ſit aut futurus

μέλλει, δυνησόμεθα γοῦν αὖθις αὐτὸν ἐν βραχεῖ περιλα-
βεῖν ἑτέρῳ βιβλίῳ τινὶ μικροτέρῳ, χρησίμῳ τοῖς τεχνωθεῖ-
σιν ἐσομένῳ· μόνη γὰρ ἡ κατὰ διέξοδόν τε ἄσκησις καὶ
διδασκαλία τεχνίτας ἀπεργάζεται. καὶ διὰ τοῦτό μοι δο-
κοῦσι καλῶς οἱ πολλοὶ λέγειν, ἀρίστην εἶναι διδασκαλίαν
τὴν παρὰ τῆς ζώσης φωνῆς γιγνομένην, ἐκ βιβλίου δὲ μήτε
κυβερνήτην τινὰ γιγνόμενον ἰδέσθαι, μήτε ἄλλης τέχνης
ἐργάτην· ὑπομνήματα γάρ ἐστι ταῦτα τῶν προμεμαθηκό-
των, οὐ διδασκαλία τελεία τῶν ἀγνοούντων. εἴ γε μὴν
ἐθέλοιέν τινες καὶ τούτων, ὅσοι διδασκάλων ἀποροῦσιν,
ἐντυγχάνειν ἐπιμελῶς τοῖς σαφῶς τε καὶ κατὰ διέξοδον,
ὁποίαν ἡμεῖς ποιούμεθα, γεγραμμένοις, ὀνήσονται μεγά-
λως, καὶ μάλιστα ἐὰν πολλάκις ἀναγινώσκειν αὐτὰ μὴ
ὀκνῶσιν.

Κεφ. β'. [309] Εἰκότως μοι δοκοῦσιν οἱ πλεῖστοι τῶν
ἰατρῶν ἀπὸ πυρῶν ἄρξασθαι τῆς προκειμένης διδασκαλίας,
ἐπειδὴ πολυχρησιμώτατον καὶ πολυχρηστότατόν ἐστι τοῦτο
τὸ σπέρμα τοῖς τε Ἕλλησιν ἅπασι καὶ τῶν βαρβάρων

fit, poterimus ipfum poftea alio quodam minore libello
perftringere, qui iis, qui artem callent, utilis erit: quando-
quidem exercitatio fola ac doctrina, quae per diffufam
enarrationem traditur, nos artifices reddit. Ideoque non
infcite illud mihi vulgo dici videtur, optimam effe doctri-
nam, quae viva voce traditur; neque enim quemquam
ex libro nauclerum, aut alterius artis opificem factum
videre eft: libri enim funt iis, qui ante eruditi fuerunt,
monimenta, non rudium et indoctorum doctrina perfecta.
Quod fi qui praeceptoribus careant, velintque iis, quae
clare ac copiofe funt fcripta, (qui nobis fcribendi mos
eft,) diligenter incumbere, magnum ii fructum capient,
potiffimum fi ea relegere identidem non graventur.
Cap. II. Haud injuria medicorum plurimi praefen-
tem doctrinam a tritico mihi videntur aufpicati, quando-
quidem cum apud Graecos omnes, tum barbarorum plu-
rimos femen hoc et frequentiffime et fumma cum utili-

BIBΛION A. 481

Ed. Chart. VI. [309.]   Ed. Baf. IV. (307.)

τοῖς πλείστοις. εἰσὶ δὲ αὐτῶν τροφιμώτατοι μὲν οἱ πυκνοὶ
καὶ πεπιλημένην ἔχοντες ὅλην τὴν οὐσίαν, ὡς μόγις ὑπὸ
τῶν ὀδόντων διαιρεῖσθαι· πλείστην γὰρ οὗτοι τροφὴν δι-
δόασι τοῖς σώμασιν ἐξ ὄγκου βραχέος. οἱ ἐναντίοι τούτοις,
ῥᾳδίως μὲν ὑπὸ τῶν ὀδόντων θραυόμενοι, μετὰ δὲ τὴν
θραῦσιν ἀραιοὶ καὶ χαῦνοι φαινόμενοι, βραχεῖαν διδόασι
τροφὴν ἐξ ὄγκου πολλοῦ. εἰ δὲ καὶ στῆσαι βουληθείης
ἑκατέρων ἴσον ὄγκον, εὑρήσεις βαρυτέρους πολλῷ τοὺς πυ-
κνούς. οὗτοι δ᾽ εἰσὶν τῇ χρόᾳ τῶν χαύνων ξανθότεροι.
βασανίζειν δὲ χρὴ τὴν φύσιν αὐτῶν, οὐχ ἁπλῶς ἐπισκοποῦν-
τας τὴν ἔξωθεν ἐπιφάνειαν, ἀλλὰ καὶ διαιροῦντας καὶ
θραύοντας, καθάπερ εἴρηται· πολλοὶ γὰρ ἔξωθεν ὑπόξανθοί
τε καὶ πυκνοὶ φαινόμενοι τὰ ἔνδον ἑαυτῶν ὤφθησαν ἀραιοί
τε καὶ χαῦνοι καὶ λευκοί. πλεῖστον οὖν οὗτοι πίτυρον
ἔχουσιν, καὶ εἴ τις αὐτῶν ἀλεσθέντων ὑποσείσας τὸ λεπτό-
τατον ἄλευρον ἄρτους ἐκ τοῦ λοιποῦ ποιήσαιτο τοὺς πιτυ-
ρίας ὀνομαζομένους, ὀλιγοτρόφων μὲν αὐτῶν πειράσεται,
περίττωμα δ᾽ ἐργαζομένων ἐν τῇ γαστρὶ πολύ, καὶ διὰ

tate uſurpatur. Inter tritica autem plurimum habent ali-
menti, quae denſa ſunt totamque ſubſtantiam habent adeo
compactam, ut dentibus vix dividi queant; talia enim
exigua mole corpora plurimum nutriunt: quae vero iis
ſunt contraria, quaeque dentibus quidem facile frangun-
tur, fractaque rara ac laxa apparent, magna mole exi-
guum reddunt alimentum. Quod ſi utrorumque parem
modum pendere libuerit, quae denſa ſunt, multo graviora
eſſe comperies: haec autem ſunt colore etiam laxis fla-
viora. Explorare autem horum naturam non ſimpliciter
oportet, ſuperficiem externam duntaxat contemplando, ſed
dividendo quoque, ut diximus, ac frangendo; multa enim,
quae extrinſecus flava ac denſa fuerunt viſa, rara intus
ac laxa albaque apparuerunt. Haec ſane furfuris habent
plurimum, et ſi quis, poſteaquam molita ſunt, tenuiſſima
farina excuſſa, ex reliquo panes, quos furfuraceos appel-
lant, fecerit, parum quidem ipſos alere, ventrem vero
multis excrementis implere experietur, ob eamque cau-

Ed. Chart. VI. [309.]   Ed. Baf. IV. (307.)

τοῦθ᾽ ὑπερχομένων ῥαδίως. ἅμα δὲ καὶ διὰ τὸ ῥυπτικῆς
μετέχειν οὐσίας τὸ πίτυρον εἰκότως ἡ διαχώρησις αὐτῶν
γίγνεται ταχεῖα, πρὸς τὴν ἔκκρισιν ἐρεθιζομένων τῶν ἐντέ-
ρων. οἱ δὲ ἐναντίοι τούτοις εἰσὶ μὲν ἀκριβῶς καθαροὶ,
πλεῖστον ἄγοντες σταθμὸν ἐπ᾽ ὄγκῳ βραχεῖ, διαχωροῦσι δὲ
πάντων τῶν ἄρτων βραδύτερον. θεάσῃ γε μὴν καὶ τὸ σταῖς
αὐτῶν γλίσχρον ἱκανῶς, ὡς ἐπιπλεῖστον ἕλκεσθαι μὴ δια-
σπώμενον, ὅπερ ἴδιόν ἐστι γλίσχρου σώματος. εἰκότως τοί-
νυν οὗτοι μὲν καὶ ζύμης πλείονος χρήζουσι, καὶ μαλαχθῆναι
δέονται πάντων μᾶλλον, καὶ οὐκ εὐθὺς μετὰ τὴν ζύμην καὶ
τὴν μάλαξιν ὀπτᾶσθαι· τοῖς πιτυρίαις δὲ ἀρκεῖ καὶ ζύμη
βραχεῖα, καὶ μάλαξις ἀσθενής, καὶ χρόνος ὀλίγος. οὕτως
δὲ καὶ τῆς ὀπτήσεως μακροτέρας μὲν οἱ καθαροὶ, βρα-
χυτέρας δὲ οἱ πιτυρίαι δέονται. τὸ μεταξὺ δὲ τῶν
καθαρωτάτων τε καὶ ῥυπαρωτάτων οὐκ ὀλίγον ἐστὶ πλά-
τος ἐν τῷ μᾶλλόν τε καὶ ἧττον, ἐνίων μὲν καθαρῶν,
ἐνίων δὲ ῥυπαρῶν ὀνομαζομένων καὶ κατὰ ἀλήθειαν
ὄντων. ἔστι δέ τι καὶ μέσον ἀκριβῶς αὐτῶν εἶδος ἄρτων,

fam facile etiam fubfidere: praeterea, quod furfur non-
nihil facultatis habeat detergentis, merito, inteftinis ad
excretionem irritatis, celeris eorum fit dejectio. His
autem contrarii quidem funt panes puriffimi, plurimum
ponderis exigua mole habentes, omnium vero panum tar-
diffime dejiciuntur. Videbis fane illorum molem admo-
dum lentam, ita ut quam longiffime indivulfa trahatur,
quod corporis lenti eft proprium. Merito igitur ii qui-
dem et fermento copiofiore indigent, omniumque maxime
fubigere eos oportet, nec ftatim poft fermentum et fub-
actionem affare: furfuraceis vero paucum fermentum, et
lenis fubactio, breveque intervallum fufficit. Pari modo,
qui puri funt, affationem diuturniorem, furfuracei bre-
viorem poftulant. Porro non pauca eft inter puriffimos ac
fordidiffimos pro minoris majorisque ratione latitudo,
quum alios quidem puros, alios fordidos et vocemus, et
revera fint. Eft autem et alia panum fpecies inter hos

οἱ αὐτόπυροι προσαγορευόμενοι συγκομίστους δὲ αὐτοὺς
ἐκάλουν οἱ παλαιοὶ τῶν ἰατρῶν. ὅτι μὲν οὖν ἐξ ἀδιακρί-
των ἀλεύρων οὗτοι γίνονται, μὴ διαχωριζομένου τοῦ πιτυ-
ρώδους ἀπὸ τοῦ καθαροῦ, πρόδηλον. ἐντεῦθεν γοῦν αὐ-
τοῖς ἔθεντο καὶ τὰς προσηγορίας· αὐτοπύρους μὲν, ἐπείπερ
ὅλος αὐτὸς ὁ πυρὸς ἀδιακρίτως ἀρτοποιεῖται, συγκομίστους
δὲ, ὅτι συγκομίζεται, σκευαζομένων αὐτῶν, ἅπαν ἀδιάκρι-
τον τὸ ἄλευρον. ἀλλὰ καὶ αὐτῶν τούτων, ἐν τῷ μέσῳ δο-
κούντων ἀκριβῶς τετάχθαι τῶν τ᾽ ἐκ τοῦ πιτύρου καὶ τῶν
ἄκρως καθαρῶν ἄρτων, οὐ σμικρὰ διαφορὰ παρὰ τὴν τοῦ
πυροῦ φύσιν ἐστίν. ἐκ μὲν γὰρ ⌊τῶν πυκνῶν πυρῶν καὶ
βαρέων ἀμείνους, ἐκ δὲ τῶν χαύνων τε καὶ κούφων
ἄρτοι φαυλότεροι γίνονται. καὶ παρά γε τοῖς Ῥωμαίοις,
[310] ὥσπερ οὖν καὶ παρὰ τοῖς ἄλλοις σχεδὸν ἅπασιν, ὧν
ἄρχουσιν, ὁ μὲν καθαρώτατος ἄρτος ὀνομάζεται σιλιγνί-
της, ὁ δὲ ἐφεξῆς αὐτῶν σεμιδαλίτης. ἀλλ᾽ ἡ μὲν
σεμίδαλις Ἑλληνικόν τε καὶ παλαιὸν ὄνομά ἐστιν, σι-
λίγνις δὲ οὐχ Ἑλληνικὸν μὲν, ἑτέρως δὲ αὐτὴν ὀνομά-

plane media, quos αὐτοπύρους appellant: medici autem
veteres ipſos nominabant confuſaneos. Caeterum quod hi
fiant ex farina ſecretionis experte, furfure ſcilicet a pura
farina non ſeparato, omnibus id eſt perſpicuum: illinc
enim nomina ipſis indiderunt, αὐτοπύροις quidem, quod
totum ipſum triticum, nulla ſui parte adempta, in panifi-
cium cedat, confuſaneis autem, quod ad ipſos conficien-
dos tota farina nusquam a furfure ſejuncta comportetur.
Verum et inter hos ipsos, qui ad unguem medii inter fur-
furaceos et quampuriſſimos panes eſſe videntur, non parva
eſt pro tritici natura differentia: ſiquidem ex denſo ac
gravi tritico praeſtantiores, ex laxo autem ac levi panes
fiunt deteriores. Et apud Romanos quidem, ut et apud
alios propemodum omnes, quibus ipſi imperant, panis qui-
dem puriſſimus ſiligineus, qui autem huic eſt proximus,
ſimilaceus nuncupatur: verum σεμίδαλις quidem Graecum
nomen eſt et antiquum, σιλίγνις vero neque Graecum eſt,

484 ΓΑΛΗΝΟΥ ΠΕΡΙ ΤΡΟΦΩΝ ΔΥΝΑΜ.

Ed. Chart. VI. [310.]   Ed. Baf. IV. (307.)
ζειν οὐκ ἔχω. τροφιμώτατος μὲν οὖν ὁ σιλιγνίτης αὐτῶν,
ἐφεξῆς δὲ ὁ σεμιδαλίτης, καὶ τρίτος ὁ μέσος τε καὶ συγκό-
μιστος, ὁ καὶ αὐτοπυρίτης· ἐφ᾽ ᾧ τέταρτόν ἐστιν τὸ τῶν
ῥυπαρῶν εἶδος, ὧν ἔσχατος ὁ πιτυρίας, ὃς δὴ καὶ ἀτροφώ-
τατός ἐστιν, καὶ μάλιστα τῶν ἄλλων ὑπέρχεται κατὰ γα-
στέρα. πεφθῆναι δὲ ἄριστοι τῶν ἄρτων εἰσὶν οἱ μάλιστα
ἐζυμωμένοι καὶ κάλλιστα τετριμμένοι, ἀπὸ συμμέτρου πυρὸς
ἐν κλιβάνῳ τὴν ὄπτησιν ἐσχηκότες. τὸ μὲν γὰρ πλεῖον πῦρ
εὐθὺς ἐν τῇ πρώτῃ προσβολῇ τὴν ἐκτὸς ἐπιφάνειαν περι-
καῖον ἀποστρακίζει, καὶ συμβαίνει κατ᾽ ἄμφω μοχθηρὸν
γίνεσθαι τὸν ἄρτον, ὠμὸν μὲν καὶ ἀκατέργαστον ἔχοντα
τὸ ἔνδον, ὑπερωπτημένον δὲ καὶ ξηρὸν καὶ ὀστρακῶδες
ἔχοντα τὸ ἔξω· τὸ δὲ ἔλαττον τοῦ συμμέτρου πῦρ
οὐ κατεργάζεται καλῶς τὸν ἄρτον, ἀλλ᾽ ὠμότερον ἀπολεί-
πει καὶ μάλιστα τὸ ἔνδον ἅπαν. ὅσοι δ᾽ ἂν ἐν συμμέτρῳ
πυρὶ πλείονι χρόνῳ δι᾽ ὅλων ἑαυτῶν ὁμαλῶς ὀπτηθῶσιν,
οὗτοι καὶ πέττονται κατὰ τὴν γαστέρα κάλλιστα, καὶ πρὸς

neque ipſum aliter poſſum exprimere. Inter panes igitur
ſiligineus plurimum alimentum praeſtat: poſt ipſum autem
ſimilaceus: tertio loco medius, qui et confuſaneus, et
αὐτόπυρος dicitur: quartum poſt hunc eſt ſordidorum ge-
nus, in quibus furfuraceus eſt poſtremus, minimumque
omnium nutrit, et omnium maxime per alvum ſubſidet.
Concoctu autem inter panes ſunt facillimi, qui plurimum
ſunt fermentati et pulcherrime ſubacti, quique in clibano
igne moderato ſuerunt aſſati: nam ignis ardentior primo
ſtatim occurſu ſuperficiem externam circumurens in teſtae
modum indurat, acciditque duplici nomine pravum panem
fieri: priori quidem, quod partem internam habeat cru-
dam atque illaboratam, poſteriori vero, quod externam
ſiccam habeat ac praeaſſatam et teſtaceam. Porro ignis
moderato remiſſior panem minus belle elaborat, ſed ipſum
crudiorem relinquit, et maxime partem omnem ejus in-
ternam. Qui autem in igne moderato, longiore ſpatio,
per totos ſe ipſos aequabiliter aſſati fuerint, ii tum belliſ-
ſime in ventriculo concoquuntur, tum ad caeteras actio-

BIBΛION A. 485

Ed. Chart. VI. [310.]   Ed. Baſ. IV. (307.)

τὰς ἑξῆς ἐνεργείας, ὅσαι μετὰ τὴν πέψιν εἰσὶν, ἐπιτηδειότατοι
γίνονται. χείριστοι δὲ τῶν ἄρτων εἰσὶ δηλονότι, ὅσοις οὐδὲν
τῶν προειρημένων ὑπάρχει. τῶν δ᾽ ἄκρων ἐν αὐτοῖς ἀρετῇ
καὶ κακίᾳ διωρισμένων, οὐδέν ἐστι χαλεπὸν αὐτῷ τινι καὶ
χωρὶς ἡμῶν ἐπινοεῖν, ἐνίους μὲν τῶν ἄρτων ἐγγὺς εἶναι
τῶν ἀρίστων ἢ χειρίστων, ἐνίους δὲ ἀποκεχωρηκέναι πορ-
ρωτέρω, καί τινας ἄλλους, ὡς εἴρηται, κατὰ τὸ μέσον
ἀμφοῖν τετάχθαι. καθάπερ οὖν ἐπὶ τοῦ μέλιτος ἔμπρο-
σθεν εἰρήκαμεν, οὐχ ἁπλῶς ἀποφαίνεσθαι δεῖν, ἀγαθὸν ἢ
φαῦλον εἶναι πρὸς ὑγείαν, ἀλλὰ φλεγματικῇ μὲν φύσει,
τουτέστιν ὑγροτέρᾳ τε καὶ ψυχροτέρᾳ τοῦ εὐκράτου, χρήσι-
μον ὑπάρχειν αὐτὸ, κἂν εἰ ψυχροτέρα δὲ μόνον εἴη τις ἄνευ
πολλῆς ὑγρότητος, ἢ ὑγροτέρα ἄνευ πολλῆς ψύξεως, οὐ μήν
ταῖς γε θερμαῖς κράσεσιν, οὐδὲ τούτων ἔτι μᾶλλον ταῖς
θερμαῖς τε καὶ ξηραῖς ἁρμόττειν αὐτὸ, οὕτω καὶ τῶν ἄρ-
των ἀθλητῇ μὲν ἐπιτήδειος ὁ μήτε πάνυ καλῶς ὠπτη-
μένος, μήτε ζύμην ἔχων πολλὴν, ἰδιώτῃ δὲ καὶ πρεσβύτῃ

nes, quae coctionem conſequantur, fiunt accommodatiſſimi.
Peſſimi autem panes ii ſunt habendi, quibus nihil memo-
ratorum ante adeſt. Quum autem jam fines probitatis et
pravitatis in panibus conſtituerimus, nemo jam eſt, qui
non vel tacentibus nol facile intelligat, alios eſſe panes,
qui aut optimis, aut deterrimis ſint propinqui, alios porro
ab illis longe diſcedere, tum alios quoſdam inter utrosque
hos locum medium obtinere. Proinde, quemadmodum
prius de melle admonuimus, non ſimpliciter eſſe pronun-
ciandum, ipſum ſalubre eſſe aut inſalubre, ſed pituitoſae
quidem naturae, hoc eſt humidiori ac frigidiori, quam
ſit temperata, ipſum eſ ſalubre, nec minus, etiamſi ea
natura tantum fuerit frigidior ſine multa humiditate, aut
humidior ſine multa frigiditate, calidis autem tempera-
mentis, ac his etiam multo magis calidis et ſiccis haud-
quaquam ipſum convenire, ita panum quoque is athletae
quidem eſt aocommodus, qui neque belliſſime eſt aſſatus.
neque multum habet fermenti, privato autem et ſeni,

Ed. Chart. VI. [310. 311.]　　　　　Ed. Baf. IV. (307. 308.)

ὃ κάλλιστα μὲν ἐν κλιβάνῳ, ζύμης δὲ μετέχων πολλῆς,
ὅ γε μὴν τελέως ἄζυμος οὐδενὶ χρήσιμος. εἰ δὲ καὶ τυροῦ
προσλάβοι, καθάπερ ἐν τοῖς ἀγροῖς παρ᾽ ἡμῖν εἰώθασι
σκευάζειν ἑορτάζοντες, οὓς αὐτοὶ προσαγορεύουσιν ἀζύμους,
ἑτοίμη βλάβη πᾶσι, κἂν ἰσχυρότατοί τινες (308) ὦσιν τὴν
ἕξιν τοῦ σώματος, οἷόν περ οἱ γενναιότατοι τῶν θεριστῶν
καὶ τῶν σκαπανέων εἰσίν· οὗτοι γὰρ ὁρῶνται καὶ τῶν βα-
ρέων ἀθλητῶν μᾶλλον πέττοντες τοὺς ἀζύμους ἄρτους,
ὥσπερ γε καὶ κρέα βόεια καὶ τράγεια. τί γὰρ ἔτι δεῖ
μεμνῆσθαι προβατείων ἢ αἰγείων ἐπὶ τούτοις; ἐν Ἀλεξαν-
δρείᾳ δὲ καὶ τὰ τῶν ὄνων κρέα ἐσθίουσιν· εἰσὶ δὲ οἳ καὶ
τὰ τῶν καμήλων· εἰς γὰρ τὴν πέψιν αὐτῶν συντελεῖ μέν
τι καὶ τὸ ἔθος, οὐχ ἥκιστα δὲ καὶ ἡ βραχύτης τῶν προσ-
φερομένων, καὶ ἡ τοῦ σώματος ὅλου κένωσις ἐξ ἀνάγκης
ἑπομένη τοῖς δι᾽ ὅλης ἡμέρας ταλαιπωροῦσι κατὰ τὰς οἰκείας
ἐνεργείας. ἀναρπάζουσι γὰρ αἱ κεναὶ σάρκες ἐκ τῆς γαστρὸς
[311] οὐ μόνον ἡμίπεπτον, ἀλλὰ καὶ παντάπασιν ἄπεπτον

qui belliſſime quidem in clibano eſt aſſatus, fermenti au-
tem habet multum: porro qui fermento omnino caret
nemini prorſus eſt accommodus. Quod ſi caſei aliquid
inſuper addatur, (ut ruſtici apud nos feſtis diebus ſo-
lent apparare, eosque panes ipſi vocant azymos,) ejus-
modi prompte omnes laeduntur, etiamſi fortiſſimo ſint cor-
poris habitu, cujusmodi ſunt meſſorum ac foſſorum ro-
buſtiſſimi: ab his namque facilius confici videas panes
azymos, ut bubulam etiam ao hircinam, quam a gravi-
bus athletis: quid enim jam loquar de ovilla aut ca-
prina? In Alexandria vero aſinina quoque veſcuntur:
ſunt qui et camelina: ad ipſarum enim coctionem non-
nihil confert tum conſuetudo, tum vero non minimum
earum carnium quae ſumuntur parſimonia, ac denique
ipſa totius corporis inanitio, quae illis neceſſario accidit,
qui toto die in privatis operibus ſeſe conficiunt. Carnes
enim inanitae rapiunt ex ventre ſuccum non modo ſemi-
coctum, ſed nonnunquam etiam omnino crudum atque

BIBΛION Δ. 487

Ed. Chart. VI. [311.]   Ed. Baſ. IV. (508.)

ἐνίοτε χυμὸν, ὅταν ἐπὶ σιτίοις πονῶσι· καὶ διὰ τοῦτο
νόσους χαλεπωτάτας ὕστερον οὗται νοσοῦσιν καὶ πρὸ γήρως
ἀποθνήσκουσιν. καὶ ταῦτα ἀγνοοῦντες οἱ πολλοὶ μακαρί-
ζουσιν αὐτῶν τὴν ἰσχὺν τοῦ σώματος, ὁρῶντες ἐσθίοντάς τε
καὶ πέττοντας, ἃ μηδεὶς ἡμῶν δύναται προσενέγκασθαι καὶ
πέψαι. ἐπεὶ δὲ καὶ τοῖς πολλοῖς ταλαιπωρηθεῖσιν ὕπνοι
βαρύτεροι γίγνονται, καὶ τοῦτ' αὐτοῖς μειζόνως πρὸς τὰς
πέψεις συντελεῖ, διὰ τοῦθ' ἧττον ὑπὸ τῶν μοχθηρῶν ἐδε-
σμάτων βλάπτονται· εἰ δ' ἀναγκάσεις αὐτοὺς ἀγρυπνῆσαι
πλείοσιν ἐφεξῆς νυξὶν, αὐτίκα νοσοῦσιν. ἐκεῖνοι μὲν οὖν ἓν
τοῦτο μόνον ἀγαθὸν ἔχουσιν εἰς πέψιν τῶν μοχθηρῶν ἐδε-
σμάτων· οἱ δὲ ἀθληταὶ τροφὰς μὲν εὐχυμοτάτας λαμβάνου-
σιν, ἀλλὰ παχεῖς καὶ γλίσχρας οἵ γε βαρεῖς αὐτῶν· ὀνο-
μάζουσιν δ' οὕτω μάλιστα μὲν τοὺς παλαιστὰς, ἤδη δὲ καὶ
τοὺς παγκρατιαστάς τε καὶ πύκτας. ἐπεὶ γὰρ ἡ παρασκευὴ
πᾶσα πρὸς τοὺς ἀγῶνας αὐτοῖς ἐστιν, ἐν οἷς ἐνίοτε δι' ὅλης
ἡμέρας παλαίειν ἢ παγκρατιάζειν ἀναγκάζονται, διὰ τοῦτο

incoctum, quum cibo ſumpto operibus ſeſe reddiderint; ob
eamque cauſam ii graviſſimis morbis poſtea prehenduntur,
et ante ſenectam intereunt. Quae quum vulgus ignoret,
illos ob corporis robur beatos praedicat, quum ea edere
et concoquere ipſos videat, quae nemo noſtrum neque
edere queat neque coquere. Quod autem eorum plerique,
qui laboribus ſeſe confecerint, a pravis cibis minus lae-
dantur, in cauſa eſt, quod iis ſomni ſint profundiores,
quae res ad coctiones multum ipſis adfert momenti: quod
ſi ipſos plures ordine noctes inſomnes ducere coëgeris,
morbo ſtatim corripientur. Illi igitur unicum hoc ad
pravos cibos coquendos habent commodum; athletae vero
alimentis quidem utuntur optimi ſucci, ſed craſſi ac vi-
ſcoſi, illi ſane, qui inter ipſos ſunt graves, quo nomine
palaeſtritae potiſſimum, nunc vero et pancratiaſtae et pu-
giles ita appellantur. Quum enim id ſolum eis ſit propo-
ſitum, ut ad certamina ſeſe comparent, in quibus inter-
dum totum diem aut luctari, aut intentis viribus certare

Ed. Chart. VI. [311.]　　　　　Ed. Baf. IV. (308.)

δέονται τροφῆς δυσφθάρτου τε καὶ δυσδιαφορήτου. τοιαύτη
δέ ἐστιν ἡ τῶν παχέων καὶ γλίσχρων χυμῶν· ὁποία μά-
λιστά ἐστιν ἥ τε ἐκ τῶν χοιρείων κρεῶν καὶ τῶν, ὡς
εἴρηται, σκευαστῶν ἄρτων, οὗσπερ οἱ νομίμως ἀθλοῦντες
ἐσθίουσιν μόνοι. καὶ εἴπερ ἰδιώτης ἀγύμναστος ἐν τῇ
αὐτῇ τροφῇ διατρίψειεν, νοσήσει τάχιστα νόσημα πληθω-
ρικόν, ὥσπερ γε καὶ εἰ γυμναζόμενος ἄνθρωπος ἐπὶ λαχά-
νοις καὶ χυλῷ πτισάνης διαιτῷτο, καταφθείρειεν ἂν ἐν τά-
χει καὶ τρυχώσειεν τὸ πᾶν σῶμα. χυμὸς δὲ |πλεονάζει ἐκ
τῶν τοιούτων ἄρτων, οἷς ἔφην χρῆσθαι τοὺς ἀθλητάς, εἴ
τις ἡμῶν τῶν πολλῶν ἐσθίει, γίνεται παχὺς καὶ ψυχρός,
ὁποῖον ἰδίως ὀνομάζειν εἰθίσμεθα τὸν ὠμὸν χυμόν. ἔστι
μὲν οὖν καὶ τοῦ φλέγματος χυμὸς ὠμός τε καὶ ψυχρός, ἀλλ'
οὐ παχύς, ὡς ἂν ὑγρότητά τε πολλὴν ἔχων καὶ πνεῦμα φυ-
σῶδες· ὁ δὲ ὠμὸς χυμὸς ἰδίως ὀνομαζόμενος τοιοῦτός
ἐστιν, ὁποῖον φαίνεται τὸ τοῖς οὔροις ὑφιστάμενον ἐνίοτε
πύῳ παραπλήσιον. ἀλλὰ δυσῶδες μέν ἐστι καὶ γλίσχρον
τὸ πύον, ὁ δ' ὠμὸς ἔοικεν αὐτῷ κατά τε τὸ πάχος καὶ

coguntur, idcirco cibo indigent corruptu ac evaporatu
difficili; talis autem eft, qui fuccum habet craffum ac vi-
fcofum, cujufmodi potiffimum eft cibus ex carnibus fuillis
et panibus (ut diximus) apparatis, quibus foli vere athle-
tae vefcuntur. Quod fi quis privatus et haud exercita-
tus eodem cibo uti voluerit, celerrime in morbum pleni-
tudinis incidet, quemadmodum, fi homo utens exercitatio-
nibus oleribus ac ptifanae fucco aleretur, totum fuum
corpus celeriter labefactarit ac confecerit. Porro fi quis
noftrum panibus illis utatur, quibus dixi athletas uti,
fuccus ex eis abundabit craffus ac frigidus, qualem pro-
prie crudum fuccum nominare confuevimus. Eft fane et
pituitae fuccus crudus et frigidus. non tamen craffus, ut
qui humiditatem multam habeat et fpiritum flatulentum;
crudus autem fuccus proprie nuncupatus talis eft, quale
id apparet, quod in urinis fubfidet quandoque puri ad-
fimile: verum pus et graveolens eft et lentum, crudus
vero fuccus craffitie et colore illi duntaxat eft fimilis,

BIBΛION Α. 489

Ed. Chart. VI. [311.]   Ed. Baf. IV. (308.)

τὴν χρόαν μόνον, οὔτε δυσώδης ὢν, οὔτε γλίσχρος. οὐ μὴν
τοῖς γε πυρέττουσιν ἐξ ὠμῶν πλήθους μόνοις ὑφίσταται
τοῖς οὔροις, ὁποῖον εἶπον, ἀλλὰ τοῖς ὑγιαίνουσιν, ὅσοι τα-
λαιπωρούμενοι σιτία σκληρὰ καὶ δυσκατέργαστα προσφέρον-
ται. περὶ μὲν οὖν τῶν ἄλλων αὖθις εἰρήσεται, περὶ δὲ
τῶν ἄρτων, ἐπειδὴ περὶ τούτων προὔκειτο πρῶτον ἡμᾶς διελ-
θεῖν, εἴπωμεν ἤδη πρὸς τοῖς παρ᾽ ἡμῶν εἰρημένοις καὶ
ταῦτα. κάλλιστοι μὲν αὐτῶν εἰσιν οἱ κλιβανῖται, καθ᾽ ὃν
εἴρηται τρόπον ὠπτημένοι τε καὶ προπαρεσκευασμένοι πρὸς
τὴν ὄπτησιν· ἐφεξῆς δὲ αὐτῶν οἱ ἰπνῖται, τὴν αὐτὴν ἐσχη-
κότες δηλονότι παρασκευήν· ἐπεὶ δ᾽ οὐχ ὁμοίως ὀπτῶνται
τὰ διὰ βάθους τοῖς κλιβανίταις, διὰ τοῦτο αὐτῶν ἀπολεί-
πονται. οἱ δ᾽ ἐπὶ τῆς ἐσχύας ὀπτηθέντες, ἢ κατὰ θερ-
μὴν τέφραν, ἢ τῷ τῆς ἑστίας ὀστράκῳ καθάπερ κλιβάνῳ
κεχρημένοι μοχθηροὶ πάντως εἰσὶν, ἀνωμάλως διακείμενοι·
τὰ μὲν γὰρ ἐκτὸς αὐτῶν ὑπερόπταται, τὰ δὲ διὰ βάθους
ἐστὶν ὠμά. τοῖς δὲ ἐγκρυφίαις ὀνομαζομένοις ἀπὸ τοῦ
κατὰ τὴν τέφραν ἐγκρυβέντας ὀπτᾶσθαι προσδίδωσί τι καὶ

qnum neque graveolens fit neque lentus. Non tamen fe-
bricitantibus quidem ex crudorum humorum copia folis
in urinis fubfidet, cujusmodi dixi, fed et fanis, qui poft
multos exantlatos labores cibos duros ac confectu difficiles
efitant. Verum de aliis quidem poftea tractabimus; nunc
vero, quoniam de panibus primo ftatuimus differere, iis,
quae a nobis dicta jam fuerunt, haec adjiciamus. Om-
nium quidem optimi funt clibanitae, ad eum quem prae-
fcripfi modum tum affati, tum ad affationem praeparati.
Proximi autem ipfis funt furnacei, eodem videlicet quo
praedicti modo praeparati: fed quia in profundo non fi-
militer affantur, ob id ab ipfis bonitate fuperantur. At
qui fuper craticulam, aut cineres calidos, aut foci pavi-
mentum ceu clibanum affantur, pravi omnes funt, ut qui
inaequaliter fe habeant: nam partes ipforum extimae
fupra modum funt affatae, intimae autem crudae. Caete-
rum iis, quos propterea, quod cineribus tecti affantur, fub-
cinericios nuncupant, cineres ipfi pravitatem aliquam

490 ΓΑΛΗΝΟΤ ΠΕΡΙ ΤΡΟΦΩΝ ΔΤΝΑΜ.

Ed. Chart. VI. [311. 312.] Ed. Baf. IV. (308.)
ἡ τέφρα μοχθηρόν· ὥστε κινδυνεύουσιν οὗτοι ἁπάντων ἄρ-
των εἶναι χείριστοι κατά γε τὴν τῆς ὀπτήσεως ἰδέαν ἐπὶ
πᾶσιν τοῖς ἄλλοις ὡσαύτως καὶ προϋπάρχουσιν. [312] δεῖ
γὰρ ἑκάστοτε περὶ τῶν προκειμένων ἀκούειν οὕτως, ὡς κατ᾽
ἐκεῖνα μόνον ἐξηλλαγμένων τῶν παραβαλλομένων ἀλλήλοις·
ὡς εἴ γε κατὰ πολλοὺς τρόπους διαφέροντα παραβάλληται,
τὰ καθ᾽ ἕκαστον αὐτῶν ἰδίᾳ λελεγμένα πάντα ἕξουσιν
ἠθραισμένα. περὶ μὲν οὖν τῆς κατὰ ἄρτους διαφορᾶς αὐ-
τάρκως εἴρηται.

Κεφ. γ'. Περὶ δὲ τῶν ἄλλων πεμμάτων, ὅσα σκευά-
ζουσιν ἐξ ἀλεύρου πυρίνου, καιρὸς ἂν εἴη λέγειν. οἱ μὲν
οὖν ταγηνῖται παρὰ τοῖς Ἀττικοῖς ὀνομαζόμενοι, παρ᾽ ἡμῖν
δὲ τοῖς κατὰ τὴν Ἀσίαν Ἕλλησι τηγανῖται σκευάζονται δι᾽
ἐλαίου μόνου. βάλλεται δὲ τὸ μὲν ἔλαιον μόνον εἰς τήγα-
νον ἐπικείμενον ἀκάπνῳ πυρί, καταχεῖται δὲ αὐτῷ θερμαν-
θέντι τὸ τῶν πυρῶν ἄλευρον, ὕδατι δεδευμένον πολλῷ.
διὰ ταχέων οὖν ἑψόμενον αὐτῷ τῷ ἐλαίῳ συνίσταται καὶ

afpergunt: quapropter omnium panum hos, fi ipfis caetera
omnia ante pariter adfuerint, quod ad affandi faltem mo-
dum attinet, propemodum dixerim effe deterrimos.
Oportet enim femper ea, de quibus agitur, ita accipere,
ut, quae inter fe comparantur, in illis duntaxat, de quibus
agitur, mutuo diffideant; quandoquidem fi quae pluribus
inter fe modis difcrepant contuleris, quae de fingulis ipfis
membratim et feorfim dixeris, ea omnia collecta habe-
bunt. De panum igitur differentia abunde dictum eft.

Cap. III. De aliis autem placentis, quae ex triticea
farina parantur, dicere nunc fuerit opportunum. Ergo,
quos Attici quidem ταγηνίτας, nos autem Graeci, qui
Afiam colimus, τηγανίτας appellamus, parantur ex folo
oleo. Oleum quidem folum in fartaginem igni fumi ex-
perti impofitam injicitur: quod ubi incaluerit, triticea
farina multa aqua imbuta ei affunditur; quae celeriter,
dum cum ipfo oleo coquitur, cogitur ac denfatur inftar

παχύνεται παραπλησίως ἁπαλῷ τυρῷ, τῷ κατὰ τοὺς ταλά-
ρους πηγνυμένῳ. τηνικαῦτα δὲ ἤδη καὶ στρέφουσιν αὐτὸ οἱ
σκευάζοντες, αὐτοῦ τὴν μὲν ἄνωθεν ἐπιφάνειαν ἐργαζό-
μενοι κάτωθεν, ὡς ὁμιλεῖν τῷ τηγάνῳ, τὸ δ᾽ αὐτάρκως
ἑψημένον, ὃ κάτωθεν ἦν πρότερον, εἰς ὕψος ἀνάγοντες, ὡς
ἐπιπολῆς εἶναι, κἀπειδὰν ἤδη καὶ τὸ κάτω παγῇ, στρέ-
φουσιν αὖθις αὐτὸ δίς που καὶ τρὶς, ἄχρι περ ἂν. ὅλον
ὁμαλῶς αὐτοῖς ἑψῆσθαι δόξῃ. εὔδηλον οὖν, ὅτι παχύχυμόν
τε τοῦτ᾽ ἔστι καὶ σταλτικὸν γαστρὸς καὶ χυμῶν ὠμῶν
γεννητικόν. διὸ καί τινες αὐτῷ μιγνύουσι μέλιτος, εἰσὶ
δ᾽ οἳ καὶ τῶν θαλασσίων ἁλῶν. εἴη δ᾽ ἂν ἤδη τοῦτό γε
πλακοῦντός τι γένος, ἢ εἶδος, ἢ ὅπως ἂν ὀνομάζειν ἐθέ-
λοις, ὥσπερ καὶ ἄλλα τινὰ πλακούντων εἴδη συντιθέασιν
αὐτοσχεδίως οἵ τε κατ᾽ ἀγρὸν ἄνθρωποι καὶ τῶν κατὰ
πόλιν οἱ πενέστατοι. τοιγαροῦν καὶ ὅσα διὰ κλιβάνου τῶν
ἀζύμων πεμμάτων ὀπτῶσιν, εἶτ᾽ ἀφελόντες ἐμβάλλουσιν
εὐθέως εἰς μέλι θερμὸν, ὡς δέξασθαι δι᾽ ὅλων ἑαυτῶν

cafei teneri in calatho concrefcentis, tunc autem jam
ipfam vertunt, fuperficiem quidem ipfius fuperiorem infra
conftituentes, ut ipfa fartaginem etiam tangat, quod vero
prius erat inferius, quodque abunde jam eft coctum, fur-
fum in fublime tollentes, ut jam fit in fuperficie: et
quum jam, quod modo infra eft, concreverit, poftea
vertunt ipfam bis forte aut ter, quoad tota placenta
aequaliter ipfis cocta videatur. Perfpicuum igitur
eft, quod ipfa quidem craffi eft fucci, quodque ven-
trem cohibet, et fuccos crudos gignit; quapropter et
a quibusdam mellis quidpiam ei admifcetur; funt
qui et falem marinum mifcent. Fuerit autem jam
id quidem placentae genus quoddam, aut fpecies, aut
quocunque modo appellare libeat: quemadmodum et
alias quafdam placentarum fpecies tum ruftici homines,
tum urbanorum pauperrimi ex tempore componunt. Ita-
que placentae azymae, quas in olibano affant, atque mox,
quum extractae funt, in mel calidum, ut id in totas fefe

Ed. Chart. VI. [312. 313.]   Ed. Baf. IV. (308. 509.)

αὐτὸ, καὶ ταῦτα πλακοῦντός τι γένος ἐστὶν, καὶ τὰ διὰ τῶν
ἰτρίων σκευαζόμενα μετὰ μέλιτος πάντα.

  Κεφ. δ'. *Διττὸν* δὲ τῶν ἰτρίων τὸ εἶδος, ἄμεινον
μὲν, ὃ καλοῦσι ῥυήματα, φαυλότερα δὲ τὰ λάγανα. πάντα
οὖν, ὅσα διὰ τούτων τε καὶ σεμιδάλεως συντίθεται, παχύ-
χυμά τέ ἐστι καὶ βραδύπορα, καὶ τῶν καθ' ἧπαρ διεξ-
όδων τῆς τροφῆς ἐμφρακτικὰ, καὶ σπληνὸς ἀσθενοῦς
αὐξητικὰ, καὶ λίθων ἐν νεφροῖς γεννητικὰ, τρόφιμα δὲ
ἱκανῶς, (309) εἰ πεφθείη τε καὶ καλῶς αἱματωθείη. τὰ
δὲ σὺν μέλιτι σκευαζόμενα μικτῆς γίνεται δυνάμεως,
ὡς ἂν τοῦ μέλιτος αὐτοῦ λεπτὸν ἔχοντος χυμὸν, ὅσοις
τ' ἂν ὁμιλήσῃ, καὶ ταῦτα λεπτύνοντος. εἰκότως οὖν, ὅσα
μέλιτός τε πλεῖον ἐν τῇ σκευασίᾳ προσείληφε καὶ τὴν
ἕψησιν ἔσχηκε μακροτέραν, ἧττόν τ' ἐστὶ βραδύπορα καὶ
μικτὸν χυμὸν γεννᾷ ἐκ λεπτοῦ τε καὶ παχέος, [313] ἥπα-
τι δὲ καὶ νεφροῖς καὶ σπληνὶ, τοῖς μὲν ὑγιεινοῖς
ἀμείνω τῶν χωρὶς μέλιτος σκευασθέντων, ἐμφράξεως δὲ

recipiant, injiciunt, placentae etiam funt genus quod-
dam; praeterea omnia, quae cum melle ex itriis appa-
rantur.

  Cap. IV. Duplex autem eft itriorum fpecies, prae-
ftantior quidem, quam rhyemata, deterior vero, quam la-
gana appellant. Igitur omnia, quae ex his ac fimilagine
componuntur, craffi funt fucci, et tarde permeant, jeco-
risque meatus, per quos fertur alimentum, obftruunt,
lienis imbecillitatem augent, calculos denique in renibus
gignunt; quod fi cocta belle fuerint atque in fanguinem
mutata, admodum nutrient. Quae vero cum melle pa-
rantur, mixtam habent facultatem: quum enim mel ipfum
fuccum habeat tenuem, et ea, quibuscum mifcetur, tenuet,
factum merito eft, ut, quae mel copiofius, dum parantur,
affumpferint, quaeque diutius cocta fuerint, et minus
tarde permeent, fuccumque ex tenui et craffo mixtum
generent; jecori vero, renibus et lieni in recte quidem
habentibus magis, quam ea, quae fine melle parata funt,

BIBΛION Λ. 493

Ed. Chart. VI. [313.]   Ed. Baf. IV. (309.)

ἀρχὴν ἔχουσιν ἢ φλεγμαίνουσιν ἢ σκιῤῥουμένοις οὐδὲν
ἧττον ἐκείνων, ἀλλ' ἔστιν ὅτε καὶ μᾶλλον βλαβερά, καὶ
πολλῷ μάλιστα πάντων, ὧν γλίσχρον ἱκανῶς ἐστι τὸ ἄλευ-
ρον. ὁ γὰρ ἐξ αὐτῶν χυμὸς οὐ μόνον ἰσχόμενος ἰέναι
πρόσω διὰ πάχος κωλύεται, ἀλλὰ καὶ περιπλαττόμενος ἔνδο-
θεν τοῖς στενοῖς πέρασι τῶν ἀγγείων ἐμφράττεται δυσαπο-
λύτως. καὶ βάρους γε τὸ βλαβὲν οὕτω σπλάγχνον αἴσθησιν
ἐργάζεται τοῖς πάσχουσιν, τῆς ἐκ τῶν λεπτυνόντων ἐδεσμάτων
τε καὶ πομάτων ἐπικουρίας δεόμενον. εἴρηται δὲ ἑτέρωθι καθ'
ἓν γράμμα περὶ τῆς λεπτυνούσης διαίτης. θώρακά γε μὴν
οὐδὲν οὐδὲ πνεύμονα βλάπτει τῶν οὕτως σκευασθέντων.
ἀλλὰ περὶ μὲν τῶν τὸν παχὺν καὶ γλίσχρον χυμὸν γεν-
νώντων ἐδεσμάτων εἰρήσεται καὶ αὖθις· ὁ δὲ νῦν ἐνεστη-
κὼς λόγος ἀξιοῖ σε τἆλλα διὰ μνήμης ἔχειν, ἃ μέχρι δεῦρο
διῆλθον, καὶ μάλιστα πάντων αὐτῶν ὑπὲρ τῆς τῶν ἄρτων
δυνάμεως, ἐπεὶ διὰ παντὸς αὐτοῖς χρώμεθα. καὶ χεῖρόν γε
οὐδὲν ἀναλαβεῖν τὰ κεφάλαια τῶν ἐπ' αὐτοῖς ῥηθέντων.

conducant; in iis vero, qui obſtructionis principium ha-
bent, aut inflammatione, aut ſcirrho ſunt obſeſſi, nihil
minus quam illa noceant, nonnunquam etiam longe
gravius, et multo omnium maxime, quorum farina ſuerit
admodum lenta; ſuccus namque, qui ex iis proveniet,
non modo propter craſſitiem ferri prorſum inhibetur,
verum etiam intrinſecus anguſtis vaſorum finibus circum-
fixus adeo impingitur, ut haud facile ſolvi queat; atque
ita viſcus laeſum iis, qui ita ſunt affecti, ſenſum ponde-
ris exhibet, ciborum ac potuum tenuantium ope indi-
gens. Scripſimus autem alibi uno libro de victu atte-
nuante. Nihil tamen eorum, quae ita ſunt parata, neque
thoracem, neque pulmonem offendunt. Verum de eduliis
quidem, quae craſſum ac lentum ſuccum generant, alio
loco poſtea differemus; ſermo autem, qui nunc in mani-
bus eſt, poſtulat, ut quum alia, quae hactenus expoſui-
mus, memoria teneas, tum inter ea omnium potiſſimum
panum facultatem, quod eis aſſidue utamur; nec ſane
obſuerit, quae de ipſis diximus, ſummatim repetere.

ἄριστος μὲν οὖν ἐστιν ἄρτος εἰς ὑγείαν ἀνθρώπῳ, μήτε νέῳ,
μήτε γυμναζομένῳ, ὁ πλεῖστον μὲν ζύμης ἔχων, πλεῖστον δὲ
ἁλῶν, ἐπὶ πλεῖστον δὲ ὑπὸ τοῦ τεχνίτου, πρὶν πλάσασθαι
καὶ ὀπτᾶσθαι, κατειργασμένος, ὠπτημένος τε ἐν κλιβάνῳ
συμμέτρως θερμῷ, καθότι πρόσθεν εἴρηται. κρίσις μὲν
οὖν τοῦ πλείστου κατὰ τὴν ζύμην καὶ τοὺς ἅλας ἡ γεῦσις
ἔστω σοι· τὸ γὰρ ἤδη λυποῦν ἐν τῇ τούτων πλείονι μίξει
μοχθηρόν. εἰς ὅσον οὖν ἡ γεῦσις οὐδέπω γνωρίζει τὴν ἐκ
τῆς μίξεως ἀηδίαν, εἰς τοσοῦτον βέλτιόν ἐστιν αὐξάνειν
αὐτῶν τὸ πλῆθος.

Κεφ. ε´. Ὅσοι δὲ τὸν πλυτὸν ἄρτον ἐπενόησαν σκευά-
ζειν, ἀτροφώτερον μὲν εὗρον ἔδεσμα, πεφευγὸς δ᾽ ὡς οἷόν
τε μάλιστα τὴν ἐκ τῆς ἐμφράξεως βλάβην. ἥκιστα γὰρ ὁ
ἄρτος οὗτος ἔχει τὸ παχὺ καὶ γλίσχρον, ὡς ἀερωδέστερος
ἀντὶ γεωδεστέρου γεγονώς. ὁρᾶται δ᾽ ἡ κουφότης αὐτοῦ
διά τε τοῦ σταθμοῦ κἀκ τοῦ μὴ δύεσθαι καθ᾽ ὕδατος,
ἀλλ᾽ ἐποχεῖσθαι τρόπῳ φελλοῦ. ἐψόντων δὲ παρ᾽ ἡμῖν ἐν
τοῖς ἀγροῖς πολὺ ἄλευρον πυροῦ μετὰ γάλακτος, ἰστέον καὶ

Optimus certe panis ac faluberrimus fuerit homini, ne-
que juveni, neque exercitationibus dedito, qui tum falis,
tum fermenti habet plurimum, quique plurimum ab ar-
tifice, antequam formetur et aſſetur, fit fubactus et (ut
fupra diximus) in clibano mediocriter calido aſſatus.
Modum vero fermenti ac falis guſtu judicato; quod
namque in largiori horum mixtura jam offendit, pravum.
Quatenus igitur guſtus nullum adhuc fenfum triſtem ex
ea miſtura percipit, eatenus ipforum copiam augere prae-
ſtiterit.

Cap. V. Porro qui panis abluendi rationem exco-
gitarunt, minoris fane alimenti cibum, fed qui ab ob-
ſtructionis noxa abſit, quoad licet maxime, invenerunt;
fiquidem panis hic fuccum habet minimum craſſum ac
lentum, ut qui ex terreſtri aëreus fit factus. Ejus porro
levitas apparet cum per ſtateram, tum quod in aqua
non fubmergatur, fed inſtar fuberis fupernatet. Caeterum
id edulium, quod ruri apud nos coquunt, quod ex multa

BIBΛION A. 495

Ed. Chart. VI. [313.]   Ed. Baf. IV. (309.)

τοῦτο τὸ ἔδεσμα τῶν ἐμπλαττόντων ὑπάρχειν. ὥσπερ οὖν
εὔχυμά τε καὶ τρόφιμα πάντα ἐστὶ τὰ τοιαῦτα τῶν ἐδεσμά-
των, οὕτω βλάπτει τοὺς διηνεκῶς αὐτοῖς χρωμένους, ἐμ-
φράξεις τε ποιούμενα καθ᾽ ἧπαρ καὶ λίθους ἐν νεφροῖς
γεννῶντα. τοῦ μὲν γὰρ ὠμοῦ χυμοῦ προσλαβόντος τὸ
γλίσχρον, ὅταν αἱ κατὰ τοὺς νεφροὺς διέξοδοι στενότεραί
ὦσί τισιν ὑπάρχουσαι φύσει, χρονίζον αὐτόθι τὸ παχύτατόν
τε καὶ γλίσχρον ἕτοιμόν ἐστι γεννῆσαι πῶρον, ὁποῖος τοῖς
ἀγγείοις, οἷς τὸ ὕδωρ θερμαίνομεν, ἐπιτρέφεται, καὶ τοῖς
λίθοις περιπήγνυται κατὰ πολλὰ τῶν αὐτοφυῶν ὑδάτων θερ-
μῶν. συντελεῖ δὲ εἰς τοῦτο μάλιστα καὶ ἡ τῶν νεφρῶν
αὐτῶν κρᾶσις, ὅταν οἷον πυρῶδές τε καὶ δριμὺ τὸ κατ᾽
αὐτοὺς ᾖ θερμόν. ἐκ τούτου δὲ τοῦ γένους εἰσὶ .καὶ οἱ
τοῖς ἀρθριτικοῖς γενόμενοι πῶροι. ῥεῖ γὰρ ἀεὶ τὸ πε-
ριττεῦον ἐν τῷ σώματι πᾶν εἰς τοὺς ἀσθενεστάτους τόπους,
ἐργάζεταί τε ἐν αὐτοῖς πάθος κατὰ τὴν αὐτοῦ φύσιν.
εἰρήσεται δὲ αὖθις ἐν τῷ περὶ γάλακτος λόγῳ περὶ
πάσης αὐτοῦ τῆς χρήσεως, ὥσπερ γε καὶ περὶ τῶν παχυνότ-

triticea farina lacti mifta conftat, fcito ex iis effe, quae
intus obftruunt. Ut igitur cibi hujusmodi omnes boni
funt fucci et multi alimenti, ita eos, qui ipfis affidue
utuntur, laedunt obftructiones in hepate parientes et in
renibus calculos gignentes. Quum enim humor crudus
lentorem affumpfit, et tranfitus per renes quibusdam na-
tura fint angufti, ibi, quod craffiffimum eft ac maxime
lentum, diutius moratum tophum prompte gignit; cujus-
modi in vafis, in quibus aquam calefacimus, accrefcit,
aut ad faxa affigitur in plerisque aquis calidis fponte
nafcentibus. Confert autem ad id maxime renum ipforum
temperamentum, quando ipforum calor acris fuerit ac
velut igneus. Ex eo autem genere funt et tophi, qui in
arthriticis generantur; fluit enim femper, quod in cor-
pore redundat, in partes imbecillimas, pro fuaque ipfius
natura in ipfis affectum excitat. Caeterum quum poftea
de lacte agemus, de omni ipfius ufu trademus, quemad-

496 ΓΑΛΗΝΟΥ ΠΕΡΙ ΤΡΟΦΩΝ ΔΥΝΑΜ.

Ed. Chart. VI. [313, 314.]   Ed. Baf. IV. (309.)
των ἐδεσμάτων, ἐπειδὴ καὶ ἄλλα τινὰ τῆς τοιαύτης ἐστὶ
δυνάμεως.

Κεφ. ς΄. [314] Τοῦ γένους τῶν πυρῶν ἐστιν ὁ χόν-
δρός, ἱκανῶς τρόφιμόν τε καὶ γλίσχρον ἔχων χυμὸν, ἐάν τε
ἐν ὕδατι μόνον ἐψηθὲν λαμβάνηται δι᾽ οἰνομέλιτος, ἢ οἴνου
γλυκέος, ἢ καὶ στύφοντος, (ἴδιος γὰρ ἕκαστος καιρὸς τῆς
χρήσεως,) ἐάν τε τορυνηθὲν μετ᾽ ἐλαίου καὶ ἁλῶν. ἐμβάλ-
λεται δέ ποτε καὶ ὄξος αὐτῷ. καὶ καλοῦσιν οἱ ἰατροὶ τὸν
κατασκευασθέντα τοῦτον χόνδρον, πτισάνης γεγονέναι τὴν
ἄρτυσιν. ἔνιοι δὲ ἐκ χόνδρου πτισάνης τεθράφθαι φασὶν τὸν
κάμνοντα. τῶν παλαιῶν δὲ ἔνιοι, καθάπερ Διοκλῆς καὶ
Φιλότιμος, ὀνομάζουσιν πτισάνην πυρίνην τὸν οὕτως ἐσκευ-
ασμένον χόνδρον. διὰ τοῦτο καὶ τὸ ὄνομα αὐτοῦ σπάνιόν
ἐστι παρὰ τοῖς παλαιοῖς, ὥσπερ καὶ τὸ τοῦ σιτανίου· τῇ
γὰρ κοινῇ προσηγορίᾳ τὸν πυρὸν ὀνομάζουσιν αὐτόν. εἴρη-
ται δὲ ἐν τῷ περὶ διαίτης Ἱπποκράτους, τοὺς ἐκ τοῦ χόν-
δρου κατασκευαζομένους ἄρτους τροφιμωτάτους μὲν εἶναι,
διαχωρεῖν δὲ ἧττον· εἴρηται δὲ, ὅτι σεμίδαλις καὶ χόνδρος

modum certe et de cibis incraſſantibus; quandoquidem
et alia quaedam ſunt, quae eam habent facultatem.

Cap. VI. Alica ex genere eſt tritici, valenterque
nutrit, ſuccumque lentum habet, ſive in aqua duntaxat
coctam cum mulſo, aut vino dulci, aut etiam adſtrin-
gente, (nam his quoque ſuo proprio tempore utimur,) ſive
cum oleo ſaleque frixam ſumas. Nonnunquam autem
et acetum illi injicitur, atque praeparatam eo modo ali-
cam medici ptiſanae confectionem fuiſſe dictitant; qui-
dam autem dicunt, ex alicae ptiſana aegrotum fuiſſe ciba-
tum; veterum vero nonnulli, ut Diocles et Philotimus,
ptiſanam triticeam alicam hoc modo ſtructam appelli-
tant. Quapropter ejus nomen apud antiquos eſt rarum,
quemadmodum et nomen ſitanii; ipſum enim communi
appellatione triticum nuncupant. Dictum porro eſt in
libro Hippocratis de ratione victus, panes ex alica factos
plurimi eſſe alimenti, ſed minus ſubſidere; praeterea
ſimilaginem et alicam coctam valentis ac multi eſſe

BIBΛION Λ. 497

Ed. Chart. VI. [314.]　　　　　　Ed. Baf. IV. (309.)

ἐφθὸς ἰσχυρὰ καὶ τρόφιμα. φυλάττεσθαί τε τοίνυν προσήκει καὶ τούτου τὴν πολλὴν χρῆσιν, καὶ τοῦτο οἷς εὐέμφρακτόν ἐστι τὸ ἧπαρ, ἢ νεφροὶ πρὸς τὸ γεννῆσαι λίθους ἐπιτήδειοι, μάλιστα δὲ προσέχειν τὸν νοῦν τοῖς σκευαζομένοις ῥοφήμασιν ἐκ τοῦ καλουμένου πλυτοῦ χόνδρου. χυλὸς μὲν γάρ ἐστιν οὗτος αὐτοῦ μεμιγμένος ὕδατι, πλείστης δὲ ἑψήσεως δεόμενος ἐξαπατᾷ μὲν τοὺς σκευάζοντας, ὡς αὐτάρκως ἐψημένος, οὐ μικρῶς δὲ βλάπτει τοὺς νοσοῦντας, οἷς περ δὴ καὶ παρασκευάζουσιν αὐτόν· ἐν τάχει γὰρ συνίσταται καὶ παχύνεται διὰ τὸ κολλῶδες εἶναι. χρὴ τοίνυν ὕδατι πολλῷ μιγνύντας ἐπ᾽ ἀνθράκων ἕψειν, ἐπὶ πλεῖστον κινοῦντας, ἄχρις ἂν ἀκριβῶς ἑψηθῇ, τηνικαῦτα δὲ ἐπεμβάλλειν ἤδη καὶ τῶν ἁλῶν. τὸ δὲ ἔλαιον, εἰ καὶ κατ᾽ ἀρχὴν εὐθέως ἐπιμίξαις, οὐδὲν βλάπτει. ἀλλὰ τοῦτο μὲν ἐν παρέργῳ λελέχθω θεραπευτικῇ προσῆκον, οὐ τῷ νῦν ἐνεστῶτι πράγματι. τοῖς δ᾽ ὑγιαίνουσιν, ὅταν ποτὲ κατὰ δῆξιν σφοδρὰν γαστρὸς ἢ χολωδῶν πολλῶν διέξοδον ἤ τι τοιοῦτο δεηθῶσι ῥοφήματος, ἕψοντας ἄχρι πλείστου τὸν χόνδρον,

alimenti: proinde ufum hujus multum vitare convenit, eisque potiſſimum, quibus jecur facile obſtruitur, aut renes calculis gignendis funt appofiti. Maxime praeterea intentos eſſe convenit iis forbitionibus, quae ex alica lota nuncupata parantur; fuccus namque ipfius hic eſt aquae commixtus, qui quum coctionem poſtulet plurimam, praeparantibus quidem ipfum, quafi fatis coctus fit, imponit, aegrotos vero, quibus ipfum parant, laedit non minimum, celeriter enim, quod inſtar glutinis fit lentus, concrefcit ac denfatur. Oportet igitur ipfum multa aqua admixtum fuper carbonibus coquere, plurimum movendo, quoad exacte coctus fuerit, tum vero falis quidpiam etiam injicere; oleum autem, etiamfi initio ſtatim immifcueris, nihil fuerit incommodi. Sed id quidem obiter fit dictum; ad medendi enim rationem, non ad praefens inſtitutum pertinet. Quod fi quando fani ob vehementem ventris mordicationem, five ob biliofi humoris multi tranfitum, five ob aliud id genus forbitione eguerint,

ὡς γενέσθαι τακερὸν, εἶτα τορυνήσαντας, εἶτα ταράξαν-
τας, ὡς ὁμοιωθῆναι πτισάνης χυλῷ διηθημένῳ, τηνικαῦτα
διδόναι ῥοφήν. ἡ δ᾽ ἄρτυσις ἡ αὐτὴ τῷ πλυτῷ γίνεται
χόνδρῳ.

Κεφ. ζ΄. Εἰ μὴ καὶ αὐτὸς ἔφαγόν ποτε πυροὺς ἐν
ὕδατι ἐψημένους, οὐκ ἂν ἤλπισά τινα χρείαν γενέσθαι τῆς
ἐδωδῆς αὐτῶν. οὔτε γὰρ ἐν λιμῷ τις ἐπὶ τοιαύτην ἂν ἀφί-
κοιτο χρῆσιν, ἐνὸν, εἴπερ εὐπορεῖ πυρῶν, ἄρτους ἐξ αὐτῶν
ποιήσασθαι, παρὰ δεῖπνον δὲ, καθάπερ ἐρεβίνθους ἐφθούς
τε καὶ φρυκτοὺς ἐσθίουσιν ἐν χρείᾳ τῶν καλουμένων τρα-
γημάτων, ἄλλα τέ τινα σπέρματα τὸν αὐτὸν τρόπον σκευά-
ζοντες, οὕτως οὐδεὶς προσφέρεται πυρὸν ἐφθόν. διὰ ταῦ-
(310) τα μὲν οὖν οὐδ᾽ ἂν ἤλπισά τινα πυρὸν ἐφθὸν ἐδη-
δοκέναι. ἐπεὶ δὲ καὶ αὐτὸς ἐγὼ, πορευθείς ποτε εἰς ἀγρὸν
οὐκ ἐγγὺς τῆς πόλεως ὄντα μετὰ δυοῖν μειρακίοιν τὴν
αὐτὴν ἡλικίαν ἀγόντων ἐμοὶ, κατέλαβον ἤδη δεδειπνηκότας
τοὺς ἀγροίκους, καὶ μελλούσας ἀρτοποιεῖσθαι τὰς γυναῖκας,
(ἠπόρουν γὰρ ἄρτου,) παραχρῆμά τις αὐτῶν ἐμβαλὼν εἰς χύτραν

iis alicam plurimum coctam, usque dum extabuerit, de
inde colatam atque ita comparatam, ut ptiſanae ſucco
colato ſit perſimilis, ſorbendam tunc exhibeto. Eadem
autem lotae alicae parandae eſt ratio.

Cap. VII. Niſi ipſe aliquando triticum in aqua eli-
xum comediſſem, nunquam aliquem ejus usum in
cibo eſſe credidiſſem; neque eniin, fame graſſante,
ad hunc utendi modum quis acceſſerit, quum, ſuppetente
tritico, panem eo facere poſſit, in coena vero, quemadmo-
dum elixum frixumve cicer et alia quaedam ſemina ſimi-
liter parata pro tragematibus, quae vocant, ſumuntur,
ita triticum elixum a nemine ſumitur. Ob eas ſane cau-
ſas nunquam credidiſſem quempiam triticum elixum eſi-
ţaſſe. Quum autem et ipse aliquando rus procul ab urbe
cum duobus adoleſcentibus meis coaetaneis profectus ru-
ſticos jam coenatos deprehendiſſem, et mulieres ſeſe, ut
panem facerent, accingere, (pane enim carebant,) unusque
ex ipſis repente triticum in ollam conjectum coxiſſet,

BIBΛION A. 499

Ed. Chart. VI. [315.]   Ed. Baf. IV. (310.)

[315] πυροὺς ἥψησεν, εἶθ᾽ ἡδύνας ἁλσὶ μετρίοις ἐσθίειν
ἡμᾶς ἠξίωσεν. ἐμέλλομεν δὲ, ὡς τὸ εἰκὸς, αὐτὸ ποιήσειν
ὡδοιπορηκότες τε καὶ πεινῶντες. ἐφάγομέν τε οὖν αὐτῶν
δαψιλῶς, ἠσθανόμεθά τε κατὰ τὴν γαστέρα βάρους, ὡς δοκεῖν
ἐγκεῖσθαι πηλὸν αὐτῇ. καὶ κατὰ τὴν ὑστεραίαν ἠπεπτηκότες,
ἀνόρεκτοι δι᾽ ὅλης ἡμέρας ἦμεν, ὡς μηδὲν δύνασθαι προσε-
νέγκασθαι, καὶ πνεύματος φυσώδους μεστοὶ, κεφαλαλγεῖς τε
καὶ βλέποντες ἀχλυῶδες, οὐδὲ γὰρ ὑπεχώρει τι κάτω, ὃ
μόνον ἐστὶν ἄκος ἐπὶ ταῖς ἀπεψίαις. ἠρώτουν οὖν τοὺς
ἀγροίκους, εἰ καὶ αὐτοί ποτε πυρὸν ἐφθὸν ἔφαγον, ὅπως
διετέθησαν. οἱ δὲ καὶ πολλάκις ἐδηδοκέναι κατὰ τὴν αὐτὴν
ἀνάγκην ἔφασαν, ᾗ καὶ τόθ᾽ ἡμεῖς συνήχθημεν, εἶναί τε
βαρὺ καὶ δύσπεπτον ἔδεσμα τοὺς οὕτω σκευασθέντας πυ-
ροὺς. ἦν δέ γε τοῦτο καὶ μὴ πειραθέντας λογίσασθαι
πρόδηλον. ὅπου γὰρ οὐδὲ τὸ ἄλευρον αὐτῶν ἐσθιόμενον,
ὡς εἴπομεν ἔμπροσθεν, εὐπεπτόν ἐστιν, εἰ μὴ κατεργασθείη
δι᾽ ἁλῶν, καὶ ζύμης, καὶ φυράσεως, καὶ τρίψεως, καὶ κλι-
βάνου, πῶς οὐκ ἄν τις ἐννοήσειεν τοὺς ἀκατεργάστους

leinde fale mediocri conditum, ut ederemus, effet horta-
tus, (cogebamur autem id facere, ut par eft, qui nimirum
iter confeceramus atque efuriebamus,) abunde certe comedi-
mus, pondus tamen in ventriculo fenfimus, ut lutum ipfi in-
cumbere videretur. Et quum poftero die non coxiffemus,
totum diem cibum ita faftidivimus, ut nihil edere potuerimus,
praeterea flatulento fpiritu eramus pleni, caputque dole-
bat, et oculi caligabant; neque enim per alvum quicquam
excreveramus, quod unicum in cruditatibus eft remedium.
Rogabam igitur rufticos, num et ipfi aliquando elixum
triticum ediffent; tum quonam pacto fuiffent ab illo affe-
cti. Illi vero et efitaffe frequenter eadem qua nos necef-
fitate compulfos refponderunt, triticumque ita praeparatum
grave et concoctu difficile effe edulium: quod fane vel
citra experimentum colligi facile poterat. Quando enim
ne ipfius quidem fumpta farina (ut ante retulimus) con-
coctu fit facilis, nifi per falem, fermentum, mifturam,
triturationem clibanumque elaborata fuerit, quis non

ἰσχυροτάτους εἶναι; δύναμίν γε μὴν ἔχουσιν μεγάλην, εἰ
πεφθεῖεν οἱ οὕτω βρωθέντες πυροὶ, καὶ τρέφοντες ἰσχυρῶς
τὸ σῶμα, καὶ ῥώμην ἐπίσημον παρεχόμενοι τοῖς προσενεγ-
καμένοις αὐτούς.

Κεφ. ή. [Περὶ ἀμύλου] Ἐκ πυρῶν τοῦτο σκευάζεται;
δύναμιν ἔχον ὁμαλυντικὴν τῶν τετραχυσμένων. ὑπάρχει δὲ κοινὸν
τοῦτο τοὔργον ἁπάσαις ταῖς οὐσίαις, ὅσαι ξηραὶ κατὰ τὴν
σύστασιν οὖσαι μήτε στύψιν ἔχουσι, μήτε δριμύτητα, μήτε
ἄλλην τινὰ δύναμιν ἐπιφανῆ. καὶ καλοῦσιν ἀποίους εἰκότως
οὔσας τοιαύτας ὡς πρὸς αἴσθησιν. ἔστι δὲ κἀν ταῖς
ὑγραῖς οὐσίαις τὸ ὕδωρ τοιοῦτον. παραπλήσιον δ' ἐστὶ
δυνάμει τοῖς πλυτοῖς ἄρτοις τὸ ἄμυλον, ἐλάττονα δὲ τροφὴν
δίδωσιν τῷ σώματι τῶν ἀπλύτων ἄρτων τούτων, καὶ μὴ
θερμαίνουσαν, ὥσπερ οὐδὲ ἐκεῖνοι, τῶν ἄλλων ἄρτων θερ-
μαινόντων. τοῖς μὲν γὰρ ἐξ ὕδατος ἑψημένοις πυροῖς οὐδὲ
παραβάλλειν αὐτὸ χρή, σαφῶς θερμαίνουσί τε καὶ τρέ-
φουσιν εἰ πεφθεῖεν, ἰσχυρῶς, οὐσαί τε δυσπέπτοις, ὡς
εἴρηται.

intelligat, illaboratum triticum effe confumaciffimum? Vi-
res tamen triticum habet magnas, fi fic fumptum conco-
quatur, nutritque valide corpus, ac robur infigne iis, qui
ipfo ufi fuerint, conciliat.

Cap. VIII. Amylum ex tritico conficitur, partes
exafperatas laevigandi vim obtinens, quae fubftantiis om-
nibus confiftentia ficcis eft commnis, quae neque aftri-
ctionem, neque acrimoniam, neque aliam quamvis facul-
tatem habent infignem, quas fubftantias jure qualitatis,
quae fenfu deprehendi queat, expertes appellant, qualis
inter humidas fubftantias eft aqua. Caeterum amylum
fimilem panibus lotis habet facultatem; minus enim his
non lotis corpori praebet alimentum, et non calefaciens,
veluti neque calefaciunt etiam illi, quum caeteri panes
calefaciant. Quod vero ad triticum in aqua elixum atti-
net, cum eo amylum ne conferendum quidem eft, quum
palam id tum calefaciat, tum valenter nutriat, fi concoctum
fuerit, quum tamen, ut diximus, difficile concoquatur.

BIBΛION Λ. 501

Ed. Chart. VI. [315. 316.]   Ed. Baf. IV. (310.)

Κεφ. θ´. [Περὶ κριθῶν καὶ πτισάνης.] Πολλὴ καὶ τούτου
τοῦ σπέρματος ἡ χρεία τοῖς ἀνθρώποις ἐστὶν, οὐ τὴν αὐτὴν ἔχοντος
δύναμιν τοῖς πυροῖς. ἐκεῖνοι μὲν γὰρ θερμαίνουσιν φανερῶς,
τοῦτο δὲ οὐ μόνον ἀποκεχώρηκε τοῦ θερμαίνειν, ὥσπερ ἔνια
μεταξὺ τοῦ θερμαίνειν καὶ ψύχειν ὄντα, καθάπερ ἄμυλόν τε
καὶ ὁ πλυτὸς ἄρτος, ἀλλὰ καὶ ψυκτικὸν ἔχειν τι φαίνεται κατὰ
πάντας τοὺς τρόπους τῆς χρήσεως, ἐάν τε ἄρτους ἐξ αὐτῶν
τύχῃ τις σκευάσας, ἐάν τε πτισάνην ἑψήσας, ἐάν τε ἄλφιτα
ποιησάμενος. ἀποκεχώρηκε δὲ τῆς τῶν πυρῶν φύσεως καὶ
κατὰ τὴν ἰδέαν τῶν χυμῶν, ἣν ἑκάτερον αὐτῶν ἐργάζεσθαι
πέφυκεν. οἱ μὲν γὰρ πυροὶ παχὺν ἡμῖν καὶ γλίσχρον, αἱ
δὲ κριθαὶ λεπτὸν καὶ ῥυπτικὸν ἔχοντά τι γεννῶσι χυμόν.
οὐδέποτε μὲν οὖν θερμαίνουσι τὸ σῶμα κατ᾽ [316] οὐ-
δένα τρόπον σκευασίας, ὑγραίνουσι δὲ καὶ ξηραίνουσι δια-
φόρως σκευασθεῖσαι. τὸ μὲν γὰρ ἄλφιτον ἐκ τῆς φρυγείσης
κριθῆς γενόμενον ἐναργῶς φαίνεται ξηραῖνον. ἡ πτισάνη
δὲ ὑγραίνει, ὅταν γ᾽, ὡς προσήκει, σκευασθῇ, τουτέστιν ὅταν
ἐπὶ πλεῖστον ἀνοιδήσασα τύχῃ κατὰ τὴν ἕψησιν, εἶτα μετὰ

Cap. IX. [De hordo et ptifana.] Hoc item femen in ufu
frequenti apud homines eft, quod non eandem cum tritico ha-
bet facultatem, fiquidem illud palam calefacit, hoc vero non
modo non calefacit, (quomodo nonnulla, quae in medio
funt calefacientium et refrigerantium, ut amylum et
panis lotus,) fed, quoquo modo ipfo utare, five panes ex
ipfo feceris, five ptifanam coxeris, five polentam feceris,
vim quandam refrigerandi habere cernitur. Diffidet prae-
terea a tritici natura fucci fpecie, quam utrumque ipfo-
rum gignere confuevit; fiquidem triticum craffum ac
lentum, hordeum autem tenue et nonnihil deterforium
fuccum in nobis gignit. Quoquo igitur modo hordeum
paraveris, nunquam corpus calefacit, fed varie pro modo
praeparationis humectat ac ficcat; quandoquidem polenta,
quae ex frixo hordeo eft facta, ficcare perfpicue cernitur,
ptifana autem humectat quum faltem, ut decet, fuerit
parata, hoc eft, quum in coctione quam plurimum intu-
muerit, poftea igne lento per multum otium in chylum

502 ΓΑΛΗΝΟΥ ΠΕΡΙ ΤΡΟΦΩΝ ΔΥΝΑΜ.

Ed. Chart. VI. [316.]   Ed. Baf. IV. (310.)

ταῦτα διὰ μαλακοῦ πυρὸς ἄχρι πολλοῦ χυλωθεῖσα. μίγνυ-
ται δὲ αὐτῇ κατ᾽ ἐκεῖνον τὸν καιρὸν ὄξος, ὅταν ἀνοιδήσῃ
τελέως. ἐφθῆς δὲ ἀκριβῶς γενομένης ἐπεμβάλλειν χρὴ τοὺς
ἅλας λεπτοὺς, οὐ πολὺ πρὸ τῆς ἐδωδῆς. ἔλαιον δὲ εἰ καὶ
κατ᾽ ἀρχὴν εὐθέως ἐμβάλλοις, οὐ βλάψεις τὴν ἕψησιν. οὐ
μὴν ἀλλο τί γε χρὴ μιγνύειν, ὅτι μὴ πράσου βραχὺ καὶ
ἀνήθου, καὶ ταῦτα εὐθὺς ἐν ἀρχῇ. κάκιστα δ᾽ ὁρῶ σκευα-
ζομένην τὴν πτισάνην ὑπὸ τῶν μαγείρων πάντων· ἐν τῇ
θυίᾳ γὰρ τρίβοντες αὐτὴν ὠμὴν, οὐκ ἐπὶ τοῦ πυρὸς ἕψον-
τες διαλύουσιν. ἐπεμβάλλουσιν δέ τινες καὶ ἀμύλου, χάριν
τοῦ δόξαι διὰ τῆς ἑψήσεως ἱκανῶς κεχυλῶσθαι. φυσωδε-
στάτη οὖν εἰκότως ἡ τοιαύτη γίνεται καὶ δύσπεπτος ἱκανῶς.
ὃ δ᾽ οὐκ εἶπον ἐν τῇ καλῶς γινομένῃ σκευασίᾳ, προσθεῖναι
προσήκει. προδιαβρέξαντας ὕδατι τὴν ὠμὴν πτισάνην ἐπ᾽
ὀλίγον, εἶτ᾽ ἐμβάλλοντας θυίᾳ, τρίβειν χρὴ διὰ τῶν χειρῶν
ἐχουσῶν ἐν αὐταῖς τι τραχὺ, καθάπερ ὁ σπάρτος ὀνομαζό-
μενός ἐστιν, ἐξ οὗ πλέκουσιν ὑποδήματα τοῖς ὑποζυγίοις.
ὅρος δ᾽ ἔστω τῆς τρίψεως ἀποῤῥύψαι τὸ περικείμενον λέμμα.

fuerit redacta; acetum autem ei tunc admifcetur, quum
plane intumuerit; quum vero cocta exacte fuerit, fub
edendi tempus falem tenuem injicere oportet; oleum
autem fi initio ftatim injeceris, coctioni nil nocueris;
aliud tamen nihil eft mifcendum, nifi velis anethi aut
porri quidpiam, idque initio ftatim, immifcere. Video
autem a cocis omnibus ptifanam peffime parari; in mor-
tario namque crudam ipfam tundentes, non ad ignem co-
quentes diffolvunt; funt qui amylum etiam injiciant, ut
per coctionem in chylum copiofum videatur effe redacta.
Talis certe ptifana merito maxime eft flatulenta et con-
coctu admodum difficilis. Quae vero in ptifana recte pa-
randa praetermifi, ea adjicere oportet. Crudam ptifanam
aliquamdiu in aqua praemaceratam, deinde in mortarium
injectam manibus terere convenit afperam quampiam rem
in fe habentibus, cujusmodi eft, quod vocant fpartum, ex
quo jumentis foleae nectuntur; usque eo autem terendum,
dum praepofitus cortex fit abjectus, is enim, quo veftitur

πτισσομένης γὰρ τῆς κριθῆς ὁ περικείμενος αὐτῇ χιτὼν
λεπτὸς οὐκ ἀποῤῥύπτεται πᾶς. διὰ τοῦτο οὖν προβρέχεται
καὶ τρίβεται κατὰ τὴν θυίαν. ἐὰν δὲ μὴ πᾶν ἀποπέσῃ τὸ
ἀχυρῶδες, ἡ ἑψηθεῖσα πτισάνη ῥυπτικωτέρα μὲν γίνεται,
βλάβην δὲ οὐδεμίαν ἑτέραν λαμβάνει. χειρίστη δὲ σκευα-
σία πτισάνης ἐστὶν, ὅταν οἱ μάγειροι τρίψαντες αὐτὴν ὠμὴν
ἐν θυίᾳ μεθ᾽ ὕδατος, εἶθ᾽ ἑψήσαντες ἐπ᾽ ὀλίγον, ἐμβάλ-
λωσι τὸ καλούμενον ἕψημά τε καὶ σίραιον· ἔνιοι δὲ καὶ
μέλι καὶ κύμινον ἅμα τούτοις ἐπεμβάλλουσιν, κυκεῶνά τινα
μᾶλλον ἢ πτισάνην παρασκευάζοντες. ἀλλ᾽ ἥ γε καλῶς
σκευασθεῖσα τὰς ὑφ᾽ Ἱπποκράτους εἰρημένας παρέχεται
χρείας ὑγιαίνουσί τε καὶ νοσοῦσιν ἀνθρώποις. τὸ γὰρ γλί-
σχρασμα, φησὶν, αὐτῆς λεῖον, καὶ συνεχὲς, καὶ προσηνές
ἐστιν, καὶ ὀλισθηρὸν, καὶ πλαδαρὸν μετρίως, καὶ ἄδιψον,
καὶ εὐέκκριτον, εἴ τι καὶ τούτου προσδέοι, καὶ οὔτε στύψιν
ἔχον, οὔτε ἄραδον κακὸν, καὶ οὔτε ἀνοιδίσκεται ἐν τῇ κοι-
λίᾳ, ἀνῴδηκε γὰρ ἐν τῇ ἑψήσει, ὁπόσον πλεῖστον ἐπεφύκει
διογκοῦσθαι. ταῦτα τοίνυν ἀρκεῖ περὶ τῆς πτισάνης δυνάμεως

ceu tenui tunica, non totus inter pinfendum abjicitur
quapropter et praemaceratur, et in mortario tunditur.
Quod fi non quicquid eft paleae deciderit, elixa ptifana
magis quidem deterget, nullam autem aliam noxam acci-
pit. Peffima autem eft ptifanae praeparatio, quum, ubi
coci crudam ipfam in mortario cum aqua contuderint
deinde parumper coxerint, fapam injiciunt; quidam autem
cum his mel quoque et cuminum injiciunt, confufam
quandam mifturam verius quam ptifanam comparantes.
Verum quae probe parata fueril, utilitates, quas memorat
Hippocrates, tum fanis, tum aegrotis hominibus praeftabit;
fiquidem lentor ejus (ut inquit) levis, et continuus, et
blandus eft, et lubricus, et humidus moderate, fitimque
arcet, et ad abluendum, fi quid opus erit, eft idoneus,
neque adftrictionem habet, neque tormina gignit, denique
in ventriculo non exturgefcit, fi quidem inter coquendum
intumuit, quantum plurimum intumefcere poterat. Haec
certe nobis in praefentia de ptifanae facultate fuffecerint,

504 ΓΑΛΗΝΟΤ ΠΕΡΙ ΤΡΟΦΩΝ ΔΥΝΑΜ.

Ed. Chart. VI. [316. 317.]　　　　Ed. Baf. IV. (310. 311.)

εἰρῆσθαι κατὰ τὴν ἐνεστῶσαν πραγματείαν, οὐ θεραπευτικὴν
οὖσαν, ἀλλὰ τὰς δυνάμεις μόνας τῶν τροφῶν ἐξηγουμένην. ἐν
παραδρομῇ δὲ τοῦ λόγου καὶ χρεῖαί τινες αὐτῶν διδάσκονται.

Κεφ. ί. Καιρὸς γοῦν μεταβαίνειν ἐπὶ τὸν περὶ τῶν
κριθίνων ἄρτων λόγον, οὓς σκευάζουσιν οἱ ἄνθρωποι παρα-
πλησίως τοῖς πυρίνοις. εἰσὶ δὲ οὐ μόνον τῶν πυρίνων, ἀλλὰ
καὶ τῶν ὀλυρίνων, καὶ πολὺ μᾶλλον ἔτι τῶν τιφίνων ψαθυ-
ρώτεροι, μηδὲν ἐν αὐτοῖς ἔχοντες, ὥσπερ ἐκεῖνοι, γλίσχρον.
εὔδηλον οὖν, ὅτι τροφὴν ὀλίγην παρέχουσι τῷ σώματι, (311) καὶ
μάλιστα, ὅταν ἐκ φαυλοτέρων γένωνται κριθῶν, ἐξ ὧν ὁ
Ἱπποκράτης οὐδὲ τὴν πτισάνην ἐκέλευσε σκευάζειν· οὐδὲ
γὰρ ἀνιᾶσιν ἐξ αὐτῶν πολὺν χυλὸν ἐφόμεναι. κάλλισται δὲ
εἰσιν αἱ λευκαὶ μετὰ τὸ πτισθῆναι φαινόμεναι, καί τι πυ-
κνότητος ἔχουσαι [317] καὶ βάρους, ὅσον οἷόν τε κριθὴν
ἔχειν. ἀμείνους δὲ δηλονότι καὶ τῶν ἰσχνῶν τε καὶ ῥυσσῶν
αἱ πλήρη ὅλην καὶ τεταμένην ἔξωθεν ἔχουσαι τὴν περιγρα-
φήν. ἀλλὰ τοῦτο μὲν ἁπάντων σπερμάτων κοινὸν ἔστω σοι
γνώρισμα, πλὴν εἰ μή τι πάνυ σφόδρα πλείονά ποτε τοῦ

non medendi rationem tradentibus, fed alimentorum dum-
taxat facultates explicantibus, quamquam in fermonis
transcurfu ipforum ufum quoque attingimus.

Cap. X. Nunc certe ad hordeaceos panes tranfire
fuerit tempeftivum, quos homines eodem, quo triticeos,
modo parant. Sunt autem non modo triticeis, verum
etiam olyrinis, et multo adhuc magis tiphinis friabiliores,
nihil in fe lentoris, ut illi, habentes. Ex quo perfpi-
cuum eft, quod exiguum corpori praebent alimentum, et
potiffimum fi facti ex pejore hordeo fuerint, ex quo Hip-
pocrates ne ptifanam quidem fieri voluit; neque enim,
dum coquitur, fuccum copiofum ex fe ipfo emittit. Lau-
datiffimum autem eft, quod candidum, ubi piftum eft,
apparet nonnihilque denfitatis ac ponderis, quantum
hordeo datum eft, habet. Porro quod totum plenum eft,
et circumfcriptionem externam habet tenfam, melius eo
eft, quod gracile eft ac rugofum. Verum hoc quidem
feminum omnium commune tibi efto indicium, nifi forte

BIBΛION A. 5o5

Ed. Chart. VI. [317.]   Ed. Baſ. IV. (311.)

κατὰ φύσιν ὄγκον ἔχοι ἅμα τῷ μαλακώτερον καὶ χαυνό-
τερον γενέσθαι. περιττωματικὴν γὰρ ὑγρότητα ταῦτα ἔχειν
ἴσθι, καὶ χείρω τῶν προειρημένων εἶναι. καὶ διὰ τοῦτο μετὰ
τὴν συγκομιδὴν οὐ προσῆκεν αὐτοῖς χρῆσθαι, καταθέμενον
δὲ ἐν τόποις ξηροῖς ἐᾶσαι ἐν χρόνῳ πλείονι τὸ μέν τι δια-
πνεῦσαι τῆς περιττῆς ὑγρότητος, τὸ δέ τι πεφθῆναι, μέχρις
ἂν ξηραινόμενα προσταλῇ μετρίως. ἀποῤῥεῖ γὰρ ἁπάντων
φυτῶν τε καὶ σπερμάτων καὶ καρπῶν, ἐπειδὰν συγκομι-
σθέντα κέηται, πρῶτον μὲν ὅσον ἐν αὐτοῖς ὑδατῶδές τε καὶ
λεπτὸν περίττωμα, μετὰ ταῦτα δὲ καὶ αὐτῆς τι τῆς κατὰ
φύσιν ὑγρότητος. ἡνίκα γὰρ ξηροτέραν μὲν, ἢ προσῆκεν, τὴν
οὐσίαν ἴσχῃ, καὶ χείρω γίνεται τῶν εἰς ἄκρον εὐεξίας ἡκόν-
των, οὐ μὴν ἤδη γ᾽ ἐστὶ μοχθηρὰ παντάπασιν, ἀλλὰ καὶ
χρησιμώτερα πρὸς ἐνίας διαθέσεις, ὅσαι ξηραίνεσθαι δέον-
ται· τὰ δὲ ἐπὶ πλεῖστον ἀποκείμενα χείρω γίνονται ταῖς
δυνάμεσιν. ὅρος δὲ καὶ τούτων, ὅταν διαιρούμενα καθά-
περ τινὰ κόνιν λεπτὴν ἐκπίπτουσαν ἔχῃ. ταῦτα μὲν οὖν

aliquando molem multo, quam pro ſua natura, habeant
majorem, ſintque molliora ac laxiora; ſcito enim, ea hu-
miditatem habere ſuperfluam, praedictisque eſſe deterio-
ra. Ob eamque cauſam non convenit iis poſt collectio-
nem uti, ſed, ubi ea in locis ſiccis repoſueris, diu ab eis
abſtinere, quo interea pars quidem humoris ſuperflui ex-
halet, pars autem etiam coquatur, quoad ſiccata medio-
criter contrahantur. Defluit enim a plantis, ſeminibus
et fructibus, poſtquam collecta ſuerint ac repoſita, pri-
mum quidem quicquid ipſis aquoſum eſt ac tenue, poſt
autem et nonnihil humidi naturalis. Quum enim ſub-
ſtantiam habent juſto ſicciorem, ſuntque iis deteriora
quae ad ſummum bonae habitudinis pervenerunt, non ta-
men jam omnino ſunt prava; quin imo iis affectibus, quos
ſiccando corrigere oportet, ſunt utiliora. Quae autem diu-
tiſſime ſuerunt repoſita, vires habent imbecilliores. Hu-
jus porro terminus ſit, quum ab ipſis diviſis quaſi pulvis
quidam tenuis excidit. Haec itaque ſemel nunc dicta

ἐπὶ πάντων ἔστω σοι διὰ μνήμης, ἅπαξ εἰρημένα νῦν. ἐμοὶ
γὰρ οὐχ ἡδὺ πολλάκις ὑπὲρ τῶν αὐτῶν λέγειν τὰ αὐτὰ,
πλὴν εἴ ποτε ἀναγκαῖον ἀναμνῆσαι φαίνοιτο τοῦ κεφαλαίου
μόνου ψιλοῦ. περὶ δὲ τῶν ἐκ κριθῆς ἄρτων, ὑπὲρ ὧν ὁ
λόγος ἦν, αὖθις ἀναλαβόντες εἴπωμεν, ὡς κἂν τούτοις εἰσὶ
διαφοραί τινες ἀνάλογον τοῖς ἐπὶ τῶν πυρίνων ὀλίγον ἔμ-
προσθεν εἰρημένοις. ἅπαντες μὲν γὰρ ἀτροφώτεροι τῶν πυ-
ρίνων εἰσὶ πολλῷ· ἀλλ᾽ οἱ μὲν ἐκ τῶν ἀρίστων κριθῶν ἧττον
τοῦτο πεπόνθασιν, οἱ δὲ ἐκ τῶν χαύνων τε καὶ κούφων
ἀνάλογόν εἰσι τοῖς πιτυρίαις ἄρτοις. ὑπέρχονται δὲ κάτω
κατὰ γαστέρα μάλιστα μὲν οἱ ἐκ τῶν τοιούτων κριθῶν, οὐχ
ἥκιστα δὲ καὶ οἱ ἄλλοι, παραβαλλόμενοι τοῖς πυρίνοις.
ὅσαι δὲ ἄλλαι μεταξὺ τούτων γίνονται σκευασίαι τῶν κρι-
θίνων ἄρτων, αἱ αὐταὶ ταῖς ἐπὶ τῶν πυρίνων εἰρημέναις
εἰσίν.

Κεφ. ια'. Ἐκ τῶν νέων κριθῶν φρυγεισῶν συμμέτρως
τὸ κάλλιστον ἄλφιτον γίνεται· τούτων δὲ ἀποροῦντες ἐνίοτε
κἀκ τῶν ἄλλων αὐτὰ σκευάζομεν. εὐωδῶν δὲ ὄντων ἀπάν-

in omnibus memoria teneto; non enim libenter de iis-
dem faepe eadem repeto, nifi quando neceſſe videtur
nudum dumtaxat caput memoriae cauſa repetere. Ad pa-
nes autem hordeaceos, de quibus dicere inſtitueramus,
reverſi dicamus, in iis quoque quasdam eſſe differentias
illis, quas paulo ante in triticeis recenſuimus, reſponden-
tes. Omnes namque triticeis multo minus alunt; qui ta-
men ex praeſtantiſſimo hordeo conficiuntur, minus a tri-
ticeis in eo ſuperantur; qui vero ex laxo ac levi, pa-
nibus furfuraceis reſpondent; panes autem ex hordeo hu-
jusmodi citiſſime per alvum ſubducuntur, quod et reli-
quis non minimum accidit, ſi triticeis eos contuleris.
Quae porro inter hos mediae panum hordeaceorum ſunt
praeparationes, ſimiles ſunt iis, quas in triticeis retuli-
mus.

Cap. XI. Ex recenti hordeo mediocriter frixo lau-
datiſſima fit polenta, cujus ſi copia non fit, nonnunquam
et ex aliis ipſam conficimus. Quum autem polenta

των, ὅσα καλῶς ἐσκευάσθη, μάλιστά ἐστιν εὐώδη τά ἐκ τῶν
ἀρίστων καὶ νέων κριθῶν γιγνόμενα, μὴ πάνυ ξηρὸν ἐχου-
σῶν τὸν στάχυν. ἐν ἔθει δέ ἐστι πολλοῖς τῶν ὑγιαινόντων
ἐπιπάττουσιν αὐτὰ σιραίῳ καὶ οἴνῳ γλυκεῖ καὶ οἰνομέλιτι
κεκραμένοις καί ποτε καὶ ὕδατι μόνῳ πίνειν ἐν τῷ θέρει
πρὸ δύο ἢ τριῶν ὡρῶν τοῦ λουτροῦ, καί φασιν αἰσθάνε-
σθαι τοῦ πόματος ἀδίψου· δι᾽ οἴνου γε μὴν αὐστηροῦ πο-
θέντα ξηραίνει γαστέρα. χρῶνται δὲ ἀλφίτοις ἔν τισι τῶν
ἐθνῶν ἐν ἄρτου χρείᾳ, καθάπερ ἐπὶ τῶν ἀγρῶν εἶδον ἐν
Κύπρῳ, καίτοι πλεῖστον γεωργοῦσι σῖτον. οἱ παλαιοὶ δὲ
καὶ τοῖς στρατευομένοις ἄλφιτα παρεσκεύαζον. ἀλλ᾽ οὗτοι
γε νῦν τὸ Ῥωμαίων στρατιωτικὸν ἀλφίτοις χρῆται, κατεγνω-
κὸς αὐτῶν ἀσθένειαν. ὀλίγην γὰρ τροφὴν δίδωσιν τῷ σώ-
ματι, τοῖς μὲν ἰδιωτικῶς διακειμένοις καὶ ἀγυμνάστοις αὐ-
τάρκη, τοῖς δ᾽ ὁπωσοῦν γυμναζομένοις ἐνδεῆ. [318] γίγνον-
ται δὲ ἐξ αὐτῶν ὑγρῶν φυραθέντων αἱ μᾶζαι, περὶ ὧν
ἐφεξῆς ἐροῦμεν, ἐπειδὴ καὶ Φιλότιμος ἐπὶ πλέον ὑπὲρ

omnis, quae recle fit facta, boni fit odoris, ea eft fua-
veolentiffima, quae ex optimo ac recenti hordeo, et
quod ariftam non admodum habeat ficcam, eft confecta.
Compluribus autem per fanitatem mos eft eam fapa et
vino dulci mulfoque commixtis, nonnunquam fola etiam
aqua confperfam aeftate duabus tribusve ante balneum
horum bibere, ajuntque fentire fe hoc potu fiti liberari.
Si tamen cum vino auftero fuerit epota, ventrem defic-
cat. Polenta autem gentes quaedam pro pane utuntur;
quod ego rufticos in Cypro facere fum confpicatus, tam-
etfi ii frumenti plurimum metant. Veteres autem militi-
bus etiam polentam praebebant; Romani tamen milites
ipfius imbecillitatem damnantes, ea non amplius nunc
utuntur; exiguum enim corpori alimentum dat, privatis
quidem et omni exercitatione abftinentibus fatis multum,
iis autem, qui quoquomodo exercentur, minus quam fat
eft. Porro ex iis humidis frixis fiunt mazae, de quibus
deinceps differemus, praefertim quum Philotimus in pri-

508 ΓΑΛΗΝΟΥ ΠΕΡΙ ΤΡΟΦΩΝ ΔΥΝΑΜ.

Ed. Chart. VI. [318.]   Ed. Baf. IV. (311.)

αὐτῶν διελθὼν ἐν τῷ πρώτῳ περὶ τροφῶν ὅμως ἀδιόριστον
εἴασεν τὸ χρησιμώτατον ἐν αὐτοῖς.

Κεφ. ιβ'. Τὴν δύναμιν ἑκάστου τῶν ἐδεσμάτων ἔνεστί
σοι καὶ πρὸ τῆς διωρισμένης πείρας ἐκ τῆς φύσεως αὐτῶν
τεκμαίρεσθαι. τίνι γὰρ ἀνδρὶ συνετῷ τὸ μὲν ἀκριβῶς
λεπτὸν καὶ λευκὸν καὶ καθαρὸν ἁπάσης πιτυρώδους οὐ-
σίας ἄλευρον οὐκ ἂν ἐνδείξαιτο καὶ κατὰ τὴν γαστέρα θᾶττόν
τε καὶ μᾶλλον ἀλλοιοῦσθαι, καὶ διὰ τοῦτο πέττεσθαί τε
κάλλιον, ἀναδίδοσθαί τε ῥᾷον, ἑτοιμότερόν τε τρέφειν, ὡς
ἂν ὅλον ἐξομοιούμενόν τε καὶ προστιθέμενον τοῖς τρεφομέ-
νοις σώμασιν, ὅσον δ' ἐν αὐτοῖς πιτυρῶδές ἐστιν καὶ
σκληρὸν, ὥσπερ ἐκτὸς φαίνεται μὴ διαλυόμενον ἐν ὕδατι,
κατὰ τὸν αὐτὸν λόγον οὐδ' ἐν τῇ γαστρὶ διαλύεσθαι βρε-
χόμενον, ἀλλὰ διαμένειν ὅλον ἀδιαίρετόν τε καὶ ἀκατέργα-
στον, ὁποῖον ἐλήφθη; τοῦτ' οὖν οὔτε πέττεσθαι καλῶς δύνα-
ται, οὔτε ἀναδίδοσθαι διὰ τὸ μηδὲν ἁρμόττειν ὅλως τοῖς
στόμασι τῶν εἰς τὴν γαστέρα τε καὶ ἔντερα καθηκουσῶν
φλεβῶν οἷς ἐξ ἀνάγκης ἕπεται, πλέον μὲν ἀπ' αὐτοῦ γίνε-

mo libro De alimentis de ipſis copioſius diſputans, quod
iu eis tamen erat utiliſſimum, indefinitum reliquerit.

Cap. XII. Cujusque eduliorum vires potes vel ante
certam experientiam ex ipſius natura conjicere. Etenim
perſpicacis ingenii viro farina, quae plane tenuis eſt et
alba et ab omni ſurfurea ſubſtantia pura, ſatis intelli-
getur in ventriculo quoque citius ac magis alterari, eoque
probius concoqui, et facilius in corpus diſtribui, prom-
ptiusque nutrire, ut quae tota corporibus alendis aſſimi-
letur atque apponatur; quod autem in ipſa ſurfureum
eſt ac durum, ut extrinſecus in aqua diſſolvi non cer-
nitur, eadem ratione ne in ventriculo quidem madefa-
ctum diſſolvitur, ſed totum, ut ſumptum fuerat, indivi-
duum permanet atque inconfectum. Hoc igitur non
poteſt nec probe concoqui nec diſtribui, propterea quod
venarum orificiis, quae tum ad ventriculum tum ad in-
teſtina pertinent, neque apte cohaeret omnino, neque il-
labitur; quas res neceſſario ſequitur, tum ut major ſter-

σϑαι τὸ κοπρῶδες, ὑπιέναι δὲ ϑᾶττον αὐτῷ τε τῷ διὰ
πλῆϑος βάρει, καὶ προσέτι τῷ ῥυπτικὴν ἔχειν ποιότητα τὸ
πιτυρῶδες ἅπαν. εὔδηλον οὖν ἐστι τῷ ταῦτ' ἐννοήσαντι,
τοσοῦτον ἀπολείπεσϑαι μᾶζαν εἰς τροφὴν σώματος ἄρτων
κριϑίνων, ὅσον οὗτοι πυρίνων. ἐχούσης γὰρ ἤδη τῆς κριϑῆς
φύσει τὸ πιτυρῶδες οὐκ ὀλίγον, ἡ φρυγεῖσα ξηρότερον μὲν
καὶ αὐτὸ τοῦτο καὶ δυσϑραυστότερον ἴσχει, ξηρότερον δὲ
καὶ τὸ τούτου κρεῖττον, ἐξ οὗ τὴν τροφὴν ἐλάμβανε τὸ σῶμα.
κατὰ τοῦτ' οὖν ἧττον πέττεται τῶν κριϑίνων ἄρτων ἡ μᾶζα,
καὶ φύσῃ μᾶλλον ἐμπίπλησι τὴν γαστέρα, καὶ εἰ ἐπὶ πλέον
ἐν αὐτῇ μένοι, ταραχὴν ἐργάζεται. μᾶλλον δὲ διαχωρεῖ κάτω
φυραϑεῖσα καὶ τριφϑεῖσα μέχρι πλέονος. εἰ δὲ καὶ μέλ.
προσλάβοι, ϑᾶττον ἔτι καὶ διὰ τοῦτο παρορμήσει τὴν γαστέ-
ρα πρὸς ἔκκρισιν. Φιλότιμος οὖν οἴεται, παχὺν καὶ κολ-
λώδη καὶ ψυχρὸν ἐξ ἁπάσης μάζης γεννᾶσϑαι χυμὸν, ὃν
αὐτός τε καὶ ὁ διδάσκαλος αὐτοῦ Πραξαγόρας ὑαλώδη κα-
λοῦσιν. τὸ δὲ οὐχ οὕτως ἔχει, μήτε τὸ γλίσχρον ἐχόντων

coris vis ex ipſo acervetur, tum nt citius ſubſideat, par-
tim propter ipſius copiae pondus, partim etiam quod fur-
fureum omne qualitatem habeat detergentem. Quae omnia
ſi quis reputet, intelliget tantum mazam in alendo corpore
ab hordeaceis panibus relinqui, quantum hi a triticeis
relinquuntur; quippe, quum hordeum ſuapte natura fur-
fureum habeat non paucum, frixum jam illud ipſum ha-
bet tum ſiccius, tum fractu ac comminutu difficilius;
ſiccius autem eſt id, quod in hoc eſt praeſtantius, ex quo
corpus ſumebat alimentum, quo fit, ut maza panibus hor-
deaceis aegrius coquatur, magisque ventriculum ſlatu im-
pleat; in quo etiam ſi diutius manſerit, turbationem ex-
citat; citius autem ſubducitur, ſi piſta diutius ſuerit ac
ſubacta; quod ſi mel quoque addatur, citius etiam ob id
ventrem ad excretionem incitabit. Caeterum quod Phi-
lotimus opinatur, ſuccum craſſum, glutinoſum ac frigi-
dum ex omni maza generari, (quem ipſe cum praeceptore
ſuo Praxagora vitreum appellat,) ſecus profecto habet,

τῶν ἀλφίτων, ὅπερ ἐν χόνδρῳ μάλιστά ἐστι, μήτε τὸ τρό-
φιμον. ἐξαπατᾷ δὲ αὐτὸν ἡ ἐπὶ πλέον ἐν οἴνῳ γλυκεῖ καὶ
σιραίῳ φυραθεῖσα χρόνῳ πολλῷ μᾶζα. τριπτὴν δ᾽ αὐτὴν
ὀνομάζει, καθάπερ ᾿Αθηναῖοι. τὸ γὰρ ἐκ ταύτης ἀνάλογον
τῷ πυρίνῳ σταιτὶ γιγνόμενον ὅλκιμόν ἐστιν καὶ κολλῶδες
ἔκ τε τοῦ μεμαλάχθαι χρόνῳ πλείονι καὶ τοῦ μιχθέντος
τοῖς ἀλφίτοις ὑγροῦ παχέος ὄντος. ὥσπερ δὲ τρίψις πολλὴ
μεθ᾽ ὑγροῦ παχέος γενομένη γλίσχρον τῇ φαντασίᾳ τὸ τρι-
φθὲν ἄλευρον ἐργάζεται, κἂν ἐκ κέγχρων ᾖ, κατὰ τὸν αὐτὸν
λόγον ὁ χυλὸς τῆς πτισάνης φαίνεται γλίσχρος, οὐδὲν ἔχων
ἐν αὐτῷ κολλῶδες οὐδ᾽ ἐμπλαστικόν, ἀλλὰ ῥυπτικόν τε καὶ
τμητικόν, ὡς καὶ ἐπὶ τοῦ δέρματος ἡμῶν φαίνεται τὸν
ῥύπον καθαίρων. εἰ δὲ καὶ ῥοφῆσαί τινι (5ι2) δοὺς αὐτὸν
ὀλίγον ὕστερον ἐμέσαι ποιήσειας, ἀποῤῥύψει τε τὸ περιεχό-
μενον ἐν τῇ γαστρὶ φλέγμα, καὶ συνεκβαλεῖ πάντ᾽ αὐτῷ
κατὰ τὸν ἔμετον.

    Κεφ. ιγ΄. [5ι9] *Μνησίθεος* μὲν ἐν τῇ τρίτῃ τάξει τίθεται
τὰς τίφας ἐπὶ πυροῖς τε καὶ κριθαῖς· *Διοκλῆς* δὲ ἀμελέστε-

quum polenta, neque lentorem habeat, quod alicae ineſt
maxime, nec multum nutriat. At illum ſefellit maza co-
pioſior ac diutius in vino dulci et ſapa macerata, quam
ipſe, quemadmodum Athenienſes, tritam appellavit; quod
enim in ea triticeae maſſae reſpondet, ductile eſt ac
glutinoſum quum ob diuturnam macerationem, tum ob
humoris polentae commixti craſſitiem. Quemadmodum
autem tritura multa cum craſſo liquore facit, ut trita
farina lenta appareat, etiamſi ea ex milio ſit, ad eun-
dem modum ſuccus ptiſanae apparet lentus, tametſi nihil
in ſeſe habeat glutinoſum neque emplaſticum, ſed contra
detergens atque incidens, adeo ut in cute noſtra videa-
tur ſordes eluere. Sin autem, poſtquam alicui ſorbendam
ipſam exhibueris, vomere ipſum feceris, pituitam, quae
in ventriculo continebatur, detergebit, et omnia vomitu
ſimul cum ea ejiciet.

    Cap. XIII. Mneſitheus quidem tiphas tertio loco poſt
triticum et hordeum numerat; Diocles autem de ipſis

BIBΛION A. 511

Ed. Chart. VI. [319.]   Ed. Baſ. IV. (312.)

ϱον ὑπὲρ αὐτῶν διῆλθέ, τὸ σύντομον ἐν τῇ γραφῇ προτι-
μήσας τοῦ κατὰ διέξοδον ἀκριβοῦς. οὕτω γοῦν καὶ περὶ
πυρῶν καὶ κριθῶν ἄλλων τε πολλῶν ἔγραψεν συντεμὼν
τὸν λόγον. ὀλίγῳ δὲ μακρότερον τοῦ Διοκλέους ὑπὲρ αὐτῶν
ὅ τε Πραξαγόρας καὶ ὁ Μνησίθεος ἔγραψαν, ἐλλιπῶς μέν-
τοι καὶ αὐτοί. Φιλότιμος δὲ περί τινων μακρῶς πάνυ, περί
τινων ἐλλιπῶς, ἐνίων δὲ οὐδ᾽ ὅλως ἐμνημόνευσεν, ὥσπερ
οὐδὲ περὶ τῆς ζειᾶς. εὔδηλον δ᾽, ὅτι μηδὲ ὁ Πραξαγόρας
ὁ διδάσκαλος αὐτοῦ. παρέλιπέ μὲν γὰρ οὐδὲν ὧν ἐκεῖνος
εἶπεν ὁ Φιλότιμος, ἐξεργάζεται δὲ καὶ προστίθησι πολλά.
θαυμάσαι δ᾽ ἔστιν, ὅτι μηδὲ ὁ τὸ περὶ διαίτης ἐπιγεγραμ-
μένον Ἱπποκράτει συνθεὶς, ὅστις πότ᾽ ἦν ἀνὴρ παλαιὸς,
ἐμνημόνευσε τοῦ τῶν ζειῶν ὀνόματος. καὶ γὰρ, εἰ τὰς τίφας
ἡγεῖτο καλεῖσθαι ζειὰς ὑπό τινων, ἐχρῆν αὐτὸ τοῦτο δηλῶ-
σαι. βέλτιον δ᾽ ἴσως ἐστὶν καὶ τὰς ῥήσεις αὐτῶν παρα-
γράψαι. Διοκλῆς μὲν οὖν οὕτως ἔγραψεν ἐν τῷ πρώτῳ τῶν
πρὸς Πλείσταρχον ὑγιεινῶν, ἐν ᾧ διέρχεται τὰς τῶν σιτίων

tradit negligentius, compendioſum ſcribendi genus diffuſae
accurataeque explanationi praeponens; eodem certe com-
pendio de tritico, hordeo aliisque multis tradidit. Paulo
autem de his Praxagoras ac Mneſitheus, quam Diocles,
copioſius ſcripſerunt, attamen ne ipſi quidem ſatisfaciunt.
Philotimus vero de quibusdam admodum copioſe, de aliis
autem egit jejune; ſunt et quorum ne meminit quidem,
quemadmodum nec zeiae. Perſpicuum autem eſt, quod
nec praeceptor ejus Praxagoras; quandoquidem Philoti-
mus non modo eorum, quae ille ſcripſiſſet, nihil prae-
termiſit, ſed pleraque etiam perpolivit atque adjunxit.
Illud vero mirum videri debet, quod ne is quidem, qui
librum de ratione victus compoſuit, qui Hippocrati eſt
adſcriptus, (quisquis is vir antiquus fuerit,) nominis zeiae
mentionem unquam fecerit; quod ſi tiphas a nonnullis
putabat appellari zeias, id ipſum ſignificaſſe oportuit.
Verum ſatius forte fuerit ipſorum verba aſcripſiſſe. Dio-
cles ergo in primo libro de ſanitate tuenda ad Pliſtar-
chum (in quo ciborum facultates explicat) ſic ſcribit:

512   ΓΑΛΗΝΟΥ ΠΕΡΙ ΤΡΟΦΩΝ ΔΥΝΑΜ.

Ed. Chart. VI. [319.]   Ed. Baſ. IV. (312.)

δυνάμεις· μετὰ δὲ τὰς κριθὰς καὶ τοὺς πυροὺς ἑπόμενα
ταῖς ἀρεταῖς ἐστι μάλιστα τῶν ἄλλων ὄλυραι, τίφαι, ζειαὶ
μέλινος, κέγχρος. ἔν τισι δὲ τῶν ἀντιγράφων οὐδ᾽ ὅλως αἱ
ζειαὶ φέρονται, καὶ μέντοι καὶ τὸ ταῖς ἀρεταῖς ἔν τισιν οὐχ
οὕτως, ἀλλὰ χρείαις γέγραπται κατὰ τοῦτον τὸν τρόπον·
μετὰ δὲ τὰς κριθὰς καὶ τοὺς πυροὺς ἑπόμενα ταῖς χρείαις
ἐστὶ μάλιστα τῶν ἄλλων ὄλυραι, τίφαι, μέλινος, κέγχρος,
ὡς ἄλλου μέν τινος σπέρματος τῆς ὀλύρας οὔσης, ἄλλου δὲ
τῆς τίφης. ὁ δὲ Μνησίθεος ἐφ᾽ ἑνὶ σπέρματι δύο φησὶν
ὀνόματα κεῖσθαι γραφων οὕτως· τῶν δὲ σπερμάτων εὐφυέ-
στατα μέν ἐστιν εἰς τροφὴν πυροὶ καὶ κριθαί. πρὸς δὲ
τούτοις ἐχόμενον λέγεται μὲν διττῶς, ἔστι δὲ ταὐτόν· οἱ
μὲν γὰρ τίφας, οἱ δὲ ὀλύρας καλοῦσιν. τούτοις δ᾽ ἐφεξῆς
τόδε γράφει· μετὰ δὲ ταῦτα ζειαὶ, καὶ κέγχροι, καὶ μέλιναι·
Διοκλεῖ μὲν οὖν ἤρκεσεν ἐκεῖνα μόνα περί τε τιφῶν καὶ
ὀλυρῶν εἰπεῖν, ὅσα παρεθέμην ἀρτίως. Μνησίθεος δὲ καὶ
τὸν κατὰ μέρος ὑπὲρ αὐτῶν λόγον ἐφεξῆς διῆλθεν, πρῶτον
μὲν γράψας περὶ πυρῶν τε καὶ κριθῶν, ἐφεξῆς δὲ περὶ τῶν

Poſt hordeum autem ae triticum facultatibus ſequuntur
omnium maxime olyrae, tiphae, zeiae, panicum, milium.
In quibusdam autem exemplaribus zeiae nomen omnino
non eſt, quin et in quibusdam non facultatibus, ſed
utilitatibus ſcriptum eſt hoc modo: Poſt hordeum ac tri-
ticum utilitatibus ſequuntur omnium maxime olyrae, ti-
phae, panicum et milium; perinde ac ſi olyra ſemen
eſſet a tipha diverſum. Mneſitheus autem uno ſemine duo
nomina ait contineri, ſcribens ad hunc modum: Ex ſemi-
nibus ad nutritionem ſunt appoſitiſſima triticum et hor-
deum; quod autem haec deinceps ſequitur, duplici qui-
dem nomine nuncupatur, eadem tamen res eſt, alii enim
tipham, alii olyram nominant. Deinceps iſta adjungit:
Poſt haec autem ſunt zeia, milium et panicum. Diocli
certe ea de tipha et olyra ſcribere, quae modo aſcripſi,
ſatis viſum fuit; Mneſitheus vero particulatim quoque de
iis poſtea tractavit, primum quidem de tritico et hordeo,

BIBΛION Λ. 5.3

Ed. Chart. VI. [319.]   Ed. Baf. IV. (312.)

τιφῶν ᾧδέ πως αὐτοῖς ὀνόμασι. τῶν δ᾽ ἄλλων σπερμάτων
βέλτιστον μὲν ἡ τίφη, καὶ γὰρ ἱκανῶς τρέφει, καὶ οὐ μετὰ
πολλοῦ πέττεται πόνου, τὸν δὲ τῶν ζειῶν ἄρτον ἄδην μὲν
ἐσθίων οὐδεὶς ἂν ὑγιαίνοι, τῶν δ᾽ ἀσυνήθων τῆς ἐδωδῆς
ταύτης, οὐδ᾽ εἰ παντάπασιν ὀλίγον· ἔστι γὰρ βαρὺ καὶ
δύσπεπτον. οἱ δὲ δυσχείμερον ἔχοντες χώραν ἀναγκάζονται
τρέφεσθαι τούτῳ, καὶ σπείρειν αὐτό, διὰ τὸ μάλιστα ἀντέ-
χειν τοῖς ψύχεσιν. αὐτοὶ δὲ πρῶτον μὲν ὀλίγον ἐθίζονται
προσφέρεσθαι, καὶ διὰ τὸ μὴ εὐῶδες εἶναι τὸ βρῶμα, καὶ
διὰ τὴν σπάνιν τῆς εὐκαρπίας ἐν ταῖς τοιαύταις χώραις.
εἶτα δὲ διὰ τὸ σύνηθες εἶναι τὸ βρῶμα ποιεῖ ῥᾷστα τοῖς
σώμασι τὴν κατεργασίαν. καθόλου δὲ βαρὺ μὲν καὶ δύσ-
πεπτον, ἰσχυρὸν δὲ καὶ ὑμεῶδες τὴν ζειὰν εἶναι λεκτέον.
ἐν τούτοις ὁ Μνησίθεος σαφέστατα δεδήλωκεν, ὁποῖόν τι
σπέρμα βούλεται καλεῖσθαι ζειὰν ἐν ψυχραῖς χώραις γεωρ-
γουμένην. ἐγὼ δὲ οὔτε αὐτὸς εἶδον πάσας δυσχειμέρους
χώρας, οὔτε παρ᾽ ἄλλου τινὸς ἤκουσα τῶν ἑωρακότων αὐτὰς

mox de tiphis, fcribens his verbis: *Reliquorum vero fe-*
minum tipha quidem eſt optima, nam et nutrit admo-
dum, neque magno negotio conficitur. Panem autem
ex zeia nemo affatim citra fanitatis dispendium mandit;
quod fi quis ei pani non aſſueverit, etiamfi minimum
fumpferit, aegrotabit; eſt enim gravis et concoctu dif-
ficilis. Qui vero regionem colunt vehementer frigidam,
eo femine coguntur nutriri, ipfumque ferere, quod fri-
goribus perſtrenue refiſtat. Atque hi principio quiaem
paulatim edere aſſuefcunt, tum quia ingrati odoris eſt
cibus, tum quia rarus eſt in ejusmodi regionibus fru-
gum proventus; poſt autem, quod familiare fit edulium,
accidit, ut facillimo in corporibus conficiatur. In fum-
ma autem ſtatuere oportet, zeiam gravem eſſe, ac con-
coctu difficilem, firmam, ac membranofam. Ex his
Mnefitheus apertiffime indicavit, cujusmodi femen vocare
velit zeiam, quae in frigidis regionibus colitur. Equi-
dem nec ipfe regiones omnes hybernas peragravi, nec
ab aliis audivi, qui eas perluſtraſſent, femen aliquod

514 ΓΑΛΗΝΟΥ ΠΕΡΙ ΤΡΟΦΩΝ ΔΥΝΑΜ.

Ed. Chart. VI. [319. 320.]　　　　Ed. Baf. IV. (312.)
ὀνομαζόμενόν τινα σιτηρὸν καρπὸν ὑπὸ τῶν ἐγχωρίων ζειὰν
ἢ ζέαν. [320] ἑκατέρως γὰρ εὑρίσκεται γεγραμμένον, ἔν τισι
μὲν εἰς ε' καὶ ι' τῆς προτέρας συλλαβῆς τελευτώσης, ἔν
τισι δὲ μόνον εἰς ε'. ἐννοῆσαι δὲ τοὺς μὲν Ἕλληνας δυνα-
τὸν εἶναι οὕτως ὀνομάζειν τὸ σπέρμα τοῦτο, τοὺς δὲ βαρ-
βάρους ἰδίαν ἐπ' αὐτῷ τίθεσθαι προσηγορίαν. ἰδὼν δ' ἐν
Θρᾴκῃ καὶ Μακεδονίᾳ πολλὰς ἀρούρας ὁμοιότατον ἐχούσας
οὐ μόνον τὸν στάχυν, ἀλλὰ καὶ τὸ φυτὸν ὅλον τῇ παρ'
ἡμῖν ἐν Ἀσίᾳ τίφῃ, τὴν προσηγορίαν ἠρόμην ἥν τινα ἔχει
παρ' ἐκείνοις τοῖς ἀνθρώποις, καί μοι πάντες ἔφασαν, αὐτό
τε τὸ φυτὸν ὅλον καὶ τὸ σπέρμα αὐτοῦ καλεῖσθαι βρίζαν,
τῆς μὲν προτέρας συλλαβῆς διὰ τριῶν γραμμάτων γραφομένης,
τοῦ β' καὶ ρ' καὶ ι', τῆς δ' ἐφεξῆς αὐτῇ διὰ τοῦ ζ' καὶ α'
κατά γε τὴν ὀρθὴν πτῶσιν, ἐπὶ δὲ τῆς αἰτιατικῆς μετὰ τοῦ
ν' δηλονότι. γίνεται δὲ ἄρτος ἐκ τοῦ σπέρματος τούτου
δυσώδης τε καὶ μέλας, ὑμενωδεστέραν ἔχοντος, ὡς Μνησί-
θεος ἔγραψεν, τὴν οὐσίαν. εἰ δὲ καὶ μέλανα γίγνεσθαι τὸν
ἄρτον ἐξ αὐτοῦ προσεγεγράφει, μᾶλλον ἂν ἐπίστευον αὐτῷ,
τοῦτ' εἶναι τὸ καλούμενον ὑπ' αὐτοῦ ζειάν. ἔν γε μὴν τοῖς

effe frumentaceum, quod incolae zeiam aut zeam appel-
larent; utroque enim modo fcriptum invenitur, in aliis
priore fyllaba in ε et ι, in aliis autem in ε tantum de-
finente. Credere tamen poffum, fieri potuiffe, ut Graeci
femen id fic appellarint, barbari autem proprium ipfi
nomen indiderint. Confpicatus autem in multis Thraciae
et Macedoniae agris non ariftam modo, fed et plantam
totam noftrae tiphae in Afia fimillimam, interrogavi,
quodnam apud illos homines haberet nomen; qui mihi
omnes refponderunt, plantam totam et ejus femen βρίζαν
appellari, priori fyllaba tribus his literis fcripta, β ρ ι,
fequente ζ et α, in recto faltem cafu, in accufativo au-
tem cum litera ν. Ex hoc porro femine panis fit gravis
odoris et ater, membranofam (ut Mnefitheus fcripfit)
fubftantiam habens; quod fi nigrum quoque panem, qui
ex zeia fit, effe afcripfiffet, facilius crederem, id effe fe-
men, quod ab eo zeia nominatur. Eft item in frigidiffi-

BIBΛION A. 5,5

Ed. Chart. VI. [320.]   Ed. Baf. IV. (512.)

χειμεριωτάτοις τῆς Βιθυνίας χωρίοις ὀνομάζεταί τι σπέρμα
ζεόπυρον, οὐκ ἐχούσης τῆς πρώτης συλλαβῆς τὸ ι, καθάπερ
ἔχει παρ᾽ Ὁμήρῳ·

    Πυροί τε ζειαί τ᾽ ἠδ᾽ εὐρυφυὲς κρῖ λευκόν.

ἐξ αὐτοῦ δ᾽ ἄρτος γίνεται πολὺ βελτίων τοῦ κατὰ τὴν Μα-
κεδονίαν τε καὶ Θράκην. καὶ σχεδὸν, ὥσπερ τοὔνομα τὸ
ζεόπυρον ἐξ ἀμφοτέρων σύγκειται τῶν ὀνομάτων, τουτέστι
τῆς ζέας καὶ τοῦ πυροῦ, καὶ ἡ οὐσία μέση τίς ἐστιν ἀμ-
φοῖν, ὥσπερ οἷον αὐτῶν κεκραμένη. τοσοῦτον γοῦν ἐστι τοῦ
πυροῦ χεῖρον, ὅσον τῆς Θρακίας βρίζης ἄμεινον. ὀνόματα
δὲ ταῖς πόλεσιν, ἐν αἷς γίγνεται τὸ σπέρμα τοῦτο, Νίκαια,
καὶ Προῦσα, καὶ Κράσσου καὶ Κλαυδίου πόλεις τε καὶ
Ἡλιούπολις, ἀλλὰ καὶ Δορύλαι, ἥ ἐστι μὲν ἐσχάτη τῆς
Ἀσιανῆς Φρυγίας πόλις. ἔχει δὲ καὶ αὐτὴ ἡ Φρυγία τοιοῦτον
σπέρμα γεννώμενον ἐν τῇ χώρᾳ, καθάπερ καὶ ἄλλαι τινὲς
ὅμοροι πόλεις αὐτῇ. θεάσασθαι δ᾽ ἔστιν τὸν γιγνόμενον
ἄρτον ἐκ τοῦ σπέρματος τούτου τοσοῦτον βελτίονα τοῦ κατὰ
Θράκην τε καὶ Μακεδονίαν ἐκ τῆς βρίζης, ὅσον τοῦ πυρίνου

mis Bitbyniae locis femen quoddam, quod zeopyrum no-
minatur, prima fyllaba *ι* non habente, ut apud Home-
rum habet, quum ait:

   Et zeia et triticum cum foecundo hordeo et albo.

Ex eo autem panis fit praeftantior, quam qui in Mace-
donia aut Thracia ex briza conficitur. Ac fere, quem-
admodum nomen ipfum zeopyrum ex utroque nomine,
zea fcilicet et pyro, id eft tritico, componitur, fic fub-
ftantia ejus inter utrumque media quodammodo eft, ut
fi ex utroque effet commifta: proinde quanto tritico eft
deterius, tanto Thracia briza eft praeftantius. Porro ur-
bium nomina, in quibus femen id provenit, funt Nicaea,
Prufa, Craffopolis, Claudiopolis, Heliopolis et Doryle,
quod quidem extremum eft Phrygiae Afiaticae oppidum;
habet autem et Phrygia ipfa femen ejusmodi in agro pro-
veniens, quemadmodum et aliae quaedam urbes finitimae.
Videre autem eft panem, qui ex hoc femine conficitur,
tanto eo,   qui ex briza in Thracia et Macedonia fit,

χείρονα. μέμνηται δὲ καὶ ζεᾶς καὶ ὁ Θεόφραστος ἐν ἑβδόμῳ
περὶ φυτῶν ὧδέ πως λέγων· τῶν δὲ ὁμοίων κριθῶν καὶ
ὁμοίων πυρῶν, οἷον ζειᾶς, τίφης, ὀλύρας, βρόμου, αἰγί-
λωπος, ἰσχυρότατον καὶ μάλιστα καρπιζόμενον ἡ ζειά, καὶ
βαθύῤῥιζον, καὶ πολύῤῥιζον, καὶ πολυκάλαμον, καὶ παχυ-
κάλαμον. ὁ δὲ καρπὸς κουφότατος, καὶ προσφιλὴς πᾶσι τοῖς
ζώοις. καὶ πάλιν ἐφεξῆς· ἡ δὲ τίφη πάντων κουφοτάτη,
καὶ γὰρ μονοκάλαμον, καὶ λεπτοκάλαμον, διὸ καὶ χώραν
ζητεῖ λεπτὴν, οὐχ ὥσπερ ἡ ζειά λιπαρὰν καὶ ἀγαθήν. εἶτα
τούτοις ἐφεξῆς συνάπτων τάδε γράφει· ἔστι δὲ ταῦτα δύο
καὶ ὁμοιότατα τοῖς πυροῖς, ἥ τε ζειά καὶ ἡ τίφη. Θεό-
φραστος μὲν οὖν ταῦτα περὶ ζειᾶς ἔγραψεν. Ἡρόδοτος δὲ
ἐν τῇ δευτέρᾳ κατὰ τήνδε τὴν λέξιν· ἀπὸ πυρῶν καὶ κρι-
θῶν πολλοὶ ζώουσιν. Αἰγυπτίων δὲ τῶν ποιουμένων ἀπὸ
τούτων τὴν ζωὴν ὄνειδος μέγιστόν ἐστιν, ἀλλ' ἀπ' ὀλυ-
ρῶν ποιοῦνται τὰ σιτία, ἃς ζεὰς μετεξέτεροι καλοῦσιν.
Διοσκουρίδης δὲ ἐν δευτέρῳ περὶ ὕλης ταῦτα γράφει· ζεὰ

effe meliorem, quanto triticeo eft deterior. Meminit zeiae
et Theophraftus libro feptimo de plantis, fic fcribens:
*Inter ea, quae tritico hordeoque funt fimilia, ut zeia,
olyra, tipha, avena et aegilops, zeia eft firmiffima,
copiofiffimeque fructificat, multiplicem altamque radicem
effundit, culmo multiplici et craffo affurgens, fructus
autem eft leviffimus, et cunctis animalibus admodum ju-
cundus.* Deinde fubdit: *Tipha autem omnium eft levif-
fima, nam calamum unicum, eumque tenuem habet:
quare folum gracilius, nec, uti zeia, pingue ac fertile
expofcit.* Poft haec fubjungit: *Sunt autem haec duo,
zeia fcilicet et tipha, tritico fimillima.* Haec quidem de
zeia Theophraftus. Herodotus autem libro fecundo ad
verbum haec fcribit. *Tritico hordeoque plerique victi-
tant, apud Aegyptios vero his in victu uti fummum de-
decus putatur, utuntur autem olyris, quas alii zeias
cum z nominant.* Dioscorides quoque in fecundo De me-
dica materia haec fcribit. *Zeiae duplex eft genus, quo-*

Ed. Chart. VI. [320. 321.]   Ed. Baf. IV. (312. 313.)

διςσὴ, ἡ μὲν γὰρ ἁπλῆ, ἡ δὲ δί(313)κοκκος καλεῖται, ἐν
δυσὶν ἐλύτροις συνεζευγμένον ἔχουσα τὸ σπέρμα. ἔςτι δὲ
τροφιμωτέρα μὲν κριθῆς καὶ εὐστόμαχος, ἀτροφωτέρα δὲ
πυρῶν ἀρτοποιουμένη. κρίμνον δὲ ἁδρότερόν ἐςτι τῇ κατερ-
γασίᾳ τοῦ ἀλεύρου, γιγνόμενον ἐκ τῆς ζειᾶς καὶ πυροῦ, ἐξ
οὗ καὶ ὁ πολτὸς γίνεται. ἔςτι δὲ ἱκανῶς τρόφιμον καὶ εὐ-
κατέργαστον, σταλτικώτερον δὲ κοιλίας τὸ ἀπὸ τῆς ζειᾶς,
μάλιστα μὲν προφρυγείσης. [321] καὶ ὀλύρα δὲ ἐκ τοῦ αὐτοῦ
γένους ἐςτὶ τῆς ζειᾶς, ἀτροφωτέρα δὲ κατὰ τὸ ποσὸν ἐκεί-
νης. ἀρτοποιεῖται δὲ καὶ αὕτη, καὶ κρίμνον ἐξ αὐτῆς ὡσαύ-
τως γίνεται. ἀθάρα δὲ ἐκ τῆς ἀληλεσμένης εἰς λεπτὰ ζειᾶς
σκευάζεται. ἔςτι δὲ ῥόφημα ὥσπερ πολτάριον ὑγρὸν, παιδίοις
ἁρμόζον, ποιεῖ δὲ καὶ εἰς κατάπλασμα. ὁ δὲ τράγος τὸ σπέρμα
μὲν παραπλήσιον χόνδρῳ, ἀτροφώτερος δὲ πολὺ ζειᾶς, διὰ τὸ
πολὺ ἔχειν τὸ ἀχυρῶδες. διὸ καὶ δυσκατέργαστός ἐςτι, καὶ
κοιλίας μαλακτικώτερος. περὶ μὲν οὖν τῶν ζειῶν ἱκανὰ καὶ
ταῦτα. θαυμάσαιτο δ᾽ ἄν τις τοῦ Μνησιθέου μὴ γινώ-
σκοντος, ὅπη διαφέρουσιν αἱ ὄλυραι τιφῶν. ἔςτι γὰρ ἑκάτε-

*rum alterum fimplex, alterum δίκοκκον nominatur, quod
femen duabus membranis conclufum gerat; nutrit autem
hordeo valentius, tum ftomachum juvat; panis ex ea fit,
qui minus tritico nutrit.   Crimnon autem, quod ex zeia
et tritico fit, eftque in tritura craffior farinae pars, ex
qua fit puls, nutrit abunde, et facile conficitur; quod
vero ex zeia fit, ventrem magis cohibet, potiffimum fi
torrefacta prius fuerit.   Praeterea olyra ejusdem cum
zeia eft generis, fed minus aliquanto nutrit: panis quo-
que ex hac fit et crimnon.   Athara autem fit ex zeia
trita tenuiter fub mola; forbetur autem non fecus, ac
liquida pulticula, puerisque eft accommoda; in cata-
plasmatisque ea utimur.   Tragi femen alicae eft quidem
fimile, nutrit autem multo minus, quam zeia, quod
multum aceris habeat; ob id et concoctu eft difficilior,
et alvum magis mollit.   De zeia igitur haec fufficiant.*
Mnefitheum profecto jure quis demiretur, quod discrimen
inter olyram ac tipham non noverit; utrumque enim

ρον ἐν Ἀσίᾳ πολύ, καὶ μάλιστα κατὰ τὴν ὑπερκειμένην Περ-
γάμου χώραν, ὡς τοὺς ἀγροίκους ἀεὶ χρῆσθαι τοῖς ἐξ αὐτῶν
ἄρτοις διὰ τὸ τοὺς πυροὺς εἰς τὰς πόλεις κατακομίζεσθαι,
οἱ μὲν οὖν ὀλύρινοι κάλλιστοι, μετὰ γὰρ τοὺς πυρίνους εἰσὶν,
ὅταν γε εὐγενεῖς ὦσιν αἱ ὄλυραι· δεύτεροι δὲ αὐτῶν οἱ
τίφινοι. μοχθηρῶν δὲ οὐσῶν τῶν ὀλυρῶν, οὐδὲν ἐκείνων
ἀπολείπονται, βελτίστων δὲ τῶν τιφῶν οὐσῶν, οἱ θερμοὶ
τίφινοι πολὺ κρείττους εἰσὶν τῶν ὀλυρίνων. ἑωλισθέντες δὲ
χείρους αὐτῶν γίνονται. ὁλκιμώτερον γὰρ ἔχοντες τὸ σταῖς
πυκνοῦνται πάνυ σφόδρα, καὶ μάλισθ᾿ ὅταν ἀμελῶς σκευα-
σθῶσιν. ὥστε καὶ μετὰ μίαν ἡμέραν ἢ δύο, καὶ πολὺ
μᾶλλον ἐν ταῖς ἐφεξῆς ὁ φαγὼν τὸν ἄρτον τοῦτον οἴεται
πηλὸν ἐγκεῖσθαι τῇ κοιλίᾳ. θερμὸς δὲ ὢν ἔτι καὶ τοῖς ἐκ
τῶν πόλεων σπουδάζεται μετὰ τυροῦ τινος προσφερόμενος.
ἐπιχωρίως δὲ ὀνομάζουσιν αὐτὸν ὀξυγαλάκτινον. εἶναι δὲ χρὴ
καὶ τοῦτον ἁπαλὸν, καὶ τὸν ἄρτον ἔτι διαφυλάττοντα τὴν
ἐκ τοῦ κλιβάνου θερμασίαν. ὁ μὲν οὖν οὕτως ὠπτημένος

in Afia eft frequens, et potiffimum in regione, quae eft
fupra Pergamum, adeo ut ruftici ipfi panibus ex ipfis
factis femper utantur, propterea quod triticum omne in
oppida comportent. Olyrini fane, fi modo ex bona oly-
ra fiant, poft triticeos faltem funt praeftantiffimi; fecundi
autem ab his funt tiphini; quod fi olyrini ex vitiofo femi-
ne fint facti, tiphini non erunt eis inferiores. Calidi vero
panes ex laudatiffima tipha facti olyrinis longe funt prae-
ftantiores, affervati vero deteriores feipfis evadunt; quum
enim maffa illorum fit tenax ac ductilis, denfatur majo-
rem in modum, et maxime quum negligenter parati fue-
rint, adeo ut, qui panem hujuscemodi poft unum aut
duos dies, ac multo magis fequentes aliquot comederit,
putaturus fit lutum ventriculo fuo ineffe; at calidus ad-
huc quum eft, ab ipfis etiam urbanis expetitur, ipfum-
que cum cafeo quodam mandunt, quem vernaculo nomi-
ne oxygalactinon appellant. Porro hunc quoque tenerum
effe oportet, et ipfum panem calorem clibani adhuc re-

BIBΛION Λ. 519

Ed. Chart. VI. [321.]   Ed. Baſ. IV. (315.)

οὐ μόνον τοῖς κατ᾽ ἀγρὸν, ἀλλὰ καὶ τοῖς ἐν ταῖς πόλεσι
περισπούδαστός ἐστιν. ὃ δὲ τριῶν ἢ τεττάρων ἡμερῶν
καὶ τοῖς ἀγροίκοις αὐτοῖς ἀηδέστερος μὲν ἤδη βρωθῆναι,
δυσχερέστερος δὲ πεφθῆναι, βραδυπορώτερος δὲ κατὰ γαστέ-
ρα, τοῦ θερμοῦ μηδὲ τοῦτ᾽ ἔχοντος τὸ σύμπτωμα. πολὺ
μὲν γὰρ ἀπολείπεται διαχωρήσεως ἕνεκα τοῦ κριθίνου,
μεμπτὸς δ᾽ οὐκ ἔστιν ὁμοίως τῷ κεγχρίνῳ, καὶ μέντοι καὶ
τρέφει τὸ σῶμα θερμὸς ὢν ἱκανῶς, ὡς μὴ ἀπολείπεσθαι
πολὺ τοῦ πυρίνου συγκομίστου. τὸ δὲ σπέρμα τὸ τῆς τίφης
ἔχει μὲν ἔξωθεν λέμμα, καθάπερ καὶ ὄλυρα καὶ κριθὴ,
πτισθὲν δὲ ἀρτοποιεῖται, καὶ ὅλως εἰς χρῆσιν ἄγεται. καὶ
γὰρ ἐξ ὕδατος ἑψηθὲν ἐσθίεται κατὰ τὸν ὑπὸ τῶν ἀγροίκων
ὀνομαζόμενον ἀπόθερμον, ἐμβαλλομένου τοῦ πρὸς ἡμῶν
μὲν ἑψήματος, ὑπ᾽ ἐνίων δὲ σιραίου καλουμένου. καί ποτε
καὶ μεθ᾽ ἁλῶν ἐσθίεται, καθάπερ ἔφην ἐδηδοκέναι τοὺς
πυροὺς αὐτοὺς ἐγώ. τὴν δὲ εὐγενεστάτην ὄλυραν ὅταν, ὡς
χρὴ, πτίσσωσιν, τὸν ὀνομαζόμενον τράγον ποιοῦσιν, ᾧ πολλαὶ

tinere. Qui certe in hunc modum eſt aſſatus, non ruſti-
cis modo, ſed urbanis quoque hominibus in deliciis ha-
betur; qui vero trium quatuorve dierum eſt, vel ipſis
ruſticis manditur inſuavius; praeterea concoctu eſt diffi-
cilior, ac tardius per alvum ſubducitur, quae calido mi-
nime accidunt; qui tametſi hordeaceo, quod ad dejectio-
nem pertinet, multum relinquitur, non tamen in eo
adeo, ut miliaceus, eſt vituperandus; quin etiam cor-
pus admodum, dum calidus eſt, nutrit, ut pene triticeo
ſyncomiſto par ſit. Habet autem tiphae ſemen extrinſe-
cus corticem, veluti olyra et hordeum, verum decorti-
catum in panes congeritur, omninoque uſui accommo-
datur; nam et ex aqua manditur elixum haud aliter, ac
vocatus a ruſticis apothermus, ſapa (quam alii σίραιον, nos
ἕψημα vocamus) injecta; nonnunquam etiam cum ſale
eſitatur, quomodo me triticum ipſum retuli comediſſe.
Ex nobiliſſima autem olyra, quum, ut decet, ſuerit de-
corticata, nominatum tragum conficiunt, quo plerique

520 ΓΑΛΗΝΟΥ ΠΕΡΙ ΤΡΟΦΩΝ ΔΥΝΑΜ.

Ed. Chart. VI. [321. 322.]　　　　　　Ed. Baf. IV. (313.)

χρῶνται δι᾽ ὕδατος ἕψοντες, εἶτα τὸ μὲν ὕδωρ ἀπογέοντες,
ἐπιχέοντες δὲ σίραιον, ἢ οἶνον γλυκὺν, ἢ οἰνόμελι· παρεμ-
βάλλουσι δὲ καὶ κώνους ἐν ὕδατι διαβεβρεγμένους, ὡς ἐπὶ
τὸ πλεῖστον ἐξῳδηκέναι. τινὲς δὲ ὁμογενὲς μὲν, οὐχ ὁμοει-
δὲς δὲ τὸ σπέρμα τοῦτο ταῖς ὀλύραις εἶναί φασι. πολλὰ δὲ
καὶ ἄλλα σπέρματα παραπλήσια μὲν, οὐκ ἀκριβῶς δὲ ταὐτὸν
εἶδος ἔχοντα τοῖς εἰρημένοις ἐστὶ, τὰ μὲν ἐν τῷ μεταξὺ
κριθῆς τε καὶ τίφης, τὰ δὲ ὀλύρας τε καὶ τίφης, ἢ μεταξὺ
πυροῦ τε καὶ τῆς ὀλύρας. ἔνια δ᾽ ἐγγυτάτω τῆς φύσεώς
ἐστι, τὰ μὲν ὀλύρας, τὰ δὲ κριθῆς, ἢ τίφης, ἢ πυροῦ,
καθάπερ ἄλλα, τὰ μὲν ἐλύμου, τὰ δὲ κέγχρου προσηγορίας
ἔχοντα, τινὰ μὲν ἁπλᾶς, ὥσπερ ἐν Ἰταλίᾳ ἐξ οὗ τὸν χόν-
δρον ποιοῦσιν, ἔνια δὲ συνθέτους, [322] ὡς ἐν Καππαδο-
κίᾳ μὲν τὸ καλούμενον γυμνόκριθον, κατὰ δὲ τὴν Βιθυνίαν
τὸ ζεόπυρον. ἄμεινον δ᾽ ἐστὶ ἀποστάντα τῆς τοιαύτης
ἱστορίας οὐ μόνον τῶν ὀνομάτων, ἀλλὰ καὶ τῶν σπερμά-
των, ἕνα τινὰ κοινὸν ὑπὲρ ἁπάντων λόγον διελθεῖν. ὅσα
μὲν ἐν ὄγκῳ βραχεῖ πλείστην οὐσίαν ἔχει, καὶ ταυτην πα-

utuntur primum in aqua decoquentes, deinde, ea effuſa,
ſapam, aut vinum dulce, aut mulſum infundentes, ſu-
perinjiciunt et pineas nuces aqua praemaceratas, donec
plurimum intumuerint.　Quidam autem ſemen hoc ge-
nere quidem, non tamen ſpecie, cum olyris idem eſſe
affirmant.　Sunt autem et alia permulta ſemina praedictis
quidem affimilia, non tamen eadem penitus ſpecie, quae
partim in hordei ac tiphae, partim in tiphae olyraeque,
aut olyrae et tritici medio ſunt loco; quaedam vero ad
olyrae, alia ad hordei aut tiphae, alia ad tritici, ceu
alia ad panici, alia ad milii naturam, proxime accedunt:
quae nomina habent, alia ſimplicia, ut in Italia ex quo
alicam faciunt, alia compoſita, ut in Cappadocia quod
vocatur gymnocrithon, id eſt hordeum nudum ac corti-
cis expers, in Bithynia autem zeopyron.　Verum ſatius
fuerit, ejusmodi nominum ac ſeminum disquiſitione omiſ-
ſa, de omnibus communi quodam ſermone tractare.　Quae
igitur parva mole plurimam habent ſubſtantiam eamque

BIBΛION A. 521

Ed. Chart. VI. [322.]   Ed. Baf. IV. (313.)

χεῖαν καὶ γλίσχραν, εὐχυμότατά τε καὶ τροφιμώτατα ταῦτ᾽
ἔστιν, οὐ μὴν ὑποχωρεῖ γε ῥᾳδίως· ὅσα δ᾽ ἔμπαλιν τοῖσδε
χαύνην μὲν ἔχει καὶ μαλακὴν οὐσίαν, τὰ μόρια δὲ αὐτῶν
πιτυρώδη, διαχωρεῖται μὲν ἄμεινον, ἧττον δὲ τρέφει. τού-
των δὲ αὐτῶν ὅσα δυσώδη τέ ἐστι καὶ ἀηδίαν τινὰ ἔχοντα
κατὰ τὴν γεῦσιν, εὔδηλον ὡς κακόχυμά τε καὶ δύσπεπτα
πάντ᾽ ἐστί. τοῦ δὲ ἐν ὄγκῳ μικρῷ πλείστην οὐσίαν εἶναι
τό τε βάρος ἱσταμένων αὐτῶν ἐπὶ ζυγοῦ σημεῖον ἔστω σοι,
καὶ τὸ τῶν ἀλεύρων πλῆθος· ἐξ ὀλίγου γὰρ ὄγκου πολὺ
γίνεται τοῖς πεπιλημένην ἔχουσιν τὴν οὐσίαν σπέρμασιν.
ἡ δὲ κατὰ θερμότητά τε καὶ ψυχρότητα διαφορὰ πρὸ μὲν
τοῦ προσενέγκασθαί τε καὶ λαβεῖν ἔσω τοῦ σώματος ἔκ τε
τῆς χροιᾶς ἐπιλογιζέσθω σοι καὶ τῆς γεύσεως καὶ τῆς ἔξω-
θεν ἐπιτιθεμένων αὐτῶν χρήσεως· ἐπὶ δὲ τῷ προσενέγκα-
σθαι καὶ λαβεῖν ἔσω τοῦ σώματος διάγνωσις ἀκριβὴς καὶ
συναίσθησις αὐτοῖς τοῖς φαγοῦσι γίνεται κατά τὴν γαστέρα
τοῦ θερμαίνειν τὸ ληφθὲν, ἢ ψύχειν, ἢ μηδέτερον ἐπιφα-

craſſam ac viſcidam, optimi ſunt ſucci ac multi alimenti,
non tamen facile per alvum ſecedunt; quae vero his
ſunt contraria, mollem quidem ac laxam habent ſub-
ſtantiam, partes autem ipſorum furfureae citius quidem
ſubducuntur, ſed alunt minus. In his ipſis quae graveo-
lentia ſunt, et guſtum quendam habent injucundum, per-
ſpicuum eſt, quod omnia et pravi ſucci ſunt, et coctu dif-
ficilia. Quod autem exiguae moli permultum inſit ſub-
ſtantiae, tum ex pondere, cum in ſtatera appenduntur,
tum ex farinae copia cognoſces; ea namque copioſa in
iis ſeminibus, quae compacta denſaque ſunt ſubſtantia,
ab exigua mole redditur. Porro caliditatis et frigiditatis
diſcrimen ante quidem, quam edantur atque intro in
corpus ſumantur, quum ex colore et guſtu facile tibi
erit colligere, tum etiam ex uſu, quem foris applicata
afferunt; poſtea autem quam eſitata atque intro in cor-
pus ſumpta ſuerint, exactam ſui dignotionem ac ſenſum,
dum in ventre ſunt, iis, qui ſumpſerint, afferunt, quod
caleſaciant, aut refrigerent, aut neutrum horum manifeſte

522 ΓΑΛΗΝΟΥ ΠΕΡΙ ΤΡΟΦΩΝ ΔΥΝΑΜ.

Ed. Chart. VI. [322.]   Ed. Baf. IV. (313.)

νῶς ἐργάζεσθαι. χροιᾷ δὲ κατὰ φύσιν ἐν μὲν κριθαῖς καὶ
ὀλύραις ἡ λευκή, τῶν πυρῶν δὲ ἡ ὑπόξανθος. αἱ τίφαι δὲ
καὶ τῶν πυρῶν εἰσι ξανθότεραι. καὶ μέντοι καὶ πεπίληται
τὸ σῶμα αὐτῶν εἰς πυκνότητα, καὶ ἴσως καὶ τοῦτο συντελεῖ
τι πρὸς τὴν σμικρότητα τοῦ σπέρματος· ἀπολείπονται γὰρ
οὐκ ὀλίγῳ κατὰ τὸ μέγεθος τῶν πυρῶν. ἔνιοι δὲ ἐν τῷ τῶν
πυρῶν γένει καὶ τοῦτο τίθενται τὸ σπέρμα. καὶ τό γε παρ᾽
Ὁμήρῳ λεγόμενον ἐπὶ τῶν ἵππων, ἔνθα φησὶν ὁ Ἕκτωρ
πρὸς αὐτοὺς,

   Ὑμῖν μὲν προτέροισι μελίφρονα πυρὸν ἔθηκα,

ἐπὶ τοῦ τῆς τίφης σπέρματος εἰρῆσθαι λέγουσι· μικρὸν γὰρ
εἶναι πυρὸν αὐτοῖς, καὶ τοὺς ἵππους ταύτας μὲν ἀβλαβῶς
ἐσθίειν, τοὺς δὲ ὄντως πυροὺς οὐκ ἀβλαβῶς. οὐκ ἀπιθά-
νως δ᾽ ἄν τις ὀνομάζοι πυρὸν μικρὸν τὴν τίφην, καὶ τῇ
χροιᾷ, καὶ τῇ πυκνότητι, καὶ τῇ θερμότητι τῆς δυνάμεως ἐοι-
κυῖαν αὐτοῖς.

Κεφ. ιδ´. [Περὶ βρόμου.] Τοῦτο τὸ σπέρμα πλεῖστόν ἐστιν ἐν
Ἀσίᾳ, καὶ μάλιστα κατὰ τὴν ὑπερκειμένην Περγάμου Μυσίαν,
ἔνθα καὶ τίφαι καὶ ὄλυραι πάμπολλαι γίγνονται. τροφὴ δ᾽ ἐστὶν

efficiant. Quod vero ad colorem naturalem attinet, in
hordeis quidem et olyris eſt albus, in triticis autem ſub-
flavus; tiphae autem vel triticis ſunt flaviores. Quin et
harum corpus coactum eſt ac denſum, quod fortaſſis ad
ſeminis parvitatem nonnihil adfert momenti, eſt enim id
tritico longe exilius, quamquam non deſint, qui ipſum
quoque in tritici numero ponant, et quod apud Homerum
de equis dicitur, ubi illos Hector ita affatur,

Triticum enim vobis primum praedulce ferebam,
de tiphae ſemine dictum eſſe aiunt; eſſe enim illam equis
parvum triticum, eamque ipſos ſine noxa mandere, ve-
rum autem triticum non ſine noxa. Nec abſurde certe
tipham quis triticum exile vocaverit, quum ei et colore
et denſitate et caliditate ſit adſimilis.

Cap. XIV. [De bromo.] Hoc ſemen in Aſia eſt fre-
quentiſſimum, et potiſſimum in Myſia, quae eſt ſupra Perga-
mum, ubi et tiphae et olyrae uberrimus eſt proventus. Ju-

ὑποζυγίων, οὐκ ἀνθρώπων, εἰ μή ποτε ἄρα λιμώττοντες
ἐσχάτως ἀναγκασθεῖεν ἐκ τούτου τοῦ σπέρματος ἀρτοποιεῖ-
σθαι. χωρὶς δὲ λιμοῦ δι᾽ ὕδατος ἑψηθὲν ἐσθίεται μετ᾽
οἴνου γλυκέος, ἢ ἑψήματος, ἢ οἰνομέλιτος ὁμοίως τῇ τίφῃ.
θερμότητος δὲ ἱκανῶς μετέχει παραπλησίως ἐκείνῃ, καίτοι
οὐχ ὁμοίως αὐτῇ σκληρὸν ὑπάρχον. διὸ καὶ τροφὴν ἐλάτ-
τονα παρέχει τῷ σώματι. καὶ ἄλλως δέ ἐστιν ἀηδὴς ὁ ἐξ
αὐτοῦ γενόμε(314)νος ἄρτος, οὐ μὴν ἐπισχετικὸς γαστρὸς,
ἢ προτρεπτικός, ἀλλ᾽ ἐν τῷ μέσῳ κατά γε τοῦτο τεταγμένος.

Κεφ, ιε᾽, [323] [Περὶ κέγχρου καὶ ἐλύμου, ὃν καὶ
μελίνην ὀνομάζουσι.] Γίνεται μὲν ἄρτος ποτὲ κἀκ τούτων,
ὅταν ἀπορία καταλάβῃ τῶν προγεγραμμένων σιτηρῶν ἐδεσμά-
των. ὀλιγότροφος δ᾽ ἐστὶ καὶ ψυχρός, καὶ δῆλον ὅτι
κραῦρός ἐστι καὶ ψαθυρὸς, ὡς ἂν μηδὲν ἔχων ἐν αὐτῷ
μήτε λιπαρὸν μήτε γλίσχρον. εἰκότως οὖν ὑγραινομένην
γαστέρα ξηραίνει. τὸ δὲ ἄλευρον ἕψοντες αὐτῶν ἐν τοῖς
ἀγροῖς, εἶτα πιμελὴν χοιρείαν ἢ ἔλαιον ἀναμιγνύντες ἐσθίουσι,
κρείττων δ᾽ ἐστὶν ἐλύμου κέγχρος εἰς πάντα, καὶ ἡδίων ἐς

mentorum autem eſt alimentum, non hominum, niſi utique
aliquando extrema fame ad panes ex eo quoque ſemine con-
ficiendos compellantur: citra famem autem coctum ex
aqua manditur cum vino dulci, aut ſapa, aut mulſo, non
aliter quam tipha. Calidum autem eſt admodum, non
ſecus ac illa, quanquam non aeque eſt durum; ex quo
minus quoque corpus nutrit; et panis, qui ex eo fit, alio-
qui eſt inſuavis, non tamen alvum aut ſiſtit, aut proritat,
ſed, quod ad id ſaltem pertinet, medium locum obtinet.
    Cap. XV.   [De milio et panico, quod melinen
vocant.]   His item in pane nonnunquam utuntur, ur-
gente dictarum frugum penuria.   Panis tamen, qui ex eis
fit, exigui eſt alimenti ac frigidus, perſpicuumque eſt,
quod praearidus eſt ac friabilis, nihil enim in ſe habet
neque lentoris, neque pinguedinis, jure ergo alvum hu-
mentem deſiccat.   Agricolae autem horum farinam coquen-
tes, deinde adipem ſuillam aut oleum miſcentes eſitant.
Porro milium ad omnia panico eſt praeſtantius, ſuaviusque

ἐδωδήν, καὶ εὐπεπτός ἐστι, καὶ ἧττον ἐπέχει γαστέρα, καὶ
μᾶλλον τρέφει. καὶ μετὰ γάλακτος δ᾽ ἐνίοτε τὸ ἄλευρον
αὐτοῦ ἑψήσαντες ἐσθίουσιν, ὥσπερ τὸ τῶν πυρῶν, οἱ ἄγροικοι.
καὶ δῆλον ὅτι τὸ ἔδεσμα τοῦτο τοσούτῳ κρεῖττόν ἐστι
καταμόνας αὐτὸ ἐσθιόμενον, ὅσῳ καὶ τὸ γάλα τῆς ἀμφοτέρων
φύσεως εἰς εὐχυμίαν τε καὶ τἆλλα πάντα διενήνοχε. λέγω δὲ
τἆλλα πάντα πέψιν τε καὶ ὑπαγωγὴν γαστρὸς, ἀνάδοσίν τε
καὶ τὴν ἐν τῷ προσφέρεσθαι γλυκύτητα καὶ ἡδονήν. οὐδὲν
γὰρ ἡδὺ τοῖς σπέρμασι τούτοις ὑπάρχει, καὶ μάλιστα τῷ
ἐλύμῳ κατά γε τὴν ἡμετέραν Ἀσίαν· ἐν ἄλλοις γὰρ ἔθνεσιν,
ὥσπερ καὶ ἐν Ἰταλίᾳ, πολὺ βελτίων τυγχάνει.

Κεφ. ις᾽. [Περὶ ὀσπρίων.] Ὄσπρια καλοῦσιν ἐκεῖνα τῶν
Δημητρίων σπερμάτων, ἐξ ὧν ἄρτος οὐ γίνεται, κυάμους, πισσοὺς,
ἐρεβίνθους, φακοὺς, θέρμους, ὄρυζαν, ὀρόβους, λαθύρους,
ἀράκους, ὤχρους, φασήλους, τῆλιν, ἀφάκην, εἴτε τι τοιοῦτον.
περὶ πάντων οὖν ἐξῆς ἐρῶ τῆς δυνάμεως, ὡς ἂν γιγνώσκων
τις ἀβλαβέστερον αὐτοῖς χρῷτο.

editur, facile concoquitur, ventrem minus fiftit, magis
nutrit. Nonnunquam autem ruftici farinam ipforum lacti
incoctam mandunt, non aliter quam tritici; et liquet,
quod id edulium, ipfum per fe fumptum, tanto eft prae-
ftantius, quanto lac utriusque feminis naturam ad boni
fucci procreationem aliaque omnia excellit; dico autem
alia omnia concoctionem, ventris fubductionem, diftri-
butionem et ipfam in edendo dulcedinem ac volupta-
tem. Nihil enim fuavitatis feminibus ineft, praefertim
panico, quod in noftra Afia nafcitur; nam apud alias
gentes, ut in Italia, multo melius provenit.

Cap. XVI. [De leguminibus.] Legumina appellant
ea Cerealia femina, ex quibus panis non fit, ut puta fabas,
pifa, cicera, lentes, lupinos, oryzam, ervum, ciceres, ara-
cos, ervilias, phafelos, foenum Graecum, aphacen, et fi
qua funt fimilia. De quorum omnium facultate deinceps
tractabimus, ut, quum ea nota fuerint, ufus ipforum mi-
nus fit noxius.

BIBΛION Λ. 525

Ed. Chart. VI. [323. 324.]   Ed. Baf. IV. (314.)

Κ ε φ. ιζ΄. [Περὶ ὀρύζης.] Τῷ σπέρματι πάντες εἰς ἐπίσχεσιν
γαστρὸς χρῶνται, τὴν ἕψησιν αὐτοῦ παραπλησίαν ποιοῦντες χόν-
δρῳ. δυσπεπτότερον δέ ἐστιν χόνδρου, καὶ τρέφει ἧττον, ὥσπερ
γε καὶ εἰς ἐδωδῆς ἡδονὴν ἀπολειπόμενον αὐτοῦ πάμπολυ.
Κ ε φ. ιη΄. [Περὶ φακῶν.] Οὐδ' ἐκ τούτων ἀρτοποιεῖταί τις,
ἀλιπεῖς γάρ εἰσιν καὶ ψαθυροὶ, στυπτικὸν ἔχοντες τὸ λέμμα, τὴν
δ' οἷον σάρκα παχύχυμόν τε καὶ γεώδη, καὶ βραχύ τι ἔχουσαν
αὐστηρᾶς ποιότητος, ἧς τὸ λέμμα πολλῆς μετέχει. χυμὸς
δ' ἐν αὐτοῖς ἐστιν, ὡς καὶ πρόσθεν εἶπον, ἐναντίος τῷ
στυπτικῷ. διὸ κἂν ἐψήσας τις αὐτοὺς ἐν ὕδατι προσενέγκη-
ται τὸ ὕδωρ, ἡδύνας ἁλσὶν, ἢ γάρῳ, καὶ μετ' αὐτῶν ἐλαίῳ,
διαχωρητικὸν γίνεται πόμα. δὶς δ' ἑψηθέντων, ὥσπερ
εἴρηται, τῶν φακῶν, ἡ ἐξ αὐτῶν σκευαζομένη φακῆ καὶ τὴν
ἐναντίαν ἔχει δύναμιν τῷ χυλῷ, ξηραίνουσα τὰ κατὰ γαστέ-
ρα ῥεύματα, καὶ τόνον ἐντιθεῖσα τῷ στομάχῳ, καὶ τοῖς ἐν-
τέροις, καὶ συμπάσῃ τῇ γαστρί. διὰ τοῦτο οὖν οἰκεῖόν ἐστιν
ἔδεσμα κοιλιακῶν τε καὶ δυσεντερικῶν. [324] ἡ δὲ ἀφηρη-

Cap. XVII. [De oryza.] Semine hoc omnes in fiftenda
alvo utuntur, ipfum eodem modo, quo alicam, coquentes;
difficilius tamen, quam alica, conficitur, et minus alit,
ceu utique et in edendi fuavitate ab ea quam plurimum
relinquitur.

Cap. XVIII. [De lentibus.] Neque ex his panem quis
facit, aridae enim funt ac friabiles, corticemque habent
adftringentem, et quae ipforum eft velut caro, craffi eft
fucci ac terrei, aufteram qualitatem habens exiguam, cujus
cortex multae eft particeps. Succus porro in ipfis eft,
ut ante retulimus, adftringenti contrarius. Quocirca fi quis
in aqua ipfas coxerit, et deinde aquam fale, aut garo,
et cum ipfis oleo condiens fumpferit, potus is alvum deji-
cit. At ex bis decoctis lentibus ad eum modum, quem
retulimus, lens apparata facultatem habet fucco contra-
riam, ut quae ventris fluxus ficcet, ftomachum, inteftina
et totum denique ventrem corroboret; quamobrem coelia-
cis et dyfentericis cibus eft accommodus. Lens vero de-

526 ΓΑΛΗΝΟΥ ΠΕΡΙ ΤΡΟΦΩΝ ΔΥΝΑΜ.

Ed. Chart. VI. [324.]　　　　　　　　　Ed. Baf. IV. (314.)

μένη τὸ λέμμα φακῇ τὸ μὲν ἰσχυρὸν τῆς στύψεως ἀπόλλυσι,
καὶ τὰ αὐτῇ συνεπόμενα δηλονότι, τροφιμωτέρα δὲ γίνεται
τῆς ἀπτίστου, παχύχυμός τε οὖσα καὶ κακόχυμος καὶ βρα-
δύπορος, οὐ μὴν ξηραντική γε τῶν κατὰ τὴν γαστέρα ῥευμάτων,
ὥσπερ ἡ ἄπτιστος. εἰκότως οὖν οἱ πλεονάζοντες ἐν τούτῳ
τῷ ἐδέσματι τούς τε καλουμένους ἐλέφαντας ἔχουσι καὶ
τοὺς καρκίνους· ἐπιτήδειον γάρ ἐστι τὸ παχὺ καὶ ξηρὸν
ἔδεσμα μελαγχολικὸς γενέσθαι χυμός. οἷς οὖν ἐστιν ὑδατώ-
δης ἐν ταῖς σαρξὶ καχεξία, τούτοις μόνον ὠφέλιμον ἔδεσμα
φακῇ, καθάπερ τοῖς ξηροῖς καὶ αὐχμώδεσι βλαβερώτατον.
ὡσαύτως δὲ καὶ τὴν ὄψιν ἀμβλύνει μὲν τὴν ὑγιεινῶς δια-
κειμένην ὑπερξηραίνουσα, τὴν δὲ ἐναντίως ἔχουσαν ὀνίνησιν.
οὐκ ἐπιτήδειός ἐστιν οὐδ᾽ εἰς τὰς ἐμμήνους καθάρσεις, παχὺ
καὶ δύσρουν ἐργαζομένη τὸ αἷμα, τῷ δὲ καλουμένῳ ῥῷ
γυναικείῳ χρησιμωτάτη. τὴν δ᾽ ἐναντίαν αὐτῇ κατά γε τοῦ-
το δύναμιν ἐχούσης τῆς πτισάνης, ἐξ ἀμφοτέρων μιχθέντων
ἔδεσμα γίγνεται κάλλιστον, ὃ καλοῦσιν οἱ παρ᾽ ἡμῖν ἄνθρω-

corticata, ut illam adſtringendi vehementiam et ea, quae
ipſam conſequuntur, amittit, ita magis nutrit, quam quae
cortice ſpoliata non eſt, ſuccum craſſum pravumque gi-
gnit, tardeque commeat, non tamen alvi fluxus deſiccat,
uti ea, cui cortex non eſt ademptus. Jure igitur, qui lar-
gius hoc edulio utuntur, elephantiaſim quam vocant et
cancros incurrunt, ſi quidem craſſa ſiccaque cibaria ſuc-
eo melancholico generando ſunt idonea. Quare iis dum-
taxat, quibus aquea in carnibus eſt eachexia, lens utilis
eſt cibus, ſicuti aridis et ſquallentibus admodum noxius.
Eandem ob cauſam viſum integrum et inculpatum hebe-
tat, ipſum immoderate exiccans, ei vero, qui contrario
modo ſe habet, eonſert. Menſtruis autem purgationibus
non eſt accommoda, craſſum enim et tardifluum ſangui-
nem reddit, at muliebri nuncupato profluvio eſt utiliſſi-
ma. Quum autem ptiſana in eo ſaltem contrariam ipſi
habeat facultatem, ex amborum mixtione praeſtantiſſimum
edulium componitur, quod homines noſtrates phacoptiſa-

BIBΛION Α. 527

Ed. Chart. VI. [324.]   Ed. Baf. IV. (314.)

ποι φακοπτισάνην, οὐκ ἴσον τῷ μέτρῳ μιγνύντες, ἀλλ'
ἔλαττον ἐμβαλόντες τῆς πτισάνης, ὡς ἂν χυλουμένης τε καὶ
εἰς ὄγκον αἰρομένης μέγαν. οἱ φακοὶ δ' ἐψημένοι βραχύ τι
προσανοιδίσκουσιν. ἥ γε μὴν ἄρτυσις ἡ αὐτὴ καὶ τούτῳ
τῷ ἐδέσματι τῇ κατὰ τὴν πτισάνην ἐστὶ, πλὴν ὅτι θύμ-
βρας ἢ γλήχωνος ἐπεμβαλλομένης ἡδεῖά] τε ἅμα καὶ εὐ-
πεπτοτέρα γίνεται, τῆς πτισάνης οὐ χαιρούσης τούτοις, ἀλλ'
ἀρκουμένης ἀνήθῳ καὶ πράσῳ μόνῳ. μοχθηροτάτη δ' ἐστὶν
σκευασία φακῆς ἡ διὰ τοῦ σιραίου τοῖς πλουσίοις παρα-
σκευαζομένη ὑπὸ τῶν μαγείρων. δεῖται γὰρ οὐ παχυνόντων
μίξεως, ἀλλ' ὑγρῶν καὶ τεμνόντων τὸ πάχος αὐτῆς μᾶλλον.
ἡ δὲ τῷ σιραίῳ μιχθεῖσα τὰς καθ' ἧπαρ ἐμφράξεις ἐργάζε-
σθαι πέφυκεν. αὐξάνει δὲ καὶ τὰς φλεγμονὰς ἔν τε τούτῳ
τῷ σπλάγχνῳ καὶ σπληνὶ, εἰ μὴ μέλιτός τι προσλάβοι βελ-
τίων γιγνομένη· πρόδηλον δὲ, ὅτι καὶ τὰς σκιρρώδεις δια-
θέσεις ἀμφοτέρων τῶν σπλάγχνων παροξύνει. κρέας δὲ χοί-
ρειον εἰ βούλει συνέψειν, τῇ μὲν πτισάνῃ τὸ πρόσφατον, τῇ
δὲ φακῇ τὸ ταριχηρὸν ἁρμόττον εὑρήσεις, ὥσπερ γε τὸ

nam nuncupant, utrumque haud aequali portione mifcen-
tes, fed ptifanae minus injicientes, ut quae in fuccum
vertatur, et in molem magnam attollatur, lens autem cocta
exiguum quendam tumorem afcifcat. Hoc tamen edulium
eodem, quo ptifana, modo paratur, praeterquam quod
fatureia aut pulegium adjicitur; quo fit, ut fuavius fimul
et concoctu facilius reddatur, cum ptifana illis minime
gaudeat, fed folo anetho porroque fit contenta. Peffime
autem coqui divitibus lentem fapa apparant, quandoqui-
dem lens haudquaquam incraffantium mixtionem poftu-
lat, fed humidorum potius, et quae fuam ipfius craffitiem
incidant; cui vero fapa commifcetur, jecoris obftructiones
folet gignere, vifcerisque hujus ac lienis inflammationes
inauget, nifi melle addito melior fiat: perfpicuum autem
eft, quod et fcirrhofos vifceris utriusque affectus exacer-
bat. Quod fi fuillam fimul libeat coquere, ptifanae qui-
dem recentem, lenti autem fale jamdiu conditam repe-
ries accommodam, veluti fane, quae inter eas eft media,

μεταξὺ τούτων, ὃ νεαλὲς ὀνομάζουσι, τῇ φακοπτισάνῃ χρή-
σιμον εἰς ἡδονήν τε καὶ πέψιν ἐστίν. ἥ γε μὴν εἰς τοὺς
παχεῖς χυμοὺς ἐπίδοσις τῇ φακῇ μετὰ τῶν ταριχηρῶν κρεῶν
ἐσθιομένη μᾶλλον γίνεται, καὶ γὰρ καὶ ταῦτα παχύτερόν τε
καὶ μελαγχολικώτερον αἷμα γεννᾷ. διόπερ οὐ χρὴ πλεονά-
ζειν οὐδ᾽ ἐν τούτοις, καὶ μάλιστα ὅταν ἤτοι μελαγχολικὸν,
ἢ λίαν παχύχυμον, ἢ ὅλως κακόχυμον ᾖ τινι τὸ σῶμα. τὰ
δ᾽ αὐτὰ καὶ περὶ τῶν χωρῶν, ὡρῶν τε καὶ καταστάσεων
ἐπινοεῖν σε χρὴ καθ᾽ ἕκαστον ἔδεσμα, φειδόμενον μὲν ἐν
φθινοπώρῳ τῶν μελαγχολικῶν καὶ ξηραινόντων ἐδεσμάτων,
ἐν χειμῶνι δὲ χρώμενον, ὥσπερ γε καὶ κατὰ τὸ θέρος τοῖς
ὑγραίνουσι καὶ ψύχουσιν· ἐν ἦρι δὲ, μέσης ὄντι κράσεως,
τὰ μέσα ταῖς δυνάμεσιν σιτία προσενεγκτέον. ἔστι δέ τι τῶν
μέσων οὐχ ἓν εἶδος. ἔνια μὲν γὰρ τῷ μηδ᾽ ὅλως μετέχειν
τῶν ἄκρων ἐστὶ τοιαῦτα, τινὰ δὲ ἐκ τῆς ἀμφοῖν ἰσοκρα-
τουσῶν μίξεως ἐπικτᾶται τὴν μεσότητα, καθάπερ ὀλίγον
ἔμπροσθεν ἔλεγον, ὅταν τῇ πτισάνῃ μίξῃ τις τὴν φακῆν.

quam nuper falfam appellant, phacoptifanae eſt accom-
moda, tum ſi ſuavitatem, tum etiam ſi coctionem ſpectes.
Magis tamen lens cum ſalſis carnibus eſitata craſſos hu-
mores augebit; nam hae quoque ſanguinem craſſiorem
et melancholicum magis generant. Quapropter non eſt his
copioſius utendum, et maxime ſi cui corpus ſit aut me-
lancholicum, aut craſſo, aut (ut omnia complectar) pravo
ſucco abundet. Haec eadem et de regionibus, anni tem-
poribus et aëris conſtitutionibus in quoque edulio in-
telligere oportet, ac autumno quidem melancholicis cibis
ac ſiccantibus abſtinere, hyeme vero eis uti, quemad-
modum ſane aeſtate humectantibus et refrigerantibus, vere
autem, quod medii ſit temperamenti, mediae facultatis
cibos edere. Eſt porro mediorum non una ſpecies, quae-
dam enim ſunt hujusmodi, quod extremorum omnino ſint
experta, quaedam autem ex amborum aeque pollentium
mixtione mediocritatem ſunt adepta, quod paulo ante
dixi, quum quis ptiſanae lentem commiſcuerit. Sic et

οὕτω δὲ καὶ τὴν τευτλοφακῆν ὁ Ταραντῖνος Ἡρακλείδης οὐ
μόνον ὑγιαίνουσιν, ἀλλὰ καὶ νοσοῦσιν ἐδίδοτο. μέσον γὰρ
καὶ τοῦτ᾽ ἔστιν ἐξ ἐναντίων συγκείμενον ἔδεσμα, διὸ τεῦτλον
μὲν ἧττον ὑπέρχεται, φακῇ δὲ διαχωρεῖται μᾶλλον. εὔδηλον
δὲ, ὅτι καὶ ὁ ἀναδιδόμενος ἐξ αὐτῆς χυμὸς εἰς τὸ σῶμα
μικτὸς ἐκ τῆς ἀμφοτέρων ἐστὶ δυνάμεως, τῆς τε φακῆς καὶ
τοῦ τεύτλου.

Κεφ. ιθ´. [325] [Περὶ κυάμων.] Πολλὴ καὶ τούτων ἐστὶν
ἡ χρῆσις, ἔτνους ἐξ αὐτῶν ἐσκευασμένου, τοῦ τε ἐν ταῖς χύτραις
ὑγροῦ καὶ τοῦ παχέος ἐν ταῖς (315) λοπάσι. καὶ τρίτη δ᾽ ἐστί
τις ἐξ αὐτοῦ σκευασία, μετὰ πτισάνης γιγνομένη. καὶ πλεί-
στῳ γε τούτῳ τῷ ἐδέσματι καθ᾽ ἑκάστην ἡμέραν οἱ παρ᾽
ἡμῖν μονομάχοι χρῶνται, σαρκοῦντες τὴν τοῦ σώματος ἕξιν,
οὐκ ἐσφιγμένη τε καὶ πυκνῇ σαρκὶ, καθάπερ τὸ χοίρειον
κρέας, ἀλλὰ χαυνοτέρᾳ πως μᾶλλον. φυσῶδες δ᾽ ἐστὶν
ἔδεσμα, κἂν ἐπὶ πλεῖστον ἑψηθῇ καὶ ὁπωσοῦν σκευασθῇ, τῆς
πτισάνης ἀποτιθεμένης πᾶν τὸ φυσῶδες ἐν τῷ τῆς ἑψήσεως
χρόνῳ. τοῖς δὲ προσέχουσι τὸν νοῦν καὶ παρακολουθοῦσι

ex beta et lente mixtam compofitionem Heraclides Taren-
tinus non fanis modo, verum etiam aegrotantibus exhi-
bebat; eft enim id edulium medium ex pugnantibus com-
pofitum, quod beta quidem minus fubfideat, lens autem
magis fubducatur. Perfpicuum autem eft, quod fuccus
teutlophaces, qui in corpus diftribuitur, ex amborum fa-
cultate, lentis videlicet ac betae, eft mixtus.

Cap. XIX. [De fabis.] Fabarum quoque ufus eft
multiplex, quippe ex iis conficitur puls, tum liquida in ollis,
tum fpiffa in patinis. Tertius praeterea ipfam praeparandi
eft modus, qui fit cum ptifana: et plurimo fane hoc edulio
gladiatores quotidie apud nos utuntur, corporis habitum
carne non denfa nec conftricta (cujusmodi eft fuilla) im-
plentes, fed quodam modo fungofiore. Flatulentus autem
eft is cibus, etiam fi elixatus diutiffime fuerit ac quovis
modo paratus, quum tamen ptifana tempore, quo coqui-
tur, flatum omnem deponat. Qui autem animum attendunt,

530 ΓΑΛΗΝΟΥ ΠΕΡΙ ΤΡΟΦΩΝ ΔΥΝΑΜ.

Ed. Chart. VI. [325.]   Ed. Baf. IV. (315.)

ταῖς ἐπομέναις ἑκάστῳ τῶν ἐδεσμάτων διαθέσεσιν αἴσθησις
γίνεται καθ᾽ ὅλον τὸ σῶμα τάσεώς τινος ὑπὸ πνεύματος
φυσώδους, καὶ μάλιστα ὅταν ἀήθης τις ᾖ τοῦδε τοῦ
βρώματος, ἢ μὴ καλῶς ἑψόμενον προσενέγκηται. τὴν δ᾽
οὐσίαν οὐ πυκνὴν καὶ βαρεῖαν, ἀλλὰ χαύνην τε καὶ κούφην
ἔχουσιν οἱ κύαμοι καί τι ῥυπτικὸν ἔχουσαν ὁμοίως τῇ πτι-
σάνῃ. φαίνεται γὰρ ἐναργῶς τὰ ἐξ αὐτῶν ἄλευρα τὸν ῥύπον
ἀποσμῶντα τοῦ δέρματος, ὃ κατανοήσαντες οἵ τ᾽ ἀνδροκά-
πηλοι καὶ γυναῖκες ὁσημέραι χρῶνται τῷ τῶν κυάμων
ἀλεύρῳ λουόμεναι, καθάπερ ἄλλοι νίτρῳ τε καὶ ἀφρονίτρῳ,
καὶ ὅλως τοῖς ῥυπτικοῖς. ἐπιχρίουσι δὲ καὶ τὸ πρόσωπον
αὐτῷ παραπλησίως τῇ πτισάνῃ. καὶ γὰρ τοὺς ἐπιπολῆς
φακοὺς αἴρει, καὶ τὴν ὀνομαζομένην ἔφηλιν. διὰ ταύτην
οὖν τὴν δύναμιν οὐδὲν τῇ κατὰ γαστέρα διεξόδῳ βραδύνει,
καθάπερ ὅσα παχύχυμα, καὶ γλίσχρα, καὶ μηδεμίαν ἔχοντα
δύναμιν ῥυπτικήν, ὁποῖα ἔφαμεν εἶναι χόνδρον, καὶ τράγον,
καὶ σεμίδαλιν, καὶ ἄμυλον. ὄντος δὲ τοῦ τῶν κυάμων
ἔτνους φυσώδους, ἔτι καὶ μᾶλλον, ὅταν ὁλοκλήρους τις

eosque affectus, qui cibos fingulos manent, animo affe-
quuntur, fentiunt in toto corpore velut a fpiritu flatulento
tenfionem quandam, potiſſimum ſi quis huic cibo non eſt
aſſuetus, aut ipfum non belle percoctum fumpferit. Ha-
bent autem fabae fubftantiam non denfam, nec gravem,
fed fungofam ac levem, quae vim quandam, quo modo
ptifana, habet detergendi; apparet enim perfpicue ipfa-
rum farinam fordes a cute detergere, quod mangones ao
mulieres intelligentes in balneis quotidie fabarum farina
utuntur, quemadmodum alii nitro, atque aphronitro, et
in fumma detergentibus; hac praeterea et faciem inun-
gunt, quemadmodum ptifana, tollit enim lentes, quae in
fumma cute apparent, et quam vocant ephelin. Ob hanc
fane facultatem ventrem non cunctanter permeat, ut quae
craſſi funt fucci ac lenti, quaeque nullam detergendi ha-
bent facultatem, cujusmodi eſſe diximus alicam, tragum,
fimilaginem et amylum. Quum autem fabarum puls fit
flatulenta, multo adhuc magis erunt flatulentae, ſi quis in-

BIBΛION A. 531

Ed. Chart. VI. [325.] Ed. Baf. IV. (315.)

αὐτοὺς ἑψήσας χρῆται, φυσώδεις γίνονται. φρυγέντες μέν-
τοι, καὶ γὰρ καὶ οὕτως αὐτοὺς ἐσθίουσιν ἐν χώρᾳ τραγη-
μάτων ἔνιοι, τὸ μὲν φυσῶδες ἀποτίθενται, δυσπεπτότατοι
δὲ καὶ βραδύποροι γίγνονται, καὶ παχὺν χυμὸν εἰς τροφὴν
ἀναδιδόασι τῷ σώματι. χλωροὶ δὲ ἐσθιόμενοι, πρὶν πεπαν-
θῆναι καὶ ξηρανθῆναι, τὸ κοινὸν ἁπάντων ἔχουσι τῶν καρ-
πῶν, ὅσους πρὸ τοῦ τελειωθῆναι προσφερόμεθα, τροφὴν
ὑγροτέραν διδόντες τῷ σώματι, καὶ διὰ τοῦτο περιττωμα-
τικωτέραν, οὐ κατ᾽ ἔντερον μόνον, ἀλλὰ καὶ καθ᾽ ὅλην τὴν
ἕξιν. εἰκότως οὖν οἱ τοιοῦτοι τρέφουσι μὲν ἧττον, ὑποχω-
ροῦσι δὲ μᾶλλον. οὐ μόνον δὲ ὠμοὺς ἐσθίουσιν οἱ πολλοὶ
τῶν ἀνθρώπων τοὺς χλωροὺς κυάμους, ἀλλὰ καὶ μετὰ κρεῶν
χοιρείων ἕψοντες, ὥσπερ τὰ λάχανα, κατὰ δὲ τοὺς ἀγροὺς
καὶ μετ᾽ αἰγείων τε καὶ προβατείων. ἠσθημένοι δ᾽ αὐτῶν
τοῦ φυσώδους οἱ ἄλλοι μιγνύουσιν κρομμύων, ὅταν ἐν
λοπάδι κατασκευάσωσιν αὐτῶν ἔτνος. ἔνιοι δὲ καὶ χωρὶς τοῦ
συνεψήματος ὠμὰ τὰ κρόμμυα προσφέρονται μετ᾽ αὐτοῦ.

tegris ipfis coctis utatur. Si tamen frixae fuerint, (qui-
dam enim hoc modo tragematum vice utuntur,) flatum
quidem deponunt, fed concoctu funt difficillimae, tarde-
que praetereunt, et craffi fucci alimentum corpori exhi-
bent. Quod fi virides, priusquam maturae fint atque exic-
catae, edantur, idem eis accidet, quod fructibus omnibus,
quos ante perfectam maturitatem mandimus: humidius
fcilicet alimentum corpori praebebunt, ob idque excre-
mentofius non in inteftinis modo, fed in toto etiam ha-
bitu; merito igitur fabae hujusmodi minus quidem nu-
triunt, fed promptius dejiciuntur. Plerique autem homi-
num non crudas modo fabas virides comedunt, verum
etiam cum fuilla eas elixant veluti olera, ruri vero cum
caprina et ovilla. Alii fabas inflare fentientes caepas
admifcent, quum pultem in patinis ex ipfis ftruunt. Sunt
qui caepas crudas nec fimul elixas cum ipfa mandant;

τὸ γάρ τοι φυσῶδες ἐν ἅπασι τοῖς ἐδέσμασιν ὑπὸ τῶν θερ-
μαινόντων τε καὶ λεπτυνόντων ἐπανορθοῦται.

Κεφ. κ'. [Περὶ κυάμου Αἰγυπτίου.] Αἰγύπτιος κύαμος, ὥσπερ
τῷ μεγέθει διενήνοχε πολὺ τοῦ παρ᾽ ἡμῖν, οὕτω καὶ τὴν φύσιν
ὑγροτέραν καὶ περιττωματικωτέραν ἔχει. εἴπερ οὖν μέμνησαι τὰ
περὶ τῶν ὁμογενῶν μὲν, ὑγροτέρων δὲ τῇ κράσει καὶ διὰ τοῦτο
περιττωματικωτέρων [326] τῶν εἰρημένων κατά τε τὴν πέψιν
καὶ διαχώρησιν καὶ ἀνάδοσιν καὶ θρέψιν, οὐκ ἔτι δέῃ περὶ
τούτου τοῦ κυάμου νῦν ἀκούειν, ἐξ ὧν ἐπὶ τοῦ παρ᾽ ἡμῖν
ἀκήκοας ἐπ᾽ ἐκεῖνον μεταβαίνειν δυνάμενος.

Κεφ. κα'. [Περὶ πισσῶν.] Παραπλήσιόν τι κατὰ τὴν ὅλην
οὐσίαν ἔχουσι κυάμοις, ἐσθιόμενοί τε κατὰ τοὺς αὐτοὺς τρόπους
αὐτοῖς ἐν δυοῖν τοῖνδε παραλλάττουσιν, ὅτι τε φυσώδεις ὁμοίως
οὐκ εἰσὶν τοῖς κυάμοις, ὅτι τε τὴν ῥυπτικὴν δύναμιν οὐκ
ἔχουσι. καὶ διὰ τοῦτο βραδυπορώτεροι τῶν κυάμων κατὰ
γαστέρα εἰσίν.

Κεφ. κβ'. [Περὶ ἐρεβίνθων.] Ἔτνος μὲν οὐ πάνυ τι δι᾽ ἔθους
ἐστὶ τοῖς κατὰ τὰς πόλεις ἀνθρώποις ἐξ ἐρεβίνθων ποιεῖσθαι,

quicquid enim omnibus cibariis ineſt ſlatulentum, id per
calfacientia et tenuantia corrigitur.

Cap. XX. [De ſaba Aegyptia.] Faba Aegyptia, ſicuti
noſtram magnitudine longe ſuperat, ita et naturam habet
humidiorem magisque excrementitiam. Quod ſi memoria
tenes, quae de ejusdem quidem generis leguminibus, verum
temperamento humidioribus et ob id magis, quam praedicſa,
in coctione, excretione, diſtributione et nutritione excre-
mentoſis dicta ſunt, non eſt, quod plura nunc de hac
ſaba audire deſideres, quum poſſis ex iis, quae de ea,
quae apud nos eſt, didiciſti, ad illam tranſire.

Cap. XXI. [De piſis.] Piſa tota ſubſtantia cum fabis
quandam habent ſimilitudinem, eodemque cum fabis modo
ſumuntur. His duabus tamen rebus ab eis diſcrepant, tum
quod non aeque, ac fabae, ſunt ſlatulenta, tum etiam
quod detergendi facultatem non habent, ideoque ſegnius,
quam illae, per alvum ſecedunt.

Cap. XXII. [De ciceribus.] Non admodum conſuetum
eſt urbanis hominibus ex ciceribus pultem conſicere; a ruſti-

κατὰ τοὺς ἀγροὺς δὲ καὶ τοῦτ᾽ εἶδον ἐνίοτε γιγνόμενον, ὥσπερ
καὶ μετὰ γάλακτος ἑφόμενον αὐτῶν τὸ ἄλευρον. οὐδὲ γὰρ
ἐπιδέχονται τὴν αὐτὴν τοῖς κυάμοις τε καὶ πισσοῖς θραῦσιν,
ὡς τὸν καλούμενον ἐρείγμον ἐξ αὐτῶν γενέσθαι. εἰθισμένοι
δέ εἰσιν ἐν πολλοῖς ἔθνεσιν ἑψηθέντας ἐν ὕδατι τοὺς ἐρε-
βίνθους ἐσθίειν, ἔνιοι μὲν αὐτοὺς μόνους ψιλοὺς, ἔνιοι δὲ
ἁλσὶ μετρίως ἡδύνοντες. οἱ παρ᾽ ἡμῖν δὲ παραπλήσιον ἀλεύρῳ
τι ποιοῦντες ἐκ τῶν ξηρῶν τυρῶν ἐκείνῳ περιπάττουσιν
αὐτούς. ἔστι δ᾽ οὐχ ἧττον κυάμων ἔδεσμα φυσῶδες ἐρέβιν-
θος, ἰσχυρότερον δὲ ἐκείνων τρέφων, ἐπεγείρει δὲ καὶ τὰς
πρὸς συνουσίας ὁρμὰς, πεπιστευμένος ἅμα τῷδε καὶ σπέρ-
ματος εἶναι γεννητικός· ὥστε καὶ τοῖς ὀχευταῖς ἵπποις
ἐσθίειν αὐτοὺς ἕνεκα τούτου διδόασιν. ὑπάρχει δὲ καὶ
ῥυπτικὴ δύναμις αὐτοῖς ἐπὶ πλέον, ἢ τοῖς κυάμοις. ὥστε
τινὲς ἐξ αὐτῶν καὶ τοὺς ἐν νεφροῖς συνισταμένους λίθους
ἐναργῶς θρύπτουσιν. μέλανες δ᾽ εἰσὶν οὗτοι καὶ μικροὶ
κατὰ Βιθυνίαν μάλιστα γεννώμενοι, καὶ καλούμενοι κριοί.
βέλτιον δὲ τὸν χυλὸν αὐτῶν μόνον πίνειν ἕψοντας ἐν
ὕδατι. χρῶνται δὲ καὶ ἐρεβίνθοις οἱ ἄνθρωποι καὶ πρὸ

cis vero nonnunquam vidi parari, quemadmodum et ipsorum
farinam cum lacte elixari; non enim, ut fabae et pifa,
poffunt comminui, ut ex ipso fracto pulmentum, quod
ἐρειγμός dicitur, fiat. Apud multas autem gentes mos est
cicera in aqua elixa mandere; nonnulli vero nuda ipsa
fola, alii sale modico condientes esitant; nostrates vero
ex siccis caseis quiddam farinae simile facientes id ipsis
afpergunt. Est autem cicer edulium non minus, quam
faba, flatulentum, sed valentius nutrit, quam illa, ad
venerem autem incitat, creditumque etiam est semen ge-
nerare; unde quidam equis admissariis ipsum exhibent.
Inest praeterea ciceribus facultas abstergendi major, quam
fabis, adeo ut quaedam ex ipsis calculos in renibus hae-
rentes manifeste comminuant; nigra autem sunt ea at-
que exigua, in Bithynia maxime provenientia, arietina-
que ipsa nuncupant. Satius autem est succum ipsorum in
aqua coctum bibere. Utuntur autem homines et ciceribus

534 ΓΑΛΗΝΟΥ ΠΕΡΙ ΤΡΟΦΩΝ ΔΥΝΑΜ.

Ed. Chart. VI. [326. 327.]   Ed. Baf. IV. (315.)

τοῦ πεπανθῆναι χλωροῖς ἔτι, καθάπερ καὶ τοῖς κυάμοις·
εἴρηται δ᾽ ἀρτίως ὁ κοινὸς λόγος πάντων τῶν ἀτελῶν καρ-
πῶν, ἔνθα περὶ τῶν κυάμων ὁ λόγος ἦν. ὡσαύτως καὶ
περὶ τῶν φρυγομένων ἐρεβίνθων ἀκηκοέναι νόμιζε σὺν τοῖς
εἰρημένοις ἐπὶ τῶν κυάμων. ἅπαντα γὰρ τὰ φρυγόμενα τὸ
μὲν φυσῶδες ἀποτίθεται, δυσπεπτότερα δὲ καὶ σταλτικώ-
τερα γίνεται, καὶ τροφὴν παχυτέραν δίδωσι τῷ σώματι.

Κεφ. κγ᾽. [Περὶ θέρμων.] Ἴσμεν δήπου καὶ τοῦτο τὸ σπέρμα
πολύχρηστον εἶναι κατὰ θάτερον σημαινόμενον τῆς πολυχρή-
στου φωνῆς. ὀνομάζεται γὰρ οὕτως τό τε πολλαῖς τοῦ σώματος
ἁρμόττον διαθέσεσιν, τό τε πᾶσιν ἀνθρώποις ἢ τοῖς πλεί-
στοις χρήσιμον, εἰ καὶ πρὸς μίαν ἰδέαν χρείας ἅπαντες αὐτοῦ
δέοιντο. κατὰ τοῦτο γοῦν αὐτὸ τὸ δεύτερον σημαινόμενον
ὁ θέρμος ἐστὶ πολύχρηστον ὄσπριον. ἑψόμενος γὰρ, εἶτα
βρεχόμενος ἐν ὕδατι γλυκεῖ, μέχρις ἂν ἀπόθηται πᾶσαν εἰς
αὐτὸ τὴν σύμφυτον ἀηδίαν, οὕτως ἐσθίεται διὰ γάρου τε
καὶ ὀξυγάρου, καὶ χωρὶς τούτων [327] ἁλσὶ μετρίοις ἡδυνό-

adhuc virentibus, antequam fint matura, quo modo et
fabis: nuper autem, cum de fabis ageremus, fermonem
fecimus omnibus immaturis fructibus communem. Eadem
porro et de frixis ciceribus audiviffe exiftima, quae de
fabis frixis diximus, quandoquidem frixa omnia flatum
quidem deponunt, verum difficilius coquuntur, et ven-
trem magis fiftunt, craffiorisque fucci alimentum corpori
exhibent.

Cap. XXIII. [De lupinis.] Hoc quoque femen fre-
quentis ufus effe novimus fecundum alteram ejus vocabuli
fignificationem, quandoquidem rem aliquam ita appellant,
tum quae multis corporis affectibus convenit, tum quae
omnibus aut plurimis hominibus eft in ufu, etiamfi utendi
ipfa omnibus unica fit neceffitas. Secundum igitur hanc
fecundam fignificationem lupinus legumen eft multi ufus;
elixus enim, deinde in aqua dulci maceratus tantifper, do-
nec in ea omnem fibi ingenitam exuerit infuavitatem, ita
demum manditur cum garo ac oxygaro, vel etiam fine

μενος, οὐχ ὥσπερ ἥ τε κριθὴ καὶ ἄλλα τὰ πολυειδῶς
σκευαζόμενα. ἔστι δὲ σκληρὸς καὶ γεώδης τὴν οὐσίαν,
ὥστ᾽ ἀνάγκη δύσπεπτον αὐτὸν εἶναι, καὶ παχὺν γεννᾷν
χυμὸν, ἐξ οὗ μὴ καλῶς ἐν ταῖς φλεψὶ κατεργασθέντος ὁ
καλούμενος ἰδίως ὠμὸς ἀθροίζεται χυμός. ἐπὶ δὲ τὴν
σκευασίαν ἀποτιθέμενος ἅπαν ὅσον εἶχε πικρὸν, ὅμοιος
γίγνεται τοῖς ἀποίοις ὡς πρὸς αἴσθησιν. εὔλογον οὖν ἐστιν,
μήτ᾽ εἰς διαχώρησιν ἐπιτήδειον ὑπάρχειν αὐτὸν, μήτ᾽ εἰς
ἐπίσχεσιν ῥεούσης γαστρός, ὡς τὰ στύφοντα, βραδύπορον δὲ
καὶ δυσαποβίβαστον καὶ δυσδιέξοδον εἰκότως γίγνεσθαι.
(316) καλοῦσι γὰρ οὕτως οἱ ἰατροὶ τὰ τοιαῦτα τῶν ἐδεσμά-
των, ὅσα μηδεμίαν ἐξέχουσαν ἔχει ποιότητα τῶν παροξύνειν
εἰς ἔκκρισιν τὴν κοιλίαν ἢ κωλύειν ἐκκρίνειν δυναμένων
ἐκεῖναι μὲν οὖν οὐχ ὡς τροφαὶ αὐτοῖς ὑπάρχουσιν, ἀλλ᾽ ὡς
φάρμακα. ὅσα δὲ καὶ οὐδεμίαν ἔχει σαφῆ τοιαύτην ποιό-
τητα, καλεῖται μὲν εὐλόγως ὑπὸ τῶν ἰατρῶν ἄποια, κατὰ
δὲ τὴν ἐν ὑγρότητι καὶ γλισχρότητι διαφορὰν ἢ ταχυπόροις

his fale mediocri conditus, non quo modo hordeum et
alia, quae varie apparantur. Eſt autem durae ac ter-
reſtris ſubſtantiae; quocirca concoctu fit difficilis ſuc-
cumque craſſum gignat eſt neceſſe, ex quo non probe
in venis confecto crudus proprie appellatus ſuccus acer-
vatur. Caeterum quum inter parandum quicquid habuit
amaritudinis deponat, qualitatis, quae ſenſu deprehenda-
tur, expertibus fimilis evadit. Par igitur eſt ipſum ne-
que ad dejectionem, neque ut aſtringentia ad fluentis
ventris cohibitionem eſſe accommodum, fed tarde per-
meare, et difficulter dejici ac pertranſire, quandoqui-
dem medici cibos ejus generis fic appellant, qui nullam
exuperantem habent qualitatem, quae alvum ad excer-
nendum incitet, aut ipſum excernere prohibeat. Illae
quidem qualitates alimentis inſunt non tanquam alimen-
tis, fed tanquam medicamentis. Quae vero nullam ejus-
modi qualitatem habent manifeſtam, a medicis quidem
jure qualitatis expertia appellantur, fecundum autem dif-
ferentiam, quae in humiditate, *et ficcitate, craſſitie*, ac

536 ΓΑΛΗΝΟΥ ΠΕΡΙ ΤΡΟΦΩΝ ΔΥΝΑΜ.

Ed. Chart. VI. [327.]   Ed. Baf. IV. (316.)

αὐτοῖς, ἢ βραδυπόροις, ἢ μέσοις τούτων εἶναι συμβέβηκεν,
τοῖς μὲν ὑγροῖς καὶ ὀλισθηροῖς ταχυπόροις, τοῖς σκληροῖς
δὲ καὶ ξηροῖς, ὥσπερ ὁ θέρμος, ἔμπαλιν. ὅσα δὲ μεταξὺ
τούτων ἐστὶ κατὰ τὰς εἰρημένας διαφορὰς, οὔτε τάχος
ἐπίσημον, οὔτε βραδύτητα διαχωρήσεως ἐργάζεται. καθάπερ
οὖν ταῦτα περὶ πάντων ἐπίστασθαι προσήκει κοινῇ, κατὰ
τὸν αὐτὸν τρόπον καὶ τάδε. τὰ μὲν ὑγρότερα ταῖς συστά-
σεσιν ἅπαντα βραχεῖαν τροφὴν δίδωσι τῷ σώματι, καὶ τα-
χέως ἐξατμιζομένην τε καὶ διαφορουμένην, ὡς ἑτέρας αὖθις
οὐ διὰ μακροῦ δεῖσθαι, τὰ δὲ σκληρὰ καὶ γεώδη μονίμην
τε καὶ πολλὴν καὶ δυσδιαφόρητον. εἰ δὲ καὶ κολλῶδες ἔχει
τι, πολὺ δὴ μᾶλλον ἅπαντα ταῦτα ἐναργῶς ἀποτελεῖ.
πρόδηλον δ᾽, ὅτι καὶ πεφθῆναι τοῖς τοιούτοις οὐκ εὐπετὲς,
ὥσπερ γ᾽ οὐδ᾽ εἰς αἷμα μεταβαλεῖν, οὐδ᾽ ἐξομοιωθῆναι τοῖς
στερεοῖς τοῦ ζῴου μορίοις· εἰ δὲ τοῦτο, μηδὲ θρέψει
ταχέως, ἀλλ᾽ ὅταν γε κρατηθῇ, τροφὴν πολλὴν δίδωσι τῷ
σώματι.

lentore fpectatur, accidit ipfis, ut aut tarde aut celeriter
tranfeant, aut medio modo inter haec duo fe habeant,
humidis quidem ac lubricis, ut celeriter, duris autem et
ficcis, veluti lupino, ut tarde tranfeant; quae vero in me-
moratis differentiis medium inter haec locum obtinent,
nec celeritatem infignem, nec tarditatem in dejiciendo
efficiunt. Haec ergo quemadmodum de omnibus commu-
niter, ita et haec noffe item oportet, quod omnia fcili-
cet, quae confiftentia funt humidiora, exiguum corpori
praebent alimentum, quod celeriter in halitus exhauritur
ac digeritur, ut rurfus alio non multo fit opus, contra
dura et terreftria permanens, copiofum, et quod aegre
digeratur, corpori dant alimentum; quod fi glutinis quo-
que nonnihil habeant, multo haec omnia evidentius
efficient. Conftat item, haec non facile concoqui, ceu uti-
que nec facile in fanguinem verti, nec folidis animalis
partibus affimilari; quod fi ita eft, nec celeriter nutrient,
quum tamen victa fuerint, alimentum corpori dant co-
piofum.

ΒΙΒΛΙΟΝ Α. 537

Ed. Chart. VI. [327.]   Ed. Baf. IV. (316.)

Κεφ. κδ´. [Περὶ τήλεως.] Οὐ μόνον τῆλιν, ἀλλὰ καὶ βού-
κερας, ἔνιοι δὲ αἰγίκερως ὀνομάζουσι τὸ σπέρμα τοῦτο. τῶν
θερμαινόντων δ᾽ ἐστὶν φανερῶς, τὴν αὐτὴν χρείαν παρέχον εἰς
ἐδωδὴν τοῖς ἀνθρώποις, ἥν περ οἱ θέρμοι. προλαμβάνουσι
γὰρ αὐτὸ διὰ γάρου γαστρὸς ὑπαγωγῆς ἕνεκα, καὶ πολύ
γε θέρμων εἰς τοῦτ᾽ ἔστιν ἐπιτηδειότερον, οὐδὲν ἐξ οἰκείας
οὐσίας ἔχον δυσδιέξοδον. ἐσθίεται δὲ καὶ δι᾽ ὄξους καὶ
γάρου, καθάπερ οἱ θέρμοι, καὶ δι᾽ οἴνου δὲ καὶ γάρου καὶ
ἐλαίου. πολλοὶ καὶ τῆλιν ἐσθίουσι, καὶ θέρμους, ἔνιοι δὲ
καὶ σὺν ἄρτῳ, καὶ γίγνεται τοῦτ᾽ αὐτοῖς ὄψον αὔταρκες,
ἧττον μὲν ὑπάγον τὴν γαστέρα, μήτε δὲ κεφαλῆς ἁπτόμε-
νον, ὥσπερ γε ἡ διὰ τοῦ γάρου τῆλις ἐνίων ἅπτεται, μήτε
τὸν στόμαχον ἀνατρέπον, ἐργάζεται γὰρ ἐπί τινων ἡ τῆλις
τοῦτο. τῷ δ᾽ αὐτῷ τρόπῳ πρὸς ἐδωδὴν ἔνιοι χρῶνται φα-
σήλοις τε καὶ ὤχροις, ἐφ᾽ ὧν αὐτίκα τὸν κοινὸν ἁπάντων
τῶν τοιούτων παραγράψω λόγον. ἐσθίεται δὲ τῆλις ὑπό
τινων, καὶ πρὶν ἐκκαρπίσαι τὸ φυτὸν αὐτῆς, ἀποβαπτομένων

Cap. XXIV. [De foeno Graeco.] Semen hoc non
foenum Graecum modo, fed et bovis cornu, a nonnullis au-
tem caprae cornu appellatur; inter manifefto autem calefa-
cientia cenfetur, eundemque hominibus in cibo ufum prae-
ftat, quem lupini. Prius enim fumunt ipfum cum garo alvi
fubducendae gratia, eftque huic rei multo, quam lupini, ac-
commodatius, quum nihil ex propria fubftantia habeat, quod
tranfitum remoretur. Manditur autem et cum aceto et garo,
ficut lupini. Multi praeterea et foenum Graecum et lupi-
nos ex vino, garo et oleo fumunt; alii etiam panem
addunt, eoque opfonio funt contenti, quod quidem ven-
trem minus fubducit, caput tamen (ceu nonnullis foenum
Graecum ex garo facere folet) non ferit, neque ftoma-
chum fubvertit, nam hoc quoque foenum Graecum in
quibusdam efficit. Ad eundem autem modum quidam
phafelis et erviliis in cibo utuntur, de quibus mox
communem omnium ejusmodi fermonem afcribam. Ve-
fcuntur autem nonnulli foeno Graeco prius, quam ipfius
planta femen produxerit, aceto ac garo intingentes;

538 ΓΑΛΗΝΟΥ ΠΕΡΙ ΤΡΟΦΩΝ ΔΥΝΑΜ.

Ed. Chart. VI. [327. 328.]   Ed. Baf. IV. (316.)

αὐτὴν εἰς ὄξος καὶ γάρον. ἔνιοι δὲ καὶ τοὔλαιον ἐπιχέοντες
ὄψῳ χρῶνται σὺν ἄρτῳ προσφερόμενοι, τινὲς δὲ καὶ μετ᾽
ὄξους καὶ γάρου. κεφαλῆς δὲ ἅπτεται καὶ ἥδε πλεῖον
ληφθεῖσα, [328] καὶ μᾶλλον εἰ καὶ χωρὶς ἄρτου προσενέγ-
καιτό τις αὐτήν· ἐνίοις δὲ καὶ τὸν στόμαχον ἀνατρέπει.
χυλὸς δὲ ἑψηθείσης τῆς τήλεως μετὰ μέλιτος λαμβανόμενος
ἐπιτήδειός ἐστιν ὑπάγειν ἅπαντας τοὺς ἐν τοῖς ἐντέροις
μοχθηροὺς χυμούς, τῇ μὲν γλισχρότητι τὸ προσηνὲς ἔχων,
τῇ δὲ θερμότητι τὸ παρηγορικόν. ὅτι δὲ καὶ ῥυπτικῆς με-
τέχει δυνάμεως, ἐπὶ τὴν ἔκκρισιν· παρορμᾷ τὸ ἔντερον. ὀλί-
γον δ᾽ εἶναι χρὴ τὸ μιγνύμενον αὐτῷ μέλι, μὴ περιγένηται
τὸ δακνῶδες. ἐπὶ δὲ τῶν κατὰ τὸν θώρακα χρονιζόντων
ἀλγημάτων ἄνευ πυρετοῦ συνέψειν μὲν αὐτῇ χρὴ λιπαροὺς
φοίνικας, ἐκθλίψαντας δὲ τὸν χυλόν, εἶτα μέλιτι μίξαντας
δαψιλεῖ, κἄπειτα ἑψήσαντας αὖθις ἐπ᾽ ἀνθράκων ἄχρι πά-
χους συμμέτρου, χρῆσθαι πρὸ πολλοῦ τῶν σιτίων.

  Κεφ. κε΄. [Περὶ φασήλων καὶ ὤχρων.] Καὶ ταῦτα τὰ
σπέρματα, καθάπερ καὶ τὴν τῆλιν, ὕδατι προδιαβρέχοντες οἱ

quidam autem oleum affundentes, eo opfonii vice cum
pane utuntur; funt qui cum aceto quoque et garo ipfum
mandant.   Caput autem hoc quoque fumptum copiofius
ferit; quod faciet impenfius, fi quis ipfum fine pane fum-
pferit: quibusdam item ftomachum fubvertit. Succus au-
tem elixi foeni Graeci cum melle fumptus ad omnes
pravos humores, qui in inteftinis habentur, fubducendos
eft accommodus, fuo quidem lentore leniens, calore au-
tem dolorem mitigans; quod autem abfterforiae facultatis
quoque fit particeps, inteftina etiam ad excretionem in-
ftigat; fed parcius mel ei eft admifcendum, ne mordaci-
tas exuperet.   In diuturnis vero thoracis citra febrem af-
fectibus pingues cum eo palmulas elixare quidem oportet,
ubi autem fuccum ipfum expreffum copiofo melli mifcue-
ris, ac rurfum fuper carbones ad mediocrem craffitiem
coxeris, tum demum longe ante cibum uti.

   Cap. XXV. [De phafelis et erviliis.]   Haec quoque
femina homines, quomodo et foenum Graecum, prius in aqua,

ἄνθρωποι μέχρι τοῦ φῦσαι ῥίζαν ἐσθίουσιν πρὸ τῆς ἄλλης
τροφῆς ὑπαγωγῆς ἕνεκα γαστρὸς, ἐναποβάπτοντες γάρῳ.
τρόφιμον δ᾽ ἔχει τὸν χυμὸν, ὅταν ἀναδοθῇ, πεφθέντα μᾶλ-
λον τήλεως. καί τινα νεανίσκον οἶδα, κατὰ τὴν Ἀλεξανδρείαν
ἰατρικὴν τέχνην ἐξασκοῦντα, καθ᾽ ἑκάστην ἡμέραν ὄψῳ χρώ-
μενον ἐτῶν τεττάρων μόνοις τούτοις, τήλει λέγω, καὶ φα-
σήλοις, καὶ ὤχροις, καὶ θέρμοις. ἥψατο δέ ποτε καὶ τῶν
ἐκ τῆς Μέμφιδος ἐλαιῶν, καὶ λαχάνων, καὶ καρπῶν ὀλίγων,
ὅσοι χωρὶς ἑψήσεως ἐσθίονται· προὔκειτο γὰρ αὐτῷ μηδὲ
πῦρ ἀνάπτειν. ὑγίαινετο οὖν ἐν ἅπασιν ἐκείνοις τοῖς
ἔτεσι, καὶ τὴν τοῦ σώματος ἕξιν κατ᾽ οὐδέν τι χείρονα τῆς
ἐξ ἀρχῆς ἔσχεν. ἤσθιεν δ᾽ αὐτοὺς μετὰ γάρου δηλονότι, τῷ
γάρῳ ποτὲ μὲν ἔλαιον ἐπεμβάλλων μόνον, ποτὲ δὲ καὶ οἶνον,
ἔστι δ᾽ ὅτε καὶ ὄξος, ἐνίοτε δὲ καὶ μεθ᾽ ἁλῶν μόνον, ὥσπερ
καὶ τοὺς θέρμους. περὶ μὲν οὖν διαίτης ὑγιεινῆς εὔρηται
μέν τι κἂν τῇ τῶν ὑγιεινῶν πραγματείᾳ κατὰ διέξοδον, εἰρή-
σεται δὲ καὶ κατὰ τόνδε τὸν λόγον αὖθις ἐν βραχέσι κεφα-

quoad radicem produxerint, macerantes, ventris fubducendi
gratia mandunt ante alios cibos, garo intingentes. Succum
autem, quum coctus eſt atque in corpus diſtributus, habent
copioſioris alimenti, quam foenum Graecum. Atque in Ale-
xandria juvenem quendam novi arti medicae deditum, qui
per annos quatuor ſingulis diebus ſolis his pro opſonio
utebatur, phaſelos dico, foenum Graecum, erviliam et
lupinos; attigit autem interdum et olivas ex Memphide, et
olera, et paucos fructus, eos, qui citra coctionem man-
duntur; propoſitum enim ei erat ignem nunquam accen-
dere. Omnibus certe illis annis ſanus fuit, nec ulla in
re habitu corporis fuit deteriore, quam ab initio. Mande-
bat autem fructus hujuscemodi cum garo, ſcilicet oleum
aliquando ſolum ei adjiciens, nonnunquam etiam vinum,
alias acetum, interdum vero ſalem tantum, ſicut et lupi-
nos. At de ſalubris quidem victus ratione in libris De
tuenda ſanitate copioſe tractavimus, tractabimus autem
rurſus et in hoc opere ſummatim. Nunc autem iis, quae

λαίοις. νυνὶ δὲ περὶ τῶν ὤχρων τε καὶ φασήλων οἷς εἶπον
ἔτι καὶ τοῦτο προσκείσθω. μέσα πώς ἐστιν ἐδέσματα ταῦτα
εὐχύμων τε καὶ κακοχύμων, εὐπέπτων τε καὶ δυσπέπτων,
βραδυπόρων τε καὶ ταχυπόρων, φυσωδῶν τε καὶ ἀφύσων,
ὀλιγοτρόφων τε καὶ πολυτρόφων. οὐδὲ γὰρ οὐδὲ ποιότητι
δραστήριον ἔχει, καθάπερ ἔνια τῶν δριμεῖς, ἢ στρυφνοὺς,
ἢ ἁλυκοὺς, ἢ πικροὺς, ἢ γλυκεῖς ἐχόντων χυμούς.

Κεφ. κς'. [Περὶ λαθύρων.] Παραπλήσιοι μέν εἰσιν τὴν
οὐσίαν οἱ λάθυροι τοῖς ὤχροις τε καὶ φασήλοις, χρῶνται
δ᾽ αὖ καὶ τούτοις πλείστοις οἱ κατὰ τὴν ἡμετέραν Ἀσίαν
ἀγροῖκοι, καὶ μάλιστα κατὰ τὴν Μυσίαν τε καὶ Φρυγίαν,
οὐ μόνον ὥσπερ ὤχροις τε καὶ φασήλοις οἱ κατὰ τὴν
Ἀλεξανδρείαν τε καὶ πολλὰς ἄλλας πόλεις, ἀλλὰ καὶ σκευά-
ζοντες ὁμοίως τῇ φακοπτισάνῃ. χυλὸν δὲ ἔχουσι τῇ μὲν
δυνάμει παραπλήσιον τοῖς ὤχροις τε καὶ φασήλοις. παχύτε-
ρον δὲ συστάσει, καὶ διὰ τοῦτό γ᾽ αὐτὸ τροφιμώτεροί πως
ἐκείνων εἰσίν.

de erviliis ac phafelis dicta funt, id quoque addatur, haec
edulia medium quodammodo locum obtinere inter ea, quae
fuccum bonum et pravum generant, inter concoctu fa-
cilia et difficilia, tarde et celeriter tranfeuntia, flatu-
lenta et flatus expertia, parum et multum nutrientia,
nullam enim efficacem habent qualitatem inftar quorun-
dam, quae acres, aut aufteros, *aut acorbos*, aut falfos,
aut amaros, aut dulces habent fapores.

Cap. XXVI. [De cicerculis.] Cicerculae fubftantia
quidem erviliis et phafelis funt affimiles. Utuntur autem
his plurimum in noftra Afia ruftici, et potiffimum in Myfia
et Phrygia, non modo, quemadmodum in Alexandria et aliis
plerisque urbibus erviliis et phafelis, fed etiam ut phaco-
ptifanam parantes. Succum autem habent phafelis et erviliis
facultatibus quidem confimilem, fed confiftentia craffiorem;
ob eamque ipfam caufam plus aliquanto, quam illa, nu-
triunt.

Ed. Chart. VI. [329.]   Ed. Baf. IV. (316. 317.)

Κεφ. κζ΄. [329] [Περὶ ἀράκων.] Τὴν ὑστάτην συλλαβὴν
τοῦ τῶν ἀράκων ὀνόματος διὰ τοῦ κ΄ γεγραμμένην εὑρίσκομεν ἐν
ταῖς Ἀριστοφάνους Ὁλκάσιν, ἔνθα φησίν·

Ἀράκους, πυροὺς, πτισάνην, χόνδρον, ζειάς, αἴρας, σεμίδαλιν.
παραπλήσιον δ᾽ ἐστὶ τὸ σπέρμα τῷ τῶν λαθύρων, καί τινές γ᾽ οὐχ
ἕτερον εἶναι γένος ἐκείνων νομίζουσιν αὐτό. καὶ γὰρ καὶ ἡ
χρῆσις ἅπασα καὶ ἡ δύναμις αὐτοῦ παραπλησία τῇ τῶν λαθύρων
ἐστὶν, πλὴν ὅσον σκληρότεροί τε καὶ δυσεψητότεροι, καὶ διὰ
τοῦτο καὶ δυσπεπτότεροι τῶν λαθύρων εἰσὶν οἱ ἄρακοι.
παρ᾽ ἡμῖν δὲ ἄγριόν τι καὶ στρογγύλον, καὶ σκληρὸν, ὀρό-
βου μικρότερον ἐν τοῖς Δημητρίοις καρποῖς εὑρισκόμενον,
ὀνομάζουσιν ἄραγον, οὐ διὰ τοῦ κ΄ τὴν ἐσχάτην συλλαβὴν,
ἀλλὰ διὰ τοῦ χ΄ φθεγγόμενοι, καὶ ῥίπτουσιν αὐτὸν ἐκλέ-
γοντες, ὥσπερ καὶ τὸν πελεκῖνον.

Κεφ. κη΄. (317) [Περὶ δολίχων.] Τὸ τῶν δολίχων ὄνο-
μα γέγραπται μὲν καὶ παρὰ τῷ Διοκλεῖ μετὰ τῶν ἄλλων,
ὅσα τῶν τρεφόντων ἡμᾶς σπερμάτων εἰσὶν ὀνόματα, γέγρα-
πται δὲ κἂν τῷ περὶ διαίτης Ἱπποκράτους, ὑπὲρ οὗ καὶ

Cap. XXVII. [De aracis.] Poſtremam nominis ara-
corum ſyllabam ſcriptam per c in Ariſtophanis Holcadibus
invenimus, ubi inquit: *Aracos, triticum, ptiſanam, alieam,
zeiam, lolium, ſimilaginem.* Semen hoc cicerculae ſemini
eſt aſſimile, fueruntque nonnulli, qui putarent, ipſum non
eſſe generis a cicercula diverſi, quandoquidem et uſus
ipſius omnis, et facultas cicerculae facultati eſt aſſimilis,
niſi quod araci ſunt duriores, minusque facile elixantur;
quae cauſa etiam eſt, cur cicerculis concoctu ſint diffici-
liores. Apud nos autem ſylveſtre quoddam rotundum ac
durum ervoque exilius, in ſructibus cerealibus reper-
tum, arachum nominant, non per c, ſed per ch ultimam
ſyllabam proferentes, et ipſum detergent, uti et ſemen
ſecuridacae, ſeligentes.

Cap. XXVIII. [De dolichis.] Dolichorum nomen a
Diocle quidem ſcriptum eſt una cum aliorum quoque ſemi-
num nos alentium nominibus; ſcriptum autem etiam eſt in
libro Hippocratis De ratione victus, cujus etiam libri antea

542 ΓΑΛΗΝΟΥ ΠΕΡΙ ΤΡΟΦΩΝ ΔΥΝΑΜ.

Ed. Chart. VI. [329.]　　　　　　Ed. Baf. IV. (317.)

πρόσθεν ἤδη διῆλθον. ἡγοῦμαι δ᾽ αὐτοὺς οὕτως ὀνομάζειν
τὸ σπέρμά τοῦ κηπευομένου φυτοῦ, καλουμένου δὲ νῦν ὑπο
τῶν πολλῶν κατὰ τὸν πληθυντικὸν ἀριθμὸν διττῶς. ἔνιοι
μὲν γὰρ λοβοὺς, ἔνιοι. δὲ φασηόλους ὀνομάζουσιν αὐτοὺς διὰ
τεττάρων συλλαβῶν τὴν φωνὴν προφερόμενοι, καὶ διὰ τοῦτο
ποιοῦντες ἕτερον ὄνομα τῶν διὰ τριῶν συλλαβῶν λεγομένου
φασήλου. τινὲς δὲ τὸν αὐτὸν εἶναι λέγουσι τὸν φάσηλον
τῷ λαθύρῳ, τινὲς δὲ εἶδος αὐτοῦ. τούς γε μὴν δολίχους
τεκμαίροιτο ἄν τις ὀνομάζεσθαι τὰ κηπευόμενα ταῦτα φυτὰ
κᾀξ ὧν Θεόφραστος περὶ αὐτῶν εἶπεν ἐν τῷ ὀγδόῳ περὶ
φυτῶν ἱστορίας. ἔχει δὲ ἡ λέξις ὧδε. καὶ τὰ μέν ἐστιν
ὀρθόκαυλα, καθάπερ πυρὸς καὶ κριθὴ, καὶ ὅλως τὰ σιτώ-
δη καὶ τὰ θερινά· τὰ δὲ πλαγιόκαυλα, οἷον ἐρέβινθος,
ὄροβυς, φακός· τὰ δὲ ἐπιγειόκαυλα, καθάπερ ὦχρος, πίσ-
σος, λάθυρος. ὁ δὲ δόλιχος, ἐὰν παρακαταπήξῃ τις ξύλα
μακρὰ, ἀναβαίνει καὶ γίνεται κάρπιμος, εἰ δὲ μή, φαῦλος
καὶ ἐρημώδης. ἐκ δὲ τοῦ παραπηγνύναι κελεύειν ξύλα μα-
κρὰ καὶ, μὴ γενομένου τούτου, φάσκειν, ἐρημώδεις αὐτοὺς

abunde memini. Exiftimo autem, ipfos fic appellare femen
plantae hortenfis, quam nunc vulgo numero multitudinis
bifariam nominant; quidam enim filiquas, alii phafeolos
nuncupant vocem ipfam quatuor fyllabis proferentes, eo-
que modo nomen diverfum ab eo, quod tribus fyllabis
pronunciatur, phafeli fcilicet, efficientes. Sunt qui pha-
felum eundem cum cicercula effe dicant, alii ipfius fpe-
ciem. Quod tamen ad dolichos attinet, conjectare quis
poffit, eos nominari plantas has hortenfes, vel ex iis, quae
Theophraftus in octavo de plantarum hiftoria fcripfit ad
hunc modum: *Et aliis quidem caulis eft erectus, ut tri-
tico, hordeo et omnino frumentaceis atque aeftivis, aliis
autem tendens in latus potius, ut ciceri, ervo, lenti,
aliis humi procidens, ut erviliae, pifo, cicerculae; do-
lichus vero, fi ligna longa affixeris, afcendet et frugifer
fiet, alioqui vitiofus atque fterilis reddetur.* Ex eo autem,
quod ligna longa jubet affigi, affirmatque, nifi id fiat, fteri-

ἀποτελεῖσθαι, τεκμήραιτ᾽ ἄν τις, τὸν λόγον αὐτοῦ περὶ τῶν
νῦν καλουμένων φασηόλων τε καὶ λοβῶν εἶναι. αὐτὸς δὲ
λοβοὺς ὀνομάζει τὰ περιέχοντα τὸ σπέρμα τῶν τοιούτων
ὀσπρίων, ὁποῖόν ἐστι φακὸς καὶ ὄροβος, καὶ πισσὸς, καὶ κύα-
μος, καὶ θέρμος. ὥσπερ γὰρ τὰ σιτηρὰ σπέρματα περιέχου-
σιν οἱ ἀστάχυες, οὕτω τὰ νῦν εἰρημένα οἱ λοβοὶ, καὶ τοὺς
γε δολίχους καὶ αὐτοὺς οἱ λοβοὶ περιίσχουσι. καὶ κατὰ τοῦ-
το οἶμαι τὸν ὅλον καρπὸν ὑπὸ τῶν νῦν ἀνθρώπων ὀνο-
μάζεσθαι λοβοὺς, ὥσπερ ἀστάχυας ὅλους σιτηροὺς καρπούς.
ἴσμεν δὲ καὶ ἄλλα πολλὰ τῶν ἐν πολλῇ χρήσει παρὰ τοῖς
ἀνθρώποις ὄντων ὅλου τοῦ γένους τοὔνομα σφετερισάμενα,
καθάπερ τὸν κάλαμον, ᾧ γράφομεν, καὶ τὸ μέλαν. ἐν τῷ
περὶ διαίτης Ἱπποκράτει οὕτως γέγραπται. οἱ δὲ πισσοὶ
φυσῶσι μὲν ἧττον, διαχωροῦσι δὲ μᾶλλον, ὠχροὶ δὲ καὶ δό-
λιχοι διαχωρητικώτεροι τούτων, ἧσσον δὲ φυσώδεις, τροφι-
μώτεροι δέ. παραβάλλων γὰρ ἐν ταύτῃ τῇ ῥήσει τοὺς πισ-
σοὺς τοῖς κυάμοις, ὑπὲρ ὧν ὡς φυσώδους ἐδέσματος προει-
ρήκει, τοὺς δ᾽ [33ο] ὠχροὺς καὶ δολίχους ἐφεξῆς γράφων,

les ipfos reddi, poffet quis conjectare, ipfum verba facere
de iis, quos nunc phafeolos feu filiquas appellant; ipfe
autem filiquas ea appellat, quae femen eorum leguminum,
cujusmodi eft lens, ervum, pifum, faba ac lupinus, con-
tinent.　Quemadmodum enim frumentacea femina fpicis,
ita memorata jam filiquis continentur; atque ipfos quidem
dolichos filiquae continent; ob eamque, opinor, caufam
fructum totum vulgo nunc filiquas nominant, quo modo
totos frumentaceos fructus fpicas.　Non me autem fugit,
alia quoque multa effe, quibus homines multum utuntur,
quae generis totius nomen fibi affumpferint, ut calamus,
quo fcribimus, et atramentum.　In libro autem De ratio-
ne victus Hippocrates fcriptum fic reliquit.　*Pifa minus*
quidem inflant, fed magis per alvum fecedunt, erviliae
autem et dolichi his quidem fecedunt celerius, verum
minus funt flatulenti et nutriunt uberius.　Quum enim
Hippocrates his verbis pifa fabis comparet, quarum prius,
ut cibi flatulenti, meminerat, deinde ervilias et dolichos

544   ΓΑΛΗΝΟΥ ΠΕΡΙ ΤΡΟΦΩΝ ΔΥΝΑΜ.

Ed. Chart. VI. [33o.]   Ed. Baf. IV. (317.)

ἐνδείκνυται τῶν ὁμογενῶν τι τοῖς προειρημένοις σπερμάτων
εἶναι τὸν δόλιχον, καὶ μάλιστα τοῖς ὥχροις. ἀλλ᾿ ἐκ τοῦ
μηδ᾿ ὅλως αὐτὸν μνημονεῦσαι λαθύρων καὶ φασήλων ὑποψία
τίς ἐστιν, ὡς ἐκείνων τῶν σπερμάτων τι ἐνδεχόμενον εἴη
κεκλῆσθαι δόλιχον. εἰ δὲ καὶ τοὺς φασήλους τις ἐν τῷ
γένει τῶν λαθύρων περιλαμβάνει, τῷ γε τοὺς λαθύρους μὴ
δύνασθαι λεχθῆναι δολίχους ἐν τῇ προειρημένῃ ῥήσει, δια-
φυγεῖν οὐχ οἷόν τε. καὶ Διοκλῆς δ᾿ ἐν τῷ ὀσπρίων κατα-
λόγῳ κυάμους πρῶτον εἰπών, εἶτα πισσοὺς, ἐφεξῆς γράφει
κατὰ λέξιν οὕτως. δόλιχοι δὲ τρέφουσι μὲν οὐχ ἧττον τῶν
πισσῶν, ἄφυσοι δ᾿ εἰσὶν παραπλησίως, πρὸς ἡδονὴν δὲ
καὶ διαχώρησιν χείρους. ἀλλὰ καὶ οὗτος ἐφεξῆς ὥχρων μὲν
καὶ φακῶν, ἐρεβίνθων τε καὶ ὀρόβων μνημονεύσας, παρα-
λιπὼν δὲ τὸ τῶν λαθύρων ὄνομα, τὴν αὐτὴν ἀμφιβολίαν
παρέχει. καί τις δύναται λέγειν, ἓν εἶναι γένος ταῦτα
πάντα, λαθύρους, ὥχρους, φασήλους, ὀνόμασι πλείοσι κεχρη-
μένα, τάχα μὲν ὡς κίων καὶ στύλος δὲ κατά τινας ἐμφαι-

afcribat, in eo fignificat, dolichon ejusdem effe generis cum
praedictis feminibus, et potiffimum cum erviliis. Verum
quum nullam prorfus cicerculae aut phafeli mentionem
fecerit, fufpicari quodammodo poffumus, illorum femi-
num quoddam licere appellare dolichon. Quod fi quis
phafelos quoque in cicercularum genere reponat, negare
faltem non poterit, quin cicerculae in praedicta oratione
dolichi appellari queant. Nam et Diocles in leguminum
catalogo ut fabas primas recenfuit, mox pifa, deinceps
ad verbum fic fcribit. *Dolichi vero non minus quam
pifa nutriunt; praeterea flatu fimiliter carent; quod vero
ad fuavitatem pertinet ac dejectionem, vincuntur.* Ve-
rum is quoque deinceps erviliae quidem et lentis, et ci-
ceris, et orobi mentionem faciens, cicerculae autem no-
men praetermittens, eandem praebet dubitationem.   Di-
cere tamen quis poffit, omnia haec, ervilias, cicercula,
phafelos, unum effe genus, verum pluribus nominibus
appellari, fortaffe ut ftylum et columnam propter quas-

BIBΛION A. 5⁴5

Ed. Chart. VI. [33o.]   Ed. Baf. IV. (3₁7.)

νομένας αὐτοῖς διαφοράς. ἀλλὰ τό γε τοὺς δολίχους οὐχ
ἧττόν τε τῶν πισσῶν τρέφειν, ἀφύσους τε εἶναι παραπλη-
σίως ἐκείνοις, ἐνδεικτικόν ἐστι τοῦ κεκληκέναι τὸν Διοκλέα
τοὺς νῦν ὀνομαζομένους φασηόλους οὕτως. ὁ γάρ τοι λάθυ-
ρος οὐκ ἔστιν ἀφυσότερος πισσοῦ, καθάπερ οὐδὲ ὦχρος,
οὐδὲ φάσηλος, εἴθ᾽ ἓν γένος ἐστὶν, ὡς ἔφην, εἴτε καὶ
διαφοραί τινες ἑνὸς γένους ταῦτα. Φιλότιμος δὲ καὶ Πρα-
ξαγόρας οὐδενὸς τῶν τοιούτων ἐδεσμάτων ἐμνημόνευσαν,
ὅτι μὴ κυάμων τε καὶ πισσῶν μόνων, ὥστε παρά γε τού-
των οὐδὲν ἔχομεν εὐπορῆσαι περὶ τοῦ τῶν δολίχων ὀνόμα-
τος, ἐφ᾽ ὅτῳ πράγματι τέτακται. καὶ τοίνυν καλείτω μὲν
ἕκαστος, ὡς ἂν θέλῃ, τοὺς νῦν ὑπὸ τῶν πολλῶν ὀνομαζο-
μένους φασηόλους τε καὶ λοβοὺς, ἴστω δὲ τὴν δύναμιν αὐτῶν
οὖσαν, οἵαν Διοκλῆς εἶπε περὶ τῶν δολίχων. ἐγγὺς δὲ τῆς
γνώμης αὐτῶν καὶ ὁ ἐν τῷ περὶ διαίτης Ἱπποκράτης γρά-
ψας ἥκει, τοὺς ὤχρους καὶ τοὺς δολίχους διαχωρητικωτέ-
ρους μὲν εἶναι τῶν πισσῶν λέγων, ἧττον δὲ φυσώδεις καὶ
τροφίμους εἶναι αὐτοὺς μαρτυρεῖ. καὶ γὰρ οὕτως ἔχει, πλὴν

dam differentias, quae in ipfis apparent. Verumtamen
quod dolichi non minus pifis nutriant, tum quod aeque
ac pifa flatu careant, indicio effe debet, Dioclem doli-
chos appellaffe, quos nunc phafeolos nominant; fiquidem
cicercula non magis quam pifa flatu caret, quemadmodum
nec ervilia, nec phafelus, five haec (ut dixi) unum ge-
nus, five unius generis fint differentiae. Philotimus au-
tem et Praxagoras nullius ciborum hujusmodi memine-
runt, nifi fabarum dumtaxat et piforum; quamobrem ni-
hil ex illis, quidnam dolichorum nomine fignificetur,
poffumus colligere. Itaque vocet quisque, quo libeat no-
mine, quos nunc vulgo phafelos et filiquas appellant, dum
fciat, ea talem obtinere facultatem, cujusmodi Diocles doli-
chis attribuit. Ad cujus fententiam Hippocrates in libro
De ratione victus prope accedit, quum inquit, ervilias
et dolichos facilius dejici, quam pifa, ac minus inflare;
praeterea alere ipfos teftatur. Nam ita res habet, nifi

546 ΓΑΛΗΝΟΥ ΠΕΡΙ ΤΡΟΦΩΝ ΔΥΝΑΜ.

Ed. Chart. VI. [330.] Ed. Baf. IV. (317.)

ὅτι σὺν τοῖς λοβοῖς ὅλους ἐσθίουσιν ἔτι χλωροὺς ὄντας
αὐτοὺς οἱ ἄνθρωποι δι᾿ ἐλαίου καὶ γάρου τοὐπίπαν· ἔνιοι
δὲ καὶ οἶνον ἐπιβάλλουσιν. εἰς ἀπόθεσιν δὲ οὐ χρῶνται,
καθάπερ τοῖς πισσοῖς· ὑγρότεροι γὰρ ὄντες τὴν φύσιν
εἰώθασι διαφθείρεσθαι. τῷ βουλομένῳ δ᾿ ἀσφαλῶς ἀπο-
θέσθαι καὶ τούτους, ὥσπερ ὁ ἐμὸς πατὴρ ἐποίει, ξηραντέον
ἐστὶν ἀκριβῶς αὐτούς οὕτως γὰρ ἄσηπτοί τε καὶ ἀδιάφθο-
ροι μένουσιν ὅλῳ χειμῶνι, τὴν αὐτὴν χρείαν τῷ πισσῷ παρε-
χόμενοι. τῶν φίλων δέ τις ἐν Ῥώμῃ διατρίβων ἔλεγεν, ἐν
Καρίᾳ κατὰ τὴν ἑαυτοῦ πατρίδα καλουμένην Κέραμον
σπείρεσθαι τοῖς ἄλλοις ὀσπρίοις ὡσαύτως τοὺς δολίχους ἐν
ταῖς ἀρούραις, ἔχοντας τὸ σχῆμα προμηκέστερον λαθύρων.

Κεφ. κθ'. [Περὶ ὀρόβων.] Οἱ βόες ἐσθίουσι τοὺς ὀρό-
βους παρ᾿ ἡμᾶς τε καὶ ἄλλα πολλὰ τῶν ἐθνῶν ὕδατι προ-
γλυκανθέντας· οἱ δὲ ἄνθρωποι τελέως ἀπέχονται τοῦ σπέρ-
ματος τούτου, καὶ γὰρ ἀηδέστατόν ἐστι καὶ κακόχυμον.
ἐν λιμῷ δέ ποτε μεγάλῳ, καθὰ καὶ Ἱπποκράτης ἔγραψεν,
ἐξ ἀνάγκης βιαίας ἐπ᾿ αὐτὸ παραγίνονται. προπαρασκευά-

quod integros et etiamnum virides una cum fuis filiquis
ex oleo et garo ut plurimum homines mandunt; non-
nulli autem vinum etiam adjiciunt. Sed eos, ut pifa, non
reponunt propter humiditatem copiofiorem, cujus occa-
fione folent corrumpi; quod fi quis eos quoque fecure
velit reponere, ficuti pater meus factitabat, ficcare ipfos
penitus oportet; fic enim hyeme tota manent imputres
et incorrupti, eundem nobis ufum quem pifa praeftantes.
Quidam meorum amicorum Romae agens mihi narravit,
in Caria in patria fua, quam Ceramum appellabat, in
agris dolichos non aliter quam alia legumina feri, figu-
ramque eos habere cicerculis longiorem.

Cap. XXIX. [De ervo.] Boves tum apud nos, tum
apud alias plerasque gentes ervum prius in aqua dulcoratum
pafcuntur; homines vero ab hoc femine prorfus abftinent,
eft enim infuaviffimum et pravi fucci; in magna tamen fame
(quemadmodum Hippocrates quoque fcripfit) neceffitate
coacti ad ipfum nonnunquam accedunt. Nos vero ad

ζῶντες δ᾽ ἡμεῖς, ὥσπερ τοὺς θέρ[331]μους, χρώμεθα μετὰ
μέλιτος τοῖς ὀρόβοις, ὡς φαρμάκοις τῶν κατὰ θώρακα καὶ
πνεύμονα παχέων ὑγρῶν ἐκκαθαρτικοῖς. ἧττον δ᾽ εἰσὶ φαρ-
μακώδεις ἐν αὐτοῖς οἱ λευκοὶ τῶν πρὸς τὸ ξανθὸν ἢ ὠχρον
ἀφισταμένων. οἱ δ᾽ ἀφεψηθέντες δὶς ἀπογλυκανθέντες τε
δι᾽ ὕδατος πολλάκις ἀποτίθενται μὲν τὴν ἀηδίαν, ἀποτί-
θενται δὲ σὺν αὐτῇ καὶ τὴν ῥυπτικήν τε καὶ τμητικὴν
δύναμιν, ὥστε ὑπολείπεσθαι τὸ γεῶδες αὐτῶν τῆς οὐσίας,
ὃ χωρὶς πικρότητος ἐπιφανοῦς ἔδεσμα ξηραντικὸν γίγνεται.

　　Κεφ. λ΄. [Περὶ σησάμου καὶ ἐρυσίμου.] Λιπαρόν ἐστι
τὸ τῶν σησάμων σπέρμα, διὸ καὶ τάχιστα κείμενον ἔλαιηρὸν
γίνεται. διὰ τοῦτο οὖν ἐμπίπλησί τε τοὺς ἐσθίοντας αὐτὸ
ταχέως, ἀνατρέπει τε τὸν στόμαχον, καὶ βραδέως πέττεται,
καὶ τροφὴν δίδωσι τῷ σώματι λιπαράν. εὔδηλον οὖν, ὅτι
τόνον καὶ ῥώμην ἐντιθέναι τοῖς κατὰ τὴν γαστέρα μορίοις
οὐ δύναται, καθάπερ οὐδὲ ἄλλο τι τῶν λιπαρῶν. ἔστι δὲ
παχύχυμον, καὶ διὰ τοῦτο οὐδὲ διεξέρχεται ταχέως. ἐσθίουσι
δὲ αὐτὸ μόνον μὲν οὐ πάνυ τι, (318) σὺν μέλιτι δὲ ἀπέφθῳ,

euudem modum quo lupinos praeparantes, ervis cum
melle utimur ceu medicamentis craffos thoracis ac pulmo-
nis humores expurgantibus. Porro inter erva alba minus
funt medicamentofa iis, quae ad flavitiem aut pallorem
recedunt. Quae vero cocta bis fuerint, et in aqua iden-
tidem dulcorata, infuavitatem quidem deponunt, fed una
etiam cum ea abftergendi et incidendi facultatem, ut fola
in eis relinquatur terreftris fubftantia, quae fubftantia ali-
mentum fit, quod citra infignem amarorem deficcandi
vim habet.
　　Cap. XXX. [De fefamo et eryfimo.] Sefami femen
pingue eft, ideoque repofitum celerrime fit oleofum; quam-
obrem eos, qui ipfo vefcuntur, celeriter implet ftomachum-
que fubvertit ac tarde concoquitur pingueque corpori praebet
alimentum. Liquet ergo, quod ventriculi partibus vigorem
ac robur addere nequit, quemadmodum neque aliud quodvis
pingue. Eft autem craffi fucci, ideoque non propere per-
vadit. Ipfo autem folo non admodum vefcuntur, fed cum

Ed. Chart. VI. [331.]   Ed. Baf. IV. (318.)

τὰς καλουμένας ὑπὸ τῶν πολλῶν σησαμίδας ἀναπλάττοντες.
ἐπιπάττουσι δὲ καὶ τοῖς ἄρτοις αὐτό. ὥσπερ δὲ κέγχροις
ἔλυμος, ὃν καὶ μελίνην ἔφαμεν ὀνομάζεσθαι, παραπλή-
σιον μέν πώς ἐστιν, χεῖρον δὲ πάντη, κατὰ τὸν αὐτὸν τρό-
πον ἐρύσιμον σησάμῳ κατὰ τὴν τοῦ σώματος οὐσίαν ὁμο-
γενές πως ὄν, ἀηδέστερόν τ᾽ ἐστὶ βρωθῆναι, καὶ τροφὴν
ἥττονα δίδωσι τῷ σώματι, καὶ πάντη χεῖρον ὑπάρχει. θερ-
μὰ δέ ἐστι ταῖς κράσεσιν ἄμφω, καὶ διὰ τοῦτο καὶ διψώδη.

Κεφ. λα'. [Περὶ μήκωνος σπέρματος.] Τῆς ἡμέρου μή-
κωνος σπέρμα χρήσιμόν ἐστιν ἐπιπαττόμενον ἄρτοις, ὡς
ἥδυσμα, καθάπερ καὶ τὰ σήσαμα. βέλτιον δ᾽ ἐστὶ τὸ λευ-
κότερον σπέρμα τοῦ μελαντέρου, δύναμιν δ᾽ ἔχει ψυκτικήν,
καὶ διὰ τοῦτο καὶ ὑπνωτικόν ἐστιν· εἰ δὲ καὶ πλέον
ληφθείη, καὶ καταφορικόν, καὶ δύσπεπτον, ἔτι τε τῶν ἐκ
θώρακος καὶ πνεύμονος ἀναβηττομένων ἐπισχετικόν. ὠφελεῖ
μέντοι τοὺς ἐκ κεφαλῆς καταῤῥοϊζομένους λεπτῷ ῥεύματι.
τροφὴν δὲ οὐκ ἀξιόλογον παρέχει τῷ σώματι.

melle crudo, quas vulgo fefamidas vocant, effingentes.
Panibus etiam infpergitur. Porro quemadmodum milio
panicum (quod etiam μελίνην diximus appellari) affimile
quidem quodammodo eft, verum undequaque deterius, ad
eundem modum et fefamo eryfimum corporis fubftantia
quodam pacto eft affine, fed in cibo eft infuavius, cor-
porique alimentum parcius exhibet, praedictoque omnino
eft deterius. Caeterum utrumque temperamento eft cali-
dum, ob eamque caufam fitim etiam excitat.

Cap. XXXI. [De papaveris femine.] Sativi papaveris
femen panibus utiliter, ceu condimentum, infpergitur non
fecus ac fefamum, verum album nigro praeftat. Refrige-
randi autem habet facultatem, ideoque fomniferum etiam
eft; quod fi fumptum liberalius fuerit, cataphoram inducet,
difficileque concoquetur. Inhibet praeterea quae ex thorace
ac pulmone tuffi expuuntur. Confert vero iis, qui catar-
rhis fluxu tenui a capite defluentibus infeftantur. Corpori
autem nullum memorabile praeftat alimentum.

BIBΛION A. **549**

Ed. Chart. VI. [331. 332.]   Ed. Baf. IV. (318.)

Κεφ. λβ'. [Περὶ λίνου σπέρματος, ὃ καὶ συνθέτως
ὀνομάζουσι λινόσπερμον.] Χρῶνται μὲν αὐτῷ καὶ φρύγοντες
ἔνιοι, καθάπερ τοῖς σκευαστοῖς ἁλσὶν, ὡς ὄψῳ μετὰ γάρου,
χρῶνται δὲ καὶ μέλιτι φυρῶντες. ἐπιπάττουσι δὲ ἔνιοι καὶ
τοῖς ἄρτοις αὐτὸ, κακοστόμαχόν τε καὶ δύσπεπτον ὑπάρχον,
καὶ τροφὴν ὀλίγην τῷ σώματι παρέχον. εἰς δὲ διαχώρησιν
γαστρὸς οὔτ' ἂν ἐπαινέσαις οὔτ' ἂν ψέξαις αὐτό· μετέχει
γε μὴν βραχύ τι καὶ τῆς οὐρητικῆς δυνάμεως, ὃ μᾶλλον
γίνεται φανερὸν, ἐπειδὰν φρυγὲν ἐσθίηται· τηνικαῦτα δ'
ἵστησί πως μᾶλλον τὴν γαστέρα. χρῶνται δ' οἱ κατὰ τοὺς
ἀγροὺς ἄνθρωποι πολλάκις αὐτῷ, μετὰ τὸ φρῦξαι καὶ λειῶ-
σαι μέλι μιγνύντες.

Κεφ. λγ'. [332] [Περὶ ὁρμίνου.] Καὶ τούτῳ χρῶνται
φρύγοντες, εἶτα λειοῦντες, ὡς ἄλευρον γενέσθαι, μιγνύουσι
δ' αὐτῷ καὶ μέλιτος. ὀλίγον δ' ἔχει τὸ τρόφιμον ἐν ἑαυτῷ,
μεταξὺ τὴν φύσιν ὑπάρχον ἐρυσίμου τε καὶ κυμίνου.

Κεφ. λδ'. [Περὶ καννάβεως σπέρματος.] Οὐχ, ὥσπερ
αὐτὸ τὸ φυτὸν τῆς καννάβεως ἔοικέ. πως τῷ ἄγνῳ, καὶ τὸ

Cap. XXXII. [De lini femine, quod etiam compofito
nomine linofpermon dicitur.] Nonnulli frixo quidem ipfo,
ut opfonio, cum garo non fecus ac factitio fale utuntur;
utuntur autem et melli permifcentes; quidam panibus
quoque ipfum afpergunt. Stomacho autem noxium eft
et coctu difficile, exiguumque alimentum corpori exhibet.
Quod vero ad ventris dejectionem pertinet, ipfum nec
probaveris, nec vituperaris; exiguam tamen movendae
urinae habet facultatem, quae magis apparet, quum fri-
xum fumitur; tunc autem alvum quoque magis fiftit. Ru-
ftici autem homines eo utuntur faepenumero frixo tufo-
que, mel admifcentes.

Cap. XXXIII. [De hormino.] Hoc quoque frixo utun-
tur, deinde eatenus laevigant, ut farina evadat, mel quoque
ei admifcent. Parum in fe ipfo habet alimenti, ut quod
mediae inter eryfimum et cuminum fit naturae.

Cap. XXXIV. [De cannabis femine.] Non, quemadmo-
dum planta ipfa cannabis vitici quodammodo eft fimilis, ita

550 ΓΑΛΗΝΟΤ ΠΕΡΙ ΤΡΟΦΩΝ ΔΤΝΑΜ.

Ed. Chart. VI. [332.]   Ed. Baf. IV. (318.)

σπέρμα τῷ σπέρματι παραπλήσιόν πώς ἐστιν τὴν δύναμιν,
ἀλλ᾽ ἀποκεχώρηκε πάμπολυ, δύσπεπτόν τε καὶ κακοστόμαχον
ὂν, καὶ κεφαλαλγὲς, καὶ κακόχυμον. ὅμως δ᾽ οὖν καὶ τοῦτό
τινες ἐσθίουσιν φρύττοντες ἅμα τοῖς ἄλλοις τραχήμασιν.
ὀνομάζω δηλονότι τραγήματα τὰ περὶ τὸ δεῖπνον ἐσθιόμενα
τῆς ἐπὶ τῷ πίνειν ἡδονῆς ἕνεκα. θερμαίνει δ᾽ ἱκανῶς, καὶ
διὰ τοῦτο καὶ κεφαλῆς ἅπτεται βραχεῖ πλεῖον ληφθὲν, ἀτμὸν
ἀναπέμπον ἐπ᾽ αὐτὴν θερμόν τε ἅμα καὶ φαρμακώδη.

     Κεφ. λε'. [Περὶ ἄγνου σπέρματος.] Καὶ καθ᾽ αὑτὸ
τοῦτο φρυγόμενον ἐσθίεται, πεπιστευμένον ἐπέχειν τὰς ἐπ᾽
ἀφροδισίοις ὁρμὰς γινομένας, τροφὴν δ᾽ ὀλίγην δίδωσι τῷ
σώματι. ταύτην ξηραίνουσαν μὲν καὶ ψύχουσαν, ἄφυσον
δ᾽ ἱκανῶς. κατὰ πάντ᾽ οὖν ταῦτα τοῖς ἀγνεύειν ἀφροδι-
σίων βουλομένοις ἐπιτήδειόν ἐστι· διὸ καὶ τοὔνομα τῷ
φυτῷ τεθεῖσθαι τοῦτό φασιν. κεφαλῆς δ᾽ οὐχ ἅπτεται,
καθάπερ ἡ κάνναβις.

     Κεφ. λς'. [Περὶ ὀφάκης καὶ βικίου.] ἱΤὸ σχῆμα τῶν
σπερμάτων τούτων οὐ στρογγύλον ἐστίν, ὥσπερ τὸ τῶν κυά-

semen femini facultate eſt ſimile, ſed plurimum ab eo diſſidet,
ut quod concoctu ſit difficile, ſtomachoque ac capiti noceat,
pravique ſit ſucci. Sunt tamen, qui eo quoque frixo cum
aliis tragematibus veſcantur: tragemata autem voco ea,
quae poſt coenam voluptatis inter bibendum excitandae
gratia manduntur. Multum autem calefacit, ideoque
ſumptum paulo largius caput ferit, vaporem ſurſum ad
ipſum mittens calidum ſimul ac medicamentoſum.

     Cap. XXXV. [De viticis ſemine.] Id ſemen etiam ip-
ſum per ſe frixum manditur, crediturque appetitus venereos
inhibere, alimentum autem corpori praebet exiguum, idque
ſiccans ac refrigerans, flatus autem valde diſſipat: quorum
omnium occaſione iis, qui caſtos ſe ſervare volunt, eſt ac-
commodum, unde et nomen dicunt ipſi plantae fuiſſe im-
poſitum. Caeterum caput non ferit, quomodo cannabis.

     Cap. XXXVI. [De aphace et vicia.] Horum ſeminum
figura non eſt rotunda, veluti fabarum, ſed aliquanto latior,

Ed. Chart. VI. [33a. 333.]   Ed. Baf. IV. (318.)

μων, ἀλλ᾽ ὑπόπλατυ μᾶλλον ὁμοίως τοῖς φακοῖς. ἀποτίθεν-
ται δὲ οἱ γεωργοὶ καὶ ταῦτα σὺν αὐτοῖς τοῖς λοβοῖς ἅμα
τοῖς φυτοῖς ὅλοις ἕνεκα τῆς τῶν ἀλόγων θρεμμάτων τροφῆς.
ἐν λιμῷ γε μὴν οἶδα καὶ τούτων ἐνίους φαγόντας, καὶ μά-
λιστα τοῦ ἦρος, ἔτι χλωρῶν ὄντων, ὥσπερ ἐρέβινθόν τε καὶ
κύαμον ἐσθίουσι συνήθως. ἔστι δ᾽ οὐκ ἀηδῆ μόνον, ἀλλὰ
καὶ δύσπεπτα καὶ σταλτικὰ γαστρός. εὔδηλον οὖν, ὅτι τὰ
τοιάδε τὴν φύσιν ὄντα τὴν ἀναδιδομένην τροφὴν ἐξ ἑαυτῶν
οὔτ᾽ εὔχυμον ἔχει καὶ παχεῖαν, εἰς αἵματος μελαγχολικοῦ
γένεσίν ἐπιτήδειον, ὥσπερ καὶ πρόσθεν εἴρηται περὶ τῆς
φακῆς. ἀλλ᾽ ἐκείνη μὲν πολλὰ ἀγαθὰ πάρεστι, τούτοις δὲ
οὐδὲν τῶν ἐκείνης ἀγαθῶν ὑπάρχει. τό] γε μὴν ὄνομα τοῦ
βικίου παρ᾽ ἡμῖν μὲν σύνηθές ἐστι, καὶ μόνως γε οὕτως ὀνομά-
ζεται· παρὰ δὲ τοῖς Ἀττικοῖς ἄρακος ἢ κύαμος ἐκαλεῖτο.

Κεφ. λζ΄. [333] [Περὶ τῶν ἐν ἑκάστῳ γένει σπερμά-
των ἐμφερομένων, ἑτερογενῶν τε καὶ μικτῶν.] Ἐν μὲν τοῖς
πυροῖς αἷραι πολλάκις εὑρίσκονται πολλαί· κατὰ δὲ τὰς
κριθὰς γίγνονται μὲν, ἀλλ᾽ ὀλίγαι, πολὺς δὲ ὁ καλούμενος

quomodo lentium. Haec quoque cum ipfis filiquis atque
integra planta ruftici reponunt, ut brutis pecudibus fint
pabulo; per famem tamen quosdam novi qui haec quoque
comederint, potiffimum vere, quum etiamnum virent,
quemadmodum fabas et cicera efitare confueverunt. Sunt
autem non infuavia modo, fed concoctu etiam difficilia,
alvumque inhibent. Perfpicuum ergo eft, quod, quum
natura fint ejusmodi, alimentum, quod ex ipfis diftribui-
tur, habent haudquaquam boni fucci et craffum, ad
fuccum melancholicum gignendum idoneum, ceu prius de
lente diximus; verum illi quidem multa bona infunt,
his autem nihil bonorum illius adeft. Caeterum viciae
nomen apud nos quidem eft tritum, eoque folo nomina-
tur; Attici vero ἄρακον aut fabam appellabant.

Cap. XXXVII. [De feminibus alienigenis, quae in quo-
que genere permixta reperiuntur.] In tritico quidem fre-
quens lolium faepe invenitur; in hordeis vero nafcitur qui-
dem, fed paucum; quam autem aegilopem appellant, ea in

αἰγίλωψ ἐν αὐταῖς, ὅταν δυστυχήσωσι κατὰ τὴν πρώτην
αὔξησιν ἢ γένεσιν. ὁ δ' ἐμὸς πατήρ, ἐν παρακμῇ τῆς ἡλι-
κίας φιλογεωργὸς γενόμενος, ἔσπειρέ ποτε καὶ πυροὺς καὶ
κριθὰς, ἀκριβῶς ἐκλέξας αὐτῶν ἅπαν ὅσον ἑτερογενὲς ἐμέ-
μικτο σπέρμα, χάριν τοῦ γνῶναι σαφῶς, εἰ κατὰ μεταβολὴν
αὐτῶν ἡ γένεσις ταῖς αἴραις τε καὶ τοῖς αἰγίλωψι, ἢ φύσιν
ἰδίαν ἔχει καὶ ταῦτα τὰ σπέρματα. γεννηθέντων δ' ἅμα
τοῖς καθαροῖς σπέρμασιν αἰρῶν μὲν πολλῶν κατὰ τύχην ἐν
τοῖς πυροῖς, ὀλίγων δ' ἐν ταῖς κριθαῖς, ἀλλ' αἰγίλωπος
δαψιλοῦς, ἐπεχείρει καὶ τῇ τῶν ἄλλων σπερμάτων βασάνῳ
τὸν αὐτὸν τρόπον. εὗρεν οὖν καὶ τοῖς φακοῖς ἐκ μεταβολῆς
αὐτῶν γενομένους ἀράκους τε τοὺς σκληρούς τε καὶ στρογ-
γύλους καὶ πελεκίνους, ἄβρωτα σπέρματα, τὴν δὲ ἀπαρίνην
οὐ μόνον ἄβρωτον, ἀλλὰ κἂν τῷ φύεσθαι περιπλεκομένην
τοῖς φυτοῖς τῶν φακῶν, ἄγχουσάν τε καὶ πνίγουσαν αὐτὰ
καὶ κατασπῶσαν, ὥσπερ ἡ ὀροβάγχη τοὺς ὀρόβους. ταῦτα
μὲν οὖν μοχθηρὰ πάνυ σπέρματα. τὸ μελάμπυρον δὲ καλού-

hordeis frequens invenitur, quum prima generatio vel in-
crementum ipſis non recte ſucceſſerit. Porro pater meus,
aetate jam declinante, agriculturae ſtudioſus factus, triticum
ac hordeum aliquando ſeminavit, omnibus diverſi generis
ſeminibus, quae ipſis erant admixta, diligenter ſelectis,
quo certo cognoſceret, num ex ipſorum mutatione lolium
et aegilops naſcerentur, an propriam haec quoque ſemina
naturam haberent. Quum autem forte una cum puris ſe-
minibus in tritico quidem frequens lolium, in hordeo au-
tem parum, ſed magnam aegilopis vim enatam conſpice-
ret, in aliis quoque ſeminibus itidem experiri eſt aggreſ-
ſus. Reperit igitur in lente quoque ex mutatione ipſius
durum rotundumque aracum et ſecurinum, ſemina non
eſculenta, enata, praeterea aparinen, quae non modo non
eſculenta eſt, ſed plantae lentis, dum aſſurgit, undique
implexa ipſam ſtrangulat ac ſuffocat, et detrahit non
aliter, quam ervangina ervum. Atque haec quidem prava
admodum ſunt ſemina. Nigrum autem triticum nuncupa-

Ed. Chart. VI. [333.]   Ed. Baf. IV. (318.)

μενον ἐκ μεταβολῆς μὲν καὶ αὐτὸ γεννᾶται τῶν πυρῶν, ἀλλ᾽
ἀπολείπεται πάμπολυ τῆς ἐν ταῖς αἴραις κακίας. εὗρε δὲ
καὶ κατὰ ἄλλα σπέρματα τοιαύτας τινὰς μεταβολὰς γιγνο-
μένας, ὅθεν ἐκέλευσεν τοὺς χρωμένους αὐτοῖς ἐκλέγειν
ἅπαν τὸ μοχθηρὸν, ὅταν εἰς χρῆσιν ὑγιεινὴν ἄγηται τὰ
σπέρματα, καὶ μὴ καταφρονεῖν, ὥσπερ οἱ τοῖς δήμοις ὑπη-
ρετούμενοι σιτοποιοί. μοχθηρᾶς μέντοι ποτὲ γενομένης ἀγωγῆς
ἔτους, αἴραι πάμπολλαι κατὰ τοὺς πυροὺς ἐγεννήθησαν, ἃς
οὐκ ἀκριβῶς οὔτε τῶν γεωργῶν ἐκκαθαράντων τοῖς εἰς ταῦτα
ἐπιτηδείοις κοσκίνοις, (ὀλίγος γὰρ ὁ σύμπας ἐγεωργεῖτο πυρός,)
οὔτε τῶν σιτοποιῶν διὰ τὴν αὐτὴν αἰτίαν, ἐν μὲν τῷ παρα-
χρῆμα κεφαλαλγεῖς ἐγένοντο πολλοὶ, τοῦ θέρους δ᾽ ἐμβάλλοντος
ἕλκη κατὰ τὸ δέρμα τῶν φαγόντων οὐκ ὀλίγοις ἤ τι σύμπτωμα
ἕτερον ἐγεγόνει κακοχυμίας ἐνδεικτικόν. οὐκ οὖν ἀμελεῖν
προσήκει τοῦ καθαρὰ ποιεῖν τὰ πρὸς ἐδωδὴν παρασκευαζό-
μενα σπέρματα, γινώσκοντας, εἰ καὶ τῆς καθ᾽ ἑκάστην ἡμέ-
ραν βλάβης οὐκ αἰσθανόμεθα διὰ βραχύτητα, τό γ᾽ οὖν ἀθροι-
ζόμενον ἐξ αὐτῆς χρόνῳ πλείονι φανερὸν γενήσεταί ποτε.

tum ex tritici quoque mutatione generatur, fed pravitate
quam plurimum a lolio relinquitur. Deprehendit autem
alia quoque femina fimiliter immutari; proinde iis, qui
feminibus iis falubriter uti vellent, praecepit omne quod
pravum effet feligerent, neque id pro nihilo ducerent, ut
piftores, qui populo publice inferviunt. Etenim quum
anni conftitutio prava aliquando fuiffet, lolium affatim
tritico innafci contigit; quod quum neque agricolae ac-
commodatis ad eam rem cribris exacte purgaffent, neque
piftores, quod paucus effet tritici proventus, ftatim qui-
dem multis caput dolere coepit, ineunte vero aeftate in
cute multorum, qui comederant, ulcera aut aliud quod-
dam fymptoma, quod fuccorum pravitatem indicaret, eft
fubnatum. Non igitur oportet nos in purgandis femini-
bus, quae ad efum comparantur, effe negligentes, perfua-
fos, etiamfi noxam, quae quotidie fit, ob exiguitatem
fenfu non percipimus, quod tamen longo tempore ex ipfa
acervatur, tandem erupturum.

ΓΑΛΗΝΟΥ ΠΕΡΙ ΤΡΟΦΩΝ ΔΥΝΑΜΕΩΣ
ΒΙΒΛΙΟΝ Β.

Ed. Chart. VI. [334.]   Ed. Baf. IV. (319.)

Κεφ. α'. Ἐπειδὴ τρεφόμεθα μὲν ἀπό τε φυτῶν καὶ
ζώων, ἤρξαντο δὲ ἀπὸ τῶν Δημητρίων ὀνομαζομένων σπερ-
μάτων οἱ πρὸ ἐμοῦ πάντες ἐν τῷ περὶ τῶν ἐδεσμάτων,
διότι χρησιμώτατον ἐν αὐτοῖς ἦν τὸ τῶν ἄρτων ἔδεσμα,
διὰ τοῦτο κᾀγὼ περί τε πυρῶν καὶ κριθῶν, καὶ τιφῶν,
ὀλυρῶν τε καὶ πρὸς τούτοις τῶν ὀνομαζομένων ὀσπρίων καὶ
χεδρόπων ἐν τῷ πρώτῳ λόγῳ διελθὼν ἐσκοπούμην. εἶτ᾽ ἐπὶ
τὰς ἄλλας ἐν τῷδε τῷ λόγῳ μεταβῆναι προσήκει τροφὰς

GALENI DE ALIMENTORVM FACVLTA-
TIBVS LIBER SECVNDVS.

Cap. I. Quum a plantis et animalibus fumamus ali-
menta, qui autem ante me fuerunt omnes in iis, quae de
alimentis fcripferunt, a Cerealibus nuncupatis feminibus
initium fumpferint, propterea quod panum efus inter ipfa
eft utiliffimus, ob eam caufam ego quoque de tritico, hor-
deo, tipha, olyra, ad haec de iis, quae legumina ac che-
dropa appellant, primo libro tractavi. Decet autem hoc
libro ad alia alimenta, quae a plantis, deinceps tranfire,

ὅσας ἀπὸ φυτῶν ἔχομεν, εἶτα πρὸς τὰς ἀπὸ τῶν ζώων,
ὅσαι χρησιμώτεραι τοῖς ἀνθρώποις εἰσὶν, καὶ γὰρ καὶ τοῦτο
λόγον ἔχειν ἐδόκει. καί τινες οὐ διὰ πάντων τῶν ὁμογενῶν
διεξελθόντες, οὐδὲ τὰς ἀπὸ τῶν φυτῶν ἁπάσας ἐφεξῆς
τοῖς Δημητρίοις σπέρμασι διδάξαντες, ὑπὲρ ἐκείνων ἀεὶ πρό-
τερον ἐποιήσαντο τὸν λόγον, ὅσα χρησιμώτερα τοῖς ἀνθρώ-
ποις ἐστί. φαίνεται γοῦν τά τε χοίρεια κρέα, καὶ τὰ τῶν
ἐρίφων τε καὶ αἰγῶν, καὶ μόσχων, καὶ βοῶν, καὶ προβάτων,
οὐδὲν δ᾽ ἧττον αὐτῶν ὅσα θηρεύουσιν ἐν τοῖς ὄρεσιν οἱ
κυνηγέται, πολλὴν χρείαν τοῖς ἀνθρώ[335]ποις παρεχόμενα,
καθάπερ γε καὶ τῶν πτηνῶν πολλὰ καὶ τῶν ἐνύδρων. εἶτ᾽
ἐννοήσας ἕκαστον· γένος ἑνὶ βιβλίῳ περιληφθῆναι ἀδύνατον
ὄν, οὐ μέγα τὸ διάφορον ὑπέλαβον, τῶν ὑπολειπομένων
ἐδεσμάτων ἐπὶ τοῖς προειρημένοις ἐν μὲν τῷ δευτέρῳ γράμματι
τὰς ἀπὸ τῶν φυτῶν τροφὰς διελθεῖν, ἐν δὲ τῷ τρίτῳ τὰς
ἀπὸ τῶν ζώων. ἐξέσται γὰρ τῷ βουλομένῳ, προχειριζόμενον
τὸ βιβλίον, ἐν ᾧ γέγραπται τῶν τροφῶν ἡ δύναμις, αἷς
μάλιστα χρῆσθαι βούλεται, ποτὲ μὲν ἐπὶ τὸ πρῶτον ἔρχε-

post autem ad ea, quae ab animalibus fumuntur, quaecun-
que hominibus funt utiliora; nam id aequum mihi effe
videtur. Fuerunt etiam nonnulli, qui, haudquaquam omni-
bus congeneribus prius explicatis, neque alimentis omni-
bus, quae a plantis fumuntur, post Cerealia femina fubdi-
tis, de illis prius femper tractarunt, quae majorem ho-
minibus afferunt utilitatem. Suilla certe et hoedina, et
caprina, et vitulina, et bubula, et ovilla, et his nihilo-
minus, quae venatores in montibus venantur, magnum
ufum praestare hominibus cernuntur, quemadmodum certe
et volucria pleraque et aquatilia. Verum quum reputaf-
fem, genera omnia uno libro comprehendi non poffe, ni-
hil magnopere interesse fum arbitratus, ex iis alimentis,
quae praedictis superfunt, in fecundo quidem volumine
ea, quae a plantis, in tertio autem ea, quae ab animalibus
fumuntur, perfequi. Licebit enim cuivis, qui opufculum,
in quo alimentorum facultates, quibus maxime uti velit,
funt traditae, ad manus habebit, nunc primum, nunc

σθαι, ποτὲ δὲ ἐπὶ τὸ δεύτερον, ἢ τρίτον. ὅπως οὖν ὁ περὶ
τῶν φυτῶν λόγος ἅπας ἐν τοῖς δύο πρώτοις ἢ τετελεσμένος,
ἐπὶ τὰ κατάλοιπα τῶν προειρημένων ἀφίξομαι, τὴν ἀρχὴν
τῶν λόγων τήνδε θέμενος. τὰ μὲν ἐν τῷ α΄ λόγῳ σιτία
σπέρματα φυτῶν ἦν ἅπαντα· νυνὶ δὲ ἀπὸ καρπῶν ἄρξομαι,
διορίσας πρότερον αὐτῶν τὰ σπέρματα, καὶ μάλιστα ὅτι
πολλοῖς ἔδοξε διαφέρειν οὐδὲν, ἢ καρπὸν εἰπεῖν, ἢ σπέρμα.
τὰ μὲν οὖν ἤδη λελεγμένα σπέρματα βραχύ τι καρπῶν δια-
φέρει, τῶν δὲ νῦν εἰρησομένων οὐκ ὀλίγον ἀφέστηκε. καρ-
πὸς μὲν γάρ ἐστι συκῆς τὰ σῦκα, ἡ δ᾽ ἐν αὐτῷ κεγχρα-
μὶς σπέρμα συκῆς, ὥσπερ καὶ τῆς ῥαγὸς ὅλης οὔσης ἀμ-
πέλου καρποῦ, μόνον ἐστὶ τὸ γίγαρτον ἀμπέλου σπέρμα.
κατὰ τὰ αὐτὰ δὲ ἀπίου καὶ μηλέας ὁ μὲν καρπὸς ἄπιόν τε
καὶ μῆλόν ἐστι, τὸ δὲ σπέρμα τρεῖς ἢ τέτταρες ἐν μέσοις
αὐτῶν κόκκοι. τί δεῖ λέγειν ἔτι κολοκυνθῶν τε καὶ σικύων,
ὅσοι τε πέπονες αὐτῶν εἰσι, καὶ ὅσοι μὴ, καὶ ὅσοι μηλο-
πέπονες, τῶν τ᾽ ἄλλων ἁπάντων, ὅσα τοιαῦτα; πάμπολυ

secundum tertiumve librum evolvere.　Ut igitur fermo
omnis de plantis primis duobus libris abfolvatur,　ad ea,
quae dictis ante fuperfunt, aggrediens hinc aufpicabor.
Omnia edulia, quae primo libro fuerunt memorata, plan-
tarum erant femina; nunc vero a fructibus exordiens, in
primis a feminibus eos diftinguam, eoque magis, quod
plerique crediderunt, nihil intereſſe, five femen dicas, five
fructum.　Quae igitur femina modo retulimus, exiguum
quiddam a fructibus difcrepant, ab iis vero, quae nunc
memorabimus, non mediocriter diffident.　Etenim fici fru-
ctus funt ipfae ficus, quae vero in ipfo eft cenchramis,
femen eft fici, ficut et uva totius vitis eft fructus, folus
autem acinus vitis eft femen; pari modo et piri et mali
fructus eft pirum ac malum, femen autem tria aut qua-
tuor grana, quae in ipfis mediis habentur.　Quid jam de
cucurbitis et cucumeribus, qui ipforum pepones funt
aut non funt, qui melopepones, aut quid reliqua ejus-
modi omnia commemorem?　quamplurimum enim totus

γὰρ ὁ σύμπας καρπὸς τοῦ σπέρματος διαφέρει. κυάμου δὲ
καὶ θέρμου, καὶ δολίχου, καὶ φακῆς, ὅσα τ᾿ ἄλλα τῶν
σπερμάτων ἀμφίεσμα λοβὸν ἔχει, τὸ μὲν ἐξ ἀμφοῖν συγκεί-
μενον καρπός ἐστιν, ἡ πλείστη δὲ μοῖρα τῆς οὐσίας ἐν τοῖς
σπέρμασιν. ἐσθίεται δὲ τῶν μὲν ἄλλων σχεδὸν ἁπάντων, ὅσα
διῆλθον ἐν τῷ α΄ λόγῳ, μόνον τὸ σπέρμα, δολίχων δὲ μό-
νον ὁ καρπὸς ὅλος, ἔστ᾿ ἂν ὦσιν οἱ καρποὶ χλωροὶ ἔτι·
ξηρανθέντων γὰρ ἄχρηστοι τοῖς ἀνθρώποις οἱ περιέχοντες
τὰ σπέρματα γίγνονται λοβοί. κυάμων δ᾿ οὐκ ἔστιν χλωρῶν
ὁ λοβὸς ἐδώδιμος, ὥσπερ οὐδὲ τῶν ἐρεβίνθων, οὐδὲ τῶν
ἄλλων, ὅσα καλεῖν εἴωθεν ἔλλοβα ὁ Θεόφραστος. εἰκότως
οὖν ἔφην ὀνομάζεσθαι ὑπὸ πολλῶν λοβούς, οὓς ἔνιοι φασή-
λους καλοῦσιν, ἐπειδὴ μόνον αὐτῶν ὁ λοβὸς ἐδώδιμός ἐστιν.
ἀλλὰ περὶ μὲν τῆς τούτων δυνάμεως εἴρηται πρόσθεν, ὥσπερ
γε καὶ ὅτι τὸ τῶν δολίχων ὄνομα κατὰ τούτων ἡγοῦμαι
φέρειν ἐνίους τῶν παλαιῶν. οἱ δὲ καρποὶ τῶν φυτῶν ἀπό
τε τῶν δένδρων εἰσὶ καὶ τῶν κηπευομένων λαχάνων, ἐν οἷς
καταλέγουσιν ἔνιοι τῶν ἰατρῶν τούς τε πέπονας καὶ τοὺς

fructus a femine difcrepat.   Caeterum in fabis, lupinis,
dolichis, lente et aliis id genus feminibus, quae filiquis
obvolvuntur, quod quidem ex filiqua femineque eft com-
pofitum, eft fructus; plurima tamen fubftantiae pars fe-
minibus ineft.   Porro aliorum propemodum omnium, quae
primo libro memoravimus, femen folum manditur; folius
autem dolichi, dum adhuc virefcit, fructus integer come-
ditur; ubi enim exaruerunt filiquae, quae femina ipfa
continent, hominibus funt inutiles; fabarum autem viri-
dium filiqua non eft efculenta, quemadmodum neque ci-
ceris, neque aliorum, quae Theophraftus vocare folet fili-
quata.   Jure igitur dixi, vulgo filiquas nominari, quos
nonnulli phafeolos nuncupant, quod fola ipforum filiqua
fit efculenta.   Verum de horum quidem facultate prius
diximus, veluti etiam quod veterum nonnullos exiftimo
phafeolorum nomine dolichos comprehendiffe.   Caeterum
plantarum fructus ab arboribus fumuntur et oleribus
hortenfibus, inter quae quidam medicorum pepones, me-

558 ΓΑΛΗΝΟΥ ΠΕΡΙ ΤΡΟΦΩΝ ΔΥΝΑΜ.

Ed. Chart. VI. [335. 336.] Ed. Baf. IV. (319.)

μηλοπέπονας, καὶ τὰς κολοκύνθας, ἀφ᾽ ὧν καὶ πρῶτον ἄρξομαι τῆς ἐν τῷδε τῷ γράμματι διδασκαλίας.

Κεφ. β'. [Περὶ τῶν ὡραίων ὀνομαζομένων καρπῶν.]

Ὥραν ἔτους ὀνομάζουσιν οἱ Ἕλληνες ἐκε..ον τὸν καιρὸν, ἐν ᾧ μεσοῦντι τὴν τοῦ κυνὸς ἐπιτολὴν γίγνεσθαι συμβαίνει· χρόνος δ᾽ ἐστὶν οὗτος ἡμερῶν τεσσαράκοντα. κατὰ τοῦτον οὖν τὸν χρόνον ἅπαντές εἰσιν οἱ ὡραῖοι καλούμενοι καρποὶ, τινὲς μὲν ἤδη παρακμάζοντες, ἔνιοι δὲ ἀρχόμενοι, τινὲς δὲ ἀκμάζοντες, ἢ μετὰ τὴν ἀκμὴν, ἢ πρὸ αὐτῆς. ὡραίους δὲ αὐτοὺς ὀνομάζουσιν, οὐχ ὅτι μόνον κατὰ τὸν εἰρημένον γίγνονται χρόνον, ἀλλ᾽ ὡς, οἶμαι, διορίζειν βουλόμενοι τῶν εἰς ἀπόθεσιν ἐπιτηδείων, ἐπεί τοι καὶ πυροὶ καὶ κριθαὶ, καὶ πάνθ᾽ ὅσα κατὰ τὸ πρῶτον γράμμα διῆλθον, ἐπέτειόν τε καὶ θερινὴν ἔχει τὴν γένεσιν, [336] ἀλλ᾽ οὐ διαφθείρεται ταχέως, ὥσπερ αἱ κολοκύνθαι, καὶ τὰ συκάμινα, πέπονές τε καὶ μηλοπέπονες, καὶ περσικὰ, καὶ ἄλλα ὅσα τοιαῦτα. καὶ γὰρ εἰ σκέλλοντες αὐτά τινες ἀποτίθενται, φυλάττοντες εἰς τὸν χειμῶνα, μεταβάλλει καὶ οὕτως τὴν ἀρχαίαν φύσιν

lopepones et cucurbitas recenfent, a quibus hoc libro docere incipiam.

Cap. II. [De fructibus, qui fugaces appellantur.] Horam anni Graeci id tempus appellant, in cujus medio caniculam exoriri contingit; tempus autem id dierum eſt quadraginta. Hoc quidem tempore omnes horarii, quos vocant, fructus conſtant, nonnulli jam declinantes, alii incipientes, alii in ſuo vigore, aut ultra vigorem, aut citra confiſtentes. Vocant autem ipſos horarios, non quod id ſolum temporis ſint, ſed (ut mea fert opinio) quoi pſos ab iis, qui ad reponendum ſunt idonei, diſtinguant; quandoquidem et triticum, et hordeum, et omnia, quae primo libro explicui, anniverſariam atque aeſtivam habent generationem, ſed non cito corrumpuntur, quo modo cucurbitae, mora, pepones, melopepones, perſica, et alia id genus; quae fi quis in hyemem ſervare volens exiccata repoſuerit, eo modo veterem natu-

ἅπαν πρὸς τὸ ἐναντίον. ἔνιοι γοῦν τῶν κολοκυνθῶν κενοῦν·
τες τὸ σπέρμα, κἄπειτα τὴν οἶον σάρκα ξηραίνοντες, ἀπο-
τίθενται μὲν εἰς τὸν χειμῶνα, χρῶνται δὲ αὐτῷ πάντες μᾶλ-
λον, ἤ τινι τῶν ἐδωδίμων. οὐ μὴν ἐπί γε πυρῶν καὶ κρι-
θῶν, ὅσα τ' ἄλλα Δημήτρια σπέρματα, πρὸς τοὐναντίον ἡ
φύσις ἐν ταῖς ἀποθέσεσιν ἐξίσταται· μένει γὰρ ἅπαντα τοι-
αῦτα ταῖς οὐσίαις, ὁποῖα κατὰ τὸ θέρος εὐθὺς ἐξ ἀρχῆς ἦν
τελειωθέντα. πρόδηλόν τε, ὅτι τὰ μὲν ξηρὰν ἔχοντα τὴν
πῆξιν τοῦ σώματος, ὥσπερ μόνιμον ἔχει τὴν ἕξιν, οὕτω καὶ
στερεὰν, καὶ γεώδη, καὶ διὰ τοῦτο τρόφιμον· ὅσα δ' ὑγρὰ
ταῖς συστάσεσίν ἐστι, διαφθείρεταί τε καὶ τροφὴν ὀλίγην τε
καὶ ῥᾳδίως ἐκκρινομένην ἐκ τοῦ σώματος ἔχει. διὰ δὲ τὴν
αὐτὴν αἰτίαν καὶ κατὰ τὴν γαστέρα διαχωρεῖται τὰ τοιαῦτα
μᾶλλον τῶν στερεῶν, καὶ μάλισθ' ὅταν ἔχῃ λιτρῶδές τι καὶ
ῥυπτικὸν, ὥσπερ ἐπιδείξομεν ἔνια ὡραίων ἀξιόλογον ἔχοντα
τὴν τοιαύτην δύναμιν, ἃ καὶ κακοχυμότερα λέγομεν εἶναι
τῶν οὐδεμίαν ἐχόντων αἰσθητὴν ποιότητα χυμοῦ, καθάπερ

ram in contrarium immutabit. Nonnulli certe e cucurbi-
tis femen vacuantes, deinde ipfarum velut carnem ficcan-
tes, in hyemem quidem reponunt, utuntur autem omnes
ipfa magis, quam alio quovis fructuum efculentorum.
Non tamen tritici, neque aliorum ejusmodi Cerealium fe-
minum, quum funt repofita, natura in contrarium cedit,
manent enim fuis fubftantiis talia, qualia erant, quum jam
inde ab initio aeftate fuerunt perfecta; illud autem per-
fpicuum eft, quod quae corpus habent compactum, quem-
admodum habitum ipfius habent perdurantem, ita foli-
dum ac terreum, et ob id multum nutrientem; quae vero
confiftentia funt humida, corrumpuntur, exiguumque ha-
bent alimentum, et quod facile e corpore excernatur;
quae caufa etiam eft, cur ejusmodi promptius quam folida
per alvum dejiciantur, et potiffimum quum nitrofum quip-
piam ipfis ineft ac abfterforium, ficuti quaedam ex fuga-
cibus hanc ipfam facultatem habere oftendimus memorabi-
lem: quae deterioris etiam fucci effe perhibemus iis, quae
nullam faporis qualitatem habent fenfibilem, quomodo

οὐδὲ τὸ κάλλιστον ὕδωρ ἔχει. πάντ᾽ οὖν τὰ τοιαῦτα, καὶ
πολὺ μᾶλλον ὅσα, πρὶν ἀκριβῶς πεπανθῆναι, προσφερόμεθα,
φυσώδη μέν ἐστιν, ὑποχωρεῖ δὲ θᾶττον, ὥσπερ καὶ ἀναδί-
δοται θᾶττον, ὅσα χυμὸν ἔχει λεπτόν. ἔστι δὲ (320) καὶ
κακοχύμων ταῦτα πάντα, καὶ μόνος ἄν τις αὐτοῖς εἰς ὠφέ-
λειαν χρήσαιτο τεταλαιπωρημένος ὁδοιπορίᾳ μακροτέρᾳ καὶ
πνίγει σφοδρῷ· τηνικαῦτα γὰρ ὀνίνησιν, τέγγοντα μὲν τὸν
αὐχμὸν τοῦ σώματος, ψύχοντα δὲ μετρίως, ἤν γέ τις αὐτὰ
ψυχρὰ λαμβάνῃ. τὸ μὲν οὖν ὑγραίνειν διὰ παντὸς ἔχει, τὸ
δ᾽ ἐμψύχειν οὐχ ἕξει προσενεχθέντα θερμὰ τοῖς ὥσπερ
εἴρηται διακειμένοις· οὐ γὰρ εἰς τοσοῦτον ψυχρὰ ταῖς οἰ-
κείαις κράσεσίν ἐστιν, ὥστε, κἂν θερμὰ προσενεχθῇ, ψύχειν
τὴν γαστέρα. δεῖται τοίνυν ἐπικτήτου ψύξεως, ἐναντιουμέ-
νης τῇ θερμότητι τῶν κατὰ γαστέρα τε καὶ τὸ ἧπαρ μορίων,
οἷς πρώτοις ὁμιλεῖ· τούτων οὖν προεγνωσμένων κοινῇ περὶ
πάντων τῶν τοιούτων ἐδεσμάτων, ἐπὶ τὰς ἰδίας ἑκάστου
δυνάμεις ἤδη μεταβήσομεν.

aqua optima nullam habet. Haec igitur omnia, et iis
multo magis quae ante exactam maturitatem mandimus,
flatulenta quidem funt, verum fubducuntur celerius, quem-
admodum etiam quae fuccum habent tenuem citius diftri-
buuntur. Sunt antem omnia haec pravi fucci; folusque
is utiliter ipfis utetur, qui aeftu vehementiore et longiore
itinere fefe confecerit, tunc enim juvant corporis fqual-
lorem humectantia et, fi frigida fumantur, moderate re-
frigerantia. Ac humectandi quidem femper habent facul-
tatem, refrigerandi vero haudquaquam habebunt, fi cali-
da fic, ut dixi, affectis fuerint efitata; non enim pro-
prio temperamento adeo funt frigida, ut, etiamfi calida
fumpta fuerint, ventriculum refrigerent; quare adfcititia
egent refrigeratione, quae partium, quae tum ad ventri-
culum, tum ad hepar pertinent (quibus primis occurrunt),
calori adverfetur. His itaque de omnibus ejusmodi edu-
liis prius in univerfum conftitutis, nunc ad proprias cu-
jusque facultates tranfibimus.

BIBΛION B. 561

Ed. Chart. VI. [336. 337.] Ed. Baf. IV. (320.)

Κεφ. γ΄. [Περὶ κολοκύνϑης.] Ὠμὴ μὲν ἀηδής ἐστι,
καὶ κακοστόμαχος, καὶ ἄπεπτος ἐσχάτως· ὥστε καὶ εἰ βιά-
σαιτό τις αὐτὴν, ἀπορῶν ἑτέρου σιτίου, προσενέγκασϑαι κο-
λοκύνϑην, ὥσπερ ἤδη τις ἐτόλμησεν, βάρους ἐγκειμένου
ψυχροῦ κατὰ τὴν κοιλίαν αἰσϑήσεται, τόν τε στόμαχον ἀνα-
τραπήσεται, καὶ πρὸς ἔμετον ὁρμήσει, τὸν μόνον αὐτὸν
ἐλευϑερῶσαι δυνάμενον τῶν κατεχόντων συμπτωμάτων. καὶ
ταύτην γ᾽ οὖν καὶ ἄλλα πολλὰ τῶν ὡραίων ἅπαντες ἄν-
ϑρωποι μετὰ τὴν ἕψησιν ἤτοι γ᾽ εὐϑέως, ἢ τηγανίσαντες,
ἢ ὀπτήσαντες, εἰώϑασι προσφέρεσϑαι. καί σοι οὗτος ἐν τῇ
μνήμῃ φυλαττέσϑω ὁ λόγος, κοινὸς ἐπὶ πᾶσιν τοῖς δεομένοις
ἀλλοιώσεως τυχεῖν τῆς διὰ πυρός. ἡ δὲ κολοκύνϑη, περὶ ἧς
ὁ λόγος ἦν, ἑψηϑεῖσα σαφῆ ποιότητα χυμῶν οὐδεμίαν ἔχει,
πλὴν εἴ τις λέγει τινὰ καὶ τοῦτον εἶναι χυμὸν, ὃς οὔτε
δριμὺς, οὔτε ἁλυκός ἐστι χυμὸς, οὔτε στρυφνὸς, οὔτε πικρὸς,
[337] οὔτ᾽ ἄλλο τοιοῦτον σαφῶς ἐμφαίνων οὐδὲν, ὥσπερ
οὐδὲ τὸ ὕδωρ. ἀλλὰ τά γε τοιαῦτα καλεῖν εἰσιν εἰϑισμένοι
κοινῇ πάντες ἄποια, καὶ ἡμῖν οὕτως καλείσϑω σαφοῦς ἕνεκα

Cap. III. [De cucurbita.] Cruda quidem infuavis eſt
ſtomachumque laedit et concoctu eſt difficillima, adeo ut, ſi
quis alterius cibi inopia cucurbitam mandere coactus fuerit,
ut quidam jam eſt aufus, pondus frigidum ventriculo incum-
bere ſentiat, ſtomachumque habeat everſum, atque ad vomi-
tum provocetur, quo folo a prementibus ſymptomatibus po-
terit vindicari. Hanc igitur et alia fugacium pleraque, aut
poſtquam elixa fuerint, aut ſtatim certe, aut in ſartagine
frixa, aut aſſa, omnes homines edere confueverunt. At-
que fermonem hunc perpetuo memoria teneto: eſt enim
omnibus communis, quae per ignem alterare eſt neceſſe.
Cucurbita autem (de qua dicere inſtitueram) elixa nullam
evidentem ſaporis habet qualitatem, niſi quis dicat, quen-
dam etiam hunc eſſe ſaporem, qui neque acris eſt, ne-
que falſus, neque acerbus, neque amarus, neque aliud
quidquam ejusmodi manifeſte repraeſentat, veluti nec ipſa
aqua. Verum hujusmodi omnia communi nomine vocare
confueverunt qualitatis expertia, vocenturque nobis ſic

διδασκαλίας. τοιαύτη γ᾽ οὖν οὖσα καὶ ἡ κολοκύνθη πολ-
λοὺς εἰκότως ἐπιδέχεται τρόπους σκευασίας, ὡς ἂν ἐν τῷ
μέσῳ καθεστῶσα πασῶν τῶν ὑπερβολῶν, καὶ διὰ τοῦτο
ὁμοτίμως τε καὶ ἐξ ἴσου πρὸς αὐτὰς ἄγεσθαι δυναμένη.
τῶν γὰρ ἐχόντων ἡντιναοῦν ὑπερβολὴν σύμφυτον οὐδὲν εἰς
τὴν ἐναντίαν αὐτῇ ῥᾳδίως ἄγεται κατασκευασίαν. αὕτη μὲν
οὖν ὅσον ἐφ᾽ ἑαυτῇ τροφὴν τῷ σώματι δίδωσιν ὑγρὰν καὶ
ψυχρὰν, καὶ διὰ τοῦτο καὶ βραχεῖαν, ὡς ὀλίγον ἔμπροσθεν
εἴρηται περὶ πάντων, ὅσα τοὺς χυμοὺς ὑδατώδεις τε καὶ
λεπτοὺς ἔχει. ῥᾳδίως δὲ ὑπέρχεται κατὰ τὴν γαστέρα τῷ
τ᾽ ὀλισθηρῷ τῆς οὐσίας καὶ τῷ κοινῷ λόγῳ πάντων τῶν
ὑγρῶν σιτίων, ὅσα δηλονότι χωρὶς στύψεώς ἐστι τοιαῦτα.
πέττεται δὲ οὐ κακῶς, ὅταν γε μὴ φθάσῃ διαφθαρῆναι.
πάσχει δὲ τοῦτο διά τε μοχθηρὰν σκευασίαν, κἀπειδὰν ἐν
τῇ γαστρὶ μοχθηρὸς ἠθροισμένος ᾖ χυμός, ἔσθ᾽ ὅτε δὲ καὶ
διὰ τὸ βραδῦναι κατ᾽ αὐτήν, ὅπερ κἂν τοῖς ἄλλοις ὡραίοις
ἐδέσμασιν ἅπασιν, ὅσα ταῖς κράσεσιν ὑγρά, συμβαίνειν φιλεῖ·
διαφθείρεται γὰρ ἐν τῇ γαστρὶ μὴ φθάσαντα ταχέως ὑπελ-

clarioris doctrinae gratia.   Quum ergo talis fit cucurbita,
non immerito multos apparandi modos admittit, ut quae
in medio fit omnis excefſus, ob idque ad quemvis excef-
ſum ex aequo duci queat; quandoquidem nihil eorum,
quae congenitum quempiam habent excefſum, in contra-
riam excefſui parandi rationem facile ducitur.   Proinde
cucurbita, quantum in ſe eſt, humidum frigidumque, et
ob id exiguum corpori praebet alimentum, ut paulo ante
de iis omnibus, quae ſuccum habent aqueum ac tenuem,
praecepimus.   Facile autem ſubſidet cum ob ſuae ſubſtan-
tiae lubricitatem, tum ob communem omnium ciborum
humidorum rationem, qui ſcilicet citra aſtrictionem ſunt
humidi.   Ad haec coquitur non aegre, ſi modo priu
corrupta non fuerit; id vero illi accidit, quum parata
vitioſe fuerit, aut ſuccus pravus in ventriculo fuerit acer-
vatus, interdum autem quod in ipſo tardaverit, quod aliis
quoque omnibus fugacibus, quae humido ſunt temperamen-
to, ſolet accidere, corrumpuntur enim in ventriculo, ni

BIBΛION B. 563

Ed. Chart. VI. [357.]   Ed. Baf. IV. (320.)

ϑεῖν. ὥσπερ οὖν, ὅσον ἐφ᾽ ἑαυτῇ, τὸν εἰς τροφὴν ἀναδιδό-
μενον ὅλῳ τῷ σώματι χυμὸν ἄποιον ἔχει πρὸς αἴσθησιν ἢ
κολοκύνϑη, κατὰ τὸν αὐτὸν τρόπον, ἐπειδὰν μιχϑῇ τινὶ
τῶν ἰσχυρὰν ἐχόντων δύναμιν, ὁμοιοῦται ῥᾳδίως αὐτῷ, μετὰ
νάπυος μὲν εἰ ληφϑείη, δριμέα ἐργαζομένη τὸν ἐξ ἀμφοῖν
ἀναδιδόμενον χυμὸν ἅμα σαφεῖ ϑερμότητι, κατὰ δὲ τὸν αὐτὸν
λόγον, εἰ καὶ μετά τινος ἁλυκοῦ προσενεχϑείη, καϑάπερ ἐν
λοπάδι μετὰ ταρίχου αὐτὴν ἔνιοι σκευάζουσιν, ἁλυκὸν ἐν τῷ
σώματι γεννήσει χυμόν. ἥδιστον δ᾽ ἐστὶν ἔδεσμα τὸ οὕτω
σκευασϑὲν, εἰ τὸ τάριχον εἴη τῶν Ποντικῶν ἐκείνων, ἃ
καλοῦσι μῆλα. ἅμα δὲ μήλοις κυδωνίοις ἑψηϑεῖσα καὶ
προσηκόντως ἀρτυϑεῖσα τὸν αὐστηρὸν ἕξει χυμὸν ἐπικρα-
τοῦντα κατὰ τὴν ἀνάδοσιν. ἡ δ᾽ ὀπτηϑεῖσα καὶ τηγανι-
σϑεῖσα τῆς μὲν οἰκείας ὑγρότητος ἀποτίϑεται πάμπολυ,
τὸ δ᾽ ὑπόλοιπον αὐτῆς οὐδεμίαν ἰσχυρὰν ἐπικτᾶται δύναμιν,
ὥσπερ οὐδ᾽ ὅταν ἐν ἁπλῷ ζωμῷ σκευασϑῇ. χαίρει δ᾽ εἰκό-
τως ὀριγάνῳ διὰ τὴν ὑδατώδη ποιότητα σύμφυτον ὑπάρχου-

celeriter occupent fubfidere. Quemadmodum igitur cu-
curbita, quantum in fe ipfa eft, fuccum, qui in totum
corpus alendi gratia diftribuitur, habet qualitatis ad fen-
fum expertem, ita, quum alicui eorum, quae vehementem
habent facultatem, mixta fuerit, facile illi affimilatur; ut,
fi cum finapi fumpta fuerit, fuccus, qui ex utroque in
corpus diftribuetur, acris cum manifefta caliditate erit:
eadem ratione, fi cum falfo quopiam manfa fuerit, (ut qui-
dam in patinis cum falfamento ftruunt,) fuccum in corpore
falfum generabit; eft autem fic apparata cibus fuaviffi-
mus, fi falfamentum ex Ponticis illis fuerit, quae mala
appellant. Quod fi cum malis cydoniis elixa conditaque,
ut decet, fuerit, fuccum aufterum in diftributione habebit
praepollentem. Affa autem vel frixa in fartagine quam
plurimum quidem de propria humiditate deponit, reli-
quum autem ipfius nullam infignem obtinet facultatem,
uti nec cum in jure fimplici parata fuerit. Caeterum ob
aqueam qualitatem fibi innatam merito gaudet origano;

Ed. Chart. VI. [337. 538.]　　　　　　Ed. Baf. IV. (320.)

σαν αὐτῇ· πάντα γὰρ ὅσα τοιαῦτα δριμέσιν ἢ ὀξέσιν, ἢ
αὐστηροῖς, ἢ ἁλυκοῖς ἀναμίγνυσθαι δεῖται χυμοῖς, εἰ μέλλει
μήτ᾽ ἀηδῶς ληφθήσεσθαι, μήτε ναυτιώδεις ἐργάζεσθαι τοὺς
λαμβάνοντας.

Κεφ. δ'. [Περὶ πεπόνων.] Ἡ μὲν ὅλη φύσις αὐτῶν
ἔστι ψυχροτέρα σὺν ὑγρότητι δαψιλεῖ· ῥυπτικὸν δὲ ἔχουσί
τι, διὸ καὶ κινοῦσιν οὖρα, καὶ διεξέρχεται κάτω τῶν τε κο-
λοκυνθῶν καὶ μηλοπεπόνων μᾶλλον. ὅτι δὲ ῥύπτουσιν,
ἔνεστί σοι μαθεῖν ἀνατρίψαντι ῥυπαρὸν χρῶτα. διὸ κἂν
ἔφηλίν τις σχῇ, κἂν φακοὺς ἐν τῷ προσώπῳ, κἂν ἀλφοὺς
ἐπιπολῆς, ἀπορρύπτουσι καὶ τούτους. τῆς δ᾽ οἷον σαρκὸς
αὐτῶν τὸ σπέρμα ῥύπτει μᾶλλον, ὥστε καὶ πρὸς τοὺς λι-
θιῶντας ἁρμόττειν νεφρούς, μοχθηρὸν δ᾽ ἐργάζεται χυμὸν
ἐν τῷ σώματι, καὶ μᾶλλον ὅταν μὴ καλῶς πεφθῇ. τηνικαῦ-
τα δὲ καὶ χολερικοὺς ἀποτελεῖν εἴωθεν. καὶ γὰρ καὶ πρὶν
διαφθαρῆναι, [338] πρὸς ἔμετον ἐπιτήδειός ἐστι, καὶ πλέον
γε βρωθείς, ἐὰν μή τις αὐτῷ τι τῶν εὐχύμων ἐπιφάγῃ

omnia enim ejusmodi fuccis acribus, vel acidis, vel au-
fteris, vel falfis admifceri poftulant, fi modo in cibo fua-
via funt futura, et iis, qui ufi fuerint, naufeam non funt
paritura.

Cap. IV. [De peponibus.]　Univerfa peponum natura
frigidior eft cum humiditate copiofa; habent autem faculta-
tem quandam abftergendi, cujus beneficio urinam cient, et
deorfum expeditius quam cucurbita melopeponesque per-
meant. Quod porro abftergeant, intelliges, fi fordidam cutem
ipfis fricueris. Quamobrem fi quis ephelin aut lentes
in facie habeat, aut alphos extimos et in fuperficie, hos
quoque detergent, femen tamen potentius quam ipforum
velut caro deterget, adeo ut vel adverfus renes calculo
infeftatos conveniat. Succum autem in corpore gignit vi-
tiofum, idque potiffimum, quum probe concoctus non
fuerit, quo cafu cholerae morbo obnoxios efficere con-
fuevit; nam et priusquam corruptus fuerit, ad vomitum
quoque eft idoneus, larginsque fumptus (nifi quis poft

BIBΛION B. 565

Ed. Chart. VI. [338.]   Ed. Baf. IV. (32o.)

ἐδεσμάτων, κινήσει πάντως ἔμετον. πρόδηλον δ᾽ ὅτι κᾀπὶ
τούτου τοῦ καρποῦ τὴν προσηγορίαν οἱ ἄνθρωποι πεποίην-
ται, καθάπερ ἐπὶ τοῦ γραφικοῦ μέλανος. ἡ γάρ τοι πέπων
φωνὴ τὸ οἷον πέπανον ἐνδείκνυται, τουτέστι τὸ πεπεμμένον,
ὅπερ ὑπάρχει καὶ τοῖς ἄλλοις, ὅσα πεπαίνεται. καὶ γὰρ ὁ
βότρυς δύναται λέγεσθαι πέπων, ὅταν ἀκριβῶς γένηται πέ-
πειρος, ὥσπερ γε καὶ ὁ μηδέπω τοιοῦτος οὐ πέπων ἂν
ὀνομάζοιτο, ὠμός τε καὶ ἄωρος ὢν, αἵ τε ὀπῶραι πᾶσαι
κατὰ τὸν αὐτὸν λόγον, οἵ τε ἄπιοι καὶ κολοκύνθαι καλοῦν-
ται συνήθως πέπειροι, καθάπερ ὁ μηλοπέπων ἐν ἑαυτῷ
περιλαβὼν τὸν πέπονα ἔχει. ὅθεν ἔνιοι τῶν ἰατρῶν οὐδὲ
ἁπλῶς ἠξίωσαν ὀνομάζειν τοὺς πέπονας, ἀλλ᾽ ὅλον τοῦτό
φασιν χρῆναι λέγεσθαι σικυοπέπων. ἡμεῖς δ᾽ ἐν τῷ παρόντι
λόγῳ τῶν τοιούτων οὐ φροντίζομεν, ὡς ἂν οὐδὲν εἰς ἰατρι-
κὴν συντελούντων. ἄμεινον γὰρ μακρῷ τὸ σαφῶς ἑρμηνεύειν
ἐστὶ τοῦ μετὰ περιεργίας τοιαύτης ἀσαφῆ τὴν διδασκαλίαν

ipfum aliquid eorum, quae probi funt fucci, fupermandat)
omnino vomitum excitabit. Illud porro perfpicuum eft,
homines in hoc quoque fructu appellationem feciffe, quo-
modo in atramento, quo fcribitur, quod *μέλαν* appellant;
nam vox haec *πέπων* velut *τὸ πέπανον*, hoc eft matu-
rum, fignificat, quod aliis quoque, quae maturefcunt,
convenit.   Nam et racemus, quum exacte eft maturus,
dici poteft *πέπων*, quemadmodum certe et quum non-
dum maturuit non poteft nominari *πέπων*, nimirum qui
crudus eft et immaturus.   Ad eundem modum et fru-
ctus omnes autumnales, et pira, et cucurbitae *πέπειρα*,
i. e. matura, vocari confueverunt, quemadmodum et melo-
pepon, qui in fe ipfo *πέπονα*, i. e. maturum, continet; unde
medici quidam non fimpliciter nominare voluerunt pepo-
nas, fed totum id *σικυοπέπονα*, i. e. cucumerem maturum,
aut peponem cucumeralem nominari oportere contende-
runt.   Nos vero in praefenti fermone de ejusmodi non
laboramus, ut quae ad medicinam nihil conferant; multo
enim fatius eft rem dilucide interpretari, quam hujus-
modi anxia disquifitione doctrinam obfcurare.   Tum por-

Ed. Chart. VI. [338.]   Ed. Baf. IV. (320. 321.)

ἐργάζεσθαι· σαφηνείας δὲ μάλιστα τυχεῖν ἔστι τὰ συνη-
θέστατα τοῖς πολλοῖς ὀνόματα ἐκλέγοντα μετὰ τοῦ φυλάτ-
τειν αὐτοῖς τὰ σημαινόμενα.

Κεφ. ε'. [Περὶ μηλοπεποτων.] Οἱ μηλοπέπονες ἧττόν
τε τῶν πεπόνων εἰσὶν ὑγροὶ, καὶ ἧττον κακόχυμοι, καὶ ἧττον
οὐρητικοὶ, καὶ ἧττον ὑπέρχονται κάτω. τὸ δ᾽ εἰς ἔμετον
ἐξορμᾷν ὁμοίως τοῖς πέποσιν οὐκ ἔχουσιν, ὥσπερ οὐδὲ τὸ
διαφθείρεσθαι ταχέως ἐν τῇ (321) κοιλίᾳ παραπλησίως τοῖς
πέποσιν, ὅταν ἐν αὐτῇ ᾖ τις χυμὸς ἠθροισμένος μοχθηρὸς,
ἢ καί τις ἄλλη διαφθορᾶς αἰτία καταλάβῃ. πολὺ δὲ ἀπο-
λειπόμενοι τῶν εὐστομάχων ὀπωρῶν οὐκ ἔχουσι τὸ τῶν
πεπόνων κακοστόμαχον· οὐδὲ γὰρ οὐδ᾽ εἰς ἔμετον ὁρμῶσιν
ὡσαύτως ἐκείνοις. τῶν δὲ πεπόνων οὐκ ἐσθίοντες οἱ ἄν-
θρωποι τὸ τῆς σαρκὸς ἔνδον, ἐν ᾧ τὸ σπέρμα, τὸ τῶν μη-
λοπεπόνων ἐσθίουσι, καὶ τοῦτ᾽ αὐτοῖς συντελεῖ πρὸς δια-
χώρησιν. οἱ δὲ τὴν οἷον σάρκα μόνον ἐσθίοντες αὐτῶν
ἧττον τῶν πεπόνων διαχωροῦσιν αὐτήν.

ro clariffime explicabimus, quum vocabula vulgo maxime
ufitata eligentes ipforum fignificationes fervaverimus.

Cap. V. [De melopeponibus.] Melopepones minus,
quam pepones, funt humidi, nec adeo pravi funt fucci, mi-
nus item urinas movent, tardiusque deorfum defcendunt.
Ad vomitum praeterea excitandum non tantum quantum
pepones habent momenti, ficut nec celeriter adeo, ut illi, in
ventriculo corrumpuntur, quum pravus humor in eo col-
lectus fuerit, aut alia quaepiam corruptionis caufa ipfum
prehenderit. Caeterum tametfi in juvando ftomacho au-
tumnalibus fructibus longe funt inferiores, haudquaquam
tamen ei, ut pepones, funt noxii, neque enim vomitum,
ut illi, excitant. Huc accedit, quod in peponibus homines
a carne intima, in qua femen habetur, abftinent, in me-
lopeponibus autem mandunt, idque ipfis ad dejectionem
confert. Qui vero eorum quafi carne tantum vefcun-
tur non tam cito eam, ac peponum, excernunt.

Ed. Chart. VI. [338. 339.]   Ed. Baf. IV. (321.)

Κεφ. ς'. [Περὶ σικύων.] Οὐρητικὸν μὲν ἔχουσίν τι καὶ
αὐτοὶ, καθάπερ οἱ πέπονες, ἀλλ᾽ ἧττον ἐκείνων, τῷ καὶ τὴν
οὐσίαν αὐτῶν ἧττον ὑγρὰν εἶναι. διὰ τοῦτο οὐδὲ διαφθεί-
ρονται ῥᾳδίως ἐν τῇ γαστρὶ παραπλησίως τοῖς πέποσι.
πέττουσι δ᾽ αὐτοὺς ἔνιοι, καθάπερ καὶ ἄλλα πολλὰ τῶν
πολλοῖς ἀπεπτουμένων, οἰκειότητι τῆς πρὸς αὐτῶν φύσεως,
ἣν ἔν τε τοῖς περὶ κράσεων ὑπομνήμασι καὶ μάλιστ᾽ ἔτι
κατὰ τὴν περὶ τῶν φαρμάκων, δεικνύντες ὅλαις τῶν οὐσιῶν
ταῖς ἰδιότησιν οἰκείας εἶναι τροφὰς ἑκάστῳ γένει τῶν ζώων,
ὄνοις μὲν καὶ ἵπποις ἄχυρον, καὶ χόρτον, καὶ κριθὰς, ὅσα
τ᾽ ἄλλα τοιαῦτα, λέοντι δὲ σάρκας ζώων ὠμάς, ἀνθρώπῳ
δ᾽ ἑφθάς τε ταύτας πάσας, καὶ ἄρτους ἐκ τῶν σιτηρῶν
σπερμάτων κατειργασμένους, ὥσπερ εἴρηται. καὶ μὴν καὶ
τὸν ἐλλέβορον οἱ ὄρτυγες, ὥσπερ καὶ οἱ ψᾶρες τὸ κώνειον,
ἐσθίοντες [339] οὐδὲν βλάπτονται, καθάπερ οὐδὲ τοὺς
ὀρόβους οἱ βόες. τὰς μὲν οὖν εὐπέπτους καὶ δυσπέπτους
ἑκάστῳ τροφὰς ἤτοι κατὰ τὴν ἰδιότητα τῆς οὐσίας, ἢ

Cap. VI. [De cucumeribus.] Urinam quidem et ipſi
quomodo pepones cient, ſed minus quam illi, quod ipſorum
ſubſtantia minus ſit humida, ideoque non facile, ut illi,
in ventriculo corrumpantur. Invenias autem qui ipſos
(ceu alia multa, quae homines plerique coquere nequeunt)
concoquant, ob naturae ſcilicet cum eis familiaritatem,
quam nos tum in commentariis de temperamentis, tum
autem in libris de medicamentorum facultatibus copioſiſ-
ſime expoſuimus, demonſtrantes a totius ſubſtantiae pro-
prietate ſuum cuique animantium generi cibum eſſe fa-
miliarem: aſinis quidem et equis paleam, foenum, hor-
deum, ac id genus alia; leoni autem crudas animalium
carnes; homini tum has omnes coctas, tum panes ex
frumentaceis ſeminibus, ut diximus, confectos. Atqui et
helleboro coturnices, et cicuta ſturni citra noxam ve-
ſcuntur, ceu utique ervo boves. Quae igitur cuique
coctu facilia aut difficilia ſint alimenta, aut ex ſubſtan-
tiae proprietate, aut aliquo ſymptomate per experien-

568 ΓΑΛΗΝΟΥ ΠΕΡΙ ΤΡΟΦΩΝ ΔΥΝΑΜ.

Ed. Chart. VI. [339.]   Ed. Baf. IV. (321.)
κατά τι σύμπτωμα τῇ πείρᾳ κριτέον. ὁποῖον δέ τι λέγω τὸ
κατά τι σύμπτωμα, διὰ τοῦ πρώτου βιβλίου δεδήλωται.
τοῖς γὰρ ἤτοι χολώδη χυμὸν ἔχουσιν, ἢ ὅλως περίττωμα
μοχθηρὸν ὁτιοῦν ἀθροίζουσι πολλάκις ἐν τῇ γαστρὶ δια-
φθείρεται ταχέως, ὅσα τὴν φύσιν εὔπεπτον ἔχει, καθάπερ
ἐνίοις τῶν ἀνθρώπων, ὅσοι τὸ σύμφυτον θερμὸν οὔθ᾽
ὑγρὸν, οὔτ᾽ εὔκρατον, ἀλλ᾽ αὐχμῶδές τε καὶ πυρῶδες ἔχουσι.
καὶ γὰρ καὶ τούτοις διαφθείρεται ῥᾳδίως ἀλλοιούμενα τὰ
μάλιστα ἐπὶ τῶν ἄλλων εὔπεπτα, καὶ γίγνεται τούτοις ἡ
ἐρυγὴ κνισσώδης τοὐπίπαν. ἀλλ᾽ ἐκείνου μέμνησο διὰ παν-
τὸς, ὡς, κἂν πέττῃ τις ὁτιοῦν τῶν δυσπέπτων τοῖς πολλοῖς,
ὅ γε ἐξ αὐτοῦ χυμὸς ἀναδιδόμενος εἰς τὸ σῶμα τὴν αὐτὴν
ἔχει φύσιν. οὐ γὰρ οἷόν τε τὸν ἐκ τοῦ πέπονος χυμὸν
παχὺν καὶ γεώδη γενέσθαι, κἂν κάλλιστα πεφθῇ, καθάπερ
οὐδὲ τὸν ἐκ τῆς φακῆς ἢ τῶν βοείων κρεῶν ὑδατώδη᾽ τε
καὶ ὑγρὸν, ὅν περ καὶ λεπτὸν τῇ συστάσει καλοῦσιν. ἐν
τούτῳ δ᾽ ἐστὶν μάλιστα τὸ χρήσιμον εἰς ὑγείας τε φυλακὴν

tiam funt difcernenda. Quid autem fibi velit, quod dico,
ex aliquo fymptomate, primo libro id expofui; quando-
quidem, quibus biliofus humor, aut omnino pravum ex-
crementum quodvis in ventriculo faepe congeritur, in
iis, quae natura coctu funt facilia, celeriter corrumpuntur,
veluti hominibus quibusdam, qui calorem nativum habent
non humidum, neque bene temperatum, fed fquallidum
atque igneum; hi enim, quae alii facillime concoquunt,
facile alterata ea corrumpunt, ructusque eis accidunt om-
nino nidorulenti.   Caeterum illud perpetuo memoria te-
neto, quod, etiamfi quis eorum quidvis, quae aliis con-
coctu funt difficilia, coxerit, fuccus tamen, qui ex eo in
corpus diftribuitur, eandem retinet naturam.   Nam fieri
non poteft, ut fuccus, qui ex pepone diftribuitur, craf-
fus ac terreus fiat,   etiamfi is coctus pulcherrime fue-
rit, quemadmodum nec qui ex lente aut bubula diftri-
buitur, evadat unquam aquofus ac humidus,   quem fane
et confiftentia tenuem appellant.   Id autem plurimum ha-
bet momenti non modo ad fanitatis cuftodiam, fed etiam

καὶ νόσων τήρησιν, ὡς ἑτέρωθί τε δέδεικται καὶ νῦν εἰρή-
σεται πάλιν ἐν κεφαλαίοις βραχέσι, προϊόντος τοῦ λόγου.
τοῖς οὖν τοὺς σικύους καλῶς πέττουσι, ὅταν αὐτῷ τούτῳ
θαρσήσαντες ἄδην αὐτῶν ἐμφορήσωνται, χρόνῳ πολλῷ ψυ-
χρὸν καὶ μετρίως παχὺν ἀθροίζεσθαι συμβαίνει κατὰ τὰς
φλέβας χυμὸν, οὐκ εὐπετῶς ἔτι δέξασθαι δυνάμενον τὴν εἰς
αἷμα χρηστὸν ἀλλοίωσιν ἐν τῇ κατὰ τὰς φλέβας πέψει. πάν-
των δὴ διὰ τοῦτο ἀπέχεσθαι συμβουλεύω τῶν κακοχύμων
ἐδεσμάτων, κἂν εὔπεπτά τισιν ᾖ. λανθάνει γὰρ ἐν χρόνῳ
πλείονι μοχθηρὸς ἐν ταῖς φλεψὶ χυμὸς ἐξ αὐτῶν ἀθροιζό-
μενος, ὃς, ἐπειδὰν ἀφορμῆς ὀλίγης εἰς σῆψιν ἐπιλάβηται,
πυρετοὺς κακοήθεις ἐργάζεται.

Κεφ. ζ'. [Περὶ τῶν ἀπὸ δένδρων καρπῶν.] Ἄπιοι
δηλονότι, καὶ μῆλα, καὶ σῦκα, καὶ περσικά τε καὶ ῥοιαὶ,
καὶ πάνθ᾽ ὅσα τοιαῦτα, καρποὶ δένδρων ὄντα, χρήσιμα τοῖς
ἀτθρώποις εἰς ἐδωδήν ἐστιν, ὄντων καὶ ἄλλων καρπῶν, οὓς
οὐκ ἐσθίουσιν ἄνθρωποι, περὶ ὧν οὐ πρόκειται λέγειν ἐν

ad morbi declinationem, ut alibi demonſtratum nobis eſt,
et nunc rurſus ſummatim procedente ſermone repetemus.
Ergo qui cucumeres belle concoquunt, quum eo ipſo fiſ
aſſatim iis ſe impleverint, iis tandem longo temporis
tractu accidit, ut ſuccus frigidus ac mediocriter craſſus
in venis coacervetur, qui in ea coctione, quae fit in ve-
nis, haud facile mutationem in probum ſanguinem reci-
piat. Ob eam igitur canſam omnibus pravi ſucci eduliis
cenſeo abſtinendum, etiamſi ea quibuſdam concoctu ſint
facilia; nobis enim non advertentibus pravus ſuccus ex
ipſis poſt longum tempus in venis colligitur, qui poſtea
exiguam ad putredinem occaſionem nactus febres mali-
gnas accendit. Cap. VII. [De fructibus, qui ex arboribus colli-
guntur.] Pira ſane et poma, et ficus, Perſica, Pu-
nica, et id genus alia, fructus ſunt arborum, quibus
homines utiliter veſcuntur, quum et alii praeter hos ſint,
quibus homines non veſcuntur, de quibus in praeſentia

τῷ παρόντι. καθόλου δή σε περὶ τῶν ἐδωδίμων ἀνθρώποις
καρπῶν ἐπίστασθαι χρὴ λόγῳ κοινῷ, τοὺς μὲν ὑγροὺς καὶ
λεπτὴν καὶ ὑγρὰν ἐργάζεσθαι τὴν ἐξ αὐτῶν διδομένην τῷ
σώματι τροφὴν, ᾧ πάντως ἕπεται, πόριμόν τε καὶ διεξερχο-
μένην ἅπαν τὸ σῶμα ταχέως, ἐκκενουμένην τε καὶ δι᾽ οὔρων
καὶ κατὰ τὸ δέρμα τὴν τοιαύτην εἶναι. κατὰ τοῦτ᾽ οὖν
ὀλιγότροφα πάντα τὰ τοιαῦτα ἐδέσματα λέγεται προσηκόντως
ὑπὸ τῶν ἰατρῶν. ἔμπαλιν δὲ τῶν στερεῶν ταῖς συστάσεσι
καρπῶν ἥ τ᾽ εἰς τὸ σῶμα πρόσθεσις ἐν τροφῆς χρείᾳ πλείων
ἐστὶν, αἵ τε διέξοδοι βραδύτεραι, καὶ μάλισθ᾽ ὅταν ἔχωσιν
χυμὸν ἐν ἑαυτοῖς ἢ παχὺν, ἢ γλίσχρον, ἢ στυπτικόν.

Κεφ. η᾽. [340] [Περὶ σύκων.] Τὸ μὲν κοινὸν οὐ μό-
νον ὀπώραις ἁπάσαις, ἀλλὰ καὶ τοῖς ὡραίοις ὀνομαζομένοις
καρποῖς, ἔχει καὶ τὰ σῦκα, φυγεῖν οὐ δυνηθέντα τὴν κακο-
χυμίαν οὐδ᾽ αὐτὰ, καίτοι τῶν ἄλλων ἁπάντων ὡραίων ἧττον
αὐτῆς μετέχοντα. πρόσεστι δ᾽ αὐτοῖς ἀγαθὰ τό τε κατὰ
γαστέρα πορίμοις εἶναι καὶ τὸ διεξέρχεσθαι ῥᾳδίως ὅλον τὸ

dicere non eſt inſtitutum. In univerſum autem ac com-
muni ratione de fructibus, quibus homines veſcuntur,
ſcire oportet, humidos quidem tenue humidumque ex
ſe diſtributum alimentum corpori praebere; quam rem
omnino conſequitur, ut ejusmodi alimentum celeriter cor-
pus totum permeet ac pervadat, excernaturque tum per
cutim, tum per urinas. Proinde omnia ejusmodi cibaria
medici rite affirmant pauci eſſe alimenti. Contra autem
habet in ſolidis fructibus conſiſtentia; ex ipſis enim ali-
mentum copioſius corpori apponitur, tardiusque permeat,
maxime quum ſuccum in ſe ipſis habent craſſum, aut len-
tum, aut adſtringentem.

　　Cap. VIII. [De ficubus.] Quod omnibus quidem non
modo autumnalibus fructibus, ſed et iis, quos fugaces appel-
lant, eſt commune, id ficus quoque habent; non enim potu-
erunt ſucci pravitatem effugere, tametſi minus, quam cae-
teri fugaces omnes, ipſius ſunt participes. Verum haec
ipſis inſunt bona, quod ventrem prompte permeant, et

σῶμα. καὶ γάρ τοι καὶ ῥυπτικὸν ἀξιόλογον ἔχει, καθ᾽ ὃ καὶ
ψαμμώδη πολλὰ τοῖς νεφριτικοῖς ἐπὶ ταῖς ἐδωδαῖς αὐτῶν
ἐκκρίνεται. τροφὴν δὲ ἁπασῶν τῶν ὀπωρῶν ὀλίγην τῷ
σώματι διδουσῶν, ἧττον ἁπασῶν τοῦτο τὰ σῦκα πέπονθεν,
οὐ μὴν ἐσφιγμένην γε καὶ ἰσχυρὰν ἐργάζεται τὴν σάρκα,
καθάπερ ἄρτος τε καὶ κρέας χοίρειον, ἀλλ᾽ ὑπόσομφον,
ὥσπερ κύαμος. ἐμπίπλησί γε μὴν φύσης καὶ ταῦτα τὴν
γαστέρα, καὶ ἤν ἂν ἱκανῶς ταύτῃ λυπηρά, μὴ προσλαβόντα
τὸ διαχωρεῖσθαι ταχέως, ἐπικτησάμενα δὲ τοῦτο τῷ τάχει
τῆς διεξόδου τὴν φύσαν ὀλιγοχρόνιον ἐργάζονται, καὶ κατὰ
τοῦτο τῆς ἄλλης ὀπώρας ἧττον εἴωθεν βλάπτειν. οὐ σμικρᾷ
δὲ ὑπεροχῇ τῶν πεπείρων ἐστὶ πρὸς τὰ μὴ τοιαῦτα, καὶ
κατὰ τοὺς ἄλλους μὲν ἅπαντας ἐμφαινομένη καρποὺς, οὐ
μὴν τοσοῦτόν γε διαφέρουσι. τὸ γάρ τοι πέπειρον ἀκριβῶς
σῦκον ἐγγὺς τοῦ μηδ᾽ ὅλως βλάπτειν ἥκει, παραπλήσιον ἤδη
ταῖς ἰσχάσιν, πολλὰ μὲν ἐχούσαις τὰ χρήσιμα, μοχθηρὸν δ᾽.
ἐστὶ τοῖς πλεονάζουσιν ἐν αὐτοῖς. οὐ πάνυ γὰρ αἷμα γεν-

quod facile totum corpus pervadunt; nam abftergendi quo-
que infignem habent facultatem, quo fit, ut poft ipfarum
efum nephritici multas arenulas excernant. Praeterea
quum omnes autumnales fructus exiguum corpori prae-
beant alimentum, id omnium minimum ficubus ufu ve-
nit; carnem tamen non compactam neque firmam gene-
rant, ceu panis et fuilla, fed fublaxam ac fubinanem,
ut fabae. Flatibus hae quoque ventrem implent, effent-
que eo nomine admodum dolorificae, ni etiam celerem
defcenfum effent adeptae, cujus beneficio celeriter perva-
dentibus, flatus, quem excitant, non diu manet; atque in
eo minus caeteris fructibus autumnalibus laedere eonfue-
verunt. Caeterum maturae ficus immaturas non medio-
criter antecellunt, quod et in aliis quidem omnibus fru-
ctibus cernitur, non tantum tamen in eis eft difcrimen;
nam quae ficus prorfus funt maturae, nihil propemodum
omnino laedunt, quomodo nec caricae, quae multiplicem
quidem habent utilitatem, fi quis tamen largius efitaverit,

572 ΓΑΛΗΝΟΥ ΠΕΡΙ ΤΡΟΦΩΝ ΔΥΝΑΜ.

Ed. Chart. VI. [340.]   Ed. Baf. IV. (321. 322.)
νᾶσι χρηστὸν, ὅθεν αὐταῖς καὶ τὸ τῶν φθειρῶν πλῆθος
ἕπεται. δύναμιν δ᾽ ἔχει λεπτυντικήν τε καὶ τμητικὴν, δι᾽
ἣν καὶ τὴν γαστέρα πρὸς ἔκκρισιν ἐξορμῶσιν, καὶ νεφροὺς
ἐκκαθαίρουσιν. ἥπατι δὲ καὶ σπληνὶ φλεγμαίνουσι μέν εἰσι
βλαβεραὶ, καθάπερ καὶ τὰ σῦκα, τῷ κοινῷ λόγῳ τῶν γλυ-
κέων ἁπάντων ἐδεσμάτων καὶ πομάτων, οὐ κατ᾽ ἰδίαν τινὰ
δύναμιν ἐξαίρετον· ἐμπεφραγμένοις δὲ καὶ σκιῤῥουμένοις
αὗται μὲν καθ᾽ ἑαυτὰς οὐδὲν οὔτ᾽ εἰς ὄφελος, οὔτ᾽ εἰς
βλάβην ἐργάζονται, μεμιγμέναι δὲ τοῖς τέμνουσι καὶ λεπτύ-
νουσι καὶ ῥύπτουσι φαρμάκοις οὐ σμικρὸν ὄφελός ἐστιν,
καὶ διὰ τοῦτο ταύτας διδόασι μετὰ θύμων, ἢ πεπέρεως, ἢ
ζιγγιβέρεως, ἢ γλήχωνος, ἢ θύμβρας, ἢ καλαμίνθης, ἢ
ὀριγάνου, ἢ (322) ὑσσώπου, πρὸ πολλοῦ γε τῆς τροφῆς,
ἔνιοι τῶν ἰατρῶν ἐπὶ τῶν εἰρημένων ἐν ἥπατι καὶ σπληνὶ
διαθέσεων. ὡσαύτως δὲ κἂν μετά τινος τῶν ἄλλων, ὅσα
δριμεῖαν ἢ ὅλως λεπτυντικήν τε καὶ τμητικὴν ἔχει δύναμιν,
ἡ προσφορὰ γίνηται τῶν ἰσχάδων, ὠφέλιμός ἐστιν οὐ μόνον

ab eis offendetur, quandoquidem fanguinem non admo‑
dum probum gignunt; quo fit, ut ex ipfarum ufu pedi‑
culorum multitudo proveniat. Habent etiam tenuandi fa‑
cultatem et incidendi, qua ventrem quoque ad excretio‑
nem irritant renesque expurgant. Jecori autem lienique
inflammatione obfeffis funt noxiae, quemadmodum et ficus,
non peculiari quadam et eximia facultate, fed communi
ratione dulcium omnium ciborum ac potuum; obftructis
autem illis aut fcirrho affectis, ipfae ex fefe non ma‑
gnopere commodant, aut officiunt, fed medicamentis in‑
cidentibus ac extenuantibus et abftergentibus mixtae
non mediocriter juvant. Proinde nonnulli medicorum in
dictis lienis et hepatis affectibus exhibent ipfas longe ante
cibum cum thymo, aut pipere, aut zingibere, aut pule‑
gio, aut fatureia, aut calaminthe, aut origano, aut hyf‑
fopo. Ad eundem autem modum, fi caricae cum alio
quopiam eorum, quae facultatem habent acrem aut om‑
nino incidendi ac extenuandi, affumantur, juvabunt non

τοῖς οὕτω πάσχουσιν, ἀλλὰ καὶ τοῖς ὑγιαίνουσιν· ἀνεῳγ-
μένας γὰρ εἶναι τὰς καθ' ἧπαρ διεξόδους τῆς τροφῆς οὐ
τοῖς κάμνουσι μόνοις, ἀλλὰ καὶ τοῖς ὑγιαίνουσιν ἀσφαλέστα-
τον. οὕτως οὖν καὶ τὰ σῦκα μετά τε τῶν λεπτυνόντων ἁλῶν
σκευάζοντες καὶ ὄξους καὶ γάρου προσφέρονται πολλοί,
τῇ πείρᾳ τὸ χρήσιμον εὑρηκότες. εἰκὸς δὲ καὶ τῶν ἰατρῶν
τινος ὑποτιθεμένου, προσάγειν οὕτως ἐνίους αὐτῶν, καὶ εἰς
πολλοὺς ἐκταθῆναι τὴν γνῶσιν. ὅσοι δὲ μετά τινος τῶν
παχυνόντων ἐδεσμάτων ἐσθίουσι τὰ σῦκα καὶ τὰς ἰσχάδας,
οὐ σμικρὰ βλάπτονται.

Κεφ. Θ'. [341] [Περὶ σταφυλῶν.] Σῦκα καὶ σταφυλαὶ
τῆς ὀπώρας ὥσπερ κεφάλαιόν εἰσι, καὶ τρέφουσι μᾶλλον
ἁπάντων τῶν ὡραίων ταῦτα, καὶ ἥκιστα κακόχυμα, καὶ μά-
λισθ' ὅταν ἀκριβῶς ᾖ πέπειρα. τοῦ μὲν οὖν τρέφειν αὐτὰ
μέγιστον σημεῖον οἱ φυλάττοντες τὸν καρπὸν τῶν ἀμπέλων,
ἐσθίοντες μὲν ἐν δύο μησὶν οἷς φυλάττουσιν μόνα διαπαν-
τὸς τὰ σῦκα μετὰ τῶν σταφυλῶν, ἤ που καὶ βραχύ τι

folum fic affectos, fed etiam fanos, fiquidem jecoris mea-
tus, per quos fertur alimentum, apertos effe, non aegro-
tis modo, fed fanis etiam eft tutiffimum. Ad eum igitur
modum vulgo ficubus cum fale attenuante, aceto et garo
praeparatis vefcuntur, quod ipfas utiles effe experientia
didicerint. Verifimile autem eft ipforum nonnullos, me-
dici cujusdam confilio impulfos, ad hoc modo edendas
ipfas acceffiffe, deinde eam notitiam ad vulgus emanaffe.
Qui vero cum cibo aliquo craffi fucci caricas ficufve
mandunt, non mediocriter offenduntur.

Cap. IX. [De uvis.] Ficus et uvae, quemadmodum inter
fructus autumnales principatum obtinent, ita fugacibus om-
nibus magis nutriunt, minimumque pravi fucci habent,
praefertim quum exactam maturitatem fuerint adeptae.
Porro quod ipfae nutriant, maximo argumento funt ii,
qui vinearum fructus cuftodiunt, qui quum duos menfes
folis uvis ac ficubus, quarum cuftodiae praefunt, ve-
fcantur, (nifi forte panis quidpiam illis addant,) cor-

παρεντιθέντες ἄρτου, πιαινόμενοι δὲ ἱκανῶς. οὐ μὴν ἰσχυρά
γε καὶ πυκνὴ ἡ σάρξ ἐστιν ἡ ἐξ αὐτῶν γινομένη, καθάπερ
ἡ ἐκ τῶν κρεῶν, ἀλλὰ καὶ χαύνη καὶ πλαδαρά, διὸ καὶ
ταχέως προστέλλεται, παυσαμένης τῆς ἐδωδῆς. ἧττον δὲ τῶν
σύκων αἱ σταφυλαὶ τρέφουσιν, καὶ μέγιστον ἀγαθὸν αὐταῖς
ὑπάρχει τὸ ταχέως ὑπέρχεσθαι. διὸ κἂν ἐπισχεθῶσί ποτε,
βλάπτουσιν ἱκανῶς, οὐκ ἐχόντων τοῦτο τῶν πεπείρων σύκων.
εἰ γὰρ καὶ μὴ διαχωροῦσιν ἀξιολόγως, πεφθείη δ᾽ ἐν τῇ
γαστρὶ καλῶς, ἀβλαβῆ δίδωσι τροφὴν τῷ σώματι. ταῖς
σταφυλαῖς δὲ οὐδέτερον ὑπάρχει τούτων, οὔτε γὰρ πέττονται
καλῶς, ὅταν ἐπισχεθῶσιν, καὶ κατὰ τὴν εἰς ἧπάρ τε καὶ
φλέβας ἀνάδοσιν ὠμὸν γεννῶσι χυμόν, οὐ ῥᾳδίως εἰς αἷμα
μεταβαλλόμενον. ἡ γάρ τοι τῶν ῥαγῶν οὐσία σύνθετός
ἐστιν ἔκ τε τῆς οἷον σαρκὸς αὐτῶν καὶ τῆς παρεσπαρμένης
κατ᾽ αὐτὴν ὑγρότητος, ἐξ ἧς ὁ οἶνος γίγνεται, καὶ πρὸς
τούτοις ἔτι γιγάρτων τε καὶ τοῦ ταῦτα πάντα περιέχοντος
ἔξωθεν ὑμενώδους σκεπάσματος. ἀλλ᾽ ἡ μὲν τῶν γιγάρτων

pulenti tamen admodum fiunt: at caro, quae ipfis gignitur,
haudquaquam eft firma ac denfa, quemadmodum ea, quae
ex carnibus fit, fed laxa eft ac flaccida; ob id celeriter
etiam, quum vefci ipfis defierint, conftringitur ac confi-
det.   Verum uvae minus alunt, quam ficus, maximum-
que id ipfis ineft commodum, quod velociter fubfideant.
Quocirca, fi quando haeferint, graviter laedunt, quum id
maturis ficubus non infit; hae enim, etiamfi non per-
belle excernantur, modo probe in ventriculo coctae fue-
rint, alimentum corpori dant innoxium.   Quorum neutrum
uvis adeft; neque enim retentae belle coquuntur, et dum
in jecur ac venas diftribuuntur, fuccum crudum gene-
rant, qui non facile in probum fanguinem mutetur, nam
acinorum fubftantia compofita eft ex ipfarum velut carne
et humore, qui per carnem eft difperfus, ex quo fit vi-
num, praeterea ex feminibus, atque ex membranofa te-
gumento,   quod omnia haec extrinfecus circumambit.
Caeterum feminum quidem fubftantia ficca eft et quo-

οὐσία ξηρὰ καὶ στύφουσά πώς ἐστι, διεξέρχεταί τε τὰ ἔν-
τερα πάντα κατὰ μηδὲν ἑαυτῆς αἰσθητῶς ἀλλοιουμένη, παρα-
πλησίως ταῖς ἐν τοῖς σύκοις κεγχραμίσιν. ἀνάλογον γὰρ ἑκάτε-
ρον ἑκατέρῳ τῶν καρπῶν ἐστι, σπέρμα μὲν ὑπάρχον ὅλου τοῦ
φυτοῦ, διεξιὸν δὲ ἀναλλοίωτόν τε καὶ ἀχύλωτον καὶ ἀμε-
τάβλητον. ἀναλογία δ᾽ ἐστὶ καὶ τοῖς περιέχουσιν ἑκάτερον
τὸν καρπὸν σκεπάσμασι, τοιαύτην χρείαν παρεχομένοις αὐτοῖς,
οἵαν τοῖς ζώοις τὸ δέρμα. βραχεῖα δὲ καὶ η τοῦδε μεταβολὴ
γίνεται κατὰ τὴν γαστέρα, καί τινες ὡς ἄχρηστον ἀποπτύου-
σιν μυζήσαντες αὐτὸ καὶ ἅπαν τὸ ἔνδον ἅμα τοῖς γιγάρτοις.
ἔνιοι δὲ καὶ ταῦτ᾽ ἐκπτύειν πειρῶνται, καὶ μάλισθ᾽ ὅταν αἱ
ῥᾶγες ὦσι μεγάλαι· δύσκολον γὰρ ἐν ταῖς μικραῖς αὐτὸ
πράττειν. εὔδηλον δὲ ὅτι μᾶλλον ἢ γαστὴρ ὑπέρχεται, μό-
νης τῆς σαρκὸς τῶν ῥαγῶν ἅμα τῷ χυλῷ καταποθείσης
ἄνευ τῶν γιγάρτων καὶ τοῦ περικειμένου χιτῶνος ἔξωθεν, ἔτι
δὲ μᾶλλον, ὅταν αὐτὸς μόνος ὁ χυλὸς ἐκθλιβεὶς καταποθῇ,
(καλοῦσι δ᾽ αὐτὸν οἱ ἄνθρωποι γλεῦκος,) ἐμπιπλῶν τι φύσης

dammodo adſtringens, omniaque inteſtina pervadit, nihil
quod ſenſu deprehendi queat a ſeſe mutata, non ſecus
ac in ſicubus grana; haec enim in utroque fructu pro-
portione inter ſe reſpondent, quum utrumque totius plan-
tae ſit ſemen, permeetque non alteratum, non in chy-
lum verſum, nulla denique in re mutatum. Eſt et pro-
portio quaedam in tegumentis utrumque fructum conti-
nentibus, quae ipſis eum uſum praeſtant, quem cutis ani-
malibus. Exiguam autem tegumentum id recipit in ven-
triculo mutationem, quo fit, ut quidam, quum ipſum et
omne id quod intus habetur ſuxerint, una cum ſeminibus
expuant; quae et ipſa nonnulli conantur expuere, potiſ-
ſimum quum acini grandes ſuerint, nam in exilibus id
factu eſt difficile. Liquet porro, quod alvus magis laxetur,
ſi ſola acinorum caro cum ſucco fuerit deglutita ſine ſe-
minibus ac membrana extrinſecus ambiente; laxatur au-
tem impenſius, quum ſolus ipſe ſuccus expreſſus (muſtum
vulgo appellant) fuerit deglutitus; qui ventrem ni veloci-

τὴν κοιλίαν, εἰ μὴ διεξέλθοι ταχέως. γίνεται μὲν οὖν τις
κἀκ τούτου τροφὴ τῷ σώματι, πλείων δὲ ἐκ τῆς σαρκώδους
οὐσίας, καὶ διὰ τοῦτό τινες μὲν σταφυλῶν τρέφουσι μᾶλλον
ἢ διαχωροῦνται, τινὲς δὲ διαχωροῦνται μᾶλλον, ἢ τρέφουσιν.
ὧν μὲν ἂν οὖν ὁ χυλὸς ὀλίγος ᾖ, τρέφουσι μᾶλλον, ὧν δὲ
πλείων, ἧττον μὲν τρέφουσιν, ὑπέρχονται δὲ μᾶλλον. ὀνο-
μάζουσι δὲ εὐγενεῖς τὰς τοιαύτας σταφυλάς, ἐν αἷς αἱ ῥᾶγες
ὀλίγην μὲν ἔχουσι τὴν ὑγρὰν οὐσίαν, οὐκ ὀλίγην δὲ τὴν
στερεωτέραν, ἣν ὥσπερ σάρκα τῆς ῥαγὸς ἔφην εἶναι. καὶ
χρῶνταί γε κατὰ τὸν τῆς ὀπώρας καιρὸν ἀποτιθέμενοι πο-
λυειδῶς. καὶ γὰρ εἰς γλεῦκος ἐμβάλλουσιν αὐτάς, καὶ χύ-
τρας καινὰς πληροῦντες ἐναποτίθενται τοῖς στεμφύλοις.
[342] καλῶ δὲ στέμφυλα τὰ στερεὰ λείψανα τῆς σταφυλῆς,
ἐπειδὰν ἐν τοῖς ληνοῖς ἐκθλιβῇ πᾶς ὁ χυλὸς αὐτῶν. ἃ καὶ
αὐτὰ συντιθέασιν ἐν πίθοις οἱ ἄνθρωποι, σφίγγοντές τε καὶ
πιλοῦντες ἰσχυρῶς, ὀνομάζοντές τε τρύγα αὐτὸ τοῦτο, ὅπερ
ἐγὼ στέμφυλον ἐκάλεσα. τὴν δὲ τοῦ στεμφύλου προσηγορίαν
ἐπιφέρουσιν αὖ τῷ τῶν κλημάτων ἐκπεφυκότι ῥιζώματι τῶν

ter pertranſeat, flatibus nonnihil implet. Ex hoc ſane
alimenti nonnihil corpori accedit, copioſius tamen ex car-
nea ſubſtantia, eoque accidit uvas quasdam nutrire ma-
gis, quam dejici, contra alias promptius dejici, quam
nutrire. Ergo quibus exiguus eſt ſuccus, magis nutriunt,
quibus vero eſt uberior, minus quidem nutriunt, ſed
promptius ſubſident. Vocant autem uvas ejusmodi gene-
roſas, in quibus acini humidam quidem ſubſtantiam ha-
bent exiguam, ſolidiorem autem non paucam, quam ceu
carnem acini eſſe diximus. Atque iis utuntur eas variis
modis autumno reponentes; etenim in muſtum ipſas con-
jiciunt, impletasque iis novas ollas in vinaceis recon-
dunt. Voco autem vinaceos ſolidas uvae reliquias, quum
in torculari ſuccus ipſius omnis prorſus expreſſus fuerit;
quas etiam homines in doliis componunt, ſtipantes ipſas
valide ac conſtringentes: appellantque id ipſum faecem,
quod ego vinaceos appellavi; nomine autem vinaceorum
uvarum radicem, quae ex palmite enaſcitur, appellant,

ΒΙΒΛΙΟΝ Β. 577

Ed. Chart. VI. [342.]   Ed. Baf. IV. (322.)

ραγῶν. τοῦτον ἡμεῖς βότρυχον καλοῦμεν, ὅθεν ἐξήρτηνται αἱ
ῥαγάδες. εἰς ταύτην οὖν τὴν τρύγα τὰς καινὰς χύτρας πλήρεις
τῶν σταφυλῶν ἐντιθέασι, πώμασι στεγνοῦντες ἀκριβῶς, ὡς
μηδαμόθι παραπνεῖσθαι, καὶ καθ᾿ ὃ συμβάλλει γε τὸ πῶμα τῇ
χύτρᾳ, πίτταν ἐπαναλείφουσιν, ἁπάσας τὰς διαπνοὰς ἐμ-
φράττοντες. εἶναι δὲ χρὴ καὶ τὴν χύτραν αὐτὴν ἐξ εὐώδους τε
πηλοῦ καὶ τελέως ὠπτημένου. τονωτικὴ μὲν οὖν ἐκλύτου
γαστρὸς ἡ τοιαύτη σταφυλὴ, καὶ τοὺς ἀνορέκτους ἐπεγείρει
πρὸς ἐδωδὴν σιτίων, οὐ μὴν ὑπέρχεταί γε κατὰ γαστέρα, καὶ,
εἰ πλείων βρωθείη, κεφαλῆς ἅπτεται. ταύτης δ᾿ ἔτι μᾶλλόν
ἐστι κεφαλαλγὴς, ἣν ἀποτίθενται κατὰ τοῦ γλεύκους. ἡ μέντοι
κρεμασθεῖσα κεφαλὴν οὐδ᾿ ὅλως βλάπτει, γαστέρα δὲ οὔτ᾿ ἐπε-
χειν, οὔτ᾿ ἐπιτρέπειν εἰς διαχώρησιν πέφυκεν. ὡσαύτως δ᾿
ἔχει καὶ πρὸς τὴν ὄρεξιν, οὔτ᾿ ἐπεγείρουσα τὴν ἄρρωστον, οὔτ᾿
ἐκλύουσα τὴν εὔρωστον. εὐπεπτότερα δ᾿ ἐστὶ τῶν ἄλλων στα-
φυλῶν, ἣν ἐν γλεύκει καὶ στεμφύλοις ἔφην ἀποτίθεσθαι
τοὺς ἀνθρώπους ὅλον τὸν ἑξῆς ἐνιαυτὸν ἄχρι τοῦ δευτέρου
τρυγητοῦ. αἱ κρεμασθεῖσαι δ᾿ αὐτῶν, ὅταν ξηρανθῶσιν, ἄχρη-

quam nos pediculum nominamus, únde acini ipfi pen-
dent; in hanc igitur faecem ollas novas uvis refertas
condunt, operculis exacte obturantes, ne alicunde dif-
flentur, et qua operculum cum olla committitur, pice
illinunt, perfpiratus omnes obftruentes. Jpfam autem
ollam effe oportet ex luto fuaveolente et perfecte affato.
Hujuscemodi certe uva ventriculum diffolutum roborans,
hominibus cibum faftidientibus appetentiam excitat, non
tamen per alvum fubfidet; et fi fumpta largius fuerit, ca-
put ferit. Quae in mufto conditur, magis adhuc, quam
haec, caput infeftat, penfilis vero nihil prorfus caput lae-
dit, ventrem autem nec fiftit, nec ad dejectionem irri-
tat; eodem autem modo fe habet et ad appetentiam, ut
quae nec imbecillam excitat, nec fortem diffolvit. Porro
aliarum uvarum ea concoctu eft facillima, quam dixi ho-
mines in mufto et vinaceis in totum fequentem annum
usque ad fecundam vindemiam reponere. Quae autem ex
ipfis fufpenduntur, quum inaruerint, funt inutiles, aliae

στοι γίνονται, τινὲς μὲν᾿ κατὰ τὸ ἔαρ εὐθέως, ἐν γοῦν τῷ
θέρει πάντως. οὐ σμικρὰ δὲ διαφορὰ τῶν σταφυλῶν ἐστι
καὶ κατὰ τὸ γλυκείας, ἢ ὀξείας, ἢ αὐστηρὰς εἶναι, ἢ μηδε-
μίαν ἐχούσας σφοδρὰν ποιότητα· καλοῦσι δ᾿ αὐτὰς οἰνώδεις.
αἱ μὲν οὖν γλυκεῖαι θερμότερον ἔχουσι τὸν χυλὸν, διὸ καὶ
διψώδεις εἰσὶν, αἱ δ᾿ αὐστηραὶ καὶ ὀξεῖαι ψυχρότερον, αἱ δ᾿
οἰνώδεις ἐν τῷ μέσῳ θερμοῦ καὶ ψυχροῦ. γαστέρα δ᾿ ὑπά-
γουσιν αἱ γλυκεῖαι, καὶ μάλισθ᾿ ὅταν ὦσιν ὑγραί· μοχθηραὶ
δ᾿ οὐκ᾿ εἰς τοῦτο μόνον, ἀλλὰ καὶ πρὸς τὴν ἐν γαστρὶ πέψιν
᾿νάδοσίν τε καὶ θρέψιν αἵ τ᾿ ὀξεῖαι καὶ αὐστηραὶ σταφυλαί.
αἱ μὲν οὖν ὀξεῖαι, κἂν ἀκριβῶς ἐπὶ τῆς ἀμπέλου πεπανθεῖσαι
κρεμασθῶσιν, οὐδ᾿ οὕτως γίγνονται γλυκεῖαι, τῶν δ᾿ αὐ-
στηρῶν ἔνιαι μεταβάλλουσιν εἰς τὸ γλυκύτερον ἐπὶ πλέον
κρεμασθεῖσαι. ταῖς στρυφναῖς δὲ, καθάπερ καὶ ταῖς ὀξείαις,
οὐδ᾿ ἂν ἐπὶ πλεῖον κρεμασθῶσιν, τὴν εἰς γλυκύτητα μεταβο-
λὴν οἷόν τε ἔχειν· διὸ καὶ φυλάττε(323)σθαι τὴν ἐδωδὴν
αὐτῶν ἀεὶ προσήκει. πασῶν μὲν οὖν ἀσφαλεστάτη χρῆσις

quidem ſtatim ipſo vere; aliae vero omnino ſaltem aeſta-
te. Non parva autem eſt inter uvas differentia, quod
aliae ſint dulces, aliae acidae, aliae auſterae, aliae deni-
que, quae nullam vehementem habeant qualitatem; vocant
autem ipſas vinoſas. Caeterum quae dulces ſunt, ſuccum
habent calidiorem, et ob id ſitim excitant, auſterae vero
et acidae frigidiorem, vinoſae autem locum inter cali-
dum ac frigidum medium obtinent. Dulces item alvum
ſubducunt, et maxime ſi ſint humidae; acidae auſterae-
que non huic modo rei, verum etiam coctioni in ven-
triculo, diſtributioni ac nutritioni ſunt noxiae. Acidae
certe, etiamſi exactam in ipſa vite maturitatem adeptae
ſuſpendantur, ne ſic quidem dulceſcunt; auſterarum au-
tem quaedam, ſi ſuſpenſae diutius fuerint, dulciores red-
duntur; acerbae vero, ut acidae, etiamſi ſuſpenſas fue-
rint diutius, mutationem in dulcius nunquam poterunt
aſſequi; quocirca ipſarum eſus perpetuo eſt cavendus.
Omnium quidem certe uſus (ſi quis moderate ſumat) eſt

ἐστιν, ὅταν σαρκώδεις ὦσιν αἱ σταφυλαὶ φύσει πέπειραί τε,
τῶν δ᾽ αὐτῶν τις ἐσθίῃ συμμέτρως, εἴτ᾽ οὖν ἐπὶ τῶν ἀμπέ-
λων ἐπὶ πλεῖστον πεπανθεισῶν, εἴτε καὶ τὸ λεῖπον ἐκ τοῦ κρέ-
μασθαι προσλαβουσῶν. ἐφεξῆς δὲ τῶν κρεμασθεισῶν τὰς ἄνευ
ποιότητος αὐστηρᾶς ἢ ὀξείας ἕνεκεν ὑπαγωγῆς γαστρὸς ἐγχω-
ρεῖ δαψιλῶς ἐσθίειν. ἔνιοι δὲ καὶ γλεῦκος πίνουσι τῆς αὐτῆς
χρείας ἕνεκα, καὶ μάλιστα τὸ γλυκύτατον· ὑπακτικώτατον γὰρ
τοῦτο, τὸ δ᾽ ἐξ αὐστηρῶν ἢ ὀξειῶν σταφυλῶν φαυλότα-
τον εἰς πάντα. ἐγὼ μὲν οὖν τοῖς ὀνόμασιν οὕτως ἐχρησάμην,
ὡς οἱ νῦν ἄνθρωποι χρῶνται, βέλτιον ἡγούμενος εἶναι διδά-
ξαι σαφῶς τὰ πράγματα τοῦ παλαιῶς Ἀττικίζειν. οἷς δὲ
τοῦτο τιμιώτερόν ἐστι τῆς σαφοῦς διδασκαλίας, βρύτια μὲν
ὀνομάζουσι τὰ τῶν στερεῶν σταφυλῶν στερεὰ μόρια, τοῦ γλεύ-
κους ἐκθλιβέντος, στέμφυλα δὲ τὰ τῶν ἐλαιῶν, ὅταν ἐκθλι-
βῇ τοὔλαιον· τό γε μὴν ὑφιστάμενον τοῖς οἴνοις παχὺ οἱ
πολλοὶ τῶν Ἀττικιζόντων ὀνομάζουσι τρύγα. [343] ὥστ᾽
οὐδ᾽ ὁμωνυμία τίς ἐστιν παρ᾽ αὐτοῖς, ὥσπερ παρὰ τοῖς ἄλ-
λοις ἀνθρώποις, ὅσοι καὶ τὰ βρύτια τρύγα καλοῦσι. καὶ μὴν

tutiſſimus, quum uvae natura fuerint carnoſae ac matu-
rae, five in vite ſummam maturitatem obtinuerunt, five,
quod maturitati deerat, ex conſequenti ſuſpenſione ſint
adeptae; poſt penſiles autem eas, quae nullam auſteram
vel acidam qualitatem prae ſe ferunt, affatim ventris de-
jiciendi gratia licet ingerere. Quidam autem in eundem
uſum muſtum quoque idque dulciſſimum bibunt; id enim
maxime ſubducit quod vero ab uvis auſteris aut acidis
eſt expreſſum, ad omnia eſt peſſimum. Equidem nomi-
nibus ſic ſum uſus, quemadmodum homines hujus ſaeculi
utuntur, ſatius eſſe ratus, res dilucide docere, quam ve-
tere lingua Atticorum uti. Quibus vero antiquius id do-
ctrinae perſpicuitate fuerit, uvarum partes ſolidas, quae
muſto expreſſo ſuperſunt, βρύτια appellant, στέμφυλα au-
tem olivarum, quum oleum fuerit expreſſum; quod vero
craſſum in uvis ſubſidet, vulgus Atticorum τρύγα nomi-
nat. Proinde nulla apud eos in vocibus eſt homonymia,
ut apud alios homines, qui βρύτια etiam τρύγα nuncu-

Ed. Chart. VI. [343.]   Ed. Baf. IV. (323.)

καὶ τρίτον τι σημαινόμενόν ἐστι τοῦ τῆς τρυγὸς ὀνόματος ἐν
ἔθει τοῖς νῦν Ἕλλησι. τὸ γάρ τοι τῶν βρυτίων ἀπόβρεγμα
τρύγα καλοῦσιν, ὅπερ αὖ πάλιν οἱ Ἀττικίζοντες ὀνομάζουσι
δευτερίαν. στεμφυλίτης οὗτος παρ' ἡμῖν καλεῖται. ἐμβάλλον-
τες γὰρ εἰς πιθάκνας μικρὰς τὰ βρύτια, προσεπιχέουσιν ὕδωρ,
ὡς διαβρόχους ἁπάσας γενέσθαι, κἀπειδὰν ἱκανῶς τοῦτο πε-
πρᾶχθαι δοκῇ, τὸ παρὰ τὸν πυθμένα τρῆμα τῆς πιθάκνης
ἀνοιγνύουσιν, ὡς ἐκρυῆναι τὸ ἀπόβρεγμα, καὶ πίνουσιν ἀντὶ
οἴνου τοῦτο. πρόδηλον δὲ, ὅτι κατὰ τὴν τῶν βρυτίων πο-
σότητα καὶ τὸ ὕδωρ ἐπιχέουσιν ἐξ ἐμπειρίας, ὡς μήθ' ὑδαρῆ
πάνυ, μήτε ἄκρατον γενέσθαι τὴν δευτερίαν. εἶτα πάλιν ἕτε-
ρον ὕδωρ ἐπιχέουσι τοῖς βρυτίοις, ἔλαττον τοῦ προτέρου, ὥσ-
τε καὶ τοῦτο γενέσθαι σύμμετρον εἰς πόσιν, ὅπερ ἀξιοῦσιν
ἔνιοι τῶν Ἀττικιζόντων ὀνομάζεσθαι δευτερίαν ἰδίως, οὐχ ὡς
τὸ πρότερον. ἔστι δὲ κεφαλαλγὲς μὲν ἑκάτερον, εἰ μή τις
ὑδατωδέστερον αὐτὸ πίνοι, μᾶλλον δὲ τὸ πρότερον ἅπτεται
τῆς κεφαλῆς. ἀγαθὸν δ' ἐνυπάρχει τῷ τοιούτῳ πόματι τὸ
ταχέως οὐρεῖσθαι, διαφορᾶς οὐκ ὀλίγης ἐν αὐτῷ γινομένης

pant. Quin et tertia quaedam hujus nominis τρυγὸς eſt
ſignificatio Graecis hujus ſaeculi uſitata; nam vinaceo-
rum dilutum τρύγα vocitant, quod rurſus ab Atticis δευ-
τερίας, a noſtratibus στεμφυλίτης (lora) appellatur. Con-
jectis namque in parva dolia vinaceis tantum aquae ſu-
peraffundunt, quoad omnia permadeant; quod ubi ſatis
factum videtur, in dolii fundo foramen aperiunt, ut di-
lutum effluat, idque pro vino bibunt. Perſpicuum autem
eſt, quod pro vinaceorum copia aquam experientia docti
aſſundunt, quo videlicet lora neque aquoſior ſit, neque
meracior; deinde rurſum aliam aquam, parciorem tamen
priori, vinaceis affundunt ita, ut id quoque in potu ſit
tolerabile; quod quidam Attici proprie, non ut prius,
δευτερίαν nominari volunt. Utraque lora capiti dolorem
affert, niſi quis dilutiores ipſas bibat, ſed prior magis
caput ferit. Commodum autem huic potui id ineſt, quod
ocius per urinas reddatur; qua in re magnum eſt pro
varia uvarum (ex quibus ſunt vinacei) ſpecie diſcrimen

παρὰ τὸ τῶν σταφυλῶν εἶδος, ἐξ ὧν ἐστι τὰ βρύτια. γλυ-
κειῶν μὲν γὰρ οὐσῶν αὐτῶν ἥδιόν τε πολλῷ γίνεται τὸ πόμα
καὶ θᾶττον οὐρεῖται, στρυφνῶν δὲ καὶ ὀξειῶν ἀηδέϑτερόν τε
μακρῷ καὶ ἧττον οὐρητικόν. ἰσχυρότερον δὲ τὸ ἀπόβρεγμα
τοῦτο γίνεται καὶ μᾶλλον οἰνῶδες, ὅταν εἰς τὸ ἔαρ ἢ καὶ τὸ
θέρος ἡ τρὺξ φυλαχθῇ· κατὰ δὲ τὸν χειμῶνα χρωμένων, ὥσπερ
ἧττον ἅπτεται κεφαλῆς, ὡσαύτως καὶ ἧττον οὐρεῖται.

Κεφ. ί. [Περὶ σταφίδων.] Τὸν αὐτὸν λόγον ἔχου-
σιν αἱ σταφίδες πρὸς τὰς σταφυλὰς, οἷον αἱ ἰσχάδες πρὸς
τὰ σῦκα. γίγνονται μὲν γὰρ γλυκεῖαι πολλαί, στρυφναὶ δὲ
παντάπασιν ὀλίγαί, μικταὶ δὲ ἔκ τε αὐστηρᾶς καὶ γλυκείας
ποιότητος αἱ πλεῖσται. μέτεστί γε μὴν καὶ ταῖς γλυκείαις ἀμυ-
δρᾶς ποιότητος αὐστηρᾶς, καὶ ταῖς αὐστηραῖς τῆς γλυκείας.
αἱ μὲν οὖν αὐστηραὶ ψυχρότεραι τὴν κρᾶσίν εἰσιν, ὥσπερ αἱ
γλυκεῖαι θερμότεραι. καὶ τὸν μὲν στόμαχον ῥωννύουσι καὶ
τὴν γαστέρα στεγνοῦσιν αἱ αὐστηραί, καὶ δηλονότι μᾶλλον αὐ-
τῶν αἱ στρυφναί, μέσην δέ πως κατάστασιν ἐν αὐταῖς αἱ γλυ-
κεῖαι ποιοῦσιν, μήτ᾽ ἐκλύουσαι σαφῶς τὸν στόμαχον, μήθ᾽

Quandoquidem, fi dulces fuerint, potus multo erit fua-
vior, citiusque per urinas reddetur fin vero acerbae
aut acidae fuerint, infuavior longe ac minus ciens uri-
nas. Id autem dilutum valentius fit ac multo vinofius,
quum vinaceus ad ver aut aeſtatem fuerit aſſervatus.
Hyeme vero fi quis utatur, ut caput minus ferit, fic et
per urinas minus fecedit.

    Cap. X. [De uvis paſſis.] Uvae paſſae cum aliis uvis
eandem habent rationem, quam caricae cum ficubus; multae
enim fiunt dulces, acerbae autem omnino paucae; pluri-
mae vero ex dulci et auſtera qualitate funt mixtae;
quanquam dulces nonnihil quoque auſterae qualitatis ha-
bent, et auſterae dulcedinis. Caeterum ut dulces tem-
peramento funt calidiore, ita auſterae frigidiore. Ad
hoc auſterae ſtomachum roborant et ventrem conſtipant,
et his multo magis acerbae; mediam autem quodammodo
inter ipfas conſtitutionem dulces obtinent, ut quae nec
ſtomachum diſſolvant, nec alvum fubducant. Dulcibus ta-

582 ΓΑΛΗΝΟΥ ΠΕΡΙ ΤΡΟΦΩΝ ΔΥΝΑΜ.

Ed. Chart. VI. [343, 344.]   Ed. Baf. IV. (3a3.)

ὑπάγουσαι τὴν γαστέρα. τό γε μὴν ἐπικεραστικὸν ὑπάρχει
ταῖς γλυκείαις ἀεὶ, καθάπερ καὶ τὸ μετρίως ῥυπτικὸν, ὥστ᾽
ἐξ ἀμφοτέρων τῶν δυνάμεων τὰς μικρὰς κατὰ τὸ στόμα τῆς
κοιλίας, ὅπερ καὶ στόμαχον ὀνομάζομεν, ἀμβλύνουσιν δή-
ξεις· ὡς αἵ γε μείζους τῶν δήξεων εὔδηλον ὅτι γενναιοτέρων
χρήζουσι βοηθημάτων. ἀμείνους δ᾽ ἐν ταῖς σταφίσιν αἱ λι-
παραί τε καὶ τὸν οἷον φλοιὸν ἔχουσαι λεπτόν. ἔνιοι δὲ κα-
λῶς ποιοῦντες ἐκ τῶν γλυκειῶν τῶν μεγάλων, οἷαί πέρ
εἰσιν αἱ Σκυβελίτιδες, πρὶν ἐσθίειν, ἐξαιροῦσι τὰ γίγαρτα.
χρονισθεῖσαι γοῦν καὶ αὗται σκληρὸν ἔχουσι καὶ παχὺ τὸ
δέρμα, καὶ χρὴ προδιαβρέχειν αὐτὰς ἐν ὕδατι· καὶ γάρ τοι καὶ
τὸ γίγαρτον ἑτοιμότερον οὕτως ἐξαιρεῖται. ἔμπαλιν δὲ ταύ-
ταις ἕτεραί τινές εἰσιν στερεαὶ καὶ παχεῖαι, γίγαρτον ὅλως
οὐδὲν ἔχουσαι. γεννῶνται δ᾽ αὗται μὲν ἐν Κιλικίᾳ, τὴν
χροιὰν ὑπόξανθοι, κατὰ δὲ τὴν Παμφυλίαν αἵ τε Σκυβελί-
τιδες καὶ αἱ μέλαιναι τὸ χρῶμα. μέγισται μὲν οὖν, ὡς ἔφην,
αὗται, μικρόταται δὲ αἱ κιῤῥαὶ ἐν [344] Κιλικίᾳ, γινομένων
γε καὶ ἄλλων ἐν Κιλικίᾳ μελαινῶν σταφίδων μέσων τὸ μέγεθος,

men ut vis quaedam femper ineſt contemperandi, ita et
mediocriter detergendi; quibus duabus facultatibus exi-
guas mordicationes, quae os ventriculi infeſtant (quod et
ſtomachum appellamus), obtundunt. Perſpicuum enim eſt,
quod mordicationes majores valentiora poſtulant remedia.
Inter paſſas autem praeſtantiores ſunt, quae tum pingues ſunt,
tum corticem habent tenuem.   Nonnulli autem et recte
ſane e dulcibus grandibusque (quales ſunt Scybelitides),
priusquam mandant, ſemina eximunt; quae et ipfae in-
veteratae cutim duram craſſamque habent, easque prius
in aqua coguntur macerare, et ſemen ipſum facilius ſic
eximitur.   Aliae quaedam ſunt his contrariae, ſolidae et
craſſae, quae nullum prorſus ſemen habent: creſcunt hae
in Cilicia; colore ſubflavo.   In Pamphylia autem Scybe-
liticae et colore nigrae, quae, ut dixi, ſunt maximae;
minimae autem in Cilicia fulvae proveniunt.   Aliae
praeter has in Cilicia naſcuntur, colore nigro, magnitu-

Ed. Chart. VI. [344.]   Ed. Baf. IV. (323.)

ὥσπερ κατ᾽ ἄλλα πολλὰ τῶν ἐθνῶν ; καὶ μάλιστα ἐν τῇ Λι-
βύῃ, κατὰ δὲ τὴν ᾿Ασίαν ποικίλον εἶδος ἀσταφίδων μέσων
τὸ μέγεθος γεννᾶται ; καὶ γὰρ ὑπόξανθοι καὶ μέλαιναι καὶ
γλυκεῖαι καὶ ὑπαύστηροι φαίνονται. κατὰ μέντοι τὰς ψυ-
χρὰς χώρας οὐδὲ σταφυλαὶ τελέως πεπαίνονται, μήτι γε τῶν
ἀσταφίδων τινὲς, ὅθεν ἐπεμβάλλουσι τοῖς οἴνοις ῥητίνην,
ὅπως μὴ ταχέως ὀξυνθῶσιν. ἡ μὲν οὖν κατὰ χροιὰν διαφορὰ
τῶν σταφίδων ὡς πρὸς τὴν δύναμιν αὐτῶν οὐδὲν συντελεῖ,
καθάπερ οὐδὲ ἡ κατὰ μέγεθος· ἡ δὲ κατὰ τὴν γευστὴν ποιό-
τητα τὸ σύμπαν δύναται, καὶ ταύτῃ μόνῃ προσέχων τὸν νοῦν,
ἐπὶ τίνων δεῖ χρῆσθαι καὶ καθ᾽ ὅντινα καιρὸν, εὑρήσεις, ὡς
προείρηται. τροφὴ δ᾽ ἐκ τῶν ἀσταφίδων ἀναδίδοται τῷ
σώματι παραπλησία κατὰ τὴν ποιότητα ταῖς ἀσταφίσιν αὐ-
ταῖς· γλυκεῖα μὲν οὖν ἐκ τῶν γλυκειῶν, αὐστηρὰ δ᾽ ἐκ τῶν
αὐστηρῶν, μικτὴ δ᾽ ἐκ τῶν ἀμφοτέρας ἐχουσῶν τὰς ποιότη-
τας· τῇ δὲ ποσότητι πλείων μὲν ἐκ τῶν λιπαρῶν τε καὶ γλυ-
κειῶν, ἐλάττων δ᾽ ἐκ τῶν αὐστηρῶν τε καὶ ἀλίπων. εἰ δὲ τὸν
ἴσον ὄγκον ἀσταφίδος λιπαρᾶς γλυκείας ἐκγεγιγαρτισμένης, πα-

dine mediae, quemadmodum et apud alias plerasque gen-
tes, potiſſimum in Libya. In Aſia autem variae paſſarum
ſpecies mediocri magnitudine proveniunt; etenim quae-
dam ſubflavae, aliae nigrae, aliae dulces, et aliae ſub-
auſterae cernuntur. Porro in frigidis regionibus ne uvae
quidem ipſae maturari exquiſite queunt, nedum paſſarum
quaepiam; quapropter reſinam vinis immittunt, ne cele-
riter aceſcant. Porro quemadmodum paſſarum differentia,
quae a colore ſumitur, nihil ad paſſarum facultatem con-
fert, ita nec magnitudo; ſola autem qualitatis, quae gu-
ſtui ineſt, differentia poteſt omnia; cui ſoli intentus in-
venies, ut ante diximus, et in quibus, et quo tempore uti
conveniat. Alimentum ex paſſis tale qualitate in corpus
diſtribuitur, qualis ipſarum natura fuerit, dulce ex dul-
cibus, auſterum ex auſteris, mixtum ex iis, quae utrius-
que qualitatis ſunt participes; quantitate vero copioſius
ex pinguibus ac dulcibus, parcius ex auſteris et macris.
Quod ſi paſſarum pinguium ac dulcium, a quibus ſemi-

Ed. Chart. VI. [344.]   Ed. Baf. IV. (323.)

ραβάλλοις ὄγκῳ ῥαγῶν ἴσῳ, μᾶλλον τροφιμωτέρας εὑρήσεις
τὰς σταφίδας. ἧττον μὲν οὖν ἰσχάδων αἱ τοιαῦται τὸ ὑπα-
κτικὸν ἔχουσι καὶ τὸ ῥυπτικὸν, εὐστομαχώτεραι δ᾽ εἰσὶν τῶν
ἰσχάδων.

Κεφ. ια΄. [Περὶ συκαμίνων, ἃ καὶ μόρα καλοῦσι.]
Οὐ τοῖς Ἀττικίζειν ἐν τῇ φωνῇ προῃρημένοις γράφεται ταῦ-
τα, (τάχα γὰρ οὐδὲ ἀναγνῶναί τις αὐτὰ βουλήσεται κατα-
φρονῶν ὑγιείας σώματος, ὥσπερ καὶ ψυχῆς,) ἀλλ᾽ ἰατροῖς
μὲν μάλιστα, μὴ πάνυ τι φροντίζουσιν Ἀττικισμοῦ, ἤδη δὲ
καὶ τοῖς ἄλλοις, ὅσοι ζῶσιν, ὡς λογικὰ ζῶα, πρὸ τῆς τιμῆς
καὶ δόξης καὶ πλούτου καὶ δυνάμεως πολιτικῆς ἐπιμελεῖ-
σθαι προῃρημένοι σώματος καὶ ψυχῆς. οὗτοι γὰρ οἶδ᾽
ὅτι τὴν μὲν Ἀθηναίων φωνὴν οὐδὲν ἡγοῦνται τιμιωτέραν
τῆς τῶν ἄλλων ἀνθρώπων, ὑγίειαν δὲ σώματος ἀξιολογώ-
τερόν τι εἶναι νομίζουσι πρᾶγμα τῷ κατὰ φύσιν βιοῦν
ἐσπουδακότι. τούτοις οὖν εἰδὼς ὠφελιμώτερον ἔσεσθαι τὸν
λόγον τὸν ἀσφαλέστερον, ἃ γιγνώσκουσιν ὀνόματα γράψω,
κἂν μὴ τοῖς παλαιοῖς Ἕλλησιν ᾖ συνήθη. τὸ μὲν οὖν τῶν

na fuerint exempta, parem molem cum pari uvarum mole
contuleris, paſſas valentius nutrire deprehendes.   Hujus-
modi ſane ut minus, quam caricae, ſubducant abſtergant-
que, magis tamen, quam illae, ſtomachum juvant.

Cap. XI.   [De ſycaminis, quae et mora appellant.]
Non haec Attici ſermonis aɫfectatoribus ſcribimus, (fortaſſe
enim ne legere quidem ipſa dignarentur, corporis ſimul
et animi ſanitatem pro nihilo ducentes,) ſed medicis qui-
dem, qui de Atticismo non magnopere laborant, tum au-
tem et aliis, qui ut animalia ratione praedita viventes
honorem, gloriam, divitias et auctoritatem inter cives
corporis et animi valetudini poſtponunt.   Certo enim
ſcio, hos linguam Atticorum nihilo pluris quam caetero-
rum hominum aeſtimare, corporis vero ſanitatem prae-
ſtantius quiddam ducere ac dignius ei homini, qui vi-
vere ſecundum naturam ſtuduerit.   Quum igitur intelli-
gam, ſermonem ſimpliciorem iis eſſe utiliorem, nominibus
utar, quae ipſi intelligant, etiamſi vetuſtis Graecis non

Ed. Chart. VI. [344.] Ed. Baſ. IV. (323, 324.)

μόρων ὄνομα γνώριμόν πώς ἐστι τοῖς πολλοῖς, εἰ καὶ διὰ
μηδὲν ἄλλο, ἀλλὰ γοῦν διὰ τὸ (324) στοματικὸν φάρμα-
κον, ὃ διὰ μόρων ὀνομάζεται, χυλὸν ἔχον αὐτῶν· ἐνίας δὲ
τῶν ἐφεξῆς εἰρημένων ὀπωρῶν ἀγνοοῦσιν οἱ πολλοὶ τῶν ἀν-
θρώπων ὅπως ὠνόμαζον οἱ πρὸ ἑξακοσίων ἐτῶν Ἀθηναῖοι.
τοὺς μὲν γὰρ νῦν ὁρῶσιν οὐδέν τι διαφορώτερον τῶν ἄλ-
λων Ἑλλήνων ἕκαστον τῶν καρπῶν ὀνομάζοντας, ἀλλὰ καὶ
τὰ μόρα συκάμινα καλοῦντας οὐδὲν ἧττον, ἢ τὰ μόρα καὶ
τὰ περσικὰ καὶ τὰ κάρυα καὶ τὰ πρεκόκκια καὶ τὰ ἄλλα ἁπλῶς,
ὡς ἔθος ἐστὶ τοῖς ἄλλοις Ἕλλησιν. οὐδὲ γὰρ βλαβήσον-
ταί τι τὰς παλαιοτάτας προσηγορίας ἀγνοοῦντες, ἂν γιγνώ-
σκωσι τὰς δυνάμεις αὐτῶν. ἄμεινον γάρ ἐστιν ἐπίστασθαι,
τῶν ἐπὶ τὴν διαχώρησιν ὁρμώντων ἐδεσμάτων ὕστερα μὲν
χρῆναι τὰ βραδύπορα λαμβάνειν, ἁπάντων δὲ πρῶτα τὰ
διεξερχόμενα μὲν ταχέως, διαφθειρόμενα δὲ, εἰ χρονίσειεν ἐν
τῇ γαστρὶ, τοῦ τὰς προσηγορίας αὐτῶν ἐγνωκέναι. οὐ μὴν

ſint conſueta. Mororum igitur nomen vulgo eſt cogni
tum, ſi non alia de cauſa, ſaltem ob medicamentum ad
oris affectus utile, quod διὰ μόρων appellatur, quod eo-
rum ſuccum recipiat. Quosdam autem ex fructibus au-
tumnalibus, quos deinceps recenſebimus, plerique homi-
nes ignorant, quo nomine ante annos ſexcentos ab Athe-
nienſibus fuerint appellati; animadvertunt enim, hujus
tempeſtatis Athenienſes fructus omnes non alio nomine
appellare, quam quo reliqui Graeci appellant, ſed et
mora ipſa ſycamina nihilominus quam mora nominare,
item perſica, nuces, praecocia, ac in ſumma reliqua
omnia pro aliorum Graecorum conſuetudine: neque enim
detrimenti quicquam ipſis ex vetuſtarum appellationum
ignoratione accidet, ſi facultates ipſorum exploratas ha-
buerint. Satius enim fuerit ſcire, ex iis cibis, qui ad ex-
cretionem incitant, poſteriores quidem ſumendos, qui
tarde permeant, omnium autem primos, qui celeriter qui-
dem pervadunt, corrumpuntur tamen, ſi in ventriculo mo-
rentur diutius, quam ipſorum nomenclaturas noſſe. Non

οὐδ᾽ ἀγνοεῖν μοι δοκοῦσι παντάπασιν οἱ ἄνθρωποι τὴν τάξιν
τῶν ἐσθιομένων [345] αὐτοῖς, θεώμεθα γὰρ αὐτοὺς ἐπὶ τῶν
πλείστων ἐδεσμάτων φυλάττοντας αὐτήν, προλαμβάνουσι
μέντοι γε ῥαφανίδας ἐλαίας τε καὶ τῆλιν ἐκ γάρου, καὶ μετὰ
ταῦτα μαλάχας τε καὶ τεῦτλα καὶ ἄλλα τοιαῦτα λάχανα μετ᾽
ἐλαίου τε καὶ γάρου. τῶν μὲν γὰρ ὁσημέραι παρασκευαζο-
μένων αὐτοῖς εἰς ἐδωδὴν ἡ μακρὰ πεῖρα διδάσκαλος γίγνεται
τῆς δυνάμεως, εἰ καὶ μικρὸν ἔχοιεν φρενῶν· ὅσα δὲ διὰ χρό-
νου πολλοῦ εἰς πεῖραν ἔρχεται, μόνοις τοῖς ἐπιμελέσιν παρα-
φυλάττεται καὶ μνημονεύεται. τὰ τοίνυν συκάμινα καθαρὰ
μὲν ἐμπεσόντα τῇ γαστρὶ καὶ πρῶτα ληφθέντα διεξέρχεται
τάχιστα, καὶ τοῖς ἄλλοις σιτίοις ὑφηγεῖται· δεύτερα δὲ ἐφ᾽
ἑτέροις ἢ καὶ χυμὸν εὑρόντα μοχθηρὸν ἐν αὐτῇ συνδιαφθεί-
ρεται τάχιστα καὶ τοῖς ἄλλοις σιτίοις, διαφθορὰν ἀλλόκοτόν
τινα καὶ οὐ ῥητὴν ἔχοντα ταῖς κολοκύνθαις ὁμοίως. ἀβλα-
βέστερα γὰρ πάντα ταῦτα τῶν ὡραίων ἐδεσμάτων, ὅταν μὴ
διαφθαρέντα ταχέως ὑποχωρήσῃ· ἦν δὲ μὴ, μογθηρὰν ἴσχει

tamen omnino ignorare homines mihi videntur, qui ordo
in iis, quae mandunt, fibi fit fervandus, quandoquidem
ipfos videas in plurimis cibariis eum fervare. Prius enim
fumunt radiculas, olivas et foenum Graecum ex garo;
poft haec malvas, betam et alia id genus olera cum
oleo et garo. Etenim fi vel tantillum mentis habeant,
diuturna experientia docet eos facultates eorum, quae quo-
tidie ad efcam fibi praeparant; quorum vero multo inter-
vallo ufus atque experientia incidit, ea foli homines fo-
lertes obfervant ac memoriae mandant. Sycamina igitur
celerrime pertranfeunt, cibisque aliis praeeunt, fi in ven-
triculum purum inciderint, et fumpta primis epulis fue-
rint: quod fi fumpta poft alios cibos fuerint, aut etiam
pravum fuccum in ventriculo offenderint, celerrime una
cum aliis cibis corrumpuntur novo quodam corruptionis
genere, et quod verbis explicari nequeat, ut in cucurbi-
tis accidit. Omnia enim haec, fi modo celeriter incorrupta
fubfederint, cibis fugacibus minus funt noxia; fin minus,
corrumpuntur non aliter, quam pepones, quamquam hi

BIBΛION B. 587

Ed. Chart. VI. [345.] Ed. Baf. IV. (324.)

διαφθοράν ὁμοίως τοῖς πέποσι, καίτοι κἀκεῖνοι ταχέως ὑπελ-
θόντες οὐδὲν μέγα βλάπτουσιν. καιρὸς δὲ τῆς χρήσεως,
ὥσπερ τοῖς πέποσιν, οὕτω καὶ τοῖς μόροις, ὅταν αὐχμηρὸν
καὶ θερμὸν γένηται τὸ τῆς γαστρὸς σῶμα· τοιοῦτον γάρ
πως ἀναγκαῖόν ἐστι τηνικαῦτα καὶ τὸ ἧπαρ εἶναι. τῇ μὲν
οὖν κολοκύνθῃ καὶ τῷ σικύῳ τῷ ἤδη πέπονι καὶ πρὶν πεπαν-
θῆναι, σὺν αὐτοῖς δὲ καὶ μηλοπέπονι στυφούσης οὐ μέτεστι
ποιότητος· ἐν δὲ τοῖς συκαμίνοις, καὶ μάλιστα ὅταν ᾖ μὴ
πάνυ πέπειρα, σαφής ἐστιν ἡ τοιαύτη ποιότης, ἀωροτέροις
δὲ οὖσιν καὶ ἡ ὀξεῖα. καί τινες αὐτὰ καθαιροῦντες ἀπὸ τοῦ
δένδρου καὶ ξηραίνοντες ἀποτίθενται φάρμακον ἐσόμενον αὐ-
τοῖς ἀγαθὸν εἰς δυσεντερίας τε καὶ διαῤῥοίας χρονίας ἴασιν.
ἀλλ᾽ οὐ πρόκειται νῦν ἡμῖν περὶ δυνάμεως φαρμάκων διεξέρχε-
σθαι. πάλιν οὖν ὅσα τοῖς συκαμίνοις ὡς τροφῇ δρᾷν
ὑπάρχει λέγωμεν. ὅτι μὲν ὑπέρχεται ῥαδίως, εἴρηται, τάχα
μὲν τῷ τῆς οὐσίας ὑγρῷ τε καὶ ὀλισθηρῷ μόνῳ, τάχα δὲ καὶ
τινος ἐπιμιξίᾳ ποιότητος δριμυτέρας, ἐρεθίζειν εἰς ἔκκρισιν

quoque, fi celeriter fubducantur, nullam magnam noxam
afferunt. Tempus autem utendi, ut peponibus, ita et mo-
ris eft, quum corpus ventriculi fquallore aeftuat, quo
tempore neceffe quodammodo eft hepati quoque idem ac-
cidere. Cucurbitae quidem et cucumeri tum maturo tum
ante maturitatem, ad haec et melopeponi nulla adftrin-
gens qualitas ineft, fycaminis vero, et potiffimum quum
nondum admodum maturuerint, qualitas ejusmodi confpi-
cue ineft, immaturioribus autem ineft fimul et acida.
Proinde nonnulli ab arbore ipfa detrahentes ac ficcan-
tes reponunt, medicamentum ad dyfenteriae ac diuturnao
diarrhoeae curationem utile fibi futurum. At nunc no-
bis non eft propofitum medicamentorum facultates expo-
nere. Rurfus igitur ea repetamus, quae fycamina ipfa,
ut alimentum, poffunt agere. Quod quidem celeriter fub-
ducantur, dictum nobis prius fuit; quod eis accidit forte
propter folam fubftantiae humiditatem ac lubricitatem,
forte etiam propter admixtam qualitatem quandam acrio-
rem, quae dejectioni excitandae fatis effe poffit, quando-

ἱκανῆς, ὡς ἥ γε στύφουσα ποιότης οὐ μόνον οὐδὲν ὀνίνη-
σιν εἰς ὑποχώρησιν, ἀλλὰ καὶ στεγνοῦν πέφυκεν. ὅτι δὲ ἐναν-
τίων δυνάμεων οὐκ ὀλίγα μετέσχηκεν σώματα, μεμάθηκας ἐν
τοῖς περὶ τῆς τῶν ἁπλῶν φαρμάκων δυνάμεως ὑπομνήμασι.
τεκμαίρομαι τοίνυν, τὰ μόρα δύναμιν ἔχειν ἐν ἑαυτοῖς τοιαύ-
την βραχεῖαν, ὁποία τοῖς καθαρτικοῖς μεγάλη ὑπάρχει, δι᾽ ἣν
οὐ μόνον ὑποχωρεῖ ῥαδίως, ἀλλὰ ' καὶ διαφθείρεται χρονίσαν-
τα κατὰ τὴν γαστέρα. καὶ μὴ διαφθαρέντα, ὡς ἔφην, ὑγραί-
νει μὲν πάντως, ψύχει δὲ οὐ πάντως, εἰ μὴ ψυχρὰ ληφθείη.
τροφὴν δ᾽ ἐλαχίστην δίδωσι τῷ σώματι, παραπλησίως τοῖς
πέποσιν, οὐ μὴν ἐμετικόν γέ τι πρόσεστιν αὐτοῖς οὐδὲ κακο-
στόμαχον, ὡς ἐκείνοις.

Κεφ. ιβ'. [Περὶ κερασίων.] Τῶν κερασίων ἔνια
μὲν ἔοικε τοῖς μόροις, ἐλαχίστην ἔχοντα στύψιν, ἔνια δὲ τοῖς βα-
τίνοις, σαφέστερον στύφοντα, τινὰ δὲ καὶ τούτων ἐστὶ στυπτι-
κώτερα. ὥστε καὶ περὶ τῆς δυνάμεως ἑκάστου τῶν εἰρημέ-

quidem qnalitas adſtringens non modo ad ſubductionem
nihil confert, verum etiam ſuapte natura ventrem con-
ſtipat. Didiciſti autem ex commentariis de ſimplicium
ruedicamentorum facultatibus, pleraque eſſe corpora, quae
facultates habeant contrarias. Conjector igitur, mora exi-
guam in ſe ipſis habere facultatem ejusmodi, qualis magna
medicamentis purgantibus ineſt, cujus cauſa non modo
facile ſecedunt, ſed corrumpuntur etiam, ſi diu in ventre
manſerint. Quod ſi corrupta (ut dixi) non fuerint, om-
nino quidem humectant, non tamen omnino refrigerant,
niſi ſumpta fuerint frigida. Alimentum autem corpori
praebent minimum, quomodo pepones, non tamen ut ii
vomitum excitant, neque ſtomachum laedunt.

Cap. XII. [De ceraſiis.] Ex ceraſiis quaedam ſunt,
quae moris ſunt ſimilia, cujusmodi ſunt ea, quae mini-
mam habent adſtrictionem, alia ruborum fructui, ut ea,
quae evidentius adſtringunt, quaedam autem ſunt, quae
vel valentius iis adſtringant. Proinde memoratae cujus-

νων εἰδῶν ἐκ τῶν λεγομένων ἐπὶ συκαμίνοις τε καὶ βατί-
νοις ἔνεστί σοι τεκμήρασθαι.

Κεφ. ιγ΄. [346] [Περὶ τῶν τοῦ βάτου καρπῶν.] Τὸν
τῶν βάτων καρπὸν ὀνομάζουσιν οἱ παρ᾽ ἡμῖν ἄνθρωποι βάτι-
νον, καθάπερ μόρα τε καὶ συκάμινα· καλοῦσι γὰρ ἑκατέρως
αὐτά. ἔστι δὲ στυπτικώτερα τὰ βάτινα τῶν μόρων, κἂν πολ-
λά τις αἱτὰ προσενέγκηται, κεφαλαλγήσει· τινὲς δὲ καὶ στόμα-
χον ἀνιῶνται. διὸ χρὴ καλῶς ἐκπλύνειν, πρὶν ἐπιχειρεῖν
προσφέρεσθαι τὸν καρπὸν τοῦτον, ὅπερ οὐχ ἥκιστα κἀπὶ τῶν
συκαμίνων ἐστὶ ποιητέον. οὐ μὴν ὑπάγει γε τὰ κατὰ τὴν κοι-
λίαν, ἀλλὰ μᾶλλον ἐπέχει, κἂν ἀωρότερά τις αὐτὰ ξηράνας
ἀπόθηται, πολὺ μᾶλλον ἐφεκτικὰ γίνονται. πάντα γε μὴν
ὅσα διὰ τοῦ χυλοῦ τῶν μόρων σκευάζεται φάρμακα καὶ διὰ
τούτων γενόμενα δραστικωτέραν ἔχει τὴν δύναμιν.

Κεφ. ιδ΄. [Περὶ τῶν τοῦ κυνοσβάτου καρπῶν.] Ὁ
τῶν κυνοσβάτων καρπὸς μακρῷ στυπτικώτερός ἐστι τοῦ τῶν
βάτων, καὶ διὰ τοῦτο καὶ τῆς γαστρός ἐστιν ἐφεκτικώτερος.

que fpeciei facultatem ex iis, quae de fycaminis et rubi
fructibus diximus, potes colligere.

Cap. XIII. [De rubi fructibus.] Ruborum fructum
homines apud nos batinum appellant, quemadmodum mo-
ra et fycamina; utroque enim modo ipfa nominant.
Sunt autem batina, quam mora, magis adftringentia, et
fi quis largius iis vefcatur, capitis dolorem fentiet; alii
vero et ftomacho anguntur. Proinde fructum hunc ablua-
mus oportet, priusquam mandere ipfum aggrediamur;
quod maxime in fycaminis quoque eft faciendum. Non
tamen ventrem fubducunt, fed potius cohibent, et fi quis
immatura ipfa prius ficcata repofuerit, multo etiam ma-
gis cohibebunt. Omnia tamen medicamenta, quae ex
mororum fucco parantur, fi facta ex iis quoque fuerint,
facultatem habebunt efficaciorem.

Cap. XIV. [De fructibus canirubi.] Fructus cani-
rubi multo magis, quam ruborum, adftringit, ob eamque
caufam ventrem magis cohibet Vefcuntur autem ipfo

ἐσθίουσι δ᾽ οὖν αὐτὸν οἱ ἄγροικοι πολλάκις ὀλίγην τροφὴν
διδόντα τῷ σώματι καὶ καλοῦσι κυνόσβατον.

Κεφ. ιέ. [Περὶ τῶν τῆς ἀρκεύθου καρπῶν.]   Τὸν
τῆς ἀρκεύθου καρπὸν ἀρκευθίδας ὀνομάζουσι, δριμέα ἱκανῶς
ὄντα μετὰ βραχείας γλυκύτητος, ἔτι τε βραχυτέρας στύψεως
ἔχει δέ τι καὶ ἀρωματίζον. εὔδηλον οὖν, ὅτι θερμαίνει μὲν
καὶ διὰ τὴν δριμύτητα, (πᾶν γὰρ ἐδείχθη τὸ δριμὺ θερμαῖνον,)
οὐχ ἥκιστα δὲ καὶ διὰ τὴν ὀσμὴν καὶ γεῦσιν ἀρωματιζούσας,
πᾶν γὰρ ἄρωμα θερμόν. ἐκκαθαίρει δὲ καὶ τὰ καθ᾽ ἧπάρ τε
καὶ νεφροὺς, καὶ δηλονότι λεπτύνει τοὺς παχεῖς καὶ γλίσχρους
χυμούς· καὶ διὰ τοῦτο τοῖς ὑγιεινοῖς φαρμάκοις μίγνυται.
τροφὴ δὲ ἐξ αὐτοῦ βραχεῖα τῷ τῶν ἀνθρώπων σώματι προσ-
τίθεται. πολλὰς δὲ εἴ τις αὐτὰς προσενέγκαιτο, δάκνουσί
τε τὸν στόμαχον καὶ τὴν κεφαλὴν θερμαίνουσι, καὶ κατὰ
τοῦτο καὶ πληροῦσιν ἐνίοτε καὶ ὀδυνώδη ποιοῦσι. διαχώ-
ρησιν δὲ κατὰ τὴν κοιλίαν οὔτ᾽ ἐπέχουσιν, οὔτε προτρέπου-
σιν, οὖρα μέντοι κινοῦσι μετρίως.

frequenter ruſtici, exiguum alimentum corpori ſuggerente,
vocantque canirubum.

Cap. XV. [De fructibus juniperi.] Fructus juniperi,
qui ἀρκευθὶς dicitur, acris eſt admodum cum exigua dul-
cedine, et minori praeterea adſtrictione, habet autem et
aromaticum quiddam.   Perſpicuum igitur eſt, quod cale-
facit quidem tum propter acrimoniam, (demonſtratum enim
eſt, acria omnia calefacere,) tum autem maxime propter
odorem ac guſtum aromatibus aſſimiles, omnia enim aro-
mata calida.   Hepar autem et renes purgat, et ſuccos
craſſos ac lentos videlicet tenuat, unde medicamentis
ſalubribus admiſcetur. Alimentúm autem ex ipſo exiguum
corpori hominum accedit. Quod ſi quis ipſum largius ſum-
pſerit, ſtomachum mordet, et caput calefacit, ob idque
ipſum nonnunquam replet doloribusque infeſtat.   Ven-
tris dejectionem nec proritat, nec cohibet, urinas tamen
mediocriter ciet.

ΒΙΒΛΙΟΝ Β. 591

Ed. Chart. VI. [346. 347.]   Ed. Baf. IV. (324. 325)

Κεφ. ιστ΄. [Περὶ τῶν τοῦ κέδρου καρπῶν.] Κέδρι-
δας ὀνομάζουσι τὸν τοῦ κέδρου καρπὸν, ὁμοίας μὲν οὔσας
ταῖς ἀρκευθίσιν κατά τε χρόαν καὶ σχῆμα, (καὶ γὰρ ὑπό-
ξανθοι καὶ στρογγύλαι,) διαφέρουσι δὲ τῇ δριμύτητι. κινδυ-
νεύει γὰρ ἤδη τοῦ γένους τῶν φαρμάκων ὁ (325) καρπὸς οὗ-
τος ὑπάρχειν, οὐδεμίαν τροφὴν τῷ σώματι διδοὺς, πλὴν εἴ
τις αὐτὰς ἀποβρέξει ἐν ὕδατι. κοινὸν γὰρ τοῦτο πάντων τῶν
δριμέων, ὥστε βραχεῖαν τροφὴν διδόναι τῷ σώματι, τῆς δρι-
μύτητος αὐτῶν ἐκλυθείσης. καὶ μέντοι καὶ σκληρότερός τε
καὶ ξηρότερός ἐστιν ὁ τῶν κέδρων καρπὸς τοῦ τῶν ἀρκεύθων,
ὥσπερ ἀμέλει καὶ μικρότερος, οὐδὲν τὸ ἀρωματίζον ὁμοίως
ἔχων. εὔδηλον οὖν, ὅτι δακνώδης τέ ἐστιν ἱκανῶς τοῦ στομά-
χου, καὶ κεφαλαλγὴς, εἰ μὴ πάνυ τις ὀλίγον αὐτὸν προσ-
ενέγκαιτο.

Κεφ. ιζ΄. [347] [Περὶ τοῦ τῶν κώνων καρποῦ.] Εὔχυ-
μος καὶ παχύχυμος καὶ τρόφιμός ἐστιν ὁ τοῦ κώνου καρπὸς, οὐ
μὴν εὔπεπτος. καλοῦσι δὲ οἱ νῦν Ἕλληνες οὐ κώνους, ἀλλὰ
στραβίλους αὐτούς.

Cap. XVI. [De fructibus cedri.] Fructus cedri, qui
κεδρὶς dicitur, colore quidem et figura fructui juniperi
eſt ſimilis, (ſubflavus enim eſt ac rotundus,) diſſidet au-
tem ab eo acrimonia. Nec multum abeſt, quin fructus
hic ex genere ſit medicamentorum, quum nullum prae-
beat corpori alimentum, niſi quis aqua ipſum macerarit.
Omnibus enim acribus id eſt commune, ut, ſoluta ipſo-
rum acrimonia, exiguum alimentum corpori praebeant.
Quin etiam cedrorum fructus, ut fructu juniperi durior eſt
ac ſiccior, ita profecto exilior, nihil ut ille habens aro-
maticum. Perſpicuum autem eſt, quod et ſtomachum val-
de mordicat, et capiti dolorem infert, niſi quis ipſum
parciſſime ſumpſerit.

Cap. XVII. [De nuce pinea.] Nux pinea boni ac
craſſi eſt ſucci, multumque nutrit, non tamen facile co-
quitur. Appellant autem nunc Graeci ipſam non κῶνον,
ſed στρόβιλον.

592 ΓΑΛΗΝΟΥ ΠΕΡΙ ΤΡΟΦΩΝ ΔΥΝΑΜ.

Ed. Chart. VI. [347.]   Ed. Baf. IV. (325.)

Κεφ. ιη΄. [Περὶ τοῦ τῶν μυῤῥίνων καρποῦ.] Μύρτα
καλοῦσι τὸν καρπὸν τοῦτον οἱ Ἕλληνες; ὁμοίως μὲν ἄτροφον
ὄντα τῷ τῶν ἀρκεύθων, ἐναντίαν δὲ δύναμιν ἔχοντα. στύφει
γὰρ ἱκανῶς, καὶ διὰ τοῦτο καὶ τὴν κοιλίαν ἐπέχει. οὐ μὴν
ἀνάλογόν γε τῇ στύψει ψυχρός ἐστι τὴν δύναμιν, ὅτι μηδὲ
μόνην ἔχει τὴν στύψιν, ἀλλά τι καὶ δριμύτητος αὐτῇ μέμικται.
κοινὸν δ᾽ ἐπὶ πᾶσιν ἐδέσμασιν, ὅσα φαρμακώδη ἔχει τινὰ
ποιότητα σφοδρὰν, ὅταν ἀπόθηται ταύτην ἑψήσεσιν, ἢ ὀπτή-
σεσιν, ἢ τέγξεσιν, ὀλίγην τροφὴν διδόναι τῷ σώματι, πρό-
τερον οὐδ᾽ ὅλως διδόντα· ταὐτὸ γὰρ τοῦτο καὶ κρομμύοις
καὶ πράσοις συμβέβηκεν.

Κεφ. ιθ΄. [Περὶ περσικῶν.] Εἴτε μῆλα καλεῖν ἐθέ-
λεις περσικὰ τὸν καρπὸν τοῦτον, εἴθ᾽ ἁπλῶς περσικὰ τοῖς
νῦν Ἕλλησιν ὡσαύτως, εἴτ᾽ ἄλλο τι βούλει παλαιὸν ὄνομα
ζητεῖν ἐπ᾽ αὐτοῖς, ἔξεστί σοι τοῦτο πράττειν μετὰ πολλῆς
σχολῆς. ἤδη δὲ ἴσθι τὸ τῶν ὀνομάτων χρησιμώτερον, ὡς καὶ
τούτων ὁ χυλός τε καὶ οἷον σὰρξ εὔφθαρτός τέ ἐστι καὶ

Cap. XVIII. [De fructu myrti.] Graeci fructum hunc
μύρτα nominant, nutritque tenuiter aeque, ac fructus ju-
niperi, facultatem tamen habet contrariam, quandoquidem
valenter adſtringit, et ob id ipſum alvum ſiſtit, non ta-
men pro ratione adſtrictionis frigidus facultate eſt, pro-
pterea quod adſtrictionem habet non ſolam, ſed acrimo-
nia etiam quadam permixtam. Porro cibis omnibus, qui
qualitatem medicamentoſam habent vehementem, eſt com-
mune, ut, quum eam qualitatem elixatione, aut aſſatione,
aut maceratione depoſuerint, exiguum corpori dent ali-
mentum, prius autem prorſus non nutriant: id enim ipſum
et caepis et porris accidit.
    Cap. XIX. [De perſicis.] Frnctum hunc ſive mala
perſica, ſive (ut Graecis nunc mos eſt) ſimpliciter perſica
appellare velis, ſive aliud quoddam vetus nomen praeter
haec veſtigare, potes id per magnum otium facere. Nunc
autem diſcas, quod nominibus ipſis erit utilius, quod ſci-
licet ipſorum ſuccus et veluti caro facile corrumpitur,

BIBΛION B. 5g3

Ed. Chart. VI. [347.]   Ed. Baf. IV. (325.)

πάντη μοχθηρά. ὥστε οὐ χρὴ, καθάπερ ἔνιοι, τελευταῖα τῆς
ἄλλης τροφῆς αὐτὰ προσφέρεσθαι· διαφθείρεται γὰρ ἐπιπο-
λάζοντα. μεμνῆσθαι δὲ χρὴ τοῦδε, κοινοῦ πάντων ὄντος· ὅσα
κακόχυμα μὲν, ὑγρὰ δὲ καὶ ὀλισθηρὰ, καὶ ῥᾳδίως ὑπιέναι δυ-
νάμενα, διὰ τοῦτο ἐσθίειν αὐτὰ πρότερον τῶν ἄλλων· οὕτω
γὰρ αὐτὰ ταχέως ὑπέρχεται κἀκείνοις ποδηγεῖ· τὰ ὕστατα
ληφθέντα συνδιαφθείρει καὶ τὰ ἄλλα.

     Κεφ. κ΄. [Περὶ Ἀρμενιακῶν καὶ πρεκοκκίων.] Ἐν
τῷ περσικῶν γένει καὶ ταῦτ' ἐστὶ διαφοράν τινα αὐτῶν ἔχοντα
πρὸς τὸ βέλτιον· οὔτε γὰρ ὁμοίως διαφθείρεται κατὰ τὴν
κοιλίαν, οὔτ' ὀξύνεται. φαίνεται δὲ τοῖς πολλοῖς ἡδίω, καὶ
διὰ τοῦτο καὶ εὐστομαχώτερα· τούτοις γὰρ τἄλλα ὁμοίως.
ἡδέσι δὲ τοῦθ' ὑπάρχει πᾶσιν, ὥσπερ τοῖς ἀηδέσιν ὑπτιάζειν
τε καὶ ἀνατρέπειν τὴν γαστέρα καὶ πρὸς ἔμετον ἐρεθίζειν, ὀρε-
γομένην ὅτι τάχιστα τὸ λυποῦν ἀποῤῥῖψαι. καὶ τοίνυν καὶ
ποιεῖ τοῦτο κατὰ τὴν ῥοπὴν τῶν λυπούντων. ὅσα μὲν γὰρ
κάτω ῥέπει, ταύτῃ διωθεῖ, τὰ δ' ἐπιπολάζοντα δι' ἐμέ-

pravaque omnino eſt. Quocirca (quod quidam facere ſo-
lent) non ſunt poſt alios cibos mandenda, corrumpuntur
enim in ſuperficie natantia. Sed in omnibus, quae pravi
quidem ſunt ſucci, verum humida ſunt ac lubrica, et
quae ſubduci facile queant, id communiter tenendum, ea
ob id ipſum ante alios cibos eſſe ſumenda; ita enim fiet,
ut citius ſubducantur, et aliis cibis viam muniant; quae ſi
ſumpta poſtrema fuerint, una ſecum alia quoque corrumpent.
     Cap. XX. [De Armeniacis ac praecocibus.] Haec
quoque ex genere ſunt perſicorum, bonitate nonnihil illa
ſuperantia; neque enim in ventriculo, ut illa, corrum-
puntur, neque aceſcunt, vulgo autem ſuaviora apparent;
unde etiam ſtomacho ſunt gratiora; caetera enim illis ſunt
ſimilia. Suavibus autem omnibus id ineſt, quemadmodum
inſuavibus, nt ventriculum reſupinent ac ſubvertant, et
ad vomendum incitent, cupientem quam celerrime, quod
infeſtat, abjicere, id quod facit pro momento eorum, quae
infeſtant; quae enim vergunt deorſum, ea ipſa expellit;
quae vero ſupernatant, per vomitus ejicit; idem facit,

των ἐκβάλλει, ταὐτὸ τοῦτο κἀπὶ τῶν ἐξ ὅλου τοῦ σώματος
εἰς αὐτὴν καταῤῥεόντων μοχθηρῶν χυμῶν ἐργαζομένη. καὶ
γὰρ καὶ τούτων ὅσοι μὲν εἰς τὴν ἄνω κοιλίαν συῤῥέουσιν, ἐκ-
κενοῦνται δι᾽ ἐμέτων, ὅσοι δ᾽ [348] εἰς τὴν κάτω, διάῤῥοιαν
ἐργάζονται. τροφὴ δὲ ὅτι βραχεῖα ταῖς ὀπώραις ἁπάσαις ὑ-
πάρχει, λέλεκται πρόσθεν. ἔστι μὲν οὖν ἀμείνω τὰ πρεκόκκια
καλούμενα τῶν Ἀρμενιακῶν. ὅσοι δὲ φεύγουσι τὴν τῶν πρε-
κοκκίων προσηγορίαν, Ἀρμενιακὰ μῆλα καλοῦσιν ἀμφότερα·
τινὲς δὲ Ἀρμένια διὰ τεσσάρων συλλαβῶν, οὐ διὰ πέντε.

Κεφ. κά. [Περὶ μήλων.] Ἔστι μὲν οὐχ ἓν αὐτῶν
γένος, ὥσπερ οὐδὲ τῶν ἀπίων τε καὶ ῥοιῶν. ἔνια μὲν γὰρ
αὐστηρὸν ἔχει χυμὸν, ἔνια δ᾽ ὀξὺν ἢ γλυκὺν, ἔστι δ᾽ ἃ καὶ
μικτὸν ἐκ τούτων, ὡς ἅμα τε γλυκέα φαίνεται καὶ στύφοντα,
καί τινα ἕτερα μετὰ γλυκύτητος ὀξέα σαφῶς γίνεται, καὶ πρὸς
τούτοις ἄλλα στρυφνὰ μετ᾽ ὀξύτητος. εὕροις δ᾽ ἄν ποτε καὶ
τῶν τριῶν χυμῶν ἔνια μετέχοντα σαφῶς, ὡς ὀξέα τε φαίνε-
σθαι καὶ γλυκέα καί τι καὶ στρυφνότητος ἔχειν. ὅτι δὲ μίαν

et quum fucci pravi ex toto corpore in ipfum decum-
bunt; etenim qui ex iis in partem ventriculi fuperiorem
confluunt, vomitu vacuantur, qui vero in inferiorem,
pariunt diarrhoeam. Porro quod fructus omnes autumna-
les exigui fint alimenti, dictum id nobis prius fuit. Prae-
cocia tamen, quae vocant, Armeniacis funt praeftantiora;
qui tamen praecocium nomen fugiant, utraque mala Ar-
meniaca appellant, alii vero Armenia per quatuor fylla-
bas, non quinque.

Cap. XXI. [De malis.] Genus horum non eft fim-
plex, quomodo neque pirorum, neque punicorum; quae-
dam enim funt, quae faporem habent aufterum, alia aci-
dum aut dulcem, nonnulla etiam ex iis mixtum, appa-
rentque et dulcia fimul et aftringentia. Praeterea alia
quaedam cum dulcedine manifeftum habent acorem; ad
haec alia cum acore acerbitatem. Invenias autem inter-
dum et quae hos tres fapores fimul habeant evidentes
adeo, ut acida appareant et dulcia, acerbitatisque ha-
beant nonnihil. Perfpicuum autem eft, quod adftringens,

BIBΛION B. 595

Ed. Chart. VI. [348.]   Ed. Baf. IV. (325.)

ἑρμηνεύει ποιότητα τὰ τρία ταῦτα ὀνόματα χυμοῦ, τὸ στύφον
καὶ αὐστηρὸν καὶ στρυφνὸν, πρόδηλον· ὅτι δὲ τὰ μὲν στρυφνὰ
τῷ μᾶλλον στύφειν διαφέρει τῶν αὐστηρῶν, κοινὸν δ᾽ αὐτῶν
γένος ἐστὶ τὸ στύφον, ἐν τῷ τετάρτῳ περὶ τῆς τῶν ἁπλῶν
φαρμάκων δυνάμεως ἔμαθες, ἐν ᾧ περὶ τῆς τῶν χυμῶν οὐσίας
τε καὶ δυνάμεως ὁ λόγος ἐστίν. ἀναμνησθεὶς οὖν ἐκείνων,
ὅσα μὲν στύφει μῆλα, ψυχρὸν ἴσθι ἔχειν καὶ γεώδη χυμόν·
ὅσα δ᾽ ὀξέα φαίνεται, ψυχρὸν μὲν, ἀλλὰ λεπτομερῆ· μέσης
δ᾽ εἶναι κράσεως τὰ γλυκέα, πρὸς τὸ θερμότερον ῥέποντα,
καθάπερ τὰ τελέως ἄποια καὶ οἷον ὑδατώδη πρὸς τὸ ψυ-
χρότερον ἐγκεκλιμένα. χρήσῃ τοιγαροῦν κατὰ τὰς τῶν ἐπικρα-
τούντων δυνάμεις χυμῶν τοῖς μὲν αὐστηροῖς μήλοις, ὅταν ἤ-
τοι διὰ δυσκρασίαν θερμὴν ἢ ὑγρότητα πολλὴν ἄτονος ἡ
γαστὴρ ὑπάρχῃ, τοῖς στρυφνοῖς δὲ, ὅταν ἱκανῶς αὐξηθῇ ταῦ-
τα, τοῖς δ᾽ ὀξέσιν, ὅταν ὑπολάβῃς ἐν αὐτῇ παχὺν ἠθροῖσθαι
χυμὸν, οὐ πάνυ τι ψυχρόν. ὡς ὅ γε ψυχρὸς οὐ τῶν ὀξέων,
ἀλλὰ τῶν δριμέων δεῖται· τέμνει μὲν γὰρ ἄμφω πάχος χυμῶν,

austerum et acerbum, tria haec nomina, saporis qualita-
tem unicam significant. Quod vero acerba quidem in eo
ab austeris differant, quod valentius astringant, (commune
autem ipsorum genus est astringens,) ex quarto libro de
simplicium medicamentorum facultate didicisti, in quo de
saporum substantia ac facultate tractavimus. Memor igi-
tur illorum scito, mala quidem, quae astringunt, succum
habere frigidum ac terreum, quae vero acida apparent,
frigidum quidem, verum tenuium esse partium, mediae
autem temperiei esse dulcia, quae tamen ad calidius ver-
gunt, quemadmodum, quae omnis qualitatis sunt expertia
ac veluti aquosa, ad frigidius inclinant. His igitur ute-
ris pro vincente in saporibus facultate; austeris quidem
pomis, quum ventriculus vel propter calidam intemperiem
vel multam humiditatem fuerit imbecillus; acerbis autem,
quum duo haec aucta admodum fuerint; acidis, quando
succum crassum non magnopere frigidum suspicaberis in
ipso esse collectum, quandoquidem succus frigidus non
acida sed acria postulat. Utraque certe et acida et acria

τά τ᾽ ὀξέα καὶ τὰ δριμέα, διαφέρει δὲ τῷ τὰ μὲν μετὰ ψύξεως,
τὰ δὲ μετὰ θερμασίας τοῦτο δρᾶν. εὔδηλον δὲ ἐκ τῶν ἤδη
πολλάκις εἰρημένων, ὡς τὰ μὲν στύφοντα τὰς κάτω διαχωρή-
σεις ἐπέχει διαπαντὸς, ὅσον ἐφ᾽ ἑαυτοῖς, τὰ δ᾽ ὀξέα, χυμὸν
μὲν εὑρόντα παχὺν ἐν τῇ γαστρὶ, τέμνει τε τοῦτον, ὑπάγει τε
κάτω καὶ διὰ τοῦτο ὑγραίνει τὰ διαχωρήματα, καθαρὰν δ᾽ εὑ-
ρόντα τὴν κοιλίαν, ἐπέχει μᾶλλον αὐτήν. ὁ δὲ γλυκὺς ἄνευ
δριμύτητός τε καὶ πάχους, τουτέστιν ἐὰν ἀκριβῶς ᾖ μόνος,
ἀναδίδοται μᾶλλον, ὅσον ἐφ᾽ ἑαυτῷ, δριμύτητα δ᾽ ἔχων ἢ
πάχος ὑπέρχεται μᾶλλον. ἔστι δέ τι καὶ ἄλλο χυμοῦ γένος,
οὐκ ἐν μήλοις μόνον, ἀλλὰ κκὶ ἐν τοῖς ἄλλοις ἅπασιν, ὃ κα-
λοῦσιν ὑδατῶδές τε καὶ ἄποιον, ὡς καὶ πρόσθεν εἶπον, ἥκιστα
μὲν εὐστόμαχον, ἐν τῷ μέσῳ δὲ ὂν ὧν διῆλθον δυνάμεων, ὥσπερ
καὶ τὸ ὕδωρ αὐτό. κακία δ᾽ ἐστὶν ἐν μήλῳ τὸ τοιοῦτον, τῶν ἐπὶ
τὴν ἐδωδὴν αὐτοῦ παραγινομένων ἢ δι᾽ ἡδονὴν τοῦτο πραττόν-
των, ἢ δι᾽ ὠφέλειαν. ὅταν οὖν μήθ᾽ ἡδέα φαγεῖν ᾖ τοιαῦτα, μήτε
ῥώμην ἐντιθῇ γαστέρι, καθάπερ τὰ στύφοντα, μήτ᾽ ἴσχῃ ῥευ-

succos craſſos incidunt, in eo tamen differunt, quod haec
quidem cum calefactione, illa autem cum refrigeratione id
praeſtent.   Perſpicuum porro ex iis, quae ſaepe jam dixi-
mus, eſt, quod adſtringentia quidem, quantum in ipſis eſt,
alvi dejectiones ſemper cohibent, acida vero, quum ſuccum
craſſum in ventre invenerint, ipſum incidunt ac deorſum
ſubducunt, ob idque dejectiones humectant; quod ſi ven-
trem purum invenerint, ipſum magis ſiſtunt.   Porro ſuccus
dulcis, quum ſine acrimonia et craſſitie, id eſt, quum ſolus
plane fuerit, aptius, quantum in ipſo eſt, diſtribuitur; quod ſi
acrimoniam aut craſſitiem habuerit, facilius ſubducitur.   Eſt
autem et aliud ſucci genus non in pomis modo, verum etiam
in aliis omnibus, quod aqueum et qualitatis expers appel-
lant, ut antea quoque diximus, quod ſtomachum quidem
minime juvat, in medio autem eſt memoratarum facultatum,
quemadmodum et aqua ipſa.   Ineſt autem pomo ejusmodi
id vitium, quod, quum ad mandendum ipſum aut voluptate
aut utilitate adducantur, quando neque guſtu jucundum ip-
ſum, neque, quemadmodum adſtringentia, robur ventri in-

BIBΛION B. 597

Ed. Chart. VI. [348. 349.]   Ed. Baf. IV. (325.326.)

μένην, εἰκότως ἀτιμάζεται, καθάπερ καὶ παρ᾽ ἡμῖν γε [349] τῆς
Ἀσίας πολλαχόθι τοῖς ὑσὶν αὐτὰ ῥίπτομεν, πλατανίστινα
καλοῦντες, ἐπειδὴ παραπλήσιά πώς ἐστι γενόμενα (326) τοῖς
ἀπαλοῖς φύλλοις τῶν πλατάνων. φυλάττεσθαι δὲ χρὴ καὶ τὰ
κάλλιστα τῷ γένει μῆλα, πρὶν ἐπὶ τῶν δένδρων πεπανθῆναι·
δύσπεπτα γάρ ἐστι καὶ ψυχρὰ καὶ βραδύπορα καὶ κακόχυμα
μετὰ τοῦ καὶ ψυχρὸν καὶ παχὺν ἀτρέμα τὸν χυμὸν ἔχειν. ὅσα
δὲ καλῶς πεπανθέντα φυλάττουσιν εἴς τε τὸν χειμῶνα καὶ τὸ
μετ᾽ αὐτὸν ἔαρ, ὠφελιμώτατα γίνονται πολλάκις ἐν νόσοις, ἤ-
τοι περιπλασθέντα σταιτὶ, ἢ καὶ κατὰ θερμὴν σποδιὰν ὀπτη-
θέντα συμμέτρως, ἢ ἐφ᾽ ὕδατος ζέοντος ἀτμῷ καλῶς ἑψηθέν-
τα. διδόναι δ᾽ αὐτὰ χρὴ μετὰ τὴν τροφὴν εὐθέως, ἐνίοτε δὲ
καὶ μετ᾽ ἄρτου, ῥώμης τε γαστρὸς ἕνεκα καὶ στομάχου τοῖς
ἀνορέκτοις τε καὶ βραδυπεπτοῦσιν, ἐμετικοῖς τε καὶ διαῤῥοϊ-
ζομένοις καὶ δυσεντερικοῖς. ἐπιτήδεια δὲ εἰς τοιάνδε χρείαν
ἐστὶ τὰ στρυφνά· συμμετρίαν γὰρ ἴσχει τῆς στύψεως, ὡς εἶ-
πον ἄρτι παρασκευασθέντα, τῶν μετρίως αὐστηρῶν ἅπασαν

ducere, neque fluentem ipfum fiftere comperiunt, merito
contemnunt, quemadmodum et apud nos quidem in multis
Afiae locis fuibus ipfum projicimus, πλατανίστινον appel-
lantes, quod tenera platanorum folia guftu quodammodo re-
praefentet. Caeterum ab optimis etiam in toto genere ma-
lis, priusquam in arboribus maturuerint, cavendum eft;
concoctu enim funt difficilia et frigida tardeque permeant,
et pravi funt fucci, ut interim omittam, quod fuccum etiam
habent frigidum ac leviter craffum. Quae vero belle ma-
tura in hyemem et ver proximum affervant, ea faepe in
morbis maximum afferunt praefidium, aut cataplasmatis
modo cum farina admota, aut in calidis cineribus mediocri-
ter affata, aut pulchre in aquae bullientis vaporibus per-
cocta. Caeterum poft cibum ftatim dare ipfa conveniet, non-
nunquam autem et cum pane ad ventriculum et ftomachum
roborandum iis, qui dejecta funt appetentia tardeque con-
coquunt, quique vomitu, diarrhoea ac dyfenteria infeftan-
tur. In hunc ufum acerba funt apta; parata enim, ut jam-
jam praecepi, mediocrem retinent aftrictionem, quum, fi

598 ΓΑΛΗΝΟΥ ΠΕΡΙ ΤΡΟΦΩΝ ΔΥΝΑΜ.

ἀποτιθεμένων τὴν στύψιν ἐν τῇ τοιαύτῃ παρασκευῇ, καὶ διὰ
τοῦτο παραπλησίων γιγνομένων τοῖς ἐξ ἀρχῆς ὑδατώ-
δεσιν.

Κεφ. κβ'. Ἐπειδὴ δέ τινων ἤκουσα λεγόντων, ὑπέρ-
χεσθαι τὴν κοιλίαν αὐτοῖς ἐπὶ τῇ τῶν στυφόντων ἐδωδῇ, βέλ-
τιον ἐνόμισα καὶ περὶ τούτου διελθεῖν ἐπὶ πλέον ἅπαξ ἐν τῷ-
δε τά τε διὰ τοῦ λόγου καὶ τῆς πείρας ἡμῖν ἐγνωσμένα πολ-
λάκις, ἐπειδή τινος Πρώτα ῥήτορος, ἡμετέρου πολίτου, λέ-
γοντος, ἐπὶ τῇ τῶν αὐστηρῶν ἀπίων τε καὶ μήλων ἐδωδῇ λα-
πάττεσθαι τὴν κοιλίαν, ἐνόησα τὸ γενόμενον, ἐπαγαγών τε
τὴν ἐκ τῆς πείρας βάσανον αὐτῷ, μετὰ ταῦτ' ἤδη θαρραλεώ-
τερον ἐπ' ἄλλων ἐπὶ τὴν αὐτὴν πεῖραν ἦκον. ἠξίωσα γὰρ
ὁμοδίαιτόν μοι γενέσθαι τὸν ἄνδρα κἂν μιᾶς ἡμέρας, ὅπως
ἴδοιμι, πηνίκα τε καὶ πόσα προσφέρεται τὰ στύφοντα. καὶ κατά
γε τὴν πρώτην εὐθέως, ὡς εἴθιστο, διαιτηθῆναι παρεκάλουν
αὐτὸν, ὑπαλλάξαντα μηδὲν ὅλως τῶν κατὰ τὴν δίαιταν. ὁ δὲ
μετὰ τὸ λουτρὸν, ὕδατος οὐ πολὺ προπιὼν, εἶτα τῆλίν τε
καὶ ῥαφανῖδα καὶ ὅσα τοιαῦτα τοῖς πλείστοις εἴθισται προσ-

mediocriter auftera fuiffent, in ejusmodi apparatu aftrictio-
nem omnem depofuiffent, ob idque fimilia iis evadunt, quae
ab initio funt aquea.

Cap. XXII. Quum autem quosdam audiviffem, qui dice-
rent, ventrem fibi ab efu aftringentium fubduci, fatius effe pu-
tavi, quae de eo ratione atque experientia faepe cognoviffem,
hoc loco femel fufius explicare. Quum Protas rhetor quidam,
civis nofter, narraret, ventrem fibi poft efum pomorum ac
pirorum aufterorum dejici, re intellecta, atque in ipfo per
experientiam comprobata, audacius poftea in aliis id ipfum
fum expertus. Rogavi enim hominem, ut mecum vel unum
diem viveret, ut fcirem, quo tempore et quam multis
vefceretur aftringentibus; ac primum hominem ftatim fum
hortatus, ut more fuo viveret, neve ulla in re confuetam
fibi victus rationem immutaret. Ipfe autem quum poft
balneum, paucula aqua praebibita, foenum Graecum, radi-
culam et id genus alia, quae ante cibos omnes fere fumere

BIBΛION B. 599

Ed. Chart. VI. [549.]   Ed. Baf. IV. (326.)

φέρεσθαι, πρὶν ἄλλου τινὸς γεύσασθαι, καὶ αὐτὸς ὁμοίως
προσενεγκάμενος, ἐπιπιὼν δὲ σύμμετρον οἴνου γλυκέος, ἐφε-
ξῆς ἔφαγεν δι᾽ ἐλαίου καὶ γάρου μαλάχας, μικρὸν ἐχούσας οἴ-
νου, καὶ μετὰ ταῦτα ἰχθύος τι καὶ χοιρείου κρέατος καὶ ὄρνι-
θος, εἶτα πιών που καὶ δεύτερον, ὀλίγον δὲ διαλιπὼν ἐπέ-
φαγεν ἀπίους τε αὐστηρούς. κἄπειτα προελθόντων ἡμῶν ἐπὶ
τὸ περιπατεῖν, ὀλίγα τε περιπατησάντων, ὑπῆλθεν ἀξιολόγως
ἡ γαστὴρ αὐτῷ. θεασάμενος οὖν ταῦτα ἐγὼ συνεθέμην τῷ
φίλῳ, κατὰ τὴν ὑστεραίαν ἐμοὶ πάλιν ἐπιτρέψαι τὰ κατὰ τὴν
δίαιταν. ἑτοίμως δὲ πεισθέντι πρώτους ἁπάντων ἔδωκα
μετὰ βαλανεῖον ἀπίους φαγεῖν, εἶτα τἄλλα ἐφεξῆς, ὡς εἰώ-
θει. καὶ τούτων οὕτω γεγενημένων, οὐχ ὅπως ἀξιολόγως, ἀλλ᾽
οὐδὲ μετρίως ἀπέκρινεν ἡ γαστήρ. ἐθαύμαζεν οὖν εἰκότως τὸ
γιγνόμενον, ἤρετό τ᾽ ἐμὲ τὴν αἰτίαν αὐτοῦ· κἀγὼ διῆλθον
αὐτῷ ταῦτα τὰ νῦν εἰρησόμενα. τοῦ γάρου γὰρ, ἔφην, σὺν
τοῖς ἅμ᾽ αὐτῷ ληφθεῖσιν ὑπάγειν πεφυκότος τὴν γαστέρα καὶ
τοῦτ᾽ ἤδη προειργασμένου, τὰ στύφοντα, τελευταῖα ληφθέντα,
καὶ μάλιστα τοῖς ἀτόνοις τὸν στόμαχον, αἴτια γίγνονται τῆς

consueverunt, fimiliter et ipfe fumpfiffet, vinumque dulce
quantitate mediocri adbibiffet, comedit deinceps malvas
cum oleo et garo et pauco vino, et poft illa pifcis quid-
piam, fuillae et avis; deinde, quum fecundo bibiffet, pauco
tempore intermiffo fumpfit pira auftera; poftea ad deambu-
landum progreffi, non multum deambulavimus, quum ven-
ter illi majorem in modum eft folutus. Quae quum effem
confpicatus, pactus fum amico, ut poftridie, quae ad fuam
victus rationem pertinerent, mihi committeret. Qui quum
mihi prompte effet affenfus, prima omnium poft balneum
pira exhibui, deinde alia deinceps, ut confueverat; quibus
peractis, non modo non vehementer, fed ne mediocriter
quidem alvum dejecit. Mirabatur fane (ut par eft) rei
eventum, caufamque ejus a me fcifcitabatur; cui ego haec,
quae nunc referam, expofui. Nam quum garum, inquam,
una cum iis, quae cum eo fumpferas, alvum fuapte natura
fubducat, idque jam ante feceris, aftringentia poftremo loco
fumpta iis potiffimum, qui ftomachum habent imbecillum,

Ed. Chart. VI. [349. 350.]   Ed. Baf. IV. (326.)

ὑπαγωγῆς, ῥωννύντα τε τὴν γαστέρα [350] καὶ προτρέπον-
τα διωθεῖσθαι κάτω τὰ περιεχόμενα κατ᾽ αὐτήν. μᾶλλον δ᾽
ἂν, ἔφην, πεισθείης τοῦτο, λαβὼν ἐπὶ τῆς ὑστεραίας ἁπάν-
των μὲν πρῶτα τὰ στύφοντα, δεύτερα δ᾽ ἐπ᾽ αὐτοῖς τὰ κρεώ-
δη, καὶ πάντων τελευταῖα τὰ δι᾽ ἐλαίου τε καὶ γάρου προσφε-
ρόμενα. μηδαμῶς, εἶπεν, ἐμέσαιμι γὰρ ἂν αὐτίκα, μαλάχας
ὑστάτας ἐπιφαγὼν μετ᾽ ἐλαίου καὶ γάρου. κάλλιστα, ἔφην,
εἶπες, ἀνατρέπει γὰρ ταῦτα τὴν γαστέρα καὶ μάλιστα αὐτῆς
τὸ στόμα, τὸ πρὸς ἁπάντων ἤδη συνήθως στόμαχος ὀνομα-
ζόμενον, ἐπιῤῥώννυσι δὲ καὶ τονοῖ τὰ στύφοντα. διὸ κἂν
ἄλλος τις χυμὸς αὐτὴν ἀνατρέψῃ, καθάπερ εἴωθεν ἐνίοις ὠχρὰ
χολὴ πλεῖον ἀθροισθεῖσα τοῦτο ποιεῖν, γευσάμενός τινος
τῶν στυφόντων ὁ οὕτως διακείμενος εὐθέως ἐκκρινεῖ κάτω
τὸν ἀνιῶντα χυμόν. εἶτα ἔδειξά τινα τῶν νεανίσκων αὐτῷ
πρὸ ἡμερῶν ὀλίγων εἰληφότα μὲν ἕνεκα τοῦ καθαρθῆναι σκαμ-
μωνίας ὀπὸν, ἤδη δὲ ὡρῶν γεγονυιῶν ἐπὶ τῇ προσφορᾷ πέντε,
καὶ μηδεμιᾶς ἐκκρίσεως ἠκολουθηκυίας, θλίβεσθαι μὲν λέγον-
τα τὸν στόμαχον, ἐπάρθαι δὲ καὶ βαρύνεσθαι τὴν γαστέρα,

dejectionis funt caufa, ventriculum roborantia et ad expel-
lendum deorfum, quae in fefe continet, incitantia; quod
magis (inquam) fatebere, fi cras prima omnium aftringentia
fumpferis, fecunda autem poft illa carnofa, omnium po-
ftrema, quae cum oleo et garo manduntur. Minime, in-
quit, repente enim vomerem, fi malvas ultimas cum oleo
et garo manderem. Optime, inquam, refpondifti; illa enim
ventriculum fubvertunt, et potiffimum os ipfius, quod jam
omnes ftomachum vocare confueverunt; aftringentia vero
roborant ac firmant; quo fit, ut, fi quis alius fucous ventri-
culum fubverterit, (quod folet bilis pallida efficere, in qui-
bus copiofior eft acervata,) qui fic eft affectus, fi quod aftrin-
gentium guftarit, fuccum infeftantem repente deorfum ex-
cernet. Deinde oftendi ei juvenem quendam, qui narrabat,
quum paucis diebus ante purgandi gratia fuccum fcam-
monii fumpfiffet, et horis quinque poft fumptum medica-
mentum jam praeterlapfis nulla fecuta effet excretio, fto-
machum quidem fibi premi, ventriculum autem intumefcere

BIBΛION B. 601

Ed. Chart. VI. [35o.]   Ed. Baf. IV. (326.)

καὶ διὰ τοῦτο ὠχριᾶν τε καὶ ἀπορεῖσθαι, καί μοι κοινώσα-
σθαι τὰ κατέχοντα συμπτώματα αὐτόν. ὅπως οὖν ἰασάμην
τὸν ἄνθρωπον, ἄκουσον, ἔφην, αὐτὸν τὸν νεανίσκον. καὶ
δὴ καὶ παρέσχον αὐτῷ παρόντα τε καὶ διηγούμενον, ὡς ἐγὼ μὲν
ἐκέλευσα μήλου στύφοντος, ἢ ῥοᾶς, ἢ ἀπίου βραχύ τι φαγεῖν,
ὁ δ᾽ ἅμα τῷ καταπιεῖν εὐθέως ἀπηλλάγη τῶν ὀχληρῶν, ἐκκρι-
νάσης ἀθρόως αὐτοῦ πάμπολλα τῆς γαστρός. ἴσθι τοίνυν,
ἔφην τῷ ῥήτορι, καὶ σοὶ τοῦτο συμβαῖνον, ὅταν ἐπιφάγῃς τὰ
στύφαντα, διὰ τὴν ἀτονίαν τῆς γαστρὸς ὅλης καὶ τοῦ στομά-
χου. ὁ δὲ, καὶ μᾶλλον, εἶπε, τοῦτο ἀληθὲς εἶπες. ἔστι τε
γάρ μοι φύσει τοιοῦτος ὁ στόμαχος, ἀνατρέπεταί τε ῥᾳδίως
ἐπὶ τοῖς τυχοῦσιν, ἐγώ τε τότε μᾶλλον προσφέρομαι τῶν αὐ-
στηρῶν τι μετὰ τὴν τροφὴν, ὅταν αἴσθωμαί ποθ᾽ ὕπτιον
ἱκανῶς αὐτὸν γεγονότα, ἤδη πλησίον ἔχοντα ναυτίας. αὕτη
σοι ἡ κατὰ τὸν ῥήτορα διήγησις αὐτάρκης εἰς γνῶσιν ἔστω
τοῦ λαπάττεσθαι τὴν γαστέρα τοῖς ἄτονον ἔχουσι τὸν στό-
μαχον, ὅταν ἐπιφάγωσί τι τῶν στυφόντων.

ac gravari coepiſſe, quas ob res pallidum ſe attonitumque
atque animi incertum ſymptomata, quibus infeſtabatur,
mihi communicaſſe. Quonam igitur modo hominem ſana-
verim, audi, inquam, juvenem ipſum. Tum protinus
praeſentem ei exhibui ac narrantem, ut ego imperarim ſibi,
exiguum quiddam mali aſtringentis, aut punici, aut piri
manderet; ipſe autem, ſimul atque comediſſet, malis ſtatim
fuerit liberatus, copioſiſſima ac conferta ex ipſius ventre facta
excretione. Scito igitur, dixi rhetori, tibi quoque idem
contingere, quum propter ventriculi totius ac ſtomachi im
becillitatem aſtringentia poſtremo loco ſumpſeris. Tum
ille, veriſſimum, inquit, eſt quod dixiſti; talis enim mihi
natura eſt ſtomachus, facileque a quibusvis ſubvertitur; ego
vero poſt cibum ſtudioſius auſterum quidpiam eſito, tunc
quum ipſum ſupinum admodum eſſe ſentio, adeo ut prope
jam nauſeet. Ex hac de rhetore narratione ſatis intelligere
poteris, iis, qui ſtomachum habent imbecillum, ventrem de-
jici, quum poſtremis epulis aſtringentium quidquam ſum-
pſerint.

602 ΓΑΛΗΝΟΥ ΠΕΡΙ ΤΡΟΦΩΝ ΔΥΝΑΜ.

Ed. Chart. VI. [350.]   Ed. Baf. IV. (326.)

Κεφ. κγ΄.   [Περὶ κυδωνίων καὶ στρουθιομήλων.]
Ἐξαίρετόν τι παρὰ τὰ ἄλλα μῆλα τούτοις ὑπάρχει, στύψιν
τε πλείονα κεκτημένοις καὶ τὸν χυλὸν ἔχουσι μόνιμον, εἴ τις
ἑψήσας αὐτὸν σὺν μέλιτι φυλάττειν ἐθέλοι· τῶν δ᾽ ἄλλων
μήλων ὁ χυλὸς ὀξύνεται κείμενος, ὑγρότητα πολλὴν ἔχων
ψυχράν. ἡμεῖς δὲ καὶ τὸ διὰ τοῦ χυλοῦ τῶν στρουθομήλων
φάρμακον ἐπιτηδειότατον τοῖς ἀνορέκτοις, οὐκ ἐν φανερῷ
κατὰ τύχην κείμενον, ὕστερόν ποθ᾽ εὕρομεν ἐτῶν ἑπτὰ με-
ταξὺ γεγονότων, οὐδεμίαν ἐσχηκότος μεταλλαγὴν τῆς ποιότη-
τος. ἐπεποιήκει δὲ κατὰ τὸ στόμα τοῦ ἀγγείου πυκνὸν ἐπί-
παγον, οἷον καὶ μέλιτι πολλάκις ἐπιπήγνυται καὶ ἄλλοις
τισί· καὶ χρὴ φυλάττειν αὐτὸν ἐπικείμενον, ὅταν ἐθέλῃς ἀμε-
τάβλητον ἐπὶ πλεῖστον διαμεῖναι τὸ φάρμακον ἢ τὸ μέλι.
τοῦτο μὲν οὖν εἰρήσθω μοι κατὰ τὸ πάρεργον· οὗ δ᾽ ἕνεκα
ἐμνημόνευσα τοῦ μὴ διαφθαρέντος ἐν χρόνῳ πλείονι φαρμά-
κου, πάλιν ἀναλήψομαι. μόνιμος ὁ τῶν στρουθίων μήλων
χυλός ἐστιν, ὅταν καλῶς σκευασθῇ, καθάπερ καὶ ὁ τῶν κυ-

Cap. XXIII.   [De cydoniis et ftruthiomelis.]   His
pomis exiguum quiddam, quod in aliis non invenitur, ineft.
Nam praeterquam quod aftrictionem habent copiofiorem,
fuccus etiam eorum diu durat ac permanet, fi quis ipfum
cum melle coctum affervare velit, quum aliorum pomorum
fuccus, fi reponatur, acefcat, propterea quod multam habet
humiditatem frigidam.   Nos autem et medicamentum, quod
ex fucco ftruthiomelorum conficitur, quodque iis, qui de-
jectam habent appetentiam, eft accommodatiffimum, quum
forte in loco confpicuo non effet pofitum, tandem poft an-
nos feptem invenimus, nihil in qualitate immutatum; cru-
ftam enim in ore vafculi denfam fecerat, cujusmodi in melle
faepenumero et aliis quibusdam accrefcit, quam fervare
incumbentem conveniet, fi velis pharmacum aut mel diu-
tiffime citra mutationem fervare.   Atque id mihi obiter fit
dictum; cujus autem rei gratia medicamenti, quod longiore
tempore manfit incorruptum, memini, denuo id refumam.
Permanens eft ftruthiorum malorum fuccus, quando paratus

δωνίων, [351] ἀλλ᾽ ἧττον οὗτος ἡδὺς ὑπάρχει, καὶ μάλιστα
στύφων· ὥστε εἴη ἄν ποτε καὶ τούτου χρεία πρὸς ῥῶσιν ἱκα-
νῶς ἐκλύτου γαστρός. ἐν Ἰβηρίᾳ δὲ τὸν καλούμενον μηλο-
πλακοῦντα συντιθέασιν, ἔδεσμα μόνιμον οὕτως, ὡς εἰς Ῥώμην
κομίζεσθαι μεστὰς αὐτοῦ λοπάδας καινάς. σύγκειται δὲ ἐκ
μέλιτός τε καὶ σαρκὸς λελειωμένης ἐφθῆς ἅμα τῷ μέλιτι. τὸ
δ᾽ ἡμέτερον φάρμακον τὸ τοῖς ἀνορέκτοις σκευαζό (327) μενον
οὐκ ἐκ μόνου μέλιτος καὶ χυλοῦ μήλων ἐστὶν, ἀλλὰ καὶ πε-
πέρεως ἔχει τι λευκοῦ καὶ ζιγγιβέρεως καὶ ὄξους. οὐ μὴν νῦν γε
καιρὸς αὐτοῦ τῆς διδασκαλίας ἐστὶν, ἑτέρωθι τελέως εἰρη-
μένης.

Κεφ. κδ΄. [Περὶ ἀπίων καὶ ῥοιῶν.] Ἃ περὶ μήλων
εἶπον, ἅπαντα μεταφέρων ἐπὶ τὰς ἀπίους τε καὶ ῥοιὰς οὐ-
δενὸς ἔτι νεωτέρου περὶ αὐτῶν ἑτέρου δεήσῃ λόγου. καὶ γὰρ
ἐν ταύταις ἔνιαι μὲν αὐστηραὶ μόνον ἢ στρυφναὶ φαίνονται,
καθάπερ γε τινὲς μὲν ὀξεῖαι, τινὲς δὲ γλυκεῖαι, τινὲς δὲ ἐκ
τῆς τούτων μίξεως συγκείμεναι, καὶ τινὲς ὅλως οὐδεμίαν ἔχου-

recte fuerit, quemadmodum et cydoniorum; verum hic mi-
nus eſt ſuavis et maxime aſtringens; quocirca ad ventriculi
admodum exoluti robur uti eo aliquando poſſimus. In Ibe-
ria autem edulium componunt, quod μηλοπλακοῦντα appel-
lant, quod adeo durat, ut patinas recentes ipſo refertae Ro-
mam afferantur. Componitur autem ex melle et carne
laevigata cocta cum melle; noſtrum vero medicamentum,
quod iis, qui dejectam habent appetentiam, comparatur, non
ex melle ſolo et malorum ſucco, ſed piperis albi habet
quidpiam et zingiberis et aceti. Non tamen jam plura de
eo verba facere convenit, quum alibi de eo abſolute tracta-
verimus.

Cap. XXIV. [De piris et punicis.] Quae de malis
diximus, ſi ad pira et punica tranſtuleris, nihil erit, quod
nos de ipſis novum dicere oporteat. Etenim in his quoque
alia ſunt auſtera tantum vel acerba, alia acida, alia dul-
cia, alia ex horum mixtione compoſita, et alia, quae nullam
penitus hujuscemodi qualitatem habent exuperantem; quo

σαι τοιαύτην ἐπικρατοῦσαν ποιότητα, καὶ διὰ τοῦτο ὑδατώδεις
τε καὶ ἀμβλεῖαι οὖσαι, ῥωστικὸν οὐδὲν ἔχουσι. τῶν μὲν οὖν
ἀπίων ἡ χρῆσις ὁμοία κατὰ πᾶν ἐστι τῇ τῶν μήλων· αἱ
ῥοιαὶ δὲ τὰ μὲν ἄλλα παραπλησίως, οὐδέποτε δ᾽ οὐδ᾽ ὀπτῶν-
ται μετὰ σταιτός, οὐδ᾽ ἕψονται δι᾽ ὕδατος ἢ ἐν ἀτμῷ. χυ-
λὸν δὲ ἔχουσι πλείονα μήλων τε καὶ ἀπίων, ἔτι δὲ πρὸς τού-
τῳ τὴν γεῦσιν ἡδὺν ὄντα μᾶλλον τοῦ κατ᾽ ἐκεῖνα χυλοῦ. γί-
νονται δέ ποτε χρησιμώτεραι τῶν καρπῶν ἐκείνων εἰς ἄλλα τέ
τινα καὶ τὸ πρὸς Ἱπποκράτους εἰρημένον ἐν Ἐπιδημιῶν δευ-
τέρῳ κατὶ τήνδε τὴν ῥῆσιν. γυνὴ ἐκαρδιάλγει, καὶ οὐδὲν
καθίστη, πρὶν ἐς ῥοιᾶς χυλὸν ἄλφιτον ἐπιπάσσουσα καὶ μονο-
σιτίῃ ἤρκεσε καὶ οὐκ ἀνήμειν οἷα τὰ Χαρίωνος. εὔδηλον οὖν,
ὅτι, μοχθηρῶν χυμῶν τὰ κατὰ τὸ στόμα τῆς γαστρὸς, ὅ δὴ
καὶ καρδίαν ὀνομάζουσι, διαβρεξάντων, ἡ γυνὴ ναυτιώδης τε
καὶ καρδιαλγὴς ἦν· οὐδὲ γὰρ οὐδ᾽ ἄλλο τι τὸ καρδιώσσειν
ἄνομα σημαίνει τοῦ γινομένου συμπτώματος ἐπὶ τῷ στομά-
χῳ δακνομένῳ. τοῦτον οὖν τὸν χυμὸν ἐξήρανε μὲν τὸ ἄλφι-

fit, ut, quum aquea fint ac hebetia, omnis facultatis robo-
randi fint experta.   Pirorum igitur ufus pomorum ufui
omnino eſt fimilis.   Punica vero caetera quidem funt fimi-
lia, in eo tamen difcrepant, quod nunquam cum farina ma-
cerata affentur, neque in aqua aut vapore elixentur.   Suc-
cum autem habent piris et pomis copiofiorem, et praeterea
guftu fuaviorem eo qui eſt in illis fucco.   Sunt autem in-
terdum praedictis duobus fructibus utiliora tum ad alios
affectus, tum ad eum, cujus Hippocrates libro fecundo de
morbis vulgaribus meminit his verbis. *Mulier cardialgia
torquebatur, neo prius malum eſt fedatum, quam polenta
fucco punici afperfa femel in die uteretur, reliquis cibis
abftinens; neque amplius vomitu rejiciebat, qualia Cheron
Charitonis filius.*   Perfpicuum certe eſt, quod, vitiofo hu-
more partes ad os ventriculi (quod certe cor etiam appel-
lant) attinentes imbuente, mulier erat naufeabunda cardial-
giaque torquebatur.   Nam verbum καρδιώσσειν nil aliud
fignificat, quam fymptoma, quod mordicationi ſtomachi fuc-
cedit.   Hunc certe humorem polenta quidem exiccavit, fuc-

Ed. Chart. VI. [351.]   Ed. Baf. IV. (527.)

τον, ὁ δὲ τῆς ῥοιᾶς χυλὸς ἅμ᾽ αὐτῷ λαμβανόμενος ἐῤῥώννυε
τὴν κοιλίαν, ὡς ἀποτρίψασθαι δύνασθαι τὸν ἐν τοῖς χιτῶσιν
αὐτῆς περιεχόμενον χυμόν. τροφὴν δὲ τῷ σώματι παρέχου-
σιν αἱ μὲν ῥοιαὶ παντάπασιν ἐλαχίστην, ὡς οὐδέποτ᾽ αὐτῶν
ὡς τροφῆς χρῄζομεν, ἀλλ᾽ ἐν φαρμάκου μοίρᾳ μόνον. αἱ δ᾽
ἄπιοι καὶ μάλισθ᾽ αἱ μεγάλαι (καλοῦσι δ᾽ αὐτὰς μενάτας οἱ
παρ᾽ ἡμῖν) ἔχουσί τι καὶ τρόφιμον, ὥστε καὶ τέμνοντές τε
αὐτὰς εἰς κυκλίσκους λεπτοὺς καὶ ξηραίνοντες ἀποτίθενται,
προσφέρονται δὲ κατὰ τὸν χειμῶνα καὶ τὸ ἔαρ ἕψοντες,
ὅταν ᾖ λιμὸς, ἐν χρείᾳ σιτίων ὀλιγοτρόφων. οἱ δ᾽ Ἀττικοὶ
μὲν ἄνευ τοῦ ἰῶτα τὴν πρώτην τῶν ῥοιῶν ἔχουσι συλλαβὴν
μᾶλλον, οἱ Ἴωνες δὲ μετὰ τοῦ ἰῶτα. χρήσιμον δὲ οὐδὲν
ἔχει τῷ βίῳ τᾶν ἀνθρώπων, ὥσπερ οὐδ᾽ ἐπὶ τῶν οὐῶν, ἃ
νῦν μὲν οὕτως ὀνομάζουσι πάντες Ἕλληνες, οὐ συγχωροῦσι
δὲ οἱ Ἀττικίζοντες μετὰ τοῦ υ λέγειν αὐτά. καταλιπὼν οὖν
ἐκείνους ὑπὲρ τῶν ὀνομάτων σκοπεῖσθαι περὶ τῆς δυνάμεως
τοῦ καρποῦ διαλέξομαι.

cus autem punici cum ea fumptus ventriculum roboravit
adeo, ut humorem in tunicis ipfis contentum expellere po-
tuerit. Punica quidem quam minimum corpori praebent
alimentum, ut ipfis nunquam ceu alimento, fed tantum ut
medicamento egeamus. Pira vero et potiffimum quae
magna funt (vocant autem ipfa apud nos foemiuino genere
μενάτας) aliquantulum nutriunt. Proinde in tenues orbes
ipfa fecantes et poftea exiccantes reponunt, quae elixa vice
ciborum parum nutrientium hyeme et vere, quum fames
eft, mandunt. Attici quidem priorem fyllabam ῥοιῶν fcri-
bunt fine jota, Iones vero cum jota; verum id nihil ad
hominum vitam affert commodi, quemadmodum neque in
ουῶν (forbis), quae Graeci quidem omnes hujus noftrae me-
moriae fic nominant, Attici autem cum υ pronunciare ipfa
non permittunt. Speculationem igitur de nominibus illis
relinquentes, de facultate ipfius fructus difputabimus.

Κεφ. κε'. [352] [Περὶ μεσπίλων καὶ οὔων.] Καὶ
τούτων ὁ αὐτὸς λόγος ἐστὶ τῷ προειρημένῳ, στύφει μὲν γὰρ
ἄμφω, πολὺ δὲ μᾶλλον οὔων τὰ μέσπιλα· διὸ καὶ συμφορώ-
τατον ἔδεσμά ἐστι ῥεούσῃ γαστρί. ἡδίω δὲ αὐτῶν πρὸς ἐδω-
δὴν τὰ οὖα· τὴν ἀρχὴν γὰρ οὐδέν τι στρυφνὸν ἔχει τοῖς μι-
σπίλοις ὁμοίως, ἀλλ᾽ ἔστιν ὁ κατ᾽ αὐτὰς χυμὸς αὐστηρὸς
ἄνευ τοῦ στρυφνὸς εἶναι. πρόδηλον δ᾽, ὅτι τῶν τοιούτων
ἁπάντων ὀλίγον ἐσθίειν προσήκει, οὐχ, ὡς σύκων ἢ σταφυ-
λῶν, δαψιλῶς· οὐδὲν γὰρ ὡς τροφῆς αὐτῶν, ἀλλ᾽ ὡς φαρμά-
κων μᾶλλον δεόμεθα. ταῦτά σοι χρησιμώτερα τοῦ γνῶναι,
τὴν προτέραν συλλαβὴν τοῦ τῶν οὔων ὀνόματος ὑπὸ τῶν
παλαιῶν Ἀθηναίων διὰ μόνου τοῦ ο γράμματος γράφεσθαί
τε καὶ λέγεσθαι.

Κεφ. κστ'. [Περὶ τοῦ τῶν φοινίκων καρποῦ.] Εἴτε
βαλάνους φοινίκων ἐθέλεις ὀνομάζειν τὸν καρπὸν αὐτῶν, εἴθ᾽
ὁμωνύμως ὅλῳ τῷ δένδρῳ φοίνικας, ὥσπερ ἔθος ἐστὶν ἤδη
πᾶσι τοῖς Ἕλλησιν, οὐδὲν οὔτε βλαβήσῃ κατ᾽ οὐδέτερον οὔτ᾽
ὠφεληθήσῃ πρὸς τὴν τῆς δυνάμεως γνῶσιν. ἔστι δ᾽ ἐν

Cap. XXV. [De mefpilis et forbis.] Quae de prae-
dictis diximus, eadem de his quoque funt dicenda. Ambo
enim aftringunt; verum mefpila multo valentius, quam
forba; proinde ventri fluenti cibus eft utiliffimus. Sorba
tamen in cibo ipfis fuaviora; omnino enim nihil habent
aftringens aeque, ac mefpila, fed ipforum fuccus eft aufte-
rus fine ulla acerbitate. Liquet autem, quod omnibus hu-
juscemodi parce eft vefcendum, non autem affatim, ut uvis
ac ficubus; nullo enim ipforum, ut alimento, fed ut medi-
camento potius indigemus. Haec tibi funt utiliora, quam
fcire, priorem fyllabam nominis οὔων a veteribus Athenienfi-
bus per literam o tantum fcribi et pronunciari.

Cap. XXVI. [De fructu palmae.] Fructum palmae
five glandes appellare velis, five palmas eodem cum tota
arbore nomine, (ut jam Graecis omnibus mos eft,) neutro
modo aut nocueris aut profueris ad facultatis ipfius cognitio-
nem. Non parva autem in ipfis eft differentia: quaedam

αὐτοῖς οὐ μικρὰ διαφορά· τινὲς μὲν γὰρ ξηροί τέ εἰσι καὶ
στύφοντες, ὥσπερ οἱ Αἰγύπτιοι, τινὲς δὲ μαλακοὶ καὶ ὑγροὶ
καὶ γλυκεῖς, ὥσπερ οἱ καρυωτοὶ καλούμενοι, κάλλιστοι δ'
οὗτοι γεννῶνται κατὰ τὴν Παλαιστίνην Συρίαν ἐν Ἱεριχοῦν-
τι· μεταξὺ δὲ ἀμφοτέρων τῶν εἰρημένων γενῶν οἱ ἄλλοι πάν-
τες ἰισὶ φοίνικες. δύσπεπτοι δέ εἰσι καὶ κεφαλαλγεῖς, οἱ μὲν
μᾶλλον, οἱ δὲ ἧττον, ὄντες ὑγροί τε καὶ γλυκεῖς καὶ ξηροὶ καὶ
στύφοντες. ἀλλὰ τῶν ἄκρων ἀφορισθέντων, εὐφορώτατον
ἤδη σοι τὸ μέσον ἔσται πᾶν. οὐδεὶς γοῦν αὐτῶν ἐστιν, ὃς
οὐ γλυκύτητά τινα καὶ στύψιν ἔχει· καὶ γὰρ τῷ καρυωτῷ μέ-
τεστι βραχείας στύψεως καὶ τῷ Θηβαϊκῷ γλυκύτητος ἀμυδρᾷ.
ἀλλ' ὁ μὲν γλυκὺς χυμὸς ἐδείχθη τρόφιμος, ὁ δ' αὐστηρὸς εὐ-
στόμαχός τε καὶ γαστρὸς ἐφεκτικός. ἅπαντες δὲ οἱ φοίνικες
δύσπεπτοί τέ εἰσι καὶ κεφαλαλγεῖς πλείονες βρωθέντες. ἔνιοι
δὲ καὶ δήξεώς τινος αἴσθησιν ἐμποιοῦσι τῷ στόματι τῆς κοι-
λίας, ὃ στόμαχον ὀνομάζουσιν οἱ ἰατροί. ὁ δ' ἀπ' αὐτῶν
εἰς τὸ σῶμα ἀναδιδόμενος χυμὸς παχὺς μὲν πάντως ἐστὶν,

enim funt ficcae et adftringentes, ut Aegyptiae; aliae mol-
les et humidae et dulces, ut quae caryotae appellantur;
praeftantiffimae autem hae in Syria Palaeftina nafcuntur in
Hierichonte. Reliquae omnes palmae inter dicta duo genera
funt mediae. Difficiles autem funt concoctu, capitique do-
lorem inferunt; quarum aliae quidem magis, aliae minus
funt humidae, ac dulces, ficcae, atque aftringentes. Ve-
rum conftitutis extremis, jam omne, quod in medio eft,
facillime deprehendes. Nulla certe ex ipfis eft, quae non
dulcedinem quandam et aftrictionem habeat; fiquidem ca-
ryotae exiguae aftrictionis, Thebaicae obfcurae dulcedi-
nis funt participes. At fuccum quidem dulcem nutrire,
aufterum autem gratum effe ftomacho et ventrem fiftere
oftendimus. Palmae autem, fi largius fumantur, omnes con-
coctu funt difficiles, et capiti dolorem afferunt, quaedam
autem et morfus cujusdam fenfum ori ventriculi incutiunt,
quod medici ftomachum appellant. Succus autem, qui ab
ipfis in corpus diftribuitur, craffus quidem omnino eft, ha-

ἔχει δέ τι καὶ γλίσχρον, ὅταν ᾖ ὁ φοῖνιξ λιπαρὸς, ὥσπερ ὁ
καρυωτός. ὅταν δὲ τῷ τοιούτῳ χυμῷ γλυκύτης μιχθῇ, τά-
χιστα μὲν ὑπ᾽ αὐτοῦ τὸ ἧπαρ ἐμφράττεται, βλάπτεται δὲ καὶ
φλεγμαῖνον καὶ σκιῤῥούμενον ἐσχάτως ὑπὸ τῆς ἐδωδῆς αὐτῶν.
ἐφεξῆς δὲ τῷ ἥπατι καὶ ὁ σπλὴν ἐμφράττεται καὶ βλάπτεται.
πολὺ δὲ δὴ μάλιστα βλάπτουσιν οἱ χλωροὶ φοίνικες εἰς ἅπαν-
τα, βραχὺ πλέονες ἐδεσθέντες. εὔδηλον δ᾽, ὅτι θερμότερον
μὲν ἔχουσι τὸν χυμὸν οἱ γλυκεῖς, ψυχρότερον δὲ οἱ στύφον-
τες. ἀλλὰ καὶ φύσης ἐμπιπλᾶσιν οἱ χλωροὶ φοίνικες, ὥσπερ
καὶ τὰ σῦκα· τὴν αὐτὴν γὰρ ἀναλογίαν ἔχει τὰ σῦκα πρὸς
τὰς ἰσχάδας, ἣν οἱ χλωροὶ φοίνικες πρὸς τοὺς ἄλλους. ἐν δὲ
τοῖς μὴ πάνυ θερμοῖς χωρίοις οὐ πεπαίνονται τελέως οἱ φοί-
νικες, ὡς εἰς ἀπόθεσιν γίνεσθαι χρήσιμοι, καὶ διὰ τοῦτο χλω-
ροὺς ἀναγκαζόμενοι δαπανᾶν αὐτοὺς ὠμῶν τε χυμῶν ἐμ-
πίπλανται καὶ ῥίγεσι δυσεκθερμάντοις ἁλίσκονται καὶ καθ᾽
ἧπαρ ἐμφράξεις ἔχουσι.

Κεφ. κζ'. [353] [Περὶ ἐλαιῶν.] Ὀλίγην μὲν πάνυ
καὶ αὗται τροφὴν διδόασι τῷ σώματι καὶ μάλιστα αἱ δρυοπε-

bet autem et lentoris quidpiam, quum palma ipfa pinguis
fuerit, ficuti caryotae. Quum autem dulcedo tali fucco mixta
fuerit, celerrime quidem hepar ab ipfa obftruitur, laeditur
autem maxime ab ipforum efu, quando aut inflammatione,
aut fcirrho obfidetur; poft hepar autem et lien obftruitur
ac laeditur.   Multo autem maxime palmae virides, fi paulo
largius fumantur, ad omnia funt noxiae.   Perfpicuum por-
ro eft, quod dulces quidem fuccum habent calidiorem,
aftringentes autem frigidiorem; quin et palmae virides,
quemadmodum et ficus, flatus gignunt; nam palmae virides
eandem habent ad alias palmas proportionem, quam ficus
habent ad caricas.   In regionibus autem non admodum ca-
lidis palmae non perfecte maturefcunt adeo, ut reponi que-
ant; quo fit, ut, quum homines cogantur ipfis viridibus ve-
fci, crudis fuccis impleantur, rigoribusque, qui aegre cale-
fiant, et hepatis obftructionibus prehendantur.

    Cap. XXVII. [De olivis.] Perexiguum quidem et
ipfae corpori praebent alimentum, et potiffimum caducae,

BIBΛION B. 609

Ed. Chart. VI. [353.]   Ed. Baf. IV. (327.328.)

τεῖς. ἐσθίουσι δὲ οἱ ἄνθρωποι ταύτας μὲν σὺν ἄρτῳ μᾶλλον,
ἄνευ δὲ ἄρτου τὰς ἁλμάδας τε καὶ κολυμβάδας ὀνομαζομένας,
ἕνεκα γαστρὸς ὑπαγωγῆς, μετὰ γάρου πρὸ τῶν σιτίων. ὥσπερ
δὲ αἱ δρυοπετεῖς πλεῖστον λιπαρὸν, οὕτως αὗται τὸν στύφον-
τα χυμὸν ἔχουσι. διὸ καὶ ῥωννύουσί τε τὸν στόμαχον, ἐπε-
γείρουσί τε τὴν ὄρεξιν. ἐπιτήδειοι δέ εἰσιν εἰς τοῦτο αἱ μετ᾽
ὄξους ἀποτιθέμεναι· πολυειδῶς δ᾽ αὐτὰς σκευάζουσιν οἱ τὴν
ὀψαρτυτικὴν ἐμπειρίαν ἀσκήσαντες, ἧς οὐδ᾽ αὐτῆς παντάπα-
σιν ἀμαθῶς ἔχειν ἀξιῶ τὸν ἰατρόν· ἄμεινον γὰρ εἰς τὴν πέψιν
ἐστὶ τῶν ἴσως ὑγιεινῶν τὸ ἥδιον. ἀλλ᾽ οὐ νῦν καιρὸς οὔτε
τῆς ἐμπειρίας τῆς κατὰ τὴν ὀψαρτυτικὴν θεωρίαν, οὔτε τῆς
τέχνης ἐστίν· ἴδιος γὰρ λόγος ἀνάκειται αὐταῖς.

Κεφ. κη′. (328) [Περὶ καρύων.] Βασιλικά τινες
ὀνομάζουσι κάρυα ταῦτα τὰ νῦν ὑπὸ πάντων ὀνομαζόμενα
κάρυα· καλεῖται δὲ καὶ ἄλλα τινὰ λεπτοκάρυα, πολλῷ μι-
κρότερα τούτων, ἃ προσαγορεύουσιν ἔνιοι Ποντικά. πολλὴ
δὲ ἀμφοτέρων ἡ χρῆσίς ἐστιν, οὐ πολλὴν τροφὴν διδόντων
τῷ σώματι. πλείων δ᾽ ὅμως ἐστὶν ἐν τῷ Ποντικῷ λεγομένῳ

quas vulgo fere cum pane, fine pane autem mandunt cum
garo ante alios cibos, ventris fubducendi gratia, quas ἁλμά-
δας et κολυμβάδας appellant.   Porro quemadmodum ca-
ducae pinguedinis habent plurimum, ita hae fuccum aftrin-
gentem, proinde ftomachum roborant, et appetentiam exci-
tant.   Aptae autem ad hanc rem funt, quae cum aceto re-
ponuntur, quas artis obfonatricis periti varie praeparant;
cujus artis nolim medicum omnino effe ignarum: nam quod
fuavius eft, facilius iis, quae ex aequo funt falubria, con-
coquitur. Verum non eft nunc dicendi locus neque de opfo-
natricis fpeculationis peritia, neque de arte ipfa; alius enim
locus ipfis eft proprius.

Cap. XXVIII. [De nucibus.] Quidam nuces regias
appellant eas, quae nunc nuces ab omnibus nominantur.
Sunt et aliae quaedam, quae λεπτοκάρυα appellantur, prae-
dictis multo minores, quas nonnulli ponticas feu avellanas
vocitant.   Multus autem ambarum eft ufus.   Alimentum
corpori praebent exiguum, copiofius tamen pontica nuncu-

Ed. Chart. VI. [353.]   Ed. Baf. IV. (528.)

τῆς ἐν τῷ βασιλικῷ καρύῳ, καὶ γὰρ καὶ πεπίληται μᾶλλον ἡ
οὐσία αὐτοῦ καὶ ἧττον ἐλαιώδης ἐστὶν, ἡ δὲ τοῦ καρύου χαυ-
νοτέρα ἐστὶ καὶ πλέον ἔχουσα τὸ λιπαρὸν ἐν ἑαυτῇ. μετέχει δὲ
καὶ τῆς στυφούσης ποιότητος οὐκ ὀλίγον, ἥτις ἐν τῷ χρόνῳ
προϊόντι μαραίνεται, μεταπιπτούσης ὅλης αὐτοῦ τῆς οὐσίας
εἰς τὸν λιπαρὸν χυμὸν, ὥστε καὶ τελείως ἄβρωτον γίνεσθαι,
διὰ τὸ παραπλήσιον ἐλαίῳ παλαιῷ τῇ κατ᾽ αὐτὸ λιπαρότητι
φαίνεσθαι. τὸ δὲ χλωρὸν ἔτι καὶ ὑγρὸν οὔτε τῆς στυφού-
σης σαφῶς μετέχει ποιότητος, οὔτε τῆς ἐλαιώδους, ἀλλ᾽ ἔστιν
ἄποιόν πως μᾶλλον ὅπερ ὑδατῶδες καλεῖν, ὡς ἔφην, εἰ-
θίσμεθα. πέττεταί γε μὴν μᾶλλον τὸ κάρυον τοῦ λεπτοκα-
ρίου καὶ μᾶλλον εὐστομαχώτερόν ἐστι, καὶ πολὺ μᾶλλον ὅταν
σὺν ἰσχάσιν ἐσθίηται. γέγραπται δὲ ὑπὸ πολλῶν ἰατρῶν, ὡς,
ἐὰν ἄμφω ταῦτα πρὸ τῶν ἄλλων σιτίων λαμβάνωνται μετὰ
πηγάνου, μηδὲν ὑπὸ τῶν θανασίμων φαρμάκων μέγα βλα-
βήσεσθαι τὸν ἄνθρωπον. εὔδηλον δ᾽, ὅτι καὶ τὸ μὲν ὑγρὸν
πρὸς διαχώρησιν ἔτι ἐπιτήδειόν ἐστι, τὸ δὲ ξηρὸν ἧττον ἐπι-
τήδειον. οὐκ ὀλίγοι δὲ καὶ μετὰ γάρου προσλαμβάνουσιν αὐ-

pata, quam nux regia, quod ipſius ſubſtantia ſit coactior ac
minus oleoſa, regiae autem laxior eſt, continetque in ſe
ipſa plus pinguitudinis. Habet tamen et aſtringentis quali-
tatis non exiguum, quae tandem procedente tempore mar-
ceſcit, tota ipſius ſubſtantia in ſuccum pinguem transmutata,
adeo ut cibo prorſus ſit inepta, quod ſua pinguitudine oleo
veteri aſſimilis appareat. Caeterum quae viridis adhuc eſt
ac humida, neque aſtringentis qualitatis, neque oleoſae con-
ſpicue eſt particeps, ſed magis quodammodo eſt qualitatis
expers, quod ſaporis genus aqueum (ut dixi) vocare conſue-
vimus. Coquitur tamen haec nux facilius quam pontica,
ſtomachoque eſt gratior, et multo magis quando cum caricis
manditur. Traditum autem a plerisque medicis eſt, homi-
nem a pharmacis lethalibus nihil magnopere laeſum iri, ſi
utrasque has ante alios cibos cum ruta ſumpſerit. Liquet
praeterea quod humida quidem apta ad dejectionem eſt,
ſicca vero minus. Plerique autem ventris ſubducendi gratia

BIBΛION B. 611

Ed. Chart. VI. [353. 354.] **Ed. Baf. IV.** (528.)

τὸ γαστρὸς ὑπαγωγῆς ἕνεκεν. εἰς τοῦτο δ᾽ ἐπιτήδειόν ἐστι
τὸ χλωρὸν, ὡς ἧττον τῆς στυφούσης μετέχον ποιότητος. ἀλλὰ
καὶ τῶν ἤδη ξηρῶν προαποβρεχομένων ἐν ὕδατι, καθάπερ ἔνιοι
ποιοῦσιν, ἡ δύναμις παραπλησία τοῖς χλωροῖς ἐστι.

Κεφ. κθ'. [Περὶ ἀμυγδάλων.] Οὐδ᾽ ὅλως μετέχει
ταῦτα τῆς στυφούσης ποιότητος, ἐπικρατεῖ γὰρ ἐν αὐτοῖς ἡ
λεπτυντική τε καὶ ῥυπτικὴ μόνη, δι᾽ ἣν ἐκκαθαίρει τὰ σπλάγχνα
καὶ τὰς ἐκ πνεύμονός τε καὶ θώρακος ἀναπτύσεις τῶν ὑγρῶν
ἐργάζεται. τινὰ δ᾽ αὐτῶν οὕτως ἐπικρατοῦσαν ἔχει τὴν
τμητικὴν τῶν παχέων τε καὶ [354] γλίσχρων ὑγρῶν δύναμιν,
ὡς μηδὲ βρωθῆναι δύνασθαι διὰ πικρότητα. τῆς γε μὴν ἐλαι-
ώδους τε καὶ λιπαρᾶς μετέχει ποιότητος, ὥσπερ καὶ τὰ κάρυα,
δι᾽ ἣν καὶ αὐτὰ τοῦ χρόνου προϊόντος ἐλαιηρὰ γίνεται, κα-
θάπερ ἐκεῖνα. βραχυτέρα δ᾽ αὐτοῖς ἐστιν ἡ ποιότης ἥδε τῆς
ἐν τοῖς καρύοις, διὸ καὶ μετὰ χρόνον πλείονα τῶν καρύων
ἐλαιηρὰ φαίνεται γινόμενα. δῆλον οὖν ἐκ τούτων ἐστὶν, ὡς
οὔτε πρὸς ὑπαγωγὴν γαστρὸς ὑπάρχει χρήσιμα, τροφήν τε τῷ
σώματι δίδωσιν ὀλίγην. ὅσα δ᾽ ἐπικρατοῦσαν ἱκανὴν ἔχει

cum garo etiam ipfam praefumunt, in quem ufum viridis eft
accommodatior, ut quae aftringentis qualitatis minus fit par-
ticeps. Quin et ficcarum quoque, fi prius (quod nonnulli
faciunt) in aqua fuerint maceratae, facultas viridibus eft
affimilis.

Cap. XXIX. [De amygdalis.] Amygdalae nihil
prorfus habent facultatis aftringentis, fola enim tenuandi
facultas ac detergendi in eis praepollet, qua tum vifcera
purgant, tum humores e pulmonibus ac thorace fputis ex-
pectorant; quaedam autem ipfarum facultatem habent fuc-
cos craffos ac lentos incidendi adeo exuperantem, ut mandi
prae amarore nequeant; oleofae tamen ac pinguis qualita-
tis, ut nuces, funt participes; cujus caufa et ipfae proce-
dente tempore fiunt, ut illae, oleofae; minor tamen eis ineft
haec qualitas, quam in nucibus, quo fit, ut tardius, quam nu-
ces, oleofae fieri cernantur. Ex his fane intelligi poteft,
quod neque ventri fubducendo conferunt, neque corpus
multum nutriunt. Quae vero qualitatem amaram habent

612 ΓΑΛΗΝΟΥ ΠΕΡΙ ΤΡΟΦΩΝ ΔΥΝΑΜ.

Ed. Chart. VI. [354.]　　　　Ed. Baf. IV. (328.)

τὴν πικρὰν ποιότητα, πρὸς τὰς ἐκ θώρακός τε καὶ πνεύμονος
ἀναπτύσεις πύου τε καὶ τῶν παχέων καὶ γλίσχρων χυμῶν ἐστι
χρησιμώτατα. τῶν δὲ μηδεμίαν μὲν τέχνην ἠσκηκότων τῷ βίῳ
χρήσιμον, Ἀττικίζοντας δὲ καλούντων ἑαυτοὺς, ἔνιοι μὲν
ἀμυγδάλας θηλυκῶς ἀξιοῦσι λέγεσθαι τὸν καρπὸν τοῦτον, ἔνιοι
δὲ οὐδετέρως ἀμύγδαλα, μηδ' αὐτὸ τοῦτο γινώσκοντες, ὃ
σπουδάζουσιν, ὡς ἄμφω τὰ ὀνόματα παρὰ τοῖς Ἀττικοῖς ἀν-
δράσι γέγραπται.

Κεφ. λ'. [Περὶ πιστακίων.] Γεννᾶται μὲν κατὰ τὴν
μεγάλην Ἀλεξάνδρειαν ταῦτα, πολὺ πλείω δ' ἐν Βεῤῥοίᾳ τῆς
Συρίας, τροφὴν μὲν ὀλίγην ἔχοντα, χρήσιμα δὲ εἰς ἥπατος
εὐρωστίαν ἅμα καὶ κάθαρσιν τῶν ἐμπεφραγμένων κατὰ τὰς
διεξόδους αὐτοῦ χυμῶν, μετέχει γὰρ ὑποπίκρου καὶ ὑποστυ-
φούσης ποιότητος ἀρωματιζούσης. ἴσμεν δὲ καὶ ἄλλα πολλὰ
τῶν τοιούτων ἥπατι χρησιμώτατα, καθάπερ ἐν τῇ τῶν
ἁπλῶν φαρμάκων ἐδείχθη πραγματείᾳ. στομάχῳ δὲ οὔτε
ὠφέλειαν οὔτε βλάβην ἀξιόλογον ἐξ αὐτῶν ἔχω μαρτυρεῖν,
ὥσπερ οὐδὲ ὑπαγωγὴν γαστρὸς ἢ στάσιν.

praepollentem, eae ad puϱ et fuccos craſſos ac lentos ex
thorace et pulmonibus expuendos plurimum conferunt.
Eorum vero, qui nullam artem ad vitam utilem excoluerunt,
fed fe ipfos appellant Atticos, alii fructum hunc genere foe-
minino amygdalas enunciari oportere contendunt, alii neu-
tro amygdala, ne id ipfum quidem, de quo tantopere con-
tendunt, intelligentes, utroque nomine apud viros Atticos
fcriptum eſſe.

Cap. XXX. [De piſtaciis.] Haec quidem ad magnam
Alexandriam proveniunt, fed multo uberiora in Berrhoea,
urbe Syriae, parum quidem nutrientia, verum ad hepar
roborandum et fuccos in ipfius viis infarctos purgandos
utilia; qualitatem enim habent aromaticam, fubamaram et
fubaſtringentem. Scio autem et alia hujuscemodi pleraque
hepati eſſe utiliſſima, quemadmodum in opere de fimplicibuſ
medicamentis eſt demonſtratum. Porro non aufim affir-
mare, ullam ex ipfis ſtomacho accedere utilitatem, aut lae-
fionem infignem, quemadmodum neque quod alvum deji-
ciant aut fiftant.

Ed. Chart. VI. [354.]   Ed. Baf. IV. (3₂8.)

Κεφ. λα'. [Περὶ κοκκυμήλων.] Σπανίως ἂν εὕροις
αὐστηρὸν ἢ ὀξὺν ἢ ὅλως τινὰ ἀηδίαν ἔχοντα τὸν καρπὸν
τοῦτον, ὅταν ἀκριβῶς πεπανθῇ· πρὶν γὰρ ἐς τοῦτ᾽ ἀφικέσθαι,
σχεδὸν ἅπαντες οἱ μὲν ὀξύτητος, οἱ δὲ στρυφνότητος, ἔνιοι
δὲ καὶ πικρότητὸς ἐμφαίνουσι. τροφὴν μὲν οὖν ἐλαχίστην ἐκ
τοῦ καρποῦ τούτου τὸ σῶμα λαμβάνει, χρήσιμος δέ ἐστι τοῖς
ὑγρᾶναί τε καὶ ψύξαι τὰ μέτρια τὴν γαστέρα προαιρουμένοις.
ὑπάγει δ᾽ αὐτὴν καὶ ταῦτα διά τε τὴν ὑγρότητα καὶ γλισχρό-
τητα, καθάπερ καὶ ἄλλα τινὰ τῶν προειρημένων. ὑπάρχει
δ᾽ αὐτοῖς καὶ ξηρανθεῖσιν εἶναι χρησίμοις, ὥσπερ καὶ τοῖς
σύκοις, καὶ δόξαν ἔχει πολλὴν ἄριστα τῶν ἄλλων εἶναι τὰ
κατὰ Συρίαν ἐν Δαμασκῷ γινόμενα, δεύτερα δ᾽ ἐπὶ τούτοις
τὰ κατὰ τὴν Ἰβηρίαν τε καὶ Ἰσπανίαν ὀνομαζομένην. ἀλλὰ
ταῦτα μὲν οὐκ ἐμφαίνει τινὸς στύψεως, τὰ Δαμασκηνὰ δὲ καὶ
πάνυ πολλῆς ἔνια. κάλλιστα δ᾽ αὐτῶν εἰσιν, ὅσα μετρίως
στύφοντα μεγάλα τε καὶ χαῦνα· τὰ δὲ σμικρὰ καὶ σκληρὰ καὶ
ατρυφνὰ μοχθηρὰ πρός τε τὴν ἐδωδήν ἐστι καὶ πρὸς τὴν

Cap. XXXI. [De prunis.] Raro invenias hunc fru-
ctum aufterum, aut acidum, aut in fumma infuavitatem ali-
quam habere, quum maturus exacte fuerit; prius enim
quam pruna eo maturitatis pervenerint, omnia propemo-
dum aut acorem, aut acerbitatem, aut amarorem reprae-
fentant. Corpori itaque ex hoc fructu minimum alimenti
accedit, utilis tamen eft iis, quibus propofitum eft ventrem
mediocriter humectare ac refrigerare; ipfum autem non
aliter, quam praedictorum quaedam, fubducit tum humidi-
tate fua, tum lentore. Siccatus vero et ipfe poteft effe ufui,
quemadmodum et ficus. Fama eft, ea pruna omnium effe
praeftantiffima, quae in Damasco urbe Syriae nafcuntur,
fecunda autem poft illa effe, quae in ea regione, quam Ibe-
riam ac Hifpaniam nominant, proveniunt; verum haec
quidem nihil aftrictionis prae fe ferunt, nonnulla vero Da-
mascenorum vel plurimum. Optima autem inter ipfa funt,
quae cum mediocri aftrictione magna funt et laxa; quae
autem exigua funt et dura et acerba, prava funt tum fi

τῆς γαστρὸς ὑπαγωγήν, ἥτις ἀκολουθεῖ μάλιστα τοῖς ἀπὸ τῆς
᾿Ιβηρίας. ἑψόμενα δ᾽ ἐν μελικράτῳ, πλέον ἔχοντι μέλιτος,
ἱκανῶς λαπάττει τὴν γαστέρα, κᾂν μόνα τις αὐτὰ φάγῃ, καὶ
πολὺ μᾶλλον, ἐὰν ἐπιρροφήσῃ τοῦ μελικράτου. πρόδηλον δὲ,
ὅτι συντελεῖ γαστρὸς ὑπαγωγῇ μετὰ τὴν προσφορὰν αὐτῶν
ἐπιπίνειν τι γλυκέος οἴνου καὶ διαλιπεῖν τινα χρόνον, οὐδ᾽
εὐθέως ἀριστᾷν ἐπ᾽ αὐτοῖς. ἀλλὰ καὶ τοῦτο [355] κοινὸν
ἁπάντων, ὅσα λαπάττει γαστέρα, μνημονευέσθω σοι, καθά-
περ τἄλλα, ὅσα κοινὰ πλειόνων εἰδῶν ἐστι, μὴ δεομένῳ
πολλάκις ἀκούειν περὶ αὐτῶν.

　　　Κεφ. λβ΄. [Περὶ τῶν καλουμένων σηρικῶν.] Οὐδὲ
τούτοις ἔχω τι μαρτυρῆσαι πρὸς ὑγείας φυλακὴν ἢ νόσων
ἴασιν· ἔδεσμα γάρ ἐστι γυναικῶν τε καὶ παιδίων ἀκρατούντων,
ὀλιγότροφόν τε καὶ δύσπεπτον ὑπάρχον ἅμα τῷ μηδ᾽ εὐ-
στόμαχον εἶναι. τροφὴν δηλονότι καὶ αὐτὰ δίδωσιν ὀλίγην
τῷ σώματι.

efum fpectes, tum fi alvi dejectionem, quae maxime fequi-
tur ea, quae ex Iberia afferuntur. Cocta autem in meli-
crato, in quo pluscnlum fit mellis, alvum admodum deji-
ciunt, etiamfi quis fola ipfa fumpferit, et multo magis, fi
poft ipfa melicratum forpferit. Perfpicuum autem eft, quod
ad alvum dejiciendam confert poft fumpta ipfa vinum dul-
ce adhibere, temporisque aliquid interponere, non autem
ftatim poft prandere. Atque etiam id omnibus, quae alvum
dejiciunt, commune memoria eft tenendum, quemadmodum
et alia, quae pluribus fpeciebus funt communia, ne de iis-
dem faepe audire poftules.

　　　Cap. XXXII. [De fericis feu jujubis appellatis.] Ne
haec quidem aufim affirmare quicquam ad fanitatis tutelam
aut morborum profligationem pertinere; mulierum enim
atque infantium intemperantium eft edulium, quod exigui
eft alimenti ac concoctu difficile; et praeterquam quod
ftomachum non juvat, parum etiam alimenti corpori
exhibet.

Κεφ. λγ΄. [Περὶ κερατίων.] Τὰ κεράτια, διὰ τοῦ
τ γράμματος λεγομένης τε καὶ γραφομένης τῆς τρίτης συλλα-
βῆς, οὐδὲν ἔοικε τοῖς διὰ τοῦ σίγμα κερασίοις. ἔστι δὲ ἔδεσμα
κακόχυμόν τε καὶ ξυλῶδες, ἐξ ἀνάγκης δὲ καὶ δύσπεπτον· οὐ-
δὲν γὰρ ξυλῶδες εὔπεπτον. ἀλλὰ καὶ τῷ μὴ διαχωρεῖσθαι
ταχέως οὐ σμικρὸν αὐτοῖς ὑπάρχει κακόν. ὥστ᾽ ἄμεινον ἦν
αὐτὰ μηδὲ κομίζεσθαι πρὸς ἡμᾶς ἐκ τῶν ἀνατολικῶν χωρίων,
ἐν οἷς γεννᾶται.

Κεφ. λδ΄. [Περὶ καππάρεως.] Θαμνῶδές ἐστι φυτὸν
ἡ κάππαρις, ἐν Κύπρῳ πλείστη φυομένη. δύναμις δ᾽ αὐτῆς
ἐστι λεπτομερὴς ἱκανῶς, καὶ διὰ (329) τοῦτο τροφὴν ἐλαχί-
στην ἀναδίδωσιν εἰς τὸ τῶν ἐσθιόντων αὐτὴν σῶμα, καθά-
περ καὶ τἄλλα πάντα, ὅσα λεπτομερῆ. χρώμεθα δὲ ὡς φαρ-
μάκῳ μᾶλλον ἢ ὡς τροφῇ τῷ τοῦ φυτοῦ καρπῷ. κομίζεται
δὲ πρὸς ἡμᾶς ἁλσὶ διαπασθεῖσα διὰ τὸ σήπεσθαί μόνη ἀπο-
τιθεμένη. εὔδηλον οὖν, ὅτι χλωρὰ μὲν ἔτι, πρὶν ταριχευθῆναι,
πλέον ἔχει τροφῆς ἐκ δὲ τῆς ταριχείας ἀπόλλυσι πάμπολυ

Cap. XXXIII. [De ceratiis.] Ceratia, quorum tertia
fyllaba per litteram t et fcribitur et pronunciatur, nihil
habent cum cerafiis per s fcriptis fimilitudinis. Eſt au-
tem pravi fucci edulium ac lignoſum; quam rem necef-
fario fequitur, ut concoctu fit difficile; nihil enim, quod
lignoſum eſt, facile coquitur. Quin etiam incommodum id
ipfis ineſt haudquaquam afpernandum, quod non celeriter
dejiciantur. Proinde fatius eſſet a regionibus orientalibus,
in quibus nafcitur, ad nos non advehi.

Cap. XXXIV. [De cappare.] Capparis planta eſt
fruticoſa, plurima in Cypro proveniens. Facultas autem
ipſi ineſt tenuium admodum partium; quo fit, ut, quemadmo-
dum et alia omnia, quae tenuium funt partium, minimum
alimenti in corpus eorum, qui ipſa veſcuntur, diſtribuat.
Utimur autem fructu hujus plantae magis ut medicamento,
quam ut alimento. Sale etiam conſperſus ad nos defertur,
propterea quod putreſcit, fi folus reponatur. Perſpicuum
fane eſt, quod capparis adhuc viridis quidem, priusquam fa-
liatur plus habet alimenti ex falitura autem amittit quam-

616 ΓΑΛΗΝΟΥ ΠΕΡΙ ΤΡΟΦΩΝ ΔΥΝΑΜ.

Ed. Chart. VI. [355. 356.]   Ed. Baf. IV. (329.)

καὶ γίνεται χωρὶς μὲν τοῦ τοὺς ἅλας ἀποπλυθῆναι παντά-
πασιν ἄτροφος, ὑπακτικὴ δὲ τῆς γαστρός· ἀποπλυθεῖσα δὲ
καὶ διαβραχεῖσα μέχρι τοῦ τελέως ἀποθέσθαι τὴν ἐκ τῶν
ἁλῶν δύναμιν, ὡς ἔδεσμα μὲν ὀλιγοτροφώτατόν ἐστιν, ὡς ὄψον
δὲ καὶ φάρμακον ἐπιτήδειον ἐπεγεῖραι καταπεπτωκυῖαν ὄρεξιν,
ἀποῤῥύψαι τε καὶ ὑπαγαγεῖν τὸ κατὰ τὴν γαστέρα φλέγμα καὶ
τὰς κατὰ σπλῆνα καὶ ἧπαρ ἐμφράξεις ἐκκαθᾶραι. χρῆσθαι
δὲ πρὸς ταῦτα προσήκει δι᾽ ὀξυμέλιτος ἢ ὀξελαίου πρὸ τῶν
ἄλλων σιτίων ἁπάντων, τοὺς δ᾽ ἁπαλοὺς ἀκρέμονας καὶ
τούτου τοῦ φυτοῦ παραπλησίως ἐσθίουσι τοῖς τῆς τερμίν-
θου, καὶ χλωροὺς ἔτι συντιθέντες, ὡς ἐκείνους, ἐν ὀξάλμῃ τε
καὶ ὄξει.

Κεφ. λε'. [Περὶ συκομόρων.] Ἐν Ἀλεξανδρείᾳ τὸ
τοῦ συκομόρου φυτὸν εἶδον ἅμα τῷ καρπῷ, παραπλησίῳ σύκῳ
μικρῷ λευκῷ. δριμύτητα [356] δὲ οὐδεμίαν ὁ καρπὸς οὗτος
ἔχει, βραχείας μετέχων γλυκύτητος, ὑγρότερός πως καὶ ψυκτι-
κώτερος ὢν κατὰ τὴν δύναμιν, ὥσπερ τὰ μόρα· μᾶλλον δὲ
ἐν τῷ μεταξὺ μόρων τε καὶ σύκων αὐτὸν εἰκότως ἄν τις θείη.

plurimum; omnique alimento, nifi fal eluatur, prorfus qui-
dem deftituitur, alvum tamen fubducit; quod fi abluatur
et, quoad facultatem omnem ex fale depofuerit, maceretur,
minimi quidem alimenti fiet edulium, erit tamen ceu opfo-
nium ac medicamentum ad appetentiam, quae collapfa fue-
rit, excitandam accommodatum; praeterea ad pituitam,
quae in ventre habetur, detergendam ac fubducendam, ex-
purgandasque lienis et hepatis obftructiones; uti autem ad
eas res oportet ante alios omnes cibos ex oxymelite vel
oxelaeo. Hujus etiam plantae teneros furculos non aliter,
quam terebinthi, mandunt, virides adhuc, ut hujus, in aceto
fimul et muria aut aceto folo condentes.

Cap. XXXV. [De fycomoris.] Plantam fycomori
vidi in Alexandria una cum fructu, parvae ficui albae affi-
milem. Is fructus nullam habet acrimoniam, exiguae ta-
men dulcedinis eft particeps, eftque facultate, ut mora, hu-
midior quodammodo ac frigidior. Quin potius in medio
mororum ac ficuum jure quis ipfum collocarit, indeque no-

BIBΛION B. **617**

Ed. Chart. VI. [356.] Ed. Baf. IV. (329.)

καί μοι δοκεῖ τοὔνομα ἐντεῦθεν αὐτῷ κεῖσθαι. γελοῖοι γὰρ,
ὅσοι διὰ τοῦτό φασιν ὠνομάσθαι τὸν καρπὸν τοῦτον συκόμο-
ρα, διότι σύκοις ἐοίκασι καὶ μόροις. ἡ γένεσις δ᾽ αὐτοῦ δια-
φορωτέρα πώς ἐστι παρὰ τοὺς ἄλλους καρποὺς τῶν δένδρων·
οὐδὲ γὰρ ἐκ τῶν ἀκρεμόνων καὶ βλαστημάτων, ἀλλ᾽ ἐξ αὐτῶν
τῶν κλάδων καὶ τῶν πρέμνων ἐκφύεται.

Κεφ. λστ´. [Περὶ περσίου.] Εἶδον καὶ τοῦτο τὸ
φυτὸν ἐν Ἀλεξανδρείᾳ, τῶν μεγάλων ὂν καὶ αὐτὸ δένδρων.
ἱστοροῦσι δὲ τὸν καρπὸν αὐτοῦ μοχθηρὸν οὕτως ὑπάρχειν ἐν
Πέρσαις, ὡς ἀναιρεῖν τοὺς φαγόντας, εἰς Αἴγυπτον δὲ κο-
μισθέντα ἐδώδιμόν τε γενέσθαι παραπλησίως ἐσθιόμενον
ἀπίοις τε καὶ μήλοις, ὧν καὶ κατὰ τὸ μέγεθός ἐστι.

Κεφ. λζ´. [Περὶ κιτρίου.] Καὶ τοῦτο τὸ Μηδικὸν
ὀνομάζουσι μῆλον οἱ μηδένα νοεῖν ἃ φθέγγονται προῃρημέ-
νοι, καίτοι τήν γε σαφήνειαν ἐν ταῖς ἀρεταῖς τοῦ λόγου τιθέ-
μενοι. βέλτιον δ᾽ ἦν τοῦ τὰ τοιαῦτα περιεργάζεσθαι, τίνα
δύναμιν ἔχειν τὰ μόρια τοῦ κιτρίου, καὶ τί χρήσιμον ἐξ αὐτοῦ

men ipfi arbitror efie pofitum; ridiculi enim funt, qui fru-
ctum hunc ob id aiunt fycomora fuiffe nominatum, quod
moris et ficubus fit affimilis.   Ipfius autem generatio ab aliis
arborum fructibus magis quodammodo eft diverfa; non
enim ex furculis ac germinibus, fed ex ipfis ramis ac ftipi-
tibus enafcitur.

Cap. XXXVI. [De perfio.] Hanc etiam plantam
vidi in Alexandria, ex magnisque et ipfa eft arboribus.
Narrant autem, fructum hujus apud Perfas adeo effe noxium,
ut, qui ipfum comederint, eos interimat: qui tamen, fi in
Aegyptum transferatur, fit efculentus, manditurque non
aliter, quam pira et mala, quibus etiam magnitudine
convenit.

Cap. XXXVII. [De citrio.] Id quoque malum Me-
dicum appellant, qui id agunt, ut quae loquuntur nemo
intelligat, quamvis inter virtutes orationis perfpicuitatem
numerent.   Satius autem fuiffet, quamnam partes citrii ha-
beant facultatem, et quodnam commodum ex ipfo homini-

618 ΓΑΛΗΝΟΥ ΠΕΡΙ ΤΡΟΦΩΝ ΔΥΝΑΜ.

Ed. Chart. VI. [356.]   Ed. Baf. IV. (329.)
τοῖς ἀνθρώποις ἐστὶν, ἐζητηκέναι. τοῦτο οὖν ἐγὼ πράξω,
τρία μὲν εἶναι εἰπὼν τοῦ καρποῦ τούτου τὰ μόρια, τό τε ὀξὺ
κατὰ τὸ μέσον αὐτοῦ καὶ τὸ πέριξ τούτου τὴν οἷον σάρκα αὐ-
τοῦ τοῦ καρποῦ καὶ τρίτον ἐπ' αὐτοῖς τὸ περικείμενον σκέ-
πασμα ἔξωθεν. τοῦτο μὲν εὐῶδές τέ ἐστι καὶ ἀρωματίζον,
οὐ κατὰ τὴν ὀσμὴν μόνον, ἀλλὰ καὶ κατὰ τὴν γεῦσιν. εἰκό-
τως οὖν δύσπεπτόν ἐστιν, ὡς ἂν σκληρόν τε καὶ τετυλωμένον.
εἰ δ' ὡς φαρμάκῳ τις αὐτῷ χρῷτο, συντελεῖ τι πρὸς πέψιν,
ὥσπερ καὶ ἄλλα πολλὰ τῶν δριμεῖαν ἐχόντων τὴν ποιότητα.
τῷ δ' αὐτῷ λόγῳ καὶ στόμαχον ῥώννυσιν ὀλίγον ληφθὲν,
ὥστε καὶ κόπτοντες αὐτὸ καὶ τὸν χυλὸν ἐκθλίβοντες εἰώθασι
μιγνύναι τοῖς καταποτίοις φαρμάκοις, ὅσα λαπακτικὰ γαστρός
ἐστιν, ἢ καθαρτικὰ τοῦ σώματος ὅλου. τῷ δ' ὀξεῖ καὶ ἀβρώ-
τῳ μέλει τοῦ καρποῦ, καθ' ὃ καὶ τὸ σπέρμα περιέχεται, πρὸς
ἄλλα τινὰ χρῶνται καὶ πολλάκις εἰς ὄξος ἐμβάλλουσιν ἀμβλὺ
χάριν τοῦ δριμύτερον ἐργάσασθαι. τὸ μέσον δ' ἀμφοῖν, ὃ δὴ
καὶ τροφὴν τῷ σώματι δίδωσιν, οὔτ' ὀξεῖαν, οὔτε δριμεῖαν

bus accedat, invefligaffe, quam anxie hujuscemodi inqui-
rere. Id igitur ego moliar, dicamque, hujus fructus tres
effe partes, acidam, quae in medio ipfius fita eft, tum au-
tem fructus ipfius velut carnem, quae medium ipfum ambit,
et tertiam, quae eft tegumentum extrinfecus circumdatum,
quod fuaveolens eft et aromaticum, non odore modo, ve-
rum etiam guftu. Jure igitur concoctu eft difficile, ut quod
durum eft ac callofum. Quod fi quis ipfo, ut medicamento,
utatur, coctioni nonnihil conferet, quo modo et alia omnia,
quae acrem habent qualitatem. Eadem autem ratione, fi
fumptum parce fuerit, ftomacho robur inducit; proinde
ipfum comminuentes, fuccumque exprimentes, folent medi-
camentis immifcere, quae per os fumuntur, quaeque ven-
trem dejiciunt, aut totum corpus purgant. Parte autem
fructus acida et non efculenta, qua femen continetur, quum
ad alia quaedam utuntur, tum faepe in acetum imbecillum
conjiciunt, quo ipfum reddant acrius. Pars autem inter
duas jam dictas media, quae fane corpus etiam nutrit, quae-
que neque acidam, neque acrem habet qualitatem, propter

Ed. Chart. VI. [356. 357.]　　　　　Ed. Baf. IV. (329.)

ἔχον ποιότητα, δύσπεπτόν ἐστι διὰ σκληρότητα. διὸ καὶ μετ᾽
ὄξους καὶ γάρου προσφέρονται πάντες αὐτὸ τὴν ἀμβλύτητα
τῆς γεύσεως ἐπεγεῖραι βουλόμενοι. τάχα δ᾽, ὅτι καὶ πέττεται
μᾶλλον οὕτω βρωθὲν, ἐπίστανται, τῇ πείρᾳ διδαχθέντες ἢ
παρὰ ἰατρῶν ἀκούσαντες.

　　　Κεφ. λη´. [Περὶ τῶν ἐν τοῖς ἀγρίοις φυτοῖς καρπῶν,
ἐν οἷς εἰσι καὶ αἱ ἀπὸ τῶν δρυῶν βάλανοι.] Ἄγρια καλεῖν εἰώ-
θασιν πάντες ἄνθρωποι φυτὰ τὰ κατὰ τὴν χώραν φυόμενα,
χωρὶς ἐπιμελείας γεωρ[357]γικῆς ἀμέλει, καὶ ἀμπέλους ἀγρίας
ὀνομάζουσιν, ὧν οὐδεὶς ἀμπελουργὸς προνοεῖται περισκά-
πτων ἢ περισκάλλων ἢ βλαστολογῶν ἤ τι τοιοῦτον διαπρατ-
τόμενος. ἐκ τούτων τῶν φυτῶν ἐστι καὶ φηγὸς καὶ δρῦς καὶ
πρῖνος καὶ κρανία καὶ κόμαρος, ἕτερά τε δένδρα τοιαῦτα, κα-
θάπερ γε καὶ θάμνοι τινὲς, οἷον ὅ τε τῆς βάτου καὶ τῆς κυ-
νοσβάτου, καὶ ὁ τῆς ἀχέρδου τε καὶ ἀχράδος, ὅ τε τῶν ἀγριο-
κοκκυμήλων, ἃ προῦμνα παρ᾽ ἡμῖν καλοῦσι, καὶ ὁ τοῦ τὰς
ἐπιμηλίδας φέροντος. καλεῖται δὲ κατὰ τὴν Ἰταλίαν οὐνέδων
ὁ καρπὸς τοῦ θάμνου τούτου, κακοστόμαχός τε καὶ κεφαλα.͙

duritiem concoctu eſt difficilis.　　Ob eam cauſam omnes
ipſam mandunt cum aceto et garo, ut ſaporis hebetudinem
acuant, fortaſſe autem quod experientia didicerint, aut a me-
dicis acceperint, ipſam coqui facilius, ſi manſa eo modo
fuerit.

　　Cap. XXXVIII.　[De fructibus plantarum agreſtium,
inter quos ſunt quercuum glandes.]　Omnibus hominibus
mos eſt eas plantas vocare agreſtes, quae ſine ulla agricolae
induſtria in agro proveniunt, ſiquidem et vites appellant
agreſtes, quas nullus vinitor procurat, ipſas ablaqueans, aut
circumfodiens, aut pullulantia germina extirpans, aut ejus-
modi aliquid perficiens; ex quo plantarum genere eſt fagus,
quercus, ilex, cornus, comarus, et aliae id genus arbores,
quemadmodum et frutices quidam, ut rubus, canirubus,
acherdus, pirus et prunus ſylveſtris, quam προῦμνον apud
nos appellant, et qui frutex ἐπιμηλίδας fert.　Appellatur au-
tem is fructus in Italia unedo, ſtomachoque nocet, et ca-

γῆς ὑπάρχων καὶ στρυφνὸς ἱκανῶς μετά τινος βραχείας γλυ-
κύτητος. τὰ μὲν οὖν κράνα καὶ τὰ βάτινα καὶ τὰς βαλά-
νους καὶ τὰ μιμαίκυλα, (καλεῖται δὲ οὕτως ὁ τοῦ κομάρου καρ-
πὸς,) ἐσθίουσι συνήθως οἱ κατὰ τοὺς ἀγροὺς, τοὺς δὲ τῶν
ἄλλων δένδρων τε καὶ θάμνων οὐ πάνυ τι. λιμοῦ μὴν κα-
τασχόντος ποτὲ τὴν ἡμετέραν χώραν, εὐφορίας δὲ γενομένης
τῶν τε βαλάνων καὶ τῶν μεσπίλων, ἐν σειροῖς αὐτὰ οἱ ἄγροι-
κοι θησαυρίσαντες ἀντὶ τῶν σιτηρῶν ἐδεσμάτων ἔσχον ἔν τε
τῷ χειμῶνι παντὶ καὶ τοῖς πρώτοις τοῦ ἦρος. ἔμπροσθεν δὲ
βορὰ συῶν ἦσαν αἱ τοιαῦται βάλανοι, ἀλλὰ τότε ἀποτρεπόμε-
νοι τοῦ διαθρέψαι τούτους ἐν τῷ χειμῶνι, καθάπερ ἔμπροσθεν
εἰώθεσαν, ἐν ἀρχῇ μὲν τούτους σφάξαντες, ἐχρήσαντο τού-
τοις εἰς ἐδωδὴν, ὕστερον δὲ τοὺς σειροὺς ἀνοίξαντες, ἤσθιον
τὰς βαλάνους, παρασκευάζοντες ἐπιτηδείους εἰς βρῶσιν ἄλλο-
τε ἄλλως. ἐν ὕδατι γὰρ ἧψον ἐνίοτε, καὶ κατὰ τὴν θερμὴν
σποδιὰν ἐγκρύβοντες ὤπτουν συμμέτρως. αὖθις δ᾽ ἄν ποτε
καταπλάσαντες, ἔτνος ἐξ αὐτῶν ἐποίουν, ἐνίοτε μὲν ὕδατι μό-
νῳ δεύοντες, ἐπεμβάλλοντες δέ τι τῶν ἡδυσμάτων, ἐνίοτε δὲ

piti dolorem affert, acerbusque eft admodum cum exigua
quadam dulcedine. Cornis quidem, et canirabi fructu, et
glandibus, et μιμαικύλοις (fic autem comari fructus appella-
tur) ruftici paffim vefcuntur, reliquarum vero arborum aut
fruticum fructibus non admodum utuntur. Quum tamen
fames regionem noftram aliquando invafiffet, effetque ma-
gnus glandium ac mefpilorum proventus, ruftici in foffis
ipfa condentes, hyeme tota et vere primo pro frumenta-
ceis eduliis funt ufi. Prius autem glandes hujuscemodi fui-
bus erant pabulum, tunc vero, quum eos hyeme nutrire,
ut ante confueverant, non poffent, initio quidem mactan-
tes, ipfis in cibum funt ufi, poft autem apertis foffis, glan-
dibus vefci coeperunt, varie ipfas ad efum comparantes;
interdum enim in aqua elixabant, et in calidis cineribus
celantes mediocriter affabant; poft autem nonnunquam
imminuentes, pulmentarium ex ipfis conficiebant, alias
aqua fola confpergentes, fed condimentum aliquod immit-

καὶ μέλιτος ἐπιχέοντες, ἢ μετὰ γάλακτος ἕψοντες. ἡ δ' ἀπ' αὐ-
τῶν τροφὴ δαψιλής ἐστιν οὐδὲν ὁμοίως τοῖς εἰρημένοις ἄχρι
δεῦρο τοῦ λόγου κατὰ τόδε τὸ γράμμα. πολλοῖς γὰρ τῶν σι-
τηρῶν ἐδεσμάτων ὁμοίως τρέφουσιν αἱ βάλανοι, καὶ τό γε πα-
λαιὸν, ὥς φασιν, ἀπὸ τούτων μόνον διέζων οἱ ἄνθρωποι,
Ἀρκάδες δὲ καὶ μέχρι πολλοῦ χρόνου, τῶν ἄλλων ἁπάντων
Ἑλλήνων τοῖς Δημητρίοις καρποῖς χρωμένων. ἔστι δὲ βρα-
δύπορος ἡ ἀπ' αὐτῶν τροφὴ καὶ παχύχυμος, οἷς ἀκόλουθόν
ἐστι καὶ δύσπεπτον ὑπάρχειν αὐτήν. εἰς ἅπαντα δὲ χείρων
ἐστὶν ἡ μιμαίκυλος τῆς ἀπὸ τῶν δρυῶν βαλάνου, καθάπερ αὕτη
τῆς τῶν καστανῶν ὀνομαζομένων· ἄρισται γὰρ ἐκεῖναι τῶν
βαλάνων εἰσὶν, ἔνιοι δὲ λοπίμους αὐτὰς ὀνομάζουσιν. οὗτοι
καὶ μόνοι (330) τῶν ἀγρίων καρπῶν ἀξιόλογον τροφὴν διδό-
ασι τῷ σώματι. κράνια γὰρ καὶ πρίνα καὶ βάτινα καὶ κυνόσ-
βατα καὶ βράβυλα καὶ μιμαίκυλα καὶ ζίζυφα καὶ διόσπυρα
καὶ ἁλικάκαβα, καὶ ὁ τῆς τερεμίνθου καὶ ὁ τῆς ἀχέρδου
καρπὸς, ὅσα τ' ἄλλα τοιαῦτα, βραχὺ μέν τι τρόφιμον ἔχει,

tentes, alias mel affundentes, aut lacti incoquentes. Ab
his autem copiofum eft nutrimentum, neque quicquam eft
eorum, quae hactenus hoc fecundo libro expofui, ei fimile,
quandoquidem glandes aeque nutriunt, ac frumentaceorum
eduliorum pleraque. Atque olim quidem (ut aiunt) homi-
nes ex ipfis duntaxat vivebant; Arcades autem, quum reli-
qui Graeci fructibus Cerealibus uterentur, eas diu in cibo
retinuerunt. Alimentum autem, quod ex glandibus corpori
accidit, tardi eft tranfitus ac craffi fucci; quare confequi-
tur, ut ipfae concoctu fint difficiles. Caeterum mimaecylus
glande querna ad omnia eft deterior, quemadmodum haec
glande caftanearum, quas vocant; omnium enim glandium
hae funt praeftantiffimae. Sunt qui hos fructus λοπίμους
appellent. Hi namque inter fructus agreftes et foli alimen-
tum corpori dant alicujus momenti; corna enim, et iligna
glans, et rubi et canirubi fructus, brabyla, mimaecyla, zi-
zypha, diofpyra, halicacaba, terebinthi et acherdi fru-
etus, et quae ejusdem funt generis, exiguum quidem nabent

κακόχυμα δὲ πάντ᾽ ἐστὶ καί τινά γ᾽ αὐτῶν καὶ κακοστόμαχα
καὶ ἀηδῆ, συῶν ὄντα βρώματα, καὶ τούτων οὐχ ἡμέρων, ἀλλ᾽
ἐν τοῖς ὄρεσι διαιτωμένων· ἀπ᾽ αὐτῶν οὖν ἐκεῖνοι πλείστην
ἔχουσι τροφήν.

Κεφ. λθ΄. [Περὶ τῆς δι᾽ αὐτῶν τῶν φυτῶν τροφῆς.]
Οὐ μόνον σπέρματα καὶ καρποὺς τῶν φυτῶν ἐσθίομεν, ἀλλὰ
καὶ αὐτὰ, πολλάκις μὲν ὅλα, πολλάκις δὲ ῥίζας μόνον, ἢ
ἀκρέμονας, ἢ τὰ νέα βλαστήματα, κατὰ τὴν ἐπείγουσαν ἑκά-
στοτε χρείαν. ἀπορρίπτειν γοῦν εἰωθότες οἱ παρ᾽ ἡμῖν ἄν-
θρωποι τόν τε καυλὸν καὶ τὰ φύλλα τῶν γογγυλίδων, ἃς
καὶ βουνιάδας [358] ὀνομάζουσιν, ἐσθίουσιν ἐνίοτε καὶ ταῦτα
ἐν ἀπορίᾳ καταστάντες ἀμεινόνων ἐδεσμάτων, οὕτω τε καὶ
τὰ τῶν ῥαφανίδων, καὶ τὰ τῶν καλουμένων ἐπιχωρίῳ φωνῇ
παρ᾽ ἡμῖν ῥαπιῶν. ἔστι δὲ, ὡς ἄν τις εἴποι, ῥαφανὶς ἀγρία
τὸ φυτὸν τοῦτο. καὶ πύρεθρον δὲ καὶ σία, καὶ ἱπποσέλινα,
καὶ μάραθρα, σκάνδικα καὶ κιχώρια, καὶ χονδρίλας, καὶ
γιγγίδια, καὶ δαύκους, καὶ πλείστων δένδρων τε καὶ θάμνων
τὰς ἁπαλὰς βλάστας ἕψοντες ἐσθίουσιν οἱ ἄνθρωποι πολ-

alimentum, verum pravi fucci funt omnia; praeterea non-
nulla ex ipfis funt, quae et ftomachum laedunt, et cibo funt
injucunda; ob id fuum funt pabulum, et eorum quidem non
domefticorum, fed qui vitam in montibus degunt; his enim
nutrimentum ab iis fructibus plurimum accedit.

Cap. XXXIX. [De alimento, quod a plantis ipfis
fumitur.] Non modo plantarum femina ac fructus, fed
etiam integras ipfas faepenumero mandimus, faepe autem,
quum interdum urget neceffitas, radices tantum, aut furcu-
los, aut novella germina. Noftrates certe homines, quam-
quam raparum (quas et buniadas nominant) folia et caulem
abjicere funt foliti, nonnunquam tamen penuria melioris
cibarii ipfa quoque mandunt. Pari modo in radiculis et
iis, quae apud nos nomine vernaculo rhapia appellant; eft
autem haec planta (ut fic dicam) agreftis radicula. Ad haec
pyrethron, fion, equapium, foeniculum, fcandicem, cicho-
rium, chondrillam, gingidium, daucum et plurimarum ar-
borum ac fruticum tenera germina cocta homines fame

λάκις ὑπὸ λιμοῦ βιαζόμενοι, τινὰ δὲ καὶ χωρὶς λιμοῦ, καθά-
περ ἔνιοι τὴν κορυφὴν τοῦ φοίνικος, ἣν ὀνομάζουσιν ἐγκέφα-
λον αὐτοῦ. τί δεῖ λέγειν ἔτι περὶ τῶν ἁπαλῶν ἀκανθῶν; εἰσὶ
γὰρ αὗταί γε καὶ χωρὶς λιμοῦ δι᾽ ὄξους ἐσθιόμεναι καὶ γάρου
μέτριον ἔδεσμα. προσεπιβάλλουσι δὲ ἔνιοι καὶ τοὔλαιον αὐ-
ταῖς, μάλιστα ὅταν ἐν ὕδατι προαποζεσθῶσι· διττῶς γὰρ αὐ-
ταῖς χρῶνται, πολλάκις μὲν ὠμαῖς, ἐνίοτε δὲ καὶ ἐψημέναις.
ἀκανθώδη δὲ λέγω φυτὰ σκολύμους, ἀτρακτυλίδας, ἠρύγγιόν
τε καὶ κνίκον καὶ ἀτραγίδα, καὶ τὴν καλουμένην λευκάκανθον,
ἔτι τε τὸ ἕτερον εἶδος τοῦ χαμαιλέοντος, ὧν ἔνια τινὲς τῶν
κατὰ τοὺς ἀγροὺς ἐμβαλόντες εἰς ὄξος ἢ ἅλμην, ἀποτίθεν-
ται αὐτὰ, καθάπερ καὶ τὰς γογγυλίδας καὶ τὰ κρόμμυα καὶ
τὰ ἀμπελόπρασα καλούμενα καὶ πύρεθρα, ἕτερά τε τοιαῦτα.
τούτου δέ πως τοῦ γένους ἐστὶ καὶ κιβώρια καὶ κολοκάσια,
καὶ τὸ καλούμενον ἄβατον. πρόδηλον δ᾽, ὅτι πρὸς τῷ βρα-
χεῖαν τροφὴν διδόναι τῷ σώματι κακόχυμα πάντ᾽ ἐστὶ ταῦτα.
καί τινά γ᾽ αὐτῶν ἐστι κακοστόμαχα, πλὴν, ὡς ἔφην, τῶν
ἀκανθῶν ἄρτι τῆς γῆς ἀνισχουσῶν. ὅσα δ᾽ αὐτῶν ἐμβάλλον-

adacti faepe mandunt; quaedam etiam nulla urgente fame,
ut qui palmae verticem mandunt, quem ipfius cerebrum
appellaut. Quid autem loquar de teneris fpinis? mandun-
tur enim et ipfae cum aceto et garo, nulla cogente fame,
eftque cibus hic tolerabilis. Sunt qui oleum etiam ipfis ad-
jiciant, praefertim quum prius in aqua ferbuerint; utuntur
enim ipfis bifariam, faepe quidem crudis, interdum autem
et elixis. Porro fpinofas plantas appello fcolymum, atra-
ctylida, eryngium, cnicum, atragida, et quam fpinam al-
bam nominant, praeterea fpeciem alteram chamaeleontis;
quorum nonnulla ruftici quidam in acetum muriamve im-
mittentes reponunt eodem modo, quo rapas, caepas, et quae
vocant ampeloprafa, pyrethron, et alia ejusmodi. Hujus
autem generis funt ciboria, colocafia, et quod abaton nun-
cupatur. Manifeftiffimum autem eft, quod omnia haec,
praeterquam quod exiguum corpori dant alimentum, fuc-
cum etiam pravum generant. Ad haec quaedam ex ipfis
noxam ftomacho afferunt praeter (ut dixi) fpinas, quae
nunc nuper e terra emerferint. Quae vero ex ipfis in mu-

624 ΓΑΛΗΝΟΥ ΠΕΡΙ ΤΡΟΦΩΝ ΔΥΝΑΜ.

Ed. Chart. VI. [358.]   Ed. Baf. IV. (330.)

τες εἰς ἅλμην ἢ ὄξος ἀποτίθενται καὶ φυλάσσουσιν εἰς ὅλον
τὸν ἑξῆς ἐνιαυτὸν, ἐπικτᾶταί τι παρὰ τῆς σκευασίας προκλη-
τικὸν εἰς ἐδωδὴν, εἰ μετρίως αὐτῶν τις γεύοιτο, καθάπερ οἵ
τε τῆς ἄγνου βλαστοὶ καὶ οἱ τῆς τερμίνθου. ταῦτα μὲν οὖν
ἐν τοῖς ἀγρίοις φυτοῖς ἀριθμοῦσι, καὶ κοινῇ περὶ αὐτῶν αὔ-
ταρκες ἐγνωκέναι, κακόχυμα πάντ᾽ εἶναι. περὶ δὲ τῶν ἡμέ-
ρων, οὐ κατὰ κοινὸν λόγον, ἀλλ᾽ ἰδίᾳ τὴν ἑκάστου δύναμιν
ἐπίστασθαι πολὺ κάλλιστόν ἐστι, καὶ μάλιστα τῶν συνεχῆ
τὴν χρῆσιν ἐσχηκότων, ἃ καὶ δι᾽ αὐτὸ τοῦτο σπουδάζεται τοῖς
ἀνθρώποις, ὑπὸ μακρᾶς πείρας βασανισθέντα τῶν ἄλλων εἶ-
ναι βελτίω. καὶ τοίνυν ἤδη περὶ αὐτῶν ἐφεξῆς ἐρῶ, τὴν ἀρ-
χὴν ἀπὸ τῶν λαχάνων ποιησάμενος.

Κεφ. μ΄. [Περὶ θριδακίνης.] Προὔκριναν πολλοὶ
τῶν ἰατρῶν τὸ λάχανον τοῦτο τῶν ἄλλων ἁπάντων, ὥσπερ
τὰ σῦκα τῆς ὀπώρας· εὐχυμότερον γάρ ἐστιν αὐτῶν. ὃ δὲ
μέμφονταί τινες αὐτοῦ, μέγιστον ἔπαινον ἔχει· καὶ εἴπερ αὐ-
τῷ ὡς ἀληθὲς ἦν, οὐ μόνον λαχάνων, ἀλλὰ καὶ τῶν εὐχυ-
μοτάτων τε καὶ τροφιμωτάτων ἐδεσμάτων οὐδὲν ἂν ἦν δεύ-

riam acetumve injicientes reponunt, et in totum annum
fequentem affervant, ab ipfa praeparatione vim quandam
provocandae appetentiae acquirunt, fi quis ipfis moderate
utatur; cujusmodi funt viticis turiones et terebinthi.
Haec itaque in plantis agreftibus numerant; de quibus id
communiter noffe fufficiat, quod omnes pravi funt fucci.
Quod vero ad domefticas attinet, non communiter, fed pri-
vatim cujusque facultatem noffe longe praeftantiffimum fue-
rit, et earum potiffimum, quibus affidue utimur: quae etiam
ob id ipfum a nobis expetuntur, quod ea longa experientia
comprobata funt caeteris effe praeftantiora. De iis igitur
deinceps verba faciemus, fumpto ab oleribus initio.

Cap. XL. [De lactuca.] Multi medici, quemadmo-
dum fructibus autumnalibus ficus, ita hoc olus aliis omni-
bus antepofuerunt; fucci enim eft, quam alia omnia, lau-
dabilioris. Quod autem in eo nonnulli reprehendunt, id
maxime eft laudandum; quod fi revera ei ineffet, nulli non
olerum modo, fed ne optimi quidem et nutrientiffimi fucci

τεϱον, αἷμα γὰϱ αὐτήν φασι γεννᾶν. ἔνιοι δὲ οὐχ ἁπλῶς αἷμα
λέγουσιν, ἀλλὰ πολὺ προστιθέασι, πολὺ γεννᾶν αἷμα λέγον-
τες τὴν θϱιδακίνην. ἀλλ᾿ οὗτοι, κᾂν εἰ φρονιμώτερον ἐγκαλοῦ-
σι, μείζονά γε ψεύδονται τῶν ἑτέρων· καίτοι καὶ αὐτὸ τὸ
πολὺ γεννᾶν αἷμα λεγόμενον οὐκ ἄν τις εὐλόγως μέμψαιτο.
δῆλον γὰϱ, ὅτι τὸ τοιοῦτον πάντων ἂν εἴη τῶν ἐδεσμάτων εὐ-
χυμότατον, εἴ γε πλεῖστον μὲν αἷμα, τῶν δ᾿ ἄλλων χυμῶν
οὐδένα γεννᾶν πέφυκεν. εἰ δὲ πλεῖστον ἀθϱοίζεσθαι φήσου-
σιν ἐκ τῆς θϱιδα[359]κίνης καὶ διὰ τοῦτο μέμφοιντο, ῥᾷστον
ἐπανορθώσασθαι τὸ ἔγκλημα, δυναμένων γε τῶν ἐσθιόντων
αὐτὰς διαπονεῖσθαι μὲν πλείω, προσφέρεσθαι δὲ ὀλίγας.
ταῦτα μὲν οὖν ἀπόχϱη λέγεσθαι πρὸς τοὺς ψέγοντας οὐκ
ὀρθῶς τὸ λάχανον τοῦτο. γινώσκειν δὲ χϱὴ, πάντων τῶν λα-
χάνων ὀλίγιστόν τε καὶ κακόχυμον αἷμα γεννώντων, ἐκ τῆς θϱι-
δακίνης οὐ πολὺ μὲν, οὐδὲ κακόχυμον, οὐ μὴν εὔχυμόν γε
τελέως αἷμα γίνεσθαι. ἐσθίουσι δὲ αὐτὴν ὡς τὰ πολλὰ
μὲν ὠμήν· ὅταν δὲ εἰς σπέϱματος γένεσιν ἐξοϱμᾶν ὑπάϱξη-

eduliorum eſſet ſecundum. Sanguinem enim aiunt lactu-
cam generare. Alii vero non ſimpliciter ſanguinem dicunt,
ſed multum adjungunt, lactucam ſanguinem multum gene-
rare affirmantes. At hi, etiamſi praedictis prudentius ipſam
accuſant, magis tamen mentiuntur; tametſi id ipſum, quod
multum ſanguinem generat, nemo poteſt in ea iure repre-
hendere; perſpicuum enim eſt, quod cibus is ſuccum habe-
ret omnium ciborum praeſtantiſſimum, ſi quidem ſuapte na-
tura ſanguinem quidem plurimum, aliorum autem ſuccorum
nullum generaret. Quod ſi dixerint, ex lactuca plurimum
ſanguinis acervari, in eoque ipſam accuſent, facillimum erit,
quod objiciunt, emendare, quum poſſint, qui lactucis veſcun-
tur, laborem quidem augere, ipſarum autem eſum minuere.
Verum haec dixiſſe ſufficiat adverſus eos, qui olus hoc non
recte vituperant. Scire autem convenit, quod, quum olera
omnia ſanguinem gignant pauciſſimum ac pravi ſucci, la-
ctuca non multum quidem generat, neque mali ſucci, non
tamen omnino laudabilis. Mandunt autem ipſam ut plu-
rimum quidem crudam; quum autem aeſtatis tempore accin-

ται Θέρους ὥρα, προαφεψήσαντες ἐν ὕδατι γλυκεῖ, προσφέρονται
δι᾽ ἐλαίου καὶ γάρου καὶ ὄξους, ἢ διά τινος τῶν ὑποτριμμά-
των, καὶ μάλιστα ὅσα διὰ τυροῦ σκευάζονται. χρῶνται δ᾽
αὐτῇ καὶ πρὶν εἰς καυλὸν ὁρμῆσαι πολλοὶ δι᾽ ὕδατος ἕψον-
τες, ὥσπερ κἀγὼ νῦν ἠρξάμην ἀφ᾽ οὗ τῶν ὀδόντων φαύλως
ἔχω. ἰδὼν γάρ τις τῶν ἑταίρων ἐν ἔθει μὲν ὄν μοι ἐκ πολ-
λοῦ τὸ λάχανον, ἐπίπονον δὲ νῦν ἴσχοντα τὴν μάσησιν, εἰσ-
ηγήσατο τὴν ἕψησιν. ἐχρώμην δὲ θριδακίναις ἐν νεότητι
μὲν ἐκχολουμένης μοι συνεχῶς τῆς ἄνω γαστρὸς ἐμψύξεως
ἕνεκεν, ὁπότε δὲ εἰς τὴν καθεστηκυῖαν ἡλικίαν ἧκον, ἄκος ἦν
μοι τὸ λάχανον τοῦτο τῆς ἀγρυπνίας, ἔμπαλιν, ἢ ὡς ὅτε μει-
ράκιον ἦν, ἐσπουδακότι περὶ τὸν ὕπνον. εἰθισμένος τε γὰρ
ἑκουσίως ἀγρυπνεῖν ἐπὶ νεότητος, ἅμα τε καὶ τῆς τῶν παρα-
κμαζόντων ἡλικίας ἀγρυπνητικῆς οὔσης, ἀκουσίως ἀγρυπνῶν
ἐδυσφόρουν, καί μοι μόνον ἀλεξιφάρμακον ἀγρυπνίας ἦν
ἑσπέρας ἐσθιομένη θριδακίνη. λέγω δὲ οὐκ ἄλλο τι θριδακί-
νην, ἢ ὃ πάντες οἱ νῦν ἄνθρωποι καλοῦσιν θρίδακα, ἐπεί τοι

gere Iele ad Iemen producendum coeperit, in aqua dulci
praecoctam Iumunt cum oleo, garo et aceto, aut cum ali-
quo Ialfamentorum condimentorumve, et eorum potiIIimum,
quae cum caIeo parantur. Plerique autem prius, quam in
caulem aIIurgat, ipIa utuntur aquae incoquentes; quod ego
nunc, ex quo dentes mihi male habent, coepi facere. Quidam
enim meorum Iodalium conIpicatus, olus id jam olim quidem
mihi eIIe conIuetum, nunc vero difficilem habere manduca-
tionem, auctor mihi fuit, ut ipIum coquerem. Aetate au-
tem juvenili, quum mihi ventriculus bile aIIidue infeItaretur,
lactuca, quo ipIum refrigerarem, utebar; quum vero ad
aetatem declinantem perveni, hoc olus fuit mihi adverIus
vigilias remedio; tunc enim, contra ac in juventute, Iom-
num mihi dedita opera conciliabam, grave enim mihi erat
praeter voluntatem vigilare, quod mihi accidebat, partim
quod in juventute meapte Iponte vigiliis aIIueveram, partim
quod declinantium aetas ad vigilias admodum eIt propenIa.
Itaque lactuca veIpere commanIa unicum mihi vigiliarum
erat remedium. Caeterum θριδακίνην nihil aliud voco,
quam quod nunc homines θρίδακα appellant, quandoquidem

παρ᾽ ἡμῖν ἕτερόν τι λάχανον ἄγριον ὀνομάζεται θριδακίνη,
παρά τε τὰς ὁδοὺς φυόμενον, ἐπί τε τοῖς ὑψηλοῖς τῶν τά-
φρων, ἔτι τε κατὰ τὰς καλουμένας λιβάδας καὶ πολλὰς τῶν
ἀσπόρων χωρῶν. ἔστι δὲ μικρὸν ἐκεῖνο τὸ λάχανον, οἷόν
περ ἡ ἄρτι φυομένη θρίδαξ ἡ κηπευομένη, καί τι καὶ βραχὺ
πικρότητος ἐμφαίνει, καὶ μᾶλλον ἔτι κατὰ τὴν αὔξησιν, ἐκ-
καυλῆσαν δὲ καὶ πάνυ σαφῆ τὸν πικρὸν ἔχει χυμόν. ὅμοιον
δέ τι λάχανον τῇ θριδακίνῃ τῇδε καὶ ἦν ὀνομάζουσι χονδρίλην
ἐστὶ, καὶ θᾶττον εἰς καυλὸν ἐξορμᾷ, πικρότητα σαφεστέραν
ἔχων καί τινα γλίσχρον τε καὶ λευκὸν ὀπὸν, οἷός περ ὁ τῶν
τιθυμάλλων ἐστὶν, ἀλλ᾽ οὐ δριμὺς, ὡς ἐκείνοις, ᾧ πρὸς ἀνα-
κόλλησιν ἐνίοτε χρώμεθα τῶν ἐν τοῖς βλεφάροις τριχῶν. ταῦτα
μὲν οὖν ἄγρια καλεῖται λάχανα πρὸς διορισμὸν τῶν κηπαίων,
εἴρηται δὲ μικρὸν| ἔμπροσθεν περὶ αὐτῶν κοινῇ. περὶ δὲ τῆς
κηπευομένης θριδακίνης τῆς ἅπασι συνήθως ἐσθιομένης τε καὶ
καλουμένης θρίδακος ἐν κεφαλαίῳ πάλιν ἀναλαβὼν ἐρῶ
μνήμης ἕνεκεν, ὡς ὑγρὸν μὲν ἔχει τὸν χυμὸν καὶ ψυχρὸν, οἱ

apud nos aliud quoddam eſt olus agreſte, quod θριδακίνη
nuncupatur; quod in viis ipſis naſcitur, et locis foſſarum
eminentioribus, et praeterea herboſis aquoſisve (quae λιβά-
δας appellant) ac plerisque incultis. Exiguum autem eſt id
olus, inſtar lactucae hortenſis nunc nuper enatae, amaroris-
que quidpiam prae ſe fert, et multo adhuc magis, dum ado-
leſcit; ubi autem caulem jam produxerit, ſaporem amarum
habet vel manifeſtiſſimum. Porro huic lactucae aliud prae-
terea olus eſt ſimile, quam chondrillam appellant, quae ci-
tius in caulem aſſurgit, amaritudinemque habet magis per-
ſpicuam et lentum quendam ſuccum albumque, cujusmodi
eſt tithymallorum ſuccus, non tamen acer perinde ut ille;
utimurque interdum ipſo ad effluvium pilorum, qui in palpe-
bris ſunt, cohibendum. Haec igitur olera, quo ab horten-
ſibus ſecernantur, agreſtia nuncupantur, de quibus paulo
ante communiter tradidimus. De lactuca autem hortenſi,
quam omnes mandere et θρίδακα nominare conſueverunt,
ſummatim rurſum memoriae cauſa repetens dicam, ipſam
ſuccum quidem habere frigidum et humidum, non tamen

μήν γε καὶ (331) κακόχυμός ἐστι. διὰ τοῦτο οὖν οὐδ᾽ ἀπε-
πτεῖται τοῖς ἄλλοις λαχάνοις ὁμοίως, οὐδ᾽ ἐπέχει τὴν γαστέ-
ρα, ὥσπερ οὐδὲ προτρέπει. καὶ ταῦτ᾽ εἰκότως αὐτῇ συμβέβη-
κε, μήτ᾽ αὐστηρόν τι ἐχούσῃ, μήτε στρυφνὸν, ὑφ᾽ ὧν ἴσχεται
τοὐπίπαν ἡ γαστὴρ, ὥσπερ ὑπὸ τῶν ἁλυκῶν τε καὶ δριμέων
καὶ ὅλως ῥυπτικὸν ἐχόντων τι προτρέπεται πρὸς ἔκκρισιν,
ὧν οὐδ᾽ αὐτῶν ὑπάρχει τι τῇ θριδακίνῃ.

Κεφ. μα'. [360] [Περὶ σέρεως.] Εἴτε τοὺς παρὰ Ῥω-
μαίοις ἰντύβους προσαγορευομένους μόνους ὠνόμαζον οἱ πρόσ-
θεν Ἀθηναῖοι σέρεις, εἴτε τινὰ καὶ ἄλλα τῶν ἀγρίων λαχά-
νων φυτῶν, οὐκ ἀκριβῶς ἔχω φάναι. οἱ δ᾽ ἴντυβοι ταῖς θρί-
δαξι παραπλησίαν ἔχουσι τὴν δύναμιν, ἀπολειπόμενοι καθ᾽
ἡδονὴν αὐτῶν καὶ τἆλλα τὰ πρόσθεν εἰρημένα περὶ θρι-
δακίνης.

Κεφ. μβ'. [Περὶ μαλάχης.] Ἔστι καὶ ταύτης ἑτέρα
τῆς κηπευομένης ἡ ἀγρία μαλάχη, καθάπερ τῆς θρίδακος ἡ
θριδακίνη. διαφέρει δὲ τῶν ὁμοειδῶν φυτῶν ξηρότητι μὲν
τὸ ἄγριον, ὑγρότητι δὲ τὸ κηπευόμενον· ἔχει δέ τι καὶ γλίσ-

pravi effe fucci; quo fit, ut neque coctione omnino privetur,
quo modo reliqua olera, neque ventrem fiftat, quemadmo-
dum etiam non proritat; quae ipfi jure accidunt, quum ne-
que aufteri, neque acerbi quicquam habeat, a quibus in
univerfum venter fiftitur; quemadmodum a falfis et acri-
bus et omnino ab iis, quae vim quandam habent detergendi,
ad excretionem incitatur, quorum etiam nihil lactucae ineft.

Cap. XLI. [De feri.] Num, quos folos Romani in-
tybos appellant, veteres Athenienfes feres duntaxat nomi-
narint, an et alia quaedam olera agreftia, nequeo certo af-
firmare. Caeterum intybi facultatem habent lactucis adfi-
milem, fuavitate tamen et aliis, quae fupra de lactucis fue-
runt comprehenfa, ab ipfis relinquuntur.

Cap. XLII. [De malva.] Quemadmodum lactuca
agreftis ab hortenfi, ita malva agreftis a fativa eft diverfa;
plantae enim congeneres in eo inter fe diffident, quod agre-
ftis quidem ficcitate, fativa vero humiditate fuperat. Por-

χρον κατὰ τὸν χυλὸν ἡ μαλάχη, τῆς θρίδακος οὐκ ἐχούσης,
ἀποκεχώρηκέ τε σαφῶς τοῦ ψύχειν, ὡς καὶ πρὸ τῆς ἐδωδῆς
ἔνεστι γνῶναι, καταπλάσαντά τι τῶν θερμῶν παθῶν, οἷόν
πέρ ἐστι τὸ ἐρυσίπελας, ἀμφοτέροις ἐν μέρει τοῖς λαχάνοις,
ὥσπερ καὶ ποιοῦσιν οἱ ἄνθρωποι, τρίβοντες ἐπιμελῶς τὰ μα-
λακὰ τῶν φύλλων ἄχρι τοῦ λειότατα γενέσθαι. γνώσεται
γὰρ ἐν τῷδε τὴν μὲν θρίδακα ψύχουσαν φανερῶς, μετρίαν
δέ τινα καὶ οἷον χλιαρὰν θερμασίαν ἔχουσαν τὴν μαλάχην.
ὑπέρχεται δὲ τὸ λάχανον ῥᾳδίως τοῦτο, οὐ διὰ τὴν ὑγρότητα
μόνον, ἀλλὰ καὶ διὰ τὴν γλισχρότητα, καὶ μάλιστα ὅταν ἐλαίου
τε καὶ γάρου δαψιλῶς τις οὕτως συγκαταπίῃ. μετρίως δὲ
ἔχει καὶ κατὰ τὴν θρέψιν αὕτη. τῶν τριῶν δὲ λαχάνων τού-
των εἰ παραβάλλοις τὸν χυλὸν, ὁ μὲν τοῦ τεύτλου λεπτομε-
ρής τε καὶ ῥυπτικός ἐστιν, ὁ δὲ τῆς μαλάχης παχύτερός τε
καὶ γλισχρότερος, ὁ δὲ τῆς θριδακίνης μέσος ἀμφοῖν.

Κεφ. μγ΄. [Περὶ τεύτλου.] Μαλάχην μὲν ἔφην οὐ
μόνον ἥμερον, ἀλλὰ καὶ ἀγρίαν εἶναί τινα, καθάπερ γε καὶ

ro fucco malvae lentor quidam ineft, qui lactucae non ineft,
a refrigerandoque abeft perfpicue; id quod etiam ante,
quam edas, intelliges, fi utrumque olus viciffim calido cui-
piam affectui, ut eryfipelati, cataplafmatis modo applicue-
ris; quod etiam vulgo faciunt, tenera folia diligenter ad
exactum laevorem conterentes; fenties enim in hoc cata-
plafmate lactucam quidem manifefte refrigerare, malvam
autem calorem quendam habere moderatum ac veluti tepi-
dum.   Caeterum hoc olus facile fubducitur, non modo pro-
pter humiditatem, verum etiam propter lentorem, et potif-
fimum quando quis cum oleo et garo copiofum ipfum fum-
pferit.   Nutrit autem et ipfa mediocriter.   Verum fi trium
horum olerum fuccum compararis, betae quidem tenuium
eft partium, tergendique facultate eft praeditus, malvae au-
tem craffus magis eft et lentus, lactucae inter utrumque
eft medius.

Cap. XLIII. [De beta.]   Malvam quidem, ut lactu-
cam, diximus non modo effe fativam, fed aliam etiam quan-

630 ΓΑΛΗΝΟΥ ΠΕΡΙ ΤΡΟΦΩΝ ΔΥΝΑΜ.

Ed. Chart. VI. [360. 361.]　　　　Ed. Baf. IV. (331.)

Θριδακίνην. ἄγριον δὲ τεῦτλον οὐκ ἔστιν, εἰ μή τις ἄρα τὸ
λάπαθον οὕτως ὀνομάζειν βούλοιτο. χυλὸς δ᾽ ἐν τοῖς τεύ-
τλοις εἶναι φαίνεται ῥυπτικὸς, ὃς καὶ τὴν γαστέρα πρὸς ἔκ-
κρισιν ἐπεγείρει, καὶ τὸν στόμαχον ἐνίοτε δάκνει, καὶ μάλιστ᾽
ἐκείνων, ὅσοι περ ἂν εὐαίσθητον αὐτὸν ἔχωσι φύσει, καὶ
διὰ τοῦτο κακοστόμαχόν ἐστιν ἔδεσμα πλεῖον βρωθέν. ἡ τρο-
φὴ δὲ ἡ ἀπ᾽ αὐτοῦ βραχεῖα, καθάπερ ἡ ἀπὸ τῶν ἄλλων λαχά-
νων. ἐπιτηδειότερον δὲ αὖ ἐστι μαλάχης εἰς τὰς κατὰ τὸ
ἧπαρ ἐμφράξεις, ἔτι δὲ μᾶλλον, ὅταν μετὰ νάπυος ἢ πάν-
τως γε μετ᾽ ὄξους ἐσθίηται. καὶ τοῖς ὑποσπλήνοις δὲ τὸν αὐ-
τὸν τρόπον ἐσθιόμενον ἀγαθὸν γίνεται φάρμακον· εἰκότως
γὰρ ἄν τις αὐτὸ φάρμακον εἴποι μᾶλλον, ἢ τροφὴν, ὅταν
οὕτως ἐσθίηται. καὶ τοῖς ἀνθρώποις δὲ ὁρῶ σχεδὸν ἅπαντα
τὰ τοιαῦτα δίκην ὄψων, οὐ τροφῶν ἐσθιόμενα, καθάπερ ἐνίο-
τε καὶ πράσον καὶ γλήχωνα καὶ θύμα καὶ ὀρίγανον, ἔτι τε καὶ
κρόμμυον καὶ σκόροδον καὶ κάρδαμον, ὅσα τε ἄλλα τοιαῦτα.

Κεφ. μδ'. [361] [Περὶ κράμβης.] Καὶ ταύτην οἱ πολ-
λοὶ μὲν ὡς ὄψον ἐσθίουσιν, ἰατροὶ δὲ ὡς φαρμάκῳ ξηραίνοντι

dam effe agreftem; nulla autem beta eft agreftis, nifi quis
lapathum ita nominare velit. Succus autem betarum ter-
gendi vim habet manifeftam adeo, ut ventrem ad excernen-
dum excitet, et ftomachum interdum mordicet, praefertim
qui natura fenfu exactiore eft praeditus, ob idque edulium
id ftomacho eft noxium, fi largius fumatur. Corpori autem
ab ipfa, ut ab aliis oleribus, paucum alimentum accedit.
Verum obftructum hepar beta magis, quam malva, aperit, et
multo magis, fi cum finapi, aut omnino faltem cum aceto
mandatur. Lienofis item eodem modo fumpta utile eft me-
dicamentum; jure enim quis ipfam ita manfam medicamen-
tum potius quam alimentum dixerit. Videmusque homi-
nes fere omnia ejusmodi opfoniorum, non alimentorum,
vice efitare, quemadmodum etiam interdum porrum man-
dunt, et pulegium, thymum, origanum, caepam, praeterea
et allium et cardamum et alia id genus.

　　Cap. XLIV. [De braffica.] Hanc quoque plerique,
nt opfonium, mandunt, medici autem ut ficcante medica-

χρῶνται. λελεκται δὲ περὶ αὐτῆς ἤδη μέν τινα κἀν ταῖς τῶν
φαρμάκων δυνάμεσι, κἀν τῷ πρὸ τοῦδε συγγράμματι, καὶ
νῦν δὲ καὶ ἐπὶ κεφαλαιων εἰρήσεται, τὸν μὲν χυλὸν αὐτῆς
ἔχειν τι καθαρτικὸν, αὐτὸ δὲ τὸ σῶμα κατὰ τὸν τοῦ ξηραί-
νοντος λόγον ἐπέχειν μᾶλλον, ἢ προτρέπειν εἰς ὑποχώρησιν.
ὅταν μὲν οὖν ἐκκρίνεσθαι βουλόμεθα τὰ κατὰ τὴν γαστέρα,
πλησίον κειμένης τῆς κακκάβης, ἐν ᾗπερ ἂν ἐψημένη τύχῃ
μετὰ ὕδατος, ἀνασπῶντας αὐτὴν εὐθέως ἐμβάλλειν χρὴ τοῖς
ἀγγείοις, ἐν οἷσπερ ἐσκεύασται τοὔλαιον ἅμα τῷ γάρῳ. δια-
φέρει δ᾽ οὐδὲν, εἰ ἁλῶν ἀντὶ γάρου λαμβάνοιτο. ξηρᾶναι δὲ
ὑγρὰν γαστέρα βουληθέντες, ὅταν ἤδη μετρίως ἐψῆσθαι δοκῇ,
τὸ πρότερον ὕδωρ ἀποχέοντες ἐμβάλλομεν εὐθέως ἑτέρῳ
θερμῷ, κἄπειτα πάλιν ἐκείνῳ καθεψήσομεν, ὡς τακερὰν γε-
νέσθαι, μὴ καθέψοντες, ὅταν ὑπαγωγῆς ἕνεκα λαμβάνηται.
βουλόμεθα γὰρ οὐκ ἀποθέσθαι πάντα τὸν ἴδιον αὐτῆς χυλὸν
ἐπὶ τῆς τοιαύτης χρείας, ἀλλὰ φυλάττειν ὅσον οἷόν τε μάλι-
στα. τελέως μὲν οὖν φυλάττειν τὸν ἴδιον χυλὸν οὐδὲν ἐψό-
μενον δύναται, μᾶλλον δὲ ἀποβάλλει τὰ μέχρι πλείονος ἑψη-

mento utuntur. Dicta autem jam quaedam de hac fuerunt
in libris de medicamentorum facultatibus, tum etiam libro
fuperiore. Nunc autem fummatim dicemus, ipfius quidem
fuccum facultatem habere purgatricem, corpus autem ipfum
communi ficcantium ratione fiftere magis, quam ad dejicien-
dum incitare. Quum igitur, quae in ventre continentur,
excernere voluerimus, e propinquo cacabo, in quo cocta
cum aqua fuerit, extractam ipfam protinus in vafa, in qui-
bus oleum cum garo paratum fuerit, conjicere conveniet.
Nihil autem retulerit, fi falem loco gari fumpferis. Quod fi
humentem alvum ficcare voluerimus, priorem aquam, ubi
braffica mediocriter cocta videbitur, effundentes aliam cali-
dam mox injiciemus, ac deinde rurfum braffcam, quoad
contabuerit, ei incoquemus; quod non facimus, quum ven-
tris dejiciendi gratia fumitur; volumus enim hoc cafu pro-
prium ipfius fuccum omnem non deponere, fed quoad fieri
maxime licet, retinere. Porro nihil, quod coquitur, pro-
prium fuccum fervare omnino poteft, quin potius omnem

θέντα. καὶ μέντοι καὶ φακῆν ἔφαμεν ὁμοίως κράμβῃ χρῆ-
ναι σκευάζειν, ἀμφότερα καὶ αὐτὴν ἐργάζεσθαι δυναμένην,
ὑπαγωγήν τε καὶ στάσιν γαστρός. ὀνομάζεται δὲ ἡ οὕτως
σκευασθεῖσα δίσεφθος καὶ κράμβη καὶ φακῆ. καὶ κρόμ-
μυον δὲ καὶ πράσον καὶ πολὺ μᾶλλον ἀμπελόπρασόν τε καὶ
σκόροδον, ὅ τι τ᾽ ἂν ἄλλο βουληθῇς ἐπὶ τοὐναντίον ἀποστῆ-
σαι τῆς ἀρχαίας φύσεως, οὕτως σκεύαζε, μεμνημένος ἐκείνου
πρὸ πάντων, ὡς οὐ χρὴ ψαύειν οὔτ᾽ ἀέρος οὔθ᾽ ὕδατος
ψυχροῦ τόδε ἑψόμενον, οὐκέτι γὰρ ἀκριβῶς γίνεται τακερὸν,
οὐδ᾽ ἂν ἐπὶ πλεῖστον ἕψῃς, ἀλλὰ χρὴ, καθάπερ εἶπον ἀρτίως,
ἕτοιμον ἔχοντας ὕδωρ θερμὸν, ἀνελκύσαντας ἐκ τοῦ προτέ-
ρου, μεταβάλλειν εὐθέως εἰς ἐκεῖνο. ξηραίνει μὲν οὖν ἀλλή-
λοις παραπλησίως φακῆ τε καὶ κράμβη, καὶ διὰ τοῦτο τὴν
ὄψιν ἀμβλύνει, πλὴν εἰ τύχοι ποθ᾽ ὑγρότερος ὢν παρὰ φύσιν
σύμπας ὁ ὀφθαλμός. ἀλλ᾽ ἡ μὲν φακῆ τροφὴν οὐκ ὀλίγην
δίδωσι τῷ σώματι, καὶ ταύτην παχεῖάν τε καὶ μελαγχολικὴν,
ἡ δὲ κράμβη βραχεῖαν τὴν τροφὴν ἔχει, καὶ ταύτην ὑγροτέραν
τῆς φακῆς, ὡς ἂν εἰ στερεὸν οὐκ οὖσα σιτίον, ἀλλὰ χαῦνον.

abjiciet, ſi coctum diutius fuerit. Quin et lenticulam diximus
eodem, quo braſſicam, modo oportere parare, ut quae utrum-
que poſſit efficere, ventris ſubductionem ſcilicet et cohibi-
tionem. Vocatur autem, quae ſic paratur, bis cocta, et
lens, et braſſica, et caepa, et porrum, et multo magis am-
peloprafum et allium. Quod ſi quid aliud a veteri natura
ad contrariam velis reducere, ſic parabis, hujus ante omnia
memor, id, quod bis coquitur, neque aërem, neque aquam
frigidam contingere; non enim poterit amplius, etiamſi
diutiſſime coxeris, plane tabeſcere; ſed oportet, ut paulo
ante diximus, aquam calidam habere paratam, ut, quum ex
priore extraxeris, in illam protinus conjicias. Lens itaque
et braſſica aequali inter ſe menſura ſiccant, ob idque viſum
hebetant, niſi forte totus oculus humidior fuerit, quam na-
turalis habitus poſtulet. At lens quidem non exiguum cor-
pori dat alimentum, idque craſſum ac melancholicum,
braſſica vero paucum habet alimentum, idque quam lens
humidius, ut quae edulium eſt non firmum, ſed laxum

οὐ μὴν εὔχυμόν ἐστιν ἔδεσμα κράμβη, καθάπερ ἡ θριδακίνη,
ἀλλὰ καὶ μοχθηρὸν ἔχει καὶ δυσώδη τὸν χυλόν. ἐπιφανὲς
δ᾽ εἰς οὔρησιν οὔτ᾽ ἀγαθὸν οὔτε κακὸν ἐξ αὐτῆς ἀποβαί-
νον εἰπεῖν ἔχω. τοῦτο τὸ λάχανον οἱ τὴν ἐπίτριπτον ψευδο-
παιδείαν ἀσκοῦντες ὀνομάζειν ἀξιοῦσι ῥάφανον, ὥσπερ τοῖς
πρὸ ἑξακοσίων ἐτῶν Ἀθηναίοις διαλεγομένων ἡμῶν, ἀλλ᾽
οὐχὶ τοῖς νῦν Ἕλλησιν, οἷς ἅπασιν ἔθος ἐστὶν οὐκ ἐπ᾽ ἄλλου
φυτοῦ τὸ τῆς κράμβης ὄνομα φέρειν.

Κεφ. μέ. [362] [Περὶ ἀτραφάξυος καὶ βλίτου.]
Ὑδατωδέστερα λαχάνων ἐστὶ ταῦτα καὶ, ὡς ἂν εἴποι τις,
ἄποια, τῆς κολοκύνθης ἤτοι μᾶλλον, ἢ πάντως οὐχ ἧττον,
ὅταν ἑψηθέντα τύχῃ δηλονότι· μόνη γὰρ ἐν τοῖς τοιούτοις
ἡ θρίδαξ ἑκατέρως ἐσθίεται. κατανοήσας δέ τις (332) ἀτρα-
φάξυός τε καὶ βλίτου τὴν διὰ τῆς γεύσεως ποιότητα, κἄπειτα
ἀναμνησθεὶς κράμβης, ἐν τῷ μέσῳ συγχωρήσει τὴν θρίδακα
τῶν λαχάνων τούτων εἶναι καὶ τῆς κράμβης, ἐπειδὴ ξηραίνει
μὲν ἱκανῶς ἐκείνη, ταῦτα δὲ ὑδατώδη τελέως ἐστί. καὶ διὰ
τοῦτο ἐμβάλλοντες ὄξος, οὐκ ἐκ μόνων ἐλαίου τε καὶ γάρου

---

fuccum tamen non habet probum, ut lactuca, fed pravum
et graveolentem. Quod vero ad urinas attinet, ipfas (quod
fciam) infigniter neque provocant, neque morantur. Qui
perditiffimam ac falfam doctrinam confectantur, olus hoc
ῥάφανον contendunt appellari, perinde ac fi jam cum iis
Athenienfibus, qui ante fexcentos annos fuerunt, nobis effet
fermo, non cum Graecis, qui nunc funt, quibus omnibus
mos eft in nulla alia planta brafficae nomine uti.

Cap. XLV. [De atriplice et blito.] Haec funt aliis
oleribus aquofiora et, ut fic dicam, qualitatis expertia, ma-
gis quam cucurbita, aut faltem non minus, quum cocta vi-
delicet fuerint; fola enim inter ejusmodi olera lactuca utro-
que modo manditur. Quod fi quis atriplicis et bliti qua-
litatem guftu affecutus brafficae deinde recordetur, fatebi-
tur, lactucam effe in medio horum olerum et brafficae,
quando haec quidem ficcat admodum, illa autem omnino
funt aquea: quo fit, ut non ex folo oleo et garo ipfa man-
dant, fed acetum etiam injiciant; alioquin enim ftomacho

προσφέροντα. μᾶλλον αὐτὰ, κακοστόμαχα γὰρ ἄλλως λαμ-
βανόμενα. λέλεκται δὲ, ὡς τὰ τοιαῦτα λάχανα ῥέπει μέν πως
ἐπὶ τὸ ῥᾳδίως ὑπιέναι, καὶ μάλιστ᾽ ἂν ἔχῃ μετὰ τῆς ὑγρότη-
τος ὀλισθηρὸν, οὐ μὴν ἰσχυράν γε τὴν κάτω ῥοπὴν, ἀλλὰ
βραχεῖαν ἔχει, διὰ τὸ μηδεμίαν ὑπάρχειν αὐτοῖς ἢ δριμεῖαν
ἢ νιτρώδη ποιότητα, πρὸς ἔκκρισιν ἐπεγείρουσαν τὴν γαστέρα.
πρόδηλον δ᾽, ὅτι καὶ τὴν ἀφ᾽ ἑαυτῶν τροφὴν ἐλαχίστην δίδωσι
τῷ σώματι.

Κεφ. μστ. [Περὶ ἀνδράχνης.] Ὡς ἐδέσματι μὲν
χρῶνταί τινες, ὀλίγην δὲ τροφὴν ἔχει, καὶ ταύτην ὑγρὰν καὶ
ψυχρὰν καὶ γλίσχραν, ὡς φάρμακον δ᾽ αἱμωδίαν ἰᾶται διὰ
τὴν ἄδηκτον γλισχρότητα, περὶ ἧς ἐπὶ πλέον ἐν τῇ τῶν
εὐπορίστων φαρμάκων πραγματείᾳ λέγεται.

Κεφ. μζ΄. [Περὶ λαπάθου.] Δύναταί τις, ὡς πρόσ-
θεν ἔφην, ἄγριον εἶναι φάναι τεῦτλον αὐτὸ, παραπλήσιον
ὑπάρχον οὐ τῇ γεύσει μόνον, ἀλλὰ καὶ τῇ δυνάμει, τῷ κη-
πευομένῳ τεύτλῳ. ἐπεὶ δὲ τὸ τεῦτλον ἥδιόν ἐστι τοῦ λαπά-
θου, διὰ τοῦτο μᾶλλον ἐσθίουσιν αὐτὸ πάντες οἱ ἄνθρωποι

funt noxia. Dictum autem nobis fuit, quod olera hujusce-
modi ad facilem dejectionem quodammodo funt propenfa,
et potiffimum, fi cum humiditate lubricum quiddam habeant;
propenfionem tamen ac momentum ad inferiorem excretio-
nem habent non magnum, fed exiguum, propterea quod
nulla qualitas ipfis ineft acris aut nitrofa, quae ventrem
ad excernendum excitet. Manifeftum porro eft quod ali-
mentum a fe ipfis corpori praebent exiguum.

Cap. XLVI. [De portulaca.]   Quidam portulaca
utuntur ut cibo: nutrimentum autem habet exile, idque
humidum, frigidum et lentum; ut medicamentum autem
ftuporem dentium fanat fuo lentore morfus experte: de quo
fufius in opere de medicamentis paratu facilibus tradimus.

Cap. XLVII. [De lapatho.]   Licet cuivis, ut ante
diximus, lapathum appellare betam agreftem, ut quod non
guftu modo, fed viribus etiam betae hortenfi eft affimile.
Verum quum beta lapatho fit fuavior, idcirco nemo eft, qui
non ipfa libentius vefcatur.   Proinde nihil eft, quod ego

BIBΛION B.   635

Ed. Chart. VI. [362. 363.]   Ed. Baſ. IV. (532.)

διὰ τοῦτο οὖν οὐδὲ ἐγὼ δεήσομαι λόγου τινὸς περὶ λαπάθου,
περὶ τοῦ τεύτλου πάνθ᾽ ὅσα προσήκει εἰρηκώς,

Κεφ. μή᾽. [Περὶ ὀξυλαπάθου.] Καὶ τοὔνομα ἐμ-
φαίνει τοῦ φυτοῦ τοῦδε τὴν ποιότητα καὶ τὴν δύναμιν, ἔστι
γὰρ λάπαθον ὀξύ. τὸ μὲν οὖν λάπαθον οὐκ ἄν τις ὠμὸν φά-
γοι, καθάπερ οὐδὲ τὸ τεῦτλον, ὀξυλάπαθον δὲ ἐσθίουσιν
ὠμὸν ἐπὶ τῆς ἀγροικίας αἱ κιττῶσαι γυναῖκες, ἐνίοτε δὲ καί
τινα τῶν περιέργων παιδίων. εὔδηλον δ᾽, ὅτι καὶ τοῦτο
τῶν ἀτρόφων λαχάνων ἐστὶ πολὺ μᾶλλον ἢ τὸ λάπαθον.

Κεφ. μθ᾽. [363] [Περὶ στρύχνου.] Τῶν ἐσθιομέ-
νων λαχάνων οὐδὲν οἶδα τοσαύτην ἔχοντα στύψιν, ὅσην ὁ
στρύχνος. εἰκότως οὖν ὡς τροφῇ μὲν αὐτῷ σπανιάκις, ὡς
φαρμάκῳ δὲ συνεχῶς χρώμεθα. δραστήριον μὲν γάρ ἐστιν,
εἰς ὅσα ψύξεως στυφούσης ἐστὶ χρεία, τροφὴν δ᾽ ἐλαχίστην
ἔχει.

Κεφ. ν᾽. [Περὶ ἀκανθωδῶν φυτῶν.] Ἀνίσχοντα
τῆς γῆς ἄρτι τὰ τοιαῦτα φυτὰ, πρὶν εἰς ἀκάνθας αὐτῶν τε

plura de lapatho commemorem, quum omnia, quae opus
erant, in beta expoſuerim.

Cap. XLVIII. [De oxylapatho.] Vel nomen ipſum
plantae hujus qualitatem ac vires indicat; eſt enim lapa-
thum acidum. Quod autem ad lapathum attinet, nemo eſt,
qui crudum ipſum mandat, quemadmodum neque betam:
oxylapathum tamen mulieres ruſticae pica laborantes, inter-
dum et pueri quidem guloſi crudum manducant. Perſpi-
cuum autem eſt, quod olus hoc ex eorum eſt genere, quae
non nutriunt, multo magis, quam lapathum.

Cap. XLIX. [De ſolano.] Inter ea olera, quibus
veſcimur, nullum novi, quod tantam habeat adſtrictionem,
quantam ſolanum; merito igitur raro quidem ipſo utimur
ut alimento, ut medicamento autem aſſidue; efficax enim
eſt in iis, in quibus refrigerationis adſtringentis uſus incidit.
Minimi autem eſt alimenti.

Cap. L. [De plantis ſpinoſis.] Plerique ruſticorum
plantis hujuscemodi e terra nunc nuper emerſis, priusquam

λευτῆσαι τὰ φύλλα, πολλοὶ τῶν ἀγροίκων ἐσθίουσιν οὐκ ὠμὰ
μόνον, ἀλλὰ καὶ δι᾽ ὕδατος ἕψοντες, ἐναποβάπτοντες δὲ τὰ
μὲν ὠμὰ γάρῳ καὶ ὄξει, τὰ δὲ ἑφθὰ τούτοις αὐτοῖς ἐπι-
χέοντες ἔλαιον. ὅτι δὲ ἐλαχίστην τροφὴν ἔχει πάντα τὰ λά-
χανα, καὶ ταύτην ὑδατώδη καὶ λεπτήν, ἔμπροσθεν εἴρηται.
τὰ δ᾽ οὖν ἀκανθώδη μετρίως ἐστὶν εὐστόμαχα. τούτων τῶν
φυτῶν καὶ σκόλυμός ἐστι καὶ ἀτρακτυλὶς, καὶ ἡ καλουμέ-
νη λευκάκανθα, δίψακός τε καὶ κνίκος, καὶ τραγάκανθα καὶ
ἀτραγὶς, ἥ τε τετιμημένη μειζόνως ἢ προσήκει κινάρα.

Κεφ. νά. [Περὶ κινάρας.] Καλοῦσι δ᾽ αὐτὴν πάν-
τες οἱ φεύγοντες τὰ συνήθες, οὐ διὰ τοῦ κ καὶ τοῦ ι τὴν
πρώτην συλλαβὴν ὀνομάζοντες, ἀλλὰ διὰ τοῦ κ καὶ υ. κακό-
χυμον δέ ἐστιν ἔδεσμα, καὶ μάλισθ᾽ ὅταν ἤδη σκληροτέρα γέ-
νηται, καὶ γὰρ τὸν χολώδη χυμὸν ἐν ἑαυτῇ πλείονα. τηνικαῦ-
τα ἴσχει, καὶ τὴν ὅλην οὐσίαν σκληρωδεστέραν, ὥστ᾽ ἐκ μὲν
ταύτης μελαγχολικὸν γεννᾶσθαι χυμὸν, ἐκ δὲ τοῦ χυλοῦ τοῦ
κατ᾽ αὐτὴν λεπτὸν καὶ πικρόχολον, ἄμεινον οὖν ἀφέψον-
τας αὐτὴν οὕτως ἐσθίειν, εἰ μὲν δι᾽ ἐλαίου καὶ γάρου καὶ

ipfarum folia in fpinas definant, vefcuntur, non crudis mo-
do, fed in aqua etiam elixis, crudas quidem aceto et garo
intingentes, coctis vero praeter haec oleum affundentes.
Quod autem olera omnia nutrimentum habeant pauciffimum,
et ipfum quidem tenue et aquofum, dictum fupra a nobis
fuit; fpinofa vero ftomachum mediocriter juvant. Inter
has plantas funt fcolymus, atractylis, et quam fpinam albam
appellant, dipfacus, cnicus, tragacantha, atragis, et quam
pluris, quam conveniat, aeftimant, cinara.

Cap. LI. [De cinara.] Omnes, qui vulgarem con-
fnetudinem fugiunt, plantam hanc κυνάραν appellant, non
per κ et ι, fed per κ et υ primam fyllabam pronunciantes.
Pravi autem fucci eft edulium, et maxime quum plufculum
jam obduruerit; etenim tunc fuccum biliofum in fe ipfa
continet copiofiorem, totamque fubftantiam habet lignofio-
rem, adeo ut ex ea quidem humor melancholicus, ex ipfo
autem fucco tenuis ac biliofus gignatur. Satius igitur fue-
rit ipfam elixam mandere, fic ut, fi quis cum oleo, garo et

οἴνου προσφέροιτό τις, ἐπεμβάλλοντα κορίανον, εἰ δὲ ἐν λο-
πάδι σκευάζων ἢ ταγηνίζων, ἄνευ τούτων· πολλοὶ γὰρ
οὕτως ἐσθίουσι τὰς οἷον κεφαλὰς αὐτῶν, ἃς ὀνομάζουσι
σπονδύλους.

Κεφ. νβ'. [Περὶ σελίνων καὶ ἱπποσελίνων καὶ σίων
καὶ σμυρνίου.] Πάντα ταῦτά ἐστιν οὐρητικά. συνηθέστατα
δ' αὐτῶν ἔτι καὶ ἡδίω καὶ εὐστομαχώτερα τὰ σέλινα· τὸ δ'
ἱπποσέλινον καὶ σίον ἀηθέστερα. τὸ μὲν οὖν σμύρνιον οὐκ
ἄηθες· ἐν γοῦν τῇ Ῥώμῃ πάμπολυ πιπράσκεται· δριμύτε-
ρον δ' ἐστὶ καὶ θερμότερον πολλῷ τοῦ σελίνου, καί τι καὶ
ἀρωματῶδες ἔχει. μᾶλλόν τε οὖν οὐρητικόν ἐστι σελίνου καὶ
ἱπποσελίνου καὶ σίου, καὶ γυναιξὶ κινεῖ τὰ καταμήνια. ποιεῖ
δὲ καὶ καυλὸν ἦρος ὥρᾳ δυνάμενον ὠμὸν ἐσθίεσθαι παρα-
πλησίως τοῖς φύλλοις, ἃ διὰ τοῦ χειμῶνος ἦν μόνα τῷ φυτῷ,
μηδέπω καυλὸν ἔχοντι, καθάπερ οὐδὲ τὸ σέλινον. ὕστερον δὲ
προγενομένου τοῦ καυλοῦ, τὸ σύμπαν ἥδιον γίνεται, κἂν
ὠμὸν ἐσθίῃ τις αὐτὸ, κἂν ἑφθὸν, [364] εἴτ' ἐξ ἐλαίου καὶ γάρου
τύχοι βουληθεὶς, εἴτ' οἴνου προσεπεμβάλλων, εἴτε ὄξους.

vino ipfam fumat, coriandrum injiciat, fin vero in patina
paret, aut frigat in fartagine, haec femoveat; multi enim
eo modo ipfarum veluti capita, quae fpondylos nominant,
mandunt.

Cap. LII. [De apio, equapio, fio et fmyrnio.] Haec
omnia urinas cient; inter quae apium eft ufitatiffimum, et
fuavius, et ftomacho gratius, equapium autem et fion
minus in ufu. Smyrnium vero non eft inufitatum, fiqui-
dem Romae maxima copia venditur, acriusque multo eft
quam apium et calidius, praeterea aromaticum etiam habet
quidpiam. Proinde urinas provocat valentius, quam apium,
equapium et fion, menfesque mulieribus movet. Vere
autem caulem producit, qui crudus efculentus eft, non ali-
ter, quam folia, quae hyeme fola plantae inerant caulem
nondum habenti, ut neque tum apium habet. Poftea vero
accedente caule, tota planta jucundior redditur, five quis
crudam ipfam, five elixam mandat, five cum oleo et garo,
five vinum velit adjicere, five acetum. Sunt qui cum aceto

638   ΓΑΛΗΝΟΥ ΠΕΡΙ ΤΡΟΦΩΝ ΔΥΝΑΜ.

Ed. Chart. VI. [364.]   Ed. Baf. IV. (33ᵻ.)
ἔνιοι δὲ καὶ δι᾽ ὄξους καὶ γάρον μόνον ἐσθίουσι, καθάπερ τὰ
σέλινα τινὲϛ δὲ τούτοις ἐπεμβάλλουσιν ἐλαίου βραχύ. τὸ δὲ
ἱπποσέλινόν τε καὶ σίον ἕψοντες ἐσθίουσιν, ὠμὸν γὰρ ἑκά-
τερον αὐτῶν ἀηδὲς φαίνεται. τά γε μὴν σέλινα καὶ τὰ σμύρ-
νια καὶ τῆς θρίδακος φύλλοις μιγνύντες προσφέρονταί τινεϛ·
ἄποιον γὰρ οὖσα λάχανον ἡ θρίδαξ, ἔτι τε ψυχρὸν ἔχουσα
χυμὸν, ἡδίων τε ἅμα καὶ ὠφελιμωτέρα γίνεται τῶν δριμέων
τι προςλαμβάνουσα. κατὰ τοῦτο γοῦν ἔνιοι καὶ τὰ τῶν εὐ-
ζώμων καὶ τὰ τῶν πράσων φύλλα μιγνύουσιν αὐτῇ· εἰσὶ δὲ
οἳ καὶ τῶν ὠκίμων. ὀνομάζουσι δ᾽ ἐν Ῥώμῃ συνήθως ἤδη
πάντες οὐ σμύρνιον, ἀλλ᾽ ὁλούσατρον τὸ λάχανον τοῦτο. καί
τις ἴσως αὐτὸ τὴν ἀρχὴν οὐδὲ ἀριθμεῖν ἐν ταῖς τροφαῖς
ἀξιώσει, καθάπερ οὐδὲ τὸ σίον, οὐδὲ τὸ ἱπποσέλινον· εἶναι
γὰρ ἅπαντα τὰ τοιαῦτα τῶν σιτίων ὄψα, καθάπερ καὶ τὰ
κρόμμυα καὶ τὰ σκόροδα, πράσα τε καὶ ἀμπελόπρασα, καὶ
πάντα ἁπλῶς τὰ δριμέα. τούτου δὲ τοῦ γένους ἐστὶ καὶ πή-
γανον καὶ ὕσσωπον, ὀρίγανόν τε καὶ μάραθρον καὶ κορίανον,
περὶ ὦν ἐν τοῖς ὀψαρτυτικοῖς συγγράμμασι λέγεται, κοινοῖς

folo et garo mandant, quo modo et apium; alii autem
olei nonnihil iis adjiciunt.   Caeterum equapium et fion
cocta manducant; utrumque enim ipforum crudum eft in-
fuave.   Sunt qui apium et fmyrnium foliis lactucae mixta
manducent: nam quum lactuca olus fit infipidum, fuccum-
que praeterea habeat frigidum, non modo fuavior, fed uti-
lior etiam redditur, fi acrium olerum quoddam affumpferit;
ob eam certe caufam nonnulli erucae ac porri folia, alii
ocimi ipfi admifcent.   Romae autem vulgo jam omnes ho-
mines olus id non fmyrnium, fed olus atrum nominant:
quod forte aliquis omnino ne inter alimenta quidem nume-
rare dignabitur, quemadmodum neque fion, neque equa-
pium, fed omnia hujuscemodi ftatuet ciborum effe opfonia,
quemadmodum et caepas, et allia, et porra, et ampelopra-
fa, et (ut in fumma dicam) omnia acria.   Hujus autem ge-
neris eft ruta, hyffopus, origanum, feniculus, coriandrum,
de quibus in commentariis de opfoniis difputatur, qui me-

μέν πως οὖσιν ἰατροῖς τε καὶ μαγείροις, ἔχουσι δὲ τέλος καὶ
σκοπὸν ἴδιον. ὠφελείας γὰρ ἡμεῖς στοχαζόμεθα τῆς τῶν ἐδε-
σμάτων, οὐχ ἡδονῆς. ἐπὶ δ' ἐνίων ἡ κατὰ τὴν ἐδωδὴν ἀηδία
μέ(333)γα μέρος εἰς ἀπεψίαν συμβάλλεται· κατὰ τοῦτ' οὖν
μετρίως ἡδύνειν αὐτὰ βέλτιόν ἐστιν. ἡ δὲ τῶν μαγείρων ἡδο-
νὴ μοχθηροῖς οὕτως ἀρτύμασιν ὡς τὸ πολὺ χρῆται συνή-
θως, ὡς ἀπεψίαν μᾶλλον ἢ εὐπεψίαν αὐτοῖς ἕπεσθαι.

Κεφ. νγ'. [Περὶ εὐζώμου.] Θερμαίνει σαφῶς πάνυ
τοῦτο τὸ λάχανον, ὥστε οὐδὲ μόνον ἐσθίειν αὐτὸ ῥᾴδιον
ἄνευ τοῦ μῖξαι τοῖς φύλλοις τῆς θριδακίνης. ἀλλὰ καὶ σπέρμα
γεννᾶν πεπίστευται, καὶ τὰς πρὸς τὴν συνουσίαν ὁρμὰς ἐπε-
γείρειν. κεφαλαλγὲς δ' ἐστὶ, καὶ μᾶλλον ἐάν τις αὐτὸ μό-
νον ἐσθίῃ.

Κεφ. νδ'. [Περὶ ἀκαλήφης, ἣν καὶ κνίδην ὀνομά-
ζουσι.] Τῶν ἀγρίων βοτανῶν ἕν τι καὶ τοῦτό ἐστι, λεπτο-
μερῆ δύναμιν ἔχον. εἰκότως οὖν ὡς τροφῇ μὲν οὐδεὶς αὐτῷ
χρῆται χωρὶς τοῦ μεγίστῳ πιεσθῆναι λιμῷ. χρήσιμον δ' ἐστὶν
ὡς ὄψον τε καὶ φάρμακον ὑπακτικὸν γαστρός.

dicis quidem et coquis quodammodo funt communes, finis
tamen utrisque ac fcopus eft peculiaris, quandoquidem nos
utilitatem, quae ex cibis provenit, fpectamus, non volupta-
tem. Quibusdam tamen cibi infuavitas magna ex parte
caufa eft, quo minus ipfum conficiant; ob eam igitur 'caufam
fatius fuerit cibos mediocriter condire. Coquorum autem
fuavitas condimentis ut plurimum uti confuevit adeo pra-
vis, ut ipfa coctioni plus noceant, quam commodent.

Cap. LIII. [De eruca.] Hoc olus manifeftiffime ca-
lefacit: proinde folum ipfum mandere, nifi lactucae foliis
mifceatur, non eft facile. Semen autem generare creditur,
et coëundi appetitum excitare. Capiti etiam dolorem in-
fert, praefertim fi quis ipfo folo vefcatur.

Cap. LIV. [De urtica, quam et cniden nominant.]
Herbarum agreftium una haec eft, tenuinmque eft partium
ac virium, unde nemo ipfa, ut alimento, jure utitur, nifi
fame maxima prematur. Utilis autem eft ut opfonium
ac medicamentum, quod alvum dejicit.

640 ΓΑΛΗΝΟΥ ΠΕΡΙ ΤΡΟΦΩΝ ΔΥΝΑΜ.

Ed. Chart. VI. [364. 365.]　　　　Ed. Baf. IV. (333.)

Κεφ. νέ. [Περὶ γιγγιδίου καὶ σκάνδικος.] Πλεῖστον
ἐν Συρίᾳ τὸ γιγγίδιον φύεται καὶ βιβρώσκεται παραπλήσιον
τῷ παρ᾽ ἡμῖν σκάνδικι. πάνυ δ᾽ ἐστὶν εὐστόμαχον, ἐάν τε
ὠμὸν, ἐάν τε καὶ ζέσας αὐτὸ βούλῃ προσφέρεσθαι. μακροτέ-
ρας δ᾽ ἑψήσεως οὐκ ἀνίσχονται. προσφέρονται δ᾽ αὐτό τινες
δι᾽ ἐλαίου καὶ γάρου, τινὲς δὲ καὶ οἶνον ἢ ὄξος ἐπεμβάλλον-
τες· καὶ πολύ γε μᾶλλον εὐστόμαχόν τ᾽ ἐστὶ καὶ τοὺς ἀπο-
σίτους προτρέπει μετ᾽ ὄξους ἐσθιόμενον. εὔδηλον δ᾽, ὅτι καὶ
τοῦτο τὸ βοτάνιον φάρμακόν ἐστι μᾶλλον, ἢ τροφὴ, καὶ γάρ
τοι καὶ στύψεως καὶ πικρότητος σαφοῦς οὐκ ὀλίγης μετέχει.

Κεφ. νστ΄. [365] [Περὶ ὠκίμου.] Ὄψῳ μὲν καὶ τούτῳ
χρῶνται πολλοὶ, δι᾽ ἐλαίου καὶ γάρου προσφερόμενοι, κακο-
χυμότερον δέ ἐστι, καὶ διὰ τοῦτο προσεπιψεύδονταί τινες
αὐτοῦ, φάσκοντες, εἰ τριφθὲν ἐμβληθείη χύτρᾳ καινῇ, τά-
χιστα γεννᾷν ἐν ὀλίγαις ἡμέραις σκορπίους, καὶ μάλισθ᾽ ὅταν
ἐν ἡλίῳ τις ἑκάστης ἡμέρας θερμαίνῃ τὴν χύτραν. ἀλλὰ τοῦτο

Cap. LV. [De gingidio et fcandice.] Gingidii ma-
ximus eſt in Syria proventus, manditurque non aliter,
quam fcandix apud nos, ſtomachumque admodum juvat,
ſive crudum, ſive elixum ipſum mandere velis, elixationem
autem diuturniorem non tolerat. Sunt qui ipſum mandant
cum oleo et garo, alii autem vinum etiam vel acetum in-
jiciunt, multoque magis ita ſtomachum juvat, collapſamqᵉe
appetentiam, fi cum aceto ſumatur, excitat. Perſpicuum
porro eſt, quod haec herba medicamentum potius eſt quam
alimentum; habet enim perſpicue adſtrictionem et amaro-
rem non mediocrem.

Cap. LVI. [De ocimo.] Plerique hoc quoque utun-
tur ut opſonio, cum oleo et garo ipſum mandentes, pra-
vioris autem eſt ſucci; quae res impulit quosdam, ut falſa
de eo prodiderint, affirmantes ipſum celerrime paucis die-
bus ſcorpiones generare, fi tritum in ollam novam immitte-
retur, et potiſſimum, fi quis quotidie ollam ad ſolem calefe-
cerit. Verum id quidem falſum eſt; vere autem ipſum dixeris

μὲν ψεῦδός ἐστι, κακόχυμον δὲ καὶ κακοστόμαχον καὶ δύσ-
πεπτον εἶναι λάχανον ἀληθῶς ἂν εἴποις αὐτό.

         Κεφ. νζ'.   [Περὶ μαράθρου.]   Καὶ αὐτόματον μὲν
ἐνίοτε φύεται τοῦτο, καθάπερ καὶ τὸ ἄνηθον, ἀλλὰ καὶ
σπείρουσιν αὐτὸ κατὰ τοὺς κήπους, καὶ χρῶνται συνεχέστα-
τα μὲν εἰς τὰς ἀρτύσεις ἀνήθῳ, μαράθρῳ δὲ ὡς ὄψῳ. καὶ
γὰρ ἀποτίθενται παρ' ἡμῖν αὐτὸ, παραπλησίως πυρέθρῳ καὶ
τερμίνθῳ συντιθέντες, ὡς εἰς ὅλον εἶναι ἐνιαυτὸν χρήσιμον,
ὥσπερ καὶ τὰ κρόμμυα καὶ τὰς γογγυλίδας καὶ ἕτερά τε τοιαῦ-
τα, τὰ μὲν δι' ὄξους μόνου, τὰ δὲ δι' ὀξάλμης συντιθέ-
μενοι.

         Κεφ. νή.   [Περὶ ἀσπαράγων.]   Εἴτε διὰ τοῦ φ λέ-
γειν ἐθέλοις, εἴτε διὰ τοῦ π τὴν δευτέραν συλλαβὴν τῶν
ἀσπαράγων, καθάπερ ἅπαντες, οὐ νῦν πρόκειται σκοπεῖν, οὐ-
δὲ γὰρ τοῖς Ἀττικίζειν τῇ φωνῇ σπουδάζουσιν, ἀλλὰ τοῖς
ὑγιαίνειν ἐθέλουσι γράφεται ταῦτα, κἂν, τοῦτο δὴ τὸ τοῦ Πλά-
τωνος, μήτε γράμματα, μήτε νοῦν ἐπίστανται. καλούντων
οὖν τῶν Ἑλλήνων σχεδὸν ἁπάντων τοὺς ἁπαλοὺς καυλοὺς,

olus ſtomacho eſſe noxium, pravique ſucci et concoctu
difficile.

         Cap. LVII.   [De foeniculo.]   Quemadmodum ane-
thum, ita foeniculus interdum ſua ſponte naſcitur; ſerunt
tamen et ipſum in hortis, utunturque aſſidue anetho qui-
dem in condimentis, foeniculo autem etiam ut opſonio;
nam apud nos reponunt ipſum eodem modo, quo pyre-
thrum et terebinthum, componentes adeo, ut in totum an-
num ſit utilis, quemadmodum cepas componunt et rapas
et alia id genus, quorum alia quidem cum aceto ſolo, alia
cum aceto et muria ſimul componunt.

         Cap. LVIII.   [De aſparagis.]   Utrum ſyllaba ſecun-
da nominis aſparagi per ph ſit pronuncianda, an per p, ut
omnes nunc proferunt, diſquirere nunc non eſt propoſitum;
haec enim ſcribimus iis, quibus ſanitatem tueri eſt propoſi-
tum, non ſermonis Attici affectatoribus, qui ſane in eo vi-
dentur neque Platonis ſcripta, neque ipſius mentem intelli-
gere. Quum igitur Graeci propemodum omnes teneros

642 ΓΑΛΗΝΟΥ ΠΕΡΙ ΤΡΟΦΩΝ ΔΥΝΑΜ.

Ed. Chart. VI. [365.]   Ed. Baf. IV. (335.)

ὅταν αὐξάνωνται πρὸς τὴν τοῦ καρποῦ τε καὶ σπέρματος ἐκ-
βολήν, ἀσπαράγους διὰ τοῦ π, τὴν δύναμιν αὐτῶν ἐροῦμεν;
ἐπιτρέψοντες ὅπως ἂν ὀνομάζειν ἐθέλωσιν οἱ χρώμενοι πολ-
λὰ μὲν οὖν τῶν λαχάνων τε καὶ ὅλως τῶν φυτῶν γεννᾷν πέφυ-
κεν ἐκβλαστήματα τοιαῦτα, πάντα δὲ οὐκ ἐσθίουσιν αὐτά. καὶ
διὰ τοῦτο περὶ τῶν συνηθεστέρων ὁ λόγος ἡμῖν ἔσται, καθάπερ
ἐπὶ τῶν ἔμπροσθεν ἐποιήσαμεν. ὁ μὲν οὖν τῆς κράμβης, ὃ
καὶ κῦμα καλοῦσιν ἔνιοι, κατὰ συναίρεσιν, ἐμοὶ δοκεῖν, τοῖ
διὰ τριῶν συλλαβῶν ὀνόματος λεγομένου τοῦ κυήματος, τῆς
κράμβης αὐτῆς ἧττον ξηραίνει· καίτοι τῶν ἄλλων λαχάνων ξη-
ρότερος τὴν κρᾶσιν ὁ καυλὸς τῶν φύλλων ἐστὶν ὡς ἐπὶ τὸ
πολύ, καὶ μάλισθ᾽ ὅταν ἐγγὺς ἥκῃ τοῦ τὸν καρπὸν ἀποχεῖν.
λέγω δὲ ἄλλα λάχανα τοιαῦτα εἶναι, θριδακίνην, ἀτράφαξυν,
βλίτον, τεῦτλον, μαλάχην. ἔμπαλιν τὸν ῥαφανίδος τε καὶ
ἀσπαράγου καὶ γογγυλίδος καὶ νάπυος καὶ καρδάμου καὶ πυ-
ρέθρου καὶ πάντων σχεδόν, ὅσα δριμέα καὶ θερμά, ὑγρότε-
ρον εἶναι συμβέβηκε. ποιεῖ δὲ καὶ βολβὸς καὶ σέλινον καὶ
σίον, εὔζωμόν τε καὶ ὤκιμον, ὀξυλάπαθόν τε καὶ λάπαθον;

caules, quo tempore ad fructus ac feminis productionem
augefcunt, afparagos per p appellent, ipforum facultatem
exponemus, iis, qui ipfis utuntur, quo lubet nomine, appel-
lare permittentes. Multa fane olera et in fumma plantae
multae fuapte natura hujuscemodi germina producunt qui-
dem, non omnia tamen manduntur. Ob eam caufam (ut in
aliis antea fecimus) de ufitatioribus verba faciemus. Braf-
ficae igitur germen (quod nonnulli κῦμα etiam nominant,
arbitror, per contractionem nominis trifyllabi κυήματος)
minus quam braffica ipfa ficcat, tametfi aliorum olerum
caulis temperamento eft ut plurimum, quam folia, ficciore,
potiffimum quam jam prope fructus decidit: dico autem alia
olera effe haec, lactucam, atriplicem, blitum, betam, mal-
vam. Contra vero accidit, ut radiculae, afparagi, et ra-
pae, finapi, cardami, pyrethri, et omnium propemodum
acrium et calidorum fit humidior. Bulbus autem et apium,
fion, eruca, ocimum, oxylapathum, lapathum et omnes

ἅπασαί τε λαχανώδεις πόαι τοιοῦτόν τινα, πρὶν ἐκκαρπεῖν,
καυλὸν· ἐκκαρπησάντων δὲ, ξηραίνεταί τε καὶ ἄχρηστος εἰς
ἐδωδὴν ἀνθρώπων γίνεται. πάντα δὲ [366] τὰ τοιαῦτα δι'
ὕδατος ἑψηθέντα μετ' ἐλαίου καὶ γάρου προσφέρονται, βρα-
χέος ὄξους ἐπεμβάλλοντες· ἡδύτερα γὰρ οὕτως καὶ εὐστομα-
χώτερα γίνονται, τροφὴν μέντοι τῷ ,σώματι δίδωσιν ὀλίγην
τε καὶ οὐκ εὔχυμον.

Κεφ. νθ'. [Περὶ ἑτέρου γένους ἀσπαράγων.] Ετε-
ρον δὲ γένος ἀσπαράγων, ἐπὶ τοῖς θαμνώδεσι φυτοῖς γιγνό-
μενον, ὀξυμυρσίνη τε καὶ χαμαιδάφνη καὶ ὀξυάκανθα. καὶ
τούτων ἕτεροί τινες, ὁ μὲν βασιλικὸς, ὁ δὲ ἕλειος ὀνομαζό-
μενος, ὥσπερ γε καὶ ὁ τῆς βρυωνίας ἕτερος τῶνδε. πάντες
δέ εἰσιν εὐστόμαχοί τε καὶ διουρητικοὶ καὶ βραχὺ τὸ τρόφιμον
ἔχοντες. εἰ μέντοι πεφθεῖεν καλῶς οἱ τοιοῦτοι, τροφιμώτε-
ροι τῶν ἐπὶ τοῖς λαχάνοις ἀσπαράγων εἰσὶν, ὅσῳ καὶ ξηρότε-
ροι. ὁμοιότης δέ τίς ἐστι τοῖς τε τῶν θάμνων καὶ τοῖς τῶν
δένδρων βλαστήμασιν; οὐκ ἀκριβὴς ταυτότης. καὶ γὰρ ξυλω-

oleracei generis herbae, antequam femen effundant, ejus-
modi caulem quendam producunt, qui poft femen effufum
ficcatur, fitque ad cibum hominibus inutilis. Haec autem
omnia aquae incocta mandunt cum oleo, garo, pauco aceto
adjecto, ita enim jucundiora funt, ftomachumque magis ju-
vant. Alimentum tamen paucum dant corpori, et id non
boni fucci.

Cap. LIX. [De alio genere afparagorum.] Aliud au-
tem afparagorum eft genus, quod in plantis fruticofis pro-
venit, oxymyrfine, chamaedaphne et oxyacantha. Ab his
praeterea alii funt diverfi, quorum alius regius, alius palu-
ftris nominatur, quemadmodum et alius eft bryoniae, ab
his diverfus. Omnes autem ftomachum juvant, urinasque
cient, et parum nutriunt. Si tamen ii belle conficiantur,
tanto firmius alunt, quam olerum afparagi, quo ipfi funt
ficciores. Porro arborum ac fruticum germina inter fe
quodammodo funt fimilia, non tamen omnino eadem; arbo

θέστερα τὰ τῶν δένδρων, διὸ καὶ ῥητέον ἐφεξῆς ὑπὲρ αὐ-
τῶν ἰδίᾳ.

Κεφ. ξ΄. [Περὶ βλαστῶν.] Οἱ βλαστοὶ τῶν δένδρων
τε καὶ θάμνων ἀναλογίαν ἔχουσι τοῖς ἐπὶ τῶν λαχάνων
ἀσπαράγοις· ἐκβλαστήματα γάρ εἰσι κἀκεῖνοι πρὸς καρποῦ γέ-
νεσιν ἐξορμῶντος τοῦ φυτοῦ. διαφέρουσι δὲ τῷ τῶν δένδρων
μὲν τὸ στέλεχος ἀεὶ διαμένειν, ἀνάλογον ὑπάρχον τῷ κατὰ
τὰ λαχανώδη τε καὶ ποώδη καυλῷ, τὸν δ᾽ ἐπὶ τούτων καυ-
λὸν ἐπέτειον εἶναι. πάντες οὖν οἱ βλαστοὶ τῶν δένδρων τε
καὶ θάμνων, ἑψηθέντες ἐν ὕδατι, βιβρώσκεσθαι δύνανται,
πλὴν εἴ τινες ἤτοι ἀηδεῖς, ἢ φαρμακώδεις εἰσίν· οὐ μὴν
ἐσθίουσιν αὐτοὺς οἱ ἄνθρωποι διὰ τὴν τῶν ἄλλων ἐδεσμά-
των, ὅσα βελτίω τούτων, ἀφθονίαν. ἐν λιμῷ δὲ ὑπὸ τῆς
ἀνάγκης ἐπὶ τὴν ἐδωδὴν αὐτῶν ἔρχονται· τρέφουσι γάρ πως,
ἐὰν καὶ αὐτοὶ καλῶς πεφθῶσι. καλλίους δ᾽ αὐτῶν εἰσιν οἱ
τῆς τερμίνθου τε καὶ ἄγνου καὶ ἀμπέλου καὶ σχοίνου καὶ βά-
του καὶ κυνοσβάτου. παρ᾽ ἡμῖν δὲ καὶ συντιθέντες εἰς ὄξος
ἢ ὀξάλμην τοὺς τῆς τερμίνθου βλαστοὺς ἀποτίθενται.

rum enim germina funt lignofiora; proinde de ipfis quoque
feorfum nobis deinceps eft dicendum.

Cap. LX. [De germinibus.] Arborum ac fruticum
germina olerum afparagis proportione refpondent. Sunt
enim haec quoque productiones quaedam, quum planta ipfa
fructum parat producere; eo tamen differunt, quod arbo-
rum quidem ftipes (qui cauli oleraceorum et herbaceorum
proportione refpondet) perpetuo manet, in illis autem cau-
lis eft annuus. Omnia igitur arborum ac fruticum ger-
mina aquae incocta mandi poffunt praeter infuavia quae-
dam ac medicamentofa; quum tamen vulgo aliis cibis prae-
ftantioribus affluunt, illis abftinent; vefcuntur tamen ur-
gente fame, nam nutriunt et ipfa aliquantum, fi confecta
probe fuerint. Omnium autem praeftantiffima funt terebin-
thi, et viticis, vitis, junci, rubi, et canirubi germina.
Noftrates autem terebinthi germina in aceto vel muria con-
dentes reponunt.

BIBΛION B. 645

Ed. Chart. VI. [366. 367.]   Ed. Bas. IV. (334.)

Κεφ. ξα΄. (334) [Περὶ τῆς ἐν τοῖς μέρεσι τῶν ἐσθιο-
μένων φυτῶν διαφορᾶς.] Ἐβουλόμην ἂν ἀληθῆ τὸν Μνησι-
θέου λόγον ὑπάρχειν, ὃν ἐν τῷ περὶ τῶν ἐδεσμάτων ἔγραφεν.
οἱ γὰρ καθόλου λόγοι διὰ βραχείας λέξεως πολλὰ διδάσκου-
σιν, ὅταν γε ἀληθεῖς ὦσιν, ὥσπερ γε μεγάλα βλάπτουσιν
οὐκ ἀληθεύοντες. ἔστι δὲ, ἃ λέγει καθόλου περὶ τῶν ἐν τοῖς
φυταῖς μορίων ὁ Μνησίθεος, ταῦτα. Πρῶτον μὲν οὖν αἱ
ῥίζαι πᾶσαι δύσπεπτοί τέ εἰσι καὶ ταρακτικαὶ, λέγω δὲ οἷον
ῥαφανίδες, σκόροδα, κρόμμυα, γογγυλίδες, καὶ πᾶν τὸ
τοιοῦτον γένος. ὅσων γὰρ ἡ ῥίζα καὶ τὸ κατὰ τῆς γῆς πεφυ-
κὸς ἐδώδιμόν ἐστι, πάντα τὰ τοιαῦτα εἰς τὴν δύσπεπτον
ἰδέαν καταχωρίζεται. συμβαίνει γὰρ τὰς τροφὰς ἐκ τῶν
ῥιζῶν ἅπασι τοῖς μέρεσι τῶν φυομένων ἀναπέμπεσθαι. συν-
άγουσιν οὖν εἰς αὐτὰς ὑγρότητα πολλὴν αἱ ῥίζαι, καὶ ταύ-
την δύσπεπτον ἔχουσι τὴν πλείστην· οὐδὲ γὰρ [367] ἐνδέ-
χεται πεπεμμένην αὐτὴν εἶναι πᾶσαν. τὸ γὰρ πεπεμμένον δο-
κεῖ τετελειῶσθαι, τὸ δ᾽ ἐν ταῖς ῥίζαις ὑγρὸν ἑτέρωθεν δεῖ
λαβεῖν τὸ τέλος τῆς πέψεως, διαδοθὲν ἐπὶ τὰ μόρια τοῦ φυο-

Cap. LXI. [De discrimine, quod partibus plantarum
esculentarum inest.] Optarem vera esse, quae Mnesitheus
in opere de alimentis conscripsit.   Universalia enim prae-
cepta, si vera sunt, multa paucis verbis docent, quemad-
modum, si falsa sunt, multum sunt nocua.   Quae igitur
Mnesitheus de partibus plantarum in universum praecipit,
haec sunt: *Primum igitur radices omnes concoctu sunt
difficiles, turbationemque inferunt, verbi gratia radi-
culae, allia, cepae, rapa, et reliqua ejusdem generis.
Quorum enim radix, seu quod intra terram provenit, est
esculentum, omnia haec inter ea, quae concoctu sunt diffi-
cilia, numerantur.   Nam quum radices sursum omnibus
plantarum partibus mittant alimentum, accidit, ut humo-
rem multum in se ipsis colligant, eumque crudum habeant
plurimum; neque enim fieri potest, ut ipse totus sit conco-
ctus, quandoquidem, quod coctum est, id perfectum esse
videtur; atqui humor, qui radicibus inest, alibi in partes
plantae distributus coctionem perfectam acquirat necesse*

646 ΓΑΛΗΝΟΥ ΠΕΡΙ ΤΡΟΦΩΝ ΔΥΝΑΜ.

Ed. Chart. VI. [367.]   Ed. Baf. IV. (334.)

μένου· πάντα γὰρ ἀπὸ τῆς ῥίζης τρέφεται. διόπερ ἀναγκαῖον
ἀπέπτους αὐτόθι τὰς ὑγρότητας εἶναι· συνειλεγμέναι γὰρ ἐν-
ταῦθα, προσμένουσι τὸ τέλος τῆς ἄνω πέψεως. ὥστ᾽ ἐν ταῖς
ῥίζαις εὔλογον ἀκατεργάστους εἶναι τὰς πλείστας ὑγρότητας,
εἰκότως οὖν καὶ τοῖς ἡμετέροις σώμασιν ἀπὸ τούτων τὴν τρο-
φὴν ὑγρὰν καταλείπεσθαι καὶ ταραχώδη. αὕτη σοι καὶ ἡ τοῦ
Μνησιθέου ῥῆσις, ἄχρι μὲν τοῦ λόγου πιθανή, τῇ πείρᾳ δὲ
κρινομένη ψευδής. αἱ γοῦν ῥαφανίδες τὴν ῥίζαν ἔχουσι πολὺ
δριμυτέραν τοῦ τε καυλοῦ καὶ τῶν φύλλων· ὡσαύτως δὲ καὶ
τὸ κρόμμυον, ἀμπελόπρασόν τε καὶ πράσον καὶ σκόροδον.
εἰ δὲ καὶ τεύτλου καὶ μαλάχης καὶ γογγυλίδος ἐθέλοις παρα-
βάλλειν τὴν ῥίζαν τοῖς φύλλοις, ἰσχυροτέραν εὑρήσεις τὴν δύ-
ναμιν, ὥσπερ γε καὶ τῆς ἀλθαίας, ἥπερ ἀγρία τις εἶναι δοκεῖ
μαλάχη. δηλοῖ γοῦν καὶ αὐτῆς ἡ ῥίζα τὴν δύναμιν, ὥσπερ
καὶ ἡ τοῦ τεύτλου, διαφοροῦσα πολλοὺς τῶν φλεγμονωδῶν
ὄγκων, οὐ μήν γε τὰ φύλλα αὐτῶν ἱκανὰ δρᾶσαι τοῦτο.
καὶ μέντοι καὶ τῶν φαρμακωδῶν φυτῶν ὅσα τὰς ῥίζας
ὁμοίας τοῖς εἰρημένοις ἔχει, καὶ τούτων ἀσθενέστερα τὰ φύλ-

eſt; partes enim omnes a radicibus alimentum recipiunt.
Neceſſe igitur eſt ibidem humores crudos acervari; quo
loco collecti, coctionem abſolutam, quae fit in partibus
ſupernis, expectant. Non abs re igitur in radicibus pluri-
mum humoris inconfecti continetur. Merito ſane et corpo-
ribus noſtris alimentum ab iis relinquitur humidum ac
turbationis plenum. Haec tibi Mneſithei eſt ſententia,
quae verbis quidem videtur probabilis, experientia autem
falſa eſſe convincitur. Siquidem radiculae radicem habent
caule ipſo ac foliis multo acriorem: ſimiliter et cepa, ampe-
loprafum, porrum, et allium: quod ſi betae quoque et mal-
vae et rapae radicem comparare ad folia volueris, plus virium
in ea invenies, quemadmodum et in althaeae, quae agreſtis
quaedam malva eſſe videtur; nam radix ipſius, ut et betae,
quum tumores multos inflammatos difcutiat, facultatem ſuam
indicat, id quod ipſorum folia nequeunt efficere   Quin
et plantarum medicamentofarum, quibus radices praedictis
funt fimiles, folia funt imbecilliora, ut cyclamini, fcillae,

BIBΛION B. 647

Ed. Chart. VI. [367.]   Ed. Baf. IV. (534.)

λα, κυκλαμίνου καὶ σκίλλης καὶ ἄρου καὶ δρακοντίου καὶ ἄλ-
λων πάνυ πολλῶν. ὥσπερ γὰρ ἐπ᾿ ἄλλων φυτῶν τὸ πλεῖ-
στον τῆς οὐσίας ἔν τε τοῖς καυλοῖς καὶ τοῖς στελέχεσιν, οὕ-
τως ἐπὶ τούτων ἐν τῇ ῥίζῃ, καὶ ταύτην ἡ φύσις αὐτῶν μά-
λιστα αὐξάνει τε καὶ τρέφει, καὶ τὸ μὴ καλῶς ἐν αὐταῖς κατερ-
γασθὲν εἴς τε τὰ φύλλα καὶ τοὺς καυλοὺς ἀποκρίνει. τὴν μὲν
οὖν ῥίζαν ἔχει ταῦτα καὶ διὰ τοῦ χειμῶνος μεγάλην, τὸν καυ-
λὸν δὲ φύει κατὰ τὸ ἔαρ, ἡνίκα πρὸς τὸν καρπὸν ἐξορμᾷ.
φαίνεται δὲ κἀπὶ τῶν ζώων ἡ φύσις ἐνίοτε τὸ περίττωμα τῆς
ὅλης οὐσίας τοῦ ζώου, καθάπερ καὶ Ἀριστοτέλης ἔλεγεν, εἴς
τινων μορίων οὐκ ἀναγκαίων καταχρῆσθαι γένεσιν, ὡς ἐπὶ
τῶν ἐλάφων μὲν εἰς τὰ κέρατα, κατ᾿ ἄλλα δὲ τῶν ζώων
εἰς πλῆθος καὶ μέγεθος ἀκανθῶν ἢ τριχῶν ἐπισκοπεῖσθαι
τοίνυν ἀσφαλέστερόν ἐστιν ἕκαστον τῶν ἐν τοῖς φυτοῖς μο-
ρίων αὐτὸ καθ᾿ αὐτὸ, γευόμενον μὲν καὶ ὀσμώμενον πρό-
τερον, εἶτα καὶ διὰ τῆς ἐδωδῆς πειρώμενον. ἡ μὲν γὰρ ὄσφρη-
σίς τε καὶ ἡ γεῦσις, ὁποῖόν τινα τὸν χυμόν τε καὶ τὸν ἀτμὸν
ἔχει τὸ μόριον τοῦ φυτοῦ, διδάσκουσαι συνενδείκνυνται τού-
τοις εὐθέως καὶ τὴν ὅλην κρᾶσιν αὐτοῦ. διὰ δὲ τῆς πείρας,

ari, dracontu, ac complurium aliarum. Ut enim in aliis
plantis fubftantiae pars maxima in caule eft ac ftipite, ita
in his in radice, quam radicem ipfarum natura auget maxi-
me ac nutrit, et quod in ea probe confectum non fuerit,
in folia et caulem excernit. Haec igitur hyeme radicem
habent magnam, vere autem, quum femen parant pro-
ducere, caulem proferunt. Videtur autem natura in ani-
malibus quoque interdum totius fubftantiae animalis ex-
crementis (quemadmodum et Ariftoteles prodidit) ad par-
tium quarundam non neceffariarum procreationem abuti:
ut in cervis quidem ad cornua, in aliis autem animalibus
ad pilos ac fpinas multas et magnas producendas. Tutius
itaque eft guftantem prius atque olfacientem fingulas plan-
tarum partes ipfas per fe explorare, poft autem manden-
tem experiri; quandoquidem olfactus ac guftus, cujusmodi
faporem ac odorem pars plantae habeat, edocentes cum
iis etiam temperamentum omne ftatim oftendunt. Expe-

Ed. Chart. VI. [367. 368.]   Ed. Baf. IV. (334.)

ἐάν γέ τις αὐτὴν ποιῆται μετὰ τῶν οἰκείων διορισμῶν, ἀκρι-
βῶς ἡ δύναμις εὑρίσκεται, συνενδεικνυμένης αὐτοῖς ἐνίοτε
καὶ τῆς συστάσεως τοῦ φυτοῦ μετὰ καὶ τοῦ κατ᾽ αὐτὸ χυλοῦ.
τινὰ μὲν γὰρ ὑγρὸν καὶ ὑδατώδη, τινὰ δὲ παχὺν ἢ γλίσχρον
ἔχει τὸν χυμόν, ὧν καὶ αὐτῶν ἰδίᾳ πάλιν γεύεσθαι προσήκει.
ἔνιοι μὲν γὰρ αὐτῶν εἰσι δριμεῖς, ἢ ὀξεῖς, ἢ πικροὶ, ἔνιοι δὲ
ἁλυκοί τε καὶ ἁλμυροὶ, καθάπερ γε τινὲς μὲν αὐτῶν αὐστη-
ροὶ, τινὲς δὲ στρυφνοὶ, τινὲς δὲ ὑδατώδεις, ἢ γλυκεῖς. οὐκ οὖν
χρὴ πεισθέντας τῷ Μνησιθέῳ πιστεύειν ὡς ὑγιεῖ καθόλου τῷ
λόγῳ, πειρᾶσθαι δὲ μᾶλλον ἑκάστου τῶν ἐν τοῖς φυτοῖς μο-
ρίων αὐτοῦ καθ᾽ ἑαυτό.

Κεφ. ξβ′.   [Περὶ γογγυλίδων.]   Εἴτε γογγυλίδα κα-
λεῖν, εἴτε βουνιάδα βούλοιο τὸ φυτὸν τοῦτο, λαχανῶδες μὲν
αὐτοῦ τὸ τῆς γῆς ἐξέχον, ἡ δ᾽ ἐν [368] αὐτῇ περιεχομένη ῥίζα,
πρὶν μὲν ἑψηθῆναι, σκληρὰ καὶ ἄβρωτος ὑπάρχει, δι᾽ ὕδατος
δ᾽ ἑψηθεῖσα θαυμάσαιμ᾽ ἂν εἴ τινος τῶν ὁμογενῶν φυτῶν
ἔλαττον τρέφοι.   πολυειδῶς δὲ καὶ ταύτην σκευάζουσιν ἄν-

rientia autem, fi modo quis ipfam cum propriis diftinctioni-
bus fecerit, facultas ipfa plane invenitur.   Interdum etiam
cum iis ipfius plantae confiftentia cum fucco, qui ipfi ineft,
indicat: quaedam enim fuccum habent humidum quendam
et aqueum, aliae craffum vel lentum; quos etiam fuccos
privatim rurfum guftare conveniet: quidam enim ex ipfis
funt acres, aut acidi, aut amari, alii falfi, quemadmodum
et quidam ipforum funt aufteri, alii acerbi, alii aquei, aut
dulces.   Non eft igitur audiendus Mnefitheus, tanquam ve-
rum in univerfum dicat, fed potius fingulae plantarum par-
tes ipfae per fe experientia examinandae.

Cap. LXII.   [De rapis.]   Hujus plantae (quam γογ-
γυλίδα aut βουνιάδα appelles licet) oleraceum quidem eft
quod terra extat, radix autem, quae terra continetur, dura
quidem eft, nifi coquatur, et non efculenta, aquae autem
incocta miraberis quod nullâ plantarum congenerum minus
nutriat. Hanc quoque varie vulgo apparant, adeo, vt in mu-

BIBΛION B. 649

Ed. Chart. VI. [368.]   Ed. Baf. IV. (334.)

θρωποι ἄχρι τοῦ συντιθέναι δι᾽ ἅλμης ἢ ὄξους, ὡς ἔχειν
εἰς ὅλον ἐνιαυτὸν χρῆσθαι. χυμὸν δ᾽ ἀναδίδωσιν εἰς τὸ σῶ-
μα παχύτερον τοῦ συμμέτρου, διὸ κἂν καὶ πλεονάσῃ τις ἐπὶ
τῆς ἐδωδῆς αὐτοῦ, καὶ μάλιστα ἐάν τις ἐνδεῶς ἐν τῇ γαστρὶ
πέττῃ αὐτὴν, ἀθροίσει τὸν καλούμενον ὠμὸν χυμόν. εἰς
ὑποχώρησιν δὲ γαστρὸς οὔτ᾽ ἐναντιοῦσθαι ἂν αὐτήν τις οὔτε
συντελεῖν φαίη, καὶ μάλισθ᾽ ὅταν ἑψηθῇ καλῶς. χρῄζει γὰρ
αὐτὴ πλείονος ἑψήσεως, καὶ γίνεται καλλίστη δὶς ἑψηθεῖσα,
καθότι λέλεκται πρόσθεν ὑπὲρ τῆς τοιαύτης σκευασίας. εἰ
δ᾽ ὠμοτέρα ληφθείη, δυσπεπτότερός ἐστι καὶ φυσώδης
καὶ κακοστόμαχος, ἐνίοτε δὲ καὶ δῆξιν ἐργάζεται κατὰ τὴν
γαστέρα.

Κεφ. ξγ΄. [Περὶ ἄρου.] Ἔστι μὲν ἡ ῥίζα καὶ τού-
του τοῦ φυτοῦ παραπλησίως ἐσθιομένη τῇ τῆς γογγυλίδος,
ἐν χώραις δέ τισι φύεται δριμυτέρα πως, ὡς ἐγγὺς εἶναι τῇ
τοῦ δρακοντίου. καὶ χρὴ τὸ πρότερον αὐτῆς ὕδωρ ἀπο-
χέοντα κατὰ τὴν ἕψιν εἰς ἕτερον ἐπεμβάλλειν θερμὸν, ὡς
ἐπὶ κράμβης τε καὶ φακῆς εἴρηται. κατὰ δὲ Κυρήνην ἔμ-

ria vel aceto condientes in totum annum ipſa utantur.
Succum autem in corpus diſtribuit mediocri craſſiorem:
proinde ſi quis ipſa liberalius veſcatur, ſuccum crudum,
quem vocant, acervabit, potiſſimum ſi ipſam minus juſto in
ventriculo confecerit. Quod vero ad ventrem attinet, ne-
mo ipſam aut dejicere aut ſiſtere dixerit, praeſertim quum
cocta belle fuerit: coctionem enim diuturniorem poſtulat,
eaque eſt laudatiſſima, quae cocta bis fuerit, quemadmodum
prius de ejusmodi praeparatione docuimus. Quod ſi ſumpta
crudior fuerit, concoctu eſt difficilior ac flatulenta ſtoma-
choque noxia, nonnunquam autem et ventrem mordicat.

Cap. LXIII. [De aro.] Manditur et hujus plantae
radix eodem modo, quo rapi. In quibusdam autem regio-
nibus acrior quodammodo provenit, ut prope ad dracontii
radicem accedat. Et dum ipſam coquis, priore aqua effuſa,
in aliam calidam convenit conjicere, quemadmodum in
braſſica ac lente diximus. Ad Cyrenen autem planta haec

650 ΓΑΛΗΝΟΥ ΠΕΡΙ ΤΡΟΦΩΝ ΔΥΝΑΜ.

Ed. Chart. VI. [368.]   Ed. Baf. IV. (334.)

παλιν ἔχει τὸ φυτὸν πρὸς τὴν παο' ἡμῖν χώραν. ἥκιστα
γὰρ ἔχει φαρμακῶδές τι καὶ δριμὺ τὸ ἄρον ἐν ἐκείνοις τοῖς
τόποις, ὡς καὶ τῶν γογγυλίδων εἶναι χρησιμώτερον. καὶ
διὰ τοῦτο καὶ εἰς Ἰταλίαν κομίζουσι τὴν ῥίζαν, ὡς ἂν καὶ
διαμένειν δυναμένην χρόνῳ πλείονι χωρὶς τοῦ σαπῆναί τε
καὶ βλαστῆσαι. πρόδηλον δ', ὅτι πρὸς μὲν τροφὴν ἡ τοι-
αύτη κρείττων ἐστὶν, εἰ δέ τις ἀναβήττειν ἐκ θώρακός τε καὶ
πνεύμονος βούλοιτό τι τῶν ἀθροιζομένων ἐν αὐτοῖς παχέων
ἢ γλίσχρων ὑγρῶν, ἡ δριμυτέρα καὶ φαρμακωδεστέρα βελ-
τίων. ἐσθίεται δὲ δι' ὕδατος ἑψηθεῖσα μετὰ νάπυος, ἢ μετ'
ὄξους, σὺν ἐλαίῳ καὶ γάρῳ, καὶ μέντοι καὶ μεθ' ὑποτριμ-
μάτων, ἁλῶν τε καὶ τῶν διὰ τοῦ τυροῦ σκευαζομένων.
οὐκ ἄδηλον δ', ὅτι καὶ ὁ ἐξ αὐτῆς ἀναδιδόμενος εἰς ἧπάρ τε
καὶ ὅλον τὸ σῶμα χυμὸς, ἐξ οὗ τρέφεται τὰ ζῶα, παχύτερός
πώς ἐστιν, ὡς ἐπὶ τῶν γογγυλίδων εἴρηται, καὶ μάλισθ' ὅταν
ὦσιν αἱ ῥίζαι, καθάπερ αἱ ἀπὸ τῆς Κυρήνης, ἀφάρμακοι.
παρ' ἡμῖν γὰρ ἐν Ἀσίᾳ πολλὰ τῶν ἄρων δριμυτέρα ἐστὶ καὶ
ἤδη φαρμακώδη τὴν δύναμιν ἔχει.

a noftrate eft diverfa: nam in illis locis arum minime eft
medicamentofum et acre, ut rapis etiam fit utilius: idcirco
hanc quoque radicem in Italiam advehunt, ut quae longiori
tempore imputris et fine germine poffit perdurare. Per-
fpicuum autem eft, quod talis in cibo quidem eft praeftan-
tior: fi quis tamen humores craffos vel lentos in thorace
et pulmonibus collectos tuffi velit ejicere, acrior ac medi-
camentofa magis eft praeferenda. Manditur autem et
aquae cum finapi vel aceto incocta, cum oleo et garo at-
que etiam cum condimentis faleque et iis, quae ex cafeo
parantur. Non obfcurum etiam eft, quod fuccus, qui ex
ipfa in hepar et totum corpus diftribuitur, ex quo anima-
lia aluntur, craffior quodammodo eft, quemadmodum de ra-
pis diximus, potiffimum quum radices ipfae qualitatis me-
dicamentofae fuerint expertes, cujusmodi funt, quae Cyre-
nis afferunt; quandoquidem apud nos in Afia arum ma-
gna ex parte eft acrius, facultatemque habet jam medica-
mentofam.

BIBΛION B. 651

Ed. Chart. VI. [368. 369.]   Ed. Baf. IV. (335.)

Κεφ. ξδ'. (335) [Περὶ δρακοντίου.] Καὶ τούτου
τὴν ῥίζαν ἕψοντες δίς που καὶ τρὶς, ὡς ἀποθέσθαι τὸ φαρ-
μακῶδες, ἐσθίειν ἐνίοτε δίδομεν, ὥσπερ καὶ τὰς τῶν ἄρων,
ὅταν ἰσχυροτέρας δέηται δυνάμεως τὰ κατὰ θώρακα καὶ
πνεύμονα περιεχόμενα γλίσχρα καὶ παχέα. κοινὸν δὲ ἐπὶ
πάντων ἐδεσμάτων μεμνῆσθαί σε χρὴ, τὰ μὲν δριμέα καὶ
πικρὰ κατὰ τὴν ἐδωδὴν ἐλάττονα τροφὴν διδόναι τῷ σώ-
ματι, τὰ δ' ἄποια καὶ μᾶλλον αὐτῶν τὰ γλυκέα πολλὴν,
ἔτι δὲ μᾶλλον, ἐὰν ἐσφιγμένην ἔχωσι τὴν οὐσίαν, ὡς μήτε
ὑγρὰ, μήτε παχέα, μήτε χαῦνα ταῖς συστάσεσιν ὄντα. τού-
των οὖν [369] ἀεὶ μεμνημένος, ἔτι δὲ καὶ προσέχων, εἰ κατὰ
τὰς ἑψήσεις, ἢ ὀπτήσεις, ἢ τὰς διὰ τηγάνου σκευασίας ἀπο-
τίθεται τὰς ἰσχυρὰς ποιότητας ἕκαστα τῶν εἰς πεῖραν ἀγο-
μένων, οὐ δεήσῃ παρ' ἐμοῦ περὶ πάντων ἀκοῦσαι κατ' εἶδος,
ἀλλ', ὥσπερ ἐπὶ τῶν ἄλλων ἐποίησα, τὰ συνεχῶς ἐσθιόμενα
μάλιστα ἐξηγήσομαι.

Κεφ. ξε'. [Περὶ ἀσφοδέλου.] Τῇ τῆς σκίλλης ῥίζῃ
παραπλησία πώς ἐστιν ἡ, τοῦ ἀσφοδέλου μέγεθος καὶ σχῆ-

Cap. LXIV. [De dracontio.] Hujus quoque radi-
cem bis terve elixantes, quoad medicamentoſum omne de-
poſuerit, nonnunquam exhibemus mandendam, quemadmo-
dum et ari, quando humores craſſi et lenti, qui in thorace
ac pulmonibus habentur, vi majore iudigent. Commune
autem id omnibus cibariis memoria eſt tenendum, quod acria
quidem et amara, ſi edantur, corpus parcius nutriunt,
inſipida autem et iis adhuo magis dulcia multum, et mul-
to magis, ſi compactam habeant ſubſtantiam, ut neque hu-
mida ſint conſiſtentia, neque craſſa, neque laxa.   Haec
certe ſi perpetuo memoria tenueris, et praeterea attenderis,
num ſingula, qnae explorantur, dum elixantur, aut aſſan-
tur, aut in ſartagine parantur, ſuae qualitatis vehementiam
deponant, nihil erit, quod a me de omnibus ſpeciatim au-
dire deſideres; ſed (quod in aliis feci) ea potiſſimum expo-
nam, quibus aſſidue veſcimur.
    Cap. LXV.   [De aſphodelo.]   Radix aſphodeli et
magnitudine et figura et amarore ſcillae radici quodammo-

μα καὶ πικρότητα. σκευαζομένη μέντοι, καθάπερ οἱ θέρμοι,
τὸ πλεῖστον τῆς πικρότητος ἀποτίθεται, καὶ ταύτῃ σκίλλης
διαφέρει· δυσέκνιπτος γάρ ἐστιν ἱκανῶς ἡ ἐκείνης ποιότης.
Ἡσίοδος μὲν οὖν ἔοικεν ἐπαινεῖν τὸν ἀσφόδελον ἐν οἷς
φησιν·

Οὐδ᾽ ὅσον ἐν μαλάχῃ τε καὶ ἀσφοδέλῳ μέγ᾽ ὄνειαρ.

ἐγὼ δ᾽ οἶδα διὰ λιμὸν ἀγροίκους τινὰς ἑψήσεσί τε πλείοσι
καὶ ἀποβρέξεσιν ἐν ὕδατι γλυκεῖ μόλις αὐτὴν ἐδώδιμον ἐργα-
σαμένους. ἥ γε μὴν δύναμις καὶ ταύτης τῆς ῥίζης ἐστὶν ἐκ-
φρακτική τε καὶ λεπτυντική, καθάπερ καὶ ἡ τοῦ δρακοντίου.
διὸ καὶ τὸν ἀσπάραγαν αὐτοῦ τοῖς ἰκτεριώδεσι διδόασί τινες,
ὡς μέγιστον ἴαμα.

Κεφ. ξστ'. [Περὶ βολβῶν.] Ἐκ ταὐτοῦ γένους εἰσὶ
καὶ οἱ βολβοὶ τοῖς προειρημένοις. ἐσθίεται γὰρ αὐτῶν
ἡ ῥίζα χωρὶς τῶν φύλλων, ἐν ἦρι δέ ποτε καὶ ὁ ἀσπάραγος.
ἔχει δ᾽ ἐν αὐτῷ πικράν τε καὶ αὐστηρὰν δύναμιν ἐπιφανῆ·
διὸ καὶ τὸν στόμαχον ἐκλελυμένον ἐπεγείρει πως εἰς ὄρεξιν.
οὐκ ἐναντιοῦται δὲ οὐδὲ τοῖς ἀναπτύειν τι δεομένοις ἐκ θώ-

do eſt ſimilis. Si tamen, ut lupini, paretur, maximam
partem ſui amaroris deponit, in eoque a ſcilla diſcrepat;
nam ſcillae qualitas difficillime eluitur. Heſiodus certe
aſphodelum laudat, quum ſic ait:

Nec, quanta in malva atque albuco ſint bona, norunt.

Equidem novi quosdam ruſticos, qui graſſante fame vix tan-
dem compluribus elixationibus, lotionibus macerationibus-
que in aqua dulci eſculentam ipſam reddiderint. Porro
haec quoque radix, quemadmodum et dracontii, facultatem
habet tenuandi atque aperiendi. Proinde quidam pro ſum-
mo remedio ipſius recentiſſimum turionem ictero laboranti-
bus exhibent.

　　　Cap. LXVI. [De bulbis.] Bulbi quoque ejusdem
cum praedictis ſunt generis. Manditur enim ipſorum radix
ſine foliis, vere autem interdum et aſparagus. Faculta-
tem autem habet in ſe amaram et auſteram, eamque in-
ſignem: unde etiam ſtomachum exolutum ad appeten-
dum quodammodo excitat. Et quanquam corporis ſubſtan-

ρακός τε καὶ πνεύμονος; καίτοι τὴν οὐσίαν τοῦ σώματος πα-
χυτέραν τε καὶ γλισχροτέραν ἔχοιεν. ἀλλ᾽ ἡ πικρότης ἀντι-
πράττει τῷ πάχει; τέμνειν τὰ γλίσχρα καὶ παχέα πεφυκυῖα,
καθάπερ ἐν τοῖς περὶ τῶν φαρμάκων εἴρηται. διὸ κἂν δίσε-
φθοι γενηθῶσι, τροφιμώτεροι μέν εἰσι, ἐναντιοῦνται δὲ ἤδη
τοῖς ἀναπτύεσθαι δεομένοις, ὡς ἂν ἀποτιθέμενοι τὸ πικρὸν
ἅπαν. ἐσθίειν δ᾽ αὐτοὺς ἄμεινον τηνικαῦτα δι᾽ ὄξους ἅμα ἐλαίῳ
καὶ γάρῳ, καὶ ἡδίους οὕτω γε καὶ τροφιμώτεροι καὶ ἀφυσό-
τεροι καὶ πεφθῆναι ῥᾴους γίγνονται. πλεονάσαντες δὲ κατὰ
τὴν ἐδωδὴν αὐτῶν ἔνιοι προδήλως ᾔσθοντο καὶ σπέρμα
πλεῖον ἴσχοντες καὶ προθυμότεροι γιγνόμενοι πρὸς ἀφροδίσια.
σκευάζουσι δὲ καὶ τούτους οἱ ἄνθρωποι πολυειδῶς. οὐ γὰρ
μόνον ἑφθούς, ὡς ἔφην, δι᾽ ὕδατος, ἀλλὰ καὶ λοπάδας ἐξ
αὐτῶν ποικίλως ἠρτυμένας συντιθέασιν, ἐκ ταγήνου τέ τινες
ἄλλοι προσφέρονται, πολλοὶ δ᾽ ὀπτῶντες ἐπ᾽ ἐσχάρας. ἀλλ᾽
οὗτοί γε τὴν πολλὴν ἕψησιν οὐκ ἀναμένουσιν, ἀρκοῦνται δὲ
πάνυ βραχείᾳ. τινὲς δ᾽ οὐδ᾽ ὅλως προέψουσι χαίροντες αὐ-

tiam habeat craffiorem ac lentam magis, non tamen adver-
fatur ne iis quidem, quibus ex thorace ac pulmonibus ali-
quid convenit expuere: fed quum amaritudo ipfa fuapte
natura craffa ac lenta incidat, craffitiei adverfatur, quem-
admodum in commentariis de medicamentis docuimus. Qua-
propter, fi elixi bis fuerint, magis quidem nutrient: verum
quum amarorem omnem jam depofuerint, adverfabuntur iis,
quae fputo funt ejicienda.   Melius autem tunc fuerit ipfos
ex aceto, oleo et garo mixtis mandere: fuaviores enim
fic quidem fiunt, et magis nutrientes, flatusque magis ex-
pertes ac concoctu faciliores.   Quidam autem ex ipforum
efu liberaliore femen fibi inauctum, feque ad venerem ala-
criores redditos manifefte fenferunt.   Varie autem ipfos
vulgo apparant: nam non modo in aqua elixos, ut dixi,
mandunt, verum etiam patinas ex ipfis varie condiunt: funt
qui et frixos, alii affos fuper prunas mandunt. Verum hi
quidem diuturn..m elixationem non fuftinent, fed exigua ad-
modum funt contenti: quidam autem, aufteritate ipforum

Ed. Chart. VI. [369. 370.]   Ed. Baf. IV. (335.)

τῶν τῷ πικρῷ τε καὶ αὐστηρῷ διασωζομένῳ· προτρέπει γὰρ
αὐτοὺς μᾶλλον ἐπὶ τὴν ἐδωδήν. ἀλλ᾽ εἰ μὲν ὡς προτρέποντι
χρήσαιντο, μέχρι δυοῖν ἢ καὶ τριῶν προελθόντες, εἴη ἄν τι
πλέον αὐτοῖς· εἰ δὲ πλεονάσαιεν ἐπὶ τῶν οὕτω σκευασθέντων,
καὶ μάλισθ᾽ ὅταν, ὡς εἰώθασιν, ὠμοτέρους αὐτοὺς λαβόν-
τες, αὐτοὶ πάλιν ἀπεπτήσονται. καί τινές γε καὶ φῦσαν καὶ
στρόφον ἐπιφέρουσι μὴ πεφθέντες καλῶς. ἐκ μὲν δὴ τῶν οὕ-
τως ἐσθιομένων οὐκ εὔχυμος ἡ τροφὴ γίνεται· τῶν δ᾽ ἐπὶ
πλεῖστον ἑψηθέντων ἢ καὶ δὶς, ὡς εἴρηται, παχύτερος μὲν
ὁ χυμός, ἀμείνων δὲ τἄλλα καὶ τροφιμώτερος γίνεται.

   Κεφ. ξζ'. [370] [Περὶ σταφυλίνου καὶ δαύκου καὶ
κάρους.] Αἱ ῥίζαι καὶ τούτων ἐσθίονται, τροφὴν δ᾽ ἥττονα
γογγυλίδων ἔχουσι, καθάπερ γε καὶ τῶν Κυρηναίων ἄρων.
θερμαίνουσι δὲ σαφῶς, καί τι καὶ ἀρωματίζον ἐμφαίνουσι.
τὸ μὲν οὖν δύσπεπτον αὐταῖς ὁμοίως ὑπάρχει ταῖς ἄλλαις
ῥίζαις. οὐρητικὰ δ᾽ εἰσὶ καὶ, εἰ πλεονάζοι τις αὐτῶν ἐν τῇ
χρήσει, κακόχυμα μετρίως. εὐχυμότερός γε μὴν ἔστιν ἡ κά-
ρους τοῦ σταφυλίνου. τινὲς δὲ τὸν ἄγριον σταφυλῖνον

atque amarore fervatis delectati, omnino non elixant; in-
citant enim ipfos magis ad cibum capeffendum: juvabuntur
tamen, fi duos aut tres dies ipfis, ut appetentiam excitan-
tibus, ufi fuerint: quod fi iis ita paratis largius utantur, et
potiffimum fi (ut folent) crudiores fumant, in cruditatem
rurfus incident. Sunt qui flatus etiam et tormina, nifi belle
fuerint concocti, inferant. Caeterum alimentum, quod ex iis
ita manfis fit, non boni eft fucci: ex iis autem, qui plurimum
aut, ut diximus, bis elixi fuerint, fuccus gignitur craffior qui-
dem, verum praeftantior alioqui et qui valentius nutriat.
   Cap. LXVII. [De paftinaca, dauco et caro.] Horum
quoque radices manduntur, minus tamen, quam rapae et
arum Cyrenaicum, nutriunt. Calefaciunt autem infigniter,
et aromaticum quiddam oftentant: caeterum, quomodo et
aliis radicibus, conficiendi difficultas ipfis ineft. Urinam au-
tem cient: et fi quis ipfis copiofius utatur, vitiofum fuccum
mediocriter gignent. Cari tamen radix melioris eft fucci,
quam paftinacae. Quidam autem paftinacam agreftem vo-

ὀνομάζουσι δαῦκον, οὐρητικώτερον μὲν ὄντα, φαρμακωδέ-
στερον δ᾽ ἤδη καὶ πολλῆς ἑψήσεως δεόμενον, εἰ μέλλοι τις
ἐσθίειν αὐτόν.

Κεφ. ξη΄. [Περὶ ὑδνων.] Ἐν ῥίζαις ἢ βολβοῖς ἀρι-
θμεῖν ἀναγκαῖόν ἐστι καὶ ταῦτα, μηδεμίαν ἔχοντα σαφῆ ποιό-
τητα. χρῶνται τοιγαροῦν αὐτοῖς οἱ χρώμενοι πρὸς ὑποδο-
χὴν ἀρτυμάτων, ὥσπερ καὶ τοῖς ἄλλοις, ὅσα καλοῦσιν ἄποια
καὶ ἀβλαβῆ καὶ ὑδατώδη κατὰ τὴν γεῦσιν. ἔστι δ᾽ ἁπάντων
αὐτῶν κοινόν, ὡς μηδὲ τὴν ἀναδιδομένην εἰς τὸ σῶμα τροφὴν
ἐξαίρετόν τινα δύναμιν ἔχειν, ἀλλ᾽ ὑπόψυχρον μὲν εἶναι, τῷ
πάχει δ᾽, ὁποῖον ἄν τι καὶ αὐτὸ τὸ ἐδηδεσμένον ᾖ, παχύτερον
μὲν τὸ ἐξ ὑδνων, ὑγρότερον δὲ καὶ λεπτότερον ἐκ κολοκύν-
θης, ἐπί τε τῶν ἄλλων ἀνάλογον.

Κεφ. ξθ΄. [Περὶ μυκήτων.] Καὶ μυκήτων οἱ βω-
λῖται καλῶς ἑψηθέντες ἐν ὕδατι πλησίον ἥκουσι τῶν ἀποίων
ἐδεσμάτων. οὐ μὴν οὕτω γε μόνοις αὐτοῖς ἄνθρωποι χρῶνται,
σκευάζουσι δὲ καὶ ἀρτύουσι πολυειδῶς, ὥσπερ καὶ τἄλλα,
ὅσα μηδεμίαν ἐξαίρετον ἔχει ποιότητα. φλεγματώδης δ᾽

cant daucum, qui urinam quidem movet potentius, medica-
mentoſior tamen jam eſt, multumque, ſi quis eo veſci velit,
eſt elixandus.

    Cap. LXVIII. [De tuberibus.] Haec quoque radi-
cibus aut bulbis ſunt annumeranda, ut quae nullam quali-
tatem habeant inſignem: proinde qui ipſis utuntur, utun-
tur ad condimenta excipienda, quemadmodum et aliis, quae
vocant inſipida, et innoxia, et ad guſtum aquoſa. Quibus om-
nibus eſt commune, ut alimentum, quod ab ipſis in corpus dis-
tribuitur, nullam inſignem habeat facultatem, ſed ſubfrigidum
quidem ſit, craſſitie vero, quale id ipſum eſt, quod ſumptum
fuerit. Craſſius quidem eſt, quod ex tuberibus, humidius au-
tem ac tenuius, quod ex cucurbita, atque in aliis proportione.

    Cap. LXIX. [De fungis.] Ex fungis boleti, ſi belle
in aqua elixi fuerint, proprie accedunt ad cibos inſi-
pidos: non tamen ſic ſolis ipſis, ut vulgo, utuntur, ſed
apparant varie et condiunt ut alia omnia, quae nulla in-
ſigni qualitate ſunt praedita. Alimentum autem ex ipſis eſt

Ed. Chart. VI. [370.]   Ed. Baf. IV. (335, 536.)

ἐστὶν ἡ ἐξ αὐτῶν τροφή; καὶ δῆλον ὅτι καὶ ψυχρὰ, κᾂν
πλεονάζῃ τις ἐν αὐτοῖς, κακόχυμος. ἀβλαβέστατοι μὲν οὖν
τῶν ἄλλων μυκήτων εἰσὶν οὗτοι· δεύτεροι δὲ μετ᾽ αὐτοὺς οἱ
ἀμανῖται· τῶν δ᾽ ἄλλων ἀσφάλεστερόν ἐστι μηδ᾽ ὅλως
ἅπτεσθαι; πολλοὶ γὰρ ἐξ αὐτῶν ἀπέθανον. ἐγὼ δ᾽ οἶδά
τινα καὶ τῶν βωλιτῶν αὐτῶν, οἵπερ ἀβλαβέστατοι δοκοῦσιν
εἶναι, πλείονας οὐκ ἀκριβῶς ἑφθοὺς φαγόντα, θλιβέντα τὸ
στόμα τῆς κοιλίας, καὶ βαρυνθέντα, καὶ στενοχωρηθέντα,
καὶ δυςπνοήσαντα, καὶ λειποψυχήσαντα, καὶ ψυχρὸν ἱδρώ-
σαντα, καὶ μόλις σωθέντα διὰ τῆς τῶν τεμνόντων τοὺς πα-
χεῖς χυμοὺς προσφορᾶς, ὁποῖόν ἐστιν ὀξύμελι, καθ᾽ ἑαυτό
τε καὶ μετὰ ὑσσώπου καὶ ὀριγάνου μετρίως ἑψηθέντων ἐν
αὐτῷ. καὶ γὰρ ἔκ τινος ἐκεῖνος ἔλαβε καὶ τοῦτο, καὶ νί-
τρου τὸν ἀφρὸν, ἐπιπασθέντα αὐτοῖς, ἐφ᾽ οἷς ἤμεσε τοὺς
ἐδηδεσμένους μύκητας, ἤδη πως εἰς φλεγματώδη χυμὸν, ἱκα-
νῶς ψυχρὸν καὶ παχὺν, ὑπηλλαγμένους.

Κεφ. ο´. (336) [Περὶ ῥαφανίδος.] Ὠμὴν μὲν ἐσθί-
ουσιν αὐτὴν μόνην τοὐπίπαν οἱ κατὰ τὰς πόλεις ἄνθρωποι,

pituitofum, et frigidum videlicet, pravique eſt ſucci, ſi quis
ipſis largius utatur. Omnium igitur ſungorum hi minimum
ſunt noxii; ſecundi autem poſt hos ſunt amanitae; reliquos
vero tutius eſt omnino ne attingere quidem, multi enim ex
ipſorum eſu interierunt. Equidem novi quendam, cui poſt
boletorum non ſatis elixorum (qui innocentiſſimi eſſe putan-
tur) uſum largiorem os ventriculi preſſum ac gravatum
coarctatumque ſuit, difficilemque habuit reſpirationem, et
in animi deliquium incidit, ſudoremque frigidum ſudavit,
ac demum ſervari aegre, ſumptis iis, quae humores craſſos
incidunt, potuit: cujus generis eſt oxymeli ipſum per ſe, et
cum hyſſopo et origano ipſi mediocriter incoctis: is enim
tum hoc a quodam accepit, tum nitri ſpumam ipſis inſper-
ſam: poſt quae fungos, quos comederat, vomuit, qui jam
quodammodo in ſuccum pituitoſum frigidumque admodum
ac craſſum erant mutati.

Cap. LXX. [De radicula.] Urbani quidem homines
ſolam ipſam crudam ut plurimum ante alios ſane cibos,

πρῶτον οὖν ἁπάντων μετὰ [371] γάρου, γαστρὸς ὑπαγωγῆς
ἕνεκα, ὀλίγοι δὲ καὶ ὄξους ἐπιχέουσιν. οἱ δ᾽ ἄγροικοι καὶ
μετ᾽ ἄρτου πολλάκις προσφέρονται, παραπλησίως τοῖς ἄλ-
λοις αὐτοφυέσιν ὄψοις, ἐξ ὧν ἐστι καὶ ὀρίγανος ἢ χλωρὰ, καὶ
κάρδαμον, καὶ θύμα, καὶ θύμβρα, καὶ γλήχων, καὶ ἕρπυλ-
λος, ἡδύοσμός τε καὶ καλαμίνθη, καὶ πύρεθρον, καὶ εὔζωμον.
ἅπαντα γὰρ ταῦτα τῶν ἐδωδίμων ἐστὶν ὄψα χλωρὰ, μετὰ
τῶν τροφῶν ἐσθιόμενα, τῶν ποωδῶν φυτῶν ὄντα. τῆς ῥα-
φανῖδος δὲ καὶ τὸν καυλὸν ἐσθίουσι καὶ τὰ φύλλα, κατ᾽
ἀνάγκην μᾶλλον, ἢ ἑκόντες. ἡ μέντοι ῥίζα τῶν συνεχῶς
ἐσθιομένων ἐστὶν, ὡς ὄψον μᾶλλον ἢ τροφὴ, τῆς λεπτυντικῆς
δυνάμεως οὖσα καὶ αὐτὴ δηλονότι μετὰ τοῦ θερμαίνειν σα-
φῶς· ἐπικρατεῖ γὰρ ἡ δριμεῖα ποιότης ἐν αὐτῇ. κατὰ δὲ τὸ
ἔαρ εἴωθεν καυλόν τινα γεννᾷν εἰς ὕψος ἀνερχόμενον, ὥσπερ
τἄλλα τὰ ᾽μέλλοντα καυλοφορήσειν, ὅντινα καυλὸν ἕψοντες
ἐσθίουσι δι᾽ ἐλαίου τε καὶ γάρου καὶ ὄξους, ὥσπερ καὶ τὸν
τῆς γογγυλίδος, καὶ τὸν τοῦ νάπυος, καὶ τὸν τῆς θριδακίνης.
καὶ τρέφει μὲν δηλονότι μᾶλλον ὁ καυλὸς οὗτος τῆς ὠμῆς

cum garo, alvi dejiciendae gratia, mandunt; quidam autem
aceti quidpiam admiſcent. Ruſtici vero cum pane ſaepenu-
mero aſſumunt ut alia opſonia, quae ſponte proveniunt; in
quibus eſt origanum viride, et cardamum, thymus, ſatureia,
pulegium, ſerpyllum, mentha, calaminthe, pyrethrum et
eruca; omnia enim haec viridia opſonia ſunt eſculenta,
mandunturque cum alimentis, ſuntque ex genere plantarum
herbacearum. Radiculae autem caulem etiam ac ſolia man-
dunt, ſed coacti potius, quam lubentes. Radix autem ex
iis eſt, quibus aſſidue veſcimur, eſtque opſonium magis,
quam alimentum, nimirum quae et ipſa cum manifeſta ca-
lefactione attenuandi habet facultatem, nam qualitas acris
in ipſa ſuperat. Vere autem caulem quendam, qui in al-
tum aſſurgit, gignere conſuevit, quemadmodum et alia om-
nia, quae caulem ſunt productura; quem caulem elixantes
mandunt cum oleo et garo et aceto, ut rapae caulem, ac
ſinapi, et lactucae: nutritque magis caulis iſte, quam cruda

658 ΓΑΛΗΝΟΥ ΠΕΡΙ ΤΡΟΦΩΝ ΔΥΝΑΜ.

Ed. Chart. VI. [371.]   Ed. Baf. IV. (336.)

ῥαφανῖδος, ὡς ἐναποτιθέμενος ἐν τῷ ὕδατι τὴν δριμύτητα,
βραχυτάτην δ᾽ ὅμως καὶ αὐτὸς ἔχει τροφήν. ἔνιοι δὲ οὐ μόνον
τὸν καυλὸν, ἀλλὰ καὶ αὐτὰς ἕψοντες ἐσθίουσι τὰς ῥαφανῖ-
δας ὁμοίως ταῖς γογγυλίσι. θαυμάσαι δ᾽ ἔστι καὶ τῶν
ἰατρῶν καὶ τῶν ἰδιωτῶν ἐκείνους, ὅσοι μετὰ δεῖπνον ὠμὰς
ἐσθίουσιν αὐτὰς εὐπεψίας ἕνεκεν. αὐτοὶ μὲν γὰρ ἱκανὴν
ἐσχηκέναι φασὶ τούτου πεῖραν, οἳ μιμησάμενοι δὲ αὐτοὺς
πάντες ἐβλάβησαν.

Κεφ. οα᾽. [Περὶ κρομμύων, καὶ σκορόδων, καὶ πρά-
σων, καὶ ἀμπελοπράσων.] Καὶ τούτων τῶν φυτῶν τὰς μὲν
ῥίζας ἐσθίουσιν οἱ ἄνθρωποι πλειστάκις, ὀλιγάκις δὲ τὸν καυ-
λὸν καὶ τὰ φύλλα, δριμεῖαν ἱκανῶς ἔχοντα δύναμιν ἀνάλογον
αὐταῖς. θερμαίνει δὲ τὸ σῶμα, καὶ λεπτύνει τοὺς ἐν αὐτῷ
παχεῖς χυμοὺς καὶ τέμνει τοὺς γλίσχρους. ἑψηθέντα μέντοι
δὶς ἢ καὶ τρὶς, ἀποτίθεται μὲν τὴν δριμύτητα, λεπτύνει δ᾽
ὅμως ἔτι, καὶ τροφὴν βραχυτάτην δίδωσι τῷ σώματι· τέως
δὲ οὐδ᾽ ὅλως ἐδίδου, πρὶν ἑψηθῆναι. τό γε μὴν σκόροδον
οὐ μόνον ὡς ὄψον, ἀλλὰ καὶ ὡς φάρμακον ὑγιεινὸν ἐσθίου-

radicula, ut qui in aqua acrimoniam omnem deponat: pau-
ciſſimum tamen et ipſe habet alimentum.   Quidam autem
non caulem modo, ſed et radiculas ipſas elixantes mandunt,
non aliter ac rapas.   Mirarique ſubit eos medicos atque
idiotas, qui poſt coenam coctionis juvandae gratia crudas
ipſas eſitant. Ipſi quidem hanc rem experientia ſatis ſibi ex-
ploratam eſſe affirmant, qui tamen ipſos ſunt imitati, om-
nes laeſi fuerunt.

       Cap. LXXI.   [De caepis, alliis, porris et ampelo-
praſis.]   Harum quoque plantarum radices quidem vulgo
frequentiſſime eſitant, caulem autem raro et folia, quae et
ipſa proportione radicum acrem admodum habent facultatem.
Corpus calefaciunt, et qui in ipſo ſunt humores craſſos te-
nuant, lentosque incidunt: ſi tamen bis terve fuerint elixa,
acrimoniam quidem deponunt, tenuant tamen adhuc, et ali-
mentum corpori dant pauciſſimum, quod certe prius, quam
elixa eſſent, omnino non dabant.   Caeterum allium qui-
dem mandunt, non modo ut opſonium, ſed etiam ut ſalubre

σιν, ἐκφρακτικῆς τε καὶ διαφορητικῆς ὑπάρχον δυνάμεως.
ἑψηθὲν δ᾽ ἐπ᾽ ὀλίγον, ὡς ἀποθέσθαι τὴν δριμύτητα, τῇ μὲν
δυνάμει καταδεέστερον, τὴν κακοχυμίαν δὲ οὐκ ἔτι διασώζει,
καθάπερ οὐδ᾽ ὅταν ἑψήσῃ δὶς τὰ πράσα καὶ τὰ κρόμμυα. τὰ
δ᾽ ἀμπελόπρασα διαφέρει τῶν πράσων τοσοῦτον, ὅσον κἂν
τοῖς ἄλλοις ἅπασι τοῖς ὁμογενέσι τὰ ἄγρια τῶν ἡμέρων.
ἀποτίθεται δ᾽ εἰς τὸ ἐπιὸν ἔτος ὅλον ἔνιοι, καθάπερ καὶ τὰ
κρόμμυα, μετ᾽ ὄξους συντιθέντες, οὕτως καὶ τὰ ἀμπελόπρασα,
καὶ γίνεται πρός τε τὴν ἐδωδὴν ἀμείνω καὶ ἧττον κακόχυμα.
φείδεσθαι δὲ τῆς συνεχοῦς ἐδωδῆς ἁπάντων τῶν δριμέων, καὶ
μάλισθ᾽ ὅταν ὁ προσφερόμενος αὐτῶν χολωδέστερος ᾖ φύσει.
μόνοις γὰρ τοῖς ἤτοι τὸν φλεγματώδη χυμὸν ἢ τὸν ὠμὸν
καὶ παχὺν καὶ γλίσχρον ἠθροικόσιν ἐπιτήδεια τὰ τοιαῦτα
τῶν ἐδεσμάτων ἐστίν.

medicamentum, quod digerendi et obftructiones aperiendi
habet facultatem: quod fi elixum paulum fuerit, adeo ut acri-
moniam depofuerit, vires quidem habet imbecilliores, fucci
autem pravitatem non amplius retinet, quemadmodum nec
porra quidem, nec caepae, quum elixa bis fuerint. Ampe-
loprafa vero tantum a porris diffident, quantum in aliis om-
nibus congeneribus agreftia a domefticis differunt. Quidam
autem in totum annum fequentem, ut caepas aceto condien-
tes, fic et ampeloprafa reponunt, fiuntque in cibo praeftan-
tiora, ac minus habent vitiofi fucci. Abftinendum tamen
ab affiduo ufu omnium acrium, et potiffimum quum is, qui
ipfis vefcitur, natura fuerit biliofus: folis enim iis, qui vel
fuccum pituitofum, vel crudum et craffum ac lentum acer-
varint, cibi ejusmodi fiunt accommodati.

ΓΑΛΗΝΟΤ ΠΕΡΙ ΤΡΟΦΩΝ ΔΤΝΑΜΕΩΣ ΒΙΒΛΙΟΝ Γ.

Ed. Chart. VI. [372.]   Ed. Baf. IV. (536.)

Κεφ. α'. Ὑπόλοιπον δ' ἂν εἴη περὶ τῆς ἀπὸ τῶν ζώων τροφῆς διελθεῖν, οὐκ ὀλίγας ἐχούσης διαφορὰς δυνάμεων κατά τε τὰ μόρια καὶ κατά τινα τῶν ἐν αὐτοῖς περιεχομένων ἢ γεννωμένων. ὧν ἐστι καὶ τὰ ὠὰ καὶ τὸ γάλα, τυρός τε καὶ τὸ βούτυρον καὶ τὸ αἷμα.

Κεφ. β'. [Περὶ τῆς ἀπὸ τῶν πεζῶν ζώων τροφῆς.] Οὐ τὴν αὐτὴν ἅπαντα δύναμιν ἔχει τὰ μόρια τῶν ζώων, ἀλλ' αἱ μὲν σάρκες, ὅταν καλῶς πεφθῶσιν, αἵματός εἰσιν ἀρίστου

GALENI DE ALIMENTORVM FACVLTATIBVS LIBER TERTIVS.

Cap. I. Reliquum autem fuerit de alimento, quod ab animalibus fumitur, pertractare: quod non paucas habet facultatum differentias, tum in partibus, tum in quibusdam, quae in partibus ipfis continentur aut generantur, cujus generis funt ova, lac, cafeus, butyrum et fanguis.

Cap. II. [De alimento, quod a pedeftribus animalibus fumitur.] Partes animalium omnes non eadem facultate funt praeditae, fed carnes quidem, quum probe concoctae

Ed. Chart. VI. [372. 373.]   Ed. Baf. IV. (336.)

γεννητικαὶ, καὶ μάλιστα ἐπὶ τῶν εὐχύμων ζώων, ὁποῖόν ἐστι
τὸ γένος τῶν ὑῶν· φλεγματικώτερα γὰρ τὰ νευρώδη μόρια.
πάντων μὲν οὖν ἐδεσμάτων ἡ σὰρξ τῶν ὑῶν ἐστι τροφιμω-
τάτη, καὶ τούτου πεῖραν ἐναργεστάτην οἱ ἀθλοῦντες ἔχουσιν.
ἐπὶ γὰρ τοῖς ἴσοις γυμνασίοις ἑτέρας τροφῆς ἴσον ὄγκον ἐν
ἡμέρᾳ μιᾷ προσενεγκάμενοι, κατὰ τὴν ὑστεραίαν εὐθέως ἀσθε-
νέστεροι γίνονται· πλείοσι δ' ἐφεξῆς ἡμέραις τοῦτο πράξαν-
τες, οὐκ ἀσθενέστεροι μόνον, ἀλλὰ καὶ ἀτροφώτεροι σαφῶς
φαίνονται. τὴν δ' αὐτὴν τοῦ λόγου βάσανον ἔνεστί σοι καὶ
ἐπὶ τῶν ἐν παλαίστρᾳ διαπονουμένων παίδων ποιήσασθαι καὶ
τῶν ἄλλων ἡντιναοῦν ἐνέργειαν ἰσχυρὰν καὶ σφοδρὰν ἐνερ-
γούντων, ὁποία καὶ ἡ τῶν σκαπτόντων ἐστί. τὰ δὲ βόεια
κρέα τροφὴν μὲν καὶ αὐτὰ δίδωσιν οὐκ ὀλίγην, [373] οὔτ'
εὐδιαφόρητον, αἷμα μέντοι παχύτερον, ἢ προσήκει, γεννᾷ.
εἰ δὲ καὶ φύσει τις εἴη μελαγχολικώτερος τὴν κρᾶσιν, ἁλώσε-
ταί τινι παθήματι τῶν μελαγχολικῶν, ἐν τῇ τούτων ἐδωδῇ
πλεονάσας. τοιαῦτα δ' ἐστὶ πάθη καρκῖνος, ἐλέφας, ψώ-

fuerint, optimum gignunt fanguinem, et potiſſimum, ſi eae
animalium boni ſucci fuerint, cujusmodi eſt ſuum genus;
nam partes nervoſae juſto ſunt pituitoſiores. Omnium ita-
que ciborum ſuum caro potentiſſime nutrit: cujus rei athle-
tae certiſſimum tibi praebent indicium.   Si enim paribus
exercitationibus parem molem alterius cibi diem unam com-
ederint,   poſtero die ſtatim ſentient feſe redditos imbecil-
liores: quod ſi pluribus deinceps diebus id fecerint, non im-
becilliores modo, verum etiam alimenti penuria macilentio-
res palam conſpicientur.   Idem etiam de eo, quod dicimus,
potes in pueris, qui in palaeſtra feſe exercent, experiri, et
in aliis, qui quamlibet actionem fortem ac vehementem
(cujusmodi eſt fodientium) obeunt.   Porro carnes bubulae
alimentum quidem et ipſae corpori ſuggerunt non mediocre,
neque diſſipatu facile, ſanguinem tamen generant, quam
conveniat, craſſiorem.   Quod ſi quis temperamento naturali
melancholicus magis fuerit, affectu aliquo melancholico pre-
hendetur, ſi largius his veſcatur.   Affectus autem melan-

ρα, λέπρα, πυρετὸς τεταρταῖος, ἤ τ᾽ ἰδίως ὀνομαζομένη με-
λαγχολία. καὶ σπλὴν δὲ ἐνίοις εἰς ὄγκον ἤρθη διὰ τοιοῦτον
χυμὸν, ᾧ καχεξία τε καὶ ὕδεροι πολλάκις ἠκολούθησαν. ὅσον
δ᾽ ἐν τῷ πάχει τῆς ὅλης οὐσίας ἑαυτῶν τὰ βόεια κρέα τῶν
ὑείων πλεονεκτεῖ, τοσούτῳ τῇ γλισχρότητι τὰ ὕεια τῶν βο-
είων. εἰς πέψιν δὲ πολὺ βελτίω τὰ τῶν ἰῶν ἐστι, τοῖς μὲν
ἀκμάζουσι καὶ ἰσχυροῖς καὶ διαπονουμένοις τὰ τῶν ἀκμαζόν-
των, τοῖς δ᾽ ἄλλοις τὰ τῶν ἔτ᾽ αὐξανομένων. ὥσπερ δὲ ἐν
τοῖς ὑσὶν οἱ κατὰ τὴν ἀκμαστικὴν ἡλικίαν ἐπιτήδειοι τοῖς
εὐεκτικοῖς νεανίσκοις εἰσίν, οὕτω τῶν βοῶν οἱ πρὸ τῆς ἀκμῆς.
ξηρότερος γὰρ πολλῷ τὴν κρᾶσιν βοῦς ὑὸς, ὥσπερ γε καὶ
ἀκμάζων ἀνὴρ παιδός. εἰκότως οὖν, ὅσα μὲν φύσει ζῶα
ξηροτέραν ἔχει τὴν κρᾶσιν, ὑπὸ τῆς νεότητος εἰς συμ-
μετρίαν αὐτὴν ὠφελεῖται· τῶν δ᾽ ὑγροτέρων ἡ φύσις ἀπὸ
τῆς ἀκμαστικῆς ἡλικίας προςλαμβάνει τὸ λοιπὸν εἰς τὴν προσ-
ήκουσαν εὐκρασίαν. οὐ μόνον οὖν οἱ μόσχοι τῶν τελείων βοῶν
ἀμείνους εἰς πέψιν ἔχουσι τὰς σάρκας, ἀλλὰ καὶ οἱ ἔριφοι τῶν

cholici funt cancer, elephas, fcabies, lepra, febris quartana,
et quae peculiari nomine melancholia nominatur.   Lien au-
tem quibusdam a tali fucco intumuit: quam rem pravus ha-
bitus et hydropes faepenumero funt confequuti.   Caete-
rum quantum carnes bubulae totius fuae fubftantiae craffitie
fuillam fuperant, tanto fuillae bubulas lentore antecedunt.
Caeterum ex fuum carnibus hominibus quidem aetate flo-
rentibus, fortibus, et qui fefe multum exercent, fuum
aetate florentium carnes ad coquendum funt praeftantio-
res, aliis vero fuum adhuc increfcentium.   Porro, quemad-
modum ex fuibus qui aetate funt florenti iis juvenibus, qui
bono corporis funt habitu, conveniunt, fic et boum qui
nondum florentem aetatem attigerunt: bos enim tempera-
mento eft, quam fus, multo ficciore, quemadmodum et vir
aetate florens, quam puer.   Jure igitur iis animalibus, quae
natura temperamento funt ficciore, adolefcens aetas ad me-
diocritatem ipfam confert, humidiorum vero natura, quod
fibi ad probam ac convenientem temperiem deeft, ab aetate
florenti affumit.   Non modo itaque vituli carnes habent ad
conficiendum perfectis bobus praeftantiores, fed etiam hoedi

αἰγῶν. ἧττον μὲν γὰρ βοὸς ἡ αἴξ ξηρὰ τὴν κρᾶσίν ἐστιν,
ἀλλ᾽ ἀνθρώπῳ καὶ συῒ παραβαλλομένη πολὺ διαφέρει.
τῆς δὲ ὑὸς σαρκὸς πρὸς τὴν ἀνθρώπον ὁμοιότητα καταμα-
θεῖν ἔνεστι κᾴκ τοῦ τινας ἐδηδοκότας ἀνθρωπείων κρεῶν
ὡς χοιρείων οὐδεμίαν ὑπόνοιαν ἐσχηκέναι κατά τε τὴν γεῦσιν
αὐτῶν καὶ τὴν ὀσμήν; (337) ἐφωράθη γὰρ ἤδη τοῦτο γεγο-
νὸς ὑπὸ πονηρῶν πανδοχέων καὶ ἄλλων τινῶν. εἰκότως οὖν
οἱ χοῖροι περιττωματικωτέραν ἡμῖν εἰς τοσοῦτον παρέχουσι
τὴν τροφὴν, εἰς ὅσον τῶν μεγάλων ὑῶν εἰσιν ὑγρότεροι. εἰ-
κότως δὲ καὶ ἧττον τρέφουσιν· ἡ γὰρ ὑγροτέρα τροφὴ καὶ
ἀναδίδοται καὶ διαφορεῖται θᾶττον. ὑγροτάτην δὲ ἔχουσι καὶ
φλεγματώδη σάρκα καὶ οἱ ἄρνες. ἀλλὰ καὶ ἡ τῶν προβάτων
σὰρξ καὶ περιττωματικωτέρα τέ ἐστι καὶ κακοχυμοτέρα. κα-
κόχυμος δὲ καὶ ἡ τῶν αἰγῶν μετὰ δριμύτητος. ἡ δὲ τῶν
τράγων χειρίστη καὶ πρὸς εὐχυμίαν καὶ πρὸς πέψιν, ἐφεξῆς
δὲ ἡ τῶν κριῶν, εἶθ᾽ ἡ τῶν ταύρων. ἐν ἅπασι δὲ τούτοις
τὰ τῶν εὐνουχισθέντων ἀμείνω. τὰ δὲ πρεσβυτικὰ χείριστα
πρὸς πέψιν καὶ πρὸς εὐχυμίαν καὶ πρὸς θρέψιν, ὥσπερ καὶ

capris: capra namquc temperamento minus, quam bos, eft
ficca: fi tamen homini et fui comparetur, multum fuperat.
Suillae autem carnis fimilitudinem cum humana ex eo pote-
ris intelligere, quod quidam carnes humanas pro fuillis fine
ulla in guftu vel olfactu fufpicione comederunt: id enim
ab improbis hofpitibus et aliis quibusdam factum fuiffe jam
compertum eft. Merito igitur porcelli alimentum nobis
praebent tanto magis fuibus excrementofius, quanto ipfis
funt humidiores: merito minus etiam nutriunt; nam ali-
mentum humidius et diftribuitur, et difcutitur celerius.
Caeterum agni carnem habent humidiffimam ac pituitofam.
ovium vero excrementofior eft ac fucci deterioris. Capra-
rum quoque caro praeter fuccum vitiofum acrimoniam
etiam habet. Hircorum autem tum ad coquendum, tum ad
fuccum bonum generandum eft deterrima: hanc fequitur
arietum: poft taurorum. Porro in his omnibus carnes
caftratorum funt praeftantiores: fenum autem peffimae tum
ad coquendum, tum ad fuccum bonum generandum, tum

τῶν ὑῶν αὐτῶν, καίτοι ὑγρῶν ὄντων τὴν κρᾶσιν, οἱ γη-
ράσαντες ἔνια δὴ καὶ ξηρὰν καὶ δύσπεπτον ἔχουσι τὴν σάρκα.
καὶ ἡ τῶν λαγωῶν δὲ σὰρξ αἵματος μέν ἐστι παχυτέρου γεν-
νητικὴ, βελτίων δὲ εἰς εὐχυμίαν, ἢ κατὰ βοῦς καὶ πρόβατα.
κακόχυμος δὲ τούτων οὐχ ἧττόν ἐστι καὶ ἡ τῶν ἐλάφων καὶ
δύσπεπτος. ἡ δὲ τῶν ἀγρίων ὄνων, ὅσοι γ᾽ εὔεκτοι καὶ νέοι,
πλησίον ἥκει τοῖςδε. καίτοι καὶ τῶν ἡμέρων ὄνων γηρασάν-
των ἔνιοι τὰ κρέα προσφέρονται, κακοχυμότατα καὶ δυσ-
πεπτότατα καὶ κακοστόμαχα καὶ προσέτι καὶ ἀηδῆ κατ᾽ ἐδω-
δὴν ὄντα, καθάπερ καὶ τὰ τῶν ἵππων τε καὶ καμήλων, ὧν
καὶ αὐτῶν ἐσθίουσιν οἱ ὀνώδεις τε καὶ καμηλώδεις ἄνθρω-
ποι τὴν ψυχὴν καὶ τὸ σῶμα. καὶ τῶν ἄρκτων δ᾽ ἔνιοι προσ-
φέρονται, καὶ τὰ τούτων ἔτι χείρω λεόντων τε καὶ παρδά-
λεων, ἤτοι γ᾽ ἅπαξ ἕψοντες, ἢ δίς. εἴρηται δὲ ἔμπροσθεν,
ὁποῖόν τι τὸ δὶς ἕψειν ἐστί. περὶ δὲ τῶν κυνῶν τί δεῖ καὶ
λέγειν; [374] ὡς τοὺς νέους τε καὶ λιπαροὺς αὐτῶν, καὶ μά-
λισθ᾽ ὅταν εὐνουχισθῶσι, κατ᾽ ἔνια τῶν ἐθνῶν ἐσθίουσι πάμ-

ad nutriendum, quemadmodum et fues ipfi, qui quanquam
temperamento funt humidi, quum tamen jam fenuerint,
carnem habent nonnunquam ficcam ac concoctu difficilem.
Ad haec caro leporum fanguinem quidem gignit crafliorem,
fed melioris fucci, quam bubula et ovilla.   Cervina autem
non minus iis fuccum vitiofum generat ac concoctu diffici-
lem.   His agreftium afinorum bene habitorum ac juvenum
caro eft propinqua.   Sunt tamen qui et afinorum domefti-
corum, ubi fenuerint, carnes mandant; quae peffimi funt
fucci ac concoctu difficillimae, ftomachumque laedunt, et
praeterea inter edendum funt infuaves, quemadmodum
equorum ac camelorum carnes, quibus et ipfis homines ani-
mo et corpore afinini ac camelini vefcuntur.   Sunt qui
et urfis, et iis adhuc deterioribus, leonibus ac pardis ve-
fcantur, femel aut bis elixantes.   Quid autem fit bis eli-
xare, dictum nobis ante fuit.   Quid jam loquar de canibus
(quos et ipfos juvenes ac pingues, et potiffimum quum fue-
rint caftrati, apud quasdam gentes frequentiffime mandunt),

BIBΛION Γ. 665

Ed. Chart. VI. [574.]   Ed. Baf. IV. (557.)

πολλοι. καὶ πρὸς τούτοις τά τε τῶν πανθήρων οὐκ ὀλίγοι,
καθάπερ γε καὶ τὰ τῶν ὄνων, ὅταν εὐεκτοῦντες τύχωσιν,
ὥσπερ οἱ ἄγριοι. ταῦτα μὲν οὐ μόνον ἐσθίουσιν, ἀλλὰ καὶ
ἐπαινοῦσιν ἔνιοι τῶν ἰατρῶν. τὰ δὲ τῶν ἀλωπέκων ἐν φθι-
νοπώρῳ καὶ οἱ παρ᾽ ἡμῖν κυνηγέται προσφέρονται· πιαίνον-
ται γὰρ ὑπὸ τῶν σταφυλῶν. καὶ τῶν ἄλλων δὲ ζώων ὅσα τὰς
οἰκείας ἀφθόνως τροφὰς ἔχουσι, ταῦτα πολὺ βελτίω σφῶν
αὐτῶν εἰς ἐδωδὴν γίνονται, καθάπερ γε καὶ χείρω τἀναν-
τία. καὶ ὅσα γε τὰς ἐκ τῆς γῆς ἀνιούσας πόας ἢ τῶν δένδρων
ἀκρέμονας ἢ βλάστας ἐσθίει, καθ᾽ ὃν ἂν καιρὸν εὐπορῇ δα-
ψιλῶς τούτων, εὐεκτικώτερα γίνεται καὶ πιαίνεται καὶ πρὸς
τροφὴν ἡμῖν ἐπιτηδειότερα πάντα καθίσταται. καὶ διὰ τοῦ-
το τὰ μὲν τὴν βαθεῖαν πόαν νέμεσθαι δεόμενα λεπτὰ καὶ
κακόχυμα γίνεται κατά τε τὸν χειμῶνα καὶ τὰ πρῶτα καὶ
μέσα τοῦ ἦρος, ὥσπερ οἱ βόες, εὐχυμότεροί τε καὶ παχύτεροι
σαφῶς γινόμενοι τοῦ χρόνου προϊόντος, ὅταν αὐξάνηται καὶ
παχύνηται καὶ εἰς εὐκάρπησιν ἡ πόα προέρχηται· τὰ δ᾽ ὑπὸ
τῆς μικρᾶς τρέφεσθαι δυνάμενα βελτίω κατά τε τὰ πρῶτα

quum multi fint, qui pantheris, ut et afinis bene habitis,
cujusmodi funt agreftes, vefcantur? Haec quidem non man-
dantur modo, fed a quibusdam etiam medicis laudantur.
Vulpium autem carnibus autumno venatores apud nos ve-
fcuntur, tunc enim uvarum efu pinguefcunt. Porro anima-
lia omnia, quibus alimenta propria affatim fuppetunt, longe
fe ipfis in cibo evadunt praeftantiora, quemadmodum dete-
riora fiunt, quibus ea minus adfunt. Proinde quae herbas
e terra emergentes, aut arborum furculos, aut germina de-
pafcuntur, ea omnia, quum his abundant, habitiora funt
ac pinguia, nobisque alendis accommodatiora. Eaque de
caufa, quibus herbas altiores pafci eft naturale, hyeme, vere
primo ac medio fiunt gracilia ac pravi fucci, ut boves, qui
procedente tempore manifefto fiunt obefiores fuccique me-
lioris, quum herbae augentur ac denfefcunt, et ad femen
producendum feftinant. Quae vero animalia humili herba
nutriri queunt, ea primo ac medio vere funt praeftantiora,

καὶ τὰ μέσα τοῦ ἦρός ἐστιν, ὥσπερ τὰ πρόβατα· κατὰ δὲ
τὴν ἀρχὴν καὶ τὰ μέσα τοῦ θέρους αἱ αἶγες, ἡνίκα βλάσται
πλεῖσται θάμνων εἰσὶν, ἃς ἔθος αὐταῖς ἐσθίειν. ὅταν οὖν
ἀκούσῃς μου παραβάλλοντος ἀλλήλοις εἴδη ζώων, ἐξέταζε
καὶ κρῖνε καὶ βασάνιζε καὶ τῇ πείρᾳ τὸν λόγον, οὐ·τὸ καλῶς
τεθραμμένον τε καὶ πῖον ἰσχνῷ καὶ ἀτρόφῳ παραβάλλων,
οὐδὲ τὸ νέον τῷ γεγηρακότι, (μοχθηρὰ γὰρ ἥδε καὶ ἄδικος ἡ
κρίσις,) ἀλλὰ τὸ καθ᾽ ἕκαστον εἶδος καὶ γένος, ἢ ὅπως ἂν
θέλοις ὀνομάζειν, ἄριστα διακείμενον ἑτέρῳ τοιούτῳ. οὐκ
οὖν ἔτι δεήσομαι λόγων μακρῶν εἰς τὸ τὰ καθ᾽ ἕκαστον
ἔθνος ἐπιχώρια τῶν ζώων ἅπαντα διέρχεσθαι, καθάπερ ἐν
Ἰβηρίᾳ τὸ τοῖς λαγωοῖς ὅμοιον ζωΰφιον, ὃ καλοῦσι κοννίκου-
λον, ἐν Λευκανίᾳ δὲ τῆς Ἰταλίας τὸ μεταξύ πως ἄρκτου τε
καὶ συός, ὥσπερ γε καὶ τὸ τῶν ἀρουραίων μυῶν καὶ τῶν κα-
λουμένων ἐλειῶν ἐν μέσῳ, κατά τε τὴν αὐτὴν χώραν τῆς Ἰτα-
λίας ἐν ἄλλοις τε πολλοῖς τόποις ἐσθιόμενον. ὅσα γὰρ εὔ-
τροφα τῶν τοιούτων ζώων ἐστὶ καὶ σαφῶς πίονα, ταῦτα τῇ

ut oves, aeſtate autem prima ac media caprae, quum ſcili-
cet fruticum germina, quibus caprae veſci ſolent, ſunt fre-
quentiſſima. Quum igitur me animalium ſpecies inter ſe
comparantem audiveris, dictum meum experientia examina,
ac dijudica, atque expende, non animal, quod bene nutritum
fuerit ac pingue, gracili ac penuria alimenti extenuato
comparans, neque adoleſcens ſeni, (iniquum enim ac ma-
lum eſt id judicium,) ſed quod in unaquaque ſpecie ac ge-
nere, aut quocunque modo appellare velis, optime eſt diſpo-
ſitum, alteri, quod ſit ejusmodi, conſerens. Non igitur
amplius opus erit pluribus exequi animalia omnia, quae
apud ſingulas gentes proprie naſcuntur, cujus generis eſt in
Iberia animalculum, quod lepori eſt ſimile, quodque cuni-
culum nominant, in Lucania autem, Italiae regione, quod
inter urſum ac ſuem quodammodo eſt medium, ceu aliud
quoddam inter agreſtes mures, et quos glires nominant, eſt
medium, quod in eadem Italiae regione et aliis plerisque
locis manditur. Quae enim ex ejusmodi animalibus bene
ſunt nutrita ac plane pinguia, ea experientia explora, prae-

BIBΛION Γ. 667

Ed. Chart. VI. [374.]   Ed. Baf. IV. (337.)

πείρᾳ βασάνιζε, τοὺς τρόπους τῆς σκευασίας αὐτῶν, οὓς ἐξ
ἐμπειρίας ἔμαθεν ἕκαστος τῶν ἐπιχωρίων, ἀκούων τε καὶ
μανθάνων παρ᾽ ἐκείνων, ὁποία δ᾽ ἐστὶν ἡ δύναμις αὐτῶν
ἑκάστου, ἤδη σοι πάρεστι καὶ παρ᾽ ἐμοῦ μανθάνειν. ὅσα μὲν
γὰρ ὀπτῶντες ἢ τηγανίζοντες ἐσθίουσι, ξηροτέραν τροφὴν
διδόασι τῷ σώματι, ὅσα δὲ ἐν ὕδατι προαφέψουσιν, ὑγρο-
τέραν, ὅσα δ᾽ ἐν ταῖς λοπάσιν ἀρτύοντες, ἐν τῷ μεταξὺ
τούτων ἐστί. καὶ τούτων δ᾽ αὐτῶν οὐ σμικρὰ διάφορα γί-
νεται παρὰ τὸν τρόπον τῆς ἀρτύσεως. ὅσα μὲν γὰρ δαψιλῶς
οἴνου ἔχει καὶ γάρου, ξηρότερα τῶν μὴ ἐχόντων ἐστί· τὰ δὲ
τούτων μὲν ἐνδεέστερα, ἤτοι δὲ σίραιον ἔχοντα πλέον, ὅ
τινες ἕψημα καλοῦσιν, ἢ κατὰ τὸν ὀνομαζόμενον ἁπλοῦν καὶ
λιτὸν καὶ λευκὸν ζωμὸν ἥψηται, πολλῷ τῶν προειρημένων
ἐστὶν ὑγρότερα· τὰ δὲ ἀπὸ ὕδατος μόνου καὶ τούτων ἐστὶν
ἔθ᾽ ὑγρότερα. μεγίστη δὲ ἐν τῇ σκευασίᾳ διαφορὰ γίνεται καὶ
κατὰ τὴν τῶν ἐπεμβαλλομένων αὐτοῖς δύναμιν, ἁπάντων
μὲν ξηραινόντων, ἀλλ᾽ ἤτοι μᾶλλον ἢ ἧττον. ἔστι δὲ ταῦτα
σπέρματα μὲν ἀνήθου καὶ σελίνου καὶ κάρου καὶ λιβυστικοῦ

parandorum ipforum rationem, quam incolae experientia
didicerunt, ab ipfis audiens ac difcens. Qualis autem fin-
gularum praeparationum fit facultas, jam a nobis difcas li-
cet. Quae namque affantes aut in fartagine frigentes man-
dunt, ea corpori ficcius dant alimentum; quae vero in
aqua praecoquunt, humidius; quae in patinis condiuntur,
inter haec media funt, quanquam et ipfa pro modo condi-
turae inter fe multum difcrepant: fiquidem quae vinum
aut garum habent copiofum, ea funt aliis, quae ea non ha-
bent, ficciora; rurfus, quae exiguam quidem illorum por
tionem aut fapae (quam hepfema quidam nuncupant) am-
pliorem habent, aut in fimplici ac plebejo alboque appellato
jure elixa funt, ea praedictis longe funt humidiora; quae
autem in fola aqua coquuntur, iis quoque adhuc funt hu-
midiora. Maximum praeterea in praeparatione difcrimen
accidit pro eorum, quae injiciuntur, facultate, ut quum om-
nia ficcant quidem, fed alia magis, alia minus. Sunt porro
haec ex feminibus quidem anethum, apium, carum, liby-

668   ΓΑΛΗΝΟΥ ΠΕΡΙ ΤΡΟΦΩΝ ΔΥΝΑΜ.

Ed. Chart. VI. [375.]   Ed. Baſ. IV. (337.)

[375] καὶ κυμίνου καί τινα τοιαῦθ᾽ ἕτερα, τῶν φυτῶν δ᾽
αὐτῶν πράσα καὶ κρόμμυα καὶ ἄνηθα καὶ θύμα καὶ θύμβρα
καὶ γλήχων καὶ ἡ εὐώδης μίνθη καὶ ὀρίγανος, ὅσα τε ἄλλα
τοιαῦτα, τῆς ὀψαρτυτικῆς ὄντα πραγματείας, ἣν νῦν οὐ πρό-
κειται διέρχεσθαι. τὴν παραβολὴν δὲ τῆς διαφορᾶς τῶν ζώων
ὥσπερ ἔμπροσθεν ἔφαμεν χρῆναι ποιεῖσθαι τῶν ἄριστα ταῖς
ἕξεσιν ἐχόντων, οὕτω καὶ νῦν τῶν ἐσκευασμένων κάλλιστα
γινέσθω. ταῦτα μὲν οὖν αὐτάρκη σοι περὶ τῆς τῶν πεζῶν
ζώων σαρκὸς ἠκηκοέναι· περὶ δὲ τῶν ἄλλων μορίων, ὡς
ἔχει τῆς δυνάμεως, ἐφεξῆς ἀκούσῃ μετὰ τὸν περὶ τῶν κοχλιῶν
λόγον.

Κεφ. γ΄. [Περὶ κοχλιῶν.] Ὅτι μὲν οὖν οὔτε ἐν τοῖς
πτηνοῖς, οὔτε ἐν τοῖς ἐνύδροις ἀριθμεῖσθαι δεῖ τοῦτο τὸ
ζῷον, ἄντικρυς δῆλον. εἰ δὲ μηδ᾽ ἐν τοῖς πεζοῖς αὐτοῦ μνη-
μονεύσομεν, οὐδ᾽ ὅλως ἐροῦμέν τι περὶ τῆς ἐκ κοχλίου τρο-
φῆς. οὐ μὴν οὐδὲ παραλιπεῖν εὔλογον, ὥσπερ τοὺς ἐκ τῶν
ξύλων σκώληκας, ἐχίδνας τε καὶ τοὺς ἄλλους ὄφεις, ὅσα τε
κατ᾽ Αἴγυπτον καὶ ἄλλα τινὰ τῶν ἐθνῶν ἐσθίουσιν· οὔτε

ſticum, cuminum, et alia quaedam id genus, ex plantis vero
ipſis porrum, caepa, anethum, thymus, ſatureia, pulegium,
mentha odorata, origanum et alia hujusmodi ad opſonatri-
cem commentationem pertinentia, de qua nunc differere non
eſt propoſitum.   Quemadmodum autem modo praecepimus,
quum animalium differentia inquiritur, quae optimo ſunt
habitu, eſſe comparanda, ita nunc quoque, quae pulcherrime
ſunt praeparata, conſerantur.   Haec itaque de pedeſtrium
animalium carne audiviſſe ſufficiat; de aliarum autem par-
tium facultate deinceps, quum ſermonem de limacibus ab-
ſolverimus, ſumus tractaturi.

Cap. III. [De limacibus.] Perſpicuum quidem eſt, quod
neque inter volatilia, neque inter aquatilia hoc animal eſt
numerandum. Quod ſi inter pedeſtria ipſius non meminerimus,
nihil prorſus de limacium alimento dicturi ſumus; quod ini-
quum fuerit ſilentio praetermittere, quemadmodum vermes,
qui in lignis naſcuntur, viperas aliosque ſerpentes, quibus
in Aegypto et apud alias quasdam gentes veſcuntur: neque

γὰρ ἐκείνων τις ἀναγνώσεται ταῦτα, καὶ ἡμεῖς οὐκ ἄν ποτε
φάγοιμεν τῶν ἐκείνοις ἐδωδίμων. κοχλίας δὲ ὁσημέραι πάντες
Ἕλληνες ἐσθίουσιν, ἔχοντας μὲν σκληρὰν τὴν σάρκα, καὶ διὰ
τοῦτο δύσπεπτον, εἰ δὲ πεφθείη, τροφιμωτάτην. ὑπάρχει
δ᾽ αὐτοῖς, ὥσπερ τοῖς ὀστρακοδέρμοις, χυλὸς ὑπακτικὸς γα-
στρὸς, καὶ διὰ τοῦτο τινὲς ἀρτύοντες αὐτοὺς δι᾽ ἐλαίου καὶ
γάρου καὶ ǀοἴνου τῷ γενομένῳ ζωμῷ χρῶνται πρὸς διαχώρη-
σιν τῶν κατὰ τὴν κοιλίαν. εἰ δὲ θελήσεις ὡς τροφίμῳ μόνῳ
ἐδέσματι χρήσασθαι τῇ σαρκὶ τοῦ ζώου τούτου, προαφεψή-
σας ἐν ὕδατι μεταθήσεις εἰς ἕτερον ὕδωρ, εἶτα ἐν ἐκείνῳ
πάλιν ἑψήσας οὕτως ἀρτύσεις τε καὶ τὸ τρίτον ἑψήσεις ἄχρι
τοῦ κατατάκερον ἀκριβῶς γενέσθαι τὴν σάρκα. σκευασθεῖσα
γὰρ οὕτως ἐφέξει μὲν τὴν γαστέρα, τροφὴν δὲ ἱκανὴν παρέξει
τῷ σώματι.

Κεφ. δ΄. (338) [Περὶ τῶν ἐν τοῖς πεζοῖς ἀκρέων
μορίων.] Ἄκρεα μόρια τῶν πεζῶν ζώων ἐσθίουσιν οἱ ἄν-
θρωποι, πόδας καὶ ῥύγχη καὶ ὦτα, καὶ τοὐπίπαν δὲ δι᾽ ὕδα-
τος ἕψοντες αὐτὰ προσφέρονται μετ᾽ ὄξους καὶ γάρου, ποτὲ

enim illorum quisquam haec noſtra lecturus eſt, neque nos,
quae apud illos ſunt eſculenta, unquam comedemus. Li-
maces vero Graeci omnes quotidie mandunt, carnem qui-
dem duram habentes, eoque concoctu difficilem, ſed quae
confecta potentiſſime nutriat. Succus autem ipſis ineſt,
qui ventrem ſubducit, quemadmodum et iis, quibus teſta pro
cute eſt: quapropter quidam oleo, garo vinoque ipſas con-
dientes, eo juſculo ad alvum dèjiciendam utuntur. Quod ſi
hujus animalis carne ut cibo ſolo eſculento uti velis, ubi
prius in aqua elixaris, in aliam aquam transferas, in qua
rurſus elixabis: tum demum condies, ac tertio elixabis,
usque dum caro tota intabeſcat: hoc enim modo praeparata
alvum quidem ſiſtet, ſed alimentum corpori dabit non con-
temnendum.

Cap. IV. [De animalium pedeſtrium partibus excar-
mbus.] Pedeſtrium animalium partes excarnes homines
mandunt, pedes, roſtra et aures; easque ut plurimum in
aqua elixas mandunt cum aceto et garo, nonnunquam au-

δὲ καὶ νάπυος, ἔνιοι δὲ καὶ δι' ἐλαίου καὶ γάρου, προσεπιχέ-
οντες οἶνον, εἰσὶν δὲ οἳ καὶ μετὰ λαχάνων, ἤτοι γε ἐξ ὕδα-
τος ἐψημένων, ἢ κατὰ τὰς λοπάδας ἠρτυμένων. οἱ δὲ πόδες
ἐπιτηδειότατοι τῶν χοίρων εἰσὶν, ἐπεμβληθέντες ἐψημένῃ πτι-
σάνῃ, κἀκείνην ἐργάσασθαι κρείττονα, καὶ αὐτοὶ μαλακώτε-
ροι γενέσθαι, καὶ διὰ τοῦτο βελτίους εἴς τε τὴν ἐν τῷ στό-
ματι καὶ τῇ γαστρὶ κατεργασίαν. διαφορὰ μὲν οὖν ἐστιν οὐκ
ὀλίγη καὶ παρὰ τὸν τρόπον τῆς σκευασίας οὐ μόνον ἐν τοῖς
ἀκρέοις μέρεσι τῶν ζώων, ἀλλὰ καὶ τοῖς ἄλλοις ἅπασιν, ἣν
ἐπιπλέον ἐν τοῖς ὀψαρτυτικοῖς ἐροῦμεν· ὅσον δ' ἐπ' αὐτοῖς
τοῖς μορίοις, αἱ καθ' ὅλου διαφοραὶ κατὰ τήνδε τὴν πραγμα-
τείαν δηλοῦνται μόναι, παραβαλλομένων αὐτῶν ἀλλήλοις, ὡς
εἰ καὶ κατὰ τὸν αὐτὸν τρόπον ἐσκεύαστο, ὡς καὶ πρόσθεν εἴ-
ρηται· δικαία γὰρ ἡ τοιαύτη παραβολή. [376] τὰ τοίνυν
ἄκρεα μόρια τοῦ σώματος ἥκιστα μὲν ἔχει πιμελὴν, ἥκιστα
δὲ καὶ τὴν σαρκώδη φύσιν, ἐπικρατεῖ δ' ἐν αὐτοῖς τό τε
νευρῶδες καὶ τὸ δερματῶδες, οὐ τοῦ τοιούτου νεύρου καὶ δέρ-
ματος, οἷον τὸ καθ' ὅλον σῶμα· γεγύμνασται γὰρ ἐν τοῖς

tem et finapi: quidam autem ex oleo et garo, vinum af-
fundentes: funt qui cum oleribus, aut in aqua elixis, aut
in patinis conditis. Porcellorum autem pedes ptifanae eli-
xae injecti aptiffimi funt, tum ut illam meliorem efficiant,
tum ut ipfi molliores reddantur, et ob id ad elaborationem,
quae in ore fit ac ventriculo, meliores. Non parva tamen
eft et in praeparationis modo differentia, non modo in par-
tibus animalium excarnibus, fed in aliis etiam omnibus:
quam fufius in opere de arte opfonandi explicabimus. In
hoc autem opere tantum univerfales partium ipfarum diffe-
rentias exponimus, ipfas inter fe (ut diximus) ita compa-
rantes, ut fi omnes ad eundem modum paratae effent; jufta
enim eft haec comparatio. Partes igitur corporis excarnes,
ut pinguedinis, ita fubftantiae carnofae habent minimum
nervofa enim ac cutacea natura in ipfis praepollet: non ta-
men tales hujus nervi cutisve funt, quales in reliquo funt
corpore, nam in excarnibus magis funt exercitata, eoque

ἀκρέοις μᾶλλον. ἔστι δὲ καὶ διὰ τοῦτο καὶ γλισχρότερα· καὶ
γὰρ καὶ νεῦρον καὶ δέρμα πᾶν ἑψόμενον εἰς τοιαύτην ἀφι-
κνεῖται φύσιν. εἰκότως οὖν ἐλάττονα μὲν τροφὴν δίδωσι τῷ
σώματι, ῥᾷον δὲ ὑπέρχεται κατὰ τὴν γαστέρα διὰ τὴν
γλισχρότητα. βελτίους δὲ οἱ πόδες τῶν ὑῶν εἰσι τοῦ ῥύγχους,
ὥσπερ καὶ τοῦτο τῶν ὤτων· ἐκεῖνα γὰρ ἐκ μόνου συνέστηκε
χόνδρου καὶ δέρματος. ἔστι δὲ ὁ χόνδρος ἐν μὲν τοῖς τελείοις
ζώοις ἄπεπτος παντάπασιν, ἐν δ᾽ ἔτι αὐξανομένοις, ὅταν
καλῶς ἐν τῷ στόματι λειωθῇ, πεπεμμένος τε καὶ τροφὴν ὀλί-
γην δίδωσι τῷ σώματι. κατὰ δὲ τὴν αὐτὴν ἀναλογίαν ἐπὶ
τῶν ἄλλων ζώων ἄκουε τοῦ νῦν εἰρημένου ἡμῖν λόγου. καθ᾽
ὅσον γὰρ αὐτῶν αἱ σάρκες εἰς ἀρετὴν ἀπολείπονται τροφῆς
τῶν ὑῶν, κατὰ τοσοῦτον καὶ τῶν ἀκρέων ἐν ὑῒ μορίων ἐστὶ
χείρω τὰ κατ᾽ ἐκεῖνα τὰ ζῷα. εὔδηλον δ᾽, ὅτι νευρώδη μό-
ρια τὰ κατὰ τοὺς πόδας ὀνομάζω καθ᾽ ὁμοιότητα τὴν
πρὸς τὸ κυρίως καλούμενον νεῦρον, ὃ τὴν γένεσιν ἐξ ἐγκεφά-
λου καὶ νωτιαίου λαμβάνει. τὰ δ᾽ ἐν τοῖς ἀκρέοις νευ-
ρώδη σώματα καθ᾽ ὁμοιότητα μὲν οὕτως ὀνομάζεται, σύν-

magis lenta. Etenim nervus omnis ac cutis, dum elixan-
tur, ad hujuscemodi naturam deveniunt: quare merito cor-
pus quidem minus alunt, ob lentorem tamen per alvum fa-
cilius dejiciuntur. Meliores autem funt fuum pedes, quam
roftrum, quemadmodum hoc auribus eft praeftantius: hae
enim conftant fola cute ac cartilagine. Cartilago porro in
perfectis quidem animalibus omnino confici non poteft, in
iis vero, quae adhuc augefcunt, fi in ore bene laevigata et
in ventriculo confecta fuerit, paucum alimentum corpori
dabit. Eadem autem eft ejus quod dicimus in aliis anima-
libus proportio. Quanto enim eorum carnes alimenti bo-
nitate fuilla funt inferiores, tanto illorum partes excarnes
partibus fuum excarnibus funt deteriores. Caeterum illud
nequaquam arbitror quenquam latere, quod partes nervofas
voco eas, quae pedibus infunt, ad fimilitudinem ejus, qui
proprie nervus nominatur, quique ex cerebro ac fpinali
medulla originem ducit. Quae autem in partibus excarni-
bus nervofa funt corpora, ad fimilitudinem quidem ita no-

θεσμοὶ δ᾽ εἰσὶ τῶν ὀστῶν ἀναίσθητοι καί τινες ἐπ᾽ αὐτοῖς
τένοντες.

　　Κεφ. ε´. [Περὶ τῆς ἐν τοῖς πεζοῖς ζώοις γλώττης.]
Ἰδιότης τῆς οὐσίας ἐστὶν ἐν τῷδε τῷ μορίῳ χαυνοτέρας τε
καὶ ἐναιμοτέρας σαρκός. αἱ γὰρ ἀκριβεῖς σάρκες οἱ μύες
εἰσὶ καὶ τούτων αὐτῶν τὰ μέσα μάλιστα. πολλοὶ γὰρ ἐν
τοῖς πέρασιν ἑαυτῶν εἰς τένοντας ἀξιολόγους τελευτῶσιν, οὓς
ἀπονευρώσεις μυῶν οἱ πολλοὶ τῶν ἰατρῶν ὀνομάζουσιν. εὐ-
μεγίστους δὲ τούτους γεννῶσιν οἱ εἰς τὰ τῶν κώλων πέρατα κα-
θήκοντες μύες. ἀλλὰ καὶ τὰς κεφαλὰς ἔχουσιν ἔνιοι τῶν μυῶν
νευρώδεις. καὶ τῆς γλώττης δ᾽ αὐτῆς, ἣν ἐξαιροῦντες τῶν
ὑῶν ἕψουσιν οἱ μάγειροι, τὸ μὲν ἴδιον σῶμα χαύνη τίς
ἐστιν, ὡς εἴρηται, σάρξ, οὐ μὴν μόνην ταύτην ἐξαιροῦσιν,
οὐδ᾽ ἕψουσι μόνην, ἀλλὰ μετά τε τῶν ἐμφυομένων μυῶν,
ὡς τὰ πολλὰ δὲ καὶ σὺν ἐπιγλωττίδι καὶ λάρυγγι, καὶ τῶν ἐν-
ταῦθα ἀδένων τῶν τε γλώττης ἰδίων οἳ τὸ σίαλον γεννῶσι, καὶ
τῶν κατὰ τὰ παρίσθμια καὶ τὸν λάρυγγα. τὸ μὲν γὰρ τῶν
ἀρτηριῶν καὶ φλεβῶν καὶ νεύρων κοινὸν τῆς γλώττης καὶ

minantur: funt autem offium ligamenta fenfus experta, et
praeterea tendones quidam.

　　Cap. V. [De animalium pedeftrium lingua.] Pecu-
liaris quaedam huic parti ineft fubftantia: carnem enim ha-
bet fungofiorem ac fanguineam magis.　　Mufculi enim car-
nes funt exactae, et potiffimum ipforum partes mediae: nam
multi in fuis ipforum finibus in magnos tendones definunt,
quos plerique medicorum aponeurofes mufculorum nomi-
nant: quos longe maximos mufculi generant, qui ad artuum
fines pertinent: quin et mufculi quidam capita habent ner-
vofa.　　Et ipfius linguae, quam coci e fuibus eximentes eli-
xant, corpus quidem proprium caro quaedam eft fungofa,
uti diximus: non tamen eam eximunt folam, neque elixant,
fed fimul cum mufculis, qui in ipfam inferuntur: ut pluri-
mum vero etiam cum epiglottide, et larynge, et glandulis,
quae illic funt, tum iis, quae linguae funt propriae, falivam-
que generant, tum iis, quae funt ad parifthmia ac laryn-
gem.　　Praeterea venae et arteriae et nervi linguae cum

πρὸς τὰς ἄλλας σάρκας ἐστὶ, καὶ γὰρ ἐκεῖνα σὺν τούτοις
ἐσθίεται, πλὴν ὅτι μείζω τε καὶ πλείω τοῦ κατὰ τὴν ἀνα-
λογίαν μεγέθους ὑπάρχει τῷ μορίῳ τῷδε τὰ τρία γένη τῶν
ἀγγείων. ἥτις δὲ δύναμίς ἐστι τῆς ἐκ τῶν ἀδενωδῶν σωμά-
των τροφῆς, ἑξῆς ἄκουε.

Κεφ. στ'. [Περὶ ἀδένων.] Τοσοῦτον ἀποκεχώρηκεν
ἡ τῶν ἀδένων οὐσία τῆς κατὰ τὴν γλῶτταν, ὅσον ἐκείνη τῶν
σαρκῶν. οὐ μὴν ἴσον γε πάντες [377] ἀκριβῶς διεστήκασιν,
ἀλλ' οἱ μὲν παρακείμενοι καὶ ψαύοντες αὐτῆς ὅμοιοί πώς
εἰσι τοῖς κατὰ τοὺς τιτθοὺς, ὅταν γε μήπω μεστοὶ γάλακτος
ὦσιν. οὐ γὰρ διὰ παντὸς ἐργάζονται τὸ σφέτερον ἔργον οἱ
κατὰ τοὺς τιτθοὺς ἀδένες, ὥσπερ οἵ τ' ἄλλοι σχεδὸν ἅπαντες,
οἵ τε τῆς γλώττης. οἱ μὲν γὰρ ταύτης εἰς σιάλου γένεσιν ὑπὸ
τῆς φύσεως παρεσκευάσθησαν, οἱ δὲ ἐν τοῖς τιτθοῖς ἀραιοὶ
μὲν γίνονται καὶ χαῦνοι καὶ γάλακτος πλήρεις ἐπὶ ταῖς κυή-
σεσιν, ἐν ᾧ δὲ οὐκ ἔχουσι χρόνῳ τὸ γάλα, συστέλλονταί τε
καὶ πυκνοῦνται, διαφέροντες ἀλλήλων τοιαύτην διαφορὰν,
οἵαν οἱ διάβροχοι σπόγγοι τῶν ἐσκελετευμένων· οὕτω γὰρ

aliis carnibus funt communia: illa enim una cum carnibus
manduntur, nifi quod in hac particula tria haec vaforum
genera plura funt ac majora, quam proportione magnitu
dinis. Quae porro facultas fit alimenti, quod a glandulofis
corporibus fumitur, deinceps audito.

Cap. VI. [De glandulis.] Quantum lingua a car-
nis fubftantia, tantum glandulae a linguae fubftantia receffe-
runt: non tamen omnes aequali omnino ab ea diftant inter-
vallo. Sed quae illi adjacent ac contingunt, iis quadan-
tenus funt fimiles, quae in mammis habentur, quando fal-
tem eae lacte nondum refertae fuerint. Non enim glandu-
lae mamillares perpetuo fuo munere funguntur, ut cum
aliae propemodum omnes, tum autem eae, quae funt circa
linguam; natura enim eas linguae comparavit ad falivam
generandam, mamillares vero poft foetum conceptum fiunt
rarae ac laxae et lacte plenae, at quo tempore lacte
carent, contrahuntur ac denfantur, tantum a fe ipfis diffe-
rentes, quantum permadidae fpongiae ab exficcatis; fic

ὀνομάζουσιν ὧν ἂν ἐκθλίψαντες ἅπασαν τὴν ὑγρότητα
σφίγγωσί τε καὶ συνάγωσιν ὅλον τὸ σῶμα, δεσμοὺς περιβάλ-
λοντες. εἰσὶ δὲ καὶ κατὰ τὴν φάρυγγα καὶ λάρυγγα τοιοῦτοί
τινες ἀδένες, ὥσπερ κἀν τῷ μεσεντερίῳ, ἀλλ᾽ οὗτοι μὲν σμι-
κροὶ καὶ διὰ τοῦτο τοὺς πολλοὺς λανθάνουσιν, οἱ δὲ κατὰ
τὰ παρίσθμια καὶ τὸν λάρυγγα σαφεῖς τέ εἰσι καὶ μεγάλοι.
καὶ ἄλλοι δὲ κατὰ πολλὰ μέρη τοῦ σώματος ἀδένες εἰσὶ σμι-
κροὶ, σχίσεις ἀγγείων στηρίζοντες. οὐ σμικρὸς δ᾽ ἀδήν ἐστιν
οὐδ᾽ ὁ καλούμενος θύμος, ἀλλὰ καὶ πάνυ μέγιστος ἐπὶ τῶν
νεογενῶν ζώων, αὐξανομένων δὲ μικρότερος γίνεται. πάν-
των δ᾽ οὖν αὐτῶν κοινὸν, ἡδεῖς τε καὶ ψαθύρους φαίνεσθαι
κατὰ τὴν ἐδωδήν· οἱ δ᾽ ἐν τοῖς τιτθοῖς, ὅταν ἔχωσι γάλα, καὶ
τῆς ἐκείνου τι γλυκύτητος ἐμφαίνουσι. καὶ διὰ τοῦτο περι-
σπούδαστόν ἐστι τοῖς λίχνοις ἔδεσμα πλήρεις γάλακτος οἱ
ἀδένες οὗτοι γενόμενοι, καὶ μάλιστα οἱ ἀπὸ τῶν ὑῶν. ἡ δὲ ἐξ
αὐτῶν τροφὴ, καλῶς μὲν πεφθέντων ἐν γαστρὶ, ἐγγὺς μὲν
τῇ κατὰ τὰς σάρκας ἐστὶν, ἐλλιπέστερον δὲ κατεργασθέντων,
τὸν ὠμὸν ἢ τὸν φλεγματώδη χυμὸν γεννᾷ, τῶν μὲν ὑγροτέ-

enim appellant, a quibus quum humorem omnem expreffe-
rint, circumdatis vinculis ipfas conftringunt, totumque ipfa-
rum corpus cogunt. Sunt autem et circa larynga ac pharynga
hujusmodi quaedam glandulae, ficut et in mefenterio; verum
hae quidem funt exiles, eoque vulgus ipfum latent; quae vero
funt ad pariflhmia ac larynga, magnae funt ac confpicuae.
Sunt et aliae exiguae in multis corporis partibus, vaforum
divifiones firmantes ac fulcientes. At glandula illa, cui thymo
nomen eft, haudquaquam eft exigua, fed in nuper natis ani-
mantibus eft quam maxima, increfcentibus autem illis ipfa
decrefcit. Omnibus autem ipfis illud eft commune, ut fuaves
in cibo ac friabiles appareant. Mamillares vero, quum lac
habent, de ipfius etiam dulcedine quidpiam prae fe ferunt:
quapropter hae glandulae, quum lacte funt plenae, fummo-
pere a gulofis expetuntur, praecipue fuillae. Alimentum
autem, quod ex iis probe quidem in ventriculo concoctis
provenit, prope fane ad carnium alimentum accedit; quod
fi minus, quam fat eft, fint confectae, fuccum crudum aut

Ed. Chart. VI. [377.]   Ed. Baſ. IV. (338. 339.)

ρων [ἀδένων τὸν φλεγματώδη, τῶν δὲ σκληροτέρων τὸν
ὠμὸν, ὑπὲρ οὗ ἔμπροσθεν εἴρηται. ὄντες δ᾽ ἐκ τοῦ γένους
τῶν ἀδένων οἱ ὄρχεις οὐχ ὁμοίως εἰσὶν εὔχυμοι τοῖς κατὰ
τοὺς τιτθοὺς, ἀλλά τι καὶ βρωμῶδες ἔχουσιν, ἐνδεικνύμενοι
τὴν τοῦ σπέρματος, ὃ γεννῶσι, φύσιν, ὥσπερ οἱ νεφροὶ τὴν τοῦ
οὔρου. καὶ μέντοι καὶ πεφθῆναι πολὺ χείρους εἰσὶν, οἵ γε
τῶν πεζῶν ζώων· οἱ γὰρ τῶν σιτευθέντων ἀλεκτρυόνων ἥδι-
στοί τε ὑπάρχουσι καὶ τὴν τροφὴν χρηστὴν τῷ σώματι διδόα-
σι. καὶ οἱ παρακείμενοι δὲ τῷ τραχήλῳ τῆς κύστεως ἀδένες
ἐγγύς τι τῶν ὄρχεών εἰσι τὴν φύσιν. ἔνιοι δὲ ἐν τοῖς ἀδέσι
καὶ τοὺς νεφροὺς ἀριθμοῦσιν· ἔχειν γὰρ ἀδενῶδές τι καὶ οὗ-
τοι δοκοῦσιν αὐτοῖς. κακόχυμοι δέ εἰσιν ἱκανῶς καὶ δύσπε-
πτοι, καθάπερ οἱ τῶν ἐπὶ πλέον ηὐξημένων ζώων ὄρχεις,
ὅταν ἐκτέμνοντες αὐτοὺς ἐσθίωσιν· ἀμείνους γὰρ οἱ τῶν
νεωτέρων εἰσίν. οἱ δὲ τῶν ταύρων καὶ τράγων καὶ κριῶν
ἀηδεῖς καὶ δύσπεπτοι καὶ κακόχυμοι.

    Κεφ. ζ΄. (339) [Περὶ ὄρχεων.] Τοὺς ὄρχεις τῶν
νέων ὑῶν καὶ βοῶν ἐκτέμνουσι παρ᾽ ἡμῖν οὐ τῆς αὐτῆς ἕνε-

pituitoſum generant, humidiores quidem pituitoſum, durio-
res vero crudum, de quo ante diximus.   Teſtes autem,
quum ex genere ſint glandularum, non perinde tamen lau-
dabilis ſunt ſucci, ut mamillares, ſed habent viroſum quid-
dam, ſeminis, quod generant, naturam referentes, ceu renes
urinae. Atque etiam animalium greſſilium teſtes ad coquen-
dum longe ſunt difficiliores.   Nam gallorum gallinaceorum
altilium teſtes et ſuaviſſimi ſunt et laudabile corpori prae-
bent alimentum.   Glandulae item collo veſicae adjacentes
prope ad teſtium naturam accedunt.   Sunt qui renes quo-
que inter glandulas annumerent: hi namque glanduloſum
quiddam habere ipſis videntur.   Verum pravi admodum
ſunt ſucci, et concoctu difficiles, ut adultiorum animalium
teſtes, quum exectos ipſos mandunt: juniorum enim ſunt
praeſtantiores.   Taurorum autem, et hircorum, et arietum
inſuaves ſunt, ac ad coquendum difficiles et mali ſucci.

    Cap. VII. [De teſtibus.] Juvenibus ſuibus ac bo-
bus apud nos teſtes exſecant, ſed propter uſum diverſum,

676 ΓΑΛΗΝΟΥ ΠΕΡΙ ΤΡΟΦΩΝ ΔΥΝΑΜ.

Ed. Chart. VI. [377. 378.]   Ed. Baf. IV. (359.)

κα χρείας, ἀλλὰ τῶν μὲν ὑῶν τῆς ἐδωδῆς, (καὶ γὰρ ἡδίων καὶ
τροφιμωτέρα γίνεται καὶ πεφθῆναι βελτίων ἢ σάρξ τῶν ἐκ-
τμηθέντων ὑῶν,) τῶν δὲ βοῶν ἕνεκα τῆς εἰς τὴν γεωργίαν
χρείας, δυσπειθεῖς γὰρ [378] αὐτῆς εἰσιν οἱ ταῦροι. τῶν
δ᾽ αἰγῶν καὶ τῶν προβάτων κατ᾽ ἀμφοτέρας τὰς χρείας ἐκ-
τέμνουσι τοὺς ὄρχεις. εἰσὶ δ᾽ ἅπαντες οἱ τῶν εἰρημένων ζώων
ὄρχεις δύσπεπτοι καὶ κακόχυμοι, πεφθέντες δὲ καλῶς τρό-
φιμοι. τὸ δ᾽ ἧττον καὶ μᾶλλον ἐν αὐτοῖς ἀνάλογόν ἐστι τῷ
κατὰ τὰς σάρκας εἰρημένῳ. εἰς ὅσον γὰρ τῶν ὑῶν σάρξ τῆς
τῶν ἄλλων ἐστὶ βελτίων, εἰς τοσοῦτον καὶ ὄρχεις τῶν ὄρ-
χεων. μόνοι δ᾽ οἱ τῶν ἀλεκτρυόνων ἄριστοι κατὰ πάντα, καὶ
μάλιστα τῶν σιτευθέντων.

Κεφ. η΄. [Περὶ ἐγκεφάλου.] Φλεγματικώτερόν ἐστι
καὶ παχύχυμον ἔδεσμα, καὶ βραδύπορον καὶ δύσπεπτον, οὐχ
ἥκιστα δὲ καὶ κακοστόμαχον ἅπας ἐγκέφαλος. ἐξαπατώμενοι
δὲ ὑπὸ τῆς μαλακότητος αὐτοῦ διδόασιν ἔνιοι τοῖς κάμνου-
σιν, ὄντα πρὸς τοῖς ἄλλοις καὶ ναυτιώδη. μᾶλλον οὖν ὅταν

nam fuum quidem teftes cibi caufa fecantur: fuum enim
caftratorum caro fuavior fit, et plenioris alimenti, et ad co-
quendum facilior: boum vero, ut ad agriculturam fint me-
liores: tauri enim non facile ab hominibus domantur.   Ca-
prae autem et oves propter utrumque ufum caftrantur.
Porro omnes memoratorum animalium teftes ad coquendum
funt difficiles ac mali fucci: nutriunt tamen, fi belle con-
ficiantur, alii magis, alii minus, pro ea proportione, quam
in carnibus ineffe diximus.   Nam quanto fuum caro aliis
eft praeftantior, tanto horum quoque teftes aliorum animan-
tium teftibus funt meliores: foli autem gallorum gallinaceo-
rum undequaque funt praeftantiffimi, et potiffimum eorum,
qui faginati fuerint.

Cap. VIII.   [De cerebro.]   Cerebrum omne cibus
eft pituitofior, craffique fucci, et tarde permeans, ac ad co-
quendum difficilis: non minimum etiam cerebrum omne
ftomacho nocet.   Quidam autem ipfius mollitie decepti
ipfum aegrotis exhibent, quum praeter alia naufeam etiam

ἐμέσαι τινὰ βουληθῇς ἀπὸ τροφῆς, καὶ τούτου μόριον αὐ-
τῷ δίδου λιπαρῶς ἠρτυμένον ἐν τοῖς τελευταίοις προσενέγ-
κασθαι, φυλάττου δὲ ἐπὶ τῶν ἀνορέκτων, οὓς ἀποσίτους
ἐκάλουν οἱ παλαιοί. εἰκότως οὖν οὐδ᾽ ἐσθίει τις ὕστερον
αὐτὸ τῶν ἄλλων ἐδεσμάτων, τῇ πείρᾳ δεδιδαγμένων ἁπάντων,
ὅπως ἐστὶ ναυτιώδης. εὐλόγως δὲ καὶ σὺν ὀριγάνῳ πολλοὶ
προσφέρονται, καθάπερ ἔνιοι μετὰ τῶν ποικίλως ἠρτυμένων
ἁλῶν. ἅτε γὰρ παχύχυμος ὢν καὶ περιττωματικός, ἀμείνων
ἐμεῖν γίνεται τὰ πάντα, μετὰ τῶν τεμνόντων καὶ θερμαινόν-
των σκευασθείς. εἰ μέντοι καλῶς πεφθῇ, τροφὴν ἀξιόλογον
δίδωσι τῷ σώματι.

Κεφ. θʹ. [Περὶ τοῦ ἐν τοῖς ὀστοῖς μυελοῦ.] Γλυ-
κύτερος καὶ ἡδίων ἐστὶ καὶ λιπαρώτερος ὁ ἐν τοῖς ὀστοῖς
εὑρισκόμενος μυελὸς τοῦ ἐγκεφάλου ὥστ᾽, εἴ τις ἐκ παρα-
βολῆς αὐτῶν γένοιτο, δόξει τι καὶ αὐστηρὸν ἔχειν τὸν ἐγκέ-
φαλον. ἔστι δὲ καὶ ναυτιῶδες ἔδεσμα πλείων προσενεχθεὶς
ὁ μυελός, ὥσπερ καὶ ὁ ἐγκέφαλος. εἴ γε μὴν καλῶς πεφθείη,
τρόφιμός ἐστι καὶ αὐτός.

concitet: quin imo, quum cuipiam a cibo vomitum movere
vis, hujus partem pinguiter conditam poſtremis epulis
edendam exhibe. Illis vero cave exhibeas, qui non appe-
tunt, quos veteres inappetentes appellabant. Merito igitur
nemo cerebrum ſummis epulis mandit, quum omnes ipſa
experientia docti ſciant, ipſum nauſeam excitare. Jure etiam
plerique cum origano mandunt, uti nonnulli cum ſale variis
modis apparato: quippe quum craſſi ſit ſucci et excrementi-
tium, omnino vomitioni fit accommodatius, quando cum in-
cidentibus et calefacientibus fuerit paratum. Si tamen recte
confici poſſit, alimentum corpori praeſtabit non contem-
nendum.

Cap. IX. [De oſſium medulla.] Medulla, quae in
oſſibus invenitur, cerebro eſt dulcior, jucundior ac pinguior,
adeo ut, ſi ea inter ſe comparando guſtes, putaturus ſis, ce-
rebrum auſterum etiam aliquid in ſe habere. Porro medul-
la nauſeam provocat, ſi liberalius ſumatur, quemadmodum
et cerebrum: nutrit tamen et ipſa, ſi probe conficiatur.

678 ΓΑΛΗΝΟΥ ΠΕΡΙ ΤΡΟΦΩΝ ΔΥΝΑΜ.

Ed. Chart. VI. [378. 379.] Ed. Baf. IV. (339.)

Κεφ. ί. [Περὶ νωτιαίου μυελοῦ.] Ὁ νωτιαῖος μυελὸς ὁμογενὴς μέν ἐστιν ἐγκεφάλῳ, κακῶς δὲ ὀνομάζεται μυελός· ἔστι γὰρ μυελὸς ὑγρότερός τε καὶ μαλακώτερος καὶ λιπαρώτερος οὐ μόνον τοῦ νωτιαίου, ἀλλὰ καὶ αὐτοῦ τοῦ ἐγκεφάλου. ἐπεὶ δ᾽ ὑπὸ τῶν κατὰ τὴν ῥάχιν ὀστῶν περιέχεται, παραπλήσιος ὢν κατὰ τὴν χρόαν μυελῷ, διὰ τοῦτο μυελὸν ὀνομάζουσιν αὐτὸν, ὥσπερ γε καὶ αὐτὸν τὸν ἐγκέφαλον ἔνιοι προσηγόρευσαν ὡσαύτως. ἔστι δ᾽ ὁ νωτιαῖος μυελὸς συνεχὴς μὲν τῷ ἐγκεφάλῳ καὶ τῆς αὐτῆς φύσεως αὐτῷ, σκληρότερος δ᾽ οὐκ ὀλίγῳ, καὶ μάλιστα ἐν τοῖς κάτω τῆς ῥάχεως πέρασιν· εἰς ὅσον γὰρ ἀφίσταται τοῦ ἐγκεφάλου, τοσοῦτον μᾶλλον σκληρύνεται. λιπαρότητός τε οὖν ἥκιστα μετέχει καὶ διὰ τοῦτο καὶ τὸ ναυτιῶδες ἐκπέφευγε, κᾂν πεφθῇ καλῶς, τροφὴν οὐκ ὀλίγην δίδωσι τῷ σώματι.

Κεφ. ια'. [379] [Περὶ πιμελῆς καὶ στέατος.] Ἐλαιώδη μὲν ἄμφω ταῦτα, διαφέρει δὲ ἀλλήλων ὑγρότητι καὶ ξηρότητι. πιμελὴ μὲν γὰρ ὑγρόν τι χρῆμά ἐστι παραπλήσιον ἐλαίῳ διὰ μακρὰν παλαιότητα πεπαχυμμένῳ· τὸ στέαρ δὲ

Cap. X. [De fpinali medulla.] Spinalis medulla ejusdem quidem cum cerebro eſt generis: eam tamen perperam medullam appellarunt, quum medulla ipſa non modo fpinali hac, verum etiam cerebro ipſo fit humidior ac mollior et pinguior. Quod vero in fpinae oſſibus contineatur, coloremque habeat medullae aſſimilem, ob id ipſum medullam nominant; quo nomine quidam ipſum quoque cerebrum vocitarunt. Eſt porro fpinalis medulla cerebro continua, ac ejusdem cum eo naturae, niſi quod ipſo multo eſt durior, potiſſimum in iǹfernis fpinae finibus: quantum enim a cerebro abſcedit, tanto magis dureſcit. Pinguedinis ſane habet minimum: quo fit, ut nauſeam non provocet: et fi probe conficiatur, non exiguum corpori dat alimentum.

Cap. XI. [De adipe et fevo.] Utrumque quidem eſt oleoſum, humiditate tamen et ſiccitate ǹter ſe differunt. Pinguedo namque humida quaepiam res eſt, oleo longa vetuſtate incraſſato aſſimilis. Sevum vero adipe multo eſt ſic-

Ed. Chart. VI. [379.]   Ed. Baf. IV. (339.)

ξηρότερόν ἐστι πιμελῆς πολλῷ, καὶ διὰ τοῦτα, κἂν θερμήνας
αὐτοῦ καταχέης, συνίσταται καὶ πήγνυται ῥαδίως. ὀλιγό-
τροφα δὲ ἄμφω καὶ μᾶλλον ἡδύσματά ἐστι τῶν τρεφουσῶν
ἡμᾶς σαρκῶν, ἢ αὐταὶ τροφαί.

    Κεφ. ιβ'. [Περὶ τῶν ἐν τοῖς πεζοῖς ζώοις σπλάγχνων.]
Τὸ μὲν ἧπαρ ἁπάντων τῶν ζώων παχύχυμόν τέ ἐστι καὶ
δύσπεπτον, καὶ βραδύπορον ὑπάρχον. ἄμεινον δ' ἐν αὐτοῖς,
οὐκ εἰς ἡδονὴν μόνον, ἀλλὰ καὶ εἰς τἆλλα, τὸ συκωτὸν ὀνο-
μαζόμενόν ἐστι, τῆς προσηγορίας ταύτης τυχὸν, ἐπειδὴ πολ-
λῶν σύκων ξηρῶν ἐδωδῇ τοῦ μέλλοντος σφάττεσθαι ζώου
τοιοῦτον παρασκευάζουσιν αὐτό· ὃ πράττουσιν οὕτως ἐπὶ
τῶν ὑῶν μάλιστα διὰ τὸ φύσει τὰ τούτου τοῦ ζώου
σπλάγχνα πολὺ τῶν ἐν τοῖς ἄλλοις ὑπάρχειν ἡδίω. γίνεται
δὲ κἀκεῖνα σφῶν αὐτῶν ἀμείνω, φαγόντος τοῦ ζώου πολλὰς
ἰσχάδας· ἀλλ' οὐκ εὔλογον εἶναι δοκεῖ τοῖς ἀνθρώποις ὑπερ-
βᾶσι τὸ φύσει κάλλιον ἐπὶ τὰ χείρω παραγίνεσθαι. τῶν δὲ
ἄλλων σπλάγχνων ὁ μὲν σπλὴν οὐδὲ πρὸς τὴν γεῦσιν ἀκρι-
βῶς ἡδύς ἐστιν, (ἔχει γάρ τι στρυφνὸν ἐμφαινόμενον,) εἰκό-

cius: ideoque, fi calefactum ipfum fundas, coit facile ac
concrefcit. Pauci utrumque eft nutrimenti, potiusque car-
nium nos alentium funt condimenta, quam alimenta.
    Cap. XII.   [De pedeftrium animalium vifceribus.]
Omnium quidem animalium jecur craffi eft fucci, ac ad co-
quendum difficile, tardeque permeat: omnium autem eft
praeftantiffimum, non modo ad voluptatem, fed ad alia
etiam omnia, quod ficatum appellatur: quam appellationem
inde habuit, quod animalis mactandi jecur multarum ficuum
ficcarum efu fic praeparent: quod maxime faciunt in fuibus,
propterea quod hujus animalis vifcera aliorum animalium
vifceribus natura multo funt fuaviora: evadunt tamen et
illa fe ipfis meliora, quum animal ipfum caricas affatim com-
ederit: verum minime confentaneum hominibus videtur,
praeteritis quae natura caeteris praeftant, deteriora con-
fectari. Reliquorum autem vifcerum lien quidem guftu eft
non exacte fuavis: eft enim in eo perfpicua quaedam acer-

680 ΓΑΛΗΝΟΥ ΠΕΡΙ ΤΡΟΦΩΝ ΔΥΝΑΜ.

Ed. Chart. VI. [379.]   Ed. Baf. IV. (339.)

τως δὲ καὶ κακόχυμος εἶναι πεπίστευται, μελαγχολικοῦ γεννη-
τικὸς αἵματος ὑπάρχων. ἀμφοῖν δ᾽ εὐπεπτότερος, ὅσῳ καὶ
ἀραιότερος, ὁ πνεύμων ἐστὶ, παμπόλλῳ γε μὴν ἥπατος εἰς
θρέψιν ἥττων· ἢν δὲ δίδωσι τροφὴν τῷ σώματι, φλεγματι-
κωτέρα μᾶλλόν ἐστιν. ἡ δὲ καρδία κατὰ μὲν τὴν οὐσίαν
ἰνώδης σάρξ ἐστι καὶ σκληρά, καὶ διὰ τοῦτο δύσπεπτός ἐστι
καὶ βραδύπορος· εἰ δὲ πεφθείη καλῶς, τροφὴν οὐκ ὀλίγην
οὐδὲ κακόχυμον δίδωσι τῷ σώματι. περὶ δὲ νεφρῶν (καὶ γὰρ
καὶ τούτους τινὲς ἐν τοῖς σπλάγχνοις ἀριθμοῦσιν) ἔμπροσθεν
εἴρηται.

Κεφ. ιγ´. [Περὶ κοιλίας καὶ μήτρας καὶ ἐντέρων τῶν
ἐν τοῖς τετράποσι ζώοις.] Σκληρότερα τὰ μόρια ταῦτά ἐστι
τῶν σαρκῶν. διὸ, κἂν καλῶς πεφθῇ, τὸν χυμὸν οὐκ ἀκριβῶς
αἱματικόν τε καὶ ἄμεμπτον, ἀλλὰ ψυχρότερόν τε καὶ ὠμό-
τερον ἐργάζεται. πρότερον οὖν χρόνου πλέονος δεῖται
πρὸς τὸ καλῶς κατεργασθῆναι καὶ αἷμα χρηστὸν γενέσθαι.

Κεφ. ιδ´. [Περὶ τῆς τῶν ἡμέρων καὶ ἀγρίων ζώων
διαφορᾶς.] Τῶν ἡμέρων ζώων ἡ κρᾶσις ὑγροτέρα τῆς τῶν

bitas: merito autem pravi quoque fucci eſſe creditur, ut
qui fanguinem melancholicum generet. Utroque vero tanto
pulmo eſt ad coquendum facilior, quanto eſt rarior: multo
tamen, quod ad nutriendum attinet, hepate eſt inferior.
Pituitofius autem longe eſt id alimentum, quod corpori prae-
bet.   Cor fubftantia quidem caro eſt fibrofa ac dura, ideo-
que ad coquendum eſt difficile, et tarde permeat: fi tamen
probe conficiatur, alimentum corpori exhibet non paucum,
neque mali fucci.   De renibus autem (nam hos quoque qui-
dam inter vifcera connumerant) prius diximus.

Cap. XIII. [De quadrupedum animalium ventriculo,
utero et inteſtinis.]   Duriores carnibus funt hae partes: ob
id, etiamſi rite conficiantur, fuccum tamen gignent plane
fanguineum, neque inculpatum, fed frigidiorem ac crudio-
rem.   Proinde multum temporis requirunt, priusquam fatis
confici et in probum fanguinem mutari queant.

Cap. XIV. [De agreſtium ac domeſticorum anima-
lium differentia.]   Domeſtica animalia temperie humidiora

Ed. Chart. VI. [379. 580.]   Ed. Baf. IV. (339. 540.)

ἀγρίων ἐστὶ διά τε τὴν ὑγρότητα τοῦ ἀέρος, ἐν ᾧ διαιτῶνται, καὶ τὸ ῥᾴθυμον τοῦ βίου. τὰ δὲ ἐν τοῖς ὄρεσι ταλαιπωρεῖταί τε καὶ κάμνει πολλὰ καὶ κατὰ ξηρότερον ἀέρα διατρίβει. [380] διὰ τοῦτο οὖν ἥ τε σὰρξ αὐτῶν ἐστι σκληροτέρα καὶ πιμελῆς ἢ οὐδ᾽ ὅλως ἢ ὀλίγιστόν τι μετέχει. ταύτῃ τοι καὶ ἀσηπτοτέρα πλείοσιν ἡμέραις διαμένει τῶν ἡμέρων τε καὶ ἀργῶς διαιτωμένων ζώων. πρόδηλον δ᾽, ὅτι καὶ ἀπέριττός ἐστιν ἡ ἐξ αὐτῶν τροφὴ μᾶλλον, ὥσπερ ἡ ἀπὸ τῶν ἡμέρων τε καὶ ἀργῶν περιττωματική. τρέφειν τε οὖν ἀναγκαῖόν ἐστι τὴν τοιαύτην τροφὴν μᾶλλον, εὐχυμοτέραν τε πολλῷ τῆς ἑτέρας ὑπάρχειν.

Κεφ. ιέ. [Περὶ γάλακτος.] Καὶ τοῦτο τῆς ἀπὸ τῶν ζώων ἐστὶ τροφῆς ἕν τι, διαφέρον μὲν καὶ κατὰ τὰς ὥρας τοῦ ἔτους οὐ σμικρὰν διαφοράν, (340) ἔτι δὲ μείζονα τὴν κατ᾽ αὐτὰ τὰ ζῶα. τὸ μὲν γὰρ τῶν βοῶν παχύτατόν ἐστι καὶ λιπαρώτατον, ὑγρότατον δὲ καὶ ἥκιστα λιπαρώτατον τὸ τῆς καμήλου, καὶ μετὰ ταῦθ᾽ ἵππου, μετὰ δὲ ταῦτ᾽ ὄνου·

funt, quam agreſtia, tum ob aëris, in quo degunt, humiditatem, tum vero etiam ob vitae ignaviam. Quae vero in montibus degunt, multum exercentur ac fatigantur, praeterea in aëre ficciore vivunt: quapropter eorum caro eſt durior, nulliusque prorſus pinguedinis aut pauciffilmae particeps: quae cauſa eſt, cur pluribus diebus, quam domeſticorum et otioſe degentium animalium, ſervetur imputris. Liquet item, quod alimentum, quod ab iis provenit, minus habet excrementi: contra excrementitium eſt, quod a domeſticis atque otioſis fumitur. Necefſe igitur eſt alimentum ejusmodi nutrire valentius, quam alterum, ſuccumque gignere multo meliorem.

Cap. XV. [De lacte.] Lac quoque inter cibos, qui ab animalibus fumuntur, eſt numerandum: in quo haud parva eſt pro anni temporibus differentia, et ea adhuc major pro ipſorum animalium fpecie. Siquidem vaccarum lac crafffiffimum eſt ac pinguiffimum, liquidiffimum autem ac minime pingue camelarum; mox equarum; deinde aſina-

σύμμετρον δὲ τῇ συστάσει τὸ τῆς αἰγός ἐστι γάλα· τὸ δὲ
τοῦ προβάτου παχύτερον τούτου. κατὰ δὲ τὰς ὥρας τοῦ
ἔτους ὑγρότατόν μέν ἐστι τὸ μετὰ τὴν ἀποκύησιν, ἀεὶ δὲ
μᾶλλον ἐν τῷ προϊέναι παχύνεται. καὶ κατὰ μέσον τὸ θέ-
ρος ἐν τῷ μέσῳ καὶ αὐτὸ τῆς αὐτοῦ φύσεως καθίσταται.
μετὰ δὲ τὸν καιρὸν τοῦτον ἤδη παχύνεται κατὰ βραχὺ, μέχρις
ἂν παύσηται τελέως. ἔστι δ᾽, ὥσπερ ὑγρότατον ἦρος, οὕτω
καὶ πλεῖστον. ὅτι δ᾽, ὡς προείρηται, καὶ κατὰ τὰ τῶν ζῴων
εἴδη τὸ γάλα διαφέρει, θεασαμένῳ μὲν αὐτίκα φαίνεται, σα-
φέστερον δὲ γίνεται κἀκ τοῦ σκευαζομένου καθ᾽ ἕκαστον αὐ-
τοῦ τυροῦ. πλεῖστον μὲν γὰρ ὀῤῥὸν ἴσχει τὸ ὑγρότατον γά-
λα, πλεῖστον δὲ τυρὸν τὸ παχύτατον. ὑπάγει τοίνυν εἰκό-
τως τὴν γαστέρα τὸ μὲν ὑγρότερον μᾶλλον, ἧττον δὲ τὸ
παχύτερον. ἔμπαλιν δὲ τὸ παχύτερον μὲν τρέφει μᾶλλον,
τὸ λεπτότερον δὲ ἧττον. εἰ δὲ προαφεψήσας τις τὸ γάλα
τὸν ὀῤῥὸν ἐκδαπανήσειεν, οὐδ᾽ ὅλως ὑπάγει. κοχλάκων δὲ
διαπύρων ἐμβληθέντων τοσούτων, ὡς ἐκδαπανῆσαι τὸν ὀῤ-
ῥὸν ἅπαντα, πρὸς τῷ μηκέθ᾽ ὑπάγειν τὴν γαστέρα τὸ οὕτως

rum: mediae autem confiſtentiae eſt caprarum: hoc craſſius
ovium. Secundum autem anni tempora lac poſt partum
eſt liquidiſſimum, temporis vero progreſſu magis ſemper
ac magis incraſſeſcit; aeſtate vero media ipſum etiam in
medio ſuae naturae confiſtit: poſt id autem tempus ſenſim
jam craſſeſcit, quoad penitus deficiat, vere autem ut liqui-
diſſimum, ita etiam copioſiſſimum. Quod autem lac, ut prius
diximus, pro animalium ſpecie differat, id vel intuenti qui-
dem protinus apparet, maniſeſtius autem fiet, ſi ex unoquo-
que lactis genere caſeus paretur: etenim liquidiſſimum lac
ſerum, craſſiſſimum caſeum habet plurimum. Merito
igitur liquidius quidem lac magis, craſſius autem minus
alvum ſubducit. Contra autem craſſius quidem valentius
nutrit, tenuius autem minus. Quod ſi quis lac prius eli-
xando ſerum omne conſumpſerit, nihil prorſus ſubducet.
Injectis vero lapillis ignitis tantiſper, dum ſerum omne con-
ſumatur, praeterquam quod ſie paratum alvum non ſub-

σκευασθὲν ἔτι καὶ τοὐναντίον ἐργάζεται· καὶ δίδομεν αὐτὸ
τοῖς ὑπὸ τῶν δριμέων περιττωμάτων δακνομένοις κατὰ τὴν
γαστέρα. τῶν κοχλάκων δὲ οὐχ ἧττον, ἀλλὰ μᾶλλον, ἐμ-
βαλλόμενοι κυκλίσκοι σιδήρου διάπυροι ταὐτὸν ἐργάζονται.
τυροῦταί γε μὴν ἐν τῇ γαστρὶ ῥᾳδίως τὸ οὕτως σκευασθὲν
γάλα. διὸ καὶ μίγνυμεν αὐτῷ μέλιτός τε καὶ ἀλῶν, ἀσφαλέ-
στερον δὲ καὶ ὕδατος ἐπιχέειν, ὥσπερ καὶ ποιοῦσι τῶν ἰα-
τρῶν οὐκ ὀλίγοι. καὶ μὴ θαυμάσῃς, εἰ τὸν ὀῤῥὸν ἐκδαπανή-
σαντες αὖθις ὕδατος ἐπιχέουσιν. οὐ γὰρ τὴν ὑγρότητα τοῦ
ὀῤῥοῦ φεύγουσιν, ἀλλὰ τὴν δριμύτητα, καθ᾿ ἣν ὑπάγει τὴν
γαστέρα τὸ σύμπαν γάλα, μικτὸν ἐξ ἐναντίων οὐσιῶν ὑπάρ-
χον, ὀῤῥοῦ τε καὶ τυροῦ. μετέχει δὲ πρὸς τοῖσδε καὶ τρίτου
τοῦ λιπαροῦ χυμοῦ, πλείστου μὲν, ὡς εἴρηται, τὸ τῶν βοῶν
γάλα. διὸ καὶ σκευάζουσιν ἐξ αὐτοῦ τὸ καλούμενον βούτυρον,
ὃ καὶ γευσάμενος καὶ θεασάμενος μόνον ἐναργῶς γνώσῃ, πό-
σον αὐτῷ λιπαρότητος μέτεστιν. εἰ δὲ καὶ χρίσας τι μέρος
τοῦ σώματος ἀνατρίψαις αὐτὸ, λιπαινόμενον ὡς ἐξ ἐλαίου
θεάσῃ τὸ δέρμα. κἂν εἰ νεκροῦ δὲ ζώου δέρμα ξηρὸν ἀλεί-

ducit, contrarium etiam efficit; ipfumque iis exhibemus, qui-
bus venter acrium excrementorum demorfu infeſtatur. Id
ipfum autem efficiunt non minus, quam lapilli, aut etiam
efficacius, ferrei orbiculi igniti. Facile tamen lac fic para-
tum in ventriculo in cafeum cogitur. Ob id mel illi et fa-
lem admifcemus, quin et aquam etiam affundere fecurius
fuerit, ut plerique medicorum factitant. Neque mirum tibi
videatur, quod, fero confumpto, rurfus aquam infundant:
non enim feri humiditas eſt, quam fugiunt, fed acrimonia:
cujus occafione lac omne alvum fubducit, ex fubftantiis
contrariis mixtum, fero fcilicet et cafeo. Ad haec tertium
etiam pinguem fuccum habet, et ipfum quidem lac vacca-
rum, ut dictum eſt, plurimum: ideoque butyrum (quod vo-
cant) ex eo conficiunt; quod guſtu folo ufuque quantum in
fe pinguedinis habeat, facile cognofcas. Quod fi partem ali-
quam corporis eo inunxeris ac fricueris, cernes cutim pin-
guem non aliter, ac fi oleo fricuiffes: praeterea, fi mortui
animalis corium aridum eo inunxeris, eundem cernes effe-

684 ΓΑΛΗΝΟΥ ΠΕΡΙ ΤΡΟΦΩΝ ΔΥΝΑΜ.

Ed. Chart. VI. [380. 381.]   Ed. Baf. IV. (340.)

ψαις αὐτῷ, τὴν αὐτὴν ἐνέργειαν ὄψει. καὶ μέντοι καὶ ἄν-
θρωποι κατὰ πολλὰ τῶν ψυχρῶν χωρίων, ἐν οἷς ἀποροῦσιν
ἐλαίου, χρῶνται λουόμενοι τῷ βουτύρῳ. [381] φαίνεται δὲ
κἂν ἐπ' ἀνθράκων διαπύρων ἐκχέῃς αὐτὸ, φλόγα ποιοῦν,
ὥσπερ ἡ πιμελή. καὶ μέντοι καὶ χρώμεθα αὐτῷ πολλάκις εἰς
ὅσα καὶ τῷ στέατι, καταπλάσμασί τε καὶ ἄλλοις φαρμάκοις
μιγνύντες. τὸ μὲν οὖν βόειον, ὡς ἔφην, γάλα λιπαρώτα-
τόν ἐστι· τὸ δὲ τῶν προβάτων τε καὶ τῶν αἰγῶν ἔχει μέν
τι καὶ αὐτὸ λίπους, ἀλλ' ἧττον πολὺ, τὸ δὲ τῶν ὄνων
ἥκιστα μετέχει τοιούτου χυμοῦ. διὸ καὶ σπανίως ἐτυρώθη
τινὶ κατὰ τὴν γαστέρα πινόμενον αὐτίκα θερμὸν ἅμα τῷ
τῶν τιτθῶν ἐκπεσεῖν. εἰ δ' ἁλῶν λάβοι καὶ μέλιτος, ἀδύνα-
τον παγῆναί τε αὐτὸ καὶ τυρωθῆναι κατὰ τὴν γαστέρα. διὰ
δὲ τὴν αὐτὴν αἰτίαν ἡ κάτω διαχώρησις αὐτῷ γίνεται πλείων,
ὡς ἂν καὶ τὸν ὀῤῥὸν ἔχοντος πολὺν, ὑφ' οὗ τὸ σύμπαν γά-
λα τὴν ὑπακτικὴν λαμβάνει δύναμιν, ὅσον ἐπὶ τῷ τυρώδει
τὴν σταλτικὴν ἔχον. ὁπόσον δ' ἀπολείπεται τῆς ἄλλης τοῦ
γάλακτος φύσεως εἰς εὐχυμίαν ὁ ὀῤῥὸς, τοσοῦτον πλεονεκτεῖ
τῶν ἄλλων ἁπάντων, ὅσα λαπάττει τὴν γαστέρα. διό μοι

ctum: quin imo homines in plerisque frigidis regionibus, in
quibus oleo carent, in balneo butyro utuntur. Cernitur
praeterea, fi ignitis carbonibus ipfum infundas, non aliter,
ac pinguedo, flammam excitare. Denique utimur ipfo in illis,
in quibus utimur adipe, cataplafmatibus aliisque medica-
mentis ipfum permifcentes. Pinguiffimum itaque, ut dixi-
mus, eft lac bubulum; ovillum vero ac caprinum habent
quidem et ipfa pinguedinis quidpiam, fed multo minus; afi-
ninum vero hujus fucci habet minimum: quocirca raro in
ventriculo cujusquam coagulatur, fi ftatim, ut mammis exci-
dit, calidum fuerit epotum; quod fi fal et mel adjiciantur,
fieri non poteft, ut ipfum in ventriculo concrefcat ac coa-
guletur.   Eandem ob caufam magis per alvum dejicitur, ut
quod ferum multum habeat, a quo lac omne facultatem ac-
cipit dejiciendi, uti a cafeofa fubftantia fiftendi.   Quan-
tum vero ferum ab alia lactis natura fucci bonitate fupera-
tur, tanto alia omnia, quae ventrem dejiciunt, fuperat: ob

ΒΙΒΛΙΟΝ Γ. 685

Ed. Chart. VI. [381.]   Ed. Baf. IV. (340.)

δοκοῦσι καὶ οἱ παλαιοὶ πλείστῳ χρῆσθαι τούτῳ τῷ πόματι
πρὸς ὑπαγωγὴν γαστρός. ἐμβαλεῖν δ᾽ αὐτῷ χρὴ μέλιτος ἀρίστου
τοσοῦτον, ὅσον ἡδῦναι χωρὶς ἀνατροπῆς στομάχου· κατὰ
δὲ τὸν αὐτὸν λόγον καὶ τῶν ἁλῶν ἄχρι τοῦ μὴ λυπῆσαι τὴν
γεῦσιν. εἴ γε μὴν ὑπάγειν αὐτὸ μᾶλλον ἐθέλοις, ὡς πλεῖστον
ἔμβαλε τῶν ἁλῶν. ταῦτα μὲν οὖν ἐπὶ πλέον ἢ κατὰ τὴν
ἐνεστῶσαν εἴρηται πραγματείαν. ὅσα γὰρ ὡς τροφῇ τῷ γά-
λακτι συμβέβηκεν ἔχειν ἀγαθά, ταῦτα προὔκειτο διέρχεσθαι·
μεμιγμένου δ᾽ αὐτοῖς τοῦ κατὰ τὴν ὑπαγωγὴν τῆς γαστρὸς
ἐκ τῆς κοινωνίας τῆσδε τὴν ἐκτροπὴν ὁ λόγος ἔσχε. πάλιν
οὖν αὐτὸν ἐπαναγάγωμεν ἐπὶ τὸ προκείμενον, εἴπωμέν τε τὰ
μήπω λελεγμένα περὶ τῆς ἐν τῷ γάλακτι δυνάμεως, ὃ ἐν τοῖς
μάλιστα καὶ τοῦτ᾽ ἔστιν, εὐχυμότατον εἶναι τὸ ἄριστον γά-
λα σχεδὸν ἁπάντων, ὅσα προσφερόμεθα. μὴ παρακούσῃς δὲ
τοῦ προκειμένου κατὰ τὸν λόγον. οὐ γὰρ ἁπλῶς εἶπον, εὐ-
χυμότατον εἶναι γάλα πᾶν, ἀλλὰ προσέτι τὸ ἄριστον. ὡς
τό γε κακόχυμον γάλα τοσοῦτον οὐ συντελεῖ εἰς εὐχυμίαν,

id veteres ad alvum fubducendam hoc potu plurimo ufi vi-
dentur.   Tantum autem mellis optimi ei eſt injiciendum,
quantum ſuave citra ſtomachi everſionem ſentietur.   Pari
modo et ſalem ea menſura injicies, quoad guſtum non offen-
dat: quod ſi ipſum magis ſubducere velis, ſalis quampluri-
mum injicies.   Haec certe diffuſius explicuimus, quam prae-
ſens inſtitutum poſtulet: propoſitum enim fuerat ea commo-
da exponere, quae lacti inſunt ut alimento: quibus quum id
commodum, quod nobis praeſtat in alvo dejicienda, eſſet ad-
mixtum, fecit rei affinitas, ut in hanc digreſſionem ſermo
noſter deflexerit.   Rurſus igitur ad propoſitum reverſi, quae
de lactis facultate ſuperſunt exequamur; quorum id om-
nium eſt maximum, quod omnium fere, quae mandimus, lac
optimum optimi eſt ſucci.   Verum cave, ne male accipias,
quod jam pronunciavimus.   Non enim ſimpliciter diximus,
lac omne optimi eſſe ſucci, ſed praeterea optimum adjunxi-
mus.   Nam lac quidem, quod vitioſi eſt ſucci, tantum abeſt,
ut ad ſuccum probum gignendum conferat, ut, qui eo utun-

ὥστε καὶ τοὺς χρωμένους αὐτῷ κακοχύμους ἐργάζεται. καὶ
φανερὸν, ὥς γε παιδίον, ἀποθανούσης τῆς προτέρας τιτθῆς,
ἑτέρας κακοχύμου παρασχούσης αὐτῷ γάλα, πολλῶν ἑλκῶν ἐνε-
πλήσθη τὸ σύμπαν σῶμα· ἐδεδιήτητο δ᾽ ἐπὶ λαχάνοις ἀγρίοις
ἡ δευτέρα τιτθὴ κατ᾽ ἀγρὸν, ἦρος ὥρᾳ, λιμοῦ κατασχόντος.
αὐτή τε οὖν ἐπληρώθη τοιούτων ἑλκῶν, ἕτεροί τέ τινες τῶν
κατὰ τὴν αὐτὴν χώραν, ὁμοίως διαιτηθέντες. εἴδομεν δὲ τοῦ-
το κἀπὶ πολλῶν ἄλλων γυναικῶν παιδία τρεφουσῶν κατὰ
τὸν αὐτὸν ἐκεῖνον χρόνον. ἀλλὰ κἂν αἰγὸς ἤ τινος ἄλλου
ζώου νεμηθέντος σκαμμωνίαν ἢ τιθύμαλλον ἐν τροφῆς μέ-
ρει προσενέγκηταί τις γάλα, ῥυήσεται πάντως ἡ γαστὴρ αὐτῷ.
καθάπερ οὖν ἐπὶ τῶν ἄλλων ἁπάντων, οὕτω κἀπὶ τοῦ γά-
λακτος ἀκούειν σε χρὴ, τῶν δυνάμεων οὐχ ἁπλῶς λεγομένων
ἐπὶ τοῦ τυχόντος, ἀλλ᾽ ἐπὶ τοῦ καλλίστου μόνον· τὸ δὲ ἀπο-
λειπόμενον ἐν ἑκάστῳ γένει τοῦ πρωτεύοντος ἀπολείπεται
τοσοῦτον καὶ τῆς εἰς ἡμᾶς ὠφελείας. τὸ μὲν οὖν ὀῤῥοῦ πλεῖ-
στον ἔχον ἀκινδυνότατόν ἐστιν, εἰ καὶ διαπαντὸς αὐτῷ τις
χρῷτο· τὸ δ᾽ ὀλίγον μὲν ἔχον ὑγρότητος τοιαύτης, οὐκ ὀλί-

tur, cacochymos reddat.　Cui rei argumento fuit is infans,
qui, quum, priore nutrice mortua, alterius pravi fucci lac
fuxiſſet, totum corpus multis ulceribus habuit refertum: ute-
batur autem fecunda haec nutrix in agro fylveſtribus oleribus
propter annonae caritatem, quae veris tempore acciderat:
unde et ipfa hujuscemodi ulceribus fcatuit, et alii quidam,
qui in eodem agro fimili victu funt ufi.　Vidimus et aliis
permultis mulieribus infantes nutrientibus id temporis idem
accidere.　Atque etiam fi caprae aut alterius cujuspiam
animalis fcammonium aut tithymallum depaſti lac cibi loco
quis fumpferit, omnino alvus illi fluet.　Quemadmodum
igitur de aliis omnibus, ita de lactis facultatibus intelligere
oportet, non tanquam fimpliciter de quovis dicatur, fed de
optimo duntaxat:　quantum autem in fingulis generibus
unumquodque ab optimo deficit, tanto commodis, quae opti-
mum id nobis praeſtat, eſt inferius.　Lac igitur, quod feri
habet plurimum, etiamfi femper eo utare, nihil penitus af-
feret periculi:　quod vero hujuscemodi humiditatem habet

BIBΛION Γ. 687

Ed. Chart. VI. [381. 382.] Ed. Baf. IV. (340. 341.)

γον δὲ παχύτητος τυρώδους, οὐκ ἀσφαλές ἐστιν ἅπασι τοῖς
ἐν αὐτῷ πλεονάζουσι. βλάψει μὲν γὰρ νεφρούς, ὅσοι γ᾽ ἐπι-
τηδείως ἔχουσιν εἰς λίθων γένεσιν, ἐμφράξεις δὲ καθ᾽ ἧπαρ
ἐργάσεται τοῖς ἑτοίμως παθεῖν δυναμένοις τοῦτο. [382] τοι-
οῦτοι δ᾽ εἰσὶν, οἷς στενὰ τὰ πέρατα τῶν μεταλαμβανομένων
ἀγγείων τὴν ἐκ τῶν σιμῶν τοῦ σπλάγχνου τροφὴν εἰς τὰ
κυρτά. τοῖς δὲ κατὰ θώρακα καὶ πνεύμονα χωρίοις ἀγαθὸν
ἅπαν ἐστὶ γάλα, κεφαλῇ δ᾽ οὐκ ἐπιτήδειον, εἰ μή τις ἰσχυρὰν
ἔχει πάνυ, καθάπερ οὐδ᾽ ὑποχονδρίοις, ὅσα ῥᾳδίως ἐμφυσᾶ-
ται. πνευματοῦται γὰρ ἐν τῇ γαστρὶ παμπόλλοις, ὡς ὀλιγί-
στους εἶναι τοὺς μὴ πάσχοντας τοῦτο. μετὰ δέ τινος τῶν
παχὺν ἐχόντων χυμὸν ἐδεσμάτων ἐπιπλέον ἑψηθὲν ἀποτί-
θεται μὲν τὸ φυσῶδες, ἐμφρακτικώτερον δὲ ἥπατος γίνεται,
καὶ τῶν ἐν νεφροῖς λίθων γεννητικώτερον. ἐδέσματα δ᾽ εἶ-
ναι τοιαῦτα κατὰ τὸν πρῶτον εἴρηται λόγον ἄμυλός τε καὶ
σεμίδαλις καὶ χόνδρος καὶ τράγος καὶ ὄρυζα, λάγανά τε καὶ
ῥυήματα καὶ (341) ἄρτοι μήτε καλῶς ὠπτημένοι, μήτε προ-
παρεσκευασμένοι διὰ τρίψεως πολλῆς ἅμα δαψιλέσιν ἁλσὶ,

exiguam, caſeoſam autem craſſitiem multam, omnibus, qui
ipſo multum utuntur, eſt periculoſum. Nam eos quidem
renes offendet, qui calculis generandis ſunt opportuni: jecur
item obſtruet iis, qui hoc affectu facile prehendi poſſunt:
tales autem ſunt, quibus fines eorum vaſorum, quae cibum ex
ſimis viſceris in gibba tranſumunt, ſunt anguſti. Thoracis
autem ac pulmonis partibus lac omne eſt utile. Capiti vero,
niſi quis ipſum habeat admodum firmum, non eſt accommo-
datum, ut nec hypochondriis, quae levi de cauſa inflantur;
plurimis enim in ventriculo vertitur in flatus, ſuntque pau-
ciſſimi, quibus id non accidat. Si vero cum aliquo eorum
cibariorum, quae craſſi ſunt ſucci, diutius elixum fuerit,
flatuoſam quidem naturam deponit, ſed jecur magis obſtruit,
et calculos in renibus promptius gignit. Hujusmodi autem
edulia libro primo eſſe diximus amylum, ſimilaginem, ali-
cam, tragum, oryzam, lagana, rhyemata, et panes non bene
in clibano aſſos, nec multa tritura prius elaboratos, nec

μήτε ζύμης ἔχοντες σύμμετρον. ὥσπερ δὲ ἐπὶ τούτων, οὕτως
κἀπὶ τῶν ἄλλων, ὅσα μιγνύντες γάλακτι προσφέρονταί τινες,
ἢ τῶν μιγνυμένων δύναμις ἤτοι γ᾽ αὐξήσει τινὰ τῶν τοῦ γά-
λακτος δυνάμεων, ἢ μειώσει. νῦν δὲ ἡμεῖς αὐτοῦ τὴν δύνα-
μιν ἀφοριζόμενοι λέγομεν εὔχυμόν τε καὶ τρόφιμον εἶναι,
συγκείμενον ἐξ ἐναντίων οὐσιῶν τε καὶ δυνάμεων, ὑπακτικῆς
τε καὶ σταλτικῆς, ἐμφρακτικῆς τε καὶ λεπτυντικῆς. τὸ μὲν
γὰρ ὀρρῶδες αὐτοῦ λεπτύνει τὸ πάχος τῶν χυμῶν, ὑπάγει
τε γαστέρα, τὸ δὲ τυρῶδες ἐπέχει τὴν γαστέρα, καὶ παχεῖς
ἐργάζεται τοὺς χυμούς, δι᾽ οὓς, ὡς ἔφην, ἐμφράξεις τε καθ᾽
ἧπαρ, ἐν νεφροῖς τε λίθοι γεννῶνται. βλάπτει δ᾽ ἡ συνεχὴς
χρῆσις αὐτοῦ καὶ τοὺς ὀδόντας ἅμα ταῖς περικειμέναις σαρξὶν,
ἃς ὀνομάζουσιν οὖλα· ταύτας μὲν γὰρ πλαδαρὰς, τοὺς δὲ
ὀδόντας εὐσήπτους τε καὶ ῥᾳδίως διαβιβρωσκομένους ἐργά-
ζεται. χρὴ τοίνυν ἐπὶ τῇ προσφορᾷ τοῦ γάλακτος οἴνῳ κε-
κραμένῳ διακλύζεσθαι· βέλτιον δὲ, εἰ καὶ μέλιτος ἐπεμβάλοις
αὐτῷ. πᾶν γὰρ οὕτως ἀπορρύπτεται τὸ περιπεπλασμένον
τοῖς ὀδοῦσι καὶ τοῖς οὔλοις ἐκ τοῦ γάλακτος τυρῶδες. εἰ δὲ

multo fale ac fermento mediocri faturatos. Caeterum, ut
in iis, ita in aliis, quae nonnulli lacti admifcentes mandunt,
mixtorum facultas aliquam ex lactis facultatibus augebit aut
imminuet. Nunc autem ipfius facultatem definiamus, illud
boni effe fucci et multi alimenti ftatuentes, quod ex con-
trariis fubftantiis ac facultatibus conflatum, fubducendi fci-
licet ac fiftendi, obftruendique ac tenuandi; quod namque
ejus ferofum eft, fuccos craffos tenuat, et alvum fubducit,
quod vero cafeofum eft, alvum fiftit, et fuccos craffos gignit,
ex quibus, quemadmodum diximus, in hepate obftructiones,
et in renibus calculi oriuntur. Nocet autem ipfius ufus af-
fiduus dentibus et circumdatis carnibus, quas gingivas no-
minant: has enim flaccidas, dentes vero putrefactioni et
erofioni admodum obnoxios reddit. Sumpto igitur lacte,
os vino diluto colluere conveniet; fatius autem fuerit, fi
mellis etiam quidpiam ipfi injeceris; ita namque omne ca-
feofum, quod ex lacte dentibus ac gingivis circumfixum

καὶ χωρὶς τοῦ προσεμβάλλειν ὕδατος τῷ οἴνῳ μὴ βλάπτοι-
τό τις τὴν κεφαλὴν διακλυζόμενος αὐτῷ, βελτίων ἡ τοιαύτη
χρῆσις ὡς πρὸς τοὺς ὀδόντας τε καὶ τὰ οὖλα. τό γε μὴν μέ-
λι καὶ τοῦτο μιγνύμενον ἄμεινον ἐργάζεται τὸ μικτὸν ἐξ ἀμ-
φοῖν. ἀρίστη δὲ χρῆσις εἰς ἀσφάλειαν ὀδόντων, ὡς μηδὲν
ὑπὸ γάλακτος βλάπτεσθαι, μετὰ τὸ προσενέγκασθαι μελι-
κράτῳ μὲν πρότερον διακλύζεσθαι, δεύτερον δ᾽ οἴνῳ στύ-
φοντι.

    Κεφ. ις. [Περὶ ὀξυγάλακτος.] Τὸ δὲ ὀξύγαλα
καλούμενον οὐ βλάπτει μὲν τοὺς ὀδόντας, ὅσοι γε κατὰ
φύσιν ἔχουσιν· ὅσοι δ᾽ ἤτοι διὰ φυσικὴν δυσκρασίαν, ἤ τινα
ἐπίκτητον διάθεσίν εἰσι ψυχρότεροι τοῦ δέοντος, οὗτοι μόνοι
βλάπτονται, καθάπερ ὑπὸ τῶν ἄλλων ψυχρῶν, οὕτω καὶ ὑπὸ
τοῦδε· καὶ τὸ σύμπτωμα τούτοις ἐνίοτε γίνεται τὸ καλούμενον
αἱμωδία, τοιοῦτον, οἷον ἐπὶ τοῖς ἀώροις συκαμίνοις, ὅσα τ᾽
ἄλλα στρυφνὰ καὶ ὀξέα, συμβαίνειν εἴωθε· πρόδηλον δ᾽, ὅτι
καὶ ἡ γαστὴρ ἡ μὲν ψυχροτέρα καθ᾽ ἡντιναοῦν αἰτίαν οὐ
πέττει καλῶς ὀξύγαλα, τῇ συμμέτρως δὲ ἐχούσῃ δύσπεπτον

fuerit, abftergetur. Quod fi etiam cuipiam tam robuftum
fit caput, ut vini meri collutione non offendatur, melius is
dentibus et gingivis confuluerit; verumtamen et mel vino
permixtum mixturam ex utroque reddit meliorem. Illud
vero dentium incolumitati tutiffimum adverfus lactis injurias
fuerit praefidium, fi quis poft fumptum ipfum primo meli-
crato, deinde vino adftringente os colluat.

    Cap. XVI. [De acido lacte.] Acidum autem lac,
quod vocant, dentes quidem, qui faltem fecundum naturam
habent, nihil offendit; qui vero aut ob naturalem intempe-
riem, aut adfcititium quempiam affectum jufto funt frigi-
diores, hi foli, ut ab aliorum frigidorum occurfu, ita ab
hoc quoque offenduntur; acciditque iis nonnunquam fym-
ptoma, quod ftuporem nominant, quale poft efum mororum
immaturorum et aliorum omnium acerborum et acidorum
evenire confuevit. Illud item perfpicuum eft, quod ven-
triculus, qui quavis de caufa eft frigidior, acidum lac non
belle conficit, temperatus vero, quamvis aegre, conficit tamen

690 ΓΑΛΗΝΟΥ ΠΕΡΙ ΤΡΟΦΩΝ ΔΥΝΑΜ.

Ed. Chart. VI. [382. 583.]   Ed. Baf. IV. (341.)

μὲν, οὐ μὴν ἄπεπτόν γε παντάπασιν. ὅσαι δὲ θερμότεραί εἰσι
τοῦ προσήκοντος γαστέρες, εἴτε ἐξ ἀρχῆς, [383] εἴτε ἔκ τινος
ὕστερον αἰτίας εἰς τοιαύτην κρᾶσιν ἀχθεῖσαι, πρὸς τῷ μηδὲν
βλάπτεσθαι καὶ χρηστοῦ τινος ἀπολαύουσιν ἐκ τῶν τοιούτων
ἐδεσμάτων. αὗται καὶ προψυχθὲν αὐτὸ διὰ χιόνος περιπλά-
σεως ἀλύπως φέρουσιν, ὥσπερ καὶ ἄλλα πολλὰ τῶν τοιούτων
ἐδεσμάτων, καὶ δηλονότι καὶ τὸ ὕδωρ αὐτὸ, παρασκευασθὲν
ὁμοίως. ἐφ᾽ ᾧ καὶ θαυμάζειν ἐπῆλθέ μοι πολλοὺς τῶν ἰατρῶν
ἀποφηναμένους ὑπὲρ ἑκάστης τροφῆς, τῆς μὲν ὡς ὠφελούσης
ἡμᾶς, τῆς δὲ ὡς βλαπτούσης, εὐπέπτου τε καὶ δυσπέπτου, κα-
κοχύμου τε καὶ εὐχύμου, τροφίμου τε καὶ ἀτρόφου, κακοστομά-
χου τε καὶ εὐστομάχου, καὶ κοιλίαν ὑπαγούσης ἢ ἱστώσης, ἢ
τινα ἄλλην ἀρετὴν ἢ κακίαν ἐχούσης. ἐπί τινων μὲν γὰρ ἐγχω-
ρεῖ φάναι, πᾶσιν ἀνθρώποις εἶναι κακόχυμον, ἢ δύσπεπτον,
ἢ κακοστόμαχον ἔδεσμα τόδε τι, περὶ δὲ τῶν πλείστων οὐχ
οἷόν τε χωρὶς διορισμοῦ διὰ προφάσεως μιᾶς ἀληθεῦσαι.
μακροῦ δ᾽ ἐξ ἀνάγκης ἐσομένου τοῦ παντὸς λόγου, γραφόν-

aliquantum.   Contra ventriculi justo calidiores, five ab ini-
tio tales fuerint, five a quapiam causa postea in eam tem-
periem sint adducti, praeterquam quod nihil ab hujuscemodi
eduliis laeduntur, commodo etiam aliquo fruuntur.   Quin
hi quoque acidum lac ipsum circumdata nive prius refrigera-
tum indolenter serunt, quemadmodum et alia pleraque id
genus edulia, atque adeo aquam ipsam nive sic praeparatam.
Quocirca admirari subit plerosque medicos, qui de singulis
eduliis pronunciarunt, hoc quidem nobis esse utile, aliud
vero noxium, praeterea ad coquendum facile aut difficile,
mali succi esse aut boni, multi aut pauci esse alimenti,
stomacho convenire aut adversari, alvum ducere aut siste-
re, aut aliam quamvis virtutem vitiumque obtinere.   De
quibusdam certe licet pronunciare, hoc quoddam edulium
omnibus hominibus pravi esse succi, aut ad coquendum dif-
ficile, aut stomacho noxium: de plurimis tamen fieri non
potest, ut unico edicto citra ullam distinctionem vere pro-
nuncies.   Caeterum, quum necessario longa futura esset ora-

BIBΛION Γ. 691

Ed. Chart. VI. [383.]   Ed. Baf. IV. (341.)

τῶν ἡμῶν ἐφ' ἑκάστου τῶν ἐδεσμάτων τοὺς ἀπὸ τῶν φυ-
σικῶν κράσεων διορισμοὺς ἐπικτήτων τε διαθέσεων, ἄμεινον
εἶναι ἂν δόξειεν, καθόλου μὲν ἐξ ἀρχῆς τῆς διδασκαλίας ἐπιδεῖ-
ξαι τὴν μέθοδον, ὡς ἐποιήσαμεν ἐν τῷ πρώτῳ τῶνδε τῶν
ὑπομνημάτων, ἀναμιμνήσκειν δ' ἐπὶ τῶν κατὰ μέρος ἐνίοτε,
καὶ μάλιστα ἐφ' ὧν ἡ φύσις οὐχ ἁπλῆ, καθάπερ ἀμέλει κἀπὶ
τοῦ γάλακτός ἐστι, συγκειμένου μὲν ἐξ ἐναντίων οὐσιῶν τε καὶ
δυνάμεων, ὁμοιομεροῦς δὲ φαινομένου πρός γε τὴν αἴσθησιν.
οὕτω γὰρ αὐτῷ συμβαίνει, κἂν κάλλιστον ᾖ, παρὰ τὴν τῶν
κοιλιῶν διαφορὰν ἐνίοτε μὲν ἐπὶ τούτου ὀξύνεσσθαι, κνισσώ-
δη δ' αὖθις ἐφ' ἑτέρου τὴν ἐρυγὴν ἀναπέμπειν, καίτοι γ'
ἐναντίων διαθέσεων οὐσῶν, καθ' ἃς ὀξῶδες ἢ κνισσῶδες
γίνεται τὸ κατὰ τὴν κοιλίαν ἀπεπτηθέν. ἡ μὲν γὰρ ἔνδεια
τῆς θερμασίας ὀξύνειν αὐτὸ πέφυκεν, ἡ δ' ὑπερβολὴ κνισ-
σοῖ. γίγνεται δὲ ἄμφω ταῦτα τῷ γάλακτι διὰ τὸ μὴ μό-
νον ἔχειν ἐν ἑαυτῷ τὴν ὀῤῥώδη φύσιν, ἀλλὰ καὶ τὴν λιπαρὰν
καὶ τὴν τυρώδη. τὸ γοῦν ὀξύγαλα διὰ τὴν αἰτίαν ταύτην

tio, fi in fingulis eduliis tam naturalium temperamentorum
quam acquifititiorum affectuum diftinctiones adfcripfiffe-
mus, fatius fore exiftimavimus (quemadmodum in primo ho-
rum commentariorum fecimus) ab initio univerfalem quidem
totius doctrinae methodum oftendere, poft autem in parti-
cularibus nonnunquam eam ad memoriam revocare, prae-
fertim in iis, quae non fimplicis funt naturae, qualis utique
eft lac, de quo nunc agimus: quod, tametfi fenfui quidem
fimilare apparet, ex diverfis tamen fubftantiis ac facultati-
bus eft compofitum. Huic namque, etiamfi optimum fuerit,
pro diverfa tamen ventriculorum natura accidit, ut inter-
dum quidem in hoc acefcat, alias vero fumofum ac nidoru-
lentum ructum in altero furfum emittat. Etenim contrarii
funt affectus, fecundum quos, quod in ventriculo non fuit
coctum, acidum aut fumofum evadit: fiquidem caloris ino-
pia in acorem, ejusdem autem exceffus in nidorem ac fu-
mum vertit: quae duo lacti eveniunt, quia in fe non modo
ferofam naturam, verum etiam pinguem et cafeofam conti-
net. Hac certe de caufa acidum lac quidem, fi in ventri-

οὐδέποτε κνισσῶδες ἀπεπτηθὲν γίνεται, κἂν μάλιστα εἰς χο-
λωδεστάτην ἢ πυρωδεστάτην ἐμπέσῃ κοιλίαν. οὔτε γὰρ ἔτι
τὴν θερμὴν καὶ δριμεῖαν ἔχει ποιότητα καὶ δύναμιν, ἧς μετέ-
χει τὸ γάλα διὰ τὸν ὀῤῥὸν, οὔτε τὴν λιπαράν τε καὶ μετρίως
θερμὴν ἐκέκτητο διὰ τὸ λιπαρὸν τὸ ἐν ἑαυτῷ· μόνον γὰρ
ὑπολείπεται κατὰ τὴν τοιαύτην σκευασίαν τὸ τυρῶδες, οὐδὲ
τοῦτο τοιοῦτον φύσει, ὁποῖον ἐξ ἀρχῆς ὑπῆρχεν, ἀλλ᾽ ἐπὶ τὸ
ψυχρότερον ἐκτετραμμένον. ἀρκεῖ τοιγαροῦν ἐπ᾽ ὀξυγάλακτος
εἰπεῖν, ὅτι ψυχρόν ἐστι καὶ παχύχυμον. ἕπεται γὰρ τού-
τοις τὸ μηδὲ ῥᾳδίως πέττεσθαι πρὸς τῆς συμμέτρως ἐχούσης
κράσεως τοῦ σώματος· ἐπ᾽ ἐκείνην γὰρ ἀναφέρεσθαι τὸν λό-
γον ἠξίωσα πολλάκις ἤδη κατὰ τὰς ἐμὰς πραγματείας, ὅταν
ἁπλῶς ἀποφαίνωμαί τι. καὶ μέντοι καὶ τὸν ὠμὸν ὀνομαζό-
μενον χυμὸν, οὗ τὴν φύσιν ἔμπροσθέν τε διῆλθον, ἑτέρωθί τε
κατὰ τὸν προηγούμενον λόγον ἐξηγησάμην, εὔλογόν ἐστιν ἐκ
τῶν τοιούτων ἐδεσμάτων πλεῖστον γεννᾶσθαι. χρήσιμον δὲ
εἶναι τὸ ἔδεσμα τοῦτο ταῖς πυρωδεστέραις κοιλίαις οὐδὲν
ἄλογον, ὥσπερ ταῖς ψυχροτέραις ἐναντιώτατον. οὐ μὴν

culo non coquatur, nunquam in nidorem vertitur, potiſſi-
mum ſi in biliofiſſimum ac ferventiſſimum ventriculum inci-
derit.   Neque enim amplius calidam acremque qualitatem
ac facultatem retinet, quam lac a fero habet, nec pinguem
et mediocriter calidam, quam lac a pinguedine, quae ſibi
ineſt, poſſidebat.   In hujuscemodi enim praeparatione ſola
relinquitur cafeofa ſubſtantia, eaque ipfa non ejusdem natu-
rae, cujus ab initio fuit, fed ad frigidius converſa.   ltaque
de acido lacte dixiſſe ſuffecerit, quod frigidum eſt ac craſſi
fucci: haec enim fequitur, ut ipſum non facile a corpore
mediae temperiei conficiatur: ad eam enim in omnibus meis
operibus, quum aliquid ſimpliciter pronuncio, faepe jam
monui id eſſe referendum.   Quin etiam fuccum crudum,
quem vocant, (cujus naturam tum prius alibi expofui, tum
etiam in libro fuperiore de eo differui,) confentaneum eſt ab
iſtiusmodi cibis abunde generari.   Non abs re autem edu-
lium hoc calidiſſimis ventriculis eſt utile, quemadmodum
frigidioribus adverſiſſimum.   Id tamen in ſingulis cibariis

οὐδὲ τοῦτο δεῖ καθ᾽ ἕκαστον τῶν ἐδεσμάτων γράφειν, ἀλλὰ
μιμνήσκειν ἐπί τινων μόνον, ὡς ὁ τοιόσδε χυμὸς, ὁποῖος ἐξ ὀξυ-
γάλακτός τε καὶ τυροῦ [384] καὶ τῶν παχυχύμων ἁπάντων γί-
γνεται, λίθους ἐν νεφροῖς πέφυκε γεννᾷν, ὅταν ὦσι θερμότε-
ροι τοῦ δέοντος ἤτοι κατὰ φυσικὴν δυσκρασίαν ἢ κατά τινα
ἄλλην ὕστερον ἐγγενομένην αὐτοῖς διάθεσιν, οὐ μὴν ἀνὰ λόγον
γε τῆς θερμασίας τὰς διεξόδους εὐρείας ἔχωσιν. αἱ γάρ
τοι νοσωδέσταται κατασκευαὶ τῶν σωμάτων ἐξ ἐναντίων τῇ
κράσει σύγκεινται μορίων, ὡς εἶναι γαστέρα μὲν, εἰ τύχοι,
θερμὴν ἱκανῶς, ἐγκέφαλον δὲ ψυχρόν. οὕτως δὲ καὶ πνεύ-
μων ἐνίοτε καὶ θώραξ ὅλος ψυχρός ἐστιν ἐπὶ γαστρὶ θερμῇ.
πολλάκις δὲ καὶ τοὐναντίον ἕκαστον μὲν τῶν ἄλλων θερμό-
τερον ὑπάρχει τοῦ δέοντος, ἡ γαστὴρ δὲ μόνη ψυχροτέρα,
θερμότερον δὲ τὸ ἧπαρ, ἐπί τε τῶν ἄλλων μορίων ὡσαύτως.
διὸ καὶ κατ᾽ ἀρχὰς ἐδείκνυον, ὠφελιμωτάτην εἶναι τὴν περὶ
τῶν ἐν τροφαῖς δυνάμεων διδασκαλίαν, ὅταν ἐξηγῶνται τὴν
καθ᾽ ὑγρότητα καὶ ξηρότητα καὶ θερμότητα καὶ ψυχρότητα

non convenit adfcribere, fed in quibusdam meminiffe fuffe-
cerit, quod fuccus ejusmodi, qualis ex acido lacte, cafeo
et omnibus craffi fucci eduliis provenit, calculos in renibus
folet gignere, quum hi calidiores jufto fuerint five ob na-
turalem intemperiem, five ob alium quendam affectum ipfis
poftea innatum, non tamen pro caloris modo meatuum
tranfitus latos habeant. Corporum enim conftitutiones,
quae morbis maxime funt obnoxiae, ex partibus contrarii
temperamenti componuntur: ut v. g. fi ventriculus admo-
dum fit calidus, cerebrum autem frigidum; pari modo et
pulmo aliquando ac totus thorax frigidus eft, ventriculus
autem calidus. Frequenter vero contra evenit, ut omnia
alia fcilicet aequo fint calidiora, folus autem ventriculus
frigidior fit, hepar vero calidius; atque in aliis partibus
fimiliter. Quapropter initio etiam monuimus, utiliffimam
effe doctrinam, quae de facultatibus, quae alimentis infunt,
tradit, quum eas differentias explicat, quae in humiditate
fpectantur, et ficcitate, et caliditate, et frigiditate, praeterea

694 ΓΑΛΗΝΟΥ ΠΕΡΙ ΤΡΟΦΩΝ ΔΥΝΑΜ.

Ed. Chart. VI. [384.]　　　　　Ed. Baf. IV. (341. 342.)

διαφοράν, ἔτι τε τὸ γλίσχρον ἢ παχὺ τῆς οὐσίας αὐτῶν, καὶ
πρὸς τούτοις, ὡς ὁμοιομερές ἐστιν, εἴτ᾽ ἐξ ἐναντίων ταῖς (342)
κράσεσι σύγκειται, καθάπερ τὸ γάλα. πρὸς δὲ τὴν τούτων
διάγνωσιν ἐκ τῆς ὀσμῆς καὶ τῆς γεύσεως, ἔτι τε τῶν ἄλλων
συμπτωμάτων ἔφην ἡμᾶς ποδηγεῖσθαι, περὶ ὧν ἐν ἀρχῇ τῆσδε
τῆς πραγματείας διῆλθον, ὥσπερ καὶ νῦν ἐπὶ τοῦ γάλακτος,
ἐπιδεικνὺς αὐτοῦ τὴν φύσιν ἐξ ὧν ἴσχει συμπτωμάτων, ἤτοι
θερμαινόμενον, ἢ διὰ πυτίας πηγνύμενον, ἢ ὁπωσοῦν ἄλλως
διακρινομένων τῶν μορίων αὐτοῦ. καὶ γὰρ ἡ σχίσις καλουμένη
τοῦτο ἐργάζεται χωρὶς τῆς πυτίας, ὅταν ἱκανῶς θερμήναντες
τὸ γάλα καταῤῥαίνωμεν ὀξυμέλιτι ψυχρῷ. ταὐτὸ δ᾽ ἐργαζό-
μεθα καὶ δι᾽ οἰνομέλιτος. ἐνίοτε δὲ καὶ χωρὶς τοῦ καταῤῥᾶ-
ναι τὴν οὐσίαν αὐτοῦ, καθιέντες εἰς ἀγγεῖον ὕδωρ ἔχον ψυ-
χρότατον, ἐργαζόμεθα τὴν σχίσιν. ἄνευ δὲ πυτίας καὶ τὸ
μετὰ τὴν ἀποκύησιν ἀμελχθὲν αὐτίκα πήγνυται, πυρωθὲν
ἐπὶ θερμῆς σποδιᾶς ὀλίγῳ χρόνῳ. καλεῖν δὲ ἐοίκασιν οἱ πα-
λαιοὶ κωμικοὶ τὸ οὕτως παγὲν γάλα πυριαστόν· οἱ δὲ παῤ
ἡμῖν ἐν Ἀσίᾳ πυρίεφθον ὀνομάζουσιν αὐτό. τοῦτο μὲν ἀκρι-

ſubſtantiae ipſorum lentore aut craſſitie; ad haec, quod aut
ſimilare eſt, de quo agetur, aut ex partibus temperamento
contrariis compoſitum, cujus generis eſt lac. Ad horum
porro dignotionem dixi nos manu duci cum per olfactum
ac guſtum, tum per alia ſymptomata, de quibus in operis
hujus initio diſſerui; uti nunc quoque in lacte ejus naturam
oſtendi ex iis ſymptomatibus, quae ei accidunt, quum cale-
fit, aut coagulo cogitur, aut alio quovis modo partes ipſius
ſecernuntur; etenim vel citra coagulum ſciſſio, quam vocant,
id efficit, quum lacti abunde calido oxymel frigidum inſtilla-
mus. Idem etiam mulſo efficimus. Interdum etiam citra
ullam liquoris inſtillationem, vaſe frigidiſſimam aquam con-
tinente in lac demiſſo, ipſum ſcindimus. Praeterea ſine
coagulo id lac, quod poſt editum foetum emulſum fuerit,
protinus concreſcit, ſi ſuper cineres calidos parumper cale-
fiat: videnturque veteres Comici lac ita coactum pyriaſtum
appellaſſe; in Aſia autem apud nos pyriephthum ipſum
nominant. Id quidem lac omnino ab alia ſubſtantia eſt pu-

BIBΛION Ι'. 695

Ed. Chart. VI. [384.] Ed. Baf. IV. (342.)

βῶς ἐστι γάλα χωρὶς οὐσίας ἑτέρας. ὅταν δὲ μέλι μίξαντες
αὐτῷ διὰ πυτίας πήξωσι, χωρίζεται μὲν ἐν τῷ ἔργῳ τὸ
λεπτὸν καὶ ὑδατῶδες αὐτοῦ, προσφέρονται δ' ἔνιοι τὸ πε-
πηγὸς αὐτοῦ μόνον, σύνθετον ὑπάρχον ἔκ τε τοῦ τυρώδους ἐν
τῷ γάλακτι καὶ τοῦ θερμοῦ καὶ τοῦ πυρώδους ἐν τῇ τῆς πυ-
τίας δυνάμει καὶ τοῦ μιχθέντος αὐτοῖς μέλιτος. ἔνιοι δὲ καὶ
τῷ παγέντι τὸν ὀῤῥὸν συγκαταπίνουσιν, ἤτοι γε ὡσαύτως
πάντα μετὰ παντός, ἢ θάτερον αὐτοῦ πλέον θατέρου. συμ-
βήσεται δὲ δηλονότι τοῖς μὲν μᾶλλον ὑπαχθῆναι τὴν γαστέ-
ρα, τοῖς δὲ ἧττον, ἀνάλογον τῇ ποσότητι τῆς ὀῤῥώδους ὑγρό-
τητος. εὔδηλον δὲ, ὅτι καὶ τραφῆναι τὸ σύμπαν σῶμα μᾶλ-
λον μὲν ὑπάρξει τοῖς τὸ πεπηγὸς μόνον ἐδηδοκόσιν, ἧττον δὲ
τοῖς συγκαταπιοῦσιν αὐτῷ τι καὶ τῆς ὀῤῥώδους ὑγρότητος, ἔτι
δὲ ἧττον, ὅσοι τὸ μὲν πεπηγὸς ὀλίγον προσηνέγκαντο, τὸ δ'
ὀῤῥῶδες πλεῖστον. οὕτως δὲ κἀπὶ τοῦ μετὰ τὴν ἀποκύησιν
παγέντος, ἤτοι χωρὶς μέλιτος, ἢ σὺν αὐτῷ, διαφορά τις οὐ
σμικρὰ γενήσεται. δυσπεπτότερον γὰρ ἔσται καὶ παχυχυμό-
τερον, ἔτι τε βραδύτερον εἰς τὴν κάτω διέξοδον, ὅταν μὴ

rum; quum autem melle ipſi admixto per coagulum cogunt,
hoc quidem opere, quod in eo eſt tenue et aquoſum, ſepa-
ratur. Quidam autem ex ipſo duntaxat, quod coactum eſt,
mandunt, quod partim ex caſeoſa lactis ſubſtantia, partim
ex calida atque ignea coaguli facultate, partim ex melle ipſis
admixto eſt compoſitum. Alii vero una cum eo, quod con-
crevit, ſerum quoque transglutiunt, idque aut pariter totum
cum toto, aut alterum altero copioſius: accidetque, ut aliis
quidem largius, aliis vero minus alvus ſubducatur, propor-
tione quantitatis ſeroſi humoris. Perſpicuum praeterea eſt,
quod eorum corpus, qui ſolum id, quod concretum eſt, com-
ederint, amplius nutritur, minus vero eorum, qui una
cum ipſo ſeroſi humoris quidpiam deglutierint, et multo
adhuc minus eorum, qui ejus quidem, quod coactum eſt,
parum, ſeroſi autem humoris plurimum hauſerint. Simili
modo et in eo, quod a partu ſive cum melle, ſive absque eo
coiit, non parvam differentiam invenies. Quum enim mel
non accepit, ad coquendum eſt difficilius et ſucci craſſioris,

696 ΓΑΛΗΝΟΥ ΠΕΡΙ ΤΡΟΦΩΝ ΔΥΝΑΜ.

Ed. Chart. VI. [384. 385.]   Ed. Baf. IV. (342.)

προσλάβῃ μέλιτος. ἤ γε μὴν ὅλου τοῦ σώματος θρέψις ἐξ
ἀμφοτέρων γίνεται δαψιλής. ταῦτ᾽ ἀρκεῖ περὶ δυνάμεως γά-
λακτος ἐπίστασθαι κατὰ τὴν νῦν ἐνεστῶσαν πραγματείαν·
ὅσα γὰρ εἰς νόσους χρήσιμα, ἢ τοῖς φθίνουσιν ὁπωσοῦν, ἢ
τοῖς ἕλκος ἔχουσιν ἐν πνεύμονι, ταῦτ᾽ ἴδια τῆς θεραπευτικῆς
ἐστιν μεθόδου.

Κεφ. ιζ'. [385] [Περὶ τυροῦ.] Δέλεκται μὲν ἤδη
περὶ τῆς τοῦ τυροῦ δυνάμεως ἐν τῷ περὶ γάλακτος λόγῳ,
βέλτιον δὲ καὶ νῦν αὖθις ἀπονεῖμαι ἴδιον λόγον αὐτῷ. προσ-
λαμβάνει γὰρ ἐν τῇ σκευασίᾳ παρὰ τῆς ἐμβαλλομένης πυ-
τίας δριμύτητα, τὴν θ᾽ ὑγρότητα πᾶσαν ἀποτίθεται, καὶ μά-
λιστα χρονίσας, ἡνίκα δριμύτερος γίνεται καὶ σαφῶς ἑαυτοῦ
θερμότερός τε καὶ καυσωδέστερος, καὶ διὰ τοῦτο καὶ διψα-
λεώτερος καὶ δυσπεπτότερος καὶ κακοχυμότερος ἀποτελεῖται.
διὰ ταῦτα τοίνυν οὐδ᾽ ὅπερ ἀγαθὸν ἐπικτᾶται τὰ παχύτερα
τῶν ἐδεσμάτων δριμέσι καὶ λεπτυντικαῖς μιγνύμενα δυνάμε-
σιν, οὐδὲ τοῦτ᾽ ἔχει βλάβης χωρίς. μείζων γὰρ ἡ ἐκ τῆς κα-
κοχυμίας αὐτῷ καὶ τῆς καυσώδους θερμότητος ἐγγίνεται βλά-

praeterea per alvum tardius fecedit; utrumque tamen cor-
pus abunde nutrit. Haec de lactis facultate noviffe in prae-
fenti opere fuffecerit: ejus namque utilitates, quas in morbis
praeftat iis, qui quavis ex caufa tabe laborant. aut ulcus
habent in pulmone, proprie ad medendi rationem per-
tinent.

Cap. XVII. [De cafeo.] De cafei quidem facultate
jam diximus, quum de lacte fermonem faceremus; fatius
tamen fuerit nunc rurfum particulatim de eo tractare. Nam
dum paratur, affumit ab injecto coagulo acrimoniam, hu-
miditatemque omnem deponit, et potiffimum fi inveterarit;
tum enim quam prius acrior evadit, et manifefte calidior
redditur atque ardentior; ob id ipfum fitioulofior, et ad
coquendum difficilior, et pejoris fucci efficitur. Qua de
caufa nec id ipfum, quod craffis cibis acres ac tenuantes
facultates admixtas habentibus ineft commodi, cafeus citra
noxam poffidet. Major enim noxa ex fucci ipfius pravita-
te et ardenti oalore accidit, quam craffiorum tenuatio con-

BIBΛION Γ. 697

Ed. Chart. VI. [385.]   Ed. Baf. IV. (342.)

βη τῆς ἐκ τοῦ λεπτυνθῆναι τὸ πάχος 'ὠφελείας, ὅπου πρὸς
τὴν τῶν ἐν νεφροῖς λίθων γένεσιν οὐχ ἧττόν ἐστι βλαβερὸς ὁ
τοιοῦτος χυμός· ἐδείχθησαν γὰρ οὗτοι γενόμενοι κατ' ἐκεῖνα
τῶν σωμάτων, ἐν οἷς ἂν συνέλθῃ πάχος χυμῶν πυρώδει
θερμότητι. φευκτέον οὖν μάλιστα τὸν τοιοῦτον τυρὸν, ὡς
μηδὲν ἀγαθὸν ἔχοντα μήτ' εἰς πέψιν, μήτ' εἰς ἀνάδοσιν, μήτ'
εἰς οὔρησιν, μήτ' εἰς ὑπαγωγὴν γαστρὸς, ὥσπερ γε μηδ' εἰς
εὐχυμίαν. ἐφεξῆς δὲ μοχθηρὸν μὲν, ἧττον δὲ τούτου νο-
μίζειν χρὴ τὸν μήτε παλαιὸν, μήτε δριμύν· τῶν δὲ νέων
ἁπάντων τυρῶν εἶναι κάλλιστον, ὁποῖος ὁ παρ' ἡμῖν ἐν Περ-
γάμῳ καὶ κατὰ τὴν ὑπερκειμένην αὐτῆς Μυσίαν γίνεται, κα-
λούμενος ὑπὸ τῶν ἐγχωρίων ὀξυγαλάκτινος, ἥδιστος μὲν εἰς
ἐδωδὴν, ἀβλαβέστατος δὲ στομάχῳ καὶ πάντων τῶν ἄλλων
τυρῶν ἧττον δύσπεπτος καὶ δυσδιέξοδος· οὐ μὴν οὐδὲ κακό-
χυμός ἐστιν, οὐδὲ πάνυ σφόδρα παχύχυμος, ὅπερ ἁπάντων
τυρῶν ἐστι κοινὸν ἔγκλημα. κάλλιστος δ' ἔστι καὶ ὁ παρὰ
τοῖς πλουσίοις εὐδοκιμῶν ἐν Ῥώμῃ, βαθύσικος τοὔνομα, καί
τινες ἄλλοι κατ' ἄλλα χωρία. παμπόλλης δ' οὔσης κατὰ μέρος

ferre queat, quando ad calculorum in renibus procreatio-
nem hic fuccus non minus eſt noxius. Oſtendimus enim,
calculos in illis corporibus naſci, in quibus fuccorum craſſi-
ties cum igneo eſt calore conjuncta. Fugiendus igitur eſt
ejusmodi caſeus, ut qui nihil conferat neque ad coctionem,
neque ad diſtributionem, neque ad movendam urinaın, ne-
que ad ventris dejectionem, ceu utique nec ad fucci probi-
tatem. Deinceps autem malus quidem, fed praedicto minus
eſt putandus, qui neque eſt vetus, neque acris. Omnium
autem caſeorum recentium is eſt praeſtantiſſimus, qualis
apud nos Pergami et in Myſia, quae eſt ſupra Pergamum,
fit, qui ab incolis oxygalactinus appellatur, ſuaviſſimus qui-
dem in cibo, ſtomacho autem minimum noxius, aliisque om-
nibus caſeis concoctu tranſituque facilior, fuccum habens
non vitioſum, neque usque adeo craſſum, quod vitium om-
nium caſeorum eſt commune. Praeſtantiſſimus etiam eſt is,
qui Romae apud divites celebratur, Vatuſicum appellant,
et praeterea alii quidam in aliis regionibus. Quum auteın

ἐν αὐτοῖς διαφορᾶς κατά τε τὰς φύσεις τῶν ζώων καὶ τοὺς
τρόπους τῆς σκευασίας, καὶ προσέτι τὰς ἡλικίας αὐτῶν τῶν
τυρῶν, ἐγὼ πειράσομαι κἀνταῦθα περιορίσαι τὴν δύναμιν αὐ-
τῶν ὀλίγοις σκοποῖς, οἷς προσέχων τις ἐκ τοῦ ῥάστου δια-
γνώσεται τὸν ἀμείνονά τε καὶ χείρω. κατὰ γένος μὲν οὖν οἱ
σκοποὶ διττοὶ τυγχάνουσιν ὄντες, ὁ μὲν ἕτερος ἐν τῇ ποιᾷ συ-
στάσει τῆς οὐσίας τοῦ τυροῦ, καθ᾽ ἣν μαλακώτερος ἢ σκλη-
ρότερος γίνεται, καὶ πυκνότερος ἢ χαυνότερος, καὶ κολλωδέ-
στερος ἢ ψαθυρώτερος, ὁ δ᾽ ἐν τῇ γευστῇ ποιότητι. καθ᾽
ἣν ἔν τισι μὲν αὐτῶν ὀξύτης ἐπικρατεῖ, κατ᾽ ἄλλους δὲ δρι-
μύτης, ἢ λιπαρότης, ἢ γλυκύτης, ἤ τινα τοιούτων, ἢ οἷον
ἰσομοιρία πάντων. κατὰ δὲ τὰς ἐν εἴδει διαφορὰς τῶν εἰρη-
μένων γενῶν ὁ μὲν μαλακώτερος τοῦ σκληροτέρου βελτίων,
ὁ δ᾽ ἀραιὸς καὶ χαῦνος τοῦ πάνυ πυκνοῦ καὶ πεπιλημένου.
μοχθηρῶν δ᾽ ὄντων τοῦ τε κολλώδους ἱκανῶς καὶ ψαθυροῦ
μέχρι τραχύτητος, ὁ μέσος ἐστὶν αὐτῶν βελτίων. κατὰ δὲ
τὴν ἐν τῇ γεύσει διάγνωσιν ἁπάντων μὲν ἄριστος ὁ μηδε-

fingillatim permagna fit in ipfis differentia tum pro anima-
lium natura, tum praeparandi modis, et praeterea ipforum
cafeorum aetate, conabimur hoc in loco ipforum facultatem
paucis fcopis circumfcribere, quibus quis intentus meliorem
a deteriore facillime difcernet. Scopi quidem in genere
funt duo, quorum alter in certa fubftantiae cafei confiftentia
verfatur, fecundum quam mollior eft aut durior, denfior
aut laxior, glutinofior aut friabilior; alter in guftabili qua-
litate confiftit, fecundum quam in quibusdam ipforum acor
fuperat, in aliis acrimonia, aut pinguitudo, aut dulcedo, aut
aliud quidpiam id genus, aut omnium eft velut aequabilitas.
Porro fecundum fpeciales differentias praedictorum gene-
rum mollior quidem duriore eft praeftantior, rarus vero
ac laxus denfo admodum ac compacto. Jam vero quum
glutinofus valde et is, qui ad afperitatem usque eft friabi-
lis, fint vitiofi, praeftantior eft, qui inter hos duos eft me-
dius. Quod autem ad eam dignotionem, quae fit guftu, per-
tinet, is omnium eft praeftantiffimus, qui nullam vehemen-

BIBΛION Γ. 699

Ed. Chart. VI. [385.586.]   Ed. Baf. IV. (342.)

μίαν ἰσχυρὰν ἔχων ποιότητα, βραχὺ δέ τι τῶν ἄλλων ὑπερ-
έχουσαν τὴν γλυκύτητα, βελτίων δὲ καὶ ὁ ἡδίων τοῦ ἀηδοῦς
καὶ ὁ σύμμετρον ἁλῶν ἔχων τοῦ παμπόλλους καὶ μηδ᾽ ὅλως
ἔχοντος. μετά γε μὴν τὸ προσενέγκασθαι τὸν οὕτως κριθέν-
τα καὶ διὰ τῆς ἐρυγῆς ἔνεστι γνωρίζειν, ὁποῖος αὐτῶν ἐστιν
ἀμείνων τε καὶ χείρων. ὁ μὲν γὰρ κατὰ βραχὺ μαραινομένην
ἴσχων τὴν ποιότητα βελτίων, ὁ δὲ παραμένουσαν οὐκ ἀγα-
θός· [386] εὔδηλος γὰρ οὗτός ἐστι δυσμετάβλητός τε καὶ
δυσαλλοίωτος, ὥστε καὶ δύσπεπτος· ἀλλοίωσις γὰρ ἐξ ἀνάγ-
κης ἕπεται πεττομέναις ταῖς τροφαῖς ἁπασῶν ὧν ἔμπροσθεν
εἶπον ποιοτήτων.

Κεφ. ιη᾽. [Περὶ τοῦ τῶν πεζῶν ζώων αἵματος.] Αἷ-
μα δύσπεπτόν ἐστι, μάλιστα δὲ τὸ παχὺ καὶ μελαγχολικὸν,
οἷόνπερ ὑπάρχει τὸ τῶν βοῶν. τὸ δὲ τῶν λαγωῶν ὡς ἥδι-
στον τετίμηται, καὶ πολλοῖς δι᾽ ἔθους ἐστὶν ἕψειν αὐτὸ σὺν
τῷ ἥπατι, τισὶ δὲ καὶ μετὰ τῶν ἄλλων σπλάγχνων. ἔνιοι δὲ
καὶ τὸ τῶν νέων ὑῶν ἐσθίουσιν, ὥσπερ ἄλλοι καὶ τὸ τῶν
μειζόνων, ὅταν εὐνουχισθῶσι· τὸ μὲν γὰρ τῶν κάπρων

tem habet qualitatem, fed dulcem habet fupra alias parum
eminentem.   Suavis autem infuavi eſt praeſtantior, et me-
diocriter falitus eo, qui eſt permultum, et eo, qui omnino
falis eſt expers.   Poſtea tamen quam cafeum fic examina-
tum fumpferis, licebit etiam ex ructu cognofcere, qualis in-
ter cafeos fit melior aut deterior.   Cujus namque qualitas
paulatim marcefcit, praeſtantior; cujus contra perdurat,
non bonus: iſte enim perfpicue aegre mutatur atque alte-
ratur, et ob id ipfum aegre conficitur; omnium enim quali-
tatum, quarum ante meminimus, alteratio neceffario fequi-
tur alimentorum coctionem.

   Cap. XVIII.   [De pedeſtrium animalium ſanguine.]
Sanguis ad coquendum eſt difficilis, praecipue craffus et
melancholicus, qualis eſt bubulus: leporinus autem ut fua-
viffimus celebratur, multique ipfum cum jecore folent eli-
xare, quidam autem cum aliis etiam vifceribus.   Sunt qui
fuum quoque juniorum fanguinem edant, ceu alii etiam
grandiorum, quum caſtrati fuerint.   Aprorum vero nemo

Ed. Chart. VI. [386.]   Ed. Baf. IV. (542. 543.)

οὐδ᾽ ἐπιχειροῦσιν, ὡς ἀηδές τε ἅμα καὶ δύσπεπτον. τὸ δὲ
τῶν αἰγῶν αἷμα καὶ Ὅμηρος οἶδεν ἐσθιόμενον ὡς ἡδύ.

Κεφ. ιθ´. [Περὶ τῆς ἀπὸ τῶν πτηνῶν ζώων τροφῆς.]
Ὄρνιθας ὀνομαζόντων τῶν παλαιῶν ἁπάντων τὰ πτηνὰ
ζῶα καὶ δίποδα, τοῖς νῦν Ἕλλησιν ἔθος ἤδη γέγονε τὰς (343)
ὑπ᾽ ἐκείνων ἀλεκτορίδας καλουμένας μόνας οὕτως προσαγο-
ρεύειν, ὥσπερ γε καὶ τοὺς ἄρρενας ἀλεκτρυόνας. ἔστι δὲ
τὸ γένος ἁπάντων τῶν πτηνῶν ὀρνίθων ὀλιγοτροφώτατον,
εἰ παραβάλλοιτο τῷ γένει τῶν πεζῶν, καὶ μάλιστα τῷ τῶν
ὑῶν, ὧν τῆς σαρκὸς οὐδὲν ἂν ἄλλο τροφιμώτερον ἔχοις εὑρεῖν.
εὐπεπτοτέρα γε μὴν ἡ σάρξ ἐστι τῶν πτηνῶν, καὶ μάλιστα
πέρδικος, ἀτταγῆνός τε καὶ περιστερᾶς, ἀλεκτορίδος τε καὶ
ἀλεκτρυόνος. ἡ δὲ τῶν κιχλῶν, καὶ κοττύφων, καὶ τῶν μι-
κρῶν στρουθῶν, ἐν οἷς εἰσι καὶ οἱ πυργῖται καλούμενοι,
σκληροτέρα τούτων ἐστὶ, καὶ μάλιστα δ᾽ ἔτι καὶ τούτων αὐ-
τῶν ἥ τε τῆς τρυγόνος, καὶ ἡ τῆς φάττης, καὶ ἡ τῆς νήττης.
ὁμοία δὲ τῶν ἀλεκτορίδων ἐστὶν ἡ τῶν φασιανῶν εἰς πέψιν

gustare quidem tentaverit, propterea quod infuavis est et
ad coquendum difficilis.   Homerus quoque caprarum fan-
guinem in cibo jucundum esse non ignoravit.

Cap. XIX.   [De alimento, quod a volucribus anima-
libus sumitur.]   Veteres omnes animalia volucria ac bipeda
aves nominabant, nunc autem apud Graecos consuetudo in-
valuit, ut, quas illi gallinas vocabant, nunc solas eas aves
appellent, quemadmodum et masculos ipsos gallos.   Avium
porro omnium volucrium genus paucissimum praestat ali-
mentum, si ad genus gressilium conferatur, potissimum si ad
suillam, qua non aliud invenias, quod copiosioris sit nutri-
menti;   volucrium tamen caro ad coquendum est facilior,
praecipue perdicis, attagenis, columbae, galli gallinacei et
gallinae.   Turdorum vero, merularum parvorumque passe-
rum (inter quos etiam sunt, quos turricolas vocant) caro,
quam praedictorum, est durior; his autem ipsis turturis, pa-
lumbi anatisque caro est durior; phasianorum, quod ad
concoctionem et nutrimentum attinet, gallinis est similis,

BIBΛION Γ.

701

Ed. Chart. VI. [386.]   Ed. Baf. IV. (343.)

καὶ τροφὴν, ὑπερέχουσα τῇ κατὰ τὴν ἐδωδὴν ἡδονῇ. σκλη-
ροτέρα δὲ καὶ δυσπεπτοτέρα καὶ ἰνωδεστέρα τούτων ἡ τοῦ
ταῶνος. κοινὸν δὲ ἐπὶ πᾶσι τοῖς πτηνοῖς ζώοις, ὥσπερ καὶ
τοῖς τετράποσι, γινώσκειν χρὴ, τὴν τῶν αὐξανομένων σάρκα
πολὺ βελτίονα τῆς τῶν παρακμαζόντων εἶναι, μέσην δὲ ἀμφοῖν
τὴν τῶν ἀκμαζόντων, μοχθηρὰν δὲ καὶ τὴν τῶν πάνυ νη-
πίων, ἀλλ᾽ ὑπεναντίως τῇ τῶν γεγηρακότων· ἡ μὲν γὰρ τού-
των σκληρὰ καὶ ξηρὰ καὶ νευρώδης ἐστὶ, καὶ διὰ τοῦτο
καὶ πεφθῆναι μοχθηρὰ, καὶ τροφὴν ὀλίγην δίδωσι τῷ σώ-
ματι, τῶν δὲ παντάπασι νέων ζώων τὰ σώματα βλεννώδη τ᾽
εἰσὶ καὶ ὑγρὰ, καὶ δι᾽ αὐτό γε τοῦτο περιττωματικὰ, ῥᾷον
δὲ ὑπέρχεται κατὰ γαστέρα. ταῦτά μοι μέμνησο περὶ πάν-
των ζώων κοινῇ· καὶ γὰρ ὑπάρχει πᾶσιν αὐτοῖς ὁμοίως
ἐν ταῖς κατὰ τὴν ἡλικίαν διαφοραῖς. κοινὸς δὲ ὁ τῆς σκευα-
σίας τρόπος ὡς πρὸς ὑγείαν, ὃν ἔμπροσθέν τε διῆλθον ἤδη
καὶ αὖθις ὡς ἐπὶ κεφαλαίων ἐρῶ. νυνὶ δὲ τὰς δυνάμεις μόνον
ἀναμνήσω· ξηρότερα μὲν γὰρ εἶναι τά τ᾽ ὀπτηθέντα καὶ
τὰ ταγηνισθέντα, τὰ δὲ δι᾽ ὕδατος ἑψηθέντα γλυκέος ὑγρο-

voluptate tamen in edendo fuperat; his durior eft pavonis
caro, et fibrofior, et ad coquendum difficilior. Porro in
omnibus volucribus animalibus, ut et in quadrupedibus,
fcire in univerfum oportet, quod augefcentium caro multo
eft praeftantior, quam aetate declinantium; media autem eft
inter utramque florentium; prava autem admodum eft valde
novellorum, fed diverfa ratione, ac fenum: fiquidem horum
caro dura eft et ficca ac nervofa, ideoque prava ad coquen-
dum et exigui nutrimenti; contra animalium nuperrime
editorum corpora mucofa funt ac humida, eoque excre-
mentis plena, facilius tamen per alvum fecedunt. Haec in
cunctis animalibus memoria teneto: id enim omnibus ipfis
ex aequo ineft fecundum differentias, quae ab aetate fumun-
tur. Communis etiam eft, fi fanitatem fpectes, praepara-
tionis modus, quem antea expofuimus, et nunc rurfum fum-
matim repetemus, facultates duntaxat in memoriam revo-
cantes: quod, quae affa funt et frixa in fartagine, ea funt
ficciora; quae vero in aqua dulci funt elixa, alimentum

τέραν διδόναι τροφὴν τῷ σώματι. λέλεκται δὲ καὶ περὶ τῶν
ἐν λευκῷ ζωμῷ καὶ ποικίλαις ἀρτύσεσι λοπάδων ἔμπροσθεν
αὐτάρκως, ὥσπερ γε καὶ περὶ τῶν ἡμέρων τε καὶ ἀγρίων. οὐ
σμικρὰ δὲ διαφορὰ καὶ τῶν ἐν λίμναις, ἢ ἕλεσιν, ἢ τελματώ-
δεσι χωρίοις διαιτηθέντων ἐστὶ πρὸς τὰ ἐν τοῖς ὄρεσιν,
[387] ἢ ξηροῖς χωρίοις. ἀνάλογον γὰρ τοῖς χωρίοις αἱ σάρ-
κες τῶν ζώων ἤτοι ξηραὶ καὶ ἀπέριττοι καὶ πεφθῆναι ῥᾴους,
ἢ ὑγραὶ καὶ περιττωματικαὶ καὶ δυσπεπτότεραι γίνονται.
    Κεφ. κ΄. [Περὶ χηνῶν καὶ στρουθοκαμήλων.] Τὸ
μὲν τῶν χηνῶν ὄνομα σύνηθές ἐστι καὶ τοῖς παλαιοῖς; τὸ
δὲ τῶν στρουθοκαμήλων ἄηθες· ὀνομάζουσι γὰρ αὐτὰς
μεγάλας στρουθούς. ἤκουσα δέ ποτε σοφιστοῦ τοῦ εἰς τὰ
τοιαῦτα προβλήματα λέγοντος ἔτι μειράκιον, ἐπιχειροῦντος
εἰς ἑκάτερα καὶ δεικνύοντος ἐνίοτε μὲν, ὄρνιθας, ἐνίοτε δὲ,
οὐκ ὄρνιθας εἶναι τὰ τοιαῦτα ζῶα. βέλτιον δὲ μὴ τοῦτο
ζητεῖν, ἀλλ᾽ ὁποίαν ἔχει δύναμιν ἡ ἐξ αὐτῶν τροφή. τοῦτ᾽
οὖν ἀκούσας παρ᾽ ἐμοῦ, παρ᾽ ἄλλου μαθήσῃ κατὰ σχολὴν,

corpori praebent humidius.   De iis porro, quae ex albo
jure variisque patinarum condimentis esitantur, antea
abunde disseruimus, ceu de domesticis quoque et agrestibus.
Non mediocris vero est differentia eorum, quae in stagnis,
aut paludibus, aut lacustribus locis vivunt, cum iis, quae in
montibus, aut locis siccis degunt; nam pro locorum natura
ac proportione animalium carnes fiunt siccae et excremen-
tis vacuae et ad coquendum faciliores, aut humidae et
excrementitiae et concoctu difficiliores.
    Cap. XX. [De anferibus et struthocamelis.] Anse-
rum nomen veteribus etiam est consuetum, struthionum vero
insolens; nominant enim eos magnos struthiones.   Ego ve-
ro etiamnum adolescens audivi sophistam quendam ex eorum
numero, qui de ejusmodi problematibus differunt, in utram-
que partem disceptantem, ac probantem, hujuscemodi ani-
malia nunc aves esse, nunc vero non esse: longe autem
praestiterit, non id, sed qualeninam alimentum, quod ab ipsis
sumitur, habeat facultatem, inquirere: id autem ubi ex me

εἶτ᾽ ὄρνιθας ὀνομάζειν χρὴ τὰ τοιαῦτα τῶν ζώων, εἴτε μὴ
περιττωματικὴ τοίνυν ἡ σὰρξ αὐτῶν ἐστι καὶ πολὺ δυσπεπτο-
τέρα τῆς τῶν προειρημένων πτηνῶν ζώων, οὐ μὴν τά γε
πτερὰ χείρω τῶν ἄλλων ἔχει. πολλοῖς γὰρ τῶν πτηνῶν ζώων,
καὶ μάλισθ᾽ ὅσα μικρὰ καὶ σκληρόσαρκα, καὶ ἡ τῶν πτερῶν
φύσις ἐστὶν ἰνώδης τε καὶ σκληρά· τινῶν δὲ καὶ ἡ σὰρξ ὅλη
τοιαύτη, καθάπερ γε καὶ ἡ τῶν γεράνων, ἃς καὶ αὐτὰς ἐσθί-
ουσιν ἑωλίσαντες πρότερον ἡμέραις πλείοσι. μεταξὺ δέ πως
τῆς τῶν γεράνων τε καὶ τῶν χηνῶν ἡ τῶν καλουμένων ὠτί-
δων ἢ ὠτίδων ἐστίν· ἑκατέρως γὰρ ὀνομάζουσί τε καὶ γρά-
φουσι τὴν πρώτην συλλαβὴν, διά τε τοῦ ου στοιχείου καὶ
τοῦ ω.

Κεφ. κα'.   [Περὶ τῆς κατὰ τὰ μόρια τῶν πτηνῶν
ζώων διαφορᾶς.] Τὰ μὲν σπλάγχνα τὴν αὐτὴν ἀναλογίαν
ἔχει πρὸς τὰς ἐν πτηνοῖς ζώοις σάρκας, ἣν κἂν τοῖς πεζοῖς
ζώοις ἔχειν εἴρηται· τὰ δ᾽ ἔντερα παντάπασιν ἄβρωτα πάν-
των ἐστὶν αὐτῶν, οὐ μὴν ἀνὰ λόγον γε τούτων αἱ γαστέρες.

audieris, per otium ab alio diſces, utrum oporteat animalia
haec aves nominare, necne.   Ipſorum igitur caro eſt excre-
mentitia, multoque ad coquendum eſt difficilior, quam prae-
dictorum volucrium animalium: ipſorum tamen alae non
ſunt caeterorum alis deteriores, quandoquidem in multis
volatilibus, potiſſimum quae parva ſunt et carne dura prae-
dita, alarum ſubſtantia eſt fibroſa ac dura.   Quarundam
autem caro tota eſt ejusmodi, cujusmodi gruum: quas ta-
men et ipſas mandunt, plurimis ante diebus macerantes, et
(ut ſic dicam) mortificantes.   Inter grues autem et anſeres
caro tardarum, quas vocant, quodammodo eſt media, quae
οὐτίδες vel ὠτίδες appellantur: utroque enim modo prima
ſyllaba profertur et ſcribitur, per ου ſcilicet et per ω.

Cap. XXI. [De differentia, quae eſt in partibus ani-
malium volucrium.] Viſcera quidem in volucribus anima-
libus eandem habent ad carnes proportionem, quam in pe-
deſtribus habere memoravimus.   Inteſtina vero horum om-
nium omnino non manduntur, in eorum tamen ventriculis

704 ΓΑΛΗΝΟΥ ΠΕΡΙ ΤΡΟΦΩΝ ΔΥΝΑΜ.

Ed. Chart. VI. [387.]　　　　　　　　　Ed. Baf. IV. (345.)

ἐδώδιμοί τε γάρ εἰσι καὶ τρόφιμοι, τινὲς δ᾽ αὐτῶν καὶ ἡδεῖαι
πάνυ, καθάπερ καὶ ἡ τῶν χηνῶν, ἐφεξῆς δὲ ἡ τῶν σιτευτῶν
ἀλεκτορίδων. ὥσπερ δὲ καὶ ἐπὶ τῶν ὑῶν τὸ συκωτὸν ἧπαρ
ἐν τοῖς ζῶσι ζῴοις προπαρασκευάζουσιν ἡδὺ διὰ τῆς τῶν
ἰσχάδων ἐδωδῆς, οὕτως ἐπὶ τῶν χηνῶν ὁρῶ γάλακτος ἀνα-
δεύοντας τὰς τροφάς, ὡς γίνεσθαι μὴ μόνον ἥδιστον, ἀλλὰ
καὶ τροφιμώτατον εὐχυμότατόν τε καὶ διαχωροῦν οὐ χαλεπῶς,
ὡσαύτως δὲ καὶ πρὸς τὴν ἐν τῇ γαστρὶ πέψιν ἐπιτήδειον. καὶ
τὰ πτερὰ δὲ τῶν χηνῶν ἐπιτήδεια πεφθῆναί τε καὶ θρέψαι,
μᾶλλον δ᾽ αὐτῶν τὰ τῶν ἀλεκτορίδων. οὔσης δὲ οὐκ ὀλίγης
ἐν ταῖς σαρξὶ διαφορᾶς τοῖς γεγηρακόσι ζῴοις πρὸς τὰ νέα,
σαφεστέρα πολλῷ καὶ ἡ τῶν πτερῶν φύσις ἐστίν. ὡσαύτως
δὲ καὶ τοῖς ἰσχνοῖς πρὸς τὰ πίονα· κάλλιστα μὲν τὰ τῶν
εὐτρόφων τε καὶ νέων, χείριστα δὲ τὰ τῶν ἰσχνῶν καὶ γεγη-
ρακότων. οἱ πόδες δ᾽ ἁπάντων, ὀλίγου δεῖν, ἄβρωτοι. λό-
φους δὲ καὶ κάλλαια τῶν ἀλεκτρυόνων οὔτ᾽ ἐπαινέσειεν ἄν
τις, οὔτε ψέξειεν. οἱ δ᾽ ὄρχεις ἄριστοι, καὶ μάλιστα τῶν σι-

non ita habet; efculenti enim funt et nutriunt: quidam au-
tem ipforum valde etiam funt jucundi, ceu anferum, poft
quos funt altilium gallinarum. Quemadmodum autem in
fuibus, dum adhuc vivunt, hepar ex caricarum paftu ad vo-
luptatem praeparatur, ita in anferibus video ipforum ali-
menta lacte imbui, ut non modo eorum jecur fit jucundiffi-
mum, fed potenter etiam nutriat, ac optimi fit fucci, et
dejectu minime difficile, probeque fimiliter in ventriculo
conficiatur. Ad haec alae anferum ad concoquendum ac
nutriendum funt accommodae, et iis adhuc magis gallina-
rum. Caeterum, quum juniorum animalium carnes ab an-
noforum multum diffideant, alarum quoque natura multo
evidentius diffidet. Pari modo gracilia ab obefis diferepant;
nam juniorum ac probe nutritorum carnes praeftantiffimae,
peffimae autem gracilium et annoforum. Pedes autem
paulo minus omnium cibo funt inepti. Gallorum autem
gallinaceorum criftas ac palearia nemo nec probarit, nec
etiam damnarit. Horum vero teftes funt praeftantiffimi,

τευτῶν ἀλεκτρυόνων, ἔτι δὲ μᾶλλον ὅσοι ἂν διὰ γάλακτος ὀῤῥώ-
δους τὰς τροφὰς προσενέγκωνται. καὶ γὰρ εὔχυμοι καὶ τρό-
φιμοι καὶ πεφθῆναι ῥᾷστοι· διαχώρησιν δὲ οὔτε προτρέπου-
σιν, οὔτ᾿ ἐπέχουσιν. [388] ἐγκεφάλους δὲ μικροὺς μὲν ἔχει
τὰ πτηνὰ ζῶα, βελτίους μέντοι πολὺ τῶν ἐν τοῖς πεζοῖς ζώοις,
ὅσῳ καὶ σκληροτέρους. αὐτῶν δὲ τῶν πτηνῶν τὰ ὄρεια τῶν
ἑλείων ἀμείνους ἔχει τοὺς ἐγκεφάλους ἀνάλογον τοῖς ἄλλοις
ἅπασι μορίοις. ἐπαινοῦσι δὲ ἔνιοι ψευδῶς τὴν τῆς στρουθο-
καμήλου κοιλίαν, ὥς τι φάρμακον πεπτικόν· ἔνιοι δὲ πολὺ
μᾶλλον τῆσδε τὴν τῆς αἰθυίας. ἀλλ᾿ οὔτ᾿ αὐτὰ πέττονται
ῥᾳδίως, οὔτε τῶν ἄλλων ἐστὶ πεπτικὸν φάρμακον, ὥσπερ
ζιγγίβερι καὶ πέπερι, καὶ καθ᾿ ἕτερον τρόπον οἶνός τε καὶ
ὄξος. εἰ δὲ περὶ γλώττης ἢ ῥάμφους τῶν πτηνῶν ζώων
ἐπιχειρήσαιμι λέγειν, ἃ μηδεὶς ἀγνοεῖ, φλυαρεῖν εἰκότως ὑπο-
ληφθήσομαι.

Κεφ. κβ´. [Περὶ ὠῶν.] Τῆς ἀπὸ τῶν πτηνῶν ζώων
τροφῆς ἐστι καὶ ταῦτα, διαφέροντα τρισὶ διαφοραῖς ἀλλή-

praecipue altilium, et multo magis fi cibus eorum, quo funt
nutriti, ferofo lacte fuerit imbutus: nam et boni funt fucci,
et valide nutriunt, et ad coquendum funt facillimi: dejectio-
nem tamen nec juvant, nec morantur. Caeterum animalia
volucria exiguum quidem habent cerebrum, fed ipfum tanto
pedeftrium cerebro eft praeftantius, quanto eft durius; volu-
crium autem ipforum montana cerebrum habent quam pa-
luftria praeftantius pro aliarum omnium partium propor-
tione. Quidam autem falfo ftruthionis ventriculum laudant
ceu medicamentum quoddam, quod coctionem juvat: alii
vero longe magis mergi ventriculum laudant. Verum haec
neque ipfa facile concoquuntur, neque aliis in eo ipfo ceu
medicamenta auxiliantur, veluti zingiber et piper, et
praeterea alia ratione vinum et acetum. Quod fi de volu-
crium animalium lingua ac roftro dicere aggrediar, quum
ea nemo ignoret, garrire merito exiftimabor.

Cap. XXII. [De ovis.] Ova quoque inter alimenta,
quae ab animantibus fumuntur, funt numeranda; quorum tres

Ed. Chart. VI. [388.]   Ed. Baf. IV. (343. 344.)

λων, μιᾷ μὲν τῇ κατὰ τὴν οἰκείαν οὐσίαν· ἀμείνω γὰρ τά τε ἀλεκτορίδων ἐστὶ καὶ τὰ τῶν φασιανῶν, φαυλότερα δὲ τὰ τῶν χηνῶν τε καὶ στρουθοκαμήλων· ἑτέρᾳ δὲ, καθ᾽ ἣν τὰ μὲν ἤδη χρόνου πλείονός ἐστι, τὰ δὲ οὐ πρὸ πολλοῦ γεγέννηται, καὶ τρίτῃ, καθ᾽ ἣν τὰ μὲν ἐπιπλέον ἥψηται, τὰ δὲ ἄχρι τοῦ μετρίως συστῆναι, τὰ δὲ μόνον τεθέρμανται· καθ᾽ ἃς διαφορὰς τὰ μὲν ἑφθὰ καλεῖται, τὰ δὲ τρομητὰ, τὰ δὲ ῥοφητά. κάλλιστα μὲν οὖν ἐστιν εἰς τροφὴν τὰ τρομητὰ, τὰ δὲ ῥοφητὰ ἧττον μὲν τρέφει, ῥᾷον δ᾽ ὑποχωρεῖ καὶ τὰς ἐν τῇ φάρυγγι τραχύτητας λεαίνει. τὰ δ᾽ ἑφθὰ καὶ δύσπεπτα καὶ βραδύπορα καὶ τροφὴν παχεῖαν ἀναδίδωσι τῷ σώματι. τούτων δ᾽ ἔτι μᾶλλόν ἐστι βραδυποροτέρα τε καὶ κακοχυμό-
(344) τερα τὰ κατὰ θερμὴν σποδιὰν ὀπτηθέντα· τὰ δ᾽ ἐπὶ τῶν ταγήνων παχυνθέντα καὶ καλούμενα δι᾽ αὐτὸ τοῦτο ταγηνιστὰ χειρίστην ἔχει τροφὴν εἰς ἅπαντα· καὶ γὰρ ἐν τῷ πέττεσθαι κνισσοῦται, καὶ πρὸς τῷ παχὺν γεννᾷν χυμὸν ἔτι καὶ μοχθηρὸν ἔχει καὶ περιττωματικὸν αὐτόν. ἀμείνω δὲ τῶν

inter fe funt differentiae: prima quidem penes propriam fubftantiam; gallinarum enim ac phafianarum funt prae-ftantiora, deteriora vero anferum ac ftruthionum; fecunda autem penes tempus; aut enim longo ante tempore, aut brevi funt edita; tertia penes cocturae rationem; nam quae-dam diutius cocta fuerunt, alia ad mediocrem usque confi-ftentiam, alia duntaxat excalefacta fuerunt; fecundum quas differentias alia quidem dura vocantur, alia tremula, alia forbilia. Tremula igitur ad nutriendum omnium funt prae-ftantiffima: forbilia autem minus quidem nutriunt, fed faci-lius fubducuntur, et faucium afperitates laevigant. Dura vero et ad coquendum funt difficil et tardi tranfitus, craf-fiusque alimentum corpori tribuunt. His vero adhuc tar-dius permeant, ac pejoris funt fucci, quae in calidis cineri-bus affantur. Quae vero in fartagine funt infpiffata, at-que ob id ipfum frixa nuncupantur, peffimum habent omni-bus modis alimentum: nam interim, dum coquuntur, in nidorem vertuntur, et praeterquam quod fuccum craffum gignunt, ipfum etiam pravum gignunt atque excrementi-

ΒΙΒΛΙΟΝ Γ. 707

Ed. Chart. VI. [588.]   Ed. Baf. IV. (344.)
ἑφθῶν τε καὶ ὀπτῶν ἐστι τὰ καλούμενα πνικτά. σκευάζεται
δὲ τὸν τρόπον τοῦτον. ἀναδεύσαντες αὐτὰ μετ᾽ ἐλαίου καὶ
γάρου καὶ οἴνου βραχέος, ἐντιθέασι τὸ ἀγγεῖον ὕδωρ ἐχού-
σῃ κακάβῃ θερμὸν, εἶτα πωμάσαντες ἄνωθεν ὅλην αὐτὴν,
ὑποκαίουσι μέχρις ἂν ᾖ συστάσεως μετρίας. τὰ γὰρ ἐπὶ πλέον
παχυνθέντα παραπλήσια τοῖς ἑψηθεῖσί τε καὶ ὀπτηθεῖσι
γίνεται, τὰ δ᾽ ἐν τῷ συμμέτρῳ τῆς παχύνσεως ἀρθέντα καὶ
πεφθῆναι τῶν σκληρῶν ἐστιν ἀμείνω καὶ τροφὴν τῷ σώ-
ματι βελτίονα δίδωσι. τῆς αὐτῆς οὖν συμμετρίας κατὰ
τὴν σύστασιν χρὴ στοχάζεσθαι κἀπὶ τῶν ἐπιχεομένων
ἄνωθεν ταῖς λοπάσιν ᾠῶν, οὐκ ἐπιτρέποντας οὐδὲ ταῦτα
παχυνθῆναι τελέως, ἀλλ᾽ ἔτ᾽ ἐγχύλων ὄντων ἀπὸ τοῦ πυ-
ρὸς αἴροντας τὸ ἀγγεῖον. οὐ σμικρὰ δ᾽ ἐν αὐτοῖς ἐστιν
ὑπεροχὴ καὶ τῶν νέων πρὸς τὰ παλαιά· κάλλιστα μὲν γὰρ
τὰ νεώτατα, χείριστα δὲ τὰ παλαιότατα, τὰ δ᾽ ἐν τῷ με-
ταξὺ τούτων ἀνάλογον τῇ ἀποστάσει, ᾗ ἀφέστηκε τῶν
ἄκρων, ἀρετῇ τε καὶ κακίᾳ διενήνοχεν ἀλλήλων.

tium.   Porro quae fuffocata appellant, elixis et affis funt
meliora: parantur autem ad hunc modum. Ubi ipfa oleo
et garo et pauco vino confperfa fuerint, vas, quo continen-
tur, cacabo aquam calidam habenti indunt: deinde, ubi
ipfum totum fuperne obturarint, ignem fubftruunt, quoad
ova mediocrem habeant confiftentiam: quae enim fupra
modum funt incraffata, duris et affis fiunt fimilia; quae
vero ad mediocrem craffitiem pervenerunt, et melius quam
dura concoquuntur, et alimentum corpori dant praeftantius.
Eidem etiam confiftentiae mediocritati intentos nos effe opor-
tet in iis ovis, quae fuperne caldariis infunduntur, non per-
mittentes neque ipfa omnino incraffari, fed quum adhuc
fuccum fuum retinent, vas ab igne fubmoventes.   Ova au-
tem recentia veteribus plurimum praeftant: quippe optima
funt recentiffima, vetuftiffima autem peffima: quae vero in
horum medio funt, proportione receffus ab extremis boni-
tate aut pravitate inter fe differunt.

Ed. Chart. VI. [389.]   Ed. Baf. IV. (344.)

Κεφ. κγ'. [389] [Περὶ τοῦ τῶν πτηνῶν ζώων αἵ-
ματος.] Ἀλεκτορίδων καὶ περιστερίδων ἐσθίουσιν ἔνιοι τὸ
αἷμα, καὶ μάλιστα τῶν σιτευθέντων, οὐ χεῖρον ὂν τοῦ τῶν
ὑῶν, οὔτ᾽ εἰς ἡδονὴν, οὔτ᾽ εἰς τὸ πεφθῆναι, τοῦ μέντοι τῶν
λαγωῶν ἀπολειπόμενον πάμπολυ. δύσπεπτον δ᾽ ἐστὶ καὶ πε-
ριττωματικὸν ἅπαν αἷμα, καθ᾽ ὃν ἂν αὐτὸ τρόπον σκευά-
σῃ τις.

Κεφ. κδ'. [Περὶ τῆς ἀπὸ τῶν ἐνύδρων ζώων τρο-
φῆς.] Τῶν ἐν ὕδατι διαιτωμένων ζώων καὶ γένη πάμπολ-
λα καὶ διαφοραὶ τούτων εἰσὶ καὶ εἴδη· λεχθήσονται δὲ νῦν,
ὥσπερ ἐπὶ τῶν ἔμπροσθεν, αἱ πρὸς τὴν ἰατρικὴν χρείαν ὁμοιό-
τητες ἐν αὐτοῖς· ἰατρικὴν δὲ λέγειν, ἢ ὑγιεινὴν, οὐ διοίσει
πρός γε τὰ παρόντα. περὶ πάντων οὖν εἰρήσεται, καθάπερ
ἐπὶ τῶν ἄλλων, ὅσα συνεχῶς ἐσθίουσιν οἱ ἄνθρωποι.

Κεφ. κε'. [Περὶ κεφάλου.] Τοῦ γένους τῶν λεπι-
δωτῶν ἰχθύων ἐστὶν ὁ κέφαλος, οὐκ ἐν θαλάττῃ μόνον, ἀλλὰ
καὶ ἐν λίμναις καὶ ἐν ποταμοῖς γεννώμενος. διὸ καὶ μεγάλην

Cap. XXIII. [De volucrium animalium fanguine.]
Gallinarum ac columbarum fanguine nonnulli vefcuntur,
maxime altilium, qui fuum fanguine haudquaquam eſt infe-
rior, neque voluptate, neque concoctionis facultate, pluri-
mum tamen relinquitur a leporino. Sanguis autem omnis,
quocunque modo ipfum paraveris, ad coquendum eſt diffici-
lis et excrementitius.

Cap. XXIV. [De nutrimento, quod ab aquatilibus
animantibus fumitur.] Animalium in aquis degentium per-
multa funt genera, differentiaeque in iis funt ac fpecies.
Nunc vero fimilitudines inter ipfa, quae ad ufum medicinae
pertinent, ut in prioribus fecimus, referemus; medicinam
autem aut artem fanitatis tuendae dicere nihil ad praefens
propofitum interfuerit. De omnibus igitur dicemus, quem-
admodum in aliis ante fecimus, quibus vulgo affidue ve-
fcuntur.

Cap. XXV. [De mugile.] Mugil ex fquamatorum
pifcium eſt genere, nafciturque non in mari modo, verum
etiam in ftagnis ac fluviis. Proinde particulares mugiles

BIBΛION Γ. 709

Ed. Chart. VI. [389.]   Ed. Baf. IV. (344.)

ἔχουσιν οἱ κατὰ μέρος κέφαλοι πρὸς ἀλλήλους διαφοράν, ὡς
δοκεῖν ἕτερον εἶναι γένος τοῦ πελαγίου κεφάλου πρὸς τὸν ἐν
λίμναις, ἢ ποταμοῖς, ἢ τέλμασιν, ἢ ὀχετοῖς τοῖς ἐκκαθαί-
ρουσι τοὺς ἐν ταῖς πόλεσι κοπρῶνας. περιττωματικὴ μὲν γὰρ
ἡ σάρξ ἐστι καὶ βλεννώδης ἱκανῶς τῶν ἐν ἰλυώδει καὶ ῥυ-
παρῷ διαιτωμένων ὕδατι, καλλίστη δὲ τῶν ἐν καθαρᾷ θα-
λάττῃ, καὶ μᾶλλον ὅταν ὑπ' ἀνέμων καταιγίζηται. κατὰ γὰρ
τὴν σιωπηλὴν καὶ ἀκύμονα χείρων ἡ σάρξ γίνεται τῶν ἰχθύ-
ων, ὅσῳ καὶ ἀγυμναστοτέρα, ἐν δὲ ταῖς καλουμέναις λιμνο-
θαλάσσαις ἔτι χείρων τῆσδε, καὶ ταύτης ἔτι μᾶλλον ἡ κατὰ
τὰς λίμνας· εἰ δὲ καὶ σμικραί τινες αὗται τύχοιεν οὖσαι, καὶ
μήτε ποταμοὺς μεγάλους δεχόμεναι, μήτε πηγὰς ἔχουσαι, μήτ'
ἀποῤῥοὴν δαψιλῆ, πολὺ δή τι χείρους· εἰ δὲ καὶ μηδὲν ὅλως
ἀποῤῥέοιτό τι τοῦ ὕδατος, ἀλλ' εἴη στάσιμον ἱκανῶς, μοχθη-
ραί. περὶ δὲ τῶν ἐν ἕλεσι καὶ τέλμασι, καὶ ὅσα τοιαῦτα χω-
ρία, λέλεκται κατ' ἀρχάς· ἐσχάτως γὰρ οἱ κατὰ τοιούτους
τόπους διαιτώμενοι μοχθηρὰν ἔχουσι τὴν σάρκα. τῶν δ' ἐν
τοῖς ποταμοῖς γεννωμένων ἀμείνους, ὅσοι κατὰ τοὺς τοιού-

magnum inter fe habent difcrimen, adeo ut pelagici mugilis
genus diverfum effe videatur ab eo, quod in fluminibus,
ftagnis, lacubus, aut rivulis urbium latrinas purgantibus
provenit. Eorum fane caro, qui in aquis limofis ac for-
didis degunt, excrementitia eft admodum ac mucofa, opti-
ma autem eorum eft, qui in puro mari vivunt, praecipue
quum ventorum procellis agitatur; nam in quieto nullisque
agitato fluctibus tanto pifcium caro fit deterior, quanto mi ·
nus exercitatur; in ftagnis autem maritimis (quas λιμνοθα-
λάττας appellant) adhuc eft deterior; et hac adhuc magis in
ftagnis, quae fi parva fint, nec magnos fluvios recipiant, ne-
que fontes habeant, nec largum effluvium, multo profecto
eft deterior: peffima autem funt ftagna, ex quibus nihil
aquae omnino effluit, fed ftabilis eft ao plane immota.
De iis porro, qui in paludibus lacubusque atque id genus
locis degunt, initio diximus: peffimam enim habent carnem,
qui in ejusmodi locis degunt: eorum autem, qui in fluviis
gignuntur, praeftantiores funt, qui in iis gignuntur, in qui-

τους, ἐν οἷς ὀξὺ καὶ πολὺ τὸ ῥεῦμα· κατὰ δὲ τοὺς λιμνά-
ζοντας οὐκ ἀγαθοί. καὶ παρὰ τὰς τροφὰς δὲ βελτίους γί-
νονται καὶ χείρους. ἔνιοι μὲν γὰρ εὐποροῦσι καὶ πόας καὶ
ῥιζῶν χρηστῶν, καὶ διὰ τοῦτο κρείττους εἰσίν· ἔνιοι δὲ
ἰλυώδη τε πόαν ἐσθίουσι καὶ ῥίζας κακοχύμους· καί τινες
αὐτῶν, ὅσοι κατὰ ποταμοὺς διαιτῶνται μεγάλην διαρρέον-
τας πόλιν, ἀποπατήματ᾽ ἀνθρώπων καὶ μοχθηρὰς τροφας
τοιαύτας προσφερόμενοι χείριστοι πάντων, ὡς ἔφην, εἰσὶν,
ὥστε, κἂν βραχὺ πλείονι χρόνῳ διαμένωσι νεκροὶ, σήπονταί
τε παραχρῆμα καὶ μοχθηρότατον ὄζουσιν. ἀηδεῖς δὲ καὶ βρω-
θῆναι πάντως οὗτοι καὶ πεφθῆναι, καὶ τὴν μὲν χρηστὴν τρο-
φὴν ὀλίγην ἔχουσιν, περίττωμα δ᾽ οὐκ ὀλίγόν. οὐκ οὖν θαυ-
μαστόν ἐστιν, οὐδ᾽ εἰ κακοχυμίαν ἀθροίζουσιν ἐν τοῖς σώ-
μασι τῶν ὁσημέραι προσφερομένων αὐτούς. [390] ὄντων
δὲ χειρίστων τούτων, ἐξ ὑπεναντίου κάλλιστοι πάντων εἰσὶν,
ὡς ἔφην, οἱ ἐν τῇ καθαρωτάτῃ θαλάττῃ, καὶ μάλισθ᾽ ὅπου
μήτε γεώδεις αἰγιαλοὶ μήτε λεῖοι περιλαμβάνουσι τὸ ὕδωρ,
ἀλλ᾽ ἤτοι ψαμμώδεις, ἢ τραχεῖς· εἰ δὲ καὶ πρὸς τὰ βόρεια

bus aqua rapide fluit, ac copiofa eft: qui vero in ftagnanti-
bus, non boni.   Praeterea propter alimenta pifces meliores
pejoresve evadunt.   Nam quibusdam herbarum ac bona-
rum radicum copia fuppetit, iique eam ob caufam funt prae-
ftantiores; alii herbas pafcuntur limofas et radices mali
fucci. Praeterea, qui in fluminibus urbem magnam praeter-
fluentibus hominum ftercoribus et pravis id genus efcis
victitant, omnium, ut diximus, funt deterrimi, adeo ut, fi
paulo diutius permanferint, ftatim putrefcant, et peſſime
oleant: ifti autem in cibo funt prorfus injucundi, et ad co-
quendum difficiles, exiguumque boni quidem alimenti, ex-
crementi autem plurimum reddunt: quare mirum non eft,
fi pravum fuccum in eorum corporibus, qui quotidie illis
vefcuntur, congerant: qui quum fint deterrimi, omnium
contra funt praeftantiffimi, qui (ut diximus) in puriffimo
mari degunt, maxime ubi littora, quae aquam in orbem amb-
iunt, terra non abundant, nec levia, fed aut arenofa funt,
aut afpera: quod fi praeterea ad boream fpectent, longe

τῶν πνευμάτων ἐστραμμένοι, πολὺ βελτίους. οὐ σμικρὸν
γὰρ εἰς εὐχυμίαν συντελούντων ἅπαντι ζώῳ τῶν οἰκείων γυ-
μνασίων, ἔτι καὶ τὸ καθαρὸν τοῦ καταμιγνυμένου τῷ ὕδατι
πνεύματος αὐξάνει τὴν ἀρετὴν τῆς οὐσίας αὐτῶν. πρόδη-
λον δ᾽ ἐκ τῶν εἰρημένων, ἀμείνω καὶ κατὰ τοῦτο εἶναι θά-
λατταν θαλάττης, καθὼς ἤτοι καθαρὰ τελέως ἐστὶν, ἢ δέ-
χεται ποταμοὺς μεγάλους καὶ πολλοὺς, ὥσπερ ὁ Πόντος.
οἱ γὰρ ἐν τῇ τοιαύτῃ, καθ᾽ ὅσον πλεονεκτοῦσι τῶν λιμναίων,
κατὰ τοσοῦτον ἀπολείπονται τῶν ἐν καθαρᾷ θαλάττῃ διαι-
τωμένων. εἰσὶ δὲ καὶ λίμναι τινὲς τοιαῦται, καὶ καλοῦσιν
ἐνίας αὐτῶν λιμνοθαλάττας, ἔνθα ποταμὸς μέγας ἐργάζεται
λίμνην, συνάπτουσαν θαλάττῃ. καὶ χωρὶς δὲ τοῦ λιμνάζειν
τὸν ποταμὸν, ὅπου περ ἂν τῇ θαλάττῃ μιγνύηται πρῶτον,
ἐπίμικτόν τε τὸ ὕδωρ ἐστὶν ἐξ ἁλμυροῦ τε καὶ γλυκέος, ἥ τε
σὰρξ τῶν ἐν αὐτῷ διαιτωμένων ἰχθύων ἐν τῷ μεταξὺ τῶν τε
ποταμίων καὶ τῶν θαλαττίων ἰχθύων γίνεται. κοινὸς δ᾽ ὁ
λόγος οὗτος ἔστω σοι καὶ τῶν ἄλλων, ὅσοι γε κατὰ ποταμοὺς
καὶ λίμνας καὶ θάλατταν ἰχθύες γίνονται. τὸ γὰρ πολὺ
πλῆθος αὐτῶν οὐκ ἐπαμφοτερίζει, τῶν μὲν θαλαττίων

erunt meliores. Quum enim exercitationes propriae non
parum ad fucci probitatem omni animanti conferant, puritas
adhuc ejus venti, qui aquae mifcetur, fubftantiae ipforum
bonitatem auget. Perfpicuum igitur ex iis, quae diximus,
eft, mare alterum alteri in eo praeftare, quod aut purum
plane eft, aut fluvios multos et magnos excipit, ut Pontus:
pifces enim, qui in ejusmodi degunt, quanto ftagnales ante-
cellunt, tanto iis, qui in puro mari degunt, funt inferiores.
Sunt autem et ftagna quaedam hujusmodi, quorum quaedam
λιμνοθαλάττας appellant, ubi videlicet fluvius magnus fta-
gnum efficit, quod mari conjungitur: et ut fluvius non fta-
gnet, ubi primum mari commifcetur, aqua ex falfa ac dulci
eft mixta, et pifcium caro, qui in ea aqua degunt, media eft
inter fluvialium et marinorum pifcium carnem Commu-
nis autem tibi fit haec oratio in aliis quoque pifcibus, qui in
fluminibus et ftagnis et mari gignuntur: nam bona eorum
pars non ad utrumque eft nata, quum marini fluviatilem

φευγόντων τὸ ποτάμιον ὕδωρ, τῶν δὲ ποταμίων καὶ λιμναί
ων τὸ θαλάττιον. ἀλλ᾽ ὅ γε κέφαλος ἁπάντων μάλιστα
τοῖς ὕδασιν ἀμφοτέροις χρᾶται καὶ φύσιν ἔχει πρὸς ἄναντες
τὸ ῥεῦμα τοῦ ποταμοῦ χωρεῖν, ἐπὶ πλεῖστον ἀφιστάμενος τῆς
θαλάττης. οὗτος μὲν ὁ κέφαλος τὰς πολλὰς καὶ μικρὰς
ἀκάνθας οὐκ ἔχει, καθάπερ οὐδ᾽ ἄλλος τις τῶν θαλαττίων·
ὁ δ᾽ ἐκ ποταμῶν ἢ λιμνῶν ἐπεμβαίνων θαλάττῃ παρα
πλησίως τοῖς ὁμογενέσι μεστὸς τῶν τοιούτων ἀκανθῶν ἐστι.
σχεδὸν γὰρ ἅπασι τοῖς ἐν λίμναις καὶ ποταμαῖς γεννωμένοις
ἰχθύσιν ἡ σὰρξ λεπτῶν μεστὴ ἀκανθῶν εὑρίσκεται, τῶν θα
λαττίων οὐκ ἐχόντων αὐτάς. καθ᾽ ὃν γὰρ ἂν τόπον ᾖ μεγά
λου ποταμοῦ στόμα συνάπτον θαλάττῃ, τινὲς μὲν ποταμίων
ἰχθύων ἐν τῇ θαλάττῃ, τινὲς δὲ τῶν θαλαττίων ἐν τῷ πο
ταμῷ θηρεύονται, γνωριζόμενοι τῷ τὰς εἰρημένας ἀκάν
θας ἤτοι πολλὰς ἔχειν, ἢ οὐδ᾽ ὅλως. ὀλίγοι μὲν οὖν τῶν
ποταμίων ἐπεμβαίνουσιν τῇ θαλάττῃ, πάντες δὲ οἱ θαλάτ
τιοι χαίρουσιν τοῖς ποταμοῖς. εὐθὺς δὲ καὶ ἡ γεῦσις ἐσθίοντί
σοι γνωρίσει τὸν ἀμείνω (345) κέφαλον· δριμυτέρα γάρ ἐστιν

aquam fugiant, fluviatiles autem ac ftagnales marinam.
Mugil vero omnium maxime aquis utrisque utitur, eaque
ipfius natura eft, ut a mari longiffime difcedens adverfo
flumine natet. Hic quidem mugil numerofas ac parvas
fpinas non habet, uti nec alius quisquam marinorum: qui
vero e fluviis aut ftagnis mare ingreditur, non fecus ac
congeneres plenus eft hujusmodi fpinarum: nam omnium
fere pifcium caro, qui in ftagnis aut fluminibus gignuntur,
tenuibus fpinis plena invenitur, quas nullus marinorum habet. Nam quo loco magni fluvii oftium mari committitur,
nonnulli quidem pifcium fluviatilium in mari, quemadmodum et marini quidam in flumine, capiuntur: quos difcernas
eo, quod praedictas fpinas numerofas aut prorfus nullas
habeant. Pauci fane fluviatilium mare ingrediuntur, at
marini omnes fluviis gaudent. Continuo autem et guftus
mandenti tibi praeftantiorem mugilem indicabit: jucundior

ΒΙΒΛΙΟΝ Γ. 713

Ed. Chart. VI. [390.]   Ed. Baf. IV. (345.)

αὐτοῦ καὶ ἡδίων καὶ ἀλιπὴς ἡ σάρξ. οἱ δὲ λιπαροὶ καὶ κατὰ
τὴν γεῦσιν ἔκλυτοι χείρους μέν εἰσι καὶ εἰς αὐτὴν τὴν ἐδω-
δὴν, χείρους δὲ καὶ πεφθῆναι καὶ κακοστόμαχοι καὶ κακόχυ-
μοι· διὸ καὶ σὺν ὀριγάνῳ σκευάζουσιν αὐτούς. ἔνιοι δὲ
τῶν παρ' ἡμῖν ἀνθρώπων τοὺς ἐν τοῖς ποταμοῖς γεννωμένους
ἰχθύας λευκίσκους καλοῦσιν, ἕτερον εἶναι νομίζοντες αὐτοὺς
εἶδος τῶν κεφάλων. ἔστι δὲ τἆλλα μὲν ὅμοιον πάντῃ τὸ
ζῶον τῷ ζώῳ, λευκότερον δὲ βραχεῖ καὶ τὴν κεφαλὴν ἔχον
μικροτέραν, καὶ τὴν γεῦσιν ὀξυτέραν· ἡ δὲ δύναμις τῆς ἀπ'
αὐτοῦ τροφῆς, οἵαν ἔμπροσθεν εἶπον εἶναι τῶν ποταμίων κε-
φάλων· ὥσθ' ὑπὲρ ὀνόματος, οὐ πράγματος ἡ ἀμφισβήτησις.
ὃ δὲ τούτου χρησιμώτερόν ἐστιν ἐπίστασθαι, καὶ δὴ φράσω.
τῶν ταριχευομένων ἐστὶν οὗτος ὁ ἰχθῦς, καὶ γίνεται πολὺ κρείτ-
των ἑαυτοῦ σκευασθεὶς οὕτως ὁ λιμναῖος· ἀποτίθενται γὰρ
ἅπαν τὸ βλεννῶδές τε καὶ βρωμῶδες ἐν τῇ γεύσει. καλλίων
δὲ τοῦ πλείονι τῷ χρόνῳ ταριχευθέντος ὁ νεαλής. ἀλλὰ περί
γε τῶν ταριχευομένων ἰχθύων ὀλίγον ὕστερον εἰρήσεται κοι-
νῇ, καθάπερ γε καὶ περὶ τῶν ἐωλιζομένων ἐν χειμῶνι.

namque ipfius eft caro et acrior pinguedinisque expers: pin-
gues contra et foluti faporis tum cibo, tum ad concoquen-
dum funt deteriores: praeterea ftomacho funt noxii et vi-
tiofi fucci; quapropter cum origano ipfos parant. Quidam
vero noftrates pifces quosdam in fluviis genitos λευκίσκους
nominant, rati diverfos effe a mugilum genere; caetera ta-
men omnino animal animali eft fimile, nifi quod λευκίσκος
paulo eft candidior, caputque habet minus et faporem aci-
diorem. Alimenti autem, quod ab eo fumitur, facultas eft,
qualem prius fluviatili mugili ineffe diximus: proinde de
nomine, non de re eft controverfia. Quod autem noviffe ma-
gis retulerit, id jam dicam. Hic pifcis unus eorum eft, qui
fale conditi affervantur: atque ftagnalis fic conditus multo,
quam ante, praeftantior evadit: quicquid enim. mucofum
aut virofum guftu refert, id totum deponit: verum recens
falitus jamdiu falito eft melior. Sed de falitis quidem pifci-
bus paulo poft fermo communis habebitur, ficut de iis, qui
in nive (ut fic dicam) mortificantur.

Κεφ. κστ'. [391] [Περὶ λάβρακος.] Τοῦτον τὸν ἰχθὺν
οὐ τεθέαμαι γεννώμενον ἐν γλυκέσιν ὕδασιν, ἐκ μέντοι τῆς
θαλάσσης ἐπαναβαίνοντα ποταμοῖς ἢ λίμναις ἑώρακα.   διὸ
καὶ μικρὸς ὀλιγάκις εὑρίσκεται, καθάπερ ὁ κέφαλος πολλάκις.
οὐ φεύγει δὲ οὐδὲ τὰς λιμνοθαλάσσας καὶ τὰ στόματα τῶν
ποταμῶν, καίτοι πελάγιος ὤν·   τουτὶ γὰρ τοὔνομα τίθεν-
ται τοῖς εἰς τὸ βάθος ἀποχωροῦσιν.   ἥ γε μὴν τροφὴ ἐκ τού-
του κἀκ τῶν ἄλλων ἰχθύων αἵματός ἐστι γεννητικὴ, λεπτο-
τέρου τῇ συστάσει τοῦ ἐκ τῶν πεζῶν ζῴων, ὡς μήτε τρέφειν
δαψιλῶς, καὶ διαφορεῖσθαι θᾶττον.   ἐπεὶ δὲ τὸ λεπτότερον
ὄνομα ποτὲ μὲν ἐπὶ δύο πράγμασι παραβαλλομένοις λέγομεν,
ἐνίοτε δ᾽ ἄνευ παραβολῆς, ἰστέον, ὅτι πρὸς τὸ μέσον αἷμα
τῶν ἄκρων παραβολὴ γίνεται τοῖς ἁπλῶς λεγομένοις.   ἄκρα
δὲ τῇ κακίᾳ κατὰ τὴν σύστασίν ἐστι τό τε παχὺ, καθάπερ
ἡ ὑγρὰ πίττα, τό τε ὀρρῶδες οὕτως, ὡς ἐκχυθὲν τῆς φλεβὸς
ἐν τῷ πήγνυσθαι πλεῖστον ἔχειν ὑγρὸν ἐποχούμενον ὑδατῶδες.
ἄριστον δὲ τὸ τούτων ἀκριβῶς μεταξὺ γενόμενον, ἐξ ἄρτου

Cap. XXVI.   [De lupo.]   Hunc pifcem in aquis dul-
cibus natum non vidimus, fed e mari in flumina aut ftagna
afcendiffe confpeximus;   ideoque parvus raro, quemad-
modum mugil faepe, invenitur.   Et quanquam pelagius
fit, ftagna tamen maritima non fugit, nec fluviorum oftia:
pelagii enim vocantur, qui in mare profundum fuccedunt.
Alimentum fane, quod tum ex hoc, tum ex aliis pifcibus
provenit, fanguinem gignit confiftentia tenuiorem, quam
quod ex pedeftribus animalibus fumitur, adeo ut non af-
fluenter nutriat, et celerius difcutiatur.   Quum autem no-
men hoc tenuius nunc in duabus rebus inter fe collatis,
nunc citra collationem enunciemus, fciendum, nos, quum
ipfum fimpliciter pronunciamus, ad fanguinem medium in-
ter extrema comparare;   extremae autem pravitatis fecun-
dum confiftentiam fanguis eft tum craffus, ut pix liquida,
tum ferofus adeo, ut, pofteaquam e vena effufus concreverit,
plurimum habeat aquofae humiditatis fupernatantis.   Lauda-
tiffimus vero eft, qui inter hos exacte eft medius, qui fit ex

BIBΛION Γ. 715

Ed. Chart. VI. [391.]   Ed. Baf. IV. (345.)

τε τοῦ καλλίστου κατεσκευασμένου, περὶ οὗ κατὰ τὸ πρῶτον
εἴρηται γράμμα, καὶ τῶν πτηνῶν ὧν εἴρηται ζώων, ἐκ πέρ-
δικός τε καὶ τῶν ἄλλων παραπλησίων. ἐγγὺς δὲ τούτων
εἰσὶν καὶ τῶν θαλαττίων οἱ πελάγιοι τῶν ἰχθύων.

Κεφ. κζ'. [Περὶ τρίγλης.] Ἔστι μὲν καὶ ἥγε τῶν
πελαγίων ἰχθύων, τετίμηται δ' ὑπὸ τῶν ἀνθρώπων, ὡς
τῶν ἄλλων ὑπερέχουσα τῇ κατὰ τὴν ἐδωδὴν ἡδονῇ. σκληρο-
τέρα δὲ σχεδὸν ἁπάντων αὐτῶν ἔχει τὴν σάρκα, καὶ ψαθυρὰν
ἱκανῶς, ὅπερ σημαίνει ταὐτὸν τῷ μήτε γλίσχρον εἶναί τι,
μήτε λιπαρὸν ἐν αὐτῇ. τρέφει τοιγαροῦν, ὅταν πεφθῇ κα-
λῶς, τῶν ἄλλων ἁπάντων ἰχθύων μᾶλλον. ἐῤῥέθη δὲ καὶ
πρόσθεν, ὡς τὸ σκληρότερον ἔδεσμα, παχυμερέστερόν τε καὶ,
ὡς ἄν εἴποι τις, μᾶλλον γεῶδες ὑπάρχον, ἀξιολογώτερον τρέ-
φει ὑγροτέρων τε καὶ μαλακωτέρων, ὅταν γε πρὸς τούτῳ δη-
λονότι καὶ τὴν οὐσίαν οἰκείαν ἔχῃ τῷ τρεφομένῳ σώματι· κρί-
νεται δ' αὐτὴ διὰ τῆς ἡδονῆς. ὅσαι γὰρ ἀλλότριαι τροφαὶ
ταῖς ὅλαις φύσεσίν εἰσι τῶν τρεφομένων ζώων, ταύτας ἢ οὐδ'
ὅλως, ἢ ἀηδῶς ἐσθίουσι· τῶν γε μὴν οἰκείων ὥσπερ τὸ ὑγρό-

pane optime praeparato (de quo primo libro egimus) e anima-
libus volucribus, de quibus diximus, perdice ſcilicet aliisque
id genus: quibus ex marinis piſcibus pelagii ſunt propinqui.
    Cap. XXVII. [De mulo.] Hic quoque pelagicis piſci-
bus annumeratur.   Celebratur autem apud homines, tan-
quam voluptate cibos reliquos ſuperet.   Omnium ferme
aliorum carnem habet duriſſimam et valde friabilem: quod
idem ſignificat ac ſi dicas, nihil in eo eſſe lentoris, neque
pinguedinis: nutrit certe, quum probe confectus fuerit,
omnibus aliis piſcibus copioſius.   Diximus autem antea,
quod cibus durior ac craſſiorum partium et (ut ſic dicam)
terreſtris magis alimentum corpori praeſtat copioſius, quam
humidior ac mollior, praeſertim quando praeter id ſub-
ſtantiam habet corpori alendo accommodatam ac familia-
rem: quae ſubſtantia voluptate judicatur: nam alimenta,
quae tota ſubſtantia ab alendis animalibus ſunt aliena, ea
aut non prorſus, aut inſuaviter manduntur: ex familiari-
bus vero quemadmodum humidius minus nutrit, ita co-

τερον ἧττον τρέφει, οὕτω πέττεται καὶ ἀναδίδοται ῥᾷον.
ἡ τοίνυν τῆς τρίγλης σὰρξ ἡδεῖα μέν ἐστι, ὡς ἂν οἰκεία τρο-
φὴ τῇ φύσει τῶν ἀνθρώπων, σκληροτέρα δὲ οὖσα τῶν ἄλλων
ἰχθύων ὅμως ἑκάστης ἡμέρας ἐσθίεσθαι δύναται, διότι ψα-
θυρὰ καὶ ἀλιπής ἐστι καί τι δριμύτητος ἔχει. τὰ γὰρ λιπα-
ρὰ καὶ γλίσχρα κατὰ τὴν πρώτην μὲν εὐθέως ἐδωδὴν ἐμ-
πίπλησί τε ταχέως, ἀνατρέπει τε τὴν ὄρεξιν, ἔτι δὲ μᾶλλον
οὐχ ὑπομένομεν αὐτῶν τὴν ἐδωδὴν ἐφεξῆς ἡμέραις πλείοσι.
τό γε μὴν ἧπαρ τῆς τρίγλης οἱ λίχνοι τεθαυμάκασιν ἡδο-
νῆς ἕνεκεν, ἔνιοι δ᾽ οὐδὲ καθ᾽ ἑαυτὸ δικαιοῦσιν ἐσθίειν αὐτὸ,
παρασκευάσαντες δ᾽ ἐν ἀγγείῳ τὸ καλούμενον γαρέλαιον
ἔχον οἴνου βραχύ τι, καταθρύπτουσιν ἐν αὐτῷ τὸ σπλάγχνον,
ὡς γενέσθαι τὸ σύμπαν ἐξ αὐτοῦ τε καὶ τῶν προπαρεσκευα-
σμένων ὑγρῶν ἕνα χυμὸν ὁμοιομερῆ πρός γε τὴν αἴσθησιν,
ἐν ᾧ τὰς τῆς τρίγλης σάρκας ἀποβάπτοντες ἐσθίουσιν. [392]
ἐμοὶ δὲ οὐδ᾽ ἡδονὴν ἔδοξεν ἔχειν ἀξίαν τῆς τοιαύτης τιμῆς,
οὔτ᾽ ὠφέλειαν τῷ σώματι, καθάπερ οὐδὲ ἡ κεφαλὴ, καί-
τοι καὶ ταύτην ἐπαινοῦσιν οἱ λίχνοι, καί φασι τὰ δεύτερα

quitur facilius ao diftribuitur.   Ergo muli caro jucunda
quidem eft, ut quae alimentum eft hominum naturae ac-
commodum: et quamvis aliis pifcibus fit durior, mandi ta-
men quotidie poteft, propterea quod friabilis eft et pin-
guedinis expers cum quadam acrimonia: nam pinguia et
lenta cibaria ftatim, ut fumpta fuerint, celeriter implent, et
appetentiam evertunt; praeterea, quod majus eft, complu-
ribus deinceps diebus ipforum efum non fuftinemus.   Ve-
rum muli hepar propter voluptatem a gulofis fummopere
expetitur.   Quidam vero ne ipfum quidem per fe mandere
volunt, fed garelaeum, quod vocant, in vafe cum pauxillo
vini praeparantes in eo vifcus ipfum tantifper comminuunt,
quoad totum fimul ex ipfo et humidis praeparatis fuccus
unus fiat fimplex ad fenfum ac fimilaris, in quo muli car-
nes intinctas mandunt.   At mihi profecto nequaquam tantae
fuavitatis effe videtur, neque tantam corpori utilitatem af-
ferre, ut tantopere fit confpiciendum, uti nec ipfum caput:
quanquam gulofi hoc quoque laudant, ac fecundas poft jecur

BIBΛION Γ.

Ed. Chart. VI. [392.]   Ed. Baf. IV. (345.)

717

φέρεσθαι μετὰ τὸ ἧπαρ. οὐ μὴν οὐδὲ διὰ τί τὰς μεγίστας τρί-
γλας ὠνοῦνται πάμπολλοι, δύναμαι γνῶναι, μήθ᾽ ἡδεῖαν
ὁμοίως ταῖς μικροτέραις ἐχούσας τὴν σάρκα, μήτ᾽ εὔπεπτον,
ὡς ἂν ἱκανῶς σκληράν. ὥστε διὰ τοῦτό τινα τῶν ἀργυρίου
παμπόλλου τὰς μεγάλας τρίγλας ὠνημένων ἠρόμην, τίς ποτέ
ἐστιν ἡ αἰτία τῆς ἀφ᾽ ἑαυτῶν σπουδῆς. ὁ δ᾽ ἀπεκρίνατό μοι,
μάλιστα μὲν διὰ τὸ ἧπαρ ὠνεῖσθαι τὰς τηλικαύτας, ἤδη δὲ
καὶ διὰ τὴν κεφαλήν. ἀλλὰ γὰρ ἀρκεῖ μέχρι τοσούτου περὶ
τῶν τριγλῶν εἰρῆσθαι τῇ πρὸς τὸ χρήσιμον οἰκειότητι τοῦ
λόγου. γίγνονται δ᾽ ἄρισται τρίγλαι κατὰ τὴν καθαρὰν
θάλασσαν, ὥσπερ καὶ οἱ ἄλλοι πάντες ἰχθύες, οὐχ ἥκιστα δὲ
καὶ διὰ τὰς τροφάς. αἱ γοῦν τὰς καρκινάδας ἐσθίουσαι
καὶ δυσώδεις εἰσὶ, καὶ ἀηδεῖς, καὶ δύσπεπτοι, καὶ κακόχυ-
μοι. διάγνωσις δ᾽ αὐτῶν, πρὶν μὲν ἐσθίειν, ἀναπτύξαντι
τὴν κοιλίαν, ἐσθίοντι δὲ κατὰ τὴν πρώτην εὐθέως ὀσμήν
τε καὶ γεῦσιν.

ferre praedicant. Caeterum neque id intelligere queo, cur
permulti grandiſſimos mulos emptitent, quum nec adeo ſua-
vi ſint carne, ut minores, nec ad coquendum facili, ut quae
dura admodum eſt. Ob eam igitur cauſam quum quen-
dam aliquando interrogaſſem, qui ingenti pecunia praegran-
des mulos emerat, quid eſſet, quod illos tantopere expete-
ret, reſpondit, ſe primum propter hepar illos tanti emiſſe,
tum autem et propter caput. Verum hactenus de mulis
haec dixiſſe huic ſermoni, in quo utilitatem inquirere inſti-
tuimus, ſatis fuerit. Porro optimi muli fiunt, ut alii etiam
omnes piſces, tum in mari puro, tum maxime propter
alimenta; nam qui cancellos vorant, et graviter olent, et
inſuaves ſunt, ac ad coquendum difficiles, et mali ſucci.
Hos porro dignoſces, ſi prius quidem, quam edas, ventrem
reſeraris: inter edendum vero ipſe ſtatim guſtus ac olfactus
judicium afferet

718 ΓΑΛΗΝΟΥ ΠΕΡΙ ΤΡΟΦΩΝ ΔΥΝΑΜ.

Ed. Chart. VI. [392.] Ed. Baf. IV. (345.)

Κεφ. κή. [Περὶ τῶν πετραίων ἰχθύων.] Σκάρους,
κοττύφους, κίχλας, ἰουλίδας, φυκίδας, πέρκας πετραίους ὀνομά-
ζουσιν ἰχθύας ἀπὸ τῶν χωρίων, ἐν οἷς εὑρίσκονται διατρίβοντες·
οὐ γὰρ ἐν τοῖς λείοις, ἢ ψαμμώδεσιν, ἢ γεώδεσιν αἰγιαλοῖς, ἀλλ'
ἔνθα πέτραι τινές εἰσι καὶ ἀκταὶ, φωλεύουσί τε καὶ τε-
κνοῦσιν. ἄριστος δ' ἐν αὐτοῖς ἡδονῆς ἕνεκεν ὁ σκάρος εἶναι
πεπίστευται, μετ' αὐτὸν δὲ κόττυφοί τε καὶ κίχλαι, καὶ μετὰ
τούτους ἰουλίδες τε καὶ φυκίδες καὶ πέρκαι. τροφὴ δ' ἐξ
αὐτῶν οὐ μόνον εὔπεπτος, ἀλλὰ καὶ ὑγιεινοτάτη τοῖς τῶν
ἀνθρώπων σώμασίν ἐστιν, αἷμα γεννώντων μέσον τῇ συστά-
σει. καλῶ δὲ μέσον, ὃ μήτε πάνυ λεπτόν ἐστι καὶ ὑδατῶ-
δες, ἀλλὰ μήθ' ἱκανῶς παχύ. πλάτος δ' ἀξιόλογον ἔχοντος
τοῦ μέσου, περὶ τῶν ἐν αὐτῷ διαφορῶν ἐπὶ προήκοντι τῷ
λόγῳ λεχθήσεται.

Κεφ. κθ'. [Περὶ κωβιοῦ.] Αἰγιάλειος δὲ ἰχθύς ἐστιν
οὗτος, τῶν σμικρῶν ἀεὶ διαμενόντων εἷς τις ὢν καὶ οὗτος.
ἄριστος δ' εἰς ἡδονὴν καὶ πέψιν ἅμα, ἀνάδοσίν τε καὶ εὐχυ-
μίαν ἐστὶν ὁ κατὰ τοὺς ψαμμώδεις αἰγιαλοὺς, ἢ τὰς πετρώ-

Cap. XXVIII. [De pifcibus faxatilibus.] Scarum,
merulam, turdum, iuliam, fucam, percam a locis, in qui-
bus verfari comperiuntur, pifces faxatiles appellant; non
enim in levibus, aut arenofis, aut terreis littoribus, fed in
petrofis promontoriis, et ubi faxa funt, delitefcunt ac pa-
riunt. Inter hos autem fcarus excellere fuavitate credi-
tur: fecundum hunc merulae ac turdi: tertio loco iuliae,
fucae ac percae. Porro alimentum, quod ex eis fumitur,
non modo ad coquendum eft facile, fed hominum etiam cor-
poribus eft faluberrimum, ut quod fanguinem medium con-
fiftentia generet. Medium autem voco, qui neque admo-
dum tenuis eft, neque aquofus, neque vehementer craffus.
At quum magna hujus medii fit latitudo, de ipfius differen-
tiis procedente fermone differemus.

Cap. XXIX. [De gobione.] Gobio littoralis eft
pifcis, ex eorum etiam numero, qui parvi perpetuo manent.
Praeftantiffimus autem ad voluptatem, coctionem fimul ac
diftributionem et fucci bonitatem eft is, qui in arenofis lit-

BIBΛION Γ.

Ed. Chart. VI. [392.393.]   Ed. Baſ. IV. (345.346.)

719

δεις ἀκτάς· ὁ δ᾽ ἐν τοῖς στόμασι τῶν πο(346)ταμῶν, ἢ
λίμναις, ἢ λιμνοθαλάσσαις οὔθ᾽ ἡδὺς ὁμοίως, οὔτ᾽ εὔχυ-
μος, οὔτ᾽ εὔπεπτος. εἰ δὲ καὶ ἰλυῶδες ὑπάρχει τὸ ὕδωρ, ἢ
πόλιν ἐκκαθαίρων ὁ ποταμὸς, οὕτω μὲν ἂν εἴη χείριστος ὁ
κατ᾽ αὐτῶν κωβιὸς, ὥσπερ οἱ ἄλλοι πάντες ἰχθύες, οἱ ἐν τοῖς
ὕδασι διατρίβοντες. εἰκότως οὖν ἐν μὲν τοῖς πετραίοις ἰχθύ-
σιν οὐδεμία σαφής ἐστι διαφορὰ τῶν ὁμοειδῶν πρὸς ἀλλή-
λους, ὡς ἂν ἐν καθαρωτάτῃ θαλάττῃ διαιτωμένοις ἀεὶ, φεύ-
γουσί τε τὸ γλυκύτατον ὕδωρ, τό τε συμμιγὲς ἐκ τοῦ τοιού-
του τε καὶ θαλαττίου· δευτέροις δὲ μετὰ τούσδε τοῖς πελα-
γίοις ὑπάρχει ταὐτόν. οὐδὲ γὰρ οὐδ᾽ οὗτοι διαφορὰν ἀλλή-
λοις ἔχουσι μεγάλην, ὁποίαν οἱ διατρίβοντες ἐν ἀμφοτέροις
τοῖς ὕδασι. τούτων γὰρ οἱ μὲν ἐν τῇ καθαρωτάτῃ θαλάττῃ
κάλλιστοι τῶν ὁμοειδῶν εἰσιν· οἱ δ᾽ ἐν τοῖς ἐκκαθαίρουσι τὰς
πόλεις ποταμοῖς ἁπάντων χείριστοι· [393] μέσοι δ᾽ αὐτῶν οἱ
μεταξύ. λέλεκται δὲ ταῦτα καὶ διὰ τῶν ἔμπροσθεν, ἡνίκα
περὶ κεφάλου τὸν λόγον ἐποιούμην. ἥ γε μὴν σὰρξ τῶν κω-
βιῶν ὥσπερ σκληροτέρα τῆς τῶν πετραίων ἐστὶν, οὕτω μα-

toribus aut ſaxoſis promontoriis vivit; non autem aeque
eſt jucundus, neque boni ſucci, neque ad coquendum faci-
lis, qui in fluminum oſtiis, aut ſtagnis, aut ſtagnis mariti-
mis verſatur; quod ſi aqua limoſa quoque fuerit, aut fluvius
urbem expurget, gobio, qui in eis gignetur, erit deterrimus,
ceu alii omnes pisces, qui in aquis hujuscemodi verſantur.
Merito igitur in ſaxatilibus piſcibus nullum eſt inter conge-
neres diſcrimen manifeſtum, ut qui perpetuo in puriſſimo ma-
ri degant, aquamque dulciſſimam et eam, quae ex ejusmodi
et marina eſt mixta, fugient. Secundis autem poſt hos
pelagicis idem accidit: neque enim hi tantum inter ſe diſſi-
dent, quantum qui in utrisque aquis verſantur. Horum
namque qui in puriſſimo mari degunt, ſuorum congenerum
ſunt praeſtantiſſimi; contra omnium ſunt peſſimi, qui in
fluminibus urbes expurgantibus victitant; medii vero inter
hos ſunt, qui in mediis locis verſantur. Diximus autem
haec ſupra, quum de mugile agebamus. Caeterum go-
bionum caro ut carne ſaxatilium eſt durior, ita mollior,

λακωτέρα τῆς τῶν τριγλῶν· ἀνάλογον οὖν αὐτῇ καὶ τὸ τῶν
ἐσθιόντων σῶμα τρέφεται.

Κεφ. λ´. [Περὶ τῶν μαλακοσάρκων ἰχθύων· πῶς
ὁ λευκὸς ζωμὸς παρασκευάζεται.] Φιλότιμος ἐν τῷ τρίτῳ
περὶ τροφῆς περὶ τῶν μαλακοσάρκων ἰχθύων οὕτως ἔγρα-
ψεν αὐτοῖς ὀνόμασι· κωβιοὶ δὲ καὶ φυκίδες καὶ ἰουλίδες καὶ
πέρκαι καὶ σμύραιναι καὶ κίχλαι καὶ κόσσυφοι καὶ σαῦροι,
καὶ πάλιν ὄνοι, καὶ πρὸς τούτοις ἀμίαι, καὶ ψῆτται, καὶ
ἥπατοι, καὶ κίθαροι, καὶ σκινίδες, καὶ πᾶν τὸ τῶν ἀπαλο-
σάρκων γένος εὐκατεργαστότερόν ἐστι τῶν ἄλλων ἰχθύων.
ἄξιον οὖν ἐστι θαυμάσαι, πῶς τοὺς σκάρους παρέλιπε, πρω-
τεύοντας ἐκ τῷ γένει τῶν πετραίων ἰχθύων, οἷς πᾶσιν ὑπάρ-
χει ψαθυρωτάτην τε καὶ μαλακωτάτην ἔχειν τὴν σάρκα τῶν
ἄλλων ἰχθύων. ἔνιοι μὲν γὰρ αὐτῶν ἀπαλόσαρκοι μέν εἰσιν,
ἀλλ᾽ οὐκ ἔχουσι τὸ ψαθυρὸν, ἐμφερομένου τινὸς αὐτοῖς γλί-
σχρου τε καὶ λιπαροῦ χυμοῦ, ὅμοιοί τε κατὰ τοῦτο τοῖς πε-
τραίοις ὄντες ἐν τῇ σκληρότητι τῆς σαρκὸς αὐτῶν διαλ-
λάττουσι. τοιοῦτοι μὲν οὖν οἱ πελάγιοι σχεδὸν ἅπαντές εἰσι,

quam mulorum. Ipfa igitur ex proportione vefcentium
corpus nutrit.

Cap. XXX. [De pifcibus molli carne praeditis; quo-
modo jus album conficiatur.] Philotimus in tertio de ali-
mentis de pifcibus carne molli praeditis ad verbum fic
fcripfit: *Gobiones autem et fucae, iuliae, percae, muraenae,*
turdi, merulae, lacerti, ad haec afini, amyae, paſſeres,
jecorarii, cithari, umbrae, atque mollium carnium genus
univerſum melius quam alii piſces conficiuntur. Ipfum
fane jure quis demiretur, quonam pacto fcarum praeter-
ierit, quum is inter pifces faxatiles primas teneat, quibus
omnibus caro ineft quam aliis pifcibus mollior ac friabilior;
quidam enim ipforum molli quidem funt carne, fed nullam
habent friabilitatem, ut quibus fuccus quidam lentus ac pin-
guis innatet; alii nihil lentoris nec pinguedinis habentes
in eo quidem faxatilibus funt fimiles, carnis tamen duritie
ab eis difcrepant, cujusmodi funt pelagici propemodum om-

BIBΛION Γ.

721

Ed. Chart. VI. [593.]   Ed. Baſ. IV. (346.)

πλὴν εἴ τινες αὐτῶν ὑπὸ μοχθηρᾶς τροφῆς διαφθείρουσι τὴν
σάρκα, καθάπερ αἱ τὰς καρκινάδας ἐσθίουσαι τρίγλαι· ζωΰ-
φια δ᾽ ἔστι ταῦτα πάνυ σμικροῖς καρκίνοις ἐοικότα, ξανθὰ
τὴν χρόαν. οἱ πετραῖοι δ᾽ ἰχθύες οὔτε ποικίλαις τροφαῖς
χρῶνται, οὔτε χωρίοις διαφέρουσιν, οὔθ᾽ ὕδασι γλυκέσι, καὶ
διὰ ταῦτ᾽ ἄμεμπτοι πάντες εἰσὶ διαπαντός. οὓς δ᾽ ὄνους μὲν
ἐκάλεσεν ὁ Φιλότιμος, ὀνίσκους δ᾽ ὀνομάζουσιν ἄλλοι, τρο-
φῇ μὲν ἀγαθῇ χρώμενοι καὶ θαλάττῃ καθαρᾷ ταῖς πετραίοις
ἐνάμιλλον ἔχουσι τὴν σάρκα, μοχθηρᾷ δὲ τροφῇ χρησάμε-
νοι καὶ κατά τι τῶν ἐπιμίκτων ὑδάτων, καὶ μάλισθ᾽ ὅσα
μοχθηρά, διατρίψαντες, οὐκ ἀποβάλλουσι μὲν τὴν μαλακό-
τητα τῆς σαρκὸς, ἐπικτῶνται δὲ λιπαρότητα καὶ γλισχρότητα,
καθ᾽ ἣν οὔτε ἡδεῖς ὁμοίως ἔτι διαμένουσι, περιττωματικὴν
δὲ τὴν ἐξ αὐτῶν ἀναδιδόασι τροφήν. ἐπὶ πάντων δὲ ἰχθύων,
ὡς ἔφην, κοινὸν τοῦτο μεμνῆσθαι προσήκει, ὡς χείριστοι
γεννῶνται κατὰ τὰς ἐμβολὰς τῶν ποταμῶν, ὅσοι κοπρῶνας
καθαίρουσιν, ἢ μαγειρεῖα καὶ βαλανεῖα, ἢ τὸν ἐσθῆτός τε
καὶ τῶν ὀθονίων ῥύπον, ὅσα τ᾽ ἄλλα τῆς πόλεώς εἰσιν, ἢν

nes, niſi ſi qui ipſorum pravo alimento propriam carnem
corrumpant, ut muli, qui cancellos mandunt. Cancelli au-
tem parva ſunt animalia flavo colore, minimis cancris ſimi-
lia. Saxatiles vero nec alimenta, nec loca mutant, nec
dulcibus aquis utuntur, ob eamque cauſam omnes perpetuo
ſunt inculpati. Quos Philotimus quidem aſinos nominavit,
alii autem aſellos nominant, ſiquidem probo utantur ali-
mento et mari puro, carnis bonitate cum ſaxatilibus con-
tendent: qui vero pravo alimento utuntur aut in aquis
mixtis, et potiſſimum ſi eae vitioſae fuerint, degunt, carnis
quidem mollitiem non abjiciunt, ſed pinguedinem ac lento-
rem acquirunt, propter quem neque ſuaves amplius, ut ante,
manent, ſed alimentum ex ſe ipſis excrementitium reddunt.
In omnibus porro piſcibus id communiter, ut diximus, me-
moria tenere oportet, peſſimos gigni in eorum fluviorum
oſtiis, qui latrinas expurgant, aut culinas, aut balneas, aut
veſtium ac linteorum ſordes, aut ſi qua ſunt alia in urbibus,

διαῤῥέουσιν, καθάρσεως δεόμενα, καὶ μάλισθ᾽ ὅταν ᾖ πολυ-
άνθρωπος ἡ πόλις. μοχθηροτάτη δ᾽ εὑρίσκεται καὶ τῆς σμυ-
ραίνης ἡ σὰρξ ἐν ὕδατι τοιούτῳ διατριβούσης· καίτοι γ᾽
οὔτε ποταμοῖς ἐπεμβαίνουσαν ἔστιν εὑρεῖν αὐτὴν, οὔτ᾽ ἐν
λίμνῃ γεννωμένην. ἀλλ᾽ ὅμως καὶ αὐτὴ χειρίστη γίνεται κατὰ
τὰς ἐμβολὰς τῶν τοιούτων ποταμῶν, ὁποῖός ἐστιν ὁ διὰ Ῥώ-
μης ῥέων, καὶ διὰ τοῦτο εὐωνοτάτη πιπράσκεται κατὰ τὴν
πόλιν τήνδε σχεδὸν ἁπάντων μόνη τῆς ἐκ θαλάττης, ὥσπερ
γε καὶ οἱ κατὰ τὸν ποταμὸν αὐτὸν ἰχθύες γεννώμενοι· κα-
λοῦσι δ᾽ αὐτοὺς ἔνιοι Τιβερίνους, ὡς ἰδίαν ἔχοντας ἰδέαν,
οὐδενὶ τῶν θαλαττίων ὁμοίαν. ὅτι δὲ ἡ τῶν ἐκ τῆς πόλεως
ἐπιῤῥεόντων ἐπιμιξία μοχθηροτάτους αὐτοὺς ἐργάζεται, μα-
θεῖν ἐστιν ἐκ τοῦ βελτίους εἶναι τοὺς ἐν αὐτῷ τῷ ποταμῷ
γεννωμένους, πρὶν εἰς τὴν πόλιν ἀφικέσθαι. καὶ μέντοι καὶ
ἄλλος τις ποταμὸς ὀνομαζόμενος Νὰρ, παρεμβάλλων εἰς τὸν
Τίβεριν ὡς ἀπὸ πεντήκοντα καὶ τριακοσίων σταδίων, ἰχθὺν
ἔχει πολὺ βελτίω τοῦ κατὰ τὸν Τίβεριν, [394] ἐπειδὴ καὶ
μέγας ἐστὶν εὐθὺς ἀπὸ τῶν πηγῶν, καὶ καθαρὸς διαμένει, κά-

per quas medias fluunt, expurganda, et potiſſimum ſi po-
puloſa urbs fuerit.   Quin et ipſius muraenae, quae in ejus-
modi aqua degit, caro deterrima invenitur: quanquam cer-
te neque flumina ipſam ingredi invenias, aut in ſtagnis gi-
gni: peſſima tamen in hujusmodi fluviorum oſtiis, qualis eſt
Tiberis, qui Romam praeterfluit, gignitur: ideoque in ea
urbe omnium ſere marinorum piſcium minimo emitur,
quemadmodum et qui piſces eodem in flumine naſcuntur,
quos nonnulli Tiberinos appellant, tanquam ſpeciem ha-
beant propriam; nulli marinorum ſimilem.   Quod autem
mixtione eorum, quae ex urbe fluvium influunt, fiant deter-
rimi, ex eo intelligere poteris, quod meliores ſunt, qui in
eodem fluvio naſcuntur, priusquam is ad urbem perveniat.
Quin et alius quidam eſt fluvius in Tiberim trecentis et
quinquaginta ſtadiis ab urbe prorumpens, quem Nar appel-
lant, qui piſcem habet, antequam ad Tiberim perveniat,
longe praeſtantiorem.   Nam et ab ipſis ſtatim fontibus
magnus oritur, et purus perpetuo declivi rapidoque fluxu

ταντες τὸ ῥεῦμα ἔχων καὶ ὀξὺ μέχρι τοῦ Τιβέρεως, ὡς μηδα-
μόθι μηδ᾽ ἐπὶ βραχὺ λιμνάζειν. ὅσοι μὲν οὖν ἐκ συνηθείας
ἐμπειρίαν ἔχουσι τῶν ἐπιχωρίων ἰχθύων, οὐ δέονται τῶν εἰ-
ρημένων ἄρτι γνωρισμάτων εἰς τὴν διάγνωσιν αὐτῶν· ὅσοι
δ᾽ ἀήθεις εἰσὶν, εἴτ᾽ οὖν ἐξ ἄλλης πόλεως ἥκοντες, εἴτ᾽ ἐπι-
χώριοι, τὰ τοιαῦτα προσεξεταζέτωσαν εὐθέως ἀπ᾽ ἀρχῆς, πρὶν
διὰ τῆς οἰκείας πείρας εἰς γνῶσιν ἀφικέσθαι τῆς φύσεως ἑκά-
στου τῶν ἰχθύων. ἐχρῆν οὖν οὐχ ἁπλῶς μεμνημονευκέναι τῶν
ἀπαλοσάρκων ἰχθύων ἁπάντων ἅμα τὸν Φιλότιμον, οὐδ᾽
ἀναμίξαι τοῖς ἄλλοις τοὺς πετραίους ἀδιορίστως. οὗτοι μὲν
γὰρ ἄριστοι διαπαντὸς ὑπάρχουσιν, οὔτε δ᾽ ὀνίσκος, οὔτε
σμύραινα, καθάπερ οὐδ᾽ οἱ κωβιοί. καὶ γὰρ τούτων ἔνιοι
μὲν ἐν ποταμοῖς καὶ λίμναις, ἔνιοι δὲ ἐν θαλάττῃ γίγνον-
ται, τινὲς δ᾽ ἐν λιμνοθαλάσσαις καλουμέναις, ἢ ὅλως ἐν
ἐπιμίκτοις ὕδασιν, ἔνθα ποταμοῦ μεγάλου στόμα συνάπτε-
ται θαλάττῃ. πάμπολυ τοίνυν ἀλλήλων διαφέρουσιν οἱ
κατὰ μέρος, ὥσπερ γε καὶ οἱ κέφαλοι καὶ αἱ σμύραιναι· καὶ
οἱ ὀνίσκοι δὲ τούτων μὲν ἧττον, οὐ σμικρῷ δ᾽ ἀλλήλων οὐδ᾽;

in ipfum usque Tiberim profluit, nusquam prorfus ne tan-
tillum quidem reftagnans.   Porro qui propter confuetudi-
nem vernaculos pifces experientia habent exploratos, iis
memoratis paulo ante indiciis ad ipfos dignofcendos nihil
opus fuerit; quibus vero eorum ufus eft infolitus, five ex
alia civitate eo migrarint, five fint incolae, haec omnia fta-
tim initio expendant prius, quam a propria experientia ad
cognitionem naturae fingulorum pifcium adducantur.   Non
igitur oportebat Philotimum fimpliciter de omnibus tenera
carne praeditis pifcibus fimul tractare, neque faxatiles aliis
indifcriminatim permifcere: hi namque femper funt optimi;
quod afellis minime contingit, nec muraenis, ut ne gobioni-
bus quidem.   Etenim quidam ex his in fluviis et ftagnis,
alii autem in mari nafcuntur, alii in ftagnis maritimis, quae
vocant, aut omnino in aquis permixtis, ubi magni fluvii
oftium mari committitur.   Plurimum certe particulatim in-
ter fe diffident, ut mugil et muraena: afelli vero his qui-
dem minus, verumtamen hi quoque inter fe non mediocriter

724 ΓΑΛΗΝΟΤ ΠΕΡΙ ΤΡΟΦΩΝ ΔΤΝΑΜ.

Ed. Chart. VI. [394.]   Ed. Baf. IV. (346.)

οὗτοι παραλλάττουσιν. οὐ μὴν ὁμοίως γε μαλακὴν ἔχουσι
σάρκα τούτοις καὶ τοῖς πετραίοις ἰχθύσιν οἱ κωβιοὶ, καθά-
περ οὐδὲ σκινίδες ἢ σκίαιναι, δισσῶς γὰρ ὀνομάζονται. περὶ
δὲ τῶν κιθάρων καὶ πάνυ θαυμάζω τοῦ Φιλοτίμου· παρα-
πλήσιος γὰρ ὢν ὁ ῥόμβος αὐτῶν μαλακωτέραν ἔχει τὴν σάρ-
κα, τῶν ὀνίσκων ἀπολειπόμενος οὐκ ὀλίγῳ. καὶ τούτους οὖν
καὶ τοὺς ἡπάτους καλουμένους καὶ τοὺς ἄλλους, ὅσους ἔμιξε
τοῖς πετραίοις τε καὶ τοῖς ὀνίσκοις ὁ Φιλότιμος, ἐν τῷ μέσῳ
καθεστηκέναι γίνωσκε τῶν θ᾽ ἁπαλοσάρκων καὶ τῶν σκληρο-
σάρκων. οὔπω μὲν γάρ εἰσι σκληρόσαρκοι, τῶν ἀκριβῶς δὲ
ἁπαλοσάρκων ἀπολείπονται. παρέλιπε δ᾽ ἐν τούτοις ὁ Φι-
λότιμος καὶ τὸ βούγλωττον, ὥσπερ ἐν τοῖς πετραίοις τὸν
σκάρον, εἰ μή τι ἄρα τῷ τῆς ψήττης ὀνόματι καὶ κατὰ τῶν
βουγλώττων ἐχρήσατο. παραπλήσια μὲν γάρ πώς ἐστιν, οὐ
μὴν ἀκριβῶς ὁμοειδῆ βούγλωττόν τε καὶ ψῆττα· μαλακώτε-
ρον γάρ ἐστι καὶ ἥδιον εἰς ἐδωδὴν καὶ παντὶ βέλτιον τὸ
βούγλωττον τῆς ψήττης. ἀλλὰ καὶ οἱ σαῦροι μέσοι πώς εἰσι
τῶν ἁπαλοσάρκων τε καὶ σκληροσάρκων. οὐ μὴν δεῖταί γέ τις

difcrepant. Caeterum gobiones non perinde mollem ac ifti
et faxatiles pifces carnem habent, veluti nec umbrae, quae
σκινίδες aut σκίαιναι duplici nomine appellantur. Quod
vero ad citharos attinet, Philotimum vehementer miror: qui-
bus quum rhombus fit affimilis, carnem tamen habet ipfis
molliorem, quum interim afellis longe fit inferior. Et hos
igitur et alios, quos vocant jecorarios, atque alios, quos
Philotimus faxatilibus et afellis permifcuit, fcito in medio
effe pifcium durae carnis ac mollis: nam nondum durae qui-
dem carnis funt, et ab iis, qui exacte funt molles, relin-
quuntur: quibus et foleam Philotimus non annumeravit, ut
nec faxatilibus fcarum, nifi fane pafferis nomine foleam in-
telligat: fimiles enim quodammodo inter fe funt paffer et
folea, non tamen omnino ejusdem funt fpeciei: folea enim
mollior eft et cibo fuavior ac in totum praeftantior quam
paffer: quin et lacerti medii quodammodo funt inter pifces
carnis mollis ac durae: nullus tamen memoratorum pifcium

BIBΛION Γ. 725

Ed. Chart. VI. [394.]   Ed. Baf. IV. (346. 347.)

τῶν εἰρημένων ἰχθύων οὖτ᾽ ὄξους, οὖτε νάπυος, οὖτ᾽ ὀριγάνου, καθάπερ οἱ λιπαροὶ καὶ γλίσχροι καὶ σκληροί. καὶ μέντοι καὶ χρῶνται τινὲς μὲν ταγηνίζοντες αὐτοὺς, τινὲς δὲ ὀπτῶντες, οἱ δὲ ἐν ταῖς λοπάσι σκευάζοντες, ὥσπερ τοὺς ῥόμβους τε καὶ κιθάρους. ἀλλ᾽ αἱ μὲν τῶν μα(347)γειρικῶν λοπάδων σκευασίαι τοὐπίπαν ἀπεψίας εἰσὶν αἴτιαι, κάλλισται δ᾽ εἰσὶν εἰς πέψιν αἱ διὰ τοῦ λευκοῦ ζωμοῦ. γίγνεται δὲ οὕτως, ὅταν, ὕδατος δαψιλοῦς ἐμβληθέντος, ἐλαίου τις αὔταρκες ἐπιχέας, ἀνήθου τε καὶ πράσου μικρὸν, εἶθ᾽ ἡμιέφθους ποιήσας, ἐπιβάλλῃ τοσοῦτον ἁλῶν, ὡς μηδέπω φαίνεσθαι τὸν ὅλον ζωμὸν ἁλμυρόν. αὕτη καὶ τοῖς νοσηλευομένοις ἐπιτήδειος ἡ σκευασία, τοῖς δ᾽ ἀμέμπτως ὑγιαίνουσι καὶ ἡ διὰ τοῦ ταγήνου, καὶ μετ᾽ αὐτὴν ἡ τῶν ἐπὶ τῆς ἐσχάρας ὀπτηθέντων. ἀλλ᾽ αὕτη μὲν ἐλαίου καὶ γ᾽ρου δεῖται μετὰ βραχέος οἴνου, τοῖς δὲ ταγηνισθεῖσιν ἁρμόττει πλέον ἔχειν ἢ κατὰ τούτους οἴνου τε καὶ γάρου, βραχέος ἐπιχυθέντος ἐλαίου. τοῖς δ᾽ ἀνατρεπομένοις ἐπὶ τῷδε τὸν στόμαχον ἕτοιμον ἔστω παρακείμενον ὄξος ὀλίγον ἔχον ἐν ἑαυτῷ γάρου τε καὶ πεπέρεως. μεταβαίνοντες γὰρ ἐπὶ τὴν διὰ τούτων ἐδω-

aceto, aut ſinapi, aut origano indiget, veluti pingues, lenti ac duri. Quidam etiam frixis iis in ſartagine veſcuntur, alii aſſant, aut in patinis condiunt, ut rhombos et citharos. Verum hi coquorum in patinis apparatus cruditatis in totum ſunt cauſae. Ad coquendum autem ſunt praeſtantiſſimi, qui ex albo jure fiunt, quod ad hunc modum fit. Copioſam aquam primum injice: deinde olei quod ſatis ſit affundito cum pauco anethi et porri: deinde, quum piſces ſemicocti fuerint, ſalis tantum inſpergito, quoad totum jus ſalſum nondum appareat. Haec praeparatio vel aegrotis ipſis eſt accommoda. Quibus vero inculpata eſt ſanitas, iis piſcium in ſartagine frixorum, ſecundo loco ſuper craticula aſſorum praeparatio eſt accommoda: verum haec ſane oleum garumque cum pauco vino expoſcit, frixis vero plus vini garique addere convenit, minus olei. Quod ſi quibus id ſtomachum ſubvertat, paratum habeant acetum, modicum in ſe gari piperisque continens: qui enim ad id condimen-

δὴν ἄμεινόν τε πέττουσι καὶ πρὸς τὴν διαχώρησιν οὐδὲν
βλάπτονται, [395] δι᾽ ἣν μάλιστά τινες ἐξ οἴνου καὶ γάρου
ταγηνισθέντα προσφέρονται, πιπέρεως μὲν ἐπεμβάλλοντες
οἱ πλείους, ὀλίγοι δ᾽ ἐλαίου. τινὲς δ᾽ ἐκ τῶν εἰρημένων
ἰχθύων, ἐπειδὰν ταγηνισθῶσιν, ὀλίγοις ἁλσὶ περιπασθέντες
ἥδιστοί τε ἅμα βρωθῆναι καὶ πεφθῆναι γίνονται βελτίους,
εὐστομαχώτεροί τε πάσης ἄλλης σκευασίας. ἁπάντων δὲ τῶν
εἰρημένων ἰχθύων ἡ τροφὴ καλλίστη τοῖς τε μὴ γυμνασαμέ-
νοις ἐστὶ καὶ γέρουσι καὶ ἀσθενέσι καὶ τοῖς νοσηλευομένοις·
οἱ γυμναζόμενοι δὲ τροφιμωτέρων ἐδεσμάτων δέονται, περὶ
ὧν ἔμπροσθεν εἴρηται. λέλεκται δ᾽ ἤδη πολλάκις ἡ μαλακὴ
καὶ ψαθυρὰ τροφὴ πρὸς ὑγείαν ὑπάρχειν ἀρίστη, διότι καὶ
εὐχυμοτάτη πασῶν ἐστιν· οὐδὲν δ᾽ εὐχυμίας εἰς ὑγείαν
ἀσφαλῆ μεῖζον ἐφόδιον.

Κεφ. λα΄. [Περὶ τῶν σκληροσάρκων ἰχθύων.] Καὶ
περὶ τούτων ἔγραψεν ὁ Φιλότιμος κατὰ λέξιν οὕτως ἐν τῷ
δευτέρῳ περὶ τροφῆς· δράκοντές τε καὶ κόκκυγες, καὶ γαλεώ-
νυμοι καὶ σκορπίοι καὶ φάγροι, καὶ πρὸς τούτοις ἔτι καὶ

tum tranſeunt, melius concoquunt et dejectio nihil eis dete-
rius procedit: cujus potiſſimum gratia ex vino et garo qui-
dam frixos piſces mandunt, plerisque piper immittentibus,
paucis oleum. Nonnulli autem ex memoratis piſcibus, quum
frixi fuerint, pauco ſale inſperſi in cibo ſimul ſunt ſuaviſ-
ſimi: praeterea ad coquendum fiunt meliores ac ſtomacho
utiliores, quam ſi alio quovis modo eſſent apparati. Om-
nium autem memoratorum piſcium alimentum hominibus
otioſis, ſenibus, imbecillibus et aegrotis eſt accommodatiſſi-
mum: qui vero corpus exercent, cibos poſtulant firmiores,
de quibus ſupra diſſeruimus. Diximus autem ſaepenumero,
molles et ſriabiles cibos ad ſanitatem maxime conferre, quod
ii omnium optimi ſint ſucci: nihil enim eſt, quod ad firmam
valetudinem tuendam adeo conferat, quam ſuccus bonus.

Cap. XXXI. [De piſcibus durae carnis.] De his
quoque in ſecundo de alimentis Philotimus ad verbum ſic
ſcripſit: *Dracones, cuculi, muſteli, ſcorpii, pagri, ad haec*

τραχοῦροι καὶ τρίγλαι καὶ πάλιν ὀρφοί τε καὶ γλαῦκοι, καὶ σκά-
ροι, καὶ κύνες, καὶ γόγγροι, καὶ λαμίαι, καὶ ζύγαιναι, καὶ
πάντες οἱ σκληρόσαρκοι δυσκατέργαστοί τ' εἰσὶ καὶ παχεῖς,
καὶ ἁλυκοὺς ἀναδιδόασι χυμούς. αὕτη μὲν ἡ τοῦ Φιλοτίμου
ῥῆσις. ἐπισκεψώμεθα δ' ἕκαστον τῶν κατ' αὐτὴν εἰρημένων
ἀπὸ τῆς ἀρχῆς. οἱ μὲν οὖν δράκοντες καὶ οἱ κόκκυγες ἐναρ-
γῶς ἅπασι φαίνονται τοῖς προσενεγκαμένοις αὐτοὺς σκλη-
ρὰν ἔχοντες τὴν σάρκα. τῶν γαλεῶν δ' οὐχ ἓν εἶδός ἐστιν·
ὁ γάρ τοι παρὰ Ῥωμαίοις ἐντιμότατος ἰχθὺς, ὃν ὀνομάζουσι
γαλεξίαν, ἐκ τοῦ τῶν γαλεῶν ἐστι γένους, ὃς οὐδὲ γεννᾶσθαι
δοκεῖ κατὰ τὴν Ἑλληνικὴν θάλασσαν, καὶ κατὰ τοῦτό γε καὶ
ὁ Φιλότιμος αὐτὸν ἠγνοηκέναι φαίνεται. γέγραπται μέντοι
διττῶς ἐν τοῖς ἀντιγράφοις τοὔνομα, γαλεοὶ μὲν ἐν τρισὶ
συλλαβαῖς κατ' ἔνια, γαλεώνυμοι δὲ ἐν πέντε κατ' ἄλλα. καὶ
δηλονότι τῶν ἁπαλοσάρκων ἐστὶν ὁ παρὰ τοῖς Ῥωμαίοις
ἔνδοξος γαλεξίας, οἱ δ' ἄλλοι γαλεοὶ σκληρόσαρκοι μᾶλλόν
εἰσι. σκορπίους δ' ἐφεξῆς καὶ τραχούρους καὶ τρίγλας,
ὀρφούς τε καὶ γλαύκους ὁ Φιλότιμος ἐν τοῖς σκληροσάρκοις

trachuri, et muli, ac rurſum cernuae, glauci, ſcari, ca-
nes, congri, ao lamiae, libellae, omnesque durae carnis
piſces aegre conficiuntur, ſuccosque craſſos et ſalſos in
corpus diſtribuunt. Haec quidem Philotimi ſunt verba;
nos vero ſingula ejus dicta ab ipſo initio expendamus. Dra-
cones quidem ac cuculi omnibus iis, qui ipſis veſcuntur, du-
ram habere carnem manifeſte apparent. Muſtelorum vero
non una eſt ſpecies; nam qui piſcis apud Romanos in maxi-
mo eſt pretio, quem galexiam appellant, ex genere eſt mu-
ſtelorum: qui neque in Graeco quidem mari usquam naſci
videtur: quae cauſa eſt, cur Philotimus ipſum ignoraſſe vi-
deatur. Hoc tamen nomen in exemplaribus dupliciter ſcri-
ptum invenitur; in quibusdam enim γαλεοὶ per tres ſylla-
bas, in aliis γαλεώνυμοι per quinque. Et liquet ſane, cele-
brem illum apud Romanos galexiam in eorum numero, qui
molli carne conſtant, eſſe habendum: reliqui vero muſteli
dura magis carne ſunt praediti. Deinceps autem Philoti-
mus ſcorpium, trachurum mulum, cernuam, glaucum

ὀρθῶς καταλέγει· σκάρους δ᾽ αὐτοῖς συγκαταριθμῶν ἁμαρ-
τάνει, τῶν πετραίων ἰχθύων ὄντας. ἑξῆς δὲ κύνας ἔγραψεν,
οὓς ἐν τοῖς κητώδεσιν ἐχρῆν ἀριθμεῖσθαι, σκληρὰν καὶ πε-
ριττωματικὴν ἔχοντας τὴν σάρκα, καὶ διὰ τοῦτο τεμαχιζομέ-
νους τε καὶ ταριχευομένους, ἐδωδήν τε ὄντας ἀνθρώπων τῶν
ἐπιτυχόντων· καὶ γὰρ ἀηδεῖς εἰσι καὶ βλεννώδεις, καὶ διὰ τοῦ-
το καὶ διὰ νάπυός τε καὶ ὀξελαίου καὶ τῶν οὕτω δριμέων
ὑποτριμμάτων αὐτοὺς ἐσθίουσιν. ἐκ τούτου δὲ τοῦ γένους
εἰσὶ καὶ φάλαιναι καὶ δελφῖνες καὶ φῶκαι· πλησίον δ᾽ αὐτῶν
ἥκουσι καὶ οἱ μεγάλοι θύννοι, καίτοι τῇ γ᾽ ἡδονῇ τῆς ἐδωδῆς
οὐχ ὅμοιοι τοῖς προειρημένοις ὄντες· ἀηδεῖς γὰρ ἐκεῖνοι καὶ
μάλιστα πρόσφατοι, ταριχευθέντες δ᾽ ἀμείνους γίνονται. τῶν
δ᾽ ἐλαττόνων θύννων κατά τε τὴν ἡλικίαν καὶ τὸ μέγεθος
οὔθ᾽ ἡ σάρξ ὁμοίως σκληρά, καὶ πεφθῆναι δηλονότι βελτίους
εἰσί· καὶ τούτων ἔτι μᾶλλον αἱ πηλαμίδες, αἳ καὶ ταριχευθεῖ-
σαι τοῖς ἀρίστοις ταρίχοις ἐνάμιλλοι γίγνονται. πλεῖσται δ᾽
ἐκ τοῦ Πόντου κομίζονται, τῶν ἐκ τῆς Σαρδοῦς καὶ τῶν ἐκ τῆς
Ἰβηρίας μόνων ἀπολειπόμεναι. ἐντιμότατον γὰρ δὴ τοῦτο

inter durae carnis pifces recte connumerat, in eo autem
peccat, quod fcarum (qui pifcis eft faxatilis) illis accenfet.
Poft haec autem canem afcribit, quem in cetaceorum gene-
re numerare oportebat, ut qui carnem duram habeat atque
excrementitiam. Quapropter ipfo in partes fecto ac falito
vulgares homines vefcuntur; ingrati enim eft faporis ac
mucofus, ideoque cum finapi et oxelaeo atque id genus
acribus condimentis eum mandunt. Ex hoc item genere
funt balaenae et delphini et phocae. Ad quos proxime
magni thunni accedunt: quanquam non aeque ac praedicti
in cibo funt jucundi; infuaves enim funt hi, et praefertim
recentes, nam falfi evadunt meliores. Thunnorum autem
caro, qui et aetate et corporis mole funt minores, non per-
inde dura eft, eoque hi facilius quoque concoquuntur: et
iis adhuc magis pelamides, quae falo conditae laudatiffimis
falfamentis non cedunt. Plurimae hae ex Ponto advehun-
tur, iis duntaxat, quae ex Sardinia atque Iberia importan-
tur, inferiores. Hoc namque falfamentum jure in fummo

τὸ τάριχος εἰκότως ἐστὶν ἡδονῆς τε καὶ μαλακότητος ἕνεκα
τῆς σαρκὸς, ὀνομάζεται δὲ συνήθως ὑπὸ τῶν πάντων ἤδη τὰ
τοιαῦτα ταρίχη σάρδα. [596] μετὰ δὲ σάρδας τε καὶ πηλα-
μίδας οἱ ἐκ τοῦ Πόντου κομιζόμενοι μύλοι μᾶλλον τετί-
μηνται, καὶ μετ᾽ αὐτοὺς οἱ κορακῖνοι. ταῦτα μὲν οὖν ὡς ἐν
παρέργῳ περὶ τῶν ταριχευθέντων ἰχθύων εἰρήσθω. ζυγαι-
νῶν δὲ καλῶς ἐμνημόνευσεν ὁ Φιλότιμος ἐν τοῖς σκληροσάρ-
κοις· ἐχρῆν δὲ καὶ τῆς ἀηδίας αὐτῶν μεμνῆσθαι, καθάπερ γε
καὶ τῶν ἄλλων, οὓς ὅλως παρέλιπε. γόγγρους δὲ καὶ φά-
γρους καὶ λαμίας καὶ ἀετοὺς ὀρθῶς εἶπε σκληροσάρκους εἶ-
ναι. καὶ ἄλλοι δέ τινες, ὡς αὐτὸς ἔφη, τῶν σκληροσάρκων
ἰχθύων εἰσὶν, ὧν οὐκ εἶπε τὰς προσηγορίας, ὅτι μηδ᾽ ἐν
πολλῇ χρήσει τοῖς ἀνθρώποις εἰσίν· ὅθεν ἄμεινόν ἐστιν ἐπι-
σκέψασθαι περὶ τῆς δυνάμεως αὐτῶν, ἐάσαντας τὰς προσην-
γορίας. ὅτι μὲν οὖν οἱ σκληρόσαρκοι δυσκατεργαστότεροι
τῶν μαλακοσάρκων εἰσὶν, ὀρθῶς εἶπεν ὁ Φιλότιμος. ἥ τε
γὰρ ἐν τῇ γαστρὶ πέψις, ἥ τε καθ᾽ ἕκαστον τῶν τρεφομένων
μορίων ἐξομοίωσις ἐπὶ μὲν τοῖς μαλακωτέροις ῥᾴων ἐστὶν,

pretio habetur tum propter voluptatem, tum propter car-
nis mollitiem: vocatur autem paffim ufitato nomine falfa-
mentum Sardicum. Poft fardas autem ac pelamides myli,
qui ex Ponto afferuntur, praecipue commendantur, poft
ipfos vero funt graculi. Haec itaque velut obiter de falitis
pifcibus fint dicta. Libellarum porro haud perperam Phi-
lotimus inter pifces durae carnis meminit; verum una
etiam earum infuavitatis mentionem facere oportebat, ceu
aliorum quoque, quos omnino praetermifit; congrum vero,
pagrum, lamiam et aquilam recte duram carnem habenti-
bus annumeravit. Suntque alii quidam pifces, ut ipfe in-
quit, durae carnis, quorum nomina fuppreffit, quod eis
homines raro utantur; quare fatius eft nos quoque, omiffis
nominibus, ipforum facultates inquirere. Haud ergo male
cenfuit Philotimus, durae carnis pifces aegrius quam mollis
confici. Siquidem tum concoctio, quae in ventriculo fit,
tum in fingulis corporis partibus alendis affimilatio in mol
lioribus quidem facilius, in durioribus vero aegrius fit.

ἐπὶ δὲ τοῖς σκληροτέροις χαλεπωτέρα. γίγνεται γὰρ ἀλλοιου-
μένων αὐτῶν ταῦτα, ῥᾷον δ᾽ ἀλλοιοῦνται τὰ μαλακώτερα,
διότι καὶ πάσχειν ἑτοιμότερα· πάθος δ᾽ ἐστὶ τῶν ἀλλοιου-
μένων ἡ ἀλλοίωσις. ὀρθῶς οὖν εἶπεν αὐτοὺς δυσκατεργά-
στους εἶναι, ὀρθῶς δὲ καὶ παχέος χυμοῦ γεννητικούς· ἡ μὲν
γὰρ σκληροτέρα τροφὴ παχυτέραν ἔχει τὴν οὐσίαν, ἡ δὲ μα-
λακωτέρα λεπτοτέραν. εἰ δὲ καὶ ἁλυκοὺς ἡ σκληρὰ τροφὴ
τοὺς χυμοὺς ἐργάζεται, σκεπτέον ἐφεξῆς. ὁ μὲν γὰρ Φιλό-
τιμος, ὥσπερ γε καὶ ὁ διδάσκαλος αὐτοῦ Πραξαγόρας, τὸν
ἁλυκὸν χυμὸν ἐκ τῶν ἐπὶ πλέον θερμαινομένων γίγνεσθαί
φησιν. ἐμοὶ δ᾽ οὐχ ἁπλῶς δοκεῖ δεῖν ἀλλὰ μετὰ διορισμοῦ
ποιεῖσθαι τὴν ἀπόφασιν. ἐπεὶ δὲ κοινὸς ὁ λόγος ἐστὶν ἁπάν-
των τῶν σκληρῶν ἐδεσμάτων, ἴδιον αὐτῷ κεφάλαιον ἀποδόν-
τες ἐφεξῆς σκεψόμεθα.

Κεφ. λβ'. [Περὶ τοῦ, εἰ τὰ σκληρὰ πάντα κατὰ τὴν
ἔψησιν ἁλυκοὺς γεννᾷ χυμούς.] Οὐ μόνον ἐπὶ τῶν ἰχθύων
τῶν σκληροσάρκων, ἀλλὰ καὶ τῶν ἄλλων ἁπάντων ἐδεσμά-
των, ὅσα σκληρά, Πραξαγόρας καὶ Φιλότιμος οἴονται τὸν

Illa namque fiunt, quum haec alterantur: porro, quae mol-
liora funt, ea facilius alterantur, quod facilius etiam patian-
tur: eorum autem, quae alterantur, paffio eft alteratio.
Proinde recte dixit, pifces durae carnis aegre confici: recte
etiam, craffum fuccum gignere: durior namque cibus craf-
fiorem habet fubftantiam, ut mollior tenuiorem. An vero
falfum quoque fuccum dura cibaria procreent, deinceps erit
confiderandum. Philotimus namque, ut et ejus praeceptor
Praxagoras, falfum fuccum ex iis, quae fupra modum cale-
fiunt, generari tradit. Mihi vero non fimpliciter, fed cum
diftinctione id pronunciandum videtur. Quoniam vero fer-
mo hic ad omnia dura cibaria communiter pertinet, pro-
prio illum capite feorfum deinceps difcutiemus.

Cap. XXXII. [An dura omnia per decoctionem fal-
fos fuccos gignant.] Non folum in pifcibus durae carnis,
fed in aliis etiam omnibus duris cibis Praxagoras et Philo-

BIBΛION Γ. 731

Ed. Chart. VI. [396.]   Ed. Baf. IV. (347. 348.)

ἁλυκὸν γεννᾶσθαι χυμὸν ἐν ταῖς ἐπὶ πλέον ἑψήσεσιν, ὀνομά-
ζουσι δ᾽ αὐτὸν οὐχ ἁλυκὸν μόνον ἢ ἁλμυρὸν, ἀλλὰ καὶ νι-
τρώδη. ἐγὼ δ᾽ ὁρῶ τὸ μὲν ἀφέψημα τῶν πλείστων, εἰ δὲ
βούλει καὶ πάντων, ἐφ᾽ ὅσον ἂν ἕψηται χρόνον, ἁλυκώτερον
ἀεὶ γινόμενον, ὕστερον δέ ποτε καὶ πικρὸν, ὡς αὐτοὶ βούλον-
ται, τὸ μέντοι στερεὸν σῶμα, τὸ κατὰ τὸ ὕδωρ ἑψηθὲν,
ἀποτιθέμενον ἐν ἐκείνῳ τὰς ἐξ ἀρχῆς ὑπαρχούσας αὐτῷ ποιό-
τητας, (348) ὡς ἐν τῷ χρόνῳ τὸ καλούμενον ἄποιόν τε καὶ
ὑδατῶδες γίνεσθαι, μήθ᾽ ἁλυκότητος ἔχον τι, μήτε πικρότη-
τος, ἢ δριμύτητος, ἢ στύψεως. ἐναργέστερον δ᾽ εἴσῃ τοῦ λε-
γομένου τὴν ἀλήθειαν, ἐάν ποτε εἰς ἄλλο μεταβάλλων ὕδωρ
ἕψῃς, ὅπερ ἂν θέλῃς. εὑρήσεις μὲν γὰρ αὐτὸ τὸ ἑψόμενον
ἀποβαλὸν τὴν οἰκείαν ποιότητα, τὸ δὲ ὕδωρ ἐπιδεχόμενον
αὐτήν. θέρμοι μὲν οὖν, τῶν Δημητρίων ἐδεσμάτων ὄντες,
πικρὸν ἐργάζονται τὸ ὕδωρ, ὅτι καὶ αὐτοὶ τὴν πικρὰν ποιό-
τητα σύμφυτον ἔχουσιν· οὕτω δὲ καὶ ὄροβοι καὶ ἀψίνθιον,
καὶ ἀβρότονόν τε καὶ πόλιον, ὅσα τ᾽ ἄλλα πικρά· τὸ σῶμα
δ᾽ αὐτὸ τὸ ἀφεψηθὲν ἧττον φαίνεται πικρόν. εἰ δὲ καὶ με-

timus falfum humorem ex diuturniori decoctione gigni arbi-
trantur: quem non falfum modo, fed etiam nitrofum ap-
pellant. Equidem comperio, plurimorum, aut, fi vis, etiam
omnium decoctum, quamdiu coquitur, falfius femper eva-
dere, poft autem aliquando (ut et ipfi volunt) amarum.
Nam corpus ipfum folidum, quod in aqua elixatur, qualita-
tes, quae initio fibi incrant, in ea deponit, ita ut tandem in-
fipidum, quod vocant, et aquofum evadat, neque quicquam
falfedinis, aut amaritudinis, aut acrimoniae, aut aftrictionis
habeat. Clarius autem hujusce rei veritatem intelliges, fi
quando, quod elixas, in aliam aquam transfufum rurfus eli-
xaveris; invenies namque id, quod decoquitur, propriam ami-
fiffe qualitatem, aquam autem eam in fe recepiffe. Quam-
obrem lupini, qui ex Cerealibus funt cibis, aquam amaram
efficiunt, quod et ipfi qualitatem amaram habeant congeni-
tam: fic et ervum et abfinthium, abrotonum, polium, et
alia omnia amara: at folidum corpus, quod decoquitur, mi-
nus amarum apparet. Quod fi in aliam aquam transfun-

ταβάλλων εἰς ἕτερον ὕδωρ αὐτὰ πάλιν ἑψήσεις, ὡς ἀρτίως
εἶπον, ἔτι καὶ μᾶλλον ἢ πρόσθεν εὑρήσεις ἀποβεβληκότα
τὴν πικρότητα, κἂν εἰ τρίτον ἢ τέταρτον [397] εἰς ὕδωρ
ἕτερον μεταβάλλοις, ἔτι μᾶλλον ἢ πρόσθεν, ὥστ᾽ ἐν τῷ χρό-
νῳ πᾶσαν ἀποθέσθαι τὴν πικρότητα. κατὰ δὲ τὸν αὐτὸν
τρόπον ὅσα δριμέα, καθάπερ σκόροδα καὶ κρόμμυα καὶ πρά-
σα, τὸ μὲν ὕδωρ, ἐφ᾽ ᾧπερ ἂν ἑψηθέντα τύχῃ, σαφῶς δριμὺ ἐρ-
γάζεται, τὴν δὲ αὐτῶν οὐσίαν ἧττον ἔχει δριμεῖαν· εἰ δ᾽
ἄλλοτε εἰς ἄλλο μεταβάλλοις ὕδωρ αὐτὰ, παντάπασιν ἀποτί-
θεται τὴν δριμύτητα. καὶ μὴν καὶ τὰ μῆλα τὰ στρυφνὰ, μέσπι-
λά τε καὶ ἀγράδες, εἰς ὅσον ἂν ἕψωνται, γλυκύτερα μὲν αὐ-
τὰ γίνεται, τὸ ἀφέψημα δὲ στρυφνὸν ἀπεργάζεται. τοὺς χυ-
λοὺς δ᾽ αὐτοὺς μόνους ἂν ἑψήσῃς, ἁλυκώτεροι μὲν τὸ πρῶ-
τον, ὕστερον δὲ καὶ πικροὶ γίνονται. διὸ περὶ μὲν τῶν χυ-
λῶν συγχωρητέον ἐστὶ τῷ τε Πραξαγόρᾳ καὶ τῷ Φιλοτί-
μῳ γινώσκουσιν, ὡς εἴρηται, περὶ δὲ τῶν στερεῶν σωμάτων
ἔμπαλιν ἔχειν ἡγητέον. εἰ γὰρ, ὡς ὀλίγον ἔμπροσθεν εἶπον,
ἐκ τοῦ πρώτου μεταβάλλοι τις εἰς δεύτερον ὕδωρ αὐτὰ, καὶ

dens rurfus (ut paulo ante dixi) decoxeris, magis etiam
quam ante amarorem abjeciffe deprehendes.   Quod fi tertio
aut quarto in aliam aquam transfuderis, magis adhuc id ac-
cidet, quam prius, adeo ut tandem omnem prorfus amari-
tudinem deponat.   Ad eundem modum quae acria funt,
ut allium, caepa, porrum, aquam, in qua elixa fuerint, ma-
nifefte acrem efficiunt, fuum autem proprium corpus minus
acre habent.   Quod fi fubinde in aliam aquam transmuta-
ris, omnem prorfus acrimoniam deponent.   Quin etiam
malta acerba, mefpila et pira fylveftria, quanto magis coquas,
tantfo dulciora ipfa efficias, ipfum vero decoctum acerbum
efficitur: fi vero fuccos ipfos folos per fe coxeris, primum
quidem falfiores, poftea autem amari etiam fiunt.   Quam-
obrem, quod ad fuccos attinet, Praxagoram ac Philotimum
recte fenfiffe (ut diximus) eft concedendum; de folidis vero
corporibus res aliter habet, ac cenfuerunt.   Nam fi, ut
paulo ante diximus, ex prima aqua in fecundam ipfa trans-

BIBΛION Γ. 733

Ed. Chart. VI. [397.]   Ed. Baf. IV. (348.)

μετ᾽ ἐκεῖνο πάλιν εἰς τρίτον, ἢ καὶ τέταρτον, ἀποβάλλοντα
τελέως εὑρήσει τὸν ἐξ ἀρχῆς χυμὸν, ὡς γενομένοις ὑδατώδη
τε καὶ ἄποια φαίνεσθαι· μὴ μεταβληθέντων δ᾽ εἰς ἕτερον,
ἀναγκαῖόν ἐστιν ἁλυκώτερον μὲν πρῶτον, ὕστερον δὲ καὶ πι-
κρὸν γενέσθαι τὸ ἀφέψημα. μάλιστα δὲ ὁ ζωμὸς ἐξηπατη-
κέναι μοι τοὺς περὶ τὸν Πραξαγόραν φαίνεται ἁλυκώτερος
ἐν τῷ τῆς ἑψήσεως χρόνῳ γινόμενος, οὐκ ἐννοοῦντας, ὡς,
ἁλῶν ἢ γάρου κατὰ τὴν ἐξ ἀρχῆς ἄρτυσιν ἐμβεβλημένων εἰς
τὸ ὕδωρ, ἀναγκαῖόν ἐστι, προερχομένης τῆς ἑψήσεως, ἁλυκώ-
τερον ἑαυτοῦ γίνεσθαι τὸν χυμὸν, ὥσπερ εἰ καὶ χωρὶς τοῦ
ἕτερον ἐμβαλεῖν τι σῶμα βραχύτατον ἁλῶν ἀναμίξαις ὕδατι
καθαρῷ τε καὶ γλυκυτάτῳ· καὶ γὰρ καὶ τοῦτο θερμαινόμε-
νον ἁλυκώτερον γίνεται. καὶ τί θαυμαστόν; αὐτὸ γὰρ ἐπὶ
πλέον ἑψόμενον ὕδωρ τὸ κάλλιστον ἁλυκὴν ἐν τῷ χρόνῳ
ποιότητα προσλαμβάνει.

Κεφ. λγ΄. [Περὶ τῶν ὀστρακοδέρμων ζώων.] Ἐπει-
δὴ τὸ περιέχον ὅλον τὸ σῶμα καθάπερ ἀμφίεσμά τι σύμφυ-
τον ἑκάστῳ καλεῖται δέρμα, κατ᾽ ἀναλογίαν δ᾽ αὐτῷ τὸ

feras, et poſt illam rurſus in tertiam, aut etiam quartam,
comperies, ea prorſus priorem ſuccum depoſuiſſe, adeo ut
deguſtantibus aquea inſipidaque appareant; quod ſi aquam
non mutes, primo quidem decoctum neceſſario ſalſius appa-
rebit, poſtea vero amarum.   Verum jus ipſum in primis
Praxagoram ſefelliſſe videtur, quod per elixationem ſalſius
redditur, non intelligentem, quod, ſale aut garo ſtatim initio
conditurae in aquam injecto, neceſſario procedente coctione
ſuccus ſalſior quam ante efficitur; quemadmodum etiam, ſi,
nulla alia re immiſſa, purae ac dulciſſimae aquae ſalis mi-
nimum permiſceas; nam ea quoque fervefacta ſalſior reddi-
tur. Et quid mirum, quum ipſa aqua optima diutius decocta
ſalſam qualitatem tandem aſſumat?

    Cap. XXXIII. [De animalibus, quibus teſta pro cute
eſt.]   Quum id, quod totum corpus ceu veſtimentum quod-
dam cuique nativum ambit, cutis appelletur, eique buccina-

κατὰ τοὺς κήρυκάς ἐστι καὶ τὰς πορφύρας, ὄστρεά τε καὶ
χήμας, ὅσα τ᾽ ἄλλα τοιαῦτα, διὰ τοῦτο καλοῦσιν ὀστρακό-
δερμα ταῦτα τὰ ζῶα. σαφῶς οὖν ὀστράκῳ παραπλήσιον ἢ
λίθῳ τὸ ἔξωθεν αὐτοῖς περικείμενον σκέπασμά ἐστι. κοινὸν
μὲν οὖν ἁπάντων τῶν τοιούτων ἁλυκὸν χυμὸν ἔχειν ἐν τῇ
σαρκὶ, λαπακτικὸν τῆς γαστρός· ἴδιον δ᾽ ἑκάστῳ τὸ μᾶλλόν
τε καὶ ἧττον ἐν τούτῳ κατά τε ποιότητα καὶ ποσότητα. τὰ
μὲν γὰρ ὄστρεα μαλακωτάτην ἔχει τῶν ἄλλων ὀστρακοδέρ-
μων τὴν σάρκα, τὰ δὲ σμικρὰ χημία καὶ οἱ σφόνδυλοι καὶ
οἱ σωλῆνες καὶ αἱ πορφύραι καὶ οἱ κήρυκες, ὅσα τ᾽ ἄλλα τοι-
αῦτ᾽ ἐστὶ, σκληράν. εἰκότως οὖν ὑπάγει μὲν ἐκεῖνα τὴν γα-
στέρα μᾶλλον, ἥττονα τροφὴν διδόντα τῷ σώματι· τὰ δὲ
σκληρότερα δυσπεπτότερα μέν ἐστι, τρέφει δὲ μᾶλλον. ἀλ-
λὰ ταῦτα μὲν ἕψεται πάντα, τὰ δὲ ὄστρεα χωρὶς ἑψήσεως
ἐσθίουσιν, ἔνιοι δὲ καὶ ταγηνίζουσιν. ὥσπερ δὲ δύσπεπτον
ἔχει τὴν σάρκα τῶν ὀστρακοδέρμων ζώων, οὕτως καὶ δυσδιά-
φθαρτον· αἱρούμεθά τε καὶ διὰ τοῦτο διδόναι πολλάκις αὐτὰ

rum, purpurarum, oftreorum, hiatularum et aliorum id ge-
nus tegumentum proportione refpondeat, idcirco haec ani-
malia oftracoderma appellant: tegumentum enim, quod ex-
trinfecus ipfis eft circumdatum, teftae aut lapidi palam eft
fimile. Omnibus porro ejusmodi eft commune, ut falfum
in carne fuccum contineant, qui alvum fubducit; quod feor-
fum unicuique magis minusve ineft pro qualitatis ac quan-
titatis ratione. Siquidem oftrea inter alia teftacea carnem
habent molliffimam; parvae autem hiatulae, vertebrae, un-
gues, purpurae, buccinae omniaque hujusmodi duram.
Non abs re igitur oftrea quidem alvum valentius fubducunt,
corpus autem imbecillius nutriunt; duriora vero difficilius
quidem concoquuntur, fed magis nutriunt. Verum haec
quidem omnia elixantur; oftrea vero citra elixationem
mandunt; quidam autem etiam in fartagine frigunt. Quem-
admodum autem ex teftaceis animalibus quae dura funt
carnem ad coquendum, ita etiam ad corrumpendum habent
difficilem; ob eamque caufam ea faepe iis exhibemus, qui-

τοῖς διαφθείρουσιν ἐν τῇ κοιλίᾳ τὴν τροφὴν ὑπὸ κακοχυ-
μίας, ἤτοι γ᾽ ἐξ ἥπατος εἰς αὐτὴν καταῤῥεούσης, ἢ περιεχο-
μένης ἐν τοῖς χιτῶσιν αὐτῆς. [398] ἔχει δὲ πάντα μὲν, ὡς
εἶπον, ἁλυκὸν χυμὸν, ὑπακτικὸν τῆς γαστρὸς, ἥττονα μέν-
τοι τῶν ὀστρέων τὰ σκληρόσαρκα. διὸ καὶ δίδομεν αὐτὰ
τοῖς διαφθείρουσι τὴν τροφὴν, ἕψοντες δὶς καὶ τρὶς ἐν ὕδατι
καλλίστῳ, μεταθέντες εἰς τὸ καθαρὸν, ὅταν ἤδη τὸ πρότερον
ἁλμυρὸν φαίνηται. γίνεται δ᾽ ἐξ αὐτῶν ὁ καλούμενος ὠμὸς
χυμὸς πάμπολυς, ἐκ δὲ τῶν μαλακοσάρκων τὸ φλέγμα. κα-
θάπερ οὖν, ἀποθεμένων αὐτῶν τὸν ἁλυκὸν χυμὸν, ὥσπερ ἡ
σὰρξ δύσφθαρτος, οὕτω καὶ σταλτικὴ γίνεται τῆς γαστρὸς,
ὡσαύτως, εἰ ἀρτύσας δι᾽ ἁλῶν ἢ γάρου, καθάπερ εἰώθασι
τὰς χήμας, ἐκπίοι τις τὸν γενόμενον χυλὸν, ὑπαχθήσεται μὲν
ἡ γαστὴρ ἱκανῶς, οὐδεμίαν δὲ τροφὴν ἐξ αὐτοῦ τὸ σῶμα τοῦ
ἀνθρώπου λήψεται.

　　　　Κεφ. λδ΄. [Περὶ τῶν μαλακοστράκων.] Ἀστακοὶ
καὶ πάγουροι, καὶ καρκῖνοί τε καὶ κάραβοι, καὶ καρίδες καὶ
καμμαρίδες, ὅσα τ᾽ ἄλλα, λεπτὸν ἔχει τὸ περιέχον ὄστρακον,
ὅμοια δὲ τῇ σκληρότητι τοῖς ὀστρακοδέρμοις ἧττον μὲν ἐκεί-

bus cibi in ventriculo ob pravos fuccos corrumpuntur, five
ex jecore in eum confluant, five in ipfius tunicis continean-
tur.　Habent autem omnia, ut diximus, fuccum falfum,
ventri dejiciendo idoneum, fed minus quae dura carne funt,
quam oftrea: proinde cibum corrumpentibus ea exhibemus
bis terve in optima aqua elixantes et, quum prior falfa jam
apparuerit, in aliam puram transferentes.　Gignitur autem
ex ipfis fuccus crudus, quem vocant, plurimus, ut ex iis,
quae molli funt carne, pituita. Quemadmodum igitur, quum
fuccum falfum exuerint, caro ipforum corruptu eft difficilis
et alvum fiftit, ita, fi quis ipfa fale aut garo condierit (quo
modo hiatulas folent) et fuccum ex ipfis genitum ebiberit,
venter quidem ei abunde dejicietur, corpus tamen nihil ex
eo fumet alimenti.

　　Cap. XXXIV.　[De cruftatis.]　Aftaci, paguri, can-
cri, locuftae, carides, gammari ac id genus alia tenui tefta
concluduntur, duritieque teftaceis funt fimilia, fed minus,

νων ἔχει τὸν ἁλυκὸν χυμὸν, ἔχει δ᾽ οὖν ὅμως οὐκ ὀλίγον. ἔστι δὲ σκληρόσαρκα κατὰ πάντα, καὶ διὰ τοῦτο δύσπεπτά τε καὶ τρόφιμα, προεψηθέντα δηλονότι κατὰ τὸ πότιμον ὕδωρ. ἔστι δὲ καὶ τούτων ἡ σὰρξ, ὥσπερ καὶ τῶν ὀστρέων, ἐπισχετικὴ τῶν κατὰ τὴν γαστέρα, ὅταν ἐναπόθηται τῷ ὕδατι τὸν ἁλυκὸν χυμὸν, ὡς εἴρηται, προεψηθέντα. καὶ τοίνυν καὶ ταῦτα δύσφθαρτα τοῖς σκληροῖς τῶν ὀστρακοδέρμων ὡσαύτως ἐστί.

Κεφ. λε΄. [Περὶ μαλακίων.] Μαλάκια καλεῖται τὰ μήτε λεπίδας ἔχοντα, μήτε τραχὺ μήτε ὀστρακῶδες τὸ δέρμα, μαλακὸν δ᾽ οὕτως, ὡς ἀνθρώποις. ἔστι δὲ ταῦτα πολύποδές τε καὶ σηπίαι καὶ τευθίδες, ὅσα τ᾽ ἄλλα τούτοις ἔοικεν. ἁπτομένῳ μὲν οὖν μαλακὸν φαίνεται, διὰ τὸ μήτε λεπιδωτὸν ἔχειν, μήτε τραχὺ, μήτε ὀστρακῶδες τὸ σκέπασμα· σκληρόσαρκα δ᾽ ἐστὶ καὶ δύσπεπτα καὶ βραχὺν ἐν ἑαυτοῖς περιέχοντα τὸν ἁλυκὸν χυμόν. εἰ μέντοι πεφθείη, τροφὴν οὐκ ὀλίγην δίδωσι τῷ σώματι. πλεῖστον δ᾽ οὖν καὶ ταῦτα τὸν ὠμὸν ἐργάζεται χυμόν.

quam illa, falſi humoris continent, quanquam eum habent ſatis multum. Dura in totum carne conſtant; ideoque et ad coquendum ſunt difficilia et firmi alimenti, quum ſcilicet in aqua potulenta cocta prius fuerint. Horum quoque caro, ut oſtreorum, quum cocta prius, ut dictum eſt, ſuccum falſum in aqua depoſuerit, alvum ſiſtit. Aegre etiam corrumpuntur, non ſecus ac teſtacea, quae duram habent carnem.

Cap. XXXV. [De mollibus.] Mollia vocantur, quae neque ſquamas, neque aſperam cutim aut teſtaceam habent, ſed mollem inſtar humanae; cujus generis ſunt polypi, ſepiae, loligines et alia, quae his ſunt ſimilia. Haec certe, quoniam neque ſquameum, neque aſperum, neque teſtaceum tegmen gerunt, mollia tangenti apparent, durae tamen ſunt carnis, et ad coquendum difficilia, exiguumque in ſe ſuccum falſum continentia. Si tamen concoquantur, alimentum non paucum corpori exhibebunt. Caeterum haec quoque ſucci crudi plurimum gignunt.

BIBΛION Γ. 737

Ed. Chart. VI. [398. 599.]   Ed. Baf. IV. (348. 349.)

Κεφ. λστ´. [Περὶ σελαχίων.] Τραχ` καὶ λαμπρὸν ἐν
τῇ νυκτὶ τὸ δέρμα τῶν τοιούτων ἐστὶ ζώων· διὸ καί τινες
ἀπὸ τοῦ σέλας ἔχειν ὠνομάσθαι φασὶν αὐτὰ σελάχια. μα-
λακὴν δ᾽ ἐν αὐτοῖς ἔχει τὴν σάρκα νάρκη τε καὶ τρυγὼν,
ὥσπερ οὖν καὶ ἡδεῖαν, ὑπιοῦσάν τε κατὰ γαστέρα μετρίως,
καὶ πεπτομένην οὐ χαλεπῶς. ἀλλὰ καὶ τρέφει μετρίως, ὥσπερ
γε καὶ τὰ ἄλλα πάν(349)τα τὰ μαλακόστρακα. κοινὸν δ᾽
ἐν αὐτοῖς ἅπασίν ἐστι, πολυσαρκότερα τῶν μέσων μορίων τὰ
κατὰ τὰς οὐρὰς εἶναι· μάλιστα δὲ τοῦθ᾽ ὑπάρχει ταῖς νάρ-
καις. ἔοικε γάρ τοι τὰ μέσα τῶν ζώων τούτων οἱόνπερ χόν-
δρον τακερὸν ἐν αὐτοῖς ἔχειν. βάτοι δὲ καὶ λειόβατοι καὶ
ῥῖναι, καὶ πάνθ᾽ ὅσα τοιαῦτα, σκληρότερα καὶ δυσπεπτότε-
ρα καὶ τροφὴν πλείονα τῷ σώματι παρέχοντα νάρκης τε καὶ
τρυγόνος ἐστί.

Κεφ. λζ´. [399] [Περὶ τῶν κητωδῶν ζώων.] Εἴ-
ρηται μὲν ἤδη καὶ πρόσθεν ὑπὲρ τῶν ἐν τῇ θαλάττῃ κητω-
δῶν ζώων, ἐξ ὧν εἰσιν αἵ τε φῶκαι καὶ φάλαιναι, δελφῖνές
τε καὶ ζύγαιναι καὶ τῶν θύννων οἱ μεγάλοι, καὶ πρὸς αὐτοῖς

Cap. XXXVI. [De cartilagineis.] Horum anima-
lium cutis eſt aſpera ac noctu ſplendicans, ideoque nonnulli,
quia ſplendorem habeant, σελάχια ipſa ajunt fuiſſe nominata.
Inter ipſa autem torpedo et paſtinaca carnem habent mol-
lem ac jucundam, ceu et mediocriter per ventrem ſubeun-
tem, nec concoctu difficilem. Nutriunt item mediocriter,
ceu alia quoque omnia, quae teſta molli ſunt praedita. Cun-
ctis porro id eſt commune, ut, quae partes ad caudam ſunt,
mediis partibus ſint corpulentiores: id quod torpedinibus
praecipue ineſt. Nam horum animalium partes mediae
videntur in ſe ipſis habere velut cartilaginem quandam tabi-
dam. Raja autem, leviraja, ſquatina, omniaque hujusmodi
duriora ſunt, et concoctu difficiliora, alimentique copioſio-
ris, quam torpedo et paſtinaca.

    Cap. XXXVII. [De cetaceis animalibus.] Diximus
quidem jam ante de cetaceis animalibus, quae marina ſunt;
in quo numero ſunt phocae, balaenae, delphini et libellae,
ac grandiores thunni, et praeter illa canes, quaeque his

Ed. Chart. VI. [399.]   Ed. Baſ. IV. (349.)

οἱ κύνες, ὅσα τ' ἄλλα τοιαῦτα, καὶ νῦν δὲ αὐτῶν ἐν κεφα-
λαίῳ λεκτέον, ὡς ἅπαντα τὰ τοιαῦτα καὶ σκληρὰν καὶ κα-
κόχυμον ἔχει καὶ περιττωματικὴν τὴν σάρκα. καὶ διὰ τοῦτο
προταριχεύοντες αὐτὰ τοὐπίπαν εἰς χρῆσιν ἄγουσι, λεπτο-
μερεστέραν ἐργαζόμενοι τὴν ἐξ αὐτῶν ἀναδιδομένην τροφὴν
εἰς τὸ σῶμα, καὶ διὰ τοῦτο πεφθῆναί τε δυναμένην θᾶττον,
αἱματωθῆναί τε μᾶλλον. ἡ γάρ τοι πρόσφατος, ὅταν μὴ
πάνυ καλῶς πεφθῇ, πλεῖστον ἐν ταῖς φλεψὶν ἀθροίζει τὸν
ὠμὸν χυμόν.

Κεφ. λη'. [Περὶ θαλασσίων ἐχίνων.] Καὶ δι' οἰνο-
μέλιτος αὐτοὺς ἐσθίουσι καὶ διὰ γάρου γαστρὸς ὑπαγωγῆς
ἕνεκεν· καὶ λοπάδας ἐξ αὐτῶν σκευάζουσιν, ἐπεμβάλλοντες
ᾠῶν τε καὶ πεπέρεως καὶ μέλιτος. ἔστι δὲ τῶν ὀλιγοτρόφων
ἐδεσμάτων καὶ μέσων τῆς κατὰ τὸ λεπτύνειν καὶ παχύνειν χυ-
μοὺς δυνάμεως.

Κεφ. λθ'. [Περὶ μέλιτος.] Ἡ τῶν τροφῶν ὕλη πᾶ-
σα μέχρι δεῦρο διττοῖς γένεσι περιληφθεῖσα, τὸ μὲν ἕτερον
αὐτῶν ἐκ φυτῶν εἶχε, τὸ δὲ ἕτερον ἐκ ζώων· ἑκατέρας δ'

ſunt ſimilia. Nunc autem de ipſis quoque in ſumma dicen-
dum, quod omnia ejusmodi duram et pravi ſucci atque ex-
crementitiam habent carnem; quapropter ſale prius con-
dientes ipſis ut plurimum utuntur, alimentum, quod ex
ipſis in corpus diſtribuitur, ea ſalitura tenuius efficientes,
eoque coctioni et ſanguini faciendo accommodatius. Nam
recens horum caro, ni valde probe concoquatur, crudorum
ſuccorum copiam magnam in venis congerit.

Cap. XXXVIII. [De echinis marinis.] Ex mulſo
eduntur hi et garo alvi ſubducendae gratia, paranturque
in patinis, ovis, pipere melleque injectis. Imbecilli ſunt
alimenti ac medii inter ea, quae humores extenuant ac
denſant.

Cap. XXXIX. [De melle.] Omnis alimentorum
materia hactenus duobus generibus eſt comprehenſa, quo-
rum alterum quidem ipſorum a plantis, alterum vero ab

αὐτῶν ἀφώρισται τὸ μέλι. γίνεται μὲν γὰρ ἐπὶ τοῖς φύλλοις
τῶν φυτῶν, ἔστι δὲ οὔτε χυλὸς αὐτῶν, οὔτε καρπὸς, οὔτε
μόριον, ἀλλ᾽ ὁμογενὲς μὲν τοῖς δρόσοις, οὐ μὴν οὔτε συνε-
χῶς οὔθ᾽ ὁμοίως ἐκείναις γίνεται δαψιλές. οἶδα δέ ποτε
θέρους ὥρᾳ πλεῖστον ὅσον ἐπὶ τοῖς τῶν δένδρων καὶ θά-
μνων καί τινων βοτανῶν φύλλοις εὑρεθὲν, ὡς ὑπὸ τῶν γεωρ-
γῶν λέγεσθαι παιζόντων, ὁ Ζεὺς ἔβρεξε μέλι. προηγεῖτο δὲ
νὺξ μὲν εὐψυχὴς, ὡς ἐν θέρει, (θέρους γὰρ ἦν ὥρα τηνικαῦ-
τα,) θερμὴ δὲ καὶ ξηρὰ κρᾶσις ἀέρος ἐπὶ τῆς προτεραίας.
ἐδόκει τοίνυν τοῖς δεινοῖς περὶ φύσιν ἐκ τῆς γῆς τε καὶ τῶν
ὑδάτων ἀτμὸν ἀκριβῶς λεπτυνθέντα καὶ πεφθέντα πρὸς τῆς
ἡλιακῆς θερμότητος, ὑπὸ τῆς ἐπιγενομένης ἐπὶ τῆς νυκτὸς ψύ-
ξεως ἀθροισθῆναι πιληθέντα. παρ᾽ ἡμῖν μὲν οὖν σπανίως
φαίνεται τοῦτο γινόμενον, ἐν δὲ τῷ ὄρει τῷ Λιβάνῳ καθ᾽
ἕκαστον ἔτος οὐκ ὀλίγον. ὥστε ἐκπετανῦντες ἐπὶ γῆς δέρ-
ματα καὶ σείοντες τὰ δένδρα δέχονται τὸ ἀπορρέον ἀπ᾽ αὐ-
τῶν καὶ χύτρας καὶ κεράμια πληροῦσι τοῦ μέλιτος. ὀνομά-
ζουσι δ᾽ αὐτὸ δροσόμελί τε καὶ ἀερόμελι. πρόδηλος μὲν οὖν

animalibus fumebatur; ab utroque vero ipforum mel eft fe-
cretum; oritur enim in plantarum foliis; eft autem neque
fuccus earum, neque fructus, neque pars, fed ejusdem eft
cum rore generis; non tamen affidue nec copiofe, ut ille,
provenit. Memini aliquando, quum aeftate fuper arborum
ac fruticum herbarumque folia mel quam plurimum fuiffet
repertum, agricolas velut ludentes ceciniffe, *Iuppiter melle
pluit*. Praecefferat autem nox, ut per aeftatem, bene fri-
gida, (nam tum tempus anni aeftivum erat,) pridieque calida
et ficca fuerat aëris temperies. Peritis quidem naturae in-
terpretibus videbatur halitus e terra et aquis a folis calore
fublatos ac deinde exacte tenuatos ac coctos a frigore fe-
quutae noctis concretos coaluiffe. Apud nos vero raro id
accidit, in monte autem Libano quotannis perfaepe. Ita-
que coria fuper terram extendentes et arbores excutientes,
quod ab eis defluit, excipiunt, et ollas ac fictilia melle im-
plent, vocantque id mel rofcidum et aërium. Proinde con-

740 ΓΑΛΗΝΟΥ ΠΕΡΙ ΤΡΟΦΩΝ ΔΥΝΑΜ.

Ed. Chart. VI. [399. 400.]   Ed. Baf. IV. (349.)

ἡ ὕλη τῇ γενέσει τοῦ μέλιτος ὁμογενής τις οὖσα ταῖς δρόσοις,
εἰς ἀρετὴν δὲ καὶ κακίαν αὐτῷ φαίνεταί τι προσέρχεσθαι παρὰ
τῶν φυτῶν, ἐφ᾽ ὧν τοῖς φύλλοις ἀθροίζεται. καὶ διὰ τοῦτο
γίνεται κάλλιστον, ἔνθα πλεῖστοι θύμοι καί τινες ἄλλαι θερ-
μαὶ καὶ ξηραὶ τῇ κράσει βοτάναι τε καὶ θάμνοι. λεπτομερέ-
στερον τοιγαροῦν ἐστι μέλι τὸ γεννώμενον ἐν τοῖς τοιούτοις
φυτοῖς, καὶ διὰ τοῦτο ῥᾳδίως ἐκχολοῦται κατὰ τὰ θερμὰ
σώματα· τοῖς ψυχροῖς δ᾽ ἐπιτηδειότατόν ἐστιν, εἴτε δι᾽
ἡλικίαν, εἴτε διὰ νόσον, εἴτε φύσει τοιαῦθ᾽ ὑπάρχει. [400]
ταῦτα τοίνυν ὑπ᾽ αὐτοῦ τρέφεσθαι πέφυκεν αἱματωθέντος,
ὡς ἐγγὺς τοῖς θερμοῖς ἐκχολοῦσθαι φθάνει, πρὶν αἱματωθῆ-
ναι. λεπτομερὲς δ᾽ ὑπάρχον ἐξ ἀνάγκης ἔχει τι καὶ δριμύ·
διὸ πρὸς ἔκκρισιν ἐπεγείρει τὴν γαστέρα. τοῦτ᾽ οὖν ἀφαι-
ροῦντες αὐτῷ, πρὸς ἀνάδοσίν τε καὶ πέψιν ἐπιτηδειότερον
ἐργαζόμεθα. καλλίστη δ᾽ ἀφαίρεσις γίνεται, μιχθέντος πρῶ-
τον ὕδατι πολλῷ, μετὰ τοῦτο δ᾽ ἑψηθέντος, ἄχρι περ ἂν
ἀφρίζον παύσηται. προσήκει δ᾽ αἴρειν ἀπ᾽ αὐτοῦ συνεχῶς
δηλονότι τὸν ἀφρὸν εὐθὺς ἅμα τῷ γενέσθαι. διὰ γάρ τοι

ſtat, materiam, ex qua mel generatur, rori eſſe congenerem.
Videtur autem et ex plantis, in quarum ſoliis colligitur, bo-
ni malive quidpiam ipſi accedere; ideoque laudatiſſimum in
locis mel gignitur, in quibus thymus et aliae quaedam her-
bae ac frutices temperamento calidae et ſiccae affatim pro-
veniunt; tenuiorum enim eſt partium id mel, quod in hujus-
modi plantis generatur; ideoque in calidis corporibus promp-
te in bilem vertitur; frigidis vero, ſive per aetatem, ſive
per morbum, ſive natura talia fuerint, eſt accommodatiſſi-
mum; ob id in ſanguinem mutatum nutrire ipſa poteſt; in
calidis vero prius in bilem quam in ſanguinem mutatur.
Quum autem tenuium ſit partium, acrimoniae quiddam ha-
beat eſt neceſſe, qua alvum ad excretionem proritet; quam
certe adimentes ipſum efficimus ad diſtributionem et coctio-
nem accommodatius. Commodiſſime autem ipſam adime-
mus, ſi primum multum illi aquae admiſcuerimus, ac dein-
de tantiſper coxerimus, quoad ſpumare deſinat; oportet au-
tem ſpumam ſtatim, ut emerſerit, continenter ab ipſo tollere;

τῆς τοιαύτης παρασκευῆς ἀποθέμενον τὴν δριμύτητα καὶ μηκ-
έτ᾽ ἐρεθίζον εἰς ἔκκρισιν τὴν κοιλίαν ἀναδίδοται οὐ βρα-
δέως. τὸ δ᾽ ἐπ᾽ ὀλίγον ἢ οὐδ᾽ ὅλως ἑψηθὲν μελίκρατον
ὑπέρχεσθαι φθάνει πρὸ τοῦ πεφθῆναι, ἀναδοθῆναί τε καὶ
θρέψαι τὸ σῶμα. διαφορὰ δ᾽ αὐτοῖς ἐστι κἂν τῷ φύσαν μέν
τινα γεννᾷν ἐν τῇ κοιλίᾳ καὶ τοῖς ἐντέροις τὸ μὴ τελέως ἑψη-
θὲν, ἄφυσον δὲ καὶ διουρητικὸν γίνεσθαι τὸ κατὰ τὴν ἕψη-
σιν ἀποθέμενον ἅπαντα τὸν ἀφρόν. εἰ δὲ χωρὶς ὕδατος μί-
ξεως ἐκλείχοι τις τὸ μέλι μόνον, ἧττον μὲν τρέφει, μᾶλλον
δ᾽ ὑπάγει τὰ κατὰ τὴν γαστέρα. πλέον δ᾽ εἴ τις αὐτοῦ
προσενέγκοι, τὴν ἄνω κοιλίαν εἴωθεν εἰς ἔμετον ἐξορμᾷν.
ἑψηθὲν δὲ χωρὶς ὕδατος, οὔτ᾽ ἐμετικόν ἐστιν ὁμοίως, οὔθ᾽
ὑπακτικὸν τῶν κατὰ τὴν κοιλίαν, ἀλλ᾽ ἀναδίδοταί τε καὶ τρέ-
φει μᾶλλον· οὖρα δ᾽ ἧττον κινεῖ τοῦτο τοῦ μεθ᾽ ὕδατος
ἑψηθέντος. οὐ μὴν οὐδ᾽ ὁπότε τρέφει, τροφὴν ἀξιόλογον
δίδωσι τῷ σώματι, ὥστε τισὶν ἔδοξεν οὐδὲ τρέφειν ὅλως.
ἀλλὰ πρὸς μὲν τούτους αὐτάρκως εἴρηται διὰ τοῦ τρίτου
τῶν εἰς τὸ περὶ διαίτης ὀξέων νοσημάτων Ἱπποκράτους ὑπο-

quum enim hac parandi ratione acrimoniam depofuerit, ne-
que amplius alvum ad excretionem irritabit, haud cunctan-
ter in corpus diftribuetur. Melicratum vero, quod paulif-
per aut nihil omnino coctum fuerit, prius dejicitur, quam
concoqui et in corpus diftribui et nutrire poffit. Prae-
terea in eo differunt, quod mel non plene coctum in ven-
triculo atque inteftinis flatus quosdam gignat; contra, quod
in decoctione fpumam omnem abjecerit, flatus eft expers et
urinam movet. Quod fi quis citra aquae admixtionem mel
folum delingat, nutriet quidem infirmius, fed alvum prom-
ptius dejiciet. Largius vero fumptum ventrem fuperio-
rem ad vomitum folet concitare. Elixum autem fine aqua,
neque vomitum fimiliter movet, neque alvum fubducit, ve-
rum diftribuitur et nutrit magis; urinam autem minus eo,
quod cum aqua eft elixum, ciet; quanquam ne tum qui-
dem, quum nutrit, alimenti multum corpori exhibet; adeo
ut non defuerint, quibus nihil prorfus alere videretur; qui
abunde confutantur in tertio de victus ratione in morbis

μνήματος, ὃ τινὲς μὲν ἐπιγράφουσι πρὸς τὰς Κνιδίας γνώ-
μας, ἔνιοι δὲ περὶ πτισάνης, ἁμαρτάνοντες ἀμφότεροι, κα-
θότι δέδεικται διὰ τῶν εἰς αὐτὰ γεγονότων ἡμῖν ὑπομνημάτων.
ἐν δὲ τῷ παρόντι λόγῳ τοσαῦτ᾽ εἰπεῖν ὑπὲρ αὐτοῦ βέλτιον
ἦν, ὅσα λέλεκται. κεφάλαιον δ᾽ αὐτῶν ἐστιν, γέρουσι μὲν
καὶ ὅλως ψυχραῖς τοῦ σώματος κράσεσιν ἐπιτήδειον εἶναι,
τοῖς δ᾽ ἀκμάζουσι καὶ θερμοῖς ἐκχολοῦσθαι, τροφὴν δ᾽
ὀλίγην ἡμῖν ἐξ αὐτοῦ γίνεσθαι, μὴ φθάσαντος εἰς χολὴν με-
ταβαλεῖν, ὡς, εἴγ᾽ αὐτῷ τοῦτο συμβαίη, τρέφειν οὐδ᾽ ὅλως
τηνικαῦτα δύνασθαι. πρόδηλον δὲ, ὅτι τὴν ὠχρὰν καὶ ξαν-
θὴν χολὴν ὑπ᾽ αὐτοῦ γεννᾶσθαι λέγομεν, οὐ τὴν μέλαιναν.
εἴρηται γὰρ ἤδη πολλάκις ἐν πολλοῖς· ἔθος εἶναι τοῖς ἰατροῖς
τὴν τοιαύτην χολὴν ἁπλῶς ὀνομάζειν ἄνευ τῆς κατὰ τὴν χρόαν
προσθήκης, τὰς δ᾽ ἄλλας ἁπάσας σὺν τῷ τῆς χρόας ἑρμη-
νεύειν ὀνόματι. φαίνονται δὲ κενούμεναι πλὴν τῆς πρασι-
ζούσης αἱ ἄλλαι πᾶσαι, χαλεπῶς νοσοῦντος τοῦ σώματος·
ἡ ξανθὴ δὲ καὶ ὠχρὰ καὶ πρασοειδὴς καὶ χωρὶς νοσημάτων
ἐμεῖταί τε καὶ διαχωρεῖται πολλάκις.

acutis, qui Hippocratis eſt liber, a nonnullis quidem contra
Cnidias ſententias inſcriptus, ab aliis de ptiſana, utrisque in
hoc delinquentibus, ut in commentariis in eum librum ſcri-
ptis oſtendimus. In praeſentia vero ſatius erat ea de melle
dixiſſe, quae diximus, quorum ſumma eſt, ſenibus quidem
ac in univerſum frigidi temperamenti corporibus mel eſſe
accommodum, aetate antem florentibus et calidis in bilem
verti, praeterea exiguum nobis alimentum ex ipſo accedere,
niſi verti in bilem occupet; quod ſi ei id accidat, tunc nihil
prorſus nutrire poſſe. Clarum autem eſt, quod pallidam et
flavam bilem ex eo gigni dicimus, non atram. Diximus
enim jam ſaepenumero, medicos ſolere bilem ejusmodi ſim-
pliciter citra coloris adjectionem nominare, reliquas vero
biles omnes cum coloris ſui nomine explicare. Alias autem
omnes, porracea excepta, quum corpus graviter aegrotat,
excerni videmus; flava vero et pallida et porracea etiam
ſine morbis evomuntur ſaepenumero ac dejiciuntur.

Κεφ. μ'. [Περὶ οἴνου.] *Ὅτι μὲν ἐκ τῶν τρεφόντων
ἐστὶν ὁ οἶνος, ἅπαντες ὁμολογοῦσι· καὶ εἴγε τὸ τρέφον ἅπαν
τροφή ἐστι, ῥητέος ἂν εἴη ἐκ τοῦ γένους τῶν τροφῶν καὶ ὁ
οἶνος. ἀλλ᾽ ἔνιοί γε τῶν ἰατρῶν οὔ φασι δεῖν ὀνομάζειν
τροφὴν αὐτόν· ἀντιδιαιρεῖσθαι γοῦν κατὰ τοὺς λόγους τῇ
τροφῇ τὸ ποτόν, ὅπερ καὶ πόμα προσαγορεύεται, καθάπερ
γε καὶ ἡ τροφὴ σιτίον τε (350) καὶ ἐδεστὸν ἔδεσμα. τρο-
φὴν μὲν οὖν διὰ ταῦτα καλεῖν οὐκ ἀξιοῦσι τὸν οἶνον, ὁμο-
λογοῦσι μὴν τρέ[401]φειν αὐτὸν, οὗ νῦν εἰς τὰ παρόντα
δεόμεθα. καὶ εἴπερ καὶ ἄλλας τινὰς ὕλας τρέφειν μὲν συν-
εχώρουν, ἐκώλυον δὲ τροφὰς ὀνομάζειν, τὴν ἁπασῶν αὐτῶν
διδασκαλίαν εἰς ἕνα λόγον συλλέγοιμεν ἄν· ὅταν δὲ οὐκ ἐθέ-
λωσιν τὸν μόνον οἶνον ὀνομάζειν τροφὴν, καίτοι τρέφοντα,
συγχωρήσουσιν ἡμῖν, τῷ περὶ τῶν τροφῶν λόγῳ βραχὺν
ὄντα τὸν περὶ τῶν οἴνων προσθεῖναι. ἃς γὰρ Ἱπποκράτης
δυνάμεις εἶπεν ἐν τῷ περὶ διαίτης ὀξέων, οὐχ ὡς τροφῆς εἰσιν,
ἀλλ᾽ ὡς φαρμάκου μᾶλλον. ἐκείνας μὲν οὖν ἐν τῷ τρίτῳ
τῶν εἰς ἐκεῖνο τὸ βιβλίον ὑπομνημάτων ἐξηγήμεθα, κἂν τῇ

Cap. XL. [De vino.] Vinum quidem ex eorum
effe numero, quae noftrum corpus alunt, omnes fatentur:
modo fi, quicquid alit, cibus fit, vinum etiam in genere ci-
borum eft ponendum. Quidam tamen medici negant id ci-
bum effe appellandum, quod potus in fermone quotidiano
cibo fit oppofitus, qui potio etiam appellatur, ut cibus efca
et edulium; ob eamque caufam vinum nolunt vocare ali-
mentum, quanquam alere ipfum non diffiteantur, quod
unum in praefentia requirimus. Quod fi alias quasdam
materias alere quidem concederent, alimenta tamen nomi-
nare vetarent, omnium earum doctrinam in unum volumen
conferremus; quum autem folum vinum nolint appellare
alimentum, tametfi ipfum nutriat, permittant nobis tracta-
tui de alimentis brevem de vino fermonem adjungere; quas
enim vires Hippocrates in libro de victus ratione in morbis
acutis enumerat, non ut alimenti funt, fed magis ut medi-
camenti. Illas quidem igitur et in tertio commentariorum
in illum librum et in methodo medendi ac fanitatis tuendae

Ed. Chart. VI. [401.]   Ed. Baf. IV. (350.)

τῆς θεραπευτικῆς μεθόδου πραγματείᾳ καὶ τῇ τῶν ὑγιεινῶν·
ἐν δὲ τῷ νῦν ἐνεστῶτι λόγῳ τὰς ἐν τῷ τρέφειν αὐτοῦ δια-
φορὰς ἐροῦμεν, ἐντεῦθεν ἀρξάμενοι. ἁπάντων οὖν τῶν οἴ-
νων οἱ ἐρυθροί τε ἅμα καὶ παχεῖς εἰς αἵματος γένεσιν ἐπιτη-
δειότατοι, βραχυτάτης δεόμενοι τῆς εἰς αὐτὸ μεταβολῆς, ἐφε-
ξῆς δὲ αὐτῶν οἱ μέλανές τε καὶ γλυκεῖς καὶ παχεῖς, εἶθ᾽ οἱ
κατὰ τὴν χρόαν ἐρυθροὶ καὶ μέλανες, ἐν δὲ τῇ συστάσει πα-
χεῖς, ἔχοντες ἅμα τούτοις τι καὶ στυφούσης ποιότητος. τού-
των δὲ ἧττον οἱ λευκοί τε ἅμα καὶ παχεῖς καὶ στρυφνοὶ τρέ-
φειν πεφύκασιν. ἁπάντων δ᾽ ἥκιστα τρέφουσιν οἱ λευκοὶ
μὲν τῇ χρόᾳ, λεπτοὶ δὲ τῇ συστάσει, παραπλήσιοί πως ὄντες
ὕδασι τοῖς εἰς τὸ καλούμενον ὑδρόμελι ἐπιτηδείοις. ὅτι μὲν
οὖν οἱ παχεῖς οἶνοι τροφιμώτεροι τῶν λεπτῶν εἰσιν, ἥ τε
φύσις αὐτῶν ἐνδείκνυται καὶ ἡ πεῖρα μαρτυρεῖ. πέττονται
δὲ κατὰ τὴν γαστέρα καὶ ἀναδίδονται μᾶλλον οἱ γλυκεῖς τῶν
αὐστηρῶν, ὡς ἂν καὶ θερμότεροι ὄντες τὴν δύναμιν. οἱ δὲ
παχεῖς πάνυ πέττονται μὲν βραδύτερον, ὥσπερ γε καὶ ἀνα-
δίδονται, γαστρὸς δ᾽ ἰσχυροτέρας ἐπιτυχόντες, ὡς πεφθῆναι

libris expofuimus; in praefentia vero ipfius differentias in
alendo fumus tradituri, fumpto hinc initio. Vinorum om-
nium rubra fimul et craffa fanguini generando funt accom-
modatiffima, ut quae minima egeant mutatione, ut fanguis
fiant. Poft ipfa funt nigra craffaque et dulcia; tum quae
colore quidem rubra funt et nigra, confiftentia autem craffa
una cum adftringendi qualitate. His autem minus fua na-
tura alunt, quae alba funt fimul ac craffa et acerba. Om-
nium autem minimum nutriunt, quae colore quidem funt
alba, confiftentia autem tenuia et aquis hydromeliti faciendo
appofitis quodammodo fimilia. Quod vero vina craffa ma-
gis quam tenuia alant, declarat ipforum natura; praeterea
experientia id ipfum comprobat. Dulcia vero conficiuntur
in ventriculo ac diftribuuntur facilius, quam auftera, ut
quae facultate funt calidiora. Quae autem admodum funt
craffa, tardius quidem perficiuntur ac diftribuuntur; fi tamen
in ventriculum adeo robuftum incidant, ut confici recte ab eo

καλῶς, πλέονα τροφὴν διδόασι τῷ σώματι. πρόδηλον δ᾽, ὅτι,
καθάπερ εἰς τὸ τρέφειν εἰσὶ βελτίους τῶν λεπτοτέρων, οὕτως
εἰς οὔρησιν χείρους.

Κεφ. μα΄. [Περὶ τῶν ταριχευομένων, ἐν τῷ πρόσθεν
λόγῳ ἀναβληθέντων.] Ἀνεβαλόμην ἐρεῖν ἐπὶ τῇ τελευτῇ τοῦ
λόγου περὶ τῶν ταριχευομένων καὶ τῶν μέσων ἐδεσμάτων.
ὅπως οὖν μηδὲ ταῦτα λείποι, καιρὸς ἤδη διελθεῖν ἑκατέρων
τὰς δυνάμεις. ἐπιτήδεια πρὸς ταριχείαν ἐστὶ σώματα ζώων,
ὅσα σκληράς τε ἅμα καὶ περιττωματικὰς ἔχει τὰς σάρκας. ὀνο-
μάζω δὲ περιττωματικὰς, ὡς κἂν τῷ πρόσθεν λόγῳ, τὰς
ἐχούσας ἐν ἑαυταῖς ὑγρότητα παρεσπαρμένην φλεγματικωτέ-
ραν· καὶ ὅσῳ μὲν ἤδε πλείων ᾖ καὶ παχυτέρα, τοσῷδε μᾶλ-
λον ἀμείνων ἡ σὰρξ γίνεται ταριχευομένη. τὰ δ᾽ ἤτοι πάνυ
μαλακὴν, ἢ πάνυ ξηρὰν καὶ ἀπέριττον ἔχοντα τὴν ἕξιν τοῦ
σώματος οὐκ ἐπιτήδεια ταριχεύεσθαι. δύναμις γάρ ἐστι τῶν
ἁλῶν, ὡς ἐν τῇ τῶν ἁπλῶν φαρμάκων πραγματείᾳ δέδεικται,
σύνθετος ἔκ τε τοῦ διαφορεῖν τὰς περιττὰς ὑγρότητας, οἷς
ἂν ὁμιλῇ σώμασι, καὶ λεπτύνειν αὐτὰ, καὶ συνάγειν εἰς ἑαυτὰ,

poſſint, alimentum copioſius corpori exhibebunt. Conſtat prae
terea, quod, quemadmodum haec corpori alendo tenuioribus
ſunt praeſtantiora, ita ad urinam ciendam ſunt deteriora.

Cap. XLI.   [De cibis ſale conditis, in ſuperiore libro
praetermiſſis.]   De cibis ſale conditis et mediis ad finem
operis ſcribere diſtulimus.   Ne haec igitur deſiderentur,
tempeſtivum jam fuerit utrorumque vires explicare.   Ani-
malium corpora, quorum carnes durae ſimul ſunt ac excre-
mentitiae, ad ſaliendum ſunt accommoda; voco autem ex-
crementitias (ut ſuperiori ſermone), quae per totas ſeſe diffu-
ſum habent humorem pituitoſiorem; qui quanto copioſior
fuerit ac craſſior, tanto caro, ſi ſaliatur, melior evadet.
Quae vero aut admodum mollem, aut valde ſiccum et mini-
me excrementoſum habent corporis habitum, ad ſaliendum
ſunt inepta.   Salis namque facultas (ut in opere de ſimplici-
bus medicamentis demonſtravimus) eſt compoſita; nam cor-
porum, quibus admovetur, humores ſuperfluos tenuat ac di-
gerit, et praeterea corpora ipſa cogit in ſeſe ac condenſat,

746 ΓΑΛΗΝΟΥ ΠΕΡΙ ΤΡΟΦΩΝ ΔΥΝΑΜ.

Ed. Chart. VI. [401. 402.]   Ed. Baf. IV. (550.)
τοῦ τῶν νίτρων ἀφροῦ καὶ τοῦ τῶν χαύνων ἀφρονίτρων τὸ
μὲν λεπτύνειν καὶ διαφορεῖν ἐχόντων, τὸ δὲ συνάγειν ἢ
σφίγγειν οὐκ ἐχόντων. ὅσα τοίνυν ἐστὶ φύσει ξηρὰ σώμα-
τα, διαπαττόμενα τοῖς ἁλσὶν ἄβρωτα γίνεται σκελετευόμενα·
καί τις ἐπιχειρήσας ταριχεῦσαι λαγωὸν, ὅμοιον εἰργάσατο
ταῖς σκελετενθείσαις γαλαῖς. αἱ δὲ τῶν ἀκμαζόντων τε καὶ
πιόνων ὑῶν σάρκες ἐπιτήδειοι ταριχεύεσθαι, τὴν ἀτοπίαν
ἑκατέραν ἐκπεφευγυῖαι, ξηρότητα μὲν τῶν γεγηρακότων, ὑγρό-
τητα δ᾽ ἄμετρον τῶν νέων χοίρων. [402] ὥσπερ γὰρ τὰ
ξηρὰ σώματα βύρσαις ὅμοια γίνεται ταριχευθέντα, κατὰ
τὸν ἐναντίον τρόπον, ὅσα λίαν ὑγρὰ διαῤῥεῖ, κατατήκεται
τοῖς ἁλσὶν ὁμιλοῦντα. διὰ τοῦτ᾽ οὖν οὐδὲ τῶν ἰχθύων ὅσοι
μαλακόσαρκοί εἰσι καὶ ἀπέριττοι, καθάπερ οἱ πετραῖοι κα-
λούμενοι καὶ τῶν ὀνίσκων οἱ ἐκ καθαρᾶς θαλάττης, εἰς τα-
ριχείαν εἰσὶν ἐπιτήδειοι. κορακῖνοι δὲ καὶ μύλοι καὶ πηλα-
μίδες, ἔτι τε σάρδαι καὶ σαρδῆναι, καὶ τὰ σαξάτινα καλού-
μενα καὶ ταρίχη πρὸς ταριχείαν εἰσὶν ἐπιτήδεια. καὶ τὰ κη-
τώδη δὲ τῶν θαλαττίων ζώων ταριχευόμενα βελτίω γίνον-
ται, περιττωματικὴν ἔχοντα καὶ ταῦτα τὴν σάρκα. μοχθη-

quum nitri fpuma et laxum aphronitrum tenuare quidem et
difcutere poffint, cogere vero et condenfare non poffint.
Corpora igitur, quae natura funt ficca, falis confperfu exare-
facta cibo fiunt inepta.   Quidam autem leporem falire ag-
greffus muftelis exiccatis funilem reddidit.   Suum vero
obeforum ac aetate florentium carnes ad faliendum funt ap-
pofitae, ut quae utriusque exceffus fint expertes, annoforum
videlicet ficcitatis et novellorum porcellorum immodicae hu-
miditatis.   Quemadmodum enim corpora ficca falita coriis
evadunt fimilia,· fic contra, quae immodica humiditate dif-
fluunt, falis commercio liquantur.   Ob eam caufam nec
pifces mollis carnis et excrementis vacui, ut quos faxati-
les vocant, et afelli, qui in puro mari degunt, ad faliendum
funt accommodi.   Graculi vero et pelamides et myli, fardae
et fardenae, quaeque faxatina vocant et falfamenta, ad fa-
liendum funt appofiti; praeterea ex marinis belluis cetacea
falita evadunt meliora; habent enim et ipfa carnem excre-

BIBΛION Γ.

Ed. Chart. VI. [402.]   Ed. Baf. IV. (350.)

ϱαὶ δὲ τϱίγλαι πϱὸς ταϱιχείαν εἰσὶ διὰ τὸ ξηϱὰν καὶ ἀπέϱιτ-
τον ἔχειν τὴν σάϱκα. πϱόδηλον δ᾽ ἐκ τούτων, ὅσα μὲν σκλη-
ϱὰ καὶ νευϱώδη καὶ οἱονεὶ δεϱματώδη τε καὶ βυϱσώδη γίνεται,
ταϱιχευθέντα δύσπεπτα πάνυ εἶναι· τὰ δ᾽ ἐναντίως διατιθέ-
μενα λεπτομεϱῆ μὲν αὐτὰ γίνονται, λεπτύνει δ᾽ ἐσθιόμενα
τοὺς παχεῖς καὶ κολλώδεις χυμούς. ἄϱιστα δ᾽ ἐστὶ τῶν εἰς
ἐμὴν πεῖϱαν ἐλθόντων τά τε Σαϱδικὰ, πϱὸς τῶν ἔμπϱοσθεν
ἰατϱῶν ὀνομαζόμενα ταϱίχη, Σάϱδας δ᾽ αὐτὰς οἱ νῦν καλοῦσιν,
οἵ τε ἐκ τοῦ Πόντου κομιζόμενοι μύλοι. δευτέϱαν δ᾽ ἐπ᾽ αὐ-
τοῖς ἔχουσι τάξιν οἵ τε κοϱακῖνοι καὶ αἱ πηλαμίδες καὶ τὰ
σαξάτινα καλούμενα.

        Κεφ. μβ᾽. [Πεϱὶ τῶν μέσων ἐδεσμάτων.] Καθ᾽
ἑκάστην διαφοϱὰν ὧν εἶπον ὑπάϱχειν ἐν ταῖς τϱοφαῖς, ἔστι
τινὰ μέσα. καὶ γὰϱ τῶν σκληϱοσάϱκων καὶ μαλακοσάϱκων
εὕϱοις ἄν τι μέσον, ὡς μήθ᾽ ἀπαλόσαϱκον ἔτι, μήτε σκληϱό-
σαϱκον εἶναι, καὶ τῶν λεπτυνόντων τε καὶ παχυνόντων, ἢ θεϱ-
μαινόντων ἢ ψυχόντων, ἢ ξηϱαινόντων ἢ ὑγϱαινόντων.

mentofam. Muli vero, quod ficca eorum caro fit, et ab ex-
crementis pura, non funt ad faliendum accommodi. Ex
his autem perfpicuum eft, ea ad coquendum effe difficillima,
quae fale condita dura evadunt ac nervofa et veluti cuta-
cea ac coriacea; quae vero contra habent, tenuia quidem
ipfa redduntur, manfa autem humores craffos ac glutino-
fos tenuant. Praeftantiffima autem omnium, quae mihi
experientia cognofcere licuit, funt, quae a veteribus medi-
cis Sardica falfamenta nuncupantur, hodie Sardas vocant,
et myli, qui ex Ponto advehuntur; fecundum autem poft
illa locum habent graculi et pelamides, et quae faxatina
appellant.

    Cap. XLII. [De mediis eduliis.] In fingulis diffe-
rentiis eorum, quae alimentis ineffe diximus, quaedam funt
media. Etenim inter ea, quae molli funt carne et quae dura,
medium quiddam reperias, quod nec molli, nec dura fit car-
ne; fimiliter inter tenuantia et incraffantia, calefacientia et
refrigerantia, ficcantia et humectantia. Atque animalibus

748 ΓΑΛΗΝΟΥ ΠΕΡΙ ΤΡΟΦΩΝ ΔΥΝΑΜ. ΒΙΒΛ. Γ.

Ed. Chart. VI. [402.]   Ed. Baſ. IV. (350.)

ἐπιτήδεια δ᾽ ἐσθίεσθαι τοῖς μὲν ἄμεμπτον φυλάττουσι τὴν
φυσικὴν κρᾶσιν ζώοις, ὅσα ταῖς φύσεσιν αὐτῶν ἐστιν ὅμοια,
τοῖς δὲ μοχθηρὰν ἢ ἐξ ἀρχῆς ἔχουσιν, ἢ ὕστερον ἐπικτησα-
μένοις, οὐχ ἡ τῶν ὁμοίων ἑαυτοῖς, ἀλλ᾽ ἡ τῶν ἐναντίων ἐδω-
δὴ χρήσιμος. ὑπὸ μὲν γὰρ τῶν ὁμοίων φυλάττεται τὸ κατὰ
φύσιν ἀμέμπτως ἔχον, ὑπὸ δὲ τῶν ἐναντίων εἰς τὴν οἰκείαν
κρᾶσιν ἄγεται τὰ μοχθηρῶς κεκραμένα. τοιγαροῦν ἴδιον
ἑκάστῃ φύσει ζώου γενήσεται τὸ μέσον, οἷον ἀνθρώπῳ μὲν
τοιόνδε, κυνὶ δὲ τοιόνδε, καὶ τῶν ἄλλων δὲ ἑκάστῳ, καὶ κατὰ
μέρος ἀνθρώπῳ τόδε κατὰ τήνδε τὴν ἡλικίαν καὶ τήνδε,
καὶ προσέτι κατὰ τὰς τῶν ἐπιτηδευμάτων διαφορὰς, ἐθῶν τε
καὶ χωρίων, ἐν οἷς ἐκ πολλοῦ διατρίβουσι.

naturalem temperiem inculpatam quidem ſervantibus ſimi-
lia ſuis naturis cibaria conveniunt; iis vero, quae pravam
temperiem aut ab initio ſunt ſortita, aut poſt acquiſiverunt,
non ſimilium ſibi ipſis eſus, ſed contrariorum eſt utilis.
Servatur enim ſimilibus, quod probe ſecundum naturam eſt
temperatum, quemadmodum, quod male eſt temperatum, a
contrariis ad proprium temperamentum adducitur. Itaque
ſingulae animalium naturae ſuum proprium medium habe-
bunt, ut homo quidem tale, canis autem tale, atque ita in
aliis omnibus: praeterea huic homini ſigillatim tale ſecun-
dum hanc et illam aetatem, ad haec etiam ſecundum vitae
conditionum atque inſtitutorum et regionum, in quibus jam-
diu habitant, differentias.

ΓΑΛΗΝΟΥ ΠΕΡΙ ΕΥΧΥΜΙΑΣ ΚΑΙ ΚΑΚΟΧΥΜΙΑΣ ΤΡΟΦΩΝ.

Ed. Chart. VI. [417.]   Ed. Baf. IV. (351.)

Κεφ. α'. Οἱ συνεχῶς ἐτῶν οὐκ ὀλίγων ἐφεξῆς γενό-
μενοι λιμοὶ κατὰ πολλὰ τῶν ʽΡωμαίοις ὑπακουόντων ἐθνῶν
ἐναργῶς ἐπεδείξαντο τοῖς γε μὴ παντάπασιν ἀνοήτοις, ἡλί-
κην ἔχει κακοχυμία δύναμιν εἰς νόσων γένεσιν. οἱ μὲν γὰρ τὰς
πόλεις οἰκοῦντες, ὥσπερ ἦν ἔθος αὐτοῖς παρασκευάζεσθαι
κατὰ τὸ θέρος εὐθέως σῖτον αὐτάρκη πρὸς ὅλον τὸν ἐφεξῆς
ἐνιαυτὸν, ἐκ τῶν ἀγρῶν πάντα τὸν πυρὸν αἴροντες ἅμα ταῖς
κριθαῖς τε καὶ τοῖς κυάμοις καὶ φακοῖς, ἀπέλιπον τοῖς ἀγροί-

GALENI DE PROBIS PRAVISQVE
ALIMENTORVM SVCCIS LIBER.

Cap. I. Continua non paucos annos ſerie graſſata
fames apud multas gentes Romanis ſubditas manifeſte decla-
ravit haud prorſus mente captis, quantum facultatis habeat
ſucci pravitas ad morborum procreationem. Qui namque
civitates habitant, ut mos erat ipſis quamprimum aeſtate
frumentum parare, quod ad totum ſubſequentem annum ſup-
peteret, ex agris omne frumentum una cum hordeis, fabis
ac lentibus capientes, caeteros fructus Cereales (quos legu-

κοις τοὺς ἄλλους Δημητρίους καρποὺς, οὓς ὀνομάζουσιν ὄσ-
πριά τε καὶ χέδροπα, μετὰ τοῦ καὶ τούτων αὐτῶν οὐκ ὀλίγα
κομίζειν εἰς ἄστυ. τὰ γοῦν ὑπολειφθέντα διὰ τοῦ χειμῶνος
ἐκδαπανῶντες οἱ κατὰ τὴν χώραν ἄνθρωποι τροφαῖς κακο-
χύμοις ἠναγκάζοντο χρῆσθαι δι᾽ ὅλου τοῦ ἦρος, ἐσθίοντες
ἀκρέμονάς τε καὶ βλάστας δένδρων καὶ θάμνων, καὶ βολβοὺς,
καὶ ῥίζας κακοχύμων φυτῶν, ἐμφορούμενοι δὲ καὶ τῶν ἀγρίων
ὀνομαζομένων λαχάνων, ὅτου τις ἔτυχεν εὐπορήσας, ἀφειδῶς
ἄχρι κόρου, καθάπερ καὶ πόας χλωρὰς ὅλας ἕψοντες ἤσθιον,
ὧν πρότερον οὐδ᾽ ἄχρι πείρας ἐγεύσαντο πώποτε. παρῆν οὖν
ὁρᾷν ἐνίους μὲν αὐτῶν ἐν τοῖς ἐσχάτοις τοῦ ἦρος, ἅπαντας δ᾽
ὀλίγου δεῖν ἐν ἀρχῇ τοῦ θέρους ἁλισκομένους ἕλκεσι παμπόλ-
λοις κατὰ τὸ δέρμα συνισταμένοις, οὐ τὴν αὐτὴν ἰδέαν ἅπασιν
ἴσχουσι· τὰ μὲν γὰρ αὐτῶν ἦν ἐρυσιπελατώδη, τὰ δὲ φλεγμο-
νώδη, [418] τὰ δ᾽ ἑρπυστικὰ, τὰ δὲ λειχηνώδη, καὶ ψωρώδη,
καὶ λεπρώδη. τούτων μὲν ὅσα πρᾳότατα, διὰ τοῦ δέρματος
ἐξανθήσαντα τὴν κακοχυμίαν ἐκ τῶν σπλάγχνων τε καὶ τοῦ
βάθους ἐκένωσεν· ἐνίοις δέ τισιν ἀνθρακώδη τε καὶ φαγεδαι-

mina ac chedropa nominant) rufticis reliquerunt, ex his
etiam ipfis nou pauca in urbem develentes. Itaque regio-
nis hujus homines, confumptis hyeme iis, quae relicta fue-
rant, vere toto fucci pravi alimentis uti coacti funt, vefcen-
tes arborum fruticumque germinibus ac turionibus, bul-
bisque et ftirpium mali fucci radicibus, agreflia praeterea
quae vocant olera, prout cuique horum fe copia offerebat,
profufe ad faturitatem usque ingerentes, quemadmodum et
herbas virentes totas edebant elixas, quas prius nunquam,
ne periculi quidem faciundi gratia, deguftaverant. Itaque
videre erat ex his quosdam ultimo vere, fed prope omnes
ineunte aeftate, ulceribus in cute quamplurimis correptos,
quorum non unica effet in omnibus facies; fiquidem eryfi-
pelas alia, phlegmonen alia referebant, atque alia herpe-·
tem, ficuti impetiginem alia, et pforam et lepram alia. At-
que horum quae mitiora erant, per cutim efflorefcentia vi-
tiofum fuccum e vifceribus profundoque corporis evacua-
runt; aliis vero quibusdam carbunculi et phagedaenae fpe-

νικᾷ γενόμενα μετὰ τῶν πυρετῶν, ἀπέκτεινε πολλοὺς ἐν χρό-
νῳ μακρῷ μόγις ὀλιγίστων σωθέντων. ἄνευ δὲ τῶν κατὰ
τὸ δέρμα παθημάτων πυρετοὶ πάμπολλοι ἐγένοντο, διαχωρή-
σεις γαστρὸς ἐπιφέροντες δυσώδεις καὶ δακνώδεις, εἰς τεινε-
σμοὺς καὶ δυσεντερίας τελευτώσας, οὖρά τε δριμέα, καὶ αὐτὰ
δυσώδη, τὴν κύστιν ἐνίων ἑλκώσαντα. τινὲς δ᾽ αὐτῶν ἐκρί-
θησαν ἱδρῶσι, καὶ τούτοις δυσώδεσιν, ἢ ἀποστήμασι σηπε-
δονώδεσιν. οἷς δ᾽ οὐδὲν τούτων ἐγένετο, πάντες ἀπέθανον
ἢ μετὰ φανερᾶς φλεγμονῆς ἑνός γέ τινος τῶν σπλάγχνων, ἢ
διὰ τὸ μέγεθός τε καὶ τὴν κακοήθειαν τῶν πυρετῶν. ὀλι-
γίστων δὲ φλέβα τεμεῖν ἐν ἀρχῇ τῆς νόσου τολμησάντων ἐνίων
ἰατρῶν, (ἐδεδίεσαν γὰρ εἰκότως χρῆσθαι τῷ βοηθήματι διὰ
τὸ προκαταλελῦσθαι τὴν δύναμιν,) οὐδενὸς εἶδον αἷμα χρη-
στὸν ἐκκριθέν, ὁποῖον ἐκ τῶν ὑγιεινῶν σωμάτων ὁρᾶται κε-
νούμενον, ἀλλ᾽ ἤτοι πυῤῥότερον, ἢ μελάντερον, ἢ ὀῤῥωδέ-
στερον, ἢ δριμὺ καὶ δάκνον αὐτὴν τὴν διαιρεθεῖσαν φλέβα
κατὰ τὴν ἐκροὴν, ὡς δυσεπούλωτον γενέσθαι τὸ ἕλκος. ἐνίοις

cie quum apparuiſſent cum febre, plurimos interfecere,
pauciſſimis aegre poſt multum temporis ſervatis. At ſine
cutaneis affectibus febres plurimae viguere, quas ipſas tum
alvi recrementa ſequebantur graveolentia et mordacia, dyf-
enteriasque et tenesmos poſtremo afferentia, tum acres uri-
nas, atque eas graviter olentes, quae quorundam veſicam
exulcerarunt. Jam nonnulli dijudicati ſudoribus ſunt, iis-
que ipſis male olentibus, abſceſſibusve putredinoſis. Qui-
bus nihil horum accidit, interiere omnes, aut cum mani-
feſta viſceris unius alicujus phlegmone, aut ob vehemen-
tiam et malignitatem febrium. Quumque medici nonnulli
paucis omnino quibusdam ſanguinem mittere auderent mor-
bi initio, (merito enim remedii hujusce uſum reformidabant
ob virium jam tum antea imbecillitatem,) nulli eorum ani-
madverti ſanguinem profluxiſſe probum, qualem videmus de
ſanorum corporibus profluere, ſed aut plus juſto rufum, aut
nigriorem, aut ſeroſum nimis, aut acrem, ac venam diſſe-
ctam ipſam inter fluendum vellicantem mordicus, ſic ut
aegre inde ad cicatricem duci vulnus poſſet. Quosdam ve-

752 ΓΑΛΗΝΟΤ ΠΕΡΙ ΕΤΧΤΜΙΑΣ

Ed. Chart. VI. [418.]   Ed. Baf. IV. (351.)

δὲ καὶ συμπτώματα μετὰ τῶν πυρετῶν, καὶ μάλιστα τοῖς
ἀποθανοῦσιν, ἐγένοντο βλάβην τῆς διανοίας ἐπιφέροντα σὺν
ἀγρυπνίαις καὶ καταφοραῖς. οὐδὲν δὲ θαυμαστὸν, ἐναντίοις
ἁλῶναι νοσήμασί τε καὶ συμπτώμασι τοὺς τότε νοσήσαντας,
αὐτούς τε διαφέροντας ἀλλήλοις οὐ ταῖς φύσεσι μόνον ἢ ταῖς
ἡλικίαις, ἀλλὰ καὶ ταῖς ἔμπροσθεν διαίταις, ἐναντίαν τε δύ-
ναμιν ἐχούσας ἐδηδοκότας ἐν τῷ λιμῷ τροφάς. ἤσθιον μὲν
γὰρ ἅπαντες ὧν ηὐπόρουν· ἀνομοίου δὲ τῆς εὐπορίας
οὔσης, ἔνιοι μὲν ὀξεῖς, ἢ δριμεῖς, ἢ ἁλυκοὺς, ἢ πικροὺς ἔχον-
τα χυμοὺς ἐδέσματα προσηνέγκαντο, τινὲς δ᾽ αὐστηροὺς,
ἢ στρυφνοὺς, ἢ ψύχοντας σαφῶς, ἢ ὑγροὺς ἱκανῶς, ἢ γλί-
σχρους, ἢ φαρμακώδεις. οἶδα γοῦν ἐνίους μὲν αὐτίκα διὰ
μυκήτων ἐδωδὴν ἀποθανόντας, ἐνίους δὲ διὰ κωνείων, ἢ
ναρθήκων, οὐκ ὀλίγους δ᾽ ἐξ αὐτῶν μόλις διασωθέντας.
ἅπασι μὲν οὖν τοῖς ἄλλοις ἀνθρώποις ἐναργῶς ἐφαίνετο τῷ
λογισμῷ σκοπουμένοις, ὥσπερ ἐκτὸς πολυειδεῖς μὲν ἑλκώ-
σεις ἐγένοντο, ποικίλα δὲ ὄγκων εἴδη φλεγμονωδῶν τε καὶ οἰ-

ro, praefertim moribundos, etiam cum febribus fymptomata
invaferunt mentem affligentia cum vigiliis una altoque fo-
pore. Atque nil fane mirum videri debet, fi quidem con-
trariis inter fe tum morbis tum fymptomatis correpti fue-
re, qui tunc aegrotarunt, ut qui non folum natura invicem
aut aetate, fed etiam anteacta victus ratione differrent, ali-
mentisque ufi effent in fame pugnantibus inter fe facultati-
bus praeditis. His enim rebus, quarum copia erat, omnes
vefcebantur. In diverfa porro rerum copia alii cibos ad-
hibuere fucci acidi, acrisve, aut falfi, aut amari, ficut au-
fteris alii, aut acerbis ufi funt, aut qui evidenter refrigera-
rent, aut immodice humidi effent, aut vifcidi, aut medica-
mentofi. Ipfe quosdam novi ex fungorum efu periiffe fta-
tim, quosdam ex cicutae, aut ferulae, nec fane paucos ex
his vix fervatos. Ac caeteris quidem omnibus hominibus,
qui ratione niterentur, facile fieri poffe videbatur, ut, quem-
admodum forinfecus exulcerationes ac variae apparebant
tumorum facies, phlegmonoforum et oedematoforum, eo-

δηματωδῶν, ἐρυσιπελατωδῶν τε καὶ σκιῤῥωδῶν, οὕτω καὶ
κατά τινα τῶν ἐν βάθει μορίων, ὅσα κυριώτερα, τοσαύτας
διαθέσεις ἐγχωρεῖν γεγονέναι. μόνοις δὲ τοῖς ἀποστᾶσι τῆς
κατὰ τοὺς χυμοὺς Ἱπποκράτους διδασκαλίας ὁ λογισμὸς ἐπε-
πήρωτο, πάντα μᾶλλον ἢ τοὺς χυμοὺς αἰτιᾶσθαι τολμῶσιν.
ἔνιοι δ' αὐτῶν ὡμολόγησάν μοι λαθραίως, ὁρᾷν μὲν ἐναρ-
γῶς τὴν πρὸς Ἱπποκράτην φιλονεικίαν τῶν οὐδὲν οὐδ' εἰς
νόσον ἡγουμένων ἀγαθὸν ἢ κακὸν ἐκ χυμῶν γίνεσθαι, με-
ταστῆναι δ' αἰδεῖσθαι πρὸς Ἱπποκράτην μετὰ πεντήκοντα
τῆς ἡλικίας ἔτη· δόξειν μὲν γὰρ οὕτως ἔφασαν οὐ τοὺς
μαθητὰς μόνους, ἀλλὰ καὶ τοὺς χρωμένους ἡμῖν ἐν ἅπαντι
τῷ πρόσθεν χρόνῳ βεβλαφέναι. καὶ μέντοι καὶ τιμᾶσθαι μὲν
ἔλεγον ἤδη πρὸς πολλῶν ἀνθρώπων, ὡς ἐπ' ἀληθέσιν οἷς
ἐπρέσβευον δόγμασιν· ἐὰν δὲ καὶ ταῦθ' ὁμολογήσωσιν εἶναι
μοχθηρά, καὶ τῶν ἄλλων ἀμαθέστεροι φανεῖσθαι, καὶ μηδένα
τῶν ἔμπροσθεν αὐτοῖς χρωμένων αὖθις ἔτι χρήσεσθαι. [419]
τούτοις μὲν οὖν πολλὴν συγγνώμην νέμειν εὔλογον ἡμᾶς, οὐ

rumque ad haec, qui eryſipelas et ſcirrhum referrent, ſic
partibus intimis, quaecunque principes magis eſſent, totidem
accidere affectus potuiſſe. Soli ſunt, qui quidvis aliud po-
tius quam ſuccos cauſari audent, quicunque rationis exper-
tes ab Hippocratica de ſuccis doctrina deſcivere: quorum
apud me nonnulli clam confeſſi ſunt, manifeſto ſe quidem
contendendi cernere cupiditatem adverſus Hippocratem
exiſtimantium, nihil eſſe in ſuccis ad ſanitatem aut morbum
uſus aut detrimenti, pudere tamen eos poſt quinquageſimum
aetatis annum ad Hippocratis ſententiam deſcendere: ſic
enim videri poterimus (dicebant) non ſolum diſcipulis, ſed
etiam iis, qui toto praeterito tempore nobis uſi eſſent, ob-
fuiſſe. Quin in honore ſe quoque apud mortalium multos
eſſe ajebant, ceu vera dogmata profeſſos: quae ſi ipſa quo-
que prava eſſe faterentur, quum indoctiores aliis viſum iri
ſe, tum vero futurum, ut eorum, qui antea ipſorum opera
utebantur, nullus in poſterum eſſet uſurus. His itaque
multum veniae condonemus par eſt, non quidem culpato

τὴν προαίρεσιν μεμφομένους, ἀλλὰ τῇ δυστυχίᾳ συναλγοῦν-
τας αὐτοῖς, οἳ πρὸ τοῦ κρῖναι δύνασθαι τὰ διδασκόμενα
περιέπεσον οὐκ ἀγαθοῖς διδασκάλοις. ἄξιοι δὲ μίσους εἰσὶν
οἱ πρῶτοι διὰ φιλοτιμίαν αἱρέσεις δογμάτων συστησάμενοι·
φαίνονται γὰρ ἑκόντες ἐξαπατᾷν ἐπιχειρῆσαι τοὺς πέλας, οὐκ
ἄκοντες σφαλῆναι, μηδενὸς ἀνθρώπου εἰς τοσαύτην ἄνοιαν
ἥκοντος, ὡς ἀγνοῆσαι, πηλίκον ἐστὶ κακὸν ἐκτραπῆναι τοὺς
ἐν τῷ σώματι χυμοὺς εἰς φαρμακώδεις ποιότητας. αὐτοὶ
γοῦν οὗτοι, πρὸς οὓς ὁ λόγος ἐστὶ, δύσκολον ἢ καὶ τελέως
ἀδύνατον εἶναί φασι διακρῖναι τοὺς ἐκ φαρμάκων ὀλεθρίων
προσφορᾶς ἀπολλυμένους τῶν ἐξ αὐτοῦ τοῦ σώματος τῆς
νοσώδους διαθέσεως. οὐ μὴν οὔθ', ὅτι τοὺς τῶν ἰοβόλων ὀνο-
μαζομένων θηρίων χυμοὺς, οὓς ἐνιᾶσι διὰ τοῦ δήγματος,
ἐνίους μὲν νεκροῦντας ἐν τάχει τὸ δηχθὲν μόριον, ἐνίους δὲ
καὶ σήποντας, ἢ φλεγμονὰς ἢ ὀδύνας μεγίστας ἐπιφέροντας
ἐναργῶς ὁρῶμεν, ἔνεστιν ἀρνήσασθαι οὐδενὶ, καθάπερ οὐδ'
ὅτι σκορπίῳ τις ἐπιπτύσας δὶς ἢ τρὶς νήστης εὐθέως ἀναι-

eorum inſtituto, ſed de illorum una inſortunio miſeri, qui,
antequam judicium ferre de doctrinis poſſent, magiſtros
nacti ſint improbos; illi contra odio merito habendi ſunt,
qui ob honoris contentionem primi placitorum ſectas eri-
gunt, quippe qui volentes ſcientesque homines decipere velle
videantur, non autem per imprudentiam labantur, quum
nullus ad tantum unquam dementiae veniat, ut ignoret,
quantum ſit malum contentos in corpore humores in medi-
camentoſas qualitates converti. Iſti ipſi, quibuscum inſtitu-
tus nobis eſt ſermo, haud ſane facile vel etiam neutiquam
fieri poſſe rentur, ut eos, qui ex lethalis medicamenti aſſum-
ptione et morboſo corporis ipſius affectu periclitantur,
diſcernamus.   Neque vero illud non apertiſſime videmus,
ut negare nemo audeat, animalium venenum ejaculantium
ſuccos, quos in morſu reponunt, alios demorſam partem
celeriter mortificare, alios putrefacere, aut phlegmonen
aut dolores vehementiſſimos ciere, veluti et ſcorpionem, ſi
quis in eum bis terve jejunus conſpuat, ſtatim perire; nam,

ῥεῖ τὸ ζῶον. ὥσπερ γὰρ οἰκεῖαι φύσεις φύσεσίν εἰσιν, οὕτως
ἕτεραι πολέμιαί τε ἑτέραις καὶ φθαρτικαί. τρέφεσθαι μὲν
οὖν ἡμῖν ὑπὸ τῶν οἰκείων, ἀπόλλυσθαι δὲ ὑπὸ τῶν ἐναντίων
συμβαίνει. καὶ λέλεκται περὶ τούτων ἐπὶ πλεῖστον ἔν τε τοῖς
περὶ τῶν φυσικῶν δυνάμεων ὑπομνήμασι, καὶ τοῖς περὶ τῶν
ἁπλῶν φαρμάκων· εἰς δὲ τὸν ἐνεστῶτα λόγον ἱκανὴ καὶ
τῶν ἐν τοῖς λιμοῖς ὀφθέντων ἡ διήγησις. εἰ δέ μοι πιστεύειν
ἐθέλοις, οὐδεμίαν μὲν αἰτίαν (352) ἔχοντι ψεύδεσθαι, δυσ-
χεραίνοντι δὲ ἐπὶ τῷ πυλλοὺς ἐν βιβλίοις ἄνδρας ἐψεῦσθαι
μεγάλως, διηγήσομαί σοι τὰ διὰ μακρᾶς πείρας ἐν ὅλῳ μου
τῷ βίῳ γνωσθέντα μετὰ τοῦ καὶ τοὺς θεοὺς ἐπικαλέσασθαι
μάρτυρας. ἐμοὶ γὰρ πατὴρ ἐγένετο, γεωμετρίας μὲν καὶ ἀρ-
χιτεκτονίας καὶ λογιστικῆς ἀριθμητικῆς τε καὶ ἀστρονομίας
εἰς ἄκρον ἥκων, ὑπὸ πάντων δὲ τῶν γνόντων αὐτὸν ἐπὶ
δικαιοσύνῃ καὶ χρηστότητι καὶ σωφροσύνῃ θαυμασθεὶς, ὡς
οὐδεὶς τῶν φιλοσόφων. οὗτος οὖν παῖδα μὲν ὄντα με διαι-
τῶν αὐτὸς ἄνοσον ἐφύλαξεν. ἐπεὶ δὲ μειράκιον ἐγενόμην, ὅ
τε πατὴρ ὑπεχώρησεν εἰς ἀγρὸν, ὢν φιλογέωργος, εἰχόμην

ſicuti naturae affines aliae aliis ſunt, ſic quaedam adverſan-
tur quibusdam, easque perimunt. Porro affinibus nutriri,
a contrariis vero corrumpi contingit: eſtque de his tracta-
tum fuſius in commentariis de naturalibus facultatibus, tum
de ſimplicibus medicamentis; impraeſentiarum autem ſatis
ſit enarraſſe etiam, quae comperta vidimus in fame. Quod
ſi fidem mihi adhibueris, (cui, quamobrem mentiri debeam,
cauſae nihil ſit, contraque permoleſte feram, quod auctores
multi ſuis in libris egregie mentiti ſint,) explicabo tibi ea,
quae in univerſa vita mea experientia longa didici, idque
diis ipſis teſtibus invocatis. Ego ſane patrem habui, qui
ad ſummum geometriae, architecturae, logiſticae, arithmetices
atque aſtronomiae pervenit, fuitque ab iis, qui illum norant,
aequitate, probitate et temperantia ſupra philoſophos om-
nes commendatus. Is me puerum etiamnum morbis in-
tactum ſervaverat praeſcripta victus ratione. Adoleſcens
deinde factus quum eſſem, pater vero in agrum agriculturae

μὲν ὧν ἐμάνθανον ὑπὲρ ἅπαντας τοὺς συμφοιτῶντας, οὐ
δι᾿ ἡμέρας μόνον, ἀλλὰ καὶ νύκτωρ· ἐμπλησθεὶς δὲ μετὰ
τῶν ἡλικιωτῶν ἐν παντὶ τῷ χρόνῳ τῆς ὀπώρας ἁπάντων
τῶν ὡραίων, ἐνόσησα τοῦ φθινοπώρου νόσον ὀξεῖαν, ὡς
φλεβοτομίας δεηθῆναι. παραγενόμενος οὖν εἰς τὴν πόλιν ὁ
πατὴρ ἐπετίμησέ τέ μοι καὶ τῆς ἔμπροσθεν διαίτης ἀνέμνη-
σεν, ἣν ὑπ᾿ αὐτῷ διῃτώμην, ἐκέλευσέ τε τὸ λοιπὸν φυλάττειν
αὐτὴν, ἀποστάντα τῆς τῶν ἡλικιωτῶν ἀκρασίας. καὶ μέντοι
καὶ κατὰ τὸν ἑξῆς ἐνιαυτὸν ἔργον ἐποιήσατο παραφυλάξαι
μου τὴν δίαιταν, ὡς μετρίως ἅψασθαι τῶν ὡραίων· ἦγον
δὲ τηνικαῦτα τῆς ἡλικίας ἔτη ιθ᾿. ἄνοσος οὖν ἐν αὐτῷ μεί-
νας, εἶτ᾿ ἐν τῷ μετ᾿ αὐτὸν ἐνιαυτῷ τοῦ πατρὸς ἀποθανόν-
τος, ἅμα τοῖς ἡλικιώταις διαιτηθεὶς ἐπὶ δαψιλέσι τοῖς κατὰ
τὴν ὀπώραν, ἐνόσησα νόσον παραπλησίαν τῇ πρόσθεν, ὡς
καὶ τότε φλεβοτομίας δεηθῆναι. τοὐντεῦθεν ποτὲ μὲν ἐφε-
ξῆς καθ᾿ ἕκαστον ἐνιαυτὸν, ἐνίοτε δὲ διαλιπὼν ἓν ἔτος, ἐνό-
σουν μέχρι τῶν ὀκτὼ καὶ εἴκοσιν ἐτῶν. [420] ἐν τούτῳ δὲ

ſtudioſus conceſſiſſet, urgebam ego quidem ſtudia ſupra con-
diſcipulos omnes non interdiu ſolum, ſed etiam noctu; toto
vero caniculae tempore, quum omnibus fugacibus fructibus
me expleſſem cum aequalibus una meis, autumno in mor-
bum incidi acutum, ſic ut ſanguinem mittere neceſſe habue-
rim. Reverſo deinde in urbem patre, meque quum incre-
paſſet, tum revocata in memoriam priore victus ratione,
qua ſub ipſo uſus eſſem, praecepit, uti de caetero hanc ſer-
varem, aequalium meorum intemperantiam averſatus. Quin
in ſequenti quoque anno ſtudioſe egit, ut vivendi rationem
meam obſervaret, ne quid de fugacibus fructibus, niſi mo-
dice, attingerem. Agebam tunc temporis aetatis annum
undevigeſimum; quo anno quum incolumis evaſiſſem, ſe-
quentique deinde diem obiiſſet pater, liberaliter cum aequa-
libus una in victu fructibus uſus, qui ſub caniculae tempus
proveniunt, morbum incurri priori non diſſimilem, uti tunc
quoque vena mihi neceſſario ſecanda fuerit. Ex eo tem-
pore aliquando ſingulo quoque deinceps anno ſemper aegro-
tavi, aliquando intermiſſo uno, ad annum usque vigeſimum-

Ed. Chart. VI. [420.]　　　　　　　　**Ed. Baf. IV. (352.)**

κινδυνεύσας ἀπόστημα σχεῖν, καθ᾽ ὃ μέρος συνάπτει τὸ ἧπαρ
τῷ διαφράγματι, τῶν ὡραίων ἁπάντων ἀπέχεσθαι ἐμαυτὸν
ὥρισα πλὴν τῶν πεπείρων ἀκριβῶς σύκων τε καὶ σταφυ-
λῶν, οὐδὲ τούτων ἀμέτρως, ὡς ἔμπροσθεν, ἀλλὰ συμμέ-
τρως προσφερόμενος. ἔσχον δὲ καὶ ἄλλον τινὰ τῶν ἐμαυτοῦ
πρεσβύτερον ἔτεσι δυοῖν, τὴν αὐτὴν γνώμην ἔχοντα ἐμοί.
φροντίζοντες οὖν τῶν γυμνασίων καὶ τοῦ μηδέποτ᾽ ἀπεπτῆ-
σαι ἄνοσοι διεμείναμεν ἄχρι δεῦρο πολλῶν ἐτῶν· καὶ τῶν
ἄλλων δὲ φίλων ὅσους ἔπεισα γυμνάζεσθαί τε καὶ τεταγμέ-
νως διαιτᾶσθαι, τέως πάντας ὁρῶ διαπαντὸς ὑγιαίνοντας,
ἐνίους μὲν ἐξ ἐτῶν πέντε καὶ εἴκοσι, τοὺς δ᾽ ἐξ ἐλαττόνων
μὲν, ἤδη δ᾽ ἱκανῶν, ὡς ἕκαστοι πεισθέντες ἔτυχον ἀπέχε-
σθαί τε τῶν ὡραίων καὶ τῶν ἄλλων κακοχύμων ἐδεσμάτων,
ἃ πρόκειται διελθεῖν ἐν τῷδε τῷ γράμματι.

　　Κεφ. β. Τοῖς μὲν οὖν δυναμένοις γυμνάζεσθαι πρὸ
τῶν σιτίων οὐδὲ τῆς ἀκριβοῦς πάνυ διαίτης ἐδέησε· τοῖς δὲ

octavum: quo tempore, quum periculum adiiſſem, ne, qua
parte ſepto transverſo jecur adhaeret, abſceſſus eſſet, mihi
ipſi uſum interdixi fugacium omnium, praeterquam ficuum
uvarumque exacte maturarum, hisque ipſis non immodice,
ſicuti antea, ſed moderate adhibitis; habebamque alium
quendam biennio majorem ſodalem ejusdem mecum inſti-
tuti. Adhibita itaque diligenti de exercitatione cura, tum
ne quid cruditate laboraremus, immunes hactenus a morbis
perſeveravimus annorum multorum ſpatio. Jam quoscun-
que ex amicis aliis perſuaſos habui, ut ſe exercerent viven-
dique ſervarent ordinem, animadverti ad hanc usque diem
incolumes perſtitiſſe, quosdam annorum vigintiquinque in-
tervallo, quosdam non totidem quidem annis, ſed ſatis ta-
men multis, prout perſuaſus quisque fuerat, uti fugacibus
fructibus abſtineret, reliquisque praeterea vitioſi ſucci edu-
liis, de quibus propoſitum nobis ſit hoc libro pertractare.

　　Cap. II. Ergo qui exercitatione uti ante cibum poſ-
ſunt, iis haud certe exquiſita victus ratio fuerit neceſſaria:

758 ΓΑΛΗΝΟΥ ΠΕΡΙ ΕΥΧΥΜΙΑΣ

Ed. Chart. VI. [420.]   Ed. Baſ. IV. (352.)

διὰ περιστάσεις πραγμάτων κωλυομένοις οὐ μόνον ἀβλαβε-
στέρας διαίτης, ἀλλὰ καὶ φαρμάκων ὑγιεινῶν ἐστι χρεία.
πολλοὶ μέντοι τῶν ἀνθρώπων ἐν τοιαύτῃ καταστάσει διατρί-
βουσιν, ὥστε μὴ δυνατὸν αὐτοῖς εἶναι, μήτε γυμνάζεσθαι κα-
λῶς πρὸ τῶν σιτίων, μήτ᾽ ἐσθίειν ἱκανῶς ἐν καιρῷ, μήτε
πέττειν καλῶς τὰς τροφάς. τοὺς μὲν δὴ τοιούτους ἀδύνατον
ἀνόσους διαμένειν ἄνευ τοῦ προνοεῖσθαι τῆς γαστρὸς ὑπαγω-
γῆς ἐκ διαλειμμάτων, ἐνίοτε δὲ καὶ καθάρσεως ἰσχυροτέρας,
ὡραίας τε κενώσεως αἵματος, ὑγιεινῶν τέ τινων φαρμάκων,
ἐν τοῖς προσήκουσι καιροῖς πινομένων. ὅσοι δὲ βίον ἡσύ-
χιον εἵλοντο, μήτε πρὸ ἡμέρας ἀνάγκην ἔχοντες ἐπὶ τὰς τῶν
πολὺ δυναμένων ἐπιέναι θύρας, μήτε πολλάκις ἱδροῦντες ἐν
ἀναγκαίαις πράξεσι καταψύχεσθαι, μήτε λουομένοις τισὶ
παρεστάναι, μήτ᾽ εἰς οἶκον ἐπανερχομένους αὐτοὺς παραπέμ-
πειν, εἶτα μετὰ πολλῆς σπουδῆς αὐτοὶ λουσάμενοι πρὸς τὸ
δεῖπνον ἐπείγεσθαι, τούτοις πρώτοις ὑποθήσομεν δίαιταν,
ἐξ ἧς ἂν μάλιστα χρηστότατον ἔχωσιν αἷμα· μετὰ δὲ τούτους
πειράσομαί τινας ὑποθήκας δοῦναι καὶ τοῖς ἐν ἀσχολίᾳ ζῶσι.

aliis vero, qui ob negotiorum molem hoc facere prohibentur,
non folum innocentiore victu, verum etiam medicamentis
falubribus opus fuerit. Plurimi quoque in eo rerum ſtatu
degunt mortales, ut his neque ante cibum recte exercere fe
liceat, neque opportune fatis cibum capere, neque vero pro-
be alimentum conficere: hofce intactos morbis perdurare
diutius impoſſibile fuerit, niſi confulant fubducta ſibi alvo
per intervalla, interdum purgatione etiam validiore, ac
tempeſtiva fanguinis miſſione, falubribusque quibusdam ad
haec medicamentis opportuno tempore epotis. Quicunque
vero quietioris vitae inſtitutum ingreſſi ſunt, nec coguntur
ante lucem adire potentum limina, nec, poſtquam crebro
ſudarint operibus neceſſariis factitandis, refrigefcere, neque
aliquibus, dum lavantur, aſſiſtere, neque alios, quum fe do-
mum iterum conferunt, reducere, ipſi poſtea ingenti feſti-
natione loti coenatum properare, hifce nos prius victus ra-
tionem praefcribemus, unde fanguinem in primis probum
obtineant; aliisque deinde confulere conabimur, qui nego-

δεήσεται δ᾽ ὁ λόγος ἀναμνῆσαι τῶν γεγραμμένων ἐν τοῖς
τρισὶν ὑπομνήμασιν, ἐν οἷς ὁ λόγος μοι γέγονε περὶ τῶν ἐν
ταῖς τροφαῖς δυνάμεων. εὔχυμα τοίνυν ἐδέσματα τῶν μὲν
σιτηρῶν ἄρτοι τ᾽ εἰσὶν οἱ καθαροὶ, κατειργασμένοι καλῶς
ὀπτήσει τε τῇ διὰ κλιβάνου καὶ τῇ πρὸ αὐτοῦ φυράσει καὶ
ζύμῃ συμμέτρῳ καὶ ἁλῶν μίξει, πρὸς τούτοις δὲ δεύτεροι
κατ᾽ ἀρετὴν οἱ ἰπνῖται. καὶ χόνδρος δὲ τῶν εὐχυμοτά-
των ἐστὶν, ὥσπερ καὶ τὸ χοίρειον κρέας, ἐὰν ἀκριβῶς ᾖ τε
γαστὴρ αὐτὰ πέψῃ καὶ τὸ ἧπαρ αἱματώσῃ. γλίσχρον δ᾽
ἔχει τι καὶ διὰ τοῦτ᾽ ἐμφρακτικὸν ἥπατός τε καὶ νεφρῶν, οἷς
στενόπορα φύσει ταῦτα. πλεοναζόντων γοῦν ταῖς ἐδωδαῖς
αὐτῶν, βάρους τέ τις αἴσθησις ἐν τοῖς εἰρημένοις μορίοις γί-
νεται καί ποτε καὶ πόνος. ἕπεται δὲ ταῖς καθ᾽ ἧπαρ ἐμφρά-
ξεσι, κωλύεσθαι μὲν τὴν ἀνάδοσιν, ἀθροίζεσθαι δὲ πλῆθος
ἐν ταῖς κατὰ τὸ μεσάραιόν τε [421] καὶ τὰ σιμὰ τοῦ σπλάγ-
χνου φλεψὶν, ᾧ πάλιν φλεγμονὰς ἀκολουθῆσαι τῶν μορίων,
ἐν οἷς ἤθροισται, κίνδυνος, ἢ αὐτῶν τῶν πλεοναζόντων χυ-

tiofam vitam ducunt. Fueritque neceſſe, ut in memoriam
revocentur, quae in tribus commentariis diſſeruimus de ali-
mentorum facultatibus conſcriptis. Igitur inter frumentacea
cibum exhibent ſucci boni panes puri rite confecti, qui et
in clibano ſint cocti et antea ſubacti, tum fermento conſtent
modico, ſaliſque mixtura: ſecundas ab his obtinent furna-
cei. Nec ſane minus alica inter ea, quae optimi ſucci ſunt,
cenſetur, ſicuti ſuilla quoque caro, ſiquidem iſta ventricu-
lus exquiſite concoquat, et in ſanguinem vertat jecur: viſci-
di nihilominus neſcio quid retinent, quodque ideo jecoris
renumque meatus obducat, quibus aſtrictiores hi natura
fuerint. Si quis igitur crebrius utatur, gravitatis ſecundum
praedictas jam partes ſenſum quendam, aut dolorem etiam
nonnunquam praeſentiet. Jecinoris porro obſtructionem
comitatur diſtributionis impedimentum, ac plenitudinis col-
lectio in meſaraei ſimarumque viſceris partium venis; quo
caſu periculum rurſus eſt, ne aut phlegmone ſequatur par-
tium, in quibus facta collectio fuerit, aut redundantiam hu-

μῶν σηπεδόνα. δυοῖν γάρ τοι θάτερον ἀναγκαῖόν ἐστι τοῖς
ὠμοῖς καὶ παχέσι χυμοῖς ἀκολουθεῖν, ἢ μεταβάλλεσθαι εἰς
αἷμα πεττομένοις, ἢ σήπεσθαι, καθάπερ καὶ τἄλλα πάντα
τὰ ἐν τοῖς θερμοῖς χωρίοις χρόνῳ πλείονι μένοντα. καὶ διὰ
τοῦτο τοῖς ἰατροῖς εὑρέθη τὰ κληθέντα πρὸς αὐτῶν ὑγιεινὰ
φάρμακα, τῆς λεπτυνούσης ἅπαντα δυνάμεως ὄντα. τούτοις
γὰρ ἔργον ἐστὶν, ἐκφράττειν μὲν τὰς στενὰς διεξόδους, ἀποῤ-
ῥύπτειν δὲ τὸ προσπλαττόμενον γλίσχρον ἐκ τῶν χυμῶν τοῖς
ἀγγείοις, τέμνειν δὲ καὶ λεπτύνειν τὰ παχέα τῶν ὑγρῶν. ἀλλ'
ἐὰν πλεονάσῃ τις ἐν αὐτοῖς, ὀῤῥῶδες ἢ πικρόχολον ἐν τῷ
χρόνῳ ἢ μελαγχολικὸν ἐργάζεται τὸ αἷμα. πέφυκε γὰρ ὀλί-
γον δεῖν ἅπαντα τὰ τοιαῦτα φάρμακα σὺν τῷ λεπτύνειν τε
καὶ τέμνειν ἔτι καὶ θερμαίνειν ἀμετρότερον. ὑπὸ δὲ τῶν οὕ-
τως θερμαινόντων ξηραίνεται μὲν τὰ στερεά, παχύνονται δὲ
οἱ χυμοί, καὶ διὰ τοῦτο κατὰ τοὺς νεφροὺς οἱ πωρώδεις λίθοι
συνίστανται. καλλίστης οὖν κατασκευῆς σώματος ὑπαρχού-
σης, ἥτις ἂν εὐκρατοτάτη μὲν ᾖ, τὰς δὲ τῶν χυμῶν διεξό-
δους εὐρείας ἔχῃ, δυνατόν ἐστιν ὑγιαίνειν ἀεὶ τὸν οὕτω πεφυ-

morum ipforum putredo; quandoquidem alterutrum fequi
neceſſe ſit crudos craſſosque humores, ut aut in ſanguinem
convertantur concocti, aut putreſcant, ſicuti reliquis quo-
que omnibus accidit, quaecunque locis calentibus diutius
moram trahunt. Proinde inventa medicamenta ſunt, ſic a
medicis ſalubria appellata, quae attenuandi omnia facultate
conſtant; horum ſi quidem oſſicium eſt anguſtiores vias ex-
pedire, tum abſtergere, ſi quid ex humoribus glutinoſi vaſis
adhaereſcit, humorumque craſſitiem incidere et extenuare.
Caeterum frequens horum uſus ſanguinem feroſum, aut bi-
lioſum, aut melancholicum temporis tractu reddiderit; ſiqui-
dem ſolita ſint medicamenta haec univerſa prope, praeter
id, quod attenuent et incidant, etiam vehementius excaleſa-
cere; ab iis autem, quae ſic calefaciunt, ſolidiores partes
exiccantur, humoresque redduntur craſſi, unde renum cal-
culi exiſtant tophacei. Ergo quum corporis conſtitutio pro-
batiſſima ea habeatur, quae ſimul et temperatiſſima ſit et
humorum tranſitum expeditum teneat, hac natura praedi-
tum poſſibile ſit, ſiquidem ſe ante cibos quod ſatis ſit exer-

κότα, γυμναζόμενον αὐτάρκη πρὸ τῶν σιτίων, ἐὰν καὶ πλεο-
νάζῃ ποτὲ κατὰ τὰ παχύχυμα τῶν ἐδεσμάτων, ὁποῖόν ἐστιν,
ὡς ἔφην, ὅ τε χόνδρος καὶ τὸ χοίρειον κρέας, οἵ τ' ἱπνῖται
τῶν ἄρτων, ἢ κριβανῖται, οὐ πάνυ δ' ἀκριβῶς οὔτε προ-
παρεσκευασμένοι τῇ λελεγμένῃ μικρὸν ἔμπροσθεν κατασκευῇ,
κατά τε τὸν κλίβανον ἐνδεῶς ὠπτημένοι. τὴν δ' αὐτὴν ἔχει
τῷ χόνδρῳ φύσιν ὁ καλούμενος τράγος, ἐκ τῶν σιτηρῶν
τροφῶν καὶ αὐτὸς ὑπάρχων, δυσκατεργαστότερός γε μὴν ἐν
τῇ κατὰ τὴν γαστέρα πέψει ἐστὶ τοῦ χόνδρου. παραπλησίαν
δὲ τούτοις δύναμιν ἔχει καὶ ἡ τῶν ὠῶν φύσις, ἀλλὰ διορισμῶν
πολλῶν δεομένη, καθάπερ καὶ τὸ γάλα. προϊόντος δὲ τοῦ
λόγου διδαχθήσεται μετ' ὀλίγον ἀκριβῶς πᾶσα. πρότερον
γὰρ, ὥσπερ τούτων ἐμνημόνευσα, τὸν οἷον τύπον ὑπογρά-
φων τῶν εὐχύμων τε καὶ κακοχύμων ἅμα γλισχρότητι τροφῶν,
οὕτως καὶ τῶν συμμέτρως ἐχουσῶν βούλομαι μνημονεῦσαι,
μέσον οὐσῶν τῇ φύσει τῶν παχυνόντων ἐδεσμάτων καὶ τῶν
(353) λεπτυνόντων, ὑπὲρ ὧν ἑτέρωθι διῆλθον ἐν ἑνὶ γράμ-

ceat, incolumem affidue praeftare, etiam aliquando fucci
craffioris cibis plufculum ufum; quod genus, ficuti diximus,
alica eft et fuilla caro, panesque furnacei et clibanitae, qui-
bus quidem nec exacta adhibita fuerit praeparatio, qualem
paulo fupra retulimus, et imperfecte in clibano decocti fint.
Ejusdem cum alica naturae eft tragus quoque, quem vocant,
qui ipfe quoque inter frumentacea alimenta connumeratur,
atque is tamen alica ipfa aegrius in ventriculo concoquitur.
Nec diffimilem ab his plane facultatem obtinet ovorum na-
tura; de quibus diftinguendum tamen plenius fit, quemad-
modum de lacte quoque. Docebuntur haec ad amuffim in
fermonis progreffu haud ita multo poft. Prius namque,
quemadmodum horum ipforum memini, ut alimentorum vel-
uti formulam quandam exprimerem, in quibus cum vifci-
ditate una fuccorum bonitas et malitia ineft, ad eundem mo-
dum de iis quoque mentionem faciam, quae mediocriter fe
habent et natura conftant inter incraffantes cibos et atte-
nuantes media; de quibus alibi unico libro differui, qui eft

ματι τῷ περὶ τῆς λεπτυνούσης διαίτης. ἀλλὰ τῶν μὲν τοιού-
των τὰ πλεῖστα φάρμακα μᾶλλον ἄν τις ἢ τροφὴν εἴποι.
τὰ δὲ τοὺς παχεῖς καὶ γλίσχρους γεννῶντα χυμοὺς ἐδέσματα
τροφιμώτατά τε πάντ᾽ ἐστὶ, κἂν πεφθῇ καλῶς ἔν τε τῇ γα-
στρὶ καὶ τῷ ἥπατι, χρηστὸν αἷμα γεννᾶν πέφυκεν.

Κεφ. γ΄. Ἀμεμπτότατα δὲ τῶν ἐδεσμάτων ὑπάρχει
τὰ μεταξὺ τῶν λεπτυνόντων τε καὶ παχυνόντων, ὡς ἂν ἐν
συμμετρίᾳ καὶ μεσότητι τῶν ὑπερβολῶν καθεστῶτα. τοιαῦ-
τα δ᾽ εἰσὶν οἵ τε κάλλιστοι τῶν ἄρτων, ὑπὲρ ὧν τῆς κατα-
σκευῆς ἐπὶ πλέον ἐν τῷ πρώτῳ περὶ τῶν ἐν ταῖς τροφαῖς δυνά-
μεων εἴρηται, καὶ πρὸς τούτοις αἱ σάρκες ἀλεκτορίδων τε καὶ
ἀλεκτρυόνων, ὀρνίθων τε καὶ φασιανῶν καὶ περδίκων καὶ
περιστερῶν, ἀτταγήνων τε καὶ τρυ[422]γόνων καὶ κιχλῶν
καὶ κοσσύφων καὶ τῶν μικρῶν στρουθῶν ἁπάντων, ἔτι τε πε-
τραίων ἰχθύων, αἰγιαλείων τε καὶ πελαγίων, κωβιῶν τε καὶ
σμυραινῶν καὶ βουγλώσσων, ὀνίσκων τε καὶ πάντων ἁπλῶς
ἰχθύων, ὅσοι μήτε γλισχρότητά τινα, μήτε δυσωδίαν ἢ ἀη-

de attenuante victus ratione. Hujusmodi tamen plurima
medicamenti potius quam alimenti nomine vocentur: at
quae craſſos glutinoſosque ſuccos progignunt edulia, haec
fuerint, quae quum valentiſſime alant, tum bonum procrea-
re ſanguinem conſueverint, ſiquidem ea ventriculus ac je-
cur probe conficiat.

　　Cap. III.　Omnium tamen minime improbantur edu-
lia, quae attenuantium et incraſſantium in confinio ſunt,
ut quae in exceſſuum meditullio et temperie quadam locen-
tur.　Hujusce generis panes optimi ſunt, qui quomodo pa-
rentur, fuſius dictum a nobis eſt in primo de alimentorum
ſacultatibus libro: gallinarumque praeterea carnes gallo-
rumque gallinaceorum, tum phaſianarum avium, perdi-
cum, columbarum, attagenum, turturum, turdorum, meru-
larum et paſſerculorum omnium, piſciumque ad haec ſaxa-
tilium littoraliumque et pelagiorum, et gobiorum, et mu-
raenae, et bugloſſi, et aſellorum, breviterque piſcium om-
nium, quicunque nullam inter edendum nec viſciditatem,

δίαν ἔχουσι κατὰ τὴν ἐδωδήν. οὐκ ὀλίγων δὲ χρεία διορισμῶν
ἐστι καὶ περὶ τῆς τούτων ἁπάντων φύσεως, ἣν ἐφεξῆς ἐρῶ
ἐν τῷ περὶ τῶν κακοχύμων ἐδεσμάτων λόγῳ, προσθεὶς δὲ τὰ
λείποντα πρότερον. ὅσοις μὲν γὰρ ἀνθρώποις οἷόν τ᾽ ἐστὶ
γυμνασίοις τε πλείοσι χρῆσθαι καὶ κοιμᾶσθαι, μέχρις περ ἂν
ἐθέλωσι, καὶ βίον ἔξω τῶν πολιτικῶν ἀσχολιῶν ᾕρηνται, τού-
τοις ἐγχωρεῖ καὶ τὰ παχύχυμα καὶ γλίσχρα τῶν ἐδεσμάτων
ἐσθίειν, καὶ μάλισθ᾽ ὅταν ἐπὶ τῷ πλήθει τῆς ἐδωδῆς αὐτῶν
μηδέποτε μηδεμίαν αἴσθησιν ἐν ὑποχονδρίῳ δεξιῷ ἴσχωσιν ἢ
βάρους, ἢ τάσεως. ὅσοις δ᾽ ἤτοι διὰ τὴν ἡλικίαν, ἢ διά
τινα συνήθειαν οὐχ οἷόν τε γυμνάζεσθαι πρὸ τῶν σιτίων,
οὗτοι πάντων ἀπεχέσθωσαν ἐδεσμάτων, ὅσα τοιαῦτα. τε-
λέως δ᾽ ἀργοὶ μηδ᾽ αὐτοὶ παραγενέσθωσαν ἐπὶ τὰς τοιαύτας
τροφὰς, ἀλλ᾽ αἰωρήσεσιν ἢ περιπάτοις ἀντὶ τῶν ἰσχυροτέ-
ρων γυμνασίων χρήσθωσαν. μέγιστον γὰρ κακὸν εἰς ὑγείας
φυλακὴν ἐστιν ἡσυχία παντελὴς τοῦ σώματος, ὥσπερ καὶ μέ-
γιστον ἀγαθὸν ἡ σύμμετρος κίνησις. οὐδὲ γὰρ οὐδὲ νοσή-

nec faporis foeditatem, nec infuavitatem repraefentant.
Nec fane paucas diftinctiones requirit horum omnium na-
tura; atque de horum omnium natura tractaturus deinceps
fum, quum de mali fucci cibis dicemus, additis prius hoc
loco, quae defunt. Etenim quicunque plurimum exerce-
re fe poffunt, fomnumque, quantum libuerit, producere,
vitamque delegerunt a civilibus negotiis procul, poffunt
fane hi craffi glutinofique fucci cibos capere, praefertim fi
cui poft largum horum efum nullus unquam in dextro hy-
pochondrio aut ponderis, aut tenfionis fenfus oboriatur;
quibus vero non licet aut per aetatem, aut ob confuetudi-
nem aliquam exercere fe ante cibum, abftineant eduliis id
genus omnibus. Omnino vero otiofi ne ipfi quidem ad-
mittere alimenta hujusmodi debuerint, fed vel geflationibus,
vel deambulationibus utantur validioris exercitationis vice;
ficuti namque quies corporis omnimoda maximum eft ad
tuendam fanitatem incommodum, fic plane maximum fuerit
in mediocri motione commodum; quando ne aegrotaturus

σει τις ὅλως, ἢν ἐπίτηδες προνοῆται τοῦ μηδέποτ᾽ ἀπεπτῆ-
σαι μετὰ τοῦ μηδὲ κινεῖσθαί τινα ἰσχυρὰν ἐπὶ σιτίοις κίνησιν.
ὥσπερ γὰρ ἀγαθὸν μέγιστόν ἐστιν εἰς ὑγείαν τὸ πρὸ τῶν σι-
τίων προγυμνάσιον, οὕτω βλαβερώτατον ἅπασα κίνησις ἐπὶ
σιτίοις. ἀναδίδοται γὰρ ἐκ τῆς κοιλίας ἡ τροφὴ, πρὶν πε-
φθῆναι, κᾀκ τοῦδε πλῆθος ὠμῶν χυμῶν ἀθροίζεται κατὰ τὰς
φλέβας, ἐξ ὧν εἴωθε νοσήματα παντοῖα γίγνεσθαι, μὴ φθα-
σάντων αὐτῶν ἤτοι διαφορηθῆναι πόνοις πλείοσιν, ἢ πε-
φθῆναι καὶ μεταβαλεῖν εἰς αἷμα ὑπὸ τῆς καθ᾽ ἧπάρ τε καὶ
φλέβας δυνάμεως. ἀσφαλέστατον οὖν φείδεσθαι τῶν κακο-
χύμων τε καὶ γλίσχρων ἐδεσμάτων, ὅσοις γε μόνης ὑγείας
ἐστὶν ἡ φροντὶς, οὐκ εὐεξίας σώματος, ὁποίαν οἱ γυμναστικοὶ
σπουδάζουσιν.

Κεφ. δ΄. Ἐφεξῆς γοῦν ἐγὼ καταλέξω καὶ τὰ μὴ λε-
λεγμένα κατὰ τὸν ἄχρι δεῦρο λόγον ἐδέσματα παχύχυμα, πάλιν
ἀπὸ τῶν ἄρτων ἀρξόμενος. ὅσοι τοίνυν τούτων οὔτε ζύμης,
οὔθ᾽ ἁλῶν ἱκανῶς ἔσχον, οὔτε πλεῖστον ἐφυράθησαν, οὔτ᾽
ἐν κλιβάνῳ καλῶς ὠπτήθησυν, οὗτοι παχυχυμότεροι πάντων

quidem omnino aliquis fit, qui, ne quando cruditate laboret,
curam geſſerit, nec motu aliquo vehementi a cibo moveatur.
Quemadmodum enim omnium maxime commendatur ad ſa-
nitatem exercitatio ante cibos, ſic a cibis motus unusquisque
vel in primis damnatur, eo quod a ventre alimentum ante
concoctionem diſtribuatur, crudiorumque ita humorum vis
colligatur in venis, unde morborum genus omne progigni
ſoleat, niſi prius aut laboribus pluribus diſſipentur ipſi,
aut concoquantur, inque ſanguinem vertantur a jecoris ve-
narumque facultate. Itaque ſecuriſſimum fuerit cibos ca-
viſſe craſſi glutinoſique ſucci, quibus quidem valetudinis
ſolius bonae cura ſit, non autem bene habiti corpore eſſe
ſtudeant, quod gymnaſtici faciunt.

Cap. IV. Cibos igitur craſſi ſucci enumerabo dein-
ceps, quos hactenus ſermone non retuli, initio a panibus
ſumpto. Ex quibus qui neque fermenti, quod ſatis ſit, ne-
que ſalis accepere, neque ſubacti plurimum, ſed nec cli-
bano probe cocti fuerunt, craſſo ſupra omnes ſucco con-

εἰσὶ μετὰ τοῦ καὶ γλισχρότητος ὀλίγον μετέχειν, ὅντινα χυ-
μὸν οἱ περὶ Πραξαγόραν τε καὶ Φιλότιμον ὀνομάζειν εἰώ-
θασι κολλώδη. παχύχυμοι δὲ οἱ τυροὶ πάντες, ἀλλ᾽ οἱ μὲν
νέοι χωρὶς κακοχυμίας, οἱ παλαιοὶ δὲ καὶ σὺν ταύτῃ. γλι-
σχρότης δὲ πρὸς πάχει τισὶν αὐτῶν, οὐχ ἅπασιν, ὑπάρχει διὰ
τὴν τοῦ γάλακτος φύσιν, ἐξ οὗ γεγόνασιν, οὐ σμικρὰς ἔχον-
τος διαφορὰς ἔν τε τοῖς γένεσι τῶν ζώων καὶ ταῖς τροφαῖς,
ἃς ἐσθίουσιν ἄλλας ἐν ἄλλοις τόποις. αἰγείῳ μὲν οὖν γά-
λακτι πλείστῳ χρῶνται παρ᾽ ἡμῖν, ὥσπερ ἐν ἄλλοις ἔθνεσι
βοείῳ· χρῶνται δὲ καὶ τῷ προβατείῳ πολλάκις. [423] ἀλλὰ
τοῦτο μέν ἐστι παχὺ, τῷ τῶν ὄνων ὑπεναντίως ἔχον ἐν τῷδε·
λιπαρὸν δὲ τὸ τῶν βοῶν. ἁπάντων δ᾽ ἔχει συμμέτρως τὸ
τῶν αἰγῶν. οὔτε γὰρ ἱκανῶς ἐστιν οὔτε λιπαρὸν, οὔτε παχὺ,
καὶ διὰ τοῦτο μέσον τι τῶν ἄλλων ὑπάρχει κατὰ τὰς ἐνερ-
γείας, ἃς ἐνεργεῖ κατὰ τὸ τῶν ἀνθρώπων σῶμα, τοῦ μὲν
ὀῤῥώδους καὶ λεπτοῦ γάλακτος ὑπάγοντος μὲν τὴν γαστέρα
μᾶλλον, ἧττον δὲ τρέφοντος τὸ σῶμα, τοῦ δὲ παχέος ἔμπα-
λιν ἧττον μὲν ὑπάγοντος, τρέφοντος δὲ μᾶλλον. σύγκειται

ſtant, praeter id quod viſcidi etiam nonnihil participant:
quod ſucci genus Praxagoras et Philotimus appellant gluti-
noſum. Craſſi praeterea ſucci eſt caſeus omnis, ſed recens
ſuccum vitioſum non obtinet, qui inveteratis adeſt. Viſcoſi-
tas in eorum quibusdam craſſitiei accedit, non tamen in om-
nibus, idque ob lactis, unde conficiuntur, naturam; cujus
non pauca ſunt diſcrimina pro animantium diverſitate et
alimentorum, quae alibi alia capiunt. Ac plurimus quidem
apud nos eſt caprini lactis uſus, ſicuti bubuli apud alias na-
tiones; quin et frequenter ovillo utuntur. Craſſum tamen
hoc eſt, aſinarum lacti contrario modo ſe habens hoc no-
mine; pingue bubulum, omnium in medio caprinum, quip-
pe quod nec immodice pingue, neque vero craſſum ſit, ideo-
que etiam operibus mediocre habetur, quae in humano cor-
pore edit, quum tenue ſeroſumque lac, ſicuti minus alit,
ita ventrem ſubducat magis, craſſum contra minus quidem
alvum emolliat, at magis interim nutriat. Ex tribus nam-

γὰρ ἐκ τριῶν οὐσιῶν ἀνομοιομερῶν ἅπαν γάλα, μιᾶς μὲν τῆς ὀῤῥώδους τε καὶ λεπτῆς, ἑτέρας δὲ τῆς παχείας τε καὶ τυρώδους, καὶ τρίτης τῆς ἐλαιώδους τε καὶ λιπαρᾶς. οὐ μὴν ἐν ἅπασί γε τοῖς ζώοις τὸ μέτρον αὐτῶν ἴσον, ἀλλ᾽ ἐν μὲν τῷ καμήλων τε καὶ ὄνων γάλακτι ἡ ὀῤῥώδης ὑγρότης πλείστη, τὸ τυρῶδες δ᾽ ἐν τοῖς προβάτοις, ὥσπερ τὸ λιπαρὸν ἐν τῷ τῶν βοῶν γάλακτι. μεσότητα δ᾽ ἔχει τῶν ὑπερβολῶν ἡ αἲξ πρὸς τἆλλα γένη τῶν ζώων· ἐπείτοι πάλιν αὗται πρὸς ἀλλήλας παραβαλλόμεναι ταῖς εἰρημέναις ὑποπεπτώκασι διαφοραῖς, οὔσης οὐ σμικρᾶς οὐδὲ τῆς κατὰ τὴν ἡλικίαν, ὥσπερ γε καὶ τῆς κατὰ τὰς νομὰς καὶ τὰς ὥρας τοῦ ἔτους, ἔτι τε τὸν χρόνον, ὃν ἀφεστήκασι τῆς ἀποκυήσεως· ὑπὲρ ὧν καὶ αὐτῶν ἐπὶ πλέον ἐν τῷ τρίτῳ περὶ τῶν ἐν ταῖς τροφαῖς δυνάμεων εἴρηται. νυνὶ δ᾽ ἀρκεῖ τό γε τοσοῦτον εἰπεῖν, ὡς οὐκ ἀσφαλὲς ἄνευ μέλιτος προσφέρεσθαι τὸ τῶν αἰγῶν γάλα. πολλοῖς γὰρ τῶν μόνον αὐτὸ πιόντων ἐτυρώθη κατὰ τὴν γαστέρα, καὶ θαυμαστὸν ὅπως βαρύνει τε καὶ πνίγει τὸν ἄνθρωπον, ἐπειδὰν τοῦτο συμβῇ. θαυμαστότερον δ᾽ ἔτι τὸ περὶ τοῦ θρομ-

que fubftantiis conftat lac quodque diffimilium inter fe partium; quarum una ferofa eft tenuisque, craffa altera ac cafeofa, tertia vero pinguis atque oleofa. Neque in omnibus tamen animantibus aequa harum portio eft, fed in camelarum atque afinarum lacte ferofae humiditatis plurimum, cafeofae in ovillo, pinguis in bubulo. Caprae pro reliquis animalium generibus intra exceffum omnem mediocriter fe habent; illae enim ipfae, fiquidem invicem rurfus conferantur, in jam dictas differentias cadunt, quando non fane parva ea fit, quae ab aetate fumitur, ficuti nec quae ex pafcuis ducitur atque anni tempore intervalloque infuper a partu; de quibus ipfis plenius in tertio de alimentorum facultate libro tractavimus. Illud hoc loco dixiffe fatis fit, minime tuto fumi caprarum lac absque melle; multis namque, qui folum id fumpfiffent, in cafeum coactum fuit in ventre: quod quum contingit, mirum, quam hominem gravet ac fuffocet. Hoc ipfo admiratione diguius, quod in con-

βωθέντος ἐστὶν αἵματος, ἐάν τʼ εἰς τραῦμά τι, ἐάν τʼ εἰς κοι-
λίαν ἤ τι τῶν ἐντέρων συρρυῇ. καὶ γὰρ ἐκλύονται καὶ κα-
ταψύχονται καὶ μικρόσφυκτοι καὶ κακόσφυκτοι γίνονται. καὶ
μέντοι καὶ σηπεδόνος ἐπιγενομένης ἐν τάχει κατὰ τὰ πλησιά-
ζοντα τῶν ὑγιεινῶν μορίων αἴτιον γίνεται τὸ θρομβωθὲν ἐν
τραύμασιν αἷμα. διὰ τίνα μὲν οὖν αἰτίαν ὁ πάντων ἡμῖν
τῶν χυμῶν οἰκειότατος, ὅταν ψυχθῇ, τηλικούτων ἡμῖν παθη-
μάτων αἴτιον γίνεται, ζητήσεως οὐ σμικρᾶς ἄξιον· ἐναργῶς
γε μὴν ἔστι κἀκ τούτου γνῶναι, πηλίκην ἔχουσι δύναμιν αἱ τῶν
μοχθηρῶν χυμῶν ποιότητες, ὧν ὥσπερ τινὸς μικροῦ καταφρο-
νοῦσιν ἔνιοι τῶν νῦν ἰατρῶν, ἑπόμενοι τοῖς πρώτοις πλασα-
μένοις οὕτω γινώσκειν. τὸ γοῦν γάλα πίνουσί τινες ἐπεμ-
βάλλοντες, ἕνεκα τοῦ μὴ τυρωθῆναι κατὰ τʼν γαστέρα, μέλι-
τός τε καὶ ὕδατος καὶ τρίτου τῶν ἁλῶν. ἄριστον δʼ εἰς
εὐχυμίαν γάλα τὸ τῶν εὐεκτικῶν ζώων ἐστὶν, ὅταν ἀμελ-
χθῇ, πινόμενον εὐθέως. τὸ δὲ ἑψηθὲν ἐπὶ πλέον παχύχυ-
μον ἱκανῶς γίγνεται, καὶ μᾶλλον ὅταν ἄλευρον πύρινον ἢ
κέγχρον ἢ ἄμυλον ἑψήσῃς μετʼ αὐτοῦ. τυροὶ δὲ παχύχυμοι

creto in grumos fanguine fit, fi vel in vulnus defluat, vel
ventrem, vel inteftinorum aliquod; inde enim et exolvun-
tur et refrigefcunt, pulfusque tum parvi tum mali evadunt.
Quin etiam concretus ad hunc modum in vulneribus fan-
guis caufa eft, ut putredo celeriter vicinas partes fanas cor-
ripiat. Unde igitur fiat, ut humorum noftrorum omnium
maxime proprius, poftquam refrixerit, affectus afferat in-
gentes adeo, difquirendum fane non parum fuerit; inde ta-
men aperte colligas, quanta fit pravorum humorum qualita-
tis facultas, quorum rationem nullam ducunt, ut rei vilis,
medici quidam hoc tempore, illos fequuti, qui fe primum,
ut ita ftatuerent, compararunt. Lac certe, ne coaguletur
in ventre, epotant nonnulli addito melle et aqua tertioque
ad haec fale. Optimi fucci eft lac, quod bene habitorum
animalium fit, ac poft emulfionem ftatim bibatur; at quod
decoctum plus jufto fuerit, fucci nimis craffi evadit, potiffi-
mum fi triticeam farinam miliumve aut amylum una de-
coquas. Cafeus craffo fucco omnis conftat, vetus mali

ἅπαντές εἰσιν, οἱ παλαιοὶ δὲ καὶ κακόχυμοι. τοὺς νεοπαγεῖς
δ᾽ ἐγχωρεῖ μετὰ μέλιτος ἐσθίειν πρὸ τῶν σιτίων ὑπαγωγῆς
ἕνεκα γαστρὸς, ἧττόν τε γὰρ εἰσι παχύχυμοι τῶν παλαιῶν,
οὐδ᾽ ὅλως δὲ κακόχυμοι. ὁ δ᾽ ἐξ αὐτῶν πηγνυμένων ἀπορ-
ῤέων ὀῤῥὸς ἱκανῶς ὑπάγει γαστέρα. παχύχυμον δ᾽ ἐστὶν
ἔδεσμα καὶ διὰ τοῦτο καὶ τὰς καθ᾽ ἧπαρ παρεμφράττει διεξ-
όδους ὁ διὰ γάλακτος ἢ τυροῦ σκευαζόμενος πλακοῦς,
ὁμοίως δ᾽ αὐτῷ καὶ ὁ διὰ σεμιδάλεως καὶ γάλακτος, ἢ καὶ λα-
γάνων τι καὶ (354) ῥυημάτων προσλαμβάνων. οὐδὲν δ᾽ ἧττον,
ὅσα σκευάζουσι διὰ γλεύκους καὶ σεμιδάλεως ἢ ὅλως ἀλεύρου
πυρίνου, κακόχυμα πάντ᾽ ἐστί. καὶ αὐτὰ δὲ καθ᾽ αὑτὰ λά-
γανά τε καὶ ῥυήματα, καὶ πᾶν ἄζυμον ἐκ πυροῦ πέμμα, καὶ
μᾶλλον ὅταν καὶ τοῦ τυροῦ τι προσλάβῃ, παχύχυμον ἱκανῶς
ἐστιν· ὀνομάζειν δέ μοι δοκοῦσι [424] ταυτὶ τὰ νῦν ὑφ᾽ ἡμῶν
καλούμενα λάγανά τε καὶ ῥυήματα κοινῇ προσηγορίᾳ τῇ
τῶν ἰτρίων οἱ παλαιοί. παχύχυμοι δέ εἰσι καὶ οἱ κοχλίαι καὶ
τῶν ὠῶν ὅσα μέχρι τελείας πήξεως ἕψουσί τε καὶ ὀπτῶσι. τὰ
μὲν γὰρ ταγηνιζόμενα καὶ κακόχυμα γίνεται, καὶ τὴν ἐν τῇ
γαστρὶ πέψιν ἔχει κνισσώδη, συνδιαφθείρουσαν ἑαυτῇ καὶ

etiam fucci eft, poffis tamen fubducendae alvi gratia ante
cibum recens coagulatos edere cum melle; nam et vetuftis
hi craffum minus fuccum obtinent, ac nequaquam pravum.
Quod ex coactis defluit ferum, fatis quidem alvum ducit.
Cibus etiam fuerit craffus, quique eam ob rem jecoris meatus
infarciat, placenta, quam ex lacte et cafeo, quamque ex
fimila et lacte parant, aut fi qua lagana aut rhyemata ad-
dantur. Nec minus craffi fucci funt, quaecunque ex mufto
et fimila parantur, aut in univerfum triticea farina. Ipfa
quin etiam per fe lagana et rhyemata, omniaque ex tritico
bellaria fine fermento, quoties cafei etiam aliquid adjicitur,
craffi valde fucci funt; videnturque mihi veteres, quae
nunc lagana et rhyemata vocamus, communi itriorum no-
mine appellaffe. Craffo fucco conftant cochleae etiam ova-
que elixatione aut affatione ad fummum durata; nam quae
fartagine friguntur, etiam mali fucci fiunt, ac in ventriculo
concoctionem fortiuntur nidorofam, et quae reliquos fecum

τἆλλα σιτία, καὶ διὰ τοῦτο τῶν ἀπεπτουμένων ἐν τοῖς χείρι-
στα πέφυκεν εἶναι. τὰ δὲ μετρίως ἑψημένα καὶ διὰ τοῦτο
καλούμενα τρομητὰ βελτίω καὶ πρὸς πέψιν εἰσὶ καὶ πρὸς
ἀνάδοσιν καὶ πρὸς θρέψιν καὶ πρὸς εὐχυμίαν, ὥσπερ γε καὶ
τὶ ῥοφητὰ καλούμενα, μετρίως ἑψημένα καὶ διὰ τοῦτο καὶ
τὰς τῆς φάρυγγος ἐκλεαίνοντα τραχύτητας, ὅτε μήπω πεπά-
χυνταί τε καὶ συνῆκται τὸ ἐν αὐτοῖς ὑγρόν. ἀλλὰ καὶ τῶν
ἐνύδρων ζώων τά τε μαλάκια καλούμενα, τευθίδες καὶ ση-
πίαι καὶ πολύποδες, ὅσα τ᾽ ἄλλα τὰ τοιαῦτα, παχὺν καὶ γλί-
σχρον ἔχουσι τὸν χυμὸν, ὥσπερ καὶ οἱ κητώδεις τῶν ἰχθύων,
ἐξ ὧν εἰσιν καὶ οἱ θύννοι. μετριώτεραι δ᾽ αὐτῶν αἱ πηλαμί-
δες. ἱκανῶς δὲ παχύχυμα τὰ ὄστρεα, ὧν οἱ κήρυκες, αἵ τε
πορφύραι καὶ πάνθ᾽ ἁπλῶς τὰ καλούμενα πρὸς Ἀριστοτέλους
ὀστρακόδερμα, χῆμαι, λοπάδες, κτένες, πίνναι καὶ τὰ πα-
ραπλήσια. πορφύραι μὲν οὖν καὶ κήρυκες σκληροτέραν ἔχου-
σι τῶν ἄλλων τὴν σάρκα καὶ παχυχυμοτέραν, ὑγροτέραν δὲ
καὶ γλισχροτέραν τἆλλα, καὶ μάλιστα πάντων τὰ ὄστρεα.

cibos in corruptelam trahant; proinde inter ea, quae con-
coctionem fugiunt, omnium peſſima ſunt. Quae mediocriter
elixa fuerunt, eoque vocantur tremula, praeſtabiliora ſunt
et ad concoquendum et ad diſtributionem in corpus et ad
nutritionem et ad ſucci bonitatem, quemadmodum ſane et
quae ſorbilia vocantur, mediocriter elixa, eam ob rem gut-
turis aſperitates lenientia, quoad nondum ſpiſſatus eorum
humor concreverit. Ex aquatilibus etiam mollia, quae vo-
cant, loligines, ſepiae, polypi aliaque id genus craſſo glu-
tinoſoque ſucco conſtant, ſicuti et cetacei piſces, de quo-
rum genere habentur thunni; his ipſis moderatiores pela-
mides. Craſſi valde ſucci ſunt oſtrea quoque, buccinae et
purpurae, ac breviter quaecunque Ariſtoteles teſtacea ap-
pellat, hiatulae, lopades, pectines, pinnae et id genus.
Inter haec purpurae et buccinae carnem habent duriorem
caeteris ac ſucci craſſioris, reliqua vero humidiorem et
viſcidiorem, omniumque maxime oſtrea. Illud expedit

770　　　ΓΑΛΗΝΟΥ ΠΕΡΙ ΕΥΧΥΜΙΑΣ

Ed. Chart. VI. [424.]　　　　　　Ed. Baf. IV. (354.)

χρὴ δὲ γινώσκειν ἁπάντων αὐτῶν τὸν μὲν χυλὸν ὑπακτικὸν
τῆς γαστρὸς, ὥσπερ ἐν τῷ γάλακτι τὸν ὀῤῥὸν, αὐτὸ δὲ τὸ
στερεὸν σῶμα βραδυπεπτότερόν τε καὶ παχύχυμον, ὠμοῦ χυ-
μοῦ καὶ παχέος καὶ ψυχροῦ γεννητικόν. ὑπάρχει δὲ τοῦτο καὶ
τῇ κράμβῃ καὶ τοῖς φακοῖς ἐναργῶς, ὥσπερ ἑτέροις πολλοῖς
ἀμυδρῶς, ὑπὲρ ὧν ἐπὶ πλέον ἐν τοῖς τρισὶν ὑπομνήμασι δι-
ῆλθον, ἃ περὶ τῶν ἐν ταῖς τροφαῖς δυνάμεων ἐπιγέγραπται.
τὰ μὲν οὖν ἄλλα τῶν εἰρημένων παχυχύμων πάντων ἐστὶ
κολλώδη τε καὶ γλίσχρα πλὴν ὧν εἶπον ὀστρακοδέρμων. ἡ
κράμβη δὲ καὶ ἡ φακῆ τῆς αὐτῆς τοῦ χυμοῦ φύσεως οὐ μετει-
λήφασιν, ἀλλὰ τὸν νιτρώδη τε καὶ ὑπακτικὸν ἔχουσι, καθά-
περ τὸ δρακόντιον μὲν τὸν δριμύν τε καὶ πικρὸν ἰσχυρῶς, ἄρον
δ᾽ ἀμφότερον μὲν, ἀλλ᾽ ἀμυδρῶς, οἱ βολβοὶ δὲ τὸν αὐστη-
ρόν τε καὶ πικρὸν, οὓς ἐὰν ἐκνίψῃς ἑψήσεσι πλείοσι, τὸ στε-
ρεὸν αὐτῶν ἀπολειφθήσεται παχύχυμον ᾽πάρχον. ἁπάντων
δὲ τῶν τοιούτων ἐδεσμάτων οἱ μύκητες ἔχουσι ψυχρότατόν τε
καὶ γλισχρότατον ἅμα καὶ παχὺν χυμὸν, ἐν οἷς ὑπὸ τῶν
βωλιτῶν μόνων οὐδεὶς ἱστόρηται τεθνεώς· χολέραν μέντοι

fcire, horum omnium fucco ventrem fubduci, ut et lactis
fero, folido autem eorum corpore, quod et difficilius con-
coquatur et craffi fucci fit, crudum progigni fuccum craf-
fumque ac frigidum.　　Braffiicae ac lenti idem contingit
manifefto, ficuti permultis aliis obfcure: de quibus proli-
xius differuimus commentariis tribus, de alimentorum fa-
cultate infcriptis.　　Atque alia quidem, quorum craffum effe
fuccum pronunciavimus, glutinofa omnia et vifcida funt,
exceptis teftaceis, quae diximus.　Braffica ac lens non ean-
dem fucci naturam fortitae funt, fed nitrofum et quo alvus
fubducatur, ficuti dracunculus acrem et infigniter amarum,
arum autem utrumque quidem, fed obfcurius, aufterum et
amarum bulbi, quos fi elixatione plurima eluas, folidum
relinquitur, quod craffi fucci fit.　Ex eduliis his omnibus
fungis frigidiffimus et glutinofiffimus craffusque fimul fuc-
cus ineft, atque inter hos ex folis boletis nullus fertur in-
teriiffe, qui tamen ipfi choleram etiam nonnullis attulerunt

καὶ οὗτοί τισιν ἤνεγκαν ἀπεπτηθέντες. ὑπὸ δὲ τῆς τῶν ἄλ-
λων μυκήτων ἐδωδῆς ἔνιοι μὲν ἀπέθανον, ἔνιοι δὲ ἐγγὺς
ἧκον θανάτου, διαῤῥοίαις ἢ χολέραις ἁλόντες, ἢ πνιγῆναι
κινδυνεύσαντες. ἠρέμα δὲ παχύχυμόν ἐστι τὸ καλούμενον
ὕδνον, οὐ μὴν κακόχυμόν γε. τῆς δ᾽ αὐτῆς ἰδέας ἐστὶ καὶ τὸ
ἄμυλον. ἐπὶ πλέον δ᾽ αὐτῶν ἐστι παχύχυμον, οὐδ᾽ αὐτὸ
κακόχυμον, ὁ κῶνος καλούμενος· ὀνομάζουσι δ᾽ οἱ παλαιοὶ
καὶ στροβίλους αὐτόν. ἐκ δὲ τῶν παχυχύμων ἐστὶ καὶ ἧπαρ
καὶ νεφροὶ καὶ ὄρχεις. ἀλλὰ τὸ μὲν ἧπαρ οὐκ ἔστι κακόχυμον,
οἱ νεφροὶ δὲ καὶ ὄρχεις οὐκ εὔχυμοι πλὴν τῶν ἐν τοῖς ἀλεκ-
τρυόσι, καὶ μᾶλλον ὅταν σιτισθῶσιν, ὥσπερ γε καὶ τὸ ἧπαρ
τῶν ὑῶν, ὅταν ἰσχάδα ἐσθίωσιν, ὃ καλοῦσι συκωτόν. ὁ δὲ
σπλὴν ἐπὶ μὲν τῶν ἄλλων ζώων ἱκανῶς κακόχυμός τε καὶ με-
λαγχολικὸς, ἐπὶ δὲ τῶν ὑῶν ἧττόν ἐστι τοιοῦτος. ἥ γε μὴν
καρδία σκληροτέραν τε καὶ ἰνωδεστέραν ἔχει τὴν οὐσίαν τῶν
ἄλλων σπλάγχνων. φαίνεται γὰρ ἐπ᾽ ἐκείνων μὲν ἐν τῷ μεταξὺ
τῶν ἀγγείων οὐσία τις αἵματος πεπηγότος, ἐπὶ δὲ τῆς καρ-
δίας ἷνες φαίνονται στερεαὶ πολλαὶ μακραὶ, [425] καθά-

non cocti. At reliquorum fungorum efus quibusdam mor-
tem intulit; nonnulli mortis inde adiere difcrimen diar-
rhoeis correpti aut choleris, aut ftrangulatu periclitantes.
Tuber, quod vocant, craffo modice fucco praeditum eft, non
tamen malo; ejusdem modi eft amylum quoque. His ipfis
craffioris fucci plus habet nucleus pineus, qui tamen ne ipfe
quidem mali fucci eft: veteres hunc etiam ftrobilum appel-
lant. Inter ea, quae craffi fucci funt, jecur quoque et renes
et teftes cenfentur. Jecur tamen mali fucci non eft; renes
ac teftes non fane boni, nifi gallinaceorum, praefertim alti-
lium; quod genus fuillum quoque jecur eft, quod, quum ca-
ricas ederint, ficatum vocant. Animalium aliorum lieni
fatis malus fuccus ineft et melancholicus, in fuibus non
perinde talis. Cor certe fubftantia conftat vifceribus cae-
teris et duriore et fibrofa magis; in illis namque, vaforum
in medio, fubftantia quaedam cernitur concreti fanguinis,
at in corde fibrae vifuntur folidae multae longae, quem-

772   ΓΑΛΗΝΟΥ ΠΕΡΙ ΕΥΧΥΜΙΑΣ

Ed. Chart. VI. [425.]   Ed. Baf. IV. (354.)

περ ἐν τοῖς μυσὶν, αἷς περιπέπηγεν ἡ σαρκώδης οὐσία. διό
τινες αὐτὴν ἐν τῷ γένει τῶν μυῶν τάττουσιν, ὧν ἡ οὐσία τὸν
ὄγκον ἐργάζεται τοῦ σώματος ἡμῶν ἅπαντα καὶ τὴν ὀνομαζο-
μένην κυρίως σάρκα, τὴν ἐπὶ τῶν ἱερείων ἐσθιομένην. ἀλλ'
αἱ μὲν ἀρχαὶ τῶν μυῶν, ἃς δὴ καὶ κεφαλὰς αὐτῶν ὀνομάζου-
σι, νευρωδέστεραί πώς εἰσιν, ἐκ τῶν ὀστῶν, ὅθεν ἄρχονται,
συνδέσμους ἐκπεφυκότας ἐνδιασπειρομένους αὐταῖς ἔχουσαι·
κατὰ δὲ τὰς τελευτὰς οἱ καλούμενοι τένοντες ἀποφύονται.
καὶ κατὰ τοῦτο νευρωδέστερα τὰ πέρατα τῶν μυῶν εἰσιν
ἑκάτερα,   καθάπερ τὸ μέσον ἅπαν σαρκῶδες, ὃ δὴ καὶ τρο-
φιμώτατόν ἐστι καὶ καλεῖται σὰρξ ὑπὸ τῶν ἀνθρώπων, οὐχ
ὁρώντων αὐτῶν τὰς ἶνας ὑπὸ λεπτότητος, αἳ ἐκ τῶν συν-
δέσμων καὶ τῶν νεύρων εἰς αὐτὴν διασπειρομένων ἐγένοντο.
κἀπειδὴ τοῦτο σάρκα καλεῖν ἔφθασαν, εἰκότως ὀνομάζουσι
μῦν τήν τ' ἀρχὴν καὶ τὴν τελευτὴν αὐτοῦ μόνας. ἔχει δὲ
οὐχ οὕτως, ἀλλ' ὅλως μὲν ὁ μῦς κατὰ μίαν ἰδίαν περιγραφὴν
ὁρᾶται χωριζόμενος ἀπὸ τῶν ἄλλων, ἐνεργεῖ δέ τινα μίαν
ἐνέργειαν ἐκ τῶν προαιρετικῶν κινήσεων· οὕτως γὰρ ὀνο-

admodum in mufculis, circa quas carnofa fubftantia concre-
vit.   Proinde funt qui cor in mufculorum genere reponant,
quorum fubftantia molem conftituit corporis noftri univer-
fam, eamque, quae proprie caro vocatur, quam in victimis
edimus.   Caeterum mufculorum principia, quae capita quo-
que vocant, quadantenus nervorum plus habent, difperfis
per haec ligamentis, ex offibus, unde initium fumunt, ortis;
fub extremum tendines exoriuntur, quos vocant. Eamque ob
rem extremae mufculorum partes utrinque nervofiores funt,
ficuti carnofum, quod medium eft totum, quod et maxime
nutrit: vocaturque caro ab hominibus, qui fibras prae te-
nuitate infpicere nequeunt, ex ligamentis nervisque per hanc
difperfis enatas; quumque hoc carnem jam coeperint nomi-
nare, jure mufculum vocant principium hujus extremum-
que tantum.   Atqui non ita fe habet res, verum mufculus
quidem totus circumfcriptione propria quadam feparatus
cernitur ab aliis, ipfe tamen fuam quandam actionem obit
ex motibus voluntariis, (fic enim vocant has, a naturalibus

μάζουσιν αὐτὰς, ἀπὸ τῶν ἀπροαιρέτων τε καὶ φυσικῶν διο-
ριζόμενοι· τὰ μέρη δ᾽ αὐτοῦ τὰς εἰρημένας ἔχει διαφοράς.
ἐν δὲ τοῖς ἄκροις τῶν ζώων ὀλιγίστη μέν ἐστι σάρξ, τὸ πλεῖ-
στον δ᾽ ὀστῶδές τε καὶ νευρῶδες, οὐχ ἕνεκα τοῦ προαιρετι-
κοῦ καλουμένου νεύρου, (μικρὸν γὰρ τοῦτ᾽ αὐτοῦ,) ἀλλὰ τοῦ
συνδετικοῦ, καὶ μετ᾽ αὐτὸ τοῦ τένοντος μὲν ὑπὸ τῶν παλαιῶν
Ἑλλήνων, ἀπονευρώσεως δὲ ὑπὸ τῶν νεωτέρων ἰατρῶν ὀνο-
μαζομένου. γλίσχρα καὶ ἱκανῶς εἰσι καὶ κολλώδη ταῦθ᾽ ἑψη-
θέντα, καὶ διὰ τοῦτο καὶ ἡ ἐξ αὐτῶν τροφή. τῆς δὲ αὐτῆς
φύσεως καὶ τὰ περὶ τὰ χείλη μόρια τῶν πεζῶν ζώων· γλίσχρον
μὲν γὰρ, οὐ μὴν παχύν γε τὸν χυμὸν ἐργάζεται. δηλοῖ δὲ
καὶ ἡ ἕψησις, ἐπὶ πλεῖστον ἐξοιδίσκουσά τε καὶ διαλύουσα τὰ
τοιαῦτα σώματα. πεφθῆναί γε μὴν ἐπιτήδεια καὶ ταῦτα, καὶ
τὰ πτερὰ τῶν πτηνῶν ζώων τῷ κοινῷ λόγῳ τῶν γυμναζο-
μένων σωμάτων· ἀπέριττα γὰρ πάντα ταῦτα, καθάπερ τῶν
ἀργούντων περιττωματικά. τό γε μὴν δέρμα τῶν λιπαρῶν
ὑῶν, ὅταν ἑψηθῇ καλῶς, κολλώδη μὲν ἔχει καὶ λιπαρὸν χυ-
μὸν, οὐ μὴν ἱκανῶς γε παχὺν, οὐδὲ πεττόμενον ὡσαύτως

el involuntariis divifas,) partes autem ipfius praedictas dif-
ferentias fortiuntur.   Porro extremis animalium partibus
minimum ineft carnis, offei vero ac nervofi plurimum; ne-
que id tamen ob nervum voluntarii motus auctorem, (parvus
enim is eft,) fed ob eum, qui colligat, tendonemque praeter-
ea, fic a veteribus medicis vocatum, a recentioribus autem
aponeurofeos nomine. Vifcida haec immodice et glutinofa
funt, ubi elixa fuerint; atque ideo horum etiam alimentum.
Neque abfimilis naturae funt pedeftrium animalium labra,
atque his propinqua, ut quae vifcidum, minus licet craffum,
fuccum generent; id quod vel elixatio ipfa declaret, qua
hujuscemodi corpora plurimum intumefcunt et diffolvuntur.
Concoctioni tamen haec quoque accommoda funt, anima-
liumque volatilium alae, communi exercitatorum corporum
ratione; quippe quae excrementis vacant omnia, ficuti his
abundant. quae otiofa funt.   Pinguium tamen porcellorum
cutis probe elixa habet illa quidem glutinofum pinguem-
que fuccum, at non valde craffum, nec qui, ut extremae

τοῖς ἄκροις, ὥσπερ οὐδ᾽ εὔχυμον ὁμοίως ἐκείνοις, ἀλλὰ πε-
ριττωματικώτερον. παχύχυμον δὲ μόριόν ἐστι τοῦ ζώου καὶ
ὁ ἐγκέφαλός τε καὶ ὁ νωτιαῖος μυελός· οἱ δ᾽ ἀδένες μετρίως
τοιοῦτοι, καὶ διὰ τοῦτο καὶ οἱ τῶν νέων ἱερείων ὄρχεις. κοι-
νὸν γὰρ δὴ καὶ τοῦτο περὶ πάντων τῶν ἐν τοῖς ζώοις μορίων
μεμνῆσθαί σε χρὴ, σκληρὰ μὲν καὶ ξηρὰ καὶ δύσπεπτα γί-
νεσθαι τὰ τῶν πρεσβυτέρων, ὑγρὰ δὲ καὶ μαλακὰ καὶ διὰ
τοῦτ᾽ εὐπεπτότερα τὰ τῶν νεωτέρων, πλὴν εἰ μὴ μετὰ
τὴν ἀποκύησιν εὐθὺς ἐσθίοιτο· βλεννώδη γὰρ ἅπαντα ταῦ-
τα, καὶ μάλιστα τῶν ὑγροτέραν ἐχόντων φύσει τὴν σάρκα, κα-
θάπερ ἀρνῶν τε καὶ χοίρων. τὰ δὲ τῶν ἐρίφων τε καὶ μό-
σχων, ἐπειδὴ ξηρότερα φύσει τὰ ζῶα, πολὺ βελτίω καὶ πρὸς
πέψιν ἐστὶ καὶ πρὸς τροφήν. οὕτως οὖν ἔχει καὶ κατὰ τοὺς
ὄρχεις τε καὶ τοὺς ἀδένας, οὐχ ἥκιστα δὲ καὶ τὴν γλῶτταν·
ἔστι γὰρ πως καὶ ἡ ταύτης φύσις (355) ἀδενώδης. οἱ δ᾽ ἐν
τοῖς τιτθοῖς ἀδένες, ὅταν ἐν αὐτοῖς ἔχωσι τὸ γάλα, καλοῦν-
ται μὲν οὔθατα, παχύχυμον δ᾽ εἰσὶν ἔδεσμα· καὶ εἰ τὸ ζῶον

partes, fimiliter concoquatur, quemadmodum plane nec
aeque bonum atque harum, fed excrementitium magis. Pars
eft in animali craffi fucci cerebrum quoque et fpinalis me-
dulla. Tales mediocriter funt glandulae, atque ob id victi-
marum quoque novellarum teftes. Illud enim in communi
de univerfis animantium partibus meminiffe convenit, du-
ras ficcasque evadere ac concoctioni rebelles aetate con-
fectorum, humidas contra ac molles, et quae ob id faci-
lius concoquantur, iuniorum, nifi ab edito ftatim partu edan-
tur, ut quae mucofae omnes fint, praefertim animalium,
quae humidiore carne praedita funt natura, cujusmodi agno-
rum caro eft ac porcellorum; nam hoedorum et vitulorum,
quod animalia haec ficciora natura fint, longe magis et con-
coctioni accommoda eft et alimento exhibendo. Ad eundem
modum fe res habet in teftibus et glandulis, nec minus in
lingua; nam et hujus natura aliquo pacto glandulofa eft.
Mammarum vero glandulae, quum lac in fe continent, ubera
vocantur, cibum autem praeftant craffum; et fiquidem bene

εὐεκτοῦν εἴη, καὶ ἡ ἐξ αὐτῶν τροφὴ πολλή τε ἅμα καὶ εὔ-
χυμος γίνεται. [426] καὶ γάρ τοι καὶ τοῦτο τῶν κοινῶν ὂν
ἄμεινον ἅπαξ ἀκούσαντά σε πρόχειρον ἔχειν τῇ μνήμῃ. γέ-
γραπται γοῦν ὑπὸ πάντων ἰατρῶν περὶ γάλακτος, ὡς εὐχυ-
μότατον εἴη. καὶ διὰ τοῦτό τινες ἡγοῦνται τοὺς ἐν πνεύμονι
ἴσχοντας ἕλκος ὑπὸ μόνου τούτου θεραπεύεσθαι, πρὸ τοῦ
μέγα δηλονότι καὶ τυλῶδες αὐτὸ γενέσθαι.   τὸ δὲ τῆς γυναι-
κὸς, ὡς ἂν οἰκεῖόν τε καὶ ἐκ τῆς αὐτῆς φύσεως ἡμῖν ὑπάρχον,
ἐπαινοῦσι πρὸ τῶν ἄλλων εἰς τὰ φθινώδη πάθη. καὶ ἄλλοι
μέν τινες ἰατροὶ, καὶ μάλιστα Εὐρυφῶν τε καὶ Ἡρόδοτος,
ἀξιοῦσί γε θηλάζειν, ὥσπερ τὰ παιδία τὴν γυναῖκα, τοὺς
οὕτως ἔχοντας· ἐκπεσὸν γὰρ τῶν τιτθῶν εὐθέως ἀποβάλλει
τι τῆς οἰκείας ἀρετῆς. εὔδηλον οὖν, ὅτι πάντων ἐδεσμάτων
ὡς εὐχυμότατον προκέκριται, μάλιστα μὲν ὑπὸ τούτων, οὐχ
ἥκιστα δὲ καὶ τῶν ἄλλων ἰατρῶν. ὃ δὲ κοινὸν ἔφην, οὐκ
ἐπὶ τῷδε μόνον, ἀλλὰ καὶ πολλοῖς ἄλλοις ἐδέσμασι γι-
νώσκειν χρῆναι, τοῦτο δὴ καὶ λέξω. τῶν μὲν εὐεκτικῶν ζώων

habitum animal fuerit, multum inde ac boni fucci alimen-
tum exiftit; etenim hoc quoque, quum ex iis fit, quae in
univerfum pronunciantur, praeftat femel auditum prom-
ptum habere memoria.   Lac quidem optimi effe fucci ab
omnibus medicis fcriptum reperitur; atque ideo funt, qui
exiftiment, quibus ulcus in pulmone fuerit, poffe folo hujus
ufu fanari, dumtaxat antequam magnum id et callofum fiat.
Muliebre porro lac, ut familiare ejusdemque nobiscum na-
turae, caeteris praeferunt ad tabificos affectus cum alii qui-
dam medici, tum vero Euryphon in primis et Herodotus;
atque ita affectis praecipiunt, mulieris mammam infantium
ritu exugant, quoniam, ut mammis primum excidit, pro-
priae facultatis nonnihil deperdat.   Eft itaque manifeftum,
lac cibis reliquis, ut optimi omnium fucci, praelatum fuiffe,
horum quidem praecipue, nec minus tamen aliorum quoque
medicorum judicio.   Caeterum qnod dicebamus fciri opor-
tere non de his folum, fed etiam de eduliis aliis multis, in
univerfum jam accipe.   Animalium bene quidem habito-

εὔχυμόν ἐστι τὸ γάλα, τὸ δὲ τῶν καχεκτικῶν ὡσαύτως τῷ
κατὰ τὸ ζῷον αἵματι κακόχυμον· οὐ γὰρ ἐνδέχεται, κακοχύ-
μου τοῦ παντὸς σώματος ὄντος, εὔχυμον εἶναι τὸ γάλα. διὰ
τοῦτ᾽ ἔφην, ἐπὶ τῶν εὐεκτούντων ζώων ἄριστον μὲν εἶναι
τὸ γάλα πρὸς εὐχυμίαν· οὕτως δὲ καὶ τοὺς ἀδένας, αὐτούς
τε τούτους, ἐν οἷς τὸ γάλα περιέχεται, καὶ τοὺς ἄλλους ἐν τοῖς
ὑγιεινοῖς ζώοις εὐχύμους εἶναι· κατὰ δὲ τὸν αὐτὸν λόγον
ἧπάρ τε καὶ ὄρχεις. οὐδὲ γὰρ ταῦτα τοῖς κακοχύμοις ἐστὶ
ζώοις εὔχυμα· διὰ τοῦτο δὲ οὐδὲ τοῖς γεγηρακόσιν· οὐδὲν
γὰρ τούτων εὔχυμον. ὅσα δ᾽ ἔτι θηλάζει ζῶα, τῆς μητρὸς
αὐτῶν ἐχούσης εὔχυμον γάλα, ταῦτα καὶ τοῖς ἄλλοις μὲν
ἅπασι μορίοις ἄριστα διάκειται σφῶν αὐτῶν, εὔχυμον δ᾽ ἔχει
καὶ τὸ ἧπαρ. ὁποῖον δέ τινα χυμὸν γεννᾷ τἄλλα μόρια τῶν
ζώων, ὀλίγον ὕστερον εἰρήσεται· νυνὶ γὰρ, ἐπειδὴ περὶ τῶν
παχυχύμων ἠρξάμην διέρχεσθαι, πρότερον εὔλογόν ἐστιν, ἐπὶ
τὴν τελευτὴν αὐτῶν ἀγαγόντα τὸν λόγον, οὕτως ἐπὶ τἄλλα
μεταβαίνειν. ὀλίγων οὖν ἔτ᾽ ὄντων τοιούτων, ἐπ᾽ αὐτὰ βα-
διοῦμαι, διορίζων ἐν αὐτοῖς τὰ κακόχυμα τῶν εὐχύμων· αὕτη

rum lac boni fucci eft; at male habitorum non aliter, atque
animalis fanguis, mali; neque enim fieri poteft, ut, quum mali
fucci corpus totum fuerit, boni fucci reperiatur lac. Eam ob
rem diximus, in bene habitis animalibus optimum eſſe ad
fucci bonitatem lac; eodemque modo glandulas fucci boni
eſſe, cum eas ipſas, quae lac continent, tum alias, quae ani-
malium fanorum funt. Eadem ratione fe habent jecur ac
teftes: nam ne haec quidem in mali fucci animalibus bono
conftant fucco, ideoque nec in aetate provectis, quorum nul-
lum boni fucci fit; animalia autem, quaecunque etiamnum
lactentia, fiquidem boni fucci parentis lac fit, ipfa quum
alias partes omnes, fi quando alias, affectas optime habent,
tum vero jecur boni fucci. Animalium porro partes reli-
quae cujusmodi fuccum progignant, paulo poft dicetur;
nunc enim, poftquam coepi de craſſi fucci cibis diſſerere, fa-
tius fuerit, impofito prius orationi huic fine, fic demum ad
alia tranfire.   Pauca igitur quum reliqua fint hujusmodi,
jam me ad ea conferam, atque ea hic fecernam, quae mali

ΚΑΙ ΚΑΚΟΧΥΜΙΑΣ ΤΡΟΦΩΝ. 777

Ed. Chart. VI. [426.]　　　　　　　　　Ed. Baf. IV. (355.)

γὰρ ἡ χρεία τοῦ νῦν ἡμῖν ἀννομένου λόγου, σκοπὸν ἔχοντος,
εὐχυμίαν μὲν ἐργάζεσθαι, φεύγειν δὲ κακοχυμίαν. ἐπεὶ δὲ,
ὡς κατ᾽ ἀρχὰς εἶπον, ἡ τῶν παχυχύμων ἐδεσμάτων οὐσία δυσ-
διάπνευστόν τε τὸ σῶμα κατασκευάζει καί τινας ἐμφράξεις
ἐργάζεται, καὶ μάλιστα καθ᾽ ἧπάρ τε καὶ νεφροὺς, διὰ τοῦτο
συνεβούλευον ἀφίστασθαι τῆς διηνεκοῦς χρήσεως αὐτῶν, εἰ καὶ
τῶν εὐχύμων εἴη. τὰ μὲν γὰρ κακόχυμα παντὶ τρόπῳ φευ-
κτέον, ἐάν τε παχεῖς, ἐάν τε λεπτοὺς ἐργάζηται τοὺς ἐν ἡμῖν
χυμούς. εἴρηται δὲ καὶ ὅτι μόνοις τοῖς σφοδρῶς γυμναζομέ-
νοις, ἐὰν καὶ τὰ σπλάγχνα μὴ κακῶς ᾖ φύσει κατεσκευασμέ-
να, δυνατόν ἐστιν ἐν τοῖς παχυχύμοις τε καὶ γλίσχροις ἐδέσμα-
σι διατρίβουσι μὴ βλάπτεσθαι, τῶν δ᾽ ἄλλων οὐδενί. τῶν
τοίνυν παχυχύμων ἐδεσμάτων ἐστὶ καὶ τὸ τῶν βαλάνων γένος
ἑκατέρων, ὅσαι τ᾽ ἐπὶ ταῖς δρυσὶ γίνονται καὶ ὅσαι τῶν ᾿φοι-
νίκων εἰσὶν ὁ καρπός. ὀνομάζουσιν δ᾽ οἱ ἄνθρωποι τὰ μὲν
τῶν φοινίκων ὁμωνύμως αὐτῷ τῷ φυτῷ φοίνικας, ὅσαι
δ᾽ ἐπὶ ταῖς δρυσὶ, τὰς μὲν καὶ τοῖς ἀνθρώποις ἡδέως ἐσθιο-
μένας καστανέας, ἔνιοι δὲ καστάνια κατὰ τὸ καλούμενον οὐ-

fucci funt, ab iis, quae boni, fiquidem is fit orationis, quam
nunc molimur, ufus, propofito fibi hoc fcopo, ut fucci boni-
tatem invehat, vitet malitiam. Quoniam autem, ficuti ini-
tio dixi, efculentorum fubftantia, quae craffi fucci funt, cor-
pus aegre perfpirabile reddit et obftructiones aliquas facit,
potiffimum jecinoris ac renum, idcirco confulebam, ne af-
fiduus effet eorum ufus, etiamfi bono effent fucco praedita;
nam quae mali fucci funt, fugienda prorfus, craffos ea te-
nuesve fuccos noftros faciant. Jam illud quoque diximus,
his, qui fe vehementer exercent, licere citra noxam, fi vi-
fcera praeterea habuerint bene natura conftituta, craffis
vifcidisque cibis frequenter uti, caeterorum autem nulli.
Igitur inter craffi fucci cibos glandium genus utrumque eft,
tam quas quercus producit, quam quae palmarum fructus
funt: vocantque palmarum glandes eodem, quo arborem,
nomine palmas, quas vero quercus fert, cibum hominibus
fuavem praebentes caftaneas, quidam caftanea neutro gene-

δέτερον γένος· οἵ γε μὴν ἐμοὶ πολῖται, καθάπερ οὖν καὶ ἄλλοι
τῶν ἐν Ἀσίᾳ, Σαρδιανάς τε καὶ Λευκήνας ὀνομάζουσιν αὐτὰς
ἀπὸ τῶν χωρίων, ἐν οἷς πλεῖσται γεννῶνται. τὸ μὲν οὖν
ἕτερον τῶν ὀνομάτων τούτων εὔδηλόν ἐστιν ἀπὸ τίνος γέ-
γονε· [427] Λευκῆναι δὲ ἀπὸ χωρίου τινὸς ἐν τῷ ὄρει τῇ
Ἴδῃ τὴν προσωνυμίαν ἐσχήκασιν, ὃ πληθυντικῶς ὀνομάζουσιν
παραπλησίως τῷ Θῆβαι. ταύτας μὲν οὖν τὰς βαλάνους, ὡς
ἔφην, ἐσθίουσιν οἱ ἄνθρωποι ποτὲ ὠμὰς, ἐνίοτε δὲ ὀπτῶν-
τες ἢ ἕψοντες. αἱ δ᾽ ἄλλαι προμήκεις μέν εἰσι κατὰ τὸ σχῆ-
μα παραπλησίως ταῖς τῶν φοινίκων, ἔδεσμα δ᾽ ὑσὶ μᾶλλον ἢ
ἀνθρώποις οἰκεῖον, ἄχρις ἂν μή τις ἀνάγκη μεγάλη καταλάβῃ
τῆς ἐδωδῆς αὐτῶν· ἐν γὰρ τοῖς μεγάλοις λιμοῖς καὶ τοῦτο
συμβαίνει. τὰς δὲ τῶν πρίνων βαλάνους, ἃς ἀκύλους ὀνο-
μάζουσιν Ἕλληνες, εἰσὶ δὲ στρυφναὶ καὶ σκληραὶ καὶ διὰ
τοῦτ᾽ ἀηδεῖς, κἂν ἑφθάς τις προσφέρηται, δυσπέπτους καὶ
παχυχύμους οὔσας φυλάττεσθαι χρή. πρόδηλον δ᾽, ὅτι τοῦ
στύφοντος χυμοῦ διαφοραί τινές εἰσι κατὰ τὸ μᾶλλόν τε καὶ
ἧττον ὁ αὐστηρός τε καὶ στρυφνός, ἐκλελυμένης μὲν ἐν τοῖς
αὐστηροῖς, ἐπιτεταμένης δ᾽ ἐν τοῖς στρυφνοῖς τῆς στυφούσης

re, ut vocant; cives tamen, ficut alii quoque Afiae incolae,
Sardianas eas appellant et Leucenas a regionibus, in quibus
multae illae proveniunt. Atque alterum quidem vocabulo-
rum, non obfcurum eft, unde profectum fit; at Leucenae a
loco quodam montis Idae nomenclaturam fortitae funt, quem
plurali numero vocant, ut Thebae. Ergo glandes, ficuti
diximus, hujusmodi nunc crudas edunt homines, nunc affas,
interdum elixas; aliae vero, quae figura, ut in palmulis, ob-
longa cernuntur, cibus funt fuibus magis, quam hominibus,
accommodus, nifi fi quando harum ufus ingruat necefarius
valde; id quod in maxima fame ufu venit. Ilicum porro
glandes (Graeci ἀκύλους vocant), quae aufterae ac durae,
ideoque infuaves funt, vitare expedit, ut concoctioni adver-
fantes ac craffi fucci, etiamfi quis elixas fumat. Quod autem
aftringentis fucci differentiae quaedam fint aufterus et acer-
bus majoris minorisque ratione, perfpicuum eft, aftringente
qualitate remiffiore in auftero, ficuti in acerbo intenfiore in-

ποιότητος. ἀλλ᾽ ὅσον γε τῶν βαλάνων αἱ ἄκυλοι στρυφνότε-
ραι, τοσοῦτον τῶν καστανίων αἱ βάλανοι. πάνυ γὰρ ἀσθε-
νῆ ταῦτα τὴν στύφουσαν ἔχει ποιότητα, τῶν παχυχύμων ἐδε-
σμάτων ὄντα ταῖς ἄλλαις βαλάνοις ὡσαύτως, ἀλλ᾽ ἧττόν τε
στεγνοῖ τὴν γαστέρα καὶ μᾶλλον ἐκείνων πέττεται καὶ οὐδ᾽
ὅλως ἐστὶ κακόχυμα. φυλάττεσθαι δὲ δηλονότι χρὴ καὶ τού-
των τὸ πλῆθος, οὐ μόνον ὅτι παχύχυμόν ἐστι πολλοῖς τῶν
εἰρημένων ὡσαύτως, ἀλλ᾽ ὅτι καὶ στεγνωτικὰ τῆς κοιλίας καὶ
δύσπεπτα καὶ φυσώδη. τῶν δὲ φοινίκων ὁ καρπὸς, ὃν ἔφην
ἅπαντας Ἕλληνας ὀνομάζειν φοίνικας ὁμωνύμως τῷ δένδρῳ,
στύφοντός τε ἅμα καὶ γλυκέος χυμοῦ μετέχει. τινὲς δὲ τῶν
νεωτέρων ἰατρῶν ἐν συνθέτῳ προσηγορίᾳ φοινικοβαλάνους
ὀνομάζουσιν αὐτούς, οὐ μὴν παρά γε τοῖς παλαιοῖς Ἕλλησιν
εὗρον τοὔνομα· φοινίκων γὰρ ἐκεῖνοι βαλάνους τὸν καρπὸν
τοῦτον, οὐ φοίνικας, οὐδὲ φοινικοβαλάνους ὀνομάζουσιν.
ἀλλ᾽ οὐ πρόκειται νῦν ἡμῖν ὀνόματα διαστέλλεσθαι, σχολὴν
ἀγόντων ἀνθρώπων σπούδασμα, καὶ τούτων οὐ πάντων, ἀλλ᾽.

tenfa. Sed quanto glandibus acerbae magis funt acyli, tan-
to fane magis glandes caftaneis; hae namque aftringentem
qualitatem imbecillam valde poffident, quum inter craffi
fucci cibos fint non aliter, atque aliae glandes; ventrem ta-
men minus aftringunt et, quam alterae illae, facilius conco-
quuntur, nec mali fucci quicquam obtinent. Atque harum
tamen quoque fugienda copia, non eo folum, quod aeque,
ac dictorum pleraque, craffi fucci fint, fed etiam quod ven-
trem fiftant et aegre concoquantur, flatumque procreent.
Caeterum palmarum fructus, quem omnes (uti diximus)
ducto ex arbore nomine palmulas vocant, aftringentis dul-
cisque fucci particeps eft. Sunt ex recentioribus medicis,
qui eas Graece φοινικοβαλάνους appellent voce compofita;
neque tamen veteres Graecos ita nominaffe invenio, illi
enim fructum hunc palmarum glandes vocarunt, non φοίνι-
κας, aut φοινικοβαλάνους. Verum propofita nobis hoc tem-
pore non eft nominum diftinctio, quae hominibus in otio
degentibus ftudio fit, neque his omnibus, fed iis tantum, qui-

ὅσοι τῇ παλαιᾷ τῶν Ἀττικῶν ἐγνώκασι χρῆσθαι φωνῇ. τοῦ
δ᾽ ὑγιαίνειν ἅπαντες μὲν ἄνθρωποι δέονται, δύνανται δ᾽ οὐ
πάντες, ὡς χρὴ, διαιτᾶσθαι δι᾽ ἀκρασίαν, ἢ ἀσχολίαν, ἢ
ἄγνοιαν ὧν χρὴ ποιεῖν. ἀλλ᾽ ὅσοι καὶ γνῶναι δύνανται δίαι-
ταν ὑγιεινὴν, καὶ ζῆν κατ᾽ αὐτὴν προῄρηνται, τούτοις τόδε τὸ
γράμμα σύγκειται. κατὰ μὲν τὰς ἀκύλους τε καὶ τὰς τῶν
δρυῶν βαλάνους καὶ τὰ καστάνια τοῖς κατὰ μέρος δένδροις
οὐ μεγάλη τις διαφορὰ τοῦ καρποῦ, κατὰ δὲ τοὺς φοίνικας
ἀξιόλογος. εἰ γὰρ παραβάλλοις τὸν Αἰγύπτιον φοίνικα, σκλη-
ρὸν καὶ αὐστηρὸν καὶ ξηρὸν ὄντα, τῷ καλουμένῳ πατητῷ,
γλυκεῖ μὲν ἱκανῶς ὄντι, βραχείας δὲ μετέχοντι στύψεως, ἐναν-
τίαν ἔχειν σοι δόξουσι τὴν φύσιν. οἱ δ᾽ ἄλλοι μεταξὺ τού-
των εἰσὶν, οἱ μὲν μᾶλλον, οἱ δ᾽ ἧττον αὐστηρότητός τε καὶ
γλυκύτητος μετέχοντες. ὁ δ᾽ ἐξ αὐτῶν χυμὸς παχύς τέ ἐστι
καὶ ῥᾳδίως ἐμφραττόμενος ἥπατι. καὶ γάρ τοι καὶ τοῦτο περὶ
τῶν παχυχύμων τε καὶ γλυκέων ἐδεσμάτων ἐπίστασθαί τε καὶ
μεμνῆσθαι καλὸν, ὡς ἥπατός τε καὶ σπληνὸς ἐμφρακτικὸς ὁ

bus ſtatutum eſt, ut veteribus Atticorum vocabulis utantur.
Incolumitate vero omnes quidem opus habent, neque tamen
omnes, qualem deberent, ſervare victus rationem poſſunt
ob intemperantiam, aut negotia, aut eorum, quae peragenda
eſſent, ignorantiam; quicunque vero ſalubrem victus ratio-
nem intelligere queunt, hujusque legibus vivendum ſibi eſſe
ſtatuerunt, his liber hic componitur.   In acylis igitur et
quercuum glandibus et caſtaneis privatim pro arborum di-
verſitate non multum ineſt in fructu diſcriminis, at in pal-
mulis ineſt, quod merito notetur.   Nam ſi Aegyptias pal-
mulas, quae durae, auſterae ac ſiccae habentur, iis, quas
patetas vocant, contuleris, quae praedulces ſunt, ac modice
praeterea aſtringunt, videri poſſint contraria inter ſe eſſe
natura praeditae; aliae autem harum in medio locantur,
quae majorem minoremve auſteritatem aut dulcedinem par-
ticipent, harumque ſuccus craſſus eſt et qui facile jecur ob-
ſtruat.   Illud enim de dulcibus ac craſſi ſucci cibis ſcien-
dum ac memoria ſervandum, horum ſcilicet ſucco jecoris

ἐξ αὐτῶν ἐστι χυμός. εἰ δὲ καὶ βραχεῖά τις ἀρχὴ φλεγμονῆς
εἴη κατὰ τὰ σπλάγχνα, ταύτην αὐξάνουσιν ἱκανῶς, ὥσπερ γε
καὶ τὰς πνευματώσεις καὶ τὰς σκιῤῥώδεις διαθέσεις παροξύνου-
σι καὶ δηλονότι καὶ τὰς τῶν ἀποστημάτων γενέσεις. ἀλλ᾽ ἴσως
ταῦτα ποῤῥώτερον καὶ τῆς ὑγιεινῆς διαίτης ἐστὶν, ἧς μόριον
ὁ προκείμενος ἐκδιδάσκει λόγος. ἐπ᾽ αὐτὰ οὖν αὖθις ἴωμεν,
ὅσα τῶν παχυχύμων ἐστὶ καὶ γλυκέων ἐδεσμάτων προστιθέν-
τες· [428] ἔνια μὲν γὰρ αὐτῶν (356) παχύχυμα μόνον ἐστὶν,
ὥσπερ ἡ φακῆ, γλίσχρα δ᾽ ἄλλα, καθάπερ ἡ μαλάχη, τινὰ
δ᾽ ἄμφω πέπονθεν, ὥσπερ τά θ᾽ ὑπ᾽ Ἀριστοτέλους ὀστρακό-
δερμα καλούμενα καὶ τὰ μαλάκια.

Κεφ. έ. Καλλίστη δὲ τροφὴ τοῖς σώμασιν ἡμῶν
ἀπὸ τῶν μήτε παχυχύμων, μήτε γλίσχρων, ἐξ ὧν αἷμα σύμ-
μετρον τῇ συστάσει γεννᾶται. μοχθηρὸν γοῦν ἐστι καὶ τὸ
λίαν λεπτόν· βραχείας γὰρ οὔσης τῆς ἐξ αὐτοῦ τροφῆς,
ἀσθενῆ καὶ ἰσχνὰ γίνεται τὰ οὕτω διαιτώμενα σώματα. κάλ-
λιστα τοίνυν εἰς ὑγείαν ἐστὶν ἐδέσματα τὰ μέσην ἔχοντα τῶν
εἰρημένων τὴν φύσιν, ὡς μηδὲν ἐπικρατεῖν ἐν αὐτοῖς ἰσχυρῶς

ac lienis vias impediri. Quod fi viſcera phlegmone praeterea
laborare paulum coeperint, hanc ipſam valde adaugent, ſic-
uti ſane flationes affectusque ſcirrhoſos et abſceſſuum ex-
ortus irritant. Atque haec longius fortaſſe a ſalubri victu
receſſerint, cujus partem inſtitutus nobis ſermo edocet.
Rurſus igitur ea aggrediamur, addamusque reliquos craſſi
dulcisque ſucci cibos: ſunt enim quidam ex iis, quibus craſ-
ſus tantummodo ſuccus inſit, ut lenti; quidam autem viſcidi
funt, ut malva; quibusdam utrumque ineſt, quod genus ſunt,
quae Ariſtoteles oſtracoderma teſtacea et mollia appellat.

Cap. V. Optimum conciliatur alimentum corpori
noſtro ex iis, quae neque craſſi, neque glutinoſi ſucci ſunt,
unde ſanguis generetur conſiſtentia mediocris: nam qui te-
nuis valde ſit, vitioſus certe fuerit; quum enim exiguum
ex hoc alimentum conſtet, imbecilla ac macilenta fiunt
corpora, quae ſic nutriuntur. Optime igitur ad incolumi-
tatem faciunt cibi, qui mediam inter praedictos naturam
ſortiti funt, ut nihil in iis viſcidi valde aut glutinoſi exupe-

782   ΓΑΛΗΝΟΥ ΠΕΡΙ ΕΥΧΥΜΙΑΣ

Ed. Chart. VI. [428.]   Ed. Baf. IV. (356.)

γλίσχρον, μήτ᾽ αὖ τὸ κολλῶδες. ἀλλὰ καὶ τὸ τελέως ψαθυ-
ρὸν, ὡς μηδὲ τοὐλάχιστον ἔχειν χυμοῦ κολλώδους, μοχθηρόν.
οἱ γοῦν ἐξ ἐλύμου τε καὶ κέγχρου σκευαζόμενοι τῶν ἄρτων
ἐγγὺς ἥκουσι τοῦ δόξαι τινὰ ψάμμον ἢ τέφραν ἐσθίειν. διὸ
καὶ δεῖται τὸ γιγνόμενον ἐξ αὐτῶν ἔτνος, ὥσπερ γε καὶ
ἡ λέκιθος, ἅπασι τοῖς λιπαροῖς τε καὶ γλίσχροις μεμίχθαι.
λίπος τε οὖν συῶν καὶ στέαρ αἰγῶν, ἔλαιον καὶ γάλα προ-
βάτων ἢ βοῶν ἐπιβάλλοντες αὐτοῖς οἱ κατὰ τοὺς ἀγροὺς
ἐσθίουσιν. ἔτνος οὖν ὀνομάζω τὸ ἐκ τῶν ἐρειχθέντων
ὀσπρίων τε καὶ χεδρόπων σκευαζόμενον, λέκιθον δὲ τὸ ἐκ
τῶν ἀλεσθέντων ἄλευρον ἑψόμενον ἐν ὕδατι, προσεμβαλλο-
μένου τινὸς λίπους. ἔνια δὲ τῶν ἐδεσμάτων αὐτὰ μὲν
ἐφ᾽ ἑαυτῶν ὁρώμενα πρὸ τοῦ τῆς οἰκείας τυχεῖν παρα-
σκευῆς, εἴτ᾽ οὖν δι᾽ ἑψήσεως εἴτε καὶ δι᾽ ὀπτήσεως ἢ τη-
γανίσεως, ἢ καὶ διὰ μόνης βρέξεως, σκληρὰ καὶ γεώδη φαί-
νεται, βρεχόμενα δὲ ἢ ἑψόμενα μαλακὰ, καθάπερ ἐν μὲν
τοῖς σιτηροῖς σπέρμασι κριθαὶ καὶ πυροὶ, τῶν δ᾽ ἐπὶ
δένδροις γεννωμένων καρπῶν οἱ κῶνοι. προσέχειν οὖν σε
χρὴ κἂν τούτῳ τὸν νοῦν, οὐ μόνον ὅταν εἰς ξένην ἀφικό-

ret. Sed et fumme friabile, fic ut nihil retineat glutinofi fuc-
ci, pravum fuerit. Panes certe, qui ex panico et milio
conficiuntur, quum edit quis, arenam propemodum aut
cinerem mandere fibi videtur. Quamobrem et quum etnos
ex his conficitur, quemadmodum et lecithus, illis pinguia
omnia et vifcida permixta effe oportet. Ruftici fane, ad-
jecta fuis pinguedine et caprarum adipe, edunt haec cum
ovillo bubulove lacte. Etnos appello, quod ex deglubitis
frefisque leguminibus paratur, lecithum molitorum fari-
nam aqua elixam, addito pingui aliquo. Porro cibos quos•
dam fi confideres, antequam legitimam praeparationem ac•
quirant, five ea elixando, five affando, five frigendo, five
fola maceratione contingat, terrei illi ac duri apparent; fi
vero macerentur, aut decoquantur, molles; cujusmodi in-
ter frumentaceas fruges hordeum eft et triticum, inter ar-
boreos vero fructus nuclei pinei. Eft igitur animus tibi rei
quoque huic adhibendus, non folum quum in alienam regio-

μενος χώραν ἐσθίειν τι μέλλῃς ἄηθες, ἀλλὰ καὶ παρ᾽ ἡμῖν
αὐτοῖς, προπειρώμενον ἑκάστου τῆς φύσεως ἐν τῷ διαβρέχειν
ὕδατι μόνῳ χωρὶς ἑψήσεως, ἢ σὺν ἑψήσει τε καὶ ὀπτήσει.
τὰ μὲν γὰρ εἰς ὄγκον ἐξαιρόμενα τῶν σπερμάτων ἢ ὅλως
τῶν καρπῶν, ἀποβάλλοντα ταχέως τὴν ἀρχαίαν σκληρότητα
καὶ ξηρότητα, μεθιστάμενά τε πρὸς τὸ μαλακώτερον καὶ ὑγρό-
τερον ἀμείνω πάντ᾽ ἐστί, τὰ δὲ φυλάττοντα τὸν ἔμπροσθεν
ὄγκον ἅμα τῇ σκληρότητι χείρω. καὶ γὰρ δύσπεπτα τὰ
τοιαῦτα καὶ γεώδη ταῖς οὐσίαις ἐστὶν, ὡς μόγις αἱματοῦσθαι,
δεόμενα ῥωμαλέας δυνάμεως εἰς τὴν ἐν τῷ σώματι κατεργα-
σίαν ἐν τῷ πέττεσθαι κατὰ γαστέρα καὶ καθ᾽ ἧπάρ τε καὶ
φλέβας αἱματοῦσθαι. ἀποτυγχάνει μὲν οὖν ἑκατέρων τῶν
ἐνεργειῶν ἐν τοῖς ἀσθενέσι σώμασι· καὶ γὰρ χυμὸς ἐκ τῶν τοι-
ούτων ἐδεσμάτων ὁ καλούμενος ὠμὸς γίγνεται, ἐφ᾽ ᾧ νόσοι
παντοῖαι συνίστανται. ἐπεὶ δὲ καθ᾽ ἕκαστον εἶδος καρποῦ
πολλή τίς ἐστιν ἡ διαφορὰ, προβρέχειν ἀξιῶ σε καὶ προέψειν
ἐνίοτε τῶν μελλόντων ἐσθίεσθαί τινα, πεῖραν ἀσφαλῆ λαμ-
βάνοντα τῆς φύσεως αὐτῶν. ὁ γοῦν ἐμὸς πατὴρ, ἐπιμελὴς ὢν

nem delatus cibum infuetum aliquem fumpturus es, verum
etiam apud nos ipfos, ut rei cujusque naturam prius tentes
aquae folius maceratione citra decoctionem, aut cum deco-
tione etiam una et affatione. Semina enim, quae intume-
fcunt, fructusque, fiquidem priftinam duritiem et ficcitatem
cito exuant, ac mollitudinem et humiditatem acquirant, me-
liora omnia habentur, deteriora vero, quae tumorem fuum
et duritiem retinent, ut quae difficulter concoquantur et
fubftantia terrea conftent, fic ut aegre in fanguinem vertan-
tur, viribusque egeant praevalidis, ut in corpore confician-
tur, dum ea venter concoquit et a jecore venisque in fan-
guinem vertuntur. Opere itaque utroque fruftrantur in
imbecillo corpore; fuccus enim ex hujusmodi cibis prove-
nit, crudum quem vocant, unde morbi genus omne exiftat.
Quoniam itaque in unaquaque fructus fpecie multiplex ineft
difcrimen, prius macerentur quaedam et interdum deco-
quantur confulo eorum, quae edenda fint, ut certum fiat
de ipforum natura periculum. Pater quidem meus, rerum

784 ΓΑΛΗΝΟΥ ΠΕΡΙ ΕΥΧΥΜΙΑΣ

Ed. Chart. VI. [428. 429.]   Ed. Baf. IV. (356.)

περὶ τὰ τοιαῦτα, καὶ ἀμύγδαλα οὕτως ἐδοκίμασε καὶ κάρυα τὰ
μεγάλα καὶ τὰ σμικρὰ Ποντικά τε καὶ λεπτοκάρυα. τὴν αὐτὴν
δὲ [429] βάσανον ἐποιεῖτο καὶ τῶν λαχάνων, ὡσαύτως δὲ
καὶ τῶν κυάμων καὶ πισσῶν καὶ λαθύρων καὶ θέρμων, ὠχρῶν
τε καὶ δολίχων, ἁπάντων τε τῶν τοιούτων, ἢ βρέχων, ἢ προ-
έψων, εἶθ᾽ ὁρῶν, εἰς ὅσον ἐξοιδίσκετο. περὶ δὲ τῆς πτισά-
νης τί δεῖ καὶ λέγειν; ἤδη γὰρ τοῦτο καὶ οἱ παῖδες ἴσασιν,
ὡς ἡ μὲν ὀγκουμένη ταχέως ἀρίστη, μοχθηρὰ δ᾽ ἡ χρόνῳ πολ-
λῷ βραχὺν ὄγκον ἴσχουσα. τήκεται γὰρ ἡ προτέρα ῥηθεῖσα
καὶ γίνεται χυλός, ἡ δ᾽ ἑτέρα δύστηκτός τ᾽ ἐστὶ καὶ σκληρὰ
διαμένει, βραχύτατον ἀνιεῖσα χυλόν. ἔνια δὲ τῶν Δημητρίων
σπερμάτων οὐδ᾽ ὅλως ὀγκοῦσθαι πέφυκεν ἑψόμενα· κεκλή-
κασι δ᾽ ἀτέραμνα τὰ τοιαῦτα τῶν παλαιῶν Ἑλλήνων ἔνιοι.
οὕτως οὖν καὶ τοὺς πυροὺς ὁ ἐμὸς πατὴρ ἐδοκίμαζε καὶ προσ-
έτι τῷ πλήθει τῶν ἀλεύρων· οἱ μὲν γὰρ ἀγαθοὶ πλεῖστον
ἄλευρον ἐργάζονται, οἱ μοχθηροὶ δ᾽ ὀλίγον. μὴ τοίνυν μηδὲ
σὺ κατὰ τὸ πάρεργον ἀκούσῃς ὧν λέγω. κοινός τε γὰρ ὁ

harum ftudiofus, hoc pacto amygdalas quoque probabat,
nucesque tum magnas, tum parvas, Ponticas fcilicet et avel-
lanas. Idem adhibebat oleribus quoque experimentum, fa-
bis, pifis, cicerculis, lupinis, ochris, dolichis et reliquis id
genus omnibus, maceratis prius illis, aut elixis, deinde,
quantum tumefcerent, infpecto. Jam quorfum attinet pti-
fanae meminiffe? id enim ne pueri quidem ignorant, om-
nium maxime commendari, quae ftatim intumefcit, contra
improbari, quae longo tempore exiguum tumorem acquirit:
prior enim illa liquefcit et in fuccum abit, altera vix col-
liquabilis eft et, quum in duritie perftet, pauxillulum omni-
no quid fucci remittit. Sunt tamen in feminibus Cereali-
bus quaedam, quae natura minime intumefcunt. Graeci
ex veteribus quidam vocarunt haec indomita. Ad hunc
plane modum triticum quoque explorabat genitor, farinae-
que ad haec copia; bonum enim quod eft, farinae vim
multam edit, quod vero malum, paucam. Quamobrem di-
ligenter ipfe quoque, quae diximus, aufculta; communiter

λόγος ἐστὶν ἁπάντων μὲν σπερμάτων, ἁπάντων δὲ καρπῶν,
ὅσους ἀποθέσθαι δυνατόν ἐστιν, ἐξητασμένος τε καὶ κεκρι-
μένος ὑπ᾽ ἐμοῦ τε καὶ τοῦ πατρὸς ἐν χρόνῳ πολλῷ καὶ πείρᾳ
μακρᾷ. δῆλον δ᾽, ὅτι καὶ τοὺς καρποὺς εἰς ἀπόθεσιν ἐπιτη-
δείους λέγω τοὺς πρὶν σαπῆναι ξηραινομένους. ἔνιοι μὲν
γὰρ οὐχ ὑπομένουσι τοῦτο, καθάπερ τὰ μόρα καὶ οἱ καλού-
μενοι πέπονές τε καὶ μηλοπέπονες, ἔτι τε Περσικὰ, καὶ
ὅσα τούτοις ἐστὶ παραπλήσια· φθάνει γὰρ σήπεσθαι, πρὶν
ξηρανθῆναι. κολοκύνθας μὴν εἰς λεπτὰ μόρια τέμνοντες ξη-
ραίνουσιν ἔνιοι, καθάπερ γε καὶ τὰς κοιλίας ἄλλοι. καὶ γνώ-
ρισμα δὲ τοῦ μοχθηρὸν εἶναι τὸν μυκήτην μέγιστον νομίζουσι
τὸ ξηρανθῆναι μὴ δύνασθαι. περὶ δὲ τῶν κοκκυμήλων τί
δεῖ καὶ λέγειν; οὐδεὶς γὰρ ἀγνοεῖ τὴν ἀπόθεσιν αὐτῶν οὐκ
ἐν Δαμασκῷ μόνον, ἢ κατὰ τὴν Ἱσπανίαν, ἀλλὰ καὶ παρ᾽
ἡμῖν γιγνομένην. ὥστ᾽ ὀλίγιστοι τῶν καρπῶν εἰσιν οἱ μὴ
δυνάμενοι ξηρανθῆναι, πλὴν πέπονες, ὡς ἔφην, καὶ μηλοπέ-
πονες, τά τ᾽ Ἀρμενιακὰ καὶ τὰ Περσικὰ, καὶ πρεκόκια παρὰ
Ῥωμαίοις ὀνομαζόμενα. καὶ γὰρ τὰ σῦκα ξηρανθέντα δια-

enim ad femina omnia ratio haec pertinet fructusque, quos-
cunque tandem reponere poffis; quam ego paterque tem-
pore multo ac diutina experientia exploratam habuimus et
ftatutam. Porro clarum eft, fructus, ut reponi poffint, ido-
neos me eos effe dicere, qui, antequam putrefcant, ficcantur;
funt namque qui hoc ferre non poffint, ut mora et qui pe-
pones et melopepones vocantur, tum Perfica, et quaecun-
que his funt fimilia, quae prius, quam ficcefcant, putre-
fcunt. Sunt tamen qui cucurbitas in minuta frufta con-
cifas exiccent, alii citrulos. Fungos quidem malos effe, in-
dicium inde fumi maximum cenfent, quod ficcari nequeant.
Nam de prunis quid attinet dicere? quae non modo Dama-
fci, aut in Hifpania, verum etiam apud nos reponi, nullus
eft qui ignoret, ficut in fructibus pauciffimi funt, qui ficcari
non poffint, exceptis peponibus (uti diximus) et melopepo-
nibus, et Armeniacis, et Perficis, et iis, quae Romani prae-
cocia vocant. Ficus namque ipfae quoque ficcatae perdu-

Ed. Chart. VI. [429.] Ed. Baf. IV. (356.)

μένει, καὶ οἱ σικυοὶ ταῖς κολοκύνθαις ὡσαύτως. ἀλλὰ καὶ
ταῦτα τοῦ χειμῶνος εἰς χρείαν ἀγόμενα τὴν αὐτὴν ἐξέτασιν
δέχεται. τὰ μὲν γὰρ ταχέως ἐν ὕδατι τεγγόμενα, καὶ χωρὶς
ἑψήσεως καὶ σὺν ἐκείνῃ, κάλλιστα τῶν ὁμοειδῶν ἐστι, τὰ δ᾽
ἐν πολλῷ χρόνῳ τοῦτο πάσχοντα καὶ μικρὸν ἐπιδιδόντα τοῖς
ὄγκοις μοχθηρά. γίγνωσκε τοίνυν οὐ μόνον εἰς πέψιν ἀμεί-
νω τὰ ταχέως οἰδισκόμενα τῶν ἐδεσμάτων, ἀλλὰ καὶ πρὸς εὐχυ-
μίαν, ἧς ἕνεκα τὰ κατὰ τουτὶ τὸ γράμμα λέγεται πάντα, καὶ
τὰ βελτίω φύσει τὰ ταχέως ἐξογκούμενα, διότι πέττεται μᾶλ-
λον καὶ ἀμείνους γεννᾷ χυμούς. οὐδὲν γὰρ οὕτως εἰς εὐχυμίαν
συντελεῖ πᾶσιν ἐδέσμασιν, ὡς τὸ πεφθῆναι καλῶς ἐν τῇ γα-
στρί. καὶ γὰρ τὴν δευτέραν καὶ τρίτην πέψιν ἐπιδέχεται μᾶλ-
λον ταῦτα. ἔμαθες δὲ, ὅτι δευτέρα μὲν πέψις ἐν ἥπατί τε
καὶ φλεψὶ γίνεται, τρίτη δὲ καθ᾽ ἕκαστον τῶν τρεφομένων
μορίων, ἧς ἕνεκα τῶν προτέρων δυοῖν δεόμεθα. τρέφεται
μὲν γὰρ, ὅσα τρέφεται, τῶν τρεφόντων αὐτὰ μεταβαλλομένων
κατὰ ποιότητα, κἀξομοιουμένων τοῖς τρεφομένοις· μεταβάλ-

rant, et cucumeres non aliter ac cucurbitae. Caeterum haec
quoque hyeme, quum ufui adhibentur, ad eundem modum
exploranda veniunt. Quae enim cito ex aqua macerationem
capiunt, five ea elixes, five minime, bonitate ejusdem fpe-
ciei caetera vincunt, vitiofa vero funt, quibus longo tem-
pore id contingit, tum tumoris minimum acquirunt. Scito
igitur, cibos, qui cito intumefcunt, non folum ad concoquen-
dum potiores effe, fed ad fucci etiam bonitatem, cujus gra-
tia fingula tractantur hoc libro; eft enim eorum, quae fta-
tim in tumorem affurgunt, natura melior, quod et facilius
concoquantur, et laudatiores fuccos procreent. Nihil enim
aeque ad fucci bonitatem facit in cibis omnibus, quam fi
probe in ventriculo concoquantur, ut qui fecundam et ter-
tiam concoctionem facilius admittant. Nofti autem, fecun-
dam concoctionem in jecore ac venis abfolvi, tertiam vero
in partibus fingulis, quae nutriuntur, cujus caufa duabus
illis prioribus egemus. Quaecunque enim nutriuntur, ita
demum nutrientur, fi, quae illa nutriunt, qualitate immu-
tentur, et iis, quae nutriuntur, affimilentur; porro quae

λεται δὲ τὰ παρασκευασθέντα καὶ προπεφθέντα τῶν ἀπέπτων
μᾶλλον. ἀλλήλας γὰρ αἱ πέψεις διαδέχονται, τὴν μὲν τῆς
γαστρὸς τὸ ἧπαρ, τὴν δὲ τούτου τὰ τρεφόμενα μόρια.
καὶ τοίνυν καὶ προπαρασκευάζει τοῖς μὲν ἐν τῷ.σώματι μορίοις
ἅπασι τὴν τροφὴν τὸ ἧπαρ, [43o] ἐκείνῳ δ' ἡ γαστὴρ, ἐκεί-
νῃ δὲ τὸ στόμα, καὶ τούτῳ τινὰ μὲν ὄπτησις, τινὰ δὲ ἕψη-
σις, ἢ ταγήνισις, ἤ τις ἁπλῆ βρέξις. ἅπασι δὲ τούτοις ἡ
διοικοῦσα φύσις τὰ τοὺς καρποὺς φέροντα φυτὰ παρασκευά-
ζει, καί τινά γε τῶν ἐξ αὐτῆς γεγονότων οὔθ' ἑψήσεως, οὔτ'
ὀπτήσεως, οὔτε βρέξεως, οὔτ' ἄλλης δεῖται παρασκευῆς.
ταῦτα μὲν ἐν τῷ καθόλου χρὴ μεμνῆσθαι, κοινὰ γὰρ ἁπάν-
των ἐστὶ τῶν ἐσθιομένων.

Κεφ. στ'. Ἐπὶ δὲ τὰ κατὰ μέρος ἴωμεν, ὅσα λέγοντες
ἀπελίπομεν, ἐν μὲν τοῖς τῶν ζώων μορίοις ἔντερά τε καὶ
γαστέρα καὶ μήτραν καὶ ὦτα καὶ ὀφθαλμοὺς καὶ οὐρὰς, (357)
ἐν δὲ τοῖς Δημητρίοις σπέρμασι τὰ πλεῖστα, καθάπερ γε καὶ
λαχάνων καὶ φυτῶν τῶν καλουμένων ὡραίων. ἔντερα μὲν
οὖν καὶ γαστὴρ καὶ μήτρα σκληροτέραν τῶν σαρκῶν ἔχει τὴν

praeparata atque ante concocta fuerint, crudis promptius
immutantur: etenim mutuo fe concoctiones excipiunt; eam,
quae ventriculi eft, jecur; atque hujus ipfius concoctionem
partes, quae nutriuntur; atque ita corporis quidem parti-
bus omnibus alimentum praeparavit jecur; huic ventricu-
lus; ventriculo os; ori quaedam affatio, quaedam elixatio,
quaedam frictio in fartagine, aut fimplex aliqua maceratio;
omnibus autem his natura gubernatrix plantas fructus fe-
rentes praeparat; funtque eorum aliqua, quae ipfa profert,
quibus nec elixatione, nec maceratione, neque vero prae-
paratione alia opus fit.   Atque haec in univerfum meminiffe
expedit cibis omnibus communia.

Cap. VI. Iam ad alia privatim tranfeundum, fi qua
dicendo praetermifimus.   Sunt haec in animalium quidem
partibus inteftina, ventriculus, uterus, auriculae, oculi,
caudae; in feminibus Cerealibus maxima horum ipforum
pars, ficuti fane olerum quoque ac ftirpium, quas fugaces
vocant.   Itaque inteftina et ventriculus et uterus duriore

οὐσίαν, ἀπεπτοτέραν τε τοσοῦτον, ὅσον καὶ σκληροτέραν,
ἧττόν τε τῶν σαρκῶν τρέφει καὶ ἧττον εὔχυμά εἰσιν. αἱ δ'
οὐραὶ καὶ τούτων ἔτι σκληρότεραι, καὶ τἄλλα ἀνάλογον τῇ
σκληρότητι κατ' αὐτάς ἐστι περί τε πέψιν καὶ θρέψιν, πλὴν
οὐ περιττωματικαὶ διὰ τὴν κίνησιν. ὅμοιοι δ' αὐταῖς εἰσιν
ἐπὶ τῶν πτηνῶν ζώων οἱ τράχηλοι. κοιλίαι δ' οὐδὲν ὅμοιαι
τοῖς πτηνοῖς τε καὶ πεζοῖς ζώοις εἰσί. καὶ γὰρ παχεῖαι καὶ
σκληραὶ, καὶ διὰ τοῦτο δύσπεπτοι καὶ πολύτροφοι πεφθεῖσαι
τοῖς πτηνοῖς εἰσιν αἱ κοιλίαι. κάλλισται δ' ἀλεκτορίδων καὶ
χηνῶν, καίτοι τἄλλα τοῦ χηνὸς μόρια σκληρά τ' ἐστὶ καὶ
δύσπεπτα καὶ περιττωματικὰ, πλὴν τῶν πτερῶν. ἐν δὲ τοῖς
μεγάλοις στρουθοῖς, ἃς νῦν ὀνομάζουσι στρουθοκαμήλους,
ἅπαντα τὰ μέρη σκληρὰ καὶ δύσπεπτα καὶ περιττωματικά.
τῶν δ' ὤτων ὁ μὲν χόνδρος ἄτροφόν τ' ἐστὶ καὶ ξηρὸν σῶ-
μα, τὸ δὲ ἔξωθεν δέρμα λεπτὸν καὶ ξηρὸν, ὀλιγότροφόν
τε καὶ δύσπεπτον. ὀφθαλμοὺς δ' ὀλίγοι μὲν ἐσθίουσι, σύγ-
κεινται δ' ἐξ ἀνομοίων οὐσιῶν· ἑτέρας μὲν γὰρ φύσεως οἱ

fubſtantia conſtant, quam caro; et quo duriore, eo etiam
concoctu difficiliore; minus praeterea, quam carnes, alunt,
minusque fucci boni funt. Caudae his etiam ipfis duriores
habentur; tum reliqua in his pro duritie proportione re-
fpondent in concoctione et nutritione, nifi quod excremen-
tis vacant ob commotionem. Sunt his non diffimilia volu-
crium colla. Avium et pedeſtrium animalium ventri nihil
convenit; eſt enim avium venter craſſus, durus, et qui ob
id aegre concoquatur, quique concoctus multum praeſtet
alimenti; optimus habetur gallinarum atque anferum, quum
tamen reliquae anferis partes durae fint et concoctioni ad-
verfentur et excrementis redundent praeter alas. In ma-
gnis vero ſtruthis, quas nunc ſtruthiones appellant, fingulae
funt partes durae, difficiles concoctu et excrementitiae. In
auribus cartilago pars eſt, quae neque alat et ſicca fit: ob-
ducta his cutis tenuis eſt et ſicca, tum quae haud facile con-
coquatur et alimenti parum fubminiſtret. Oculos pauci
edunt; conſtant hi ex fubſtantiis inaequalibus, fiquidem alia

Ed. Chart. VI. [430. 431.]　　　　　　Ed. Baf. IV. (357.)

χιτῶνες αὐτῶν, ἑτέρας δὲ οἱ μύες, ἄλλης δὲ τὸ κρυσταλλο-
ειδὲς καὶ τὸ ὑαλοειδές. ἐξ αὐτῶν δὲ οἱ μύες εὐπεπτότατοι
μόνοι τῶν ἐπιτήδειον εἰς εὐχυμίαν τὴν φύσιν ἐχόντων
ζώων, οἷοί περ οἱ σύμμετροι κατὰ τὴν ἡλικίαν ὕες. εἶεν δ᾽
ἂν οὗτοι τοῖς μὲν ἀκμάζουσιν ἀνθρώποις καὶ γυμναζομένοις
οἱ τέλειοι, τοῖς δὲ παρακμάζουσιν οἱ ἔτ᾽ αὐξανόμενοι· τῶν
δὲ πάνυ σμικρῶν χοίρων ἡ σὰρξ περιττωματική. ἀρίστης
δὲ τῆς τῶν ὑῶν οὔσης ἐδωδῆς ἐν τοῖς πεζοῖς ζώοις, ἐφεξῆς
ἐστιν ἡ τῶν ἐρίφων, καὶ μετὰ ταύτην ἡ τῶν ᾽μόσχων. ἡ δὲ
τῶν ἀρνῶν σὰρξ ὑγρὰ καὶ γλίσχρα καὶ βλεννώδης ἐστί. τῶν
δ᾽ ἄλλων πεζῶν ζώων τῆς ἐδωδῆς ἀπέχεσθαι κελεύω τὸν εὐ-
χυμίας προνοούμενον. ἡ δὲ κατ᾽ εἶδος ἐν αὐτοῖς διαφορὰ κα-
τὰ τὸ τρίτον εἴρηται περὶ τῶν ἐν ταῖς τροφαῖς δυνάμεων.

　　Κεφ. ζ΄. [431] Ἐν δὲ τοῖς Δημητρίοις σπέρμασιν
ἄριστον εἰς εὐχυμίαν ἔδεσμα καλῶς ἑψημένη πτισάνη. συν-
ενδείκνυται δ᾽ ὁ λόγος οὗτος, ὅτι ἀρίστην εἶναι χρὴ καὶ τὴν
κριθήν. οὐ γὰρ ἕψεται καλῶς ἡ πτισάνη, μὴ τοιαύτης οὔ-

funt natura praeditae tunicae, alia mufculi, atque alia cry-
ftallinus humor et vitreus. Ex his mufculi foli concoctioni
maxime accommodi funt in animalibus, quibus natura fit
fucci bonitati idonea, quod genus funt porcelli aetate con-
venienti. Fuerint autem hi hominibus, qui quidem aetate
vigent atque exercentur, adulti, aetate autem inclinanti-
bus ii, qui etiamnum crefcunt: nam tenellorum adhuc por-
cellorum caro excrementitia eft. Quum autem inter anima-
lia pedeftria optimi fint fucci fues, proximi ab his habentur
hoedi, deinde vituli; agnina caro humida, glutinofa muco-
faque eft. A caeterorum vero animalium, quae pedeftria
funt, efu abftineant, cenfeo, qui fucci bonitatis curam ge-
runt. Speciatim horum differentias tractavimus tertio de ali-
mentorum facultatibus libro.

　　Cap. VII. In feminibus Cerealibus optimi fucci cibus
ptifana eft probe decocta. Intelligimus fane fermone hoc,
una optimum quoque debere effe hordeum; quod nifi tale
fit, bene decoqui ptifana non poterit ideo, quod nec mace-

σης αὐτῆς, διὰ τὸ μήτε πλεῖον ἐξοιδίσκεσθαι διαβρεχομένην,
μήτε χυλοῦσθαι τηκομένην. ἀλλὰ περὶ πτισάνης ἔν τε τῷ
περὶ τῶν ἐν τροφαῖς δυνάμεων καὶ τοῖς τῆς θεραπευτικῆς με-
θόδου καὶ τοῖς εἰς τὸ περὶ διαίτης ὀξέων Ἱπποκράτους ὑπο-
μνήμασιν ἐπὶ πλέον εἴρηται. νυνὶ δ᾽ ἀρκεῖ δεδηλῶσθαι τὸ
κεφάλαιον, οὗ χρῄζομεν εἰς τὸν ἐνεστῶτα λόγον, ὡς ἀμεμ-
πτότατον εἴη ἂν πάντων ἐδεσμάτων εἰς εὐχυμίαν τε καὶ φυλα-
κὴν ὑγείας πτισάνη καλῶς ἐσκευασμένη. τρέφει γε μὴν ἄρ-
του ἧττον ἡ καλλίστη· περὶ οὗ καὶ αὐτοῦ λέλεκται κατὰ τὸ β´
γράμμα περὶ τῶν ἐν ταῖς τροφαῖς δυνάμεων. τῆλις μὲν οὐκ
εὔχυμος, ἂν πλεονάζῃ τις ἐν αὐτῇ, πτισάνην δὲ κἂν καθ᾽
ἑκάστην ἡμέραν εἰς κόρον ἐσθίῃς, οὐδὲν εἰς εὐχυμίαν βλαβήσῃ.
περὶ κυάμου δ᾽ ἂν ἔλεγον ταὐτόν, εἰ μὴ φυσώδης ἦν· οὔτε
γὰρ κακόχυμος, οὔτε ἐμφρακτικός, ἅπερ ἐστὶ κεφάλαια τῶν
ὑγιεινῶν ἐδεσμάτων· ὑπάρχει δ᾽ αὐτῷ ταῦτα διὰ τὸ ῥυπτι-
κὴν ἔχειν ποιότητα καὶ δύναμιν ἐν αὐτῷ, καθάπερ ἡ κριθή.
τῷ πισῷ δὲ τὸ μὲν ἄφυσον ὑπάρχει, τὸ ῥυπτικὸν δ᾽ οὐκ
ἴσον τῷ κυάμῳ. περὶ δὲ τῆς φακῆς, ὅτι κακόχυμός ἐστι καὶ

ratione plurimum intumefcat, nec cremorem reddat colli-
quatione.　　Verum de ptifana prolixius diximus in libris de
alimentorum facultatibus et de curandi ratione, jam vero
in commentariis in Hippocratis librum de victu acutorum
confcriptis; nunc autem rei totius caput indicaffe fatis fit
praefenti orationi neceffarium, ptifanam fcilicet bene prae-
paratam cibum effe omnium minime improbandum tum ad
fucci bonitatem, tum ad fanitatis tutelam; ipfa tamen, etiam
optima quae fit, minus alit, quam panis; de quo libro primo
de alimentorum facultatibus diximus.　　Et foenum graecum
quidem, fi quis frequenter eo utatur, fucci boni non fit;
ptifana vero etiamfi ad faturitatem usque quotidie utaris,
nihil fuccorum bonitati offeceris.　　Affirmarem idem de
faba, nifi flatulenta effet; nam nec fuccum malum procreat,
nec meatus infarcit, in quibus falubrium ciborum fumma
verfatur: ineft hoc illi propterea, quod qualitate ac facul-
tate praedita fit abfterforia, ut hordeum.　　Pifum flatus qui-
dem expers, non aeque tamen. ut faba, abftergit.　　De lente.

μελαγχολικὴ, σχεδὸν οὐδεὶς ἀγνοεῖ· ὡς φαρμάκῳ δ᾽ αὐτῇ
χρώμεθα πολλάκις ἐπὶ πολλῶν παθημάτων, ἀλλ᾽ οὐ νῦν ἐκεί-
νων ὁ καιρός. ὦχροι δὲ καὶ δόλιχοι τῶν μὲν εἰρημένων χεί-
ρους, ἀμείνους δὲ λαθύρων. ὀλύραν δὲ μετὰ τὴν κριθὴν τί-
θει, καὶ μετ᾽ ἐκείνην τίφην. ἔλυμος δέ σοι φευκτέος ἀεί· κα-
λοῦσι δ᾽ αὐτὸν ἔνιοι μελίνην τῶν παλαιῶν. ἡ δὲ κέγχρος
ὁμογενὴς μέν ἐστι τῷ σπέρματι τούτῳ, μοχθηρὰ δ᾽ ἧττον.
ὅ γε μὴν ἐρέβινθος, εἰ καὶ τρόφιμος, ἀλλ᾽ οὐκ εὔχυμος, φυ-
σώδης δὲ οὐδὲν ἧττόν ἐστι κυάμου, παροξύνει δὲ καὶ πρὸς
συνουσίαν ἅμα τῷ πολὺ σπέρμα γεννᾷν. ὁ δὲ θέρμος ἱκα-
νῶς παχύχυμος· εὔδηλον δ᾽, ὅτι καὶ τρόφιμος, εἴπερ παχύχυ-
μος, οὐ μὴν κακόχυμος. τῶν δ᾽ ἄλλων ὀσπρίων οὐδὲ μέ-
μνῆσθαι καλὸν εἰς εὐχυμίας λόγον, ὧν γε μηδ᾽ ἐσθίουσιν ἄν-
θρωποι, πρὶν ὑπὸ λιμοῦ βιασθῆναι. περὶ μὲν οὖν ὀσπρί-
ων αὐτάρκως εἴρηται, περὶ δὲ καρπῶν ἐφεξῆς ἂν εἴη
ῥητέον.

    Κεφ. η′. Εἰσὶ δ᾽ οἱ μὲν ἀπὸ δρυῶν ὀλίγου δεῖν
ἅπαντες κακόχυμοι πλὴν τῶν κασταπειῶν ὀνομαζομένων βα-

quod et malum et melancholicum fuccum gignat, nemo fere
nefcit: ea ut medicamento utimur plerumque in affectibus
plurimis; fed non eft nunc de his dicendi tempus. Ochri
et dolichi, ficuti jam dictis bonitate inferiores funt, fic ci-
cerculis praeftant. Olyra proxime ab hordeo locatur, ab
hac autem tipha. Panicum vitare perpetuo debes: μελίνην
vocant veterum nonnulli. Milium eft quidem femini huic
affine, at minus tamen pravum. Cicer ut alat, fatis mali
certe fucci eft et nihilo fecius, quam faba, inflat, coëundi
defiderium auget, feminisque una multum gignit. Lupinus
fucci bene craffi eft: idem quod fatis alat, liquet, fiquidem
craffo conftat fucco, neque tamen fucci mali habetur. Le-
guminum aliorum ne meminiffe quidem convenit in fucco-
rum bonitatis cenfu, ut quae mortales, nifi annonae caritas
urgeat, ne ad cibi quidem ufum adhibeant. Satisque de le-
guminibus dictum; deinceps de fructibus dicamus.

    Cap. VIII. Sunt autem ex iis, quos quercus ferunt,
omnes fere fucci mali, exceptis caftaneis glandibus, quas

λάνων. αὗται δὲ πεφθεῖσαι καλῶς ἐν τῇ γαστρὶ τρόφιμοι
μέν εἰσι καὶ παχύχυμοι, κακόχυμοι δ᾽ οὐδαμῶς. τῶν δ᾽ ἄλ-
λων οἱ μὲν ὡραῖοι καλούμενοι καρποὶ κακόχυμοι πάντες·
ἐὰν δὲ δια[432]φθαρῶσιν ἐν τῇ γαστρὶ, φαρμάκου δηλη-
τηρίου πλησίον ἥκουσιν, ὥσπερ καὶ τὰ μόρα, καίτοι μετριώ-
τερα τῶν Περσικῶν ὀνομαζομένων ὄντα καὶ τῶν κοκκυμήλων,
ὅμως τὴν διαφθορὰν οὐδὲν ἧττον ἐκείνων ἔχει μοχθηράν. ἢν
δ᾽ ὀνομάζουσιν ἰδίως οἱ Ἕλληνες ὀπώραν ἐν σύκοις καὶ στα-
φυλαῖς οὖσαν, ἀμείνων μέν ἐστι τῶν εἰρημένων, οὐ σμικρὰν
δ᾽ ἔχει τὴν διαφοράν, ἢ πέπειρον ἀκριβῶς εἶναι τὸν καρπὸν,
ἢ μηδέπω τοιοῦτον. ἐγγὺς γὰρ τῶν ἀβλαβῶν τὰ πέπειρα σῦ-
κα, καὶ μετὰ ταῦτα ἡ πέπειρος σταφυλή. κρεμασθεῖσα δὲ καὶ
ἥδε τὸ φυσῶδες ἀποτίθεται καὶ γίνεται τελέως ἄμεμπτον. περὶ
ἰσχάδων δὲ δόξειεν ἄν τις ἐναντία λέγων ἀληθεύειν, εἰ κακο-
χύμους γε ἅμα καὶ εὐχύμους αὐτὰς εἴποι, νοσῶδές τε καὶ
ὑγιεινὸν ἐχούσας. ἐὰν γὰρ αὗται διεξέρχωνται κατὰ τὴν γα-
στέρα, καὶ ἡ ἀπ᾽ αὐτῶν ἀναδοθεῖσα τροφὴ διά τε τοῦ δέρ-
ματος καὶ τῶν νεφρῶν, ὑγιειναί τέ εἰσι καὶ εὔχυμοι· βρα-

vocant; quae, fi recte eas conficiat ventriculus, alibiles fiunt
ac craffi fucci, minime tamen mali.   In caeteris fructibus ii,
qui fugaces vocantur, mali omnes fucci funt; quod fi iu
ventriculo praeterea corrumpantur, non longe a venenofa
materia abfunt, quemadmodum mora quoque, quae ipfa,
etiamfi Perficis ac prunis minus mala fint, corruptelam
tamen nihilominus iis malam experiuntur.   Opora, fic pri-
vatim a Graecis vocata, qua ficus et uvae continentur, his
quidem melior eft; non parum tamen difcriminis fortitur,
quod vel exacte maturus fructus fit, vel nondum talis.
Exacte enim maturae ficus prope innoxiae funt; deinceps ab
his matura uva; haec porro, fi fufpendatur, inflationem
omnem abjicit, prorfusque inculpabilis evadit.   De caricis
fi quis contraria pronunciet, vera dixiffe videri poffit, effe
eas tum mali tum boni una fucci, morbificas et falubres;
falubres quidem et boni fucci, fi ventriculum pertranfeant,
diftributumque inde alimentum jecur permeet ac renes;

δύνουσαι δὲ κακοχυμότεροί πως γίνονται καὶ φθειρῶν πολλῶν
γεννητικαί· μετὰ δὲ καρύων ἐσθιόμεναι κάλλιστόν εἰσιν
ἔδεσμα, καθάπερ γε καὶ ἀμυγδάλων, ἀλλὰ μετὰ τούτων μὲν,
ὡς ἐκφρακτικῶν καὶ ῥυπτικῶν, οὐ μὴν εὐχύμων γε τοῖς κα-
ρύοις ὡσαύτως οὐδὲ τροφίμων, ἅμα δὲ τοῖς καρύοις βελ-
τίους εἰς ἅπαντα. καί τινες τῶν γραψάντων συνθέσεις φαρ-
μάκων θανασίμων ἀλεξητήριον αὐτῶν ἁπάντων εἶναί φασι
προλαμβανομένας ἰσχάδας ἅμα καρύοις τε καὶ πηγάνῳ. τὰ δ'
ἄλλα τῶν ἀκροδρύων εἴδη κακόχυμά ἐστι, καὶ μάλισθ' ὅσα τῶν
ἀγρίων αὐτῶν καὶ θάμνων εἰσὶ καρποὶ, περὶ ὧν ἐπὶ πλέον
εἴρηται κατὰ τὸ β' τῶν ἐν ταῖς τροφαῖς δυνάμεων. μήλων δὲ
καὶ ῥοῶν, ἀπίων τε καὶ μεσπίλων, οὐχ ὡς τροφῆς, ἀλλ' ὡς
φαρμάκων χρῇζομεν εἰς τόνον στομάχου τε καὶ γαστρός. καρ-
ποὶ δ' εἰσὶ καὶ σικυοὶ καὶ πέπονες καὶ μηλοπέπονες, ἀλλ' οὐ-
δὲν οὐδὲ τούτων εὔχυμον· εἰ δὲ μὴ ταχέως ἐπέλθοι, δια-
φθείρεται κατὰ τὴν γαστέρα καὶ τὸν ἐκ τῆς διαφθορᾶς γινό-

mali vero fucci, fi diutius morentur, et quae pediculorum
vim gignant.   Eaedem fi cum nucibus, aut eodem etiam
modo cum amygdalis mandantur, cibum optimum exhi-
bent, et cum amygdalis quidem, quafi quae obftructiones fol-
vendi et abftergendi vi polleant, at non perinde tamen, ac
nuces, fucci boni fint, nec aeque alant, cum nucibus autem
una omnino meliores funt.   Atque ex iis, qui venenorum
compofitionem tractarunt, nonnulli omnibus alexeterium
effe affirmarunt, fi quis caricas prius cum nucibus una ac
ruta affumat.   Reliqua fructuum genera, quae in ambitu
lignofum putamen habent, fucci mali funt, maximeque fi
fructus fint agreftium arborum fruticumque, de quibus co-
piofius tractavimus in fecundo de facultatibus alimentorum
libro.   In pomis autem et punicis pirisque et mefpilis
ufus ut medicamenti eft potius, quam alimenti, ftomacho
ventrique corroborandis.   Inter fructus cenfentur cucume-
res quoque et pepones et melopepones, quorum nulli fuc-
cus bonus infit, eo quod, nifi alvum ftatim fubeant, cor-
rumpantur ibi, humoremque ex corruptela hac faciant, qui

Ed. Chart. VI. [432.]   Ed. Baf. IV. (357. 358.)

μενον χυμὸν ἐγγὺς τοῖς θανασίμοις γενόμενον φαρμάκοις ἐργάζεται. κολοκύνθη δ᾽ ἄμεμπτος μόνη τῶν τοιούτων καρπῶν, ἀλλὰ καὶ αὑτη διαφθαρεῖσα κατὰ τὴν γαστέρα κακόχυμος ἱκανῶς γίνεται, καθάπερ καὶ τὰ συκάμινα· καὶ γὰρ καὶ ταῦτα, πρὶν διαφθαρῆναι, φθάσαντα ταχέως ὑπελθεῖν, οὐδὲν ἐργάζεται φαῦλον, εἴ γε μή τις ἐν αὐτοῖς πλεονάζοι· κοινὸν γὰρ τοῦτο περὶ ἁπάντων ὡραίων ἐπίστασθαί τε χρὴ καὶ μεμνῆσθαι. τῶν δὲ λαχάνων οὐδὲν μὲν εὔχυμον, ἐν μέσῳ δ᾽ εὐχύμου τε καὶ κακοχύμου θρίδαξ ἐστὶν, εἶτα μαλάχη, καὶ μετ᾽ αὐτὴν ἀτράφαξύς τε καὶ ἀνδράχνη, καὶ βλίτον καὶ λάπαθον. ἐσχάτως δὲ κακόχυμα πάντ᾽ ἐστὶν, ἃ καλοῦσιν ἄγρια λάχανα, θριδακίνη, χονδρίλη, σκάνδιξ, γιγγίδιον, σέρις, κιχώριον. αἱ δὲ ῥίζαι (358) τῶν λαχανωδῶν φυτῶν κακόχυμοι μὲν, ὅσαι δριμεῖαι, καθάπερ αἱ τῶν κρομμύων καὶ πράσων καὶ σκορόδων καὶ ῥαφανίδων καὶ δαύκου, μέσαι δ᾽ εὐχύμων τε καὶ κακοχύμων αἵ τε τῶν ἄρων εἰσι καὶ τῶν γογγυλίδων, ἃς καὶ βουνιάδας ὀνομάζουσι, καὶ τοῦ καλουμένου κάρους.

non longe a mortiferis venenis abfit. In fructibus hujusmodi fola eft cucurbita, quae culpa vacet; ejusdem tamen, fi in ventre corrumpatur, fuccus valde malus eft; quod in moris quoque evenit, quae ipfa etiam, fi quidem ante, quam corrumpantur, ftatim defcenderint, nihil incommodi afferunt, nifi quis affidue iis utatur; quod in univerfum de fugacibus omnibus fcire ac meminiffe convenit. Olerum nullum quidem boni fucci eft, boni tamen malique fucci in medio lactuca fuerit, deinde malva, ab hac deinceps atriplex et portulaca et blitum et rumex. Succi fumme omnino mali funt olera omnia agreftia, quae vocant; lactucae id genus, chondrilla, fcandix, gingidium, feris, cichorium. Stirpium radices, quae oleraceae funt, fi quae acres fuerint, ut ceparum, porri, allii, radiculae, dauci, malae omnes; boni malique in confinio ari radices funt et raporum, quae βουνιάδας etiam vocant, ejusque, quem carvum appellant.

Ed. Chart. VI. [432 433.]　　　　　Ed. Baſ. IV. (358.)

Κεφ. θ´ Ὄρνιθες δὲ καὶ ἰχθύες ὀλίγου δεῖν ἅπαν-
τες εὔχυμοι πλὴν τῶν ἐν ἕλεσι καὶ λίμναις καὶ ποταμοῖς ἰλυώ-
[433] δεσι καὶ θολεροῖς διαιτωμένων. ἀέρι γὰρ χείρονι
χρῶνται καὶ νήξεσιν ἐλάττοσι καὶ τροφαῖς μοχθηροτέραις, καὶ
μάλισθ᾽ ὅταν ἐκ πόλεως μεγάλης ῥέῃ τὸ ὕδωρ, ἐκκαθαῖρον
ἀποπάτους τε καὶ βαλανεῖα καὶ μαγειρεῖα καὶ τὰ τῶν πλυνόν-
των τὴν ἐσθῆτα καὶ τὴν ὀθόνην ῥύμματα. χειρίστη γὰρ ἡ
σὰρξ γίνεται τῶν ἐν ὕδατι τοιούτῳ διαιτωμένων ζώων, μά-
λιστα μὲν, ὅταν ἐν αὐτῷ μόνῳ διατρίβωσι, κἂν ἐπιμίγνυται
δὲ βελτίονι, μοχθηρότεροι πολλῷ καὶ οὗτοι τῶν ἐν καθαρᾷ
θαλάττῃ διαιτωμένων εἰσίν. ἄμεμπτοι γὰρ ὀλίγου δεῖν ἅπαν-
τες ὑπάρχουσιν, ὅσοι κατὰ τὴν ἄμικτον ὕδατι γλυκεῖ δια-
τρίβουσιν, ὥσπερ οἵ τε πελάγιοι καλούμενοι καὶ οἱ πετραῖοι·
καὶ γὰρ εἰς εὐχυμίαν καὶ ἐν αὐτῇ τῇ κατὰ τὴν ἐδωδὴν ἡδονῇ
προὔχουσι πολὺ τῶν ἄλλων. ἀσφαλέστατον μὲν οὖν ἀεὶ
προσφέρεσθαι τῶν τοιούτων· εἰ δέ τι ζῶον εἴη τῶν ἐν ἑκατέροις
τοῖς ὕδασι διαιτωμένων, ὥσπερ ὁ κέφαλος καὶ ὁ λάβραξ,
ὅ τε κωβιὸς καὶ ἡ σμύραινα, καρκῖνοί τε καὶ ἐγχέλυες, ἀνα-

Cap. IX. Avium piſciumque univerſorum propemo-
dum ſuccus bonus eſt, praeterquam eorum, qui ex ſtagnis et
paludibus coenoſisque ac turbulentis fluminibus victum ca-
piunt; aëre enim utuntur deteriore minoreque natatione
et alimento pejore, maximeque, ſi ex magna urbe profluat
aqua, qua cloacae, balnea ac culinae repurgentur, aut ſi
in iis veſtes et lintea abluantur. Caro namque animalium
in aquis ejusmodi degentium deterrima omnium ſit, potiſſi-
mum quidem, quum in aqua ea tantum victitant; quae ſi
meliori etiam admiſceatur, ſic quoque tamen deteriores ſunt
piſcibus in puro mari degentibus. Culpa enim prope omni
vacant, quicunque in mari verſantur dulcis aquae experti,
cujusmodi ſunt, quos pelagios vocamus et ſaxatiles, qui cae-
teros ſucci bonitate ac cibi ſuavitate longe antecellunt. Ta-
les igitur ſumpſiſſe perpetuo tutiſſimum ſuerit. Quod ſi ali-
quis ex illis ſit, qui ex aquis utrisque victum capiunt, ut
capito, lupus, gobius, muraena, cancri, anguillae, quae-

796 ΓΑΛΗΝΟΥ ΠΕΡΙ ΕΥΧΥΜΙΑΣ

Ed. Chart. VI. [433.]   Ed. Baf. IV. (358.)

πυνθάνεσθαι μὲν πρότερον, ὅθεν εἴη τεθηρευμένον, μετὰ
δὲ ταῦτα τῇ ὀσμῇ καὶ τῇ γεύσει τὴν διάγνωσιν αὐτῶν ποι
εῖσθαι. καὶ γὰρ δυσώδεις καὶ ἀηδεῖς καὶ βλεννώδεις, ὅσοι τὴν
δίαιταν ἔσχον ἐν ὕδατι μοχθηρῷ· καὶ μέντοι καὶ λίπος αὐ-
τοῖς ὑπάρχει πολὺ πλέον ἤπερ τοῖς ἄλλοις, καὶ σήπονται
ταχέως. οἳ δ᾽ ἐν θαλάττῃ καθαρᾷ διαιτώμενοι τήν τε ὀδμὴν
ἄμεμπτον ἔχουσι καὶ τὴν γεύσιν ἡδεῖαν, τό τε λίπος ὀλίγιστον,
ἢ οὐδ᾽ ὅλως, ἐξαρκοῦσί τε πλέονι χρόνῳ μὴ σηπόμενοι, καὶ
μάλισθ᾽ ὅταν αὐτοῖς τις περιβάλλῃ χιόνος. κατὰ ταῦτα μὲν
οὖν καὶ κρείττους οἱ σκληρότεροι γίνονται ψαθυρωτέραν ἴσχον-
τες τὴν σάρκα τοῖς πετραίοις τε καὶ τοῖς ὀνίσκοις ὁμοίως·
ὃ γὰρ τούτοις ὑπάρχει φύσει, τοῦτο τοῖς σκληροσάρκοις ἐκ
τῆς χιόνος προσγίνεται. διὰ τοῦτ᾽ οὖν ἐναντιωτάτην ἔχουσιν
οὐσίαν τῆς σαρκὸς οἵ τ᾽ ἐκ θαλάττης καθαρᾶς κέφαλοι καὶ
οἱ κατὰ τὸ μοχθηρὸν ὕδωρ διαιτώμενοι· παραπλησίως δ᾽
αὐτοῖς καὶ οἱ κωβιοὶ καὶ οἱ λάβρακες, ἔτι τε τούτων μᾶλλον
οἱ ἄλλοι. καὶ σμύραιναι δὲ φαυλόταται γίνονται κατὰ τὰ τοι-
αῦτα τῶν ὑδάτων. ἡ δ᾽ ἔγχελυς οὐδ᾽ ὅλως εὔχυμον ἔδεσμα,
κἂν ἐξ ὕδατος ᾖ καθαροῦ, μήτοι γε δὴ τοῦ πόλιν ἐκκαθαίρον-

rendum prius, ubinam captus fit, tum judicandum de hoc
ex odoratu et guftu. Nam qui in aqua degunt vitiofa, gra-
viter olent, infuavesque funt ac mucofi, pinguedinisque ad
haec plus aliis habent, ac cito putrefcunt: at qui in mari
verfantur puro, quum odore inculpato funt, tum guftu fua-
ves, pinguedineque aut minima, aut nulla, ac longiffime
perdurant citra putrefactionem, praecipue fi quis eos nive
circumdet. Hoc plane nomine commendantur etiam magis,
qui duriores habentur, ut qui carne conftent friabili magis,
aeque ac faxatiles et afelli; quod enim natura his adeft, in
dura carne praeditis conciliat nix. Atque hoc caufae eft,
cur maxime contrariam carnis fubftantiam habeant capito-
nes, qui ex puro mari petuntur, et qui in vitiofa aqua de-
verfantur. Nec diffimiliter fe habent gobii lupique, his-
que adhuc etiam magis reliqui. Quin muraenae quoque
ipfae in hujusmodi aquis deterrimae. Anguilla porro,
etiamfi ex aqua fit pura, nedum ex ea, quae civitatem. uti

τος, ὡς εἴρηται. καὶ παρὰ τὰς ἐπιχωρίους δὲ τροφὰς
ἀμείνους τε καὶ χείρους ἑαυτῶν ἰχθύες γίνονται, διαγινωσκό-
μενοι ῥᾳδίως ὀσμῇ τε καὶ γεύσει, καθάπερ αἱ τρίγλαι. μο-
χθηρότεραι γὰρ αὐτῶν αἱ τὴν καρκινάδα σιτούμεναι, τῶν
δ᾽ ἄλλων ἡ σάρξ σκληροτέρας ἐστὶν ὕλης, οὐ μόνον τῆς
τῶν πετραίων τε καὶ ὀνίσκων, ἀλλὰ καὶ κεφάλων καὶ λα-
βράκων, καὶ τῶν ἄλλων πελαγίων, καὶ κατὰ τοῦτο δυσπε-
πτοτέρα τε καὶ τροφιμωτέρα, κακόχυμον οὐδὲν ἔχουσα. λέ-
λεκται δὲ τελεώτερον ὑπὲρ ἁπάσης τροφῆς ἐν τρισὶν ὑπομνή-
μασιν, ἃ περὶ τῶν ἐν ταῖς τροφαῖς δυνάμεων ἐπιγέγραπται,
καὶ χρὴ τὸν ὑγιεινῆς τροφῆς φροντίζοντα μήτε τῆς ἐκείνων
ἀναμνήσεως ἀμελῆσαι, μήθ᾽ ὅλως τῆς ὑγιεινῆς πραγματείας,
ἧς μέρος ἐστὶ καὶ τὸ περὶ τῶν ἐν ταῖς τροφαῖς δυνάμεων. ἀλλὰ
καὶ περὶ τῆς λεπτυνούσης διαίτης, ἐναντίας οὔσης τῇ παχυ-
νούσῃ διαίτῃ, γέγραπται βιβλίον ἕτερον ἱκανῶς χρήσιμον οἷς
ὑγεία σπουδάζεται.

diximus, expurgat, nequaquam fucci boni edulium fuerit.
Pro alimenti etiam diverforum locorum differentia ipfi fe
ipfis pifces meliores deterioresque redduntur, qui guftu fa-
cile atque odore deprehenduntur, ficuti muli. In his enim
pejores funt, qui carcinade vefcuntur; reliquorum caro
materia conftat duriore non modo, quam faxatilium et afel-
lorum caro, fed etiam capitonum luporumque et aliorum
pelagiorum; ideoque, quum et aegrius concoquatur et ali-
menti plus praeftet, fucci mali nihil interim obtinet. Tra-
ctatum autem a nobis eft prolixius de alimentis omnibus
commentariis tribus de alimentorum facultatibus infcri-
ptis; et oportet fane eum, cui falubris victus cura fit, tum
illa in memoriam diligenter revocare, tum omnino opus de
tuenda fanitate non negligere, cujus pars eft de alimento-
rum facultate liber. Verum de attenuante quoque victus
ratione, quae craffum facienti contraria fit, confcriptus eft
liber alius, fanitatis ftudiofis in primis utilis.

Κεφ. ί. Μεμνῆσθαι δέ σε πρὸ πάντων βούλομαι
κατὰ τὰς τοιαύτας πραγματείας, ὡς οὔτε βοηθήματος, οὔθ᾽
[434] ὑγιεινῶν διαιτημάτων ἐπιστήμων ἐστὶ τελέως ὁ τὰς
τῶν ὑλῶν δυνάμεις ἀκριβῶς ἐκμαθὼν, ἐὰν μὴ γινώσκῃ τὰς
τῶν σωμάτων φύσεις, οἷς ταῦτα προσάγεται. τινὰ μὲν γὰρ
αὐτῶν ἐστι πυκνὰ καὶ ἀδιάπνευστα, τινὰ δ᾽ ἀραιὰ καὶ ῥᾳ-
δίως ἐκκενούμενα. καὶ δεῖται δηλονότι τροφῆς ὑγροτέρας τὰ
πρότερα, ξηροτέρας δὲ τὰ δεύτερα, καὶ τὰ μὲν κολλωδεστέ-
ρας, τὰ δὲ λεπτοτέρας, καὶ τὰ μὲν ἐλάττονος, τὰ δὲ πλείο-
νος. οὕτως δὲ καὶ ὅσοι μελαγχολικώτερον ἔχουσι τὸ αἷμα,
τῶν ὑγρῶν καὶ θερμῶν τῇ κράσει δέονται τροφῶν, ὥσπερ γε
καὶ ὅσοι χολωδέστερον, ὑγρῶν καὶ ψυχρῶν, ὡσαύτως δ᾽ οἳ
φλεγματώδες, θερμαινουσῶν τε καὶ ξηραινουσῶν. ὅσοι δ᾽
αἷμα χρηστὸν ἀθροίζουσι πλέον, ὀλιγωτέρων μὲν ἐδεσμάτων
χρῄζουσιν, ἐπιφανῆ δ᾽ οὐδεμίαν ἐχόντων δύναμιν, ἀλλ᾽ ἐν
τῷ μέσῳ καθεστηκότων, ὡς μήτε θερμαίνειν ἀξιολόγως, μήτε
ψύχειν, ὥσπερ γε καὶ μηδ᾽ ὑγραίνειν ἢ ξηραίνειν, οὕτω
δὲ καὶ πάχους καὶ λεπτότητος ἐν τῷ μέσῳ καθεστηκότων,

Cap. X. Caeterum illud de operibus his memineris
velim ante omnia: qui alimentorum materiae facultates exa-
cte teneat, nisi idem corporum naturas cognitas habeat, qui-
bus adhibenda ea sint, eum nondum neque auxiliorum ne-
que vero salubris victus rationis scientiam assecutum. Sunt
enim corporum quaedam densa, nec perspirabilia; quaedam
rara, et quae facile difflentur. Ac priora quidem alimento
opus habent humidiore, posteriora vero sicciore; et haec
quidem glutinosiore, illa tenuiore; haec minore, illa ube-
riore. Ad eundem plane modum, quicunque sanguinem
habent plus justo melancholicum, his alimentis opus est tem-
peramento calidis et humidis; sicuti frigidis et humidis iis,
qui biliosiorem; qui pituitosum, calidis et siccis. Quibus-
cunque vero sanguis bonus multitudine excedit, iis alimenta
ex usu fuerint pauciora illa quidem, sed quae facultate nulla
praedita sint manifesta, quaeque medium teneant, ut nec
evidenter calefaciant, nec frigefaciant, neque vero hume-
ctent, aut exiccent, eodemque modo crassitiei ac tenuitatis

Ed. Chart. VI. [454.]   **Ed. Baf. IV. (358.)**

ὡσαύτως δὲ γλισχρότητός τε καὶ τῶν ἐναντίων αὐτῇ· κραυ-
ρότητα δὲ λέγω καὶ ψαθυρότητα. ὑπάρχει δὲ κραυρότης
μὲν τοῖς σκληροῖς τε καὶ ξηροῖς ἱκανῶς, ψαθυρότης δὲ
τοῖς μαλακοῖς τε καὶ μέσοις καθ᾽ ὑγρότητά τε καὶ ξηρότητα·
κοινὸν δ᾽ ἀμφοῖν τὸ μηδὲν ἔχειν γλίσχρον. διαγνωστικὸν
οὖν εἶναι προσήκει τὸν ὀρθῶς χρησόμενον ταῖς τροφαῖς,
πρῶτον μὲν τῆς κατ᾽ ἀραιότητά τε καὶ πυκνότητα τοῦ δέρ-
ματος ἐν τοῖς ἀνθρώποις διαφορᾶς, ἐφεξῆς δ᾽ αὐτῇ τῆς ὅλης
τοῦ σώματος κράσεως, εἶθ᾽ ἑξῆς εἰ σώζει πάντα τὰ μόρια
τοῦ σώματος τὴν οἰκείαν κρᾶσιν. ἐνίοτε μὲν γὰρ ἡ κεφαλή
ἐστι θερμοτέρα τοῦ προσήκοντος, ἡ γαστὴρ δὲ ψυχροτέρα,
πολλάκις δὲ τοὐναντίον ἡ γαστὴρ μὲν θερμοτέρα, ψυχρο-
τέρα δ᾽ ἡ κεφαλή· καὶ τἆλλα μόρια πάνθ᾽ ὡσαύτως. ἡ μὲν
οὖν ἄλλη πᾶσα θεραπευτική τε καὶ ὑγιεινὴ μέθοδος ἁπάντων
ὁμοτίμως ἐστόχασται, τὰ δὲ κατὰ τὰς τροφὰς ἐξαίρετον μὲν
ἔχει καὶ πρῶτον σκοπὸν, ὅπως ἄριστα πεφθήσεται, δεύτερον
δὲ ἐπὶ τῷδε, τὸν ἀναδοθησόμενον ἐκ τῆς πεφθείσης τροφῆς
χυμὸν ἐπιτήδειον εἶναι τῇ κράσει τῶν ἄλλων μορίων. ἀναγ-

in medio confiftant, nec non lentoris qualitatumque huic
ipfi contrariarum, fragilitatis fcilicet et friabilitatis. Ineft
fragilitas ficcis et duris valde, friabilitas mollibus et inter
humiditatem et ficcitatem mediis; utrisque commune, ut ni-
hil habeant glutinofi. Cui igitur rectus alimentorum con-
ftare ufus debet, is dignofcat oportet principio rarae den-
faeque hominum cutis differentias, deincepsque ab his uni-
verfam corporis temperiem, poftremo num partes corporis
fingulae temperiem propriam fervent. Contingit enim ali-
quando, ut caput jufto calidius fit, ventriculus autem frigi-
dior; atque etiam a diverfo faepenumero, ut calidior ven-
triculus, caput frigidius reperiatur; idemque in partibus
aliis accidit. Ac curandi quidem et incolumitatis tuendae
reliqua ratio omnis fcopum aeque in omnia dirigit; quae
vero alimenta tractat, peculiarem hunc habet, quem primo
intueatur, ut optime ea coquantur, proximeque, ut didu-
ctus concocti alimenti fuccus caeterarum partium temperiei

Ed. Chart. VI. [434.435.]　　　　　Ed. Baf. IV. (358.)

καία τοιγαροῦν ἐκ τῶνδε φαίνεται τοῖς ὀρθῶς μέλλουσι χρῆσθαι τροφαῖς ἡ περὶ κράσεως πραγματεία. καὶ τοίνυν ὡς γεγυμνασμένῳ σοι κατ᾽ αὐτὴν, ὅσον ἔθ᾽ ὑπόλοιπόν ἐστιν εἰς εὐχυμίαν τε καὶ κακοχυμίαν ἀναγκαῖον ἐγνῶσθαι, προσθήσω, τὴν ἀρχὴν ἀπὸ τῶν οἴνων ποιησόμενος.

Κεφ. ια΄. Ὅσοι μὲν οὖν αὐτῶν ὑδατώδεις εἰσὶ καὶ λεπτοὶ κατὰ σύστασιν, οὔρησίν τε κινοῦντες, ὀλιγίστην παρέχουσι τῷ σώματι τροφήν· ὅσοι δὲ παχεῖς, ὥσπερ ὁ Θηραῖός τε καὶ ὁ Σκυβελίτης, ἀξιολόγως τρέφουσι. διαφέρουσι δ᾽ ἀλλήλων τῷ μᾶλλόν τε καὶ ἧττον ἀνάλογον τῷ πάχει. τοιοῦτος δέ ἐστιν οἶνος παρ᾽ ἡμῖν ἐν Αἰγαῖς καὶ Περπερίνῃ, τῇ μὲν ὁμόρῳ Μυρίνῃ, τῇ δὲ Περγάμῳ. τελέως μὲν οὖν εἰσι γλυκεῖς ὅ τε Σκυβελίτης καὶ ὁ Θηραῖος, αὐστηρὸς δὲ ἅμα καὶ γλυκὺς ὁ Κιλίκιος ὁ Ἀβάτης, ἀπὸ χωρίου τὴν προσηγορίαν ἔχων, ὁ δ᾽ ἐν Αἰγαῖς καὶ Περπερίνη μέσοι τούτων εἰσὶν, οὔτε γλυκεῖς ἀκριβῶς ὄντες, οὔτε στύψιν ἔχοντες ἀξιόλογον ὁμοίως τῷ Κιλικίῳ. [435] μέλανες δὲ πάντες οὗτοι τυγχάνουσιν ὄντες· οὐδὲ γὰρ ἂν εὕροις οὐδένα παχὺν ἅμα

accommodus fit.　Videri itaque ob haec neceſſarium poſſit opus de temperamentis iis, qui recte uſuri ſint alimentis. Tibi igitur, ut in opere hoc exercitato, addam, quaecunque reſtant de ſuccorum bonitate et vitio neceſſario ſcienda, ſumpto a vinis exordio.

Cap. XI.　Ergo, quaecunque in hĩs aquoſa ſunt ac ſubſtantia tenui, urinamque cient, corpori alimentum ſuggerunt paucißimum; craſſa vero, ut Theraeum et Scybelites, valde nutriunt; diſtant tamen invicem majoris minorisque ratione pro craſſitiei modo.　Tale reperitur apud nos vinum Aegis et Perperinae, illis Myrinae finitimis, hac Pergamo. Summe igitur dulcia ſunt Theraeum et Scybelites; auſterum una ac dulce Cilicium, Abates, ſic ex loco vocatum; medium inter haec locum tenet, quod ex Aegis eſt et Perperina, ut quod neque exquiſite dulce ſit, neque vero evidenti usque adeo, ut Cilicium, aſtringendi vi polleat.　Nullum eſt horum non nigrum; neque enim vinum reperias craſſum

καὶ γλυκὺν οἶνον, ὃς οὐκ ἔστι μέλας. ἐὰν οὖν τῶν λευκο-
τάτων οἴνων ἑψήσῃς τὸ γλεῦκος, ὡς τὸ καλούμενον ἐργά-
σασθαι σίραιον, ὅπερ ἕψημα παρ᾽ ἡμῖν ὀνομάζεται, μέλαν
ἴσχει τὸ χρῶμα πα(359)ραπλησίως τῷ Θηραίῳ. μέλαν δὲ
καὶ τὸ τοῦ Καρυΐνου χρῶμ᾽ ἐστὶ, γλυκέος ὄντος αὐτοῦ. τὸ δὲ
τοῦ Θηρίνου μέλαν μὲν, ἀλλ᾽ οὐκ ἴσον τῷ Καρυΐνῳ· ἀπο-
λείπεται γάρ τι καὶ τῇ γλυκύτητι τοῦ Καρυΐνου. λευκὸς δὲ
οἶνος οὐδεὶς γλυκύς ἐστιν, ἀλλὰ τινὲς μὲν αὐστηροί τε καὶ
παχεῖς, τινὲς δ᾽ ὑδατώδεις τε καὶ λεπτοί. ξανθοὶ δὲ καὶ
κιῤῥοὶ, τινὲς μὲν γλυκεῖς εἰσι μετρίως, ὥσπερ Ἱπποδαμάν-
τειός τε καὶ Φαυστιανὸς Φαλερῖνος, ἔνιοι δ᾽ ὅλως γλυκεῖς.
οἱ δ᾽ ἐρυθροὶ παχύτεροι τούτων, ὥσπερ γε τούτων ἕτεροι,
πλησιάζοντες ἤδη κατὰ τὸ χρῶμα τοῖς μέλασιν. ἡ τροφὴ δ᾽
ἐξ ἁπάντων ἐστὶν αὐτῶν ἀνάλογος τῷ πάχει. καὶ διὰ τοῦ-
το τοῖς μὲν ἀναθρέψεως δεομένοις ἐπιτρεπτέον πίνειν τοὺς
γλυκεῖς, καὶ μάλισθ᾽ ὅταν ἀμέμπτως ἔχωσι τὰ καθ᾽ ἧπάρ τε
καὶ σπλῆνα καὶ νεφρούς· τοῖς δ᾽ ἤδη παχὺν ἠθροικόσι χυ-
μὸν ἐν ταῖς φλεψὶν οἱ λεπτοὶ κατὰ τὴν σύστασιν χρήσιμοι,
ψυχρῶν μὲν ἠθροισμένων ἐν ταῖς φλεψὶ χυμῶν, οἱ δριμεῖς καὶ

una ac dulce, quod non idem nigrum quoque fit.   Certe fi.
muftum ex omnium maxime albo vino decoquas usque eo,
ut fapa inde exiftat, quod nos defrutum vocamus, colorem
nigrum acquirit ad Theraei inftar.   Color eft Caryino etiam,
quod ipfum quoque dulce, niger; niger et Therino, fed non
usque eo, ut Caryino, a quo dulcedine quoque degenerat.
Inter alba vina dulce nullum, fed funt ex his quaedam au-
ftera et craffa, quaedam aquofa et tenuia.   Fulva flavaque
alia mediocriter dulcia, ut Hippodamantium eft et Fauftia-
num Falernum, alia neutiquam dulcia funt.   His craffiora
habentur rubra; rubris alia, quae jam colore proxime ad ni-
gra accedant.   Ineft alimentum omnibus pro craffitiei ratio-
ne; ideoque iis, qui ut reficiantur opus habent, conceden-
dus eft vini dulcis ufus, praecipue vero fi nihil his vitii fue-
rit in jecore, liene ac renibus; quibus vero craffior in ve-
nis humor redundat, iis fubftantia tenue ex ufu eft; acre
quidem ac vetuftum, fi frigidus collectus in venis humor

802   *ΓΑΛΗΝΟΥ ΠΕΡΙ ΕΥΧΥΜΙΑΣ*

Ed. Chart. VI. [435.]   Ed. Baf. IV. (359.)

παλαιοὶ, μὴ ψυχρῶν δὲ, ὅσοις τούτων οὐδέτερον ὑπάρχει.
βελτίους μὲν οὖν εἰς εὐχυμίαν οἱ εὐώδεις, ἀλλὰ καὶ κεφαλὴν
πλήττουσι· κρείττους δ᾽ εἰς οὔρησιν οἱ λεπτοὶ, κεφαλῆς δ᾽
οὐδ᾽ ὅλως ἅπτονται. φεύγειν δὲ τοὺς παχεῖς ἅμα καὶ δυσώ-
δεις καὶ ἀηδεῖς καὶ αὐστηροὺς, οἷός ἐστιν ὁ φαῦλος Βικνὸς
ἐν τοῖς μεγάλοις κεραμίοις, ὁ δ᾽ ἐν τοῖς μικροῖς οὔτ᾽ ἀηδὴς,
οὔτε δυσώδης, οὔτε παχὺς ἄγαν ἐστὶν, ἀλλ᾽ οὐδὲ τὴν στύ-
ψιν ἔχει στρυφνήν· εὔχυμος δ᾽ οὐδ᾽ οὗτος, ὥσπερ οὐδὲ κα-
κόχυμος, ἀλλ᾽ ἐν τῷ μεταξὺ τῶν εὐχύμων τε καὶ κακοχύμων
ἐστί. τῶν γε μὴν εὐχυμοτάτων οἴνων καὶ ὁ Φαλερῖνός ἐστι,
καὶ μᾶλλον ὁ γλυκύτερος. ἐκ ταὐτοῦ δὲ γένους τῷδε καὶ ὁ
κιῤῥὸς Τιμωλίτης ὁ γλυκύς. ἔστι γὰρ καὶ τούτου τὸ ἕτερον
εἶδος αὐστηρὸν, οὐχ ὁμοίως εὔχυμον, ὥσπερ οὐδ᾽ ἄλλος οὐ-
δεὶς αὐστηρὸς ἱκανῶς, εἰ καὶ ῥώμην ἐντίθησιν ἐκλύτῳ στομά-
χῳ καὶ γαστρὶ, καὶ μάλιστα κατὰ δυσκρασίαν θερμὴν πεπον-
θόσιν. ἕνεκα γὰρ τούτου καὶ τοῦ συστῆσαι ῥεομένην γαστέ-
ρα χρώμεθα τοῖς αὐστηροῖς οἴνοις, ἄλλως οὐκ ἂν χρησάμε-

fuerit; qui fi frigidus non fit, tum, cui neutrum horum adeft,
convenit.   Ac odorum quidem ad fucci bonitatem praeftat,
caeterum caput ferit; tenue ciendae urinae melius, nec
quicquam caput tentat.   Vitanda funt, quae craffa fimul et
graveolentia infuaviaque et auftera fuerint, cujusmodi ha-
betur vile Bicyum, quod in magnis lagenis adfervatur; in
parvis enim fervatum neque infuave, neque graveodorum
eft, nec craffum valde; fed nec aftringendi facultate prae-
ditum eft acerba; verum ne ipfum quidem boni fucci fuerit,
ficuti fane nec mali, fed inter ea, quae malo bonoque fucco
conftant, medium.   Ex iis, quae optimi fucci funt, Falernum
eft, dulce praefertim; ejusdem generis eft fulvum Tmolites,
quod dulce fit; nam alterum hujus genus reperitur aufte-
rum, quod fucci non perinde boni fit, quemadmodum ne
aliud quidem ullum fuerit, quod fupra modum aufterum fit,
etiamfi ftomacho refoluto robur addat ventrique, maxime
calida intemperie laborantibus.   Hac enim gratia vinis uti-
mur aufteris, ut citam alvum fiftamus, alioqui non ufuri,

νοι διὰ τὸ μήτ᾽ ἀναδόσει τροφῆς, μήθ᾽ αἱματώσει, μήτ᾽
εὐχυμίᾳ, μήτ᾽ οὔρων εὐροίᾳ, μήθ᾽ ἱδρώτων ἐκκρίσει, μήτε
γαστρὸς ὑπαγωγῇ συντελεῖν αὐτούς. ἀλλ᾽ οὐ πρόκειται νῦν
οὔτ᾽ ἀρετὰς οὔτε κακίας οἴνων πάσας διέρχεσθαι, καὶ μάλισθ᾽
ὅσοι διαφέρουσι νόσοις. ὅπερ οὖν πρόκειται, πάλιν ἀνα-
ληφθὲν ἐν κεφαλαίοις βραχέσιν εἰρήσεται. τοῖς χολωδεστέ-
ροις σώμασιν, εἴτε διὰ φυσικὴν δυσκρασίαν, εἴτε δι᾽ ἐπίκτη-
τον ὁπωσοῦν γεγονυῖαν, οὔτε Φαλερῖνος, οὔτε Τμωλίτης
κιῤῥὸς γλυκὺς, οὔτ᾽ Ἀριούσιος, οὔθ᾽ ὁ Λέσβιος ὁ εὐώδης τε
καὶ κιῤῥὸς, ὅμοιος τοῖς προειρημένοις ὢν, ἐπιτήδειος πί-
νεσθαι· θερμοὶ γὰρ ἅπαντες οἱ τοιοῦτοι. μήτ᾽ οὖν χολώ-
δεσι, μήτε τοῖς ἐξ ἐγκαύσεως, ἢ καμάτων πολλῶν, ἢ ἐνδείας,
ἢ λύπης, ἢ ὥρᾳ, ἢ χώρᾳ καὶ καταστάσει θερμῇ, διδόναι τοι-
οῦτον οἶνον. ἐξ ὑπεναντίου μὲν οὖν ἀγαθὸς ἅπασι τοῖς θερ-
μαίνεσθαι δεομένοις, φλεγματώδεσί τε καὶ ψυχραῖς κράσεσι,
καὶ χυμῶν πλῆθος ὠμῶν ἠθροικόσιν, ἀργῶς βιοῦσιν ἐν χω-
ρίῳ ψυχρῷ καὶ χειμῶνι καὶ καταστάσει ψυχρᾷ καὶ ὑγρᾷ.

quod ea neque alimento diducendo conferant, nec gignendo
fanguini, nec fucci bonitati, nec ciendis urinis, nec fudori-
bus promovendis, neque vero fubducendae alvo. Sed non
eft praefentis inftituti vini virtutes aut vitia omnia exequi,
praefertim quae ad morbos faciunt; quod igitur propofue-
ram, brevibus fummis comprehenfum explieabitur. Cor-
poribus biliofioribus, five naturalis intemperies ea fuerit,
five qualitercunque tandem acquifititia, nec Falernum nec
Tmolites fulvum dulceque, neque Ariufium, nec Lesbium
fulvum illud et odorum, praedictis haud abfimile, utiliter
bibuntur; funt enim hujusmodi calida omnia. Nec biliofis
igitur vinum tale concedendum eft, nec peruftis, neque in
labore multo aut inedia aut moerore, aut anni tempore, regio-
nibus vel coeli ftatu calido. Idem e diverfo in iis probatur,
qui excalefactione opus habent, ac pituitofae frigidaeque
intemperiei, crudiorumque humorum eopiam colligentibus,
vitam ducentibus otiofam in regione frigida, hyemis tem-
pore, coeli ftatu frigido atque humido. His omnibus fulvum

τούτοις μὲν ἅπασιν ἀγαθὸς ὁ κιῤῥὸς οἶνος καὶ γλυκύς· ἐναν-
τίος δὲ τοῖς ἐναντίως ἔχουσιν, οὐχ ὡς κακοχυμίαν ἐργαζόμενος,
[436] ἀλλ᾽ ὡς θερμαίνων τοὺς ψύχεσθαι δεομένους. ἕτοιμον
γὰρ αὐτοῖς ἐστι τοῦτον πίνουσιν καὶ κεφαλὴν ἀλγῆσαι καὶ
πυρέξαι καί τι τοῖς νεύροις παθεῖν. οἱ δὲ τῶν κιῤῥῶν τε
καὶ μετρίως γλυκέων, (οὐδεὶς γὰρ κιῤῥὸς ἄκρως ἐστὶ γλυκύς,)
ἐπὶ τὸ μελάντερον δὲ καὶ γλυκύτερον ῥέποντες, οὐχ ὁμοίως
θερμοὶ τοῖς κιῤῥοῖς εἰσιν. εἰκότερον οὖν οὔτε κεφαλὴν, οὔτε
νεῦρα βλάπτουσιν, οὔτε πυρετοὺς ἐξάπτουσιν ὡσαύτως ἐκεί-
νοις. ὅτι δὲ γαστρὸς οἱ γλυκεῖς οἶνοι καὶ παχεῖς εἰσιν ὑπα-
κτικοὶ, σχεδὸν οὐδεὶς ἀγνοεῖ, καθάπερ γε καὶ περὶ γλεύκους,
ὅπως ἐστὶ φυσῶδες καὶ δύσπεπτον καὶ παχύχυμον καὶ μόνον
ἀγαθὸν ἔχον ὑπάγειν γαστέρα, κἂν ἀτυχήσῃ ποτὲ τούτου,
βλαβερώτερον γίνεται. πάντων δ᾽ οἴνων κοινόν ἐστιν, ὅσοι
γε μὴ πάνυ παχεῖς εἰσι καὶ λίαν γλυκεῖς, ὥσπερ ὁ Θηραῖός τε
καὶ ὁ Σκυβελίτης, ἐπειδὰν εἰς χρόνου μῆκος ἐκταθῶσι, ξαν-
θὴν τὴν χρόαν γίνεσθαι καί τι καὶ στίλβον ἔχειν ὁμοίως
πυρί. καὶ γὰρ οἱ μέλανες, οἷός πέρ ἐστιν ὁ παρ᾽ ἡμῖν ἐν Περ-

vinum dulceque bonum eſt, malum vero iis, qui contrario
modo ſe habent, non quatenus ſuccos vitioſos creet, ſed
quod calefaciat, quos refrigerare conveniebat: facile nam-
que hi, ſi tale biberint, et caput dolent, et febricitant, et
nervis aliquo pacto tentantur.   In fulvis vero ac mediocri-
ter dulcibus, (quando fulvum nullum ad ſummum dulce ſit,)
quae ad nigredinem magis ac dulcedinem vergunt, perinde
calida non ſunt atque fulva: ergo merito nec capiti nocu-
mentum inferunt, nec nervis, neque, ut fulva, febres accen-
dunt.   Dulcia autem vina craſſaque quod alvum ſubducant,
nullus fere eſt, qui ignoret, ſicuti muſtum quoque, quod ſci-
licet et flatulentum ſit, et concoctu difficile, et craſſi ſucci, id
unum in ſe boni continens, quod alvum emolliat; quo ſi
fruſtretur interdum, noxium adhuc magis evadit.   Vinis
omnibus (quae quidem nec craſſa valde, nec dulcia nimium
ſint, ut Theraeum eſt et Scybelites) commune id eſt, ut tem-
poris tractu colorem flavum acquirant et ſplendeſcentis non-
nihil habeant ignis inſtar: nam nigra quoque (cujusmodi

Ed. Chart. VI. [436.]   **Ed. Baf. IV. (359.)**

περίνη γιγνόμενος, εἰ χρονίσαιεν, εἰς ἐρυθρὰν μὲν ἢ κιῤῥὰν
πρότερον ἀφικνοῦνται ποιότητα, μετὰ ταῦτα δ᾽ εἰς ξανθό-
τητα, καὶ ὁ λευκὸς, ὁποῖος ὁ Βιθυνὸς Ἀμιναῖος. ὀνομά-
ζουσι δὲ Ῥωμαῖοι τὸν οὕτως παλαιωθέντα κέκουβον, ὃν οὐκ
ἂν ἔτι γνωρίσαις ἐξ ὁποίου γένους ἦν. ἤδη δ᾽ ὁ τοιοῦτός
ἐστι καὶ πικρὸς καὶ διὰ τοῦτ᾽ αὖ μὴ ἐπιτήδειος εἰς πόσιν. ἀλλ᾽
οἵ γε καπηλεύοντες τοὺς οἴνους μιγνύντες τοῖς νέοις τοὺς τοι-
ούτους, ὡς παλαιοὺς πιπράσκουσιν, ἐξαπατῶντες τῇ πικρό-
τητι τοὺς ἀγνοοῦντας ἀκριβῶς οἴνων γεύεσθαι. φεύγειν οὖν
χρὴ τῶν οὕτω παλαιῶν τὴν πόσιν, ὥσπερ καὶ τῶν πάνυ νέων.
οἱ μὲν γὰρ ὑπερθερμαίνουσιν, οἱ δ᾽ οὐδ᾽ ὅλως θερμαίνουσιν,
ἔστ᾽ ἂν ὦσιν νέοι. τοσοῦτον γὰρ δέουσιν συντελεῖν τι ταῖς
τῶν σιτίων πέψεσιν, ὥστ᾽ αὐτοὶ μόλις πέπτονται. πρὸς
τούτοις δ᾽ οὐδ᾽ ὑπέρχονται κατὰ τὴν κοιλίαν, οὔτ᾽ ἀναδίδον-
ται ῥᾳδίως, οὔτ᾽ οὖρα προτρέπουσιν, οὔθ᾽ αἱματώσει συν-
τελοῦσιν, οὐδὲ θρέψει, διαμένουσι δ᾽ ἐπὶ πλεῖστον ἐν τῇ
γαστρὶ μετέωροι παραπλησίως ὕδατι, κἂν βραχύ τις αὐτῶν

elt apud nos, quod Perperinae provenit) veterafcentia in
rubram prius aut fulvam qualitatem, deinde in flavum quo-
que colorem abeunt: fic album quoque, quale eſt Bithynum
Aminaeum. Inveteratum ita vinum cecubum Romani vo-
cant, cujus tu deinde genus non facile deprehendas. Jam
hujusmodi vinum amarum quoque fuerit, ideoque non per-
inde potui accommodum. Vina hujuscemodi eorum man-
gones, novellis admixtis, ut vetuſta divendunt, impoſtura
facta ex amaritudine iis, qui vini guſtum non exacte aſſe-
quuntur. Ergo adeo vetuſtorum potus fugiendus, ſicuti no-
vellorum nimium; haec enim plus juſto, iſta neutiquam ex-
calefaciunt. Maxime autem a vinis natura craſſis abſtine-
re convenit, donec novella ſunt, ſiquidem tantum abeſt,
ut ad ciborum concoctionem conducant, ut vel ipſa aegre
concoquantur; praeterea nec alvum ſubeunt, nec facile diſ-
tribuuntur, neque urinas movent, nec ſanguificationi, nec
nutritioni conferunt; tum in ventre diutius moram trahunt
ſuſpenſa, ut aqua; ſique de his paululum quis biberit, prom-

πίῃ, ῥᾳδίως ὀξύνονται. μόνους δ᾽ ἄν τις τοὺς νέους ἐπ᾽
ἀγαθῷ πίνοι τοὺς λεπτοὺς τῇ συστάσει, καθάπερ ἐν
Ἰταλίᾳ ὅ τε Γαυρίας ὀνομαζόμενός ἐστι, καὶ ὁ Ἀλβανός,
ἔνιοί τε τῶν ἐν τοῖς Σαβίνοις τε καὶ Θούσκοις γεννωμένων·
οὐ γὰρ δὴ πάντες εἰσὶ τοιοῦτοι. καὶ περὶ Νέαν δὲ πόλιν
ὁ κατὰ τὸν ὑπερκείμενον αὐτῇ λόφον Ἀμιναῖος ἐν τάχει
πότιμος γίνεται. κατὰ δὲ τὴν Ἀσίαν παρ᾽ ἡμῖν ὅ τε Τι-
βηνός ἐστι τοιοῦτος, καὶ ὁ Ἀρσύινος, καὶ μετ᾽ αὐτοὺς ὁ
Τιτακαζηνός. ἀλλὰ τούτους μὲν ὡς ἐπὶ παραδείγματος προὐ-
χειρισάμην, ἐθεασάμην δὲ τοιούτους οἴνους ἐν ἅπασι σχεδὸν
τοῖς ἔθνεσιν· ἀλλ᾽ ἀγνοοῦσιν αὐτοὺς οἱ ξένοι κατὰ διτ-
τὴν αἰτίαν, ὅτι τε παντάπασιν ὀλίγοι γεννῶνται, καὶ
διότι μακρὸν πλοῦν οὐ φέρουσιν, ὡς ὑπὸ τῶν ἐμπόρων μὴ
δύνασθαι εἰς ἄλλην χώραν μετακομίζεσθαι. διορίσαις δ᾽ ἂν
ῥᾳδίως τοὺς τοιούτους οἴνους, πρῶτον μὲν καὶ μάλιστα
τῇ λεπτότητι, πλησίον ἥκοντας ὕδατος, εἶτα καὶ λευκότητι,
καὶ γενομένῳ δ᾽ ἄν σοι φανεῖεν ὑδατώδεις, οὐδεμίαν ἔχοντες
ἰσχυρὰν στύψιν, ἔν τε τῷ κεράννυσθαι μὴ φέροντες ὕδατος

pte id acefcit. Sola ea bona effe poffunt, fi bibantur, no-
vella, quae fubftantia tenuia funt, quod genus in Italia eft,
quod Caurium vocant, et Albanum, et eorum, quae in Sabi-
nis et Thufcis nafcuntur, quaedam; neque enim cuncta
hujusmodi funt. Sed circa Neapolim quoque in imminenti
huic colle natum Aminaeum quamprimum bibi poteft. Tale
eft in Afia apud nos Tibenum, et Arfyinum, deinde etiam
Titacazenum. Atque haec ego exempli caufa retuli. Cae-
terum hujusmodi vina ubique fere gentium reperi, fed quae
advenae ignorent duplici de caufa, tum quod pauciffima om-
nino proveniunt, tum vero quod longam navigationem non
fuftineant, nec poffint propterea a mercatoribus in alienas
regiones tranfvehi. Promptum tamen fuerit talia vina di-
gnoviffe, omnium quidem in primis quod ea tenuitate ad
aquam proxime accedant, deinde albedine quoque; quin
guftata videri etiam aqnofa poffiut, quaeque aftringendi vim
evidentem nullam obtineant, interque diluendum aquae

Ed. Chart. VI. [436. 437.]   **Ed. Baf. IV. (359. 360.)**

μίξιν πολλήν· διὸ καὶ πρὸς τῶν παλαιῶν ἰατρῶν ὀλιγοφό-
ροι κέκληνται. καὶ μέντοι καὶ καθάπερ οἱ κιῤῥοὶ θερμοὶ
τὴν δύναμιν ὄντες αὐτίκα πληροῦσι τὴν κεφαλὴν, οὕτως
οἱ τοιοῦτοι πρὸς τῷ μηδέποτε βλάπτειν αὐτὴν ὠφελοῦσιν,
ἐνίοτε παύοντες ὀδύνας μικράς τινας, ὅσαι διὰ τοὺς ἐν τῇ
κοιλίᾳ χυμοὺς εἰώθασι γίγνεσθαι. τῆς γάρ τοι κεφαλῆς,
οὐ μόνον ὅταν αὐτὴ πάσχῃ τι πάθος ἴδιον ὀδυνωμένη,
[437] ἀλλὰ καὶ διὰ τὴν κοιλίαν ἀναπέμπουσαν ἀτμοὺς χυμῶν
μοχθηρῶν, ἡ τοιαύτη κεφαλαλγία δι᾽ οἴνου πόσεως ὀλιγο-
φόρου ἰᾶται βραχεῖαν ἔχοντος στύψιν. ὅσοι γὰρ ἔκλυτοι
παντάπασίν εἰσιν, ὥσπερ ὁ παρ᾽ ἡμῖν Τιβηνὸς, ἐν Ἰταλίᾳ
δὲ τῶν Σαβίνων ἔνιοι, τοσούτῳ χείρους ὑπάρχουσι τῶν
ἀτρέμα στυφόντων, ὅσῳ βελτίους εἰσὶν ὕδατος. εὕροις γὰρ
ἄν ποτε καὶ δι᾽ ὕδατος πόσιν ἀλγοῦντάς ἐνίους τὴν
(360) κεφαλὴν, καὶ μάλισθ᾽ ὅταν ᾖ μοχθηρὸν, ὡς αὐτοῦ τε
διαφθειρομένου καὶ τὸν φυσικὸν τόνον ἐκλύοντος. τῆς δὲ
γαστρὸς ἀτονησάσης ἰχῶρες χολώδεις εἰώθασι συῤῥεῖν ἐκ τοῦ
σώματος εἰς τὸ κύτος αὐτῆς, ὥσπερ τοῖς νηστεύσασιν, ὧν τῆς

multae mixturam non ferant; unde ea veteres medici pauci-
fera vocarunt.   Quin imo, quemadmodum fulva, quae po-
tentia calida funt, ftatim caput replent, fic haec praeter id,
quod nihil unquam noxae afferunt, etiam juvant, fedatis
interdum doloribus parvis quibusdam, quos contenti in ven-
tre humores procreare folent.   Nam quum caput non fo-
lum tunc doleat, quum ipfum affectu proprio laborat, fed
etiam ob ventriculum, qui humorum vitioforum vapores
tranfmittat, hujusmodi dolor vini pauciferi potione fanatur,
cui pauca infit aftringendi vis; nam quae omnino exolutione
languent, ut Tibenum apud nos, in Italia autem nonnulla
ex Sabinis, tanto funt iis, quae modice aftringunt, deteriora,
quanto aquam bonitate vincunt.   Invenias certe quosdam,
quibus ex aquae potu dolore caput corripiatur, praefertim
vero, quum ea vitiofa fuerit, quippe quae quum corrumpi-
tur, tum nativum ventriculi robur exolvit, qui quum im-
becillus fuerit, folent eo ex corpore deferri humores ex bile
tenues quidam, id quod jejunantibus etiam ufu venit; a qui-

808 ΓΑΛΗΝΟΥ ΠΕΡΙ ΕΥΧΥΜΙΑΣ

Ed. Chart. VI. [457.]   Ed. Baf. IV. (360.)

κακίας τε καὶ βλάβης ὁ προειρημένος οἶνος ἐλευθεροῖ τὸν
ἄνθρωπον, ἐκ μὲν τοῦ παραχρῆμα τῷ τῆς ἐπικράσεως λόγῳ,
μετὰ βραχὺ δὲ καὶ τῷ ῥωσθεῖσαν τὴν κοιλίαν ὠθεῖν ἀφ᾽
ἑαυτῆς κάτω τὰ λυποῦντα. ταῖς μέντοι θερμαῖς πάνυ κρά-
σεσι τῶν ἀνθρώπων, ἢ διὰ φύσιν, ἢ διὰ ἡλικίαν, ὠφελι-
μώτερον οἴνου ποτὸν ὕδωρ ἐστίν· εἰ δέ ποτε καὶ δεήσειεν
οἴνου, τό τε λεπτὸν καὶ μετρίως αὐστηρὸν αὐτοῖς διδόναι.
κατὰ δὲ τὸν αὐτὸν τρόπον ἐπὶ πάντων ἐδεσμάτων τε καὶ
πομάτων οὐχ ἁπλῶς ἑκάστῳ χρῆσθαι βέλτιον, ἀλλὰ μετὰ
τοῦ διορίσασθαι τὰς φύσεις τῶν χρησομένων. ἔστι δὲ με-
γίστη μὲν ἐν τοῖς οἴνοις διαφορά, κατ᾽ εἴδη σκοπουμένων
ἡμῶν, ὡς διῄρηται, βραχεῖα δ᾽ ἐν τοῖς ἄλλοις· οὐ γὰρ ἂν
εὕροις ποτὲ φακῆν ἢ κράμβην ὑγραίνουσαν, ἀλλ᾽ ἧττον μὲν
ἑτέραν ξηραίνουσαν, ὑγραίνουσαν δ᾽ οὐδεμίαν. ἔτι δὲ μᾶλ-
λον οὐκ ἂν εὕροις τι γένος κρομμύων, ἢ πράσων, ἢ σκορό-
δων ψῦχον, ἀλλ᾽ ἧττόν τε καὶ μᾶλλον θερμαῖνον· οὐκ οὖν
οὐδὲ θριδακίνην θερμαίνουσαν, οὐδ᾽ ἀτράφαξυν, ἢ βλίτον,
ἢ ἀνδράχνην. οὐ μὴν οὐδὲ τὸ μᾶλλον καὶ ἧττον ἐν αὐτοῖς

bus noxis malisque vinum, quale modo diximus, hominem
liberum facit, primum quidem ftatimque contemperationis
ratione, tum paulo poft, quod, quum robur addiderit ven-
triculo, is quae nocent a fe deorfum propellat.   Nihilo ta-
men fecius homini temperie calidiſſima praedito, vel natu-
rali, vel ex aetate, utilius aqua bibitur, quam vinum; quod
fi quando vino indigeat, dandum, quod tenue fit et medio-
criter aufterum.   Ad eundem plane modum in cibo omni
ac potu praeftiterit non fimpliciter ita unoquoque uti, nifi
diftinctis utentium prius naturis.   Maxima porro vini dif-
crimina funt, fi quidem fpeciatim, ficuti diftinximus, con-
fiderentur, pauca in aliis; neque enim lentem aut braſſicam
reperias, quae humectet, fed aliam quidem alia ficcantem
minus, quae vero humectet, nullam; longeque adhuc minus
caeparum genus aliquod, aut porri, aut allii reperias, quod
refrigeret, fed magis minusque cuncta calefaciunt, neque
ctiam lactucam, quae calefaciat, aut atriplicem, aut bli-
tum, aut malvam.   Neque tamen magis minusque in his

Ed. Chart. VI. [437.]　　　　　　　　Ed. Baf. IV. (360.)

μεγάλην ἔχει διαφοράν. ἐπὶ δὲ τῶν οἴνων ὁ παλαιότατος, ὃν ἔφην ὑπὸ Ῥωμαίων ὀνομάζεσθαι κέκουβον, εἰς τοσοῦτον τοῦ λευκοῦ τε ἅμα καὶ αὐστηροῦ καὶ νέου διενήνοχε καὶ παχέος οἴνου, ὡς τὸν μὲν ἱκανώτατα θερμαίνειν, τὸν δὲ ψύχειν αἰσθητῶς.

Κεφ. ιβ'. Οὐκ ὀλίγη δ' ἐστὶ καὶ κατὰ τὸ μέλι διαφορά. τό γε μὴν μοχθηρὸν, ὡς ἤτοι δυσῶδες ὑπάρχειν, ἢ γευόμενον ἄλλην τινὰ ἐμφαίνειν ποιότητα μεμιγμένην, οὐδὲ μέλι τὸ τοιοῦτο. τοῦ δ' ἀμέμπτου μέλιτος αἱ διαφοραὶ κατὰ τὸ μᾶλλόν τε καὶ ἧττον ἐν γλυκύτητι καὶ δριμύτητι τυγχάνουσιν οὖσαι, τοῦ γλυκυτάτου τε καὶ δριμυτάτου εἰς ἄκρον ἥκοντος ἀρετῆς. ἀλλὰ τῷ γε θερμὸν εἶναι τῇ δυνάμει πᾶν, εἰς χολὴν μεταβάλλειν ἑτοίμως ἐν τοῖς θερμοῖς σώμασι κοινὸν α'τῷ ἐστι· καὶ διὰ τοῦτο χρήσιμον ἔδεσμα φύσεσι μὲν φλεγματικωτέραις, ἡλικίαις δὲ πρεσβυτικαῖς, ὥσπερ γε καὶ νοσήμασι ψυχροῖς. ὀξύμελί γε μὴν χρησιμώτατον ἁπάσαις ταῖς ἡλικίαις τε καὶ φύσεσιν εἰς ὑγιεινὴν ἀσφάλειαν, ἐκφράττον ἁπάσας τὰς στενὰς διεξόδους, ὡς μηδα-

permagno difcrimine diftant. At in vinis vetuftiffimum, quod Romani, ficuti diximus, cecubum vocant, ab albo et auftero et novello craffoque vino tantum diftat, ut alterum vehementiffime calefaciat, alterum fenfibiliter refrigeret.

Cap. XII. Nec parva fane eft in melle differentia. Pravum certe, quod aut male olet, aut guftatum extraneae cujusdam qualitatis admixtionem detegit, nec mel quidem cenfendum. Inculpati vero mellis differentiae in eo verfantur, quod magis minusque aliud alio dulce atque acre fit: in quo quod dulciffimum fimul atque acerrimum fuerit, primas virtutis partes obtinet. Mel quidem omne, eo quod potentia calidum fit, id commune habet, ut facile in bilem vertatur in corporibus calidis, ideoque naturis, quae pituitofiores funt, cibus eft in primis accommodus, fenilique aetati, ficuti frigidis quoque morbis. Acetum mulfum aetati quidem omni et naturae utiliffimum ad incolumitatem tuto fervandam, quo viae omnes anguftae expediuntur, ut nus-

810 ΓΑΛΗΝΟΥ ΠΕΡΙ ΕΥΧΥΜΙΑΣ

Ed. Chart. VI. [437.438.] Ed. Baf. IV. (360.)

μόθι παχὺν ἢ κολλώδη χυμὸν ἴσχεσθαι. διὰ τοῦτό γ᾽ ἔτι
καὶ τὰ καλούμενα πρὸς τῶν ἰατρῶν ὑγιεινὰ φάρμακα τῆς
λεπτυνούσης ἅπαντά ἐστι δυνάμεως· καὶ ἀσφαλέστερα μὲν εἰς
ὑγείας φυλακὴν ἡ τοιαύτη τῆς παχυνούσης, εὐεξίαν δὲ καὶ
ῥώμην ἀδύνατος ἐργάζεσθαι. βούλονται δ᾽ ἔνιοι σφαλερῶς
ὑγιαίνειν μᾶλλον εὐεκτοῦντες, ἢ βεβαίαν ὑγείαν κεκτῆσθαι
διαπαντὸς ἰσχνοὶ καὶ ἀσθενεῖς ὄντες. [438] ἀλλὰ τούτων
αὐτῶν ὅσοι σὺν εὐεξίᾳ καὶ ῥώμῃ τὴν ὑγίειαν ἔχειν ἐθέλουσιν,
ἔνιοι μὲν ἑαυτοῖς σχολάζουσιν, ἔνιοι δὲ στρατιωτικὸν ἐπανή-
ρηνται βίον, ἀναγκαζόμενοι καὶ νυκτὸς ἀναστῆναι, καὶ δι᾽
ὅλης ἡμέρας ἀναγκαίαις πράξεσι κάμνειν δουλεύοντες· ὧν τὸ
πρὸ τοῦ βαλανείου γυμνάσιον, οἷς γε δὴ δυνατὸν, ἴσχειν, κἂν
τούτῳ τὸ καλούμενον ὑπὸ τῶν γυμναστικῶν ἀποθεραπευτι-
κὸν, οἱ πολλοὶ δὲ δι᾽ ἀσχολίαν οὐδὲ τούτῳ χρῆσθαι δύναν-
ται. τούτοις οὖν ὑγιαίνειν ἀδύνατον διαπαντὸς, κἂν σω-
φρόνως διαιτῶνται. οἱ δὲ, ἐφ᾽ ὅσον ἐγχωρεῖ, τὰ δέοντα
πράττοντες ὀλιγάκις νοσήσουσιν. ἅπτεσθαι μὲν οὖν αὐτοῖς

quam craffus glutinofusque humor haereat. Eam itidem ob
rem, quae medici falubria medicamenta vocant, ea funt om-
nia attenuandi vi praedita; atque haec uti ad fanitatis tute-
lam tutior eft ea, quae craffum facit, fic certe habitum bo-
num roburque praeftare non poteft. Sunt autem, qui ma-
lint non admodum tuta valetudine frui, dum bene habiti
fint, quam integram fanitatem poffidere, ipfi interim tenues
perpetuo atque imbecilles. Ex iis, qui cum bona una ha-
bitudine ac robore fani effe ftudent, alii fibi ipfis vivunt,
alii militarem aut civilem vitam ingreffi noctu furgere co-
guntur, totamque diem neceffariis negotiis obeundis defati-
gari; qui, fi modo poffint, ante balneum exercere fe debent,
tuncque exercitationis parte ea uti, quam gymnaftici apo-
therapiam nominant; multis tamen ob negotia ne hanc qui-
dem adhibuiffe vacat, qui ut perpetuo incolumes perftent,
fieri non poteft, quantumvis frugali victu utantur. Qui vero,
quae debent, quoad ejus fieri poteft, exequuntur, raro
aegrotant. Hi plane cibos attingant neceffe eft alimento

Ed. Chart. VI. [438.]　　　　　Ed. Baf. IV. (36o.)

ἀναγκαῖόν ἐστι τῶν πολυτρόφων ἐδεσμάτων, ἃ παχεῖς γεννᾷ
χυμούς. ἀλλὰ μετρίως τε τοῦτο πρακτέον, ἐν ἐκείνοις τε
τοῖς καιροῖς, ὁπότε σαφῶς ἐνδείας αἰσθάνονται· τὸν δὲ ἄλ-
λον χρόνον ἅπαντα τοῖς μέσοις ἐδέσμασι τῶν ὀλιγοτρόφων
καὶ πολυτρόφων χρηστέον.

Κεφ. ιγ'. Ἀφεκτέον μὲν ἀεὶ τῶν κακοχύμων, πλὴν
εἴποτε δέοι κάμνοντας ὥρᾳ θέρους θεραπεύεσθαι τήν τε ξη-
ρότητα καὶ τὴν θερμασίαν ὅλου τοῦ σώματος. ἐπιτήδεια
γὰρ ἐν ἐκείνῳ τῷ καιρῷ καὶ μῆλα, καὶ κοκκύμηλα, καὶ
μόρα, καὶ κεράσια προσληφθέντα. καὶ σικύου δὲ καὶ πέ-
πονος οὐ πολὺ προσενέγκασθαι τηνικαῦτα, καὶ μηλοπέπο-
νος, ἔτι τε τῶν πραικοκίων ὀνομαζομένων ἢ Περσικῶν
ἐγχωρεῖ, καθάπερ γε καὶ τῆς καλουμένης παρὰ Ῥωμαίοις
μέλκης ἐψυχρισμένης, ἀφρογάλακτός τε καὶ τῶν διὰ γά-
λακτος ἐδεσμάτων, ὁποῖόν ἐστι καὶ τὸ καλούμενον ἀργιτρό-
φημα· καὶ σῦκα δὲ ὁμοίως ψυχρὰ καὶ κολόκυνθαι τοῖς οὕτω
διακειμένοις ἐπιτήδειοι. σωφροσύνην δ' ἀσκῶν ἄνθρωπος
ἑτέρῳ τρόπῳ τὸν ἐπὶ τοῖς εἰρημένοις καμάτοις αὐχμὸν τοῦ

multo praeditos, qui humores craffos gignunt; id quod
moderate certe faciendum, eoque tempore opportune, quum
manifefto indigentiam fentiunt; reliquo tempore univerfo
cibis utendum inter eos, qui valenter parumque nutriunt,
mediis.

Cap. XIII. Semper tamen ab iis abftinendum, qui
fucci mali funt, nifi fi quando tamen neceffe fit aeftatis
tempore laborantibus corporis totius fqualorem caloremque
curare. Quo plane tempore commode fumi prius poma
poffunt, et pruna, et mora, et cerafa; quin et cucumeris
tunc, et peponis, et melopeponis paululum affumi poteft,
deque praecociis, quae vocant, aut Perficis; tum ex melca,
quam fic Romani vocant, refrigerata et aphrogalacte lacta ·
riisque eduliis, cujusmodi eft, quod *ἀργιτρόφημα* vocant;
eodemque modo ficus frigidae et cucurbitae accommodae fic
affectis. Atqui temperatus homo aliter omnino poffit con-
tractum ex praedictis laboribus corporis fqualorem refrige-

σώματος ὑγραίνειν τε καὶ ψύχειν δύναται. παραγενόμενος
γὰρ ἀπὸ τοῦ βαλανείου, καὶ προπιὼν ὕδατος μὲν πρῶτον,
εἶτ᾽ οἶνον μετρίως ὑδαροῦς, ἐμέσας τε πᾶν ὃ ἔπιε, θριδα-
κίνης μὲν πρῶτον, ἀβλαβοῦς τε ἅμα καὶ ψύχοντος λαχάνου,
προσενέγκασθαι δύναται, μετὰ ταῦτα δὲ δι᾽ ὄξους τε καὶ
γάρου ποδὸς ὑείου καλῶς ἑψημένου, καὶ πτερῶν ἀλεκτορί-
δος, ἢ χηνὸς, ἢ καὶ τῆς γαστρὸς αὐτοῦ, καί τινος ἰχθύος
τηγανιστοῦ τῶν ἀπαλοσάρκων, εἰ δὲ βούλοιτο, καὶ λαχανώ-
δους τινὸς ἅψασθαι τῶν μὴ κακοχύμων, ὁποῖόν ἐστι μα-
λάχη τε καὶ κολόκυνθα, μετὰ ταῦτα δὲ πιεῖν οἶνον ὕδατι
ψυχρῷ πάνυ κεκραμένον. ἅπτεσθαι δὲ καὶ ταρίχου πρὸ τού-
του, καὶ τῶν ὀνομαζομένων τρομητῶν ὠῶν, ἰχθύων δὲ δι᾽
ἐλαίου καὶ γάρου λαμβανομένων ἐγχωρεῖ. βέλτιον γὰρ, ὡς
ἔφην, ὕδατι ψυχρῷ τὴν ξηρὰν θερμότητα τοῦ σώματος ἰᾶσα-
σθαι, φεύγοντας ἀεὶ τὰ κακόχυμα τῶν ἐδεσμάτων. καὶ χόν-
δρος δὲ ψυχρὸς ἐξ οἰνομέλιτος καὶ οἴνου ψυχροῦ τὴν αὐτὴν
τοῦ σώματος ἰᾶται διάθεσιν ἄνευ κακοχυμίας. ἐμοὶ δ᾽
ἤρκεσε πολλάκις ἐν τοιαύτῃ διαθέσει γενομένῳ πτισάνης
χυλῷ χρήσασθαι καλῶς ἐψυχρισμένῳ κατ᾽ ἐκεῖνον τὸν

rare atque humectare.   Is enim a balneo, epota prius aqua,
deinde etiam vino mediocriter aquofo, tum potione hac om-
ni vomitione rejecta, affumere prius lactucam poterit, olus
innoxium juxta ac refrigerans, tum deinde fuillum pedem
ex aceto et garo bene elixum, gallinarumque alas aut an-
feris, hujusque etiam ventrem, pifciumque molli carne prae-
ditorum frictum aliquem.   Poffit idem, fi velit, ex olera-
ceis quoque nonnulla attingere, quae fucci non mali fint,
qualis eft malva et cucurbita, mox vinum bibere frigida
valde dilutum, atque etiam antea falfamentum deguftare,
ovaque tremula, quae vocant, ac pifces, ex oleo et garo
qui fumuntur; praeftat enim (ficuti diximus) aridam corpo-
ris caliditatem frigida aqua curare, vitatis fubinde cibis
fucco malo praeditis.   Etiam frigida alica ex mulfo et fri-
gido vino eidem corporis affectui remedio eft fine cacochy-
mia.   Mihi certe ipfi fatis plerumque fecit in affectu hujus-
modi ptifanae cremoris bene refrigerati ufus, quo tempore

καιρὸν, ἐν ᾧ μικρὸν ἔμπροσθεν ἔφην ἐπιτηδείως ἄν τινα
πιεῖν ψυχρόν. ἄλλο δ᾽ ἄλλῳ τὸ μέτρον ἔστω τοῦ ψύχοντος
ἐδέσματός τε καὶ πόματος, οἷς μὲν χρῆσθαι χιόνι σύνηθες,
ἐκείνῃ προψύχουσιν, οἷς δ᾽ ἀπὸ πηγῆς ὕδατι προσφάτῳ,
μηδὲν χιόνος δεομένοις. ἔστω δὲ ὁ κεραννύμενος οἶνος
ὡσαύτως [439] προεψυχρισμένος· οὕτως γὰρ ὀνομάζειν ἔθος
ἐστὶ τοῖς ἰατροῖς τοὺς ἐν ὕδατι ψυχροτάτῳ προεψυγμένους,
ἀγγείου δηλονότι τὸν οἶνον ἔχοντος ἐνισταμένου τῷ ὕδατι.
ταῦτα μὲν οὖν ὑποτίθεμαι τοῖς ἡρημένοις βίον ἐν ἀσχολίᾳ,
καθάπερ οἱ διοικοῦντες ἔθνη καὶ πόλεις, ἔτι τε μᾶλλον οἱ
τούτων ὑπηρέται, καὶ τούτων οὐδὲν ἧττον ὅσοι κατὰ πό-
λεμον ἢ ἐν ὁδοιπορίαις μακραῖς διατρίβουσιν. ὅσοι δὲ ἐλεύ-
θεροι τῆς τοιαύτης ἀσχολίας, εἰ μὲν ἔθος ἔχοιεν γυμνάζεσθαι,
σπανιώτατα δεήσονται πόσεως ψυχροῦ· μὴ γυμναζόμενοι δὲ,
θέρους ὥρᾳ ἀκμαίου, θερμότητος αἰσθανόμενοι πολλῆς,
ἀβλαβῶς ἂν ἀπὸ πηγῆς πίνοιεν ἀπεχόμενοι χιόνος. εἰ γὰρ
καὶ παραχρῆμα τὰ νέα τῶν σωμάτων οὐδὲν αἰσθητὸν ἡ χιὼν

paulo ante dicebam frigidam potari commode poſſe. Neque
unus tamen fit unicuique refrigerantis cibi potusque mo-
dus; quibus quidem nive uti mos fuit, hac ipfa refrige-
rent ante, qui vero fontana, eadem hac recenti aqua
utantur, nulla nivis neceſſitate. Sit porro dilutum quo-
que vinum ad hunc modum ante refrigeratum; fic nam-
que vocare medici folent vina ita gelidiſſima aqua refrige-
rata, vafe videlicet, quo vinum continetur, in aquam de-
miſſo. Atque haec ego iis confulo, qui vitam negotiis ple-
nam degunt, cujusmodi funt, qui gentibus ac civitatibus
regendis praefunt, horumque in primis miniſtri, nec fane
minus, qui militiam exercent, aut iter longinquum ingre-
diuntur. At quicunque negotiis bis foluti degunt, iis, fi
quidem, ut foliti funt, fe exerceant, perquam raro frigidae
ufus neceſſarius fuerit: quod fi fefe non exerceant, ac ca-
loris multum perfentiant aeftate vigente, tuto ii fontanam
biberint, repudiata nive. Nam tametfi ipfa ftatim nix noxa
fenfibili non videatur juvenum corporibus officere, incre-

Ed. Chart. VI. [439.]　　　　　　Ed. Baf. IV. (360. 361.)

φαίνοιτο βλάπτουσα, λεληθότως γοῦν κατὰ βραχὺ τῆς βλά-
βης αὐξανομένης ἐπὶ προήκοντι τῷ χρόνῳ, παρακμαζούσης
τε τῆς ἡλικίας, ἀνίατά τε καὶ δυσίατα αὐτοῖς νοσήματα γί-
νεται κατ᾽ ἄρθρα καὶ νεῦρα καὶ σπλάγχνα. πάσχειν δὲ
εἰκὸς ἑκάστῳ τῶν βλαπτόντων ἐκεῖνο τὸ μέρος τοῦ σώματος,
ὅπερ ἀσθενέστατον ἦν φύσει.

Κεφ. ιδ΄. Μέγιστον δ᾽ εἴς τε κακοχυμίαν καὶ νόσον
ἐστὶν ἀπεψία συνεχής, ἐάν τ᾽ ἐπ᾽ εὐχύμοις, ἐάν τ᾽ ἐπὶ κακο-
χύμοις ἐδέσμασι γίγνηται· πρόδηλον δ᾽, ὅτι πολὺ χείρων
ἢ ἐπὶ τοῖς κακοχύμοις. διττῶν δ᾽ ὄντων αὐτῶν, ἐπὶ μὲν
τοῖς τὸν λεπτὸν γεννῶσι χυμὸν ὀξέα νοσήματα γίνεται μετὰ
(361) κακοήθων πυρετῶν, εἰ δ᾽ εἰς ἓν μόριον ἀποσκήψειεν
ἡ κακοχυμία, τά τ᾽ ἐρυσιπέλατα καὶ οἱ ἕρπητες, εἴ τέ τι θερ-
μὸν οὕτω πάθος ἄλλο· ἐπὶ δὲ τοῖς τὸν παχὺν ἀρθρίτιδες,
καὶ ποδάγραι, καὶ νεφρίτιδες, ἄσθματά τε καὶ σπληνὸς καὶ
ἥπατος σκιῤῥώδεις διαθέσεις. οἷς δ᾽ ἡ κακοχυμία μελαγχο-
λικὴ, καρκῖνοι, καὶ λέπραι, καὶ ψῶραι, καὶ πυρετοὶ τεταρ-
ταῖοι, καὶ μελαγχολίαι, κακόχροιαί τε μέλαιναι μετὰ σπλη-

scente tamen temporis proceſſu occulto paulatim noxa, ver-
gente nempe aetate, articuli his nervique ac viſcera morbis
corripiuntur vix aut nunquam ſanandis; ac veriſimile certe
fit, ut unicuique ea potiſſimum corporis pars afficiatur, quae
natura omnium maxime fuerit imbecilla.

Cap. XIV.　Maxime autem ad ſucci mali morborum-
que generationem facit cruditas aſſidua, ſive ea boni, ſive
mali ſucci cibos ſequatur; liquet tamen, deteriorem eſſe
in mali ſucci cibis.　Qui quum bipartiti ſint, in iis, qui
ſuccum gignunt tenuem, morbi fiunt acuti cum malignis
una febribus; ſin autem in partem unam aliquando decum-
bat ſuccus malus, tum eryſipelata, tum herpetes, et ſi quis
alius praeterea eſt calidus ita affectus: in iis vero, qui craſ-
ſum ſuccum creant, articulares morbi, podagrae, nephriti-
des, aſthmata, lienisque ac jecoris ſcirrhoſi affectus.　At
quorum ſuccus malus melancholicus fuerit, cancri his, et
leprae, et pſorae, et quartanae febres, et melancholiae, et
decolorationes accidunt nigrae cum lienis una tumore non

Ed. Chart. VI. [439.]   Ed. Baf. IV. (361.)

νὸς ὄγκου παραπλησίου συμπίπτουσι, καὶ κιρσοὶ μέλανες
αἱμοῤῥοΐδες τε πολλοῖς ἐγένοντο διὰ τοιοῦτον χυμόν. αἱ
δ᾽ ἐπίμικτοι διὰ πλεόνων χυμῶν διαθέσεις ἕρπητάς τε καὶ
τὰ καλούμενα φαγεδαινικὰ τῶν ἑλκῶν, εἴτε τὰ κακοήθη
πάντα, καὶ πυρετοὺς ὀξεῖς ὑποστροφὰς ἐπιφέροντας, ὡς
εἰς χρόνον αὖθις ἐμπίπτειν, ἀπεργάζονται.

diſſimili, quin et nigras plerisque varices et haemorrhoidas
attulit hujuscemodi ſuccus. Affectus vero ex ſuccorum va-
riorum commixtione herpetas faciunt, ulceraque, quae pha-
gedaenica vocant, malignaque omnia, et acutas febres, quae
ab intermiſſione revertuntur, ſic ut iterum tempore pro-
ducantur.

ΓΑΛΗΝΟΥ ΠΕΡΙ ΠΤΙΣΑΝΗΣ ΒΙΒΛΙΟΝ.

Ed. Chart. VI. [499.]   Ed. Baf. II. (489.)

Κεφ. α΄. Ἐπειδὴ πρὸ μικροῦ τινὰς εὗρον τῶν
ἰατρῶν περί τινα τῶν νοσούντων τῷ χυλῷ τῆς πτισάνης
χρωμένους, μήτε, ἐφ᾽ ὧν ἐνδέχεται ἢ οὐκ ἐνδέχεται παρέχειν
ἀῤῥώστων, προσδιοριζομένους, μήτε τὸν τρόπον, καὶ τὸ πο-
σὸν τῆς δόσεως, καὶ τὸν ἁρμόζοντα καιρὸν τῇ προσφορᾷ τοῦ
ῥοφήματος προσαφορίζοντας, ἀλλ᾽, ὡς ἔοικε, τὴν τῆς πτισά-
νης χρῆσιν εὔθετον εἶναι λογιζομένους, ὁπηνίκ᾽ ἂν βουληθῶσι,
ᾧδ᾽ ἔδοξέ μοι περὶ τῆς χρήσεως αὐτῆς ὅσα τῷ Ἱπποκράτει

GALENI DE PTISANA LIBER.

Cap. I. Quandoquidem paulo ante quosdam me-
dicos inveni, qui apud quendam aegrotum ptifanae cremore
utebantur, nullam tamen adhibebant prius diftinctam expli-
cationem, quibusnam morbis utilis illa aut inutilis exiftat,
praeterea neque de exhibitionis modo et quantitate, neque
de tempore forbitioni affumendae opportuno quicquam de-
terminabant, verum, ut videtur, quando ipfi voluerint,
ufum ptifanae accommodatum arbitrabantur, operae pre-
tium fore putavi, fi de illius ufu quaecunque funt ab Hip-

Ed. Chart. VI. [499. 500.]   Ed. Baf. II. (489.)

σαφέστερον ἐκθεμένῳ διὰ τὴν τῶν πολλῶν παρακολούθησιν
ἑρμηνεῦσαι τόν τε τρόπον τῆς ἑψήσεως καὶ τὴν δύναμιν
αὐτῆς καὶ ἐνέργειαν, καὶ τὸν καιρὸν καὶ τὸ ποσὸν καὶ
τὸν τρόπον τῆς δόσεως, ὁπόσα τε ἀγαθὰ τοῖς σώμασι τῶν
καμνόντων δίδωσιν ἁρμοζόντως προσφερομένη, καὶ τοὐναν-
τίον πάλιν φαῦλα ἀκαίρως προσενεχθεῖσα, καὶ πρὸς τού-
τοις ποίοις σώμασιν αὐτὴν προσήκει προσφέρειν, καὶ ποίοις
οὐ προσήκει. ἀλλ' ἐπειδὴ σύνθετόν τι πρᾶγμα ὑπάρχει ἡ
πτισάνη καὶ ὁ χυλὸς, (ἐκ κριθῆς γὰρ κατασκευάζεται πτι-
σθείσης καλῶς, ὅ ἐστιν ἐκλεπισθείσης, καὶ ὕδατος, καὶ
τοιᾶσδε ἑψήσεως,) πρῶτον περὶ τῶν μερῶν αὐτῆς ἔκρινα
εἰπεῖν διὰ κεφαλαίων. εἰ μὴ γὰρ ταῦτά τις πρότερον διορί-
σηται, μεγάλως βλάψει, κἂν καὶ τὰ λοιπὰ πάντ' ἀκριβολο-
γήσηται ἐφεξῆς.

Κεφ. β'. [500] Ὅτι μὲν οὖν τὸ ἄριστον ὕδωρ ἐκλέ-
γεσθαι χρὴ εἰς τὴν κατασκευὴν τῆς πτισάνης, οὐδεὶς, οἶμαι,
ἀμφισβητεῖ. ἄριστον δὲ ὕδωρ συστάσει, καὶ γεύσει, καὶ

pocrate obfcurius explicata, hoc in loco enarrarem ob mul-
torum notitiam, quae in exacta hujusce rei tractatione per
ordinem a nobis funt recenfenda, videlicet coctionis modus,
vires ipfius, actio, tempus opportunum, exhibitionis quan-
titas et modus; quot praeterea emolumenta aegrotantium
corporibus afferat, fi rite propinetur, et rurfum quot inde
incommoda proveniant, fi fuerit importune adminiftrata; ad
haec quibusnam corporibus illius ufus expediat, et quibus
etiam minime conducat, fimul erit a nobis explicandum.
Sed quoniam compofita quaedam res eft ptifana et ejus cre-
mor, (paratur enim ex hordeo, quod pinfendo fuerit probe
purgatum et expolitum, cui fcilicet cortex detractus eft, ex
aqua praeterea, ac tali quapiam coctione,) primum illius par-
tes per capita tractare decrevi: quae nifi fuerint prius de-
terminatae, totam fermonis feriem plurimum laedent, etfi
reliqua deinceps omnia exactiffime abfolvantur.

Cap. II. Quod igitur optimam aquam eligere opor-
teat ad ptifanae praeparationem, nemo, opinor, dubitat.
Optima autem aqua fubftantia, et guftu, et olfactu, et co-

ὀσμῇ, καὶ χροιᾷ κρίνεται· τῇ μὲν γεύσει καὶ τῇ ὀσμῇ, ἵνα
μηδεμίαν ἀλλόκοτον ὑπεμφαίνῃ ποιότητα, τουτέστιν ἵνα μὴ
γλυκὺ ὑπάρχῃ, μήθ᾽ ἁλυκὸν, μήτ᾽ ὀξῶδες, ἢ δριμὺ, ἢ
δυσῶδες, ἢ σηπεδονῶδες, ἢ ὅλως ἄλλην τινὰ ἐπίκτητον ποιό-
τητα κεκτημένον, ἀλλ᾽ ἄποιον παντελῶς, καὶ χωρὶς πάσης
ἐπικτήτου ποιότητος, καὶ χωρὶς πάσης ἐπιμιξίας γευστικῆς
τε καὶ ὀσφραντικῆς. δεῖ μέντοι καὶ διαυγὲς εἶναι καὶ κα-
θαρὸν καὶ μηδὲν ἰλυῶδες ἔχον, ἀλλ᾽ ὥσπερ ἀκριβῶς διηθη-
μένον, καὶ τῶν ἐν αὐτῷ ἐμφερομένων ψηγμάτων ἀπηλλα-
γμένον. τὸ γάρ τοι τοιοῦτον ὕδωρ πρὸς τὴν μὲν χρῆσίν
ἐστι λυσιτελὲς, πρὸς δὲ τὴν φύσιν οὐδ᾽ οὕτως ἐστὶ καθα-
ρὸν, ὥσπερ οὐδ᾽ ἄλλο τι τῶν αἰσθητῶν στοιχείων. εἰ δὲ
τοιοῦτόν ἐστιν, οἷον εἶπον, τὸ ὕδωρ, εὐθύς ἐστι λεπτομε-
ρέστερον αὐτό, ῥᾳδίως τε πεττόμενον καὶ ἀναδιδόμενον,
καὶ τὰ ὑποχόνδρια ταχέως διεξερχόμενον, καὶ οὐ μόνον τῇ
φυσικῇ θερμότητι πλησιάζον εὐαλλοίωτόν ἐστιν, ἀλλὰ καὶ
τῷ ἔξωθεν πυρὶ προσομιλῆσαν θερμαίνεται συντόμως. καὶ
μάρτυς Ἱπποκράτης τοῦ λόγου· ὕδωρ γὰρ τὸ ταχέως θερ-

lore probatur; guſtu quidem et olfactu, ut alienam quali-
tatem nullam prae ſe ferat, hoc eſt, ut non dulcis, non ſal-
ſa, non acida, non acris, non male olens aut putrida exi-
ſtat, vel omnino aliam aliquam aſcititiam qualitatem poſſi-
deat, ſed omnis penitus expers ſit qualitatis, atque omni
prorſus adventitia careat qualitate, nec non cujuscunque rei
mixtione, quae guſtu aut olfactu deprehendatur. Oportet
etiamnum, ut pellucida ſit ac pura minimeque coenoſa, ſed
veluti diligentiſſime colata et ab omnibus ipſi innatantibus
ramentis liberata. Hujuscemodi igitur aqua uſui quidem
valde eſt accommodata, natura tamen non eſt ita ſincera,
quemadmodum ne ullum quidem aliud ſenſilium elemento-
rum. Si vero talis ſit aqua, qualem diſſerui, illico ipſa eſt
partium tenuiorum et facile coquitur ac diſtribuitur, hypo-
chondriaque celeriter pertranſit, ac non modo naturali ca-
lori admota cito alteratur, verum etiam igni externo appo-
ſita brevi calefit. Cujus ſententiae teſtis eſt Hippocrates,
aquam enim, quae cito calefit et rurſum cito refrigeratur,

BIBΛION. 819

Ed. Chart. VI. [5oo.]   Ed. Baf. II. (48g. 4go.)

μαινόμενον καὶ αὖθις ταχέως ψυχόμενον κουφότατον εἶναι
βούλεται, οὐ τὸ ἔλαφρὸν καὶ σταθμῷ διακρινόμενον, ἀλλὰ
τὸ λεπτομερὲς καὶ ῥᾳδίως εἰς ἑαυτὸ τὰς ἐναντίας ποιότητας
δεχόμενον. τὸ δὲ τοιοῦτον ὕδωρ καὶ ψυχρόν ἐστι καὶ
ὑγρὸν, καὶ ὕδωρ κυρίως. τὰ δ᾽ ὑπό τινος οὐσίας ἢ ποιό-
τητος νοθευθέντα, ὁποῖά εἰσι τὰ ἀσφαλτώδη, καὶ θειώδη,
καὶ στυπτηριώδη, τοσοῦτον τῆς τοῦ ὕδατος φύσεως ἀφεστή-
κασιν, ὅσον καὶ ἐνοθεύθησαν. εἰ δὲ καὶ ἀπόδειξιν ζητεῖς
τοῦ ψύχειν τε καὶ ὑγραίνειν τὸ ὕδωρ, οὐ τοῦ νῦν ἐστι λόγου,
περὶ πτισάνης προθεμένου διεξελθεῖν· πλὴν ὅτι ψυχρόν ἐστι
καὶ ὑγρὸν, ἅπαντες οἱ παλαιοὶ (4go) ἀπέδειξαν, καὶ ἡ πεῖρα
μαρτυρεῖ, καὶ πάντων δὲ λόγῳ ὁμολογούμενον τοῦτο λαβὼν
εἰς τὸν περὶ κριθῆς λόγον ἔρχομαι.

Κεφ. γ´. Κριθὴ τοίνυν, ὡς μὲν καθόλου λαμβανο-
μένη, ψύχει καὶ ξηραίνει, ἔχει δέ τι καὶ ῥυπτικὸν καὶ φυ-
σῶδες. κατὰ μέρος δὲ τὸ μὲν ἐκτὸς αὐτῆς λέπυρον, τὸ
πιτυρῶδες, ξηρότερον ὑπάρχει καὶ ῥυπτικώτερον· τὸ δ᾽
ἐντὸς αὐτῆς, οἷον σαρκῶδες καὶ τρόφιμον, ῥύπτει μὲν καὶ

putat *effe leviffimam;* neque ea levis pondere dijudicatur,
fed quod tenuium fit partium, ac in fe ipfam contrarias qua-
litates facile recipiat.   Talis autem aqua tum frigida, tum
humida eft, ac proprie aqua: quae vero aliqua fubftantia
aut qualitate fuerint adulteratae, quales funt bituminofae
et fulfureae atque aluminofae, tanto a propria aquae natura
recedunt, quanto fuerint adulteratae.   At fi etiam demon-
ftrationem quaeris, quod aqua refrigeret et humectet, haud
praefentis eft fermonis, qui de ptifana inftitutus eft, diffe-
rere.   Verum quod aqua frigida et humida fit, prifci om-
nes indicarunt et experientia teftatur;   atque id omnium
ratione conceffum accipientes ad hordei explicationem ac-
cedimus.

Cap. III.   Hordeum igitur, ut quidem univerfe fu-
mitur, refrigerat et exiccat, habet autem et nonnihil deter-
gens et flatulentum.   At particulatim exterior ipfius cortex
furfuraceus ficcior exiftit et magis detergit: interior ejus
pars, veluti carnofa et nutritia, detergit quidem et ipfa, ve-

820　　　*ΓΑΛΗΝΟΥ ΠΕΡΙ ΠΤΙΣΑΝΗΣ*

Ed. Chart. VI. [500. 501.]　　　　　Ed. Baf. II. (490.)

αὐτὸ, ἀλλ᾽ ἔλαττον τοῦ πιτύρου, ἔχει δὲ καὶ φυσῶδές ἐν
ἑαυτῷ. ὁ δ᾽ ἕτερος ὑμὴν ὁ λεπτὸς, ὁ ἔσωθεν τοῦ πιτύρου
κείμενος, περιέχων δὲ τὴν κριθὴν, μεταξὺ τούτων ἐστὶ κατὰ
τὴν δύναμιν· διὸ ῥύπτει μὲν τοῦ πιτύρου ἔλαττον, μᾶλλον δὲ
τῆς κριθῆς. δεῖ δὲ προσυπακούειν τῷ λόγῳ τὰς ἀρίστας κριθὰς
καὶ μηδὲν ἐχούσας ἀπὸ σηπεδόνος ἐπίκτητον, ἢ περιττωμα-
τικὴν ὑγρότητα, καὶ μήτ᾽ ἄγαν νέας, μήτε πάντη παλαιάς.
αἱ μὲν γὰρ νέαι πλήρεις εἰσὶν ὑγρότητος περιττωματικῆς,
ἣν ἀπὸ τῆς χώρας ἔλαβον, [καὶ πλήρεις ὑγρότητος,] καὶ
πνεύματος ἀνάμεστοι· [501] αἱ δὲ παλαιαὶ τῷ χρόνῳ ἐξί-
τηλοι καὶ ἀσθενεῖς ἐγένοντο, ἀποβαλλόμεναι τὴν ἑαυτῶν
δύναμιν· καὶ σημεῖον ἡ ῥυτίδωσις ἡ ἐν αὐταῖς γενομένη,
καὶ τοῦ μεγέθους ἡ μείωσις, καὶ τὸ κοπτομένων αὐτῶν
ὥσπερ κόνιν τινὰ ἀποπίπτειν λεπτήν. πλήρεις οὖν εἶναι
ἁρμόζει τὰς κριθὰς τὰς εἰς τὴν ποίησιν τῆς πτισάνης
ἐκλεγομένας, μήτε νέας μήτε παλαιὰς πάνυ, καὶ πάσης
ἀπηλλαγμένας ἐπικτήτου ποιότητος. ἀλλ᾽ οὐκ ἀρκεῖ τοῦτο
μόνον, ἀλλὰ καὶ τὴν ἀπὸ τῆς πείρας βάσανον αὐταῖς

rum furfure minus, habet autem in fe ipfa partem flatulen-
tam. Caeterum altera membrana, quae tenuis eft, fub fur-
fure pofita, hordeum amplectens, inter haec facultate media
eft: ideo detergit furfure quidem minus, hordeo autem magis.
Hoc autem fermone optimum hordeum fubaudiendum eft,
quod nihil ex putredine afcititium nullamve excrementitiam
humiditatem obtineat, quodque neque nimis fit recens, ne-
que prorfus vetuftum. Etenim recens excrementitia ple-
num eft humiditate, quam a regione contraxit, ut tum hu-
more refertum, tum flatu diftentum fit; vetuftum vero
tempore exhauftum ac imbecillum eft redditum propriasque
facultates amifit. Atque indicium eft corrugatio huic obor-
ta et magnitudinis imminutio, illudque praeterea, quod, dum
contunditur, veluti tenuem quendam ex fe pulverem emit-
tit. Plenum itaque hordeum eligere convenit in ptifana
conficienda, neque admodum recens, neque vetuftum nimis,
nec non adventitiae omnis qualitatis expers. At non id fo-
lum fatis eft, fed ab experientia ipfis probatio adducenda.

προσακτέον. εἰ γὰρ πρὸς τοῖς εἰρημένοις καὶ τῇ ἑψήσει
εἰς ὄγκον ἐπαίρονται πλείονα, καὶ ταύτας λαμβάνειν χρὴ
εἰς τὴν ἕψησιν, εἰ μέλλοι τις κατὰ λόγον αὐτὴν καὶ ὡς
ἐνδέχεται ποιεῖν. τί μὲν οὖν ἐστι τὸ ἄριστον ὕδωρ,
καὶ πῶς διακρίνεται, καὶ τίς ἡ καλλίστη κριθὴ, καὶ ποίοις
γνωρίσμασιν αὐτὴν γνωριοῦμεν, εἴρηται μὲν ἡμῖν διὰ κεφα-
λαίων.

Κεφ. δ´. Λοιπὸν δὲ τρίτον ἐστὶν εἰπεῖν περὶ τῆς ἑψή-
σεως. σκευάζουσι μὲν γὰρ αὐτὴν ἐν ὅλμῳ διακόψαντες πρότε-
ρον εἰς μικρὰ μόρια, ἔπειτα ταχέως ἑψήσαντες ἐπιβάλλουσιν
οἱ μὲν ἕψημα, οἱ δὲ ἄμυλον, καί τινες κύμινον καὶ μέλι.
ἔστι δ᾽ ἡ τοιαύτη σκευασία μοχθηρά· ἡ δ᾽ ἀρίστη καὶ καλῶς
γινομένη τοιάδε τίς ἐστιν. προδιαβρέχειν αὐτὴν πρότερον
ἐν ὕδατι ὠμὴν οὖσαν, ἔπειτα τρίβειν ταῖς χερσὶν ἐπὶ το-
σοῦτον, ἄχρις ἂν ὁ λεπτὸς ὑμὴν ἀποτιναχθῇ. καὶ διὰ
τοῦτ᾽ αὖθις τρίβεται ἰσχυρῶς μετὰ τῶν χειρῶν, ἕως ἂν
ἅπαν τὸ ἀχυρῶδες ἀποτινάξηται, πλὴν εἴ τις αὐτὴν βού-
λεται ποιῆσαι ῥυπτικωτέραν· τότε γὰρ ἄμεινον μᾶλλον

Si namque praeter enarrata etiam elixatione in majorem
molem attollatur, id ad ptiſanae coctionem aſſumendum,
ſiquidem recta ratione, ut par eſt, decrevit aliquis illam
conficere. Quae igitur optima ſit aqua et quomodo probe-
tur, quod etiam optimum ſit hordeum et quibus indiciis
cognoſcatur, per capita recenſuimus. Cap. IV. Reliquum autem tertium eſt de coctione
diſſerere. Etenim ipſam quidem ſic parant. In mortario
quum hordeum prius in minutas partes conſregerint, deinde
celeriter elixarint, hi quidem ſapam, alii autem amylum,
nonnulli etiam cyminum et mel injiciunt: ſed talis prava
eſt omnino confectio. Optima vero probeque apparata
hujuscemodi certe ſuerit. Hordeum adhuc crudum opor-
tet prius in aqua macerare, deinde manibus ipſum conte-
rere, donec tenuis ejus membrana excutiatur, poſtea vali-
dius rurſum manibus confricare, quousque totum id, quod
paleaceum eſt, auferatur, niſi quis ptiſanam ipſam voluerit
magis detergentem efficere; tunc enim melius eſt hordeum

σὺν τῷ ὑμένι αὐτὴν καθέψειν. ἡ δὲ ἕψησις αὐτῆς γενέ-
σθω τόνδε τὸν τρόπον, ἵνα πρότερον μὲν ἐπὶ πολὺ ἀνα-
βράσῃ, ὕστερον δ᾽ ἐπὶ μαλακοῦ πυρὸς ἄχρι πολλοῦ χυ-
λωθῇ.

Κεφ. ε΄. Οὕτω γὰρ ἑψημένη τὸ μὲν φυσῶδες ἀπο-
τίθεται πᾶν, ἐπικτᾶται δ᾽, ὅσα περ αὐτῇ ἀγαθὰ ὁ Ἱππο-
κράτης προσμαρτυρεῖ. τὸ γὰρ γλίσχρασμα αὐτῆς, φησὶ, λεῖον
καὶ συνεχὲς καὶ προσηνές ἐστι, καὶ ὀλισθηρὸν, καὶ πλαδαρὸν
μετρίως, καὶ ἄδιψον, καὶ εὐέκπλυτον καὶ εὐέκκριτον, εἴ τι
καὶ τούτου προσδέοι, καὶ οὔτε στύψιν ἔχει, οὔτε ἄραδον
κακὸν, οὔτε ἀνοιδίσκεται ἐν τῇ κοιλίᾳ. ἀνῴδηκε γὰρ ἐν τῇ
ἑψήσει, ὁκόσον πλεῖστον ἐπεφύκει διογκοῦσθαι. ὅτι μὲν
οὖν οὐδὲν ἔχει κολλῶδες καὶ ἐμπλαστικὸν ἡ πτισάνη, κα-
θάπερ πάντα τὰ γλίσχρα, πρόδηλον. ῥύπτει γὰρ οὐ τὸν
ῥύπον μόνον τοῦ σώματος, ἀλλὰ καὶ τὸν ἐν τῇ γαστρὶ
φλεγματικὸν χυμὸν ἀποκαθαίρει πως διδομένη. ἡ δὲ πολλὴ
ἕψησις καὶ ἀκριβὴς ἕνωσις τῶν μιχθέντων τὴν φαινομέ-
νην ταύτην ἐργάζεται γλισχρότητα. τοῦτο τοίνυν τὸ φαι-

cum ipfa membrana coquere. Porro ipfa coctio hunc in
modum fieri debet, ut prius quidem multum ebulliat, poftea
vero molli igni, quousque in cremorem vertatur.

Cap. V. Sic enim ptifana decocta, quicquid inerat
flatulentum, deponit, et quaecunque ejus bona atteftatus eft
Hippocrates, adipifcitur. Illius enim vifcidum (inquit)
laeve et continuum et blandum eft et lubricum et humi-
dum moderate, fitimque arcet, facile eluit et movet alvum,
fi quid eo indigeat, neque aftrictionem habet, neque malum
movet, neque in ventriculo turgefcit; fiquidem in coctione
intumuit, quantum plurimum intumefcere poterat. Quod
igitur ptifana nihil habeat glutinofi aut emplaftici, quem-
admodum reliqua fere omnia vifcida, manifeftum eft. Ne-
que enim corporis tantummodo fordem abftergit, verum
etiam pituitofum humorem in ventriculo exiftentem exhi-
bita quadantenus expurgat. Plurima vero decoctio mixto-
rumque exacta unio apparentem hunc lentorem efficiunt,

νόμενον αὐτῆς γλίσχρασμα οὐδεμίαν ἔχει τραχύτητα, ἀλλὰ
λεῖόν ἐστι πάντη, καὶ ὁμαλὸν, καὶ μένον, καὶ συνεχές.
οὐδεμιᾶς γ᾽ ρ στύψεως μετέχον ἢ δριμύτητος, ἐξ ὧν ἡ τρα-
χύτης γίνεται, τὸ λεῖον ἐξ ἀνάγκης ἔχει, οὐ κατὰ τὴν ἀφὴν
μόνον, ἀλλ᾽ ἤδη καὶ τὴν δύναμιν. [502] τὰ μὲν γὰρ ἄλλα
γλίσχρα, ὥσπερ τὸ ἔλαιον, καὶ τὸ μέλι, καὶ τὰ λοιπὰ,
ἁπτομένῳ σοι φανεῖται λεῖα καὶ ὁμαλῆ, μηδὲν ἔχοντα ἐν
ἑαυτοῖς ἀνώμαλον, ὡς τὸ μὲν εἶναι λεπτὸν, τὸ δὲ παχὺ,
ἢ διεσπασμένον τε καὶ διῃρημένον, ὡς διὰ τοῦτο τὸ κατὰ
τὴν ἀφὴν λεῖον κεκτῆσθαι, κατὰ δὲ τὴν πρὸς ἄλλα τινὰ
ἐνέργειάν τε καὶ δύναμιν οὐδαμῶς. οὐ γὰρ διαβρέχει
πάντα τὰ μόρια τοῦ σώματος ὁμαλῶς τε καὶ συνεχῶς, ὧν
ἂν προσεγγίζῃ, ἀλλὰ διίστανται κατὰ τοῦτ᾽ ἀπ᾽ ἀλλήλων
τὰ τῶν γλίσχρων ἁπάντων μόρια χωρὶς τῆς πτισάνης.
αὕτη γὰρ, λεία τυγχάνουσα κατὰ τὴν ἀφὴν καὶ συνεχὴς
καὶ ἀδιάσπαστος, καὶ κατὰ τὴν δύναμιν τοιαύτη καθέ-
στηκε. κἀκεῖνα μὲν οὐδεμίαν ἔχουσιν ἡδονὴν κατὰ τὴν
γεῦσιν, αὕτη δὲ πρὸς τοῖς ἄλλοις καὶ τὸ κατὰ τὴν γεῦσιν

qui certo nullam habet afperitatem, fed undequaque laevis
eft, aequalis, permanens atque continuus. Quum enim
nullius aut aftrictionis aut acrimoniae particeps fit, ex
quibus ortum habet afperitas, laevis necefTario non ad ta-
ctum modo, verum etiam facultatibus exiftet. Nam vifci-
da alia, ut oleum, mel, reliquaque hujusmodi, tangenti tibi
laevia quidem aequaliaque apparent, quum nihil in fe ipfis
habeant inaequalitatis, ut una pars tenuis, altera crafTa,
divulfa, aut diftracta fit, proptereaque tactui laevorem
fuum oftendunt; in actionibus autem fuis ac facultati-
bus quorundam aliorum refpectu nequaquam. Non enim
aequaliter atque continue madefaciunt omnes partes cor-
poris, cui admoventur, fed in hoc diffident a fe invicem vi-
fcidorum omnium partes, ptifana excepta. Haec enim, ad
tactum laevis exiftens et continua atque indivulfa, fimilem
etiam habet facultatem. Quin illa quidem guftui nullam
prae fe ferunt voluptatem; at haec praeter alias fui dotes

ἡδὺ καὶ προσηνὲς κέκτηται, καὶ μάλιστ᾽ ἐπὶ τῶν νοσούν-
των. ἄρτος δ᾽, εἰ καὶ τῶν ἄλλων ὑπερέχει κατ᾽ ἀρετὴν,
ἀλλὰ καὶ οὗτος ἀηδίαν ἔχει πολλὴν, κἂν ὕδατι διάβρο-
χος ᾖ, ὡς δεόμενος μασσήσεως. δεύτερον δὲ ἡ πτισάνη
καὶ τοῦτο πλεονεκτεῖ, τὸ μηδεμίαν ἐκ τῆς μασσήσεως ἀηδίαν
ἐμποιεῖν. ἔχει μέντοι καὶ τὸ ὀλισθηρὸν, καὶ μάλισθ᾽ ὁ χυ-
λὸς, μηδὲν ἐμπεπλασμένον καταλιπὼν κατὰ τὴν δίοδον,
καθάπερ πάντα τὰ γλίσχρα χωρὶς τῆς πτισάνης· αὕτη γὰρ
ῥᾳδίως διέρχεται εἰς τὰ κατὰ τὸν θώρακα μόρια διὰ τὸ
ἐν αὐτῇ ῥυπτικὸν, ὥσπερ καὶ πρὸς τὴν ὑποχώρησίν ἐστιν
ἐπιτηδεία, καὶ πρὸς τὴν ἀνάδοσιν, καὶ μάλιστα ἐφ᾽ ὧν
εἰς τὰ κυρτὰ τοῦ ἥπατος οὐ διέρχεται εὐκόλως τὰ λαμβα-
νόμενα. πλαδαρὸν δ᾽ ἐστὶ μετρίως, ὅπερ ἐστὶν ὑγρὸν,.
καὶ ἄδιψον. καὶ τὸ μὲν ὑγρὸν ἔχει ἀπὸ τοῦ ὕδατος,
πλὴν κεκλασμένον διὰ τὴν φύσιν τῆς κριθῆς μετρίως ξη-
ραίνουσαν· τὸ γὰρ ἐξ ἐναντίων συγκείμενον δυνάμεων,
ἄλλην τινὰ φύσιν ἐπίκτητον κτησάμενον, τὰ ἄκρα ἐξέφυγε.
ἄδιψον δ᾽, ὡς ὑγρόν· πλέον δὲ τοῦ ὕδατος ἔχει τὸ ἄδιψον,

gustum suavitate ac jucunditate delectat, idque potissimum
aegrotantibus praestat.   Porro, licet panis virtute reliquis
cibariis antecellat, tamen multam ipse etiam habet insuavi-
tatem, quod, quamvis in aqua sit maceratus, dentibus nihilo-
minus a nobis sit conficiendus: ut rursum hac in re ptisa-
na reliquis superior existat, quod nullam, dum manditur,
pariat insuavitatem.   Habet quin etiam lubricitatem, ejus
praecipue cremor, sed quae in transitu non adhaereat mem-
bris; id quod reliquis fere omnibus viscidis solet contingere,
una ptisana excepta; ipsa enim in partes thoraci adiacentes
facile descendit: ob suam vim detersoriam; et ad dejectionem
est idonea, quemadmodum et ad distributionem, in hisque po-
tissimum, quibus in hepatis convexa cibi haud facile submit-
tuntur.   Est etiam moderate flaccida, id est humida, ac sitim
sedans; ac humiditatem quidem nanciscitur ab aqua, licet
refractam ob hordei naturam mediocriter exiccantem; quod
enim ex contrariis facultatibus constat, aliam quandam ad-
ventitiam naturam acquirens, ipsa fugit extrema.   Sitim au-
tem ideo abigit, quod humida existat; magis etiam, quam

BIBΛION. 825

Ed. Chart. VI. [502.]   Ed. Baf. II. (490.)

εἰ καὶ κατὰ τὴν ὑγρότητα ἐλαττοῦται, ὅτι καὶ τάχιον ἀνα-
δίδοται, καὶ ὅτι παραμένουσαν αὐτῇ ἔχει τὴν ὑγρότητα
διὰ τὴν γλισχρότητα, καὶ πρὸς τούτοις ὅτι καὶ ψυχρόν
ἐστι. διὰ ταῦτα καὶ διακαέσι πυρετοῖς ἁρμοδιώτατον, ὡς
κατὰ πάντα αὐτοῖς ἐναντιουμένη, ψύχουσά τε καὶ ὑγραί-
νουσα, καὶ ῥύπτουσα τοὺς σηπεδονώδεις χυμοὺς, καὶ τρο-
φὴν οὐκ ὀλίγην παρέχουσα τῷ σώματι, τοὺς δ᾽ ἡμισα-
πεῖς συμπέττουσά τε καὶ εἰς χρηστὸν χυμὸν μεταβάλ-
λουσα. ταῦτα δ᾽ ἔχει πάντα μετὰ τοῦ μηδεμίαν ἔχειν
στύψιν ἢ τοῦ στομάχου ἀνατροπήν. ἡ μὲν γὰρ στύψις,
ὅσον εἰς ῥῶσιν τῆς γαστρὸς ἱκανὴ, τοσοῦτον εἰς τὸ πα-
χῦναι τοὺς χυμοὺς ἐπιτήδειος· ἡ δ᾽ ὑγρότης, τὸ παχύνειν
οὐκ ἔχουσα, τὸ ἀμετάτρεπτον ἔχει. ἅπαν μέντοι πέφευγεν
ἡ πτισάνη διὰ τὸ μηδὲν ἄμετρον ἔχειν κακόν. ἀλλ᾽ οὐδὲ
ταραχὴν, οὐδὲ θόρυβόν τινα ἐν κοιλίᾳ ποιεῖ διὰ τὸ μη-
δεμίαν δύναμιν ἔχειν ἀπὸ δριμύτητος ἢ πνεύματος φυσώ-
δους· καὶ τοῦτο γὰρ ἐν τῇ ἑψήσει ἀποβάλλεται. τὰ μὲν οὖν
ἀγαθὰ τῆς πτισάνης, ἃ ἐκ τῆς χρηστῆς ἑψήσεως ἐκτήσατο,

aqua, fitim arcet, quamvis ab ea vincatur humiditate, quo-
niam velocius diftribuitur, quodque humorem habeat ob len-
torem magis permanentem, quodque praeterea frigida fit. Ob
haec et ardentibus febribus eft accommodatiffima, quod in
omnibus his opponatur, non modo quia refrigerat et hume-
ctat, verum etiam putridos humores deterget, corporique
non parvum affert alimentum, humores vero jam femiputres
concoquit et in bonum fuccum tranfmutat. Haec autem ha-
bet omnia, quum interim nullam habeat aut aftrictionem aut
ftomachi fubverfionem; nam quantum ad ventriculi robur
confert aftrictio, tantum ad humores incraffandos idonea eft;
is vero humor, qui craffefcere non poteft, ftomachum fub-
vertendo conturbat; quod quidem omne prohibet ptifana,
quod nullum obtineat vitiofum exceffum. Sed neque per-
turbatione neque tumultu aliquo ventriculum percellit,
quod nullam ab acrimonia aut a flatulento fpiritu vim ob-
tineat, quoniam inter coquendum amittitur. Haec itaque
omnia funt ptifanae commoda, quae ex proba coctione ac-

Ed. Chart. VI. [502, 503.]　　　　　Ed. Baf. II. (490. 491.)

ταῦτ᾽ ἐστί. καὶ κατὰ μακρὸν μὲν ὁ λόγος ἐδίδαξε, καὶ αὖθις
δὲ διὰ κεφαλαίων ἐρεῖ. λεῖα μέν ἐστιν αὐτῆς τὰ μόρια, καὶ
ὁμαλὰ, καὶ συνεχῆ, καὶ ἡνωμένα, ὡς μὴ τὸ μὲν αὐτῆς φαί-
νεσθαι λεπτὸν, τὸ δὲ παχὺ ἢ ὅλως ἀνώμαλον. καὶ τοῦτο
οὐ κατὰ τὴν ἀφὴν ἔχει μόνον, ἀλλ᾽ ἤδη καὶ κατὰ τὴν ἑαυτῆς
ἐνέργειάν τε καὶ δύναμιν. ἔστι δὲ καὶ κατὰ τὴν (491) γεῦσιν
προσηνὴς, τουτέστιν μηδεμίαν ἔχουσα ἀηδίαν, καὶ ὑγρὰ,
καὶ ἄδιψος, διὰ τὴν παροῦσαν αὐτῇ γλισχρότητα. τὸ δὲ
λεῖον καὶ ὑγρὸν καὶ προσηνὲς καὶ στύψεως ἀπήλ[503]λακται
καὶ ἄλλης ἰσχυρᾶς ποιότητος. ἐπὶ πᾶσι δὲ τούτοις καὶ
ἄφυσον διὰ τὴν χρηστὴν ἔψησιν. οὕτως δ᾽ ἔχουσα τοῖς
ὀξέσι πυρετοῖς ὑπάρχει ἁρμόδιον, οὐ μόνον ὅτι κατὰ πάντα
αὐτοῖς ἀντίκειται, ἀλλ᾽ ὅτι καὶ εὐπεπτότατόν ἐστι, καὶ ἀσθε-
νέστατον κατὰ πᾶσαν ποιότητα, καὶ εὐανάδοτον, καὶ τοὺς
μὲν σεσηπότας χυμοὺς καθαίρουσα διὰ τὸ ῥυπτικὸν, τοὺς δὲ
ἡμισαπεῖς ἔτι συμπέττουσα.

　　　　Κεφ. στ´. Πλὴν οὐχ ἁπλῶς δοτέον αὐτὴν ἐπὶ τῶν
νοσημάτων, ἀλλὰ προσδιορισμῶν δεῖται πολλῶν. οὔτε γὰρ

quifivit. Et uberius quidem oratio edocuit, ac rurfus fum-
matim recenfebit. Laeves funt ipfius partes, aequales, con-
tinuae ac fibi conjunctae, ut nihil ejus aut tenue, aut
craffum, aut omnino inaequale appareat; idque non tactu
folum habet, fed jam etiam propria facultate et actione.
Guftui quoque fuavis eft, nullam fcilicet habens infuavita-
tem, et humida, fitimque ob praefentem fuum lentorem ex-
tinguens. Quod vero laevis, humida fuavisque fit, adftri-
ctionis et alterius validae qualitatis expers eft. Inter haec
omnia proba coctione flatulentum omne deponit. Quum
igitur talis exiftat, merito acutis febribus convenire illam
exiftimamus, non tantum quod illis in omnibus adverfe-
tur, verum etiam quod facillimae fit concoctionis, fuasque
omnes qualitates habeat imbecillimas, et facilis fit diftribu-
tionis, et putrefactos humores ob deterforiam qualitatem ex-
purget, eos vero concoquat, qui femiputres jam evaferunt.
　　　　Cap. VI. Caeterum in morbis non temere eft exhi-
benda, fed prius multis opus eft diftinctionibus. Neque

ἐν τοῖς ἐπικινδύνως ἔχουσι διδόναι αὐτὴν προσήκει, οὔτε τοῖς
φλεβοτομίας ἢ καθάρσεως δεομένοις ἢ κλυστῆρός τινος, ἢ
τοῖς πεπληρωμένοις τῶν κατὰ γαστέρα περιττωμάτων, ἢ τοῖς
ὑπὸ ὀδύνης ἐνοχλουμένοις μεγάλης, καὶ μηδαμῶς δεομένοις
ταῖς ἰατρικαῖς πυρίαις, ἢ φλεβοτομίαις, ἢ καθάρσεσιν, ἀλλ'
οὐδὲ τοῖς ξηροτάτοις νοσήμασι προσφέρειν αὐτὴν ἁρμόζει.
συνεπισκέπτεσθαι δὲ χρὴ καὶ τὸν καιρὸν, καὶ τὸ ποσὸν τῆς
δόσεως, καὶ τὸ ἦθος τοῦ κάμνοντος, καὶ τὸ πότε τὸν χυλὸν
μόνον προσήκει, ἢ καὶ τὴν πτισάνην αὐτὴν, ἢ καὶ ἀμφότερα,
ἢ καὶ οὐδέτερα. ὁ μὲν οὖν καιρός ἐστι τοῦ διδόναι ῥοφή-
ματος, ὁπηνίκα διορισάμενος μέλλεις αὐτὴν παρασχεῖν, ὁπό-
τε τὸ σῶμα γέγονε διακείμενον ὁμαλῶς, καὶ μὴ τὸ μὲν
αὐτοῦ ἐστι θερμότερον, τὸ δὲ ψυχρότερον. τοιοῦτον δ' ἐστὶ,
καθ' ὃν καιρὸν ἡ τοῦ νοσήματος παρακμή· μετὰ ταῦτα γὰρ
ἡ τοῦ σώματος σύμπασα θερμότης ὁμαλῶς ἐπὶ πάντα τὰ
μόρια διακέχυται. τὸ δὲ πλῆθος μὴ πολὺ ὑπάρχῃ μηδὲ ὑπέρ-
παχυ. σφαλερὸν γάρ ἐστι καὶ αὐτῷ τῷ Ἱπποκράτει τὸ κατὰ

enim illis eſt adminiſtranda, qui cum periculo laborant, aut
ſanguinis miſſione purgationeve indigent, aut aliquo cly-
ſtere, aut his, qui ventriculum habent excrementis reſer-
tum, aut iis, qui a magno aliquo dolore vexantur, ac nullo
modo his, qui aut medicis fomentis, aut venae ſectione, aut
purgationibus egent; ſed neque ſicciſſimis illam morbis
convenit exhibere. Praeter haec etiam opportunum exhibi-
tionis tempus ejusque menſuram et aegrotantis conſuetudi-
nem conſiderare oportet; adde etiam, illiusne cremorem ſo-
lum, an ptiſanam integram, vel potius utraque, an etiam
neutra propinare conveniat. Ea igitur ſorbitioni hora fue-
rit opportuna, (jam enim ſine diſtinctione illam adminiſtrare
vetuimus,) cum univerſum corpus aequaliter diſpoſitum fue-
rit, ut nulla pars ejus aut calidior aut frigidior ſit. Tale
autem eſt, quum morbi adeſt declinatio: poſt illa enim uni-
verſus corporis calor in omnes aequaliter partes diſſuſus
eſt. Sed neque multa adſit plenitudo, aut *humorum* craſſi-
tudo; *periculoſum enim eſt*, etiam ex ipſo Hippocrate, *plu-*

Ed. Chart. VI. [5o3.]　　　　　　　Ed. Baf. II. (491.)

πολὺ καὶ ἀθρόως πληροῦν, κατὰ βραχὺ δὲ ἀσφαλές. τιθέ-
σθω καὶ πρὸς τὸ ἔθος παραμετρείσθω. εἰ μὲν γὰρ ἅπαξ ἦν
εἰθισμένος διαιτᾶσθαι, παρέχε καὶ αὐτὸς καθάπαξ τὸ πόμα·
εἰ δὲ δὶς τῆς ἡμέρας ἐτρέφετο, διπλασίαζε καὶ αὐτὸς τὴν δό-
σιν. ἡ δὲ παραύξησις καὶ ἡ προσθήκη τοῦ ῥοφήματος ἐπὶ
μὲν τῶν ξηροτέρων νοσημάτων οὐ χρὴ γίνεσθαι· δεῖται γὰρ
τὸ τοιοῦτον προπομάτων ἰσχυροτέρων, ἢ κατὰ πτισάνην,
ἵνα πλέον ὑγρανθῇ. ξηρὰ δὲ νοσήματά εἰσι πλευρῖτις καὶ
περιπνευμονία, καὶ ὅλως τὰ κατὰ θώρακα, ὅταν μη-
δὲν ἒξ αὐτῶν ἀναπτύηται, τὰ δὲ καθ᾽ ἧπαρ καὶ γαστέ-
ρα καὶ ἔντερα, ὅταν μηδὲν ἐκκρίνηται, καὶ σκληρὰ, καὶ
μὴ πρὸς ἀνάγκην, καὶ μὴ ἄξια λόγου. αἱ δὲ κατὰ τὰς
ἀρτηρίας τε καὶ φλέβας ξηρότητες διὰ τῆς γλώττης καὶ
τοῦ ἔξω δέρματος διαγινώσκονται· οὕτως δὲ καὶ τὰ ἐν τῇ
κεφαλῇ πάθη, μηδενὸς δι᾽ ὑπερώας ἢ ῥινὸς ἐκκαθαιρομέ-
νου. κατὰ τὸν αὐτὸν δὲ τρόπον καὶ φλεγμοναὶ καὶ ἕλκη
ξηρὰ τυγχάνουσιν, ἀφ᾽ ὧν μηδὲν εἰς ἰχῶρας ἀποκρίνεται.

rimum ac confertim replere, paulatim vero tutum. Pro-
ponatur igitur cibus et juxta aegrotantis confuetudinem
menfuretur. Si quidem cibum affumere femel tantum affue-
verat, tu quoque potionem illi femel tantum offerendam
curabis: verum fi bis in die antea vefcebatur, bis itidem ci-
bum tu etiam dabis. Porro augmentum forbitionis hujus
et additionem in ficcioribus quidem morbis fieri nequaquam
oportet; validioribus enim tales morbi potionibus egere vi-
dentur, quam ptifana exiftat, quo magis poffint humectari.
Sicci autem morbi funt pleuritis et peripneumonia, omnes-
que alii, qui in pectore confiftunt, quum fcilicet nulla ad-
huc ab eis fputa proveniunt; quin etiam illi, qui jecur,
ventriculum et inteftina occupant, ficci dicuntur, quando ni-
hil excernitur, aut durum, nec pro neceffitate, nec lauda-
bile. Caeterum ficcitates, quae in arteriis ac venis oriuntur,
ex lingua et extima cute deprehenduntur, quemadmodum
capitis affectus, quum per palatum aut nares nihil expurga-
tur. Eadem etiam ratione inflammationes et ulcera ficca
effe pronunciamus, a quibus nihil per faniem excernitur.

Ed. Chart. VI. [5o3. 5o4.]   Ed. Baf. II. (491.)

ἐπὶ δὲ τῶν τοιούτων νοσημάτων οὐ προσήκει ποιεῖσθαι τὴν
πτισάνην, οὔτε γὰρ ὑγραίνειν αὐτὰ δύναται, ἅτε μὴ ἄγαν
ὑγραίνουσα τὰ πολλῆς καὶ ἰσχυρᾶς δυνάμεως ὑγραινούσης
δεόμενα, καὶ ἔτι τὴν ἀπὸ πληρώσεως βλάβην τοῖς σώμασι
παρέχουσα. ἂν δὲ καὶ τὸ σῶμα ὑγρότερον ᾖ, καὶ εἴ τι ἀπὸ
τοῦ πνεύμονος ἐκπτύεται, τότε χρὴ ἐπαύξειν ἀεὶ καὶ προστι-
θέναι τὴν πόσιν αὐτῆς· ὑγραίνουσα γὰρ καὶ τέμνουσα
ὁμοίως τὰ προσόντα ἐν τῷ σώματι ὑγρὰ, [5o4] καὶ ῥῶσιν
τοῖς μορίοις παρέχουσα διὰ τὴν τροφὴν, καθαρὸν ἀποτελεῖ
συντόμως τὸ ζῷον τῆς ἐνοχλούσης κακοχυμίας. συνελθόν-
των γὰρ ἀμφοτέρων ῥαδίως ἐκκαθαίρεται τὰ μοχθηρὰ περιτ-
τώματα, οὐδενὸς δὲ τῶν ἄλλων, ὅσα ὡς φάρμακον ἢ
τροφὴ προσφέρεται, ἀμφότερα ταῦτα κεκτημένου, ἀλλ᾽ ἢ
κατὰ τὸ λεπτύνειν ἐνδεόντως καὶ ὑγραίνειν τὸ τρόφιμον
ἔχοντος, καθάπερ ἄρτος καὶ χόνδρος καὶ ᾠὰ καὶ ἰχθῦς,
ἢ τὸ μὲν τέμνειν ἔχοντος, τὸ δ᾽ ὑγραίνειν τε καὶ τρέφειν οὐ
περιφέροντος, καθάπερ ὀξύμελι, καὶ εἴ τι τοιοῦτον ἕτερον.
ταῦτα δὲ πάντα τὰ ἀγαθὰ ἥκουσι τῇ πτισάνῃ. ἀλλ᾽ ὅμως

Quippe talibus morbis ptifanam parare opus non fuerit; ne-
que enim illos humectare poteft, ut quae non admodum hu-
mectet ea, quae magna ac validiori egent facultate humectan-
te, nec non repletionis noxam corporibus praebeat. Quod
fi corpus humidius fuerit, aliquidque jam e pulmone ex-
puatur, tunc ejus potionem augere femper atque addere
oportet; humectans enim fimul et incidens eos qui in cor-
pore prius erant humores et in membris per nutritionem
rohur efficiens, animal ab ea, quae ipfum infeftat, cacochy-
mia cito liberum reddit. Quum enim duo haec in unum
convenerint, prava omnia excrementa facile expurgantur.
Atqui praeter hanc aliorum nullum eft ex his, quae five ut
medicamenta, five ut alimenta offeruntur, quod utraque
haec poffideat, fed aut parum attenuans abunde humecta-
bit et nutriet, quemadmodum panis et alica et ova et pi-
fces, aut incidendi vires habens humectare ac nutrire non
admodum poterit, ut oxymel et fi quid hujusmodi alterum
eft; haec autem omnia bona uni adfunt ptifanae, ita nihilo-

Ed. Chart. VI. [504.]　　　　　　　Ed. Baf. II. (491.)

οὐδεμίαν ὠφέλειαν προξενεῖ χωρὶς τῶν προδιορισμῶν προσα-
γομένη, ὅπου γε καὶ θανάτου μᾶλλον καθεστήκασιν αἴτια
διδόμενα. τοῦ γὰρ κάμνοντος κλυστῆρος δεομένου διὰ τὴν
τῶν περιττωμάτων κάθαρσιν, ἢ φλεβοτομίας διὰ περιου-
σίαν αἵματος καὶ τῆς ὀδύνης, μὴ ἐνδεούσης χρείαν ἔχοντος
ὀδύνης αἴτιον πλῆθος, αἰτία θανάτου γέγονεν ἡ πτισάνη
προσφερομένη, τάχα καὶ αὐτὴ καὶ διπλασιάζουσα τὸ πλῆ-
θος. διὰ τοῦτο οὐ χρὴ παρέχειν αὐτὴν πυρετῷ ἐνδεχο-
μένῳ, εἴτε σὺν ὀδύνῃ ἐστὶν εἴτε χωρὶς ὀδύνης ὁ πυρετός,
ἢ μετ᾽ ὀλίγον τῆς τροφῆς ὁ ἄνθρωπος πυρέττειν ἤρξατο, καὶ
μήπω ὑπεχώρησεν. οἱ αὐτοὶ δὲ διορισμοὶ οὐκ ἐπὶ τοῦ χυ-
λοῦ μόνον, ἀλλὰ καὶ ἐπ᾽ αὐτῆς τῆς πτισάνης. οἷς δὲ χρή-
σιμος ἦν, καὶ αὐτοῖς οὐκ εὐθὺς διδόναι προσήκει, ἀλλὰ πρῶ-
τον μὲν τὸν χυλὸν μόνον, ἢ τὰ πλείονα μὲν τὸν χυλὸν,
ὀλίγον δὲ τὴν πτισάνην, εἶτα ἐπίσης ἀμφότερα, εἶτα καὶ
μόνην αὐτήν, ἐπιστάμενον, εἰς μὲν ῥῶσιν καὶ θρέψιν τοῦ σώ-

minus, ut nullam utilitatem fit allatura, fi absque conve
nienti determinatione adminiftretur, quum aliquando exhi-
bita mortis potius effe poffit occafio.　Quum enim laboranti
opus fuerit clyftere ad expurganda excrementa, aut venae
fectione ob fanguinis abundantiam, aut etiam doloris vehe-
mentiam, dolore fcilicet plenitudinis caufam minime tole-
rante, porrecta tunc ptifana mortis caufa effecta eft, pleni-
tudinem duplo majorem forte tum reddens.　Propterea,
quum febris infeftat, illam propinare minime expediet, five
cum dolore, five etiam citra dolorem ea exiftat, aut fi paulo
poft cibum febrire homo inceperit, necdum ille dejectus
fuerit.　Porro eaedem hae diftinctiones non folum in cre-
more, verum in ipfa etiam ptifana funt adhibendae, in his
fcilicet, quibus utilis illa futura eft; quam tamen non ftatim
illis miniftrare conveniet, fed primum quidem cremorem
folum, aut faltem cremoris portionem majorem, ptifanae
autem minorem, deinde aequales utriusque partes, tandem
etiam folam ipfam ptifanam.　Illud enim omnino fciendum
eft, ad corporis tum robur, tum nutritionem ptifanam ipfam

ματος μέγιστα συντελεῖν τὴν πτισάνην, εἰς δὲ τὸ εὐκατέρ-
γαστον καὶ εὔπεπτον καὶ εὐανάδοτον τὸν χυλόν. ταῦτα
δ᾽ ὡς ἐν κεφαλαίῳ περὶ τῆς πτισάνης εἰρήσθω, ἵν᾽ ἔχῃς εἰ-
δέναι τήν τ᾽ εὔκρατον αὐτῆς χρῆσιν καὶ τοὺς ἀναγκαίους
διορισμούς.

valere quamplurimum, ad facilem vero confectionem et con-
coctionem ac facilem diftributionem cremorem effe magis
accommodatum.　　De ptifana igitur fummatim a nobis haec
dicta fint, ut cum temperatum illius ufum, tum in ea exhi-
benda neceffarias diftinctiones perfpectas habere poffis.

ΓΑΛΗΝΟΥ ΠΕΡΙ ΤΗΣ ΕΞ ΕΝΥ-
ΠΝΙΩΝ ΔΙΑΓΝΩΣΕΩΣ.

Ed. Chart. VI. [517.]   Ed. Baf. III. (463.)

Τὸ ἐνύπνιον δὲ ἡμῖν ἐνδείκνυται διάθεσιν τοῦ σώ-
ματος. πυρκαϊὰν μέν τις ὁρῶν ὄναρ ὑπὸ τῆς ξανθῆς
ἐνοχλεῖται χολῆς· εἰ δὲ καπνὸν, ἢ ἀχλὺν, ἢ βαθὺ σκότος,
ὑπὸ τῆς μελαίνης χολῆς· ὄμβρος δὲ ψυχρὰν ὑγρότητα
πλεονάζειν ἐνδείκνυται· χιὼν δὲ καὶ κρύσταλλος καὶ χά-
λαζα φλέγμα ψυχρόν. δεῖ δὲ καὶ τῷ καιρῷ καὶ τῇ λη-
φθείσῃ τροφῇ προσέχειν. ὁ γὰρ χιονίζεσθαι δοκῶν εἰ κατ᾽
εἰσβολὴν παροξυσμοῦ μετὰ ῥίγους ἢ φρίκης ἢ καταψύξεως
γενομένου τοῦτ᾽ ἐμφαντασθῇ, τῷ καιρῷ τὸ πλέον, οὐ τῇ

GALENI DE DIGNOTIONE EX IN-
SOMNIIS LIBELLVS.

Infomnium vero corporis affectionem nobis indicat.
Si quis in fomnis incendium quidem videat, a flava bile ve-
xatur; fi fumum, vel caliginem, vel profundas tenebras,
ab atra bile; imber vero frigidam humiditatem abundare
indicat; nix et glacies et grando pituitam frigidam. Sane
et tempori et nutrimento fumpto mentem oportet adhibere.
Nam qui nive confpergi fibi videtur, fi in acceffionis inva-
fione, quae cum rigore, vel horrore, vel perfrigeratione
fiat, hoc imaginatus fuerit, tempori plus, non corporis af-

ΓΑΛΗΝΟΥ ΠΕΡΙ ΤΗΣ ΕΞ ΕΝΤΠΝ. ΔΙΑΓΝΩΣ. 833

Ed. Chart. VI. [517.]   Ed. Baf. III. (463.)

διαθέσει τοῦ σώματος διδόναι χρή· κατὰ μέντοι τὴν παρα-
κμὴν τοιοῦτον ὄναρ θεασάμενος, βεβαιοτέραν ἡμῖν ἔνδειξιν
ἐργάσεται τῆς τῶν ἐπικρατούντων χυμῶν ψυχρότητος, ἔτι
δὲ μᾶλλον, ἐὰν μὴ ἐδηδοκὼς ᾖ τι τῶν φλεγματικῶν ἐδεσμά-
των, ὧν ἐν τῇ γαστρὶ περιεχομένων, ἐνδέχεται τοιαύτην τινὰ
γενέσθαι φαντασίαν, καίτοι τῆς ἐν ὅλῳ τῷ σώματι διαθέ-
σεως οὐκ οὔσης ὁμοίας. ἐπεὶ δὲ ἐν τοῖς ὕπνοις οὐκ ἐπὶ
ταῖς τοῦ σώματος ἡ ψυχὴ διαθέσεσι φαντάζεται μόνον, ἀλλὰ
κἀκ τῶν συνήθως ἡμῖν πραττομένων ὁσημέραι, ἔνια δὲ ἐξ
ὧν πεφροντίκαμεν, καὶ δή τινα μαντικῶς ὑπ᾽ αὐτῆς προδη-
λοῦνται, (καὶ γὰρ τοῦτο τῇ πείρᾳ μαρτυρεῖται,) δύσκολος ἡ
διάγνωσις τοῦ σώματος γίγνεται ἐκ τῶν ἀπὸ τοῦ σώματος
ὁρμωμένων ἐνυπνίων. εἰ μὲν γὰρ ἀπὸ τῶν ἐφ᾽ ἡμέρας πρατ-
τομένων ἢ φροντιζομένων ἔδει διακρίνειν αὐτὸ μόνον, οὐ-
δὲν ἂν ἦν χαλεπὸν, ὅσα μηδὲ πέπρακται, μηδὲ φροντίζεται,
ταῦτα ἐκ τοῦ σώματος ὁρμᾶσθαι δοκεῖν· ἐπεὶ δὲ καὶ μαν-
τικά τινα συγχωροῦμεν εἶναι, πῶς ταῦτ᾽ ἂν διακριθείη τῶν
ἀπὸ τοῦ σώματος ὁρμωμένων, οὐ ῥᾴδιον εἰπεῖν. ἐθεάσατο

fectioni, tribuendum eft; fi in declinatione tale infomnium
viderit, firmiorem nobis indicationem exhibebit frigiditatis
exuperantium humorum; adhucque etiam magis, fi nihil
ex pituitofis eduliis comederit, quibus in ventriculo conten-
tis, talis quaedam imaginatio fieri contingit, quamvis, quae
in toto corpore eft affectio, fimilis non exiftat. Sed quo-
niam in fomnis non ex corporis affectionibus folum, fed et
ex iis, quae quotidie agere folemus, anima imaginatur, imo
nonnulla ex iis etiam, quae cogitavimus, ac fane etiam quae-
dam fatidica ab ea praenunciantur, (nam et hoc experientia
confirmatur,) difficilis certe efficitur dignotio corporis ex in-
fomniis, quae e corpore excitantur. Si enim ab iis dun-
taxat, quae quotidie agimus, vel cogitamus, oporteret ipfum
difcernere, nihil utique difficultatis effet, quaecunque nec
acta, nec cogitata funt, ea cenfere ex corpore excitari; at
quoniam etiam vaticinia quaedam effe concedimus, quomo-
do haec ab iis, quae ex corpore excitantur, difcernantur,
haud facile dici poteft.   Confpexerat enim quidam, alterum

Ed. Chart. VI. [5ι8.]   Ed. Baf. III. (463.)

[5ι8] γοῦν τις τὸ ἕτερον τῶν σκελῶν λίθινον γεγονέναι, καὶ
τοῦτο ἔκριναν πολλοὶ τῶν περὶ τὰ τοιαῦτα δεινῶν ἅς πρὸς
τοὺς δούλους τείνειν τὸ ὄναρ, ἀλλὰ παρελύθη τὸ σκέλος
ἐκεῖνο ὁ ἄνθρωπος, οὐδενὸς ἡμῶν προσδοκήσαντος τοῦτο.
τὸν μὲν γὰρ παλαιστὴν ἐν αἵματος δεξαμενῇ δόξαντα ἑστάναι
καὶ μόγις αὐτῆς ὑπερέχοντα πλῆθος αἵματος ἔχειν ἐτεκμη-
ράμεθα, καὶ δεῖσθαι κενώσεως. τινὲς δὲ ἱδροῦν κριτικῶς
μέλλοντες λούεσθαι καὶ κολυμβᾶν ἔδοξαν ἐν θερμῶν ὑδάτων
δεξαμεναῖς. οὕτω δὲ καὶ ἡ τοῦ πίνειν φαντασία χωρὶς τοῦ
πίμπλασθαι διψῶσι πάνυ συμβαίνει, καθάπερ καὶ τοῦ
ἐσθίειν ἀπλήστως τοῖς πεινῶσι, τοῦ δὲ ἀφροδισιάζειν τοῖς
σπέρματος πλήρεσιν. ἔοικε γὰρ ἐν τοῖς ὕπνοις εἰς τὸ βάθος
τοῦ σώματος ἡ ψυχὴ εἰσδῦσα καὶ τῶν ἐκτὸς ἀποχωρήσασα
αἰσθητῶν τῆς κατὰ τὸ σῶμα διαθέσεως αἰσθάνεσθαι, καὶ πάν-
των, ὧν ὀρέγεται, τούτων ὡς ἤδη παρόντων λαμβάνειν φαν-
τασίαν. καὶ εἴπερ ἔχει τα˜θ᾽ οὕτως, οὐδὲν ἂν εἴη θαυμαστὸν,
ὁπότε μὲν ὑπὸ πλήθους χυμῶν ἡ ψυχικὴ δύναμις ἐνοχλεῖται
βαρυνομένη, μόγις μὲν κινουμένους ἑαυτοὺς κατ᾽ ὄναρ φαν-

crus fibi lapideum evafiſſe, iudicarantque plerique, qui in
hifce rebus periti habebantur, ad fervos infomnium hoc
pertinere; at ille eo crure refolutus eſt, cum nemo id no-
ſtrum expectaſſet. Palaeſtritam item, qui in fanguinis ci-
ſterna ſtare, ac vix eam fupereminere fibi videbatur, co-
piam fanguinis habere, evacuationeque indigere conjecimus.
Nonnulli vero, quum critice fudaturi eſſent, in calidarum
aquarum ciſternis lavari natareque arbitrabantur. Ita quo-
que imaginatio bibendi citra expletionem admodum fitienti-
bus, quemadmodum infaturabiliter comedendi efurienti-
bus, venere utendi femine repletis accidit. Videtur enim
in fomnis anima in corporis profundum ingreſſa et ab ex-
ternis fenfilibus digreſſa affectionem, quae in corpore eſt,
fentire, atque eorum omnium, quae appetit, tanquam jam
praefentium, vifa concipere. Et, fi haec ita habent, nihil
fane mirum fuerit, fi, quum animalis facultas ab humorum
copia gravata vexatur, homines vix fe ipfos movere ac

τάζεσθαι καὶ βαστάζοντας ἄχθη τινά· τοὐναντίον δὲ, ὅταν
ᾖ κούφη τε καὶ ἀπέριττος ἡ τοῦ σώματος διάθεσις, ἤτοι πε-
τομένους, ἢ θέοντας ὠκύτατα τοὺς οὕτω διακειμένους ὁρᾷν
ὄναρ, ὁμοιουμένων ἀεὶ τῶν φαντασμάτων τῆς ψυχῆς ταῖς
τοῦ σώματος διαθέσεσιν, ἄχρι τοῦ καὶ τῶν δυσωδῶν ἢ εὐωδῶν
ἀνέχεσθαι δοκεῖν. οἱ μὲν γὰρ ἐν κόπρῳ καὶ βορβόροις
διατρίβειν ἑαυτοὺς φαντασθέντες ἤτοι τοὺς χυμοὺς ἐν αὑτοῖς
μοχθηροὺς καὶ δυσώδεις καὶ σεσηπότας ἔχουσιν, ἢ πλῆθος
κόπρου περιεχομένης ἐν τοῖς ἐντέροις· τοὺς δὲ ἔμπαλιν τού-
των διακειμένους καὶ δοκοῦντας ἐν εὐώδεσι τόποις διατρί-
βειν ἐναντίαν ἔχειν ἐν τῷ σώματι διάθεσιν ἡγητέον. ἃ τοί-
νυν ὁρῶσιν οἱ κάμνοντες ἐν τοῖς ἐνυπνίοις καὶ πράττειν δο-
κοῦσιν, ἐνδείξεται πολλάκις ἡμῖν ἐνδείας τε καὶ πλεονεξίας
καὶ ποιότητας χυμῶν.

onera quaedam ferre per fomnum imaginentur: e contra
vero, quum levis fuperfluitatibusque vacans affectio corpo-
ris fit, fi, qui ita funt affecti, fe vel volare vel velociffime
currere per infomnium videant, quum animae vifa cor-
poris affectionibus femper affimilentur, ita ut etiam, qui
affecti funt, graveolentia vel beneolentia percipere videan-
tur. Qui enim in ftercore et coeno fe verfari imaginantur,
vel humores pravos graveolentesque et putrefactos in fe ha-
bent, vel copiam ftercoris in inteftinis contenti; qui autem
contra, quam hi, funt affecti, ac in locis beneolentibus ver-
fari fe credunt, contrariam habere in corpore affectionem eft
cenfendum. Quae igitur laborantes in infomniis vident,
feque agere arbitrantur, faepe haec nobis humorum tum
defectus, tum exceffus, tum qualitates coindicabunt.

ΓΑΛΗΝΟΥ ΠΕΡΙ ΔΙΑΦΟΡΑΣ ΝΟΣΗΜΑΤΩΝ ΒΙΒΛΙΟΝ.

Ed. Chart. VII. [1.]   Ed. Baf. III. (199.)

Κεφ. α΄. Πρῶτον μὲν εἰπεῖν χρὴ; τί ποτε νόσημα καλοῦμεν, ἵν᾽ ᾖ δῆλον, ὑπὲρ οὗ σπουδάζει τὸ γράμμα· δεύτερον δ᾽ ἐπὶ τούτῳ, πόσα τὰ σύμπαντά ἐστιν ἁπλᾶ τε καὶ πρῶτα νοσήματα καὶ οἱονεὶ στοιχεῖα τῶν ἄλλων· ἐφεξῆς τε τρίτον, ὁπόσα τὰ ἐκ τούτων συντιθέμενα γίνεται.

Κεφ. β΄. Ληπτέον δὴ κἀνταῦθα ὁμολογουμένην ἀρχὴν, ὡς ἅπαντες ἄνθρωποι, ἐπειδὰν μὲν τὰς ἐνεργείας τῶν τοῦ σώματος μορίων εἰς τὰς κατὰ τὸν βίον πράξεις ὑπηρετούσας ἀμέμπτως ἔχωσιν, ὑγιαίνειν εἰσὶ πεπεισμένοι, βλαβέντες δ᾽

GALENI DE MORBORVM DIFFE-
RENTIIS LIBER.

Cap. I. Primum dicendum eft, quid morbum vocemus, ut, qua de re liber agit, innotefcat. Secundum deinde, quot fint univerfi, fimplices primique morbi, ac veluti caeterorum elementa. Tertium deinceps, quot ex his compofiti prodeant.

Cap. II. Sumendum profecto etiam hic concelfum principium, univerfos homines tum fe fanitate frui fibi perfuadere, quum partium corporis functiones vitae actionibus infervientes illaefas fortiuntur, laefa vero ex ipfis aliqua,

ἠντιναοῦν ἕξ αὐτῶν, νοσεῖν ἐκείνῳ τῷ μέρει νομίζουσιν. εἰ
δὲ ταῦθ᾽ οὕτως ἔχει, τὴν ὑγείαν ἐν δυοῖν τούτοιν ζητητέον,
ἢ ἐν ταῖς κατὰ φύσιν ἐνεργείαις, ἢ ἐν ταῖς κατασκευαῖς τῶν
ὀργάνων, ὑφ᾽ ὧν ἐνεργοῦμεν· ὥστε καὶ ἡ νόσος ἢ ἐνεργείας
ἐστὶν, ἢ κατασκευῆς βλάβη. ἀλλ᾽ ἐπεὶ καὶ κοιμώμενοι, καὶ
ἄλλως ἐν σκότῳ καὶ ἡσυχίᾳ διάγοντες, ἢ κατακείμενοι πολ-
λάκις οὔτε τι μέρος κινοῦμεν, οὔθ᾽ ὅλως αἰσθανόμεθα|τῶν
ἔξωθεν οὐδενὸς, οὐδὲν μὴν ἧττον ὑγιαίνομεν, κἂν τούτῳ
δῆλον, ὡς οὐ τὸ ἐνεργεῖν ἐστι τὸ ὑγιαίνειν, ἀλλὰ τὸ [2] δύ-
νασθαι. δυνάμεθα δὲ ἐνεργεῖν ἐκ τῆς κατὰ φύσιν κατασκευῆς·
ἐν ταύτῃ ἄρα τὸ ὑγιαίνειν ἐστίν. ἕξει δὴ λόγον αἰτίας ἡ
κατασκευὴ πρὸς τὴν ἐνέργειαν· ὥστ᾽, εἴτε τὴν κατὰ φύσιν
ἁπάντων τῶν μορίων κατασκευὴν ὑγείαν ὀνομάζειν ἐθέλοις,
εἴτε τὴν τῶν ἐνεργειῶν αἰτίαν, εἰς ταὐτὸν ἄμφω τὼ λόγω
συμβαίνουσιν. ἀλλ᾽ εἴπερ ἡ ὑγεία τοῦτο, δῆλον ὡς ἡ νόσος
τὸ ἐναντίον, ἤτοι κατασκευή τις παρὰ φύσιν, ἢ βλάβης
ἐνεργείας αἰτία. δῆλον δὲ ὡς, εἰ καὶ διάθεσιν εἴποις παρὰ

se illius functionis miniſtra parte aegrotare augurari. Quod
ſi haec ita ſeſe habeant, his in duobus ſanitas quaerenda eſt,
aut in functionibus ſecundum naturam *prodeuntibus,* aut in
organorum, quibus functiones edimus, ſtructura, proinde-
que morbus vel functionis vel ſtructurae laeſio eſt. Ve-
rum quum dormientes, aut alias in tenebris vel otio de-
gentes, aut plerumque diſcumbentes neque partem aliquam
movemus, neque quid externum omnino ſentimus, nihilo-
minus tamen ſani ſumus. Atque hinc patet, non in actione,
ſed in *agendi* poteſtate ſanitatem conſtitui. At functiones
ex ea, quae ſecundum naturam eſt, ſtructura obire poſſu-
mus; in ea itaque ſanitas conſiſtit, proindeque ad functio-
nem edendam ſtructura cauſae rationem obtinebit. Quare
ſive naturalem omnium partium ſtructuram ſanitatem no-
minare volueris, ſive functionum cauſam, in idem utraque
incidit oratio. Quod ſi hoc ſit ſanitas, conſtat, ejus contra-
rium eſſe morbum, aut ſtructuram aliquam praeter natu-
ram, aut laeſae functionis cauſam. At manifeſtum eſt, quod,

838 ΓΑΛΗΝΟΥ ΠΕΡΙ ΔΙΑΦΟΡΑΣ ΝΟΣΗΜ.

Ed. Chart. VII. [2.]   Ed. Baf. III. (199.)

φύσιν, ὀνόματί τε χρήσῃ παλαιῷ καὶ δηλώσεις ταὐτό.
κατὰ πόσους δὲ τρόπους ἐξιστάμενα τὰ σώματα τοῦ κατὰ
φύσιν ἐμποδίζεται περὶ τὰς ἐνεργείας, εἴπερ εὕροιμεν, οὕτως
ἂν ἤδη τὸν ἀριθμὸν ἁπάντων τῶν ἁπλῶν νοσημάτων εὑρη-
κότες εἴημεν. ἀρχὴ δὲ κἀνταῦθα ὁμολογουμένη, σύμμετρον
μὲν εἶναι τὸ κατὰ φύσιν οὐκ ἐν ζώῳ μόνον, ἀλλὰ καὶ ἐν
φυτῷ καὶ σπέρματι καὶ ὀργάνῳ παντί, τὸ δὲ αὖ παρὰ
φύσιν ἄμετρον. εἴη ἂν οὖν ἡ μὲν ὑγεία συμμετρία τις, ἡ
δὲ νόσος ἀμετρία. τίνων οὖν ἡ νόσος ἀμετρία, σκεπτέον
ἐφεξῆς. ἢ δηλονότι, ὥσπερ ἡ ὑγεία συμμετρία, τούτων ἡ
νόσος ἀμετρία; εἰ μὲν οὖν ἐν πόρων συμμετρίᾳ τὸ ὑγιαίνειν
ἐστὶν, ἐν πόρων ἀμετρίᾳ γενήσεται καὶ τὸ νοσεῖν· εἰ δ᾽ ἐν
εὐκρασίᾳ θερμοῦ καὶ ψυχροῦ καὶ ξηροῦ καὶ ὑγροῦ τὸ
ὑγιαίνειν ἐστὶν, ἐν τῇ τούτων δυσκρασίᾳ καὶ τὸ νοσεῖν ἐξ
ἀνάγκης συμβήσεται. κατὰ ταῖτὰ δὲ, κἂν ἐν ἄλλῳ τινὶ γέ-
νει συμμέτρῳ τὸ ὑγιαίνειν ὑπάρχῃ, δῆλον ὡς καὶ τὸ νοσεῖν

fi quoque affectum praeter naturam dixeris, et prifco ufus
fueris nomine, et idem fignificaveris. Quot vero modis cor-
pora ab eo, quod fecundum naturam eft, in functionibus ob-
eundis decedentia interturbantur, fi invenerimus, eadem
via jam numerus omnium fimplicium morborum nobis com-
pertus erit. Hic autem principium concedatur, commode-
ratum id effe, quod fecundum naturam eft, non in animali
folum, verum etiam in planta et femine omnique organo;
quod vero rurfus praeter naturam eft, incommoderatum.
Sit igitur fanitas commoderatio quaedam, morbus vero in-
commoderatio. Quorum ergo incommoderatio morbus fit,
deinceps fpeculandum. An videlicet, quorum fanitas com-
moderatio eft, eorundem morbus incommoderatio exiftit?
Si itaque in meatuum commoderatione fanitas fit, in mea-
tuum incommoderatione morbus erit; fi vero in calidi, fri-
gidi, ficci et humidi temperie fanitas conftituatur, in eo-
rundem intemperie morbum effe neceffario confequetur.
Hac vero ratione, fi in alterius cujusdam generis commo-
deratione fanitas fuerit, conftat quoque, morbum in ejus-

ἐν τῷ κατ᾽ ἐκεῖνο τὸ γένος ἀμέτρῳ συστήσεται. πάλιν δὲ
δὴ τὸ αὐτὸ τοῦτ᾽ ἐπισκεψώμεθα λογικώτερον. ἁπλοῦν εἴ
τι σῶμα καὶ ἀκριβῶς ἐστιν ἕν, οὐκ ἄν ποτε δέξαιτο τὸ μᾶλ-
λόν τε καὶ ἧττον, οὐδ᾽ ἄν εἴη τι κατ᾽ ἐκεῖνο τὸ γένος ἕτερον
ἑτέρου βέλτιόν τε καὶ χεῖρον· εἰ δ᾽ ἐκ πλειόνων συγκέοιτο,
πόλλοι μὲν ἄν οὕτω γε τρόποι τῆς συνθέσεως ἐν αὐτῷ γί-
νοιντο βελτίους τε καὶ χείρους· εἴη δ᾽ ἄν οὕτω καὶ αὐτὰ
τὰ συντιθέμενα κρείττω τε καὶ φαυλότερα· τὸ δ᾽ ἄριστα
συγκείμενον ἁπάντων ἄριστον ἄν εἴη τῶν ὁμογενῶν. ἆρ᾽
οὖν ἐν τοῖς τῶν ζώων σώμασι τὸ μᾶλλόν τε καὶ ἧττόν ἐστιν,
ὡς τὸ μὲν ἄκρως εὐεκτικὸν εἰπεῖν, τὸ δ᾽ ἁπλῶς εὐεκτικὸν,
οὐ μὴν ἄκρως, καὶ τουτὶ μὲν ὑγιεινὸν, οὐ μὴν εὐεκτοῦν,
ἕτερόν δέ τι δυσαρεστούμενον, ἄλλο δὲ ἤδη νοσοῦν, καὶ τού-
του τὸ μὲν ἐπιεικῶς, τὸ δὲ ὀλεθρίως, καὶ τὸ μὲν μετρίως,
τὸ δὲ σφοδρῶς; ἢ πάντες ὁμοίως διακείμεθα νοσοῦντές τε καὶ
ὑγιαίνοντες; οὐκ ἔστιν εἰπεῖν. οὐκ οὖν ἕν ἐστι τὸ τῶν ζώων
σῶμα, καθάπερ ἢ ἄτομος ἡ Ἐπικούρειος, ἢ τῶν ἀνάρμων τι

dem generis incommoderatioue conſtituendum eſſe.   Enim-
vero hoc ipſum rurſus ſubtilius contemplemur.   Si quod
corpus ſimplex ac exacte unum ſit, id nunquam intenſio-
nem et remiſſionem admitteret, neque eo in genere alterum
altero melius aut deterius daretur.   At ſi ex pluribus com-
poſitum ſit, multi ſane hoc pacto compoſitionis modi in ipſo
erunt tum meliores, tum deteriores.   Erunt etiam eadem
ratione ipſa compoſita et meliora et deteriora.   Quod au-
tem omnium optime conſtitutum eſt, id eorum, quae ejus-
dem ſunt generis, erit optimum.   Num igitur in animalium
corporibus et magis et minus exiſtit, adeo ut illud optimi
ſit habitus, hoc ſimpliciter boni habitus, non autem optimi,
et hoc quidem ſanum, non tamen boni ſit habitus, aliud
praeterea, quod vix morbo reluctetur, aliud denique, quod
jam aegrotet, atque hujus *generis* alterum leviter, alterum
periculoſe, illud mediocriter, hoc vehementer *aegrotet?*
An omnes peraeque affecti ſumus tum aegri, tum ſani?
Hoc proferre nefas.   Itaque non unum eſt animalium cor-
pus, veluti Epicuri atomus, aut incompactum aliquod Aſcle-

τῶν Ἀσκληπιάδου· σύνθετον ἄρα πάντως. ἀλλ᾿ εἰ μὲν ἐξ
ἀτόμων, ἢ ἀνάρμων, ἢ ὅλως ἐξ ἀπαθῶν τινων σύγκειται,
τὸ μᾶλλόν τε καὶ ἧττον ἐν τῷ ποιῷ τῆς συνθέσεως ἕξει δί-
κην οἰκίας ἐξ ἀπαθῶν μὲν λίθων συγκειμένης, οὐ μὴν ἐν τῇ
συνθέσει γε πάντῃ κατορθουμένης. εἰ δὲ εἶεν οἷοί τε πάσχειν
τι καὶ οἱ λίθοι, πολυειδέστερον ἂν οὕτω γε τὸ μᾶλλόν τε
καὶ ἧττον ὑπάρχοι κατὰ τὴν οἰκίαν. εἰ δὲ καὶ αὐτὰ τὰ στοι-
χεῖα τῶν ἡμετέρων σωμάτων ἀλλοιοῦσθαί τε καὶ πάσχειν
πέφυκεν, οὐ μόνον ἂν ἐν τῇ συνθέσει τε καὶ οἷον διαπλάσει
τῶν μορίων, ἀλλὰ καὶ δι᾿ ὅλων ἑαυτῶν τὸ μᾶλλόν τε καὶ
ἧττον ἐπιδέχοιτ᾿ ἄν. καὶ δὴ καὶ νοσήσει δηλονότι δι᾿ ὅλων
ἑαυτῶν εἴδη τοσαῦτα νοσημάτων ἁπλᾶ τε καὶ πρῶ[3]τα
καὶ οἷαν ἀτοιχεῖα τῶν ἄλλων, ὅσαπερ ἂν ᾖ τὰ συν-
τιθέντα. τοῦτο δὲ τὸ δι᾿ ὅλων οὐκ ἐν τοῖς ἀπαθέσιν
ἐστὶ στοιχείοις· οὐ γὰρ ἐνδέχεται παθεῖν τι τὴν ἄτο-
μον αὐτὴν, ἀλλ᾿ ἐν τῇ συνθέσει τε καὶ διαπλάσει τὸ
πάθημα.

piadis corpufculum.   Quamobrem plane compofitum *erit*.
Quod fi ex atomis, aut incompactis, aut omnino ex impati-
bilibus quibusdam *corpufculis* conftrueretur, in compofitio-
nis duntaxat qualitate magis minusque fufciperet domus
inftar ex impatibilibus lapidibus conftructae, non tamen in
ftructura etiam omni ex parte rectae.   Quod fi qua in re
pati poffe ipfos lapides contingeret, ut varios *patiendi* mo-
dos, ita magis minusque domus ipfa *fufciperet*.   At fi ipfa
noftrorum corporum elementa et alterari et pati fua natura
confueverint, non folum in compofitione, ut et partium con-
formatione, verum etiam per fe ipfa tota magis minusque
fufcipient.   Proindeque ipfa per fe tota tot nimirum mor-
borum generibus, iisque fimplicibus ac primis et veluti cae-
terorum elementis aegrotabunt, quot fuerint ea, quae com-
pofitionem efficiunt.   Haec autem *verba,* per fe tota, impa-
tibilibus elementis nequaquam accidunt.   Non enim con-
ceffum eft, quicquam pati individuam ipfam atomum, fed in
compofitione et conformatione affectionem *comperiri*.

Κεφ. γ. Σύνθεσις δὲ καὶ διάπλασις ἐν τοῖς τῶν ζώων
σώμασιν ὑπάρχει τριττή· πρώτη μὲν ἡ τῶν ὁμοιομερῶν ὀνο-
μαζομένων, ἀρτηριῶν, καὶ φλεβῶν, καὶ νεύρων, καὶ ὀστῶν,
καὶ χόνδρων, καὶ συνδέσμων, ὑμένων τε καὶ σαρκῶν· δευ-
τέρα δὲ ἡ τῶν ὀργανικῶν, ἐγκεφάλου τε καὶ καρδίας, καὶ
πνεύμονος, καὶ ἥπατος, καὶ κοιλίας, καὶ σπληνὸς, καὶ
ὀφθαλμῶν, καὶ νεφρῶν· τρίτη δὲ ἡ τοῦ σύμπαντος σώ-
ματος. ἕκαστον γὰρ τῶν ὀργανικῶν τούτων μορίων ἔκ τι-
νων ἑτέρων ἁπλῶν ὡς πρὸς τὴν αἴσθησιν σύγκειται, κἀκεί-
νων ἕκαστον ἐκ τῶν πρώτων στοιχείων. σαρκὸς οὖν αὐτῆς,
ᾗ σάρξ, ἐν τῇ συνθέσει μόνῃ τῶν πρώτων στοιχείων ἡ δια-
φορά, ᾗ μέντοι μόριον ὀργάνου, παρά τε τὴν διάπλασιν καὶ
τὸ μέγεθος· καὶ γὰρ οὖν καὶ αὐτῶν τῶν ὀργάνων ἐν τού-
τοις αἱ διαφοραί. πόσα τοίνυν ἐστὶ καὶ τίνα κατὰ τὴν
πρώτην ὑπόθεσιν τὰ σύμπαντα νοσήματα τῶν ὁμοιομερῶν
σωμάτων, διελθόντες, ἑξῆς ἐπὶ τὴν ἑτέραν μεταβησόμεθα,
τὴν ἀλλοιοῦσθαί τε καὶ τρέπεσθαι τὴν οὐσίαν ὅλην δι᾽ ὅλης
ἑαυτῆς ὑποτιθεμένην.

Cap. III.   At compositio et conformatio in animalium
corporibus eſt triplex: prima partium, quas vocant, ſimi-
larium, arteriarum, venarum, nervorum, oſſium, cartila-
ginum, ligamentorum, membranarum et carnium; ſecunda
vero organicarum, cerebri, cordis, pulmonis, hepatis, ven-
triculi, lienis, oculorum et renum; tertia denique totius
corporis.   Etenim unaquaeque harum partium organicarum
ex aliis quibusdam ſimplicibus quoad ſenſum eſt conſtituta;
illarum vero quaeque ex primis conſtat elementis.   Carnis
igitur ipſius; quatenus caro eſt, in ſola primorum elemento-
rum compoſitione differentia conſiſtit; at quatenus pars or-
gani, in conformatione et magnitudine.   Itaque ipſorum
quoque organorum his in ipſis differentiae ſunt.   Productis
igitur, quot et qui ſint ex prima ſuppoſitione, omnibus
ſimilarium corporum morbis, ad ſecundam deinceps migra-
bimus, ad eam nimirum, quae ſubſtantiam totam per ſe to-
tam alterari tranſmutarique ſupponit.

Ed. Chart. VII. [3.]   Ed. Baf. III. (199. 200.)

Κεφ. δ'. Ἔστι δὲ δύο τὰ πρῶτα πάθη, τὸ μὲν εὐ-
ρύτης τις πόρων, τὸ δὲ στέ(200)γνωσις. ἀπαθῶν γὰρ ὑπο-
κειμένων τῶν πρώτων στοιχείων, ἐν τῇ συνθέσει μόνῃ τὰ
παθήματα· συνθέσεως δὲ πάσης αἱ προειρημέναι διαφοραί.
ὥστ' ἀναγκαῖον ἐῤῥῶσθαι μὲν ἕκαστον τῶν ὁμοιομερῶν,
ὁπόταν ἡ συμμετρία τῶν πόρων αὐτοῦ φυλάττηται, δια-
φθειρομένης δὲ ταύτης ἐξίστασθαι τοῦ κατὰ φύσιν. ἀλλ'
ἐπειδὴ συμμετρίας ἁπάσης ἡ διαφορὰ διττὴ, (τὸ μὲν γὰρ
ὑπερβολὴ, τὸ δὲ ἔλλειψις,) δῆλον, ὡς καὶ τὰ πρῶτα νοσή-
ματα τῶν ἁπλῶν σωμάτων ἔσται διττὰ, τὸ μὲν εὐρύτης τις
πόρων, τὸ δὲ στέγνωσις. καὶ ὀστοῦν δὴ καὶ σὰρξ καὶ τῶν
ἄλλων ἕκαστον τῶν ἁπλῶν σωμάτων πρὸς τὴν αἴσθησιν,
εἰ μὲν στεγνότερον ἢ μανότερον εἴη τοῦ συμμέτρου, κακῶς
διακεῖσθαι φήσομεν, εἰ δ' ἐν τῷ μέσῳ τῆς ὑπερβολῆς ἑκα-
τέρας, ὡς ἂν μάλιστα συμφέρῃ ταῖς χρείαις αὐτῶν, ἄκρως
ὑγιαίνειν ἐροῦμεν τηνικαῦτα· τὰ δὲ ἐφ' ἑκάτερα τῆς ἀκρι-
βοῦς συμμετρίας βραχείας ἐκτροπὰς οὐδέπω μὲν εἶναι νόσους,

Cap. IV. Sunt autem duo primi morbi, alter quae-
dam meatuum dilatatio, alter aftrictio. Impatibilibus nam-
que fuppofitis primis elementis, in compofitione fola erunt
morbi. Compofitionis autem omnis differentiae prius enar-
ratae funt. Quare necesse est unamquamque partium fimi-
larium recte valere, quum commoderatio meatuum ipfius
confervatur, qua labefactata de naturali ftatu ipfa decedit.
Sed quoniam cujuscunque commoderationis differentia est
duplex, altera exuperantia, altera penuria, liquet, primos
fimplicium corporum morbos fore duplices, alteŕum quan-
dam meatuum dilationem, alteram aftrictionem. Os ita-
que, caro et aliorum corporum pro fenfus judicio fimpli-
cium unumquodque fi aftrictius aut laxius fit commode-
rato, id male affectum esse proferemus. At fi in utriusque
exuperantiae medio fit, ita ut ipfius functionibus maxime
conferat, tunc fumme fanum esse pronunciabimus. Breves
autem a medio ad utrumque exquifitae commoderationis ex-
tremum decessiones nequaquam morbos esse dicemus, quoad

ΒΙΒΛΙΟΝ. **843**

Ed. Chart. VII. [3. 4.]   Ed. Baf. III. (200.)

ἔστ᾽ ἂν μηδέπω βλάβην αἰσθητὴν ἐνεργείας τινὸς ἀπεργά-
ζωνται·· πολὺ δ᾽ ἐν ταύταις ὑπάρχειν τὸ μᾶλλόν τε καὶ ἧτ-
τον, ὡς ἂν ἱκανὸν ἐχούσης διάστημα τῆς νοσώδους ἀμετρίας
παρὰ τὴν ἀκριβῶς ὑγιεινὴν συμμετρίαν· ἐν τούτῳ δὴ παντὶ
τῷ πλάτει τὰς τῶν ὑγιαινόντων συνίστασθαι διαφοράς·
ἐν δὲ τῷ μετὰ τοῦτο, τῷ τῆς αἰσθητῆς ἀμετρίας, τὰς νό-
σους, ἄχρις ἂν ἐπ᾽ ἐκείνην ἀφίκωνται τὴν ἀμ[4]τρίαν, ἥτις
ἤδη φθορὰν ἐργάζεται τοῦ μορίου. οὐ γὰρ δὴ μέχρι γε παν-
τὸς στεγνοῦσθαί τε καὶ μανοῦσθαι τὰ τῶν ζώων σώματα
πέφυκεν, ἀλλ᾽ ἔστι τις κἀνταῦθα ὅρος, οὗ περαιτέρω προ-
ελθεῖν αὐτοῖς ἄνευ διαλύσεώς τε καὶ φθορᾶς ἀδύνατον.
ἡ μὲν δὴ τῶν ἀπαθῶν στοιχείων ὑπόθεσις ὧδε ἔχει.

Τῶν δὲ πάσχειν ὑποτιθεμένων αὐτὰ, καὶ μέντοι καὶ
δρᾶν εἰς ἄλληλα, καὶ κεράννυσθαι δι᾽ ὅλων, ὅσαπερ ἂν
ὑπόθηταί τις εἶναι τὰ πρῶτα στοιχεῖα, τοσαῦτα ἐξ ἀνάγκης
ἐρεῖ καὶ τὰ πρῶτα νοσήματα. φέρε γὰρ εἶναι τὰ πρῶτα
στοιχεῖα τέτταρα, τὸ θερμὸν, καὶ τὸ ψυχρὸν, καὶ τὸ ξηρὸν,

manifeſtam ſunctionis alicujus laeſionem effecerint; ſed in his
multum et magis et minus exiſtere, adeo ut, quam magnum ſit
intervallum ab incommoderatione morboſa ad exquiſite ſa-
nam commoderationem, in hac tota latitudine ſanorum dif-
ferentiae conſiſtant. At in altero ipſum ſubſequenti inter-
vallo, quod ſenſibilis eſt incommoderationis, morbos collo-
camus, donec ad illam devenerint incommoderationem, quae
jam partis corruptionem molitur. Neque enim animalium
corpora quocunque modo aſtringi dilatarique ſuapte natura
poſſunt, ſed eſt quidam hic terminus, ultra quem ipſa citra
diſſolutionem corruptionemque progredi nequeant. Atque
haec profecto impatibilium elementorum ſuppoſitio ita ſe
habet.

Qui vero ipſa pati elementa, nihiloque minus in ſe
invicem agere, et per ſe tota commiſceri ac temperari ſup-
ponunt, quot eorum aliquis prima eſſe elementa ſuppoſue-
rit, totidem primos quoque morbos neceſſario conſtituet.
Nam concede, prima elementa eſſe quatuor, calidum, frigi

Ed. Chart. VII. [4.]   Ed. Baf. III. (200.)

καὶ τὸ ὑγρὸν, ἐκ τούτων δὲ κεραννυμένων ἀλλήλοις συμμέ-
τρως μὲν ὑγιαίνειν τὸ ζῶον, ἀμέτρως δὲ νοσεῖν. ἔσται
δὴ καὶ τὰ πρῶτα νοσήματα τέτταρα, τό θ᾽ ὑπὲρ τὴν κατὰ
φύσιν συμμετρίαν πρῶτον θερμὸν, καὶ δεύτερον τὸ ψυχρὸν,
καὶ τρίτον τὸ ὑγρὸν, καὶ τέταρτον τὸ ξηρόν. αὗται μὲν
καὶ αἱ κατὰ τὴν δευτέραν ὑπόθεσιν νόσοι τῶν ὁμοιομερῶν
ὀνομαζομένων σωμάτων, ἃ δὴ καὶ τελέως ἁπλᾶ φαίνεται.

Τὰ δὲ τῶν συνθέτων ἐν ἡμῖν ὀργάνων νοσήματα κοινὰ
τῶν ὑποθέσεων ἑκατέρων ἐστίν. ἐπέλθωμεν οὖν καὶ ταῦτα
διὰ βραχέων, αὐτὸ τοῦτο πρῶτον ἐπιδεικνύντες, ὅπως ἐστὶ
κοινά. δεομένου δὴ παντὸς τοῦ πρὸς αἴσθησιν συνθέτου
σώματος, ὃ δὴ καὶ ἀνομοιομερὲς ὀνομάζουσιν, εἰ μέλλοι κα-
λῶς ἐνεργήσειν, οὔτ᾽ ἐξ οἵων ἔτυχε συγκεῖσθαι μορίων τῶν
ἁπλῶν, οὔτ᾽ ἐξ ἀριθμοῦ τινος ἢ μεγέθους οὐ προσήκον-
τος, οὔθ᾽ ὃν ἔτυχε τρόπον συνθέσεως ὑπάρχειν, ἐν τέσσαρσι
τούτοις γένεσι τὰ τῶν ὀργάνων ἁπάντων ἔσται νοσήματα.
διαφοραὶ δὲ καθ᾽ ἕκαστον γένος αἵδε. κατὰ μὲν τὸ πρῶτον

dum, ficcum et humidum; ex hisque inter fe temperatis,
commoderate quidem, fanitate frui animal, incommoderate
vero, aegrotare. Erunt quoque primi morbi quatuor: pri-
mus calidum praeter naturalem commoderationem; fecun-
dus frigidum; tertius humidum; quartus demum ficcum.
Hi funt ex fecunda fuppofitione morbi partium, quae fimila-
res appellantur, atque fimplices omnino confpiciuntur.

Compofitorum vero in nobis organorum morbi utri-
que fuppofitioni communes exiftunt. Hos igitur paucis per-
curramus, et hoc ipfum in primis, quomodo fint communes,
demonftremus. Quum fane oporteat corpus omne ad fen-
fum compofitum, quodque diffimilare appellitant, fi probe
fuas functiones obiturum fit, non ex qualibuscunque, ut
fors tulerit, partibus fimplicibus, neque ex aliquo numero
aut magnitudine non congruente conftitui, neque fortuitum
hunc effe compofitionis modum, in quatuor his generibus
organorum omnium erunt morbi. At fingulorum generum
hae funt differentiae: primi quidem generis enarrati, quum

ῥηθὲν, ὅταν ἡ προσήκουσα μορφὴ τοῦ μορίου διαφθείρη-
ται, ἢ σχῆμα μὴ δέον, ἢ κοιλότητα λαβόντος, ἢ πόρον, ἥ
τι τούτων ἀπολέσαντος, ὧν εἶναι δέον. ἐκ τούτου τοῦ γέ-
νους ἐστὶ καὶ ἡ τραχύτης αὐτοῦ καὶ ἡ λειότης οὐ προση-
κόντως ὑπαλλαττόμεναι. ἐν δὲ τῷ δευτέρῳ γένει, τῷ κατὰ
τὸν ἀριθμὸν τῶν ἁπλῶν καὶ πρώτων μορίων, διττὴ νοση-
μάτων ἔσται διαφορά, ἢ ἐλλείποντός τινος ὧν εἶναι δέον,
ἢ πλεονάζοντος ὧν οὐκ εἶναι δέον. καὶ μὲν δὴ κἂν τῷ
τρίτῳ γένει, τῷ κατὰ τὸ μέγεθος, ὁμοίως διττὴ νοσημάτων
ἔσται διαφορά. μεῖζον γὰρ εἴτι γένοιτο, δεόμενον ἔλαττον
ὑπάρχειν, ἢ αὖθις ἔλαττον ἀποτελεσθείη, μεῖζον εἶναι δεό-
μενον, οὐκ ὀρθῶς ἂν ἔχοι τὸ σύμπαν ὄργανον. ἐν δὲ δὴ
τῷ λοιπῷ γένει τῶν νοσημάτων, τῷ κατὰ τὴν σύνθεσιν,
ἤτοι τῆς κατὰ φύσιν ἐξαλλαττομένης θέσεως, ἢ τῆς πρὸς
ἄλληλα τῶν μορίων κοινωνίας, αἱ διαφοραὶ συστήσονται.
ὥσπερ δ' ἐκ τῶν ἁπλῶν σωμάτων ἕκαστον τῶν πρώτων
ὀργάνων ἢ κατορθοῦται συντιθέμενον ἢ διαμαρτάνεται,
καὶ ἐκ τούτων αὐτῶν τό θ' ὑγιαίνειν ὑπάρχει καὶ τὸ νο-

---

decens partis conformatio labefactata fuerit, aut figuram non
idoneam, aut cavitatem, aut meatum acceperit, aut horum
aliquid perdiderit, quae adeſſe oportebat. Ex hoc genere
quoque ſunt aſperitas ipſius et laevitas indecenter immuta-
tae. Secundi vero generis, quod in ſimplicium primarum-
que partium numero continetur, duplex erit morborum dif-
ferentia, aut alicujus rei, quam ineſſe congruebat, penuria,
aut rei minime neceſſariae exuperantia. Tertii quoque ge-
neris, quod ad magnitudinem ſpectat, ſimiliter duplex dif-
ferentia. Si quid enim majus increverit, quod minus eſſe
oporteat, aut contra minus evaferit, quod grandius eſſe de-
cebat, nequaquam recte ſe habuerit univerſum organum.
Reliqui demum generis morborum ſtructurae aut in ſitu a
naturali ſede immutato, aut interturbata partium inter ſe
ſocietate differentiae conſtituentur. Quemadmodum au-
tem ex ſimplicibus corporibus unumquodque primorum or-
ganorum vel integram vel vitiatam ſtructuram ſortitur, at-

σεῖν, οὕτω πάλιν ἐξ αὐτῶν τούτων τῶν ὀργάνων τῶν
πρώτων τὰ δεύτερα συνίσταται. μῦς μὲν γὰρ καὶ φλὲψ
καὶ ἀρτηρία τῶν πρώτων ὀργάνων, δάκτυλος δὲ τῶν δευ-
τέρων, καὶ τούτου μᾶλλον ἔτι ποὺς καὶ ποδὸς τὸ σκέ-
λος. καθόλου γὰρ, ὅσα μὲν ἐκ τῶν ὁμοιομερῶν συνελθόν-
των ἐγένετο μιᾶς ἐνεργείας ἕνεκεν, ἐν τοῖς πρώτοις ὀργάνοις
ἀριθμηθήσεται, τὰ δ᾽ ἐκ τούτων πάλιν συντιθέμενα, κἂν
ὅτι μάλιστα μίαν ἐργάζηται τοῦ παντὸς ὀργάνου τὴν ἐνέρ-
γειαν, ἐν τοῖς δευτέροις τετάξεται. τὰ δὲ αὐτὰ ταῦτα
καὶ τούτων τῶν ὀργάνων ἔσται νοσήματα τοῖς ἐπὶ τῶν
πρώτων εἰρημένοις. [5] ἀλλὰ περὶ μὲν τῶν ὀργάνων τῆς
διαφορᾶς ἐν ἑτέρῳ διῄρηται λόγῳ, τίνα μὲν ἀκριβῶς ἐστι
τὰ πρῶτα, τίνα δ᾽ ἐπ᾽ αὐτοῖς δεύτερά τε καὶ τρίτα καὶ
τέταρτα τίθεσθαι προσῆκεν. ἔνια γὰρ ἐπαμφοτερίζει τοῖς
γνωρίσμασιν, ὡς καὶ πρῶτα δοκεῖν εἶναι καὶ δεύτερα.
δεῖται δὲ οὐδὲ ὅ γε παρὼν λόγος τῆς τοιαύτης ἀκριβολο-
γίας· εἰς ἓν δὲ τοῦτ᾽ ἀποβλέπειν ἀξιῶ, εἴθ᾽ ἁπλοῦν ἐστιν
ὡς πρὸς τὴν αἴσθησιν, εἴτε σύνθετον τὸ μόριον. τοῦ μὲν

que ex his ipfis fanitas aut morbus exiftit, fic rurfus ex ipfis
primis organis fecunda conftituuntur. Mufculus etenim,
vena et arteria primorum funt organorum, digitus fecun-
dorum, et hoc magis etiam pes, atque pede magis crus.
Nam in univerfum, quaecunque ex fimilaribus partibus con-
grucntibus unius functionis gratia procreata funt, inter pri-
ma organa numerabuntur. Quae vero rurfum ex his com-
ponuntur, etiamfi unam quam maxime organi functionem
obeant, inter fecunda ordine collocabuntur. Iidem vero
et horum organorum erunt morbi, qui primorum effe enar-
rati funt. Sed de organorum differentiis alio in libro dif-
feruimus, quae nimirum abfolute prima fint, et poft haec
fecunda et tertia et quarta collocari conveniat. Nonnulla
fiquidem utrinque habent notas, ut tum prima, tum fecunda
effe videantur. At praefens oratio ejusmodi accurata tra-
ctatione non indiget. Ad id tamen unum fpectare velim,
an fimplex quoad fenfum, an compofita fit pars. Simpli-

BIBΛION. 847

Ed. Chart. VII. [5.]   Ed. Baf. III. (200.)

γὰρ ἁπλοῦ τὰ πρῶτα ῥηθέντα νοσήματα τῇ διαφορᾷ τῶν
φυσικῶν στοιχείων εἰσὶ διωρισμένα, τοῦ συνθέτου δὲ τὰ
δεύτερα, κοινὰ τῶν ὑποθέσεων ὑπάρχοντα. γένος δ᾽ οὐ-
δέν ἐστι νοσήματος οὔτε ἐν τοῖς ἁπλοῖς σώμασιν οὔτ᾽ ἐν
τοῖς συνθέτοις ἴδιον ἑκατέρων· ἢ γὰρ τῆς διαιρέσεως μέ-
θοδος ἐνδείκνυται τὸ ἀδύνατον· ἀλλ᾽ ἓν ἔτι ἐστὶ κοινὸν
ἁπάντων τῶν σωμάτων καὶ τῶν συνθέτων, εἴτ᾽ οὖν τῶν
πρώτων ὀργάνων, εἴτε καὶ τῶν δευτέρων, εἴτε καὶ τῶν
τρίτων ὑπάρχει τὸ νῦν λεχθησόμενον. μέθοδος δὲ καὶ
τούτου τῆς εὑρέσεως τὸ κοινῇ πᾶσι τοῖς εἰρημένοις ὑπάρ-
χον μορίοις. εἰ γὰρ ὑπάρχει τι κοινὸν αὐτοῖς ἐν τῷ κατὰ
φύσιν ἔχειν, ὡς ἐνέργειαν ἢ χρείαν τινὰ τῷ ζώῳ παρεχό-
μενον, πάντως δήπου καὶ διαφθειρομένου τούτου κοινὸν
αὐτοῖς τι καὶ νόσημα συστήσεται. τί δὲ τοῦτ᾽ ἐστι τὸ
πᾶσιν ὑπάρχον κοινόν; ἕνωσις τῶν ἰδίων μορίων, ἧς ἕκα-
στον μεταλαβὸν ἓν εἶναι λέγεται καὶ μίαν ἐνέργειαν ἢ
χρείαν ἀποτελεῖν. εἰ δὲ καὶ ἥδε λύοιτο κατά τι, νόσος
καὶ τοῦτ᾽ ἔστι τοῦ μέρους. οἷον δέ τι καθ᾽ ἕκαστον τῶν

cis etenim partis primi dicti morbi naturalium elementorum
differentia definiti funt. Ad compofitam autem partem fe
cundi fpectant, qui utrique fuppofitioni funt communes
Nullum vero morbi genus eft, neque in fimplicibus corpori
bus, neque in compofitis, quod fit utrisque proprium. Di
vifionis fi quidem methodus id fieri non poffe demonftrat
At unus eft praeterea morbus omnibus corporibus tum fim
plicibus, tum compofitis communis, five ea prima fint or
gana, five fecunda, five tertia, jam nunc explicandus. At
hujusce inventionis morbi via eft, quod omnibus dictis parti
bus communiter datur. Si quid enim ipfis fecundum natu
ram fe habentibus infit commune, quod animanti functio
nem aut ufum aliquem praeftet, id profecto fi prorfus vi
tietur, communis quidam in ipfis morbus conftituetur. Sed
quid hoc, quod omnibus commune tribuitur? Propriarum
partium unitas, qua unumquodque praeditum unum effe
et unam functionem ufumve perficere dicitur. Haec fi qua
occafione folvatur, id partis morbus eft. Quale vero no

Ed Chart VII [5]   Ed. Baf. III. (200.)

μορίων ἡ νόσος ἥδε κέκτηται τοὔνομα, μικρον ὕστερον
ἐροῦμεν, ὅταν καὶ τὰς τῶν εἰρημένων γενῶν διαφορὰς εἰς
τὰ κατὰ μέρος εἴδη διελώμεθα.

Κεφ. έ. Καὶ δὴ ποιῶμεν ἤδη τοῦτο πάλιν ἀπὸ
τῆς προτέρας ὑποθέσεως ἀρξάμενοι. δύο οὖν ἐν ταύτῃ
τῶν ὁμοιομερῶν σωμάτων ὑπῆρχε νοσήματα ἐν πόρων ἀμε-
τρίᾳ συνιστάμενα, τὸ μὲν εὐρύτης τις αὐτῶν οὖσα, τὸ
δὲ στέγνωσις. ἑκατέρου δὲ τούτων ἡ διαφορὰ διττή.
στεγνώσεως μὲν οὖν συνίζησίς τε τοῦ σώματος εἰς ἑαυτὸ
πανταχόθεν, καὶ αὐτῶν τᾶν πόρων ἔμφραξις· εὐρύτητος
δὲ τοῦ μὲν σώματος εἰς πᾶν μέρος ἔκτασις, αὐτῶν δὲ
τῶν πόρων οἷον ἀναπέτειά τις οὖσα ἐκπτώσει τῶν στοι-
χείων, ἃ δὴ καὶ κυρίως σώματα προσαγορεύεσθαι φασὶν
ἁπλᾶ τε καὶ πρῶτα ὑπάρχοντα· τὰ γὰρ ἐκ τούτων συντι-
θέμενα συγκρίματα καλοῦσιν. ἐπὶ δὲ τῆς δευτέρας ὑπο-
θέσεως ἡ διαφορὰ τῶν νοσημάτων διττὴ τυγχάνει, ποτὲ
μὲν δὴ ταῖς ποιότησι μόναις ἀλλοιουμένων τῶν ὁμοιομερῶν
σωμάτων, ἔστιν ὅτε δὲ ῥυείσης εἰς αὐτά τινος οὐσίας τὰς

men fingulis in partibus hic morbus fortiatur, paulo poft
dicemus, ubi dictorum generum differentias in fpecies parti
culares diviferimus.

Cap V Atque profecto id jam rurfus a priori fup
pofitione ducto exordio moliamur Duo itaque ex hac *fup*
pofitione fimilarium partium morbi pofiti funt, qui in mea
tuum incommoderatione confiftunt Unus quaedam ipfo
rum *meatuum* dilatatio eft, alter aftrictio. Utriusque vero
eorum differentia duplex. Aftrictionis quidem corporis un
dique in fe ipfum confidentis anguftia, atque ipforum mea
tuum obftructio. Dilatationis vero corporis ducta in om-
nem partem extenfio; ipforum meatuum veluti quaedam
laxitas ex procidentia elementorum, quae corpora proprie
appellari affeverant, quum fimplicia ac prima fint Nam
quae ex his componuntur, concreta vocant Porro ex fe
cunda fuppofitione duae funt morborum differentiae *prior,*
quum fimilares partes folis qualitatibus alterantur *pofterior,*
quum ad ipfas *partes* aliqua fubftantia dictis praedita quali

εἰρημένας ἐχούσης ποιότητας. ὁ μὲν δὴ δεύτερος τρόπος,
ὄγκον περὶ τοῖς σώμασιν ἐργαζόμενος, ὑπ᾿ οὐδενὸς ἀγνοεῖ-
ται τῶν ἰατρῶν. ἐρυσιπέλατα γὰρ, καὶ φλεγμοναὶ, καὶ
οἰδήματα, καὶ φύματα, καὶ φύγεθλα, καὶ χοιράδες, ἐλε-
φαντιάσεις τε καὶ ψῶραι, καὶ λέπραι, καὶ ἀλφοὶ, καὶ
σκίρῥοι τούτου τοῦ γένους εἰσὶν, οὐδένα λαθεῖν δυνάμενα.
τὰ δ᾿ ἐν τῇ τῶν ποιοτήτων αὐτῶν μόνῃ δυσκρασίᾳ
(201) συνισταμενα νοσήματα δυσφωρατότερα, πλὴν εἰ μὴ
μεγάλη ποθ᾿ ἡ τοῦ μέρους εἰς τὸ παρὰ φύσιν ἐκτροπὴ
γένοιτο. τηνικαῦτα γὰρ ἅπασιν ἤδη γνωρίζεται ῥᾳδίως, ἐπὶ
μὲν ὅλου τοῦ σώματος ὀνομαζομένη πυρετὸς, [6] ἐπειδὰν
τὸ θερμὸν κρατῇ, καὶ κατὰ τὰ μόρια δ᾿ ἐναργῶς ἐνίοτε φαι-
νομένη. καὶ γὰρ καὶ σκέλη τοῖς πλείω περιπατήσασιν ἀήθως,
καὶ χεῖρες, εἴ τις ταύταις πονήσειεν ἐπιπλέον, ἢ ἐρέσσων,
ἢ σκάπτων, ἤ τι τοιοῦτον διαπραττόμενος, ἐναργῶς φαί-
νονται θερμότεραι καὶ αὐτοῖς τοῖς κάμνουσι, καὶ τοῖς
ἔξωθεν ἁπτομένοις αὐτῶν. ἐὰν μέντοι τις ὄγκος μέγας
προσγένηται τοῖς μορίοις, ἐπιῤῥυείσης τινὸς οὐσίας αὐτοῖς

tatibus fluit. Atque hic fecundus modus, quem tumorem in
partibus procreare nemo medicus ignorat. Etenim eryfipe-
lata, phlegmonae, oedemata, phymata, phygethla, ſtrumae,
elephantiafis, fcabies, lepra, vitiligines et fcirrhi hujus
funt generis, qui *morbi* neminem latere poffunt. Verum
qui morbi in fola qualitatum ipfarum intemperie confiftunt,
difficilius deprehenduntur, nifi magna partis in ftatum vide-
licet praeter naturam everfio facta fuerit. Tunc enim jam
ab omnibus facile cognofcitur quae in toto corpore febris
appellatur, quum calor exuperet; in partibus vero inter-
dum etiam manifefte fe prodit. Etenim et crura iis, qui
liberalius praeter confuetudinem ambulaverint, et manus, fi
quis eas plurimum exercuerit, aut remigando, aut fodiendo,
aut aliquid hujusmodi faciendo, manifefte calidiores appa-
rent tum ipfis laborantibus, tum externis, qui eos tetige-
rint Si quis enim magnus tumor partibus adnafcatur, ex
terius ipfis affluente fubftantia quadam calida, is ex fecun-

Ed. Chart. VII. [6.]　　　　　　　　　Ed. Baf. III. (201.)

θερμῆς, ἐκ τῆς δευτέρας ἔσται διαφορᾶς τῶν νοσημάτων.
ἐκ δὲ τῆς πρώτης ταῦτά τε πάντα τὰ νῦν εἰρημένα καὶ
ἢ καθ᾽ ἓν ὁτιοῦν μέρος, ἢ τὸ σῶμα τοῦ ζώου σύμπαν,
ἢ ἐξ ἐγκαύσεως ἡλίου, ἢ παρὰ πυρὶ θάλψεως ὑπολειπο-
μένη συνίσταται διάθεσις, οἷαι καὶ αἱ τυφώδεις καὶ πυ-
ρετώδεις ὀνομαζόμεναι. τοῦ δὲ ἐναντίου τῷ θερμῷ νοσή-
ματος τοῦ ψυχροῦ περὶ μὲν τοῖς ἄκροις ἐναργῶς ἡ διά-
θεσις συνίσταται πολλάκις οὕτως, ὥστε καὶ ἀποπεσεῖν αὐτὰ
νεκρωθέντα, περὶ δὲ τῷ σύμπαντι σώματι, οἷα τοῖς ὁδοι-
πορήσασιν ἐν κρύει καρτερῷ γίνεται. πολλοὶ γὰρ τούτων,
οἱ μὲν ἐν αὐταῖς ταῖς ὁδοῖς ἀπέθανον, οἱ δὲ εἰς πανδο-
χεῖον, πρὶν ἢ οἴκαδε παραγενέσθαι φθάσαντες, ἡμιθνῆτές
τε καὶ κατεψυγμένοι φαίνονται. γίγνεται δὲ καὶ τοῖς ἀπο-
πληκτικοῖς, καὶ τοῖς ἐπιληπτικοῖς, καὶ τοῖς τρομώδεσι,
καὶ τοῖς σπασμώδεσιν ἡ τοιαύτη πολλάκις διάθεσις. καὶ
τῶν ὑπὸ κρύους ἐν ὁδοῖς ἀποθανόντων οἱ μὲν ἐμπροσθο-
τόνοις, οἱ δὲ ὀπισθοτόνοις, οἱ δὲ τετάνοις, οἱ δὲ ταῖς
καλουμέναις πήξεσιν ἑάλωσαν, οἱ δὲ ἀποπληξίᾳ τι παρα-
πλήσιον ἔπαθον. ἐν δὴ τοῖς τοιούτοις ἅπασιν, ἐν οἷς

da morborum erit differentia. Ex prima vero omnes nunc
commemorati fcaturiunt, quique vel in una quacunque par-
te, vel in univerfo animalis corpore, aut ab aeftu folis, aut
ignis calore remanens conftituitur affectus; quales funt et
qui typhodes et febriles nominantur. Morbi vero frigidi ca-
lido oppofiti affectus extremas partes manifefto adeo ple-
rumque obfidet, ut ipfae emortuae decidant. At hujus-
modi affectus in univerfo corpore iis oboritur, qui fub vehe-
menti frigore iter fecerint. Eorum enim plerique in ipfo
itinere mortem obierunt; plerique etiam, priusquam domum
appulifent, diverforium affequuti, femimortui et congelidi
fub confpectum veniunt. Talis affectus apoplecticis, epile-
pticis, tremulis et convulfis multoties accidit. Porro eorum,
qui per iter frigore mortem occubuerunt, alii emprofthoto-
no, alii opifthotono, alii tetano, alii congelatione vocata
correpti obriguerunt, alii quid apoplexiae fimile perpeffi
funt. His in omnibus fane, quibus aliquod fymptoma fu-

ἐπιγίγνεταί τι σύμπτωμα, περιέλκει τὴν διάνοιαν τῶν πολ-
λῶν ἐφ᾽ αὑτό, ὡς τὸ μὲν σύμπτωμα νόσημα νομίζεσθαι,
τὸ νόσημα δ᾽ αὐτὸ τὴν αἰτίαν τοῦ συμπτώματος. ὅσοις
μέντοι τῶν ἐνεργειῶν αἱ βλάβαι νοσήματα νομίζονται, κατὰ
λόγον οὗτοι καὶ τοὺς σπασμοὺς, καὶ τὰς ἀναισθησίας,
καὶ τὰς νάρκας, καὶ τὰ ἄλλα τὰ τοιαῦτα νοσήματα κα-
λοῦσιν. ἀλλ᾽ ἡμῖν ἐν ἀρχῇ διῄρηται περὶ τῶν ὀνομάτων,
ὥστε γνωρίζειν ἐπὶ τῶν τοιούτων ἁπάντων, οὐκ ἐν τοῖς
πράγμασιν αὐτοῖς εἶναι τὴν διαφωνίαν, ἀλλὰ ἐν τοῖς ὀνό-
μασιν. ἐκείνους μέντοι μέμψαιτ᾽ ἄν τις μόνους, ὅσοι μὴ
διαφυλάττουσιν ἐν ἅπασι τὴν σφετέραν ὑπόθεσιν, ἀλλ᾽
οἴονται σοφόν τι πράττειν, καίτοι γε πλημμελοῦντες.
ἔστι γὰρ αὐτῶν ἀκοῦσαι διοριζομένων ἐνίοτε καὶ φασκόν-
των, εἰ μὲν ἐπὶ φλεγμονῇ γίγνοιτο σπασμὸς, ἐπιγέννημά τε
καὶ σύμπτωμα εἶναι τῆς φλεγμονῆς αὐτὸν, εἰ δ᾽ ἐπὶ
δυσκασίᾳ μόνῃ, νόσημα. ταὐτὸ δὴ τοῦτο καὶ ἐπὶ πυ-
ρετοῦ ποιοῦσιν, ἐπειδὰν μὲν ἐπιγίγνηταί τινος μέρους αἰ-
σθητὴ διάθεσις, σύμπτωμα νομίζοντες, εἰ δ᾽ ἄλλως, νόσημά
τε καὶ πάθος προσαγορεύοντες. τούτους μὲν οὖν μεμπτέον,

pervenit, id multorum ſententiam huc usque diſtrahit, ut
ſymptoma morbum, morbum ipſum ſymptomatis cauſam
eſſe exiſtiment. Quibus namque functionum laeſiones morbi
eſſe videntur, hi rationis examine et convulſiones et ſtupo-
res et torpores et hujusmodi caetera morbos vocitant. Ve-
rum nos initio de nominibus ita diſſeruimus, ut his omnibus
innoteſcat, non de rebus ipſis, ſed de nominibus eſſe diſſi-
dium. Illos ſiquidem ſolos aliquis arguet, qui ſuum in om-
nibus propoſitum ſervant; ſed quanquam aberrant, ſapienter
tamen aliquid facere videntur. Eos enim audire licet, quum
interdum diſtinguunt et aſſerunt, ſi phlegmonae convulſio
ſuperveniat, ipſam convulſionem phlegmones et confecta-
riam propaginem eſſe et ſymptoma, ſi vero ſoli intemperiei
ſuccedat, morbum. Idem quoque de febre ſtatuunt: eam
ſiquidem ſymptoma eſſe ducunt, quum alicujus partis ſenſi-
bilis affectus ſupervenit; ſi vero aliter, et morbum et affe-
ctionem appellant. Hi ſane improbandi ſunt, qui, quum ab

852　*ΓΑΛΗΝΟΥ ΠΕΡΙ ΔΙΑΦΟΡΑΣ ΝΟΣΗΜ.*

Ed. Chart. VII. [6. 7.]　　　　　　　Ed. Baf. III. (201.)

οὐκ ἀναμένοντας τὸν ἔξωθεν ἔλεγχον, ἀλλ᾽ αὐτοὺς ἑαυτοῖς
περιπίπτοντας. ὅσοι δ᾽ ἤτοι τὰς βλάβας τῶν ἐνεργειῶν
ὑποθέμενοι προσαγορεύειν νοσήματα διὰ παντὸς οὕτω
ποιοῦσιν, ἢ καί τι τοιοῦτον ἄλλο παρορῶσιν, ἐν ὀνόμα-
σιν ἐσφάλθαι χρὴ νομίζειν αὐτούς, οὐδὲν δὲ εἰς τὰ πράγ-
ματα πλημμελεῖν. εἴρηται δ᾽ ἐπὶ πλέον ὑπὲρ ἁπάντων
τῶν ἰατρικῶν ὀνομάτων ἑτέρωθι, καὶ ὅστις ὀρθῶς αὐτοῖς
βούλεται χρῆσθαι, τὴν πραγματείαν ἐκείνην ἀναλεγέσθω.
νῦν δὲ (περὶ γὰρ αὐτῶν τῶν πραγμάτων πρόκειται σκο-
πεῖσθαι) τῇ προειρημένῃ συνθήκῃ τῶν ὀνομάτων ἑπόμενοι
τῶν ἐφεξῆς ἐχώμεθα. περὶ μὲν δὴ τῶν χωρὶς ὕλης ἐπιρ-
ρύτου θερμῶν καὶ ψυχρῶν διαθέσεων εἴρηται. κατὰ
δὲ τὸν αὐτὸν τρόπον τά θ᾽ ὑγρὰ καὶ ξηρὰ νοσήματα
γενήσεται, τῆς ὅλης φύσεως ἀλλοιουμένης τῶν σωμάτων,
οὐκ ἔξωθεν οὐσίαν τινὰ εἰς ἑαυτὰ δεχομένων. αἱ μὲν οὖν
μικραὶ παραλλαγαὶ δυσφώρατοι, τὰς μεγάλας δ᾽ ἔστιν
ἐναργῶς ἰδεῖν ἐπὶ τᾶν νεκρουμένων [7] μάλιστα μορίων.
ἔνια μὲν γὰρ αὐτῶν οἷον τεταριχευμένα φαίνεται καὶ

externis reprehenfionem non expectent, ipfi tamen in fe
ipfos pugnantes decidunt. Qui vero vel functionum laefio-
nes morbos vocari fupponentes perpetuo ita ftatuunt, vel
quid aliud ejusmodi negligunt, eos in nominibus errare,
non autem in rebus ipfis peccare, exiftimandum eft. At
omnia nomina ad medicam artem fpectantia alibi fufius ex-
plicata funt: et quicunque recte his uti velit, tractatum il-
lum perlegat. Nunc vero quia res ipfas fpeculari propofi-
tum eft, praedictum nominum inftitutum fequentes ea dein-
ceps aggrediamur Equidem de calidis et frigidis citra mate-
riam affluentem affectibus a nobis dictum eft. Eodemque
modo tum humidi, tum ficci oborientur morbi, quum tota
corporum haud aliquam materiam extrinfecus in fefe reci-
pientium natura alteratur. Exiguae itaque alterationes dif-
ficillime deprehenduntur, magnas vero confpicue licet
cognofcere, praefertim in iis quae emoriuntur partibus.
Etenim earum nonnullae veluti fale conditae et admodum

Ed. Chart. VII. [7.]   Ed. Baf. III. (201.)

πάνυ ξηρὰ, καὶ τοῦτο μὲν σπανιώτερον· ἔνια δὲ οὕτω
βρυώδη τε καὶ πλαδαρὰ καὶ· θεωμένοις φαίνεται καὶ
ἁπτομένοις, ὥστ᾽, εἰ καὶ μόρια αὐτῶν ἐθέλοις μεταχειρί-
σασθαι, διαῤῥεῖ παραχρῆμα, καὶ τῶν δακτύλων ἐκπίπτει
καθάπερ ὕδωρ. οὕτω καὶ τῶν ὀστῶν τῶν σαπρῶν τὰ
μὲν οἷον ψάμμος φαίνεται, τοῖς ὑπὸ χρόνου διεφθαρμέ-
νοις ξύλοις ἐοικότα, τὰ δὲ οἷον βρυώδη, ὧν ἢ τῆς
δυσκρασίας ἀμετρία, δι᾽ ὑγρότητα ἢ ξηρότητα γενομένη,
τὸ σύμπαν ὀστοῦν ἐνέκρωσεν. αἱ δ᾽ ἄλλαι πᾶσαι δυσκρα-
σίαι τῶν μορίων αἱ βραχεῖαι, λανθάνουσαι τοὺς πολλοὺς,
ἀτονίαι πρὸς αὐτῶν ὀνομάζονται. φλεγμονῆς μὲν γὰρ
ἢ ἕλκους ἤ τινος ἄλλου τοιούτου κατὰ τὴν κοιλίαν
ὑπάρχοντος, οὐδεμίαν ἑτέραν ἐπιζητοῦσι τοῦ μὴ πέτ-
τειν αἰτίαν. εἰ δὲ μηδὲν εἴη τῶν τοιούτων, ἀτονίαν
εἶναι φασὶ τῆς κοιλίας, ὥσπερ ἕτερόν τι λέγοντες αὐτοῦ
τοῦ φανερῶς γιγνομένου, τοῦ μὴ πέττεσθαι καλῶς τὰ
σιτία. τί γὰρ ἄλλο τὴν ἀτονίαν αὐτοὺς λέγειν ἄν τις
ὑπολάβοι πλὴν τῆς κατὰ τὴν ἐνέργειαν ἀῤῥωστίας;

arefactae confpiciuntur, idque rarius obtingit; quaedam ve-
ro adeo molles atque humidae tum confpicientibus tum
tangentibus quamprimum innotefcunt, ut, fi earum partes
manu tractare volueris, fubito ipfae defluant et more *fluen-
tis* aquae e digitis excidant. Sic et offium putidorum quae-
dam velut arena confpiciuntur, lignis vetuftate corruptis
fimilia; quaedam tanquam mufcofa, quorum intemperici
incommoderatio, ob humiditatem vel ficcitatem orta, totum
os emortuum reddidit. Caeterae vero omnes partium in-
temperies exiles multos latent, quae ab ipfis imbecillitates
nominantur. Quum enim phlegmone vel ulcus aut ejus-
modi alius affectus ventriculo infidet, nullam aliam exqui-
runt laefae coctionis caufam. Si vero talium *morborum*
nullus fuerit, ventriculi imbecillitatem effe dicunt, tanquam
quid aliud protulerint ab eo, quod manifeftum eft, puta ci-
bos non probe concoqui. Quid enim aliud imbecillitatem
eos dicere conjiciendum praeterquam in actione roboris pe-

ἀλλ᾽ οὐ τοῦτ᾽ ἔστι τὸ ζητούμενον, ἀλλὰ τίς ἡ ταύτης
τῆς ἀτονίας αἰτία. διὰ τί γὰρ ἀῤῥωστεῖ περὶ τὸ ἴδιον
ἔργον ἡ γαστὴρ, μήτε φλεγμαίνουσα, μήτε σκιῤῥουμένη,
μήθ᾽ ἡλκωμένη, μήτ᾽ ἄλλο μηδὲν ἔχουσα τοιοῦτον; οὐ
γὰρ δή γε χωρὶς αἰτίας τινὸς ἐστέρηται τοῦ πέττειν κα-
λῶς. πάντως οὖν ἢ πόρων ἀμετρίαν ἢ δυσκρασίαν αἰ-
τιατέον· ᾧ καὶ δῆλον, ὡς οὐδὲν τῶν πράτων νοσημάτων,
ὅσα τῶν ὁμοιομερῶν ἐστιν αὐτῶν ἴδια, λογικῶς θεραπεῦ-
σαι δυνήσονται χωρὶς τοῦ περὶ τῶν πρώτων τι ἐπεσκέ-
φθαι στοιχείων. ἀλλὰ πρὸς μὲν τούτους ἐν ἑτέροις εἴ-
ρηται τὰ εἰκότα· τὸ δέ γε νῦν εἶναι χρὴ γινώσκειν, ὡς
καὶ γαστρὸς ἀτονίαν, καὶ φλεβὸς, καὶ ἀρτηρίας, καὶ μυὸς,
καὶ παντὸς ἁπλῶς ὀργάνου ζωτικοῦ τε καὶ ψυχικοῦ ἢ διά
τινα πόρων ἀμετρίαν ἢ δυσκρασίαν ἀναγκαῖον ὁμολογεῖν
γίγνεσθαι. πῶς δὲ χρὴ τὰς τοιαύτας αὐτῶν διαθέσεις γνω-
ρίζειν, οὐ τοῦ νῦν ἐνεστῶτός ἐστι λόγου· πρόκειται γὰρ
οὐ διαγνώσεις εἰπεῖν, ἀλλ᾽ αὐτὰ τὰ πρῶτα καταριθμήσασθαι

nuriam? At id non eft, quod quaeritur, fed quae fit hujusce
imbecillitatis caufa.   Cur enim ventriculus in fua functione
imbecillius agat, quum neque phlegmone, neque fcirrho,
neque ulcere, neque quovis alio ejusmodi morbo afficiatur?
Non enim illi profecto citra caufam aliquam probe coquendi
facultas erepta eft.   Itaque aut meatuum incommoderatio,
aut intemperies caufa plane dicenda eft.   Quo etiam mani-
fefte patet, nullum primorum morborum, qui partibus fimi-
laribus proprie infident, ratione curari poffe, nifi primorum
elementorum fpeculatio accefferit.   Verum adverfus eos
aliis in *commentariis*, quae decebant, prodita funt.   Id
vero nunc fcire oportet, ventriculi imbecillitatem, venae,
arteriae, mufculi et cujuscunque fimplicis organi tum vita-
lis tum animalis aut propter meatuum incommoderatio-
nem, aut propter intemperiem omnium confenfu neceffario
oboriri.   Quo pacto vero tales eorum affectus dignofcendi
fint, non eft praefentis orationis.   Non enim *morborum* di-
gnotiones, fed ipfos morbos enumerare mihi propofitum eft.

Ed. Chart. VII. [7.] Ed. Baf. III. (201.)

νοσήματα. καί μοι δοκεῖ τὶ μὲν τῶν ὁμοιομερῶν εἰρῆ-
σθαι πάντα.

Κεφ. στ'. Λέγειν δὲ ἑπόμενον ἂν εἴη τὰ τῶν ὀρ-
γανικῶν. ἐν τούτοις οὖν ὅτι μὲν ἕν τι πάντως ἐστὶ μό-
ριον αἴτιον τῆς ἐνεργείας, τὰ δ' ἄλλα πάντα χρείαν τινὰ
τούτῳ παρέξοντα γέγονεν, ἑτέρωθι δέδεικται. βλαβήσεται
δὲ ἡ ἐνέργεια τοῦ παντὸς ὀργάνου μάλιστα μὲν καὶ πρώ-
τως αὐτοῦ τοῦ τῆς ἐνεργείας αἰτίου σώματος νοσήσαντος,
ἤδη δὲ καὶ τῶν ἄλλων ἁπάντων αἱ μείζους διαθέσεις ἐμ-
ποδίζουσι τὴν ἐνέργειαν. ὅσαι μὲν οὖν οὐ καθ' ἑαυτὰς,
ἀλλὰ τῷ βλάπτειν δὴ τὸ πρῶτον αὐτῆς ὄργανον ἐμπο-
δίζουσιν, αἰτίαι νοσημάτων εἰσίν, οὐκ αὐταὶ νοσήματα
εἰσίν. χωρὶς δὲ τοῦ βλάπτειν τι τὸ πρῶτον τῆς ἐνεργείας
μόριον εἰ τὴν ἐνέργειαν ἐμποδίζειν δύναιντο, νοσήματα
ἤδη τὰς τοιαύτας διαθέσεις κλητέον. ἔσονται δὲ, ὡς
ἐλέγομεν, ἤτοι τῆς κατὰ φύσιν ὑπηλλαγμένης διαπλά-
σεως, ἢ μὴ σωζομένου τοῦ δέοντος ἀριθμοῦ τῶν μορίων,

Atque mihi videor univerfos partium fimilarium morbos
explicaffe.

Cap. VI. Qui vero fint partium organicarum *morbi,*
confequens eft dicere. In his igitur *organis* unam quan-
dam omnino effe *partem* actionis caufam, huicque ceteras
omnes ad ufum aliquem praeftandum creatas fuiffe, alio in
opere demonftratum eft. Laedetur autem totius organi fun-
ctio tum maxime ac primum, quum ipfa pars actionis caufa
aegrotaverit; jam vero etiam ceterarum partium majores
affectus actionem interturbant. Quicunque igitur *affectus*
non per fe, fed laedendo primum functionis organum actio-
nem interturbant, hi morborum caufae, non ipfi morbi funt.
Si vero non laedendo aliquam primum functionis partem
functionem interturbare queant, morbi jam ejusmodi affe-
ctus vocandi funt. Oborientur autem, ut diximus, vel
quum ea quae fecundum naturam eft conformatio permutata
eft, vel quum falvus non extat decens partium numerus.

856   ΓΑΛΗΝΟΥ ΠΕΡΙ ΔΙΑΦΟΡΑΣ ΝΟΣΗΜ.

Ed. Chart. VII. [8.]   Ed. Baf. III. (201. 202.)

[8] ἢ τὸ μὴ προσῆκον ἑκάστου φυλάττοντος μέγεθος
(202) ἢ ὡς οὐ χρὴ συγκειμένων αὐτῶν. ἐπειδὴ γὰρ ἀπε-
δείχθη μηδὲν τούτων εἰκῆ γεγονέναι πρὸς τῆς φύσεως,
ἀλλὰ πάνθ᾽ ἕνεκα τοῦ βέλτιον ἢ ἀσφαλέστερον ἐνεργεῖν τὸ
σύμπαν ὄργανον, ἀνάγκη πᾶσα καὶ τὰς βλάβας αὐτῶν,
ὅσαι μὲν ἤτοι κωλύουσιν ὅλως ἐνεργεῖν ἢ ἐμποδίζουσιν
αὐτὰ, νοσήματα νομίζεσθαι, τὰς δ᾽ εἰς τὴν βλάβην τοῦ
πρώτου τῆς ἐνεργείας μορίου διαφερούσας αἰτίας νοσημά-
των, ὡς ἀρτίως εἴρηται, προσαγορεύεσθαι.

Κεφ. ζ. Διὰ τοῦτ᾽ οὖν οἵ τε βλαισοὶ καὶ ῥαιβοὶ
καὶ οἱ λείας ἔχοντες τὰς βάσεις χεῖρον ἐνεργοῦσι τοῖς σκέ-
λεσιν ἁμαρτίᾳ τοῦ προσήκοντος σχήματος. οὕτω δὲ καὶ
ὅσοι κάταγμα σχόντες οὐκ ὀρθῶς διεπλάσθησαν, οὐδ᾽
αὐτοὶ καλῶς ἐνεργοῦσι τῷ κώλῳ. κακῶς δὲ καὶ ὅσοι διὰ
μέγεθος ἀρθρίτιδος ἐξεστράφησαν, ἢ, τῶν ὀφρύων περι-
θραυσθεισῶν τᾶν κατὰ τὰς διαρθρώσεις, ἑτοίμως ὑπερ-
βαῖνον καὶ ἐκπῖπτον ἔσχον τὸ ἄρθρον, ἢ, πώρου κατ᾽

vel non idonea cujusque partis magnitudo fervatur, vol non
quo oporteat fitu ipfae *partes* fitnul pofitae funt. Quando-
quidem enim demonftratum eft, earum partium nullam a na-
tura temere procreatam fuiffe, fed omnes, ut melius vel tu-
tius quodcunque functionem obiret organum, neceffe omnino
eft et earum laefiones, quae vel penitus actionem edi prohibent,
vel ipfas *partes* interturbant, morbos exiftimari; quae vero
ad primae functionis partis laefionem conferunt, eas morbo-
rum caufas, ut nuper dictum eft, appellari.

Cap. VII.   Quamobrem et vatii et vari, et qui planci
planas pedum habent plantas, deteriorem crurum actionem
moliuntur ob decentis figurae ametriam.   Ita vero, quibus
fractura laefis conformatio reftituta non eft, non recte ipfi
affecto membro actiones edunt.   Male quoque actionibus
funguntur, quibus ob arthritidis vehementiam luxatio oborta
eft, aut, perfracto juxta dearticulationem fupercilio, prompte
articulus ad fuperiorem partem exilit ac excidit,   aut quum

αὐτὸ πλείονος ἐπιτραφέντος ἐν ταῖς τοιαύταις διαθέσεσι,
δυσκίνητον ὑπὸ στενοχωρίας τὴν ὅλην ἔσχον διάρθρωσιν.
αὗται μὲν οὖν ἐπίκτητοι κακίαι σχημάτων. σύμφυτοι δὲ
κυουμένων ἔτι κατὰ τὴν πρώτην διάπλασιν ἐμποδισθεῖ-
σαν ἐν ἅπαντι μορίῳ τοῦ σώματος γίγνονται, νοσῶδες
ἐκείνῳ τῷ μορίῳ τὸ ζῷον ἐργαζόμεναι. χρὴ γὰρ καὶ τὸ
τῆς καρδίας σχῆμα, καὶ τὸ τοῦ πνεύμονος, καὶ τὸ τῆς
γαστρὸς, ἐγκεφάλου τε καὶ γλώσσης, καὶ σπληνὸς, καὶ νε-
φρῶν, καὶ τῶν ἄλλων ἁπάντων φυλάττεσθαι· γενομένης
γάρ τινος βλάβης ἀμφ᾽ αὐτὰ, χεῖρον ἀνάγκη καὶ τὸ οἰ-
κεῖον ἔργον ἀποτελεῖσθαι τοῦ σύμπαντος ὀργάνου. καὶ
μὴν καὶ τὸ τῶν κοιλοτήτων ἁπασῶν τῶν κατὰ τὰ μόρια
μέγεθός τε καὶ πλῆθος εἰ μὴ φυλάττοιτο, βλάπτοιτο ἂν
ἐξ ἀνάγκης καὶ διὰ ταῦθ᾽ ἡ ἐνέργεια. πολλὰ δὲ τὰ τοι-
αῦτα νοσήματα, τὰ μὲν συμφύσει τινὶ, τὰ δὲ ἐμφράξει
γλίσχρων ὑγρῶν καὶ παχέων συνιστάμενα, τὰ δ᾽ αὖ ἀναι-
νομένων τῶν σωμάτων, ἢ στενοχωρουμένων ὑπό τινος τῶν
περικειμένων, ἐμπίπτοντος αὐτοῖς καὶ θλίβοντος. ἐνίοτε

callus in articulo fupra modum excrevit in ejusmodi affecti-
bus, tota dearticulatio ob fpatii anguftiam ad motum inepta
eft. Haec itaque afcititia funt figurarum vitia. Congenita
vero incurrunt in utero foetus, quae, prima conformatione
interturbata, in omni corporis parte nafcuntur et aegrotum
illa parte animal efficiunt. Oportet enim et cordis et pul-
monis et ventriculi et cerebri et linguae et lienis et renum
caeterarumque omnium partium figuram fervari. Si nam-
que earum alicui laefio oboriatur, propriam quoque totius
organi functionem deteriorem perfici necefe eft. Et vero,
nifi etiam cavitatum quae partibus infunt omnium tum ma-
gnitudo tum numerus fervetur, eas ob res necefario lae-
detur actio. Multi autem hujusmodi morbi funt, *quorum*
nonnulli coalitu quodam, nonnulli lentorum ac craforum
humorum obftructione confiftunt, alii etiam exarefcentibus
corporibus, aut aliqua vicinarum partium ipfis incidente
aut comprimente coarctatis oboriuntur. Interdum vero et

δὲ καὶ αὐτῶν τῶν τοὺς τοιούτους πόρους ἐχόντων σωμά-
των ἡ οὐσία σκιῤῥουμένη τε καὶ φλεγμαίνουσα, καὶ σφα-
κελίζουσα, καὶ διαπυϊσκομένη, καὶ οἰδισκομένη, καὶ ἄλλως
ὁπωσοῦν ἐπίκτητον μέγεθος προσλαμβάνουσα, κᾆπειτα τὸν
ὄγκον εἰς τὰς ἐντὸς ἀποχέουσα κοιλότητας, ἐμφράττει τοὺς
πόρους, ἑτέρους ὄντας τούτους ἐκείνων τῶν πόρων, ὧν
οἱ τῆς προτέρας αἱρέσεως ἡγεμόνες ὑπετίθεντο κατὰ τὴν
τῶν πρώτων καὶ ἀπαθῶν στοιχείων σύνοδον γίνεσθαι.
τοὺς γὰρ τῶν ἐντέρων, καὶ φλεβῶν, καὶ ἀρτηριῶν, καὶ
πάντων τῶν τοιούτων ὀργάνων πόρους, τούτους δὴ τοὺς
μεγάλους τε καὶ σαφεῖς ἅπαντες ἐναργῶς ὁρῶμεν. εἰ δὲ
καὶ διαλανθάνοι ποτὲ τὴν αἴσθησιν ὑπὸ σμικρότητος ὁ
τοιοῦτος πόρος, οὐδ᾽ οὗτος ἐκ ταυτοῦ γένους ἐστὶν
ἐκείνοις τοῖς πόροις, οὓς ἡ προτέρα τῶν αἱρέσεων ὑπε-
τίθετο. κατὰ δὴ τὰς τοιαύτας ἁπάσας διαθέσεις, ἐν αἷς,
τῶν σωμάτων αὐτῶν εἰς ὄγκον τινὰ ἀρθέντων, ἀποκλείε-
σθαί τε καὶ στενοχωρεῖσθαι τοὺς πόρους συμβαίνει, ποτὲ
μὲν ἓν ἔσται νόσημα μόνον, ἡ ἔμφραξις ἡ τὴν ἐνέργειαν
βλάπτουσα, ποτὲ δὲ καὶ τοῦτο μὲν, ἀλλὰ καὶ ἡ τῶν

ipforum corporum ejusmodi meatus continentium fubſtantia,
aut ſcirrhum, aut phlegmonen, aut ſphacelum, aut ſuppura-
tum, aut oedema, aut alio quocunque modo extraneam ma-
gnitudinem adepta, ac deinceps tumorem ad interiores ca-
vitates refundens, meatus obſtruit, qui ab illis meatibus plu-
rimum differunt, quos prioris ſectae principes ex primo-
rum atque impatibilium elementorum concurſu fieri ſuppo-
ſuerunt.   Nam inteſtinorum, arteriarum atque omnium
hujusmodi organorum meatus, hos inquam, magnos ac per-
ſpicuos, omnes manifeſte cernimus.   Quod ſi ejusmodi mea-
tus ob parvitatem ſenſum effugiat, non is ex eodem genere
cum illis meatibus exiſtit, quos ſectarum prior ſuppoſuit.
In ejusmodi omnibus affectibus, in quibus corporum ipſo-
rum in aliquem tumorem ſublatorum meatus tum obſtrui,
tum coarctari contingit, nonnunquam unus duntaxat eſt
morbus, obſtructio actionem laedens, nonnunquam et hic,

BIBΛION. 859

Ed. Chart. VII. [8. 9.]   Ed. Baf. III. (202.)

σωμάτων διάθεσις ἤ τὴν ἔμφραξιν ἐργασαμένη. [9] μη-
δεμίαν οὖν ἔχοντος ἰδίαν ἐνέργειαν τοῦ τὸν ὄγκον κεκτημέ-
νου σώματος, ἓν μὲν τὸ νόσημα ἔσται τὸ κατὰ τὴν ἔμ-
φραξιν, αἰτία δὲ αὐτοῦ καὶ οὐκ ἔτι νόσημά ἐστιν ἡ τοῦ
τὸν ὄγκον ἔχοντος σώματος διάθεσις. εἰ μὲν γὰρ ὁ χιτὼν
τῆς ἐν τοῖς σιμοῖς τοῦ ἥπατος, εἰ τύχοι, φλεβὸς ὁτιοῦν
τοιοῦτον παθὼν ἐστεγνώθη τὸν πόρον, ἐξ οὗ μεταλαμ-
βάνει τὸ αἷμα τὰ ἐν τοῖς κυρτοῖς τοῦ ἥπατος ἀγγεῖα, δύο
ἂν οὕτως εἴη νοσήματα, τό τε τῆς φλεβὸς αὐτῆς, ἢ πέ-
πονθε, καὶ ἡ κατὰ τὸν πόρον ἔμφραξις. ἐμποδίζει γοῦν
ἡ μὲν τῆς φλεβὸς διάθεσις αἵματος χρηστοῦ γένεσιν, ἡ δὲ
ἔμφραξις ἀνάδοσιν· ἐνέργεια δ' ἑκατέρου τούτων ἀναγκαία
τῷ ζώῳ. δῆλον γὰρ, ὡς αἱ διαθέσεις αἱ βλάπτουσαι τὰς
ἐνεργείας πρώτως αὗται λέγοιντ' ἂν εἶναι νοσήματα. τῆς
μέντοι φλεβὸς αὐτῆς μηδὲν πεπονθυίας, εἰ διὰ γλίσχρους
τινὰς ἢ παχεῖς χυμοὺς σφηνωθέντας ἐν τοῖς πόροις ἡ ἀνά-
δοσις βλάπτοιτο, μόνον ἂν τοῦτ' εἴη νόσημα κατὰ τὸ
σπλάγχνον ἡ ἔμφραξις. οὕτω δὲ καὶ κατὰ τὸ ἔντερον εἰ μὲν
ἔμφραξις εἴη μόνον, ἓν ἔσται καὶ τὸ νόσημα· φλεγμαίνοντος

et alius corporum affectus obſtructionem efficiens. Quum
itaque corpus tumore vexatum nullam propriam functio-
nem ſortiatur, unus quidem erít morbus in obſtructione,
ejus vero cauſa non etiamnum morbus eſt, corporis tumo-
rem habentis affectus. Si enim tunica (ſi ſors tulerit) venae
in jecoris concavis poſitae quocunque ejusmodi morbo affe-
cta meatum coarctaverit, quo convexarum hepatis partium
vaſa ſanguinem aſſumunt, ita erunt morbi, alter ipſius ve-
nae, quae afficitur, alter meatus obſtructio. Interturbat au-
tem affectus venae probi ſanguinis generationem, obſtructio
vero diſtributionem. Utraque horum functio animali ne-
ceſſaria eſt. Patet enim, eos affectus, qui functiones primo
laedunt, morbos eſſe dicendos. Ipſa quidem vena nullo
morbo affecta, ſi ob lentos quosdam et craſſos humores mea-
tibus impactos diſtributio impediatur, hic unicus viſceris
morbus erit obſtructio. Sic etiam in inteſtino ſi obſtructio
ſola fuerit, unus erit morbus; at ſi ipſum phlegmone la-

δὲ αὐτοῦ καὶ διὰ τοῦτο ἀποκλείοντος τὴν ἐντὸς εὐρυχω
ρίαν καὶ κωλύοντος ἰέναι κάτω τὰ περιττώματα, δύο ἂν
εἴη καὶ τὰ νοσήματα. πολλάκις μὲν γὰρ ὑπὸ νοσήματος
γίγνεται νόσημα, καθάπερ ἐπί τε τῶν προειρημένων ἔχει,
κἀπειδὰν ἐπὶ φλεγμοναῖς, ἢ ἐρυσιπέλασιν, ἢ ἕρπησιν, ἢ
ἄνθραξιν, ἢ τινι τοιούτῳ ἐπιγένηται πυρετός. ἐνίοτε δὲ
τὸ μὲν ἀποτελούμενον ἐνεργείας ἐστὶ βλάβη, καὶ χρὴ κα
λεῖν αὐτὸ πάθημά τε καὶ σύμπτωμα, τὸ δ' αἴτιον αὐτοῦ
δηλονότι νόσημα, καθάπερ ἡ μὲν ἔμφραξις τοῦ μηκέτι
ἀναδίδοσθαι τὴν τροφὴν, ἡ κατάψυξις δὲ τῆς δυσαισθη
σίας αἴτιον ὑπάρχει, νόσημα οὖσα συμπτώματος. ὅταν
δ' αὐτὴ μὲν ἡ διάθεσις ἐνέργειαν βλάπτῃ πρώτως, τὸ δ'
αἴτιον αὐτῆς μὴ βλάπτῃ πρώτως, τὴν μὲν διάθεσιν νό
σημα, τὸ δ' ἐργαζόμενον αὐτὴν αἰτίαν ὀνομάζειν χρὴ νο
σήματος, ὥσπερ ἐπί τε τῶν γλίσχρων ἔχει χυμῶν καὶ τῆς
ἐμφράξεως· αὐτὴ μὲν γὰρ ἡ ἔμφραξις τὸ νόσημά ἐστιν,
οἱ χυμοὶ δὲ αἴτιοι τοῦ νοσήματος. ἅπαντ' οὖν ὅσα περὶ
τὰς κοιλότητας γίνεται νοσήματα, ποτὲ μὲν ἐμφραττομένων,

boret, ob idque interius fpatium occludat ac deorfum ire
excrementa prohibeat, duo erunt quoque morbi. Multoties
enim ab uno morbo morbus oritur, quemadmodum in praedictis *fe res* habet, quandoquidem inflammationibus, eryfipelatis, herpetibus, carbunculis, vel quibusdam ejusmodi
morbis febris fuboritur. Nonnunquam vero, quod efficitur,
functionis eft laefio, ipfumque oportet tum pathema, tum
fymptoma nominare, ipfius autem caufam videlicet morbum; qualis obftructio caufa eft, ne amplius alimentum
diftribuatur, et refrigeratio obtufioris fenfus caufa eft, quae
fymptomatis morbus eft. Quum autem ipfe affectus functionem primo laedat, et ipfius caufa primo non laedat, affectum quidem morbum, quod vero ipfum efficit, caufam
morbi nominare oportet, quemadmodum in lentis humoribus et obftructione fe res habet; ipfa namque obftructio
morbus eft, humores vero morbi caufae. Quicunque igitur
morbi cavitatibus obveniunt, quum *hae* interdum obftruun

ποτὲ δὲ ἀμέτρως εὐρυνομένων, ὑπὸ τὸ τῆς διαπλάσεως
τοῦ μέρους ἀναχθήσεται γένος· ἐμποδίζεται γάρ πως ἐν
τούτοις ἅπασιν ἡ φυσικὴ διάπλασις. ἀλλὰ μὲν δὴ καὶ
λειότης καὶ τραχύτης οὐδ᾽ αὗται ματαίως ὑπὸ τῆς φύ-
σεως ἐγένοντο διαπλαττούσης τὰ μόρια. συστήσεται γοῦν
κἀνταῦθα νοσήματα κατὰ πάντα τὰ μόρια, τοῦ μὲν φύσει
λείου τραχυνθέντος, τοῦ δ᾽ αὖ τραχέος λείου γενομένου.
φανερώτατα δ᾽ αὐτῶν τοῖς ἰατροῖς ἐστι τά τ᾽ ἐν τοῖς ὀστοῖς
γινόμενα τραχυνομένοις τε καὶ λειαινομένοις, αἵ τε τῆς φά-
ρυγγος τραχύτητες ἐργαζόμεναι βῆχας. χρὴ δὲ κἀνταῦθα
γινώσκειν, ὡς ἐνίοτε τὸ σχῆμα τοῦ μορίου βλαβὲν ἐκάκω-
σεν ἅμα ἑαυτῷ τινα πόρον, οἷόν τι κἀπὶ τῆς ῥινὸς φαί-
νεται γιγνόμενον, ἐπειδὰν ὑπὸ πληγῆς βιαίου ποτὲ σιμω-
θεῖσα στεγνωθῇ τὸν ἐντὸς πόρον εἰς τοσοῦτον, ὡς ἤτοι
μηδ᾽ ὅλως ἢ μόγις ἀναπνεῖν δι᾽ αὐτοῦ. δῆλον οὖν, ὡς ἐν
ταῖς τοιαύταις διαθέσεσιν ἡ μὲν στενοχωρία τοῦ πόρου
τὸ νόσημά ἐστι, (πρώτως γὰρ αὕτη τὴν τῆς ἀναπνοῆς
ἐνέργειαν ἐμποδίζει,) προηγουμένη δ᾽ αὐτῆς αἰτία τῆς ῥι-
νὸς ἡ σιμότης, βλάβη τοῦ κατὰ φύσιν ἐν αὐτῇ σχήματος

tur, interdum incommoderate dilatantur, ad conformationis
partium genus reducentur.   In his fiquidem omnibus natu-
ralis aliquo modo conformatio impeditur.   At certe laevitas
et afperitas non ipfae a natura partes conformante fruftra
conditae funt.   Hic itaque in omnibus partibus morbi con-
fiftent, quum pars natura laevis afperatur et afpera laeviga-
tur.   Eorum evidentiffima funt medicis, quae et afperatis et
laevigatis offibus accidunt, et quae faucium afperitates tuf-
fes excitant.   Hic praeterea agnofcendum eft, interdum figu-
ram partis oblaefam fimul per fe aliquem meatum oblae-
dere.   Quod exempli gratia nafo oboriri confpicitur, qui
quum ab ictu violento nonnunquam fimus factus fit, tan-
topere meatum coarctavit, ut vel nullo modo, vel aegre
per ipfum refpiret   Conftat igitur, in hujusmodi affecti-
bus meatus anguftiam morbum effe.   Primum enim ipfa
refpirandi actionem interturbat;   praecedens vero ipfius
caufa nafi fimitas, quae naturalis ipfius figurae laefio eft.

ὑπάρχουσα. κατὰ μὲν δὴ τὸ τῆς διαπλάσεως γένος τὸ
ἐξιστάμενον τοῦ κατὰ φύσιν εἰς τοσοῦτον, ὡς ἐνέργειαν
ἤδη βλάπτειν, αἱ προειρημέναι διαφοραὶ τῶν νοσημάτων
γενήσονται.

Κεφ. η΄. [10] Κατὰ δὲ τὸν ἀριθμὸν τῶν ἁπλῶν
μορίων, ἐξ ὧν ἕκαστον τῶν ὀργάνων συνίσταται, διτταὶ
μὲν αἱ πρῶται διαφοραὶ τῶν νοσημάτων γενήσονται, ἢ ἐλλεί-
ποντός τινος μέρους, ἢ περιττεύοντος· ἐν ἑκατέρᾳ δ᾽ αὐτῶν
ἕτεραι. τῶν μὲν γὰρ περιττευόντων τὰ μὲν ἐκ τοῦ γένους
ἐστὶ τῶν κατὰ φύσιν, ὡς εἰ καί τῳ (203) γένοιτο ἕκτος δά-
κτυλος, ἢ ἐν ὀφθαλμῷ πτερύγιον, ἢ ἐν ῥινὶ βλάστημα σαρκὸς,
ἢ κατ᾽ ἄλλον τινὰ πόρον ὁτιοῦν τοιοῦτον ἕτερον. ἔσται δὴ
καὶ τούτων αὐτῶν τὰ μὲν νοσήματα, καθάπερ τὸ πτερύγιον,
(ἐμποδίζει γὰρ, ὅταν ἱκανῶς αὐξηθῇ, τὴν ὄψιν, ἐπισκοτοῦν
τῇ κόρῃ,) τὰ δ᾽ αἴτια τῶν νοσημάτων, ὡς τὰ βλαστήματα
τοὺς πόρους ἐμφράττοντα· πρώτως γὰρ νόσημα ἡ ἔμφραξίς
ἐστιν, ὅτι καὶ πρώτως βλάπτει τὴν ἐνέργειαν. ἔνια δ᾽ ὅλῳ

In genere igitur conformationis, quod a naturali *ſtructura*
deceſſit, ut jam actionem laedat, praedictae morborum
differentiae ſuborientur.

Cap. VIII. In numero partium ſimplicium, ex quibus
unumquodque conſtruitur organum, duplices erunt primae
morborum differentiae, aut quum aliqua pars deficit, aut
exuperat. In earum utraque aliae *deprehenduntur* diffe-
rentiae. Ex his, quae exuperant, quaedam ex genere eo-
rum ſunt, quae ſecundum naturam dicuntur, ut ſi cui ſextus
naſcatur digitus, aut in oculo pterygium, aut in nare
carnis ſurculus, aut in alio quopiam meatu quodvis aliud
tale genus. Et vero eorum ipſorum nonnulla quidem erunt
morbi, veluti pterygium; quum enim vehementer auctum
eſt, pupillam obtenebrando viſum interturbat; nonnulla
vero morborum cauſae, ut carnis ſurculi, qui meatus ob-
ſtruunt; primum enim morbus obſtructio eſt, quia primo
actionem laedit. Quaedam toto genere praeter naturam

τῷ γένει παρὰ φύσιν ἐστὶν, ὡς ἕλμινϑές τε καὶ ἀσκαρίδες, καὶ
ὁ ἐν τῇ κύστει λίϑος, καὶ τὸ χαλάζιον ἐν ὀφϑαλμῷ, καὶ τὸ
ὑπόχυμα, καὶ τὸ πύον, ἀκροχορδόνες τε καὶ μελικηρίδες καὶ
ἀϑερώματα καὶ στεατώματα, καὶ ἄλφοι, καὶ λέπραι, καὶ
λεῦκαι, καὶ πῶροι, καὶ τὰ ἐν τοῖς ἀποστήμασιν εὑρισκόμενα
ἅπαντα. ὅτι δὲ καὶ τούτων ὅσα μὲν ἐνέργειαν ἐμποδίζει
πρώτως, νοσήματα ἐροῦμεν, ὥσπερ τὸ ὑπόχυμα, τὰ δὲ μὴ
τοιαῦτα νοσημάτων αἴτια, πρόδηλον παντί. τῶν δ᾽ ἐλλει-
πόντων μορίων τὰ μὲν ὅλα τελέως ἀπόλωλε, τὰ δὲ οἷον ἐξ
ἡμίσεως ἀποκέκοπταί τε καὶ κεκολόβωται. κατὰ μὲν δὴ τὴν
πρώτην γένεσιν ὡς πάμπολλα γίγνεται τοιαῦτα, πρόδηλον
παντί. μετὰ δὲ τὴν ἀποκύησιν ἐξαιρεῖται μὲν ὅλα πολλάκις
ὀστᾶ κατά τε τοὺς δακτύλους καὶ τὰ κῶλα καὶ τὴν κεφαλὴν
καὶ τὰς πλευράς· ἀφαιρεῖται δὲ καὶ δάκτυλος ἐνίοτε καὶ ποὺς
καὶ ἄκρα χεὶρ καὶ κνήμη καὶ πῆχυς· ἐξαιροῦνται δὲ καὶ φλέ-
βες κιρσώδεις καὶ ἀδένες σκιῤῥωϑέντες καὶ ὀδόντες τρηϑέντες
καὶ μὲν δὴ καὶ γαργαρεὼν ἀφαιρεῖται καὶ ἐπίπλοον καὶ πό-
σϑη καὶ αὐτοῦ τι τοῦ αἰδοίου, καὶ πολλάκις γε καὶ σύμπαν

funt, ut lumbrici, afcarides, in vefica calculus, in oculo
grando, fuffufio, pus, verrucae, melicerides, atheromata,
fteatomata, vitiligines, leprae, leucae, calli, et quae in abs-
ceffibus reperiuntur omnia. Quod autem et ex his quaecun-
que functionem primo interturbant, morbos dicamus, ut
fuffufionem, quae vero non funt ejusmodi, morborum cau-
fas, omnibus manifeftum eft. Earum vero quae deficiunt
partium quaedam omnino deperditae funt, quaedam veluti
e dimidio amputatae ac mutilatae. Et quidem in prima
generatione ejusmodi plurima fieri latet neminem. A par-
tu vero offa faepe integra eximuntur e digitis, artubus, ca-
pite et lateribus; aufertur etiam nonnunquam digitus, pes,
extrema manus, tibia et cubitus. Extrahuntur praeterea
venae variofae et glandulae fcirrho induratae et dentes
exefi. Extrahitur quoque gurgulio, omentum, praeputium,
ipfius pudendi portio, ac multoties penis integer, quemad-

αἰδοῖον, ὥσπερ γε καὶ οἱ ὄρχεις. ἐνδακὼν δέ τις ἔναγχος
ἐπὶ σπασμῷ μεγάλῳ τοῦ παντὸς σώματος ἀπέτραγε τῆς
γλώττης τὸ πρόσθει, εἶτ̓ ἐσώθη μὲν ἐκ τοῦ σπασμοῦ, δια-
λέγεσθαι δὲ ὁμοίως οὐκ ἠδύνατο. τούτου τοῦ γένους ἐστὶ καὶ
τὰ κολοβώματα καλούμενα χειλῶν καὶ ῥινῶν καὶ ὤτων, καὶ
ὅσα ἑτέρων σαρκωδῶν μορίων ἢ ἀποσπασθέντα σφοδρῶς, ἢ
διασαπέντα τελέως ἐξετμήθη. κατὰ πάσας γὰρ τὰς τοιαύ-
τας περιστάσεις ὁ κατὰ φύσιν ἀριθμὸς οὐ συμπεπλήρωται
τῶν μορίων, ἢ ἑνὸς ἢ δυοῖν ἢ καὶ πολλῶν λειπόντων καὶ
ἤτοι τελέως ἀπολωλότων ἢ ἐκ μέρους ἀφῃρημένων. ὅσα
μὲν δὴ τῶν τοιούτων ἐνεργείας ἐμποδίζει κατὰ τὸν ἑαυτῶν
λόγον, ἐν τῷ τῶν νοσημάτων γένει τετάξεται· τὰ δ̓ ἤτοι
καταψύχοντά τι μόριον ἕτερον ἐνεργείας ἀπεργαστικὸν ἢ
τροφὴν ἐλλιπῶς ἐπάρδοντα νοσημάτων αἴτια· τινὰ δὲ ἄμφω
συλλαβόντα ἔχει καὶ τὴν ὡς αἰτίου χώραν καὶ τὴν ὡς νοσή-
ματος, οἷον καὶ γαργαρεὼν, ὁπόταν ἕως βάσεως ἐκτμηθεὶς
καὶ τὴν φωνὴν παραβλάπτῃ καὶ ψύχῃ τὰ κατὰ τὸν πνεύ-

modum etiam teſtes. Nuper vero quidam vehementi univer-
ſi corporis convulſione correptus anteriorem linguae
partem mordicus amputavit, deinde a convulſione ſoſpes
factus peraeque ac ante loqui non potuit. Hujus generis
ſunt et quae mutilationes vocantur labiorum, narium, au-
rium, et quaecunque aliae carnoſae partes aut vehementer
avulſae aut putrefactae penitus exectae ſunt. Etenim per
hujusmodi miſerias qui ſecundum naturam eſt partium nu-
merus imperfectus eſt, ſive una pars, ſive duae, ſive plu-
res deſint, haeque vel omnino deperditae, vel ex parte ſub-
latae. Quaecunque ſane talium functionem interturbant
ſui ipſorum ratione, in morborum genere conſtituentur;
quae vero aut aliquam partem aliam functionis opificem
refrigerant, aut parcius alimentum diſtribuunt, morborum
cauſae; quaedam vero utrumque genus aſſequuntur et ut
cauſae et ut morbi vicem, ut gurgulio, qui, quum radicitus
exectus eſt, et vocem laedit, et pulmones thoracemque re-

μονά τε καὶ τὸν θώρακα. ἐπειδὴ γὰρ ἔμαθες ἐν τοῖς τῶν
ἐνεργειῶν τε καὶ χρειῶν λογισμοῖς, ὡς ἁπάντων τῶν τοῦ
ζώου μορίων τὰ μὲν εἰς ἐνέργειάν τινα συντελεῖ τῷ παντὶ
ζάῳ χρησίμην, τὰ δ᾽ αὐτὰ μὲν οὐδὲν ἐνεργεῖ, χρείαν δέ τινα
τοῖς ἐνεργοῦσι παρέχεται, δῆλον ὡς καὶ τὰς βλάβας αὐτῶν,
τὰς μὲν εἰς ἐνέργειαν ἄντικρυς διαφερούσας νοσήματα ἐρεῖς
πρώτως εἶναι τῶν τοῦ ζώου μορίων, τὰς δὲ εἰς χρείαν τινὰ
νοσημάτων αἰτίας. [11] ὥσθ᾽ ὅσα μόρια διττὰς ἐνεργείας
ἢ διττὰς χρείας ἀποτελεῖ, κατὰ μίαν ἐνίοτε βλάβην διττὸν
ἕξει λόγον, ἢ νοσήματος, ἢ αἰτίας. εἰ δέ τι μόριον ἅμα
ἄμφω ποιεῖ, χρείαν καὶ ἐνέργειαν, ὥσπερ ἐνίοις εἶναι δοκεῖ
καὶ ὁ γαργαρεών, ἡ τούτου τοῦ μέρους ἀπώλεια καθ᾽ ἕτερον
μὲν λόγον ἔσται νόσημα, καθ᾽ ἕτερον δὲ νοσήματος αἰτία.
δῆλον δὲ, ὡς τῷ λοιπῷ τῷ μένοντι καὶ σωζομένῳ τὸ νόση-
μά ἐστιν, οὐκ αὐτῷ τῷ μηκέτι ὄντι. τῆς γὰρ τοῦ στόματος
εὐρυχωρίας κατ᾽ ἐκεῖνο τὸ μέρος, οὗ νῦν ἐστι τὸ πάθος,
μόριον εἶναι φήσεις τὸν κίονά τε καὶ γαργαρεῶνα προσα-

frigerat. Quum enim ex functionum ac ufuum meditatione
didiceris, omnium animantis partium alias ad actionem ali-
quam toti animali utilem conferre, alias per fe quidem ni-
hil agere, fed ufum quendam actionem obeuntibus prae-
bere, liquet, quod eorum laefiones, quae in actionem plane
dimicant, primum ftatues partium animalis effe morbos,
quae vero in aliquem ufum, morborum caufas. Quare,
quae partes duplicem actionem aut duplicem ufum prae-
ftant, interdum in una laefione duplicem aut morbi aut
caufae obtinebunt rationem. At fi qua pars utrumque fimul
moliatur, tum ufum, tum actionem, quemadmodum quibus-
dam effe videtur et gurgulio, hujus partis jactura altera
quidem ratione erit morbus, altera vero morbi caufa. At-
qui manifeftum eft, reliquae permanentis ac fervatae partis
morbum effe, non ejus, quae amplius non fit: oris enim ca-
pacitatis in illa parte, cui morbus nunc infidet, particulam
effe profiteberis, id quod uvam et gurgulionem appellamus.

Ed. Chart. VII. [11.]   Ed. Baſ. III. (205.)

γορευόμενον. ὅταν οὖν οὗτος ἀπόληται, λείπει τι τῷ χωρίῳ,
καὶ οὕτω τὸ ὅλον ἓν νόσημά τι γίνεται, μένοντος τοῦ κατ'
ἀρχὰς ὁμολογηθέντος, τοῦ πᾶσαν ἐνέργειαν ὑπὸ νοσήματος
βλάπτεσθαι. ἢ τοίνυν, ὡς οὐκ ἔστι μία τις ἐνέργεια τοῦ
ζῴον καὶ ἡ φωνὴ, καὶ ἡ εἰσπνοὴ, καὶ ἡ ἐκπνοὴ, δεικτέον
ἐστὶν, ἢ, εἴπερ τοῦθ' οὕτως ἔχει, δῆλον, ὡς ἡ τοῦ κίονος ἀπώ-
λεια νόσον ἐναπεργάζεται τῷ οὐρανίσκῳ. κατὰ δὲ τὰ αὐτὰ
ταῦτα καὶ ἡ τοῦ ὀδόντος ἀπώλεια νόσημά ἐστιν τοῦ στόμα-
τος, εἰ μὲν τῶν πρὸς τὴν μάσσησιν ἐπιτηδείων εἴη, κατ'
ἐκεῖνο τὸ μέρος τῆς μασσήσεως βλαβέντος, εἰ δὲ τῶν τομέων
ὀνομαζομένων, εἴς τε τὰς ἐδωδὰς καὶ τὰς διαλέξεις ἐμποδίζον-
τος. οὕτω δὲ καὶ εἰ τῆς γλώσσης ἀποτμηθείη τὸ ἥμισυ, τῷ
λειπομένῳ μέρει παρὰ φύσιν ἐστὶ τὸ κεκολοβῶσθαι. κατὰ
ταῦτὰ δὲ καὶ τῷ ἐπιπλόῳ, καὶ τῷ αἰδοίῳ, καὶ πᾶσι τοῖς
οὕτω παθοῦσι. καὶ εἰ μὴ νόσημά τις αὐτὸ καλεῖν, ἀλλὰ
πάθος ἢ πάθημα βούλοιτο, περὶ ὀνόματος, οὐ περὶ πράγ-
ματος ἀμφισβητήσει. δῆλον δὲ, ὡς τῇ μὲν γλώττῃ, καὶ
τῷ ἐπιπλόῳ, καὶ τῷ αἰδοίῳ, καὶ ὅλως ἅπασι τοῖς τοιούτοις

Quum itaque haec deperdita eſt, deeſt aliquid capacitati;
atque ita *id* totum unus morbus eſt, manente, quod ab ini-
tio conceſſum eſt, omnem ſcilicet actionem a morbo laedi.
Quamobrem aut, non unam aliquam eſſe animantis actio-
nem et vocem et inſpirationem et expirationem, demon-
ſtrandum eſt, aut, ſi ita ſe res habet, conſtat, uvulae jactu-
ram in palato morbum efficere. Simili ratione jactura den-
tis oris eſt morbus, ſi *dens* ex iis fuerit, qui manducationi
inſerviunt, isque in illa parte, ubi manducatio laeſa eſt; ſi
vero ex inciſoribus nominatis, et eſun et loquutionem inter-
turbat. Sic etiam, ſi linguae dimidium abſciſſum eſt, reſi-
duae parti praeter naturam mutilatio *morbus* eſt. Eodem
modo et omento, et pudendo, et omnibus ita affectis parti-
bus. Quod ſi quis id non morbum, ſed affectum vel affe-
ctionem vocare velit, de nomine, non de re contendet.
Liquet autem, in lingua, omento, pudendo, denique omni-

κεκολοβωμένοις ὀργάνοις ἐστί τις μείωσις τοῦ μεγέθους ἐν
ἅπασι τοῖς εἰρημένοις νοσήμασιν· αὐτῷ δὲ τῷ ζώῳ μείωσις
μὲν οὐκ ἐξ ἀνάγκης ἔσται σαφής, ὡς φαίνεσθαι κολοβὸν,
ἀριθμὸς δέ τις ἀφαιρεθήσεται μορίων, εἴγε δὴ καὶ ἀρτηρίαι,
καὶ φλέβες, καὶ νεῦρα, καὶ δέρμα ἐνίοτε, καὶ πιμελὴ, καὶ
ὑμένες, καὶ σὰρξ ἀφαιρεῖται κατὰ τὰς τοιαύτας διαθέσεις.
ἐπὶ μέντοι τοῦ γαργαρεῶνος καὶ τῶν κιρσωδῶν ἀγγείων
ἐκτμηθέντων καὶ αὐτῶν τῶν ὀργάνων ἀφαιρεῖταί τις ἀρι-
θμὸς μορίων. καὶ δὴ καὶ τετάξεται τὰ μὲν τοιαῦτα πάντα
ὑπὸ τὸν ἀριθμὸν τῶν μορίων ὑπαλλαττομένων· ὅσων δὲ
ὀργάνων ἀφαιρεῖται μέν τι, οὐκ ἐξαιρεῖται δὲ τὰ μέρη, ταῦ-
τα ἐν ἀμφοτέροις οἷον τετάξεται τοῖς γένεσι. καὶ γὰρ ἀρι-
θμὸς ἐνδεῖ τῷ ζώῳ μορίων ἁπλῶν, καὶ μέγεθος ὀργάνου συν-
θέτου· κεκολόβωται γὰρ τὸ ὅλον. καὶ μὲν δὴ καὶ ὡς ἀμ-
φοῖν τοῖν γενοῖν, τοῦ τε κατ᾽ ἀριθμὸν καὶ τοῦ κατὰ μέγεθος,
ἀνωτέρω τάττειν ἑτέραν ἐγχωρεῖ κατηγορίαν τὴν τοῦ ποσοῦ,
παντί που δῆλον, εἴγε δὴ τοῦ ποσοῦ τὸ μὲν διωρισμένον

bus ejusmodi mutilatis organis aliquam effe magnitudinis
diminutionem ab omnibus enumeratis morbis *factam;* ipfi
vero animali diminutionem haud neceffe eft fore manifeftam,
ut mutilatum appareat, fed aliquis partium numerus erit
ablatus, tametfi et arteriae et venae et nervi et cutis in-
terdum et adeps et membranae et caro in talibus affecti-
bus auferuntur. In gurgulione autem et varicofis vafis
exectis ipfis etiam organis aliquis partium numerus aufer-
tur. Atque haec omnia ad partium, quae immutantur, nu-
merum mox referentur. Ubi vero quorumcunque organo-
rum *aliqua portio* tollitur, non autem eximuntur partes,
haec ad utrumque genus quodammodo referentur. Etenim
deeft animanti tum partium fimplicium numerus, tum or-
gani compofiti magnitudo, totum fiquidem mutilatum eft.
Et fane quod utriusque generis, tum numeri, tum magni-
tudinis, fuperius alterum praedicamentum, idque quantita-
tis, ftatuere liceat, cuique manifeftum eft, quandoquidem

Ed. Chart. VII. [11, 12.]   Ed. Baf. III. (203.)

ἐστὶν, ὃ δὴ καὶ ποσὸν ἰδικῶς ὀνομάζεται, τὸ δὲ συνεχὲς, ὃ
δὴ καὶ πηλίκον προσαγορεύεται. ἀλλ᾽ ἐν τῷ παρόντι σαφέ-
στερον ἔδοξέ μοι διαιρεῖν αὐτὰ οὕτω, κατὰ μὲν τὸν ἀριθμὸν
τάξαντι τὴν ἑτέραν διαφορὰν τοῦ ποσοῦ, κατὰ δὲ τὸ μέγε-
θος τὴν ἑτέραν.

Κεφ. θ´. Ἀλλ᾽ ἐπειδὴ καὶ τὰ κατὰ τοῦτο τὸ γένος
εἴρηται νοσήματα, περὶ τῶν κατὰ τὸ μέγεθος ἢ τὸ πηλί-
κον τῶν μορίων, ἢ ὅπως ἄν τις ὀνομάζειν ἐθέλοι, διέλθω-
μεν. ἔστι δὲ οὐ ταὐτὸν τοῦτο τῷ προειρημένῳ. μένον-
τος γὰρ τοῦ κατὰ φύσιν σχήματος τῷ μορίῳ, διαφθει-
[12]ρομένου δὲ τοῦ μεγέθους, ὅταν ἐνέργειά τις βλάπτηται,
διὰ τοῦτο νόσημα ἔσται τοῦ μορίου τὸ συμβεβηκὸς, οἷον
εἴ τῳ τηλικαύτη γένοιτο ἡ γλῶττα κατὰ τὴν πρώτην εὐ-
θὺς διάπλασιν, ὡς ἤτοι μηδεμίαν ἔχειν ἀναστροφὴν ἐν τῷ
στόματι διὰ τὸ μέγεθος, ἢ διὰ σμικρότητα μὴ ψαύειν
ἁπάντων αὐτοῦ τῶν μερῶν. ἐπὶ δὲ τῶν ἤδη τετελειωμέ-
νων αἱ μὲν παρὰ φύσιν ἐπαυξήσεις τῶν μορίων οὐ πάνυ

quantitas una difcreta eft, quae etiam quantitas proprie ap-
pellatur, altera continua, quae magnitudo nominatur. Ve-
rum in praefentia dilucidius mihi vifum eft haec ita diftin-
guere, qui alteram quantitatis differentiam fub numero, al-
teram fub magnitudine conftituerim.

Cap. IX.   Explicatis autem hujusce generis morbis,
de iis, qui ad magnitudinem aut ad partium quantitatem
reducuntur, aut quomodocunque eos nominare placuerit,
differamus.   Id autem *genus* non idem ac praedictum eft.
Nam fi, manente fecundum naturam partis figura, magni-
tudo vitietur, quum functio quaedam laeditur, ea de caufa
partis accidet morbus, veluti fi in prima ftatim conforma-
tione lingua talis fit, ut vel ob magnitudinem in ore nul-
lam habeat converfionem, vel ob parvitatem omnes ipfius
oris partes non attingat.   Verum in jam perfectis praeter
naturam partium incrementa non admodum crebro fieri

BIBΛION. **869**

Ed. Chart. VII. [12.]   Ed. Baf. III. (203. 204.)

τι φαίνονται συνεχῶς γιγνόμεναι, μειοῦνϝαι μέντοι πολλά-
κις, καὶ καλεῖται τὸ νόσημα πρὸς μὲν ἐνίων ἀτροφία,
πρὸς ἄλλων δὲ φθίσις τοῦ μέρους. αἱ (204) δὲ ἐπαυξή-
σεις τῶν μορίων ἔν τε τοῖς ὑπερσαρκοῦσιν ἕλκεσι γίγνονται
κἂν τῷ καλουμένῳ πριαπισμῷ. Νικομάχῳ δὲ τῷ Σμυρ-
ναίῳ πᾶν ἀμέτρως ηὐξήθη τὸ σῶμα, καὶ οὐδὲ κινεῖν ἔτι
δυνατὸς ἦν ἑαυτόν· ἀλλὰ τοῦτον μὲν ὁ Ἀσκληπιὸς ἰάσατο.
γλῶσσαν δέ τινος ἐπιπλεῖστον αὐξηθεῖσαν ἐθεασάμεθα χω-
ρὶς ἁπάσης ὀδύνης, ὥστε μήτ᾽ οἴδημα δοκεῖν εἶναι, μήτε
σκίῤῥον, μήτε φλεγμονήν· οὔτε γὰρ ἐκοιλαίνετο ὑπὸ πιε-
ζόντων, οὔτ᾽ ἀναίσθητος ἦν, οὔτ᾽ ὠδυνᾶτο, ἀλλ᾽ αὐτὸ
τοῦτο μόνον αὔξησίς τις ἄμετρος ὑπῆρχεν, οὐδὲν τῆς οὐσίας
αὐτῆς τοῦ μορίου βεβλαμμένης. οὕτω δὲ καὶ ὄρχεις καὶ
μαστοὶ τοῖς μὲν ἀμφότεροι, τοῖς δὲ ἀμέτρως ὁ ἕτερος
ηὐξήθη. καὶ ἡ καλουμένη δὲ χοιρὰς τούτου τοῦ γένους
ἐστὶ, δυσχρηστίαν οὐ μικρὰν ἐν ταῖς ἐνεργείαις, ὅταν ἀμέ-
τρως αὐξηθῇ, παρεχομένη. καὶ μὲν δὴ καὶ αἱ τῶν καν-
θῶν ἀμετρίαι τούτου τοῦ γένους εἰσίν : ὀνομάζεται δὲ

conſpiciuntur; minuuntur tamen faepius, vocaturque hic
morbus a quibusdam aliis macies, ab aliis partis tabes. Par-
tium incrementa in ulceribus ſupercreſcente carne fiunt,
atque in priapiſmo, quem vocitant. Nicomacho Smyrnaeo
adeo totum corpus ſupra modum incrementum cepit, ut ne
deinceps movere ſe ipſum poſſet; ſed ipſum ſanitati reſti-
tuit Aeſculapius. Linguam cujusdam quamplurimum au-
ctam vidimus, omnis doloris expertem, ut neque oedema,
neque ſcirrhus, neque phlegmone eſſe videretur. Neque
enim prementibus cavata cedebat, neque ſenſus erat expers,
neque dolebat, ſed id ipſum duntaxat incrementum quod-
dam incommoderatum erat, illaeſa prorſus ipſius partis ſub-
ſtantia. Sic et teſtes et mammae aliis uterque, aliis alter
ſupra modum increvit. Quae etiam ſtruma vocatur, huju)
generis eſt, quae, quum immoderatius increvit, non par-
vam functionibus laeſiouem adfert. Similiter etiam angu-
lorum in oculis ſunt ametriae hujus generis, quorum im-

ἡ μὲν ἐπὶ πλέον αὔξησις ἐγκανθὶς, ἡ μείωσις δὲ ῥυάς.
τοιαῦται μὲν δή τινες καὶ τούτου τοῦ γένους τῶν νοση-
μάτων αἱ διαφοραί,

Κεφ. ί. Τῆς δὲ συνθέσεως τῆς κατὰ φύσιν ὑπαλ-
λαττομένης, γίνεται νοσήματα, παρὰ μὲν τὴν θέσιν ἐν
ταῖς ἐξαρθρήσεσί τε καὶ παραρθρήσεσι κἂν ταῖς ἐντεροκή-
λαις τε καὶ ἐπιπλοκήλαις ὀνομαζομέναις, παρὰ δὲ τὴν
πρὸς τὰ παρακείμενα μόρια μὴ κατὰ φύσιν ὁμιλίαν σύν-
δεσμός που χαλασθεὶς, ἢ συνταθεὶς, ἢ ἀποῤῥαγεὶς ἐμπο-
δίζει τὴν ἐν ἐκείνῳ τῷ μορίῳ κίνησιν τῆς διαρθρώσεως.
ἐν τούτῳ τῷ γένει καὶ οἱ τῆς γλώττης εἰσὶν ἄμετροι
δεσμοὶ, καὶ οἱ τῶν αἰδοίων, ἐφ᾽ οἷς ἡ μὲν εἰς τὸ διαλέ-
γεσθαί τε καὶ μασᾶσθαι ἱκανῶς ἐμποδίζεται, τὸ δὲ αἰ-
δοῖον ἐν τῷ κατασπείρειν εἰς τὸ θῆλυ πόῤῥω καὶ κατὰ
εὐθὺ προπέμπειν ἀδυνατεῖ τὸ σπέρμα, διεστραμμένου τοῦ
πόρου. καὶ μὲν δὴ καὶ αἱ συμφύσεις αἱ παρὰ φύσιν ἢ
χειλῶν ἑλκωθέντων, ἢ βλεφάρων, ἢ δακτύλων, ἢ ἕδρας,

moderatius incrementum encanthis, diminutio rhyas no-
minatur. Atque hujusmodi funt hujus generis morborum
differentiae.

Cap. X. Quum vero quae fecundum naturam eft
ftructura immutatur, oriuntur morbi; a fitu quidem in
articulorum tum luxationibus, tum diftortionibus, atque in
inteftini prolapfu, et omenti procidentia nuncupatis; ab
ea vero quae non fecundum naturam eft partium adiacen-
tium conjunctione ligamentum laxatum, aut contenfum,
aut abruptum in illa parte dearticulationis motum oblae-
dit. Hoc in genere funt et linguae et pudendorum incom-
moderata vincula, quibus illa tum in loquendo, tum man-
ducando plurimum interturbatur, pudenda vero in ejacu-
lando femen, quae ob inverfum meatum in mulieris ute-
rum eminus et directe femen emittere nequeunt. Atque
etiam coalitus praeter naturam aut labiorum ulceratorum,
aut palpebrarum, aut digitorum, aut fedis, aut cujusdam

Ed. Chart. VII. [12. 13.] **Ed. Baf. III. (204.)**

ἤ τινος ἑτέρου τοιούτου ταύτης εἰσὶν τῆς διαφορᾶς. τοι-
αῦται μὲν δὴ καὶ αἱ τοῦ παρὰ τὴν σύνθεσιν τῶν μορίων
γένους ἰδέαι τῶν νοσημάτων.

Κεφ. ια'. Λοιπὸν δέ ἐστι καὶ πέμπτον γένος νο-
σήματος, ἡ τῆς ἑνώσεως λύσις, εἴτ' οὖν ἐν ἑνί τινι τῶν
ἁπλῶν γένοιτο μορίων τῶν ὁμοιομερῶν ὀνομαζομένων, εἴτε
κἂν τοῖς συνθέτοις, ὅθεν καὶ μικρῷ πρόσθεν ἐν τοῖς κοι-
νοῖς ἑκατέρων τῶν μορίων νοσήμασι ἐμνημονεύσαμεν αὐτῆς.
ὅπου γὰρ [13] διασπᾶται σύνδεσμος ἢ ἀρτηρία, κοινὸν τὸ
πάθημά ἐστι καὶ τοῦ παντὸς ὀργάνου καὶ αὐτοῦ τοῦ δια-
σπασθέντος μορίου. λέλυται γὰρ ἑκάτερον τῆς συνεχείας,
τὸ μὲν ὅλον, μηκέτι συναπτομένων αὐτοῦ μηδ' ἑνουμένων
τῶν μορίων, αὐτὸ δὲ τὸ διασπασθὲν οὐκ ἔτι μένον ἕν,
ἀλλὰ δύο γενόμενον. εἰ μέντοι μὴ διασπασθείη τελέως,
ἀλλ' ἐκ μέρους τινός, οὐκ ἔτι τοῦτο τοῦ παντὸς ὀργάνου
τὸ νόσημά ἐστι, πλὴν εἰ μὴ κατὰ συμβεβηκὸς, ὅτι μόριον
αὐτοῦ πέπονθεν, ἀλλ' αὐτοῦ μόνον τοῦ πεπονθότος ἴδιον

ejusmodi alterius partis, ad hancce differentiam fpectant.
Iftae fane hujus generis funt morborum fpecies, quae a ftru-
ctura proficifcuntur.

Cap. XI. Supereft et quintum morbi genus, uni-
tatis folutio, five haec uni cuidam partium fimplicium, quas
fimilares nominant, five etiam compofitis accidat, unde
paulo ante inter communes utrarumque partium morbos
ipfam commemoravimus. Quum enim ligamentum vel
arteria divellitur, communis eft et totius organi et divulfae
partis morbus. Nam utriusque foluta eft continuitas; to-
tius quidem *organi*, quum ipfius partes non amplius fibi
cohaerent, neque uniuntur; ipfius vero divulfae partis,
quod non amplius una maneat, fed duae factae fint. Quod
fi non plane divulfa fit, fed parte aliqua *tantum*, non am-
plius id totius organi morbus eft, nifi ex accidenti, quod
pars ipfius affecta fit, fed ipfius duntaxat partis affectae pro-

ἐξαίρετον. ὀνομάζεται δὲ κατὰ μὲν ὀστοῦν ἡ τῆς συνεχείας
λύσις κάταγμα, κατὰ δὲ τὰ σαρκώδη πάντα κοινῶς ἕλ-
κος. τὸ δὲ ῥῆγμα καὶ τὸ σπάσμα τοῦ μὲν αὐτοῦ γένους
ἐστί· συνίσταται δὲ τὸ μὲν ἐν σαρκώδει, τὸ δὲ ἐν νευρώ-
δει μορίῳ, τῶν ἐν αὐτοῖς ἰνῶν διασπασθεισῶν ὑπὸ βιαίας
τινὸς θλάσεως, ἢ ἐξαιφνιδίου τε καὶ ἀθρόας τάσεως. τὰ
δὲ ἀποσπάσματα καλούμενα μόνων τῶν ὀργανικῶν ἐστι
μορίων ἴδια παθήματα. αὗται μὲν αἱ σύμπασαι διαφοραὶ
τῶν ἁπλῶν νοσημάτων.

Κεφ. ιβ'. Ἐπὶ δὲ τὰς συνθέτους ἤδη μετιέναι και-
ρὸς ἀπὸ τῶν ὁμοιομερῶν αὖθις ἀρξαμένους σωμάτων.
ἔσται δὴ κατὰ μὲν τὴν προτέραν ὑπόθεσιν ἐξ εὐρύτητός
τε καὶ στεγνώσεως πόρων νόσημά τι σύνθετον, οὐχ ἑκάστου
τῶν κατὰ μέρος πόρων ἀμφότερα πάσχοντος. ἀλλὰ ἐναλ-
λὰξ, τῶν μὲν στεγνουμένων, τῶν δ' εὐρυνομένων σωμά-
των, ὡς μηδὲν μᾶλλον εὐρύτητα πόρων ἢ στέγνωσιν

prius ac primarius.   Porro continui folutio in offe qui-
dem fractura nominatur, in omnibus vero carnofis partibus
communiter ulcus.   Ruptura et evulfio ejusdem funt ge-
neris.   Illa quidem in carnofa, haec vero in nervofa parte
confiftit, divulfis quae in ipfis funt fibris ab aliqua vio-
lenta contufione aut repentina et effufa tenfione.   Sed
quae avulfiones vocantur, partium organicarum propriae
funt affectiones.   Atque hae funt univerfae fimplicium mor-
borum differentiae.

Cap. XII.   Ad compofitorum vero morborum diffe-
rentias jam tranfire tempeftivum eft, a fimilaribus corpori-
bus ducto rurfum exordio.   Erit quidem fecundum primam
fuppofitionem ex dilatatione et coarctatione meatuum mor-
bus quidam compofitus,   non quod particulatim finguli
meatus utrumque patiantur, fed quod viciffim corporum alia
coarctentur, alia dilatentur, ita ut nihilo magis dilatatio-
nem meatuum quam coarctationem arguere poffis in toto

ἔχειν αἰτιᾶσθαι κατὰ τὸ σύμπαν· ἑμοιομερὲς σῶμα, μηδ᾽.
εἶναί τι λαβεῖν αἰσθητὸν αὐτοῦ μερος, ᾧ θάτερον ὑπάρ-
χει μόνον, ἀλλ᾽ αἰεὶ τὸ λαμβανόμενον ἅπαν ὑπ᾽ ἀμφοτέ-
ρων συνέχεσθαι. κατὰ δὲ τὴν δευτέραν ὑπόθεσιν ἐπὶ μὲν
ταῖς ποιότησι μόναις ἐξισταμέναις τοῦ κατὰ φύσιν ἐν
ἑκάστῳ τῶν ὁμοιομερῶν σωμάτων ἔσται σύνθετα νοσήματα
τέτταρα, θερμὸν ἅμα καὶ ξηρὸν, καὶ θερμὸν ἅμα καὶ
ὑγρὸν, καὶ ψυχρὸν ἅμα καὶ ξηρὸν, καὶ ψυχρὸν ἅμα καὶ
ὑγρόν· οὐσίας δέ τινος ἐπιῤῥυείσης αὐτοῖς, ὁμοίως ἕτερα
τέτταρα, τὰς αὐτὰς τῶν ποιοτήτων ἔχοντα συζυγίας.
ἐπεὶ δὲ καὶ ἡ τῆς συνεχείας διαίρεσις οὐκ ἐν τοῖς συνθέ-
τοις μόνον ὀργάνοις, ἀλλὰ καὶ ἐν τοῖς ἁπλοῖς ἐγγίνεται
σώμασιν, ἐπιπλακήσεταί ποτε καὶ ἥδε τοῖς τε νῦν εἰρη-
μένοις συνθέτοις νοσήμασι κατ᾽ ἀμφοτέρας τὰς ὑποθέσεις
καὶ τοῖς εὐθὺς ἐν ἀρχῇ τοῦ παντὸς λόγου γεγραμμένοις
τοῖς ἁπλοῖς. οὐ γὰρ ἀδύνατον ἡλκῶσθαί τε ἅμα καὶ
ξηρότερον εἶναι τοῦ κατὰ φύσιν ἢ ὑγρότερον ἢ ψυχρό-
τερον ἢ θερμότερον τὸ μόριον, οὐδ᾽ ἡλκῶσθαι μὲν ἅμα

fimiliari corpore; neque aliquam eſſe ſenſibilem ipſius par-
tem deprehenderis, cui alterutra duntaxat inſideat; ſed
quaecunque pars corripitur, eam ab utroque *morbo* ſemper
affici. Ex ſecunda vero ſuppoſitione, qualitatibus ſolis a natu-
rali ſtatu decedentibus, in unoquoque ſimilari corpore com-
poſiti morbi erunt quatuor, calidus ſimul et ſiccus, calidus
ſimul et humidus, frigidus ſimul et ſiccus, frigidus ſimul et
humidus. Affluente vero ipſis aliqua ſubſtantia, peraeque alii
quatuor erunt morbi, qui ipſas quatuor qualitatum conjuga-
tiones continent. Quoniam vero et continuitatis diviſio non
compoſitis tantum organis, verum etiam ſimplicibus corpo-
ribus ineſt, implicabitur interdum et haec nunc enarra-
tis ex utraque ſuppoſitione compoſitis morbis et conſcriptis
quoque ſtatim ab initio totius operis ſimplicibus. Nam fieri
poteſt, ulceratam eſſe ſimul et eo quod ſecundum naturam eſt
temperamento ſicciorem vel humidiorem vel frigidiorem vel
calidiorem eſſe partem, atque ulceratam ſimul et humidio-

καὶ ὑγρότερον ὑπάρχειν, οὐχὶ δὲ καὶ θερμότερον εἶναι.
τά γ᾽ οὖν ἡλκωμένα τε ἅμα καὶ φλεγμαίνοντα μόρια τριχῇ
τοῦ κατὰ φύσιν ἐξίσταται, διὰ μὲν τὴν ἕλκωσιν ἀπολ-
λύντα τὴν ἕνωσιν τῶν οἰκείων μορίων, ὅτι δὲ φλεγμαίνει,
θερμότερά τε καὶ ὑγρότερα τοῦ κατὰ φύσιν ἀποτελούμενα.
τὸν γὰρ δὴ ὄγκον τὸν ἐν αὐτοῖς, ὅταν μὲν ἐπὶ τοσοῦτον
αἴρηται μέγεθος, ὡς βλάπτειν τι δι᾽ αὐτὸ τοῦτο τὴν
ἐνέργειαν, ἤδη νόσημα νομιστέον, ἄλλως δὲ σύμπτωμά
τε καὶ [14] πάθημα μόνον, ὥσπερ καὶ τὴν ὀδύνην.
ἅπαντ᾽ οὖν τὰ φλεγμαίνοντά τε ἅμα καὶ ἡλκωμένα σώ-
ματα τριχῇ μὲν ἐξ ἀνάγκης, τετραχῇ δ᾽ ἔστιν ὅτε νοσεῖ,
φλεγμονὴν ὀνομαζόντων ἡμῶν δηλονότι νῦν οὐ τὴν οἷον
φλόγωσιν τῶν μορίων, ὥσπερ ἦν ἔθος τοῖς παλαιοῖς,
ἀλλὰ τὸν ἐρυθρόν τε καὶ ἀντίτυπον καὶ ὀδυνηρὸν ὄγκον.
οὕτω δὲ καὶ τοῖς ἐρυσιπέλασι συμπίπτει πόθ᾽ ἕλκη. τοῖς
μὲν γὰρ ἄνθραξιν ἀδύνατον ἄλλως συστῆναι, μέσα δὲ
τούτων ἐστὶ τὴν φύσιν ἕρπητές τε καὶ καρκῖνοι, τὰ πολλὰ

rem exiftere, nequaquam etiam calidiorem effe. Ulcera-
tae igitur fimulque etiam inflammatae partes tripliciter a
naturali ftatu decedunt: ob ulcerationem quidem propriarum
partium unitatem deftruunt; quod vero inflammationem exci-
tent, ipfas naturali temperie et calidiores et humidiores effi-
ciunt; praeterea ob tumorem ipfarum, qui, quum ad tan-
tam magnitudinem attollitur, ut ob id ipfum functionem ob-
laedat, jam morbus exiftimandus eft, alias et fymptoma et
affectio duntaxat, quemadmodum etiam dolor. Quaecun-
que igitur et inflammata fimul et ulcerata funt corpora,
tribus neceffario, interdum etiam quatuor morbis aegrotare
contingit Nos autem quum inflammationem nominamus,
profecto non veluti partium flagrantiam, ut fuit veteribus
loquendi confuetudo, fed rubentem et renitentem et dolen-
tem tumorem. Ita et eryfipelatis ulcera nonnunquam ac-
cidunt. Carbunculis enim non datur aliter confiftere. In-
ter hos morbos mediam naturam fortiuntur et herpetes, et

μὲν ἅμα τοῖς ἕλκεσιν, ἔστιν ὅτε δὲ καὶ χωρὶς ἐκείνων
συνιστάμενα. σύνθετα γοῦν ἐστι τὰ τοιαῦτα πάντα νο-
σήματα, κἂν χωρὶς ἕλκους γίγνηται· καθ᾽ ἕνα μὲν τρόπον,
ὅτι πάντα περιττῆς ὑγρότητος ἤτοι θερμῆς ἢ ψυχρᾶς
ἐστιν ἔγγονα, χολῆς μὲν ξανθῆς ἐρυσίπελας, μελαίνης δὲ
καρκῖνος, αἵματος δὲ φλεγμονὴ, καὶ φλέγματος οἴδημα·
καθ᾽ ἕτερον δὲ, διότι τῶν εἰρημένων χυμῶν, εἰ καὶ κατὰ
τὴν ἰδέαν ὑγροὶ σύμπαντες εἰσὶν, ἀλλὰ τήν γε δύναμιν οὐχ
ὑγροί· ὁ μὲν γὰρ τῆς μελαίνης χολῆς ξηρὸς καὶ ψυχρός
ὁ δὲ τῆς ξανθῆς ξηρὸς καὶ θερμός· ὁ δὲ τοῦ φλέγματος
ὑγρὸς καὶ ψυχρός· ὑγρὸν δὲ καὶ θερμὸν τὸ αἷμα· κατὰ
δ᾽ αὖ τρίτον τρόπον, ὅτι πάντα ἀλλήλοις ἐπιπλέκε-
ται, καὶ σπάνιόν ἐστιν εὑρεῖν ἕκαστον αὐτῶν εἰλικρι-
νές. ἀναμέμικται γὰρ ὡς τὰ πολλὰ ταῖς μὲν φλεγμοναῖς
ἢ ἐρυσιπελατῶδες, ἢ οἰδηματῶδες, ἢ σκιῤῥῶδές τι, τοῖς
δ᾽ ἐρυσιπέλασιν ἢ φλεγμονῶδες, ἢ οἰδηματῶδες, ἢ σκιῤ-
ῥῶδες, καὶ τῶν ἄλλων ὁμοίως ἑκάστῳ. σύνθετα τοίνυν
γίγνεται πολυειδῶς ἅπαντα τοιαῦτα νοσήματα· καὶ ῥηθή-

cancri, qui multoties cum ulceribus, aliquando etiam ſine
his conſiſtunt.   Omnes igitur hujusmodi morbi, etiamſi
citra ulcus eveniant, compoſiti ſunt: una quidem ratione,
quod omnes a ſupervacaneo humore vel calido vel frigido
procreentur; a flava bile eryſipelas; ab atra cancer; a
ſanguine phlegmone; a pituita uedema; altera vero,
quoniam dicti humores, etſi ſpecie omnes ſunt humidi, fa-
cultate tamen non humidi; nam qui atrae bilis eſt, ſic-
cus et frigidus; qui flavae, ſiccus et calidus; qui pituitae;
humidus et frigidus; qui ſanguinis, calidus et humidus;
tertia demum ratione, quod omnes ſibi invicem implicen-
tur, raroque eorum aliquis ſincerus inveniatur.   Nam
plerumque inflammationibus aut quid eryſipelatodes, aut
oedematodes, aut ſcirrhodes commiſcetur; eryſipelatis vero
vel phlegmonodes, vel oedematodes, vel ſcirrhodes, atque
caeterorum ſimiliter euique.   Ergo multis formis compoſiti
fiunt omnes ejusmodi morbi.   Atque de ipſis fuſius in

σεται περὶ αὐτῶν ἐπὶ πλέον ἔν τε τῷ περὶ τῶν νοσερῶν
αἰτίων γράμματι, καὶ ἐν τῷ μετ᾽ αὐτό, τῷ τῶν νοσω-
δῶν συμπτωμάτων, καὶ πρὸς τούτοις ἔτι διὰ τῆς θεραπευτι-
κῆς πραγματείας, ἧσπερ ἕνεκα σύμπαντα ταῦτα γράφεται.

Κεφ. ιγ´. Νυνὶ δέ, ἐπειδὴ τὸν τρόπον αὐτῶν τῆς
ἐπιπλοκῆς εἴπομεν, ἐπὶ τὰ τῶν [205] ὀργάνων ἤδη μετέλ-
θωμεν νοσήματα, δεικνύντες ὅπως καὶ ταῦτα γίγνεται σύν-
θετα. πρῶτον δ᾽ ἀναμνῆσαι χρὴ τοῦ κατ᾽ ἀρχὰς ῥηθέν-
τος, ὡς ἔστιν ἕτερα μὲν τῶν πρώτων σωμάτων τῶν
ὁμοιομερῶν, ἕτερα δὲ τῶν ὀργανικῶν τε καὶ συνθέτων τὰ
νοσήματα, φλεγμονὴ μὲν τῶν πρώτων, ἐξάρθρημα δὲ
τῶν ὀργανικῶν. ὅταν οὖν ἐξαρθρήσῃ τε ἅμα καὶ φλεγ-
μήνῃ τι κῶλον, αὐτοῦ μὲν πρώτως ἐστὶ τοῦ σύμπαντος
ὀργάνου νόσος ἡ ἐξάρθρησις, ἡ φλεγμονὴ δὲ οὐ πρώτως,
οὐδ᾽ ἰδίως, ἀλλὰ κατὰ συμβεβηκός. ἐπειδὴ γὰρ ἑνὸς ἑκά-
στου τῶν μορίων αὐτοῦ νόσημά ἐστιν ἡ φλεγμονή, κατὰ
συμβεβηκὸς ἂν εἴη καὶ τοῦ σύμπαντος ὀργάνου τὸ νόσημα.
καὶ μὲν δὴ καὶ ὀφθαλμία φλεγμονὴ μέν ἐστι τοῦ ἐπιπε-

libro de morborum caufis differetur, et in eo, qui poft
ipfum de morborum fymptomatis *inscribitur*, praeterea-
que in methodi medendi opere, cujus gratia haec omnia
confcribuntur.

　　　　Cap. XIII.　　Quandoquidem implicationis ipforum
fimplicium morborum rationem explicavimus, jam nunc ad
organorum morbos tranfeamus et, quomodo hi fiant com-
pofiti, demonftremus.　　Imprimis rei per initia pronuncia-
tae meminiffe oportet, alios effe primorum corporum fimi-
larium, alios et organicorum et compofitorum morbos.
Phlegmone quidem primorum eft corporum, luxatio vero
organicorum.　　Quum itaque membrum aliquod fimul et
luxatur, et phlegmone obfidetur, luxatio quidem hujus to-
tius organi primo morbus eft, phlegmone vero non primo,
neque proprie, fed per accidens.　　Nam quoniam phlegmo-
ne uniuscujusque partium ipfius morbus eft, per accidens
quoque erit totius organi morbus.　　Ideoque lippitudo in-
flammatio eft membranae, quae corneae adnata eft, per ac-

Ed. Chart. VII. [14. 15.]   Ed. Baf. III. (205.)

φυκότος ὑμένος τῷ κερατοειδεῖ, κατὰ συμβεβηκὸς δὲ τοῦ ὀφθαλμοῦ νόσημα. συμβαίνει δέ ποτε, τοῦ κερατοειδοῦς χιτῶνος ἕλκος ἔχοντος βαθὺ, κᾄπειτα διαβρωθέντος ὅλου, προπεσεῖν μέν τι τοῦ μετ᾽ αὐτὸν τοῦ ῥαγοειδοῦς ὀνομαζομένου, παρασπασθῆναι δὲ καὶ τὴν κόρην· καὶ τούτων ἕκαστον τῶν τριῶν ὀφθαλμοῦ πάθημα νομίζεται. καίτοι τὸ μὲν ἑλκωθῆναί τε καὶ διαβρωθῆναι τοῦ κερατοειδοῦς ἦν μόνου, τὸ δὲ προπεσεῖν τοῦ ῥαγοειδοῦς, τὸ δὲ παρασπασθῆναι τῆς κόρης. ἀλλ᾽, ὡς εἴρηται, τὰ τῶν ὁμοιομερῶν σωμάτων νοσήματα τοῦ σύμπαντος ὀργάνου κατὰ συμβεβηκός ἐστι. καὶ τοίνυν, ἐπειδὰν μὲν ἕν ὁτιοῦν ἐξ αὐτῶν [15] νοσῇ σύνθετον νόσημα, τοῦ σύμπαντος ὀργάνου καὶ τοῦτο ἔσται νόσημα κατὰ συμβεβηκός· ἐπειδὰν δὲ πλείω μὲν, ἀλλ᾽ ἕκαστον ἑνὶ κατέχηται νοσήματι, σύνθετον ἂν εἴη οὕτως τὸ νόσημα τοῦ σύμπαντος ὀργάνου. ἔστω γὰρ, εἰ τύχοι, κατὰ τὸν ὀφθαλμὸν (οὐ γὰρ ἀδύνατος ἡ ὑπόθεσις) ἅμα μὲν πτερύγιον, ἅμα δὲ ὀφθαλμία, καὶ διάβρωσις τοῦ κερατοειδοῦς, καὶ πρόπτωσις τοῦ ῥαγοειδοῦς, καὶ τις ἀρχὴ γενέσεως ὑποχύματος. ὅτι μὲν οὐχ

cidens oculi morbus. Accidit autem nonnunquam, ut cornea tunica ulcus altum habeat, eaque mox exefa tota, aliquid ipfam fubfequentis uveae nominatae procidat, pupillaque divellatur. Horum trium *affectuum* quisque oculi morbus aeftimatur, quamvis ulcus et erofio folius corneae, procidentia uveae et divulfio pupillae fit. Quare, ut dictum eft, fimilarium corporum morbi totius funt organi fecundum accidens. Itaque, quum unum quodcunque ex iis compofito morbo laboraverit, totius organi quoque hic erit ex accidenti morbus *compofitus.* Quum autem plures partes *fint affectae,* fed unaquaeque uno delineatur morbo, fic totius organi morbus erit compofitus. Sit, fi fors tulerit, in oculo (non enim impoffibilis eft fuppofitio) fimul pterygium, fimulque lippitudo, et erofio corneae, et uveae procidentia, etiam aliquod generationis fuffufionis initium. Quod non unus, neque fimplex fit morbus, om-

ἒν οὐδ᾽ ἁπλοῦν ἐστι τὸ νόσημα, πρόδηλον παντί. καλέ-
σει δ᾽ ὁ μέν τις αὐτὸ σύνθετον ὀφθαλμοῦ νόσον, ὁ δέ τις
οὐδεμίαν σύνθετον, ἀλλὰ πολλὰ νοσήματα ἐρεῖ κατὰ τὸν
ὀφθαλμὸν ὑπάρχειν ἐν διαφόροις αὐτοῦ μέρεσι συνεστῶτα.
διαφέρει δ᾽ οὐδὲν ὡς πρὸς τὴν τῆς θεραπευτικῆς ἐνδείξεως
ποικιλίαν, ἧσπερ ἕνεκα τὰ τοιαῦτα σύμπαντα ζητοῦμεν,
εἴθ᾽ ἓν εἴη σύνθετον, εἴτε πολλὰ μαχομένης ἰάσεως δεό-
μενα. ῥηθήσεται δὲ δηλονότι περὶ αὐτῶν ἐπὶ πλέον ἐν
τοῖς τῆς θεραπευτικῆς μεθόδου γράμμασιν. εἰς δὲ τὸν
νῦν ἐνεστῶτα λόγον ἀπόχρη τό γε τοσοῦτον ἐνδείξασθαι
καὶ δηλῶσαι, τὸ πιθανῶς ἂν ἑκατέρους δοξάζειν, τούς τε
πολλὰ νοσήματα κατὰ τὸν ὀφθαλμὸν ὑπάρχειν ὑπολαμ-
βάνοντας, τούς τε, καθάπερ ἓν τὸ πάσχον ὄργανον, οὕτω
καὶ τὸ νόσημα ἓν εἶναι νομίζοντας, σύνθετον δὲ, ὅταν,
ὡς εἴρηται, πλείονα μόρια πεπόνθῃ κατ᾽ αὐτόν. ὥσπερ
οὖν τῶν ἁπλῶν νοσημάτων τὸ μὲν αὐτοῦ πρώτως ἦν
νόσημα τοῦ σύμπαντος ὀργάνου, καθάπερ τὸ ὑπόχυμα,
τὸ δὲ κατὰ συμβεβηκὸς, ὡς ἡ τοῦ κερατοειδοῦς ἕλκωσις,
οὕτω καὶ τῶν συνθέτων νοσημάτων ἴδια μὲν ἔσται τοῦ

nibus patet. Quidam etiam compofitum oculi morbum vo-
cabit; alter non unum compofitum, fed multos oculo di-
cet ineffe morbos in diverfis ipfius partibus confiftentes.
Nihil vero intereft ad indicationis remediorum varietatem,
cujus gratia haec omnia indagamus, five unus fuerit com-
pofitus, five plures pugnantibus remediis indigentes. De
his profecto uberius in methodi medendi libris differetur.
Ad praefentem nunc fermonem hoc tanti momenti indicaffe
atque declaraffe fatis eft, probabilem utrosque fovere fen-
tentiam, tum qui multos in oculo effe morbos autumant,
tum qui, quemadmodum unum aegrotat organum, fic et
unum effe morbum cenfent, compofitum vero, quum, ut
dictum eft, plures partes affectae fint feorfim. Ut igitur
fimplicium morborum alius quidem primo totius organi
morbus erat, veluti fuffufio, alius vero ex accidenti, vel-
uti corneae ulceratio, ita compofitorum quoque morbo-
um proprii quidem erunt totius organi, qui multas fimul

σύμπαντος ὀργάνου τὰ πολλοῖς αὐτοῦ μορίοις ἅμα διο-
χλοῦντα, κατὰ συμβεβηκὸς δὲ τὰ καθ᾽ ἕν τι μόριον ἐν
αὐτῷ συνιστάμενα νοσήματα σύνθετα, καθάπερ ἡ ὀφθαλ-
μία, φλεγμονὴ τοῦ ἐπιπεφυκότος ὑμένος ὑπάρχουσα. σύν-
θετον γὰρ ἐδείκνυτο πάθος ἡ φλεγμονή· προσγινομένου
δὲ ἕλκους κατὰ τὸν αὐτὸν τοῦτον ὑμένα, πολὺ μὲν ἂν
οὕτω γε μᾶλλον ἐν συνθέτῳ νοσήματι τὸ μόριον εἴη,
λέγοιτο δ᾽ ἂν οὐδὲν ἧττον καὶ αὐτὸς ὁ σύμπας ὀφθαλ-
μὸς ὑπὸ συνθέτου νοσήματος ἔχεσθαι. τὰ μὲν δὴ τοιαῦτα
κατὰ συμβεβηκὸς ὅλων τῶν ὀργάνων ἐστὶ νοσήματα σύν-
θετα· τὰ δ᾽ ἐκ τοῦ πολλὰ μόρια πεπονθέναι καθ᾽ ἕνα
χρόνον αὐτῶν τῶν ὀργάνων ἐστὶ πρώτως νοσήματα σύν-
θετα, καὶ μᾶλλον εἰ καὶ τῶν κατὰ μέρος ἕκαστον τῶν
ἁπλῶν μὴ κατά τι συμβεβηκὸς, ἀλλὰ πρώτως εἴη τοῦ σύμ-
παντος ὀργάνου νόσημα, καθάπερ ἐν ὀφθαλμῷ πτερύγιον,'
ὑπόχυμα, ῥυάς. ἕκαστόν τε γὰρ τούτων ἴδιόν ἐστιν
ὀφθαλμοῦ νόσημα, καὶ πάνθ᾽ ἅμα γιγνόμενά σύνθετον
ὀφθαλμοῦ νόσον ἰδίαν ἐργάζεται. τοιαύτη τις ἂν χρώμε-
νος μεθόδῳ πάντα ἐξευρίσκοι τὰ σύνθετα νοσήματα τῶν

partes molefte afficiunt, ex accidenti vero morbi compofiti,
qui in una ipfius organi parte confiftunt, veluti lippitudo,
quae adnatae membranae eft inflammatio. Demonftratum fi-
quidem eft, inflammationem compofitum effe morbum. Si
vero ulcus hanc ipfam membranam obfideat, multo etiam
magis compofito morbo pars obfidebitur; fed nihilominus
totus ipfe oculus compofito morbo affici praedicabitur. Ta-
les equidem ex accidenti totius organi funt morbi com-
pofiti. At quum eodem tempore multae partes afficiun-
tur, organorum primo funt compofiti morbi, atque ma-
gis, fi particulatim unusquisque fimplicium non ex accidenti,
fed primo totius organi fuerit morbus, ut in oculo ptery-
gium, fuffufio et rhyas. Nam eorum quique proprius eft
oculi morbus, et quum fimul omnes accidunt, compofitum
oculi morbum proprium efficiunt. Si quis tali methodo
ratiocinetur, omnes omnium organorum compofitos mor-

ὅλων ὀργάνων. ἐμοὶ δὲ ἐπεξέρχεσθαί τε καὶ συντιθέναι
πάντα περιττὸν ἐδόκει. μεμαθηκώς τις γὰρ τά θ᾿ ἁπλᾶ
νοσήματα πάντα καὶ τὸν τρόπον αὐτῶν τῆς συνθέσεως,
ἱκανὸς ἂν εἴη γυμνάζειν ἑαυτὸν ἐν τοῖς κατὰ μέρος· ὡς
τό γ᾿ ἀναγνῶναι μόνον εἰσάπαξ, ὅσα γέγραπται κατὰ τόδε
τὸ βιβλίον, οὐδὲν ὄφελος, εἰ μὴ μέλλοι εἰς ἓν αὐτοῖς ἐπὶ
πλεῖστον γυμνάζεσθαι.

bos inveniet.   Mihi vero omnes et perfequi et componere
fupervacaneum videtur.   Si quis enim fimplices morbos
omnes eorumque modos compofitionis didicerit,   dignus
erit, qui in reliquis particularibus fe ipfum exerceat.   Qua-
re femel tantum, quaecunque hoc in libro fcripta funt, le-
gere nullius eft utilitatis, nifi quis plurimum in ipfis fefe
exercitaturus fit.

PRAENUMERANTEN-VERZEICHNISS.

Altenburg.
1 Hr. Doctor Pierer.
2 Schnuphasische Buchh.

Altona.
1 Hr. Dr. Heyck.
1 Hr. Dr. Bintzing.

Alt-Strelitz.
1 Hr. Dr. Hanius.

Amsterdam.
1 Hr. Dr. C. H. a Roy.
4 Hr. Buchh. Müller.
4 Hr. Buchh. Sülpke.

Bautzen.
1 Hr. Dr. Buchheim.
1 Hr. Rector Siebelis.

Berlin.
5 Hr. Buchh. Enslin.
4 Nicolaische Buchh.
1 Hr. Regier. Rath Neumann.
20 Hr. Buchh. Dümmler.
1 Hr. Buchh. Logier.
4 Hr. Hirschwald.

Bonn.
1 Hr. Prof. Näke.
1 Hr. Dr. u. Prof. Nasse.

Bremen.
1 Hr. Dr. Menke.

Breslau.
1 Hr. Med. Rath Andree.
1 Hr. Dr. u. Pr. Benedict.
1 Hr. Dr. Ebers.
1 Hr. Dr. Guttentag.
1 Hr. Dr. u. Ass. Hanke.

1 Hr. Dr. Henschel sen.
1 Hr. Dr. Kroker jun.
1 Hr. Dr. Küstner.
1 Hr. Dr. Lüdike.
1 Hr. Dr. Morgenstern.
1 Hr. Dr. u. Pr. Remer.
1 Hr. D. u. Pr. Schneider.
1 K. Universitätsbibliothek.
1 Hr. Dr. Wendt, K. Med.
R. u Ritter des rothen
Adler-Ordens 3r Klasse.
1 Hr. Dr. Zemplin.
1 Hr. Buchhändler Max.

Buxtehude.
1 Hr. Dr. Müller.

Carlowitz.
1 S. Exc. der griech. Erzbischof und Metropolit
Stephan v. Stralimirovics.

Carlsbad.
1 Hr. Dr. Mitterbacher.

Coblenz.
1 Hr. Buchh. Hölscher.

Cölln.
2 Hr. Buchh. Bachem.

Darmstadt.
1 Hr. Buchh. Leske.

Dorpat.
1 Universitätsbibliothek.

Dresden.
1 Arnoldische Buchh.
1 Hr. Conrect. Baumgarten-Crusius.

1 Hr. Dr Choulant.
1 Hr. Dr. Ficinus.
1 Hr. Dr. Fischer.
1 Hr. Dr. u. Ritter Kapp.
1 Hr. Dr. Koberwein.
1 Hr. Dr. Seiler.
1 Hr. Mag. Wagner.
1 Hr. Hofrath Weigel.

Elberfeld.
2 Hr. Buchh. Schönian.

Erfurt.
1 Hr. Med. Rath Bernhardi.
1 Hr. Dr. Erhard.

Frankfurt a. M.
1 Hr. Prof. Vömel.
1 Hr. Buchh. Varrentrapp.

Frauenstein.
1 Hr. Dr. Hederich.

Freyberg.
1 Hr. Dr. Weiss.
1 Hr. Rect. M. Rüdiger.

Giessen.
1 Hr. Dr. Nebel.
1 Seminarium Philolog.
1 Universitätsbibliothek.
1 Hr. Dr. Walther.

Glogau.
1 Neue Günthersche Buchh.

Göttingen.
1 Hr. Vandenhoek u. Ruprecht.

Gotha.
1 Hr. Hofrath Jacobs.
1 Herzogl. Bibliothek.

Greifswalde.
1 Königl. akad. Bibliothek.
1 Hr. Prof. Mende.

1 Schulbibliothek.
1 Hr. Buchh. Mauritius.

Grimma.
5 Hr. Prof. Hochmuth.
1 Hr. Prof. Weichert.

Haag.
1 Hr. Buchhändl. Volcke.

Halberstadt.
1 Buchh. Vogler.

Halle.
1 Hr. Prof. Dzondi.
1 Hr. Dr. Düffer.
1 Hr. Pr. Friedländer.
1 Hr. Dr. Herzberg.
1 Hr. Dr. Krukenberg.
1 Hr. Dr. Ulrich.
1 Hr. Prof. Sprengel.
1 Hr. Prof. Sprengel jun.
1 Hr. Dr. Weber.
1 Hr. Hofrath Schütz.
1 Waisenhausbuchhandl.

Hamburg.
1 Hr. Dr. Moldenhauer.
1 Hr. Direct. Gurlitt.
2 Hr. Perthes u. Besser, Schrpap.
4 Dieselben Druckpap.
1 Rathsbibliothek.

Heidelberg.
1 Hr. Buchh. Groos.
1 Hr. Hofrath Conradi.
1 Hr. Hofrath Creuzer.
1 Universitätsbibliothek.
1 Hr. Buchh. Winter.

Hildburghausen.
1 Gymnasium Fridericianum.
1 Hr. Med. Rath Hohnbaum.

Hildesheim.
1 Beverinsche Bibliothek.
1 Hr. Dr. Schreiber.

Jena.
2 Crokersche Buchh.

Kirchen an der Sieg.
1 Hr. Chr. Dan. Jung, med. stud.

Konigsberg.
1 Hr. Med. Rath D. Burdach.
1 Hr. Direct. Gotthold.
1 Hr· Buchh. Bornträger.
3 Hr. Buchh. Unzer.

Landshut.
2 Hr. Buchh. Krüll.

Leipzig.
1 Hr. Dr. Anton.
2 Hr. Buchh. Barth.
1 Hr. Dr. Baumann.
1 Hr. Hofrath Beck.
1 Hr. Dr. Bernhard.
1 Hr. Oberhofgerichts-Rath Blümner.
1 Hr. Baccalaur. Braune.
1 Hr. Dr. Cerutti.
1 Hr. Hofrath und Ritter Clarus.
1 Hr. Dr. Cunitz.
1 Hr. Dindorf.
1 Hr. Prof. Eschenbach.
1 Hr. Rector Forbiger.
1 Hr. Dr. Haase jun.
1 Hr. Dr. Hänel.
1 Hr. Dr. Hasper.
1 Hr. Buchh. Hartmann.
1 Hr. Dr. u. Prof. Joerg.
1 Hr. Dr. Kuhl.
1 Hr. Buchh. Kummer.
1 Hr. Dr. Leune.
1 Hr. Dr. Puchelt.
1 Hr. Mag. Radius.
1 Hr. Dr. Ritterich.
1 Hr. Dr. u. Prof. Schwagrichen.

1 Hr. Dr. Schwarz.
1 Hr. Dr. Voigt.
1 Universitatsbibliothek.
1 Hr. Procl. Weigel.

Lichtenstein.
1 Hr. Dr. Weidmann.

Lingen.
1 Hr. Julicher.

Linz.
1 Hr. Buchh. Hasslinger

Malchin.
1 Hr. Dr. Scheven.

Mannheim.
1 Hr. Buchh. Loffler.

Marburg.
1 Hr. Buchh. Krieger.

Neu Brandenburg.
1 Hr. Dr. Kirchstein.
1 Hr. Hofrath u Doctor Schultz.
1 Hr Rath u. D₁ Walther.

Neu-Strelitz.
1 Hr. Dr. v. Hieronymus.
1 Grossherz. Bibliothek.
1 Gymnasium Carolinum.

Nurnberg.
1 Hr. Monath u. Kussler.

Odensee.
1 Hr. Secr. Wahlmann.

Oldenburg.
1 Hr. Buchh. Schulze.
1 Hr. Dr. Bruel.

Oxford.
1 Hr. Jos. Parker.

Penzlin.
1 Hr. Rath u. Dr. Kortüm.
1 Hr. Dr. Pfuhl.

Pest.
1 Hr. Buchh. Hartleben.
2 Hr. Buchh. Kilian.

St. Petersburg.
3 Hr. Wilh. Gräff.

Pyrmont.
1 Hr. Buchh. Uslar.

Riga.
1 Hr. Deubner u. Treuy.

Kloster Rossleben.
1 Hr. Dr. Kraft.

Rostock.
2 Hr. Prof. Huschke.
1 Hr. Ober-Medicin. Rath Wildberg.

Rudolstadt.
1 Hofbuchhandlung.

Stralsund.
1 Hr. Leibmed. Sager.
1 Regierungsbuchhandlung.

Schulpforte.
1 Hr. Dr. Ilgen.
1 Schulbibliothek.

Thorn.
1 Hr. Dr. Weese.

Ulm.
1 Stettinsche Buchhandl.

Wien.
1 Hr. Buchh. Härter.
2 Hr. Buchh. Heubner.
5 Druckp. ⎱ Buchh. Schal-
1 Schreibp. ⎰ bacher.
2 Hr. Buchh. Volcke.

Wilna.
1 Hr. Staatsrath Frank.
1 Universitätsbibliothek.

Winterthur.
1 Hr. Buchh. Steiner.

Wittenberg.
1 Hr. Dr. Süss.

Züllichau.
1 Darnmannsche Buchh.

Printed in the United States
By Bookmasters